Vorgehen bei Advanced Life Support (nach ERC 2010)

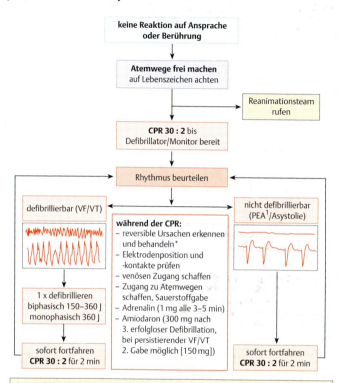

aus: Secchi A., Ziegenfuß T.: CL Notfallmedizin. Thieme; 2012

Erläuterung der Gruppenbezeichnungen bei Angaben zu Schwangerschaft und Stillzeit

Schwangerschaft – Chiffren

GR1 Bei umfangreicher Anwendung am Menschen hat sich kein Verdacht auf eine embryotoxische/teratogene Wirkung ergeben. Auch der Tierversuch erbrachte keine Hinweise auf embryotoxische/teratogene Wirkungen.

GR2 Bei umfangreicher Anwendung am Menschen hat sich kein Verdacht auf eine embryotoxische/teratogene Wirkung ergeben.

GR3 Bei umfangreicher Anwendung am Menschen hat sich kein Verdacht auf eine embryotoxische/teratogene Wirkung ergeben. Der Tierversuch erbrachte jedoch Hinweise auf embryotoxisch/teratogene Wirkungen. Diese scheinen für den Menschen ohne Bedeutung zu sein.

GR4 Ausreichende Erfahrungen über die Anwendung beim Menschen liegen nicht vor. Der Tierversuch erbrachte keine Hinweise auf embryotoxische/teratogene Wirkungen.

GR5 Ausreichende Erfahrungen über die Anwendung beim Menschen liegen nicht vor.

GR6 Ausreichende Erfahrungen über die Anwendung beim Menschen liegen nicht vor. Der Tierversuch erbrachte Hinweise auf embryotoxische/teratogene Wirkungen.

GR7 Es besteht ein embryotoxisches/teratogenes Risiko beim Menschen (1. Trimenon).

GR8 Es besteht ein fetotoxisches Risiko beim Menschen (2. und 3. Trimenon).

GR9 Es besteht ein Risiko perinataler Komplikationen oder Schädigungen beim Menschen.

GR10 Es besteht das Risiko unerwünschter hormonspezifischer Wirkungen auf die Frucht beim Menschen.

GR11 Es besteht das Risiko mutagener/karzinogener Wirkungen.

Stillzeit – Chiffren

LA1 Es ist nicht bekannt, ob die Substanz in die Milch übergeht.

LA2 Substanz geht in die Milch über. Eine Schädigung des Säuglings ist bisher nicht bekannt geworden.

LA3 Substanz geht in die Milch über. In Abhängigkeit von Dosis, Art der Anwendung und Dauer der Medikation kann das Befinden des Säuglings vorübergehen beeinträchtigt werden.

LA4 Substanz geht in die Milch über. In Abhängigkeit von Dosis, Art der Anwendung und Dauer der Medikation kann eine ernsthafte Schädigung des Säuglings eintreten.

LA5 Substanz führt zur Verminderung der Milchproduktion.

Quelle: ROTE LISTE® 2012: Arzneimittel in Schwangerschaft und Stillzeit, Beratungsstellen.
Herausgeber: Rote Liste Service GmbH Frankfurt/Main®

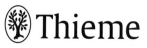

Checklisten
der aktuellen Medizin

Begründet von F. Largiadèr, A. Sturm, O. Wicki

Checkliste
Arzneimittel A–Z

D. Schneider (Hrsg.), F. Richling

6., überarbeitete und erweiterte Auflage

665 Wirkstoffprofile

Georg Thieme Verlag
Stuttgart · New York

Bibliografische Information Der Deutschen Bibliothek
Die Deutsche Nationalbibliothek verzeichnet diese Publikation in der Deutschen
National-bibliografie: detaillierte bibliografische Daten sind im Internet über
http://dnb.d-nb.de abrufbar

1. Auflage 2002
2. Auflage 2004
3. Auflage 2005
4. Auflage 2006
5. Auflage 2008

Ihre Meinung ist uns wichtig! Bitte schreiben Sie uns unter

www.thieme.de/service/feedback.html

Wichtiger Hinweis: Wie jede Wissenschaft ist die Medizin ständigen Entwicklungen unterworfen. Forschung und klinische Erfahrung erweitern unsere Erkenntnisse, insbesondere was Behandlung und medikamentöse Therapie anbelangt. Soweit in diesem Werk eine Dosierung oder eine Applikation erwähnt wird, darf der Leser zwar darauf vertrauen, dass Autoren, Herausgeber und Verlag große Sorgfalt darauf verwandt haben, dass diese Angabe **dem Wissensstand bei Fertigstellung des Werkes** entspricht.

Für Angaben über Dosierungsanweisungen und Applikationsformen kann vom Verlag jedoch keine Gewähr übernommen werden. **Jeder Benutzer ist angehalten,** durch sorgfältige Prüfung der Beipackzettel der verwendeten Präparate und gegebenenfalls nach Konsultation eines Spezialisten festzustellen, ob die dort gegebene Empfehlung für Dosierungen oder die Beachtung von Kontraindikationen gegenüber der Angabe in diesem Buch abweicht. Eine solche Prüfung ist besonders wichtig bei selten verwendeten Präparaten oder solchen, die neu auf den Markt gebracht worden sind. **Jede Dosierung oder Applikation erfolgt auf eigene Gefahr des Benutzers.** Autoren und Verlag appellieren an jeden Benutzer, ihm etwa auffallende Ungenauigkeiten dem Verlag mitzuteilen.

Geschützte Warennamen (Warenzeichen) werden **nicht** besonders kenntlich gemacht. Aus dem Fehlen eines solchen Hinweises kann also nicht geschlossen werden, dass es sich um einen freien Warennamen handelt.

Das Werk, einschließlich aller seiner Teile, ist urheberrechtlich geschützt. Jede Verwertung außerhalb der engen Grenzen des Urheberrechtsgesetzes ist ohne Zustimmung des Verlages unzulässig und strafbar. Das gilt insbesondere für Vervielfältigungen, Übersetzungen, Mikroverfilmungen und die Einspeicherung und Verarbeitung in elektronischen Systemen.

© 2002, 2013 Georg Thieme Verlag KG, Rüdigerstraße 14, D- 70469 Stuttgart
Unsere Homepage: http://www.thieme.de

Umschlaggestaltung: Thieme Verlagsgruppe
Umschlagfoto: Studio Nordbahnhof, Stuttgart
Satz: medionet Publishing Services Ltd, Berlin
Druck: L.E.G.O. s.p.A., in Lavis (TN)

ISBN 978-3-13-130856-6
Auch erhältlich als E-Book:
eISBN (PDF) 978-3-13-160226-8

1 2 3 4 5 6

*Dieses Buch ist unseren Kindern
Katharina, Franziska, Max & Noah Schneider und Moritz Richling
gewidmet*

Anschriften

Dr. med. Detlev Schneider (Hrsg.)
Facharzt für Neurologie, Intensivmedizin und
Spezielle Schmerztherapie
Ltd. Oberarzt der Abteilung für Neurologie
Leiter der Botulinumtoxinambulanz
St. Josef Krankenhaus GmbH
Asberger Straße 4
47441 Moers
e-mail: DS-Arzneimittel@gmx.de

Dr. med. Frank Richling
Facharzt für Innere Medizin, Pneumologie,
Allergologie und Schlafmedizin
Hindenburgerstr. 17
51643 Gummersbach
e-mail: FR-Arzneimittel@gmx.de

Vorwort

Liebe Kolleginnen und Kollegen,

für die vorliegende 6. Auflage haben wir alle Wirkstoffprofile (jetzt über 660) überarbeitet, die Handelsnamen aktualisiert, alle Angaben präzisiert und durch zahlreiche praktische Hilfen, wie z.B. Behandlungskontrollen, ergänzt. Dabei haben wir besonderen Wert auf die exakten z.T. neuen Zulassungsbeschränkungen, auf kritische Mitteilungen der BfArM und der Arzneimittelkommission der deutschen Ärzteschaft (wie beispielsweise Rote-Hand-Briefe) sowie auf die Bewertungen des gemeinsamen Bundesausschusses (G-BA) gelegt. Auch zahlreiche neue Studienergebnisse sind in die Profile mit eingeflossen. Bei der Auswahl der Profile wurden bedeutsame Neuzulassungen seit 2008 (mehr als 50) aufgenommen, dazu zählen z.B. die neuen Thrombin- und Faktor Xa-Inhibitoren, zahlreiche Impfstoffe und neue Analgetika. Auf Präparate, die inzwischen weniger gebräuchlich sind, wurde im Gegenzug verzichtet.

Mit dieser vollständig überarbeiteten Auflage der Checkliste Arzneimittel A–Z möchten wir auch weiterhin eine tatkräftige Unterstützung zum täglichen praxisnahen, effizienten und sicheren Einsatz von Arzneimitteln bieten.

Um den mobilen Einsatz zu verbessern, wird es auch eine eigenständige App für den Thieme KittelCoach (iOS) geben. Sie enthält zusätzlich zum Inhalt dieses Buches zahlreiche weitere Wirkstoffprofile, insgesamt über 1250. Außerdem bietet sie noch detailliertere Informationen zu den einzelnen Wirkstoffen, unter anderem die Abstracts der im Buch aufgeführten Studien, der zugehörige ATC-Code sowie Links zu den Leitlinien der Fachgesellschaften.

Für die enge und sehr produktive Zusammenarbeit mit den Mitarbeitern des Georg Thieme Verlages, insbesondere Frau Amelie Knauß, möchten wir uns an dieser Stelle ganz herzlich bedanken.

Kerken und Gummersbach
im Februar 2013

Dr. med. Detlev Schneider
Dr. med. Frank Richling

Abkürzungsverzeichnis

ACE-Hemmer	Angiotensin-converting-Enzym-Hemmer
ACTH	adrenocorticotropes Hormon
ADH	antidiuretisches Hormon/Vasopressin
ADHS	Aufmerksamkeitsdefizit-Hyperaktivitäts-Störung
AGS	adrenogenitales Syndrom
AK	Antikörper
alk.	alkalisch
ALL	akute lymphatische Leukämie
allg.	allgemein
allerg.	allergisch
ALS	Amyotrophe Lateralsklerose
ALT (=GPT)	Alanin-Aminotransferase = Glutamat-Pyruvat-Transaminase
Amp.	Ampulle
ANA	antinukleäre Antikörper
ANV	akutes Nierenversagen
AP	Angina pectoris/alkalische Phosphatase
ARDS	Adult Respiratory Distress Syndrome
5-ASA	5-Aminosalicylsäure
AST (=GOT)	Aspartat-Aminotransferase = Glutamat-Oxalacetat-Transaminase
Au	Aurum (Gold)
AUC	Area Under the Curve („Wirkungspotenz eines Präparates")
AV	atrioventrikulär
AZT	Zidovudin
BB	Blutbild
BCG	Bacille-Calmette-Guérin
BMI	Body Mass Index
BoNTA/BoNTB	Botulinum Neurotoxin Typ A/B
BPH	benigne Prostatahyperplasie
BTM	Betäubungsmittel
BtMVV	Betäubungsmittel-Verschreibungsverordnung
BV	Bioverfügbarkeit
BZ	Blutzucker
CIDP	chronisch inflamatorische demyelinisierende Polyneuropathie
CK	Creatininphosphokinase
CML	chronische myeloische Leukämie
CMV	Cytomegalie-Virus
COPD	chronisch obstruktive Lungenerkrankung
cP	chronische rheumatoide (Poly-)Arthritis
CSE-Hemmer	Cholesterin-Synthese-Enzym-Hemmer
Cu	Cuprum (Kupfer)
CVI	chronisch venöse Insuffizienz
d	Tag/Tage

Abkürzungsverzeichnis

DAT	Demenz vom Alzheimer-Typ
DDC	Dideoxycytidin
DDI	Didanosin
DM	Diabetes mellitus
DNA/DNS	Desoxyribonukleinsäure
Dos	Dosierung
EBV	Epstein-Barr-Virus
ED	Einzeldosis
EDSS	Expanded Disability Status Scale
EF	Ejektionsfraktion
EPMS	extrapyramidal-motorische Symptome
Erw.	Erwachsene
FFP	Fresh-frozen Plasma
FI	Fachinfo
5-FU	Fluorouracil
GABA	Gamma-Amino-Buttersäure
GFR	glomeruläre Filtrationsrate
GIT	Gastrointestinaltrakt
GOT (=AST)	Glutamat-Oxalacetat-Transaminase = Aspartat-Aminotransferase
GPT (=ALT)	Glutamat-Pyruvat-Transaminase = Alanin-Aminotransferase
γGT	Gamma-Glutamyl-Transferase
Gr	Gravidität (Schwangerschaft)
h	Stunde/Stunden
HDL	High-Density-Lipoprotein
HF	Herzfrequenz
Hg	Hydrargyrum (Quecksilber)
HI	Herzinfarkt
HIPA-Test	heparin-induzierter Plättchen-Aktivierungs-Test
HIT	heparininduzierte Thrombozytopenie
HIV	human immunodeficiency virus
HKS	hyperkinetisches Syndrom
HLS	Hirnleistungsstörung
HMV	Herzminutenvolumen
HN	Handelsnamen
HOCM	hypertrophe obstruktive Kardiomyopathie
HOPS	hirnorganisches Psychosyndrom
HP	Helicobacter pylori
HRST	Herzrhythmusstörungen
HSV	Herpes-simplex-Virus
HWI	Harnwegsinfekt
HWZ	biologische Halbwertszeit
HZV	Herzzeitvolumen
IDDM	Insulin Dependent Diabetes Mellitus
Ind	Indikation
I.E.	Internationale Einheiten

Abkürzungsverzeichnis

i.v.	intravenös
Inf.	Infusion
INH	Isoniazid
Inj.	Injektion
INR	International Normalized Ratio
ISA	intrinsische sympathomimetische Aktivität
ISDN	Isosorbiddinitrat
ISMN	Isosorbidmononitrat
J.	Jahr/Jahre
k.A.	keine Angabe(n)
kg	Kilogramm
KG	Körpergewicht
KHK	koronare Herzkrankheit
KI	Kontraindikation(en)
Kps.	Kapseln
KS	Kopfschmerzen
La	Laktationsperiode (Stillzeit)
LDH	Lactatdehydrogenase
LDL	Low Density Lipoprotein
LE	Lungenembolie
Lj.	Lebensjahr
LP	Liquorpunktion
Lsg.	Lösung
Lufu	Lungenfunktionsdiagnostik
LV	linksventrikulär
LVEF	linksventrikuläre Ejektionsfraktion
MAO	Monoaminooxidasehemmer
MG	Myasthenia gravis
min	Minute/Minuten
Mo.	Monat/Monate
MRSA	multiresistenter Staphylokokkus aureus
MS	Multiple Sklerose
MTX	Methotrexat
NAK	neutralisierende Antikörper
NIDDM	Non Insulin Dependent Diabetes Mellitus
NK-Zellen	natürliche Killer-Zellen
NMDA-Rezeptor	N-methyl-D-Aspartat-Rezeptor
NNR	Nebennierenrinde
NNRTI	nichtnukleosidische Reverse-Transkriptase-Inhibitoren
NRTI	Nukleosid Reverse-Transkriptase-Inhibitoren
NSAR	nichtsteroidale Antiphlogistika/Antirheumatika
NW	Nebenwirkungen
NYHA	New York Heart Association
Odds-ratio	Wirksamkeitsindex im Vergleich zu Placebo
Pat.	Patient

pAVK	periphere arterielle Verschlußkrankheit
PAH	pulmonale arterielle Hypertonie
Pb	Plumbum (Blei)
PBC	primär biliäre Zirrhose
PCP	primäre chronische Polyarthritis
PEB	Plasmaeiweißbindung
PEEP	positiv end-exspiratorischer Druck
PK	Pharmakokinetik
PNP	Polyneuropathie
p.o.	per os
PPSB	Prothrombinkomplex
PTCA	perkutane transluminale Koronarangioplastie
RNA	Ribonukleinsäure
RR	Blutdruck
SA	sinuatrial
SAB	Subarachnoidalblutung
Säugl.	Säugling
s.c.	subkutan
SD	Schilddrüse
SGOT	Serum Glutamat-Oxalacetat-Transaminase
SGPT	Serum Glutamat-Pyruvat-Transaminase
SHT	Schädelhirntrauma
SIADH	Syndrom der inadäquaten ADH-Sekretion
S-Kreatinin/ S-Krea	Serumkreatinin
s.l.	sublingual
SSRI	Serotonin-Reuptake-Inhibitor
SSW	Schwangerschaftswoche
Stu	Studien
Supp.	Suppositorien
Susp.	Suspension
SV	supraventrikulär
SVES	supraventrikuläre Extrasystolen
SVT	supraventrikuläre Tachykardie
Tbl.	Tabletten
tgl.	täglich
TIA	transitorische ischämische Attacke
TNF	Tumor-Nekrose-Faktor
Trpf.	Tropfen
TSH	Thyreoidea-stimulierendes Hormon
TTK	Tagestherapiekosten
UPDRS	Unified Parkinsons Disease Rating Scale
VES	ventrikuläre Extrasystolen
VHF	Vorhofflimmern
VT	ventrikuläre Tachykardie

Abkürzungsverzeichnis

VZV	Varicella-Zoster-Virus
Wi/WI	Wirkung/Wirkungsmechanismus
Wo.	Woche/Wochen
WPW-Syndrom	Wolff-Parkinson-White-Syndrom
WW	Wechselwirkungen
Zn	Zink
ZNS	zentrales Nervensystem
ZVK	zentraler Venenkatheter

Wirkstoffe von A–Z

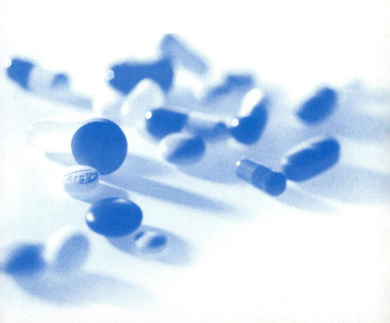

Abacavir (ABC) TTK: 14,30 € (600 mg) | Kinder > 3 Monate | Rp.-Pflicht

HN	Ⓓ *p. o.:* **Ziagen**® 300 mg/Tbl., Lösung 20 mg/ml Ⓐ **Ziagen**® ㎈ **Ziagen**®
Dos	▶ *Erw. und Kinder > 12. Lj. p. o.:* 2 × 300 mg/d bzw. 2 × 15 ml/d ▶ *Kinder von 3 Mo.-12. Lj. p. o.:* 8 mg/kg KG 2 × tgl., *max. Tagesdosis* 600 mg
Ind	HIV-Infektionen, antiretrovirale Kombinationsbehandlung
KI	schwere Leberfunktionsstörungen, vorherige Überempfindlichkeitsreaktionen (insbes. HLA-B$_{5701}$-Träger)
NW	*> 10 %:* Hautausschlag, Übelkeit, Erbrechen, Diarrhoe, Bauchschmerzen, Dyspnoe, Husten, Fieber, KS, Leberwerte ↑, Myalgie *1–10 %:* Geschwüre im Mund, Halsschmerzen, Ödeme, Lymphadenopathie, RR ↓, Konjunktivitis, Anaphylaxie, Parästhesie, Lymphozytopenie, Hepatitis, Leberversagen, selten Myolyse, Arthralgie, CK ↑, Krea ↑, ANV, Schlafstörungen
WW	unter Ethanol Anstieg des AUC-Wertes von Abacavir um ca. 40 %
WI	Nukleosidanalogon (NRTI): Hemmung der reversen Transkriptase von HIV-1 und HIV-2, Kettenabbruch und Unterbrechung des viralen Replikationszyklus, in vitro synergistische Effekte mit Nevirapin und Zidovudin, additive Effekte mit Didanosin, Zalcitabin, Lamivudin und Stavudin
PK	schnelle und gute Resorption, BV 83 %, max. Plasmaspiegel nach 1–1,5 h, HWZ 1,5 h, PEB ca. 50 %, hepatischer Metabolismus, überwiegend renale Elimination (ca. 83 %)
Gr/La	kontraindiziert, GR 6 / abstillen, La 2
❶	**Hinweise:** ▶ *sinnvolle Kombinationspräparate:* • mit Lamivudin und Zidovudin = **Trizivir**®; die antivirale Dreierkombination aus Abacavir, Lamivudin und Tenofovir sollte wg. der hohen Rate von Nicht-Ansprechen **nicht** eingesetzt werden bei Therapiebeginn zuvor nicht behandelter Pat. und bei Therapiewechsel bei vorbehandelten Pat. • mit Lamivudin **Kivexa**® ▶ *Wirkungseffizienz:* bei bisher nicht behandelten Pat. führt die Kombination mit Lamivudin und Zidovudin in ca. 70 % zu einem Rückgang der Viruslast unter die Nachweisgrenze (< 400 Kopien/ml) ▶ **keine** erneute Einnahme bei Z. n. Überempfindlichkeitsreaktion gegen den Wirkstoff oder bei HLA-B$_{5701}$ positiven Patienten! ▶ bei ca. 5 % (bei Infektionen sogar bis 18 %) der Pat. (insb. HLA-B$_{5701}$-Träger) innerhalb der ersten 6 Wochen lebensbedrohliche Überempfindlichkeitsreaktionen möglich (*Klinik:* Fieber, Hautausschlag, respiratorische Symptome, GIT-Symptome, Myalgie, Arthralgie) → sofortiger Therapieabbruch (daher innerhalb der ersten 8 Wo. alle 2 Wo. klinische Kontrollen) → Substanz darf lebenslang nicht mehr eingenommen werden! **Tipps:** *Einnahmehinweis:* nahrungsunabhängige Einnahme möglich

Abacavir (ABC) + Lamivudin (3TC) TTK: 25,- € (1 Tbl.) | Kinder > 12 Jahre | Rp.-Pflicht

HN	Ⓓ *p. o.:* **Kivexa**® 600/300 mg/Tbl. Ⓐ **Kivexa**® ㎈ **Kivexa**®
Dos	*Erw. + Jgl. > 40 kg KG:* 1 × 1 Tbl./d p. o.

Ind	Infektionen mit dem humanen Immundefizienz-Virus (HIV) bei Erw. und Jgl. > 12 Jahre
KI	Überempfindlichkeit gegen Abacavir und Lamivudin, schwere Leberfunktionsstörungen
NW	▶ Abacavir: • *> 10 %:* Hautausschlag, Übelkeit, Erbrechen, Diarrhoe, Bauchschmerzen, Dyspnoe, Husten, Fieber, KS, Leberwerte ↑, Myalgie • *1–10 %:* Geschwüre im Mund, Halsschmerzen, Ödeme, Lymphadenopathie, RR ↓, Konjunktivitis, Anaphylaxie, Parästhesie, Lymphozytopenie, Hepatitis, Leberversagen, selten Myolyse, Arthralgie, CK ↑, Krea ↑, ANV, Schlafstörungen ▶ Lamivudin: • *> 10 %:* Fieber (15 %), Neuropathien (12 %), Pankreatitis (bei Kindern in 14 %), Neutropenie (bei Kindern in 13 %), Anämie
WW	s. FI
WI	s. Abacavir und s. Lamivudin
PK	s. Abacavir und s. Lamivudin
Gr/La	strenge Indikation / kontraindiziert

Abatacept   TTK: 1650,- € alle 4 Wo. (750 mg) | Kinder > 6 Jahre | Rp.-Pflicht

HN	Ⓓ *i. v.:* **Orencia®** 250 mg Pulver zur Herstellung einer Inf.-Lsg. Ⓐ **Orencia®** Ⓒ**H** **Orencia®**
Dos	*Anwendung:* bei Erw. als Infusion über 30 min nach KG (ca. 10 mg/kg KG), Substanz in 10 ml Inj.-Lsg. auflösen und dann mit 0,9 % NaCl-Lsg. auf 100 ml verdünnen ▶ *< 60 kg KG:* 500 mg i. v. (10 mg/kg KG) ▶ *60–100 kg KG:* 750 mg i. v. ▶ *> 100 kg KG:* 1000 mg i. v. *Dauertherapie:* nach 1. Anwendung erneut nach 2 und 4 Wo. geben, danach alle 4 Wo.
Ind	*in Kombination mit Methotrexat:* zur Behandlung der mäßigen bis schweren aktiven rheumatoiden Arthritis (rA) bei Erw. und Kindern ab 6 J., wenn Antirheumatika (DMARDs) inkl. mind. eines Tumor-Nekrose-Faktor-(TNF)-Inhibitors nicht ausreichend sind oder eine Unverträglichkeit vorliegt
KI	schwere und unkontrollierte Infektionen wie Sepsis und opportunistische Infektionen, Lebendvakzine (während und 3 Mo. nach Behandlung), Kinder (keine Erfahrungen); *rel. KI:* Kombination mit TNF-Blockern (keine Erfahrungen)
NW	*> 10 %:* KS *1–10 %:* RR ↑, auffällige Leberwerte (Transaminasen ↑), Benommenheit, Husten, Abdominalschmerzen, Diarrhoe, Übelkeit, Dyspepsie, Hautausschlag (einschließlich Dermatitis), Atemwegsinfekte, Harnwegsinfekt, Herpes simplex, Flushing, Fatigue, Asthenie *0,1–1 %:* RR ↓, HF ↑↓, Gewicht ↑, Thrombo- und Leukozytopenie, Parästhesie, Konjunktivitis, red. Sehschärfe, Vertigo, Gastritis, Geschwürbildung im Mundbereich, aphthöse Stomatitis, Blutergüsse, Alopezie, trockene Haut, Arthralgie, Schmerzen in den Gliedmaßen, Zahninfektion, infektiöses Exanthem, Onychomykose, Basalzellkarzinom, Hitzewallungen, grippeähnliche Beschwerden, Amenorrhoe, Depression, Angstgefühl

WW	TNF-α-Blocker (vermehrte Infektionen, schwerwiegende Infekte, s. KI)
WI	A. ist der erste Vertreter eines selektiven T-Zell-Kostimulationsmodulators: Bindung an antigenpräsentierende Zellen → Hemmung der für die volle T-Zell-Aktivierung erforderlichen kostimulatorischen Signale
PK	max. Plasmakonz. 290 µg/ml, HWZ 13 d (8-25 d)
Gr/La	kontraindiziert / kontraindiziert

❶ **Hinweise:**
- Kontrolle der klin. Wirksamkeit nach 6 Mo. (Behandlungsindikation prüfen)
- *Anwendung:* mitgelieferte, silikonfreie Einmalspritze verwenden

Abciximab   TTK: 487,- € (10 mg) | Rp.-Pflicht

HN	Ⓓ *i. v.:* **ReoPro®** Inf.-Lsg. 10 mg/5 ml (2 mg/ml) Ⓐ **ReoPro®** ©ⱧⱧ **ReoPro®**
Dos	▶ *Loading-dose:* 0,25 mg/kg KG als i.v.-Bolusinjektion über 10 min → 20 mg = 10 ml für 80 kg KG ▶ *Erhaltungsdosis:* 0,125 µg/kg KG/min (10 µg/min für 80 kg KG) als kontinuierliche i. v.-Infusion über 24 h vor geplanter PTCA und 12 h nach durchgeführter PTCA
Ind	akutes Koronarsyndrom, instabile Angina pectoris, NSTEMI, geplante Koronarintervention
KI	Überempfindlichkeit gegen Inhaltsstoffe oder murine monoklonale Antikörper, aktive innere Blutung, größere OPs oder Traumata in den letzten 2 Mo., intrakranielle Tumoren, zerebrovaskuläre Komplikationen in den letzten 2 J., AV-Missbildungen, Aneurysmata, bekannte Blutungsneigung, Thrombozytopenie, Störung der Blutgerinnung (Marcumarisierung), schwere Leber- und Nierenfunktionseinschränkung, Vaskulitis, nicht einstellbare art. Hypertonie, Retinopathie
NW	> 10 %: Blutungen innerhalb der ersten 36 h, Hypotonie, Übelkeit und Erbrechen, KS, Bradykardie, Fieber 1–10 %: ventrikuläre Tachykardie, Diarrhoe, Schwindel, Angstzustände < 1 %: akute Thrombozytopenie, Perikardtamponade, Schocklunge, Ileus
WW	Heparin (Blutungshäufigkeit ↑); in klinischen Studien keine unerwünschten Arzneimittelinteraktionen im Zusammenhang mit der Anwendung von Medikamenten zur Behandlung von Angina pectoris, Myokardinfarkt und Bluthochdruck oder mit den üblichen i. v.-Infusionslösungen
WI	A. ist ein monoklonaler Antikörper, der selektiv an den Glykoprotein-(GP-)IIb/IIIa-Rezeptor der Thrombozyten bindet und deren Aggregation verhindert. Die Thrombozytenaktivierung und Aggregation wird durch Hemmung der Bindung von Fibrinogen und Von-Willebrand-Faktor an den GP-IIb/IIIa-Rezeptor inhibiert.
PK	HWZ in der initialen Phase 10 min, in der sekundären Phase 30 min, die Thrombozytenfunktion normalisiert sich innerhalb von 48 h
Gr/La	strenge Indikationsstellung / kontraindiziert (abstillen), La 1

❶ **Hinweise:**
- Anwendung in Kombination mit Acetylsalicylsäure und Heparin
- als kostengünstigere Alternative steht der GP-IIb/IIIa-Rezeptorantagonist Tirofiban mit zudem auch breiterer Indikationszulassung zur Verfügung

A

Stu CADILLAC-Studie, CAPTURE-Studie, EPILOG-Studie, EPISTENT-Studie, GUSTO V-Studie, TARGET-Studie, ASSENT-3-Studie

Acamprosat TTK: 1,37-2,74 € (999-1998 mg) | Rp.-Pflicht

HN Ⓓ *p. o.:* **Campral**® 333 mg/Tbl.
Ⓐ **Campral**®
🇨🇭 **Campral**®

Dos *Erw. < 65 J.:*
▶ *> 60 kg KG:* 2 × 3 Tbl./d = 1998 mg/d p. o.
▶ *< 60 kg KG:* 4 Tbl./d verteilt auf 3 ED = 1332 mg/d p. o.

Ind Unterstützung der Aufrechterhaltung der Abstinenz bei alkoholabhängigen Pat.

KI Niereninsuffizienz (S-Kreatinin > 120 µmol/l = 1,35 mg/dl), schwere Leberinsuffizienz (Child-Pugh-Klasse C), Alter > 65 J., Kinder (keine Erfahrungen)

NW *> 10 %:* Diarrhoe, Juckreiz
1–10 %: Bauchschmerzen, Übelkeit und Erbrechen, Störungen der sexuellen Erregbarkeit (Impotenz, Frigidität, Libido ↑ ↓)
< 1 %: makulopapulöse Ekzeme

WW Einnahme mit Mahlzeiten → Bioverfügbarkeit um ca. 20 % reduziert (verglichen mit Einnahme in nüchternem Zustand)

WI A. ist eine Anticraving-Substanz: Glutamatantagonist → durch Acetylierung wird die Passage durch die Blut-Hirn-Schranke möglich → antagonistischer Effekt auf die erregenden Aminosäuren (z. B. Glutamat) → Suchtdruck ↓

PK nur mäßige GIT-Resorption (< 10 %), Steady-state-Plasmaspiegel nach 7 d, keine Bindung an Plasmaproteine, HWZ steht in linearer Beziehung zu Kreatinin-Clearance, HWZ nach i. v.-Applikation 1–3 h, nach oraler Verabreichung 13–33 h

Gr/La kontraindiziert, Gr 4 / kontraindiziert (Übertritt in Muttermilch)

❗ **Hinweise:**
▶ Einsatz nur im Rahmen eines therapeutischen Gesamtkonzepts (psycho- und soziotherapeutische Maßnahmen)
▶ Acamprosat hat kein eigenes Suchtpotenzial, wirkt nicht psychotrop und interagiert weder mit Alkohol noch mit Arzneimitteln, die bei der Therapie alkoholkranker Pat. eingesetzt werden

Stu PRAMA-Studie, COMBINE-Studie

Acarbose TTK: 0,90–2,05 € (150–600 mg) | Rp.-Pflicht

HN Ⓓ *p. o.:* **Acarbose (Generika)**, **Glucobay**®
-alle: 50|100 mg/Tbl.
Ⓐ **Glucobay**®
🇨🇭 **Glucobay**®

Dos ▶ *p. o.:* initial 3 × 50 mg/d (ggf. auch nur 1–2 × 25 mg/d [wegen GIT-NW]), bei unzureichender Wi und klin. Verträglichkeit später langsam steigern auf 3 × 100–200 mg/d
• *sinnvolle Erhaltungstherapie:* 3 × 50 mg/d (höhere Dosis kaum effektiver wirksam, aber mehr NW)
• *Einnahmezeitpunkt:* direkt vor der Mahlzeit
▶ *Maximaldosis:* 3 × 200 mg/d

Ind	Zusatzbehandlung bei Diabetes mellitus Typ II in Verbindung mit Diät; bei postprandialen BZ-Spitzen
KI	Alter < 18 J. (keine Erfahrungen), chronische Darmerkrankung, schwere Niereninsuffizienz mit Kreatinin-Clearance < 25 ml/min
NW	*> 10 %:* Blähungen und Darmgeräusche *1–10 %:* Durchfall, Bauchschmerzen *< 1 %:* Obstipation, Leberenzyme ↑, Überempfindlichkeitsreaktionen (Rash, Erythem, Exanthem, Urtikaria), Hepatitis und/oder Ikterus, Ödeme (vorwiegend periphere), Subileus, Ileus
WW	Sulfonylharnstoffe, Insulin, Metformin (antidiabetische Wi ↑); Colestyramin, Verdauungsenzympräparate wie z. B. Amylase, Pankreatin, Darmadsorbenzien (Acarbose-Wi ↓); Saccharose (Kohlenhydratfermentation im Kolon ↑ → GIT-Beschwerden, Diarrhoe); Digoxin (Bioverfügbarkeit ↑/↓)
WI	A. ist ein α-Glukosidasehemmer: Verzögerung der enteralen Glukoseresorption durch Enzymhemmung der α-Glukosidase, Glättung des BZ-Profils v. a. bei postprandialen BZ-Spitzen (BZ-Senkung fast ausschließlich postprandial), Reduktion der peripheren Insulinresistenz; Nettoaufnahme an Kohlenhydraten ist nicht verändert
PK	BV 1–2 %, Verteilungs-HWZ 3,7 ± 2,7 h, Eliminations-HWZ um 10 h ± 4,4 h, Elimination überwiegend über Fäzes (> 50 %), nach intestinaler bakterieller Spaltung werden die Abbauprodukte absorbiert und bei normaler Nierenfunktion rasch vollständig renal eliminiert
Gr/La	kontraindiziert, Gr 4 / kontraindiziert, La 1
❶	**Hinweise:** ▶ *initial* sehr langsame Dosissteigerung sinnvoll, da die NW häufig durch vorzeitiges Absetzen bedingt sind (bis zu 50 %) ▶ sehr geringe HbA1c-Senkung (durchschnittlich 0,5 %) **Tipps:** *Einnahmehinweis:* wirkt nur bei gleichzeitiger Einnahme mit dem Essen
Stu	UKPDS 34-Studie

Acebutolol TTK: 0,20-0,26 € (200-400 mg) | Rp.-Pflicht

HN	ⓟ *p. o.:* **Prent®** 200|400 mg/Tbl.
Dos	▶ *p. o.* (*Maximaldosis* 800 mg/d): • *Hypertonie:* initial 1 × 200 mg/d, ggf. nach jeweils einer Wo. stufenweise Steigerung um 200 mg bis max. 1 × 800 mg/d • *KHK:* initial 1 × 400 mg/d, ggf. Steigerung auf max. 2 × 400 mg/d • *Tachykardie:* 2–3 × 200 mg/d ▶ *Dosisreduktion bei Niereninsuffizienz:* Kreatinin-Clearance 10–30 ml/min → um 50 %; Kreatinin-Clearance < 10 ml/min → um 75 %
Ind	arterielle Hypertonie, KHK, Prophylaxe und Therapie von Angina pectoris und Myokardinfarkt
KI	Herzinsuffizienz NYHA III°–IV°, AV-Block II°–III°, Vorsicht bei bifasikulärem Block, Hypotonie, Bradykardie (< 50/min), Asthma bronchiale, obstruktive COPD, metabolische Azidose, Phäochromozytom; *relative KI:* AV-Block I°, Diabetes mellitus, periphere Durchblutungsstörungen
NW	*> 10 %:* Entwicklung von antinukleären Antikörpern (ANA) (dosisabhängig) *1–10 %:* Bradykardie (AV-Block ↑), RR ↓ (v. a. nach i. v. Applikation), Brustschmerzen, Ödeme, Herzinsuffizienz ↑, KS, Schwindel, Sedierung, Depressi-

on, Übelkeit, Erbrechen, Verdauungsstörungen, Bauchschmerzen, Atemnot, Husten, Dysurie, Nykturie, Juckreiz, Hautausschlag, Sehstörungen, Schwitzen, Muskel- und Gelenkschmerzen, Schwächegefühl
< 1 %: AV-Überleitungsstörungen, Thrombozytopenie, Leberwerte ↑, periphere und koronare Ischämie, Verschlechterung eines Diabetes mellitus
o.A.: Hypoglykämieneigung, Rebound-Phänomen nach längerer Einnahme, Potenzstörungen

WW Ca^{2+}-Antagonisten vom Verapamil- und Diltiazemtyp (verstärkter kardiodepressiver Effekt mit Gefahr symptomatischer Bradykardien und akuter Herzinsuffizienz); Antiarrhythmika, Narkosemittel, andere Antihypertensiva (RR-Senkung ↑); Herzglykoside (neg. chronotrope und dromotrope Wi ↑); Insulin, Sulfonylharnstoffderivate (u. U. Hypoglykämie durch Hemmung der Gegenregulation verstärkt/verlängert)

WI A. ist ein Klasse-II-Antiarrhythmikum: β-Rezeptorenblocker mit hoher Affinität zu den $β_1$-Rezeptoren des Herzens ("kardioselektiv") und gleichzeitiger $β_2$-stimulierender Wirkung: kardioselektiv = $β_1$ > $β_2$-Wirkung, ISA = intrinsische sympathomimetische Aktivität = partieller Agonimsuns und partieller Antagonismus, Verdrängung der Katecholamine am β-Rezeptor → geringere sympathoadrenerge Stimulation des Herzens → $β_1$-Wirkung: neg. inotrop/bathmotrop/chronotrop/dromotrop → kardialer O_2-Verbrauch ↓, HMV ↓ ; $β_2$-Wirkung: Arteriolenerweiterung, Bronchokonstriktion, Uteruskontraktion, Glykogenolyse ↓, Insulinfreisetzung ↓, Reninspiegel ↓

PK BV 20–60 % (First-pass-Effekt), max. Plasmaspiegel nach 2–4 h, Wi-HWZ 7–13 h, PEB 25 %, relative Wirkungsstärke 0,3–0,5 (Propranolol = 1), hepatisch metabolisiert zu aktivem Diacetolol, renale Elimination

Gr/La kontraindiziert (1. Trim. und 4 Wo. vor der Geburt), Gr 4 + Gr 9 / kontraindiziert, La 1

❗ **Intoxikation:**
s. Propranolol

Hinweise:
▶ *sinnvolle Kombinationspräparate:*
- mit Mefrusid = **Sali-Prent**®
- mit Nifedipin = **Tredalat**®

▶ die Prognose bei der Prophylaxe des Myokardinfarktes scheint bei β-Blockern ohne ISA in Vgl. zu β-Blockern mit ISA besser zu sein

Acetazolamid   TTK: p.o.: 1,20–1,70 € (500 mg ret.-Kps.); i.v.: 17,70 € (1 Amp.) | Rp.-Pflicht

HN Ⓓ *p.o.:* **Acemit**®, **Diamox**®, **Glaupax**® - *alle: 250 mg/Tbl.*, **Diamox ret.**® 500 mg/Kps.
i. v.: **Diamox**® 500 mg/Amp.
Ⓐ **Diamox**®
🇨🇭 **Diamox**®, **Glaupax**®

Dos ▶ *akut (je nach Klinik):* 1–2 × 500 mg/d i. v.
▶ *Glaukom:* initial 500 mg i. v. oder p. o. gefolgt von 125–250 mg p. o. alle 4–6 h, nach Abklingen der Beschwerden 125–500 mg/d p. o.
▶ *Ödeme:* 1 × 250–375 mg/d für 2–3 d p. o., dann 250–375 mg 2 ×/Wo. p. o.
▶ *Epilepsie:*
- Erw: 250–1000 mg/d in 3–4 gleichen ED;
- Kinder: 8–30 mg/kg KG/d in 3–4 gleichen ED
▶ *Prophylaxe der Höhenkrankheit:* 2 × 250 mg/d über mind. 4 d, Beginn 1 d vor Expedition

Ind	Glaukom, respirat. Insuffizienz mit respirat. Azidose, Epilepsie, Ödeme unterschiedlicher Genese, Prophylaxe der Höhenkrankheit
off label: Pseudotumor cerebri, Hydrocephalus
KI	Leber- oder Niereninsuffizienz, Hypokaliämie, Hyponatriämie, Hypovolämie, Hyperkalziurie, Nephrolithiasis, Nebenniereninsuffizienz, Sulfonamidüberempfindlichkeit; *rel. KI:* Nepharokalzinose/Hyperkalzurie, Diabetes mellitus, Hyperurikämie, COPD
NW	*> 10 %: initial* Leistungsabfall, Übelkeit, Erbrechen, Diarrhoe, Bauchschmerzen, Teerstühle, Müdigkeit, Schwindel, KS
1–10 %: RR ↓, Harndrang ↑, Ohrgeräusche, Hörstörungen, Verwirrtheit, Depressionen, schlaffe Lähmungen und Konvulsionen, Elektrolytstörungen, Muskelkrämpfe, metab. Azidose, Hyperkalzämie, Nierensteine
< 1 %: Exantheme, Photosensibilisierung, BB-Veränderungen, Glukosurie
WW	Herzglykoside (Wi und NW ↑ durch Kaliumverluste); Lithium (dessen kardio- und neurotoxische Wi ↑); NSAR (Diurese ↑); Probenecid, Sulfinpyrazon (Acetazolamid-Wi ↑); Sulfonylharnstoffe, orale Antikoagulanzien, Barbiturate (deren Wi ↑); Methotrexat (Toxizität ↑); Phenytoin (Phenytoin-Spiegel ↑); hohe ASS-Dosen (selten Anorexie, Tachypnoe, Lethargie, Koma)
WI	A. ist ein Carboanhydrasehemmer: Wi durch vermehrte Wasser- und Elektrolytausscheidung (5–8 % des Glomerulumfiltrats) und Liquor-pH-Senkung über Reduktion der Liquor-Bikarbonatkonzentration → Atemstimulation, Augeninnendrucksenkung durch Hemmung der Kammerwasserproduktion
PK	max. Wi nach ca. 2–3 h, Wirkungsdauer 4–6 h, PEB 90 %, HWZ 7–8 h, nahezu vollständige unveränderte renale Elimination
Gr/La	kontraindiziert (plazentagängig) / kontraindiziert (Übergang in Muttermilch)
❶	**Hinweise:**
Infusionslsg. hat einen pH von 9,0-10,0 (Venenreizung)
Behandlungskontrollen:
regelmäßig Elektrolyt- (Na, K), BB- und BGA-Konrollen und ggf. Kaliumsubstitution

Acetylcystein
TTK: p.o.: 0,60–0,90 € (3 Btl.); i.v.: 0,54–1,08 € (300–600 mg) | Kinder > 0 Monate | Rp.-Pflicht

HN	Ⓓ *p. o.:* **ACC®**, **Acemuc®**, **Acetabs®**, **Acetylcystein** (Generika), **Acetyst®**, **Fluimucil®**, **Myxofat®**, **NAC** (Generika), **Sigamucil®**
- alle: 100|200|400 und/oder 600 mg/Tbl., z. T. als Tabs, Granulat, Brause-Tbl., Pulver, Saft, Lösung
i. v.: **ACC® injekt**, **Fluimucil® 10 %**, **Myxofat®**, **NAC-ratiopharm®**
- alle: 300 mg/Amp. à 3 ml
Ⓐ **ACC Hexal®**, **Aeromuc®**, **Fluimucil®**, **Mucobene®**
㏘ **ACC eco®**, **Acemucol®**, **DemoLibral®**, **Dynamucil®**, **Ecomucyl®**, **Fluimucil®**, **Mucofluid®**, **Muco-Mepha®**, **Mucostop®**, **NeoCitran®**, **Secresol®**, **Solmucol®**
Dos	▶ *i. v.:* 1–2 × 300 mg/d langsam i. v.
▶ *p. o.:* 3 × 1 Tbl./Btl. Granulat/Saft à 100/200 mg oder 1 × 600 mg/d
▶ *Paracetamol-Intoxikation:* 150 mg/kg KG (10,5 g/70 kg KG) in 200 ml G_5 % in 60 min i. v., dann für 4 h 50 mg/kg KG (3,5 g/70 kg KG) als Infusion in 500 ml G_5 %, dann bis zur 20. h 100 mg/kg KG (7 g/70 kg KG) in G_5 %
▶ *Lungenfibrose:* 3 x 600 mg/d
▶ *Kinder 3–12 J.:* 300–500 mg/d; ½–1 J.: 200 mg/d; < ½ J.: 100 mg/d p. o. (verteilt auf je 2–3 ED)

Ind	mit starker Schleimsekretion einhergehende akute und chronische Erkrankungen der Luftwege, Bronchiektasen, Bronchitis, Sinusitis, Lungenfibrose, Mucoviszidose *als Antidot bei Intoxikationen mit:* Paracetamol, Acrylnitril, Methacrylnitril, Methylbromid
KI	hereditäre Fruktose-Intoleranz, Glukose-Galaktose-Malabsorption, Saccharase-Isomaltase-Mangel, Neugeborene; *relative KI:* Kombination mit Hustenstillern, Kinder < 2 J.
NW	*1–10 %: i. v.:* Sodbrennen, Übelkeit, Erbrechen *< 1 %: p. o.:* Stomatitis, KS, Tinnitus *i. v.:* anaphylaktische Reaktionen, Bronchospasmen, Hustenanfälle, Tachykardie, Angioödem, Hypotonie
WW	nicht mit β-Laktamantibiotika mischen (diese werden sonst inaktiviert, 2 h zeitversetzt einnehmen); mit Antitussiva → Hustenreflex ↓ → Sekretstau
WI	A. ist ein ist ein Derivat der Aminosäure Cystein, ein Mukolytikum: Spaltung von Disulfidbrücken zwischen den Mukopolysaccharidfasern, dadurch Verringerung der Schleimviskosität → leichteres Abhusten, es wirkt sekretolytisch und sekretomotorisch im Bereich des Bronchialtraktes; ein alternativer Mechanismus von A., die *Detoxikation,* soll auf der Fähigkeit seiner reaktiven SH-Gruppe beruhen, chemische Radikale zu binden und damit zu entgiften, Unterstützung der Glutathionsynthese der Leber → schnellerer Abbau von z. B. Paracetamol (Antioxidans)
PK	hoher First-pass-Effekt, BV 5–10 %, max. Plasmaspiegel nach 1–3 h, HWZ 2–4 h, PEP 50 %, renale Elimination nach Transformation in inaktive Metaboliten
Gr/La	strenge Indikationsstellung (Plazentapassage) / strenge Indikationsstellung (keine Erfahrungen)

> **Pädiatrische Zulassung:**
> < 1 J. i. v. nur bei lebensbedrohlicher Indikation
>
> **Cave:**
> ▶ Voraussetzung für eine sinnvolle Anwendung ist das Vorliegen eines suffizienten Hustenstoßes;
> ▶ Vorsicht bei instabilen Atemwegen und neuromuskulären Erkrankungen (Gefahr der Verlagerung verflüssigten Sekrets in die Lungenperipherie mit Pneumonieinduktion)
>
> **Hinweise:**
> ▶ *Einnahmehinweis:* hohe Trinkmenge ist zwingende Voraussetzung für adäquate Wi (schleimlösende Wirkung)
> ▶ *bei Paracetamol-Intoxikation:* früher Therapiebeginn (< 8 h) notwendig, sonst lediglich geringe Erfolgsaussichten

Acetyldigoxin (β)   TTK: 0,12–0,24 € (0,2–0,3 mg) | Rp.-Pflicht

HN	Ⓓ *p. o.:* **Beta-Acetyldig ratio®, DigoStada®, Novodigal®** - *alle: 0,1|0,2 mg/Tbl.;* Beta Acetyl Acis® 0,2 mg/Tbl., **Digox-CT®** 0,2 mg/Tbl. Ⓐ **Corotal®, Lanatilin®, Novodigal®**
Dos	▶ *langsame Aufsättigung:* 1 × 0,2–0,3 mg/d p. o. (→ *Vollwirkdosis* nach 8–10 d) ▶ *schnelle Aufsättigung:* über 2 Tage 3 × 0,2 mg/d p. o. ▶ *Erhaltungsdosis:* 1 × 0,2–0,3 mg/d morgens p. o. ▶ *Dosisreduktion bei Niereninsuffizienz:* s. Tabelle 2
Ind	manifeste chronische Herzinsuffizienz (aufgrund systolischer Dysfunktion), Tachyarrhythmia absoluta bei Vorhofflimmern/Vorhofflattern, paroxysmales Vorhofflimmern/Vorhofflattern

KI	AV-Block II° und III°, Myokarditis, Sick-Sinus-Syndrom, WPW-Syndrom, Kammertachykardie, Kammerflimmern, Aortenaneurysma, HOCM, Hypokaliämie, Hyperkalzämie, Hypomagnesiämie, Niereninsuffizienz, subvalvuläre Aortenstenose, thorakales Aortenaneurysma, i.v.-Gabe von Ca^{2+}-Salzen, V.a. Digitalisintoxikation
NW	$>10\%$: Inappetenz, Übelkeit und Erbrechen $1–10\%$: KS, Müdigkeit, Schlaflosigkeit $<1\%$: Diarrhoe, Bauchschmerzen, Albträume, Verwirrtheit, Depressionen, Halluzinationen (Farbensehen), Psychosen, Gynäkomastie, allerg. Reaktionen *o.A.:* HRST (AV-Block I–III°, Schenkelblockierungen, VES und SVES, SVT, VT)
WW	Kalziumsalze i.v. (Digoxin-Wi ↑↑), Arzneimittel die zu einem K^+- oder Mg^{2+}-Mangel führen, Chinidin, Captopril, Flecainid, Propafenon, Rifampicin, Spironolacton (Glykosidwirkung ↑); Calciumantagonisten (A.-Konz. ↑), β-Blocker (HF ↓), Vit.-D 3 (A.-Toxizität ↑), trizyklische Antidepressiva, Sympathomimetika, Phosphodiesterasehemmer (HRST-Risiko ↑), Johanniskraut (bei absetzen A.-Spiegel ↑), Antacida (A.-Resorption ↓), weitere WW s. FI
WI	β-Acetyldigoxin wird im Darm in Digoxin umgewandelt: durch partielle Hemmung der Na/K-ATPase Erhöhung des intrazellulären Na^+ → Aktivierung des Na^+/Ca^{2+}-"exchangers" → intrazelluläres Ca^{2+} ↑ → Kontraktilität des Herzmuskels ↑ (positiv inotrop), positiv bathmotrop, negativ chromo- und dromotrop
PK	BV 60–80% (gering besser als Digoxin), PEB 30%, Wirkungsbeginn p.o. nach 60–180 min, Wirkungsdauer 4–8 d, HWZ 1,6 d, Abklingquote 20–30%/d, renale Elimination zu 75%
Gr/La	unbedenklich, plazentagängig (teratogene Wi nicht bekannt) / unbedenklich, Übergang in Muttermilch (eine Schädigung des Säuglings nicht bekannt)

❗ **Intoxikation:**
▶ *Klinik:* Sinusbradykardie, SA- und AV-Blockierungen, Kammertachykardie, Kammerflattern/-flimmern, Übelkeit + Erbrechen, abdominelle Schmerzen, Diarrhoe, Farbensehen, K^+ ↑, Mg^{2+} ↓
▶ *Therapie:*
  • Magenspülung + Aktivkohle (mehrfach) + Colestyramin
  • Antidot Fab-Fragment (spezifische Antikörper-Fragmente **Digitalis-Antidot BM®**): Indikation: lebensbedrohliche HRST und/oder Hyperkaliämie; zuvor Digoxinspiegelbestimmung
    • *bei unbekannter Dosis:* initial 160–240 mg **Digitalis-Antidot BM®** über 20 min, danach 160 mg Dauerinfusion über 7 h
    • *bei bekannter Dosis:* Dosis × Bioverfügbarkeit × 80 = notwendige Fab-Dosis in mg (Bioverfügbarkeit für Digoxin = 0,8 und für Digitoxin = 1,0)

Hinweise:
Nie Kombination mit Ca^{2+}-Infusionen → Wi-Steigerung bis hin zu Kammerflimmern möglich!

Behandlungskontrollen:
▶ *therapeutischer Blutspiegel*: 0,7–2,0 µg/l
▶ *Erhaltungsdosis* = Wirkspiegel × Abklingquote ÷ 100

Acetylsalicylsäure (ASS)

TTK: p.o.: 0,05–0,10 € (500-1000 mg); i.v.: 6,10–7,60 € (1 Amp.) | Kinder > 6 Monate

HN	ⓓ *p. o.:* **Aspirin®** 300 mg/Tbl., **ASS** (**Generika**), **ASS ct®** 50 mg/Tbl., **Godamed®** 300 mg/Tbl. - *alle:* 100|500 mg/Tbl.; **Acesal®** 250|500 mg/Tbl., **Aspirin® Direkt** 500 mg/Kau-Tbl., **Aspirin® Migraene** 500 mg/Brause-Tbl., **ASS Atid®** 75|100 mg/Tbl., **Carbasalat®** (Kalziumsalz) 100 mg/Brause-Tbl., **Delgesic®** 100|500|1000 mg/Pulver-Btl., **Febrisan ASS®** 500 mg/Brause-Tbl., **Herz-ASS-ratiopharm®** 50|100 mg/Tbl., **Togal® ASS** 400 mg/Tbl., **Temagin®** 600 mg/Tbl. *i. v.:* **Aspirin® i. v.** Inj.-Fl. 500 mg Trockensubstanz (DL-Lysinmonoacetylsalicylat) + 5 ml H₂O Ⓐ **Acekapton®**, **Alka-Seltzer®**, **Aspirin®**, **Aspro Classic®**, **Herz ASS®**, **Herzschutz ASS-ratiopharm®**, **Thrombo ASS®**, **Thrombostad®**, **Togal Mono®** Ⓒⓗ **Alcacyl®**, **Alka-Seltzer®**, **ASA-Tabs®**, **Aspégic®**, **Asperivo®**, **Aspirin Cardio®**, **Aspirin®**, **Aspro®**, **Kardégic®**, **Medibudget Schmerztabletten ASS®**, **Thrombace®**, **Tiatral®**, **Togal ASS®**
Dos	▶ *allgemeine Schmerzzustände:* 1–2 (–3) × 500–1000 mg/d p. o. ▶ *Migräneanfall:* 1 × 500–1000 mg i. v. oder p. o. je nach Schwere eines Migräneanfalls, bei *oraler Gabe* zuvor 20–30 mg Domperidon ▶ *Insultprophylaxe:* 100 (–300) mg/d p. o. (Angaben z. T. bis 1000 mg/d) ▶ *Arterio- + Koronarsklerose:* 100–300 mg/d p. o. (Angaben z. T. bis 1000 mg/d) ▶ *rheumatische Erkrankungen:* bis 3 × 1000 mg/d p. o. ▶ *Maximaldosis:* 6000 mg/d ▶ *Dosisreduktion bei Niereninsuffizienz:* s. Tabelle 2 ▶ *Kinder:* 10–15 mg/kg KG bis zu 3 ×/d p. o., *i. v. nur, wenn p. o. nicht möglich:* 10–25 mg/kg KG/d in 2–3 ED (Inf. langsam verdünnt geben)
Ind	allg. Schmerzzustände, Migräne, Thromboseprophylaxe, Ischämie/Infarktprophylaxe (Herz, Gehirn), pAVK ab Stadium I°, als Antiphlogistikum
KI	Magen-Darm-Ulzera, jede angeborene oder erworbene Gerinnungsstörung bzw. Blutungsneigung, allerg. Reaktionen auf Salicylate, schwere Leber- oder Niereninsuffizienz; *relative KI:* Asthma bronchiale, Kinder mit fieberhaften Erkrankungen (Gefahr des Reye-Syndroms), Hypakusis, *Cave* bei Pat. mit Nasenpolypen und chronischer hyperplastischer Rhinosinusitis (Analgetika-Asthma-Gefahr)
NW	*> 10 %:* GIT-Beschwerden (v. a. Magenschmerzen, Mikroblutungen [selten bei kurzfristiger Anwendung]); bei höheren Dosierungen Übelkeit, Erbrechen, Durchfälle, GIT-Ulzera, Eisenmangelanämien, KS, Schwindel *1–10 %:* Übelkeit, Erbrechen, Diarrhoe *< 1 %:* Störungen des Säure-Basen-Haushaltes, Na⁺- und H₂O-Retention (Ödeme), Harnsäureretention ↑, Hör- (Tinnitus) und Sehstörungen, Verwirrtheitszustände, Somnolenz, allerg. Hauterscheinungen, Bronchospasmen, anaphylaktischer Schock, Thrombozytopenie, Leukozytopenie, Agranulozytose, Panzytopenie, aplastische Anämie *o.A.:* Reye-Syndrom (mikrovesikuläre hepatische Steatose, Enzephalopathie, Fieber → Mortalität > 50 %) insbesondere bei Kindern 4.–9. Lj. → s. KI
WW	Valproinsäure und Antikoagulanzien (Blutungsgefahr ↑); Barbiturate (deren Spiegel ↑); Sulfonylharnstoffe (Hypoglykämiegefahr ↑)
WI	A. ist ein NSAR, ein peripher wirkendes Schmerzmittel, ein Prostaglandinsynthesehemmer: irreversible Thrombozytenaggregationshemmung durch Hemmung der Cyclooxygenase (COX-1 + 2) auch bei niedrigen Dosen (80–

160 mg/d), dadurch Verlängerung der Blutungszeit; wirkt analgetisch (i.v. > p.o.), antipyretisch und gut antiphlogistisch (ab 3–5 g/d) durch Anreicherung im entzündeten Gewebe

PK Resorption > 90%, BV 40–50%, max. Plasmaspiegel nach 30–40 min, PEB 70–90%, HWZ von Acetylsalicylsäure 10–20 min, HWZ der Metabolite (Salicylsäure) dosisabhängig 3–5 h (bei 1 g ca. 5 h, bei Intoxikationsdosen bis 30 h), Elimination 80% hepatisch und 20% renal, bei alk. Urin bis 80% renal, Elimination der Metabolite überwiegend renal

Gr/La kontraindiziert (3. Trim.+ nach 36. SSW bei hohen Dosen), strenge Indikationsstellung (bis 37. SSW bei niedrigen Dosen)
Hinweis: Prostaglandinsynthesehemmer können in den letzten Wochen der Schwangerschaft zum vorzeitigen Verschluss des Ductus Botalli führen / kontraindiziert (hohe Dosen), strenge Indikationsstellung (niedrige Dosen)

❗ **Pädiatrische Zulassung:**
Einnahme von ASS bei Kindern mit fieberhaften Erkrankungen darf nur auf ärztliche Anweisung und nur dann angewendet werden, wenn andere Maßnahmen nicht wirken. Sollte es bei diesen Erkrankungen zu lang anhaltendem Erbrechen kommen, so kann dies ein Zeichen des Reye-Syndroms, einer sehr seltenen, aber unter Umständen lebensbedrohlichen Krankheit sein, die unbedingt sofortiger ärztlicher Behandlung bedarf.

Intoxikation:
- *Klinik:* Übelkeit und Erbrechen, Hyperventilation mit resp. Alkalose, GIT-Symptome, Krampfanfall, Verwirrtheit, Somnolenz bis Koma, Kollaps, Hyperthermie, HRST (ventrikuläre Tachykardie, Kammerflimmern, Asystolie), Rhabdomyolyse mit ANV, Hypoglykämie, Leberzellnekrosen (dadurch HWZ bis 30 h), später Ateminsuffizienz mit resp.+ metabol. Azidose
- *Therapie:* primäre Giftelimination, Aktivkohle, Laxanzien, Normalisierung des Säure-Basen-Haushaltes, Harn alkalisieren, bei Azidose nach ggf. Kaliumgabe Natrium-HCO_3 i.v., Intubation und Beatmung (PEEP, hoher FiO_2), Hämodialyse bei Salizylatkonzentration > 800 µg/ml mit ZNS-Symptomen, schwere Elektrolytentgleisungen, Lungenödem oder Nierenversagen; Salizylatkonzentration > 1600 µg/ml potenziell letal!

Hinweise:
- *sinnvolles Kombinationspräparat:*
  - mit Dipyridamol = **Aggrenox**®
  - mit Clopidogrel = **Duoplavin**®
- *Malignomprophylaxe:* Die tgl. Einnahme von ASS schütz nach einer Analyse von 69224 Pat. aus 51 Studien vor Malignomen und deren Metastasenbildung (Risikoreduktion an Krebs zu sterben −15%, bei Einnahme > 5 J. sogar −37%). Eine Risiko-Nutzen-Abwägung wird allerdings noch diskutiert [Rothwell PM – Lancet 2012, Ärzteblat Jg. 109, Heft 16, S. 702]

Tipps:
irreversible Thrombozytenaggregationshemmung → Wi dauert über 7–10 d an, bis alte Thrombozyten durch neue ersetzt worden sind → 7 Tage präoperativ oder vor endoskopischen Biopsien absetzen

Stu CAST-Studie, CHAMP-Studie, EAFT-Studie, IST-Studie, PRoFESS-Studie, CURE-Studie, MATCH-Studie, PLATO-Studie, CAPRIE-Studie, CREDO-Studie, JAMIS-Studie, WARIS II-Studie, WASH-Studie, ARTIS-Studie

Aciclovir

TTK: p.o.: 1-3,70 € (1-4 g); i.v.: 116-210,- € (750-1000 mg); lokal, Auge: 21,41-21,94 (4,5 g Salbe) | Kinder > 0 Monate | Rp.-Pflicht

HN	Ⓓ *p. o.:* **Aciclo Basics®**, **Acic®**, **Aciclo** (Generika), **Aciclovir** (Generika), **Mapox®**, **Virzin®** - *alle: 200|400|800 mg/Tbl.*; **Zovirax®** Susp. 200 mg/5 ml *lokal, Auge:* **Acic Ophtal®**, **Acivision®**, **Virupos®**, **Zovirax®** - *alle: Augensalbe 4,5 g (30 mg/g)* *lokal, Haut:* **Acerpes®**, **Aciclo** (Generika), **Aciclovir** (Generika), **Dynexan®**, **Mapox®**, **Supraviran®**, **Virzin®**, **Zovirax®** - *alle: Creme 50 mg/g* *i. v.:* **Acic®**, **Acivir®**, **Aciclovir** (Generika), **Zovirax®** - *alle: 250|500 mg/Amp. (Trockensubstanz)* Ⓐ **Acic®**, **Aciclobene®**, **Aciclostad®**, **Activir®**, **HerpoMed®**, **Nycovir®**, **ViroMed®**, **Xorox®**, **Zovirax®** Ⓒ🇭 **Acivir®**, **Aviral®**, **Helvevir®**, **Virucalm®**, **Zovirax®**
Dos	▶ *Herpes zoster:* 3 × 5–10 mg/kg KG/d i. v. für 5–7 (–10) d oder 5 × 800 mg/d p. o. für 5–7 (–10) d ▶ *Herpes genitalis + labialis:* 5 × 200 mg/d p. o. (für 5–10 d) oder 5 ×/d lokal Creme auftragen ▶ *Herpes simplex* (Prophylaxe): abhängig vom Immunstatus des Pat. für max. 12 Mo. p. o. ▶ *Herpesenzephalitis:* 3 × 10 mg/kg KG/d (bei 70 kg KG 3 × 700 mg/d) i. v. für 10–14 d ▶ *Dosierungsintervallreduktion bei Niereninsuffizienz* (Kreatinin-Clearance in ml/min → Intervall): > 50 → alle 8 h, 50–25 → alle 12 h, 25–10 → alle 24 h, < 10 → alle 24 h halbe Dosis ▶ *Kinder 3 Mo.–12 J.:* 3 × 250 mg/m² KOF/d i. v.; bei Herpesenzephalitis oder Varizelleninfektion und Immundefizit 3 × 500 mg/m² KOF/d i. v.; < 3 Mo. 3 × 10 mg/kg KG/d i. v. für 10 d
Ind	Herpes zoster, Herpes-simplex-Meningitis/-Enzephalitis, Herpes genitalis/labialis, Varizellen-Infekte bei HIV-Infektion, Epstein-Barr-Virus-Infektion
KI	Überempfindlichkeit gegen Valaciclovir, eingeschränkte Nierenfunktion bzw. Anurie
NW	*> 10 %:* Nierenfunktionsstörungen (i. v.-Gabe) *1–10 %:* allerg. Reaktionen, Übelkeit, Erbrechen, Durchfall, Abdominalschmerz *i. v.:* nephrotoxisch (Harnstoff ↑, Kreatinin ↑ [bis zum ANV]), Bilirubin ↑, Leberenzyme ↑, Venenreizungen, Phlebitis *< 1 %:* Haarausfall, passagere Verwirrtheit, Halluzinationen, Schwindel, Abgeschlagenheit
WW	Probenecid (Aciclovir-Ausscheidung ↓)
WI	A. ist ein Nukleosid-Analogon: Hemmung der viralen DNA-Synthese durch Einbau von Aciclovirtriphosphat in die DNA (vorzeitiger Abbruch der DNA-Kettensynthese) und teilweise Inaktivierung der DNA-Polymerase durch kompetitive Hemmung; hämodialysierbar
PK	nach oraler Gabe lediglich 20-%ige BV, maximaler Serumspiegel nach 1,5–2 h, Liquorspiegel 50 % unter dem des Serumspiegels, HWZ 2–3 h, Elimination bis zu 90 % über die Nieren
Gr/La	strenge Indikationsstellung / kontraindiziert (Übergang in die Muttermilch), La 2

	Pädiatrische Zulassung:
❶	auf ausreichende Hydrierung achten (Gefahr der Nierenschädigung)

Cave:
Nie s.c., i.m. oder im Bolus i.v. verabreichen!

Hinweise:
- bei der lokalen Anwendung (Herpes labialis) trägt der frühzeitige Therapiebeginn bei Symptomauftreten (Lippenbrennen, Juckreiz) wesentlich zum Therapieerfolg bei
- bei i.v.-Gabe Venenreizung, daher bei höheren Dosierungen ZVK (Lösung hat pH 11!)
  - Paravasate unbedingt vermeiden

Behandlungskontrollen:
Kreatinin und Harnstoff vor und während der Behandlung prüfen

Tipps:
rekonstruierte Lsg. mit NaCl 0,9 % 12 h lang bei 15–25 °C haltbar (nicht im Kühlschrank lagern)

Spektrum:
HSV-1, HSV-2, VZV, Epstein-Barr-Virus (unzureichend gegen CMV)

Aclidinium TTK: 1,75 € (644 µg) | Rp.-Pflicht

HN	Ⓓ *inhalativ:* **Eklira® Genuair®**, **Bretaris® Genuair®** - alle: 322 µg/Hub
	Ⓐ **Eklira® Genuair®**, **Bretaris® Genuair®**
	Ⓒ⨁ **Eklira® Genuair®**, **Bretaris® Genuair®**
Dos	*Erw.:* 2 x 1 Hub/d inhalieren
Ind	COPD Erhaltungstherapie
KI	Überempfindlichkeit gegen den Wirkstoff
NW	*1–10 %:* Sinusitis, Nasopharyngitis, KS, Husten, Durchfall
	0,1–1 %: verschwommene Sicht, Tachykardie, Dysphonie, Mundtrockenheit, Harnverhalt
WW	bisher keine WW bekannt
WI	A. ist ein kompetitiver, selektiver Muskarin-Rezeptor-Antagonist (Anticholinergikum) mit einer längeren Bindungsdauer an die M3-Rezeptoren als die M2-Rezeptoren; M3-Rezeptoren regeln die Kontraktion der glatten Muskulatur der Luftwege; Inhaliertes A. antagonisiert am M3-Rezeptor → Bronchodilatation
PK	rasche Resorption aus der Lunge nach Inhalation, max. Plasmakonz. nach 5–15 min, Steady-state nach 1 Woche, Lungendeposition ca. 30 %, rasche Metabolisierung in inaktive Metabolite, PEB 87 % (Metabolite), BV < 5 %, HWZ 2–3 h, renale und fäkale Elimination der Metaboliten
Gr/La	strenge Indikation / strenge Indikation
❶	**Cave:** nicht zur Notfallbehandlung geeignet

Adalimumab TTK: 68,- € (1 Fertigspritze/14 d) | Kinder > 4 Jahre | Rp.-Pflicht

HN	Ⓓ *s. c.:* **Humira®** 40 mg Inj.-Lsg. als Fertigspritze oder PEN, 40 mg/0,8 ml Inj.-Lsg. für Kinder
	Ⓐ **Humira®**
	Ⓒ⨁ **Humira®**

Dos	▶ *Erw. + Kinder > 13 J.:* 1 × 40 mg s.c. alle 14 Tage (Methotrexat-Behandlung fortsetzen, bei Unverträglichkeit gegen M. auch als Monotherapie anwendbar) ▶ *Kinder 4–12 J.:* 24 mg/m² s.c. alle 14 d (max. 40 mg als Einzeldosis)
Ind	▶ mäßige bis schwere aktive rheumatoide Arthritis bei unzureichender Wirkung anderer Medikamente ▶ schwere, aktive und progressive rheumatoide Arthritis ohne Methotrexatvorbehandlung ▶ aktive polyartikuläre juvenile idiopathische Arthritis (4–17 J.) Kombination mit Methotrexat, aktive und progressive Psoriasis-Arthritis bei Erw., schwere aktive ankylosierende Spondylitis bei Erw., aktiver M. Crohn, mittelschwere bis schwere chron. Plaque-Psoriasis bei Erw. ▶ *alle:* bei unzureichendem Therapieerfolg durch andere Med.
KI	Überempfindlichkeit, aktive Tuberkulose, schwere Infektion (Sepsis, opportunistische Infektionen), mäßige bis schwere Herzinsuffizienz (NYHA III-IV)
NW	*>10%:* Infektionen des Respiratrakes, Leukopenie, Anämie, solide Organtumoren, Blutfette ↑, KS, Abdominalschmerzen, Übelkeit und Erbrechen, Transaminasen ↑, Hautausschlag, Muskelschmerzen, lokale Reaktion an Inj.-Stelle *1–10%:* syst. Infektionen, Haut- und Weichteilinfektionen, Impetigo, nekrotisierende Fasciitis, Ohr- und Mundinfektionen, Genitalinfektionen, HWI, Pilzinfektionen, gutartige Neoplasma, Hautkrebs außer Melanom, Husten, Asthma, Dyspnoe, Thrombozytopenie, Leukozytose, K⁺ ↓, Harnsäure ↑, andere Elektrolyte ↑ ↓, allerg. Reaktionen, Pruritus, Urtikaria, Hyperhidrose, Parästhesien, Migräne, Lumboischialgie, Visus ↓, Konjunktivitis, Schwindel, HF ↑, RR ↑, Hämaturie, Nierenfunktion ↓, Koagulations- und Blutungsstörungen
WW	gleichzeitige Einnahme von Anakinra und Abatacept meiden
WI	A. ist ein selektives Immunsuppressivum: selektive Bindung an TNF → Neutralisierung dessen biolog. Funktion durch blockieren der Interaktion mit dem zellständigen p55- und p75-TNF-Rezeptoren → CRP ↓, BSG ↓, Serumzytokin IL-6 ↓, Matrix Metalloproteasen (MMP-1 und MMP-3) ↓
PK	max. Serumkonzentration nach 5 d, BV 64%, HWZ ca. 2 Wo., Steady-state-Talkonzentration 5 µg/ml, in Kombination mit Methotrexat 8-9 µg/ml
Gr/La	kontraindiziert, Gr 4 / kontraindiziert, La 1
❶	**Pädiatrische Zulassung:** Indikationseinschränkung s. Ind. **Hinweise:** ▶ die Behandlung mit **Humira®** sollte von einem Facharzt mit entsprechender Erfahrung durchgeführt werden ▶ es sollte ein spezieller Patientenpass ausgehändigt werden

Adenosin TTK: 3-8,- € (3 mg) | Kinder > 0 Monate | Rp.-Pflicht

HN	ⓓ *i.v.:* **Adenosin Life Medical®** Inf.-Lsg. 5|50 mg/Amp. à 1 ml, 10|100 mg/Amp. à 2 ml, **Adenoscan®** Inf.-Lsg. 30 mg/10 ml, **Adrekar®** 6 mg/Amp. à 2 ml ⓐ **Adenosin "Ebewe"®** ⓒⱧ **Krenosin®**
Dos	▶ *Erw.:* 1. Dosis 3 mg i.v. (in 2 sek als Bolus), dann nach jeweils 1–2 min 2. Dosis 6 mg, dann 3. Dosis 9 mg, dann 4. Dosis 12 mg, so lange bis klin. Wi-Erfolg eintritt • stets kontinuierliches EKG-Monitoring

A

- ▸ *Kinder: initial* 50 µg/kg KG i. v., dann alle 2 min *Dosissteigerung* um 50 µg/kg KG (d. h. 100, 150, 200, 250, 300 µg/kg KG)

Ind symptomatische paroxysmale supraventrikuläre Tachykardien inkl. bei akzessorischen Bahnen (WPW-Syndrom) zur Konvertierung in den Sinusrhythmus, bei denen vagale Manöver nicht zum Erfolg führen

KI Asthma bronchiale, Myokardinfarkt, dilatative Kardiomyopathie, bradykarde HRST, ventrikuläre Tachykardien, AV-Block II°–III°, verlängertes QT-Intervall, Sick-Sinus-Syndrom (ausgenommen mit Schrittmacher versorgte Pat.); *relative KI:* dekompensierte Herzinsuffizienz, instabile AP, kürzlich durchgemachter Herzinfarkt, schwere Hypotonie, Schlafapnoe, Links-rechts-Shunt

NW *>10%:* Gesichtsröte (Flush), HRST (HF ↓, Asystolie [in der Regel transient und selbstlimitierend], Sinuspause, AV-Block, VT), Dyspnoe
1–10%: KS, Schwindel, innere Unruhe, Übelkeit, Brustschmerz/-druck
<1%: Bronchospasmus, RR ↓, Geschmacks-/Sehstörungen, Nacken-/Rückenschmerzen

WW Carbamazepin (AV-Block); Theophyllin, Koffein (Wi ↓)

Wi Klasse-II-Antiarrhythmikum: neg. dromotrop (v. a. am AV-Knoten), neg. chronotrop, vasodilatierend (peripherer Widerstand ↓), durch Verlangsamung der Überleitung im AV-Knoten Unterbrechung des Re-entry-Mechanismus

PK Wi-Beginn < 20 sek, kurze Wi-Dauer von 1–2 min, max. Wi nach 10–30 sek, HWZ < 10 sek (5–15 min nach einer Infusion liegen Adenosinplasmakonzentrationen im Normbereich)

Gr/La strenge Indikationsstellung, Gr 4 / kontraindiziert, La 1

❶ Hinweise:
- ▸ Anwendungszulassung nur unter intensivmedizinischen Bedingungen
- ▸ Mittel der Wahl bei SVT und Re-entry-Tachykardien, wenn vagale Manöver frustran
- ▸ bei Vorhofflimmern und -flattern wirkungslos (nicht Teil des Re-entry-Kreises)
- ▸ selten Herzversagen (Asystolie): ggf. Elektrotherapie erforderlich!

Adrenalin (Epinephrin)
TTK: i.v.: 1,40–1,50 €/Amp.; 81,- € (pro Autoinjektor) | Kinder > 0 Monate | Rp.-Pflicht

HN Ⓓ *parenteral noch zu verdünnen:* **Adrenalin 1:1000 JenaPharm®**, **Suprarenin®** 25 mg/25 ml
- *alle: 1 mg/Amp. à 1 ml*
parenterale Fertigspritzen zur i. m. Notfallbehandlung: **Anapen®**, **Fastjekt®**
- *alle: 0,15|0,3 mg/Fertigspritze à 0,3 ml*
Inhalation: **Infectokrupp Inhal®** Lösung 40 mg/ml

Ⓐ **Anapen®**, **EpiPen®**, **Suprarenin®**
CH **Anapen®**, **EpiPen®**

Dos ▸ *Anaphylaxie:* 0,02–0,1 mg der 1:10 verdünnten Lsg. i. v. = 0,2–1 ml i. v., ggf. dann alle 2–3 min wiederholen
▸ *Herz-Kreislauf-Stillstand:* 0,5–1 mg der 1:10 verdünnten Lösung i. v. = 5–10 ml i. v., ggf. dann alle 2–3 min wiederholen (10–30 µg/kg KG i. v. bzw. 50–100 µg/kg KG endotracheal)
  • *bei ausbleibendem Erfolg:* 1 mg → 3 mg → 5 mg jeweils im Abstand von 3–5 min
▸ *Perfusor:* 0,01–0,4 µg/kg KG/min i. v. (bei 70 kg 0,7-max. 28 µg/min i. v.);
  • *"Rezept":* 5 Amp. = 5 mg verdünnen mit NaCl 0,9 % auf 50 ml = 100 µg/ml → bei 70 kg KG 0,4 bis max. 20 ml/h; Dosissteuerung nach Wi

- ▶ *i. m. Selbstinjektion* (bei Anaphylaxie z. B. infolge bek. Wespen-, Bienen- oder Hornissenallergie): 0,005–0,01 mg/kg KG i. m.
- ▶ *Inhalation:* 40–80 mg = 1–2 ml mit Kompressionsvernebler inhalieren
- ▶ *Kinder:* 0,01 mg/kg KG i. v. als Initialdosis, ggf. nach 3 min 10-fache Dosis (0,1 mg/kg KG) nachinjizieren, diese Dosis dann alle 3 min wiederholen
- ▶ *endobronchial:* 2–3 mg auf 10 ml Aqua dest. endobronchial geben

Ind Reanimation bei Kreislaufstillstand, anaphylaktischer Schock, Orciprenalin-resistente Bradykardie, Bronchospasmus, Status asthmaticus;
Inhalation: Atemnot aufgrund von Schleimhautschwellungen oder Bronchospasmen, Krupp-Anfälle

KI KHK, HOCM, unkontrollierte art. Hypertonie, tachykarde HRST, (allg. Gefäßsklerose), Thyreotoxikose, Phäochromozytom, Engwinkelglaukom, schwere Niereninsuffizienz, Cor pulmonale

NW *o.A.:* Tachykardie, Extrasystolen bis zum Kammerflimmern (auch myokarde Ischämie), K^+ ↓, BZ ↑, Mg^+ ↓, RR ↑, Mydriasis, epileptische Anfälle, Angstzustände, Halluzinationen, Tremor, KS, Schwindel, Oligo- bis Anurie, Vasokonstriktion (Haut, Schleimhäute, Nieren); durch höheren venösen Rückstrom erhöhter pulmonalarterieller Druck → Lungenödem, Dyspnoe, Hypersalivation, Übelkeit, Erbrechen

WW trizyklische Antidepressiva, Zyklopropan, Halothan u. a. (Adrenalin-Wi ↑ → tachykarde HRST bis zum Kammerflimmern möglich); α-Blocker, Phenothiazine (RR-steigernde Adrenalin-Wi evtl. ↓); β-Blocker (evtl. kardiale und bronchodilatatorische Wi ↓)

WI A. ist ein endogenes Katecholamin mit $α_1$-, $β_1$- und mäßiger $β_2$-stimulierender Wi; die klin. Eigenschaften sind abhängig von der Dosis:
- ▶ *1–2 µg/min:* $β_1$- + $β_2$-adrenerg: Reizbildung/-leitung ↑, Refraktärzeit ↓, Kontraktilität ↑, RR-syst. ↑, peripherer Widerstand ↓, Broncholyse
- ▶ *2–10 µg/min:* β- + α-adrenerg: RR/HF/HZV ↑, Haut-, Nierengefäßkonstriktion, Vasodilatation in Skelettmuskulatur/Splanchnikusgebiet/Koronararterien
- ▶ *10 µg/min:* α-adrenerg: Vasokonstriktion, peripherer Widerstand ↑ (Tachykardie → Bradykardie), RR ↑
- ▶ *allgemein:* S-Glukose ↑, S-Laktat ↑, freie Fettsäuren ↑, O_2-Verbrauch ↑

PK BV endobronchial 60–100 %, HWZ 3–10 min, Wirkungsbeginn nach 30–60 sek i. v., endobronchial nach 60–120 sek, Wirkungsdauer 3–5 min, endobronchial 15–25 min, zu 70–95 % renale Elimination als Vanillinmandelsäure

Gr/La unbedenklich (vitale Gefährdung der Mutter im Vordergrund) / unbedenklich (vitale Gefährdung der Mutter im Vordergrund)

🛈 **Intoxikation:**
- ▶ *systemisch:* Blutdruckanstieg; blasse bis blassgraue, kalte, schlecht durchblutete Haut; Tachykardie, Kreislaufzentralisation, Atemnot, Schwindel, Ohnmacht, Kammerflimmern, Atemlähmung, Lungenödem. Bei myokardialen Nekrosen: Insuffizienzzeichen und unter Umständen Rhythmusstörungen.
- ▶ *lokal:* Zunächst weiß verfärbte Hautbezirke entlang der Infusionsvene, später ausgedehnte und tief greifende Hautnekrosen.
- ▶ *Therapie:* Flachlagerung, vorsichtige Infusion eines vasodilatatorisch wirkenden Präparates oder vorsichtige Infusion von Nitroprussidnatrium oder Glyceroltrinitrat.
Bei paravasaler Gewebsschädigung: Infusion unterbrechen bzw. durch Anonyma oder Cava-Katheter weiterführen. Infiltration mit einem vasodi-

latatorisch wirkenden Präparat in Hyaluronidase (Herstellerinformation beachten!).

Hinweise:
- ▶ bei gesicherter Azidose immer Azidoseausgleich mit $NaHCO_3$ → Adrenalinempfindlichkeit und -wirkung ↑
- ▶ **nicht** mit alkalischen Substanzen mischen (z. B. $NaHCO_3$, Furosemid)
- ▶ **keine** intraarterielle oder subkutane Gabe an den Akren (Nekrosegefahr)

Agomelatin   TTK: ca. 2–4,- € (25–50 mg) | Rp.-Pflicht

HN	Ⓓ *p. o.:* **Thymanax®**, **Valdoxan®** - *alle: 25 mg/Tbl.* Ⓐ **Thymanax®** CH **Thymanax®**
Dos	▶ *Erw.:* 25 mg zur Nacht (1 h vor dem Schlafengehen) p. o. ▶ ggf. nach 2 Wo. Dosissteigerung auf 50 mg/d
Ind	Episoden einer Major Depression bei Erwachsenen
KI	eingeschränkte Leberfunktion (d. h. Leberzirrhose oder aktive Lebererkrankung), gleichzeitige Einnahme starker CYP1A2-Inhibitoren (z. B. Fluvoxamin, Ciprofloxacin → 60-facher (12- bis 412-facher) Anstieg der Agomelatin-Exposition)
NW	*1–10 %:* KS, Schwindel, Schlafstörungen, Migräne, Schwitzen ↑, Übelkeit, GIT-Symptome, Rückenschmerzen, Müdigkeit, AST- und ALT-Werte ↑, Angststörung *0,1–1 %:* Parästhesien, Visusstörungen, Ekzem *o.A.:* Angioödeme, Synkope
WW	s. KI, + Propranolol, Geprafloxacin, Enoxacin (Anstieg der Agomelatin-Exposition)
WI	A. ist das erstes melatonerge Antidepressivum: A. wirkt synergistisch als MT_1- und MT_2-Rezeptor-Agonist und zugleich als 5-HT 2C-Rezeptor-Antagonist → antidepressive Wi + Wiederherstellung der zirkadianen Rhythmik
PK	Resorption > 80 %, BV < 5 %, max. Plasma-Konz. 1–2 h, PEB 95 %, rasche Metabolisierung in inaktive Metaboliten, HWZ 1–2 h, renale Elimination
Gr/La	strenge Indikation, Gr 4 / keine Erfahrungen, La 1
❶	**Cave:** Rote-Hand-Brief 10/2012: schwerwiegende Fälle von Hepatotoxizität wurden unter A. beobachtet. Daher sollte eine strenge Kontrolle der Leberfunktionswerte vor und nach der Behandlung erfolgen. Steigen die Transaminasen auf das 3-fache der Norm an oder kommt es klin. zu einer Leberschädigung, so muss A. sofort abgesetzt werden. **Hinweise:** ▶ Präparat soll gewichtsneutral sein und sexuelle Dysfunktionen günstig beeinflussen ▶ antidepressive Wirkungseffekte bei Alter > 60 J. versus Placebo nicht belegt ▶ Aufklärung über mögliche Leberschädigung und deren Symptome **Behandlungskontrollen:** vor Therapie und nach 6, 12 und 24 Wo. Transaminasenkontrolle (Behandlung absetzen, wenn Transaminasen um mehr als das 3-fache ansteigen)

Ajmalin TTK: 4,50 €/Amp. | Rp.-Pflicht

HN
- Ⓓ *i. v.:* Gilurytmal® 50 mg/Amp. à 10 ml
- Ⓐ Gilurytmal®
- Ⓒ︎H Gilurytmal®

Dos
- ▶ *akut:* 25–50 mg i. v. (wegen RR-Abfall langsam i. v. geben, max. 2,5–10 mg/min); *höchste ED:* 50 mg
- ▶ *Perfusor:* 0,5–1 mg/kg KG/h (bei 70 kg 35–70 mg/h = 7–14 ml/h bei 5 mg/ml) i. v. (unter EKG-Kontrolle)
  - *"Rezept":* 5 Amp. = 250 mg verdünnen mit NaCl 0,9 % auf 50 ml = 5 mg/ml

Ind symptomatische und behandlungsbedürftige tachykarde supraventrikuläre Arrhythmien, schwerwiegende symptomatische ventrikuläre tachykarde Arrhythmien (wenn lebensbedrohlich), Differenzialdiagnostik des WPW-Syndroms ("Ajmalin-Test")

KI AV-Block II° und III°, Bradykardie, manifeste Herzinsuffizienz, erhebliche Verbreiterung des QRS-Komplexes bzw. Verlängerung der QT-Zeit, Glykosidintoxikation, HOCM, Hypotonie, Myasthenia gravis, innerhalb der ersten 3 Mo. nach Myokardinfarkt oder bei reduzierter linksventrikulärer Funktion (EF < 35 %), *relative KI:* Sick-sinus-Syndrom, AV-Block I°, inkompletter Schenkelblock

NW < 1 %: *initial:* Transaminasen ↑, intrahepatische Cholestase mit Juckreiz, Gelbfärbung der Augen, brauner Urin, heller Stuhl und Fieber
o.Ä.: KS, epileptische Anfälle, Verwirrtheitszustände, Schwindel, AV-Block, RR-Abfall, HRST bis Kammerflimmern, SA-Block, Agranulozytose, Hämolyse, Leukozytopenie, Thrombozytopenie, GIT-Symptome

WW andere Antiarrhythmika v. a. Klasse 1 A und 1 C, β-Rezeptorenblocker, bradykardisierende Ca^{2+}-Antagonisten (additiv hemmende Wi auf den AV-Knoten, intraventrikuläre Erregungsleitung und kardiale Kontraktionskraft; Kombination sollte unterbleiben!); Herzglykoside (dosisabhängige Verstärkung von glykosidbedingten Erregungsleitungsstörungen); Enzyminduktoren wie z. B. Carbamazepin, Phenytoin, Phenobarbital, Rifampicin (Ajmalin-Abbau ↑)

WI A. ist ein Klasse-IA-Antiarrhythmikum: Membranstabilisierung durch chinidinartige Wi → Hemmung des schnellen Na^+-Einstroms in die Muskelzelle → Depolarisationsgeschwindigkeit ↓; Erregungsdämpfung, Refraktärzeit ↑ bei Hemmung der AV-Überleitung

PK Wirkungsbeginn nach 1 min, Wirkungsdauer 20–30 min, HWZ 5–6 h, PEB 75 %, überwiegend hepatische Metabolisierung, 5–10 % werden unverändert renal eliminiert, Lsg. hat einen pH-Wert von 4,5–,0

Gr/La kontraindiziert im 1. Trim., strenge Indikationsstellung im *2. und 3. Trim.* / strenge Indikationsstellung

❶ **Pädiatrische Zulassung:**
risikofreie Anwendung bei Kindern laut FI nicht gesichert

Intoxikation:
- ▶ *Klinik:* Hypotonie, kardiogener Schock, bradykarde/tachykarde und supraventrikuläre/ventrikuläre Rhythmusstörungen, Torsade de pointes, QT-Intervallverlängerung, Asystolie, Ateminsuffizienz
- ▶ *Therapie: Cave* wegen rasch auftretender HRST **keine** Magenspülung, bei Hypotonie Katecholamine, bei höhergradigen ventrikulären Rhythmusstörungen Magnesium oder als Notfalltherapie 30 ml NaCl 20 % über 10 min i. v. oder 100–125 ml $NaHCO_3$ 1 molar i. v.

Hinweise:
- Hemmung der Reizleitung bis zum totalen AV-Block → EKG, Puls- und RR-Kontrolle
- nicht mit NaHCO₃ zusammen infundieren!

Behandlungskontrollen:
therapeutischer Spiegel: 0,09–0,15 µmol/l = 0,03–0,05 mg/l (Umrechnungsfaktor 3,0)

Tipps:
die Serumnatriumspiegel sollten Werte von 145–150 mval nicht überschreiten

Albendazol   TTK: 19,50 € (800 mg) | Kinder > 7 Jahre | Rp.-Pflicht

HN	Ⓓ p. o.: **Eskazole®** 400 mg/Tbl. Ⓐ **Eskazole®** Ⓒ**H** **Zentel®**
Dos	*zystische oder alveoläre Echinokokkose:* ▸ *> 60 kg KG:* 2 × 400 mg/d p. o. für 4 Wo. → 2 Wo. Pause → dann 1–2 weitere Zyklen ▸ *< 60 kg KG:* 15 mg/kg KG/d (750 mg/50 kg KG) verteilt auf 2 ED p. o. ▸ *vor geplanter chirurgische Behandlung:* 2 Zyklen nach obiger Empfehlung ▸ *postoperativ:* wenn nach präoperativer Behandlung noch Zysten vorhanden sind oder nach Zystenruptur: 2 Zyklen nach obiger Empfehlung *Trichinose:* 2 × 400 mg/d p. o. für 6 d
Ind	zystische Echinokokkose (Hundebandwurmbefall), alveoläre Echinokokkose (Fuchsbandwurmbefall), inoperable bzw. nicht radikal operierbare Verlaufsform; präoperative Unterstützung der chirurgischen Therapie, Trichinose, Behandlungsversuch bei Zwergfadenwurmbefall
KI	Kinder < 6 J.
NW	*> 10 %:* KS, geringe bis mäßig erhöhte Leberenzymwerte *1–10 %:* Schwindel, Magen-Darm-Beschwerden (Bauchschmerzen, Durchfall, Übelkeit, Erbrechen), reversibler Haarausfall (Ausdünnung der Haare, moderater Haarausfall), Fieber
WW	Cimetidin, Praziquantel, Dexamethason (Plasmaspiegel des aktiven Metaboliten von Albendazol ↑)
WI	A. ist ein Antihelminthikum (larvizide, ovizide und vermizide Wirkung), Benzimidazolderivat: nach Umwandlung in Albendazosulfoxid hemmende Wirkung auf den Metabolismus der parasitären intestinalen Zellen (Blockierung der Glukoseaufnahme) → Absterben der Parasiten
PK	geringe Resorption (< 5 %), hoher First-pass-Mechanismus, Überschreitung der Blut-Liquor-Schranke, im Liquor 50 % und in den intrazerebralen Echinokokkuszysten 40 % der Serumkonzentration, Elimination über Galle und Harn
Gr/La	kontraindiziert, Gr 6 / keine Angaben
❗	**Hinweise:** Substanz sehr lipophil → fettreiche Kost erhöht die systemische Verfügbarkeit bis zum 5-fachen → fetthaltige Kost ratsam **Behandlungskontrollen:** BB- und Leberwerte: bei Anstieg auf das Doppelte des Normalwertes sollte die Behandlung abgesetzt werden!

Alendronsäure TTK: 1,19 € (10 mg); 7,33 € (70 mg) | Rp.-Pflicht

HN	Ⓓ *p. o.:* **Alendro KSK®**, **Alendromed®**, **Alendronat Acis®**, **Alendron®** (Generika), **Alendro-Q®**, **Alendronsäure** (Generika), **Fosamax®**, **Tevanate®** - *alle: 10|70 mg/Tbl.*, **Alendron-HEXAL®** 70 mg/100 ml Lsg. (1 x/Woche) Ⓐ **Alendronstad®**, **Fosamax®**, **Alemol®** ⒸⒽ **Alendron-Mepha®**, **Fosamax®**
Dos	▸ *Erw.:* 10 mg/d oder 70 mg p. o. 1 × /Wo 30 min morgens vor dem Essen ▸ Einnahme mit einem vollen Glas Leitungswasser im Stehen oder Sitzen, danach nicht hinlegen!
Ind	Osteoporose bei Frauen nach der Menopause um das Risiko für Wirbel- und Hüftfrakturen zu vermindern; bei 10 mg Dosis auch: Osteoporose bei Männern, Prävention der glukokortikoidinduzierten Osteoporose
KI	Passagestörungen des Ösophagus; Unfähigkeit 30 min aufrecht zu sitzen/stehen; schwere akute Entzündung des GIT; Hypokalzämie; *relative KI:* schwere Niereninsuffizienz (Clearance < 35 ml/min), Kinder (keine Erfahrungen)
NW	*> 10 %:* Ösophagitis, Ca^{2+} ↓, Phosphat ↑ *1–10 %:* GIT-Beschwerden, Brustschmerzen, Ösophagitis, KS, Muskel-, Knochen- und Gelenkschmerzen *< 1 %:* allerg. Reaktionen, GIT-Ulzera *o.A.:* Transaminasen ↑
WW	Kalzium, Antazida, Milch und Milchprodukte (Resorption ↓); Acetylsalicylsäure und andere NSAR (erhöhtes Risiko von GIT-Ulzerationen)
WI	A. ist ein Bisphosphonat: Bindung und Einlagerung an aktive Oberflächen der Knochenmatrix, Hemmung von Osteoklastenaktivität, osteoblastenvermittelter Osteoklastenaktivierung und Kalziummobilisierung (Kalziumphosphatauflösung) → verminderter Knochenabbau, Ca^{2+}-Spiegel ↓; Erhöhung der Knochensubstanz um 6–9 %
PK	BV 0,6–0,7 % der intravenösen Referenzdosis, PEB 78 %, > 50 % werden renal eliminiert
Gr/La	kontraindiziert, Gr 4 / kontraindiziert
🛑	**Intoxikation:** ▸ *Klinik:* GIT-Störungen ggf. mit Ulzerationen, Hypokalzämie ▸ *Therapie:* Gabe von Milch, Antazida, Antiemetika **Hinweise:** ▸ *sinnvolle Kombinationspräparate:* mit Colecalciferol = **Fosavance®** ▸ erste Substanz seiner Klasse, die auch für die Osteoporosebehandlung bei Männern zugelassen ist (10 mg/d) ▸ Einnahme jeweils nüchtern mind. 2 h vor dem Essen mit Wasser (Einnahme mit Milch oder Mineralwasser senkt die BV auf 0 %) ▸ nach Einnahme nicht hinlegen, da sonst durch die verlangsamte Passage durch den Ösophagus die Gefahr von GIT-Ulzerationen erhöht ist ▸ auf eine ausreichende Kalziumzufuhr achten ▸ Wirkungsnachweis bei Pat. > 80 J. durch Studien noch nicht belegt **Tipps:** **Alendron-HEXAL®** Lösung vereinfacht als fertige flüssige Zubereitung die Einnahme und gewährleistet eine schnelle Passage durch die Speiseröhre. Um das Risiko lokaler und ösophagealer Reizungen weiter zu reduzieren sowie eine adäquate Resorption sicherzustellen, sollte das Arzneimittel nur morgens, mindestens 30 Minuten vor der ersten Mahlzeit bzw. vor dem ersten

Getränk oder anderen Medikamenten und nur zusammen mit Leitungswasser eingenommen werden. In den 30 min nach der Einnahme sollten sich die Patienten nicht hinlegen. Falls die Versorgung über die Nahrung nicht ausreicht, sind bei postmenopausaler Osteoporose zusätzlich Kalzium- und Vitamin D-Präparate indiziert.

Alfentanil (unterliegt der BtMVV)

TTK: 2,- € pro Amp. mit 2 ml, 7,- € pro Amp. mit 10 ml | Kinder > 0 Monate | Rp.-Pflicht

HN	Ⓓ *i. v.:* **Alfentanil-Hameln®**, **Rapifen®** *- alle: 0,5 mg/ml Inf.-Lsg. a 2|10 ml Amp.* Ⓐ **Rapifen®** ⒸⒽ **Rapifen®**
Dos	*Erw. + Kinder:* ▶ *Einleitung:* • *Kurzeingriffe (bis 10 min):* 15–20 µg/kg KG i. v. • *mittlere Eingriffe (10–30 min):* 20–40 µg/kg KG i. v. • *längere Eingriffe (30–60 min):* 40–80 µg/kg KG i. v. ▶ *Repetitionsdosis zur Aufrechterhaltung:* 5–15 µg/kg KG i. v.; bei längeren Eingriffen kann die Initialdosis bis auf 80 µg/kg KG i. v. erhöht werden ▶ *Dauerinfusion zur Aufrechterhaltung einer Allgemeinanästhesie:* 5–15 µg/kg KG/min i. v. mittels Perfusor ▶ *fraktionierte Bolusinjektion bei Aufrechterhaltung einer Analgesie:* 0,5–3,0 µg/kg KG/min i. v.
Ind	Analgetikum zur Einleitung und Aufrechterhaltung einer Allgemeinanästhesie
KI	chronisch obstruktive Lungenerkrankung und Atemdepression ohne gleichzeitige Beatmung, akute hepatische Porphyrien
NW	*> 10 %:* Übelkeit *1–10 %:* Atemdepression/Hypoxämie, Husten, KS, Müdigkeit/Schwindel, Benommenheit, RR ↓, Erbrechen, Injektionsschmerz, Pruritus/Juckreiz *0,1–1 %:* Exzitation, Shivering, Sehstörungen, HF ↓ ↑, RR ↓, Laryngospasmus/ Bronchospasmus, Harnverhalt, Muskelrigidität *< 0,1 %:* Singultus
WW	MAO-Hemmer (Narkotikawirkung ↑, 14 Tage Abstand); Fluconazol, Erythromycin, Diltiazem, Cimetidin, Ketoconazol, Ritonavir (Abbau von Alfentanil ↓, verlängerte Atemdepression); zentral dämpfende Arzneimittel, z. B. Barbiturate, Tranquilizer, Opioide und Inhalationsanästhetika (zentralnervöse und kardiovaskuläre Wi ↑); perioperative Anwendung von Arzneimitteln, die den hepatischen Blutfluss oder die Enzymaktivität beeinträchtigen (Plasmaclearance ↓, Erholungszeit ↑)
WI	A. ist ein Opioidanalgetikum mit schnellem Wirkeintritt (bei 8-40 µg/kg KG für 30 min analgetische Abschirmung): Wirkung als synthetischer Opiatagonist; Opioid mit starker analgetischer, sedierender, emetischer und antitussiver Wi, atemdepressiv, geringe Kreislaufdepression
PK	PEB ca. 92 %, hepatische Biotransformation, terminale Eliminations-HWZ 90–111 min, mittlere Plasmaclearance 5 ml/kg KG/min, 1 % wird unmetabolisiert und 99 % metabolisiert renal eliminiert
Gr/La	kontraindiziert (auch nicht während der Geburt, plazentagängig) / kontraindiziert (24h Abstand zum Stillen)
❗	**Cave:** vorsichtige Dosierung bei Leber- und Niereninsuffizienz

Alfuzosin TTK: 0,40–0,50 € (5-10 mg ret.), 0,90–1,40 € (5-7,5 mg unret.) | Rp.-Pflicht

HN	Ⓓ *p.o.:* **Alfunar®, Alfuzosin (Generika), Urion®, Uroxatral®, Urion uno®, Uroxatral Uno®, Xatral®** *- alle: 2,5 und/oder 5|10 mg/Ret.-Tbl.* Ⓐ **Xatral®, Alfuzosin (Generika)** Ⓒₕ **Xatral®, Alfuzosin (Generika)**
Dos	▶ *Erw.:* 1 × 10 mg ret./d p. o. nach der Mahlzeit oder 2–3 × 2,5 mg/d p. o. ▶ *Dosisreduktion bei Niereninsuffizienz und > 65 J.:* 2 × 2,5 mg/d p. o.
Ind	funktionelle Symptome der benignen Prostatahyperplasie
KI	bekannte orthostatische Hypotonie, Kombination mit Alpha-Rezeptorenblocker, Leberinsuffizienz
NW	*< 1 %:* orthostatische Hypotonie, Synkopen, HRST, Angina pectoris, Schwindel, Benommenheit, Visusstörungen *o.A.:* Übelkeit, Magenschmerzen, Durchfall
WW	Alpha-Rezeptorenblocker, Nitrate, Dopamin-Rezeptor-Agonisten sollten vermieden werden
WI	A. ist ein selektiv peripher wirksamer Antagonist der postsynaptischen Alpha-Adrenorezeptoren (Chinazolin-Derivat): Tonusminderung der glatten Muskulatur von Harnleiter und Blasengrund → Verringerung der infravesikalen Obstruktion → erleichterte Blasenentleerung; nach neuesten Studien Verbesserung der Potenz
PK	max. Plasmaspiegel nach 9 h, HWZ 9 h, PEB 90 %, nach hepatischem Metabolismus überwiegend Elimination per Faeces
Gr/La	keine Indikation / keine Indikation
❗	**Hinweise:** ▶ bei Herz-Kreislauf-Erkrankungen sollte A. vorsichtig eingesetzt und der Patient über das mögliche Auftreten von Hypotonien aufgeklärt werden ▶ Retard-Tbl. dürfen weder gekaut, geteilt oder in irgendeiner Weise zerkleinert werden, ansonsten NW ↑

Aliskiren TTK: 1,16–1,45 € (150–300 mg) | Rp.-Pflicht

HN	Ⓓ *p. o.:* **Rasilez®** 150|300 mg/Tbl. Ⓐ **Rasilez®, Riprazo®, Sprimeo®** Ⓒₕ **Rasilez®**
Dos	▶ *Erw.:* 1 × 150 mg/d p. o., ggf. *Dosissteigerung* auf 1 × 300 mg/d ▶ *Maximaldosis:* 300 mg/d ▶ *Dosisreduktion bei leicht bis mittelschwer eingeschränkter Nieren- und Leberinsuffizienz:* keine Dosisanpassung erforderlich, bei Kreatinin-Clearance < 30 ml/min kontraindiziert
Ind	essenzielle arterielle Hypertonie, wenn eine Kombinationstherapie mit etablierten Antihypertensiva nicht ausreicht
KI	bei Diabetiker Kombination mit Angiotensin Converting Enzyme (ACE)-Hemmern; Kombination mit den hochpotenten P-gp-Inhibitoren Ciclosporin und Itraconazol und anderen potenten P-gp-Inhibitoren (z. B. Chinidin) wegen P-gp-Inhibition und verstärkten WW; Alter < 18 J. (keine Erfahrungen)
NW	*1–10 %:* Diarrhoe, Arthralgie *0,1–1 %:* Hautausschlag, schwere kutane Nebenwirkungen (SCARs) einschließlich toxisch-epidermaler Nekrolyse (TEN) und Reaktionen der Mundschleimhaut, Hyperkaliämie, akutes Nierenversagen,

eingeschränkte Nierenfunktion, periphere Ödeme
0,01–0,1 %: Angioödeme

WW	Veränderungen der AUC von A. mit Valsartan und Metformin (28 % ↓), Amlodipin (29 % ↑), Cimetidin (19 % ↑), Atorvastatin (50 % ↑); AUC und Cmax. von Furosemid ↓ (28 bzw. 49 %), Grapefruitsaft (AUC von A. um bis zu 60 % ↓), P-gp-Inhibitoren (z. B. Ciclosporin, Itraconazol) (AUC von A: um > 5fach ↑), Ketoconazol und Verapamil (geringere Effekte)
WI	R. ist der erste selektive direkte Renin-Inhibitor: Blockade der Transformation von Angiotensinogen in Angiotensin I → Angiotensin I- und II-Spiegel ↓; Senkung des syst. und diast. RR
PK	BV 2–3 %, bei fettreicher Nahrung deutlich weniger, max. Plasma-Konz. nach 1–3 h, Steady-state nach 5–7d, HWZ 40 h, Elimination unverändert per Faeces (ca. 80 %)
Gr/La	strenge Indikation im 1. Trim., im 2. + 3. Trim kontraindiziert, Gr 5 (keine Erfahrungen) / Anwendung nicht empfohlen, La 1 (keine Erfahrungen)
❗	**Cave:** *bei Diabetikern (Rote-Hand-Brief 01/2012):* keine Kombination mit ACE-Hemmern oder Angiotensin-Rezeptorblockern (ARB) **Hinweise:** ▸ *sinnvolles Kombinationspräparat:* mit Hydrochlorothiazid = **Rasilez HCT**® ▸ eine Meta-Analyse von 2012 bezifferte den Anstieg des Hyperkaliämierisikos unter Therapie mit Aliskiren in Kombinatiomstherapie mit ARB oder ACE-Hemmern auf 58 % [BMJ 2012 Jan 9; 344] **Behandlungskontrollen:** Elektrolyte kontrollieren (insbes. Kalium) **Alternativwirkstoffe:** Ramipril, Losartan **Pharmainfo:** Me-too-Präparat
Stu	ALTITUDE-Studie, APOLLO-Studie, Aliskiren-Studie

Alizaprid
TTK: p.o.: 2,40–4,80 € (150-300 mg); i.v.: 2,83-11,32 € (50-200 mg) | Kinder > 15 Jahre | Rp.-Pflicht

HN	ⓓ *p. o.:* **Vergentan**® 50 mg/Tbl. *parenteral:* **Vergentan**® 50 mg/Amp. à 2 ml
Dos	▸ *p. o. > 14 J.:* 3–6 × 50 mg/d p. o. je nach Wi für 4–7 d ▸ *i. v./i. m. > 14 J.:* 1–4 Amp./d als Kurzinfusion (je nach Klinik) ▸ *bei Zytostatikatherapie:* je 4 h vor und nach Zytostatikagabe je 2 Amp. als Kurzinfusion i. v. oder i. m. ▸ *Dosisreduktion bei Niereninsuffizienz:* Kreatinin-Clearance < 50 ml/min → um 50 %, < 10 ml/min → um 75 %
Ind	Erbrechen, Übelkeit: auch infolge Zytostatika- und Strahlentherapie sowie prä- und postoperatives Erbrechen
KI	Phäochromozytom, prolaktinabhängige Tumoren, Kombination mit Levodopa, Z. n. Neuroleptika-induzierten Spätdyskinesien, Kinder < 14 J.
NW	*dosisabhängige NW:* EPMS (akute Dystonie, Dyskinesie, Parkinsonismus, Akathisie insb. bei Kindern), Müdigkeit, KS, Angst, Unruhe, Schwindel, Mundtrockenheit, verstärkte Darmtätigkeit, RR-Senkung möglich, Prolaktin ↑, Galaktorrhoe, Zyklusstörungen

WW	Alkohol, Morphinderivate, Hypnotika, Anxiolytika, sedierende Antihistaminika und Antidepressiva, Barbiturate, Clonidin (zentrale Dämpfung ↑); Neuroleptika (vermehrt EPMS); Levodopa (KI!, antagonistische Wi)
WI	A. ist ein dem Sulpirid verwandtes Neuroleptikum, Dopaminantagonist der D_2-Rezeptoren im Brechzentrum der Medulla oblongata (Area postrema) → antiemetische Wi; Prolaktinausschüttung durch agonistischen Effekt an der Hypophyse
PK	93% Absorption nach Tbl.-Einnahme, max. Plasmakonzentration i.m./p.o. nach 45–60 min, HWZ 8,3 ± 2,5 min, PEB 75%, Elimination überwiegend renal; Alizaprid ist dialysierbar (Dialyse-Clearance 60 ± 42 ml/min)
Gr/La	kontraindiziert, Gr 4 (keine ausreichenden Erfahrungen), Metoclopramid und Meclozin sind Mittel der Wahl / kontraindiziert, La 1 (ggf. abstillen)

> **Intoxikation:**
> - *Symptome:* extrapyramidalmotorische Störungen (EPMS), Somnolenz, Blutdrucksenkung
> - *Beachte:* EPMS sind nicht ausschließlich Zeichen einer Überdosierung
> - *Therapie:*
>   - EPMS: bei Kindern Benzodiazepine, bei Erw. Benzodiazepine und/oder gegen Parkinson wirksame Anticholinergika (z.B. Biperiden)
>   - Blutdrucksenkungen: müssen nur in ganz seltenen Fällen (z.B. mit Etilefrin) korrigiert werden
>
> **Hinweise:**
> Therapie auf 1–2 Wo. beschränken

Allethrin I   TTK: 16,- € (1 Spray) | Rp.-Pflicht

HN	Ⓓ *lokal:* Jacutin N® Spray zur lokalen Anwendung
Dos	▶ *Kopfläuse:* Sprühabstand 1–2 cm gleichmäßig am Kopf verteilen und einwirken lassen, nach 30 min mit Wasser und Shampoo auswaschen, ggf. Wiederholung nach 8 d ▶ *Filzläuse:* Sprühabstand 1–2 cm, an befallenen Stellen (Axilla-/Scham-/Bein-/Kopfbereich) 30 min einwirken lassen, dann mit Wasser und Shampoo auswaschen, ggf. Wiederholung nach 8 d ▶ *Kleiderläuse:* Sprühabstand 20 cm, Kleiderstücke gleichmäßig besprühen, ggf. Wiederholung nach 8 d
Ind	Kopf-, Filz- und Kleiderläuse
KI	Anwendung an Schleimhäuten, rel. KI: Säuglinge, Asthma bronchiale bzw. bronchopulmonale Erkrankungen
NW	o.A.: Sensibilitätsstörungen, Rötung, Juckreiz, Brennen der Haut, beim Einatmen Übelkeit, Erbrechen, Asthmaanfall
WW	k.A.
WI	Allethrin I gehört zur Wirkstoffgruppe der Mittel gegen Läuse, Milben und Flöhe und ist ein Insektizid, das aus Inhaltsstoffen von Chrysanthemenblüten entwickelt wurde. Auf die Parasiten wirkt es als starkes Muskel- und Nervengift, so dass sie ersticken. I.d.R. reicht eine Anwendung, um die Parasiten vollständig abzutöten.
PK	k.A.
Gr/La	Anwendung während des 1. Trim. der Schwangerschaft sollte nicht erfolgen / kontraindiziert

A

> **Hinweise:**
> schädlich für alle Kaltblütler; nicht in der Nähe eines Aquariums/Terrariums anwenden

Allopurinol   TTK: 0,12–0,16 € (100–300 mg) | Kinder > 0 Monate | Rp.-Pflicht

HN   Ⓓ *p.o.:* **Allo** (Generika), **Allopurinol** (Generika), **Cellidrin®**, **Epidropal®**, **Foligan®**, **Jenapurinol®**, **Remid®**, **Uribenz®**, **Zyloric®**
- *alle:* 100 und/oder 300 mg/Tbl.

Ⓐ **Allostad®**, **Gewapurol®**, **Gichtex®**, **Purinol®**, **Urosin®**, **Zyloric®**

Ⓒ︎ₕ **Allopur®**, **Cellidrin®**, **Mephanol®**, **Uriconorm®**, **Zyloric®**

Dos
- *Erw.:* 1 × 100–300 mg/d p.o. nach dem Essen; Dosisanpassung nach Harnsäurespiegel und Verträglichkeit
- *Erhaltungsdosis:* 1 × 200–400 mg/d p.o.
- *Kinder < 15 J.:* 10 mg/kg KG/d p.o. verteilt auf 3 ED (max. 400 mg/d)
- *Dosisanpassung bei Niereninsuffizienz:* s. Tabelle 2
- *Maximaldosis:* 3 × 300 mg/d

Ind   Hyperurikämie mit Harnsäurewerten > 8,5 mg/100 ml bzw. manifeste Gicht, Urat-Nephropathie, Auflösung und Verhütung von Harnsäuresteinen, Prophylaxe von Calciumoxalatsteinen bei gleichzeitiger Hyperurikämie, sekundäre Hyperurikämie

KI   *für 300 mg Tbl.:* Kreatinin-Clearance < 20 mg/min, Kinder < 15 J.

NW   *1–10 %:* Übelkeit, Brechreiz, Durchfall, Hautreaktionen (ca. 4 %)
< 1 %: Schwindel, Benommenheit, KS, Vaskulititis (mit Hautveränderungen, Manifestation u.a. als Hepatitis, interstitielle Nephritis, Krampfanfälle), exfoliative Hautveränderungen (mit Fieber, Lymphadenopathie, Arthralgie, Eosinophilie [wie Stevens-Johnson- oder Lyell-Syndrom]), BB-Veränderungen, Transaminasen ↑, evtl. initial Gichtanfall möglich

WW   Kumarine (Kumarin-Wi ↑); Ampicillin, Amoxicillin, Thiazide (allerg. Reaktionen ↑); Azathioprin, Mercaptopurin (deren Toxizität ↑ → Dosisreduktion um 50–75 %), Salicylate und Probenecid (A. Wirkungsabschwächung)

WI   Urikostatikum durch kompetitive (bei niedriger Dosis) und zusätzlich nichtkompetitive (bei hoher Dosis) Hemmung der Xanthinoxidase → Senkung der Harnsäuresynthese, die wasserlöslichen Vorstufen (Hypoxanthin und Xanthin) werden dadurch vermehrt ausgeschieden, Purinsynthese wird durch "Feedback" gehemmt

PK   80 % werden enteral resorbiert, Wirkungsbeginn nach 48 h, Wirkungsmaximum nach ca. 1 Wo., max. Plasmaspiegel nach ca. 1 h, HWZ 2–3 h, PEB < 1 %, 20–30 % werden renal eliminiert, der Rest durch hepatische Umwandlung in den aktiven Metabolit Oxipurinol (HWZ bis 28 h, S.-Spiegel < 15 µg/ml), dialysierbar

Gr/La   strenge Indikation (Probenecid Mittel der Wahl) / strenge Indikation (geht in Muttermilch über)

> **Hinweise:**
> - zu Beginn der Behandlung kann es durch Mobilisierung von Urat-Depots aus dem Gewebe zu einem reaktiven Gichtanfall kommen!
> - Nahrungsmittel mit hohem Puringehalt (z.B. Innereien wie Bries, Niere, Hirn, Leber, Herz und Zunge sowie Fleischextrakt) und Alkohol (insbes. Bier) sind zu meiden
> - Bei Harnsäurewert < 8,5 mg/100 ml ist keine medikamentöse Therapie notwendig, sofern Diätvorschriften eingehalten werden und keine Nierenschäden vorliegen

Behandlungskontrollen:
BB- und Transaminasen-Kontrollen

Tipps:
- auf ausreichende Flüssigkeitszufuhr achten (mind. 2 l/d)
- *Einnahmehinweis:* immer zur gleichen Zeit nach dem Essen einnehmen

Almotriptan TTK: 7,40–8,20 € (12,5 mg/d) | Rp.-Pflicht

HN	Ⓓ *p. o.:* **Almogran®**, **Dolortriptan®** - *alle: 12,5 mg/Tbl.* CH **Almogran®**
Dos	▶ *Erw. 18–65 J.:* 1 × 1 Tbl p. o., bei Wiederauftreten abgeklungener Beschwerden Wdh. möglich (mind. 2 h Abstand) ▶ *Maximaldosis:* 2 Tbl./d p. o. ▶ *Dosisreduktion bei schwerer Niereninsuffizienz:* max. 1 Tbl./d p. o.
Ind	akute Behandlung der Kopfschmerzphase von Migräneanfällen mit oder ohne Aura
KI	Anamnese, Symptome oder Zeichen ischämischer Herzkrankheit (Myokardinfarkt, Angina pectoris, belegte stumme Ischämie, Prinzmetal-Angina), schwere sowie unkontrollierte leichte oder mittelschwere Hypertonie, vorangegangene Apoplexie (CVA) oder temporäre Ischämie (TIA), periphere Gefäßkrankheit; gleichzeitige Verabreichung mit Ergotamin o. Ergotaminderivaten (einschließlich Methysergid) und anderen 5-HT 1B/1D-Agonisten führt zu schwerer Leberfunktionsstörung
NW	*1–1,5%:* Schwindel, Somnolenz, Übelkeit, Erbrechen, Müdigkeit *0,1–1%:* Parästhesien, KS, Tinnitus, Herzklopfen, Engegefühl im Hals, Diarrhö, Verdauungsstörungen, Mundtrockenheit, Muskelschmerzen, Brustschmerzen, Schwäche, Skelettschmerzen
WW	Monoaminoxidase-Hemmer, 5-HT 1-Agonisten (Serotonin-Syndrom möglich), Verapamil (A.-Spiegel 20 % ↑)
WI	A. ist ein selektiver 5-HT 1B- und 5-HT 1D-Rezeptoragonist: Vasokonstriktion bestimmter Hirngefäße, Interaktion mit trigeminovaskulärem System, hemmt dabei die Extravasation von Plasmaproteinen aus den Duralgefäßen nach Stimulation der Trigeminusganglien, die ein Merkmal der Neuronenentzündung darstellt und an der Physiopathologie der Migräne beteiligt zu sein scheinen
PK	BV 70%, max. Plasmakonz. 1,5–3 h, HWZ 3,5 h, renale Elimination zu 75%, per Faeces 25%, dabei zu 50% unverändert
Gr/La	strenge Indikation, Gr 4 / bis 24 h nach Einnahme nicht stillen, La 1
❗	**Alternativwirkstoffe:** Sumatriptan **Pharmainfo:** Me-too-Präparat

Alprazolam TTK: 0,74-1,32 € (0,75-1,5 mg) | Rp.-Pflicht

HN	Ⓓ *p. o.:* **Alprazolam** (**Generika**), **Cassadan®**, **Tafil®** - *alle: 0,25|0,5|1 mg/Tbl.* Ⓐ **Alprastad®**, **Xanor®** CH **Xanax®**
Dos	▶ *Erw.: initial* 3 × 0,25–0,5 mg/d p. o., je nach Verträglichkeit und Wi dann 0,5–4 mg/d auf 2–3 ED verteilt p. o. ▶ *Maximaldosis:* 4 mg/d

Ind	akute und chronische Spannungs-, Erregungs- und Angstzustände
KI	Myasthenia gravis, akute Intoxikation mit Medikamenten oder Alkohol, schwere Leberinsuffizienz, Schlaf-Apnoe-Syndrom, schwere respiratorische Insuffizienz
NW	*> 10%:* Sedierung, Schwindel, Muskelrelaxation (Sturzgefahr), Ataxie, Bewegungsunsicherheit, KS, Tachykardie *1–10%:* Übelkeit, Erbrechen, Verstopfung, Durchfall, Libido ↓, Hautreaktionen, Dermatitis, Speichelfluss ↑, nächtlicher Säurereflux, Verschwommensehen *< 1%:* paradoxe Reaktionen (akute Erregungszustände)
WW	Alkohol und zentral sedierende Substanzen (Sedierung ↑), Ketoconazol, Itraconazol (Enzyminhibition, KI !), Cimetidin (Alprazolam-Spiegel ↑), Desipramin, Imipramin (deren Spiegel ↑), Fluvoxamin (Alprazolam-Spiegel ↑ um 100%!)
WI	A. ist ein mittellang wirksames Benzodiazepin mit aktiven Metaboliten: Förderung der durch GABA vermittelten synaptischen Hemmung (freigesetztes GABA wirkt effektiver) → reduzierte Neuronenerregbarkeit
PK	rasche Resorption, BV 80%, max. Plasmaspiegel nach 1–2 h, HWZ 12–15 h, PEB 80%, Äquivalenzdosis 1 mg, überwiegend renale Elimination, zu 20% unverändert
Gr/La	strenge Indikationsstellung (keine ausreichenden Erfahrungen) / kontraindiziert (verursacht Sedierung, leichte Atemdepression und Trinkschwäche beim Säugling)

❶ Intoxikation:
s. Diazepam (DZP)

Hinweise:
- Verordnung so kurz wie möglich, Gesamtdauer der Behandlung sollte 8–12 Wo. nicht überschreiten → nach längerer Anwendung ausschleichendes Absetzen ratsam
- keine alleinige Behandlung von Depressionen oder Angstzuständen die von Depressionen begleitet sind → depressive Symptomatik ↑ → Suizidgefahr ↑

Alprostadil
TTK: pAVK: 12,55-25,10 € (10-20 µg); ED: 12-17,- € (10-20 µg/Amp.), 18,- € (1000 µg) | Rp.-Pflicht

HN	Ⓓ *parenteral:* **Caverject®** 10|20 µg/Amp., **Caverject® Impuls** 10|20 µg/Amp., **Pridax®** 20 µ/Amp., **Prostavasin®** 20 µg/Amp., **Viridal®** 10|20|40 µg/Doppelkammer-Karpule *parenteral, Ductus botalli:* **Minprog®** 500 µg/Inf.-Lsg. *lokal:* **MUSE®** 250|500|1000 µg Ⓐ **Alprostapint®, Caverject®, Caverject Dual®, Minprog®, Prostavasin®** Ⓒ **Caverject®, Caverject® DC, Muse®, Prostin® VR**
Dos	▶ *pAVK:* 10–20 µg verdünnt auf 50 ml über 60–120 min 1 × tgl. intraarteriell, ggf. bei schweren Fällen Wiederholung möglich, optional über intraarterielle Verweilkanüle mittels Perfusor: 0,1–0,6 ng/kg KG/min (7–42 ng/70 kg KG/min) über 12h i.a. je nach Schwere einer pAVK (individuelle Einzelfallentscheidung) ▶ *Ductus botalli:* initial 3–6 µg/kg KG/h (0,1 µg/kg KG/min) über ZVK i. v., Dosisanpassung nach klin. Wirkung und Verträglichkeit ▶ *erektile Dysfunktion (ED):*

	• *Injektion ins Corpus cavernosum:* initial beginnen mit 1,25–2,5 µg, Titrationsschritte nach klinischer Wi und Verträglichkeit auf später 10–20 µg pro Injektion • *lokal:* initial 250 µg in die Harnröhre applizieren, ggf. Dosissteigerung auf 500–1000 µg, maximal 2 × /24 h oder 7 × /Wo.
Ind	▶ chronische pAVK im Stadium III°–IV° nach Fontain ▶ **Caverject®**, **Viridal®**: erektile Dysfunktion (ED), Test zur Diagnose und Behandlung der erektilen Dysfunktion ▶ **Miprog®**: vorübergehendes Offenhalten des Ductus arteriosus Botalli bei Neugeborenen mit angeborenen Herzfehlern
KI	nicht hinreichend behandelte KHK und schwere Herzinsuffizienz, hämodynamisch wirksame Herzrhythmusstörungen, Myokardinfarkt bzw. Schlaganfall innerhalb von 6 Mon. vor Therapiebeginn, schwere hypotone Zustände, Mitral- oder Aortenklappenstenose und/oder -insuffizienz, V. a. akutes Lungenödem, Asthma bronchiale, schwere chronisch obstruktive (COPD) oder venookklusive Lungenerkrankung (PVOD), disseminierte Lungeninfiltrationen, akute Leberschädigung (erhöhte Transaminasen oder gamma GT), bekannte schwere Leberschädigung, zu erwartende Blutungskomplikationen, Pat. mit verpflichtender Alkoholkarenz **Miprog®**: spontan offen bleibender Ductus arteriosus Botalli als isolierter Fehler bei Neugeborenen, Überempfindlichkeit
NW	*> 10%:* *i.a.:* Schmerzen, Erythem, Ödem *lokal:* Schmerzen im Penis (> 34%) *bei Neugeborenen:* Fieber (ca. 14%), Apnoe (ca. 12%), HF ↓ *1–10%:* *i. v.:* Phlebitis, KS, Durchfall, Übelkeit, Erbrechen, Flush-Reaktionen *lokal:* Hämatome (3%), verlängerte Erektionen (2%, 4–6 h), Rötungen und Ödeme am Penis (ca. 1,5%), geringe Harnröhrenblutung (5%), Hodenschmerz (5%), KS (3%), v. a. bei der Dosistitration: symptomatische Hypotonie (3%), Schwindel (4%) *bei Neugeborenen:* HRST (ca. 6,5%), krampfartiges Muskelzucken, Unruhe und Zittrigkeit (ca. 4%), Hypotonie (ca. 4%), Tachykardie (ca. 3%), Hautrötungen (ca. 10%)
WW	Gerinnungshemmer und Antihypertensiva (deren Wi ↑)
WI	Alprostadil = Prostaglandin E$_1$ → verbesserte Mikrozirkulation (Vasodilatation, Thrombozytenaggregationshemmung), u. a. auch Stimulation der Fibrinolyse, wegen rascher Metabolisierung in der Lunge nur intraarterielle oder lokale Anwendung sinnvoll; im Corpus cavernosum führt es durch gesteigerte Blutzufuhr und Relaxation der Trabekelmuskulatur zur Erektion
PK	HWZ 5–10 min, > 90% PEB, 80–90% werden in der Lunge metabolisiert und zu 90% renal eliminiert
Gr/La	kontraindiziert, Gr 4 (bei pAVK), auch in der Postpartalphase kontraindiziert / kontraindiziert, La 1 (bei pAVK)
❶	**Hinweise:** ▶ *pAVK:* wenn nach 3 Wochen kein therapeutischer Erfolg → Therapieabbruch; max. Therapiedauer 4 Wochen ▶ Lsg. enthält 99,5 Vol. % Alkohol **Behandlungskontrollen:** Monitoring von Atmung, RR und Körpertemp.

Aluminiumhydroxid TTK: 1,20 € (4000 mg) | Kinder > 1 Jahr | Rp.-Pflicht

HN	ⓓ *p. o.:* **Aludrox**® 320 mg/Tbl., **Antacidum Opt**® 500 mg/Tbl., **Antiphosphat**® 600 mg/Tbl. ▶ *Kombination mit Mg^{2+}:* **Aludrox**®, **Maaloxan**®, **Progastrit**® ▶ *Kombination mit Oxetacin:* **Tepilta**® Susp.
Dos	▶ *p. o.:* 2–4 Tbl. oder 2–4 × 5 ml Susp. ½–1 h nach der Mahlzeit oder 4–5 × 400–1000 mg/d ▶ *Dosisanpassung bei Niereninsuffizienz:* je nach Retentionsparametern, Kreatinin-Clearance, Dauer der Einnahme und Mg^{2+}-Spiegel
Ind	Gastritis, Refluxösophagitis, zur Verminderung der Phosphatresorption bei Pat. mit Niereninsuffizienz und erhöhten Serumphosphatspiegeln
KI	schwere Niereninsuffizenz (Kreatinin-Clearance < 30 ml/min) (Ausnahme: Beeinflussung der Phosphatresorption); *relative KI:* Hypophosphatämie, Obstipation, bekannte Dickdarmstenosen, akutes Abdomen, Säuglinge
NW	*o.A.:* Obstipation, durch verminderte Phosphatresorption Hypophosphatämie, Osteomalazie, bei Niereninsuffizienz Enzephalopathie (Bewusstseinsstörung, epileptische Anfälle, psychotische Episoden)
WW	Tetrazykline, Ciprofloxacin, Ofloxacin, Norfloxacin, Levothyroxin, Chenodeoxycholsäure, Natriumfluorid, Alkaloide, Phenytoin (deren Resorption ↓)
WI	Aluminiumhydroxid bindet Säure, Pepsin, Phosphat und Gallesalze, keine reaktive Hypersekretion auf Aluminium; Relaxation der glatten Muskulatur → verzögerte Magenentleerung und Obstipation
PK	Wirkbeginn nach 5–10 min, Wirkdauer 100 min, 5–10 % werden resorbiert und rasch renal eliminiert
Gr/La	1. Trim. kontraindiziert, 2. + 3. Trim. strenge Indikation (schädliche Wi nicht bekannt, Mittel der Wahl Magaldrat, Sucralfat) / strenge Indikation, La 1
❗	**Hinweise:** ▶ Kumulation von Mg^{2+} bei Niereninsuffizienz bei Kombinationspräparaten möglich ▶ säurehaltige Getränke und Speisen → Aluminium-Resorption ↑ → gleichzeitige Einnahme meiden! ▶ infolge der Bildung unlöslicher Aluminiumphosphate im Dünndarm wird A. bei Niereninsuffizienten zur Senkung des Phosphatblutspiegels eingesetzt ▶ bei Langzeittherapie mit A. bei Dialysepat. kann es durch zerebrale Einlagerung von Aluminium-Salzen zu einer Enzephalopathie kommen (dann ausweichen auf Ca^{2+}-Salze) ▶ bei Langzeittherapie mit A. bei normaler Nierenfunktion Gefahr der Verarmung an Phosphaten → Hyperparathyreoidismus → Osteomalazie **Behandlungskontrollen:** regelmäßige Überprüfung des Serumphosphat-Spiegels

Amantadinsulfat/-HCL

TTK: p.o.: 0,20–0,60 € (100–300 mg); i.v.: 20,48–20,71 €/Amp. | Kinder > 6 Jahre | Rp.-Pflicht

HN	Ⓓ *p. o. (-sulfat):* **Amantadin** (**Generika**), **PK-Merz®** 150 mg/Tbl., **Tregor®** - *alle: 100 mg/Tbl., z. T. auch 200 mg/Tbl.* *p. o. (-hydrochlorid):* **Adekin®**, **Amantadin** (**Generika**), **Amantagamma®**, **Amixx®** - *alle: 100 mg/Tbl., z. T. auch 200 mg/Tbl.* *i. v. (-sulfat):* **Amantadin** (**Generika**), **PK-Merz Inf.-Fl.®** - *alle: 200 mg/500 ml* Ⓐ **Hofcomant®, PK-Merz-Schoeller®** ⒸⒽ **PK-Merz®, Symmetrel®**
Dos	▸ *i. v.:* 1–3 (–6) × 200 mg/d (× 500 ml in 3 h) jeweils morgens und mittags ▸ *p. o.:* 2–3 × 50–100 mg/d ▸ *Virusgrippe (Prophylaxe und Therapie):* 200 mg/d p. o., bei kurativem Einsatz für 10 d ▸ *Dosisreduktion bei Niereninsuffizienz:* Kreatinin-Clearance 60–80 ml/ min → 100 mg alle 12 h; 50–60 ml/min → alternierend 100 bzw. 200 mg/d; 30–50 ml/min → 100 mg alle 24 h; 20–30 ml/min → 200 mg 2 × /Wo.; 10–20 ml/min → 100 mg 3 × /Wo.; < 10 ml/min → 100 mg 1 × /Wo. ▸ *Maximaldosis:* A.-hydrochlorid 400 mg/d, A.-sulfat 600 mg/d ▸ *Kinder 5-10 J.:* 1 × 100 mg/d, > 10 J. 2 × 100 mg/d
Ind	Morbus Parkinson (i. v.-Gabe bei akinetischen Krisen), neuroleptikainduzierte extrapyramidale Symptome wie Frühdyskinesie, Akathisie, Parkinsonoid; Vigilanzminderung bei postkomatösen Zuständen; Begleittherapie bei Herpes-Infektionen (VZV, HSV), Hepatitis C, Virusgrippe (Influenza-A-Viren)
KI	Psychosen, akute Verwirrtheitszustände, Engwinkelglaukom, Prostatahypertrophie
NW	*> 1 %:* Schlafstörungen, mot. und psych. Unruhe, Harnretention bei Prostatahypertrophie, Livedo reticularis (marmorierte Haut), ggf. mit Beinödemen, Übelkeit, Mundtrockenheit, orthostatische Dysregulation, Nervosität, Schwindel, Gedächtnis- und Konzentrationsstörungen *o.A.:* insb. bei älteren Pat.: exogene Psychose (paranoide Gedanken, opt. Halluzinationen)
WW	Bromocriptin und L-Dopa (kaum Probleme); Anticholinergika (anticholinerge Wi ↑, psychotische NW ↑); Triamteren, Hydrochlorothiazid (Amantadin-Spiegel ↑, tox. NW ↑)
WI	Noradrenalin- und Dopaminkonzentration im synaptischen Spalt ↑, Reuptake beider Stoffe ↓, meist Wirkungsverlust nach Wo. bis Mon., antagonistischer Effekt an zentralen Glutamat-Rezeptoren (u. a. Ncl. subthalamicus), wirkt besonders gegen Rigor und Akinesie, diskutiert wird neuroprotektive Wi, wirkt u. a. auch als Virostatikum bei Influenza-A-Viren
PK	BV 85 %, 100 mg p. o. wirken 1–8 h, max. Plasmaspiegel nach 1–4 h (A.-HCL) und 6–10 h (A.-sulfat), keine PEB, HWZ 10–15 h, überwiegend unveränderte renale Elimination (ca. 99 %)
Gr/La	strenge Indikation, Gr 6 / strenge Indikation (Übergang in Muttermilch)
❗	**Intoxikation:** ▸ *Klinik:* Bewusstseinstrübung, Halluzinationen, Delirium, HOPS, epileptische Anfälle, Sinustachykardie, HRST, Harnretention ▸ *Therapie:* Giftelimination (Erbrechen oder Magenspülung), rasche Gabe von Physostigmin (Anticholium) 1–2 mg i. v. und Aktivkohle, je nach Klinik ggf. wiederholen

Hinweise:
- ▶ Kombination mit Anticholinergika meiden, Kontrolle der Nierenfunktion, bei einer Dosis > 300 mg/d z. T. erhebliche anticholinerge NW
- ▶ klin. Verträglichkeit des Sulfatderivates (langsamerer Anstieg des Plasmaspiegels) besser als die des Hydrochloridderivates
- ▶ bei Virusgrippe ist ein Behandlungserfolg lediglich bei Beginn der Therapie innerhalb von 24 (–48) h nach Eintreten der ersten Krankheitssymptome zu erwarten

Behandlungskontrollen:
- ▶ Nierenwerte und Elektrolyte regelmäßig kontrollieren
- ▶ EKG-Kontrolle vor sowie 1 und 3 Wochen nach Therapiebeginn

Ambrisentan   TTK: 116,50 € (5–10 mg) | Rp.-Pflicht

HN   Ⓓ *p. o.:* **Volibris®** 5 | 10 mg/Tbl.
Ⓐ **Volibris®**
ⒸⒽ **Volibris®**

Dos   ▶ *Erw.:* 5 mg/d p. o., ggf. 10 mg/d p. o. bei Symptomen der Klasse III
▶ *Dosisreduktion bei Niereninsuffizienz:* Kreatinin-Clearance < 30 ml/min nur begrenzte Erfahrungen

Ind   pulmonal arterielle Hypertonie (PAH) der WHO-Funktionsklassen II und III, zur Verbesserung der körperlichen Belastbarkeit

KI   Frauen, die im gebärfähigen Alter sind und keine sichere Kontrazeptionsmethode anwenden, stark eingeschränkte Leberfunktion (mit oder ohne Zirrhose), Ausgangswerte der Leber-Aminotransferasen (AST und/oder ALT > 3 × ULN [= upper limit of normal]), idiopathische pulmonale Fibrose (IPF)

NW   *> 10 %:* KS (einschließlich Sinus-Kopfschmerzen, Migräne), periphere Ödeme, Flüssigkeitsretention
1–10 %: Palpitationen, Anämie (erniedrigter Hb und Hkt), Schleimhautschwellungen im Bereich der oberen Atemwege (z. B. verstopfte Nase, verstopfte Nasennebenhöhlen), Sinusitis, Nasopharyngitis, Rhinitis, Bauchschmerzen, Verstopfung, Hautrötungen, Brustschmerzen/Unbehagen, erhöhte Lebertransaminasen

WW   Cyclosporin A (A.-Spiegel ↑), Rifampicin (A.-Spiegel ↑)

WI   A. ist ein oral wirksamer, zur Klasse der Propionsäuren gehörender Endothel-Rezeptor-Antagonist (ERA) mit Selektivität für den Endothelin-A-(ETA-)Rezeptor; Endothelin spielt eine wichtige Rolle in der Pathophysiologie der PAH

PK   max. Plasmakonzentration nach 1,5 h, Steady-state nach 4 d, PEB 96,5 %, HWZ 13,6–16,5 h, Elimination per Galle, renal nur zu 22 %

Gr/La   kontraindiziert / kontraindiziert

❗ **Cave:**
Rote-Hand-Brief 07/2012: Ambrisentan darf nicht angewendet werden bei Patienten mit idiopathischer pulmonaler Fibrose (IPF)

Stu   ARTEMIS-IPF-Studie

Ambroxol

TTK: p.o.: 0,30–0,90 € (60–90 mg); i.v.: 1,60–4,80 € (45 mg) | Kinder > 0 Monate | Rp.-Pflicht

HN	Ⓓ *p. o.:* **Ambro** (Generika), **Ambroxol** (Generika), **Expit**®, **Frenopect**®, **Mucoangin**® 20 mg/Lutsch-Tbl., **Mucosolvan**®, **Paediamuc**®, **Sigabroxol**® 30/60 mg/Brause-Tbl., – *alle: 30 mg/Tbl., ret. 75 mg/Tbl., Saft 15 mg/5 ml, Lsg. 7,5 mg/ml = 20 Trpf.* *rektal:* **Lindoxyl K**® 15 mg/Supp. *i. v.:* **Ambroxol-ratiopharm**®, **Mucosolvan**® *- alle: 15 mg/Amp. à 2 ml* Ⓐ **Ambrobene**®, **Ambrohexal**®, **Mucoangin**®, **Mucosolvan**® ⒸⒽ **Mucabrox**®, **Mucoangin**®, **Mucosolvon**®
Dos	▶ *p. o.:* initial 3 × 30 mg/d, später je nach Klinik und Wi 2 × 30 mg/d p. o.; bei Retardpräparaten 1 × 75 mg/d p. o. ▶ *parenteral* (akute Sekretolyse): 3 × 1 Amp. = 45 mg/d i. v./i. m./s. c. ▶ *Inhalation:* 2 × 2–3 ml Feuchtinhalationen/d ▶ *Kinder < 2 J.:* 2 × 7,5 mg/d (= 2,5 ml Saft); *2–5 J.:* 2 × 15 mg/d (= 5 ml Saft); *6–12 J.:* 2 × 30 mg/d (= 10 ml Saft), *> 12 J.:* initial 3 × 30 mg/d, dann 2 × 30 mg/d (= 10 ml Saft) • bei i. v.-Gabe gleiche Dosierung jeweils über 5 min i. v. ▶ Atemnotsyndrom bei Früh- und Neugeborenen: 30 mg/kg KG/d in 4 ED i. v.
Ind	akute und chronische bronchopulmonale Erkrankungen mit Störung der Schleimsekretion; Sekretolytikum bei Hyperkrinie und Dyskrinie, Atemnotsyndrom bei Früh- und Neugeborenen
KI	Ret.-Kps. < 12 J., Tbl. < 6 J., *relative KI:* schwere Leber- oder Niereninsuffizienz
NW	*< 1 %:* Übelkeit, Bauchschmerzen, Mundtrockenheit, Überempfindlichkeitsreaktionen (Rötung von Haut- und Schleimhäuten), Atemnot, Fieber mit Schüttelfrost, Sialorrhoe, Rhinorrhoe, Obstipation, Dysurie *o.A.:* Anaphylaxie, allerg. Kontaktdermatitis, *bei rascher i. v.-Gabe:* KS, Müdigkeit, Wehentätigkeit ↑
WW	nicht mit Antitussiva kombinieren, da dann durch eingeschränkten Hustenreflex ein gefährlicher Sekretstau entstehen kann
WI	Mukolytikum, Sekretolytikum, Förderung der Sekretion eines vermehrt dünnflüssigen Sekretes und Stimulation der Ziliarbewegungen
PK	rasche Resorption, BV ca. 60 %, PEB 90 %, Beginn der Wi nach 30 min, Wirkdauer 6–10 h, HWZ 10–12 h, hepatischer Abbau und überwiegend renale Elimination zu 90 %
Gr/La	strenge Indikation (keine Erfahrungen im 1. Trim.) / strenge Indikation (Übergang in Muttermilch)
❶	**Pädiatrische Zulassung:** ▶ *kontraindiziert:* Ret.-Kps. < 12 J., Tbl. < 6 J. ▶ bei Säuglingen keine Gabe zur Nacht: Hypersekretion → Aspirationsgefahr **Cave:** Fähigkeit zum Abhusten muss bestehen **Hinweise:** ▶ auf ausreichende Flüssigkeitszufuhr achten ▶ *vor Therapiebeginn klären:* kann Patient abhusten? besteht Möglichkeit zum Absaugen?

Amikacin   TTK: 40-80,- € (500-1000 mg) | Kinder > 0 Monate | Rp.-Pflicht

HN
- Ⓓ *i. v.:* **Amikacin Fresenius**® Inf.-Lsg. 250 mg/50 ml, 500 mg/100 ml
- Ⓐ **Biklin**®
- ⒸⒽ **Amikin**®

Dos
- *i. v.:* 15 mg/kg KG in 2–3 ED/d (3 × 350 mg/70 kg KG)
- *bei Niereninsuffizienz:* 1. Infusion mit 7,5 mg/kg KG (525 mg/70 kg KG), dann nach folgender Formel: 7,5 mg/kg KG alle X Stunden (X = 9 × S-Kreatinin); s. Tabelle 2
- *maximale Behandlungsdauer:* 10 d (–14 d)
- *Kinder 4 Wo.–12 J.:* 2 × 7,5 mg/kg KG/d i. v. oder 1 × 15–20 mg/kg KG/d i. v. (*Behandlungsdauer* 3–10 d)
- *Neugeborene:* initial 10 mg/kg KG, dann 7,5 mg/kg KG alle 12 h

Ind schwere Infektionen mit atypischen Mykobakterien, Versagen anderer Aminoglykoside (gentamicinresistente Keime) bei z. B. Sepsis, Infektionen an: Respirationstrakt, Knochen, Gelenken, ZNS, Haut, Schleimhaut; abdominelle Infektionen, bei Verbrennungen

KI Asthmatiker mit Sulfit-Überempfindlichkeit, *relative KI:* eingeschränkte Nierenfunktion (ototoxischer Schäden ↑), Gehör- oder Vestibularisschäden, kürzliche Aminoglykosidbehandlung, Myasthenia gravis, Früh- und Neugeborene

NW *1–10 %:* Schwindel, Gleichgewichtsstörungen, Übelkeit, Nystagmus, ototoxisch (Tinnitus, Ohrendruck, Innenohrschwerhörigkeit), nephrotoxisch (Nierenfunktion ↓; Aminophyllinv. a. bei Dauer > 10 d und hohen S-Spiegeln)
< 1 %: Hautexantheme, BB-Veränderungen (Zellzahl ↓), Transaminasen ↑, Atemdepression durch neuromuskuläre Blockade, KS, Tremor, RR ↓

WW Amphotericin B, Schleifendiuretika (Amikacin-Nephrotoxizität ↑); Cephalosporine, Penicilline, andere Aminoglykoside (Inaktivierung von Amikacin)

WI A. ist ein Aminoglykosid-Antibiotikum: Störung der Proteinbiosynthese am bakteriellen Ribosom durch Interaktion mit der rRNS und nachfolgender Hemmung der Translation, resultierend in bakterizider Wirkung

PK max. Serumspiegel nach 1–2 h, HWZ 2,2–2,4 h (bis 80 h bei Niereninsuffizienz!), geringe PEB (4–10 %), schlechte ZNS-Gängigkeit, Elimination nicht metabolisiert überwiegend renal

Gr/La kontraindiziert (embryotox./teratogenes Risiko [1. Trim.] und fetotoxisches Risiko [2. + 3. Trim.]) / kontraindiziert (Übergang in Muttermilch)

❶ Hinweise:
- Reserve-Aminoglykosidantibiotikum
- Kumulation im Innenohr und in den Nieren bei längerer Anwendung (daher max. 10–14 d)

Behandlungskontrollen:
- *therapeutischer Bereich im Serum:* 26–43 µmol/l = 15–25 mg/l (Umrechnungsfaktor 1,7)
- der Serumspiegel von 35 µg/ml und Gesamtdosis von 15 g sollte nicht überschritten werden; Talspiegel < 9 µmol/l = 5 mg/l

Spektrum:
Sensibel (v. a. Gram-negativ): u. a. Acinetobacter, Nocardia asteroides, Citrobacter freundii, Pseudomonas sp., E. coli, Proteus sp., Klebsiellen, Enterobacter, Serratia, Salmonellen, Shigellen, Staphylokokken, Mykobakterien

Aminophyllin   TTK: 0,44 € (2 Tbl.) | Rp.-Pflicht

HN
- Ⓓ *p. o.:* **Aminophyllin®** 250 mg/Tbl.
- CH **Aminophyllin Amino®**

Dos
- ▶ *Erw.:* 14–16 mg/kg KG/d p. o. (Ziel: Theophyllinserumkonz. 8–20 µg/ml) verteilt auf 3–4 ED
  - *Hinweis:* Raucher benötigen höhere Dosis
- ▶ *Leberfunktionsstörungen:* die Theophyllin-Ausscheidung ist sehr häufig verlangsamt
- ▶ *Kinder*
  - *12–16 J. (40–60 mg/kg KG):* 22 mg/kg KG/d p. o.
  - *8–12 J. (25–40 mg/kg KG):* 25 mg/kg KG/d p. o.
  - *6–8 J. (20–25 mg/kg KG):* 30 mg/kg KG/d p. o. jeweils in 3–4 ED

Ind Behandlung und Verhütung von Atemnotzuständen aufgrund von Einengung der Atemwege (Bronchokonstriktion) bei Asthma bronchiale und chronisch obstruktiven Atemwegserkrankungen

KI Überempfindlichkeit, frischer Herzinfarkt, akute tachykarde Arrhythmien

NW *>10%:* Veränderungen der Serumelektrolyte, insbesondere Hypokaliämie, Anstieg von Serum-Calcium sowie Hyperglykämie und Hyperurikämie, Kopfschmerzen, Erregungszustände, Gliederzittern, Unruhe, Schlaflosigkeit, Schwindel, Tachykardie, Arrhythmie, Palpitationen, Blutdruckabfall, Magen-Darm-Beschwerden, Übelkeit, Erbrechen, Durchfall, verstärkte Diurese, Anstieg von Serum-Kreatinin

WW andere xanthinhaltige Arzneimitteln, β-Sympathomimetika, Coffein und ähnliche Stoffe (Wirkungsverstärkung von A.), Barbiturate wie z. B. Phenobarbital, Pentobarbital und Primidon, Carbamazepin, Phenytoin und Phosphenytoin, Rifampicin und Rifapentin, Sulfinpyrazon, Ritonavir, Aminoglutethimid, Hypericin-haltige Medikamente (Johanniskraut (Hypericum perforatum) (red. Spiegel von A. durch beschleunigten Abbau); orale Kontrazeptiva, Makrolid-Antibiotika (besonders Erythromycin und Troleandromycin; Clarithromycin, Josamycin, Spiramycin), Chinolone und Fluorochinolone (Gyrase-Hemmstoffe, besonders Ciprofloxacin, Enoxacin, Pefloxacin), Imipenem (besonders Nebenwirkungen des ZNS wie Krämpfe sind zu erwarten: Senkung der Krampfschwelle des Gehirns), Isonicotinsäurehydrazid, Thiabendazol, Calcium-Antagonisten (z. B. Verapamil, Diltiazem), Propranolol, Mexiletin, Propafenon, Ticlopidin, Cimetidin, Ranitidin, Allopurinol, Febuxostat, Fluvoxamin, α-Interferon, Peginterferon α, Rofecoxib, Pentoxifyllin, Viloxazin, Disulfiram, Phenylpropanolamin, Zafirlukast, Influenza- und BCG-Vakzine, Etintidin, Idrocilamid, Zileuton, Aciclovir (beschleunigter Abbau von A.)

WI A. gehört zur Gruppe der Methylxanthine (Purin-Derivate):
- ▶ Wirkungen auf das respiratorische System: Relaxation der glatten Bronchialmuskulatur und der Pulmonalgefäße, Besserung der mukoziliären Clearance, Hemmung der Freisetzung von Mediatoren aus Mastzellen und anderen Entzündungszellen, Abschwächung der provozierten Bronchokonstriktion, Abschwächung der asthmatischen Sofort- und Spätreaktion, Verstärkung der Zwerchfellkontraktion
- ▶ extrapulmonale Wirkungen, Minderung des Dyspnoeempfindens, Gefäßdilatation, Relaxation der glatten Muskulatur (z. B. Gallenblase, Gastrointestinaltrakt), Inhibierung der Kontraktilität des Uterus, positive Ino- und Chronotropie am Herzen, Stimulation der Skelettmuskulatur, Steigerung der Diurese, Stimulation von Sekretions- und Inkretionsorganen (z. B. vermehrte Salzsäure-Sekretion im Magen, verstärkte Freisetzung von Katecholaminen aus der Nebenniere)

PK	PEB 60%, HWZ 7–9 h, Raucher 4–5 h, Kinder 3–5 h, hepatische Metabolisierung, renale Elimination (Kumulationsgefahr)
Gr/La	strenge Indikation, plazentagängig / strenge Indikation, geht in Muttermilch über

Amiodaron   TTK: p.o.: 0,71 € (200 mg); i.v.: 7,30-8,80 €/Amp. | Kinder > 0 Monate | Rp.-Pflicht

HN   Ⓓ *p.o.:* **Amiodaron** (**Generika, ratiopharm**® 100 mg/Tbl.), **Amio** (**Generika**), **Amiogamma**®, **Cordarex**®, **Cordarone**®
- *alle:* 200 mg/Tbl.
parenteral: **Amiodaron-ratiopharm**®, **Cordarex**®, **Cordarone**®
- *alle:* 150 mg/Amp. à 3 ml
Ⓐ **Sedacoron**®
㏇ **Cordarone**®, **Escodaron**®

Dos ▶ *i.v.:*
- *Akuttherapie lebensbedrohlicher HRST:* 300 mg langsam (> 3 min) i. v. oder 300 mg in 30–120 min einmalig als Kurzinfusion in 250 ml Glc. 5 % i. v., dann Fortführung als
- *Dauerinfusion zur schnellen Aufsättigung:* 10–20 mg/kg KG/d (700–1400 mg/70 kg KG/d) in 500 ml Glc. 5 % i. v. über ZVK bis zu einer Gesamtdosis von 6 g

▶ *p.o.: Aufsättigung* 2–3 (–4) × 200 mg/d p. o. für 8–10 d, dann *Erhaltungsdosis* ca. 200 (–400) mg/d für 5 d in einer Wo. p. o.

▶ *Kinder 3–12 J.:* 100–200 mg/d p. o.; < 1 J.: 25–50 mg/d p. o. (jeweils für 10 d, dann mit halber Dosis fortfahren), *Erhaltungsdosis:* 5–10 mg/kg KG/d

Ind symptomatische und behandlungsbedürftige tachykarde supraventrikuläre HRST, Vorhofflimmern/Vorhofflattern, AV-Knoten-/Re-entry-Tachykardien, Tachykardien bei WPW-Syndrom, schwerwiegende symptomatische tachykarde ventrikuläre HRST; diese Indikationen gelten für Pat., bei denen der Einsatz anderer Antiarrhythmika nicht vertretbar ist; die Inj.-Lösung darf nur zur Therapieeinleitung eingesetzt werden

KI autonome Schilddrüsenfunktionsstörungen, Hyperthyreose, Jodallergie, SA-Block, AV-Block II°–III°, Sick-Sinus-Syndrom (ohne Herzschrittmacherschutz), Bradykardie (< 55/min), Hypokaliämie, Kombination mit MAO-A-Hemmer

NW *> 10 %:* Kornea-Trübung, Visusverschlechterung (Rückbildung 6–12 Mo. nach Therapieende), Übelkeit, Erbrechen
1–10 %: Photosensibilisierung, Schilddrüsenfunktionsstörungen, potenziell tödliche lungentoxische Effekte (atypische Pneumonie, alveoläre/interstitielle Pneumonien, Fibrosen, Pleuritis, Bronchiolitis obliterans mit Pneumonie/BOOP), Bauchschmerzen, Verstopfung, Anorexie, Transaminasen ↑, Müdigkeit, KS, Schlafstörungen, Albträume, Schwindel, Libido ↓, Muskelschwäche, Tremor, Koordinationsstörungen, Parästhesien, periphere Neuropathien, Ataxie

WW Antiarrhythmika der Klasse Ia, Sotalol, Dispyramid (Torsade-de-pointes-Risiko ↑, KI); β-Blocker, bradykardisierende Kalziumantagonisten (neg. Chronotropie ↑, neg. Inotropie ↑); Digoxin (dessen Spiegel ↑ um bis zu 50–100 %); kaliumsenkende Wirkstoffe z. B. Diuretika, Kortikoide, Amphotericin B i. v., Laxanzien (hypokaliämiebedingte HRST ↑); Antikoagulanzien (deren Wi ↑); Phenytoin, Ciclosporin (deren Plasmakonzentration ↑)

WI Klasse-III-Antiarrhythmikum, Repolarisationshemmer: verlängert anterograde Erregungsleitung durch Verlängerung der effektiven Refraktärzeit in Vor-

	hof und Kammer → verbreitertes Aktionspotenzial, neg. chronotrop auf Sinusknotenautomatie, neg. dromotrop auf gesamtes Erregungsleitungssystem
PK	BV 20–80 %, sehr langsame Resorption (5–10 h), PEB 95 %, max. therapeutischer Effekt nach Tagen bis Wochen, HWZ 2–4 Wo. bis zu 100 d (→ Kumulationsgefahr!), zu 80–85 % hepatische Elimination
Gr/La	kontraindiziert, im Notfall und Bedarf eines Klasse-III-Antiarrhythmikums sollte Sotalol gewählt werden / kontraindiziert (Übergang in Muttermilch)

❗ Pädiatrische Zulassung:
p.o.-Gabe off label (Sicherheit und Wirksamkeit nicht belegt)

Cave:
Inf.-Lsg. hat einen pH von 2,8–4,5

Intoxikation:
- *Klinik:* Bradykardie, QT-Verlängerung, Hypotonie
- *Therapie:* primäre Detoxikation (Magenspülung + Aktivkohle + Colestyramin), Monitoring aufgrund der Gefahr von HRST, symptomatische Behandlung der Hypotonie

Hinweise:
- hoher Jodgehalt (36 %): vor Therapiebeginn Schilddrüsenerkrankung ausschließen!
- bereits bei Beginn der Aufsättigungsinfusion sollte, wenn eine p.o.-Gabe möglich, die spätere orale Erhaltungsdosis mit verabreicht werden, da bei oraler Therapie eine Latenz von 4–6 d bis zum Wirkeintritt besteht und die antiarrhythmische Wi nach Infusionsende rasch abnimmt

Behandlungskontrollen:
- Schilddrüsenwerte vor Therapiebeginn prüfen
- therapeutischer Spiegel 0,8–4,7 µmol/l = 0,5–3 mg/l (Umrechnungsfaktor 1,55)
- im Verlauf alle 3–6 Mo. Röntgen-Thorax und Lufu-Kontrolle (vgl. NW)

Stu	ARREST-Studie, AVID-Studie, MADIT-Studie

Amisulprid TTK: 2,50-3,77 € (400-800 mg) | Rp.-Pflicht

HN	Ⓓ *p.o.:* **Amisulprid** (Generika), **Amisulpridlich®**, **Solian®** Lsg. 100 mg/ml - alle: 50|100|200|400 mg/Tbl. Ⓐ **Solian®** Ⓒ**H** **Solian®**
Dos	▶ *Akut-Therapie:* 2 × (200)–400 mg/d p.o. ▶ *Positiv-Symptomatik:* 2 × 200–400 mg/d p.o. (= 400–800 mg/d) je morgens und mittags einnehmen ▶ *Negativ-Symptomatik:* 1 × 50–300 mg/d p.o., nach klinischer Rückbildung der Negativ-Symptomatik als Erhaltungsdosis 100 mg/d p.o. ▶ *Dosisreduktion bei eingeschränkter Nierenfunktion:* bei Kreatinin-Clearance 30–60 ml/min sollte die Dosis halbiert und zwischen 10–30 ml/min auf ein Drittel reduziert werden, < 10 ml/min liegen keine Erfahrungen vor ▶ *Maximaldosis:* 1200 mg/d
Ind	akute und chron. schizophrene Störungen mit: ▶ produktive Zustände mit Wahnvorstellungen, Halluzinationen, Denkstörungen, Feindseligkeit, Misstrauen ▶ primär negative Zustände (Defektsyndromen) mit Affektverflachung, emotionalem und sozialem Rückzug
KI	prolaktinabhängige Tumoren wie z. B. Brustkrebs, hypophysäres Prolaktinom, Phäochromozytom, Kinder < 18 J., Alter > 65 J.

NW *1–10%:* Schlaflosigkeit, Angst, Agitiertheit, Schläfrigkeit, Schwindel, Verstopfung, Übelkeit, Erbrechen, Hypotension, allerg. Reaktionen, Krampfanfälle
< 1%: HF ↓, QT-Intervall ↑, Prolaktinspiegel ↑ (Galaktorrhoe, Zyklusstörungen, Gynäkomastie, Brustschmerz, Prolaktinome, Potenzstörungen), Akkomodationsstörungen
o.A.: malignes neuroleptisches Syndrom, Torsade de pointes, Gewicht ↑, akute Dystonie, EPMS (Früh- und Spätdyskinesien)

WW Antihypertonika, zentral wirksame Pharmaka, Alkohol (deren Wi ↑); Dopamin-Agonisten (deren Wi ↓); Medikamente, die HRST auslösen können (Gefahr von malignen HRST)

WI atypisches Neuroleptikum: mit hoher Selektivität zentrale Bindung an Dopamin-D$_2$- und -D$_3$-Rezeptoren → in niedriger Dosis (100 mg/d) primär präsynaptische, in hoher Dosis (400–800 mg/d) primär postsynaptische Rezeptorblockade → keine Affinität zu Serotonin-/α-adrenergen-/H1- und cholinergen Rezeptoren

PK BV 48%, max. Plasmakonzentration nach 1 bzw. 3–4 h, PEB 16%, HWZ 12 h, PEB < 20% nur zu 4% metabolisiert (kaum Interaktion mit dem Cytochrom-P$_{450}$), überwiegend renale unveränderte Elimination (90% in 24 h)

Gr/La strenge Indikation, Gr 5 / strenge Indikation, La 1

❶ **Hinweise:**
- Tbl. zur besseren Verträglichkeit morgens geben
- verursacht im Vgl. zu allen anderen Antipsychotika geringste Gewichtszunahme

Behandlungskontrollen:
BB- und Leberwertkontrollen

Amitriptylin TTK: p.o.: 0,22–0,66 € (50-150 mg); i.v.: 2,90 €/Amp. | Kinder > 0 Monate | Rp.-Pflicht

HN ⓓ *p.o.:* **Amineurin®** 10|25|50 mg/Tbl., 100 mg/ret.-Kps., **Amitriptylin (-beta®** 10|25|50 mg/Tbl., 25|50|75 mg/ret.-Kps., **-neuraxpharm®** 10|25|50 mg/Drg., 75|100 mg/Tbl., 25|50|75 mg/ret.-Kps., Lsg. 40 mg/ml, **von ct®** 25|75 mg/Tbl.), **Saroten®** 50 mg/Tbl., 75 mg/ret.-Kps., **Syneudon®** 50 mg/Tbl.
parenteral: **Saroten®** 50 mg/Amp. à 2 ml
ⓐ **Saroten®**, **Tryptizol®**
ⓒⓗ **Saroten Retard®**, **Tryptizol®**

Dos
- *depressive Störungen:*
  - *i.v. (akut):* 2–3 × 25 mg/d oder 1 × 50 mg/d abends für 5–7 d, ggf. Umstellung auf p.o.
  - *p.o.:* 3–4 × 10 mg/d oder 2 × 25 mg ret./d, dann tgl. um 25 mg bis zu einer *Zieldosis* von 150–200 mg/d steigern
- *chron. Schmerzsyndrome:*
  - *i.v. (akut):* 1 × 25–50 mg/d abends für 5–7 d, dann Umstellung auf p.o.
  - *p.o.:* 1–2 × 10–20 mg/d (als Retardform 1–2 × 25 mg/d), dann jeden 2. Tag um 25 mg bis zu einer *Zieldosis* von 50–100 (–150) mg/d steigern
- *bei Schlafstörungen:* 10–25–75 mg ret. p.o. zur Nacht
- *Dosisanpassung bei Niereninsuffizienz:* s. Tabelle 2
- *Maximaldosis:* ambulant 150 mg/d, stationär 225–300 mg/d
- *Kinder:* 25-150 mg/d bis max. 4-5 mg/kg KG verteilt auf 2-3 ED

Ind alle Formen des depressiven Syndroms (psychogen, endogen, organisch begründbar), Melancholien, chronische (und akute) Schmerzsyndrome

KI akute Intoxikationen (Alkohol-, Schlafmittel-, Schmerzmittel- und Psychopharmakavergiftungen), Delirien, unbehandeltes Engwinkelglaukom, akute

Harnverhaltung, Prostatahypertrophie mit Restharnbildung, Pylorusstenose, paralytischer Ileus, Hypokaliämie, Bradykardie, angeborenes QT-Syndrom; *relative KI:* AV-Block ab I°, Epilepsie, Kombination mit MAO-Hemmern, schwere Leber- oder Nierenschäden, Prostatahypertrophie ohne Restharnbildung, Agranulozytose in der Anamnese

NW	*> 10 %:* Mundtrockenheit, verstopfte Nase, Müdigkeit, vermehrtes Schwitzen, Schwindel, Akkommodationsstörungen, Sprachstörungen, Tremor (passager), Aggression, orthostatische Dysregulation, RR ↓, HF ↑, HRST, Transaminasen ↑, Obstipation, Gewichtszunahme *1–10 %:* Miktionsstörungen, innere Unruhe, Durstgefühl, allergische Hautreaktionen, Libido- und Potenzstörungen, delirante Syndrome v. a. bei älteren Patienten, Hyponatriämie *< 1 %:* paralytischer Ileus, Harnverhalt
WW	sedierende und zentral wirkende Medikamente, Alkohol (deren Wi ↑); MAO-Hemmer (mindestens 14 d vor Therapiebeginn absetzen, schwerste NW = KI!); Fluoxetin oder Fluvoxamin (deren und Amitriptylin-Spiegel ↑ → Dosisreduktion); Klasse-IA- und -III-Antiarrhythmika (deren Wi ↑); Clonidin, Guanethidin (RR-Senkung ↓); Neuroleptika, Cimetidin (Amitriptylin-Spiegel ↑); orale Antikoagulanzien (Beeinflussung der Blutgerinnung → Quickwert- bzw. INR-Kontrollen)
WI	A. ist ein trizyklisches Antidepressivum: Hemmung der neuronalen Aufnahme von Serotonin und Noradrenalin + zentrale H_1-Rezeptor-Blockade → sedierende, anxiolytische und antidepressive Wi, Blockade von D_2-Dopaminrezeptoren, α_1-antiadrenerge und anticholinerge Wi (erst Sedation, dann lediglich gering gesteigerter Antrieb, nach 2–3 Wo. Stimmungsaufhellung), indirekte und direkte (umstritten) analgetische Wi
PK	BV 40–60 %, ausgeprägter First-pass-Effekt, max. Plasmakonz. nach 2–5 h, PEB 95 %, HWZ 15–30 h, renale Elimination als Glukuronide
Gr/La	strenge Indikation, Mittel der Wahl, alternativ Clomipramin, Desipramin, Imipramin / strenge Indikation (Muttermilchübertritt), alternativ Clomipramin, Desiprami, Imipramin

❶ Intoxikation:
- *Klinik:* anticholinerge Symptome, HRST (Kammerflimmern, AV-Blockierungen, Bradykardie, QRS-Verbreiterung, PQ-/QT-Zeit ↑), Hypotension, Koma (mit erhaltenen Reflexen), epileptische Anfälle, Atemdepression bis Atemstillstand, Multiorganversagen, Lungenödem, ARDS
- *Therapie:* Magenspülung + Carbo medicinalis 50 g, Volumengabe, Katecholamine bei Hypotension (Dopamin, Dobutamin, Noradrenalin in Kombination), $NaHCO_3$ i. v. zum Azidoseausgleich, bei anticholinergen Symptomen Physostigmin initial bis 6 mg, dann 1–4 mg/h (*Cave:* Bradykardie, epileptische Anfälle), passagerer Schrittmacher bei Bradykardien, bei höhergradigen ventrikulären HRST $NaHCO_3$ 1–2 mmol/kg KG initial (Ziel pH 7,45–7,55), ggf. Lidocain

Hinweise:
- verbesserte Compliance durch langsam einschleichende Dosierung! (veg. NW ↓, Sedationseffekt ↓)
- bei älteren und schlanken Pat. können bereits geringe Dosen (25 mg/d) stark sedierend wirken (große individuelle Schwankungsbreite bezüglich Wi und NW)
- Dauer der Behandlung beträgt bei chronifizierten Schmerzsyndromen mindestens ½–1 J.

Behandlungskontrollen:
therapeutischer Spiegel: 0,4–0,9 µmol/l = 0,1–0,2 mg/l (Umrechnungsfaktor 3,3)
Tipps:
Einnahmehinweis: während der Einnahme Alkoholverbot!

Amitriptylinoxid TTK: 0,53-0,74 € (60-120 mg) | Rp.-Pflicht

HN	ⓘ	p. o.: **Amioxid-neuraxpharm®, Equilibrin®** - alle: 30|60|90|120 mg/Tbl. bzw. Tabs
Dos		▶ p. o.: 2 × 30–60 mg/d ambulant, bis 2 × 120 mg/d stationär ▶ *Maximaldosis:* 300 mg/d
Ind		alle Formen des depressiven Syndroms (psychogen, endogen, organisch begründbar), Melancholien, bei chron. Schmerzsyndromen, atyp. Gesichtsschmerz (1. Wahl), Spannungskopfschmerz
KI		akute Intoxikationen, Delirien, unbehandeltes Engwinkelglaukom, akute Harnverhaltung, Prostatahypertrophie mit Restharnbildung, Pylorusstenose, paralytischer Ileus; *relative KI:* AV-Block ab I°, Epilepsie, keine Kombination mit MAO-Hemmern, schwere Leber- oder Nierenschäden, Prostatahypertrophie ohne Restharnbildung, Agranulozytose in der Anamnese
NW		*> 10%:* Mundtrockenheit, verstopfte Nase, Müdigkeit, vermehrtes Schwitzen, Vertigo, Akkommodationsstörungen, orthostatische Dysregulation, RR ↓, HF ↑, HRST, Aggression, Sprachstörungen, Tremor, (passager) Transaminasen ↑, Obstipation, Gewichtszunahme *1–10%:* Miktionsstörungen, innere Unruhe, Durstgefühl, allergische Hautreaktionen (Exantheme, Urtikaria), Libido- und Potenzstörungen, delirante Syndrome (v. a. bei älteren Patienten: psychomotorische Agitiertheit, Beschäftigungsdrang, lebhafte [meist optische] Halluzinationen), Hyponatriämie *< 1%:* paralytischer Ileus, Harnverhalt
WW		sedierende und zentral wirkende Medikamente, Alkohol (deren Wi ↑); MAO-Hemmer (mindestens 14 d vor Therapiebeginn absetzen, schwerste NW = KI!); Fluoxetin oder Fluvoxamin (deren und Amitriptylinoxid-Spiegel ↑ → Dosisreduktion); Klasse-IA- und -III-Antiarrhythmika (deren Wi ↑); Clonidin, Guanethidin (RR-Senkung ↓); Neuroleptika, Cimetidin (Amitriptylinoxid-Spiegel ↑)
WI		A. ist ein trizyklisches Antidepressivum: Hemmung der neuronalen Aufnahme von Serotonin > Noradrenalin, depressionslösende und sedierende Wi (für 2–3 Wo.), starke Anxiolyse, antidepressive Wi erst nach 2–3 Wo., indirekte und direkte analgetische Wi
PK		gute enterale Resorption, HWZ 10–20 h, stark schwankende Plasmakonzentrationen
Gr/La		strenge Indikationsstellung (Mittel der Wahl, wenn erforderlich) / strenge Indikationsstellung (geringe Erfahrungswerte)
❗		**Intoxikation:** s. Amitriptylin **Hinweise:** ▶ verbesserte Compliance durch langsam einschleichende Dosierung! (veg. NW ↓, Sedationseffekt ↓) ▶ bei älteren und schlanken Pat. können bereits geringe Dosen (25 mg/d) stark sedierend wirken

- Dauer der Behandlung beträgt bei chronifizierten Schmerzsyndromen mindestens 1 J.

Tipps:
Einnahmehinweis: Alkoholverbot (Alkoholwirkung ↑)

Amlodipin   *TTK: 0,16–0,18 € (5–10 mg)* | *Kinder > 13 Jahre* | *Rp.-Pflicht*

HN	Ⓓ *p. o.:* Amlo (**Generika**), **Amloclair®**, **AmlodigammaTop®**, **Amlo Isis®**, **Amlolich®**, **Amlo-Q®**, **Amparo®**, **Amlodipin** (**Generika**) – alle: 5|10 mg/Tbl., **Norvasc®** 5 mg/Tbl. Ⓐ **Amlodilan®**, **Amlodinova®**, **Amlohyp®**, **Norvasc®** Ⓒₕ **Amlo®**, **Amlopin®**, **Amlovasc®**, **Norvasc®**
Dos	▶ *Erw. + Kinder > 12 J.:* 1 × 5 mg/d p. o., ggf. Dosissteigerung auf 1 × 10 mg/d ▶ *Maximaldosis:* 10 mg/d
Ind	essenzielle Hypertonie, chronisch stabile Angina pectoris (Belastungsangina) und vasospastische Angina pectoris
KI	Herz-Kreislauf-Schock, instabile AP, akuter Myokardinfarkt (erste 4 Wo.), höhergradige Aortenstenose; Vorsicht bei Hypotonie, dekompensierte Herzinsuffizienz, schwere Leberfunktionsstörung
NW	*> 10 %:* Knöchelschwellung *1–10 %:* KS (vor allem zu Behandlungsbeginn), Erschöpfung, Schwindel, Schwäche, Palpitationen, Übelkeit, Dyspepsie, Bauchschmerzen, Flush (vor allem zu Behandlungsbeginn) *0,1–1 %:* Gynäkomastie, Tremor, Parästhesien, Schwitzen ↑, Schlafstörungen, Depressionen, Synkope, HF ↑, RR ↓, Dyspnoe, Rhinitis, Erbrechen, Durchfall, Obstipation, Zahnfleischhyperplasie, Exanthem, Juckreiz, Urtikaria, Alopezie, Myalgien und Arthralgien, Harndrang ↑, Impotenz, Gewichtzunahme oder -abnahme
WW	verstärkte RR-Senkung bei Kombination mit anderen Antihypertensiva (insbesondere mit Betarezeptorenblockern) und trizyklischen Antidepressiva
WI	A. ist ein Kalziumantagonist: Wirkungsmechanismus entspricht dem des Nifedipin (v. a. durch periphere Vasodilatation), jedoch etwa doppelt so starke Gefäßwirkung
PK	BV 60–80 %, max. Wi nach 6–12 h, lange Wirkdauer, HWZ 35–50 h, Elimination nach hepatischem Abbau zu 60 % renal
Gr/La	strenge Indikation (keine ausreichenden Erfahrungen), Mittel der Wahl im 2. bzw. 3. Trim. ist Nifedipin oder Verapamil / kontraindiziert
❗	**Intoxikation:** s. Verapamil, bisher keine Erfahrungen mit Plasmaseparation **Tipps:** *Vorteil:* Einmalgabe am Tag möglich (s. HWZ) **Alternativwirkstoffe:** *sinnvolle Kombinationspräparate:* mit Valsartan = **Exforge®**, **Dafiro®**, mit Olmesartan = **Sevikar®** und **Vikado®**
Stu	PRAISE II-Studie, PREVENT-Studie, IDNT-Studie, ALLHAT-Studie, PRIME-Programm

Amoxicillin *TTK: p.o.: 1,70-3,40 € (1,5-3 g); i.v.: 32-43,- € (3-6 g) | Kinder > 0 Monate | Rp.-Pflicht*

HN ⒟ *p. o.:* **Amagesan®, Amoxicillin (Generika), Amoxi (Generika), Amoxypen®, Flui-Amoxicillin®, Infectomox®, Jutamox®, Ospamox®**
- alle: 500|750|1000 mg/Tbl., Saft und Brausetbl.
i. v.: **Augmentan® i. v. pro infantibus** 275/600 mg|1,2/2,2 g (+ Clavulansäure)

ⒶAmoxihexal®, Amoxilan®, Amoxistad®, Clamoxyl®, Ospamox®
ⒸⒽAmoxi-Mepha®, Azillin®, Clamoxyl®, Escamox®, Spectroxyl®, Supramox®

Dos ▶ *p. o.:*
- *> 14 J.:* 3–4 × 500–1000 mg/d p. o.
- in schweren Fällen 2–3 × 2000–3000 mg/d p. o.
- *< 14 J.:* 3 × 500 mg/d p. o.

▶ *i. v.:*
- *> 14 J.:* 3 × 1000–2000 mg/d i. v.
- in schweren Fällen 4 × 3000–5000 mg/d i. v.
- *< 14 J.:* 3 × 20–60 mg/kg KG/d i. v.

▶ *Endokarditisprophylaxe:* 2000 mg p. o. 1 h vor dem Eingriff
▶ *Dosisanpassung bei Niereninsuffizienz:* s. Tabelle 2
▶ *Maximaldosis:* 6000 mg/d
▶ *Kinder 3. Mo.–1 J.:* 50–100 mg/kg KG/d aufgeteilt in 2 ED; *1–12 J. (< 40 kg KG):* 40–50 (–100) mg/kg KG/d aufgeteilt in 3 ED, *> 12 J. (> 40 kg KG):* 1500–3000 mg/d in 3–4 ED, max. 4–6 g/d

Ind Entzündungen der Atemwege (u. a. eitrige chronische Bronchitis, Pertussis), HNO-Infekte (Otitis media, Sinusitis, Tonsillitis, Pharyngitis), Gallenwegsinfekte, GIT-Infektionen (inkl. Helicobacter pylori-Infektionen, Typhus abdominalis), HWI, Gonorrhoe, Haut- und Weichteilinfekte, Endokarditisprophylaxe, Osteitis, Osteomyelitis, Listeriose

KI Allergien gegen Penicilline, infektiöse Mononukleose, chronisch lymphatische Leukämie

NW *10 %:* Hautreaktionen, Exantheme (nach 5–11 d), Juckreiz
1–10 %: Magendrücken, Übelkeit, Erbrechen, Appetitlosigkeit, Meteorismus, Durchfall, Schmerzen bei Injektionen, Mundschleimhautentzündung
< 1 %: allerg. Reaktionen, Anaphylaxie, Transaminasen ↑, BB-Veränderungen (Zellen ↓)

WW Digoxin (dessen Resorption ↑); Allopurinol (allerg. Hautreaktionen ↑), Diuretika (Elimination v. A. ↑), Probenicid (A.-Spiegel ↑), Antikoagulanzien (Blutungsneigung ↑), bakteriostatisch wirkende Chemotherapeutika/Antibiotika (wie z. B. Tetracycline, Makrolide, Sulfonamide oder Chloramphenicol) (antagonistischer Effekt)

WI Breitspektrumpenicillin, β-Lactamantibiotikum, Aminopenicillin: Synthesehemmung von Murein (Zellbestandteil), bakterizide Wi auf proliferierende Keime; durch die fixe Kombination mit Clavulansäure (**Augmentan®, Amoclav®, Amoxclav®, Amoxiclav [Generika]**) kann Amoxicillin vor der Inaktivierung durch β-Lactamasen geschützt werden, was zum erweiterten Wirksamkeitsspektrum führt: E. coli, Hämophilus, Klebsiellen, Bakteroides fragilis

PK BV 75–90 %, max. Plasmaspiegel nach 2 h, HWZ 1 h, PEB 17 %, überwiegend renale Elimination

Gr/La Gr 1 (Mittel der Wahl) / strenge Indikation (beim Säugling Diarrhoe, Pilzbefall, Gefahr der Sensibilisierung)

A

🛈 **Intoxikation:**
- *Symptome:* entsprechen im Wesentlichen dem Nebenwirkungsprofil wie gastrointestinale und zentralnervöse Symptome, oligurisches Nierenversagen
- *Therapie:* symptomatische Maßnahmen, es gibt kein spezifisches Antidot; Amoxicillin kann durch Hämodialyse eliminiert werden; beim Auftreten von Krämpfen empfiehlt sich die Sedierung mit Diazepam

Hinweise:
- *Vergleich mit Ampicillin:* 2-3-fach bessere Resorption, weniger intestinale Symptome, höhere Plasmaspiegelkonzentrationen, jedoch schwächer auf Gram-positive Bakterien wirksam als Penicillin G
- *+Clavulansäure:* gehäuft klinisch relevante, reversible, jedoch prolongiert verlaufende Leberschäden (weltweit mehr als 500, 7 tödlich, v. a. cholestatische Hepatitis; (Gresser, U. Eur J Med Research 20 [2001], 139 – 149); am ehesten bedingt durch den Wirkstoff Clavulansäure;
- *Alternativen:* bei Infektionen der oberen Atemwege Ampicillin + Sulbactam (z. B. **Unacid**®); bei Keimresistenzen (z. B. Staphylokokken, Hämophilus) Cefaclor (z. B. **Panoral**®) oder Cefuroximaxetil (z. B. **Zinnat**®)
- aufgrund einer hohen Sensibilisierungsrate sollten Penicilline nicht lokal angewendet werden

Tipps:
Einnahmehinweis: nüchtern oder 30–60 min vor dem Essen einnehmen

Spektrum:
Sensibel: Gram-positiv und Gram-negativ, u. a. Actinomyces, Bacillus, Clostridium, Enterokokken, Listerien, Streptokokken, Treponemen, Bordetella, Brucella, Campylobacter, H. influenzae, nicht penicillinasebildende Staphylokokken
unsicher: E. coli, Proteus mirabilis, Salmonellen, Shigellen
Resistenz: Klebsiellen, Enterobacter, Serratia, Pseudomonas, Cileobacter, penicillinasebildende Keime

Amoxicillin + Clavulansäure

TTK: ca. 1,50 € (3 Tbl.), ca. 25,- € (3,6 g) | Kinder > 0 Monate | Rp.-Pflicht

HN Ⓓ p. o. Tbl.: **Amoclan**®, **Amoxiclav** (Generika), **Amoxicillin** (C, PI, Rat com, ratio), **Amoxi Clavulan**®, **Amoxidura**® **Plus**, **Amoxiplus** (Generika), **Amoxi-Saar Plus**®, **Augmentan**®, **Augmentine**®
- alle: 500/125 mg/Tbl., 875/125 mg/Tbl.

p. o. Saft: **Amoclav**®, **Amoxclav**®, **Amoxidura Plus**®, **Amoxiclav** (Generika), **Augmentan**®, **Infectosupramox**®
- alle: Saft 50/12,5 mg/1 ml, 125/31 mg/5 ml, 250/62 mg/5 ml u. 400/57 mg/5 ml

i. v.: **Amoxiclav**® 2000/200 mg/Amp., **Augmentan**®
- alle: 1000/200 mg/Amp.

Ⓐ **Amoxicillin Clavulansäure**®, **AmoxiPlus**®, **Augmentan**®
CH **Augmentan**®

Dos
- *p. o. (vor den Mahlzeiten):*
- *Erw. + Jgl. > 40 kg KG:* 2 (–3) × 1 Tbl. (875/125 mg/Tbl.)/d oder 3 × 1 Tbl. (500/125 mg/Tbl.)/d p. o. für 7–10 d (3–4 d nach Abklingen der Symptome)
- *Kinder:*
  - 2–12 J.: 30–60 mg A. mit 7,5–10 mg C./kg KG/d in 3 ED als Saft p. o.
  - <2 J.: 30–40 mg A. mit 7,5–10 mg C./kg KG/d in 3 ED als Saft p. o.
  - <3 Mo.: 2 × 44 mg/kg KG
- *i. v.:*

- *Erw. + Jgl. > 13 J. > 50 kg KG:* 3 × 1,2 g/d i. v., in schweren Fällen 3 × 2,2 g/d i. v. je für 7–10 d
- *3 Mo.–12 J.:* 3 × 10 mg/kg KG/d i. v., in schweren Fällen 3 × 32 mg/kg KG/d i. v. je für 7–10 d
- ▶ *Dosisreduktion bei Niereninsuffizienz:* s. FI

Ind Behandlung folgender Infektionen bei Erw. und Kindern:
- ▶ akute bakterielle Sinusitis (nach adäquater Diagnosestellung)
- ▶ akute Otitis media
- ▶ akute Exazerbationen einer chronischen Bronchitis (nach adäquater Diagnosestellung)
- ▶ ambulant erworbene Pneumonie
- ▶ Urozystitis, Pyelonephritis, Haut- und Weichteilinfektionen, insbes. Infektionen der unteren Hautschichten
- ▶ Tierbisse
- ▶ schwere dentale Abszesse mit sich lokal ausbreitender Infektion
- ▶ Knochen- und Gelenkinfektionen, insbes. Osteomyelitis

KI Überempfindlichkeit gegen Amoxicillin, Clavulansäure oder gegen Penicilline; schwere allergische Sofortreaktion (z. B. Anaphylaxie) gegen ein anderes Betalaktam-Antibiotikum (z. B. Cephalosporin, Carbapenem oder Monobactam) in der Krankheitsgeschichte; Gelbsucht/Leberfunktionsstörung in der Krankheitsgeschichte auf Substanz

NW *> 10 %:* GIT-Störungen: Magenschmerzen, Nausea (häufiger bei der Einnahme hoher Dosen), Erbrechen, Meteorismus, weiche Stühle
1–10 %: Candidiasis der Haut und Schleimhäute, Diarrhö, mäßiger Anstieg der Leberenzymwerte, Hautreaktionen (morbilliformes Exanthem etwa 5–11 d nach Therapiebeginn)

WW Amoxicillin

WI siehe Amoxicillin; Clavulansäure ist ein Betalaktam (ein Betalaktamase-Inhibitor), das strukturell mit den Penicillinen verwandt ist, es inaktiviert einige Betalaktamasen und verhindert dadurch die Inaktivierung von Amoxicillin; Clavulansäure allein übt keine klinisch relevante antibakterielle Wirkung aus

PK siehe Amoxicillin, Lsg.-pH-Wert 8,0–10,0

Gr/La strenge Indikation / strenge Indikation

❗ **Cave:**
Inkompatibilität mit Gluc.-Lsg., Aminosäure-Lsg., Lipidemulsionen, Blutprodukten, Dextran-Lsg., Natriumbicarbonat (gesonderten Zugang wählen)
Hinweise:
- ▶ auf erhöhte Kaliumzufuhr achten
- ▶ Resorptionsverbesserung bei Einnahme kurz vor dem Essen

Behandlungskontrollen:
Elektrolytkontrolle (Kalium)

Spektrum:
Sensibel: aerobe Gram-positive Erreger (Enterococcus faecalis, Gardnerella vaginalis, Staphylococcus aureus (Methicillin-empfindlich), Koagulase-negative Staphylokokken (Methicillin-empfindlich), Streptococcus agalactiae, Streptococcus pneumoniae, Streptococcus pyogenes und andere betahämolysierende Streptokokken, Streptococcus-viridans-Gruppe, aerobe Gram-negative Erreger (Capnocytophaga spp., Eikenella corrodens, Haemophilus influenzae, Moraxella catarrhalis, Pasteurella multocida), anaerobe Mikroorganismen (Bacteroides fragilis, Fusobacterium nucleatum, Prevotella spp.)
Resistenz: aerobe Gram-positive Erreger (Enterococcus faecium), aerobe

Gram-negative Erreger (Escherichia coli, Klebsiella oxytoca, Klebsiella pneumoniae, Proteus mirabilis, Proteus vulgaris), aerobe Gram-negative Erreger (Acinetobacter sp., Citrobacter freundii, Enterobacter sp., Morganella morganii, Legionella pneumophila, Providencia spp., Pseudomonas sp., Serratia sp., Stenotrophomonas maltophilia), andere Mikroorganismen, Chlamydophila pneumoniae, Chlamydophila psittaci, Coxiella burnetti, Mycoplasma pneumoniae, Ureaplasma urealyticum

Amphotericin B
TTK: p.o.: 0,55–1,10 € (50-100 mg), 4,80 € (400 mg); i.v.: 87-158,- € (50-100 mg) | *Kinder > 0 Monate* | *Rp.-Pflicht*

HN Ⓓ *p. o.:* **Ampho-Moronal**® 100 mg/Tbl., Susp. 100 mg/ml, 10 mg/Lutschtbl., **Fungizone**® Susp. 100 mg/ml
parenteral: **Ambisome**®, **Amphotericin B**®, **Fungizone**®, **Abelcet**® 100 mg/20 ml Inf.-Konz.
- alle: 50 mg/Inj.-Fl.
Ⓐ **Abelcet**®, **Ambisome**®, **Amphocil**®, **Ampho-Moronal**®, **Amphotericin B "BMS"**®, **Mysteclin**®
CH **AmBisome**®, **Ampho-Moronal**®, **Fungizone**®

Dos
- *p. o.:* 50–100 mg/d nach dem Essen bis 4 × 400 mg/d p. o., bei enoralem Soor 4 × 10 mg Lutschtbl.
- *i. v. nur bei lebensbedrohlichen Infektionen:* initial 0,1 mg/kg KG i. v. über 24 h unter ½-stündlichen klinischen Kontrollen des Pat. 2–4 h nach Infusionsbeginn, dann je nach Blutspiegel 0,75–1,0 mg/kg KG in 1000 ml G5% (vorweg 1 mg in 250 ml G5% als Testdosis), Maximaldosis: 1,5 mg/kg KG/d i. v.
- *Prophylaxe:* 2 × 50–100 mg/d p. o.
- *intrathekal:* 0,1–0,5 mg mit 10–20 ml Liquor verdünnen und injizieren (2–3 ×/Wo.)
- *Kryptokokken-Meningitis:* 0,5–0,75 mg/kg KG/d in 1000 ml G5% i. v. für 4–6 Wo. (in Kombination mit Flucytosin und Fluconazol)
- *Kinder < 12 J.:* Infusion > 6 h mit 0,1 mg/kg KG/d, dann langsam steigern auf bis zu 1 mg/kg KG/d
- *Dosisreduktion bei Niereninsuffizienz:* s. Tabelle 2

Ind intestinale Hefemykosen, Schleimhautmykosen, Candida-Infektion, Pilzmeningitis/Enzephalitis, Kryptokokkenmeningitis, Aspergillusinfekte, Histoplasmose

KI schwere Leber- und Nierenfunktionsstörungen

NW > 10%: (reversible) Nierenfunktionsschäden in 80% (renal tubuläre Azidose, Nephrokalzinose, K^+ ↓), Fieber, Gewicht ↓, GIT-Symptome in 50% (Appetit ↓, Brechreiz, Erbrechen, epigastrische Krämpfe, Durchfall), BB-Veränderungen (Zellen ↓, Anämie in 40%), Schmerzen an der Injektionsstelle ggf. mit Thrombophlebitis, Muskel- und Gelenkschmerzen, KS
o.A.: Flush, Schock, Herzversagen, Hautausschlag, Juckreiz, Transaminasen ↑, Ikterus, akutes Leberversagen, Gastroenteritis mit Blutungen, Blutgerinnungsstörungen, Gehörverlust, Tinnitus, periphere Neuropathie, Krampfanfälle, Dyspnoe, Bronchospasmus, nicht kardial bedingte Lungenödeme, K^+ ↓ ↑, ANV, Anurie, Oligurie, anaphylaktische und andere allerg. Reaktionen

WW Alkylanzien (evtl. Nierenschädigung); Steroide (Hypokaliämiegefahr → ggf. Digitaliswirkung ↑)

WI A. ist das Mittel der Wahl bei systemischen Pilzinfektionen: Polyen-Makrolid → durch Bindung an Ergosterin erhöhte Permeabilität der Pilzmembran wachsender/sich teilender Erreger → Zellzerstörung (fungistatische Wi), schlechte Passage der Blut/Liquor-Schranke (im Liquor 3 % der Serumkonzentration), liposomale Form gibt Substanz erst frei, wenn sie sich an Zellwände von Pilzen anlagert

PK BV < 5 % nach oraler Gabe, Liquorkonzentration ist 2–4 % des Serums, 90–95 % an Serumlipide/Plasmaeiweiße gebunden, rascher Abfall der Blutspiegel, max. Plasmakonz. 1,2–2 µg/ml, initial HWZ 24 h, terminal HWZ von 15 d, langsame renale Elimination (5 % in 24 h)

Gr/La strenge Indikation, Gr 5 (lokal unbedenklich, system. nur bei vitaler Indikation) / strenge Indikation, La 1

❗ **Hinweise:**
- zur Vermeidung potenzieller Nierenschäden vor der Gabe "Kochsalzaufladung" mit 1 l NaCl 0,9 % i. v.
- signifikante Reduktion der NW bei i. v. Tagesdosisgabe durch 24 h Infusion gegenüber einer Infusion über 4 h bei gleicher antimykotischer Wi (Brit. Med. J. 2001, 322,1)
- möglichst in Kombination mit Flucytosin und Fluconazol geben
- liposomales Amphothericin B (**Ambiosome®**, 204,- €/Inf.-Fl.) ist bei deutlich geringeren NW gleich gut wirksam wie die normale Form (85,- €/Inf.-Fl.)

Behandlungskontrollen:
- *Laborkontrollen:* 2–3 × /Wo. BB, Kreatinin, Harnstoff, K$^+$ und Mg^{2+}
- *therapeutischer Bereich im Serum:* 0,2–2,2 µmol/l = 0,2–2,2 mg/l (Umrechnungsfaktor 1,1)

Tipps:
Applikationshinweis: Lichtschutz bei langer Infusionszeit, nicht mit NaCl 0,9 %/Ringer zusammen infundieren → Ausfällung!

Spektrum:
Sensibel: u. a. Hefe- und Sprosspilze, Candida-Mykosen, Aspergillus spp., Blastomykose, Histoplasmose, Kryptokokken und Sporotrichose

Ampicillin TTK: p.o.: 3,15 € (3 g); i.v.: 7,50-15,- € (3-6 g) | Kinder > 0 Monate | Rp.-Pflicht

HN Ⓞ p. o.: **Ampicillin** (**Generika**)
- *alle: 1000 mg/Tbl., Saft 250 mg/5 ml*
parenteral: **Ampicillin-ratiopharm®**
- *alle: 0,5|1,0|2,0|5,0 g/Inj.-Fl.*

Ⓐ **Standacillin®**

Dos
- *Erw.:* 3–4 × 1 g/d p. o., bei schwerem Infekt 3–4 × 2 g/d p. o.
- *i. v. (bei schwerem Infekt):* 3 × 5 g/d i. v. als Kurzinfusion bzw. 150–200 mg/kg KG/d i. v.
- *Meningitis:* 6 × 2 g/d i. v.
- *Endokarditisprophylaxe:* 2 g i. v./i. m. 30 min vor der Untersuchung
- *Maximaldosis:* 8 g/d (i. v. und p. o.)
- *Kinder*
  - *1–12 J.:* 50–100 mg/kg KG/d p. o. verteilt auf 4 ED oder 80–300 (–400) mg/kg KG/d i. v. verteilt auf 3–4 ED;
  - *Säugl. 3–12 Mo.:* 100–300 mg/kg KG/d i. v. verteilt auf 3 ED
  - *> 6 J.:* 1,5–6 g/d p. o. oder 2–3 (–6) g/d i. v. je verteilt auf 3–4 ED
  - *< 6 J.:* 100–150 (–200) mg/kg KG p. o. oder 100 (–400) mg/kg KG/d i. v. je verteilt auf 3–4 ED
  - *Maximaldosis:* 400 mg/kg KG/d
- *Dosisreduktion bei Niereninsuffizienz:* s. Tabelle 2

Ind	Infekte im HNO-Bereich, der Atemwege, des Urogenitaltrakts, der Gallenblase und -wege, des Magen-Darm-Trakts, der Haut und Weichteile sowie der Augen, Listeriose
KI	bei Behandlung von Begleitinfekten viraler Erkrankungen, insbesondere der infektiösen Mononukleose (EBV-Infektion), Penicillinallergie, chron. lymphatischer Leukämie
NW	*> 10 %:* Übelkeit und Erbrechen, Diarrhoe, allerg. Hautreaktionen inkl. Juckreiz *1–10 %:* Schleimhautrötungen, Stomatitis *nur i. m. Injektion:* Schwellungen und Schmerzen an der Injektionsstelle *o.A.:* Leukozytopenie, Thrombozytopenie, Fieber, Transaminasen ↑, interstitielle Nephritis, pseudomembranöse Kolitis, Erregungszustände, Krämpfe
WW	Tetracycline, Erythromycin, Sulfonamide, Chloramphenicol (Wirkungsabschwächung möglich); Digoxin (Ampicillin-Resorptionsquote ↑); Allopurinol (allerg. Hautreaktionen ↑); Kontrazeptiva (deren Sicherheit ↓)
WI	A. ist ein Breitspektrumpenicillin, β-Lactamantibiotikum, Aminopenicillin: Synthesehemmung von Murein (Zellbestandteil), bakterizide Wi auf proliferierende Keime, gut gewebegängig, passiert die Plazentaschranke, Übergang in Muttermilch, Liquorübertritt bei intakten Meningen nur 5 %, bei entzündeten Meningen im Liquor bis zu 50 % der Plasmakonzentration
PK	perorale Resorption 30–60 %, BV 30–40 %, max. Plasmakonzentrationen nach 90–120 min, nach i.m. 30–60 min, PEB 17–20 %, Eliminations-HWZ 50–60 min, bei Oligurie 8–20 h, überwiegend renale Elimination in unveränderter Form zu 40 %, aber auch durch die Galle und Fäzes *i. v.-Lsg.:* pH 8,0–10,0, hoher Na^+-Gehalt (2,86 mmol/g Lsg.), Lsg. 4 h bei Raumtemp. haltbar
Gr/La	Mittel der Wahl, Gr 1 / strenge Indikation
❗	**Hinweise:** ▶ geringe Liquorgängigkeit, bei Meningitis jedoch ausreichend ▶ *Inkompatibilität:* möglichst separat infundieren (kompatibel zu Glc. 5 %, NaCl 0,9 %, Fruktose 5 %-Lsg.) ▶ aufgrund geringer BV möglichst i. v.-Gabe vorziehen (Schädigung der Darmflora dadurch ↓) **Spektrum:** *Sensibel:* Gram-positiv + Gram-negativ, u. a. H. influenzae, Actinomyces, Bacillus, Borrelia, Clostridium, Enterokokken, Listerien, Streptokokken, Treponemen, Bordetella, Brucella, Campylobacter *unsicher:* E. coli, Proteus mirabilis, Salmonellen, Shigellen, Enterobakterien *Resistenz:* Klebsiellen, Enterobacter, Citrobacter, Serratien, Proteus vulgaris, Moraxella catarrhalis, Bacteroides fragilis, penicillinasebildende Staph. aureus, Pseudomonas aeruginosa, penicillinasebildende Bakterien

Ampicillin + Sulbactam
TTK: p.o.: 6,60-8,80 € (1125-1500 mg); i.v.: 10-42,60 € (1,5-9 g Inf.-Fl.) | Rp.-Pflicht

HN	Ⓓ *p. o.:* **Unacid PD oral®** 375 mg/Tbl., Saft 375 mg/7,5 ml Susp. *parenteral:* **Unacid®** 1,5|3 g/Inf.-Flasche Ⓐ **Unasyn®**
Dos	▶ *Erw.:* 2–3 × 375–750 mg/d p. o.; Dauer 5–14 d ▶ *i. v.:* 2–3 × 0,75–3 g/d i. v.; Dauer 5–14 d ▶ *Maximaldosis:* 12 g/d ▶ *Dosisreduktion bei Niereninsuffizienz:* Kreatinin-Clearance 5–14 ml/min Dosierungsintervall 24 h, < 5 ml/min 48 h

- *Kinder > 12 J.:* 1000 mg/d; *> 7½ J.:* 750 mg/d; *> 3 J.:* 500 mg/d; *> 1 J.:* 400 mg/d; *> ½ J.:* 300 mg/d; *> ¼ J.:* 200 mg/d jeweils verteilt auf 2 ED/d p.o. (allg. 50 mg/kg KG/d)
- *Kinder > 30 kg KG:* 2 × 375–750 mg/d (7,5–15 ml Susp.), *< 30 kg KG:* 50 mg/kg KG/d auf 2 ED

Ind
- Infektion durch sulbactam-/ampicillinempfindliche Erreger
- Infektionen von Atemwegen, Nieren, Harnwegen, Geschlechtsorganen, Haut- und Weichteilgeweben, Bauchraum

KI Begleitinfektionen viraler Erkrankungen (v. a. infektiöse Mononukleose = EBV-Infektion), Penicillin-Allergie, chron. lymphatische Leukämie

NW *> 10 %:* Übelkeit und Erbrechen, Diarrhoe, allerg. Hautreaktionen inkl. Juckreiz
1–10 %: Schleimhautrötungen, Stomatitis
nur i. m. Injektion: Schwellungen und Schmerzen an der Injektionsstelle
o.A.: Leukozytopenie, Thrombozytopenie, Fieber, Transaminasen ↑, interstitielle Nephritis, pseudomembranöse Kolitis, Erregungszustände, Krämpfe

WW Tetracycline, Erythromycin, Sulfonamide, Chloramphenicol (Wirkungsabschwächung möglich); Allopurinol (Hautreaktionen ↑); Methotrexat (dessen Toxizität ↑); Probenecid (Elimination von A. und S. wird gehemmt); hormonelle Kontrazeptiva (deren Sicherheit ↓)

WI A. ist ein Breitspektrumpenicillin, β-Lactamantibiotikum, Aminopenicillin; nach Resorption rasche Spaltung in Sulbactam und Ampicillin, Synthesehemmung von Murein (Zellbestandteil), bakterizide Wi auf proliferierende Keime; Sulbactam ist ein β-Laktamaseinhibitor und wirkt somit einer β-laktamasebedingten Inaktivierung des Aminopenicillin entgegen

PK BV 30–40 %, hohe Serumspitzenspiegel nach i. m.- und i. v.-Gabe, HWZ 1 h, im höheren Alter 2 h, rasche Verteilung im Körpergewebe, ca. 80 % werden unverändert in 8 h eliminiert

Gr/La strenge Indikation, Gr 4, Penicilline sind Mittel der Wahl / strenge Indikation (beim Säugling erhöhte Gefahr für Diarrhoe, Pilzinfekte und Sensibilisierung)

❗ **Hinweise:**
i. v.-Basisantibiotikum, nicht geeignet für Problemkeime
Spektrum:
Sensibel: Gram-positive + Gram-negative Erreger, s. a. Ampicillin, u. a.: Staphylococcus aureus et epidermidis, Streptococcus pneumoniae und andere Streptokokkenarten, Enterococcus faecalis, Haemophilus influenzae und parainfluenzae, Branhamella catarrhalis, E. coli, Klebsiellen, indolpositiver und indolnegativer Proteus, Enterobacter-Arten, Neisseria gonorrhoeae et meningitidis, Anaerobier einschließlich Bacteroides fragilis
Resistenz: Enterobacter cloacae, Pseudomonas aeruginosa

Antithrombin III TTK: k.a. | Rp.-Pflicht

HN Ⓓ *i. v.:* **Anbinex®, AT III thermoinaktivert Immuno®, Atenativ®, Kybernin® P**
- alle: 500|1000 I.E./Inj.-Lsg.
Ⓐ **Atenativ®, Kybernin® P**
Ⓒʜ **Atenativ®, Kybernin® P**

Dos
- 1 I.E./kg KG erhöht den AT III-Spiegel um ca. 1–1,5 %
- die übliche Anfangsdosierung bei angeborenem Antithrombin III-Mangel liegt bei 30–50 I.E./kg KG i. v.
  - Dosis AT III = kg KG × (100 − AT III % Ist) × ⅔
- *Infusionsgeschwindigkeit:* 50–100 I.E./min

Ind	▶ Substitutionsbehandlung bei erblich bedingtem Antithrombin III-Mangel; zur Thromboembolieprophylaxe bei operativen Eingriffen, Schwangerschaft und Geburt; zur therapeutischen Behandlung bei Thromboembolie und Verbrauchskoagulopathie
	▶ erworbener Antithrombin III-Mangel, zur Prophylaxe oder Therapie
	▶ verminderte Antithrombin III-Synthese und disseminierte intravasale Gerinnung (DIC) wie z. B. bei gastrointestinalen Blutungen bei Leberzirrhose oder geplanter Gabe von Prothrombinkomplexkonzentraten
	▶ Verbrauchskoagulopathie (DIC) wie z. B. bei Sepsis oder Fruchtwasserembolie
	▶ Hämodialyse
	▶ Plasmapherese
KI	Überempfindlichkeit
NW	*1–10%:* Schwindel, KS, Blutungen, Übelkeit, Erbrechen, Blutungen an der Venenpunktionsstelle/nach dem Eingriff, Wundsekretion *0,1–1%:* Hitzegefühl, Fieber, Erythem/Schmerzen/Ausschlag am Infusionsort, Bluterguss an der Venenpunktionsstelle, Brustschmerzen, allergische oder anaphylaktische Reaktionen (z. B. Schüttelfrost, Dyspnoe, Ödeme, Hypertonie, Hypotonie, Hautrötung, Exanthem, Tachykardie)
WW	Heparin (Risiko von Blutungen ↑)
WI	Antithrombin III, ein 58kD, 432 Aminosäuren großes Glykoprotein, gehört zu den Serin-Proteasen-Inhibitoren und ist einer der wichtigsten natürlichen Blutgerinnungshemmer. Die am stärksten gehemmten Faktoren sind Thrombin und der Faktor Xa, jedoch auch Faktoren der Kontaktaktivierung, des intrinsischen Systems und der Faktor VIIa/Gewebefaktorkomplex. Die Antithrombin III-Aktivität wird durch Heparin in großem Maße verstärkt, die blutgerinnungshemmende Wirkung von Heparin ist abhängig von der Anwesenheit von Antithrombin III.
PK	HWZ ca. 3 Tage, bei Heparingabe HWZ ca. 1,5 Tage, im Rahmen einer disseminierten intravasalen Gerinnung (DIC) ist die HWZ auf wenige Stunden reduziert
Gr/La	keine Erfahrungen / keine Erfahrungen
❶	**Hinweise:** Dokumentationspflicht nach dem Transfusionsgesetz (potenzielles Risiko der Übertragung von Viren) **Behandlungskontrollen:** normale Antithrombin III-Aktivität: ▶ Erwachsene: 80–120% ▶ Neugeborene: ca. 40–60%

Apixaban   TTK: ca. 7,70 € (5 mg) | Rp.-Pflicht

HN	Ⓓ *p. o.:* **Eliquis®** 2,5|5 mg/Tbl. Ⓐ **Eliquis®** ㏇ **Eliquis®**
Dos	▶ *Erw. Prophylaxe bei VTE:* 2 × 2,5 mg/d p. o. 12–24 h nach der OP; *Therapiedauer:* bei Hüftgelenks-OP 32–38 d, bei Knie-OP 10–14 d
	▶ *Erw. Prävention bei Schlaganfällen mit VHF:* 2 × 5 mg/d p. o., Dosisreduktion auf 2 × 2,5 mg/d bei > 80 J., ≤ 60 kg KG oder S-Krea ≥ 1,5 mg/dl
	▶ *Dosisreduktion bei Niereninsuffizienz:* bei Kreatinin-Clearance 15–29 ml/min unter enger klin. Beobachtung, < 15 ml/min nicht anwenden

▶ *Dosisreduktion bei Leberinsuffizienz:* bei schwerer Leberfunktionsstörung nicht empfohlen

Ind Prophylaxe venöser Thromboembolien (VTE) bei erwachsenen Patienten nach elektiven Hüft- oder Kniegelenksersatzoperationen
neu: Prävention von Schlaganfällen und systemischen Embolien bei Erw. mit nicht-valvulärem Vorhofflimmern (inkl. einem oder mehreren Risikofaktoren: ≥ 75 J., Hypertonie, Diabetes mellitus, sympt. Herzinsuff. NYHA ≥ II, Schlaganfall oder TIA in der Anamnese)

KI klinisch relevante akute Blutung, Lebererkrankungen, die mit einer Koagulopathie und einem klinisch relevanten Blutungsrisiko verbunden sind

NW *1–10%:* Anämie, Übelkeit, Hämatome
0,1–1%: Thrombozytopenie, Hypotonie, Epistaxis, gastrointestinale Blutung, Hämatochezie, Transaminasen ↑, abnormale Leberfunktionstests, AP ↑, Bilirubin ↑, Hämaturie, postoperative Blutung, Wundsekretion, Blutungen an der Inzisionsstelle, intraoperative Blutung

WW starke CYP3A4- und P-gp-Inhibitoren, wie Azol-Antimykotika (z. B. Ketoconazol, Itraconazol, Voriconazol und Posaconazol) und mit HIV-Protease-Inhibitoren (z. B. Ritonavir) (Plasmaspiegel von A. ↑, nicht empfohlen), starke Induktoren von CYP3A4 und P-gp (z. B. Rifampicin, Phenytoin, Carbamazepin, Phenobarbital oder Johanniskraut) (A.-Exposition um ca. 50% ↓, nicht empfohlen), nichtsteroidale Antirheumatika (NSARs), einschließlich Acetylsalicylsäure (Blutungsrisiko ↑, nicht empfohlen), Antikoagulanzien (Blutungsrisiko ↑)

WI A. ist ein hochwirksamer, oraler, reversibler, direkter und hochselektiver Inhibitor des aktiven Zentrums von Faktor Xa → Hemmung der Aktivität des freien und in Blutgerinnsel gebundenen Faktors Xa sowie der Prothrombinase, keine direkten Wirkungen auf die Thrombozytenaggregation, A. hemmt aber indirekt die durch Thrombin induzierte Thrombozytenaggregation (durch Hemmung des Faktors Xa beugt A. der Bildung von Thrombin und der Entstehung von Thromben vor)

PK BV 50%, max. Plasmakonz. 3-4 h, um ca. 18% höhere A.-Exposition bei Frauen als bei Männern, PEB 87%, HWZ 12 h, Elimination nach Metabolisierung (O-Demethylierung und Hydroxylierung zu 25%) per Faeces, ca. 27% renal

Gr/La kontraindiziert (keine Erfahrungen) / kontraindiziert (keine Erfahrungen)

❗ **Hinweise:**
epidurale oder intrathekale Verweilkatheter müssen mind. 5 h vor 1. Gabe entfernt werden (Risiko von Blutungen ↑); falls Katheter erst später entfernt werden können, ist ein Abstand von 20–30 h (2 × HWZ) nach letzter Einnahme einzuhalten
Behandlungskontrollen:
Laborkontrollen: BB, Transaminasen im Behandlungsverlauf kontrollieren

Stu HIAdvance-Studie, ADOPT-Studie, ARISTOTLE-Studie, APPRAISE-2 Studie

Apomorphin-Hydrochlorid   *TTK: Amp.: 7,45|25,40 € (10|50 mg), Pen: 60,- € | Rp.-Pflicht*

HN Ⓡ *parenteral:* **APO-go®** Amp. 10 mg/ml Inj.-Lsg., -Pen 10 mg/ml Inj.-Lsg., Fertigspritze 5 mg/ml, **Apomorphin** (**Generika**) Amp. 10 mg/ml
Ⓐ Apo-go®, APO-go Pen®

Dos *M. Parkinson:* Vorbereitung mit 3 × 20 mg/d Domperidon, individuelle Einstellung, Bolusinjektion nicht > 10 mg

- *intermittierende Therapie (Pen s.c.):* initial 1–2 mg s.c., i.d.R. 2–4 mg/Injektion bzw. 10–19 (3-30) mg/d bei 1-10 Injektionen
- *kontinuierliche Therapie (Pumpe s.c.):* initial 1 mg/h, tgl. + 1 mg/h Dosis ↑, i.d.R. 1–4 mg/h, max. 100 mg/d
- *Apomorphin-Test:* fraktioniert 1-2 mg s.c., ggf. nach 30 min 4 mg s.c. (ggf. nach 3 h 3-10 mg s.c.) → klin. Effekt nach jeweils 15-30 min schematisiert untersuchen (UPDRS)

Ind	therapieresistenter M. Parkinson mit motorischen Komplikationen (On-Off-Phänomen)
KI	Atemdepression, Demenz, psychotische Erkrankungen oder hepatische Insuffizienz; Pat. die auf Levodopa mit einer "ON"-Reaktion ansprechen, die durch starke Dyskinesien oder Dystonien gekennzeichnet ist; Alter < 18 J.
NW	*> 10%: s.c.-Gabe:* subkutane Gewebsverhärtungen *1–10%:* Übelkeit (7%), KS (7%), Schwindel (4%); *passager:* Rhinitis, Pharyngitis, Benommenheit, Infektionen, Schmerzen, verstärkter Husten, Hitzewallungen, Geschmacksstörungen, Schwitzen, Verwirrtheitszustände, opt. Halluzinationen, affektive Labilität, Angstträume *0,2%:* Synkopen
WW	Nitrate, Alkohol (evtl. hypotone Wi ↑); Antiemetika, zentral wirkende Dopaminagonisten oder -antagonisten außer Ondansetronhydrochlorid, Prochlorpermazinmaleat, Domperidon (Wi von Apomorphin möglicherweise ↑ oder ↓)
WI	Apomorphin ist ein direkter Agonist an dopaminergen D_1- und D_2-Rezeptoren, ohne Überschneidungen mit Transport oder Metabolisierung von Levodopa → Wi der motorischen Beeinträchtigung von Pat. mit Parkinsonscher Krankheit wahrscheinlich durch postsynaptische Rezeptoren vermittelt
PK	rasche und vollständige Resorption aus s.c.-Gewebe, Verteilungs-HWZ 5 min, Wi-Beginn 4-12 min, Wi-Dauer ca. 1 h, HWZ 33 min, Abbau per Metabolisierung
Gr/La	kontraindiziert, Gr 5 / kontraindiziert

❶ **Cave:**
Pat. mit beeinträchtigter Nieren- und Leberfunktion

Intoxikation:
ein spezifisches Antidot ist nicht verfügbar, Behandlung daher symptomatisch mit Überwachung der Vitalparameter wie Blutdruck und Herzfrequenz; Maßnahmen zur Vermeidung einer orthostatischen Hypotonie; bei starkem Erbrechen Domperidonmaleat (s. Domperidon)

Hinweise:
- erlaubt ist ein Dosierungsintervall von 8 h (→ bis zu 3 × tgl.)
- Nahrungsaufnahme verzögert den Wirkungseintritt nicht
- Überdosierung führt zu Übelkeit und Erbrechen und bei s.c.-Gabe auch zu EPMS (Dyskinesien, Hyperkinesien) und Wahnvorstellungen
- bei vasovagaler Symptomatik Pat. hinlegen und Beine hochlagern

Aprepitant *TTK: 31,60 € (80 mg) | Rp.-Pflicht*

HN	Ⓓ *p.o.:* **Emend**® 80|125 mg/Hartkps. Ⓐ **Emend**® CH **Emend**®
Dos	*hoch emetogene Chemotherapie:* - *Tag 1:* 125 mg 1 h vor Beginn der Chemotherapie p.o. (+ 12 mg Dexamethason p.o. + 32 mg Ondansetron i.v.)

- *Tag 2:* 80 mg p. o. (+ 8 mg Dexamethason p. o.)
- *Tag 3:* 80 mg p. o. (+ 8 mg Dexamethason p. o.)
- *Tag 4:* 8 mg Dexamethason i. v.

moderat emetogene Chemotherapie:
- *Tag 1:* 125 mg 1 h vor Beginn der Chemotherapie p. o. (+ 12 mg Dexamethason p. o. + 8 mg Ondansetron i. v.)
- *Tag 2:* 80 mg p. o.
- *Tag 3:* 80 mg p. o.

Ind Kombinationstherapie zur Prävention akuter oder verzögerter Übelkeit und Erbrechen bei hoch emetogener Cisplatin-basierender Chemotherapie sowie anderer moderat emetogener Chemotherapien

KI Kombination mit Pimozid, Terfenadin, Astemizol oder Cisaprid; *relative KI:* Alter < 18 J. (keine Erfahrungen)

NW *1–10 %:* Schluckauf (4,6 %), Müdigkeit/Abgeschlagenheit (2,9 %), Transaminasenanstieg (ALT in 2,8 %), Obstipation (2,2 %), KS (2,2 %), Appetitlosigkeit (2,0 %)

WW Pimozid, Terfenadin, Astemizol oder Cisaprid (deren Spiegel ↑), Dexamethason (deren Dosis um 50 % red.), Methylprednisolon (deren Dosis um 50 % red.), Midazolam (dessen Spiegel ↑), Warfarin (enge Kontrolle des INR)

WI A. ist ein Antiemetikum, ein selektiver hochaffiner Human-Substanz-P-Neurokinin-1 (NK1)-Rezeptorantagonist → Dämpfung des neuronal vermittelten Brechreizes, sowohl in der akuten als auch verzögerten Phase der zytostatikainduzierten Emesis gute Wirkungseffekte, Hemmung und Induktion des Cytochrom-P450-Isoenzyms CYP3A4

PK BV 60–67 %, max. Plasmakonzentrationen nach ca. 4 h, Einnahme mit Mahlzeit erhöht Plasmakonzentration um bis zu 40 %, PEB 97 %, nach hepatischem Metabolismus renale und biliäre Elimination

Gr/La kontraindiziert, Gr 4 / kontraindiziert, La 1

❶ Hinweise:
Zusammen mit Kortikosteroid und 5-HT 3-Antagonist anwenden!

Argatroban TTK: 118–236,- € (125–250 mg) | Rp.-Pflicht

HN Ⓓ *i. v.:* **Argatra®, Argatra multidose®**
- *alle: 10 mg/ml Inf.-Lsg.*
Ⓐ **Argatra®**

Dos
- *Erw.:* 2 µg/kg KG/min als Dauerinfusion (Heparin zuvor absetzen und aPTT-Ausgangswert bestimmen)
- *Zielparameter:* 1,5–3,0-fache des Basiswertes, max. jedoch 100 sec. (1–3 h nach Inf.-Beginn aPTT-Bestimmung), danach tgl. aPTT-Kontrolle
- *Leberfunktionsstörung:* Child Pugh Klasse B Anfangsdosis 0,5 µg/kg KG/min

Ind Antikoagulation bei Erw. mit heparininduzierter Thrombozytopenie Typ II (HIT II), die einer parenteralen antithrombotischen Therapie bedürfen

KI unkontrollierbare Blutungen, schwere Leberfunktionsstörungen, Überempfindlichkeit

NW *> 10 %:* leichte Blutungen (39 %)
1–10 %: schwere Blutungen (5,5 %), Anämie, tiefe Venenthrombose, Nausea, Purpura
0,1–1 %: Infektionen, Koagulopathie, Thrombozytopenie, Leukopenie, Appetit ↓, BZ ↓, Na⁺ ↓, Verwirrungszustand, Schwindel, KS, Synkope, Schlaganfall, Muskelhypotonie, Sprach-/Sehstörungen, Taubheit, Vorhofflimmern, HF ↑,

Herzstillstand, Myokardinfarkt, supraventrikuläre Arrhythmie, Perikarderguss, ventrikuläre Tachykardie, RR ↑↓, Thrombose/Thrombophlebitis, Schock, periphere Ischämie, Embolien, Hypoxie, Dyspnoe, Lungenblutung, Pleuraerguss, Schluckauf, Erbrechen, Obstipation, Diarrhö, Gastritis, GIT-Blutung, Teerstuhl, Dysphagie, Zungenfunktionsstörungen, anomale Leberfunktion, Hyperbilirubinämie, Leberversagen, Hepatomegalie, Ikterus, Ausschlag, verstärktes Schwitzen, bullöse Dermatitis, Alopecia, Hauterkrankungen, Urtikaria, Muskelschwäche/-schmerzen, Hämaturie, Niereninsuffizienz, Pyrexie, Schmerzen, Müdigkeit, peripheres Ödem, Prothrombinkomplexspiegel ↓, Gerinnungsfaktoren ↓, Koagulationszeit ↑, GOT ↑, GPT ↑, AP ↑, LDH ↑, Wundsekretion

WW Thrombozytenaggregationshemmer, Thrombolytika oder andere Antikoagulanzien (Blutungsrisiko ↑)

WI A. ist ein direkter hochselektiver Thrombininhibitor, der reversibel an Thrombin bindet → Antikoagulationseffekt unabhängig vom Antithrombin III, Hemmung der Bildung von Fibrin, der Aktivierung der Gerinnungsfaktoren V, VIII und XIII, der Aktivierung von Protein C und der Aktivierung der Thrombozytenaggregation

PK Steady-state 1-3 h, PEB 54 %, z. T. hepatische Metabolisierung, HWZ 52 min, Elimination per Faeces

Gr/La strenge Indikation (keine Erfahrungen) / Abstillen empfohlen

❶ Hinweise:
die Diagnose sollte durch den HIPA-Test ("heparin induced platelet activation assay", Test auf eine heparininduzierte Thrombozytenaktivierung) oder einen anderen entsprechenden Test bestätigt werden; eine solche Bestätigung darf jedoch nicht den Behandlungsbeginn verzögern
Behandlungskontrollen:
BB- und PTT-Kontrollen

Aripiprazol TTK: 8-10,- € (10-15 mg) | Kinder > 15 Jahre | Rp.-Pflicht

HN Ⓓ *p. o.:* **Abilify**® 5|10|15|30 mg/Tbl., 10|15 mg/Schmelztbl., 1 mg/ml Lsg.
i. m.: **Abilify**® 7,5 mg/ml Inj.-Lsg.
Ⓐ **Abilify**®
🇨🇭 **Abilify**®

Dos
▶ *Erw.: initial* 1 × 10-15 mg/d (10–15 ml Lsg./d) p. o., *Erhaltungsdosis* 1 × 15 mg/d p. o.
▶ *Kinder > 15. J.: initial* für 2 mg/d p. o. für 2 d, dann 5 mg/d für 2 d, dann 1 × 10 mg/d (10 ml Lsg./d) p. o., *Erhaltungsdosis* 1 × 15 mg/d
▶ *Erw.:* 1 Amp. (9,75 mg)/d i. m., ggf. nach 2 h 2. Inj. möglich, max. 3 Inj./24 h, *Maximaldosis:* 30 mg/d

Ind Schizophrenie (ab 15. Lj.), mäßig bis schwere manische Episoden der Bipolar-I-Störung, Prävention manischer Episoden

KI bekannte Überempfindlichkeit, Alter < 15 J.

NW *1–10 %:* extrapyramidale Störung, Akathisie, Tremor, Schwindel, Schläfrigkeit, Sedierung, KS, verschwommenes Sehen, Dyspepsie, Erbrechen, Übelkeit, Verstopfung, Speichelüberproduktion
0,1–1 %: Tachykardie, orthostatische Hypotonie, Abgeschlagenheit

WW bestimmte Antihypertensiva mit α_1-Rezeptoragonismus und Alkohol (Wirkungsverstärkung), gleichzeitige Gabe von CYP2D6-Inhibitoren (Chinidin, Fluoxetin, Paroxetin) sowie CYP3A4-Inhibitoren (Ketoconazol) (Dosisreduktion um 50 %, da Plasmakonz. ↑ möglich), gleichzeitige Gabe von CYP3A4-Induktoren (Carbamazepin, Rifampicin, Rifabutin, Phenytoin, Primidon, Efavirenz, Nevirapin, Johanniskraut) (Dosis-Verdopplung, da Plasmakonz. ↓ mögl.), Vorsicht bei Alkohol und Arzneimittel, die zentral wirksam sind, die QT-Verlängerung o. eine Störung des Elektrolythaushaltes verursachen, schwache Inhibitoren von CYP3A4 (Diltiazem od. Escitalopram) od. CYP2D6 (A.-Konz. ↑)

WI A. ist eine antipsychotisch wirkende Substanz mit partiell-agonistischer Wi auf Dopamin D_2-und Serotonin $5HT_{1a}$-Rezeptoren und einer antagonistischen Wi auf Serotonin $5HT_{2a}$-Rezeptoren

PK max. Plasmaspiegel nach 3-5 h, hepatischer Metabolismus, HWZ 75 h, renale Elimination zu 60 %, zu 18 % per Faeces

Gr/La strenge Indikation, Gr 6 / nicht Stillen, La 1

❗ Intoxikation:
- *Klinik:* Lethargie, erhöhter Blutdruck, Schläfrigkeit, Tachykardie, Übelkeit, Erbrechen und Durchfall
- *Therapie:* Freihaltung der Atemwege, Sauerstoffversorgung und Beatmung, sympt. Behandlung, Monitoring, Aktivkohle (50 g) eine Stunde nach A. gegeben, verringert die Cmax von A. um ca. 41 % und die AUC um ca. 51 %

Alternativwirkstoffe:
Risperidon, Amisulprid

Pharmainfo:
Me-too-Präparat

Ascorbinsäure (Vitamin C)
TTK: p.o.: 0,20 € (500 mg); i.v.: 0,40 € (1 Amp.) | Kinder > 0 Monate

HN Ⓓ *p. o.:* **Additiva®, Ascorvit®, Ceretard®** ret.-Kps., **Cetebe Vit. C®** ret.-Kps., **Forum C®** ret.-Kps., **Vitamin C** (**Generika**)
- *alle:* 50|100|200|500 oder 1000 mg/Tbl., Lutsch-Tbl., Brause-Tbl. oder Drg.

parenteral: **Ascorell®, Pascorbin®** 750 mg/5 ml, **Vitamin C von Wörwag®** Inj.-Lsg. 200 mg/ml Amp. à 5 ml, **Vitamin C-Injektotop®** Inj.-Lsg. 300 mg/2 ml, **Vitamin C-loges®, Vitamin C-Rotexmadica®**
- *alle:* Inj.-Lsg. 100 mg/ml Amp. à 5 ml

Ⓐ **Cetebe®**

㏇ **Cetebe®, Redoxon®**

Dos
- *Prophylaxe:* 50–100 mg/d p. o.
- *parenterale Ernährung:*
  - *Erw.:* 100–500 mg/d i. v.
  - *Kinder:* 5–7 mg/kg KG/d i. v.
- *Cystin-Harnsteinleiden:* 3000–5000 mg/d p. o.; *Kinder u. Jugendl.:* 2000–3000 mg/d p. o.
- *Skorbut, Moeller-Barlow-Krankheit, Präskorbut:* 500 mg/d i. m. oder i. v.
- *Grippe, Pneumonie, Tuberkulose, Diphtherie, Scharlach, Keuchhusten, Angina-Plaut-Vincent etc.:* 500–1000 mg/d i. m. oder i. v.
- *Intoxikationen (toxische Methämoglobinämie):* 500–1000 mg i. v.
- *schwere Traumen und Verbrennungen:* 2–4 × 500–1000 mg/d i. v. oder i. m.
- *verzögerte Wundheilung:* 500–100 mg/d i. v. oder i. m.

Ind Prophylaxe und Therapie von Vit.-C-Mangelzuständen

KI	Oxalat-Urolithiasis und Eisen-Speichererkrankungen (Thalassämie, Hämochromatose, sideroblastische Anämie), erythrozytärer Glucose-6-Phosphat-Dehydrogenase-Mangel (z. B. Favismus)
NW	o.A.: respiratorische und kutane Überempfindlichkeitsreaktionen
WW	Eisen und Aluminium (vermehrte Resorption aus dem Gastrointestinaltrakt, insbes. bei Niereninsuffizienz, Eisensubstitution und der Gabe aluminiumhaltiger Antazida)
WI	Vitamin C ist ein essenzieller Wirkstoff für den Menschen. Seine Komponenten Ascorbinsäure und Dehydroascorbinsäure, bilden ein wichtiges Redoxsystem. Es wirkt aufgrund seines Redoxpotenzials als Cofaktor zahlreicher Enzymsysteme (Kollagenbildung, Catecholaminsynthese, Hydroxylierung von Steroiden, Tyrosin und körperfremden Substanzen, Biosynthese von Carnitin, Regeneration von Tetrahydrofolsäure sowie Alpha-Amidierung von Peptiden, z. B. ACTH und Gastrin). Ein Mangel an Vitamin C beinträgtigt die Reaktionen der Immunabwehr, insbesondere die Chemotaxis, die Komplementaktivierung und die Interferonproduktion.
PK	BV 60–75 % (nach 1 g p.o.), 40 % (nach 3 g p.o.), 16 % (nach 12 g p.o.), HWZ 2,9 h, 80 % renale Elimination
Gr/La	strenge Indikation / strenge Indikation

Atazanavir (AZV)   TTK: ca. 28,- € (300 mg) | Kinder > 6 Jahre | Rp.-Pflicht

HN	Ⓓ p.o.: **Reyataz**® 150|200|300 mg/Kps. Ⓐ **Reyataz**® CH **Reyataz**®
Dos	▶ Erw.: 1 × 300 mg/d p.o. zusammen mit 1 × 100 mg Ritonavir ▶ Kinder 6–18 J.: • 15–20 kg KG: 1 × 150 mg/d p.o. zusammen mit 1 × 100 mg Ritonavir • 20–40 kg KG: 1 × 200 mg/d p.o. zusammen mit 1 × 100 mg Ritonavir • > 40 kg KG: 1 × 300 mg/d p.o. zusammen mit 1 × 100 mg Ritonavir
Ind	HIV-1-Infektionen in Kombination mit Ritonavir und anderen antiretroviralen Arzneimitteln > 6 J.
KI	Überempfindlichkeit, mäßige bis schwere Leberinsuffizienz, gleichzeitige Anwendung von Atazanavir und Rifampicin (Plasmakonzentration ↓); Kombination mit Arzneimittel die Substrate der Cytochrom P450-Isoform CYP3A4 sind und eine geringe therapeutische Breite haben (z. B. Astemizol, Terfenadin, Cisaprid, Pimozid, Chinidin, Bepridil, Triazolam, oral angewendetes Midazolam, Mutterkorn-Alkaloide, insbesondere Ergotamin, Dihydroergotamin, Ergometrin, Methylergometrin, Johanniskrautpräparate) (Plasmaspiegel ↓) *relative KI:* leichte Leberfunktionsstörungen, HRST (AV- oder komplexer Schenkel-Block > II°), gleichzeitige Gabe von Arzneimitteln, die potenziell zu einer Verlängerung des QT-Intervalls führen können; Gabe von A. an Patienten mit vorbestehenden Risikofaktoren: Bradykardie, kongenitale QT-Verlängerung, Elektrolyt-Imbalance; gleichzeitige Anwendung von Arzneimitteln die PR-Prolongationen induzieren; gleichzeitige Anwendung mit anderen Protease-Hemmern; Kombination mit: Protonenpumpen-Inhibitoren, Fluticason oder andere Glukokortikoiden, die über CYP3A4 verstoffwechselt werden, es sei denn, dass der mögliche Nutzen einer Behandlung gegenüber dem Risiko systemischer kortikosteroider Wirkungen einschließlich Morbus Cushing und Suppression der Nebennierenfunktion überwiegt; Simvastatin, Lovastatin (erhöhtes Risiko einer Myopathie), Nevirapin, Efavirenz, Ritonavir, Indi-

	navir (indirekte Hyperbilirubinämie durch UGT-Inhibition), Clarithromycin (Anstieg der Clarithromycin-Exposition und Reduktion der 14-OH-Clarithromycin-Exposition), Jugendliche
NW	*1–10%:* KS, Ikterus, Lipodystrophie (einschließlich Verlust von peripherem und fazialem Unterhautfettgewebe, vermehrtem intraabdominellem und viszeralem Fettgewebe, Hypertrophie der Brüste, dorsozervikaler Fettansammlung [Stiernacken]), Sklerenikterus, Bauchschmerzen, Diarrhoe, Dyspepsie, Erbrechen, Ausschlag, Erschöpfung *0,1–1%:* periphere Neuropathie, Hypersensibilität, Asthenie, Anorexie, gesteigerter Appetit, Gewichtsabnahme/-zunahme, Angst, Depressionen, Schlafstörungen, abnormale Träume, Amnesie, Verwirrung, Orientierungslosigkeit, Benommenheit, Somnolenz, Synkope, Dyspnoe, Dysgeusie, Blähungen, Gastritis, Pankreatitis, aphthöse Stomatitis, Hepatitis, Alopezie, Juckreiz, Urticaria, Arthralgie, Muskelatrophie, Myalgie, Hämaturie, Nierensteine, Pollakisurie, Gynäkomastie, Brustschmerz, Erschöpfung, Fieber, Unwohlsein, Bluthochdruck
WW	Arzneimittel, die Substrate von CYP3A4 sind (Astemizol, Terfenadin, Cisaprid, Pimozid, Chinidin, Bepridil, Triazolam, oral angewendetes Midazolam und Mutterkorn-Alkaloide, insbesondere Ergotamin und Dihydroergotamin) (Metabolisierung der Substanzen ↓, daher KI), s. FI
WI	A. ist ein azapeptidischer HIV-1-Proteasehemmer (PI). Der Wirkstoff blockiert selektiv das virusspezifische Processing der viralen gag-pol-Proteine in HIV-1-infizierten Zellen und verhindert auf diese Weise die Bildung reifer Virionen sowie die Infektion weiterer Zellen
PK	eine Einnahme mit der Mahlzeit erhöht die BV, PEB 86%, zu 80% Elimination per Faeces, zu 13% renal
Gr/La	strenge Indikation, Gr 5 / nicht stillen

Atenolol TTK: p.o.: 0,25-0,40 € (50-100 mg); i.v.: 4,- €/Amp. | Rp.-Pflicht

HN	Ⓓ *p. o.:* **Ate** (Generika), **Atenogamma®**, **Atenolol** (Generika), **Cuxanorm®**, **Duratenol®**, **Jenatenol®**, **Juventa®**, **Tenormin®** - *alle: 25|50|100 mg/Tbl.* Ⓐ **Atehexal®**, **Atenolan®**, **Tenormin®** Ⓒₕ **Atenil®**, **Cardaxen®**, **Selobloc®**, **Tenormin®**
Dos	▶ *supraventrikuläre und ventrikuläre Arrhythmien:* 1–2 × 50 mg/d p. o. oder 1 × 100 mg/d ▶ *art. Hypertonie:* 1–2 × 50 mg/d p. o. ▶ *chronisch stabile o. instabile Angina pectoris:* 1–2 × 50 mg/d p. o. ▶ *akuter HI:* 50 mg p. o. und Wdhl. in 12 h, dann 50-100 mg/d ▶ *Tremor:* 50–100 mg/d p. o. ▶ *funkt. Herzbeschwerden:* 1–2 × 25–50 mg/d p. o. ▶ *psychische Störungen:* 1–2 × 25–50 mg/d p. o. ▶ *Dosisreduktion bei Niereninsuffizienz:* bei Krea-Clearance 10-30 ml/min (S-Krea 1,2-5 mg/dl) Dosisreduktion auf die Hälfte, < 10 ml/min (S-Krea > 5 mg/dl) ¼ der Standarddosis, s. Tabelle 2.
Ind	KHK, Angina pectoris, tachykarde HRST, funktionelle Herzbeschwerden, art. Hypertonie, psychisch agitierte Störungen (Phobien, Ängste), Tremor
KI	manifeste Herzinsuffizienz, Schock, AV-Block II°–III°, höhergradige SA-Blockierungen (bei fehlendem Schrittmacherschutz), Sinus-Knoten-Syndrom, HF < 50, $RR_{sys.}$ < 90 mmHg, Asthma bronchiale, schwere pAVK, Azidose, Einnahme von MAO-B-Hemmern

NW	*1–10 %:* Müdigkeit, Schwindel, KS, Sehstörungen, Schwitzen, Verwirrtheit, Halluzinationen, Psychosen, Albträume, Traum-Aktivität ↑, Schlafstörungen, Orthostase, HF ↓, Synkope, AV-Block, Verstärkung einer Herzinsuffizienz, Übelkeit, Erbrechen, Verstopfung, Durchfall, allerg. Reaktionen, Hautreaktionen, Exantheme, Haarausfall, Parästhesien, Kältegefühl an den Extremitäten *< 1 %:* Muskelschwäche, Muskelkrämpfe, Mundtrockenheit, Konjunktivitis, Tränenfluss ↓, Manifestation eines latenten oder Verschlechterung eines manifesten Diabetes mellitus, Transaminasen ↑, Bronchospasmus, Rebound-Phänomen nach längerer Einnahme, Potenzstörungen
WW	bradykardisierende Ca^{2+}-Antagonisten, Disopyramid (kardiodepressive Wi [= Bradykardie, neg. Inotropie, HRST] ↑); Antihypertensiva, Vasodilatatoren, Barbiturate, Phenothiazine, Narkotika, trizyklische Antidepressiva (RR ↓); herzwirksame Gykoside, Reserpin, α-Methyldopa, Clonidin (AV-Überleitungsstörung); Insulin (Hypoglykämiegefahr); Chlorpromazin (Atenolol- Wi ↑), Indometacin (Wi ↓)
WI	Klasse-II-Antiarrhythmikum, kardioselektiver β-Blocker ($\beta_1 : \beta_2 = 35 : 1$) ohne ISA, kompetitive Bindung an β_1-Rezeptoren → reduzierte sympathoadrenerge kardiale Stimulation (neg. inotrop/bathmotrop/chronotrop/dromotrop), Suppression der Reninsekretion, Senkung des HMV und des kardialen O_2-Verbrauchs
PK	BV 50–60 %, Wi-beginn < 1 h p.o., Wi-max. 2–3 h p.o., HWZ 6–9 h, relative Wirkstärke < 1 (Propranolol = 1), 90 % werden renal eliminiert
Gr/La	strenge Indikation, Gr 1 + 9, Mittel der Wahl Metoprolol / strenge Indikation (Übergang in Muttermilch)
❗	**Intoxikation:** s. Propranolol **Hinweise:** ▶ sinnvolle Kombinationspräparate: mit Chlortalidon = **Atehexal®**, **Atenolol comp.** (Generika), **Teneretic®**; mit Nifedipin = **Bresben®**, **Nifatenol®**, **Nif-Ten®**; mit Chlortalidon und Hydralazin = **TRI-Normin®** ▶ β-Blocker ohne ISA etablieren sich auch zunehmend in der Therapie der höhergradigen kompensierten Herzinsuffizienz (NYHA II°–IV°), sehr langsame einschleichende Dosierung unter intensiver Kontrolle des Pat. ist unbedingt notwendig **Behandlungskontrollen:** *therapeutischer Plasmaspiegel:* 0,1–2,2 µg/ml **Tipps:** klin. Warnsymptome einer Hypoglykämie (insbes. bei insulinpflichtigem Diabetes) können maskiert werden!
Stu	ELSA-Studie, INVEST-Studie, LIFE-Studie

Atorvastatin   TTK: 1,05–1,86 € (10–80 mg) | Kinder > 10 Jahre | Rp.-Pflicht

HN	Ⓓ *p.o.:* **Atorvastatin** (Generika), **Lipitor®**, **Sortis®** - alle: 10|20|40|80 mg/Tbl. Ⓐ **Sortis®** CH **Sortis®**
Dos	▶ *Erw.: initial* 1 × 10–20 mg/d abends p.o., ggf. Dosissteigerung alle 4 Wo. auf maximal 60–80 mg/d ▶ *Primärprävention:* 10 mg/d p.o. (Indikation umstritten) ▶ *Sekundärprophylaxe nach Apoplex (LDL 100–190 mg/dl):* 40–80 mg/d p.o. ▶ *Maximaldosis:* 80 mg/d

- ▶ *Kinder (10–17 J.):* schwere Fälle einer Dyslipidämie mit 10 mg/d beginnen, ggf. bis 20 mg/d, *6–10 J.:* keine Erfahrungen

Ind Hypercholesterinämie; Hypertriglyzeridämie; Primärprävention bei Patienten, deren Risiko für ein erstes kardiovaskuläres Ereignis als hoch eingestuft wird, zusätzlich zur Behandlung weiterer Risikofaktoren

KI aktive Lebererkrankung, unklare Transaminasenerhöhung (>3fache des Normwertes), Myopathie, Kinder < 10 J., Frauen ohne Kontrazeption in gebärfähigem Alter

NW *>1%:* GIT-Beschwerden, allerg. Reaktionen, Hautausschlag, Pruritus, Schlaflosigkeit, KS, Benommenheit, Parästhesien, Hypästhesien, Myalgie, Arthralgie, Asthenie, Schmerzen im Brustkorb, Rückenschmerzen, periphere Ödeme, CK ↑ (bis 3-faches der Norm)
0,1–1%: Anorexie, Erbrechen, Thrombozytopenie, Alopezie, Hyper- und Hypoglykämie, Pankreatitis, Amnesie, periphere Neuropathie, Tinnitus, Urtikaria, Myopathie, Impotenz, Gewicht ↑, Transaminasen ↑ (>3-faches der Norm), CK ↑ (bis 10-faches der Norm)
0,01–0,1%: Rhabdomyolyse, Myositis

WW Cumarinderivate (Prothrombinzeit [Quick] ↓); Fibrate (z.B. Gemfibrozil), Niacin (>1 g/d), CYP3 A4-Inhibitoren, wie z.B. Cyclosporin, Mibefradil, Itraconazol, Ketoconazol, Erythromycin, Clarithromycin, HIV-Protease-Inhibitoren und Nefazodon (Risiko für Myopathie ↑)

WI A. ist ein Lipidsenker: durch selektive kompetitive Hemmung der hepatischen HMG-CoA-Reduktase reduzierte Cholesterinsynthese, vermehrte LDL-Rezeptor-Expression → vermehrte LDL-Elimination, senkt den Gesamtcholesteringehalt um 30–46%, den LDL-Cholesteringehalt um 41–61%, Apolipoprotein B um 34–50% und den Gehalt an Triglyzeriden um 14–33%, gleichzeitig Anstieg des HDL-Cholesteringehalts und des Apolipoprotein-A-Gehalts

PK BV 30%, max. Plasmaspiegel nach 1–2 h, HWZ 14 h, hepatischer Abbau in aktive Metabolite über Cytochrom P450 3 A4 (WW!), Elimination über die Galle

Gr/La strenge Indikation / strenge Indikation

❶ **Pädiatrische Zulassung:**
bei 6–10 J. keine Erfahrungen
Hinweise:
- ▶ bei Transaminasenerhöhung auf mehr als das 3-fache für mehrere Wochen → Therapieabbruch
- ▶ Aufklärung des Pat. über Myopathierisiko (Muskelschmerzen, Muskelschwäche)

Behandlungskontrollen:
- ▶ bei Einnahme von Cumarinderivaten in den ersten Wo. engmaschige (alle 2 Tage) Quick/INR-Wert-Bestimmung
- ▶ nach 2 und 4 Wo. Kontrolle der Lipide, Transaminasen, AP, Bilirubin, CK und des BB, dann Dosisanpassung

Alternativwirkstoffe:
Simvastatin

Stu ACCESS-Studie, ASCOT-LLA-Studie, ASCOT-Studie, AVERT-Studie, MIRACL-Studie, SPARCL-Studie

Atropin

TTK: Tbl.: 0,39-2,34 € (0,5-3 mg); Trpf.: 12-12,82 € (10 ml); i.v.: 0,31 €/Amp. | Kinder > 0 Monate | Rp.-Pflicht

HN	Ⓓ *p. o.:* **Dysurgal N®** 0,5 mg/Tbl. *i. v.:* **Atropinsulfat Braun®** Inj.-Lsg. 0,5 mg/1 ml, **Atropinsulfat®** 100 mg/10 ml, **Atropinum sulf®** 0,25|0,5|1 mg/1 ml *lokal:* **Atropin EDO®, Atropin-POS®** – alle: 0,5|1 % 10 ml Augentrpf. Ⓐ **Atropinum sulfuricum Nycomed®, Minims®** Ⓒ **Atropinum sulfuricum Streuli®, Bellafit®**
Dos	▶ *Akutbehandlung bradykarde HRST, i. v.:* 1–2 Amp. = 0,5–1 mg *initial,* ggf. nach 5 min Wdh. • Kinder: akut 0,01 (–0,3) mg/kg KG i. v., s. c. oder i. m. ▶ *Koliken in GIT, Gallen- und Harnwege:* • Hemmung Sekretion Magen und Bauchspeicheldrüse: 3 × 0,5–1 mg/d p. o. ▶ *Hypersalivation:* 3 × 0,25–1 mg/d p. o. ▶ *Vergiftung i. v.:* 2 mg i. v., ggf. Wiederholung bis Wi-Eintritt (2/5/10 mg i. v.) ▶ *Maximaldosis:* 200 mg/d ▶ *lokal, Auge:* 1–3 × 1 Trpf./d ins Auge träufeln
Ind	Vagusdämpfung bei Bradykardien, bradykarde HRST, Magen-/Darmspasmen, Hypersalivation, Dysurie und Inkontinenz, Vergiftung mit Alkylphosphaten/Parasympathomimetika *lokal:* Refraktionsbestimmung, Pupillenerweiterung für diagn. Zwecke, zur Ruhigstellung von Iris und Ziliarkörper bei Entzündungen
KI	Glaukom, Tachykardie, HOCM, Hyperthyreose, paralytischer Ileus, mechanischer Subileus *lokal:* Glaukom (bes. Engwinkelglaukom), Säuglinge und Kinder < 3 J., *rel. KI:* Blasenentleerungsstörungen, Tachykardie, Megakolon, akutes Lungenödem, Hyperthyreose
NW	*o.A.: anticholinerge Effekte:* HF ↑, tachykarde HRST, trockene Schleimhäute, Mydriasis, Sehstörungen, Miktionsstörungen, Obstipation, Halluzinationen, Psychosyndrom, Ataxie *lokal:* Akkommodationsstörungen, Möglichkeit der Auslösung eines Glaukomanfalls (Winkelblockglaukom), Blendempfindlichkeit ↑, Augendruckerhöhung, Tränenfluss ↑
WW	Pilocarpin und Physostigmin (Atropin-Wi und deren Wi ↓); Antihistaminika, Phenothiazine, trizyklische und tetrazyklische Antidepressiva, Amantadin, Chinidin, Disopyramid, Metoclopramid (evtl. anticholinerge Effekte ↑)
WI	A. ist ein Parasympatholytikum: Hemmung der Wi des am parasympathischen Nervenende freigesetzten Acetylcholin (kompetitiver Antagonist vom Acetylcholin), vagale Reflexe ↓, muskarinähnliche Giftwirkung ↓, wirkt peripher und zentral, Herzfrequenz ↑, Tonus der glatten Muskulatur ↓, Mydriasis, Speichel- und Bronchialsekretion ↓
PK	BV 75 %, PEB 50 %, HWZ 2,5 h, Wi-beginn 5–40 sek i. v./5–40 min i. m./30–120 min p. o., Wi-dauer 30–120 min, Elimination zu 30–50 % unverändert renal
Gr/La	1. + 2. Trim. strenge Indikation, 3. Trim. kontraindiziert / kontraindiziert (Übergang in Muttermilch)
❗	**Intoxikation:** ▶ *Klinik:* "Heiß wie ein Hase, blind wie eine Fledermaus, trocken wie ein Knochen, rot wie eine rote Rübe und total verrückt!" – peripher anticholinerge Symptome: Tachykardie, Sehstörungen, Mydriasis, myokardiale De-

pression, Hyperthermie, Flush; zentrale anticholinerge Symptome (ZAS): Somnolenz bis Koma, Desorientierung, epileptische Anfälle, Atemdepression, Babinski positiv
- ▶ *Therapie:* Beim ZAS Physostigmin initial 2–4 mg i. v., danach ggf. Dauerinfusion mit 2–4 mg/h, bei Hypotonie Schocklagerung und Volumensubstitution, Blasenkatheter

Hinweise:
nach Herztransplantation bei Bradykardien **nicht** wirksam → hier β-Sympathomimetika einsetzen

Azathioprin
TTK: p.o.: 1,04-1,60 € (100-150 mg); i.v.: 31,50 € (50 mg), 63-94,50 € (100-150 mg) | Kinder > 0 Monate | Rp.-Pflicht

HN	⒟ *p. o.:* **Aza-Q®**, **Azafalk®**, **Azaimun®**, **Azamedac®**, **Azathioprin (Generika)**, **Colinsan®**, **Imurek®**, **Imurel®**, **Zytrim®** - alle: 25|50 mg/Tbl. *i. v.:* **Imurek®** 50 mg/Amp. Ⓐ **Imurek®** ⒞ₕ **Azaimun®**, **Azarek®**, **Imurek®**
Dos	▶ *Standarddosis:* • *i. v.:* 1–2,5 mg/kg KG/d = 70–175 mg/70 kg KG/d i. v. • *p. o.:* 1–2,5 mg/kg KG/d = 70–175 mg/70 kg KG/d p. o. ▶ *Guillain-Barré-Syndrom:* 2–3 mg/kg KG/d p. o. ▶ *Multiple Sklerose:* 2,0–2,5 mg/kg KG/d = 140–175 mg/70 kg KG/d p. o. ▶ *Vaskulitis:* 50–150 mg/d (beginnen mit 100 mg) p. o. ▶ *rheumatoide Arthritis:* 1–2,5 mg/kg KG/d = 70–175 mg/d bei 70 kg KG p. o./i. v.
Ind	Organtransplantation, Autoimmunerkrankungen, Leukämie, zerebrale Vaskulitis, Multiple Sklerose (MS), Morbus Crohn, Guillain-Barré-Syndrom (GBS), Myasthenia gravis, Polymyositis, rheumatoide Arthritis, andere Krankheitsbilder die eine immunsupressive Behandlung erfordern
KI	schwere Leberschäden, schwere Niereninsuffizienz, schwere Knochenmarkdepression, schwere Infektionen, akute Pankreatitis, Lebendimpfungen
NW	*< 1 %:* Knochenmarksuppression (Leukozytopenie [Infektionsrisiko ↑] > Anämie > Thrombozytopenie, selten Agranulozytose, Panzytopenie und aplastische Anämie), lebensbedrohliche Leberschädigung *o.A.:* Übelkeit und Erbrechen, GIT-Ulzerationen, Anorexie, Diarrhoe, Haarausdünnung, Cholestase, Pankreatitis, allerg. Hautreaktionen, Muskel- und Gelenkschmerzen
WW	Allopurinol (Abbau von aktivem Metabolit Mercaptopurin gehemmt → deutliche Dosisreduktion notwendig, auf mindestens 25 % der üblichen Dosis); nicht depolarisierende Muskelrelaxanzien (deren Wi ↓); depolarisierende Muskelrelaxanzien (deren Wi ↑); Warfarin (dessen Wi ↓)
WI	Immunsuppressivum, Metabolit 6-Mercaptopurin = Purinantagonist → wegen struktureller Ähnlichkeit Einbau in DNA und RNA (Purin-Antimetabolit), Hemmung der zelleigenen Nukleotidsynthese und der Lymphozytenproliferation → immunsuppressive Wi, Wirkungserfolg erst nach mehr als 4–6 Wo. nachweisbar, volle immunsuppressive Wi oft erst nach 3–4 Mo.
PK	BV 60 %, gute GIT-Resorption zu 88 %, max. Plasmakonzentration nach 2 h, PEB 30 %, HWZ ca. 5 h, hepatische Metabolisierung zu Mercaptopurin, renale Elimination zu 60 %

Gr/La strenge Indikation, Gr 6, Anwendung nach Nieren- oder Lebertransplantation möglich / kontraindiziert, La 2

❗ Intoxikation:
- *Klinik:* Übelkeit und Erbrechen, Diarrhoe, Bilirubin und Transaminasen ↑, Leukopenie; nach längerer Einnahme ungeklärte Infektionen, Ulzerationen im Rachenbereich, Hämatome, Spontanblutungen
- *Therapie:* ggf. Magenspülung (bei hohen Dosen), Laborwertkontrollen (BB, Leberwerte, Bilirubin), symptomatische Behandlung, ggf. antibiotische Behandlung bei fieberhaften Infekten; da Azathioprin teilweise dialysierbar ist, kann dies versucht werden (es liegen keine gesicherten Erkenntnisse vor)

Hinweise:
- auf sichere kontrazeptive Maßnahmen (auch bei Männern) während und mindestens 6 Mo. nach der Behandlung hinweisen
- während eines fieberhaften Infektes (> 39 °C) sollte ggf. die Behandlung unterbrochen und eine antibiotische Behandlung eingeleitet werden

Behandlungskontrollen:
- *Laborkontrollen:* Leukozyten nicht unter 3000/µl abfallen lassen, wöchentlich BB-, Leberwert-, Bilirubin- und AP-Kontrollen im 1. Mo., dann 1 × mtl.
- *Therapieziel:* nach 4–6 Wo. soll messbare Suppression der Leukozyten vorliegen, sonst Dosis um 50 mg/d erhöhen; Ziel: Leukozyten 3500–4000/µl und MCV > 100 µm^3, Lymphozyten ca. 1000/µl

Azelastin   TTK: ca. 11,- € (11 ml) | Kinder > 4 Jahre | Rp.-Pflicht

HN Ⓓ *p. o.:* **Allergodil®** 2,2 mg/Tbl.
lokal, Nase: **Allergodil®, Vividrin® akut**
- alle: 0,14 mg/Sprühstoß Nasenspray
lokal, Auge: **Allergodil®, Vividrin® akut**
- alle: 6 ml (0,5 mg/ml) Augentrpf.
Ⓐ **Allergodil®, Allergodrop®, Allergospray®**
Ⓒ**H** **Allergodil®, Otrivin®**

Dos
- *p. o. 6–65 J.:* 2 × 1 Tbl./d; > 65 J. 1 × 1 Tbl./d, nach 10–14 d 2 × 1 Tbl./d
- *lokal, Auge:* 2–(4) × 1 Trpf./d in jedes Auge träufeln, max. über 6 Wo.
- *lokal, Nase:* 2 × 1 Sprühstoß/d pro Nase, max. für 6 Mo.

Ind *p. o. und lokal, Nase:* symptomatische Behandlung der saisonalen allerg. Rhinitis (Heuschnupfen) und der ganzjährigen allerg. Rhinitis
lokal, Auge: Behandlung und Vorbeugung der Symptome
- der saisonalen allergischen Konjunktivitis bei Erw. und Kindern > 4 J.
- der nicht saisonalen (perennialen) allergischen Konjunktivitis bei Erw. und Kindern > 12 J.

KI bekannte Überempfindlichkeit

NW *p. o.: 1–10 %:* initial Müdigkeit, Schläfrigkeit und Mundtrockenheit
0,1–1 %: bitterer Geschmack
lokal, 0,1–1 %: leichten Reizerscheinungen am Auge
o.A.: bitterer Geschmack, allerg. Reaktionen

WW *p. o.:* Cimetidin (Plasma-Spiegel von A. ↑), sedierende Arzneimittel wie Beruhigungs- und Schlafmittel sowie Alkohol (sedierende Wi ↑)

WI A. ist ein Phthalazinon-Derivat mit stark und lang anhaltender antiallergischer Wi mit selektiv H$_1$-antagonistischen Eigenschaften → nach p.o.-Gabe Leukotrien- und PAF-induzierte Bronchokonstriktion ↓, nach okularer Anwendung antientzündlicher Effekt

PK	nach p.o.-Gabe schnelle Resorption (absolute Verfügbarkeit 81%), PEB 80–90%, HWZ 20 h, aktiver Hauptmetabolite N-Desmethylazelastin ca. 45 h, Elimination per Faeces
Gr/La	*p.o.:* kontraindiziert; *lokal:* strenge Indikation, Gr 5 / *p.o.:* kontraindiziert, La 1; *lokal:* nicht empfohlen

Azilsartanmedoxomil   TTK: 0,97 € (40 mg) | Rp.-Pflicht

HN	Ⓓ *p.o.:* **Edarbi**® 20|40|80 mg/Tbl. Ⓐ **Edarbi**® © **Edarbi**®
Dos	▶ *Erw.: initial* 40 mg/d p.o., bei Bedarf Dosissteigerung auf 80 mg/d p.o. (intravaskulärer Volumen- oder Salzmangel initial 20 mg/d) ▶ *Maximaldosis:* 80 mg/d ▶ *Dosisreduktion bei Niereninsuffizinez:* bei schwerer Niereninsuffizienz vorsichtige Anwendung ▶ *Dosisreduktion bei Leberinsuffizienz:* bei schwerer Leberinsuffizienz nicht anwenden
Ind	essenzielle Hypertonie bei Erw.
KI	Überempfindlichkeit gegen den Wirkstoff oder einen der sonstigen Bestandteile, zweites und drittes Schwangerschaftstrimester
NW	*1–10%:* Schwindel, Diarrhoe, CK ↑ *0,1–1%:* Hypotonie, Müdigkeit, periphere Ödeme, S-Krea ↑, Harnsäure ↑
WW	Lithium (Li.-Konz. ↑), NSAR, Coxibe, ASS > 3 g/d (RR-Senkung ↓), kaliumsparende Diuretika, Kaliumpräparate bzw. kaliumhaltige Elektrolytsubstitution oder andere Arzneimittel (z. B. Heparin) (K⁺-Spiegel ↑)
WI	A. ist ein Angiotensin-II-Antagonist mit selektiver Wirkung am AT 1-Rezeptor: als Prodrug zur oralen Anwendung wird A. rasch in den aktiven Teil Azilsartan umgewandelt. Angiotensin-II ist das primäre vasoaktive Hormon des RAAS und bewirkt unter anderem Vasokonstriktion, Aldosteronsynthese und -freisetzung, Herzstimulation und renale Natrium-Reabsorption. Die Blockade des AT 1-Rezeptors hemmt das negative regulatorische Feedback von Angiotensin II auf die Reninsekretion. Jedoch reichen der daraus resultierende Anstieg von Reninaktivität im Plasma und Angiotensin-II-Spiegel im Blut nicht aus, um die antihypertensive Wirkung von A. auszugleichen.
PK	BV 60%, max. Plasmakonz. nach 1,5-3 h, PEB > 99%, HWZ 11 h, Metabolisierung in 2 Metabolite, Elimination per Faeces (55%) und renal (42%)
Gr/La	strenge Indikation im 1. Trim.; im 2. + 3. Schwangerschaftstrimenon kontraindiziert wegen fetotoxischer Effekte (verminderte Nierenfunktion, Oligohydramnion, verzögerte Schädelossifikation) und neonatal-toxischer Effekte (Nierenversagen, Hypotonie, Hyperkaliämie) / nicht empfohlen (keine Erfahrungen)

Azithromycin   TTK: p.o.: 3,50-7,- € (250-500 mg) | Kinder > 0 Monate | Rp.-Pflicht

HN	Ⓓ *p.o.:* **Azibact**®, **Azi Teva**®, **Azithro** (**Generika**), **Azithromycin** (**Generika**), **Ultreon**® 600 mg/Tbl., **Zithromax**® Pulver für Susp. 200 mg/5 ml = 1 Messl. - *alle: 250|500 mg/Tbl.* *lokal:* **Azyter**® 15 mg Augen-Trpf. Ⓐ **Zithromax**® © **Zithromax**®

A

Dos	▶ *Erw. + Kinder > 45 kg KG:*
	• p. o.: 1 × 2 Kps. = 500 mg/d **Zithromax**® p. o. über 3 d, bei schweren Infekten für einige Tage 250 mg/d weiter p. o.
	• i. v.: 1 × 500 mg/d i. v. für 2 d, dann 500 mg/d p. o. für 7-10 d
	▶ *Kinder < 45 kg KG:* 1 × 10 mg/kg KG p. o. (500 mg/50 kg KG) über 3 d (–5 d)
	▶ *Mycobacterium-avium-intracellulare-Prophylaxe:* 1 × /Wo. 2 Tbl. **Ultreon**® × 600 mg auf einmal p. o.
	▶ *unkomplizierte Genitalinfektion durch Chlamydien:* 1 × 4 Kps. **Zithromax**® **Uno** p. o. 1 h vor oder 2 h nach den Mahlzeiten (> 45 kg KG)
	▶ lt. Firmenangabe und vorliegenden Studien keine Dosisreduktion bei Niereninsuffizienz notwendig
	▶ *lokal, Auge:* 2 × 1 Trpf./d ins Auge für 3d
Ind	Infektionen der oberen und unteren Atemwege, Otitis media, Weichteil- und Genitalinfekte, allein oder in Kombination mit Rifabutin zur Prophylaxe gegen Infektionen durch Mycobacterium arium intracellulare bei HIV- Pat. im fortgeschrittenen Stadium (CD$_4$-Zellzahl < 75 Zellen/mm³)
KI	schwere Leberfunktionsstörungen, allerg. Reaktionen gegen den Wirkstoff oder gegen andere Makrolidantibiotika
NW	*1–10 %:* Übelkeit, Erbrechen, Diarrhoe, abdominelle Schmerzen, abdominelle Krämpfe, KS, Schwindel, Schläfrigkeit *< 1 %:* Hautreaktionen, Transaminasen ↑, BB-Veränderungen, Hypotonie, HRST, Hörstörungen
WW	mineralische Antazida (Serumspitzenkonzentration von Azithromycin um 30 % ↓, Abstand von 2–3 h notwendig); Mutterkornalkaloide (Gefäßkonstriktion mit akralen Durchblutungsstörungen); Theophyllin (Theophyllinspiegel ↑)
WI	A. ist ein Makrolidantibiotikum, Wirkungsmechanismus entspricht dem des Erythromycins durch Bindung an Bakterienribosomen → Hemmung der Proteinbiosynthese
PK	BV 20–40 %, HWZ 2–4 d → 3-tägige Therapie ausreichend! hepatische Elimination, 20 % über Urin
Gr/La	strenge Indikation (keine Erfahrungen), Mittel der 2. Wahl (nur bei vitaler Indikation), alternativ Erythromycin / strenge Indikation, geht in die Muttermilch über, Anwendung meiden
❶	**Spektrum:** *Sensibel:* Gram-positiv und Gram-negativ, u. a. Staphylokokken und Streptokokken, Haemophilus influenzae, Pneumokokken, Campylobacter, Chlamydien, Mykoplasmen, Legionellen, Borrelia burgdorferi, Bordetella pertussis, Corynebacterium diphtherae, Gonokokken, Moraxella catarrhalis, Enterobacter und Toxoplasmen, Mycobacterium-avium-intracellulare *Resistenz:* Proteus, Serratia, Morganella sp., Pseudomonas aeruginosa, Enterokokken, methicillinresistente Staphylokokken
Stu	AZACS-Studie

Baclofen

TTK: p.o.: 0,54–1,52 € (30–75 mg); intrathekal: 88,- € (10 mg Amp.) | Kinder > 2 Jahre | Rp.-Pflicht

HN Ⓓ p.o.: **Baclofen** (**Generika**), **Lebic**®, **Lioresal**® 5 mg/Tbl.
- alle: 10|25 mg/Tbl.
intrathekal: **Lioresal intrathekal**® 0,05 mg/Amp. à 1 ml, 10 mg/Amp. à 5|20 ml
Ⓐ **Lioresal**®, **Lioresal**® intrathekal
CH **Lioresal**®, **Lioresal**® intrathekal

Dos
- *muskuläre Spastizität:* zunächst 3 × 5 mg/d (ggf. auch weniger), alle 3 d um 5 mg steigern bis 3–4 × 10–20 mg/d p.o.
  - *Maximaldosis:* 60–75 mg/d p.o. (nur unter stationären Bedingungen auch bis zu 90–120 mg/d p.o. möglich)
- *Kinder 1–2 J.:* 10–20 mg/d p.o., *2–10 J.:* max. 30–60 mg/d, *3–10 J.:* max. 30–60 mg/d (0,75–2 mg/kg KG/d), *>10 J.:* 2,5 mg/kg KG/d
- *Trigeminusneuralgie:* 3–4 × 10 (–20) mg/d p.o.
- *Dosisanpassung bei Niereninsuffizienz:* Maximaldosis 30–60 mg/d p.o.
- *intrathekal (nur stationär in Zentren):* zunächst Gabe einer Testdosis von 25–50 µg = ½–1 Amp. intrathekal, danach individuelle Dosisanpassung erforderlich (s. FI)

Ind muskuläre Spastizität bei Paraplegie/Paraparese, Enzephalomyelitis disseminata, ALS, Syringomyelie
off label use: Trigeminusneuralgie (4. Wahl), neuralgische Schmerzen

KI epileptische Anfälle/Epilepsie (Krampfschwelle ↓), terminale Niereninsuffizienz; *relative KI:* schwere Leber-, Nieren- und Lungenfunktionsstörungen; akute/chronische Verwirrtheitszustände, psychische Erkrankung, Ulcus ventriculi und duodeni (auch in der Anamnese), bulbärparalytische Symptome, Syringomyelien mit schlaffer Lähmung im Schulterbereich, akute Vergiftungen

NW *>10 %:* Übelkeit, Erbrechen, Tagessedation, Benommenheit und Schläfrigkeit (10–63 %), Muskelschwächung
1–10 %: Mundtrockenheit, RR ↓, Palpitationen, Parästhesien, Tremor, Ataxie, Nystagmus, Akkomodationsstörungen, Sehstörungen, KS, Schwindel, Erschöpfung, Diarrhoe, Atemdepression, Depression, Euphorie, Halluzinationen, Albträume, Lethargie, Verwirrtheit (insb. bei älteren Patienten), Muskelschmerzen, Schlafstörungen, Obstipation

WW zentral wirksame Medikamente (gegenseitige Wi ↑); Alkohol (unvorhersehbare WW!); Levodopa bei Parkinsonpatienten (Konfusionen, Halluzinationen, KS, Übelkeit, Agitiertheit); trizyklische Antidepressiva (Baclofen-Wi ↑, evtl. erhebliche Muskelhypotonie); Antihypertensiva (RR-Senkung ↑)

WI B. ist ein zentrales Muskelrelaxans: Wi als Agonist auf prä- und postsynaptische GABA$_B$-Rezeptoren in Gehirn und Rückenmark; durch Reduktion des K$^+$-Einstroms in die präsynaptischen Verbindungen terminale Hemmung der Freisetzung exzitatorischer Neurotransmitter (Glutamat + Aspartat); geringer Effekt bei Spastik als Folge zerebraler Traumata

PK gute enterale Resorption, max. Plasmaspiegel nach 2 h, HWZ 6–7 h, PEB 31 +/− 11 %, < 10 % Metabolisierung, > 90 % unveränderte renale Ausscheidung; *intrathekal:* Wirkung nach 6–8 h, max. spasmolytische Wirkung innerhalb 24–48 h

Gr/La kontraindiziert, Gr 5 (keine ausreichenden Erfahrungen), alternativ Diazepam / kontraindiziert, La 2 (geringer Übergang in die Muttermilch)

Intoxikation:

- **Klinik:** Somnolenz bis Koma, Agitation, Halluzinationen, epileptische Anfälle, Hypo- bis Areflexie, mittelweite reaktionslose Pupillen, Hypotension (bis Schock), Hypotonie, Myoklonien, Hypersalivation, Bradykardie, Atemdepression (bis Apnoe), Hypothermie, Verbrauchskoagulopathie
- **Therapie:** Intubation und Beatmung mit FiO_2 1,0, Magenspülung und Aktivkohle, bei Hypotension Plasmaexpander und ggf. Katecholamine, bei Bradykardie Atropin und ggf. passagerer Schrittmacher, prophylaktische Heparinisierung mit 500–750 I.E./h i. v.

Hinweise:
- rasche Dosisänderung kann epileptische Anfälle und Halluzinationen auslösen (nur ausschleichend absetzen!)
- Erfolgsquote bei spastischen Symptomen bei Multipler Sklerose und traumatischen RM-Läsionen bis zu 65 %

Behandlungskontrollen:
BB- und Leberwertkontrollen

Bazedoxifen *TTK: 1,96 € (20 mg) | Rp.-Pflicht*

HN	Ⓓ *p. o.:* **Conbriza®** 20 mg/Tbl. Ⓐ **Conbriza®** ㊀ **Conbriza®**
Dos	▶ *Erw.:* 1 × 20 mg/d p. o. ▶ *Leberinsuffizienz:* Anwendung nicht empfohlen
Ind	postmenopausale Osteoporose bei Frauen mit erhöhtem Frakturrisiko
KI	tiefe Venenthrombose, Lungenembolie, Retina-Venenthrombose, gebährfähige Frauen, nicht abgeklärte Uterusblutung, Anzeichen oder Symptome eines Endometriumkarzinoms
NW	*>10%:* Hitzewallungen, Muskelkrämpfe *1–10%:* Überempfindlichkeit, Urtikaria, Schläfrigkeit, Augenerkrankungen, Mundtrockenheit, peripheres Ödem, Triglyzeride ↑, Alaninaminotransferase und Aspartataminotransferase ↑ *0,1–1%:* tiefe Venenthrombose, Lungenembolie
WW	keine beschrieben
WI	B. gehört zur Gruppe der selektiven Östrogen-Rezeptor-Modulatoren (SERMs) und wirkt auf Brust und Gebärmutter primär wie ein Estrogen-Antagonist, auf Knochen wie ein Agonist → Verminderung der Knochenresorption und Senkung der Spiegel biochemischer Marker des Knochenumbaus auf das prämenopausale Niveau (Knochendichte ↑, Frakturrisiko ↓)
PK	BV 6%, max. Spiegel nach 2-8 h, PEB ca. 96%, HWZ 28-30 h, hepatische Glukuronidierung, Elimination per Faeces
Gr/La	kontraindiziert / abstillen

Beclometason

TTK: Dosieraerosol: 0,20 € (100 µg/Hub), Pulverinhalation: 0,17 € (200 µg/ED); lokal: ca. 20,- € (Sprühfl.) | Kinder > 6 Jahre | Rp.-Pflicht

HN Ⓓ *Dosieraerosol:* **AeroBec®**, **Beclometason** (Generika, **-ratiopharm®** 200| 250 µg, **von ct®** 200 µg), **Beclo Sandoz®**, **Bronchocort® novo**, **Sanasthmax®** 250 µg, **Junik®**, **Junik junior®**, **Ventolair®**, **Ventolair mite®** 50 µg
- alle: 100 µg/Hub, teils 50 µg/Hub
Pulverinhalation: **Cyclocaps Beclometason®** 100|400 µg, **Beclo Hexal®** 100| 400 µg, **Beclomet®**, **Beclosandoz®**
- alle: 200 µg/ED
Inhalations-Lösung: **Sanasthmax®** 400 µg/ml
lokal, Nase: **Beclomet Nasal®** 100 µg, **Beclorhinol Aquosum®** 50 µg, **Beclometason** (Generika), **Beconase Aquosum®** 50 µg, **Livocab Direkt®** mit Beclometason 50 µg, **Otriven Allergie Aktiv®**, **Ratioallerg®** 50 µg, **Rhinivic®** 50 µg|100 µg
Ⓐ **Beclomet® Easyhaler**, **Becotide®**
CH **Bececo Easyhaler®**, **Beclonarin®**, **Becodisk®**, **Beconase®**, **Beconasol® Microdoseur**

Dos
- *Aerosol:* 2 × 200–300 µg/d inhalieren, dann nach Stabilisierung der Krankheitssymptome auf möglichst niedrige Erhaltungsdosis von 2 × 50–100 µg/d übergehen; *Maximaldosis* 1000–2000 µg/d
- *Autohaler:* 2 × 200 µg/d oder 3–4 × 100 µg/d, bei schwerem Asthma 3–4 × 200 µg/d, Erhaltungsdosis s. o.; *Maximaldosis* 1000–2000 µg/d
- *Beclometason-Lösung, Erw.:* 2 × 100–200 µg/d, in schweren Fällen 2 × 400 µg/d; *Maximaldosis* 800 µg/d
- *Nasenspray:* 2 × 2 Einzeldosen/d (2 × 100 µg/d); *Maximaldosis* 1 mg/d (= 20 Einzeldosen)
- *Kinder ab 5 Jahre:* 2 × 1 Sprühstoß (50 µg)/d, in schweren Fällen 2 × 2 Sprühstöße (100 µg)/d; *Maximaldosis* 500 µg/d
- *Kinder < 12 J.:* 2 × 100–200 µg/d; *Maximaldosis* 500 µg/d

Ind Asthma bronchiale (Basistherapie), chronisch obstruktive Bronchitis, allerg. Rhinitis

KI floride Lungen-TBC, pulmonale Mykosen ohne adäquate Therapie, schwere andere bakterielle Infekte, erste 3 Monate einer Schwangerschaft (im Tierversuch Fehlbildungen und embryotoxische Wi), danach bedingter Einsatz in der Schwangerschaft und Stillzeit möglich (bei Langzeittherapie intrauterine Wachstumsstörungen möglich, Gefahr der fetalen Nebennierenatrophie, Übergang in Muttermilch)

NW *kurzfristig:* Mund- und Rachensoor, trockene Nasenschleimhaut, Heiserkeit, paradoxe Bronchospasmen
langfristig: (i. d. R. ist bei genannten Dosierungen nicht mit systemischen NW zu rechnen)
theoretisch möglich: Osteoporose, Glaukom, Katarakt, Wachstumsverzögerung

WW starke Inhibitoren des Enzyms CYP3 A4, z. B. Ketoconazol oder Ritonavir (systemische Beclometason-Exposition ↑)

WI inhalatives synthetisches Glukokortikoid zur antiinflammatorischen Basistherapie → lokale entzündungshemmende Wi in der Lunge bei nur geringer systemischer Aktivität

PK 10–20 % gelangen in die Lunge, max. Plasmakonzentration nach 3–5 h, der Rest wird resorbiert, hepatischer Abbau in überwiegend inaktive Metabolite, renale Elimination

Beclometason-Lösung: Wirkstofflösung und keine Suspension (wie bei bisherigen Beclometason-Präparaten), hierdurch kann die pulmonale Deposition von 10- max. 20 % (FCKW-haltiges Beclometasonaerosol) auf 56–59 % erhöht werden → Dosisreduktion von 50 % bei gleicher Wi möglich, max. Serumkonzentration nach 30 min

Gr/La strenge Indikation, Gr 6 (insb. im 1. Trim.), Behandlung während Gravidität fortführen, Inhalativa gelten als unbedenklich / La 2, bei höherer Dosierung oder Langzeitbehandlung abstillen

Hinweise:
- Präparate mit *Beclometason-Lösung* sollen die Gefahr der Heiserkeit und der Candidiasis durch geringere pharyngeale und laryngeale Deposition senken
- die volle antiinflammatorische Wi setzt gewöhnlich erst nach 2–3 Wochen ein, keine Wi bei akutem Asthmaanfall (nicht bronchospasmolytisch !)
- die inhalative Steroidgabe erreicht die gleiche antiinflammatorische Wi wie 5–10 mg systemisches Prednisolon
- Inhalation vor dem Essen oder Mundspülen nach der Inhalation senkt das Risiko des Soorbefalls, ggf. sog. Spacer als Inhalationshilfe benutzen
- Behandlungserfolg hängt von der richtigen Inhalationstechnik und der regelmäßigen Anwendung ab
- *sinnvolle Kombination bei mittelschwerem bis sehr schwerem Asthma:* mit lang wirksamem Betamimetikum Formoterol 6 µg/Hub **Foster®**, **Inuvair®** (beides Dosieraerosole)

Benazepril   TTK: 0,18-0,21 € (10-20 mg) | Rp.-Pflicht

HN Ⓓ *p.o.:* **Benazepril (Generika)**, **Cibacen®**
- alle: 5|10|20 mg/Tbl.
Ⓐ **Fortekor®**
CH **Cibacen®**

Dos
- *Hypertonie: initial* 1 × 10 mg/d p.o., nach 2–3 Wochen steigern auf 1 × 20 mg/d p.o. morgens; *Maximaldosis* 40 mg/d p.o.
- *Herzinsuffizienz: initial* 2,5 mg/d p.o. (½ × 5 mg-Tbl.), schrittweise Dosissteigerung nach Wirkung auf 1 × 5|10|20 mg/d p.o. (ggf. 2 ED); *Maximaldosis* 20 mg/d p.o.
- *Testdosis* (wegen möglichem initialen RR-Abfall): 2,5 mg (½ × 5 mg-Tbl.) unter sorgfältiger ärztlicher Überwachung für 6 h; nach angemessenen Zeitabständen evtl. Dosissteigerung

Ind essenzielle Hypertonie, kongestive Herzinsuffizienz (zusätzlich zu Diuretika und bei schwerer Herzinsuffizienz auch zu Digitalis)

KI angioneurotisches Ödem, primärer Hyperaldosteronismus, Nierenarterienstenose, Niereninsuffizienz (Clearance < 30 ml/min, S-Kreatinin > 1,8 mg/dl), unbehandelte dekomp. Herzinsuffizienz (NYHA III°–IV°), hämodynamisch rel. Aorten- bzw. Mitralklappenstonse bzw. hypertrophe Kardiomyopathie, Leberfunktionsstörungen, Dialyse, Kinder

NW *1–10 %:* KS, Müdigkeit, GIT-Symptome, trockener Reizhusten, Bronchitis, Nierenfunktion ↓, allerg. Hautreaktionen, Pruritus, RR ↓, Orthostase mit Schwindel, Sehstörungen, Hb ↓, HKT ↓, Leukozyten- oder Thrombozytenzahl ↓

< 1 %: angioneurotisches Ödem, Proteinurie, Pemphigus, Stevens-Johnson-Syndrom, Atemnot, Sinusitis, Rhinitis, Geschmack ↓, S-Kreatinin ↑, Harnstoff ↑, Na^+ ↓, Depressionen, Schlafstörungen, Nervosität, Impotenz, Parästhesien, Gleichgewichtsstörungen, Verwirrtheit, Ohrensausen

WW	NSAR (RR-Senkung ↓); K⁺-sparende Diuretika, Kaliumpräparate (Hyperkaliämie); Alkohol (dessen Wi ↑); Immunsuppressiva (mehr BB-Veränderungen); Lithium (Li⁺-Ausscheidung ↓ → Toxizität ↑); Insulin, orale Antidiabetika (Hypoglykämie); Narkotika (RR-Senkung ↑)
WI	ACE-Hemmer mit langer Wi, erst nach Spaltung in Benazeprilat aktiv, Abnahme der AT-II-Konzentration → peripherer Gefäßwiderstand ↓, Aldosteronkonzentration ↓ → RR-Senkung, Vor- und Nachlast ↓, HMV ↑, negative Na⁺-Bilanz, Bradykininabbau ↓
PK	BV 28%, Wi-Beginn nach 1–1,5 h, max. Wi nach 2–4 h, Wi-Dauer ca. 1 d, HWZ 10 h, Steady-state nach 2–3 d, PEB 95%
Gr/La	kontraindiziert (keine Erfahrungen), alternativ Dihydralazin oder Nifedipin / kontraindiziert (Übertritt in Muttermilch)
❶	**Intoxikation:** s. Captopril **Hinweise:** ▸ *sinnvolles Kombinationspräparat:* mit Hydrochlorothiazid: **Cibadrex®** ▸ stärkere Wirkung auf die venöse als auf die arterielle Seite des Gefäßsystems **Behandlungskontrollen:** sorgfältige Überwachung von Patienten mit Nierenfunktionsstörungen (S-Krea, Krea-Clearance und Elektrolyte, BB)

Bendamustin TTK: ca. 88,- € (25 mg) | Rp.-Pflicht

HN	Ⓓ *i. v.:* **Levact®** 2,5 mg/ml Inf.-Lsg. 25|100 mg Durchstechfl. Ⓐ **Levact®** CH **Levact®**

Dos	*Erw.:* Infusion jeweils über 30–60 min i. v. bei
	▸ *Monotherapie bei chronisch-lymphatischer Leukämie:* 100 mg/m² KO an Tag 1 und 2 alle 4 Wo.
	▸ *Monotherapie bei indolenten Non-Hodgkin-Lymphomen, die auf Rituximab nicht ansprechen:* 120 mg/m² KO an Tag 1 und 2 alle 3 Wo.
	▸ *Multiples Myelom:* 120–150 mg/m² KO an Tag 1 und 2 alle 4 Wo.
	▸ Im Behandlungsverlauf
	  • *Absetzen bei:* Leukozyten < 3000/µl und/oder Thrombozyten < 75.000/µl
	  • *Fortsetzung der Behandlung:* nach einem Anstieg der Leukozytenwerte auf > 4000/µl und der Thrombozytenwerte auf > 100.000/µl
	▸ *Dosisreduktion bei Leberinsuffizienz:* bei mäßig beeinträchtigte Leberfunktion (Serumbilirubin 1,2–3,0 mg/dl) wird eine Dosisreduktion von 30% empfohlen

Ind	▸ Primärtherapie bei chronisch-lymphatischer Leukämie (Binet-Stadium B oder C) bei Pat., bei denen eine Fludarabin-Kombinations-Chemotherapie ungeeignet ist ▸ Monotherapie bei indolenten Non-Hodgkin-Lymphomen bei Patienten mit Progression während oder innerhalb von 6 Mo. nach Behandlung mit Rituximab oder mit einer Rituximab-haltigen Therapie ▸ Primärtherapie bei Multiplem Myelom (Stadium II nach Durie-Salmon mit Progression oder Stadium III) in Kombination mit Prednison, bei Patienten, die älter als 65 J. und nicht für eine autologe Stammzellen-Transplantation (HDT/ASCT) geeignet sind und die bereits bei Diagnosestellung eine klinische Neuropathie aufweisen, wodurch eine Behandlung mit Thalidomid oder Bortezomib ausgeschlossen ist

KI	Überempfindlichkeit, Stillzeit, schwere Leberfunktionsstörung (Serumbilirubin > 3,0 mg/dl), Gelbsucht, schwere Knochenmarksuppression und starke Veränderungen des BB (Abfall der Leukozyten- und/oder Thrombozytenwerte auf < 3000/μl bzw. < 75.000/μl), größere chirurgische Eingriffe innerhalb 30 d vor Behandlungsbeginn, Infektionen (insbesondere einhergehend mit einer Leukozytopenie), Gelbfieberimpfung
NW	> 10 %: Infektionen, Leukopenie, Thrombozytopenie, Übelkeit, Erbrechen, Schleimhautentzündung, Erschöpfung, Fieber, Hb ↓, Kreatinin ↑, Harnstoff ↑
1–10 %: Tumorlysesyndrom, Blutung, Anämie, Neutropenie, Überempfindlichkeit, Schlaflosigkeit, Herzfunktionsstörung (z. B. Palpitationen, Angina pectoris, Arrhythmie), Hypotonie, Hypertonie, Lungenfunktionsstörung, Diarrhoe, Obstipation, Stomatitis, Alopezie, Hautveränderungen, Amenorrhoe, Schmerzen, Schüttelfrost, Dehydrierung, Appetitlosigkeit, AST und ALT ↑, aP ↑, Bilirubin ↑, Hypokaliämie
WW	es wurden keine In-vivo-Wechselwirkungsstudien durchgeführt; Cyclosporin oder Tacrolimus (exzessive Immunsuppression mit dem Risiko einer Lymphoproliferation), CYP1A2-Inhibitoren wie z. B. Fluvoxamin, Ciprofloxacin, Acyclovir und Cimetidin (WW möglich)
WI	B. ist eine alkylierende antineoplastische Substanz mit einzigartiger Aktivität. Die antineoplastische und zytozide Wirkung beruht im Wesentlichen auf einer Querverbindung der DNS-Einzel- und Doppelstränge durch Alkylierung. Dadurch werden die DNS-Matrixfunktionen und die DNS-Synthese- und Reparaturmechanismen gestört.
PK	HWZ 28 min, PEB 95 %, Metabolisierung durch Hydrolyse zu Monohydroxy- und Dihydroxybendamustin, Elimination zu 20 % renal und per Galle
Gr/La	Schwangerschaft: kontraindiziert, Gr 7 und Gr 8 (im Tierversuch erbgutschädigend, embryotoxisch, teratogen und kanzerogen), Kontrazeption: Frauen während der Behandlung, Männer während der Behandlung und 6 Mo. danach / Stillzeit: kontraindiziert, La 1

Benperidol   *TTK: p.o.: 0,36-0,51 € (2 mg), 1,13-1,50 € (10 mg); i.v.: 2,50 € (2 mg Amp.) | Rp.-Pflicht*

| HN | ⓟ *p. o.:* **Benperidol-neuraxpharm®** 2|4|10 mg/Tbl., 2 mg/ml Lsg. (ca. 20 Trpf.), **Glianimon®** 2|5|10 mg/Tbl., 2 mg/ml Lsg. (ca. 20 Trpf.)
i. v.: **Benperidol-neuraxpharm®**, **Glianimon®**
- alle: 2 mg/Amp. à 2 ml |
|---|---|
| Dos | ▶ *akut:* 2 × 5–20 mg/d i. v. oder i. m.
▶ *p. o.:* 3 × 0,5–4 mg/d, nach Abklingen der Symptome als Dauertherapie 3 × 0,2–2 mg/d
▶ *Maximaldosis:* 40 mg/d |
| Ind | akute psychomotorische Erregungszustände, Halluzinationen, akute Psychosen |
| KI | anamnestisch bekanntes malignes neuroleptisches Syndrom, akute Intoxikation durch Alkohol oder zentral dämpfende Psychopharmaka (Antidepressiva, Neuroleptika, Tranquilizer, Opioide), Leukopenie und andere Erkrankungen des hämatopoetischen Systems, hirnorganische Erkrankungen, epileptische Anfälle in der Anamnese, schwere Leber- und Nierenfunktionsstörungen; Kinder u. Jugendliche < 16 J. |

| NW | *> 10 %:* Frühdyskinesien (insb. initial Parkinsonoid, Akathisie), Müdigkeit
1–10 %: RR ↓ bzw. orthostatische Dysregulation (insb. initial), reflekt. HF ↑, Amenorrhoe, Galaktorrhoe, Brustvergrößerung, Libido ↓, Potenz ↓
0,1–1 %: Schwindel, Lethargie, KS, depressive Verstimmungen (insb. bei LZ-Therapie), Erregungszustände, delirante Symptome, passagere Transaminasen ↑, Gewicht ↑, Leukozytopenie, allerg. Hautreaktionen
< 0,01: malignes neuroleptisches Syndrom, cholestatische Hepatose
o. A.: Spätdyskinesien (hyperkinetische Dauersyndrome choreatischer Form) |
|---|---|
| WW | Levodopa, Bromocriptin (deren Wi ↓); Phenytoin (Benperidol-Wi ↓); Antikoagulation (Zunahme der Blutungsgefahr); Lithium (selten neurotoxische Syndrome [Bewusstseinsstörungen, Temperaturanstieg] und EPMS möglich); Alkohol (Alkoholwirkung ↑, RR ↓); Polypeptid-Antibiotika (Atemdepression ↑); Psychostimulanzien vom Amphetamintyp (deren Wi ↓, evtl. antipsychotischer Effekt von Benperidol ↓) |
| WI | Neuroleptikum aus der Klasse der Butyrophenone: Wi entspricht der von Haloperidol über vornehmliche D_2-Rezeptorwirkung mit stark antipsychotischer Wi, derzeit stärkstes auf dem Markt befindliches Neuroleptikum mit raschem Wirkungsbeginn |
| PK | BV 40–50 % bei p. o.-Gabe, hoher First-pass-Effekt, schneller Wirkungsbeginn, max. Plasmaspiegel bei Tbl. nach 3,2 h, bei Lösung nach 1,2 h, bei Inj.-Lösung nach 0,03 h; HWZ 4–6 h, nahezu vollständige Metabolisierung |
| Gr/La | Gr 5, kontraindiziert, Mittel der Wahl ist Levomepromazin oder Fluphenazin / La 2, kontraindiziert |
| ❗ | **Intoxikation:**
s. Haloperidol
Hinweise:
▶ Indikation ist infolge der NW/KI klinisch schweren Fällen vorbehalten, wenn andere NW-ärmere Substanzen (sog. atyp. Neuroleptika) keinen Wirkungseffekt zeigen
▶ parasympathikolytische Wi (Harnverhalt, Augeninnendruck ↑, Akkommodationsstörung)
▶ bei Frühdyskinesien oder Parkinsonoid ist ggf. die Gabe eines Anticholinergikums (z. B. Biperiden [**Akineton®**] i. v.) erforderlich, welches jedoch nicht routinemäßig und nur im Bedarfsfall angeordnet werden sollte
▶ *malignes neuroleptisches Syndrom:* s. Haloperidol |

Betahistin TTK: 0,16-0,18 € (6-12 mg), 0,23-0,29 € (16-24 mg) | Rp.-Pflicht

| HN | Ⓓ p. o.: **Aequamen®**, Betahistin (**Generika**), **Betavert®** 8\|16\|24 mg/Tbl.
- alle: 6\|12 mg/Tbl.
Acuver® Tropfen 5,21 mg/ml, **Vasomotal®** 16\|24 mg/Tbl., Tropfen 5,21 mg/ml
Ⓐ **Betaserc®**, **Bestin®**, **Vertimen®**, Betahistin (**Generika**)
CH **Betaserc®**, Betahistin (**Generika**) |
|---|---|
| Dos | ▶ *Tbl.:* 3 × 12 mg oder 3 × 20 mg ret./d p. o. in der 1.–3. Wo., dann 2 × 20 mg ret./d p. o. für 2–6 Mo.
▶ *Trpf.:* 3 × 15–30 Trpf. p. o. in jeweils 100 ml H_2O = 24–48 mg/d p. o.
▶ *Morbus Menière:* 3 × 12 mg/d p. o. in der 1.–3. Wo., dann 3 × 6 mg/d p. o. für 2–6 Mo. jeweils nach den Mahlzeiten |
| Ind | Schwindelanfälle bei Funktionsstörungen des Vestibularapparates (Gleichgewichtsapparates) im Rahmen des Menièreschen Symptomenkomplexes
off label: zentrale Mangeldurchblutung (Effekt nicht bewiesen), andere peripher vestibuläre Schwindelformen |

KI	Nierentumor, Asthma bronchiale, Phäochromozytom, Magen-Darm-Geschwüre
NW	*< 1 %:* Augenbrennen, Brustbeklemmungen, Herzklopfen, Kopfdruck, KS, Hitzegefühl im Kopfbereich, Benommenheit, Nervosität, flüchtiger Hautausschlag mit Rötung und Quaddelbildung *o.A.:* häufig oder gelegentlich GIT-Beschwerden
WW	keine wesentlichen Inkompatibilitäten bekannt, gleichzeitige Einnahme von Antihistaminika meiden (gegenseitige Wirkungsabschwächung)
WI	B. ist ein Histaminanalogon: H_1- (und H_2)-Rezeptoragonist → Vasodilatation und Verbesserung der zerebralen/kochleären Durchblutung (Wirkungserfolge sind weder klinisch noch experimentell gesichert), tierexperimentell Erhöhung der Kapillarpermeabilität
PK	rasche Resorption, max. Plasmaspiegel nach 1 h, HWZ 3,5 h, PEB 1–5 %, innerhalb von 24 h metabolisiert und zu 85–90 % renal eliminiert
Gr/La	kontraindiziert (keine Erfahrungen), Mittel der Wahl ist Meclozin / kontraindiziert (keine Erfahrungen)

🛇 **Intoxikation:**
- *Klinik:* KS, Gesichtsrötung, Tachykardie, Hypotonie, Kollaps, Schwindel, Bronchospasmus, Ödeme (vorwiegend an der Schleimhaut der oberen Atemwege [Quincke-Ödem])
- *Therapie:* rein symptomatisch, ggf. Adrenalin i. v. bei Kollaps und Bronchospasmus, Kortison, schnell wirkende Antihistaminika, bei frischen Fällen und bei ausreichend guter oder gebesserter Kreislaufsituation Magenspülung oder Erbrechen hervorrufen

Betamethason   TTK: 5,50 € (Amp.), 0,50 € (1 Tbl.) | Kinder > 0 Monate | Rp.-Pflicht

HN	Ⓓ *p. o.:* Celestamine® 0,5 mg/Tbl., **Celestone®** 0,5 mg/Tbl., 0,5 mg/ml Lsg. *i. m.:* **Celestan Depot®** 3,95 mg/Amp, **Diprosone Depot®** 2,63 mg/ml *i. v.:* **Celestan Solub®** 4 mg/Amp. *lokal:* Bemon®, Beta (Generika), Betnesol V®, Betnovate V®, Celestamine®, Celestan V®, Cordes beta®, Diprosis®, Diprosone®, Linolacort beta® *- alle: 0,1 % Salbe/Creme, z. T. auch Lösungen* *Kombinationen:* Betametason Hexal®, Diprogenta®, Diprosalic®, Flotiran®, Fucicort®, Soderm® Ⓐ Betamethason (Generika), Betnesol®, Betnovate®, Celestan®, Diproderm®, Diproforte®, Diprogenta®, Diprosalic® Ⓒʜ Betnesol®, Betnovate®, Celestone chronodose®, Diprolen®, Diprophos®, Diprosone®
Dos	► *Erw. + Kinder > 6 J.:* 6–15 mg/d p. o., Dosissteigerung je nach klin. Symptomatik ► *Hirnödem (II. Wahl):* initial 8–10 (–80 mg) i. v., dann 16–24 mg (bis 48 mg)/d i. v. verteilt auf 3–4 ED ► *Notfallbehandlung:* 40–100 mg i. v. (Details s. FI) ► *Depot:* je nach Gelenk 0,25–2,0 ml (Details s. FI) ► *Kinder < 6 J.:* 0,1 mg/kg KG/d p. o., Erhaltungsdosis 0,015 mg/kg KG/d
Ind	► Autoimmunerkrankungen wie systemischer Lupus erythematodes (insbesondere viszerale Formen) ► aktive Phasen von Systemvaskulitiden wie Panarteriitis nodosa (bei gleichzeitig bestehender pos. Hepatitis B Serologie sollte die Behandlungsdauer auf 2 Wochen begrenzt werden)

- aktive rheumatoide Arthritis mit schwerer progredienter Verlaufsform, z. B. schnell destruierend verlaufende Formen und/oder mit extraartikulären Manifestationen
- juvenile idiopathische Arthritis mit schwerer systemischer Verlaufsform (Still Syndrom) oder mit lokal nicht beeinflussbarer Iridozyklitis
- rheumatisches Fieber mit Karditis
- *für i.v-Gabe:* Hirnödem (durch Hirntumor, neurochirurgische Eingriffe, Hirnabszess, bakterielle Meningitis), posttraumatischer Schock/Prophylaxe der posttraumatischen Schocklunge, anaphylaktischer Schock (nach primärer Epinephrin-Injektion), schwerer akuter Asthmaanfall, hyalines Membransyndrom (Atemnot-Syndrom), interstitielle Aspirationspneumonie
- *für lokale Gabe:* Hauterkrankungen, bei denen stark wirksame, topisch anzuwendende Glukokortikoide angezeigt sind, z. B. Psoriasis, Initialbehandlung des schweren atopischen Ekzems

KI Überempfindlichkeit, *rel. KI:* akute Virusinfektionen (Herpes zoster, Herpes simplex, Varizellen, Keratitis herpetica), HBsAG-positive chronisch-aktive Hepatitis, 8 Wo. vor bis 2 Wo. nach Schutzimpfungen mit Lebendimpfstoffen, systemische Mykosen und Parasitosen (z. B. Nematoden), Meningoenzephalitis, Poliomyelitis, Myasthenia gravis, Lymphadenitis nach BCG-Impfung, akute und chronische bakterielle Infektionen; bei Tuberkulose in der Anamnese (*Cave* Reaktivierung!) oder latenter Tuberkulose Anwendung nur unter Tuberkulostatika-Schutz; Magen-Darm-Ulzera, schwere Osteoporose, Thrombophlebitis, Hypoprothrombinämie, schwer einstellbare Hypertonie, schwer einstellbarer Diabetes mellitus, psychiatrische Erkrankungen (auch anamnestisch), Eng- und Weitwinkelglaukom, Hornhautulzerationen und Hornhautverletzungen, Niereninsuffizienz

NW
- *zu Beginn:* Hypokaliämie, Natriumretention (Ödeme), BB-Veränderungen, Hyperglykämie, Euphorie/Depression, Kortisonpsychose, Thrombosen, Magen-Darm-Ulzera
- *Langzeitbehandlung:* Striae rubrae, Steroidakne, Myopathie, Hypertonie, NNR-Insuffizienz, Osteoporose, aseptische Knochennekrosen, Katarakt, Glaukom, Pankreatitis, Vollmondgesicht, Stammfettsucht, Kortikoderm, sekundäres Immundefizit mit gesteigerter Infektanfälligkeit, Steroiddiabetes, Ulcus ventriculi, aseptische Knochennekrosen, Wachstumsverzögerungen (Kinder)

WW Östrogene (z. B. Ovulationshemmer) (Kortikoidwirkung ↑), Antacida (BV von B. ↓), CYP3A4-Induktoren, wie Rifampicin, Phenytoin, Carbamazepin, Barbiturate und Primidon (Kortikoidwirkung ↓), CYP3A4-Inhibitoren, wie Ketoconazol und Itraconazol (Kortikoidwirkung ↑), ACE-Hemmstoffe (BB-Veränderungen), Herzglykoside, Saluretika/Laxanzien (K^+-Mangel), Antidiabetika (BZ ↓), Cumarin-Derivate (Antikoagulanzienwirkung ↓), nichtsteroidale Antiphlogistika/Antirheumatika, Salicylate und Indometacin, Alkohol (GIT-Blutungen), nicht-depolarisierende Muskelrelaxanzien (deren Wi ↑), Atropin, andere Anticholinergika (Augeninnendruck ↑), Chloroquin, Hydroxychloroquin, Mefloquin (Risiko für Myopathien und Kardiomyopathien ↑), Ciclosporin (C-Spiegel ↑, Krampfanfälle), Amphotericin B (K^+ ↓)

WI B. ist ein fluoriertes Glukokortikoid, das eine etwa 25-fach stärkere antientzündliche Wirkung als das natürliche Nebennierenrindenhormon Kortisol besitzt; die mineralokortikoide Wirkungskomponente fehlt dagegen fast vollkommen → entzündungshemmende, immunsuppressive und antiproliferative Effekte → durch verringerte Bildung, Freisetzung und Aktivität von Entzündungsmediatoren und durch Inhibierung der spezifischen Funktionen und der Migration von Entzündungszellen

PK	max. Plasmaspiegel nach 1-2 h, HWZ 7 h, PEB 58–70 %, Elimination biliär
Gr/La	strenge Indikation / strenge Indikation
❶	**Hinweise:** bei systemischer Therapie kein abruptes Absetzen, Gefahr der Addisonkrise, immer langsam ausschleichen

Bevacizumab TTK: 480-1700,- € (100-400 mg) | Rp.-Pflicht

HN	Ⓓ *i. v.:* **Avastin®** 25 mg/ml Inf.-Lsg. Ⓐ **Avastin®** ㊀ **Avastin®**
Dos	Erw. (initial in 90 min i. v., später in 30–60 min i. v.): ▶ *metastasiertes Kolorektalkarzinom:* 5–10 mg/kg KG alle 2 Wo. i. v. oder 7,5–15 mg/kg KG alle 3 Wo. i. v. ▶ *metastasiertes Mammakarzinom:* 10 mg/kg KG alle 2 Wo. i. v. oder 15 mg/kg KG alle 3 Wo. i. v. ▶ *nicht kleinzelliges Bronchialkarzinom:* 7,5–15 mg/kg KG alle 3 Wo. i. v. (6 Behandlungszyklen zusätzlich zu einer Platin-haltigen Chemotherapie und in der Folge bis zum Fortschreiten der Erkrankung als Monotherapie angewendet) ▶ *fortgeschrittenes und/oder metastasiertes Nierenzellkarzinom:* 10 mg/kg KG alle 2 Wo. i. v.
Ind	▶ in Kombination mit einer Chemotherapie auf Fluoropyrimidin-Basis zur Behandlung von Pat. mit metastasiertem Kolon- oder Rektumkarzinom ▶ in Kombination mit Paclitaxel zur First-Line-Behandlung von Pat. mit metastasiertem Mammakarzinom ▶ in Kombination mit Capecitabin zur First-Line-Therapie des metastasierten, HER2-negativen Mammakarzinoms ▶ zusätzlich zu einer Platin-haltigen Chemotherapie zur First-Line-Behandlung von Pat. mit inoperablem fortgeschrittenem, metastasiertem oder rezidivierendem nicht kleinzelligem Bronchialkarzinom, außer bei vorwiegender Plattenepithel-Histologie ▶ in Kombination mit Interferon alfa-2a zur First-Line-Behandlung von Pat. mit fortgeschrittenem und/oder metastasiertem Nierenzellkarzinom ▶ *off-label-use:* altersbedingte Makuladegeneration (AMD)
KI	bekannte Überempfindlichkeit, Überempfindlichkeit gegen CHO-Zellprodukte oder andere rekombinante humane oder humanisierte Antikörper, Pat. mit kürzlich aufgetretener Lungeneinblutung/Bluthusten (> 2,5 ml Blut)
NW	*> 10 %:* febrile Neutropenie, Leukopenie, Thrombozytopenie, Neutropenie, periphere sensorische Neuropathie, Hypertonie, Diarrhö, Übelkeit, Erbrechen, Asthenie, Fatigue *1–10 %:* Sepsis, Abszess, Infektion, Anämie, Dehydrierung, Schlaganfall, Synkope, Somnolenz, KS, kongestive Herzinsuffizienz, supraventrikuläre Tachykardie, arterielle Thromboembolie, tiefe Beinvenenthrombose, Blutungen, Lungenembolie, Dyspnoe, Hypoxie, Epistaxis, Magen-Darm-Perforation, Ileus, Darmverschluss, Bauchschmerzen, Erkrankung des Gastrointestinaltrakts, Stomatitis, palmoplantares Erythrodysästhesie-Syndrom, Muskelschwäche, Myalgie, Proteinurie, Harnwegsinfektion, Schmerzen, Lethargie, Schleimhautentzündung *o.A.:* Magen-Darm-Perforationen (Behandlung dauerhaft absetzen), Blutungen einschl. Lungeneinblutungen/Bluthusten bei Pat. mit NSCLC

WW bislang keine WW bekannt

WI B. bindet an den Gefäßwachstumsfaktor VEGF (vascular endothelial growth factor), den Schlüsselfaktor der Vaskulogenese und Angiogenese, und hemmt dadurch die Bindung von VEGF an seine Rezeptoren, Flt-1 (VEGFR-1) und KDR (VEGFR-2) auf der Oberfläche von Endothelzellen. Die Neutralisierung der biologischen Aktivität von VEGF reduziert die Vaskularisierung von Tumoren, normalisiert das vorhandene Tumorgefäßsystem und hemmt die Bildung neuer Tumorgefäßsysteme, wodurch das Tumorwachstum gehemmt wird

PK Abbau durch Proteolyse im gesamten Körper, HWZ 18-20 d

Gr/La kontraindiziert, Gr 6 (Frauen im gebärfähigen Alter müssen während der Therapie u. noch mind. 6 Mo. nach der letzten B.-Gabe eine wirksame Empfängnisverhütung anwenden) / kontraindiziert

❶ Pharmainfo:
sehr unterschiedliche Bewertung der Studienlagen von FDA und EMEA: bei der FDA steht die Streichung der Indikation beim Mammakarzinom im Raum, wohingegen in Europa eine Indikationserweiterung diskutiert wird (Dt. Ärzteblatt, Jg. 108, Heft 27, S. 1276)

Stu OCEANS-Studie, INNOVATIONS-Studie

Bezafibrat   TTK: 0,28-0,63 € *(400 mg ret., 600 mg unret.)* | *Rp.-Pflicht*

HN Ⓓ *p. o.:* **Befibrat®**, **Bezagamma®**, **Bezafibrat** (**Generika**), **Cedur®**
- *alle: 200 mg/Tbl. oder Drg., ret. 400 mg/Tbl.*
Ⓐ **Bezacur®**, **Bezalip®**, **Bezastad®**
Ⓒₕ **Cedur® retard**

Dos *p. o.:* 3 × 200 mg/d *oder* 1 × 400 mg ret./d morgens oder abends (jeweils nach/mit Mahlzeit)

Ind unterstützende Behandlung (neben Diät und anderen Therapien) bei:
▸ schwerer Hypertriglyzeridämie mit/ohne niedrige HDL-Cholesterinwerte
▸ gemischter Hyperlipidämie, wenn ein Statin kontraindiziert ist oder nicht vertragen wird

KI Lebererkrankungen (Ausnahme Fettleber), Nierenerkrankungen (S-Kreatinin > 1,5 mg/dl, Kreatinin-Clearance < 60 ml/min)

NW *1–10 %:* GIT-Störungen, KS, Schwindel, Appetitlosigkeit, Potenzstörungen
< 1 %: CK-Anstieg, Myositis, Myalgien, Panzytopenie

WW Sulfonylharnstoffe, Insulin, orale Antikoagulanzien (deren Wi ↑); Cholestyramin (Bezafibrat-Resorption ↓ → 2 h Abstand einhalten!); Perhexilinhydrogenmaleat, MAO-Hemmer (keine gleichzeitige Einnahme mit Bezafibrat!); HMG-CoA-Reduktasehemmer (Myopathiegefahr ↑)

WI B. ist ein Clofibrinsäurederivat aus der Gruppe der Fibrate: Clofibrate steigern die Aktivität der Lipoproteinlipase; Hemmung der hepatischen VLDL-Freisetzung und Cholesterinbildung (Hemmung der HMG-CoA-Reduktase und der Acetyl-CoA-Carboxylase); Senkung Cholesterin um bis zu 5–15 %, Senkung Triglyzeride um bis 10–25 %, Steigerung HDL um 50 %

PK nahezu vollständige Resorption, BV ca. 70 %, max. Plasmaspiegel nach 1–2 h nichtretardiert, 3–4 h retardiert, HWZ 2 h, PEB 94–96 %, renale Elimination z. T. nach Metabolisierung

Gr/La kontraindiziert (insb. 2. + 3. Trim.) / kontraindiziert (abstillen)

❗	**Behandlungskontrollen:** CK, BB und Leberwerte kontrollieren
Stu	BIP-Studie

Biperiden
TTK: p.o.: 0,48–0,96 € (6-12 mg); i.v.: 2,80 € (5 mg Amp.) | Kinder > 0 Monate | Rp.-Pflicht

HN	Ⓓ **p. o.: Akineton®** retard 4 mg/Tbl., **Biperiden-neuraxpharm®** - alle: 2|4 mg/Tbl. **i. v.: Akineton Ampullen®, Biperiden-neuraxpharm®** - alle: 5 mg/Amp. à 1 ml Ⓐ **Akineton®** CH **Akineton®**
Dos	▶ *Morbus Parkinson:* einschleichend dosieren mit 2 × 1 mg/d p. o., dann in Abhängigkeit der Verträglichkeit und Wi Dosissteigerung täglich um 2 mg auf 3 × 2–4 mg/d (= 6–12 mg/d) p. o.; *Maximaldosis:* 16 mg/d ▶ *EPMS:* 2,5–5 mg langsam i. v./i. m., bei Bedarf nach 30 min wiederholen oder 1–4 × 1–4 mg/d p. o. ▶ *Maximaldosis:* 10–20 mg/d ▶ *Begleitmedikation* (bei Neuroleptikatherapie): 1–4 × 1–4 mg/d p. o. ▶ *Intoxikation mit Nikotin/organ. Phosphat:* 5–10 mg i. m., in schweren Fällen bis zum Abklingen der Symptome auch 5 mg langsam i. v. ▶ *Kinder 3–15 J.:* vorsichtige Dosissteigerung von 1–6 mg/d p. o. in anfänglich 2, später 3 Dosen/d; *akut* < 1 J.: 1 mg = 0,2 ml i. m./i. v., < 6 J.: 2 mg = 0,4 ml i. m./i. v., > 10 J.: 3 mg = 0,6 ml i. m./i. v., bei Bedarf nach 30 min Injektion wiederholen
Ind	Morbus Parkinson, Parkinsonoid; sonstige extrapyramidale NW von Medikamenten (Neuroleptika) wie Frühdyskinesien; Nikotinvergiftung und Vergiftung mit organischen Phosphaten
KI	unbehandeltes Engwinkelglaukom, Prostatahyperplasie, GIT-Stenosen, Megakolon, Myasthenia gravis, Vorsicht bei Erkrankungen mit Tachykardie oder erhöhter Krampfbereitschaft
NW	*peripher:* Mundtrockenheit, Akkommodationsstörungen, selten Obstipation, Miktionsstörungen, Übelkeit, Magenbeschwerden, Tachykardie *zentralnervös:* Müdigkeit, Schwindel, Angst, Erregung, Unruhe, Verwirrtheit, Halluzinationen, kognitive Störungen
WW	Chinidin (anticholinerge Herz-Kreislauf-Wi ↑, v. a. AV-Überleitung); Antazida (Biperiden-Resorption ↓); Metoclopramid (dessen Wi wird antagonisiert); andere anticholinerg wirksame Psychopharmaka, Antihistaminika, Antiparkinsonika, Spasmolytika (ggf. zentrale + periphere NW ↑); L-Dopa (ggf. Dyskinesien ↑); Neuroleptika (ggf. tardive Dyskinesien ↑); Alkohol (dessen Wi ↑)
WI	Anticholinergikum, vorwiegend zentrale kompetitive Acetylcholinrezeptorblockade (muskarinerg und nikotinerg), beim M. Parkinson Wi insbesondere gegen Plus-Symptome (Tremor), geringer auch gegen Rigor und Akinesie
PK	BV 33 %, max. Plasmakonzentration nach 0,5–2 h (ret. 4,5 h und 10–12 h, biphasische HWZ), PEB > 90 %, biphasische HWZ 1,5 und 24 h nach i. v.-, 21 h nach p. o.-Gabe, als Metabolit Elimination renal und über die Fäzes
Gr/La	strenge Indikation, Gr 4, Mittel der Wahl / strenge Indikation, La 2

🛈 **Intoxikation:**
- *Klinik:* periphere (Hyperthermie, Mydriasis, Harnverhalt, HRST, myokardiale Depression, Asystolie) und zentrale anticholinerge Symptome (Somnolenz bis Koma, epileptische Anfälle, Atemdepression, pos. Babinski, Halluzinationen, Desorientierung)
- *Therapie:* Aktivkohle, bei zentral anticholinerges Syndrom (ZAS) und Tachykardie 2–4 mg Physostigmin i. v. (Erwachsene), nicht bei Epilepsie, bei Hypotension Volumengabe

Hinweise:
- bei Spätdyskinesien keine Wi, evtl. kann sogar eine Symptomverschlechterung auftreten, daher KI für Antiparkinsonmittel bei Spätdyskinesien
- die frühzeitige Kombination bei Behandlung mit Neuroleptika kann das Auftreten von Spätdyskinesien fördern
- bei bekanntem Engwinkelglaukom intraokulären Druck regelmäßig überprüfen

Bisacodyl
TTK: p.o.: 0,06–0,12 € (5–10 mg); Supp.: 0,43–0,57 € (10 mg) | Kinder > 3 Jahre | Rp.-Pflicht

HN	Ⓓ *p. o.:* Axea Lax®, Bekunis®, Bisacodyl (**Generika**), Bisco Zitron®, Dialax B®, Drix®, Dulcolax®, Florisan N®, **Hemolax**®, Kalax®, Laxagetten®, Laxans (**Generika**), Mediolax®, **Pyrilax**®, Stadalax®, Tempolex forte®, Tirgon® - *alle: 5 mg/Drg. oder Tbl.* *rektal:* **Bisacodyl**®, **Dulcolax**®, **Laxans-ratiopharm**®, **Pyrilax**® - *alle: 10 mg/Supp.* Ⓐ Dulcolax®, Laxbene® Ⓒ︎ Bekunis Dragées Bisacodyl®, Demolaxin®, Dulcolax®, Medibudget Abführdragées Bisacodyl®, Muxol®, Prontolax®, Tavolax®
Dos	- *Erw. + Kinder > 10 J.:* 5–10 mg p. o. oder 10 mg Supp. rektal - *Maximaldosis:* 0,3 mg/kg KG/d (21 mg/70 kg KG/d) - *Kinder 2–10 J.:* 5 mg p. o. oder 5 mg Supp. rektal
Ind	kurzzeitige Anwendung bei Obstipation (habituell/bei Bettruhe), zur Darmentleerung vor Röntgenaufnahmen im Magen-Darm-Bereich, zur Operationsvorbereitung, chronische Opioidgabe (z. B. bei Tumorschmerztherapie)
KI	akute entzündliche Darmerkrankungen, Hypokaliämie, paralytischer/mechanischer Ileus, schwere Dehydratation, Kinder < 2 J.
NW	*Kurzzeitanwendung:* Aufstoßen, Flatulenz, Diarrhoe, Übelkeit, Abdominalkrämpfe, Schmerzen im Bauch und Enddarm *Langzeitanwendung:* Wasser- und Elektrolytstörungen (insb. K^+ ↓, Mg^+ ↓), Muskelschwäche, Ca^{2+}-Verlust → Osteoporose, Verstärkung der Darmträgheit und Gewöhnung, Proktitis
WW	Herzglykoside (Gefahr durch Hypokaliämie); Diuretika, Kortikosteroide (Hypokaliämie ↑)
WI	diphenolisches Laxans: nach enzymatischer Esterabspaltung, hepatischer Glukuronidierung und biliärer Exkretion erfolgt im Darm eine bakterielle Spaltung in Diphenole; Wi durch Stimulation der Peristaltik des Kolons, Resorptionshemmung von H_2O und Elektrolyten, Sekretionsförderung im Kolon
PK	Wi p. o. nach 8–12 h, Supp. bereits nach 15–30 min (Umgehung des enterohepatischen Kreislaufes), nach hepatischer Transformation Elimination zu 50 % über die Fäzes, zu 30 % renal
Gr/La	strenge Indikation (keine toxischen Effekte bekannt) / unbedenklich, kein Übertritt in Muttermilch

> **Hinweise:**
> - die Anwendung sollte nur über eine kurze Zeit (wenige Wo.) erfolgen, da jede längere Anwendung zu einer Verstärkung der Darmträgheit führt
> - **keine** Anwendung zur "Blutreinigung" oder zur Gewichtsreduktion

Bisoprolol   TTK: 0,15 € (5 mg), 0,23-0,28 € (10 mg) | Rp.-Pflicht

HN	Ⓓ *p. o.*: Biso (**Generika**), **Bisogamma**®, **Biso Lich**®, **Bisoprolol** (**Generika**), **Concor**® 1,25|2,5|3,75|7,5 mg/Tbl., **Jutabis**® - alle: 5|10 mg/Tbl. Ⓐ **Bisocor**®, **Bisostad**®, **Concor**®, **Rivacor**® CH **Bilol**®, **Concor**®
Dos	▶ *art. Hypertonie, chronische stabile Angina pectoris: initial* 1 × 5 mg/d p. o., ggf. langsame Steigerung auf 10 (-20) mg/d (morgens nüchtern einnehmen) ▶ *stabile chronische mittelgradige bis schwere Herzinsuffizienz* (Titrationsschema): • *initial* 1,25 mg/d für 1 Wo., bei jeweils guter Verträglichkeit um 1,25 mg/d für je 1 Wo. erhöhen, ab 5 mg Dosissteigerung nur alle 4 Wo. um 2,5 mg • *Erhaltungsdosis:* 10 mg/d p. o.
Ind	Hypertonie, chronisch stabile Angina pectoris, chronische Herzinsuffizienz (NYHA II°-V°)
KI	AV-Block II°-III°, Hypotonie, Bradykardie, kardiogener Schock, Sick-Sinus-Syndrom, SA-Block, Asthma bronchiale, COPD, pAVK, Raynaud-Syndrom, metabol. Azidose, unbehandeltes Phäochromozytom
NW	*> 10 %:* Rebound-Phänomen nach plötzlichem Absetzen (5-15 %) *1-10 %:* Müdigkeit, Schwindel, KS, Depression, Verwirrtheit, Albträume, Schlafstörungen, Parästhesien, RR ↓, orthostatische Dysregulation, HF ↓, AV-Blockierung, Herzinsuffizienz ↑ mit Ödemen und/oder Belastungsdyspnoe, Claudicatio intermittens, Raynaud-Syndrom (zu Therapiebeginn), Appetit ↓, GIT-Beschwerden, Muskelschwäche, Muskelkrämpfe, Mono- oder Polyarthritis, Pruritus, bei Asthma klin. Verschlechterung, Kältegefühl *< 1 %:* erhöhte Triglyzeride, Potenzstörungen, Halluzinationen, photoallerg. Exanthem, Gewicht ↑, Glucose ↓ / ↑ bei Diabetes mellitus
WW	Antidiabetika (Verschleierung von Hypoglykämie-Warnsymptomen); bradykardisierende Ca^{2+}-Antagonisten wie Verapamil, Diltiazem, Antiarrhythmika (Bradykardie, HRST); andere Antihypertensiva (RR ↓); Reserpin, α-Methyldopa, Clonidin (RR ↓, HF ↓); Barbiturate, Phenothiazine, trizyklische Antidepressiva, Alkohol (RR ↓); hochdosierte Salizylat-Therapie (deren toxische ZNS-Wi ↑); Allgemeinnarkose (evtl. additiv negativ-inotrop)
WI	B. ist ein Klasse-II-Antiarrhythmikum, kardioselektiver $β_1$-Blocker ($β_1 : β_2$ = 75 : 1) ohne ISA: Verdrängung der Katecholamine am Rezeptor → geringere sympathoadrenerge Stimulation des Herzens (neg. inotrop/bathmotrop/chronotrop/dromotrop), kardialer O_2-Verbrauch ↓
PK	BV 90 %, HWZ 10-12 h, keine aktiven Metaboliten, je zur Hälfte hepatisch und renal eliminiert
Gr/La	strenge Indikation, Gr 4 + 9 (Mittel der Wahl ist Metoprolol) / kontraindiziert, La 1 + 3

| **Intoxikation:**
| s. Propranolol
| **Hinweise:**
  - nicht abrupt absetzen, langsam ausschleichen (Rebound-Phänomen)
  - Behandlung der stabilen chronischen mittelgradigen bis schweren Herzinsuffizienz bei eingeschränkter systolischer Ventrikelfunktion (Ejektionsfraktion ≤ 35 %, echokardiographisch bestimmt) in Kombination mit ACE-Hemmern und Diuretika, und optional Herzglykosiden

Stu CIBIS II-Studie

Bivalirudin TTK: 520,- € (250 mg Amp.) | Rp.-Pflicht

HN Ⓓ *i. v.:* **Angiox**® 250 mg für Inj./Inf.-Lsg.
Ⓐ **Angiox**®
Ⓒʜ **Angiox**®

Dos
- *Antikoagulation bei PTCA:*
  - *initialer Bolus:* 0,75 mg/kg KG i.v.
  - *Dauerinfusion:* 1,75 mg/kg KG/h, Beginn unmittelbar nach Bolusgabe für die Dauer der PTCA ggf. bis 4 h danach
- *Dosisreduktion bei Niereninsuffizienz:*
  - GFR 30–59 ml/min: Bolusgabe unverändert, Dauerinfusionsrate 1,4 mg/kg KG/h, Kontrolle der aktivierten Gerinnungszeit (ACT) 5 min nach Bolusgabe: < 225 sec → zweiter Bolus mit 0,3 mg/kg KG i.v.; GFR < 30 ml/min kontraindiziert
- *instabile Angina pectoris (iAP)/NSTEMI:* 0,1 mg/kg KG i.v., gefolgt von 0,25 mg/kg KG/h (bis zu 72 h)
- *sollte eine PTCA folgen:* 0,5 mg/kg KG als Bolus i.v., dann 1,75 mg/kg KG/h für die Dauer des Eingriffs, danach 0,25 mg/kg KG/h für 4–12 h

Ind
- Antikoagulans bei perkutanen Koronarintervention (PCI), inkl. ST-Hebungsinfarkt (STEMI)
- instabile Angina pectoris/Nicht-ST-Hebungsinfarkt (iAP/NSTEMI) bei einem Notfalleingriff oder wenn eine frühzeitige Intervention vorgesehen ist

KI aktive Blutungen oder erhöhtes Blutungsrisiko aufgrund einer Störung des Hämostasesystems und/oder irreversibler Gerinnungsstörungen, schwere unkontrollierte Hypertonie und subakute bakterielle Endokarditis, schwere Nierenschädigung (GFR < 30 ml/min) und dialysepflichtige Patienten

NW *> 10 %:* leichte Blutungen an beliebigen Stellen
1–10 %: schwere Blutungen (einschließlich Berichte mit tödlichem Ausgang), kleine Blutungen, Ecchymosis, Koronarstentthrombose, Hämatom und Blutungen an der Gefäßeinstichstelle
0,1–1 %: Anämie, Thrombozytopenie, Überempfindlichkeit (einschließlich anaphylaktischer Reaktion und Schock), GIT-Blutungen (einschließlich Hämatemesis, Meläna, oesophageale/anale Blutung), retroperitoneale Blutung, Zahnfleischbluten, Übelkeit, KS, Hämaturie, Hämoptysis, Epistaxis, pharyngeale Blutung, Hämatome, Hypotonie

WW Antikoagulanzien (Blutungsgefahr ↑)

WI B. ist ein direkter und spezifischer Thrombininhibitor, der sowohl am katalytischen Zentrum als auch an der Anionenbindungsregion von Thrombin bindet, unabhängig davon, ob Thrombin in der flüssigen Phase oder an Gerinnsel gebunden vorliegt → Hemmung der klin. Wirkung von Thrombin (keine Spaltung von Fibrinogen, Faktor XII wird nicht aktiviert etc.)

PK	keine PEB (ausgenommen Thrombin), terminale HWZ 25 min, 20% unveränderte renale Elimination
Gr/La	strenge Indikation / strenge Indikation

Bornaprin TTK: 0,66-1,- € (8-12 mg) | Rp.-Pflicht

HN	Ⓓ *p. o.:* **Sormodren**® 4 mg/Tbl. Ⓐ **Sormodren**®
Dos	▶ *Erw.: initial* 1 × ½ Tbl./d p. o., schrittweise Dosissteigerung auf die *Erhaltungsdosis* von 6–12 mg/d in 2–3 ED ▶ *Hyperhidrosis:* 1–2 Tbl./d p. o. (4–8 mg)
Ind	tremordominante Parkinsonsyndrome, extrapyramidale Symptome wie Frühdyskinesien, Akathisie, Parkinsonoid (durch Neuroleptika und ähnlich wirkende Arzneimittel bedingt), Hyperhidrosis
KI	bestehende Überempfindlichkeit, unbehandeltes Engwinkelglaukom, mechanische Stenosen im Magen-Darm-Kanal, Megakolon, Ileus, Gedächtnisstörungen, Kinder und ältere Pat. (keine Erfahrungen)
NW	*o.A.: ZNS-NW:* Müdigkeit, Schwindelgefühl, Benommenheit, insbes. bei höheren Dosen: Unruhe, Erregung, Verwirrtheit, gelegentlich Gedächtnisstörungen sowie selten Delir, Halluzinationen, Nervosität, KS, Schlafstörungen *periphere NW:* Mundtrockenheit, Akkommodationsstörungen, Mydriasis mit Photophobie, Schweißminderung, Obstipation, HF ↑, Übelkeit, selten Erbrechen oder Sodbrennen; gelegentlich Miktionsstörungen, insbes. bei Pat. mit Prostataadenom (Dosisreduktion), seltener Harnverhalt (Antidot: Carbachol), Engwinkelglaukom
WW	anticholinerg wirksame Medikamente, z. B. Psychopharmaka, Antihistaminika, Antiparkinsonmitteln und Spasmolytika (antichol. NW ↑), Chinidin (AV-Überleitung ↓), Levodopa (Dyskinesien ↑), Neuroleptika (tardive Dyskinesien ↑), Pethidin (dessen ZNS-Effekte ↑), Alkohol (tox. Wi ↑), Metoclopramid und wirkungsähnliche Verbindungen (dessen Wi ↓)
WI	B. ist ein zentral wirkendes Anticholinergikum mit zusätzlicher peripherer Wirkung, die jedoch geringer als die von Atropin ist → kompetitive Bindung an periphere und zentrale muskarinerge Acetylcholinrezeptoren (vorzugsweise M1) → Wirkung auf parkinsonähnliche Zustände (Tremor, Rigor), die durch zentral wirksame Cholinergika hervorgerufen werden
PK	PEB 72%, HWZ 5,2 h, Metabolisierung durch Hydroxylierung, renale Elimination
Gr/La	strenge Indikation, Gr 4 / strenge Indikation, La 1

Bosentan TTK: 117,50 € (2 × 62,5 mg o. 2 × 125 mg) | Kinder > 12 Jahre | Rp.-Pflicht

HN	Ⓓ *p. o.:* **Tracleer**® 32|62,5|125 mg/Tbl. Ⓐ **Tracleer**® Ⓒ**H** **Tracleer**®
Dos	▶ *ab 12 J. > 40 kg KG:* 2 × 62,5 mg/d p. o. über 4 Wo., dann Erhaltungsdosis 2 × 125 mg/d p. o. ▶ *ab 12 J. 20–40 kg KG:* 2 × 31,25 mg/d p. o. über 4 Wo., dann Erhaltungsdosis 2 × 62,5 mg/d p. o.

- *ab 12 J. 10–20 kg KG:* 1 × 31,25 mg/d p. o. über 4 Wo., dann Erhaltungsdosis 2 × 32,25 mg/d p. o.
- *Maximaldosis:* 2 × 250 mg/d p. o.

Ind pulmonal arterielle Hypertonie (PAH) und digitale Ulzerationen bei Sklerodermie

KI mittel bis schwere Leberfunktionsstörung (Child-Pugh-Klasse B oder C), 3-fach erhöhte AST oder ALT vor Behandlungsbeginn, gleichzeitige Einnahme von Ciclosporin A

NW *> 10 %:* AST- und ALT-Erhöhung (3-fache insbes. in den ersten 16 Wo.), KS, Infektionen der oberen Atemwege, Pneumonie, Nasopharyngitis, Flush-Symptomatik, Ödeme, Anämie, Pneumonie, GIT-Symptome (Dyspepsie, Übelkeit, Erbrechen, Refluxkrankheit, Mundtrockenheit), Hypotonie, Juckreiz, Ermüdung, Palpitationen, rektale Hämorrhagie
1–10 %: Synkope

WW Imidazole (z. B. Ketoconazol), Triazole (Itraconazol) (B.-Konz. ↑), hormonelle Kontrazeptiva (Wi ↓), orale Antikoagulanzien (Wi ↓), Glibenclamid (BV von G. ↓), Cholesterolsynthesehemmer (Wi ↓), Rifampicin (Wi von B. ↓), Cyp2C9- und 3A4-Induktor

WI B. ist ein dualer Endothelin-Rezeptor-Antagonist (ERA) mit einer Affinität zu Endothelinrezeptoren → pulmonaler und system. Gefäßwiderstand ↓ und HZV ↑ ohne Anstieg der Herzfrequenz

PK BV 50 %, max. Plasmakonz. nach 3-5 h, PEB > 98 % initial, später 50-65 %, HWZ 5,4 h, hepatischer Metabolismus, biliäre Elimination > 95 %

Gr/La kontraindiziert, Gr 6 / kontraindiziert, La 1

❶ Hinweise:
wenn Dosisreduktion möglich, dann stufenweise (Reboundgefahr)
Behandlungskontrollen:
AST/ALT vor Therapie, monatlich unter der Therapie und 2 Wo. nach jeder Dosissteigerung

Stu Early-Studie

Brivudin   TTK: 14,30 € | Rp.-Pflicht

HN Ⓓ *p. o.:* **Zostex®** 125 mg/Tbl.
Ⓐ **Mevir®**, **Zostex®**
Ⓒ**H** **Brivex®**

Dos ▶ *Erw.:* 125 mg/d p. o. für 7 Tage (stets zur gleichen Zeit einnehmen)
▶ *Leber- und Niereninsuffizienz:* keine Dosisanpassung erforderlich

Ind Frühzeitige Behandlung des akuten Herpes zoster (VZV) bei immunkompetenten Erw.

KI Kinder, bei Pat. unter Krebs-Chemotherapie, insbesondere, wenn die Behandlung mit 5-Fluorouracil (5-FU), einschließlich topisch anzuwendender 5-FU-Zubereitungen, 5-FU-Prodrugs (z. B. Capecitabin, 5-Flucytosin, Floxuridin, Gimeracil, Tegafur), Kombinationsarzneimitteln mit diesen Wirkstoffen oder anderen 5-Fluoropyrimidinen erfolgt (4-wöchige Karenzzeit erforderlich)

NW *1–10 %:* Übelkeit
0,1–1 %: BB-Veränderungen (Granulozytopenie, Eosinophilie, Anämie, Lymphozytose, Monozytose), allerg. Reaktionen, Appetitlosigkeit, Insomnie, Angststörung, KS, Schwindel, Somnolenz, Parästhesie, RR ↑, Erbrechen, Diarrhö, Dyspepsie, Bauchschmerzen, Flatulenz, Verstopfung, Fettleber, Leber-

enzyme ↑, Asthenie, Müdigkeit, grippeähnliche Erkrankung (Unwohlsein, Fieber, Schmerz, Schüttelfrost)
0,01–0,1 %: Thrombozytopenie, Halluzinationen, Verwirrtheitszustand, Geschmacksstörung, Tremor, Ohrenschmerzen, RR ↓, Hepatitis, Bilirubin ↑, Knochenschmerzen

WW Akkumulation u. verstärkte Toxizität von 5-Fluorouracil (inkl. topischer Anwendung u. Prodrugs, z. B. Capecitabin, Floxuridin, Tegafur) u. anderer 5-Fluoropyrimidinen wie Flucytosin (auch in Komb.-präp.)

WI B. ist ein Virustatikum (potentes Nukleosidanalogon, das die Replikation des Varicella-Zoster-Virus (VZV) hemmt). Hohe Selektivität, da B. nur in infizierten Zellen phosphoryliert wird und wirksam ist. In 1 h 50 %ige Hemmung der viralen Replikation.

PK schnelle Resorption, BV ca. 30 %, PEB > 95 %, HWZ 16 h, renale Elimination zu 65 % als Metabolit

Gr/La kontraindiziert, Gr 4 / kontraindiziert, La 2

🛈 **Cave:**
Rote-Hand-Brief 09/2012: potenziell tödliche Wechselwirkungen mit 5-Fluoropyridinen
Hinweise:
Brivudin ist gegen Herpes-simplex-Virus Typ 1 wirksam, hat aber **keine** signifikante Wirkung gegen Herpes-simplex-Virus Typ 2

Bromazepam   TTK: 0,14-0,29 € (3-6 mg) | Rp.-Pflicht

HN Ⓓ *p. o.:* **Bromazanil**® 3 mg/Tbl., **Bromazep von ct**®, **Bromazepam (Generika)**, **Gityl**®, **Lexostad**®, **Lexotanil**®, **Neo OPT**®, **Normoc**®
- *alle: 6 mg/Tbl.*
Ⓐ **Lexotanil**®
Ⓒ**H** **Lexotanil**®

Dos ▶ *ambulant:* 3 mg = ½ Tbl. p. o. 1 h vor dem Schlafengehen
▶ *Maximaldosis:* 9-12 mg/d, *stationär:* bis 3 × 6 mg/d p. o.
▶ *maximale Behandlungsdauer:* 4 Wo.

Ind Angststörungen, Schlafstörungen mit Angststörung

KI akute Intoxikationen mit zentral wirksamen Medikamenten und Alkohol; Drogen-, Alkohol- und Medikamentenabusus in der Anamnese; schwere Leberinsuffizienz, Schlaf-Apnoe-Syndrom, schwere Ateminsuffizienz, Myasthenia gravis; *relative KI:* spinale und zerebellare Ataxien

NW *> 10 %:* Sedierung, verlängerte Reaktionszeit, Konzentrationsstörungen, KS, anterograde Amnesie, bei Anwendung als Hypnotikum: Überhangeffekte, Tagessedierung
1–10 %: Libido ↑ ↓
o.A.: paradoxe Reaktionen (insb. im höheren Alter: Aggressivität, akute Erregungszustände, Angst, Suizidalität, Muskelspasmen, Ein- und Durchschlafstörungen, Halluzinationen), Muskelschwäche, Ataxien, leichte Übelkeit, Diarrhoe, Schwindelgefühl, RR ↓, Mundtrockenheit, Appetitsteigerung

WW zentral wirkende Medikamente, Alkohol (deren Wi ↑)

WI B. ist ein Benzodiazepinabkömmling: die durch GABA vermittelte synaptische Hemmung wird gefördert (freigesetztes GABA wirkt effektiver) → Cl-Einstrom ↑ → Erregbarkeit der Neuronenmembran ↓; mittellang wirksamer Benzodiazepin-Tranquilizer mit vorwiegend anxiolytischer Wirkkomponente

PK	Resorption zu 85 %, max. Plasmakonzentration nach 1 h, HWZ 8–20 h (im Alter HWZ ↑), PEB 70 %, Äquivalenzdosis 4,5 mg, renale Elimination, metabolisiert zu 80 % (keine klinisch relevanten aktiven Metabolite)
Gr/La	strenge Indikation (keine ausreichenden Erfahrungen), wenn erforderlich kurzfristig Mittel der Wahl / kontraindiziert (Übergang in Muttermilch)
❶	**Intoxikation:** s. Diazepam **Hinweise:** bei mehrwöchiger täglicher Anwendung von Bromazepam besteht die Gefahr einer psychischen und physischen Abhängigkeitsentwicklung

Bromhexin   *TTK: p.o.: 0,40–0,60 € (24–48 mg) | Kinder > 3 Jahre | Rp.-Pflicht*

HN	Ⓓ *p. o.:* **Bisolvon**® 8 mg/Tbl., Saft 8 mg/5 ml, Trpf. 2 mg/ml, **Bromhexin** (**BC**® 8 mg/Tbl., Trpf. 12 mg/ml, **Krewel Meuselbach**® 12 mg/Tbl., Trpf. 8|12 mg/ml, Saft 8 mg/10 ml) Ⓐ **Bisolvon**® ⒸⒽ **Bisolvon**®, **Solvolin**®
Dos	▶ *p. o.:* 3 × 8–16 mg/d p. o. *oder* 3 × 10–20 ml Saft/d = 24–48 mg/d ▶ *Kinder 6–14 J. oder < 50 kg KG:* 3 × 8 mg/d Lsg. p. o.; *2–6 J.:* 3 × 4 mg/d Lsg. p. o. ▶ *Dosisreduktion bei Niereninsuffizienz:* s. Tabelle 2
Ind	bronchopulmonale Erkrankungen mit Störung der Schleimbildung/-exkretion
KI	schwere Nieren-/Leberinsuffizienz, bei gestörter Bronchomotorik und größeren Sekretmengen (wenn nicht abgehustet oder abgesaugt werden kann), Asthma bronchiale
NW	*> 1 %:* Übelkeit, Erbrechen, Diarrhoe, Bauchschmerzen *< 0,01 %:* Reaktivierung vorbestehender GIT-Ulzera, Anaphylaxie *o.A.:* Schwindel, KS, GOT ↑, allerg. Reaktionen mit Haut- und Schleimhautreaktionen, Schwellungen im Gesichtsbereich, Atemnot, Temperatur ↑ und Schüttelfrost
WW	schleimhautreizende Wirkstoffe (verstärkte magenschleimhautreizende Effekte)
WI	B. ist ein Sekretolytikum: Reduktion der Viskosität des Bronchialsekretes durch Anregung der Drüsenzellen zur Schleimproduktion und Aktivierung des Abbaus saurer Mukopolysaccharide, verbesserte Mukoziliarfunktion, Aktivierung des Surfactant-Systems
PK	nach oraler Gabe fast vollständige Resorption, hoher First-pass-Effekt (ca. 80 %), hepatische Umwandlung in aktiven Metaboliten Ambroxol, PEB 99 %, Wirkdauer-HWZ 1 h, terminale HWZ 16 h, zu 80 % renale Elimination unverändert und als Metabolit
Gr/La	strenge Indikation (keine ausreichenden Erfahrungen), alternativ Acetylcystein / strenge Indikation (Übergang in Muttermilch), Mittel der Wahl
❶	**Hinweise:** ▶ Interferenzgefahr mit Cytochrom-P450 ▶ Behandlungsvoraussetzung: Pat. sollte abhusten können oder sollte mindestens abgesaugt werden können (sonst Gefahr der pulmonalen Sekretretention) ▶ Bromhexin kann Antibiotikaübertritt ins Lungengewebe verbessern **Tipps:** auf ausreichende Flüssigkeitszufuhr achten → Wirkungseffekt ↑

Bromocriptin

TTK: 0,45-1,37 € (2,5 mg Tbl.), 0,86-1,30 € (5 mg Tbl.), 1,62-2,30 € (10 mg Tbl.) | Rp.-Pflicht

HN	Ⓓ **Bromocriptin** (**Generika**), **Kirim®**, **Parlodel®**, **Pravidel®** - alle: 2,5 mg/Tbl., 5|10 mg/Kps. Ⓐ **Parlodel®**, **Umprel®** ㏂ **Parlodel®**
Dos	▶ *Morbus Parkinson:* initial 2,5 mg/d, dann nach klinischer Wi und Verträglichkeit + 2,5 mg jede Wo. oder 1,25 mg alle 4–7 d (ggf. auch schneller); *Erhaltungsdosis:* 7,5–30 mg/d; *Maximaldosis:* 60 mg/d ▶ *Hyperprolaktinämie:* 2–3 × 2,5 mg/d für 10–14 d, dann nach klinischem Effekt und Prolaktinspiegel dosieren ▶ *Laktationshemmung:* 1. Tag 2 × 1,25 mg/d, dann 14 d 2 × 2,5 mg/d ▶ *Akromegalie:* initial 2–3 × 1,25 mg/d, je nach NW und Wi schrittweise Steigerung auf 10–20 mg/d
Ind	Monotherapie des M. Parkinson bei Frühformen und jungen Patienten, M. Parkinson in Kombination mit L-Dopa in allen Krankheitsstadien *Prolaktinsenkung:* Hypophysenadenom (Prolaktinom), Galaktorrhoe, prim./sek. Abstillen, Akromegalie
KI	Schwangerschaftstoxikose, unkontrollierte Hypertonie, KHK und pAVK (vasokonstriktiver Effekt), schwere psychische Störungen
NW	*> 10 %:* GIT-Beschwerden, KS, Schwindel, Müdigkeit, depressive Verstimmung, Synkope *1–10 %:* psychomotorische Unruhe, Schlafstörungen, Sehstörungen, visuelle Halluzinationen, Psychosen, Verwirrtheit, Benommenheit, Angst, Dyskinesie, Ataxien, Miktionsbeschwerden, allerg. Hautreaktionen, schmerzhafte Schwellungen (Ödeme), Erythromelalgie, Muskelkrämpfe in den Beinen und Füßen, Mundtrockenheit, verstopfte Nase, Haarausfall *0,1–1 %:* Parästhesien, Ohrenklingeln, RR ↓, Angina-pectoris-Anfälle, Kurzatmigkeit, Gesichtsblässe, retropertitoneale/pleuropulmonale Fibrosen, Pleuraergüsse
WW	Cytochrom-P450-Hemmer wie z. B. Erythromycin, Clarithromycin, Troleandomycin, Spiramycin, Josamycin, Ketoconazol, Itraconazol, Cimetidin (Bromocriptin-Wi ↑); Octreotid (Bromocriptin-Wi ↑), Dopamin-Antagonisten-Wi ↓ (z. B. Neuroleptika), Alkoholverträglichkeit ↓
WI	peripherer und zentraler Ergot-Dopaminrezeptoragonist, Ergolin-Derivat (v. a. D_2-Agonist, leichte D_1-antagonistische Wi), Einsparung von L-Dopa, Ausgleich von "end of dose akinesia" und On-/Off-Oszillationen, Prolaktinsekretionshemmung durch Stimulation laktotropher Hypophysenzellen, Senkung des Wachstumshormonspiegels durch Dopaminrezeptorstimulation
PK	unvollständige intestinale Resorption, BV 3–6 % (First-pass-Effekt), max. Plasmaspiegel nach 70–100 min, PEB 90–96 %, HWZ 3–6 h, 2,5 mg p. o. wirken ca. 1–6 h lang, Elimination über Fäzes
Gr/La	strenge Indikation (möglichst Einstellung der Behandlung bei Kenntnis) / strenge Indikation (Hemmung der Muttermilchproduktion)
❗	**Hinweise:** ▶ die klinische Wi von 10 mg Bromocriptin ist etwa 100 mg/25 mg L-Dopa/Decarboxylasehemmer äquivalent ▶ geringere NW durch initialen Einsatz eines peripheren Dopaminantagonisten (z. B. Domperidon 3 × 10–30 mg/d p. o.) ▶ individuelle Anpassung der Dosierung und Verteilung je nach klinischer Symptomatik, nicht nach Plan

Brotizolam TTK: 0,36-0,72 € (0,125-0,25 mg) | Rp.-Pflicht

- **HN**
  - Ⓓ *p. o.:* **Lendorm®**, **Lendormin®** - *alle:* 0,25 mg/Tbl.
  - Ⓐ **Lendorm®**

- **Dos**
  - ▶ *Erw.:* ½–1 Tbl./d p. o. zur Nacht, bei älteren Pat. ½ Tbl./d p. o. ausreichend
  - ▶ *Maximaldosis:* 1–2 Tbl./d p. o.
  - ▶ *maximale Behandlungsdauer:* so kurz wie möglich, max. 2 Wo., in besonderen Fällen > 2 Wo.

- **Ind** kurzfristige Behandlung von Ein- und Durchschlafstörungen

- **KI** Myasthenia gravis, schwere Leberinsuffizienz, respiratorische Insuffizienz, Schlaf-Apnoe-Syndrom, akutes Engwinkelglaukom

- **NW** vermehrte Müdigkeit am Tage, Konzentrationsstörungen, Verwirrtheit, Ataxie, Doppelsehen, anterograde Amnesie

- **WW** andere zentral wirkende Mittel und Alkohol (Wi wechselseitig ↑, Risiko einer Atemdepression ↑); Muskelrelaxanzien (vermeiden!); Hemmer der CYP-Enzyme wie z. B. Erythromycin, Ketoconazol, Itraconazol, Verapamil, Diltiazem, Cimetidin, Ranitidin (Brotizolam-Wi ↑)

- **WI** Brotizolam ist ein Diazepin-Derivat (Hetrazepin) mit hoher Affinität zu Benzodiazepinrezeptoren im ZNS → Einschlafzeit ↓, hypnotische, anxiolytische, sedative und muskelrelaxierende Wi

- **PK** BV 70 %, max. Plasmaspiegel nach 1 h, bei älteren Pat. nach 1,7 h, HWZ 9 h, PEB 89–95 %, ⅔ werden renal, der Rest mit der Fäzes nach hepatischem Metabolismus ausgeschieden

- **Gr/La** kontraindiziert, Gr 4 + 9 / kontraindiziert (Sedierung, Atem- und Trinkschwäche beim Säugling)

- ❶ **Intoxikation:**
  s. Diazepam

  Hinweise:
  mit zunehmender Dosis und Behandlungsdauer nimmt die Gefahr einer Abhängigkeit zu, insbesondere bei Pat. mit Alkohol- und Drogenproblemen

Budesonid
TTK: p.o.: 4,92 € (9 mg), Supp.: 10,35 € (2,3 mg); lokal: 19,91-25,41 € (Pumpspray); Dosieraerosol: 0,30 € (200 µg/Hub), Pulverinhalation: 0,13 € (200 µg/Hub), Fertiginhalat: 2,01-2,50 € (0,5-1 mg Amp.) | Kinder > 0 Monate | Rp.-Pflicht

- **HN**
  - Ⓓ *Pulverinhalation:* **Budecort®**, **Budes®** 0,1 mg/ED, **Budesonid** (**Generika**), **Cyclocaps®** 100|800 µg/ED, **Budesonid** 800 µg/ED, **Milflonide®**, **Novopulmon®**, **Pulmicort®**
    - *alle: 200|*400 µg/ED
    Dosieraerosole: **Budiair®** 200 µg/Hub
    Fertiginhalat: **Budenobronch®**, **Pulmicort®**
    - *alle: 0,5|*1 mg/2 ml
    p. o.: **Budenofalk®**, **Entocort®**
    - *alle: 3 mg/Kps., ret.- Kps.*
    rektal: **Budenofalk®** Rektalschaum, **Entocort®** Rektal-Klysma 2,3 mg
    lokal, Nase: **Aquacort®**, **Budapp Nasal®**, **Budes®**, **Budesonid** (**Generika**), **Pulmicort®** Topinasal|Nasal Aqua - *alle: Nasensprays*
  - Ⓐ **Budiair®**, **Budo-san®**, **Giona®**, **Miflonide®**, **Novolizer®**, **Pulmicort®**, **Rhinocort®**
  - Ⓒₕ **Budenofalk®**, **Cortinasal®**, **Entocort®**, **Miflonide®**, **Pulmicort®**, **Rhinocort®**

B

Dos	▶ *bei Infektexazerbation oder klinischer Instabilität:* 4 × 2 Hübe × 400 µg/d;
	▶ *Dauer-/Basistherapie:* 2 × 200–800 µg/d (individuelle Dosiseinstellung)
	▶ *Maximaldosis:* 4000 µg/d
	▶ *Kinder < 12 J.:*
	  • *bei Infektexazerbation oder klinischer Instabilität:* 2 × 0,5–1 mg = 20 Trpf. bis 2 ml Susp.;
	  • *Dauer-/Basistherapie:* 2 × 250–500 µg/d = 10–20 Trpf. Susp. oder 1–2 × 200–400 µg/d inhalieren;
	  • *Maximaldosis:* 2000 µg/d Suspension
	▶ *chron./allergische Rhinitis:* initial 2 × 200 µg/d in jedes Nasenostium, bei klinischem Ansprechen Reduktion auf die niedrigste notwendige Dosis
	▶ *M. Crohn p. o.:* 1 × 9 mg = 3 Kps./d morgens vor dem Frühstück p. o. über 8 Wo., danach über 10–14 d ausschleichen
	▶ *Colitis ulcerosa rektal:* 1 × 2 mg = 1 Klysma/d vor dem Schlafengehen über 4 (–8) Wo.

Ind	*inhalativ:* Basistherapie bei Asthma bronchiale, COPD, bronchopulmonale Erkrankungen mit spastischer Komponente *nasal:* chronische/allergische Rhinitis, Polyposis nasi *p. o.:* Schubtherapie des Morbus Crohn leichten bis mittelschweren Grades *rektal:* Akutbehandl. leichter bis mittelschwerer Colitis ulcerosa, die auf das Rektum u. das Colon sigmoideum beschränkt ist
KI	floride unbehandelte Infekte mit TBC, Mykosen, schwere andere bakterielle Infekte
NW	*> 10 %: rektal:* Blähungen, Übelkeit, Durchfall *1–10 %: inhalativ:* Heiserkeit, Schleimhautreizungen *p. o.:* allerg. Exanthem, Striae rubrae, Petechien, Ekchymosen, Steroidakne, verzögerte Wundheilung, Muskelschwäche, Osteoporose, aseptische Knochennekrosen, Glaukom, Katarakt, Depression, Euphorie, GIT-Beschwerden/-Ulcera, Pankreatitis, Cushing-Syndrom, Glc. ↑, Diabetes mellitus, Na⁺ ↑, Ödeme, K⁺ ↓, NNR-Insuffizienz, Wachstumsverzögerung (Kinder), Amenorrhoe, Hirsutismus, Impotenz, Hypertonie, Thromboserisiko ↑, Vaskulitis, Infektionsrisiko ↑ *< 1 %:* Wachstumsverzögerung bei Kindern (v. a. p. o.); *rektal:* Unruhe, Schlaflosigkeit *o.A.:* Candida-Infektion im Nasen-Rachenraum
WW	Substanzen, die über das Cytochrom P450-3 A-System metabolisiert werden, z. B. Ciclosporin, Ethinylestradiol, Ketoconazol und Troleandomycin (Budesonid-Abbau ↓)
WI	B. ist ein nichthalogeniertes Glukokortikoid mit hoher lokaler Kortikoidwirkung und antientzündlicher, antiallergischer, antiexsudativer und antiödematöser Wi → Hemmung der Bildung, Speicherung und Freisetzung von Mediatoren aus Mastzellen, Basophilen und Makrophagen; Dämpfung der Hyperreagibilität des Bronchialsystems auf exogene Reize; Verminderung der cholinergen Reize und dadurch Abnahme der Sekretproduktion; Abdichtung der epithelialen und endothelialen Membranen; Abnahme der entzündlichen Erscheinungen (Ödem, zelluläre Infiltration); Steigerung des Effektes der Beta-2-Sympathomimetika (permissiver Effekt)
PK	10–20 % gelangen in die Lunge, der Rest wird geschluckt, HWZ 2,8 h, bei Resorption hoher First-pass-Effekt (90 %), bei gleicher Dosierung soll eine höhere Wirksamkeit des Turbohaler im Vergleich zu Dosieraerosol vorliegen, Wirkungsbeginn einer einzelnen Dosis nach wenigen h, Wirkdauer ca. 12 h, voller Wirkungseffekt erst nach mehreren Behandlungstagen

Gr/La strenge Indikation, Gr 3 (p. o. 2.+3. Trim. fetotoxisches Risiko ↑), inhalativ Mittel der Wahl / strenge Indikation, La 1, inhalativ Mittel der Wahl

❗ **Hinweise:**
- bei Anwendung in den genannten Dosierungen ist bei inhalativer Applikation nicht mit relevanten systhemischen NW zu rechnen
- *sinnvolles Kombinationspräparat:* mit Formoterol = **Symbicort®** Turbohaler
- 1 Hub = 0,2 mg Budesonid (2–3 Hübe entsprechen 7 mg Prednisolon)
- bei leichter bis mittelschwerer COPD kann bei prophylaktischer Einnahme weder ein positiver Effekt bei akuten Exazerbationen noch eine Verringerung der Exazerbationen oder ein Anstieg der Einsekundenkapazität (FEV$_1$) nachgewiesen werden (Lancet 353, 1999, S. 1819)

Tipps:
- jeweils vor dem Essen inhalieren, damit Risiko des Soorbefalles verringert wird (Spül- und Reinigungseffekt), ggf. sog. Spacer als Inhalationshilfe beim Dosieraerosol benutzen

Budipin TTK: 2,86-6,- € (30-60 mg) | Rp.-Pflicht

HN ⊚ *p. o.:* **Parkinsan®** 10|20 mg/Tbl.

Dos
- *initial* 3 × 10 mg/d, *Dosissteigerung* wöchentlich um 10–20 mg/d auf 30–60 mg/d
- *Maximaldosis:* 60–80 mg/d
- *Restless-legs-Syndrom:* 10 mg/abends, *Dosissteigerung* nach klin. Effekt

Ind Mono- und Kombinationsbehandlung von Morbus Parkinson, Parkinson-Syndrom
off label use: Restless-legs-Syndrom

KI Myasthenia gravis, schwere nicht kompensierte Herzinsuffizienz, Bradykardie, AV-Block II° und III°, Kardiomyopathie, Myokarditiden, bekanntes QT-Syndrom, Medikamente die QT-Syndrom/-Intervallverlängerung verursachen können (s. WW), Hypokaliämie, Hypomagnesiämie

NW *< 1 %:* Sinnestäuschungen, Albträume, KS, Sehstörungen, Hitzewallungen, Appetitlosigkeit, Unfähigkeit zum Sitzenbleiben
o.A.: Mundtrockenheit, GIT-Symptome, Beschwerden beim Wasserlassen, Harnverhalt bei Prostatavergrößerung, Schwindel, innere Unruhe, Verwirrtheit, Halluzinationen, Müdigkeit, Zittern
Einzelfälle: HRST, Kammerflimmern, QT-Zeit-Verlängerung
absetzen bei: Palpitationen, Schwindel, Synkopen, HRST (ventrikuläre Tachykardie, Torsade de pointes)

WW Metoprolol (deren AUC ca. 70% ↑, Budipinspiegel ↑); Antiarrhythmika der Klasse IA (z. B. Chinidin, Disopyramid, Procainamid), der Klasse III (z. B. Amiodaron, Sotalol), Antipsychotika (z. B. Thioridazin, Chlorpromazin, Haloperidol, Pimozid), tri- u. tetrazyklische Antidepressiva (z. B. Amitriptylin), Antihistaminika (z. B. Astemizol, Terfenadin), Makrolid-Antibiotika (z. B. Erythromycin, Clarithromycin), bestimmte Gyrasehemmer (z. B. Sparfloxacin), Azol-Antimykotika, Amantadin, Halofantrin, Cotrimoxazol, Pentamidin, Domperidon, Bepridil (QT-Intervall ↑); Domperidon (Beeinflussung der kardialen Repolarisation mögl., gleichzeitige Gabe vermeiden)

WI B. führt zur Blockade cholinerger M$_1$- und M$_3$-Rezeptoren und NMDA-Rezeptoren (nicht-kompetitive Blockade) → indirekte dopaminerge Wi, verstärkt die serotonerge und noradrenerge Übertragung und hemmt gering die MAO-B → insbesondere klinisch guter Wirkungseffekt auf tremordominante Syndrome

PK	Resorption zu 80%, BV 47%, PEB 96%, max. Plasmakonzentration nach 4–10 h, Steady-state nach ca. 8 d (bei 3 × 20 mg/d), HWZ 31 h, Elimination von 50–60% der Dosis innerhalb von 8 d renal als Metabolit und unverändert
Gr/La	kontraindiziert, Gr 4 / kontraindiziert, La 1

❗ **Hinweise:**
- Arzt muss eine Verpflichtungserklärung für die Behandlung mit Budipin unterzeichnet haben und diese bei Lundbeck GmbH & Co. abgeben
- Aufklärung der Pat. über mögliche kardiale NW mittlerweile schriftlich erforderlich
- initiale Übelkeit sollte mit Domperidon (z. B. **Motilium**®) 3 × 10 mg/d p. o. behandelt werden
- individuelle Anpassung der Dosierung und Verteilung je nach klinischer Symptomatik, nicht nach Plan

Behandlungskontrollen:
vor Therapiebeginn und nach 1 und 3 Therapiewochen ist ein EKG zu schreiben und die frequenzkorrigierte QT-Zeit nach Bazett (QTc) manuell zu bestimmen; bei Dosiserhöhungen zu späterem Zeitpunkt muss ein EKG vorher und 2 Wochen nachher geschrieben werden; danach jährliche EKG-Kontrollen; Pat. mit QTc-Vorwerten über 420 ms oder mit einem QTc-Anstieg von über 60 ms unter **Parkinsan**® oder mit QTc-Zeiten > 480 ms sowie mit erkennbaren U-Wellen sind von der Behandlung auszuschließen (s. NW)

Bunazosin TTK: 0,46–0,57 € (3–6 mg) | Rp.-Pflicht

HN	ⓞ p. o.: **Andante**® 3|6 mg/Ret.-Tbl.
Dos	▸ *Erw.:* 1 × 6 mg/d p. o., ggf. *Dosissteigerung* auf 12 mg/d p. o. möglich, bei älteren Pat. mit 3 mg/d beginnen ▸ *Maximaldosis:* 12 mg/d
Ind	essenzielle Hypertonie
KI	schwere Niereninsuffizienz (Kreatinin-Clearance < 30 ml/min), mechanisch bedingte Herzinsuffizienz (Klappenstenosen, Lungenembolie, Pericarditis constrictiva), Kinder
NW	*1–10%:* orthostatische Dysregulation, RR ↓ (v. a. initial [First-dose-Phänomen]), HF ↑, Herzklopfen, Unruhe, KS, Schwindel, Benommenheit, unspez. GIT-Symptome *< 1%:* Synkopen, Müdigkeit, Schwächegefühl, Schwitzen, Schlaflosigkeit, Sehstörungen, Tinnitus, Mundtrockenheit, verstopfte Nase, Ödeme, Depression, Parästhesien, Dyspnoe, Hitzegefühl, Brustschmerz, Hautreaktionen, Harninkontinenz, Harndrang, Nykturie, Harnverhalten, Transaminasen ↑
WW	andere Antihypertensiva (Wi ↑); Rifampicin (Bunazosin-Wi ↓ ↓)
WI	B. ist ein Antihypertonikum, selektiver, kompetitiver postsynaptischer α$_1$-Rezeptorblocker (Sympatholyse) → periphere Vasodilatation → Abnahme des mittleren arteriellen Drucks
PK	BV 45%, HWZ 15–20 h, Wi nach 1 Tbl. noch 24 h lang nachweisbar, PEB ca. 97%, nach hepatischer Metabolisierung Elimination über Fäzes > Urin
Gr/La	kontraindiziert, Gr 4 (keine Erfahrungen), alternativ Prazosin / kontraindiziert, La 1 (keine Erfahrungen)

❗ **Intoxikation:**
s. Prazosin

Hinweise:
Einnahmehinweis: nach Ersteinnahme sollte der Pat. einige Stunden liegen (starker RR-Abfall möglich)
Alternativwirkstoffe:
Doxazosin
Pharmainfo:
Me-too-Präparat

Bupivacain
TTK: je 10 ml: 2,38–4,37 € (Amp. 0,25 %); 3,50 € (Amp. 0,5 %) | Kinder > 0 Monate | Rp.-Pflicht

HN	Ⓓ *parenteral:* **Bucain**® 0,75 %/Inj.-Lsg., **Bupivacain** (**Generika**), **Carbostesin**®, **Dolanaest**® - alle: 0,25|0,5 % Inj.-Lsg. Ⓐ **Bupivacain** (**Generika**), **Carbostesin**®, **Dolanaest**® ⒸⒽ **Bupivacain** (**Generika**), **Carbostesin**®
Dos	▸ *Infiltrationsanästhesie:* 0,25 %ige Lsg. verwenden ▸ *Leitungsanästhesie:* 0,25–0,5 %ige Lsg. verwenden, Dosierung s. FI ▸ *Periduralanästhesie: initial* 8–10 ml 0,25 %ige Lsg., *Erhaltungsdosis* 5–6 ml im Abstand von 50–60 min; einzeitig: 15–20 ml 0,5 % Lsg. ▸ *Spinalanästhesie:* 2–3 ml 0,5 % Lsg. ▸ *Maximaldosis:* 2 mg/kg KG bzw. 150 mg
Ind	Lokalanästhesie, therapeutische Blockaden bei Schmerzzuständen, Leitungsanästhesien, Periduralanästhesie, Sympathikusblockaden
KI	schwere kardiale Reizleitungsstörungen, akute dekompensierte Herzinsuffizienz, kardiogener und hypovolämischer Schock
NW	ab Plasmaspiegel von 1,2–2 µg/ml: RR ↑ ↓, HF ↑, HRST, Asystolie, Atemstörungen bis Atemstillstand, Schwindel, Unruhe, Benommenheit bis zur Bewusstlosigkeit, Krämpfe, Übelkeit und Erbrechen, Mydriasis, allerg. Reaktionen, bei Spinalanästhesie → Harnblasenfunktionsstörungen, ggf. RR ↓ ↓, ausgedehnte (totale) Spinalblockade
WW	bei Kombination mit strukturverwandten Substanzen Addition der toxische Wi
WI	lang wirkendes Lokalanästhetikum vom Säure-Amid-Typ, Membranpermeabilität für Kationen wird herabgesetzt → Blockade sympathischer (< 0,125 %), sensorischer (> 0,25 %) und motorischer (> 0,375 %) Nervenfasern, Wirkstärke vom pH des Milieus abhängig (Entzündung → pH ↓ →Wirkstärke ↓)
PK	BV 100 % am Wirkort, PEB 95 %, HWZ 1,5–5,5 h, pKa 8,1, hepatische Metabolisierung und renale Elimination der Metabolite
Gr/La	strenge Indikation in der Frühschwangerschaft (wenn erforderlich Mittel der Wahl) / Einsatz möglich, wenn erforderlich Mittel der Wahl
❗	**Intoxikation:** ▸ *Klinik:* taubes Gefühl von Lippe und Zunge, metallischer Geschmack, Schläfrigkeit, Ohrenklingeln, verwaschene Sprache, Nystagmus, Sehstörungen, zerebrale Krämpfe, Bradykardie, Myokarddepression ▸ *Therapie:* Monitoring, symptomatische Therapie: ggf. Benzodiazepine bei zerebralen Krampfanfällen, bei RR-Abfall Volumengabe und ggf. auch Gabe von Etilefrin.

Buprenorphin (unterliegt der BtMVV)

TTK: s.l.: 3-7,40 € (1,2-1,6 mg); i.v.: 4,80 €/Amp.; Pflaster: 21-25,- € (52,5 µg Pfl.) | Kinder > 2 Jahre | Rp.-Pflicht

| HN | Ⓓ | *p. o.:* **Buprenorphin** (Generika), Cras® 0,4│2│8 mg/s. l.-Tbl., **SUBUTEX®** 0,4│2│8 mg/s.l.-Tbl., **Temgesic®** 0,2│0,4 mg forte/s.l.-Tbl. |

parenteral: **Temgesic®** 0,3 mg/Amp. à 1 ml
transdermal-Pflaster: **Bup-4 Lib®**, **Buprenorphin** (Generika), **Transtec® PRO** - alle: 35 µg/h, 52,5 µg/h oder 70 µg/h,
Norspan® 5 µg/h, 10 µg/h oder 20 µg/h,
Ⓐ Subutex®, Temgesic®, Transtec®
CH Subutex®, Temgesic®, Transtec®

Dos
- *parenteral:* 1 × 0,15–0,3–0,6 mg i. m./s. c./i. v., ggf. alle 6–8 h wiederholen bis max. 4 × 0,3 mg/d; *Maximaldosis:* 1,2 mg/d
- *p. o.:* 4 × 0,2–0,4 mg/d sublingual; *Maximaldosis:* 1,6 mg/d
- 30-Tage-Verordnungs-Höchstmenge nach BtMVV: 150 mg, 720 mg als Substitutionsmittel
- *transdermale Applikation (Umrechnungshilfe):* Pflasterwechsel 2 ×/Wo. (z. B. Mo morgen + Do abend), Umrechnungstabelle:
  - bis 60 mg Morphin/d → Pflasterstärke 35 µg/h
  - 61–90 mg Morphin/d → Pflasterstärke 52,5 µg/h
  - 91–120 mg Morphin/d → Pflasterstärke 70 µg/h
  - 121–150 mg Morphin/d → Pflasterstärke 87,5 µg/h
  - jede weiteren 30 mg/d Morphin mehr → + 17,5 µg/h (bis Maximaldosis 140 µg/h)
  - *Umrechnung s. l. nach transdermal:* 0,8 mg Tbl. (4 × 0,2 mg Tbl. oder 2 × 0,4 mg Tbl.) = Pflasterstärke 35 µg/h
- *Kinder > 1–12 J.:* ED 3–6 µg/kg KG i. v./i. m./s. l., max. 9 µg/kg KG
- *Opiatentzug:* s. Fachinformation von **SUBUTEX®**

Ind Analgetikum der 3. Stufe (für schwere und schwerste Schmerzzustände)
SUBUTEX®: Substitutionstherapie bei Opioidabhängigkeit im Rahmen medizinischer, sozialer und psychotherapeutischer Maßnahmen

KI supraventrikuläre Arrhythmien, erhöhter intrakranieller Druck, schwere Ateminsuffizienz, schwere Leberinsuffizienz, gleichzeitige MAO-Hemmer Einnahme (mindestens 14 d Abstand)

NW > 10 %: Sedierung, Somnolenz
1–10 %: Schwindel, KS, Übelkeit, Erbrechen, Hypotonie, Miosis, Schweißausbrüche
< 1 %: Verwirrtheits- und Verstimmungszustände, Euphorie, Halluzinationen, Mundtrockenheit, spast. Obstipation, Verdauungsstörungen, Bauchkrämpfe, Blähungen, HF ↑↓, EKG-Veränderungen (QT-Intervall ↑), Atemdepression (ggf. über mehrere h), Miktionsbeschwerden

WW andere ZNS-wirksame Stoffe (Wi ↑); Doxapram (Antagonisierung der Wi); MAO-Hemmer oder Naloxon (Morphin-Wi ggf. ↓, z. B. bei Umstellung von Morphin auf Buprenorphin)

WI Opioidanalgetikum mit hoher Rezeptoraffinität (partieller µ-Agonist und κ-Antagonist) mit "Ceiling-Effekt", d. h. die maximale Wirksamkeit eines vollen Agonisten wird auch bei Dosissteigerung nicht erreicht (4,5 mg/d, 140 µg/h transdermal) → analgetisch (spinal + supraspinal + im limbischen System), atemdepressiv, sedativ, eu- und dysphorisierend und antitussiv wirksam

PK BV ca. 50 %, max. Plasmaspiegel nach 5 min, max. Wi nach 30–60 min nach i. v. bzw. nach 2 h nach p. o., PEB 96 %, Wi-Dauer 6–8 h, HWZ 3–5 h, hepatischer Metabolismus, unveränderte renale Elimination zu 10 %, zu 90 % unverändert oder als Metabolite mit dem Stuhl, im Vergleich zum Morphin 30–60-fache Wi, Äquivalenzdosis i. v. 0,4 mg/p. o. 0,8 mg

Gr/La strenge Indikation, im 1. Trim. nur in Ausnahmefällen (keine Erfahrungen) / strenge Indikation, kurzfristige Gabe (Übergang in Muttermilch)

🛇 **Intoxikation:**
- Im Vergleich zu allen anderen Morphinderivaten erheblich eingeschränkte Wirksamkeit von Naloxon → symptomatische Therapie! ggf. als Antidot Gabe des Atemanaleptikums Doxapam (1 mg/kg KG)
- s. Morphin

Hinweise:
- **keine** Anwendungsgebiete sind: Kopfschmerzen, Zahnschmerzen, Migräne oder andere Schmerzzustände, die mit peripher wirkenden Analgetika und/oder mit Spasmolytika behandelt werden können
- Miosis möglich, im Vergleich zu den übrigen Opioidanalgetika lediglich geringe bis keine Obstipation des Darms
- durch Spasmen der glatten Muskulatur (M. sphincter oddi) können die Symptome einer Pankreatitis verstärkt oder herzinfarktähnliche Symptome inkl. EKG-Veränderungen ausgelöst werden
- **SUBUTEX**® darf nur bei opiat-/opioidabhängigen Patienten durch zur Substitution ermächtigte Ärzte angewendet werden, da die in der Substitutionsbehandlung üblichen Dosen bei Patienten ohne Opiattoleranz zu schweren Intoxikationen bis hin zum tödlichen Ausgang führen können
- *Membranpflaster:* Fieber, Hautbeschaffenheit und -durchblutung können die Wirkstofffreisetzung pro Zeiteinheit verändern (varibale treansdermale BV)!; die Pflaster können zur Dosisreduktion geteilt werden, z. B. halbes Pfaster = halbe freigesetzte Dosis/h
- *Opiodrotating-Problem:* die Wirkung vorab gegebener reiner Opiod-Agonisten wird teilweise oder vollständig aufgehoben

Bupropion   *TTK: 1,35–2,70 € (150–300 mg) | Rp.-Pflicht*

HN Ⓓ *p. o.:* **Elontril**® 150|300 mg/Tbl., **Zyban**® 150 mg/Ret.-Tbl.
Ⓐ **Elontril**®, **Wellbutrin**® **XR**, **Zyban**®
CH **Wellbutrin**® **XR**, **Zyban**®

Dos *Erw.:* 150 mg/d p. o. für 7–9 Wo., ggf. nach 1 Wo. *Dosissteigerung* auf 2 × 150 mg/d

Ind **Zyban**®: Raucherentwöhnungsbehandlung
Elontril®: Episoden einer depressiven Erkrankung

KI epileptische Anfälle, Pat. mit früherer oder aktueller Diagnose einer Bulimie und Anorexie, schwere Leberzirrhose, Kombination mit MAO-Hemmern

NW *> 10 %:* Abbruchrate wg. NW insgesamt 12 %! Schlaflosigkeit (bis 42 %), Mundtrockenheit (bis 13 %)
1–10 %: Zittern, Konzentrationsstörungen, KS, Schwindel, Depression, Ruhelosigkeit, Angst, Übelkeit, Erbrechen, Bauchschmerzen, Obstipation, Fieber, Geschmacksstörungen
0,1–1 %: HF ↑, RR ↑, Verwirrtheit, Appetitlosigkeit, Brustschmerz, Asthenie, Tinnitus, Sehstörungen, epileptische Anfälle (ca. 0,1 %, dosisabhängig)

WW Cimetidin, Cyclophosphamid, Valproinsäure (Bupropion-Plasmaspiegel ↑)

WI Amphetaminvariante (Amfebutamon), Antidepressivum mit noradrenerger/dopaminerger Wirkung (NDRI) → Hemmung der Aufnahme von Noradrenalin, Dopamin und gering auch Serotonin, Wirkungsmechanismus zur Nikotinentwöhnung ungeklärt

PK	absolute BV ist nicht bekannt, max. Plasmaspiegel nach 2,5–3 h, Steady-state von B. und seiner Metabolite innerhalb von 5–8 Tagen, PEB 84 %, der Metabolite 77 % bzw. 42 %, Metabolisierung über Cytochrom-P450, HWZ 20 h, renale Elimination zu 87 %
Gr/La	kontraindiziert / kontraindiziert

Hinweise:
- **Zyban®**: es liegen derzeit 2 Studien an über 1500 Pat. vor: die Abstinenzquoten unter 300 mg/d lagen nach < 7 Wo. bei ca. 50 %; untersucht wurden bislang jedoch nur kurzfristige Zeiträume, die keine Aussage über mittel- oder langfristige Wirkungseffekte belegen
- **Elontril®**: im Gegensatz zu den SSRI und anderen serotonerg wirksamen Antidepressiva treten keine sexuellen Funktionsstörungen als NW auf

Busulfan   TTK: p.o.: 0,86 € (2 mg); i.v.: 374,- € (60 mg = 1 Amp.) | Kinder > 0 Monate | Rp.-Pflicht

HN	⒟ *p.o.:* **Myleran®** 2 mg/Tbl. *i.v.:* **Busilvex®** 6 mg/ml Inj.-Lsg. (60 mg/10 ml) Ⓐ **Busilvex®**, **Myleran®** Ⓒ︎Ⓗ **Busilvex®**

Dos	Die individuelle Dosierung sollte sich nach den entsprechenden Therapieprotokollen richten, s. FI:
	▸ *i.v.:* 0,8 mg/kg KG in 2 h alle 6 h i.v. über 4 d (insges. 16 ED, s. FI)
	▸ *CML Induktionsphase:* 0,06 mg/kg KG/d p.o. max. 4 mg
	▸ *CML Dauertherapie:* 0,5–2 mg/d p.o.
	▸ *Polycythaemia vera (PV):* 4–6 mg/d für 4–6 Wo.
	▸ *Kinder:* 4 × 0,8–1,2 mg/kg KG/d i.v. für 4 d;
	▸ *Stammzelltransplantation:*
	  • *Erw.:* 1 mg/kg KG (30–37,5 mg/m²) alle 6 h über 4 Tage p.o. 7 Tage vor der Transplantation, kumuliert 480–600 mg/m²
	  • *Alter < 18 J.:* 30–37,5 mg/m² alle 6 h über 4 Tage p.o.

Ind	▸ Konditionierung vor einer konventionellen hämatopoetischen Stammzelltransplantation in Kombination mit Cyclophosphamid (Bu/Cy2) ▸ bei Kindern zur Konditionierung vor einer konventionellen hämatopoetischen Stammzelltransplantation in Kombination mit Cyclophosphamid (Bu/Cy4) oder Melphalan (BuMel) ▸ *chronische myeloische Leukämie (CML):* palliative Behandlung in der chronischen Phase der Erkrankung nach Versagen einer Primärtherapie
KI	Panzytopenie, *rel. KI:* kurz vor oder nach einer Strahlentherapie, schwere Lungenschädigung
NW	*> 10 % (insbes. nach Hochdosis-Therapie):* Knochenmarksuppression, die sich als Leukozytopenie und besonders in Form einer Thrombozytopenie äußert, idiopathisches pneumonisches Syndrom, Magen-Darm-Beschwerden wie Übelkeit und Erbrechen, Durchfall, schwere Schleimhautentzündung, Schleimhautentzündung, Hyperbilirubinämie, Ikterus, Lebervenenverschluss und zentrilobuläre sinusoidale Fibrose mit hepatozellulärer Atrophie und Nekrose, Suppression der Ovarialfunktion und Amenorrhoe mit klimakterischen Beschwerden, schwere und persistierende Ovarien-Insuffizienz einschließlich des Ausbleibens der Pubertät bei jungen Mädchen und Präadoleszenten, Sterilität, Azoospermie und Hodenatrophie bei Männern ▸ *akut:* Übelkeit und Erbrechen, KM-toxisch mit Panzytopenie (insbesondere Thrombozytopenie), Leberzellnekrosen, venöse Verschlusskrankheit der Leber (VOD = venous occlusive disease), epileptische Anfälle

	▸ *chronisch:* potenziell mutagen, kanzerogen und teratogen, interstitielle Lungenfibrose, Hyperpigmentierungen (in 5–10 %)
WW	andere Zytostatika (additive Lungentoxizität ↑), Strahlentherapie (myelosuppressive Wi ↑, Lungenschädigung ↑); Thioguanin (Lebertoxizität ↑); Phenytoin (ggf. myeloablative Busulfan-Wi ↓); Itraconazol (ggf. Busulfan-Clearance ↓)
WI	B. ist ein Zytostatikum aus der Gruppe der bifunktionellen Alkylanzien: Alkylierung von RNS und DNS (Einzel- und Doppelstrangvernetzung) in der S/G_2-Phase → Wi insbesondere auf rasch proliferierende Zellen (u. a. im Knochenmark); Effekt setzt erst nach 10–14 d ein und dauert bis 4 Wo. nach Absetzen an
PK	vollständige orale Resorption, HWZ 2,6 h, PEB 30–50 %, gute Liquorgängigkeit, renale Elimination nach hepatischer Metabolisierung durch die Glutathion-S-Transferase mit großen interindividuellen Clearance-Unterschieden
Gr/La	kontraindiziert, Gr 7 (1. Trim embryotox. und teratogenes Risiko ↑, 2.+3. Trim. fetotoxisches Risiko ↑) / kontraindiziert
❶	**Hinweise:** ▸ Einnahme mit viel Flüssigkeit während der Mahlzeiten ▸ Normalisierung der Harnsäurewerte vor Beginn der Therapie sinnvoll ▸ bei Ersttherapie und hohen Leukozytenausgangswerten prophylaktische Gabe von Allopurinol (z. B. **Zyloric**®), um bei Zellzerfall übermäßiger Harnsäureanflutung vorzubeugen ▸ auf sichere kontrazeptive Maßnahmen (auch bei Männern) während und mindestens 6 Mo. nach der Behandlung hinweisen **Behandlungskontrollen:** BB-Kontrolle mindestens 1 × Wo., bei der Dauertherapie in 4-wöchentlichen Abständen; Ziel: Leukozytenwerte 10000–15000/mm³

Butylscopolamin

TTK: p.o.: 0,66–1,10 € (30-50 mg); Supp.: 0,57 € (10 mg); i.v.: 0,57 € (20 mg) | Kinder > 0 Monate | Rp.-Pflicht

HN	ⓓ *p. o.:* **Buscopan®/-direkt** – *alle: 10 mg/Drg.* *rektal:* **Buscopan®** 10 mg/Supp. *i. v.:* **BS (Generika), Buscopan®** 200 mg/Inj.-Fl. à 10 ml, **Butylscopolamin-Rotexmedica®, Spasman® scop.** *- alle: 20 mg/Amp.* ⓐ **Buscopan®**

Dos	▸ *akut:* 1–2 × 20 mg = 1–2 Amp. langsam i. v./i. m./s. c. (bis zu 4 × täglich wiederholbar);
	▸ *Maximaldosis:* 100 mg/d
	▸ *p. o.:* 3 (–5) × 10–20 mg/d p. o.
	▸ *rektal:* 1–3 × 10–20 mg/d rektal
	▸ *Kinder 6–12 J.:* 3–5 × 10–20 mg p. o.
	  • *Supp. > 6 J.:* bis 5 × 10–20 mg/d, *1–6 J.:* 2–5 × 7,5 mg/d, *< 1 J.:* 2–3 × 7,5 mg/d
	  • *i. v./i. m./s. c.:* 0,3–0,6 mg/kg KG nach Bedarf
	  • *Maximaldosis:* 1,5 mg/kg KG/d, Säugl. und Kleinkinder 3 × 5 mg/d in schweren Fällen

Ind	Spasmen der glatten Muskulatur (Magen, Darm, Gallen- und Harnwege, weibliche Genitalorgane), Gallen- und Nierensteinkoliken, Spasmen bei diagnostischen Maßnahmen wie Röntgen und Endoskopien

KI	Engwinkelglaukom, Tachykardie oder Tachyarrhythmie, GIT-Stenosen, Harnverhalt bei Prostataadenom, Megakolon, Myasthenia gravis
NW	*1–10%:* Blutdruckabfall, Schwindel bei der Injektion *< 1%:* Überempfindlichkeitsreaktionen *o.A.:* Schweiß- und Speichelsekretion ↓, Miktionsstörungen, Harnverhalt, Obstipation, Tachykardie, RR-Abfall, Akkomodationsstörung, Augeninnendruck ↑, Pupillenerweiterung, Überempfindlichkeitsreaktionen (Urtikaria, angioneurotisches Ödem, Dyspnoe)
WW	tri- und tretrazyklische Antidepressiva, Neuroleptika, Antihistaminika, Parkinsonpräparate, Amantadin, Chinidin, Disopyramid (anticholinerge NW ↑); Dopaminantagonisten wie Metoclopramid (u. U. Wi-Antagonisierung im GI-Trakt); β-Mimetika (Tachykardie ↑)
WI	B. ist ein Parasympatholytikum, kompetitiver m-Cholinrezeptor-Antagonist → parasympatholytische Wi, spasmolytisch an der glatten Muskulatur abdomineller Hohlorgane (Gastrointestinal- und Urogenitaltrakt, Gallenwege, Bronchien), peripher anticholinerge Wi → Hemmung der Bronchial-/Schweiß- und Speichelsekretion, Schleimsekretion im Verdauungstrakt ↓, Mydriasis, keine ZNS-Penetration
PK	kaum enterale Resorption (oral 8%, rektal 3%), Wirkungsbeginn nach 20–120 sek bei i.v., nach 3–5 min bei i.m., nach ca. 2 h bei p.o. Gabe, HWZ ca. 5 h, PEB 3–11%, renale Elimination unverändert zu 50%, der Rest über hepatischen Metabolismus
Gr/La	strenge Indikation (im 3. Trim. und unter der Geburt), Mittel der Wahl / kontraindiziert (Übergang in Muttermilch, Hemmung der Laktation)

❶ **Intoxikation:**
- *Klinik:* periphere anticholinerge Symptome (Tachykardie, Sehstörungen, Mydriasis, myokardiale Depression), zentrale anticholinerge Symptome (ZAS, Somnolenz bis Koma, Desorientierung, epileptische Anfälle, Atemdepression, Babinski pos.)
- *Therapie:* beim zentral anticholinergen Syndrom (ZAS) Physostigmin initial 2–4 mg i.v. danach ggf. Dauerinfusion mit 2–4 mg/h, bei Hypotension Schocklagerung und Volumensubstitution, bei Atemlähmung Intubation und Beatmung, bei Harnverhalt ggf. Blasenkatheterisierung, bei Glaukompat. lokal Pilocarpin

Cabergolin   TTK: 4,01-6,53 € (2-4 mg Tbl.) | Rp.-Pflicht

HN	Ⓓ p.o.: **Cabaser®, Cabaseril®, Cabergolin (Generika), Cabergo Teva®, Dostinex®** - alle: 0,5|1|2 und/oder 4 mg/Tbl. Ⓐ **Cabaseril®, Dostinex®** CH **Cabaser®, Dostinex®**
Dos	▸ *M. Parkinson:* initial 1 mg/d, in 1–2-wöchentlichen Abständen um 0,5–1 mg erhöhen ▸ *Erhaltungsdosis* 2–6 mg/d (0,5–18 mg/d) ▸ *primäres Abstillen:* innerhalb 24 h nach Geburt 1 × 2 Tbl. = 1,0 mg p.o. ▸ *Hyperprolaktinämie:* initial 1 × 0,5 mg/Wo. p.o., später 0,25–2 (–4,5) mg/Wo. p.o.
Ind	**Cabaseril®:** Mittel der 2. Wahl bei Morbus Parkinson (als Monotherapie oder in Kombination mit L-Dopa, s. Hinweise) **Dostinex®:** primäres Abstillen, Hyperprolaktinämie

KI	besondere Vorsicht bei schweren Herzerkrankungen, Raynaud-Syndrom, GIT-Blutungen, anamnestisch bekannten Pleuraergüssen/-fibrosen bzw. perikardialen- und retroperitonealen fibrotischen Störungen, Leberinsuffizienz
NW	*> 10%: primäres Abstillen (Kurzzeit-Behandlung):* RR ↓; *Morbus Parkinson (Langzeit-Behandlung):* Dyskinesien, Hyperkinesien, klin. relevante Herzklappeninsuffizienzen (> 20%), Müdigkeit, Schlafstörungen, Halluzinationen, Verwirrtheit, insb. bei älteren Patienten, Übelkeit, Erbrechen, Dyspepsie, Gastritis, Schwindel, Hypotonie (insb. initial), periphere Ödeme *1–10%: primäres Abstillen (Kurzzeit-Behandlung):* Schwindel, KS, Bauchschmerzen, Übelkeit; *Morbus Parkinson (Langzeit-Behandlung):* Angina pectoris, Pleuraergüsse, Fibrosen (BSG ↑) *o.A.:* hyperprolaktinämische Störungen: Übelkeit, KS, Benommenheit/Schwindel, Bauchschmerzen, Dyspepsie/Gastritis, Asthenie/Müdigkeit, Verstopfung, Erbrechen, Schmerzen in den Brüsten, Hitzeanfälle, Depression und Parästhesie
WW	Dopaminantagonisten (Neuroleptika) (evtl. Wi von C. ↓); Makrolide (z. B. Erythromycin) (Cabergolin-BV und NW ↑); Antihypertensiva (evtl. stärkerer RR-Abfall)
WI	*Ergot-Dopaminagonist:* synthetisches Ergolinderivat mit lang anhaltender D_2- (und D_1-) Rezeptor-agonistischer Wi, Verringerung der Off-Zeiten (30–80%), Einsparung von L-Dopa; Prolaktinsekretionshemmung in niedriger Dosierung
PK	lange HWZ von 65–110 h, Wirkdauer mind. 24 h (30–35 h), Steady-state nach ca. 4 Wo., PEB 42%, extrahepatische Metabolisierung, zu 80% biliäre Elimination
Gr/La	Gr 4 (keine Erfahrungen) / kontraindiziert, La 5 (Laktationshemmung, abstillen), Mittel der Wahl Bromocriptin

❶ Hinweise:
- durch lange HWZ Gabe 1 × /d möglich
- individuelle Anpassung der Dosierung und Verteilung je nach klinischer Symptomatik, nicht nach Plan
- bei Übelkeit und Brechreiz anfangs jeweils 30 min vor L-Dopa-Einnahme 20 mg Domperidon einnehmen
- nebenwirkungsbedingte Abbruchrate ca. 9%
- bei Pat. mit unklarer BSG-Beschleunigung sollte eine Röntgenaufnahme des Thorax durchgeführt werden, bei Pleuraergüssen oder -fibrosen sofortiges Absetzen von Cabergolin → sofortige klinische Besserung
- Therapie muss von einem Spezialisten begonnen werden und darf nur durchgeführt werden, wenn eine Therapie mit einem Nicht-Ergotamin-Dopaminagonisten unwirksam war oder nicht vertragen wurde

Behandlungskontrollen:
Herzklappenfibrosen: Risiko ↑ bei > 3 mg/d + Therapiedauer > 6 Mo → vor und während der Behandlung Herzechokardiographie durchführen (Herzklappenveränderungen sind eine KI)

Calcitonin   *TTK: s.c./i.m.: 1,25 € (50 I.E.)* | *Rp.-Pflicht*

HN	Ⓓ *parenteral:* **CaliHexal®, Calcitonin (Generika), Karil®** - alle: 50|100 I.E./Amp. à 1 ml Ⓐ **Ucecal®** ㏇ **Miacalcic®**

Dos	▶ *hyperkalzämische Krise:* 5–10 I.E./kg KG (2 × 350 I.E./70 kg KG/d) als Infusion in 500 ml NaCl 0,9 %/24 h i. v. ▶ lediglich kurzfristige Anwendung bei: • *Osteolyse/Osteoporose mit Fraktur:* 50–100 I.E./d i. m. oder s. c., max. 2–4 Wo. • *Morbus Paget:* 100 I.E./d s.c oder i. m., max. für 3 Mo. • *Knochenschmerzen:* 100–200 I.E./d akut in 2 h i. v. für 10–14 d, später s. c./i. m. (individuell dosieren), max. 2–4 Wo.
Ind	Morbus Paget (wenn Behandlungsalternativen nicht ansprechen), Prävention eines akuten Verlustes an Knochenmasse (nach akuter Immobilisation), Hyperkalzämie (bei maligner Erkrankung), hyperkalzämische Krise, Folgeerscheinungen bei Osteoporose (Wirbelkörperfrakturen, Knochenschmerzen), tumorbedingte Osteolysen
KI	*relative KI:* Hypokalzämie, bei Kindern wegen möglicher Störungen des Knochenwachstums nicht über längere Behandlungszeiträume geben!
NW	> *10 %:* lokal: Rhinitis, unspez. Symptome *1–10 %:* initial v. a. *bei i. v.-Injektion:* Flush, Übelkeit, Erbrechen, Durchfall, Symptome eines Wi-Verlustes, allerg. Reaktionen; *nasal:* ulzerative Rhinitis, Sinusitis, Epistaxis; *systemisch:* Flush, Schwindel, KS, Übelkeit, Diarrhoe, abdominale Schmerzen, Pharyngitis, Müdigkeit, Geschmacksstörungen < *1 %:* Diurese ↑, Schüttelfrost, HF ↑, RR ↓, Kollaps, Überempfindlichkeitsreaktionen (Juckreiz, Nesselfieber, Atemnot)
WW	Furosemid (deutliche Absenkung des Serum-Ca^{2+} möglich)
WI	C. ist ein Peptidhormon der C-Zellen der Schilddrüse: in den Präparaten befindet sich synthetisches Calcitonin vom Lachs (20–40 × wirksamer als humanes); Ca^{2+}-Serumspiegel senkend: Hemmung der Osteoklastenaktivität → Hemmung der knöchernen Ca^{2+}-Freisetzung, Steigerung der renalen Ca^{2+}-Elimination; Hemmung der Sekretion des exokrinen Pankreas und HCl im Magen; analgetische Effekte: u. a. Aktivierung serotonerger absteigender Hemmsysteme der Nozizeption
PK	BV nach i. m. 66 %, nach s. c. 71 % der i. v.-Gabe, HWZ 50–90 min, Steady-state nach 4–6 d, Wirkungsdauer ca. 8 h
Gr/La	Gr 4 (keine Erfahrungen) / La 1, 5, kontraindiziert
❗	**Cave:** **Rote-Hand-Brief 08/2012:** wegen erhöhter Malignitätsinzidenz nur kurzfristige und eingeschränkte Anwendung von Calcitonin, Marktrücknahme des Nasensprays **Hinweise:** ▶ die Ansprechbarkeit von akuten Schmerzen auf Calcitonin kann durch eine i. v.-Gabe (100–200 I.E./d) getestet und nach wenigen Injektionen klin. beurteilt werden ▶ bei hohen Dosierungen (> 100–200 I.E./d) prophylaktische Gabe eines Antiemetikums (z. B. Dimenhydrinat oder Metoclopramid) **Behandlungskontrollen:** regelmäßig Ca^{2+} und Phosphat im Serum bestimmen, bei Dauertherapie auf eine ausreichende Ca^{2+}-Zufuhr achten

Calcitriol (Vitamin D$_3$)

TTK: p.o.: 0,57–0,94 € (0,25–0,5 µg); i.v.: 8,15–15,34 € (1–2 µg Amp.) | Rp.-Pflicht

HN	Ⓓ *p. o.:* **Calcitriol Gry**®, **Calcitriol Kyramed**®, **Calcitriol-Nefro**®, **Decostriol**®, **Osteotriol**®, **Renatriol**®, **Rocaltrol**® - alle: 0,25|0,5 µg/Kps. *i. v.:* **Decostriol**® 1|2 µg/ml Amp. Ⓐ **Calcijex**®, **Rocaltrol**® CH **Calcitriol** (**Generika**), **Renatriol**®, **Rocaltrol**®, **Silkis**®
Dos	▶ *p. o.: initial* mit 0,25 µg/d, ggf. *Dosissteigerung* auf 2 × 0,25 µg/d ▶ *i. v.: renale Osteodystrophie bei Pat. mit chron. Niereninsuff. unter Dialyse: initial* mit 0,25–0,5 µg/d i. v. nach Dialyse, dann individuelle Dosierung nach Serum-Calcium-Spiegel
Ind	Hypoparathyreoidismus, renale Osteopathie, Osteomalazie, Prophylaxe und Therapie der Rachitis
KI	Hyperkalzämie, Hyperkalzurie, Vitamin-D-Hypervitaminose
NW	*1–10 %:* akute Symptome wie Anorexie, KS, Erbrechen, Obstipation *o.A.: oral:* allerg. Reaktionen, geringe therapeutische Breite (**Cave** Hypervitaminose mit Hyperkalzämie)
WW	Thiazide (Hyperkalzämie-Gefahr ↑); Vitamin D (Wi ↑); Colestyramin, Glukokortikoide (antagonistische Wi); Digitalis (Digitalistoxizität ↑); Phosphatbinder (Al-hydroxid, Al-carbonat) (→ Dosisanpassung nach Serum-Phosphatkonzentration)
WI	C. ist einer der wichtigsten aktiven Metaboliten von Vitamin D$_3$, nach Metabolisierung entspricht es dem Vitamin D$_3$. Es steigert die Ca^{2+}- und Phosphatresorption im Darm, verringert die renale Elimination von Ca^{2+}-Ionen und mobilisiert durch vermehrte Osteoklastentätigkeit Ca^{2+} und Phosphat aus dem Knochen → Serum-Ca^{2+}-Anstieg. Letztendlich führt dies durch eine über die Osteoblasten gebildete Knochenmatrix zu einem vermehrten Knochenaufbau.
PK	schnelle orale Resorption, max. Plasmakonzentration nach 3–6 h, pharmakologische Wirksamkeit für 3–5 d, HWZ 8 min
Gr/La	strenge Indikation (teratogenes Risiko bei Überdosierung) / Einsatz möglich (Übergang in Muttermilch)
❗	**Intoxikation:** *Klinik:* Hyperkalzämiesyndrom (Schwäche, Müdigkeit, Psychosyndrom, KS, Übelkeit/Erbrechen, Diarrhoe, bei verminderter Konzentrationsfähigkeit der Niere auch Polyurie, Polydipsie, Nykturie und Proteinurie) *Therapie:* kalziumarme Diät, bei ausreichender Nierenfunktion Infusionen mit NaCl 0,9 % (3 × 6 l/24 h) unter Zusatz von Furosemid sowie u. U. auch Natriumedetat (15 mg/kg KG/h) unter fortlaufender Ca^{2+}- und EKG-Kontrolle, bei Oligo-/Anurie Hämodialyse **Hinweise:** ▶ *normaler Vitamin-D$_3$-Spiegel:* im Sommer 50–300 nmol/l, im Winter 25–150 nmol/l → unter 20 nmol/l Therapie erforderlich ▶ eine Hyperkalzämie verschwindet 2–7 d nach Absetzen des Präparates ▶ begleitende Behandlung mit Vitamin D und/oder Abkömmlingen führt zu einer erheblichen Wirkungssteigerung von Calcitriol → keine gleichzeitige Verordnung ▶ Phenytoin und Phenobarbital fördern den Vitamin-D$_3$-Abbau und können Rachitis und Osteomalazie auslösen

Behandlungskontrollen:
regelmäßige Serum-Ca^{2+}-Bestimmung (mind. 1 × /Mo.) → Therapiepause bei Serumspiegeln > 12 mg/dl bzw. > 3,0 mmol/l bis Normokalzämie erreicht ist

Calciumcarbonat TTK: 0,21-0,35 € (500-1000 mg) | Kinder > 0 Monate | Rp.-Pflicht

HN	ⓓ *p. o.:* **Calci** (**Generika**, **GRY**® 1250 mg Kautabl.), **Calcimagon**®, **Calcitridin**®, **Calcium** (**Generika**, **Dura**® 600 mg Tbl., **Verla**® 600 mg Tbl., **von ct**® 500 mg Kautabl.), **Calciumcarbonat** (**Generika**), **CC Nefro**® 500 mg Film-Tbl., **Dreisacarb**®, **Ospur**® **Ca**, **Osteo Vital**® *- alle: 500|1000 mg Brausetablette* ⓒⓗ **Calcium-Phosphatbinder "Bichsel"**®, **Calcium-Carbonat Salmon**®
Dos	*p. o.:* 1 × 1000–1500 mg/d p. o.
Ind	nutritive und malabsorptionsbedingte Ca^{2+}- und Vitamin-D-Mangelzustände, Osteoporose, Hyperparathyreoidismus
KI	Hyperkalzämie, Hyperparathyreoidismus mit Hyperkalzurie, Vitamin-D-Überdosierung, Knochenmetastasen, Sarkoidose der Lunge, Immobilisationsosteoporose, Plasmozytom, schwere Niereninsuffizienz
NW	*1–10 %:* GIT-Symptome (Übelkeit, Durchfall, Verstopfung bis hin zum Ileus [bei besonders hohen Dosen]) *o.A.:* Hyperkalzämie, Hyperkalzurie, metabolische Alkalose, Hypophosphatämie, kalziumhaltige Nierensteine, Blähungen
WW	Herzglykoside (deren Wi ↑); Vitamin-D (Resorption von Ca^{2+} ↑)
WI	Förderung der Remineralisierung des Skeletts, gering obstipierende Wi
PK	bei 500 mg werden 30–40 % resorbiert, max. Plasmakonzentration nach 2–3 h, renale Elimination, bei Gesunden werden 98 % tubulär rückresorbiert
Gr/La	Anwendung unbedenklich / Anwendung unbedenklich (Übergang nur in Spuren in Muttermilch)
❗	**Hinweise:** ▶ sinnvolle Kombinationspräparate: mit Colecalciferol (Vit. D_3) = **Calcium-D_3** (**Generika**) ▶ normaler Ca^{2+}-Bedarf 20 nmol/d (800 mg Ca^{2+}), Schwangere 30 nmol/d, Frauen in der Postmenopause 40 nmol/d ▶ ein Mangel an Ca^{2+}-Ionen im Plasma erhöht bzw. ein Überschuss verringert die neuromuskuläre Erregbarkeit

Candesartan TTK: 0,84-1,02 € (8-16 mg) | Rp.-Pflicht

HN	ⓓ *p. o.:* **Atacand**® 4 mg/Tbl., **Amias**®, **Blopress**® 4 mg/Tbl., **Candesartan** (**Generika**) 4 mg/Tbl., **Ratacand**® *- alle: 8|16|32 mg/Tbl.* **Atacand**® **-protect**, **Ratacand**® **-protect** *- alle: 32 mg/Tbl.* ⓐ **Atacand**®, **Blopress**®, **Candesartan** (**Generika**) ⓒⓗ **Atacand**®, **Blopress**®
Dos	▶ *Hypertonie: initial* 1 × 8 mg/d, später *Erhaltungsdosis* von 1 × 8–16 (–32) mg/d ▶ *Herzinsuffizienz: initial* 1 × 4 mg/d, *Dosisverdoppelung* nach frühestens nach 2 Wochen, *Zieldosis* 32 mg/d bzw. max. individuell vertragene Dosis ▶ *Maximaldosis:* 32 mg/d

Ind essenzielle Hypertonie, Herzinsuffizienz mit eingeschränkter linksventrikulärer Funktion (LVEF < 40 %) in Komb. mit ACE Hemmern und bei ACE Hemmer-Intoleranz

KI *relative KI:* schwere Nieren- oder Leberfunktionsstörungen, Cholestase, bds. Nierenarterienstenose, Hypovolämie, Kinder (mangelnde Datenlage)

NW *1–10 %:* GPT ↑, Schwindel, Müdigkeit, Hautausschlag, periphere Ödeme, Hitzegefühl, KS, Infektionen der oberen Atemwege, Husten, grippeähnliche Symptome, Rückenschmerzen, Bauchschmerzen, Übelkeit, Erbrechen, Durchfall
< 1 %: Arthralgie, Myalgie, Angioödem, Urtikaria, Neutropenie, Leukozytopenie, Agranulozytose
o.A.: Dermatitis herpetiformis

WW andere Antihypertensiva (RR Senkung ↑); kaliumsparende Diuretika, Kaliumsubstitution (Hyperkaliämie-Gefahr ↑), NSAR (RR-Senkung von C. ↓)

WI C. ist ein selektiver Angiotensin-II-Antagonist am AT_1-Rezeptor (nichtkompetitive Bindung): dosisabhängiger Anstieg der Plasma-Renin-Spiegel, Angiotensin-I- und Angiotensin-II-Spiegel und Abnahme der Plasma-Aldosteron-Konzentration → RR-Senkung durch verminderte Vasokonstriktion, verminderte Aldosteron-, Vasopressin- und Katecholaminfreisetzung → natriuretische Wirkung und vermehrte renale Durchblutung

PK BV 40 %, keine Nahrungsabhängigkeit, max. Plasmakonzentration nach 3–4 h, HWZ 9 h, PEB 99,5 %, Verhältnis Dosis-Plasmaspiegel linear, Elimination über Fäzes 70 %, renal 30 %

Gr/La Gr 6, 8, kontraindiziert (1. Trim. embryotox. u. teratogenes Risiko ↑, 3. Trim. fetotox. Risiko ↑), Antihypertonikum der Wahl ist Metoprolol / La 1, kontraindiziert

❗ Cave:
bei Pat. mit beidseitiger oder einseitiger Nierenarterienstenose möglicherweise (wie z. B. bei ACE-Hemmern) Anstieg der S-Harnstoff- und S-Kreatininwerte; bei Pat. mit schwer eingeschränkter Nierenfunktion regelmäßige Kontrolle der K^+- und Kreatininspiegel durchführen; bei schwerster Niereninsuffizienz (Kreatininclearance < 15 ml/min) nur begrenzte Erfahrungen

Hinweise:
sinnvolle Kombinationspräparate: mit Hydrochlorothiazid = **Atacand® Plus, Blopress® Plus**

Behandlungskontrollen:
regelmäßig S-GPT, K^+- und Kreatininkontrolle

Stu ACCESS-Studie, CANDHY-Studie, CHARM-Studie, RESOLVD-Studie, SCOPE-Studie

Cannabis sativa L. (Tetrahydrocannabinol [THC] + C)
TTK: 19,60 € (8 Sprühstöße/d) | Rp.-Pflicht

HN ⓞ *p. o.:* **Sativex® Spray** 2,7 mg THC + 2,5 mg CBD/Sprühstoß = 100 µl
Ⓐ **Sativex Spray®**
Ⓒʜ **Sativex Spray®**

Dos ▶ *Erw.: initial* mit 1 Sprühstoß in die Mundhöhle beginnen, alle 2 d Dosissteigerung um 1 Sprühstoß auf ca. 8 Sprühstöße/d, *Erhaltungsdosis* 6–10 Sprühstöße/d
▶ *Maximaldosis:* 12 Sprühstöße/d

Ind	mittelschwere bis schwere Spastik aufgrund von Multipler Sklerose (MS), die nicht angemessen auf eine andere antispastische Arzneimitteltherapie angesprochen hat und die eine erhebliche klinische Verbesserung von mit der Spastik verbundenen Symptomen während eines Anfangstherapieversuchs aufzeigt *off-label use:* neuropathische Schmerzen
KI	bekannte oder vermutete Anamnese oder Familienanamnese von Schizophrenie oder einer anderen psychotischen Krankheit, Anamnese von schwerer Persönlichkeitsstörung oder einer anderen erheblichen psychiatrischen Störung (mit Ausnahme von einer Depression)
NW	*>10%:* Schwindelanfälle, Müdigkeit *1–10%:* Anorexie (einschließlich reduzierter Appetit), erhöhter Appetit, Depression, Desorientierung, Dissoziation, euphorische Stimmung, Amnesie, Gleichgewichtsstörung, Aufmerksamkeitsstörung, Dysarthrie, Dysgeusie, Lethargie, Gedächtnisstörung, Schläfrigkeit, verschwommenes Sehen, Vertigo, Konstipation, Diarrhoe, Mundtrockenheit, Glossodynie, Mundschleimhautaphthen, Nausea, Unbehagen/Schmerzen in der Mundhöhle, Erbrechen, Schmerzen an der Verwendungsstelle, Asthenie, allg. Unbehagen, Trunkenheitsgefühl, Indisposition, Sturz *0,1–1%:* Rachenkatarrh, Halluzination (unbestimmt, auditiv, visuell), Sinnestäuschungen, Paranoia, Suizidgedanken, Wahnvorstellungen, Synkope, Palpitationen, Tachykardie, Hypertonie, Hustenreiz, Abdominalschmerz (oben), Mundschleimhautverfärbung, Mundschleimhautstörung, Mundschleimhautexfoliation, Stomatitis, Zahnverfärbung, Reizung an der Verwendungsstelle
WW	mit dem CYP3A4-Hemmer Ketoconazol (THC und CBD-AUC ↑), mit dem CYP3A4-Induktionsstoff Rifampicin (THC und CBD-AUC ↓), Hypnotika, Sedativa und Arzneimitteln mit möglicherweise sedierender Wirkung (Sedierung und muskelrelaxierende Wirkung ↑)
WI	Cannabinoid-Rezeptoren sind als Teil des menschlichen Endocannabinoid-Systems (ECS), CB1- und CB2-Rezeptoren vorwiegend an den Nervenenden zu finden, wo sie bei der retrograden Regulation der synaptischen Funktion mitwirken. Tetrahydrocannabinol (THC) wirkt als ein partieller Agonist sowohl am CB1- als auch CB2-Rezeptor und ahmt die Wirkung von Endocannabinoiden nach, die die Wirkung von Neurotransmittern regulieren können (z. B. die Wirkung von exzitatorischen Neurotransmittern wie Glutamat reduzieren) → Linderung der Steifigkeit der Gliedmaßen und Verbesserung der Motorik
PK	Spitzenspiegel nach 45-120 min, PEB 97%, HWZ für THC 1,94, 3,72 und 5,25 h und für CBD 5,28, 6,39 und 9,36 h nach der Verwendung von jeweils 2, 4 und 8 Sprühstößen, starker hepatischer First-pass-Metabolismus, renale Elimination der Metabolite
Gr/La	kontraindiziert / kontraindiziert
❶	**Hinweise:** ▶ *1 ml Lsg. enthalten:* 38-44 mg Dickextrakt aus Cannabis sativa L., folium cum flore THC-Chemotyp + 35-42 mg Dickextrakt aus Cannabis sativa L., folium cum flore CBD-Chemotyp (27 mg Tetrahydrocannabinol (THC) und 25 mg Cannabinol (CBD) entsprechend) **Tipps:** Fahrverbot für die Initialphase aussprechen

Pharmainfo:
Bewertung des G-BA (06/2012):
- es gibt Anhaltspunkte für einen geringen Zusatznutzen von THC/CBD bei MS-induzierter Spastik

Bewertung des IQWiG (1/2012):
- es gibt keinen Beleg für einen Zusatznutzen von THC/CBD
- es gibt keine Patientengruppen, für die ein therapeutische bedeutsamer Zusatznutzen belegt ist

Capecitabin   TTK: 14–19,- € (1500–2000 mg) | Rp.-Pflicht

HN
- Ⓓ *p. o.:* **Xeloda**® 150|500 mg/Tbl.
- Ⓐ **Xeloda**®
- CH **Xeloda**®

Dos Dosierung nach aktuellen onkologischen Therapieprotokollen, s. FI:
- *Erw. Monotherapie:* 2×1250 mg/m^2
- *Erw. Kombinationstherapie:* 800–1000 mg/m^2
- *Erw. Kombinationstherapie mit Docetaxel:* 2×1250 mg/m^2

jeweils 30 min nach der Mahlzeit über 14 Tage, gefolgt von einer 7-tägigen Therapiepause
Dosisanpassung: s. Hinweise

Ind
- adjuvante Behandlung nach Operation eines Kolonkarzinoms im Stadium III (Dukes Stadium C)
- metastasiertes Kolorektalkarzinom
- in Kombination mit einem platinhaltigen Anwendungsschema als First-line-Therapie des fortgeschrittenen Magenkarzinoms
- in Kombination mit Docetaxel bei lokal fortgeschrittenem oder metastasiertem Mammakarzinom nach Versagen einer zytotoxischen Chemotherapie
- Monotherapie zur Behandlung bei lokal fortgeschrittenem oder metastasiertem Mammakarzinom, bei dem eine Therapie mit Taxanen und Anthracyclinen versagt hat oder eine weitere Anthracyclinbehandlung nicht angezeigt ist

KI schwerwiegende und unerwartete Reaktionen bei Vorbehandlung mit Fluoropyrimidinen, bekannter Dihydropyrimidin-Dehydrogenase-Mangel (DPD), Schwangerschaft und Stillzeit, schwere Leukopenie, Neutropenie ($<1{,}5 \times 10^9$/l) oder Thrombozytopenie ($<100 \times 10^9$/l), schwere Beeinträchtigung der Leberfunktion und Nierenfunktion (Kreatinin-Clearance < 30 ml/min), Behandlung mit Sorivudin oder dessen chemischen Verwandten, wie z. B. Brivudin, wenn für eines der Arzneimittel der Kombinationstherapie Gegenanzeigen vorliegen, darf dieses C. nicht angewendet werden

NW *>10 %:* Anorexie, Diarrhö (50 %), Erbrechen, Übelkeit, Stomatitis, Bauchschmerzen, palmoplantares Erythrodysästhesie Syndrom (22–30 %), Abgeschlagenheit, Asthenie

1–10 %: Herpes-Virusinfektion, Nasopharyngitis, Infektionen der unteren Atemwege, Neutropenie, Anämie, Dehydrierung, Appetit ↓, Gewicht ↓, Schlaflosigkeit, Depression, KS, Lethargie, Schwindel, Parästhesie, Störungen des Geschmacksempfindens, erhöhter Tränenfluss, Konjunktivitis, Augenreizung, erhöhter Tränenfluss, Konjunktivitis, Augenreizung, Thrombophlebitis, Dyspnoe, Epistaxis, Husten, Rhinorrhö, gastrointestinale Blutungen, Verstopfung, Oberbauchbeschwerden, Dyspepsie, Flatulenz, Mundtrockenheit, Hyperbilirubinämie, abweichende Leberfunktionswerte, Ausschlag, Alopezie, Erythem, trockene Haut, Pruritus, Hyperpigmentierung der Haut, makuläre Rötung, Abschuppung der Haut, Dermatitis, Pigmentierungsstörungen, Nagelstörungen, Gliederschmerzen, Rückenschmerzen, Arthralgie, Pyrexie, Lethargie, peripheres Ödem, Unwohlsein, Brustschmerzen

WW	Kumarin-Antikoagulanzien und deren Derivate (Blutungsrisiko ↑), Phenytoin (P.-Konz. ↑), Folinsäure (C.-Toxizität ↑), Sorivudin und Analoga (5-FU-Toxizität ↑), Antazida (leichter Anstieg der C.-Konz.), Allopurinol (C.-Wirkung ↓)
WI	C. ist ein nicht zytotoxisches Fluoropyrimidincarbamat, das als eine oral eingenommene Vorstufe der zytotoxischen Substanz 5-Fluorouracil (5-FU) seine Wirkung entfaltet (Blockade der Methylierung von Desoxyuridylsäure zu Thymidylsäure → Synthese der Desoxyribonucleinsäure (DNS) wird beeinflusst, Inhibierung der RNS- und Protein-Synthese
PK	PEB 10 %, HWZ 0,85 h, hepatischer Metabolismus, Elimination der Metabolite zu 57 % renal
Gr/La	kontraindiziert / kontraindiziert

🛈 **Hinweise:**
Dosisreduktion nach *Common Toxicity Criteria* je nach Toxizitätsgrad, ausführliche Tabelle in der FI
Behandlungskontrollen:
BB-, Leber- und Nierenwertkontrollen im Verlauf und vor der nächsten Gabe

Captopril TTK: 0,25–0,50 € (75–150 mg) | Kinder > 0 Monate | Rp.-Pflicht

HN	Ⓓ *p. o.:* **ACE-Hemmer** (Generika), **Capto** (Generika), **Captogamma®**, **Captopril** (Generika), **Tensobon®** - alle: 6,25|12,5|25|50|100 mg/Tbl. Ⓐ **Capozide®, Captopril®, Cocaptopril®, Veracapt®** Ⓗ **Captosol®, Captopril®**
Dos	▸ *Hypertonie: initial* 2 × 12,5 mg/d p. o., in Abhängigkeit der Wi alle 3 Wo. um 25 mg/d erhöhen bis max. 3 × 50 mg/d p. o. (stationär schnelle Dosissteigerung möglich) ▸ *Herzinsuffizienz: initial* 2 × 6,25 mg/d p. o., schrittweise Dosissteigerung auf eine *Erhaltungsdosis* von 25–75–(150) mg/d, ggf. Komb. mit Diuretikum oder β-Blocker ▸ *Maximaldosis:* 75 (–150) mg/d in 2–3 ED ▸ *Kinderbis 20 kg KG:* 2–3 mg/kg KG/d verteilt auf 2–3 ED oder 0,5–2 mg/kg KG als ED; *ab 20 kg KG:* 25–50 mg/m² KO/d verteilt auf 2–3 ED oder 10–15 mg/m² KO als ED
Ind	essenzielle Hypertonie, chronische Herzinsuffizienz, Z. n. Myokardinfarkt mit eingeschränkter LVEF, diabetische Nephropathie
KI	angioneurotisches Ödem, primärer Hyperaldosteronismus, ein- (Einzelniere) oder beidseitige Nierenarterienstenose, Niereninsuffizienz (Krea-Clearance < 30 ml/min, S-Kreatinin > 1,8 mg/dl), Herzinsuffizienz NYHA III°–IV°, Aortenstenose (hochgradig), Leberfunktionsstörungen
NW	*1–10 %:* trockener Reizhusten, Hypotonie, Nierenfunktion ↓, K⁺ ↑, Na⁺ ↓, Bronchitis, Übelkeit, Verdauungsstörungen, Exanthem, Pruritus, KS, Müdigkeit, Hb ↓, HKT ↓, Leukozyten-/Thrombozytenzahl ↓, Bronchitis *< 1 %:* Proteinurie, Atemnot, Sinusitis, Rhinitis, GIT-Beschwerden, Appetitlosigkeit, Urtikaria, angioneurotische Ödeme, Benommenheit, Depressionen, Schlafstörungen, Impotenz, Parästhesien, Gleichgewichtsstörungen, Verwirrtheit, Ohrensausen, Sehstörungen, Geschmacksstörungen
WW	andere Antihypertensiva, auch Diuretika (Synergismus der RR-Senkung); NSAR (RR-Senkung ↓); Narkotika (RR-Senkung ↑); K⁺-sparende Diuretika,

	Kaliumpräparate (Hyperkaliämie); Immunsuppressiva (Neutropenie); Li⁺ (geringere Li⁺-Ausscheidung, *Cave* Intoxikation); Alkohol (dessen Wi ↑); Insulin, orale Antidiabetika (Hypoglykämie)
WI	C. ist ein ACE-Hemmer: Abnahme der AT-II-Konzentration → Abnahme des peripheren Gefäßwiderstandes und der Aldosteronkonzentration → RR-Senkung, Vor- und Nachlast ↓, HMV ↑, negative Na⁺-Bilanz, Hemmung des Bradykininabbaus, venöse Seite wird stärker erweitert als arterielle
PK	Resorptionsquote 70%, BV 60–70%, PEB 25–30%, max. Plasmaspiegel nach 0,5–1,5 h, Wirkungsbeginn nach 15–30 min, Wirkungsdauer 8–12 h, HWZ 0,7–1,9 h, hepatischer Metabolismus, Wirkstoff dialysierbar, zu 75% renale Elimination
Gr/La	kontraindiziert (keine Erfahrungen), Mittel der Wahl Nifedipin, Metoprolol / kontraindiziert, Anwendung nach Risiko-Nutzen-Abwägung als Mittel der 2. Wahl aber möglich (Übergang in Muttermilch)
❶	**Intoxikation:** ▶ *Klinik:* Hypotonie, Schwindel, Schwäche, Übelkeit und Erbrechen ▶ *Therapie:* bei Hypotonie → Antischocklagerung, NaCl 0,9% mit 1–2 mmol NaCl 0,9%/kg KG nach ZVD, Gabe von Noradrenalin (0,1–0,2 µg/kg KG/min) oder Dopamin (3–5 µg/kg KG/min), positiver Effekt von Naloxon (**Narcanti**®) auf RR wird beschrieben **Hinweise:** ▶ *sinnvolle Kombinationspräparate* mit Hydrochlorothiazid = **ACE-Hemmer-ratiopharm® comp, Acenorm® HCT, Capozide®, Captohexal® comp, Capto-ISIS® plus, Tensobon® comp** ▶ Dosierung aufgrund der Pharmakokinetik (HWZ 0,7–1,9 h) 3× tgl. notwendig ▶ bei gleichzeitiger Anwendung von ACE-Hemmern und bestimmten Hämodialyse-Membranen (z.B. Polyacrylnitrat-metalylsulfonat-Membranen oder LDL-Apherese mit Dextansulfat) wurden im Rahmen der Dialyse Überempfindlichkeitsreaktionen (anaphylaktoide Reaktionen) beschrieben **Behandlungskontrollen:** ▶ sorgfältige Überwachung von Pat. mit Nierenfunktionsstörungen: 2×/Wo. S-Kreatinin, Krea-Clearance und Elektrolyte, BB ▶ engmaschige RR-Kontrollen nach Erstgabe
Stu	SAVE-Studie, VALIANT-Studie, ISIS 4-Studie, ELITE I-Studie, ELITE II-Studie

Carbachol TTK: 47,- € (3 × 10 ml) | Rp.-Pflicht

HN	Ⓓ *lokal:* **Isopto®-Carbachol** 1,5|3% Augentrpf. ⒸⒽ **Miostat®**
Dos	*lokal:* 3 × 1 Trpf./d ins Auge träufeln
Ind	erhöhter Augeninnendruck bei chron. Offenwinkelglaukom
KI	malignes Glaukom und alle linsenbedingten Sekundärglaukome, Erkrankungen, bei denen eine Pupillenverengung unerwünscht ist (z.B. bei akuten Entzündungen der Regenbogenhaut [Iritis acuta], Uveitisglaukom, Neovaskularisationsglaukom), bei Hornhautverletzungen (um eine übermäßige Penetration des Wirkstoffs zu vermeiden)
NW	*o.A.:* bei ziliarer und konjunktivaler Injektion (Auge) können Ziliarkörperspasmen mit vorübergehender Einschränkung der Akkomodationsfähigkeit und KS auftreten *bei Langzeitanwendung:* Irisrandzysten und Linsentrübung, Netzhautrisse und Netzhautablösung

	durch Resorption (via Tränenkanal): Übelkeit, Erbrechen, Speichelfluss ↑, Harndrang ↑, Schweißausbruch, Herzinsuffizienz, Bronchialspasmen
WW	topisch und syst. angewendete β-Rezeptorenblocker zur Behandlung von bestimmten Herz-Kreislauf-Erkrankungen (Augendruck ↓), Chinidin und Procainamid besitzen parasympatholytische Wi (Ansprechbarkeit auf Parasympathomimetika ↓), depolarisierende Muskelrelaxanzien (Wi-Verlängerung), stabilisierende Muskelrelaxanzien (Wi-Verminderung), negativ chronotrope Wirkung der herzwirksamen Glykoside (Wi-Verstärkung)
WI	C. ist ein direkt wirkendes Parasympathomimetikum und besitzt strukturelle Verwandtschaft zum Acetylcholin → via miotischen Eigenschaften senkt C. den Abflusswiderstand und damit den Innendruck im glaukomatösen Auge
PK	bei intakter Hornhaut ist die Resorption für eine syst. Wi unbedeutend, Miosis tritt innerhalb von 10–20 min ein, die 4–8 h andauert; max. Reduktion des intraokularen Druckes tritt bei 0,75–1,5 %iger Lösung innerhalb von 4 h nach topischer Applikation auf
Gr/La	strenge Indikation v. a. im 1. Trimenon / strenge Indikation

Carbamazepin (CBZ)
TTK: p.o.: 0,35-0,42 €; Susp.: 1,14-4,15 € | Kinder > 0 Monate | Rp.-Pflicht

HN	⒟ *p. o.:* **Carba** (Generika), **Carbaflux®**, **Carbagamma®**, **Carbamazepin** (Generika), **Espa-lepsin®**, **Finelpsin®**, **Tegretal®** Susp. 100 mg/5 ml, **Timonil®** 150 mg/Ret.-Tbl., Saft 100 mg/5 ml - alle unretardiert: 200 oder 400 mg/Tbl. - alle retardiert: 200|300|400 oder 600 mg/Tbl. Ⓐ **Neurotop®**, **Tegretol®** 🇨🇭 **Carsol®**, **Neurotop®**, **Tegretol®**, **Timonil®**
Dos	▶ *Epilepsie:* • *initial* 2 × 100–150 mg ret./d, dann tgl. um 150 mg auf bis zu 2 × 300–600 mg ret./d erhöhen (je nach Klinik und ggf. Serumspiegel), oder unretardiert 3 × 200–400 mg/d • *Erhaltungsdosis* 15–20 mg/kg KG/d für Erw. • *mittlere Dosis:* 600–1000 mg/d • *Maximaldosis:* 2000 mg/d ▶ *Trigeminusneuralgie:* 3 × 200 (–300) mg/d p. o. ▶ *atypischer Gesichtsschmerz:* 2 × 100 mg/d p. o., tgl. um 100 mg steigern ▶ *C$_2$-Entzug:* 2 Tage 4 × 200 mg/d p. o., dann 3 × 200 mg/d für 2 d, dann 2 × 200 mg/d für 2 d, dann absetzen ▶ *Kinder:* • *Anfangsdosis* < 4 J.: 20–60 mg/d p. o.; > 4 J.: 100 mg/d p. o. verteilt jeweils auf 3–4 ED, *Dosissteigerung* um 25 % alle 3–4 d (ret.-Präparate in 2 ED/d p. o.) • *Erhaltungsdosis:* meist 10–20 mg/kg KG/d (oder 300 mg/m² KO/d)
Ind	fokale/komplex-fokale Anfälle, generalisierte tonisch-klonische Anfälle (Grand Mal), Trigeminusneuralgie (1. Wahl), atypischer Gesichtsschmerz, Alkoholentzugssyndrom (C$_2$-Entzug) *off label use:* Diabetes insipidus, Hemispasmus facialis
KI	AV-Block (auch I°), akute intermittierende Porphyrie, Kombination mit MAO-Hemmern, Knochenmarkdepression; *relative KI:* schwere Leberfunktionsstörungen

| **NW** | **> 10 %:** Sedierung, Vertigo, ataktische und zerebelläre Störungen, allerg. Hautreaktionen mit/ohne Fieber, BB-Veränderungen
1–10 %: Verwirrtheit, Agitation bei älteren Patienten, KS, Akkomodationsstörungen, Diplopie, Alopezie, Diaphorese, Vaskulitis, Appetitlosigkeit, Nausea, Vomitus, Transaminasen ↑
< 1 %: Tremor, Ticks, Nystagmus, dyskinetische Störungen, Diarrhoe, Obstipation, Ikterus, Na⁺ ↓ mit Erbrechen und KS, Nierenfunktionsstörungen, HF ↓, HRST, KHK ↑, AV-Block, RR ↑ ↓, Thromboembolie
Suspension: enthält Sorbitol → bei Fruktoseintoleranz evtl. ungünstig |
|---|---|
| **WW** | MAO-Hemmer (KI), Kumarine, Antikonzeptiva (Wi ↓ durch CBZ-Enzyminduktion); Cimetidin, Diltiazem, Erythromycin, Fluoxetin, Isoniacid, Verapamil (CBZ-Serum-Anstieg); Benzodiazepine, Neuroleptika, trizyklische Antidepressiva (Wi ↓); Cisplatin, Phenytoin (CBZ-Serum-Abfall); Valproat (dessen Clearance ↑) |
| **WI** | Hemmung der spannungsabhängigen Na⁺-Kanäle der Nervenzellen → Hemmung der hochfrequenten repetitiven Entladungen → stabilisierender Effekt auf die Membran, hemmender Effekt auf die Transmission durch den Nucleus ventralis des Thalamus |
| **PK** | langsame Resorption nach 1,72–12 h (⌀ 8,5 h), BV 70–85 %, max. Plasmaspiegel nach 4–16 h je nach Applikation, HWZ 11–13 h (Monotherapie), 5–26 h (Kombinationstherapie), PEB 70–80 %, Metabolit CBZ-Epoxid (antikonvulsiver Effekt), Übergang in Muttermilch ca. 58 %, 72 % werden renal als Metabolit eliminiert |
| **Gr/La** | strenge Indikation, möglichst Monotherapie; *im Falle einer Schwangerschaft:* Dosis besonders zwischen dem 20. und 40. Schwangerschaftstag möglichst niedrig halten / strenge Indikation, La 3 |
| ❗ | **Intoxikation:**
▶ *Klinik:* toxische Ingestionsdosis ab 3 g bei Erwachsenen und 20 mg/kg KG bei Kindern → tonisch-klonische Konvulsionen oder gesteigerte Reflexe, aber auch Hypo- bis Areflexie, Bewusstseinsstörungen, Koma, Dyskinesien, HRST (AV-Block, QT-Syndrom, T-Welleninversion), Hypotension, Schock, Ateminsuffizienz, Lungenödem, Erbrechen
▶ *Therapie:* Magenspülung und rezidivierend Aktivkohle, Physostigmin (**Anticholium**®) 1–2 mg i. v. (je nach Klinik ggf. wiederholen), bei Hypotension Volumensubstitution, evtl. Dopamin, bei Serumkonzentrationen > 40 μg/ml und/oder schweren HRST und Hypotension Hämoperfusion (aber wegen hoher PEB wenig Erfolg versprechend)
Hinweise:
▶ Metabolit CBZ-Epoxid für einen Teil der NW verantwortlich
▶ HWZ in Kombination kann bis zu 22–55 h ansteigen bzw. sinken (s. WW)
▶ reduzierte Wirksamkeit hormoneller oraler Kontrazeptiva
Behandlungskontrollen:
▶ Transaminasen, E-Lyte und BB (bei Neutropenie < 1000/mm³ bzw. Leukopenie < 2000/mm³ sollte CBZ abgesetzt werden)
▶ üblicher "therapeutischer Spiegel" 4–12 mg/l (= 17–50 μmol/l), NW häufiger bei Spiegel > 10 mg/l |
| **Stu** | SANAD-Studie |

Carbimazol TTK: 0,15–0,34 € (5–20 mg) | Kinder > 0 Monate | Rp.-Pflicht

| **HN** | Ⓞ *p. o.:* **Carbimazol** (**Generika**) *5*|*10 mg/Tbl.*
Ⓐ **Carbistad**®
㎈ **Néo-Mercazole**® |
|---|---|

Dos	▶ *Erw.: initial* 30–60 mg/d p.o. für 3–4 Wo., dann nach TSH und Schilddrüsenparametern Reduktion alle 10 d um 15 mg bis Erhaltungsdosis
	▶ *Erw.: Erhaltungsdosis:* 5–20 mg/d (bTSH, fT$_3$ und fT$_4$ sollten im Normbereich liegen), ggf. in Kombination mit 50–100 µg/d Levothyroxin
	▶ *Kinder:* Initialdosis 0,5–0,7 mg/kg KG/d, Erhaltungsdosis: 0,3–0,5 mg/kg KG/d, bei Bedarf Zusatztherapie mit Levothyroxin
Ind	Hyperthyreose, Morbus Basedow, Schilddrüsenautonomie, akute Thyreoiditis mit Hyperthyreose
KI	TSH-abhängiges Schilddrüsen-Ca, schwere Leberschäden mit Leberenzymerhöhung und Cholestase, einfache Struma, hämatologische Erkrankungen (mit Granulozytopenie)
NW	*> 10 %:* allerg. Hauterscheinungen (Pruritus, Exantheme, Urtikaria), allerg. Reaktionen (bis 15 %)
	1–10 %: Haarausfall (4 %)
	< 1 %: Arzneimittelfieber, Geschmacksstörungen, Agranulozytosen (0,5 %)
	Einzelfälle: general. Dermatitis, Arthralgien, Myalgien, cholestatischer Ikterus, toxische Hepatitis, general. Lymphadenopathie, akute Speicheldrüsenschwellung, Thrombopenien, Panzytopenien, Vaskulitiden, Ödeme, Neuritiden, Polyneuropathien, Lupus erythematodes, Haarausfall, Insulin-Autoimmunsyndrom (BZ ↓ ↓)
WW	orale Antikoagulanzien (deren Wi ↑); Jodmangel verstärkt bzw Jodüberschuss vermindert Carbimazolwirkung
WI	C. ist ein Thioharnstoff: dosisabhängige Hemmung der durch die Schilddrüsenperoxidase katalysierten Jodierung des Tyrosins (Hemmung des Jodideinbaus in Thyreoglobulin), Wi nur auf Synthese der Schilddrüsenhormone nicht auf die Sekretion, daher setzt Wi erst nach 1–2 Wo. ein
PK	Wirkungsbeginn erst nach 1–3 Wo., Resorption > 90 %, vollständige Metabolisierung im Blutkreislauf in den aktiven Metaboliten Thiamazol, welcher zu 10 % dem enterohepatischen Kreislauf unterliegt, PEB 40 %, HWZ 2–12 h, Verweildauer in der Schilddrüse 20 h, Elimination über die Niere (80 %)
Gr/La	strenge Indikation, möglichst niedrige Dosis wählen, Mittel der Wahl ist Propylthiouracil / strenge Indikation (Übertritt in Muttermilch), Mittel der Wahl ist Propylthiouracil
❗	**Cave:**
	gefährlichste Komplikation ist die Agranulozytose mit Symptomen wie Fieber, Pharyngitis, Laryngitis, Schleimhautulzerationen, Hautausschläge, Sepsis und Lymphadenitis
	Hinweise:
	▶ zu Anfang empfiehlt sich eine Kombination mit β-Blockern (Propranolol), um die kardialen Wirkungen der Schilddrüsenhormone zu reduzieren
	▶ Kombination mit Levothxroxin ist sinnvoll, da die reaktive TSH-Exkretion gehemmt wird und damit der strumigene Effekt vermindert wird.
	Behandlungskontrollen:
	zu Beginn der Therapie wöchentlich BB-Kontrollen

Carboplatin *TTK: 114-154,- € (150 mg), 319-440,- € (450 mg) | Rp.-Pflicht*

HN	Ⓓ *i. v.:* **Axicarb®**, **Carbo-cell®**, **Carbomedac®**, **Carboplatin** (**Generika**, **Hexal®** 1000 mg/100 ml), **Carboplatin-Gry®**, **Carbox®**, **Eurocarboplatin®**, **Haemato Carb®**, **Neocarbo®**, **Ribocarbo®**
	- alle: 50|150|450|600 mg/5|15|45|60 ml Lsg. (10 mg/ml Inf.-Lsg.)

Ⓐ **Carboplatin (Generika)**
CH **Carboplatin (Generika), Paraplatin®**

Dos Dosierung richtet sich nach aktuellen onkologischen Therapieprotokollen, s. FI:
- *i. v.:* 300–400 mg/m² KO mit viel Flüssigkeit langsam i. v.
- *Dosisreduktion bei Niereninsuffizienz:* GFR 30–59 ml/min: Thrombozyten > 200.000/µg → 450 mg Gesamtdosis, Thrombozyten 100.000–200.000/µg → 300 mg Gesamtdosis, s. Tabelle 2

Ind Ovarialkarzinom (epithelial) in Monotherapie, Zervixkarzinom, kleinzelliges Bronchialkarzinom in Kombination mit anderen antineoplastisch wirkenden Substanzen

KI schwere Nierenschäden (GFR < 30 ml/min), schwere Knochenmarkdepression, Tumorblutungen

NW *> 10 %:* Myelonsuppression: Thrombozytopenie (< 50000/µl in 30 %), Leukozytopenie (< 2000/µl in 20 %), Hb ↓ (9,5 g/dl in 48 %); Nierenfunktion ↓ (S-Krea ↑, Harnstoff ↑ in 15 %), Hyperurikämie (25 %), Plasmaelektrolyte ↓ (Mg⁺, K⁺, Na⁺, Ca²⁺), Hörstörung, Leberenzyme ↑, Übelkeit, Erbrechen, GIT-Schmerzen
1–10 %: Anämie, PNP (Kribbeln, Taubheitsgefühl, Reflexe ↓), Hörstörungen (oft Tinnitus), medikamentös nicht beherrschbares Erbrechen, Diarrhoe, Obstipation, allerg. Reaktionen
0,1–1 %: Infektionen, Blutungen, Krea-Clearance ↓ (< 60 ml/min), ZNS-Symptome, Haarausfall, Mukositis, Asthenie, Geschmacksveränderungen

WW Aminoglykoside, Schleifendiuretika (Oto- und Nephrotoxizität ↑)

WI C. ist ein Zytostatikum: Alkylierung der DNA-Einzel- und Doppelstränge → Quervernetzung der DNA-Stränge, die zytostatische Wi ist im Prinzip unabhängig von der Phase des Zellzyklus

PK biphasische HWZ (90 min und 6 h), PEB nach 4 h 20–25 %, nach 24 h > 90 %, renale Elimination zu 60–80 % nach 24 h

Gr/La kontraindiziert (im Tierversuch embryotoxisch und mutagen) / kontraindiziert

❶ **Cave:**
- *Rote-Hand-Brief 04/2012:* Chargenwarnung einzelner Hersteller: Vor der Verdünnung muss bei guter Beleuchtung geprüft werden, ob die Lösung frei von sichtbaren Partikeln ist und keine Trübung aufweist. Chargen, die sichtbare Partikel enthalten oder Trübungen aufweisen, dürfen nicht angewendet werden

Hinweise:
- Myelonsuppression: oft reversibel, unter Monotherapie Nadir nach 21 d, unter Kombinationstherapie nach 15 d

Behandlungskontrollen:
BB-, Elektrolyte-, Nieren- und Leberwerte regelmäßig kontrollieren

Tipps:
nicht mit aluminiumhaltigen Inf.-bestecken, Spritzen und Inj.-nadeln verabreichen

Stu ICON2-Studie

Carvedilol   TTK: 0,27–0,30 € (12,5-25 mg) | Rp.-Pflicht

HN
- Ⓓ *p.o.:* **CarLich®**, **Carvedigamma®**, **Carvedilol (Generika)**, **Carve Q®**, **Carve TAD®**, **Dilatrend®**, **Dimetil®**, **Querto®**
  - alle: 3,125|6,25|12,5|25 mg/Tbl.
- Ⓐ **Carvedilol (Generika)**, **Codilatrend®**, **Dilatrend®**
- CH **Carvedilol (Generika)**, **Dilatrend®**

Dos
- ▶ *Hypertonie, Angina pectoris:* initial 1 × 12,5 mg/d p.o. für die ersten 2 d, dann Steigerung auf 1–2 × 25 mg/d p.o.
- ▶ *Herzinsuffizienz:* Einsatz erst nach erfolgreicher Rekompensation, langsam einschleichen mit 2 × 3,125 mg/d p.o., nach 2 Wo. langsame Steigerung (alle 2 Wo. Verdopplung der ED unter Berücksichtigung der NW) auf max. 2 × 25 mg/d p.o.
- ▶ *Maximaldosis:* 50 mg/d p.o.

Ind   essenzielle Hypertonie, chronische Herzinsuffizienz (NYHA I°- IV°) zuzüglich zu Digitalis, ACE-Hemmer, Diuretika und/oder anderen Vasodilatatoren, Sekundärprävention nach Herzinfarkt, chronisch stabile Angina pectoris

KI   instabile Angina pectoris, frischer HI (mit Komplikationen), Asthma bronchiale, allerg. Rhinitis, Glottisödem, dekompensierte Herzinsuffizienz NYHA IV°, kardiogener Schock, metabolische Azidose, Leber- und Niereninsuffizienz, akute Lungenembolie, Cor pulmonale, Sinusknotensyndrom, AV-Block II°–III°, Bradykardie (HF < 50/min), Hypotonie (< 90 mmHg syst.), COPD, Einnahme von MAO-Hemmern, Phäochromozytom ohne ausreichende α-Blockade

NW   *1–10 %:* KS, Schwindel (dosisabhängig), Müdigkeit, initial Orthostasereaktion, HF ↓ (dosisabhängig), GIT-Beschwerden, Gliederschmerzen, Dyspnoe
bei Herzinsuffizienz: Hyperglykämie, Gewicht ↑, Cholesterin ↑
< 1 %: Synkope, periphere Durchblutungsstörungen, Claudicatio intermittens ↑, Raynaud-Syndrom ↑, Angina pectoris, Ödeme, AV-Block ↑, Herzinsuffizienz ↑ (dosisabhängig), Halluzinationen, Verwirrtheit, depressive Verstimmung, Schlafstörung, Albträume, Transaminasen ↑, Leukopenie, Thrombozytopenie, Parästhesien, Visusstörungen, Miktionsstörungen, allerg. Exantheme, Nierenversagen
o.A.: Bronchospasmus, Asthma-Anfälle

WW   Herzglykoside (HF ↓, Verlängerung der AV-Überleitung, Glykosidspiegel ↑); andere Antihypertensiva (Wi ↑); Clonidin, Ca^{2+}-Antagonisten, Methyldopa, Reserpin (HF ↓)

WI   Klasse-II-Antiarrhythmikum, nicht kardioselektiver β-Blocker mit zusätzlich $α_1$-blockierender Wi (dadurch verstärkte Vasodilatation), Antioxidans, Ökonomisierung der Herzarbeit bei Pat. mit chronischer Herzinsuffizienz und bestehender Tachykardie, günstiger Einfluss auf Glukose- und Fettstoffwechsel, verbesserte Insulinsensitivität

PK   BV 20–25 % (First-pass-Effekt der Leber), max. Plasmaspiegel nach 1–2 h, HWZ ca. 6 h (2–8 h), Elimination der Metabolite zu > 60 % mit dem Stuhl

Gr/La   kontraindiziert, Gr 4 + 5, Mittel der Wahl Metoprolol / kontraindiziert, La 2, Mittel der Wahl Metoprolol und Propranolol

❗ Intoxikation:
s. Propranolol
Behandlungskontrollen:
RR- und EKG-Kontrollen im Verlauf

Stu   CAPRICORN-Studie, COMET-Studie, COPERNICUS-Studie, US-Heart CTP

Caspofungin *TTK: 630-799,- € (50-70 mg) | Rp.-Pflicht*

HN
- Ⓓ *i. v.:* **Cancidas**® 50|70 mg Pulver zur Herstellung einer Inf.-Lsg.
- Ⓐ **Cancidas** ®
- ⒞ₕ **Cancidas** ®

Dos
- *Erw.:* 70 mg i. v. am 1. Tag, dann 50 mg/d i. v. (> 80 kg KG 70 mg/d)
- *Leberinsuffizienz (Child-Pugh-Score 7–9):* 70 mg am 1. Tag i. v., dann 35 mg/d
- *Therapiedauer:* invasive Candidose mind. 14 d und invasive Aspergillose mind. 7 d nach dem letzten positiven Kulturnachweis

Ind Pat. mit invasiver Candidose und Aspergillose, die auf Amphotericin B oder Itraconazol nicht ansprechen bzw. diese nicht vertragen

KI Kinder (keine Erfahrungen), schwere Leberinsuffizienz (keine Daten), Stillzeit; *relative KI:* Schwangerschaft (keine Daten)

NW *> 10 %:* Fieber
1–10 %: Anämie, KS, Tachykardie, Phlebitis an der Appl.-Stelle, Hitzewallungen, Dyspnoe, Bauchschmerzen, Übelkeit/Erbrechen, Diarrhoe, Schmerzen, Schüttelfrost, Transaminasen ↑, Kreatinin ↑, BB-Veränderungen

WW bei Efavirenz, Nevirapin, Dexamethason, Phenytoin und Carbamazepin (AUC von Caspofungin ↓), Ciclosporin und Rifampicin (AUC von Caspofungin ↑, später Abfall), Tacrolimus (dessen Plasmaspiegel -26 %), keine Beeinflussung des Cytochrom-P_{450}-System

WI C. ist ein Antimykotikum (halbsynthetische Lipopeptid-Verbindung = Echinocandin): fungizide Wi durch Hemmung der Synthese von beta-1,3-D-Glukan (Hauptbestandteil der Zellwand der Erreger) → über 6–7 h Lyse und Absterben der Verzweigungsketten der Hyphen/der Pilze

PK PEB > 95 %, HWZ 9–11 h, terminale HWZ 26–35 h, nach hepatischer Metabolisierung zu > 90 % Elimination per Faeces und Urin

Gr/La strenge Indikation (keine Erfahrungen) / kontraindiziert (geht in Muttermilch über)

❶ **Hinweise:**
- nicht mit glukosehaltigen Infusionen kombinieren (mangelnde Stabilität der Lsg.); auch nicht mit anderen Medikamenten mischen (keine Daten)
- keine Dosisanpassung bei Niereninsuffizienz, Substanz nicht dialysierbar

Spektrum:
Sensibel: Candida ssp., Aspergillus fumigatus, Pneumocystis carinii
Resistenz: Cryptococcus neoformans, Histoplasmen

Cefaclor *TTK: 2,85-8,40 € (1000-3000 mg) | Kinder > 0 Monate | Rp.-Pflicht*

HN
- Ⓓ *p. o.:* **CEC**®, **Cefaclor** (**Generika**), **Infectocef**®, **Panoral**®
  - alle: 125|250|500 oder 1000 mg/Tbl., Brause-Tbl. oder Kps., Saft 125|250 mg/5 ml
- Ⓐ **Cec Hexal**®, **Ceclor**®, **Cefastad**®
- ⒞ₕ **Ceclor**®

Dos
- *leichte Infekte:* 2 × 375–500 mg/d für 5 d p. o.
- *schwere Infekte (Strepto- und Pneumokokken):* 2–3 × 500 mg/d
- *schwere Infekte (Gram-Erreger und Staph. aureus):* 3 × 1000 mg/d
- *Maximaldosis:* 4 g/d
- *Kinder > 12 J.:* 1250 mg/d, *> 7½ J.:* 750 mg/d, *> 3 J.:* 500 mg/d, *> 1 J.:* 350 mg/d, *> ½ J.:* 300 mg/d in 2–3 ED/d p. o. (*< 6 J.:* 3 × 10 mg/kg KG), bei schweren Infekten ggf. Dosis verdoppeln

Ind	Infektionen von: Atemwegen, HNO-Bereich, Haut und Weichteilen, Harnwegen
KI	Allergie gegen Cephalosporine (wg. möglicher Kreuzreaktionen auch Vorsicht bei Penicillinallergie)
NW	1–10%: GIT-Beschwerden, Appetitlosigkeit, allerg. Reaktionen <1%: schwere Hauterscheinungen mit lebensbedrohlichen Allgemeinreaktionen (wie z. B. Stevens-Johnson-Syndrom, exfoliative Dermatitis, Lyell-Syndrom), interstitielle Nephritis, BB-Veränderungen, S-Kreatinin ↑, Harnstoff ↑, Transaminasen ↑, AP ↑, Schlafstörungen, Nervosität, Hyperaktivität, Verwirrung, Halluzinationen, Schwindel
WW	Aminoglykoside, Polymyxin B, Vancomycin, Diuretika (deren Nephrotoxizität ↑); orale Kontrazeptiva (deren Wirksamkeit ↓); orale Antikoagulanzien (Blutungsgefahr ↑)
WI	C. ist ein Breitspektrum-Cephalosporin der 1. Generation: Hemmung der Zellwandsynthese bei proliferierenden Keimen durch Blockade der Muraminsynthese, nicht β-lactamasefest, bakterizide Wi, schlechte Liquorgängigkeit
PK	BV 90%, PEB 50%, HWZ 45–60 min, überwiegend renale Elimination
Gr/La	strenge Indikation (plazentagängig, keine ausreichenden Erfahrungen), wenn Penicilline nicht wirksam, Mittel der Wahl / strenge Indikation (Übertritt in Muttermilch)

> **Hinweise:**
> - bei schweren Infektionen immer antibiogrammgesteuerte Antibiose anstreben
> - nicht in Kombination mit Mg^{2+}/Al^{3+}-haltigen Antazida (Resorptionshemmung → Wirkungsabschwächung/-verlust)
> - keine Kombination mit bakteriostatisch wirkenden Medikamenten (Wirksamkeit ↓)
> - Dosisanpassung nur bei schwerster Niereninsuffizienz nötig
>
> **Behandlungskontrollen:**
> BB und Transaminasen im Verlauf kontrollieren
>
> **Spektrum:**
> *Sensibel:* Gram-positive und Gram-negative Erreger, u. a. Actinomyces, β-lactamasebildende Staph. (methicillinresistente Staphylokokken sind resistent), Pneumokokken, Streptokokken, Brucella, E. coli, Hämophilus, Klebsiella, Proteus mirabilis, Neisseria gonorrhoeae, Moraxella catarrhalis
> *Resistenz:* Enterobacter, Pseudomonas, Serratia, Listerien, Bordetellen, Mykoplasmen, Chlamydien, Bacteroides fragilis, Campylobacter jejuni

Cefadroxil TTK: 4,20 € (2 g Tbl.) | Kinder > 3 Monate | Rp.-Pflicht

HN	Ⓓ *p. o.:* **Cefadroxil** (**Generika**), **Grüncef**® - alle: 500|1000 mg/Tbl., 250|500 mg Trockensaft Ⓐ **Biodroxil**®

Dos	▶ *Erw. + Alter > 40 kg KG:* 1–2 × 1000 mg p. o. für 7–10 d, max. 4 g/d
	▶ *Dosisreduktion bei Niereninsuffizienz: bei Krea-Clearance*
	  • 25–50 ml/min 2 × 500–1000 mg/d,
	  • 10–25 ml/min 1 × 500–1000 mg/d,
	  • <10 ml/min 500–1000 mg alle 36 h
	▶ *Kinder < 40 kg KG:* 50 mg/kg KG/d auf 2 ED,
	  • bei Streptokokken-Tonsillenpharyngitis 1 × 25 mg/kg KG/d

Ind	Infektionen der Atemwege, HNO-Infekte, Infekte der Harnwege und Geschlechtsorgane, Haut- und Weichteilinfekte, Knochen- und Gelenksinfekte

KI	Überempfindlichkeit, bekannte schwere Reaktionen auf Penicilline oder andere Betalaktame, Früh- und Neugeborene
NW	*1–10%:* Schwindel, KS, Müdigkeit, Diarrhoe, Magendrücken, Appetitlosigkeit, Übelkeit, Erbrechen, Zungenbrennen, Vaginitis *0,1–1%:* Eosinophilie, Leukopenie, mäßige Neutropenie, Thrombozytopenie, Anstieg der Serum-Transaminasen und der alkalischen Phosphatase, Erythema multiforme, Stevens-Johnson-Syndrom
WW	Bakteriostatika (z. B. Tetracycline, Erythromycin, Sulfonamide, Chloramphenicol) (antagon. Effekte möglich), Aminoglykosid-Antibiotika, Polymyxin B, Colistin, hochdosierte Schleifendiuretika (nephrotox. Wi ↑), Langzeitanwendung von Antikoagulanzien o. Thrombozytenaggregationshemmern (hämorrhag. Komplikationen möglich), Probenicid (S-Konz. ↑), Colestyramin (BV von C. ↓), Kontrazeptiva (deren Wi ↓)
WI	C. ist ein Cephalosporin der 2. Generation: Hemmung der Zellwandsynthese durch Blockade der Muraminsynthese, bakterizid wirksam, β-lactamasefest, gute Gewebepenetration
PK	vollständige Resorption, max. Plasmakonz. nach 1-1,3 h, PEB 18-20%, HWZ 1,4-2,5 h, Elimination unverändert renal
Gr/La	strenge Indikation / strenge Indikation
❶	**Spektrum:** *Sensibel:* Gram-positive und Gram-negative Erreger (Salmonellen, Haem. infl., Meningokokken, Gonokokken, Strept. Gruppe A und B, Moraxella, Enterobacter, Branhamella catarrhalis, Neisseria meningitidis, Shigellen) *unsicher:* Proteus mirabilis, Klebsiellen, Haemophilus infuenza, E. coli *Resistenz:* Streptococcus epidermidis und pneumoniae (Methicillin- und Penicillin-resistent), Pseudomonas, Acinetobacter, Enterococcus spp., Legionellen, Serratia, Bacteroides fragilis, Proteus, Clostridium difficile, Campylobacter, Listeria monocytogenes, Mykobakterien, methicillinresistente Staphylokokken

Cefalexin TTK: 3,90–5,10 € (1500–3000 mg) | Kinder > 12 Jahre | Rp.-Pflicht

HN	Ⓓ *p. o.:* **Cephalex® CT**, **Cephalexin® Ratio** 250 mg/5 ml Trockensaft - *alle:* 500 | 1000 mg/Tbl. Ⓐ **Cephalexin** (Generika) Ⓒʜ **Cephalexin** (Generika)
Dos	▶ *Erw. + Alter > 12 J.:* • *leichte Infekte:* 3 × 500 mg/d p. o. für 7–10 d • *schwere Infekte:* 3 × 1000 mg/d p. o. für 7–10 d ▶ *Maximaldosis:* 4000 mg/d
Ind	akute und chronische bakterielle Infektionen verschiedenster Lokalisation und Intensität, wie z. B.: Atemwege, Hals-Nasen-Ohren-Bereich, Nieren, ableitende Harnwege, Geschlechtsorgane (einschl. akuter Prostatitis), Haut und Weichteile, Knochen und Gelenke
KI	bek. Überempfindlichkeit
NW	*o.A.:* Superinfektionen mit resistenten Bakterien und Sprosspilzen (z. B. Moniliasis vaginalis), Blutbildveränderungen (reversibel): Thrombozytopenie, Neutropenie, Leukopenie, Eosinophilie, Stevens-Johnson-Syndrom und Lyell-Syndrom, anaphylaktischer Schock, allergische Reaktionen in Form von Hautausschlag mit Juckreiz, Schwellungen (Quincke-Ödem), Appetitlosigkeit, Verwirrtheitszustand, KS, Schwindel, Ermüdung, pseudomembranöse Enteroko-

litis, Diarrhoe, Übelkeit, Erbrechen, Meteorismus, leichte vorübergehende Erhöhung der GOT und GPT, vorübergehende Hepatitis und cholestatische Gelbsucht, interstitielle Nephritis

WW bakteriostatisch wirkende Chemotherapeutika/Antibiotika (z. B. Tetrazykline, Erythromycin, Sulfonamide oder Chloramphenicol) (keine Kombination, da antagonistische Effekte möglich), Probenecid (C.-Plasmakonz. ↑)

WI C. ist ein Betalaktam-Antibiotikum aus der Gruppe der Oralcephalosporine: der Wirkungsmechanismus beruht auf einer Hemmung der bakteriellen Zellwandsynthese (in der Wachstumsphase) durch Blockade der Penicillin-bindenden Proteine (PBPs) wie z. B. der Transpeptidasen; hieraus resultiert eine bakterizide Wirkung

PK Resorption zu > 90 %, PEB 6-15 %, Elimination überwiegend unverändert renal

Gr/La strenge Indikation / strenge Indikation

❗ Spektrum:
Sensibel: aerobe Gram-positive Mikroorganismen (Staphylococcus aureus (Methicillin-sensibel), Staphylococcus saprophyticus, Streptococcus agalactiae, Streptococcus pyogenes)
Resistenz möglich: aerobe Gram-positive Mikroorganismen (Staphylococcus aureus, Staphylococcus epidermidis, Staphylococcus haemolyticus, Staphylococcus hominis, Streptococcus pneumoniae), aerobe Gram-negative Mikroorganismen (Escherichia coli, Klebsiella pneumoniae, Proteus mirabilis), aerobe Gram-positive Mikroorganismen (Enterococcus spp., Staphylococcus aureus [Methicillin-resistent], Streptococcus pneumoniae [Penicillin-intermediär und -resistent]), aerobe Gram-negative Mikroorganismen (Enterobacter cloacae), Haemophilus influenzae, Moraxella catarrhalis, Pseudomonas aeruginosa, andere Mikroorganismen (Chlamydia spp., Chlamydophila spp., Legionella pneumophila, Mycoplasma spp.)

Cefazolin TTK: 11,20-22,40-32,70 € (2-4-6 g) | Kinder > 0 Monate | Rp.-Pflicht

HN Ⓓ *i. v.:* **Basocef®, Cefazolin (Generika), Cephazolin Fresenius®**
- alle: 1|2 g/Inf.-Flasche o. Trockensubstanz
Cefazolin (Generika) 2 g/Inf.-Flasche
Ⓐ **Cefazolin (Generika), Cefovet®, Kefzol®, Servazolin®**
CH **Kefzol®**

Dos
▶ *leichte bis mittelschwere Infekte* (Gram-positive Erreger): 3 × 0,5–2 × 1 g/d i. v.
▶ *leichte bis mittelschwere Infekte* (Gram-negative Erreger): 3 × 1–2 × 2 g/d i. v.
▶ *schwerste Infekte:* 3 × 2 (–4) g/d i. v., Maximaldosis: 12 g/d
▶ *Dosisreduktion bei Niereninsuffizienz:* Krea < 1,5 mg/dl → normale Dosis, Krea 1,5–3 mg/dl → normale Dosis alle 8 h, Krea 3,1–4,5 mg/dl → 50 % Dosis alle 12 h, Krea > 4 mg/dl → 50 % Dosis, alle 18–24 h; s. Tabelle 2
▶ *Kinder > 12 J.:* 1300 mg/d, > 7½ J.: 1000 mg/d, > 3 J.: 700 mg/d, > 1 J.: 500 mg/d, > ½ J.: 400 mg/d, > ¼ J.: 300 mg/d oder 50 (–100) mg/kg KG/d jeweils verteilt auf 3–4 ED/d i. v. oder i. m.

Ind Infektionen von: Atemwegen, HNO-Bereich, Haut, Weichteilen und Knochen, Urogenitaltrakt, Gallenwegen, Hirnhäute; Sepsis

KI Überempfindlichkeit, Kinder < 1. Lebensmonat

NW *1–10 %:* Magendrücken, Übelkeit, Erbrechen, Appetitlosigkeit
0,1–1 %: Stevens-Johnson-Syndrom, exfoliative Dermatitis, Lyell-Syndrom, reversible interstitielle Nephritis, Serum-Kreatinin und -Harnstoff ↑, reversib-

	ler Anstieg von Leberenzymen, Schlaflosigkeit oder Schläfrigkeit, Nervosität, Hyperaktivität, Verwirrung, Halluzinationen, Schwindel, Krampfanfälle
WW	Aminoglykoside, Diuretika (Nephrotoxizität ↑); Antikoagulanzien (Blutungsgefahr ↑); Probenecid (renale Elimination von Cefazolin ↓)
WI	C. ist ein Cephalosporin der 1. Generation, Mittel der Wahl zur parenteralen Erstbehandlung und perioperativen Prophylaxe, Weiteres s. Cefaclor
PK	PEB 80 %, HWZ ca. 2 h, zu 90 % renale Elimination
Gr/La	strenge Indikation, s. Cefaclor / kontraindiziert

Hinweise:
- besonders bei Gram-negativen Erregern, E. coli, Proteus mirabilis und Klebsiellen geeignet
- bei schweren Infektionen immer antibiogrammgesteuerte Antibiose anstreben
- keine Kombination mit bakteriostatisch wirkenden Medikamenten (Wirksamkeit ↓)

Behandlungskontrollen:
BB und Transaminasen regelmäßig kontrollieren

Spektrum:
Sensibel: Gram-positive und Gram-negative Erreger, Staphylokokken (einschließlich penicillinasebildender Stämme), Pneumokokken, Streptokokken, Diphtheriebakterien, Bacillus anthracis, E. coli, Klebsiella, Proteus mirabilis, Gonokokken, Meningokokken, Moraxella catarrhalis
Resistenz: Enterokokken, indol-positive Proteus, Acinetobacter, Pseudomonas, Serratia, Enterobacter, Brucellen, Mykoplasmen, Norkardien

Cefepim   TTK: 93,- € (4 g) | Kinder > 0 Monate | Rp.-Pflicht

HN	Ⓓ *i. v.:* **Maxipime®** 1,0|2,0 g/Inf.-Fl. Ⓐ **Maxipime®** Ⓒ **Maxipime®**
Dos	▶ *Erw. + Kinder > 12 J., > 40 kg KG:* 2 × 2 g/d i. v., bei sehr schweren Infektionen 3 × 2 g/d i. v.; *Behandlungsdauer:* 7–10 d ▶ *Kinder 2 Mo.–12 J. (ca. 40 kg KG):* 2 × 50 mg/kg KG/d i. v., schwere Infektionen 3 × 50 mg/kg KG ▶ *Kinder 1- 2 Mo.:* 2 × 30 mg/kg KG/d i. v., schwere Infektionen 3 × 30 mg/kg KG ▶ *Dosisreduktion bei Niereninsuffizienz:* s. Fi
Ind	Sepsis, schwere Lungenentzündung, schwere Infektionen der Harnwege, Infektionen des Bauchraumes einschließl. Peritonitis (ggf. in Kombination mit einem weiteren Antibiotikum unter Berücksichtigung des individuellen Risikoprofils des Patienten und der zu erwartenden bzw. nachgewiesenen Erreger), Infektionen der Gallenblase und Gallenwege, empirische Behandlung von febrilen Episoden bei Patienten mit mittelschwerer (neutrophile Granulozyten ≤ 1000/mm³) bzw. schwerer (neutrophile Granulozyten ≤ 500/mm³), Neutropenie
KI	Überempfindlichkeit gegen Cefepim, andere Beta-Lactam-Antibiotika, Arginin
NW	*1–10 %:* Diarrhoe, Hautausschlag, lokale Reaktionen: Phlebitis, Thrombophlebitis, Schmerzen/Entzündung an der Injektionsstelle *0,1–1 %:* allergische Reaktionen: Juckreiz, Urtikaria; gastrointestinale Nebenwirkungen: Übelkeit, Erbrechen, Kolitis, orale Candidiasis; KS; Fieber, Vaginitis, Erythem

WW	es wurden keine Wechselwirkungsstudien durchgeführt
WI	C. ist ein Beta-Lactam-Antibiotikum aus der Gruppe der Cephalosporine: der Wirkungsmechanismus beruht auf einer Hemmung der bakteriellen Zellwandsynthese (in der Wachstumsphase) durch Hemmung der Penicillin-bindenden Proteine (PBPs) wie z. B. der Transpeptidasen; hieraus resultiert eine bakterizide Wirkung
PK	PEB 16,4 %, HWZ 2 h, Metabolisierung zu N-Methylpyrrolidin, 85 % der Dosis werden unverändert renal eliminiert
Gr/La	strenge Indikation / strenge Indikation

❗ **Spektrum:**
Sensibel: aerobe Gram-positive Mikroorganismen (Staphylococcus aureus (Methicillin-sensibel), Streptococcus pneumoniae (inkl. Penicillin-resistenter Stämme), Streptococcus pyogenes; aerobe Gram-negative Mikroorganismen: Acinetobacter baumannii, Citrobacter freundii, Enterobacter aerogenes, Enterobacter cloacae, Escherichia coli, Haemophilus influenzae, Klebsiella oxytoca, Klebsiella pneumoniae, Moraxella catarrhalis, Morganella morganii, Proteus mirabilis, Proteus vulgaris, Pseudomonas aeruginosa, Serratia liquefaciens, Serratia marcescens
erworbene Reisistenz: Spezies, bei denen erworbene Resistenzen ein Problem bei der Anwendung darstellen können, aerobe Gram-positive Mikroorganismen: Staphylococcus aureus, Staphylococcus epidermidis, Staphylococcus haemolyticus, Staphylococcus hominis, aerobe Gram-negative Mikroorganismen, Stenotrophomonas maltophilia, von Natur aus resistente Spezies, aerobe Gram-positive Mikroorganismen stenoterococcus spp., Listeria monocytogenes, Staphylococcus aureus (Methicillin-resistent), anaerobe Mikroorganismen, Bacteroides fragilis, Clostridium difficile, andere Mikroorganismen, Chlamydia spp., Chlamydophila spp., Legionella spp., Mycoplasma spp.

Cefixim TTK: 2,35-4,60 € (200-400 mg) | Kinder > 0 Monate | Rp.-Pflicht

HN	Ⓓ *p. o.:* **Cefixdura®**, **Cefixim (Generika)**, **Cephoral®**, **Infectoopticef®**, **Suprax®**, **Uro-Cephoral®** - alle: 200 oder 400 mg/Tbl., Saft 100 mg/5 ml Lsg. Ⓐ **Aerocef®**, **Cefixim (Generika)**, **Tricef®** CH **Cephoral®**
Dos	▸ *Erw.:* 1 × 400 mg/d p. o. oder 2 × 200 mg/d p. o. für 5–10 d ▸ *Dosisreduktion bei Niereninsuffizienz:* Kreatinin-Clearance < 20 ml/min/1,73 m² → 1 × 200 mg/d ▸ *Kinder* > 12 J.: 300 mg/d, > 7½ J.: 200 mg/d, > 3 J.: 150 mg/d, > 1 J.: 100 mg/d, > ½ J.: 100 mg/d, > ¼ J.: 50 mg/d jeweils 1 ×/d p. o. für 5–10 d
Ind	Atemwegsinfekte, Urogenitalinfekte, HNO-Infekte, Knocheninfekte, Hautinfekte
KI	bekannte Überempfindlichkeit
NW	*1–10 %:* weicher Stuhl, Diarrhoe *0,1–1 %:* KS, Störungen in Form von Bauchschmerzen, Verdauungsstörungen, Übelkeit und Erbrechen, reversibler Leberenzymanstieg (Transaminasen ↑, AP ↑), Hautausschläge (Exantheme, Erytheme)
WW	Nifedipin (BV von Cefixim um 70 % erhöht); Aminoglykosidantibiotikum, Polymyxin B, Colistin bzw. hochdosierte Mittel vom Typ der Schleifendiuretika (Niereninsuffizienzrisiko ↑); Blutungsgefahr ↑ mit Antikoagulanzien und Thrombozytenaggregationshemmern

WI	C. ist ein Oralcephalosporin, ein halbsynthetisches Breitband-Antibiotikum aus der Gruppe der β-Lactam-Antibiotika (Cephalosporin der 3. Generation): Hemmung der Zellwandsynthese bei proliferierenden Keimen durch Blockade der Muraminsynthese; nicht β-lactamasefest, bakterizide Wi, schlechte Liquorgängigkeit
PK	BV 40-50 %, nach 3–4 h Serumspitzenkonz., PEB 65, HWZ 2–4 h bis 9 h, hepatische Metabolisierung, renale Elimination durch glomeruläre Filtration und tubuläre Sekretion
Gr/La	strenge Indikation / strenge Indikation

❶ Hinweise:
- keine Kombination mit bakteriostatisch wirkenden Medikamenten (Wirksamkeit ↓)
- eine 5-tägige Therapie führte bei bakteriellen Atemwegserkrankungen zu den gleichen Ergebnissen wie eine 10-tägige Behandlungsdauer

Spektrum:
Sensibel: Gram-positive und Gram-negative Erreger (Haemophilus influenzae und parainfluenzae, Streptococcus agalactiae, pyogenes und pneumoniae, E. coli, Klebsiellen, Gonokokken, Proteus (inkl. indolpositive), Moraxella catarrhalis, Neisseria catarrhalis und gonorrhoeae, Enterobacter, Salmonellen, Shigellen, Serratia marcescens, Citrobacter
Resistenz: Staphylokokken, Pseudomonas, Enterokokken, Listeria monocytogenes, Clostridien, Bacteroides fragilis

Cefotaxim   *TTK: 18,10-54,30 € (2-6 g) | Kinder > 0 Monate | Rp.-Pflicht*

HN	Ⓓ *i. v.:* **Cefotaxim** (**Generika**), **Claforan**® - alle: 0,5 | 1 | 2 g/Inf.-Fl. Ⓐ **Cefotaxim** (**Generika**), **Claforan**®, **Tirotax**®
Dos	- *leichte Infekte:* 2 × 1–2 g/d i. v. - *schwere Infekte:* 3 × 2 g/d i. v. - *Pneumo-/Meningokokkenmeningitis:* 3 × 2 g/d i. v. - *bakterielle Meningitis (unbekannter Erreger):* 3 × 2 g Cefotaxim und 3 × 5 g Fosfomycin, ggf. auch noch 4 × 2 g Ampicillin/d - *Maximaldosis:* 12 g/d i. v. - *Dosisreduktion bei Niereninsuffizienz:* Krea-Clearance < 5 ml/min → 1 g/24 h, s. Tabelle 2 - *Kinder > 12 J.:* 2000 mg/d, *> 7½ J.:* 1500 mg/d, *> 3 J.:* 1000 mg/d, *> 1 J.:* 750 mg/d, *> ½ J.:* 600 mg/d, *> ¼ J.:* 500 mg/d jeweils in 3–4 ED/d i. v.
Ind	Infektionen von: Atemwegen, HNO-Bereich, Haut, Weichteilen und Knochen, Urogenitaltrakt, Bauchraum (inkl. Peritonitis), Hirnhäuten (auch Enzephalitis); Borreliose, Endokarditis, Sepsis
KI	Überempfindlichkeit gegen Cefotaxim oder andere Cephalosporine, eine Parallelallergie mit anderen β-Lactam-Antibiotika (z. B. Penicilline u. a.) kann bestehen, Kombination mit Lidocainbeimischung zur i. m.-Injektion ist bei Kindern im 1. Lebensjahr nicht angezeigt
NW	*1–10 %:* allergische Hautreaktionen (z. B. Urtikaria, Exantheme), Juckreiz, Arzneimittelfieber, Quincke-Ödem, Gelenkschwellungen, leichte vorübergehende Erhöhung von Bilirubin und/oder Leberenzymen im Serum (SGOT, SGPT, γGT, aP, LDH), Anstieg der Kreatinin- und Harnstoff-Konzentrationen im Serum *i. v.-Gabe:* Thrombophlebitis, Schmerzen an der Injektionsstelle

i. m.-Gabe: Schmerzen und Verhärtung des Gewebes (Induration) an der Injektionsstelle

WW	s. Cefaclor, Probenecid (verlängerte Wi von C.)
WI	C. ist ein Breitspektrumcephalosporin der 3. Generation, Mittel der Wahl bei schweren Gram-negativen Infekten: Hemmung der Zellwandsynthese bei proliferierenden Keimen durch Blockade der Muraminsynthese, bakterizid, β-lactamasefest, gute Liquorgängigkeit bei Meningitis
PK	PEB ca. 50%, HWZ 50–80 min, bei älteren Pat. HWZ 120–150 min, überwiegend renale Elimination (zu 80%), zu 50% als aktive Form
Gr/La	strenge Indikation / nur geringer Übergang in Muttermilch; beim gestillten Säugling kann es zu Störungen der Darmflora mit Diarrhö, zu Sprosspilzbesiedlung u. möglicherweise zu einer Sensibilisierung kommen

Hinweise:
- wesentlich wirksamer bei Gram-negativen Erregern im Vgl. zu Cephalosporinen der 1./2. Generation, welche selbst wirksamer bei Gram-positiven Erregern sind
- keine Kombination mit bakteriostatisch wirkenden Medikamenten (Wirksamkeit ↓)
- bei schweren Infektionen immer antibiogrammgesteuerte Antibiose anstreben
- Perfusor zur Dauerinfusion möglich (Problemkeime mit rascher Resistenzentwicklung, u. a. auf Intensivstation)
- bei Kombination mit Aminoglykosiden (synergistische Wi) keine Mischlösung, sondern getrennte Verabreichung → partielle Inaktivierung

Tipps:
nach Herstellung bei Raumtemperatur 24 h haltbar

Spektrum:
Sensibel: Gram-positive und Gram-negative Erreger (Staphylokokken, Streptokokken, Streptococcus pneumoniae, Neisseria meningitidis und Neisseria gonorrhoeae, Haemophilus influenzae, E. coli, Citrobacter, Shigella, Salmonellen, Klebsiellen, Enterobacter, Serratia marcescens, Proteus, Yersinia enterocolitica, Bacteroides, Fusobacterium, Peptostreptococcus, Clostridium perfringens, Branhamella catarrhalis, Borrelien)
Resistenz: Pseudomonas, Clostridium difficile, Legionellen, Bacteroides fragilis, Acinetobacter, Treponema pallidum, Mykoplasmen, Chlamydien, Enterokokken

Cefpodoxim *TTK: 3,30–5,30 € (200-400 mg) | Kinder > 2 Jahre | Rp.-Pflicht*

HN	Ⓓ *p. o.:* **Cefpo Basic®**, **Cefpodoxim** (Generika, **Hexal®** Susp. 40 mg/5 ml, **Sandoz®** Saft 40 mg/5 ml) **Orelox® junior** Saft 40 mg/5 ml Lsg., **Podomexef®** Saft 40 mg/5 ml Lsg. - alle: 100|200 mg/Tbl. Ⓐ **Biocef®**, **Cefpodoxim** (Generika), **Otreon®** Ⓒ**H** **Cefpodoxim** (Generika), **Orelox®**, **Podomexef®**
Dos	▸ *Erw. + Kinder > 12 J.:* 2 × 100–200 mg/d p. o. für 5–10 d ▸ *Maximaldosis:* 400 mg/d ▸ *Dosisreduktion bei Niereninsuffizienz:* Krea-Clearance 10–40 ml/min → max. 200 mg alle 24 h, bei einer Krea-Clearance < 10 ml/min sollte Cefpodoxim nicht angewendet werden ▸ *Kinder 1–12 J.:* 3–12 mg/kg KG/d p. o. verteilt auf 2 ED

Ind	Atemwegsinfekte (ambulant erworbene Pneumonie, exazerbierte chron. Bronchitis, Sinusitis, Tonsillitis, Pharyngitis, Otitis media), unkomplizierte Harnwegsinfekte, Weichteilinfekte, Hautinfekte, akute Gonokokkeninfektion
KI	Überempfindlichkeit, frühere Sofortreaktion und/oder schwere Überempfindlichkeitsreaktion auf Penicillin oder ein anderes Betalaktam-Antibiotikum, Phenylketonurie bei Kindern
NW	*1–10%:* allergische Reaktionen in Form von Hautveränderungen mit oder ohne Juckreiz (z. B. Erythem, Exanthem, Urtikaria, Purpura); Magendrücken, Übelkeit, Erbrechen, Appetitlosigkeit, Blähungen, Diarrhoe *0,1–1%:* hämolytische Anämien, KS, Tinnitus, Parästhesien, Schwindel, mäßiger Anstieg von Leberenzymen (Transaminasen, alkalische Phosphatase) und/oder Bilirubin als Symptom einer cholestatischen Leberschädigung, Schwächezustände wie Asthenie, Ermüdung, Unwohlsein, Tinnitus
WW	Schleifendiuretika und Aminoglykoside (Nephrotoxizität ↑); Antazida und H_2-Blocker (BV ↓)
WI	C. ist ein Cephalosporin der 3. Generation (β-Laktamantibiotikum): Mittel der Wahl bei bakteriellen Atemwegsinfekten, Hemmung der Zellwandsynthese bei proliferierenden Keimen durch Blockade der Muraminsynthese; bakterizid, hohe β-Lactamasefestigkeit
PK	BV 40–50%, PEB 40%, HWZ 2–3 h, überwiegend renale Elimination (>80%)
Gr/La	kontraindiziert, Gr 4 / strenge Indikation, La 2 (s. Cefaclor)
❶	**Hinweise:** ▶ keine Kombination mit bakteriostatisch wirkenden Medikamenten (Wirksamkeit ↓) ▶ therapeutischer Vorteil gegenüber Amoxicillin und Erythromycin, deren Wi durch β-lactamasebildende Stämme zunehmend eingeschränkt wird **Spektrum:** *Sensibel:* Gram-positive und Gram-negative Erreger (Haemophilus infl. und parainfl., Moraxella catarrhalis, Streptokokken [inkl. pneumoniae], Corynebacterium diphtheriae, Staph. pyogenes, β-hämolysierende Streptokokken, Klebs. pneumoniae und oxytoca, Proteus mirabilis und vulgaris, E. coli, Neisserien, Citrobacter, Salmonellen, Shigellen, Brucellen, Fusobakterien) *Resistenz:* Staph. aureus und epidermis, Streptokokken der Serogruppe D, Listerien, Clostridien, Pseudomonas, Legionellen, Enterobacter

Ceftarolinfosamil TTK: 44,50–51,50 € (600 mg) | Rp.-Pflicht

HN	Ⓓ *i. v.:* **Zinforo**® 600 mg Pulver für Inf.-Lsg. Ⓐ **Zinforo**® ㊋ **Zinforo**®
Dos	▶ *Erw.:* 2 × 600 mg/d i. v. über 60 min; Behandlungsdauer 5–14 d ▶ *Dosisreduktion bei Niereninsuffizienz:* bei Krea-Clearance 30–50 ml 2 × 400 mg/d i. v. über 60 min
Ind	Erw. mit: komplizierten Haut- und Weichgewebeinfektionen, ambulant erworbener Pneumonie
KI	Überempfindlichkeit, Überempfindlichkeit gegen Cephalosporin-Antibiotika, schwere Überempfindlichkeitsreaktionen (z. B. anaphylaktische Reaktion) gegen jegliche andere Art von Betalactam-Antibiotika (z. B. Penicilline oder Carbapeneme)
NW	*>10%:* positiver direkter Coombs-Test *1–10%:* Ausschlag, Pruritus, KS, Schwindel, Phlebitis, Diarrhö, Übelkeit, Erbre-

	chen, Abdominalschmerz, erhöhte Transaminase-Werte, Pyrexie, Reaktionen am Infusionsort (Erythem, Phlebitis, Schmerz)
WW	es wurden keine WW-Studien durchgeführt
WI	C. ist ein Cephalosporin-Antibiotikum: bakterizide Wirkung, kann Bakterienzellwand-Synthese beim methicillin-resistenten Staphylococcus aureus (MRSA) und beim Penicillin-unempfindlichen Streptococcus pneumoniae (PNSP) hemmen, was auf seine Affinität zu den modifizierten Penicillin-bindenden Proteinen (PBPs), die in diesen Erregern zu finden sind, zurückzuführen ist
PK	PEB 20%, HWZ 2,5 h, renale Elimination
Gr/La	keine Erfahrungen / keine Erfahrungen, kontraindiziert
❶	**Spektrum:** *Sensibel:* Gram-positive Erreger (Staphylococcus aureus (einschließlich Methicillin-resistenter Stämme), Streptococcus pyogenes, Streptococcus agalactiae, Streptococcus anginosus-Gruppe (einschließlich S. anginosus, S. intermedius und S. constellatus), Streptococcus dysgalactiae, Streptococcus pneumoniae, Staphylococcus aureus (nur Methicillinempfindliche Stämme)), Gram-negative Erreger (Escherichia coli, Haemophilus influenzae, Haemophilus parainfluenzae, Klebsiella pneumoniae, Klebsiella oxytoca, Morganella morganii)

Ceftazidim TTK: 37-74-111,- € (2-4-6 g) | Kinder > 0 Monate | Rp.-Pflicht

HN	Ⓓ *i.v.:* **Ceftazidim** (Generika), **Fortum®**, **Infectozidim®** - alle: 0,5|1|2 g/Inf.-Flasche Ⓐ **Ceftazidim** (Generika), **Fortum®**, **Kefazim®** Ⓒᴴ **Ceftazidim** (Generika), **Fortam®**
Dos	▶ *Erw. + Kinder > 14 J.:* • leichte Infekte: 2 × 1–2 g/d i.v., • schwere Infekte: 2–3 × 2 (–3) g/d i.v. ▶ *Maximaldosis:* 6 (–9) g/d i.v. ▶ *Dosisreduktion bei Niereninsuffizienz:* Krea 1,7–2,3 mg/dl → 1 g alle 12 h, Krea 2,3–4,0 mg/dl → 1 g alle 24 h, Krea 4,0–5,6 mg/dl → 0,5 g alle 24 h, Krea > 5,6 mg/dl → 0,5 g alle 48 h ▶ *Kinder > 12 J.:* 2000 mg/d, > 7½ J.: 1500 mg/d, > 3 J.: 1000 mg/d, > 1 J.: 750 mg/d, > ½ J.: 600 mg/d, > ¼ J.: 500 mg/d jeweils in 2–3 ED/d i.v., bei schweren Infekten ggf. Dosis verdoppeln
Ind	schwere Infektionen von: Atemwegen, HNO-Bereich, Haut, Weichteilen und Knochen, Urogenitaltrakt (inkl. Gonorrhoe), Bauchraum (inkl. Peritonitis), Hirnhäuten; Sepsis
KI	Überempfindlichkeit; *rel. KI:* vorangegangene anaphylaktische Reaktion oder andere Überempfindlichkeitsreaktion vom Soforttyp (Kreuzallergie) gegen Penicilline und Betalaktame; gastrointestinale Erkrankungen in der Vorgeschichte, insbesondere Colitis; gleichzeitige Gabe stark wirksamer Diuretika oder nephrotox. Arzneimittel, z. B. Furosemid, Aminoglykosidantibiotika
NW	*1–10%:* Thrombozytose, transiente Eosinophilie, makulopapulöse oder urtikarielle Ausschläge, Fieber, Juckreiz, Erhöhung von Leberenzymen im Serum (SGOT, SGPT, γGT, alkalische Phosphatase), Übelkeit, Erbrechen, Durchfälle, Bauchschmerzen, i. v. Applikation (entzündliche Reizungen der Venenwand, Schmerzen sowie Indurationen an der Injektionsstelle)

WW	Aminoglykoside, Diuretika (Nephrotoxizität ↑); Chloramphenicol (antagonistische Wi)
WI	C. ist ein Cephalosporin der 3. Generation, ist Mittel der Reserve: Hemmung der Zellwandsynthese bei proliferierenden Keimen durch Blockade der Muraminsynthese; bakterizide Wirkung, β-lactamasefest
PK	PEB 10%, HWZ 1,6–2,2 h, Nierenclearance 100 ml/min, Plasmaclearance 111 ml/min, nahezu vollständige renale Elimination
Gr/La	strenge Indikation, insbes. im 1. Trim. / strenge Indikation

❶ **Hinweise:**
- Mittel der Reserve mit guter Wi bei schwersten bakteriellen Infektionen, ist teuer!
- keine Kombination mit bakteriostatisch wirkenden Medikamenten (Wirksamkeit ↓)
- nicht mit Aminoglykosiden oder Vancomycin im Infusionsbesteck oder Spritze mischen → Ausfällung möglich, Infusionbesteck zwischen beiden Gaben spülen!
- bei schweren Infektionen immer antibiogrammgesteuerte Antibiose anstreben
- Perfusor zur Dauerinfusion möglich (Problemkeime mit rascher Resistenzentwicklung, u. a. auf Intensivstation)

Spektrum:
Sensibel: Gram-positive und Gram-negative Erreger (Staphylokokken, Streptokokken, Streptococcus pneumoniae, Pseudomonas [inkl. aeruginosa], Klebsiellen, Proteus, E. coli, Serratia, Shigella, Salmonellen, Yersinia enterocolitica, Haemophilus infl. und parainfl., Neisseria meningitidis und gonorrhoeae)
Resistenz: Treponema pallidum, methicillinresistente Staph. aureus, Enterococcus faecalis, Clostridium difficile, Listeria monocytogenes, Campylobacter, Chlamydien

Ceftibuten   TTK: 3,40 € (400 mg) | Kinder > 3 Monate | Rp.-Pflicht

HN	Ⓓ *p.o.:* **KEIMAX®** 200|400 mg Kps.; Trockensaft Pulver 72 mg/g (5 ml [1 Messlöffel] Susp. = 90 mg); **KEIMAX® forte** Trockensaft 144 mg/g (5 ml [1 Messlöffel] Susp. = 180 mg) Ⓐ **Cedax®**

Dos	▶ *Erw.:* 1 × 400 mg/d p.o. unzerkaut 1–2 h vor bzw. nach der Mahlzeit
	▶ *Dosisreduktion bei Niereninsuffizienz:*
	  • *Krea-Clearance 30–49 ml/min:* am 1. Tag 400 mg, dann 200 mg/d
	  • *Krea-Clearance 5–29 ml/min:* am 1. Tag 200 mg, dann 100 mg/d
	▶ *Kinder 3. Mo.–12. Lj.:* 1 × 9 mg/kg KG/d p.o.; *>13 Lj. bzw.>45 kg KG:* 1 × 400 mg/d p.o. (1–2 h vor bzw. nach der Mahlzeit)

Ind	*Erw.:* akute Bronchitis und akute Exazerbationen einer chron. Bronchitis; Sinusitis; Infektionen der Niere und der ableitenden Harnwege *Kinder:* Tonsillitis, Pharyngitis, Otitis media, Infektionen der Niere und der ableitenden Harnwege
KI	Allergie gegen Cephalosporine, Soja, Erdnuss; Kinder < 3 Mo.; hereditäre Fruktoseintoleranz, Glukose/Galactose-Malabsorption, Saccharase-Isomaltase-Mangel; *relative KI:* schwere Erkrankungen des GI-Traktes (insb. chronische Colitis)
NW	*1–10%:* Diarrhö, Übelkeit, KS *0,1–1%:* dyspeptische Beschwerden, Gastritis, Schmerzen im Abdomen, Erbrechen

	0,01–0,1 %: Infektion mit Clostridium difficile mit mittelschwerer bis schwerer Diarrhö, Hb ↓, Leukopenie, Eosinophilie, Thrombozytose *< 0,01 %:* Krämpfe, Schwindel *o.A.:* vorübergehende GOT ↑, GPT ↑ und LDH ↑
WW	keine signifikanten Arzneimittelwechselwirkungen
WI	C. ist ein Betalaktam-Antibiotikum aus der Gruppe der Oralcephalosporine: Hemmung der bakteriellen Zellwandsynthese (in der Wachstumsphase) durch Blockade der Penicillin-bindenden Proteine (PBPs) wie z. B. der Transpeptidasen → bakterizide Wirkung
PK	Resorption 84 %, BV 84 %, max. Plasmaspiegel nach 2–3 h, PEB 62–64 %, HWZ 2,5 h (2–4 h), 60–70 % unveränderte renale Elimination, 10–16 % als Trans-Isomere
Gr/La	strenge Indikation / strenge Indikation, geht in Muttermilch über
❶	**Spektrum:** *Sensibel:* Streptococcus pneumoniae, Streptococcus pyogenes, Escherichia coli, Haemophilus influenzae, Klebsiella pneumoniae, Moraxella catarrhalis, Proteus mirabilis *Resistenz:* Citrobacter freundii, Enterobacter cloacae, Morganella morganii, Serratia marcescens, Enterococcus spp., Staphylococcus spp., Streptococcus pneumonia (Penicillin-intermediär und -resistent), Pseudomonas aeruginosa, Chlamydia spp., Chlamydophila spp., Legionella pneumophila, Mycoplasma spp

Ceftriaxon   TTK: 12-20-40,- € (1-2-4 g) | Kinder > 0 Monate | Rp.-Pflicht

HN	Ⓓ *parenteral:* Cefotrix®, Ceftriaxon (**Generika**), Rocephin® i. m. 1 g/Amp., Rocephin® zur Infusion/IV - *alle: 0,5*|*1*|*2 g/Inf.-Flasche* Ⓐ Cefotrix®, Ceftriaxon (**Generika**), Rocephin®, Tercefon® ㊀ Ceftriaxon (**Generika**), Rocephin®
Dos	▶ *Erw. + Kinder > 14 J.: leichte Infekte:* 1 × 1–2 g/d i. v., i. m., *schwere Infekte:* 1 × 2–4 g/d i. v., i. m. ▶ *bakterielle Meningitis:* 1 × 50–100 mg/kg KG/d i. v. (3,5–7 g/70 kg KG/d) ▶ *Borreliose Stadium II–III:* 1 × 2–4 g/d i. v. für 14–21 (–28) d, ggf. + Kortison ▶ *Maximaldosis:* 4–8 g/d ▶ *Kinder > 12 J.:* 1300 mg/d, *> 7½ J.:* 1000 mg/d, *> 3 J.:* 700 mg/d, *> 1 J.:* 500 mg/d, *> ½ J.:* 400 mg/d, *> ¼ J.:* 300 mg/d jeweils 1 × /d i. v., bei schweren Infekten ggf. Dosis verdoppeln ▶ *bakterielle Meningitis (Kinder):* 2 × 80 mg/kg KG/d alle 12 h am 1. Tag, dann 1 × 80 mg/kg KG/d i. v. ▶ *Dosisreduktion bei Niereninsuffizienz:* bei einer Krea-Clearance < 10 ml/min max. 2 g/d
Ind	schwere Infektionen von: HNO-Bereich, Atemwegen; Infektionen von ZNS, Urogenitalsystem, Bauchraum, Knochen und Gelenken; Sepsis, Borreliose
KI	Überempfindlichkeit, frühere Soforttyp- und/oder schwerwiegende Überempfindlichkeitsreaktionen gegen ein Penicillin oder ein anderes Beta-Laktam-Arzneimittel, Frühgeborene (wegen des Risikos einer Bilirubin-Enzephalopathie infolge der Verdrängung von Bilirubin aus seiner Bindung an Serumalbumin durch C.), Neugeborene im Falle einer Hyperbilirubinämie (wegen des Risikos einer Bilirubin-Enzephalopathie infolge der Verdrängung von Bilirubin aus seiner Bindung an Serumalbumin durch C.) oder parenteralen Kalziumbehandlung (wegen des Risikos letaler Organschäden an Niere und Lun-

ge infolge von Ausfällungen von C.-Calcium-Salzen)
i. m.-Gabe: bei Kindern < 2 J., während Schwangerschaft und Stillzeit

NW *> 10 %:* symptomatische Präzipitation von C.-Calciumsalz in der Gallenblase von Kindern, reversible Cholelithiasis bei Kindern
1–10 %: allergische Hautreaktionen (z. B.: Dermatitis, Urtikaria, Exantheme, Juckreiz, Haut- und Gelenkschwellungen, Arzneimittelfieber, Schüttelfrost), Anstieg von Leberenzymen im Serum (SGOT, SGPT, aP)
bei i. m.-Anwendung: Schmerzen und Gewebsverhärtung an der Injektionsstelle
bei i. v.-Anwendung: entzündliche Reizungen der Venenwand bis zur Thrombophlebitis, Schmerzen an der Injektionsstelle, bei schneller Injektion Unverträglichkeitsreaktionen in Form von Hitzegefühl und Nausea, Behandlung von Spirochätosen (wie der Lyme-Borreliose): Herxheimer-artige Reaktionen (bakterizide Wirkung auf Borrelia burgdorferi) in Form von Fieber, Schüttelfrost, KS, Gelenkschmerzen, nach längerer Behandlung der Lyme-Borreliose: Hautreaktionen, Pruritus, Fieber, Leukopenie, Anstieg der Leberenzyme, Atembeschwerden, Gelenkschmerzen

WW Aminoglykoside (erhöhte Ototoxizität und Nephrotoxizität), Antagonismus bei Kombination mit Chloramphenicol und Tetrazyklin, hormonelle Kontrazeptiva (Wirkungsabschwächung der K. möglich)

WI C. ist ein lang wirkendes Breitspektrumcephalosporin der 3. Generation: Hemmung der Zellwandsynthese bei proliferierenden Keimen durch Blockade der Muraminsynthese, bakterizid, β-lactamasefest

PK HWZ 6–8 h (bei älteren Menschen 12,5 h), PEB konzentrationsabhängig (bei < 70 mg/l 95 %, bei 300 mg/l 84 %, bei 650 mg/l 58 %), Elimination renal 60 % und hepatisch 40 %

Gr/La strenge Indikation / strenge Indikation

Hinweise:
- sehr gut wirksam bei schweren Infektionen mit Gram-negativen Keimen (außer Pseudomonas)
- keine Kombination mit bakteriostatisch wirkenden Medikamenten (Wi ↓)
- Perfusor zur Dauerinfusion möglich (Problemkeime mit rascher Resistenzentwicklung, u. a. auf Intensivstation)
- *Therapiedauer bei Borreliose umstritten:* 7–10–14–21 d je nach Schwere des Krankheitsbildes, anhand von Studien kein signifikanter Vorteil bei verlängerter antibiotischer Behandlung (Klempner, M. S., N Eng J Med; 345:85-92-2001)

Spektrum:
Sensibel: aerobe Gram-positive Mikroorganismen (Staphylococcus aureus (Methicillin-sensibel), Streptococcus agalactiae und pneumoniae (inkl. Penicillin-resistenter Stämme), Streptococcus pyogenes), aerobe Gram-negative Mikroorganismen (Borrelia burgdorferi, Escherichia coli, Haemophilus influenzae, Klebsiella pneumoniae, Moraxella catarrhalis, Neisseria gonorrhoeae und menigitidis, Proteus mirabilis)
mögliche Resistenz: aerobe Gram-positive Mikroorganismen (Staphylococcus aureus, epidermidis, haemolyticus und hominis), aerobe Gram-negative Mikroorganismen (Citrobacter freundii, Enterobacter aerogenes, Enterobacter cloacae, Klebsiella oxytoca, Morganella morganii, Proteus vulgaris, Serratia marcescens), anaerobe Mikroorganismen (Bacteroides fragilis)
Resistenz: aerobe Gram-positive Mikroorganismen (Enterococcus spp., Listeria monocytogenes, Staphylococcus aureus [Methicillin-resistent]), aerobe Gram-negative Mikroorganismen (Acinetobacter baumannii, Pseudomonas

aeruginosa, Stenotrophomonas maltophilia), anaerobe Mikroorganismen (Clostridium difficile), Andere Mikroorganismen (Chlamydia spp., Chlamydophila spp., Legionella pneumophila, Mycoplasma spp., Treponema pallidum)

Cefuroxim TTK: 12,40-21,20-31,80 € (1,5-3-4,5 mg) | Kinder > 0 Monate | Rp.-Pflicht

HN	Ⓓ *p. o.:* s. Cefuroximaxetil *i. v.:* **Cefuroxim** (Generika), **Zinacef**® - alle: 250|750|1500 mg/Inf.-Fl. Ⓐ **Cefuroxim** (Generika), **Curocef**®, **Zinnat**® CH **Cefurim**®, **Cefuroxim** (Generika), **Zinacef**®, **Zinat**®
Dos	▶ *Erw. + Kinder > 12 J.:* 2–3 × 1000 mg/d i. v., bei schweren Infekten auch 2–3 × 1500–2000 mg/d i. v. ▶ *Dosisreduktion bei Niereninsuffizienz:* S-Krea 3,5–15 mg/dl 750 mg im Abstand von 12 h, S-Krea > 15 mg/dl 375 mg alle 24 h, s. Tabelle 2 ▶ *Kinder 1 Mo.–12 J.:* 30–100 mg/kg KG/d i. v., bei schweren Infekten 75–150 mg/kg KG/d i. v. je verteilt auf 2–3 ED, *< 1 Mo.:* Applikationsintervall auf 12 h verlängern
Ind	Infekte von: Atemwegen, Urogenitaltrakt, HNO-Bereich, Knochen, Weichteilen, Haut; Sepsis, Gonorrhoe
KI	Überempfindlichkeit; *rel. KI:* Allergie gegen β-Lactam-Antibiotika, ausgeprägte Allergien oder Asthma, gleichzeitige Gabe stark wirkender Saluretika, gleichzeitige Gabe potenziell nephrotoxischer Präparate
NW	*1–10 %:* allergische Reaktionen wie Hautausschlag, Juckreiz, Urtikaria; Anstieg von Kreatinin und Harnstoff im Serum; bei i. v. Injektion entzündliche Reizung der Venenwand, Schmerzen an der Injektionsstelle; bei i. m.-Injektion: Schmerzen, Indurationen an der Injektionsstelle *0,1–1 %:* toxische/allergische, reversible Auswirkungen auf das Blutbild (hämolytische Anämie, Neutropenie, Granulozytopenie, Leukozytopenie, Eosinophilie, Thrombozytopenie), Appetitlosigkeit, Übelkeit, Erbrechen, Bauchschmerzen, Durchfälle, akute interstitielle Nephritis; leichte vorübergehende Erhöhung von Bilirubin und Leberenzymen im Serum
WW	Aminoglykoside, Diuretika (Nephrotoxizität ↑); Probenecid hemmt Ausscheidung
WI	C. ist ein Cephalosporin der 2. Generation: Hemmung der Zellwandsynthese durch Blockade der Muraminsynthese, bakterizid wirksam, β-lactamasefest, gute Gewebepenetration
PK	Serumspiegelkurven nach i. m. und i. v. Gabe praktisch identisch, HWZ 1 h, PEB 20 %, zu 90 % renale Elimination in antibakteriell aktiver Form
Gr/La	s. Cefaclor / s. Cefaclor
❶	**Hinweise:** ▶ möglichst keine Kombination mit bakteriostatisch wirkenden Medikamenten (Wi ↓) ▶ bei Kombination mit Aminoglykosiden (synergistische Wi) keine Mischlösung, sondern getrennte Verabreichung → partielle Inaktivierung **Spektrum:** *Sensibel:* Gram-positive und Gram-negative Erreger (Salmonellen, Haem. infl., Meningokokken, Gonokokken, Strept. Gruppe A und B, Enterobacter, Borrelia bugdorferi, Moraxella catarrhalis, Proteus mirabilis, Branhamella catarrhalis, Neisseria meningitidis, E. coli, Shigellen) *unsicher:* Staphylococcus (aureus, epidermidis, haemolyticus, hominis), E. coli, Haemophilus influenza, Klebsiellen

Resistenz: Staphylococcus aureus (Methicillin resistent), Streptococcus pneumoniae (Penicillin resistent), atypische Erreger (Chlamydien, Mykoplasmen, Legionellen), Pseudomonas, Serratia, indol-pos. Proteus, Enterobacter, Citrobacter, Acinetobacter, Listeria monocytogenes, Campylobacter, Mykobakterien, Bacteroides fragilis, Proteus, Clostridium difficile

Cefuroximaxetil TTK: 2,50-3,80 € (500-1000 mg) | Kinder > 3 Monate | Rp.-Pflicht

HN
- Ⓓ *p. o.:* **Cefudura®**, **Cefuhexal®** Saft 125 mg/5 ml, **Cefurax®**, **Cefurox-Basics®**, **Cefuroxim** (**Generika**, **-ratiopharm®** Saft 125 mg/5 ml, **von ct®** Saft 125 mg/5 ml), **Elobact®** 125|250 mg/Granulat, Saft 125 mg/5 ml, 125 mg/Tbl.
  - *alle: 250|500 mg/Tbl.*
  - *i. v.:* s. Cefuroxim
- Ⓐ **Cefuroxim** (**Generika**), **Curocef®**, **Zinacef®**, **Zinnat®**
- ⒸⒽ **Cefuroxim** (**Generika**), **Zinacef®**, **Zinat®**

Dos
- *Erw. + Kinder > 12 J.:* 2 (–3) × 250 mg/d p. o. (kurz nach den Mahlzeiten); bei schweren Infekten 2 (–3) × 500 mg/d p. o. für Dauer 7–10 d
- *Dosisreduktion bei Niereninsuffizienz:* bei Krea-Clearance < 30 ml/min Verlängerung des Verabreichungsintervalls
- *Kinder 2–12 J.:* 20–30 mg/kg KG/d p. o. verteilt auf 2 ED, *Maximaldosis:* 500 mg/d
- *Kinder 3 Mo.–2 J.:* 20–30 mg/kg KG als Saft, *Maximaldosis:* 250 mg/d

Ind Infekte der oberen und unteren Atemwege inkl. HNO-Bereich, des Urogenitaltraktes, der Haut und Weichteile, akute Borreliose (Erythema migrans)

KI Überempfindlichkeit gegen Cefuroximaxetil und andere Cephalosporine, Kinder < 3 Mo. (keine Daten), s. a. päd. Zulassung

NW *1–10 %:* allergische Reaktionen: Hautausschlag, Juckreiz, Urtikaria, Schwellungen (Quincke-Ödem, Gelenkschwellungen, angioneurotisches Ödem, Arzneimittelfieber; KS, Schwindel, Übelkeit, Bauchschmerzen, Durchfall, Eosinophilie, vorübergehender Anstieg von: SGOT, SGPT und LDH; vorbestehende Einschränkung der Nierenfunktion: Kreatinin ↑ und Harnstoff ↑; unter hoher Dosierung (v. a. bei gleichzeitigem Bestehen einer Nierenfunktionseinschränkung): tonisch/klonische Krampfanfälle, Muskelzuckungen, Schwindelgefühle

WW Schleifendiuretika, Aminoglykosidantibiotika (Nephrotoxizität ↑)

WI C. ist ein Cephalosporin und durch die Veresterung (Acetoxyethylester) oral anwendbar: Hemmung der Zellwandsynthese durch Blockade der Muraminsynthese, bakterizid wirksam, hohe β-Lactamasestabilität, gute Gewebepenetration, in der Darmwand Spaltung in Cefuroxim

PK Resorptionsverbesserung bei Einnahme kurz nach dem Essen, orale Resorption durch Acetoxyethylester möglich, BV 60 %, max. Serumspiegel nach 2–3 h, HWZ 1–1,5 h, PEB 20–50 %

Gr/La strenge Indikation (plazentagängig, keine ausreichenden Erfahrungen); wenn Penicilline nicht wirksam, Mittel der Wahl / strenge Indikation (Übertritt in Muttermilch)

❶ **Pädiatrische Zulassung:**
im Alter von 3 Mo. bis 2 J. Saft verwenden, nicht geeignet sind: 250 mg Tbl. für < 5 J., 500 mg Tbl. für < 12 J.
Hinweise:
- möglichst keine Kombination mit bakteriostatisch wirkenden Medikamenten (Wirkungsabschwächung)
- Resorptionsverbesserung bei Einnahme kurz nach den Mahlzeiten

- während der Behandlung mit Cephalosporinen kann der Coombs-Test positiv ausfallen und mit Blutgruppen-Kreuzproben interferieren
- bis zu einer Dosis von 1000 mg/d bedarf es bei bestehender Niereninsuffizienz keiner Dosisanpassung

Spektrum:
Sensibel: Gram-positive und Gram-negative Erreger (Salmonellen, Haem. infl., Meningokokken, Gonokokken, Strept. Gruppe A und B, Enterobacter, Borrelia bugdorferi, Moraxella catarrhalis, Proteus mirabilis, Branhamella catarrhalis, Neisseria meningitidis, E. coli, Shigellen)
unsicher: Staphylococcus (aureus, epidermidis, haemolyticus, hominis), E. coli, Haemophilus influenza, Klebsiellen
Resistenz: Staphylococcus aureus (Methicillin resistent), Streptococcus pneumoniae (Penicillin resistent), atypische Erreger (Chlamydien, Mykoplasmen, Legionellen), Pseudomonas, Serratia, indol-pos. Proteus, Enterobacter, Citrobacter, Acinetobacter

Celecoxib TTK: 0,68-1,30 € (100-200 mg) | Rp.-Pflicht

HN	Ⓓ *p. o.:* **Celebrex**® 100│200│400 mg/Hartkps. Ⓐ **Celebrex**® ㎝ **Celebrex**®
Dos	▶ *Erw.:* 1–2 × 100 (–200) mg/d p. o. ▶ *Maximaldosis:* 400 mg/d p. o.
Ind	Schmerzen bei degenerativen Gelenkerkrankungen, postoperative Schmerzen, Zahnschmerzen (jeweils nach Abwägung des Gesamtrisikos des Pat. → s. KI)
KI	klin. gesicherte KHK, zerebrovaskuläre Erkrankungen, Herzinsuffizienz (NYHA II°–IV°), aktives peptisches Ulkus oder gastrointestinale Blutung, mittelschwere oder schwere Leberfunktionsstörung (Serum-Albumin < 25 g/l oder Child-Pugh > 10), Niereninsuffizienz (Kreatinin-Clearance < 30 ml/min), anaphylaktoide Reaktionen auf NSAR, entzündliche Darmerkrankungen
NW	*> 1 %:* Ödeme, GIT-Beschwerden, Schwindel, Schlaflosigkeit, obere Atemwegsinfekte, Hautausschlag *0,01–1 %:* Anämie, Hypertonie, Herzinfarkt, Herzinsuffizienz, Palpitationen, GIT-Entzündung ↑, Leberfunktionsstörung, verschwommenes Sehen, Muskeltonus ↑, Parästhesie, Depression, Müdigkeit, Urtikaria, Beinkrämpfe, Tinnitus, Harnwegsinfektionen, Husten, Dyspnoe, K⁺ ↑, GOT ↑, GPT ↑, S-Krea ↑, Harnstoff ↑ *o.A.:* Tachykardie, Arrhythmie, erhöhtes Risiko kardiovaskulärer Ereignisse und Schlaganfall (insb. bei Risikopatienten)
WW	Diuretika, Antihypertensiva (deren Wi ↓); orale Antikoagulanzien (fragliche Wi ↑); Lithium (dessen Spiegel ↑); ACE-Hemmer, Cyclosporin (Niereninsuffizienzrisiko ↑), ASS (erhöhtes Risiko von GIT-Ulzera)
WI	C. ist ein selektiver Cyclooxygenase-2-(COX-2-)Hemmer. Cyclooxygenase ist u. a. für die Prostaglandinbildung verantwortlich. COX-1 spielt eine Rolle bei der gastrointestinalen Zellprotektion und Thrombozytenaggregation, COX-2 bei Entzündungsvorgängen in Makrophagen und Synovialzellen sowie bei der Schmerzauslösung. Bisherige NSAR zeigen keine Selektivität bez. COX-1 oder COX-2. C. zeigt keine signifikante COX-1-Hemmung (somit keine Hemmung der Thrombozytenaggregation). Durch die Hemmung prostanerger Mediatoren besteht Wirkung auf Schmerz, Entzündung und Fieber.

PK	BV ca. 70 %, max. Plasmakonzentration nach ca. 2–3 h, PEB ca. 97 %, HWZ 8–12 h, Steady-state-Konzentrationen nach 5 d, Elimination vorwiegend nach Metabolisierung, bei älteren Frauen Plasmakonzentration bis 100 % höher
Gr/La	kontraindiziert, Mittel der Wahl Paracetamol / kontraindiziert, Mittel der Wahl Paracetamol

> **Intoxikation:**
> Es liegen bisher keine klinischen Erfahrungen vor; an Probanden führte die Einnahme vom 1200 mg und Mehrfachdosen von bis zu 2 × 1200 mg/d für 9 d nicht zu vermehrten NW
>
> **Hinweise:**
> - Kontrazeption von Frauen, die schwanger werden können, ist angeraten
> - Celecoxib ist kein Ersatz für Acetylsalicylsäure zur kardiovaskulären Prophylaxe, sondern ist bei KHK sogar kontraindiziert
> - Therapiebeginn mit 2 × 100 mg bei Pat. über dem 65. Lj., mit dunkler Hautfarbe oder mit Leberfunktionsstörungen (Serum-Albumin 25–35 g/l)
> - erste Studien weisen darauf hin, dass Pat. mit einem aspirininduzierten Analgetikaasthma nicht auf COX-2-Hemmer reagieren, ggf. Provokation unter klinischen Bedingungen
> - in kontrollierten Studien an > 7400 Pat. zeigt C. im Vgl. zu Placebo keine signifikant vermehrten NW, aus den USA liegen derzeit Erfahrungen mit > 3 Mio Pat. vor

Stu	CLASS-Studie

Certoparin-Natrium
TTK: 3,47 €/Fertigspritze; 54,- €/Pen; 8,90 € (8000 I.E.); 4,54 € (3000 I.E.) | Rp.-Pflicht

HN	Ⓓ *parenteral:* **Mono-Embolex Fertigspritze**® 3000 I.E. anti-Xa/0,3 ml Inj.-Lsg., **Mono-Embolex multi**® 3000 I.E. anti-Xa/0,5 ml Inj.-Lsg. (30 Injektionen), **Sandoparin Fertigspritze**® 3000 I.E. anti-Xa/0,3 ml - alle: *entspr. 18 mg des internat. Standards für LMWH pro Injektion,* **Mono-Embolex**® **Therapie** Fertigspritze 8000 I.E. anti-Xa/0,8 ml Inj.-Lsg. Ⓐ **Sandoparin**® Ⓒ **Sandoparin**®
Dos	▶ *s. c.:* 3000 I.E. aXa/d s. c. (0,5 ml **Mono-Embolex NM**® bzw. **Mono-Embolex multi**®: 1 Fertigspritze oder 1 PEN-Injektion/d), gewichtsunabhängig ▶ *Therapie tiefer Venenthrombosen:* 8000 I.E. aXa/d s. c.
Ind	▶ peri- und postoperative Primärprophylaxe tiefer Venenthrombosen bei Pat. mit mittlerem oder hohem thromboembolischen Risiko ▶ Primärprophylaxe venöser Thrombosen bei Pat. mit akutem ischämischen Schlaganfall ▶ Prophylaxe venöser thromboembolischer Ereignisse (VTE) bei nicht-chirurgischen Patienten mit einem erhöhten Risiko **Mono-Embolex**® *8000 I.E.:* Therapie der tiefen Venenthrombosen
KI	Heparinallergie, HIT Typ II in der Anamnese, schwere Lebererkrankungen und Niereninsuffizienz, Magen-Darm-Ulzera, hämorrhagische Diathese, hämorrhagischer apoplektischer Insult, ZNS-OPs, Endocarditis lenta, schwere art. Hypertonie
NW	*> 10 %:* Transaminasen ↑ (reversibel) *1–10 %:* offene oder okkulte Blutungskomplikationen, Erythem, Irritationen an Injektionsstelle *0,1–1 %:* schwere Blutungen (0,8 % vs. 2,1 % unter unfrakt. Heparin), inkl. retroperitonealer Bltg. oder Muskelblutungen, Thrombozytopenie (Typ I > Typ

	II), allerg. Reaktionen, Petechien, leichte Blutungen an der Injektionsstelle, Übelkeit, Hypertonie
WW	Ascorbinsäure, Antihistaminika, Digitalis, Nikotin, Tetrazykline (Certoparin-Wi ↓); Dextrane, Dipyridamol, Etacrynsäure, Indometacin, Phenylbutazon, Probenecid, Sulfinpyrazon, Zytostatika (Certoparin-Wi ↑); Phenytoin, Chinidin, Propranolol, Benzodiazepine (deren Wi ↑ durch Verdrängung aus deren PEB)
WI	C. ist ein niedermolekulares Heparin (Heparinfragment): in Komplex mit AT-III Hemmwirkung auf Faktor Xa → Hemmung der Gerinnungskaskade, die Thromboplastinzeit (PTT) wird nur geringfügig beeinflusst, keine direkte Korrelation der anti-Xa-Aktivität mit der antithrombotischen Wirksamkeit
PK	max. Plasmaspiegel nach 2–4 h, HWZ 4,3 h
Gr/La	Einsatz möglich (nicht plazentagängig), Mittel der Wahl / Einsatz möglich, strenge Indikation bei Abortus imminens, Mittel der Wahl
❶	**Hinweise:** ▶ *Verfälschung von Laborwerten möglich:* Vortäuschung niedrigerer Cholesterinwerte im Serum, falsch hohe fT$_3$- und fT$_4$-Werte bei nicht nüchternen Pat., falsch hohe BZ-Werte (bis zu 30 mg/dl erhöht), Verfälschung des Ergebnisses des Bromsulphaleintests (Farbstoffdiagnostikum zur Leberfunktionsprüfung) ▶ eine Metaanalyse der *TH1*- und *TH3-Studie:* C. ergibt im Vgl. mit unfraktioniertem Heparin (i.v. und aPTT-kontrolliert) eine signifikante Verbesserung des Marder-Scores (Maß zur Beurteilung der Ausdehnung tiefer Beinvenenthrombosen) und eine signifikante Reduktion von Komplikationen (1,3 vs. 5 %, 2 p = 0,004) während der Initialtherapie und nach 6 Mo. **Behandlungskontrollen:** Thrombozytenzahl vor erster Gabe, nach erster Gabe und alle 3–4 d in den ersten 3 Wo.

Cetirizin TTK: Tbl.: 0,25–0,43 € (10 mg) | Kinder > 3 Jahre | Rp.-Pflicht

HN	Ⓓ *p.o.:* **Ceterifug®, Cetiderm®, Cetilich®, Cetirigamma®, Cetirizin (Generika), Cetirizindihydrochlorid®, Ceti TAD®, Docmorris Cetirizin Allerg®, Zyrtec®** *- alle: 10 mg/Tbl. und/oder Saft 1 mg/ml, 20 Trpf. = 10 mg = 1 ml* Ⓐ **Cetirizin (Generika), Ratioallerg®, Tirizin®, Zyrtec®** Ⓒ**H** **Cetirizin (Generika)**
Dos	▶ *> 30 kg KG:* 1 × 10 mg p.o. oder 1 × 20 Trpf. oder 1 × 10 ml Saft (jeweils abends) ▶ *< 30 kg KG:* 1 × 5 mg p.o. oder 1 × 10 Trpf. p.o. oder 5 ml Saft (jeweils abends) ▶ *Dosisreduzierung bei Niereninsuffizienz:* Kreatinin-Clearance 3–50 ml/min → 5 mg/d oder 10 Trpf./d (Erwachsene)
Ind	chronisch rezidivierende Urtikaria, Rhinoconjunctivitis allergica, Juckreiz bei Neurodermitis
KI	schwere Nierenfunktionsstörungen, Kinder < 2. Lj.
NW	*1–10 %:* Müdigkeit, GIT-Beschwerden (> 20 mg/d), Sedierung *< 1 %:* KS, Schwindel, Schlaflosigkeit, Aggressivität, Agitiertheit, Mundtrockenheit *< 0,01 %:* allerg. Reaktionen, Leberfunktionsstörungen (Hepatitis, Transaminasen ↑)
WW	bislang sind keine relevanten Interaktionen bekannt

WI	C. ist ein Antihistaminikum: H_1-Rezeptorantagonist, d. h. keine arterioläre Dilatation, geringere Venolenpermeabilität, Hemmung der Histaminfreisetzung, Hemmung der ödematösen Hautreaktion; mit nur leicht sedierender Wi im Vgl. zu anderen Antihistaminika
PK	BV 70%, Wirkungsbeginn nach 10–30 min, Wirkungsdauer 24 h, HWZ 7–10 h, Elimination zu 70% unverändert überwiegend renal
Gr/La	kontraindiziert, Gr 4 (keine Erfahrungen), alternativ Clemastin, Dimetinden / kontraindiziert, La 2, alternativ Loratadin, Dimetinden
Stu	ETAC-Studie

Chloralhydrat (Chloralum hydratum)
TTK: p.o.: 0,43–0,53 €/Kps; Supp.: 1,06 €/Klistier | Kinder > 7 Jahre | Rp.-Pflicht

HN	Ⓓ *p. o.:* **Chloraldurat®** 250|500 mg/Kps. *rektal:* **Chloraldurat®** Rectiole 600 mg/Klistier ㏄ **Nervifene®**
Dos	▸ *allgemein:* 250–2000 mg/d p. o. ▸ *allg. Schlafstörungen:* 500–1000 mg/d ▸ *Durchschlafstörungen:* 250–1000 mg/d Chloraldurat blau® ½ h vor dem Schlafengehen ▸ *Einschlafstörungen:* 250–500 mg **Einschaldurat rot®** ½ h vor dem Schlafengehen ▸ *Kinder > 6 J.:* tiefe Sedierung mit 30–100 mg/kg KG als Einzeldosis; ▸ *Maximaldosis:* 300 mg/kg KG/d; leichte Sedierung mit 10–30 mg/kg KG p. o. als ED ggf. alle 6–8 h wiederholen
Ind	▸ **Chloraldurat®** 500 mg, **Chloraldurat rot®**: Einschlafstörungen, zur Beruhigung bei Erregungszuständen, "zerebralsklerotische Unruhezustände", vegetative Störungen ▸ **Chloraldurat blau®**: Durchschlafstörungen
KI	schwere Leber- und Nierenerkrankungen, Herz- und Kreislaufschwäche, intrakranielle Drucksteigerung, Therapie mit Kumarinen (deren Wi ↑), Kinder < 6 Lj.
NW	Benommenheit, Schwindel, Verwirrtheit
WW	Kumarine (deren Wi ↑); zentral dämpfende Pharmaka (Opiate, Hypnotika, Benzodiazepine etc.) (Wi ↑)
WI	Aldehyd mit barbituratähnlichen Eigenschaften, Sedativum und Hypnotikum mit raschem Wirkungseintritt (ca. 30 min), kaum Beeinflussung des REM-Schlafes, C. blau hat dünndarmlösliche Kps., daher verzögerter Wirkungseintritt
PK	rasche Resorption, PEB 40%, hauptsächlich hepatische Metabolisierung in den aktiven Metaboliten Trichlorethanol, HWZ 7–10 h, biliäre Elimination
Gr/La	kontraindiziert, Gr 4, alternativ sedierende Antihistaminika oder Benzodiazepine / kontraindiziert, La 2 (keine Erfahrungen)
❶	**Intoxikation:** ▸ Toxisch ab 100 mg/kg KG: • *Klinik:* Somnolenz bis Koma, HRST (Sinustachykardie, VES, ventrikuläre Tachykardie, Torsade de pointes, Kammerflattern/-flimmern), Hypotension, Atemdepression, Erbrechen • *Therapie:* Magenspülung + Aktivkohle (*Cave:* Rhythmusinstabilität), bei Hypotension Volumensubstitution (*Cave:* Keine Katecholamine bei bestehenden HRST, Induktion von Kammerflimmern möglich!), bei schwe-

ren ventrikulären HRST evtl. β-Blocker (Propranolol, initial 1 × 0,5 mg langsam i. v., bei positiver Beeinflussung der HRST Dauerinfusion mit 1–2 mg/h, je nach RR), Hämodialyse und Hämoperfusion (bei Trichlorethanolspiegel > 80 µg/dl)

Hinweise:
Kps. nicht teilen, da sonst keine Retardwirkung!

Chlorambucil   TTK: 0,90-2,70 € (2-6 mg) | Rp.-Pflicht

HN	Ⓓ *p. o.:* **Leukeran®** 2 mg/Tbl. Ⓐ **Leukeran®** ⒞ₕ **Leukeran®**
Dos	nach jeweiligem aktuellen onkologischen Therapieprotokoll, s. FI: ▶ *Intervalltherapie:* 8 mg/m² KO/d p. o. ▶ *Dauertherapie:* 0,1–0,2 mg/kg KG/d (→ 7–14 mg/70 kg) ▶ *Kombinationstherapie:* 1–6 mg/m² KO/d p. o. ▶ *Morbus Waldenström:* 6–12 mg/d bis Leukopenieinduktion, dann *Erhaltungsdosis* von 2–8 mg/d als LZ-Therapie
Ind	chronisch lymphatische Leukämie (CLL), niedrig maligne Non-Hodgkin-Lymphome, Morbus Waldenström Makroglobulinämie *off-label:* fortgeschrittenes Ovarialkarzinom
KI	*rel. KI:* vorbestehende schwere Knochenmarkschäden, vorherige Bestrahlung oder Chemotherapie
NW	*> 10 %:* Leukopenie, Neutropenie, Thrombozytopenie, Panzytopenie oder Knochenmarkdepression *1–10 %:* Anämie, Krampfanfälle bei Kindern mit einem nephrotischen Syndrom, GIT-Beschwerden wie Übelkeit und Erbrechen, Durchfall und Ulzeration der Mundschleimhaut, akute sekundäre hämatologische Malignitäten (insbesondere Leukämien und myelodysplastisches Syndrom), vor allem nach Langzeitbehandlung
WW	Zytostatika und unter Radiatio (knochenmarktoxische Wi ↑); Phenylbutazon (Toxizität von Chlorambucil ↑ → Dosisreduktion von Chlorambucil)
WI	C. ist ein aromatisches Stickstofflost-Derivat, das als bifunktionelles alkylierendes Agens wirkt (Zytostatikum): Alkylierung von DNA und RNA mit Einzel- und Doppelstrangvernetzung → Hemmung der Zellproliferation maligner Zellen
PK	rasche und vollständige Resorption, BV 70 %, HWZ 1,5 h, max. Plasmakonzentration in 1–3 h, PEB 99 %, extensiver hepatischer Metabolismus in den aktiven Metaboliten Phenylessigsäurelost (PAAM), überwiegend renale Elimination
Gr/La	kontraindiziert im 1. Trim., strenge Indikation im 2. + 3. Trim. / strenge Indikation, ggf. abstillen
❶	**Behandlungskontrollen:** geringste Zahl der Leuko- und Thrombozyten meist zwischen dem 21. und 28. d, Dauer der Leuko- und Thrombozytendepression bis 42 d, aber auch irreversible Depression möglich → regelmäßige BB-Kontrollen

Chloramphenicol *TTK: lokal: 13–14,- € (5 g Salbe) | Kinder > 3 Jahre | Rp.-Pflicht*

HN	Ⓓ *lokal (Augensalbe):* **Posifenicol®** C 1 % Ⓐ **Chloramphenicol** (**Generika**)
Dos	▸ *Erw. + Kinder > 3 J.:* 2-stdl. 0,5–1 cm langer Salbenstrang alle 2 h (in akuten Fällen stündlich) in den Bindehautsack applizieren (für max. 2 Wo.) ▸ *nach akuter Infektion zur Vorbeugung:* 3–4 × /d 0,5 cm Salbenstrang für weitere 2–3 d
Ind	schwere Bindehaut- und Hornhautinfektionen mit Chloramphenicol-empfindlichen Erregern
KI	Erkrankungen des hämatopoetischen Systems (z. B. aplastische Anämie, schwere akute intermittierende Porphyrie, hämolytischer Ikterus), schwere Leberfunktionsstörungen, Säuglinge und Kleinkinder < 3 J.
NW	*< 0,001 %:* Neuritis nervi optici, irreversible dosisunabhängige Panzytopenie oder aplastische Anämie, Leukozytopenie und Thrombozytopenie (isoliert oder kombiniert vorkommend) *o.A.:* allergische Reaktionen sind möglich, z. B. Juckreiz, Brennen, Lidschwellung, Bindehautschwellung und -rötung
WW	Kombination mit hämatotoxischen Medikamenten (verstärkte tox. Wi auf haematopoetisches System)
WI	C. ist ein synthetisch hergestelltes Antibiotikum: es wirkt bakteriostatisch auf intra- und extrazellulär gelegene Bakterien durch Hemmung der bakteriellen Eiweißsynthese
PK	gute Penetration ins Gewebe
Gr/La	kontraindiziert, außer bei vital gefährdenden Infektionen / La 4, kontraindiziert (Übertritt in Muttermilch)
❗	**Spektrum:** *Sensibel:* Gram-positive und Gram-negative Erreger (Meningokokken, Pneumokokken, Haem. infl., Bacteroides, Chlamydien, Mykoplasmen, Rickettsien, Spirochäten, Salmonellen, Staphylokokken, Streptokokken)

Chlordiazepoxid *TTK: 0,36 € (10 mg Tbl.) | Kinder > 2 Jahre | Rp.-Pflicht*

HN	Ⓓ *p. o.:* **Librium®** 25 mg/Tbl., **Radepur®** 10 mg/Drg. Ⓐ **Limbitrol®**
Dos	▸ *Erw.:* 5–30 mg/d p.o. ▸ *Maximaldosis:* 60 mg/d, *maximale Einzeldosis:* 30 mg ▸ *Kinder > 12 J.:* 20 mg/d, > 7½ J.: 15 mg/d, > 3 J.: 10 mg/d, > 1 J.: 5 mg/d p.o.
Ind	Angst-, Erregungs- und Spannungszustände, Alkoholhalluzinose
KI	s. Diazepam
NW	Benzodiazepin-NW (s. Diazepam), Verwirrtheit, paradoxe Wi (besonders bei älteren Menschen: Erregungszustände, Psychosyndrome), Menstruationsstörungen, Galaktorrhoe
WW	zentral angreifende Medikamente, Alkohol (deren Wi ↑)
WI	lang wirksames Benzodiazepin, Förderung der durch GABA vermittelten synaptischen Hemmung (→ effektivere GABA-Wi) → vermehrter Cl^--Einstrom → Reduktion der Erregbarkeit der Neuronenmembran, anxiolytisch
PK	HWZ 10–18 h, Metabolite HWZ 20–80 h, Äquivalenzdosis 20 mg, langsame Resorption → max. Plasmaspiegel nach 2–6 h, aktive Metabolite

Gr/La strenge Indikation, kurzfristig bei strenger Indikation Mittel der Wahl, alternativ Diazepam / kontraindiziert (Sedierung, leichte Atemdepression und Trinkschwäche des Säuglings)

❗ **Intoxikation:**
s. Diazepam

Hinweise:
Kumulationsgefahr wg. langer HWZ und aktiver Metabolite (nur kurzfristige Anwendung < 2 Wo)

Chloroquinphosphat
TTK: p.o.: 2,40–2,70 €/250 mg; i.v.: 4,- €/Amp. | Kinder > 1 Jahr | Rp.-Pflicht

HN Ⓓ *p.o.:* **Resochin®** junior 81|250 mg/Tbl.
parenteral: **Resochin®** 250 mg/5 ml Amp.
[250 mg Chloroquinphosphat = 155 mg Chloroquin (-Base)]
Ⓐ **Resochin®**
CH **Chlorochin®**, **Nivaquine®**

Dos
- *Malariatherapie p.o.:*
  - *initial* 10 mg/kg KG, nach 6 h 5 mg/kg KG, nach weiteren 12 h und 24 h jeweils 5 mg/kg KG (*Gesamtdosis* 25–30 mg Chloroquin)
  - *schwere Infektion:* für 2 d je 600 mg/d, dann 3 d je 300 mg/d (Erwachsene)
- *Malariatherapie i.v.:* 10 mg/kg KG Chloroquin als Dauerinfusion über 4 h, danach 5 mg/kg KG über 4 h in 12-stündlichen Abständen bis zur *Gesamtdosis* von 25–30 mg/kg KG
- *Malariaprophylaxe:* 2 × 5 mg/kg KG Chloroquin p.o. innerhalb einer Wo. vor Reisebeginn, dann 1 × 5 mg/kg KG/Wo. jeweils am gleichen Wochentag
- *PCP/systemischer Lupus erythematodes:* Tagesdosis Chloroquinphosphat nach KG: 11–20 kg → 40,5 mg, 21–30 kg → 81 mg, 32–62 kg → 125 mg, 63–93 kg → 250 mg, 94–124 kg → 375 mg; *max. Kumulativdosis* 160 g Chloroquinphosphat (Erwachsene)
- *Kinder > 12 J.:* 200 mg, *> 7½ J.:* 150 mg, *> 3 J.:* 100 mg, *> 1 J.:* 75 mg, *> ½ J.:* 50 mg jeweils 1 ×/Wo. p.o., in der ersten Wo. doppelte Dosis

Ind Prophylaxe und Therapie der Malaria, PCP (einschließlich chron. juveniler Arthritis), systemischer Lupus erythematodes

KI BB-Störungen, Einnahme von MAO-A-Hemmern, Myasthenia gravis, Retinopathie und Gesichtsfeldausfälle, Glukose-6-Phosphat-Dehydrogenase-Mangel (Favismus); *relative KI:* Psoriasis, Porphyrie, Epilepsie, schwere Nieren- und Lebererkrankungen

NW *1–10 %:* GIT-Beschwerden, Appetitlosigkeit, Gewichtsabnahme
0,1–1 %: KS, Unruhe, Aggressivität, Benommenheit, Schwindel, periphere Neuropathie, Sehstörungen (Retinopathie und Hornhauttrübungen), Akkomodationsstörungen
< 0,1 %: allerg. Reaktionen, Photosensibilisierung, Agranulozytose, myasthene Syndrome

WW Gold, Indometacin, Phenylbutazon, Probenecid (Risiko ↑ für Sensibilisierung und Retinopathie); Kortikoide (Verstärkung von Myopathien oder Kardiomyopathien); Alkohol, lebertoxische Stoffe, MAO-Hemmer (Hepatotoxizität ↑); MTX, andere Folsäureantagonisten, langfristig Herzglykoside (deren Wi und NW ↑)

WI C. wirkt durch Bindung von Chloroquin an Porphyrine → Zerstörung bzw. Hemmung von asexuellen Formen nicht resistenter Plasmodien in den Erythrozyten sowie Störung der Entwicklung von Geschlechtsformen (Gametozyten); antirheumatische Wi durch Stabilisierung der Lysosomenmembran → Freisetzung lysosomaler Enzyme ↓ sowie Blockierung hydrolytischer Enzyme → Entzündungshemmung, Immunsuppression

PK BV 90 %, PEB 50–60 %, Anreicherung in Erythrozyten um das 2–5-fache, in Leber, Niere und Herz um das 10-fache, hepatische Metabolisierung, überwiegend renale Elimination, Eliminations-HWZ 30–60 d

Gr/La kontraindiziert, außer Malariaprophylaxe und -therapie, Mittel der Wahl zur Prophylaxe (passiert Plazentaschranke) / kontraindiziert, aus Sicherheitsgründen (Übertritt in Muttermilch), Mittel der Wahl zur Prophylaxe (ggf. abstillen)

❗ **Intoxikation:**
Cave schnell eintretender Herzstillstand!
- *Klinik:* Somnolenz bis Koma, epileptische Anfälle, Sehstörungen, Hypotension, Schock, Kreislaufstillstand, HRST (Kammertachykardie, Kammerflimmern, AV-Blockierungen, QT-Intervall-Verlängerung), Ateminsuffizienz, Apnoe, Hypokaliämie
- *Therapie:* initial Intubation und Beatmung, bei schweren HRST 1–2 mmol NaHCO$_3$/kg KG, bei Bradykardie Atropin, ggf. Schrittmacher, milde Hypokaliämie nicht ausgleichen!
- *Antidot:* Diazepam *initial* 0,5–1 mg/kg KG i. v., dann Dauerinfusion mit 0,1 mg/kg KG/d pro 100 mg aufgenommenes Chloroquin

Hinweise:
- Mittel der Wahl zur Stand-by-Therapie in Regionen, in denen keine generelle medikamentöse Prophylaxe der Malaria vorgesehen ist
- Prophylaxe bei Kurzaufenthalten bis zu 6 Wochen:
  - WHO Zone A (Gebiete ohne Chloroquinresistenz): Chloroquin
  - WHO Zone B (Gebiete mit chloroquinresistenten Stämmen von P. falciparum): Chloroquin + Proguanil (Handelsname: **Paludrine**® 2 × 100 mg/d) + stand by Mefloquin
  - WHO Zone C (Gebiete mit hochgradiger Chloroquinresistenz oder Multiresistenz): Mefloquin oder Vorgehen wie bei Zone B
- *Malariaprophylaxe bei Schwangeren:* Chloroquin + Proguanil gelten als unbedenklich
- in Gebieten mit hoher Chloroquin-Resistenz ist heute Mefloquin das Mittel der Wahl zur Prophylaxe

Spektrum:
Sensibel: P. ovale, P. vivax, P. malariae und unreifer Formen von P. falciparum

Chlorprothixen TTK: p.o.: 0,22–0,33 € (50-100 mg) | Kinder > 3 Monate | Rp.-Pflicht

HN Ⓓ *p. o.:* **Chlorprothixen-Holsten**®, **Chlorprothixen-neuraxpharm**® 100 mg/Tbl., **Truxal**® 20 mg/ml Saft
- alle: 15|50 mg/Tbl. o Drg.

Ⓐ **Truxal**®

Ⓒʜ **Truxal**®, **Truxaletten**®

Dos
- *p. o.:* 3 × 25 mg/d, als *Erhaltungsdosis* je nach klinischer Wi und Verträglichkeit 3–4 × 50 mg/d
- *Maximaldosis:* 200 mg/d p. o. unter stationären Bedingungen 150–500 (–800) mg/d
- *Kinder* > 12 J.: 20 mg/d, > 7½ J.: 15 mg/d, > 3 J.: 10 mg/d, > 1 J.: 7 mg/d, > ½ J.: 6 mg/d, > ¼ J.: 5 mg/d p. o. jeweils verteilt auf 2–3 ED

Ind	Unruhe- und Erregungszustände, psychovegetative Abschirmung, Psychosen, Schizophrenien, organische Psychosen
KI	komatöse Zustände; *relative KI:* Intoxikation mit zentral wirksamen Stoffen (Alkohol, Schlafmittel, Psychopharmaka), Leberinsuffizienz, Niereninsuffizienz, kardiale Vorschädigung, Hyperthyreose, Morbus Parkinson, endogene Depression, Epilepsie, prolaktinabhängige Tumoren
NW	*> 10 %:* Sedierung, Reaktionszeit ↑, Schwindel, Hypotonie, reflektorische Tachykardie und/oder orthostatische Dysregulation, Störung der Speichelsekretion, Miktionsstörungen, Obstipation, Schwitzen ↓, Gewicht ↑, Verwirrtheitszustände (hohe Dosis), *initial:* Spontanaktivität ↓, kognitive Störungen, Sprechstörungen *1–10 %:* HRST, HF ↑, RR ↓ ↑, schwere kardiovaskuläre Komplikationen, Transaminasen ↑, *höhere (bei Kindern niedrige) Dosis ↑:* Frühdyskinesien (krampfartiges Herausstrecken der Zunge, Verkrampfung der Schlundmuskulatur, okulogyre Krisen, Schiefhals, Versteifung der Rückenmuskulatur, Kiefermuskelkrämpfe), Parkinson-Syndrom, Akathisie, EPMS ↑ bei kokainintoxikierten Drogenabhängigen, Mundtrockenheit *< 1 %:* malignes neuroleptisches Syndrom (hohes Fieber, Muskelstarre, Bewusstseinstrübung bis Koma)
WW	Anticholinergika, Dopaminantagonisten, zentral wirkende Medikamente, Alkohol (deren Wi ↑); Dopaminagonisten (deren Wi ↓), trizyklische Antidepressiva (deren Spiegel ↑), s. auch FI
WI	C. ist ein niederpotentes Thioxanthen-Neuroleptikum: wirkt antagonistisch auf D_1- und D_2- Rezeptoren, α-adrenerge, cholinerge und serotonerge Rezeptoren → eher vegetative und sedierende, weniger antipsychotische Wi
PK	BV 23–64 %, hohe individuelle Schwankungen der Plasmakonzentration, HWZ 8–12 h, PEB 99 %, nach Transformation in inaktiven Metabolit Elimination renal und über Fäzes
Gr/La	strenge Indikation, Gr 1, im 1. Trim. (keine Erfahrungen), Mittel der Wahl / kontraindiziert (keine Erfahrungen), alternativ Levomepromazin, Perphenazin oder Triflupromazin

❶ Intoxikation:
Toxizität (Erwachsene) ab 1 g:
- ▶ *Klinik:* Somnolenz bis Koma, hyperkinetisch-dyskinetisches Syndrom, zentrales anticholinerges Syndrom (ZAS), HRST (AV-Blockierungen, Tachykardie, VES), Herz-Kreislauf-Stillstand, Hypotension, Ateminsuffizienz, Oligurie, Azidose
- ▶ *Therapie:* Magenspülung + Aktivkohle + Natriumsulfat, bei Hypotension Volumensubstitution, ggf. Dopamin, bei schweren HRST $NaHCO_3$, bei ZAS Physostigmin (s. Physostigmin, initial 2 mg i.v.), bei hyperkinetisch-dyskinetischem Syndrom Biperiden (5–10 mg verdünnt sehr langsam i.v.).

Behandlungskontrollen:
regelmäßige BB-Kontrollen wg. der Gefahr der Agranulozytose (Fieber, Pharyngitis, Laryngitis, Schleimhautulzerationen, Hautausschläge, Sepsis, Lymphadenitis)

Chlortalidon TTK: 0,18–0,20 € (25–50 mg) | Rp.-Pflicht

HN	Ⓓ *p.o.:* **Hygroton**® 25|50 mg/Tbl. Ⓐ **Hydrosan**®, **Selecturon**®, **Tenoretic**® Ⓒ︎H **Hygroton**®

Dos	▸ *Hypertonie:* initial 1 × 12,5–50 mg/d p. o., je nach Wi Erh.-Dosis nach 2–3 Wo. 1 × 25–50 mg alle 2 Tage p. o.
▸ *Herzinsuffizienz/Ödeme:* initial 1 × 50–100 mg/d p. o., je nach Wi Erh.-Dosis 1 × 25–50 mg/d p. o., Max-Dosis 200 mg/d
▸ *Diabetes insipidus:* initial 2 × 100 mg/d p. o., je nach Wi Erh.-Dosis 1 × 50 mg/d p. o.
Ind	arterielle Hypertonie, Herzinsuffizienz, periphere Ödeme, renaler Diabetes insipidus
KI	Glomerulonephritis, Niereninsuffizienz (S-Kreatinin > 1,8 mg/100 ml), Anurie, Hyperkalzämie, Hypokaliämie, symptomatische Hyperurikämie, schwere Leberfunktionsstörung, Thiazid- und Sulfonamidkreuzallergie
NW	*> 10 %:* K$^+$ ↓, Hyperurikämie, Triglyzerid- und Cholesterin-Spiegel ↑
1–10 %: Na$^+$ ↓, Mg$^+$ ↓, Hyperglykämie, Harnstoff ↑, Kreatinin ↑, allerg. Hautreaktionen, Hypotonie der Skelettmuskulatur, Muskelkrämpfe, lageabhängige Hypotonie (steigerbar durch Alkohol, Anaesthetika, Sedativa), Palpitationen, Schwindel- und Schwächegefühl, GIT-Beschwerden, Impotenz
< 1 %: Ca^{2+} ↑, Glukosurie, Diabetes ↑, Gicht, Photosensibilität, intrahepatische Cholestase, Ikterus, HRST, Parästhesien, KS, BB-Veränderungen, Sehstörungen
WW	ACTH, Amphothericin, Carbenoxolol, Kortison, Laxanzien (K$^+$-Verluste ↑); Diazoxid (hyperglyk. Effekt ↑); Antihypertensiva, trizyklische Antidepressiva, Barbiturate, Phenothiazine (RR-Senkung ↑); Lithium (dessen Spiegel ↑); NSAR (Wi von Chortalidon ↓); Cyclophosphamid, MTX (ren. Elimination ↓); Ciclosporin (Hyperurikämierisiko ↑)
WI	C., die aktive Substanz von Hygroton, ist ein den Benzothiaziden (Thiazide) verwandtes Diuretikum mit lang-anhaltender Wirksamkeit → am dist. Tubulus hemmt es die Reabsorption von Natriumchlorid (durch Antagonisierung des Na$^+$/Cl$^-$-Co-Transports) und fördert die Kalzium-Reabsorption (über einen unbekannten Mechanismus) → vermehrte Freisetzung von Natrium-Ionen und Wasser im kortikalen Sammeltubulus und/oder die erhöhte Fließrate bewirkt eine gesteigerte Sekretion und Exkretion von Kalium- und Wasserstoff-Ionen → Plasmavolumen ↓, Herzminutenvolumen ↓, systemischer Blutdruck ↓
PK	BV 65 %, HWZ 40–60 h, PEB 75 %, Wirkungsbeginn nach 2 h, Wirkungsmaximum nach 8 h, Wirkdauer 50–70 h
Gr/La	kontraindiziert (plazentagängig), alternativ Hydrochlorothiazid / kontraindiziert (Übertritt in Muttermilch), alternativ Hydrochlorothiazid
❶	**Cave:**
bei Kombination mit Digitalisglykosiden, durch K$^+$ ↓ und Alkalose wird das Auftreten von HRST begünstigt
Hinweise:
sinnvolle Kombinationspräparate:
▸ mit Atenolol = **Atehexal®comp**, **Atel®**, **Ateno comp-ISIS®**, **Atenogamma®-comp.**, **Atenolol comp.** (**Generika**), **Diu-Atenolol®**, **duratenol® comp.**, **Teneretic®**
▸ mit Metoprolol = **Prelis® comp.**
Stu	ALLHAT-Studie

Chlortetracyclin TTK: 18,40 € (5 g) | Rp.-Pflicht

HN	Ⓓ *lokal:* **Aureomycin®** 5|25 g (10|30 mg/g Augensalbe)
Dos	▶ *lokal:* alle 2 h 1–1,5 cm langen Salbenstreifen in den Bindehautsack für 2–3 d einbringen ▶ Behandlungsdauer: wenige Tage
Ind	Infektionen des äußeren Auges
KI	Überempfindlichkeit gegen Tetracycline, Pilzwucherung
NW	*o.A.:* in seltenen Fällen allerg. Haut- und Schleimhauterscheinungen
WW	keine bekannt
WI	C. ist ein Breitspektrumantibiotikum der Tetracyclinreihe und wirkt auf tetracyclinempfindliche Gram-positive und Gram-negative Erreger sowie Chlamydien, Mykoplasmen, Spirochäten und Rickettsien bakteriostatisch. Erfasst werden sowohl intrazellulär als auch extrazellulär gelegene Erreger. Der Wirkmechanismus beruht auf einer Hemmung der Proteinsynthese durch Bindung an die 30S-Untereinheit bakterieller Ribosomen.
PK	k. A.
Gr/La	strenge Indikation / strenge Indikation

❗ **Spektrum:**
Sensibel: Staphylokokken, Pneumokokken, Haemophilus influenzae, Diplobacterium Morax-Axenfeld, Bacterium Friedländer, Streptokokken, Aerobacter aerogenes, Proteus, Escherichia coli, Alcaligenes faecalis, Pseudomonas pyocyanea, Chlamydia (trachomatis und oculogenitalis)

Ciclesonid TTK: Dosieraerosol: 0,51–0,57 € (80–160 µg Hub) | Rp.-Pflicht

HN	Ⓓ *Inhalation:* **Alvesco®** 80|160 µg/Hub Ⓐ **Alvesco®** ⒸⒽ **Alvesco®**
Dos	▶ *inhalativ:* 1 x 160 µg/d bevorzugt am Abend, ▶ ggf. Dosisreduktion bei Symptomkontrolle auf 1 x 80 µg/d, ggf. mit Spacer
Ind	Basistherapie persistierendes Asthma bei Erwachsenen
KI	Überempfindlichkeit gegenüber Ciclesonid; *relative KI:* aktive oder ruhende Lungentuberkulose, Mykosen, Virusinfektionen oder bakterielle Infektionen
NW	*1–10%:* paradoxer Bronchospasmus *0,1–1%:* Brennen, Entzündung, Reizung und Trockenheit im Mund- und Rachenbereich, Heiserkeit, Husten nach Inhalation
WW	CYP-P$_{450}$-Inhibitoren (CYP3 A4) wie z.B. Ketoconazol, Itraconazol, Ritonavir oder Nelfinavir (Ciclesonid-Spiegel ↑, Cushing-Syndrom möglich)
WI	C. selbst besitzt eine geringe Bindungsaffinität an Steroidrezeptoren, nach Inhalation enzymatische Umwandlung durch bevorzugt pulmonale endogene Esterasen in den wirksamen Hauptmetaboliten C$_{21}$-Desmethylpropionylciclesonid mit hoher Bindungsaffinität und Entfaltung antiinflammatorischer, antiallergischer, antiexsudativer und antiödematöser lokaler Glukokortikoidwirkung
PK	BV des verschluckten Ciclesonid und seines aktiven Metaboliten < 1%, geringe oropharyngeale Ablagerung des aktiven Metaboliten, alveoläre Deposition 52%, PEB 99%, systemische HWZ 3,5 h, pulmonal verlängerte Wirkung durch lokale reversible Fettsäurekonjugation (→ Einmalgabe), hepatischer Abbau des aktiven Metaboliten über CYP-P$_{450}$ (CYP3 A4), Elimination über den Fäzes

Gr/La strenge Indikation (keine Erfahrungen) / strenge Indikation (keine Erfahrungen)

❶ Hinweise:
- ▶ durch günstige Pharmakokinetik Einmalgabe möglich
- ▶ ist hinsichtlich Wirksamkeit äquivalent zu anderen inhalativen Steroiden wie Budenosid und Fluticason, bei vergleichbaren Tagestherapiekosten
- ▶ sehr geringe oropharyngeale Deposition des aktiven Metaboliten → NW Soor nur gelegentlich
- ▶ durch hohe PEB und geringe systemische HWZ des aktiven Metaboliten ist kaum mit systemischen NW zu rechnen

Ciclosporin A *TTK: p.o.: 2,40–4,80 € (50–100 mg); i.v.: 18,65 € (250 mg)* | *Rp.-Pflicht*

HN ⓓ *p. o.:* **Cicloral**® 100 mg/ml Lsg., **Ciclosporin** (**Generika**) 100 mg/ml Lsg., **Deximune**®, **Immunosporin**®, **Sandimmun**® 100 mg/ml Lsg., **Sandimmun Neoral**® 10 mg/Kps., 100 mg/ml Lsg., **Sandimmun Optoral**® 10 mg/Kps., 100 mg/ml Lsg.
- *alle: 25|50|100 mg/Kps.*
i. v.: **Sandimmun**® 250 mg/5 ml Amp.
Ⓐ **CicloralHexal**®, **Neoimmun**®, **Sandimmun**®, **Sandimmun Neoral**®
Ⓗ **Sandimmun**®, **Sandimmun Neoral**®

Dos
- ▶ *p. o.:* 5 (3–6) mg/kg KG/d verteilt auf 2 ED (350 mg/70 kg)
- ▶ *Organtransplantation:* 10–14 mg/kg KG 4–12 h vor der Transplantation und postoperativ tgl. für 1–2 Wo., dann Erhaltungstherapie 2–6 mg/kg KG/d in 2 ED
- ▶ *nephrotisches Syndrom:* max. 2,5 mg/kg KG, wenn Ausgangsserumkreatinin < 2 mg/100 ml
- ▶ *Knochenmarktransplantation:* 12,5–15 mg/kg KG 1 d präoperativ und für 5 d postoperativ, dann Erhaltungstherapie mit 12,5 mg/kg KG/d in 2 ED für mind. 3–6 Mo., dann schrittweise Dosisreduktion und gänzliches Ausschleichen (Dauer bis zu 1 J.)

Ind Organ- und Knochenmarktransplantation, schwere endogene Uveitis, schwerste therapierefraktäre Psoriasis, steroidresistentes nephrotisches Syndrom,
nur optional: schwere rheumatoide Arthritis und therapieresistente atopische Dermatitis

KI Nierenfunktionsstörungen (Ausnahme nephrotisches Syndrom), unkontrollierter Hypertonus, Vorsicht bei Hyperurikämie, unkontrollierte Infektionen, anamnestisch bekannte oder diagnostizierte maligne Tumoren jeglicher Art

NW *> 10 %:* Kreatinin ↑, Harnstoff ↑, Nierenfunktion ↓ (32 %), arterielle Hypertonie (26 %), Tremor (12 %), Müdigkeit, Parästhesien, Gingivitis hypertrophicans (4–16 %), GIT-Symptome (Appetitlosigkeit, Übelkeit [2 %], Erbrechen, Durchfall [3 %], Gastritis, Gastroenteritis), Hypertrichose (21–45 %), KS, Blutfette ↑
1–10 %: Konvulsionen (4 %), Ulcus ventriculi, Gewicht ↑, Hyperglykämie, Hyperurikämie, K^+ ↑, Mg^+ ↓, Akne, Hautausschlag, allerg. Reaktionen, Anämie, Gesichtsödeme, reversible Dysmenorrhoe, Amenorrhoe, Gicht
< 1 %: ischämische Herzkrankheit, Enzephalopathie (Verwirrtheitszustände, Bewusstseinsstörungen bis Koma, Seh- und Hörstörungen, Bewegungsstörungen), Pankreatitis, Juckreiz, Muskelschmerzen, Leukopenie, Hyperthermie, Gynäkomastie, Hitzewallungen, Sinusitis, motorische PNP, kortikale Blindheit, Taubheit, Paresen (Hemiplegie, Tetraplegie), Ataxie, Agitation, Schlafstörungen

C

WW	Doxyzyklin, Makrolide, Methylprednisolon, Ketoconazol, orale Kontrazeptiva, Metoclopramid, Allopurinol, Kalziumantagonisten, Amiodaron, Cholsäure, Grapefruitsaft (Ciclosporinspiegel ↑); Carbamazepin, Phenytoin, Barbiturate, Metamizol, johanniskrauthaltige Präparate (Ciclosporinspiegel ↓); Medikamente mit nephrotoxischer Wi (z. B. Aminoglykoside, Schleifendiuretika etc.), Fibrate (Nephrotoxizität ↑); Diclofenac (dessen BV ↑); Nifedipin (Gingivahyperplasie ↑); Digoxin, Colchicin, CSE-Hemmer (deren Wi ↑)
WI	C. ist ein Immunsuppressivum: Hemmung der Produktion und Freisetzung der Lymphokinsynthese von T-Helferzellen (einschließlich Interleukin 2 oder T-Zell-Wachstumsfaktor), geringer Effekt auch auf zytotoxische T-Zellen in der G0- oder G1-Phase des Zellzyklus → Hemmung der primären und sekundären zellulären Immunantwort, keine Beeinflussung der T-Suppressorzellen
PK	BV 20–50 %, HWZ 14–20 h, max. Plasmaspiegel nach 1,2 h erreicht, volle Wirkung erst nach mehreren Wo., hepatischer Metabolismus und biliäre Elimination
Gr/La	strenge Indikation, Gr 6 / kontraindiziert, La 4
🛑	**Behandlungskontrollen:** Therapie soll nach Serumspiegel erfolgen; therapeutischer Bereich 100–150 (–350) ng/l (= 0,08–0,25 μmol/l)

Cimetidin

TTK: p.o.: 0,15–0,30 € (400–800 mg); i.v.: 1,60 € (200 mg) | Kinder > 3 Monate | Rp.-Pflicht

HN	Ⓓ *p. o.:* **Cimetidin** (**Generika**), **CimLich®**, **H₂-Blocker-ratiopharm®**, **Tagamet®** - *alle:* 200|400|800 mg/Tbl. *i. v.:* **Cimetidin** (**Generika**), **H₂-Blocker-ratiopharm®**, **Tagamet®** - *alle:* 200 mg/Amp. à 2 ml Ⓐ **Cimetidin** (**Generika**), **Neutromed®**, **Ulcostad®** Ⓒₕ **Cimetidin** (**Generika**)
Dos	▸ *akut:* 1 × 800 mg/d i. v. oder 4 × 400 mg/d i. v. ▸ *Ulcus duodeni et ventriculi (Mittel der 2. Wahl):* 800–1000 mg zur Nacht für 4–8 Wo. ▸ *Refluxösophagitis:* 3–4 × 400 mg/d p. o. (bis zu 12 Wo.) ▸ *Rezidivprophylaxe:* 400 mg/d p. o. oder 400–800 mg zur Nacht p. o. ▸ *Zollinger-Ellison-Syndrom:* 3 × 400 mg + 400 mg zur Nacht p. o. ▸ *Maximaldosis:* 2 g/d ▸ *Dosisreduktion bei Niereninsuffizienz:* S-Kreatinin 1,8–2,6 mg/100 ml → 25 %, S-Kreatinin 2,7–2,6 mg/100 ml → 50 %, S-Kreatinin 2,7–4,3 mg/100 ml → 50 %, S-Kreatinin > 4,3 mg/100 ml → 66 % Reduktion bei einer Tagesdosis von 1200 mg ▸ *Kinder (strenge Indikationsstellung!):* zur Kurzzeitbehandlung 15–30 mg/kg KG/d p. o. verteilt auf 4 ED; *Maximaldosis:* 1600 mg/d
Ind	Magen-Darm-Ulzera, Refluxösophagitis, Zollinger-Ellison-Syndrom, Prophylaxe von Überempfindlichkeitsreaktionen
KI	*relative KI:* Kinder und Jgl. im Wachstumsalter
NW	*1–10 %:* GIT-Beschwerden, KS (2 %), Müdigkeit, Schwindel, Juckreiz, Muskel-, Gelenkschmerzen *< 1 %:* reversible Verwirrtheitszustände, Depressionen, Halluzinationen, Gynäkomastie, Impotenz, Libidoverlust, Prolaktin ↑, Kreatinin ↑ (22 % reversibel), Haarausfall, Hautausschlag, PNP, Myoklonien, Doppeltsehen, Schlafstörungen, Leukozytopenie, seltener Agranulozytose, Thrombozytopenie, Panzytopenie, aplastische Anämie, HF ↑ ↓, Arrhythmien, AV-Block

	o.A.: bei rascher i.v.-Gabe: HRST bis Asystolie, ggf. RR ↓↓, Vorhofflimmern, Kammerflimmern, Perforation chronischer Magengeschwüre
WW	Alkohol, Antikoagulanzien vom Warfarintyp (nicht Phenprocoumon), Benzodiazepine, Chinidin, Lidocain, Phenytoin, β-Rezeptorenblocker (u.a. Propranolol, Metoprolol), trizyklische Antidepressiva (u.a. Imipramin), Theophyllin, Ca^{2+}-Antagonisten (u.a. Nifedipin) (verzögerte Ausscheidung → deren Wi und NW ↑ infolge hepatischer Enzymhemmung [Cytochrom P-450])
WI	kompetitiver H_2-Blocker, Hemmung der basalen und der pentagastrin- und nahrungsstimulierten Magensäuresekretion → in mittlerer Dosierung Reduktion von Magensaft und Magensäure um ca. 50%
PK	BV 60–70%, PEB 20%, HWZ 1,5–2 h, bei Niereninsuffizienz HWZ ca. verdoppelt, zu 50–60% renale Elimination
Gr/La	strenge Indikation, Mittel der Wahl nach Antazida / strenge Indikation, Mittel der Wahl nach Antazida
❶	**Intoxikation:** ▶ *Klinik:* Somnolenz, Halluzinationen, Desorientiertheit, KS, Schwindel, ZAS, Tachykardie, Hypotension, Atemdepression ▶ *Therapie:* symptomatisch, bei ZAS Physostigmin initial 2 mg i.v. **Hinweise:** ▶ da > 60% der tgl. gastralen Säureproduktion nachts produziert werden, sollte man H_2-Blocker nur 1 × tgl. zur Nacht geben ▶ durch Hemmung der Alkoholdehydrogenase ist eine Erhöhung einer Blutalkoholkonzentration möglich (Alkoholwirkung ↑) **Behandlungskontrollen:** regelmäßig BB wegen Gefahr der Agranulozytose: Fieber, Pharyngitis, Laryngitis, Schleimhautulzerationen, Hautausschläge, Sepsis, Lymphadenitis

Ciprofloxacin

TTK: p.o.: 1,30–2,60 € (500-1000 mg); i.v.: 15,90-17,90-35,80 € (200-400-800 mg); lokal: 15,98 € (5 ml Trpf.) | Kinder > 0 Monate | Rp.-Pflicht

HN	Ⓓ *p.o.:* **Ciprobay®**, **Cipro** (Generika), **Ciprofat®**, **Ciprofloxacin** (Generika), **Ciproflox** (Generika), **Cipro Saar®**, **Gyracip®**, **Ciprobay®** Saft 250 (5%)|500 (10%) mg/5 ml, **Keciflox®**, **Utiminx®** 500 mg/Ret.-Tbl. - alle: 100|250|500|750 mg/Tbl. *i.v.:* **Ciprobay®**, **Ciprofloxacin** (Generika) - alle: 100|200|400 mg/Inf.-Fl. *lokal:* **Ciloxan®** 3 mg/ml Augen- und Ohrentrpf., **Panotile Cipro®** 1,0 mg/ 0,5 ml Ohrentr. Ⓐ **Ciloxan®**, **Ciprofloxacin** (Generika), **CiproMed®**, **Ciprostad®**, **Ciproxin®** CH **Ciloxan®**, **Cip eco®**, **Ciprofloxacin** (Generika), **Ciproxin®**
Dos	▶ *Erw. i.v.:* leichte Infekte: 2 × 100–200 mg/d; schwere Infekte: 2–3 × 400 mg/d ▶ *Erw. p.o.:* leichte Infekte: 2 × 250–500 mg/d; schwere Infekte: 2 × 500–750 mg/d ▶ *Kinder p.o.:* 2 × 10–20 mg/kg KG/d p.o. (max. Einzeldosis 750 mg) für 10–14 d ▶ *Kinder i.v.:* 3 × 6–10 mg/kg KG/d i.v. (max. Einzeldosis 400 mg) für 10–14 d ▶ *Augentropfen:* • *Hornhautulzera:* Tag 1 während der ersten sechs h 2 Trpf. alle 15 min, während weiterer 18 h alle 30 min in das betroffene Auge, Tag 2: 2 Trpf./h, Tag 3–14 2 Trpf. alle 4 h

- *Konjunktivitis, Blepharitis:* tagsüber an Tag 1 und 2 alle 2 h 1 Tropfen in den Bindehautsack, dann alle 4 h 1 Trpf. über 7 d
- ▶ *Dosisreduktion bei Niereninsuffizienz:* Kreatininclearance zwischen 31–60 ml/min bzw. S-Kreatinin 1,4–1,9 mg/100 ml p.o. max. 1000 mg/d, i. v. max. 800 mg/d; Kreatininclearance < 30 ml/min bzw. S-Kreatinin > 2 mg/100 ml p.o. max. 500 mg/d, i. v. max. 400 mg/d; s. auch Tabelle 2

Ind	Harnwegsinfekte, chron. bakterielle Prostatitis, Sinusitis, Knochen- und Gelenkentzündungen, nosokomiale Infektionen, Atemwegsinfekte (bei COPD, bronchopulmonale Infekte), abdominelle Infektionen, Infektionen des GIT-Traktes, Sepsis, Otitis media, Sinusitis, Hornhautulzera, Konjunktivitis, Blepharitis *Kinder:* bronchopulmonale Infektion mit Pseudomonas aeruginosa bei zystischer Fibrose, komplizierte HWI + Pyelonephritis, Inhalation von Milzbranderregern
KI	vor Abschluss der Pubertät (evtl. Gelenkknorpelschäden), Epilepsie (GABA-Wi ↓), bedingt bei ZNS-Vorschädigungen
NW	*> 10 %: systemisch:* Übelkeit, Durchfall, Hautausschläge; *okulär:* bei Hornhautulzera reversible weiße Ablagerungen *1–10 %: systemisch:* Schwächegefühl, KS, Schwindel, Müdigkeit, Schlaflosigkeit, Erregtheit, Verwirrtheit, GIT-Beschwerden, Appetitlosigkeit, Eosinophilie, Leukozytopenie, Anämie, Thrombozytopenie, Gelenkschmerzen, Juckreiz, Urtikaria, Geschmacks- und Geruchsstörungen, Transaminasen ↑, AP ↑, cholestatischer Ikterus, Harnstoff ↑, Kreatinin ↑, Bilirubin ↑, *parenteral:* Phlebitis *okulär:* Augenbrennen, bitterer Geschmack *o.A.:* Schädigungen des Gelenkknorpels, Tendinitis mit Gefahr der Ruptur
WW	Al^{3+}-, Mg^{2+}-, Ca^{2+}-, Fe^{3+}-, Zn^{2+}-haltige Medikamente (Ciprofloxacin Resorption ↓); Theophyllin (Theophyllinspiegel und NW ↑, Spiegelkontrolle!); Ciclosporin (Kreatinin ↑); Warfarin (dessen Wi ↑); Probenecid (Ciprofloxacinspiegel ↑), Diazepam (dessen HWZ ↑), NSAR (GABA-Wi ↓ → epileptische Anfälle)
WI	C. ist ein Gyrasehemmer mit breitem antibakteriellem Wirkspektrum: Hemmung der bakteriellen DNA-Gyrase → keine Aufwicklung der DNA mehr möglich, bakterizid
PK	Resorption 75–80 %, max. Serumspiegel nach 1–2 h, HWZ 3–5 h (bei Niereninsuffizienz bis zu 12 h), PEB 20–30 %, relativ gute Liquorgängigkeit, zu 80–90 % unverändert renale Elimination
Gr/La	kontraindiziert, Mittel der Wahl sind Penicilline / kontraindiziert, Mittel der Wahl sind Penicilline
❶	**Hinweise:** ▶ bei komplizierten Infektionen immer Antibiogramm anstreben ▶ Einnahme 2 h nach den Mahlzeiten, auf ausreichende Flüssigkeitszufuhr achten, da sonst Gefahr der Kristallurie ▶ BV bei i. v.- und p.o.-Gabe fast gleich hoch, i. v. Therapie jedoch wesentlich teurer → bei schweren Infektionen mit septischen Temperaturen 1 d i. v., dann Umstellung auf perorale Therapie, wenn möglich **Spektrum:** *Sensibel:* fast alle Gram-negativen > Gram-positiven Erreger: Staphylokokken, Streptokokken, Haemophilus infl., Moraxella catarrhalis, Pseudomonas aeruginosa, Neisserien, Acinetobacter, Salmonellen, Shigellen, E. coli, Klebsiellen, Citrobacter, Enterobacter, Proteus mirabilis, Chlamydien, Mykoplasmen, Le-

gionellen, Treponemen, atyp. Mykobakterien, Bacillus anthracis
Resistenz: Anaerobier, methicillinresistente Staphylococcus aureus, Enterococcus faecium
unsicher: Chlamydien, β-hämolysierende Strept. der Gruppe A/B, pneumoniae, pyogenes, viridans und agalactiae, Enterococcus faecalis, Mycobacterium tuberculosis

Cisatracurium   *TTK: 6,22-10,03 € (5-10 mg Amp.) | Kinder > 3 Monate | Rp.-Pflicht*

HN
- Ⓓ *i.v.:* **Nimbex®** 5 mg/2,5 ml Amp., 10 mg/5 ml Amp.
- Ⓐ **Nimbex®**
- ⒸⒽ **Nimbex®**

Dos
- *Muskelrelaxation:* 0,1–0,15 (–0,4) mg/kg KG als Bolus i.v. (7–10 mg/70 kg)
- *Repetitionsdosis:* 0,02–0,03 mg/kg KG alle 15–20 min i.v. (1,4–2,1 mg/70 kg)
- *Perfusor:* 1–2 mg/kg KG/min i.v. (70–140 mg/70 kg KG) si. FI-Dosistabellen
- *Kinder 1–12 J.:* 0,15 mg/kg KG als Bolus i.v., Repetitionsdosis 0,02 mg/kg KG alle 9 min

Ind Muskelrelaxation für Intubation, Narkose und Beatmung

KI bei Unmöglichkeit der Sicherstellung der Atmung

NW *o.A.:* allerg. Reaktionen (Erythem, Urtikaria, Bronchospasmus), RR ↓, Tachykardie, Bradykardie

WW Enfluran, Isofluran, Halothan, Ketamin, Antibiotika (u.a. Aminoglykoside, Clindamycin, Tetrazykline), Antiarrhythmika (Propranolol, Ca^{2+}-Kanalblocker, Lidocain, Procainamid, Chinidin), Schleifendiuretika (→ Elektrolytstörungen: K^+ ↓, Mg^{2+} und Li^{2+} ↑) (Cisatracrurium-Wi ↑); Phenytoin, Carbamazepin (Cisatracrurium-Wi ↓)

WI C. ist ein nicht depolarisierendes Muskelrelaxans: kompetitive Hemmung der Erregungsübertragung an der muskulären Endplatte (Besetzung der Acetylcholinrezeptoren)→ 120 sek nach der Injektion lässt sich eine endotracheale Intubation gut vornehmen

PK Wirkungseintritt nach 2–3 min, Wirkdauer 40–50 min (bei Nachinjektion auch länger), bei Kindern im Alter von 1–12 J. kürzere Wi + schnelleres Spontanerholungsprofil, HWZ 25 min, Elimination nach organunabhängigem Substanzzerfall

Gr/La kontraindiziert, Gr 4 (plazentagängig), Mittel der Wahl Pancuronium / La 1 (es ist nicht bekannt, ob die Substanz in die Muttermilch übergeht)

❗ Cave:
Keine Mischung der Injektionslösung mit Propofol oder Thiopental, da Lösung sonst ausfällt!

Hinweise:
- Isomer von Atracrurium, dieses ist jedoch weniger potent
- gut bei Leber- und Niereninsuffizienz (organunabhängiger Zerfall)
- bei Bradykardie ggf. Gabe von Atropin (0,5–1 mg i.v.)
- Cholinesterasehemmer (z.B. **Neostigmin®**) können die Wi antagonisieren

Cisplatin (DDP)   *TTK: 40-100,- € (50-100 mg) | Rp.-Pflicht*

HN
- Ⓓ *i.v.:* **Cisplatin** (**Generika**), **Cisplatin Medac®** 25 mg/Inf.-Fl.
  - *alle:* 10|50 mg/Inf.-Lsg.
- Ⓐ **Cisplatin** (**Generika**)
- ⒸⒽ **Cisplatin** (**Generika**)

Dos	nach jeweiligem aktuellen onkologischen Therapieprotokoll, *verschiedene Schemata:* ▶ 50–120 mg/m² KO i. v., Wiederholung alle 3–4 Wo. ▶ 50 mg/m² KO i. v. Tag 1 und Tag 8, Wiederholung alle 3–4 Wo. ▶ 15–20 mg/m² KO i. v. für 5 d, Wiederholung alle 3–4 Wo. ▶ *Maximaldosis:* ca. 500 mg/m² KO
Ind	Ovarialkarzinom, Hodentumoren, Blasen- und Prostatakarzinom, Bronchialkarzinom, Sarkome
KI	akute Infekte aller Art, Niereninsuffizienz (S-Kreatinin > 2 mg/dl), Exsikkose, Knochenmarkdepression
NW	*> 10 %:* Nierenfunktion ↓ (dosisabhängig), Hyperurikämie, neurologische Störungen (periphere Neurotoxizität, Visus ↓, Krämpfe), Myelosuppression (max. nach 14 d, Leukozyten ↓ nach 14 d, Thrombozyten ↓ nach 21 d), normochrome Anämie, Hörminderung/-verlust, Tinnitus, GIT-Beschwerden (70 %) *1–10 %:* Leberfunktionsstörungen, Cholesterin ↑, Eisenspiegel ↑ *0,1–1 %:* Vestibularis-Toxizität, Schwindel, Mukositis, Mikrohämaturie, zerebrale Arteriitis, thrombotische Mikroangiopathie mit hämolytisch-urämischem Syndrom, akute sek. Leukämie, Sehnerventzündung, Stomatitis, Zahnfleischbluten, EKG-Veränderungen, allerg. Reaktionen, Amylase ↑ *o.A.:* Elektrolytverschiebungen (Ca^{2+}, Mg^{2+}, Na^+, K^+ ↓), karzinogen, mutagen, teratogen
WW	Aminoglykoside (Oto- und Nephrotoxizität ↑); Furosemid, Hydralazin, Diazoxid, Propranolol (Nephrotoxizität ↑); Antikonvulsiva (Wirkspiegel können abfallen)
WI	C. ist ein Zytostatikum: Inhibition der Zellteilung durch Quervernetzung der DNA- Einzel- und Doppelstränge, Anreicherung in inneren Organen (Niere, Leber, Darm)
PK	HWZ 58–73 h, PEB 90 %, renale Elimination zu 90 % (in 4 h sind 60–70 % mit dem Urin ausgeschieden)
Gr/La	kontraindiziert / kontraindiziert (abstillen)

❶	**Hinweise:**
	▶ Cisplatin sollte nicht mit Aluminium (Nadeln, Spritzen usw.) in Kontakt kommen
	▶ für ausreichende Diurese muss gesorgt werden (keine Schleifendiuretika!) durch ausreichende Hydrierung
	  • *Prähydratation:* 2–12 h vor Cisplatin-Gabe 0,5–2 l/m² NaCl 0,9 % über 2–3 h i. v.
	  • *Posthydratation:* mind. über 6 h 2–3 l/m² NaCl 0,9 % und G_5 % mit 200 ml/h
	▶ bis zu 6 Mo. nach Therapie Kontrazeption sicherstellen (teratogenes Potenzial)

Stu	ICON2-Studie

Citalopram   TTK: p.o.: 0,49–0,75 € (20–40 mg); i.v.: 5,83 € (20 mg Amp.) | Rp.-Pflicht

HN	Ⓓ *p. o.:* **Cipramil®**, **Cita** (Generika), **Citalon®**, **Citalopram** (Generika), **Citalo-Q®** - *alle: 10|20|40 mg/Tbl., z. T. 30|60 mg/Tbl.* *i. v.:* **Cipramil®** 20 mg/0,5 ml Amp. Inj.-Lsg. Ⓐ **Citalostad®**, **Eostar®**, **Pram®**, **Seropram®** ㊋ **Claropram®**, **Seropram®**

Dos	▶ *Erw. p.o.:* initial 1 × 20 mg/d p.o., ggf. Steigerung auf max. 40 mg/d nach 2 Wo.
▶ *Erw. i.v.:* 20 mg als Infusion in 250 ml NaCl 0,9 % oder G$_5$ % in > 1 h i.v. (Umstellungsverhältnis i.v./p.o. = 1 : 1)
▶ *Maximaldosis:* 40 mg/d, 20 mg/d (bei Alter > 60 J. oder eingeschränkte Leberfunktion)
▶ *Dosisreduktion bei Niereninsuffizienz:* bei Kreatinin-Clearance < 30 ml/min Anwendung nicht empfohlen
▶ *Dosisreduktion bei Leberinsuffizienz:* bei leichter bis mittelschwerer Insuffizienz initial 10 mg/d, max. 20 mg/d
Ind	depressive Erkrankungen, Panikstörungen mit und ohne Agoraphobie
KI	Überempfindlichkeit, nicht in Kombination mit Sumatriptan, Pimozid, MAO-Hemmern (inkl. Selegilin) und Serotoninvorstufen (z. B. Tryptophan) (schwerwiegende NW bis Todesfälle, Therapieabstand > 2 Wo.); angeborenes Long-QT-Syndrom, bek. verlängertes QT-Intervall; Kombination mit Arzneimitteln, die das QT-Intervall verlängern, stark eingeschränkte Nierenfunktion (Krea-Clearance < 20 ml/min): *rel. KI:* suizidales Verhalten
NW	> 10 %: KS, GIT-Beschwerden, Mundtrockenheit, Schlaflosigkeit, Somnolenz, Schweißneigung ↑, Tremor, Asthenie, Hautausschlag, Juckreiz, Myalgie, Schwindel, Parästhesie, EPMS-Störungen, Geschmacks-/Sehstörungen, Nervosität, Angst, Agitiertheit, Libido ↓, Anorexie, Verwirrtheit, Konzentration ↓, Speichelfluss ↑, Gewicht ↑ ↓, RR ↓, HF ↑, Miktionsstörungen, Ejakulationsstörungen, Impotenz, Menstruationsstörungen
1–10 %: allerg. Reaktion, Bradykardie, aggressive Reaktionen, Atemnot, Photosensibilität, weibliche Orgasmusstörungen, Krampfanfälle, Tinnitus, Transaminasen ↑, Synkope
o.A.: QT-Zeit-Verlängerung
WW	MAO-Hemmer (u.A. Moclobemid, Tranylcypromin, Selegilin oder Linezolid) (u.U. hyperserotonerge Zustände); Pimozid (ACU von P. ↑); Johanniskraut (NW ↑, Anwendung meiden); Desipramin, Imipramin (deren Spiegel ↑); NSAR (Risiko der GIT-Blutung bis zu 15-fach erhöht); Metoprolol (Verdopplung der Metoprolol-Spiegel möglich)
WI	C. ist ein selektiver Serotonin-Reuptake-Inhibitor (SSRI): es hemmt die Wiederaufnahme von Serotonin, nur geringer Effekt auf Noradrenalin-, Dopamin- und GABA-Aufnahme, niedrige Affinität zu zentralen Rezeptoren; keine sedierende, sondern eher leicht aktivierende antidepressive Wi, C. induziert keine Toleranzentwicklung, Verstärkung der analgetischen Wirkung von Opioidanalgetika
PK	BV 80 %, PEB 80 %, Verteilungsvolumen 12–17 l/kg KG, max. Plasmakonzentration nach 3 h, HWZ 30–36 h, Steady-state nach ca. 1–2 Wo., lineare Dosis-Plasmabeziehung, Metabolisierung zu aktiven Demethylcitalopram, Didemethylcitalopram und Citalopram-N-Oxid, Elimination zu 85 % hepatisch, zu 15 % renal
Gr/La	kontraindiziert, Gr 4, Mittel der 2. Wahl, alternativ Fluoxetin / kontraindiziert, La 1 (Übertritt in Muttermilch)
❶	**Cave:**
Bei Patienten mit erhöhtem Risiko für eine Torsade-de-Pointes-Tachykardie, z. B. bei denen mit Herzinsuffizienz, einem kürzlich aufgetretenen Myokardinfarkt, Bradyarrhythmien oder einer aufgrund von Begleiterkrankungen oder Begleitmedikation bestehenden Neigung zu Hypokaliämie oder Hypomagnesiämie, ist Vorsicht geboten.

Intoxikation:
s. Fluoxetin

Hinweise:
- neu beobachtet sind dosisabhängige QT-Zeitverlängerungen (FDA 08.2011) → EKG-Kontrollen durchführen
- keine Toleranzentwicklung bei Langzeitbehandlung

Behandlungskontrollen:
- Kalium-, Magnesium- und Kreatininkontrollen (ggf. Mangel ausgleichen)
- EKG-Kontrollen (s. Hinweise)

Clarithromycin   TTK: 2,10-5,74 € (500-1000 mg) | Kinder > 6 Monate | Rp.-Pflicht

HN	Ⓓ *p. o.:* **Biaxin®** HP, **Clarilind®**, **Clarithrobeta®**, **Clarithromycin** (Generika), **Clarosip®** 125|187,5|250 mg/Granulat-Btl., **Cylind®**, **Klacid®**, **Mavid®** 250 mg/Granulat-Btl. - alle: 125|250|500 mg/Tbl. und/oder Saft 125|250 mg/5 ml Ⓐ **Klacid®**, **Maclar®** ⒸⒽ **Clamycin®**, **Claromycin®**, **Klacid®**, **Klaciped®**

Dos	▶ *Erw. leichte Infekte:* 2 × 250 mg/d p. o.
	▶ *Erw. schwere Infekte:* 2 × 500 mg/d p. o.,
	  • *Maximaldosis:* 1000 mg/d p. o.
	▶ *Mycobacterium-avium-intracellulare-(MAI-)Infekt.:* 2 × 500 mg/d p. o. + Ethambutol 2 × 600–800 mg/d p. o.
	▶ *Dosisreduktion bei Niereninsuffizienz:* bei Krea-Clearance < 30 ml/ min 50 % der Dosis
	▶ *Kinder > 12 J.:* 300–600 mg/d, *> 7½ J.:* 250 mg/d, *> 3 J.:* 200 mg/d, *> 1 J.:* 150 mg/d, *> ½ J.:* 100 mg/d oder im Alter von 6 Mo.–12 J. 15 mg/kg KG/d jeweils verteilt auf 2 ED p. o.;
	  • *Maximaldosis:* 1000 mg/d

Ind	Infekte von: Atemwegen, Haut, HNO-Bereich; MAI-Infektionen, Eradikationstherapie bei H. pylori
KI	bekannte Überempfindlichkeit gegen den Wirkstoff oder andere Makrolid-Antibiotika, Kombination mit Pimozid, Terfenadin oder Astemizol, schwere Leberinsuffizienz
NW	*1–10 %:* GIT-Beschwerden, Geruchs-/Geschmacksstörungen (bis zu 3 %) *< 1 %:* allerg. Reaktionen der Haut, KS, zentralnervöse Störungen (Schwindel, Verwirrtheit, Ängstlichkeit, Schlaflosigkeit, Albträume, Halluzinationen, Psychosen), Transaminasen ↑, AP ↑, Bilirubin ↑, Stomatitis, Glossitis, orale Candida-Infektion, hepatotoxische Wi, HF ↑, HRST, Torsades de Pointes, Hörminderung, Tinnitus, Hypoglykämie, Leukopenie, Thrombozytopenie, Verfärbung der Zähne
WW	Ergotamin, Dihydroergotamin (gefäßverengende Wi ↑); orale Antikoagulanzien, Theophyllin, Carbamazepin, Digoxin, Disopyramid, Lovastatin, Phenytoin, Triazolam, Midazolam, Ciclosporin oder Tacrolimus (deren Serumspiegel bzw. Wi ↑); Zidovudin (dessen Resorption ↓, 1–2 h Abstand einhalten); Pimozid, Terfenadin oder Astemizol (deren Serumspiegel ↑, lebensbedrohliche HRST, KI!)
WI	C. ist ein Makrolidantibiotikum: Bindung an Ribosomen (tRNA-50 S-Untereinheit) der Bakterien → Verhinderung der Verlängerung von Proteinen in der Elongationsphase durch Translokation, bakteriostatische Wi, partielle Kreuzresistenz zu Lincosamiden und Chloramphenicol

PK	gute perorale Resorption, BV 50–55 %, HWZ 5 h, Elimination zu gleichen Teilen renal und über Fäzes, überwindet nicht die Blut-Hirn-Schranke
Gr/La	strenge Indikation im 1. Trim., Mittel der Wahl Erythromycin / strenge Indikation (keine Erfahrungen), Mittel der Wahl Erythromycin

❶ Hinweise:
- höhere Aktivität gegenüber Helicobacter pylori bei neutralem pH als bei saurem pH
- höhere Dosis bei mehreren Gram-positiven Erregern aufgrund 2–4-fach geringerer Hemmkonzentration dieser Erreger erforderlich

Spektrum:
Sensibel: Gram-positive und Gram-negative Erreger (Streptokokken, Staph. aureus, Clostridium perfringens, Listeria monocytogenes, Bacillus anthracis, Bordetella pertussis, Borrelia burgdorferi, Campylobacter jejuni, Chlamydia pneumoniae und trachomatis, Haemophilus influenzae und parainfluenzae, Helicobacter pylori, Legionellen, Branhamella catarrhalis, Neisseria gonorrhoeae, Mycobacterium avium, intracellulare, leprae und kansasii)
Resistenz: Enterobacteriaceae, Pseudomonas

Clemastin TTK: p.o.: 0,30–0,35 € (1 mg Tbl.) | i.v.: 2,30 € (2 mg Amp.) | Kinder > 2 Jahre | Rp.-Pflicht

HN	Ⓓ *p. o.:* **Tavegil**® 1 mg/Tbl., 0,5 mg/10 ml Sirup *parenteral:* **Tavegil**® 2 mg/5 ml Amp. Ⓒ**Tavegyl**®
Dos	▶ *i. v.:* 2 × 2 mg/d langsam i. v. ▶ *p. o.:* 2 × 1–6 mg/d (*Maximaldosis:* 6 Tbl./d oder 120 ml Sirup) ▶ *Kinder p. o.:* • *7–12 J.:* 0,5–1 mg/d (2 × ½–1 Tbl. oder 10–20 ml Sirup), verteilt auf 2 ED • *4–6 J.:* 0,5 mg/d, verteilt auf 2 ED • *1–3 J.:* 0,25–0,5 mg/d, verteilt auf 2 ED • *i. v./i. m.:* 0,024 mg/kg KG/d (2 × 0,3 ml/kg KG/d) verteilt auf 2 ED
Ind	Allergie, insbesondere allerg. Rhinopathien, Urtikaria, Pruritus, Quincke-Ödem, Prophylaxe bei KM-Gabe, Adjuvans bei anaphylaktischen Schockreaktionen
KI	Engwinkelglaukom, stenosierendes Magengeschwür, pyloroduodenale Obstruktion, symptomatische Prostatahypertrophie mit Restharnbildung oder Blasenhalsobstruktion, Blasenentleerungsstörungen, Schwangerschaft und Stillzeit
NW	*> 1 %: systemisch:* Sedierung, bei Kindern auch Erregungszustände des ZNS *< 1 %:* Überempfindlichkeitsreaktionen *o.A.: systemisch:* Mundtrockenheit, KS, Schwindel, Hautreaktionen, GIT-Beschwerden, verzögerte Reaktionsfähigkeit
WW	Analgetika, Hypnotika, Narkotika, Psychopharmaka, Alkohol (deren Wi ↑); MAO-Hemmer (anticholinerge Wi ↑)
WI	C. ist ein H_1-Antihistaminikum → keine arterioläre Dilatation, geringere Venolenpermeabilität; mit sedierender Wi
PK	Wirkdauer 1–12 h, biphasische HWZ 3,6 und 37 h, hepatische Metabolisierung, danach überwiegend renale Elimination
Gr/La	kontraindiziert, Gr 1, Mittel der Wahl / kontraindiziert, La 2, alternativ Dimetinden, Loratadin

> **Cave:**
> zeitliche Latenz (mehrere Stunden) bis zum Auftreten von Symptomen möglich!
>
> **Intoxikation:**
> - *Klinik:* Somnolenz bis Koma, Mydriasis, Agitation, pos. Babinski, EPMS, Rhabdomyolyse, Tachykardie, Arrhythmie, Hyper- oder Hypotonie, Ateminsuffizienz
> - *Therapie:* Magenspülung + Aktivkohle + Natrium sulfuricum, Volumensubstitution, bei Tachykardie NaHCO$_3$, ggf. Lidocain, Beatmung bei Ateminsuffizienz. *Cave* Antiarrhythmika der Gruppe Ia, Ic und III (verstärkte Proarrhythmogenität)
>
> **Hinweise:**
> die Fähigkeit zur aktiven Teilnahme am Straßenverkehr ist beeinträchtigt

Clenbuterol TTK: p.o.: 0,76–1,52 € (0,02–0,08 mg) | Kinder > 0 Monate | Rp.-Pflicht

HN	Ⓓ *p.o.:* **Spiropent**® 0,02 mg/Tbl., Trpf. 0,059 mg/20 Trpf. (= 1 ml) Ⓐ **Mucospas**®
Dos	▶ *Erw.:* 2 × 0,02 mg/d p. o., ggf. Dosissteigerung auf bis zu 4 × 0,02 mg/d ▶ *Maximaldosis:* 5 × 0,02 mg/d p. o. ▶ *Kinder:* 0,0008–0,0015 mg/kg KG/d als Trpf. verteilt auf 2 ED
Ind	Asthma bronchiale, COPD
KI	KHK, HOCM, Tachykardie, Hyperthyreose
NW	*> 10 %:* feinschlägiger Tremor, Unruhegefühl, Herzklopfen, KS *< 1 %:* Miktionsstörungen, Sodbrennen, RR ↓, Diaphorese, allerg. Reaktionen (Juckreiz, Exanthem, Purpura, Thrombopenie, Gesichtsödem, Nephritis) *o.A.:* HF ↑, Hyperglykämie, K$^+$ ↓, Insulin ↑, freie Fettsäuren ↑, Glycerol ↑, Ketonkörper ↑
WW	Theophyllin, MAO-Hemmer, trizyklische Antidepressiva (kardiale NW ↑); β-Blocker (antagonisieren Wi von C.)
WI	C. ist ein direktes, stark bronchoselektives β$_2$-Sympathomimetikum → Bronchodilatation, Relaxierung der Uterusmuskulatur, Dämpfung der Detrusoraktivität, Mastzellstabilisierung → antiallerg. Wi
PK	BV 100 %, HWZ 34 h, Steady-state nach 4 d, dosislineare Kinetik, zu 66 % unverändert renale Elimination
Gr/La	strenge Indikation, insb. im 1. Trim. + kurz vor Geburt / strenge Indikation, alternativ Salbutamol, Terbutalin

> **Cave:**
> ▶ Führt zur positiven Dopingprobe (siehe www.nada-bonn.de)
>
> **Hinweise:**
> ▶ *sinnvolles Kombinationspräparat bei akuter obstruktiver Bronchitis:* mit Ambroxol = **Spasmo-Mucosolvan**® (Trpf., Saft, Tbl.)
> ▶ Einnahme zu den Mahlzeiten
> ▶ wird auch als Tokolytikum angewendet (Vorteil ist die 1 × tgl. Gabe im Ggs. zu Partusisten), aber nicht offiziell zugelassen
> ▶ **nicht** zur symptomatischen Behandlung des akuten Asthmaanfalls geeignet

Clindamycin

TTK: p.o.: 4,20-6,- € (1,2-1,8 g); i.v.: 34,80-70,- € (1,2-2,4 g); lokal:19,52 € (20 ml Gel), 22,87 (30 ml Lsg.) | Kinder > 0 Monate | Rp.-Pflicht

HN Ⓓ *p. o.:* **Clinda** (**Generika**), **Clindamycin** (**Generika**), **Sobelin**®
- alle: z. T. 75|150|300|450|600|900 mg/Kps., Saft 75 mg/5 ml, 1200 mg/32 g Granulat (=80 ml)

i. v.: **Clinda** (**Generika**), **Clindamycin** (**Generika**), **Sobelin**®
- alle: z. T. 300|600|900 mg/Amp.

lokal: **Basocin**® 10 mg/ml Lsg., **Duac Akne Gel**®, **Zindaclin**®
- alle: 1 % Gel (1 g/100 g)

Ⓐ **Clindac**®, **Clindamycin** (**Generika**), **Dalacin**®, **Lanacine**®
Ⓒ **Clindamycin** (**Generika**), **Dalacin**®

Dos
▶ *i. v.:* 2–4 × 600 mg/d über 30 min als Kurzinfusion
▶ *p. o.:* 3–4 × 450–600 mg/d
• *Endokarditisprophylaxe:* 600 mg p. o. 1 h vor der Untersuchung (bei Penicillinallergie)
▶ *Maximaldosis:* 2700 mg/d i. v., 1800 mg/d p. o.
▶ *lokal, Akne vulgaris:* 1–2 × tgl. auf betroffene Haut auftragen
▶ *Kinder > 12 J.:* 1000 mg/d, *> 7½ J.:* 750 mg/d, *> 3 J.:* 500 mg/d, *> 1 J.:* 375 mg/d, *> ½ J.:* 300 mg/d, *> ¼ J.:* 250 mg/d oder 10–40 mg/kg KG/d verteilt auf jeweils 3–4 ED/d p. o. oder in 2–4 ED i. v.

Ind bakterielle Infekte mit Clindamycin-empfindlichen Erregern

KI i. v.-Gabe bei Neugeborenen; *relative KI:* Vorsicht bei schweren Leber- und Nierenfunktionsstörungen, Myasthenia gravis, Parkinson-Krankheit

NW *> 10 %: systemische Gabe:* GIT-Beschwerden; *intravaginale Gabe:* sympt. Zervizitis/Kolpitis (16 %)
1–10 %: sytemische Gabe: Transaminasen ↑, i. m.-Applikation: lokale Reizungen, Schmerzen, Indurationen an der Injektionsstelle, sterile Abszesse an der Injektionsstelle; *i. v.-Gabe:* Schmerzen, Thrombophlebitis, *intravaginale Gabe:* Irritationen der Vulva

< 1 %: allerg. Reaktionen bis Anaphylaxie, schwere Hautreaktionen, BB-Veränderungen

WW stabilisierende Muskelrelaxanzien (deren Wi ↑); Erythromycin (in vitro Antagonismus zwischen Clindamycin und Erythromycin nachgewiesen)

WI C. ist ein Makrolidantibiotikum aus der Gruppe der Lincosamide, Mittel der Reserve: bakteriostatische, bei höheren Konzentrationen auch bakterizide Wi durch Hemmung der bakteriellen Proteinsynthese

PK gute perorale Resorption (80–90 %), BV ca. 80 %, max. Serumkonzentration nach 1 h, HWZ 2,5 h (bei Niereninsuffizienz 5 h, bei Leberinsuffizienz 7–14 h), gute Knochengängigkeit, nicht liquorgängig, PEB 90 %, renale Elimination

Gr/La kontraindiziert (keine Erfahrungen), alternativ Penicilline, Cephalosporine, Erythromycin / kontraindiziert (Übertritt in Muttermilch)

❗ Hinweise:
▶ Dosisreduktion bei schwerer Niereninsuffizienz (< 1,2 mg/h i. v.) (s. Tabelle 2)
▶ *Applikationshinweis:* i. v.-Gabe nur verdünnt

Spektrum:
Sensibel: v. a. Gram-positive und Gram-negative Erreger (Actinomyces, Bacillus, Borrelia, Clostridien, Corynebakterien, Staph. aureus, Streptokokken, Bact. frag., Campylobacter, Chl. trachomatis, Mykoplasmen, Toxoplasmen)
Resistenz: Enterokokken

Clobazam (CLB) *TTK: 0,69-1,04 € (20-30 mg) | Kinder > 0 Monate | Rp.-Pflicht*

HN	Ⓓ *p. o.:* **Frisium®** 10|20 mg/Tbl. Ⓐ **Frisium®** CH **Urbanyl®**
Dos	▶ *akut:* 3-4 × 10 mg/d p. o., dann schrittweise Dosisreduktion (um 5 mg/d), Gabe so lange, bis mit anderem Antiepileptikum ausreichender Spiegel aufgebaut ▶ *allgemein:* 2–3 × 10 mg/d p. o. ▶ *Myoklonie-Syndrome:* 10–40 mg/d (bis 80 mg/d), langsam aufdosieren
Ind	zeitlich begrenzte Prophylaxe bei epileptischen Anfällen aller Art, BNS-Krämpfe, akute (und chronische) Angstzustände, Myoklonie-Syndrome
KI	Alkohol-, Arzneimittel- oder Drogenabhängigkeit in der Anamnese; *relative KI:* Myasthenia gravis, spinale und zerebellare Ataxien, akute Vergiftung mit Alkohol, Schlaf- oder Schmerzmitteln sowie Neuroleptika, Antidepressiva und Lithium, schwere Leberschäden, Schlaf-Apnoe-Syndrom, schwere respiratorische Insuffizienz
NW	s. Diazepam
WW	zentral dämpfende Medikamente, Alkohol (deren Wi ↑); Cimetidin und Erythromycin (Wi und Dauer von Clobazam ↑); Valproinsäure bzw. Phenytoin (deren Plasmaspiegel ↑)
WI	C. ist ein Benzodiazepinderivat: Wirkung über Verstärkung der GABA-Wirkung (synaptische Hemmung) → vermehrter Cl⁻-Einstrom → Reduktion der Erregbarkeit der Neuronenmembran
PK	rasche Resorption, BV 87 %, max. Plasmakonzentration nach 1–4 h, HWZ 10–40 h, PEB 82-90 %, Äquivalenzdosis 10-20 mg, Elimination hauptsächlich durch hepatische Clearance, Hauptmetabolit: N-Desmethyl-Clobazam, HWZ 35–133 h → Kumulationsgefahr!
Gr/La	2. + 3. Trim. strenge Indikation, 1. Trim. kontraindiziert, Gr 1, Mittel der Wahl Lormetazepam, Diazepam / kontraindiziert (Übertritt in Muttermilch), Mittel der Wahl Lormetazepam, Temazepam
⚠	**Intoxikation:** s. Diazepam **Hinweise:** ▶ für die Akuttherapie ideal geeignetes Antikonvulsivum (relativ geringe Sedierung, sehr gute antikonvulsive Eigenschaften), aber rasche Gewöhnung (2–3 Wo.) mit Wirkungsabschwächung bzw. -verlust ▶ gutes "Feiertags- oder Urlaubs-Antiepileptikum" mit starkem, aber oft nur vorübergehendem antikonvulsiven Effekt (15–20 mg/d) **Behandlungskontrollen:** therapeutischer Spiegel 0,1–0,6 mg/l (Metabolit 1–6 mg/l)

Clodronsäure *TTK: p.o.: 11,60 €; i.v.: 25,- €/Amp. | Rp.-Pflicht*

HN	Ⓓ *p. o.:* **Bonefos®**, **Clodron** (**Generika**) - *alle:* 400|800 mg/Tbl., 520 mg/Tbl. *parenteral:* **Bonefos® pro infusione** 1500 mg/25 ml Amp., **Clodron Hexal Pi®** - *alle*: 300 mg/5 ml Amp. Ⓐ **Bonefos®, Lodronat®** CH **Bonefos®**

| **Dos** | ▶ *i. v. (Hyperkalzämie):* 300 mg/d in 500 ml NaCl 0,9 % über je 2 h i. v. für 5–7 d, dann ggf. alle 14 d oder 1500 mg als Einmalgabe i. v.
▶ *p. o.:* 2 × 800 (–1600) mg/d p. o. (mind. 2 h vor dem Essen nüchtern mit Wasser)
▶ *Dosisreduktion bei Niereninsuffizienz:* bei Kreatinin-Clearance von 0,6–1,8 l/h Dosis halbieren, < 0,6 l/h kontraindiziert
▶ *Maximaldosis:* 3200 mg/d |
|---|---|
| **Ind** | Osteolyse infolge Knochenmetastasen solider Tumoren oder infolge hämatologischer Neoplasien (z. B. Plasmozytom), Hyperkalzämie infolge Metastasierung, Knochenschmerzen |
| **KI** | Niereninsuffizienz (Kreatinin-Clearance < 0,6 l/h), schwere akute Entzündungen des GIT, Kinder |
| **NW** | *Einzelfälle nach i. v.-Anwendung:* Nierenfunktion ↓ bis ANV, passagere Proteinurie, Überempfindlichkeitsreaktionen, bronchospastische Reaktion, bek. ASS-sensitives Asthma, Leukämie
o. A.: GIT-Beschwerden (insb. initial Nausea, Diarrhoe), Ca^{2+} ↓, PH_4^+ ↓, AP ↑, LDH ↑, Parathormonspiegel ↑, Transaminasen ↑ |
| **WW** | Milch, Milchprodukte und Medikamente (z. B. Antazida) mit hohem Ca^{2+}-, Eisen- oder Magnesiumgehalt (perorale Resorption ↓); Aminoglykoside (Ca^{2+}-spiegelsenkende Wi ↑) |
| **WI** | C. ist ein Bisphosphonat: Bindung und Einlagerung an aktive Oberflächen der Knochenmatrix → Hemmung der Osteoklastenaktivität, der osteoblastenvermittelten Osteoklastenaktivierung und der Kalziummobilisierung (Kalziumphosphatauflösung) → verminderter Knochenabbau, Ca^{2+}-Serumspiegel ↓ |
| **PK** | orale BV 1–2 % (stark nahrungsabhängig), HWZ 1–16 h, von der resorbierbaren Menge finden sich im Knochen 30 % und im Urin 70 %, unveränderte renale Elimination |
| **Gr/La** | kontraindiziert (keine Erfahrungen) / kontraindiziert (keine Erfahrungen) |
| **❶** | **Hinweise:**
▶ keine Wirkungsabschwächung bei Dauertherapie
▶ Einnahme jeweils nüchtern mind. 2 h vor dem Essen mit Wasser (Einnahme mit Milch oder Mineralwasser senkt die BV auf 0 %)
▶ bei i. v.-Gabe mit G_5 % schlechtere Anreicherung im Knochen → daher mit NaCl 0,9 % geben
▶ Anwendungsbeschränkung bei Verschlechterung der Nierenfunktion
▶ Wirkungsnachweis bei Pat. > 80 J. durch Studien noch nicht belegt
Behandlungskontrollen:
regelmäßige Kontrolle des Serum-Ca^{2+} |

Clomethiazol   TTK: 0,44 €/Kps.; 0,45–0,89 € (5–10 ml Mixtur) | Rp.-Pflicht

| **HN** | Ⓓ *p. o.:* **Distraneurin**® 192 mg/Kps., Lsg. 31,5 mg/ml Mixtur
㉎ **Distraneurin**® |
|---|---|
| **Dos** | ▶ *Delirium tremens, Entzugssyndrome:* initial 2–4 Kps. bzw. 10–20 ml Mixtur in 2 h, dann 1–2 Kps. bzw. 5–10 ml Mixtur alle 2 h, max. 6–8 Kps. bzw. 30–40 ml Mixtur in den ersten 2 h
▶ *Verwirrtheit:* 3 × 1–2 Kps./d bzw. 5–10 ml Mixtur/d
▶ *Schlafstörungen:* 2 Kps. oder 10 ml Mixtur p. o. für kurze Zeit (Suchtpotenzial!)
▶ *Maximaldosis:* 20–24 Kps./d |

Ind	Delirium tremens, Entzugssyndrome (unter stationärem Setting); Sedativum für ältere Patienten, Verwirrtheits- und Unruhezustände, hirnorganische Psychosyndrome, ggf. als Antikonvulsivum, Schlafmittel
KI	Schlaf-Apnoe, zentrale Atemstörungen, Alkoholabhängigkeit (ambulant) und akute Intoxikationen (Alkohol und zentral wirksame Medikamente); *relative KI:* akute Bronchial- und Lungenerkrankung bzw. -Insuffizienz
NW	*> 10 %:* Bronchial- und Speichelsekretion ↑, Sedierung *1–10 %:* KS, Herzklopfen, Missempfindungen, Hautausschläge, Juckreiz, Bindehautentzündung *0,01–0,1 %:* Atem- und Kreislaufdepression, Atemwegsinfekte, GIT-Beschwerden, Halsbrennen, Hustenreiz *o.A.:* starker RR ↓, Herzstillstand, Transaminasen ↑, Ikterus, cholestatische Hepatitis, Gesichtsödem, anaphylaktoide Reaktionen
WW	Wi ↑ durch andere zentral wirksame Medikamente, keine Kombination mit Alkohol bei der Entzugsbehandlung (Todesfälle beschrieben)
WI	C. ist ein Antikonvulsivum: Hypnotikum und Sedativum → Verstärkung der GABAergen Transmission im ZNS, mäßige antiadrenerge und schwache antipsychotische Wi
PK	BV 25–40 %, max. Plasmakonzentration nach ca. 30 min, PEB 60–70 %, hohe Lipophilie (Umverteilung ins Fettgewebe), HWZ 4–6 h (bei älteren Menschen HWZ 5–15 h, bei Alkoholabhängigen HWZ ca. 3 h), Elimination nach hepatischer Hydroxylierung renal zu 90 %
Gr/La	strenge Indikation (plazentagängig), alternativ Baldrian / strenge Indikation, La 3 (geringer Muttermilchübertritt), ggf. abstillen

❗ **Intoxikation:**
- *Klinik:* Somnolenz bis Koma, Reflexverlust, Anisokorie, Miosis, Sinustachykardie, VES, Torsade de pointes, Hypotension, Atemdepression (bis Apnoe), Hypothermie, Erbrechen
- *Therapie:* Magenspülung + Aktivkohle + Glaubersalz, bei Hypotension Volumensubstitution, ggf. Dopamin, Intubation und Beatmung bei Atemdepression, Defibrillationsbereitschaft

Hinweise:
- Clomethiazol darf bei alkoholassoziierten Erkrankungen (Entzugssysdromen) nur unter kontrollierten stationären Bedingungen eingesetzt werden (Todesfälle in Kombination mit Alkohol)
- Serumspiegel im Alter (> 70 J.) bis zu 5-mal höher
- bei Überdosierung entwickelt sich eine Miosis
- Suchtpotenzial, daher nicht länger als 10–14 d geben, ggf. ausschleichende Dosisreduktion
- Clomethiazol **nicht** geben, wenn der Alkoholspiegel > 1‰ liegt

Clomipramin

TTK: p.o.: 0,42-0,84 € (75-150 mg ret.); i.v.: 1,69-1,89 € (25 mg Amp.) | Kinder > 6 Jahre | Rp.-Pflicht

HN	Ⓓ *p.o.:* **Anafranil**®, **Anafranil Dolorgiet**®, **Clomipramin** (**Generika**) - *alle:* 10|25 mg/Tbl., ret. 75 mg/Tbl. Ⓐ **Anafranil**® ⒸⓗⒽ **Anafranil**®
Dos	▸ *Depressionen, Zwangsstörungen, Phobien und Panikstörungen:* initial 2–3 x 25 mg/d innerhab einer Woche stufenweise Erhöhung auf 4–6 x 25 mg/d oder 1–2 x 75 mg Ret.Tbl./d p. o. ▸ *narkoleptisches Syndrom:* 1–3 x 25 mg/d oder 1 x 75 mg Ret.Tbl./d p. o.

- *chronische Schmerzzustände:* 1–6 x 25 mg/d in gleichen ED über den Tag verteilt oder 1–2 x 75 mg Ret.Tbl./d p. o.
- *atypischer Gesichtsschmerz:* 10–150 mg/d p. o., Dosis und Verteilung nach individueller Wirkung
- *Maximaldosis:* 300 mg/d
- *funktionelle Enuresis nocturna ab 5. Lj.:* 1-2 x 25 mg/d zur letzten Mahlzeit p. o.

Ind chronische Schmerzzustände; endogene, psychogene und organische Depression; Zwangsstörungen, Phobien, Panikstörungen, narkoleptisches Syndrom, atypischer Gesichtsschmerz, funktionelle Enuresis nocturna

KI schwere Nierenschäden, Kombination mit MAO-Hemmern, frischer Myokardinfarkt, AV-Block III°, Schenkelblockbilder, akute Delirien, Intoxikation mit zentral dämpfenden Medikamenten/Alkohol, akuter Harnverhalt, Prostatahypertrophie mit Restharn, Pylorusstenose, paralytischer Ileus, Engwinkelglaukom, schwere Leberschäden; *relative KI:* erhöhte Krampfbereitschaft, Alkoholentzug, Absetzen von Antikonvulsiva, Nebennierenmarkstumore

NW *> 10 %:* Mundtrockenheit (bis 84 %), verstopfte Nase, Schwitzen, Akkommodationsstörungen, verschwommenes Sehen, Schwindel, Miktionsstörungen, Obstipation (bis 47 %), feinschlägiger Tremor (bis 50 %), Müdigkeit (bis 39 %), Schläfrigkeit (bis 50 %), innere Unruhe (bis 25 %), KS, Myalgie, Muskelkrämpfe (bis 13 %), Übelkeit (bis 33 %), Appetit ↑, Gewicht ↑ (bis 18 %), sexuelle Funktionsstörungen (Libido ↓ [bis 21 %], Impotenz [bis 42 %]), Hypotonie, Tachykardie (bis 20 %, oft asymptomatisch), Transaminasen ↑, Schlaflosigkeit (bis 25 %), GIT-Beschwerden (bis 13 %), Anorexie (bis 22 %)
1–10 %: Hitzewallungen, Schlafstörungen, Angst, Erregung, delirante Syndrome, Persönlichkeitsstörungen, Gedächtnis- und Konzentrationsstörungen, Aggressivität, Depression ↑, Albträume, Sprachstörungen, Parästhesien, Muskelschwäche, Mydriasis, allerg. Hautreaktionen, Photosensibilität, Galaktorrhoe, Gynäkomastie, Geschmacksstörungen, EKG-Veränderungen, Palpitationen, Tinnitus

WW zentral dämpfende Medikamente (deren Wi ↑); MAO-Hemmer (Potenzierung von deren Wi → KI: 14 Tage vor Therapiebeginn absetzen); Neuroleptika, Hypnotika und Tranquilizer (Sedierung ↑); Clonidin, Guanethidin, Reserpin und Methyldopa (RR Senkung ↓, Reboundhypertonie); Antiarrhythmika v. a. Typ Ia (z. B. Chinidin) und Typ III (z. B. Amiodaron), orale Antikoagulanzien (deren Wi ↑); Phenytoin oder Carbamazepin (deren Plasmaspiegel ↑); Methylphenidat, Östrogene, Cimetidin, Fluoxetin und Fluvoxamin (Plasmaspiegel von Clomipramin ↑); s. auch FI

WI C. ist ein trizyklisches Antidepressivum: Hemmung der neuronalen Aufnahme von Noradrenalin und Serotonin → wenig sedierende, mehr stimmungsaufhellende und antidepressive Wi, Blockade von D_2-Rezeptoren, α_1 > α_2-antiadrenerge und anticholinerge Wi

PK BV 50 %, PEB 98 %, max. Plasmakonzentration nach 3–4 h (unret.), HWZ (12–) 21 (–36) h (Metabolit 36 h), renale Elimination zu > 60 %

Gr/La strenge Indikation, Gr 4, Mittel der Wahl, alternativ Amitriptylin, Desipramin, Imipramin / strenge Indikation, La 2 (Übertritt in Muttermilch), alternativ Amitriptylin, Desipramin, Imipramin

❶ **Intoxikation:**
s. Amitriptylin

Hinweise:
- allg. erst leichte Sedation, dann gering gesteigerter Antrieb, dann später stimmungsaufhellende Wi
- Wirkstoffverlust von ca. 50 % bei Einnahme mit schwarzem Tee (wg. Komplexbildung im Magen-Darm-Trakt in nicht resorbierbare Bestandteile)

Behandlungskontrollen:
therapeutischer Spiegel bei 175–450 ng/ml (1300 nmol/l)

Clonazepam (CZP)

TTK: p.o.: 0,20-0,30 € (0,5-2 mg); i.v.: 3,53 € (1 mg Amp.) | Kinder > 0 Monate | Rp.-Pflicht

HN	Ⓓ *p.o.:* **Antelepsin®**, **Rivotril®** Lsg. 2,5 mg/ml - *alle: 0,5|2 mg/Tbl.* *parenteral:* **Rivotril®** 1 mg/ml Amp. Ⓐ **Rivotril®** ⒸⒽ **Rivotril®**
Dos	▸ *akut (Anfallstherapie):* • 1–2 mg langsam i.v. (Erwachsene, Kleinkinder 1 mg langsam i.v. oder i.m., Säuglinge 0,5 mg langsam i.v.) • *Perfusor (s.a. Hinweise):* 5 Amp. verdünnen mit NaCl 0,9 % auf 50 ml → 0,1 mg/ml; 2 mg/h (= 20 ml/h), bis Status durchbrochen ist, dann reduzieren auf 10 ml/h (nur kurzfristig!) ▸ *Maximaldosis:* 13 mg/d i.v. ▸ *p.o. (Dauertherapie, s.a. Hinweise):* beginnen mit 2–3 × 0,5 mg/d, je nach Klinik und Verträglichkeit Dosissteigerung über 1–2 Wo. auf 4–8 mg/d ▸ *Myoklonie-Syndrome:* 1–8 mg/d, kann bis 24 mg/d langsam aufdosiert werden ▸ *Kinder:* • *p.o.:* > 7½ J. 2–6 mg/d, > 3 J. 1–6 mg/d, > 1 J. 1–3 mg/d, > ¼ J. ½–2 mg/d p.o. jeweils in 2–3 ED/d • *i.v.:* > 12 J. max. 2–4 mg, > 7½ J. max. 2–3 mg, > 3 J. max. 1,5–2 mg, > ½ J. ½–1 mg akut als ED langsam i.v. oder i.m.
Ind	Grand-mal- und fokale Anfälle, Status epilepticus, BNS-Krämpfe, Myoklonie-Syndrome
KI	Myasthenia gravis, Medikamenten- und Drogenabhängigkeit, schwere Leber- und Ateminsuffizienz, Schlafapnoesyndrom
NW	s. Diazepam
WW	zentral dämpfende Medikamente (deren Wi ↑); Phenytoin, Primidon (deren Spiegel ↑)
WI	C. ist ein Benzodiazepinderivat: GABA-Wirkung ↑ → vermehrter Cl^--Einstrom → Reduktion der Erregbarkeit der Neuronenmembran → sedierend, anxiolytisch, muskelrelaxierend und gut antikonvulsiv wirksam
PK	Resorption 80 %, BV 70–75 %, max. Plasmakonzentration ca. 10 min nach i.v.-Gabe und 1–4 h nach p.o.-Gabe, PEB 83–87 %, HWZ 22–33 (–40) h, z.T. Metabolismus und renale Elimination bis zu 50 %
Gr/La	2.+3. Trim. strenge Indikation, 1. Trim. kontraindiziert, Gr 1, Mittel der Wahl Lormetazepam, Diazepam / kontraindiziert (Übertritt in Muttermilch), Mittel der Wahl Lormetazepam, Temazepam (Sedierung, Atemdepression und Trinkschwäche)
❗	**Intoxikation:** s. Diazepam

Hinweise:
- ▶ wg. der langsamen Elimination und Gefahr der Akkumulation von NW ist die längerfristige kontinuierliche Gabe über Perfusor obsolet
- ▶ Wirkungsabschwächung und Gewöhnung nach einigen Wo., daher als Dauerantiepileptikum problematisch
- ▶ nach längerer Therapie muss C. sehr langsam ausgeschlichen werden (Entzugssymptomatik und Anfallsprovokation bei raschem Absetzen!)
- ▶ fraglich gering höhere antikonvulsive Eigenschaften als Diazepam

Behandlungskontrollen:
üblicher therapeutischer Spiegel 0,02–0,07 mg/l (= 25–75 µg/l oder 0,06–0,22 µmol/l)

Clonidin
TTK: p.o.: 0,17-0,40 € (150-600 mg); i.v.: 2,75 €/Amp.; lokal: 6,40-12,77 € (10 ml Trpf.) | Kinder > 0 Monate | Rp.-Pflicht

HN Ⓓ *p.o.:* **Catapresan**® 75 µg/Tbl., **Clonidin** (**Generika, -ratiopharm**® 75 µg/Tbl., 250 µg/ret.-Kps.), **Clonistada**®, **Haemiton**® 75 µg/Tbl.
- *alle: 150|300 µg/Tbl.*
parenteral: **Catapresan**®, **Clonidin-ratiopharm**®, **Paracefan**® 750 µg/ml Amp.
- *alle: 150 µg/ml Amp.*
lokal: **Clonid-Ophtal**® 1/16 %|1/8 %, **Isoglaucon**® 1/16 %|1/8 %|1/4 %
Ⓐ **Catapresan**®, **Isoglaucon**®
Ⓒʜ **Catapresan**®

Dos
- ▶ *hypertensive Krise:* (75–) 150 µg i. v., i. m. oder s. c. (ggf. nach 30 min 300 µg langsam i. v.)
  - *Perfusor:* 0,04–0,16 mg/h (4 × 150 µg mit NaCl 0,9 % auf 30 ml = 0,02 mg/ml oder 1 × 750 µg mit NaCl 0,9 % auf 50 ml = 0,015 mg/ml), meist 2–8 ml/h
- ▶ *Hypertonie: p.o.:* 2–3 × 75–300 µg/d (einschleichend beginnen) oder 1 × 250 µg Perlongette zur Nacht
- ▶ *Entzugssymptomatik:*
  - *i.v.:* initial 150–600 µg langsam i. v., dann 300–400 µg/d i. v. (über Perfusor 1,5–2,5 µg/kg KG/h)
  - *p. o.:* 3 × 300 µg/d, am 3. d Reduktion auf 2 × 150 µg/d
- ▶ *lokal am Auge:* 2–3 × 1 Trpf./d in den Bindehautsack eintropfen; Ersteinstellung mit 1/16 %
- ▶ *Kinder > 12 J.:* 76 µg, *> 7½ J.:* 48 µg, *> 3 J.:* 28 µg, *> 1 J.:* 20 µg, *> ½ J.:* 15 µg/d, *> ¼ J.:* 11 µg jeweils p. o. oder i. m. (2 µg/kg KG als ED), je nach Wirkung bis zum Dreifachen gesteigert alle 30 min wiederholen

Ind Hypertonie und Tachykardie, hypertensive Krise, Alkoholentzugsdelir, Entwöhnung von Opioiden, adjuvante Schmerztherapie bei neuropathischen und sympathisch unterhaltenen Schmerzen
lokal: Glaukom, okuläre Hypertension

KI Erregungsbildungs- und Erregungsleitungsstörungen (AV-Block II°–III°, Bradykardie < 50/min), Depressionen; *relative KI:* Niereninsuffizienz, pAVK, Raynaud-Syndrom, zerebrovaskuläre Insuffizienz, Polyneuropathie, Obstipation

NW *> 10 %:* Abgeschlagenheit, Müdigkeit, orthostatische Beschwerden, Mundtrockenheit
1–10 %: Schlafstörungen, depressive Verstimmungen, KS, Obstipation, Übelkeit, Erbrechen, Schmerzen in den Ohrspeicheldrüsen, Potenz ↓, Libido ↓,
bei Anwendung am Auge: Augenbrennen
o.A.: nach Absetzen: RR ↑↑, HF ↑, HRST, Unruhe, Nervosität, Zittern, KS,

Übelkeit (akutes Absetzsyndrom), Gewicht ↑ (initial, durch Na$^+$/H$_2$O-Retention), *bei Alkoholentzugssyndrom:* Darmträgheit bis hin zum paralytischen Ileus, *bei Anwendung am Auge:* Fremdkörpergefühl

WW blutdrucksenkende Arzneimittel (RR-Senkung ↑); α$_2$-Rezeptorenblocker (Clonindin-Wi ↓); trizyklische Antidepressiva, Neuroleptika (RR-Senkung ↓); herzwirksame Glykoside, β-Rezeptorenblocker (bradykarde HRST)

WI C. ist ein zentral wirksames Antihypertonikum, zentrale Stimulation postsynaptischer α$_2$-Rezeptoren (→ Sympathikotonus ↓), Imidazolrezeptorstimulation (→ peripherer Gefäßwiderstand ↓), periphere Stimulation präsynaptischer α$_2$-Rezeptoren (→ geringere Noradrenalinfreisetzung, red. Reninfreisetzung) → Aktivierung aller zur RR-Senkung führenden Mechanismen, u. a. neg. chronotrop (HZV ↓) und vasodilatierend; analgetische Wi insbesondere bei neuropathischen und sympathisch unterhaltenen Schmerzen, gutes Koanalgetikum bei Opioidanalgetika

PK BV i. m./s. c. 100 %, BV p. o. 75 %, max. Plasmakonzentration nach 1–2 h, Wirkdauer 8–10 h, Wirkungseintritt bei i. v. Gabe nach ca. 5–8 min, HWZ 8–11 h, PEB 30–40 %, Elimination zu 60 % renal

Gr/La kontraindiziert (keine Erfahrungen), Mittel der 2. Wahl, alternativ Metoprolol, Dihydralazin, 2. + 3. Trim. Nifedipin / kontraindiziert (Übertritt in Muttermilch)

❗ **Intoxikation:**
- *Klinik:* Miosis, Atemdepression, Somnolenz bis Koma, epileptische Anfälle, Babinski pos., initial Hyper-, dann Hypotension und Schock, Sinusbradykardie, AV-Blockierungen, Bradyarrhythmie, Hypokaliämie, Hypothermie
- *Therapie:* bei oraler Aufnahme Magenspülung + Aktivkohle + Glaubersalz (*Cave* Vagusreiz!), bei Hypotension Volumensubstitution und ggf. Dopamin (4–8 μg/kg KG/min), bei Bradykardie Atropin, frühzeitige Intubation und Beatmung
- *Antidot:* Tolazolin (**Priscol**®, α$_2$-Rezeptorenblocker), 30 mg i. v. antagonisieren 0,3 mg Clonidin

Hinweise:
- initial kann RR-Anstieg auftreten (periphere α-Stimulation)
- nicht abrupt absetzen (Rebound-Phänomen mit RR-Entgleisung)
- bei i. v. Gabe mit NaCl 0,9 % verdünnnen
- bei Kombination mit β-Blockern (bedingt empfehlenswert, da Bradykardieneigung ↑) bei Therapiebeendigung erst β-Blocker ausschleichen, dann Clonidin reduzieren

Clopidogrel

TTK: 2,70 € (75 mg); C.-Besilat: 0,73-1,70 € u. C.-Hydrochlorid 1,49 € (75 mg) | Kinder > 16 Jahre | Rp.-Pflicht

HN Ⓓ *p. o.:* – Hydrogensulfat: **Iscover**®, **Plavix**® - *alle: 75|300 mg/Tbl.*
p. o.: – Hydrochlorid: **Clopidogrel** (**Generika**), **Zopya**® - *alle: 75 mg/Tbl.*
p. o.: – Besilat: **Clopidogrel** (**Generika**), **Carder**®, **Grepid**®, **Narutis**®, **Subarcan**® - *alle: 75 mg/Tbl.*
Ⓐ **Aclop**®, **Clopidogrel** (**Generika**), **Duocover**®, **Duoplavin**®, **Grelidohex**®, **Iscover**®, **Plavix**®, **Plegrin**®, **Vidapart**®, **Xoval**®, **Zopya**®, **Zylagren**®, **Zylt**®
Ⓒ **Clorgel**®, **Clopidogrel** (**Generika**), **Clopidrax**®, **Plavix**®

Dos
- *Sekundärprophylaxe:* 1 × 75 mg/d p. o. unabhängig von den Mahlzeiten
- *loading dose (nach Stentanlage):* 300 mg am Tag vor Stentanlage, danach 75 mg/d p. o.

Ind	Prävention atherothrombotischer Ereignisse bei: ▶ Herzinfarkt (> 7 d bis < 35 d zurückliegend), ischämischem Schlaganfall (> 7 d bis < 6 Mo. zurückliegend) oder nachgewiesener pAVK ▶ akutem Koronarsyndrom ohne ST-Strecken-Hebung (instabile Angina pectoris oder Non-Q-Wave Myokardinfarkt) und Pat., denen bei einer perkutanen Koronarintervention ein Stent implantiert wurde, in Komb. mit ASS ▶ akutem Myokardinfarkt mit ST-Strecken-Hebung, in Komb. mit ASS, für die eine thrombolytische Therapie infrage kommt
KI	akute GIT-Blutungen, ZNS-Blutungen, schwere Leberfunktionsstörungen; *relative KI:* Kinder < 16. Lj. (keine Erfahrungen)
NW	*> 10 %:* GIT-Symptome (Gesamtinzidenz 27,1 %; in 3,2 % d. F. Therapieabbruch); Hautausschläge oder Pruritus (15,8 %), Nervensystem (22,3 %): z. B. KS, Benommenheit, Schwindel, Parästhesien *1–10 %:* Blutungen (Gesamtinzidenz 9,3 %), schwere Blutungen (1,4 %), im GIT (2 %), intrakraniell (0,4 %), andere (7,3 %), Leber- und Gallestörungen (3,5 %), Ödeme (4,1 %), Bluthochdruck (4,3 %), Hypercholesterinämie (4 %) *< 0,5 %:* schwere Thrombozytopenien (0,2 %), aplastische Anämien, schwere Neutropenien (< 0,4 %)
WW	Protonenpumpenhemmer (Wirksamkeit von C. ↓), CYP2c19-Inhibitoren (Fluvoxamin, Fluoxetin, Moclobemid, Variconazol, Fluconazol, Riclopidin, Ciprofloxacin, Cimetidin, Carbamazepin, Oxcarbazepin, Chloramphenicol) → C.-Wirkung ↓, Unbedenklichkeit der Kombination mit Heparin, Fibrinolytika oder ASS wurde bisher nicht in Studien nachgewiesen; besondere Vorsicht gerade bzgl. Blutungskomplikationen geboten
WI	Prodrug aus Gruppe der Thienopyridine → Umbau in aktiven Metaboliten (Cytochrom-P450-System) 2-Oxo-Clopidogrel → selektive, irreversible Hemmung der Bindung von ADP an Thrombozytenrezeptor → Hemmung der Thrombozytenaggregation, jedoch wirksamer Effekt erst nach einigen Tagen
PK	rasche Resoption, Wirkungsbeginn schon ab 1 d, max. Wi 3.–6 d, Wi-Dauer 7–10 d, HWZ 6-8 d, PEB > 90 %, nach hepatischer Metabolisierung innerhalb von 120 h Elimination über Fäzes und Urin
Gr/La	kontraindiziert, Gr 4, Mittel der Wahl Heparin, Heparinoide oder Acetylsalicylsäure (300 mg/d) / kontraindiziert, La 1
❶	**Hinweise:** ▶ Protonenpumpenhemmer und Amlodipin können die Wirksamkeit von Clopidogrel reduzieren (laut EMEA möglichst nicht gemeinsam geben) ▶ Thrombozytenfunktion normalisiert sich entsprechend der Thrombozytenneubildung (ca. 5–7 d nach Absetzen) ▶ bei genetisch bedingter reduzierter CYP2c19-Aktivität → Wirkung von C. ↓
Stu	CAPRIE-Studie, CREDO-Studie, CURE-Studie, MATCH-Studie, PCI-CURE-Studie, PLATO-Studie, PRoFESS-Studie

Clostridium-botulinum-Toxin Typ A und B (BoNTA/BoNTB)

TTK: Botox®: 211,-|413,- € (50|100 MUPS.) Xeomin®: 207,-|393,- € (50|100 MUPS.) Dysport®: 538,- € (500 MUPS.) | Kinder > 2 Jahre | Rp.-Pflicht

HN	ⓞ *Typ A:* **Azzalure**® 125 I.E./Inj.-Fl., **Bocouture Vial**® 50 I.E./Inj.-Fl., **Botox**® 50|100|200 I.E./Inj.-Fl., **Dysport**® 300|500 I.E./Inj.-Fl., **Vistabel**® 50 I.E./Inj.-Fl., **Xeomin**® 50|100 I.E./Inj.-Fl. *Typ B:* **Neurobloc**® 10000 I.E./Inj.-Fl. (= 5000 I.E./ml)

C

Ⓐ **Botox®**, **Dysport®**, **Vistabel®**, **Xeomin®**
CH **Botox®**, **Dysport®**, **Vistabel®**, **Xeomin®**

Dos	▶ für jeden Pat. individuell anhand klinischer Reaktionen anpassen (Orientierung mithilfe von Dosierungstabellen) ▶ bei chron. Migräne nach spez. Injektionsschema insges. 300 I.E. (PREEMT-Studie)
Ind	*zugelassene Anwendungen:* isolierte Dystonien (Torticollis spasmodicus, Blepharospasmus), Hemispasmus facialis, therapierefraktäre Extremitätenspastik der oberen Extremität nach Schlaganfall, Spastizität (Spitzfuß) bei infantiler Zerebralparese (ICP) bei gehfähigen Patienten vom 2.-18. Lj. **Botox®** zusätzlich: starke, fortbestehende primäre Hyperhidrosis axillaris, chronische Migräne (KS an 15 d/Mo. mit mind. 8 Migräneanfällen), neurogene Blasenentleerungsstörungen (mit Harninkontinenz) bei MS und Querschnitt **Azzalure®**, **Bocouture Vial®**, **Vistabel®**: Glabellafalten *off label use:* Spannungskopfschmerz, Migräne, chron. Rückenschmerzen, schwere Tremorformen, dystoner Tremor, Schreibkrampf, spasmodische Dysphonie, Spastik, Achalasie, Sphinkter-Oddi-Dysfunktion, Analfissur, fokale Hyperhidrose, gustatorisches Schwitzen, path. Tränensekretion, Sialorrhoe, Detrusor-Sphinkter-Dyssynergie, kosmetische Faltenbehandlung
KI	Myasthenia gravis, Lambert-Eaton-Syndrom, gleichzeitige Therapie mit Aminoglykosiden, Infekte bzw. Entzündungen an der Injektionsstelle, bei ICP-Behandlung < 2 J., Gerinnungsstörungen oder gerinnungshemmende Therapie
NW	*NW indikationsbezogen:* allg. anticholinerge Effekte (lokale Muskelschwäche: Schluckbeschwerden, Ptosis, Diplopie, Mundtrockenheit, Fazialisparese, etc.), Blutung und Schmerzen an der Einstichstelle, Stimm- und Geschmacksveränderungen, Schwächegefühl, grippeähnliche Symptome
WW	Wi ↑ mit Aminoglykosiden, Spectinomycin, Muskelrelaxanzien des Tubocurarin-Typs und anderen Pharmaka, die die neuromuskuläre Übertragung beeinflussen
WI	C. wirkt durch reversible Blockade der neuromuskulären Übertragung durch irreversible Hemmung der Acetylcholinfreisetzung in den präsynaptischen Nervenendigungen → nach Injektion in den Skelettmuskel lokalisierte schlaffe Lähmung und nach wiederholter Anwendung später folgende Atrophie, nach Injektion an parasympatischen Nervenendigungen Atonie der glatten Muskulatur und Hemmung der Sekretionsleistung cholinerg innervierter Drüsen
PK	BoNTA unterscheidet sich von BoNTB durch Angriffsort und Antigenität, Wi-Latenz 1-6 d, Wi-Dauer 8-90 d (individuell z. T. sehr unterschiedlich), Wi-Verhältnis **Botox®** : **Dysport®** ca. 1:4 bis 1:4,5, Wi-Verhältnis **Botox®** : **Xeomin®** 1:1
Gr/La	keine Erfahrungen, lokal angewendet jedoch unbedenklich / keine Erfahrungen, lokal angewendet jedoch unbedenklich
❶	**Hinweise:** ▶ die neuromuskuläre Funktion beginnt nach ca. 8-12 Wo. zurückzukehren (individuell sehr unterschiedlich) infolge Toxininaktivierung, Neubildung von Proteinen und der Aussprossung neuer Nervenendigungen ("sprouting") ▶ 5-10 % sprechen auf BoNTA von vornherein nicht an, bis zu 20 % entwickeln sekundäre Resistenzen, die Gründe sind vielgestaltig, z. T. durch

	neutralisierende AK (häufige, hochdosierte Injektionen fördern AK-Bildung)
	▶ Botulinumtoxin darf nur angewandt werden von Fachärzten der Neurologie, Dermatologie oder Ophthalmologie, die in dieser Therapieform Erfahrung besitzen
	▶ **Xeomin**®-Amp. benötigen keine Kühlung bei der Lagerung; nach Herstellung der Inj.-Lsg. kann diese 24 h im Kühlschrank (+2 bis +8°) aufbewahrt werden
Stu	PREEMT-Studie

Clotrimazol   TTK: 2-3,- € (20 g Creme); 4-6,- € (20-30 ml Lsg.) | Kinder > 0 Monate | Rp.-Pflicht

HN	Ⓓ *lokal:* **Antifungol**®, **Apocanda**®, **Canesten**®, **Canifug**®, **Cloderm**®, **Clotri** (Generika), **Clotrimazol** (Generika), **Cutistad**®, **Fungiderm**®, **Fungidexan**®, **Fungizid-ratiopharm**®, **Gilt**®, **Kadefungin**®, **Mykofug**®, **Myko Cordes**®, **Mykofungin**®, **Uromykol**® *- alle: Vaginaltabletten, Vaginalcreme, Kombipackung, Lsg., Puder, Creme und/ode Pumpspray*
	Ⓐ **Candibene**®, **Canesten**®, **Clotrimazol** (Generika), **Imazol**®, **Pedikurol**®
	CH **Aknecolor**®, **Canesten**®, **Clotrimazol** (Generika), **Corisol**®, **Fungotox**®, **Gromazol**®, **Gyno-Canesten**®, **Undex**®
Dos	▶ *Vaginalinfekte:* 1 × /d als Vaginalsupp. für 1–6 d oder 1 × /d als Vaginalcreme (mittels Applikator)
	▶ *Dermatomykosen:* 2–3 × /d auf die befallene Hautstelle auftragen für 2–4 Wo.
Ind	Infekte mit Pilzen unterschiedlicher Art
KI	bek. Überempfindlichkeit
NW	*1–10%: topisch (dermal, vaginal):* Hautreaktionen (Rötung, Brennen und Stechen)
	Einzelfälle: vaginal: general. Überempfindlichkeitsreaktionen von Haut (z. B. Juckreiz, Rötung), Atmung (z. B. Atemnot), Kreislauf und Magen-Darm-Trakt (z. B. Übelkeit, Durchfall)
WW	Amphotericin und andere Polyenantibiotika, z. B. Nystatin, Natamycin (deren Wi ↓)
WI	C. ist ein Breitspektrumantimykotikum, ein Azolderivat: Hemmung der Ergosterolsynthese → Anreicherung von 2,4-Methyldihydrolanoserol in Pilzmembran → Membrandurchlässigkeit ↑ → fungistatische Wi, fungizide Wi durch Enzymhemmung innerhalb der Zellen
PK	gute Penetration der verschiedenen Hautschichten, keine nennenswerte systemische Resorption (ca. 2%)
Gr/La	strenge Indikation, Mittel der Wahl / strenge Indikation, Mittel der Wahl
❶	**Spektrum:** *Sensibel:* u. a. Dermatophyten, Hefen, Erythrasma, Malassezia furfur, Sprosspilze, Schimmelpilze, Pityriasis versicolor

Clozapin   TTK: 0,29-0,71 € (25-100 mg) | Kinder > 17 Jahre | Rp.-Pflicht

HN	Ⓓ *p. o.:* **Clozapin** (Generika), **Elcrit**®, **Leponex**® *- alle: 25|50|100 und/oder 200 mg/Tbl.*
	Ⓐ **Lanolept**®, **Leponex**®
	CH **Clopin**® eco, **Leponex**®
Dos	▶ *p. o.:* initial 1–2 × 12,5 mg/d p. o., dann tgl. um 25–50 mg erhöhen

- ▶ *Erhaltungsdosis:* 25–300 (–450) mg/d, möglichst niedrige Dosis wählen!
- ▶ *Maximaldosis:* 600 (–900) mg/d p. o.

Ind therapieresistente akute und chronische schizophrene Psychosen, bei Unverträglichkeit anderer Neuroleptika, medikamenteninduzierte Psychosen im Rahmen einer Parkinsonbehandlung bei Versagen der Standardtherapie

KI Pat., bei denen keine BB-Kontrollen durchgeführt werden können, Erkrankungen des Blutes bzw. der blutbildenden Organe, tox. oder allerg. Agranulozytosen, Granulozytopenien, unkontrollierte Epilepsie, Intoxikation mit zentral dämpfenden Medikamenten/Alkohol, Blasen- und Darmatonie, Ileus, schwere Herz-, Leber- und Niereninsuffizienz, Alter < 16 J.

NW *> 10 %:* Sedierung, Schwindel, Obstipation, Tachykardie, Speichelsekretion ↑
1–10 %: Leukozytopenie, Thrombozytopenie, Krampfschwelle ↓, Myoklonien, Gewicht ↑, EPMS + Akathisie, Visusstörungen, KS, RR ↑↓, Synkopen, EKG-Veränderungen, Delir, Übelkeit und Erbrechen, Appetit ↓, Transaminasen ↑, Harninkontinenz, Harnverhalt, Hyperthermie, Mundtrockenheit, Schweiß- und Temperaturregulationsstörungen
0,1–1 %: Agranulozytose (0,2–0,7 %), malignes neuroleptisches Syndrom

WW myelosuppressive Medikamente, trizyklischer Neuroleptika (Agranulozytose-Risiko ↑); Enzyminduktoren, z. B. Carbamazepin, Phenytoin (Clozapin-Spiegel ↓); Absetzen einer enzyminduzierenden Komedikation (Clozapin-Spiegel ↑); Benzodiazepine und andere Psychopharmaka (Risiko ↑ für Kreislaufkollaps, selten Herz- und Atemstillstand); anticholinerg wirksame Medikamente (gegenseitige Wi ↑); Lithium (zentrale NW ↑, Gefahr eines malignen neuroleptischen Syndroms ↑), Antihypertonika (Wi ↑), Substanzen mit hoher PEB (Wi ↑)

WI C. ist ein atypisches Neuroleptikum: Wi auf D_4- > D_2-, Serotonin-HT_2-, Noradrenalin-, Histamin- und Acetylcholinrezeptoren → anticholinerg, antiadrenerg und sedierend, kaum/keine EPMS

PK Resorption zu 90–95 %, BV 50–60 %, max. Plasmakonzentration nach 2–4 h, Steady-state nach 6–10 d, biphasische HWZ (6 h und 12–25 h), PEB 95 %, nach Metabolisierung Elimination zu 50 % renal und zu 38 % über die Fäzes

Gr/La kontraindiziert, Gr 5, insb. im 1. Trim. (keine Erfahrungen), alternativ Promethazin, Levomepromazin / kontraindiziert, La 4 (keine Erfahrungen)

❗ **Cave:**
Agranulozytose: grippeähnliche Symptome, Fieber, Pharyngitis, Laryngitis, Schleimhautulzerationen, Hautausschläge, Sepsis, Lymphadenitis

Intoxikation:
- ▶ *Klinik:* Somnolenz bis Koma, epileptische Anfälle, Unruhe, ZAS, Hypotension, Tachykardie, Linksherzversagen mit Lungenödem, Ateminsuffizienz, Zyanose, Hyperthermie, Hypokaliämie, Delir, EPS, Mydriasis, Speichelfluss, Hyperreflexie
- ▶ *Therapie:* Magenspülung (wg. anticholinerger Wirkung von Clozapin auch bei länger zurückliegendem Ingestionszeitpunkt sinnvoll) + Aktivkohle + Glaubersalz, bei ZAS Physostigmin (initial bis 6 mg, dann 1–4 mg/h), frühzeitige Intubation und Beatmung, Azidoseausgleich mit $NaHCO_3$, kein Adrenalin

Hinweise:
- ▶ Behandlung darf nur von Ärzten durchgeführt werden, die schriftlich der Herstellerfirma ihr Einverständnis über die Richtlinien der kontrollierten Anwendung gegeben haben (außer bei Hexal und betapharm)

- individuelle Dosisanpassung erforderlich, es sollte immer die niedrigstmögliche Dosis gewählt werden
- bei Engwinkelglaukom u. Prostatavergrößerung sorgfältige Überwachung des Augeninnendrucks

Behandlungskontrollen:
- vor Beginn der Therapie muss ein normaler Leukozytenbefund vorliegen
- regelmäßige BB-Kontrollen (1×/Wo. in den ersten 18 Wo., dann alle 4 Wo.), absetzen bei Leukozyten < 3000/µl oder Neutrophilen < 1500/µl, Diff-BB 2×/Wo. bei Werten gering darüber

Cobalamin = Cyanocobalamin (Vitamin B_{12})

TTK: p.o.: 0,24 €; i.v./i.m.: 0,53 €/Amp. | Kinder > 0 Monate | Rp.-Pflicht

HN	ⓓ *p. o.:* B_{12}**"Ankermann"**® 1000 µg/Drg., 50 µg/20 Trpf. (= 1 ml), B_{12} **Asmedic**® Lsg. 500 µg/ml = 25 Trpf., **Vitamin B_{12}-ratiopharm**® 10 µg/Tbl. *parenteral:* **Ambe**® 2500 µg/Amp., B_{12} (**Generika**, **-Ankermann**® 100 µg/Amp.), **Lophakomp B12**® 1500 µg/ml, **Novirell B Mono**®, **Vitamin B_{12}** (**Generika**, **-Hevert**® forte 3000 µg/Amp., **-ratiopharm**® 100 µg/Amp.) - alle: 1000 µg/Amp.
	Ⓐ **Vitamin B12 "Lannacher"** ®
	ⒸⒽ **Betolvex**®, **Vitarubin**®
Dos	- *akut:* 100 (–1000) µg/d i. m./langsam i. v. für 1–2 Wo., ggf. + 1–5 mg Folsäure/d i. v./i. m., dann
	- *Langzeittherapie:* 200–500 µg/Wo. i. m. bis zur Normalisierung der Anämie, dann
	- *Dauertherapie:* 1×500 µg jeden 3. Mo. oder 1×100 µg/Mo. i. m., langsam i. v. oder s. c.
Ind	Vitamin B_{12}-Mangel mit/ohne zentrale oder periphere Störungen (Enzephalopathie, Myelopathie, sensomotorische PNP), die nicht ernährungsmäßig ausgeglichen werden können; Malabsorptionsstörungen
KI	bekannte Überempfindlichkeit
NW	< 1 %: *parenteral:* sehr selten: Schmerzen, Schwellung am Injektionsort < 0,01 %: *parenteral:* Akne, ekzematöse und urtikarielle Arzneimittel-Reaktionen, anaphylaktische bzw. anaphylaktoide Reaktionen
WW	bisher keine bekannt
WI	Vit. B_{12} hat besonderen Einfluss auf den Stoffwechsel rasch proliferierender Zellen: ein Mangel führt zur Entwicklung einer makrozytären + hyperchromen Anämie, Anisozytose, Thrombopenie, Leukopenie, Hunter Glossitis und neurologischen Symptomen (funikuläre Myelose)
PK	Resorption im Dünndarm nach Bindung an Intrinsic-Factor, dann Bindung an Transcobalamine im Blut, 1–3 % gelangen durch passive Diffusion ins Blut, Speicherung zu 90 % in der Leber, biologische HWZ ca. 1 J., 50–90 % der i. m./i. v. verabreichten Menge werden innerhalb 48 h renal eliminiert
Gr/La	strenge Indikation (keine Erfahrungen) / strenge Indikation (kaum Erfahrungen)
❶	**Hinweise:**
	- zur Resorption ist Intrinsic-Factor aus den Belegzellen des Magens erforderlich → nach Gastrektomie parenterale Verabreichung zwingend notwendig!
	- *Einnahmehinweis:* orale Vit.-B_{12}-Gaben sind nicht zu empfehlen, da deren Resorption nicht gesichert ist

- *Serumspiegel:* 200–900 pg/ml, Tagesbedarf: 2–5 µg, während Schwangerschaft und Stillzeit: 4 µg/d p. o.
- eine Wirksamkeit bei zahlreichen Diagnosen, die nicht direkte Folge eines Vit.-B_{12}-Mangels sind, ist wissenschaftlich nicht bewiesen bzw. nicht vorhanden

Codein – Codeinphosphat (unterliegt der BtMVV)
TTK: 0,64-1,26 € (30-50 mg Tbl.); 2,80-5,60 € (200-400 mg) | Kinder > 1 Jahr | Rp.-Pflicht

HN	Ⓓ	*p. o.:* **Bronchicum Mono Codein®** 24 ml/ml Trpf., **Codeinum phosphoricum Compretten®** 30|50 mg/Tbl., **Codeinsaft von ct®** 5 mg/5 ml, **Codeintropfen von ct®** 1 mg/Trpf., **Codeintropfen Hexal®** 17 mg/g, **Codicaps Mono®** 30 mg/Kps., Kindersaft 10 mg/5 ml, **Codicompren ret.®** 50 mg/Tbl., **Codi Opt®** 56 mg/Tbl., **Codipertussin®** 30 |50 mg/Tbl., **Optipect®** Kodein Forte Trpf. 20 mg/ml, **Tryasol®** Lsg. 2,5 mg/ml, 22,1 mg/30 Trpf., **Tussoret®** 30 mg/Tbl.
	Ⓐ	**Codipertussin®**, **Resyl®**
	ⒸⒽ	**Codein Knoll®**, **Makatussin®**

Dos	- *Husten:* 30 mg Trpf./Saft z.N. p. o. oder 3 × 10–20 mg/d p. o. - *Schmerzen (in Komb. mit nicht-opioiden Analgetika):* 50–100 mg alle 4 h p. o.; *Maximaldosis:* 300 mg/d - *Substitution:* bis zu 20 × 30 mg/d p. o. - *Kinder > 12 J.:* 30 mg, *> 3 J.:* 15 mg, *> 1 J.:* 7,5–15 mg jeweils als 3–4 ED/d p. o. oder 3–4 × 0,5 mg/kg KG/d p. o.; *Maximaldosis, 2–6 J.:* 28 mg/d, *6–12 J.:* 56 mg/d, *ab 12 J.:* 184 mg/d
Ind	als Antitussivum, Reizhusten, Begleitstoff bei Analgetika zur Wirkungsverstärkung, Substitution bei Heroinabhängigkeit
KI	akuter Asthmaanfall, Ateminsuffizienz, supraventrikuläre Arrhythmien, erhöhter intrakranieller Druck, Kinder < 1 J.
NW	*> 10 %:* Übelkeit, Erbrechen (insb. initial), Schließmuskeltonuserhöhung (Magen, Harnblase, Gallengang), Obstipation, KS, Somnolenz *< 1 %:* Kurzatmigkeit, Mundtrockenheit, Schlafstörungen, Ohrgeräusche, allerg. Reaktionen, Hautreaktionen, schwere Allergien (sehr selten) *o.A.:* visuomotorische Koordination und Sehleistung ↓, Euphorie, Ataxie, Atemdepression, Muskeltonus glatter Muskulatur ↑ (> 60 mg), Synkopen, Lungenödeme, RR ↓
WW	zentral dämpfende Medikamente (Wi ↑)
WI	C. ist ein schwaches Opioid, Wi wie Morphin, jedoch sehr viel schwächer; stärkerer antitussiver Effekt; gering sedierend und obstipierend; analgetische Wi nach Metabolisierung zu Morphin
PK	BV 40–60 %, max. Plasmakonzentration nach 1–2 h, HWZ 2–3 h, Wirkungsdauer 4–6 h, hepatische Metabolisierung, zu 5–20 % Demethylierung in Morphin
Gr/La	strenge Indikation im 1. Trim., kontraindiziert kurz vor der Geburt, Mittel der 2. Wahl, alternativ Paracetamol / strenge Indikation
❗	**Cave:** Sekretverhalt bei produktivem Husten, Komb. mit Mukolytika nicht sinnvoll! **Intoxikation:** s. Morphin **Hinweise:** - bei oraler Einnahme als Antitussivum praktisch keine Suchtentstehung - Vorsicht bei Pat. mit COPD und/oder Asthma bronchiale (Atemantrieb ↓)

Colchizin TTK: 0,49 € (0,5 mg Drg.); 23,80 € (100 ml Lsg.) | Rp.-Pflicht

HN Ⓓ *p.o.:* **Colchicum dispert**® 0,5 mg/Drg., **Colchysat**® Bürger 1 mg/50 Trpf. = 1 ml
Ⓐ Colchicin "Agepha"

Dos
- *akuter Gichtanfall:* für 4 h jede h 1 mg, dann alle 2 h 0,5–1 mg p. o., am 2. d 3 × 1,5 mg/d, ab 3. d 3 × 0,5 mg/d p. o.
- *chronische Myokarditis:* 1 mg/d p. o.
- *Maximaldosis:* 8 mg/d

Ind akuter Gichtanfall (3 rd-line), *off lable use:* chronische Myokarditis

KI Niereninsuffizienz, BB-Veränderungen (Anämie), GIT-Erkrankungen, Lebererkrankungen, Kreislaufstörungen, Kinder und Jugendliche

NW *> 10 %:* Diarrhoe (in bis zu 80 %)
1–10 %: Übelkeit und Erbrechen, Bauchschmerzen, zentralnervöse Effekte (Myelotoxizität, Benommenheit)
0,1–1 %: Haarausfall, hämolytische oder aplastische Anämie, Agranulozytose, Myoneuropathie, Muskelschwäche, Nierenschäden (nach toxischer Dosierung), allerg. Reaktionen

WW Ciclosporin A: Colchizin ist ein Substrat für Multi-Drug-Resistance-(MDR-)Modulatoren wie Ciclosporin A; in Kombination Hemmung der Entfernung von Colchizin aus den Zellen (→ Myopathien), reversibel nach Dosisreduktion oder Absetzen beider Medikamente

WI C. ist ein Alkaloid aus Colchicum autumnale (Herbstzeitlose), hochwirksames Mitosegift → Beeinflussung der Funktionstüchtigkeit zellulärer Proteine → Leukozyten-/Phagozytenbeweglichkeit ↓ → geringere Phagozytose von Harnsäurekristallen (Hemmung der entzündlichen Reaktion auf Kristalle) und geringere Senkung des Gewebe-pH

PK rasche Resorption, max. Plasmaspiegel nach 2 h, Wi-Beginn nach ca. 12 h, Wi-Maximum nach ca. 48 h, HWZ ca. 1 h, hepatische Metabolisierung (hepatischer Kreislauf) und renale Elimination

Gr/La kontraindiziert, Mittel der Wahl Ibuprofen / kontraindiziert, Mittel der Wahl zur Intervalltherapie Probenecid, akuter Gichtanfall Ibuprofen

❶ **Intoxikation:**
- *Klinik (Phase I):* nach 1–12 h Erbrechen, Tenesmen, Meteorismus, wässrigblutige Diarrhoe, Exsikkose
- *Klinik (Phase II):* nach 24–72 h Somnolenz bis Koma, epileptische Anfälle, Hypotension, hypovolämischer oder kardiotoxischer Schock, HRST, Atemstillstand, Lungenödem, pulmonale Infiltrate, Meläna, Leberfunktionsstörung, ANV, Panzytopenie, Hyperthermie, metabolische Azidose, Hypokaliämie, Hyponatriämie, Verbrauchskoagulopathie
- *Therapie:* Magenspülung + wiederholte Gabe von Aktivkohle + Natrium sulfuricum, bei Hypotension Volumensubstitution und ggf. Katecholamine, frühzeitige Intubation (Beatmung mit PEEP), Azidoseausgleich mit $NaHCO_3$, Heparin (500–700 I.E.) zur Verbrauchskoagulopathieprophylaxe, ggf. Filgastrim [G-CSF], Infektschutz

Hinweise:
C. wirkt nicht spezifisch gegen den Schmerz und senkt nicht den Harnsäurespiegel (Mittel der 1. Wahl bei akutem Gichtanfall NSAR)!
Behandlungskontrollen:
regelmäßige BB-Kontrollen (Risiko der Agranulozytose)

Colecalciferol (Vitamin D₃)

TTK: p.o.: 0,07-0,35 € (400-20.000 I.E./ml); i.m.: 3,21 € (100.000 I.E.) | Kinder > 0 Monate | Rp.-Pflicht

HN	Ⓓ *p. o.:* **Dedrei**® 1000 I.E./Drg., **Dekristol**® 400 I.E./Tbl. (= 0,01 mg), 20000 I.E./ Kps. (= 0,5 mg), 5400 I.E./ml Lsg. (= 0,135 mg), **Ospur**® **D₃** 1000 I.E./ Tbl., **Vigantoletten**® 500|1000 I.E./Tbl. (= 0,0125|0,025 mg), **Vigantol**® Öl-Trpf. 20000 I.E./ml = 30 Trpf., **Vitamin D₃-Hevert**® 1000 I.E./Tbl. *parenteral (i. m.):* **D 3-Vicotrat**® 100.000 I.E./1 ml Amp. (= 2,5 mg) Ⓐ **Oleovit D 3**®, **Vi-De 3**® Ⓒ**H** **Vi-De 3**®, **Vitamin D₃** (**Generika**)
Dos	▶ *Rachitisprophylaxe:* 400–500 I.E./d (= 0,01 mg) p.o. bis 1. (–2.) Lj., bei Frühgeborenen 800–1000 I.E./d (= 0,02 mg) p. o. ▶ *Rachitisbehandlung:* 5000–10000 I.E./d über 1 Wo., dann 5000 I.E./d p.o. über 6 Wo., dann 200–5000 I.E./d über mehrere Mo. in Komb. mit Kalziumgabe ▶ *Osteomalaziebehandlung:* initial mit 10000 I.E./d (= 0,25 mg) p. o., nach 3–4 Wo. reduzieren auf 1000 I.E./d (= 0,025 mg) p. o. ▶ *Hypoparathyreoidismus:* 10.000 bis max. 200.000 I.E./d (= 0,25–5 mg), Dosierung nach Kalziumspiegel (Ziel: Ca²⁺-Serumspiegel 2,3–2,5 mmol/l) ▶ *unter Kortisontherapie:* 1000 I.E./d (= 0,025 mg) p. o.
Ind	Vit.-D-Mangel-Rachitis (Therapie + Prophylaxe), Hypoparathyreoidismus, Osteomalazie, metabolische Osteopathien, steroidinduzierte Osteoporose
KI	Hyperkalzämie, schwere Niereninsuffizienz, Nierensteinanamnese, primärer Hyperparathyreoidismus, Knochenmetastasen, Sarkoidose
NW	< 1 %: Überempfindlichkeitsreaktionen *o.A.:* Hyperkalzämie → HRST, Übelkeit und Erbrechen, Vigilanzstörungen, Nierenversagen, Kalzinose, psychotische Symptome
WW	Thiazide (Gefahr der Hyperkalzämie ↑); Phenobarbital und Phenytoin (fördern Abbau von Vitamin D₃, Auslösung einer Rachitis oder Osteomalazie möglich); Herzglykoside (HRST)
WI	Metabolisierung in der Leber zu Calcefediol, dann in der Niere zu Calcitriol (biologisch aktive Form) → Förderung der Ca²⁺-Resorption aus dem GIT, Hemmung der renalen Exkretion von Ca²⁺ und der Ca²⁺-Freisetzung (Osteoklastentätigkeit ↑) aus dem Knochen, Phosphatspiegel ↑
PK	HWZ 9–25 h, Metabolit 19 d, hepatischer Abbau, Elimination überwiegend über die Fäzes
Gr/La	strenge Indikation, überhöhte Dosis kontraindiziert / keine Hinweise auf unerwünschte NW (Muttermilchübertritt)
❗	**Intoxikation:** ▶ *Klinik:* bei Überdosierungen (Erw.: 100.000 I.E./d über 1–2 Mo., Kinder: 20.000–40.000 I.E./d) zunächst Ca²⁺-Spiegelanstieg, später Übelkeit und Erbrechen, KS, Gelenkschmerzen, Muskelschwäche, psychiatrische Symptome, Ca²⁺-Ablagerung in Gefäßen und Niere, ANV (hyperkalzämische Krise) ▶ *Therapie:* forcierte Diurese mit Furosemid, Kortikoide (50–250 mg Prednisolon i. v., 40–60 mg p. o., s. Prednisolon/Prednison), Calcitonin (ca. 500 I.E./d) und/oder Mithramycin (25 µg/kg KG/D), ggf. auch Hämodialyse mit kalziumfreiem Dialysat **Hinweise:** ▶ *sinnvolle Kombinationspräparate:* mit Calciumcarbonat = **Calcium-D₃** (Generika) ▶ mit Vitamin D₃ werden die körpereigenen Mechanismen für eine Steigerung des Ca²⁺-Spiegels in Gang gesetzt

▶ zur Prophylaxe einer Vit. D-Mangel-Rachitis sollten alle Säuglinge und Kleinkinder < 1 (–2) J. behandelt werden, da körpereigene Synthese < 1 (–2) J. infolge reduzierter UV-Absorption in der Regel unzureichend

Colestyramin   TTK: 0,65-3,90 € (4-28 mg) | Kinder > 0 Monate | Rp.-Pflicht

HN Ⓓ *p. o.:* **Colestyr-CT**®, **Colestyramin** (**Generika**), **Lipocol-Merz**® Kautbl. 2 g/Tbl., **Quantalan**®, **Questran**®, **Vasosan**® P/S Granulat
- *alle: 4 g/Beutel*
Ⓐ **Quantalan**®
Ⓒ**H** **Ipocol**®, **Quantalan**®

Dos ▶ *Hypercholesterinämie:* am 1. d 4 g, am 2. d 8 g, am 3. d 12 g, dann 8–24 g/d als Richtdosis
▶ *Intoxikation:* 3 × 4 g/d p. o. für 3–5 d
▶ *Kinder > 7½ J.:* 6–18 g/d, *> ½ J.:* 4–8 g/d, jeweils auf 3 ED/d pro Mahlzeit verteilen

Ind Hypercholesterinämie (bes. mit erhöhter LDL-Fraktion); Intoxikation mit tri- und tetrazyklischen Antidepressiva, Barbituraten, Herzglykosiden, Phenytoin u. a. Wirkstoffen, die dem enterohepatischen Kreislauf unterliegen

KI Gallengangsverschluss, Darmverschluss, hereditäre Fruktoseintoleranz, Glukose-Galaktose-Malabsorbtion, Saccharase-Isomaltase-Mangel

NW *o.A.:* Sodbrennen, Übelkeit, Meteorismus, Obstipation, erhöhte Blutungsneigung (Störung der Resorption fettlöslicher Vitamine → Vit. K-Mangel), AP und Transaminasen ↑

WW Phenobarbital, orale Antikoagulanzien, Sotalol, Thyroxin, Digitoxin, Hydrochlorothiazid, fettlösliche Vitamine (deren Resorption ↓)

WI basisches Anionenaustauscherharz, wird nicht resorbiert → Bindung von Gallensäuren im Darm mit Unterbrechung des enterohepatischen Kreislaufs, Gallensäurenverlust → Cholesterinspiegel im Serum ↓ (LDL ↓ um 20–30%, HDL ↑), Triglyzeridfraktion nicht beeinflusst

PK keine Resorption aus GIT, Wi-Beginn nach 4–7 d, Wi-Maximum nach 4 Wo.

Gr/La strenge Indikation wegen Resorptionsstörung fettlöslicher Vitamine / unbedenklich, kein Muttermilchübertritt

❗ **Hinweise:**
▶ zu Beginn der Therapie Anstieg der Triglyzeride möglich
▶ keine weiteren Medikamente 1 h vor und 4–6 h nach Colestyramineinnahme (verminderte Resorption)

Stu LRC-Studie

Cotrimoxazol (Trimethoprim-Sulfamethoxazol = T/S)
TTK: p.o.: 0,55-0,70 € (1-2 Tbl.); i.v.: 2,90-5,80 € (1-2 Amp.) | Kinder > 6 Monate | Rp.-Pflicht

HN Ⓓ *p. o.:* **Cotrim** (**Generika**), **Co Trimoxazol**®, **Cotrimazol AL**®, **Eusaprim**®, **Kepinol**® **T/S** 20/80 mg/Tbl., **Sigaprim**®
- *alle: (T/S = 1:5) 80/400 mg/Tbl., forte 160/800 mg/Tbl., Sirup E 80/400 mg/5 ml, Sirup K 40/200 mg/5 ml*
i. v.: **Cotrim-ratiopharm**® (T/S = 1:5) 80/400 mg/Amp. à 5 ml
Trimethoprim: Infectotrimet® 50|100|150|200 mg/Tbl., 50|100 mg/5 ml Saft
Ⓐ **Bactrim**®, **Cotribene**®, **Eusaprim**®, **Oecotrim**®
Ⓒ**H** **Bactrim**®, **Cotrim**®, **Escoprim**®, **Lagatrim**®, **Nopil**®

C

Dos
- *akut:* 2 × 1–2 Amp. i. v. für 7–10 d je als Kurzinfusion (1 Amp. in 125 ml Inf.-Lsg.)
- *p. o.:* 2 × 1 Tbl. forte (160/800)/d oder 2 × 10 ml Sirup/d
- *HWI:* 2 × 1 Tbl. forte für 7–10 d
  - *unkomplizierter HWI (Stoßtherapie):* 1 × 3 Tbl. forte (Einmaldosistherapie)
  - *Prophylaxe bei rez. HWI:* 1 Tbl. (80/400 mg)/d abends p. o.
  - *Trimethoprim:* 2 × 150–200 mg/d p. o.
- *Pneumocystis carinii-Pneumonie:* (T/S) 20/100 mg/kg KG/d für 14–21 d
- *Prophylaxe (Pneumocystis-carinii-Pneumonie/Toxoplasmose):* 1 × 1 Tbl./d p. o. oder 3 × 1 Tbl. forte/Wo. p. o.
- *Niereninsuffizienz:* Dosisreduktion (Kreatininclearance > 30 ml/min Standarddosis; bei 15–30 ml/min Reduktion auf × Standarddosis; bei < 15 ml/min nicht anwenden), s. Tabelle 2
- *Kinder:*
  - *Standarddosis > 7½ J.:* 2 × 10 ml/d, *> 1 J.:* 2 × 5 ml/d, *> ½ J.:* 2 × 2,5 ml/d Kinder-Sirup p. o. (5–8 mg/kg KG/d verteilt auf 2 ED/d)
  - *Rezidivprophylaxe bei HWI > 7½ J.:* 1 × 6 ml/d, *> 1 J.:* 1 × 4 ml/d, *> ½ J.:* 1 × 2 ml/d Kinder-Sirup p. o. (1–2 mg/kg KG/d in 1 ED/d)
  - *Trimethoprim: Kinder < 12 J.:* 2 × 3 mg/kg KG/d p. o., zur Prophylaxe 1 × 2 mg/kg KG/d p. o.

Ind Infektionen von: obere und untere Atemwege, Nieren, ableitende Harnwege (HWI), GIT-Trakt, HNO-Bereich, Genitaltrakt; septische Salmonellenenteritis, Pneumocystis-carinii-Pneumonie, Nocardiose, Brucellose, Toxoplasmose-Enzephalitis

KI BB-Veränderungen (u. a. Thrombozytopenie, Granulozytopenie, megaloblastäre Anämie, Hb-Anomalie [Köln/Zürich]), Nierenfunktionsstörung (Kreatininclearance < 15 ml/min), schwere Leberinsuffizienz, akute Porphyrie, Früh- und Neugeborene mit Hyperbilirubinämie, Osteomyelitis, Glukose-6-Phosphat-Dehydrogenasemangel, Erythema exsudativum multiforme (auch in der Anamnese)

NW **Cotrimoxazol:**
1–10 %: GIT-Symptome (ca. 3,3 %: epigastrische Schmerzen, Appetitlosigkeit, Übelkeit, Erbrechen, Diarrhoe), Glossitis, Gingivitis, abnormer Geschmack, Stomatitis, allerg. Hautreaktionen (ca. 3,5 % Exantheme), Purpura, Photodermatose, Medikamentenfieber, Erythema nodosum, Pruritus, Gelenkschmerzen, KS
< 1 %: Stevens-Johnson-Syndrom, Lyell-Syndrom, exfoliative Dermatitis, cholestatische Hepatose, K$^+$ ↓, Tinnitus, Candida-Befall
Trimetoprim:
o.A.: K$^+$ ↑, Blutbildveränderungen (Thrombozytopenie, Neutropenie, Leukozytopenie, megaloblastäre Anämie, Methämoglobinämie), Fieber, aseptische Meningitis, Transaminasen ↑, Bilirubin ↑, Kreatinin ↑, Harnstoff ↑
> 1 %: makulopapuläre und morbilliforme Exantheme mit Pruritus, GIT-Beschwerden

WW myelosuppressive oder myelotoxische Substanzen (Gefahr einer Knochenmarkaplasie ↑); Antikoagulanzien, orale Antidiabetika (Sulfonylharnstoffe), Diphenylhydantoin, Phenytoin, Methotrexat, i. v. verabreichte Barbiturate wie Thiopental (deren Wi ↑); Probenecid, Indometacin, Phenylbutazon, Salicylate, Sulfinpyrazon (Wirkungsverstärkung der Sulfonamide); Antazida (Resorption von C. ↓); Benzocain, Procain, Tetracain (Wirkungsantagonisierung von Sulfonamiden); Digoxin (Digoxinspiegel ↑); p-Aminosalicylsäure, Barbitura-

	te, Primidon (Trimethoprimtoxizität ↑); Ciclosporin (Nephrotoxizität ↑), Zidovudine, Lamivudine (deren renale Clearance ↓); viele weitere WW → s. FI
WI	Trimethoprim ist ein Folsäurereduktasehemmstoff, Sulfamethoxazol ein mittellang wirksames Sulfonamid: in Kombination wirken die beiden Substanzen bakterizid durch Blockade an zwei verschiedenen Stellen der Biosynthese der Tetrahydrofolsäure bei Mikroorganismen
PK	rasche Resorption, BV ca. 100%, max. Plasmaspiegel nach p.o.-Gabe nach 2–4 h, HWZ 11 h bzw. 9 h, PEB [T/S] 65%/40%, gut liquor- und plazentagängig, hepatischer Metabolismus (Metabolisierungsgrad T/S = 20%/40%), renale Elimination der Metabolite
Gr/La	strenge Indikation, Mittel der 2. Wahl, alternativ Cephalosporine / strenge Indikation, alternativ Nitrofurantoin, Sulfonamide

❶ Cave:
nie unverdünnt i.v. applizieren (Thrombophlebitis!) und **immer** direkt zubereiten! Verdünnungsverhältnis von 1 ml Ampullenlösung auf 25–30 ml Infusionslösung

Intoxikation:
- *Klinik:* Oligo-/Anurie, Übelkeit und Erbrechen, Diarrhoe, KS, Schwindel, transitorische Myopie, Methämoglobin- und Sulfhämoglobinbildung
- *Therapie:* rasche Elimination (Magenspülung, forcierte Diurese), NaHCO$_3$ p.o., Toluidinblau 2 (–4) mg/kg KG i.v. (oder 10 ml i.v. bzw. i.m.) → Beseitigung der Ferrihämoglobine, ggf. Hämodialyse, Folsäuregabe

Hinweise:
- max. Plasmaspiegel p.o. entsprechen nahezu denen nach i.m. oder i.v.-Gabe
- Ampullen enthalten 12,9 Vol % Alkohol
- NW häufig bei älteren Patienten (> 60 J.)

Behandlungskontrollen:
regelmäßig BB-, Transaminasen- und Kreatininkontrollen

Spektrum:
Sensibel: Gram-positive und Gram-negative Erreger, u.a. Actinomyces, Clostridium perfringens, Corynebakterien, Listerien, Nocardia, Brucellen, Staphylokokken, Streptokokken, Bordetella, Chlamydien, E. coli, Haemophilus, Klebsiellen, Neisserien, Proteus, Salmonellen, Shigellen, Pneumocystis carinii
resistent: Pseudomonas aeruginosa, Bacteroides-Spezies, Spirochäten, Mykobakterien, Rickettsien, Mykoplasmen, β-hämolysierenden Streptokokken der Gruppe A (z.B. Tonsillitis)
unsicher: Enterokokken

Cromoglicinsäure (Dinatriumcromoglykat, DNCG)

TTK: inhalativ: 1,60 € (4 Inhal.),154,- € (1 Dosieraeosol); lokal: 5-6,- € (10 ml Trpf.), ca. 7,- € (15 ml Nasenspray); p.o.: 0,62- 0,70 € | Kinder > 3 Jahre | Rp.-Pflicht

HN	Ⓓ inhalativ: **Allergocrom**®, **Cromo** (**Generika**), **DNCG** (**Generika**), **Intal**®, **Paediacrom**®, **Vividrin**® *- alle: Dosieraeosol 1 mg/Hub, Inhalationslsg. 20 mg/2 ml* *lokal, Augen:* **Allergocrom**®, **Allergo Comod**®, **Cromo** (**Generika**), **Cromoglicin Heumann**®, **Crom Ophtal**®, **DNCG** (**Generika**), **Dispacromil**®, **Vividrin**® Antiallerg. *- alle: 20 mg/ml Augentrpf.* *lokal, Nase:* **Allergo Comod**®, **Allergocrom**®, **Cromo** (**Generika**), **Cromoglicin Heumann**®, **Crom Ophtal**®, **DNCG** (**Generika**), **Lomupren**®, **Siozwo Allerg Nasenspray**®, **Vividrin**® *- alle: Nasenspray* *p. o.:* **Allergoval**® 100 mg/Kps., **Colimune**® 100|200 mg/Granulat-Btl., **Cromo-CT**® 100 mg/Kps., **DNCG oral Pädia**® 100 mg/Kps., **Pentatop**® 100 mg/Kps., 100|200 mg/Granulat-Btl. Ⓐ **Allergo-COMOD**®, **Cromoglin**®, **Intal**®, **Lomusol**®, **Vividrin**® ⒸⒽ **Allergo-COMOD**®, **Cromabak**®, **Cromodyn**®, **Cromosol**®, **Lomudal**®, **Lomusol**®, **Nalcrom**®, **Opticrom**®
Dos	▸ *Inhalationslösung:* 4 × 1 Inhalation/d ▸ Dosieraeosol: 4 × 2 Hübe/d ▸ *Nasenspray:* 4 × 1 Sprühstoß/d in jedes Ostium ▸ *Augentropfen:* 4 × 1 Trpf./d in den Bindehautsack bds. ▸ *p.o. (Nahrungsmittelallergien):* 4 × 2 Kps. × 100 mg, Kinder (2–14 J.): 4 × 1 Kps. × 100 mg
Ind	Dauertherapie bei allerg. Asthma bronchiale, allerg. Rhinitis und Konjunktivitis, präventive Behandlung von Nahrungsmittelallergien (p. o.)
KI	Kinder < 3 Mo.; *bei Granulat (enthält Saccharose):* hereditäre Fruktoseintoleranz, Glukose-Galaktose-Malabsorption, Saccharose-Isomaltase-Malabsorption
NW	*1–10 %: inhalativ:* Husten bis Reflexbronchokonstriktion, Dermatitis, Myositis, Gastroenteritis; *nasal:* leichte nasale Reizerscheinungen *< 1 %: inhalativ:* Hautexantheme, eosinophile Pneumonien (sehr selten), Bronchokonstriktion (sehr selten); *nasal:* KS, Geschmacksirritationen; *intraokulär:* Augenbrennen, Fremdkörpergefühl, Chemosis (Ödeme der Bulbusbindehaut), Hyperämie
WW	bisher keine bekannt
WI	Mastzellstabilisator durch Degranulationsinhibition → Hemmung der Freisetzung von Entzündungsmediatoren (Sofort- und Spätreaktion)
PK	nach Inhalation gelangen 8 % der applizierten Menge in die Atemwege, max. Plasmaspiegel nach 15–20 min, HWZ 50–100 min nach Inhalation, PEB 60–80 %
Gr/La	strenge Indikation im 1. Trim., Gr 1, Mittel der Wahl / strenge Indikation, La 2, Anwendung möglich
❗	**Hinweise:** ▸ *sinnvolle Kombinationspräparate bei allergischem Asthma: -* • mit Fenoterol = **Ditec**® Dosieraerosol • mit Reproterol = **Aarane**® N, **Allergospasmin**® N Dosieraerosol

- **nicht** zur Akuttherapie geeignet, da keine bronchospasmolytische Wi, volle Wi erst nach 2–4 Wo.
- bei Nahrungsmittelallergien steht Allergenkarenz immer im Vordergrund

Tipps:
Kombination mit β-Sympathomimetika und inhalativen Steroiden zur Asthmatherapie sinnvoll

Cyclophosphamid
TTK: p.o.: 0,41–0,50 € (50 mg); i.v.: 5–11,- € (200-500 mg) | Kinder > 0 Monate | Rp.-Pflicht

HN	ⓓ *p. o.:* **Endoxan**® 50 mg/Drg. *i. v.:* **Endoxan**® 100|200|500|1000 mg/Inj.-Fl. Ⓐ **Endoxan**® ⓒⒽ **Endoxan**®
Dos	Dosierung nach dem jeweiligen aktuellen onkologischen Therapieprotokoll, s. FI: ▸ *i. v. Dauertherapie:* 3–6 mg/kg KG/d (120–240 mg/m² KO) über 0,5 bis 2 h ▸ *Intervalltherapie:* 10 bis 15 mg/kg KG (400–600 mg/m² KO) in Abständen von 2–5 d über 0,5 bis 2 h i. v. ▸ *Hochdosis-Intervalltherapie:* 20–40 mg/kg KG (800 bis 1600 mg/m² KO) in Abständen von 21–28 d über 0,5 bis 2 h i. v. ▸ *p. o. Dauertherapie:* 50–200 mg/d ▸ *bei Leberinsuffizienz* (Serumbilirubinwert 3,1–5 mg/100 ml): Dosisreduktion um 25 % ▸ *bei Niereninsuffizienz* (glomeruläre Filtrationsrate < 10 ml/min): Dosisreduktion um 50 %, s. Tabelle 2
Ind	akute und chron. lymphatische Leukämie, Plasmozytom, Lymphome, Hoden-, Mamma-, Ovarial- und kleinzelliges Bronchialkarzinom, Ewing-Sarkom, Neuroblastom, Osteosarkom, Lupus erythematodes, Vaskulitiden, PNP bei Vaskulitis, CIDP, rheumatoide Arthritis, bedrohlich verlaufende Autoimmunerkrankungen (Lupus Nephritis, M. Wegener), Immunsuppression bei Organ- und Knochenmarktransplantation *Kinder:* Rhabdomyosarkom
KI	schwere Beeinträchtigung der Knochenmarkfunktion (insbesondere bei zytostatisch und/oder strahlentherapeutisch vorbehandelten Patienten), Blasenentzündung (Zystitis), Harnabflussbehinderungen, floride Infektionen
NW	*> 10 %:* Myelosuppression (v. a. Leukopenie, max. nach 1–2 Wo.), sek. z. T. lebensbedrohliche Infektionen, Übelkeit, Erbrechen, hämorrhagische Zystitis (in 15 % durch tox. Abbauprodukte), Mikro-/Makrohämaturie, rev. Haarausfall (40–60 %) *< 1 %:* Leberfunktion ↓, Transaminasen ↑, AP ↑, Bilirubin ↑, Veno-occlusive disease (VOD), Anorexie, Diarrhoe, Obstipation, Mukositis, Nierenschädigung, Ovulationsstörungen (z. T. irreversibel mit Amenorrhoe) *o.A.:* kardiotoxische NW, Risiko der Zweittumorbildung ↑ (v. a. akute Leukämien, Blasenkarzinom), kutane Pigmentveränderungen, Spermatogenesestörung (bis Azoospermie, anhaltende Oligospermie), Syndrom der inadäquaten ADH-Sekretion, Haut- und Schleimhautentzündungen, allerg. Reaktionen, rev. Verschwommensehen, Schwindelanfälle *parenterale Applikation:* Reizungen an der Injektionsstelle, Thromboembolien, DIC
WW	Antidiabetika (BZ ↓); Allopurinol, Hydrochlorothiazid (Knochenmarkstoxizität ↑); Phenobarbital, Phenytoin, Benzodiazepine, Chloralhydrat (Induktion mikrosomaler Leberenzyme möglich); depolarisierende Muskelrelaxanzien

(Verlängerung der Apnoephasen); Chloramphenicol (dessen HWZ ↑); Anthracycline und Pentostatin (Kardiotoxizität ↑); Grapefruits (Cyclophosphamid-Wi ↓)

WI C. ist ein Zytostatikum aus der Gruppe der Oxazaphosphorine: Wirkung durch Hemmung der Mitose (Strangbrüche und Vernetzungen der DNS-Stränge bzw. DNS-Proteinvernetzungen („cross-links") durch Alkylierung) rasch proliferierender Zellen (insbes. Lymphozyten) durch Proteinquervernetzung (die zytotoxische Wirkung ist nicht zellzyklusphasenspezifisch, aber zellzyklusspezifisch), Hemmung der AK-Synthese (IgM), damit Hemmung der primären und sekundären Immunantwort

PK BV 74%, HWZ 4–8 h, Wirkungseintritt nach 1–2 Wo., 30% unverändert in 24 h ausgeschieden, keine Penetration der Blut-Hirn-Schranke

Gr/La kontraindiziert, insb. im 1. Trim., ggf. Schwangerschaftsunterbrechung, 2.+3. Trim. Risikoaufklärung / kontraindiziert, abstillen erforderlich

❶ Pädiatrische Zulassung:
strenge Risiko-Nutzen-Abwägung

Hinweise:
- Wi erst nach ca. 2 Wo., Kontrolle durch spezifische humorale AK (BKS, Ig, α_2-Globuline), Dosisreduktion nach krankheitsspezifischen Markern (BKS, Ig, α_2-Globuline)
- Ziel der Dauertherapie: zur Immunsuppression Senkung der Lymphozyten auf die Hälfte des Ausgangswertes oder der Leukozyten auf 3000–4000/µl
- Gabe von Mesna (**Uromitexan**® 400–600 mg p.o. oder i.v.) kann Schleimhautschäden vorbeugen
- bei Männern vor der Behandlung Aufklärung über Spermakonservierung bei Kinderwunsch

Behandlungskontrollen:
Laborkontrollen: regelmäßig BB, Transaminasen und AP (Leukozytenzahl nicht < 3000/µl, Neutrophile nicht < 1000–1500/µl)

Stu ICON2-Studie

Cyproteronacetat TTK: p.o.: 2,44-7,32 € (100-300 mg); i.m.: 19,- € (300 Amp.) | Rp.-Pflicht

HN Ⓓ *p.o.:* **Androcur**® 10 mg/Tbl., **Cyproteronacetat** (**Generika, -dura**® 100 mg) - *alle:* 50 mg/Tbl.
parenteral: **Androcur**® 300 mg/3 ml Depot-Amp.
Ⓐ **Alisma**®, **Androcur**®, **Androdiane**®, **Bellgyn**®, **Glimen**®, **Dimane**®, **Femogyn**®, **Midane**®, **Minerva**®, **Periactin**®, **Xylia**®
CH **Adrobas**®, **Androcur**®

Dos
- *p.o. Männer/Frauen:* 2×50 (–100) mg/d (je nach Indikation und Geschlecht unterschiedliche Dosis, s. FI)
p.o. Frauen: 1×10 mg/d (1.–15.Tag einer Komb.-Behandlung zu **Diane**®-35)
- *i.m.:* 1–2×300 mg alle 10–14 d
- *Prostatakarzinom:* 2–3×100 mg/d p.o. oder 1×300 mg/Wo. i.m.

Ind
- *bei Männern:* gesteigerter Sexualtrieb, inoperables Prostatakarzinom
- *bei Frauen:* hochgradiger Hirsutismus, Seborrhö und schwere Akneformen, androgene Alopezie; *off-label-use:* polyzystische Ovarien

KI schwere Depressionen, schwerer Diabetes mellitus, schwere Lebererkrankungen, bekannte Thrombembolien, vorausgegangener idiopathischer Schwangerschaftsikterus oder schwerer Schwangerschaftspruritus, Sichelzellanämie, Kinder und Jugendliche vor Abschluss der Pubertät

NW *> 10 %:* Magenbeschwerden, Übelkeit, Schwindel, KS, Müdigkeit, depressive Verstimmung, Unruhezustände, Libido ↓, Impotenz, beim Mann Gynäkomastie (+ starke Berührungsempfindlichkeit der Brustwarzen)
< 1 %: bei der Frau: irreguläre gynäkologische Blutungen, thromboembolische Ereignisse
o.A.: Hautreaktionen und Veränderungen der Haarstruktur, Muskelschwäche
bei Männern: Spermatogenese ↓, Ejakulatmenge ↓
bei Frauen: Schmerzen, Spannungsgefühl oder Vergrößerung der Brüste

WW Veränderung der Glukosetoleranz bei Diabetes mellitus

Wi Steroidhormon mit antiandrogener und gestagener Wi (Hormonantagonist) → reversible Dämpfung der Triebkräfte, Hemmung der hypophysären Gonadotropinaktivität über die gestagene Wi

PK BV 10 %, HWZ ca. 50 h, hepatische Metabolisierung, Elimination: 35 % renal, 65 % über den Stuhl, ca. 2 Wo. nach Absetzen kann kein Wirkstoff mehr nachgewiesen werden

Gr/La kontraindiziert, Gr 10 / kontraindiziert, La 2

❶ Hinweise:
- da das Wachstum des Prostatakarzinoms androgenabhängig ist, wirkt es bei dieser Indikation direkt am Zielorgan als Antagonist
- bei gebärfähigen Frauen Konzeptionsschutz durchführen

Behandlungskontrollen:
BB, Leber- und BZ-Werte kontrollieren

Cytarabin (CAR/Ara-C) TTK: 7-16,80 € (100 mg) | Kinder > 0 Monate | Rp.-Pflicht

HN Ⓓ *i. v.:* **Alexan®** 100 mg/5 ml|1000 mg/20 ml Inj.-Fl.,
Ara-cell® 40 mg/2 ml|100 mg/5 ml|1000 mg/20 ml|4000 mg/80 ml|10 g/ 100 ml Inf.-Lsg.
Ⓐ **Alexan®, Cytarabin (Generika), DepotCyte®**
㊉ **Cytosar®, DepoCyte®**

Dos die Dosierung richtet sich nach dem jeweiligen aktuellen onkologischen Therapieprotokoll, s. FI:
- *Normaldosis:* 100–200 mg/m² KO/d i. v. über 5 d
- *Höchstdosis:* 2 × 3000 mg/m² KO/d i. v. über 3 d

Ind Kombinationstherapie zusammen mit anderen Zytostatika in konventionellen Dosen zur
- Remissionseinleitung, Konsolidierung und Erhaltungstherapie akuter, nicht-lymphatischer Leukämien
- Remissionseinleitung und Konsolidierung akuter lymphatischer Leukämien
- intrathekaler Prophylaxe und Behandlung leukämischer Infiltrationen des Zentralnervensystems
- Behandlung von Non-Hodgkin-Lymphomen
  - von intermediärem und hohem Malignitätsgrad im Erwachsenenalter
  - im Kindesalter

KI schwere Leber- und Niereninsuffizienz, nicht Tu-bedingte Leuko-, Erythrozyto- und Thrombopenie, *realtive KI:* > 60. Lj. (Hochdosistherapie), bestehende Leberfunktionsstörung, Impfung mit lebenden Erregern, Leberinsuffizienz, Niereninsuffizienz

NW *> 10 %: Allgemein:* Anämie, Leukozytopenie, Thrombozytopenie, Megaloblastose, Retikulozytenzahl ↓, morph. Veränderungen des Knochenmarks, Übelkeit, Erbrechen, diffuse interstitielle Pneumonie, Thrombophlebitiden und

Blutungen
Hochdosistherapie: Erythrodermie (in 75 % der Fälle), ggf. mit Blasenbildung und Abschuppungen, Bindehautentzündungen (u. U. mit Blutungen), Hornhautentzündungen (u. U. ulzerös), Lichtscheu, Leberschäden, Transaminasen ↑, Kreatinin ↑, Fieber (20–50 %)
intrathekale Applikation: > 30 mg/m^2: Schädigungen des Nervensystems
1–10 %: allgemein: fleckig-knötchenförmiger Ausschlag, Erythrodermie, Haarausfall, Lungenödem (insb. Hochdosistherapie in 20–30 %)
Hochdosistherapie: akrale Schmerzen, Muskel-/Gelenkschmerzen, Rhabdomyolyse
intrathekale Applikation: Übelkeit, Erbrechen, KS
Cytarabin-Syndrom: 6 bis 12 h nach Gabe Fieber, Myalgie, Knochen- und Brustschmerzen, makulopapulöser Ausschlag, Konjunktivitis, Allgemeinsymptome; *Therapie:* Kortikosteroide ggf. prophylaktisch

WW Fluorouracil, Methotrexat (deren Wi ↓, physikalische Unverträglichkeit)

WI C. ist ein Zytostatikum, Pyrimidinantagonist → DNA-Polymerasehemmung, Einbau als falsches Substrat in die DNA → Hemmung der DNA-Synthese, Hemmung der Ribonukleotidreduktase, phasenspezifisch wirksam, Metabolite hemmen die Synthese von Membranglykosiden

PK biphasische HWZ (10–15 min, 2–3 h), im Liquor 10–15 % der Plasmakonzentration, rasche Metabolisierung zu Arabinofuranosyluracil (ara-U), renale Elimination nach Metabolisierung

Gr/La kontraindiziert / kontraindiziert

❶ Cave:
Rote-Hand-Brief 08/2012: DepoCyte® 50 mg Injektionssuspension (liposomales Cytarabin zur intrathekalen Injektion): Rückruf des Arzneimittels
Hinweise:
▶ Dosisreduktion bei Leber- oder Niereninsuffizienz bei konventioneller Therapie nicht notwendig
▶ bei intrathekaler Gabe (je 50 mg) liegt die kumulative Höchstdosis bei 700 mg
▶ zur Prophylaxe einer Konjunktivitis/Keratitis (bes. bei Hochdosistherapie) ggf. Gabe von Dexamethason-Augentropfen und Augenwaschungen mit steriler NaCl 0,9 %

Dabigatran TTK: 7,10 € (2 × 75 mg), 6,70 € (2 × 110 mg), 3,53 € (2 × 150 mg) | Rp.-Pflicht

HN Ⓓ *p. o.:* **Pradaxa®** 75|110|150 mg/Kps.
Ⓐ **Pradaxa®**
Ⓒ **Pradaxa®**

Dos ▶ *Thrombemboliprophylaxe Erw. < 75 J.:* 2 × 110 mg/d p. o. 1–4 h postoperativ beginnend für 10 Tage nach Knie-OP, für 28–35 d nach Hüft-OP
▶ *Thrombemboliprophylaxe Erw. > 75 J.:* 2 × 75 mg/d p. o.
▶ *Prävention Schlaganfall Erw. < 80 J.:* 2 × 150 mg/d p. o., > 80 J. 2 × 110 mg/d p. o. (Beginn bei leichtem bis mittelschwerem Schlaganfall nach 3–5 d, bei schwerem nach 10–14 d)
▶ Umstellung:
  • *parenterales Antikoagulans, Heparin etc.:* 12 h nach letzter Gabe von D. beginnen bzw. bei Absetzen der parent. Antikoag. mit D. beginnen
  • *Vit.-K-Antagonisten:*
    • *nach Absetzen von Vit.-K-Antag.:* bei INR < 2,0 mit D. beginnen bzw.
    • *Einstellung auf Vit.-K-Antag.:* 3 d nach Ende von D. beginnen (bei Krea-Cl. > 50 ml/min), nach 2 d bei Krea-Cl. 30–50 ml/min

	▶ *Dosisreduktion bei Niereninsuffizienz:* bei Krea-Clearance 30–50 ml/min 2 × 150 mg/d p. o., bei hohem Blutungsrisiko 2 × 110 mg/d p. o., bei Krea-Clearance < 30 ml/min keine Anwendung
Ind	▶ Primärprävention von venösen thromboembolischen Ereignissen nach Hüft- oder Kniegelenksersatz ▶ Prävention von Schlaganfällen und systemischen Embolien mit nicht-valvulärem Vorhofflimmern und einem oder mehreren nachfolgenden Risikofaktoren • vorausgegangener Schlaganfall, transitorische ischämische Attacke oder systemische Embolie • linksventrikuläre Ejektionsfraktion < 40 % • symptomatische Herzinsuffizienz, ≥ NYHA Klasse 2 • Alter ≥ 75 J. • Alter ≥ 65 J. plus einer der folgenden Erkrankungen: Diabetes mellitus, koronare Herzerkrankung oder arterielle Hypertonie
KI	schwere Niereninsuffizienz (Krea-Clearance < 30 ml/min), akute klin. relevante Blutung, Organschäden mit erhöhtem Blutungsrisiko, Gerinnungsstörungen (spontane o. pharmakolog. bedingte), Beeinträchtigung der Leberfunktion oder Lebererkrankungen mit red. Lebenserwartung, Kombination mit Ketoconazol, Ciclosporin, Itraconazol oder Tacrolimus neu: Pat. mit künstlichen Herzklappen, die eine gerinnungshemmende Therapie benötigen
NW	*> 10 %:* Blutungen (14 %, schwer in 2 %) *1–10 %:* Anämie, Hämaturie, Nasenbluten, Bauchschmerzen, Diarrhoe, Dyspepsie, Übelkeit *0,1–1 %:* Thrombozytopenie, Transaminasen ↑
WW	Antikoagulanzien und Thrombozytenfunktionshemmer (Blutungsgefahr ↑); Amiodaron (Spiegel beider ↑); Verapamil, Clarithromycin (Wi von D. ↑); Rifampicin, Johanniskraut (Wi von D. ↓); Pantoprazol (AUC von D. -30 %)
WI	D. ist ein kompetitiver, reversibler und direkter Thrombin-Hemmer → Umwandlung von Fibrinogen zu Fibrin ↓ → Hemmung der Thrombusentstehung, D. hemmt sowohl freies als auch fibringebundenes Thrombin und die thrombininduzierte Thrombozytenaggregation
PK	rasche Resorption von D.-Etexilat (inaktives Prodrug), dann Hydrolyse in D. (aktive Form), BV 6,5 %, max. Plasmakonz. nach 2-6 h, Steady-state nach 3 d, HWZ 12-17 h, PEB 35 %, rascher Wirkungsbeginn nach wenigen Stunden, ca. 85 % renale Elimination
Gr/La	keine Erfahrungen, kontraindiziert / keine Erfahrungen, kontraindiziert
❗	**Cave:** Rote-Hand-Brief 01/2013: D. ist kontraindiziert bei Pat. mit künstlichen Herzklappen, die eine gerinnungshemmende Therapie benötigen **Intoxikation:** *Notfallmaßnahmen bei Blutungen:* Gerinnungstests (Hemoclot©-Thrombin-Inhibitor-Test, aPTT- und TZ-Zeit), Abbruch der Behandlung ▶ *mittelschwere bis schwere Blutungen:* Blutungsquelle finden und behandeln, Volumengabe, Bluttransfusion, orale Aktivkohleanwendung (bei Einnahme 2 h zuvor), Diurese forcieren, ggf. Hämodialyse ▶ *lebensbedrohliche Blutungen:* Gabe von PPSB und/oder rFVIIa, bei Thrombozytopenie ggf. Gabe von Thrombozytenaggregaten und optional eine Hämodialyse, Aktivkohlefiltration; ein spez. Antidot ist nicht bekannt!

Hinweise:
- sollten die Transaminasen vor Behandlungsbeginn auf das Doppelte erhöht sein, so darf keine Anwendung erfolgen
- *Lagerung:* da der Wirkstoff durch Feuchtigkeit zerfallen kann, Kps. nur im Originalbehälter aufbewahren (keine Tbl.-Box ect.)

Behandlungskontrollen:
- *Laborkontrollen:* BB, Transaminasen und Kreatinin im Behandlungsverlauf kontrollieren, optional auch die Thrombinzeit (TZ)
- die Thrombinzeit (TZ) liegt (max. 4–6 h nach Einnahme) im therapeutischen Bereich bei unter 60 sec. (bei normaler TZ-Zeit ist kein Einfluss von D. auf die Gerinnung zu erwarten)

Tipps:
- eine vorübergehende Behandlung in der Ein- und Umstellphase mit Heparin ist nicht notwendig
- epidurale oder intrathekale Verweilkatheter müssen mind. 5 h vor 1. Gabe entfernt werden (Risiko von Blutungen ↑); falls Katheter erst später entfernt werden können, ist ein Zeitraum von 20–30 h (2 × HWZ) nach letzter Einnahme einzuhalten

Stu RE-COVER-Studie, RE-LY-Studie

Dalteparin (anti-Faktor Xa) TTK: ca. 6,- € (5000 I.E.) | Rp.-Pflicht

HN Ⓓ *s.c.:* **Fragmin®** 7.500 I.E./0,3 ml, 10.000 I.E./0,4 ml, 12.500 I.E./0,5 ml, 15.000 I.E./0,6 ml, 18.000 I.E./0,72 ml, **Fragmin P®** 2500 I.E. AXa (= 5 mg)/0,2 ml Fertigspritze, **Fragmin P forte®** 5000 I.E. AXa (= 30 mg)/0,2 ml Fertigspritze,
i. v.: **Fragmin-D®** 10000 I.E. AXa/1 und 4 ml Inj.-Lsg., **Fragmin Multidose®** 10000|25000 I.E. AXa/4 und 10 ml Inj.-Lsg.
Ⓐ **Fragmin®**
Ⓒ**H** **Fragmin®**

Dos
- *peri- und postoperative Primärprophylaxe tiefer Venenthrombosen mit*
  - *niedrigem Thrombembolierisiko:* 2 h präop. 2500 IE AXa s.c., ab 1. postop. Tag morgens 2500 IE AXa s.c.
  - *hohem Thrombembolierisiko:* 5000 IE AXa s.c. am Abend vor OP, ab 1. postop. Tag 5000 IE AXa jeden Abend bis zur vollen Mobilisation
- *Therapie akuter tiefer Venenthrombosen und Lungenembolien:* 1 × 200 I.E./kg KG/d oder 2 × 100 I.E./kg KG/d s.c.
- **Fragmin-D®** zur i. v. Antikoagulation unter Dialyse geeignet, Dosierung s. FI

Ind peri- und postoperative Primärprophylaxe tiefer Venenthrombosen, Therapie akuter tiefer Venenthrombosen und Lungenembolien, Rezidivprophylaxe venöser Thromboembolien bei onkologischen Pat., Antikoagulation bei Hämodialyse und Hämofiltration

KI erhöhte Blutungsneigung bei z.B. hämorrhagischer Diathese, Gerinnungsfaktormangel, schwere Leber-, Nieren- oder Pankreaserkrankungen, schwere Thrombozytopenie; Verletzungen oder Operationen an ZNS/Auge, intrakraniale/intraokulare Blutungen, andere aktuelle aktive Blutungsprozesse; V. a. Gefäßläsion bei GIT-Ulzera; art. Hypertonus ($RR_{diast.}$ > 105 mmHg); hämorrhagischer Apoplex; Hirnarterienaneurysma; Retinopathien, Glaskörperblutungen; Endocarditis lenta; Tumoren mit Blutungsneigung; Nieren- oder Harnleitersteine; Hypermenorrhoe

NW *> 10 %:* Transaminasen ↑, LDH ↑, Lipase ↑, K^+ ↑
1–10 %: initial Thrombozytopenie (HIT-Typ I: 100000–150000/µl), lokale Gewebsreaktionen (Verhärtungen, Rötungen, Verfärbungen und kleinere Häma-

tome)
o.A.: Osteoporose bei Dauerbehandlung, allerg. und anaphylaktoide Reaktionen, HIT-Typ II (< 100000/µl oder < 50 % des Ausgangswertes)

WW	NSAR, Dipyridamol, Etacrynsäure, Zytostatika, Dicumarole, Dextrane, Probenecid (Dalteparin-Wi ↑); Antihistaminika, Digitalispräparate, Tetrazykline, Nikotin, Ascorbinsäure (Dalteparin-Wi ↓); falsch hohe Werte für T_3, T_4 und BZ (bis zu 30 %) möglich
WI	D. ist ein niedermolekulares Heparin: AT-III-abhängige Hemmung der Aktivität von Faktor Xa, nur geringe Thrombinhemmung, geringe fibrinolytische Aktivität, direkte Wi am Gefäßendothel
PK	BV fast 100 %, HWZ 2,1 h, Metabolisierung im retikuloendothelialen System, renale Elimination
Gr/La	strenge Indikation, Gr 4, Mittel der Wahl (Risiko-Nutzen-Abwägung) / Anwendung möglich, La 2

❗ Cave:
Fertigspritzen dürfen **nicht** i. v. oder i. m. angewandt werden!

Hinweise:
bei Überdosierung ist eine Inaktivierung durch Protamin möglich (1 mg Protamin antagonisiert 100 I.E. Dalteparin), allerdings erfolgt die Antagonisierung nicht so vollständig wie bei unfraktioniertem Heparin, eine gewisse Restaktivität bleibt bestehen!

Behandlungskontrollen:
▶ Thrombozytenzahlen 1 × /Wo. zu Beginn der Therapie (in den ersten 4 Wo.)
▶ Dosierung nach Plasma-anti-Xa-Spiegel möglich → Ziel > 0,5 I.E. AXa/ml, bei hohem Blutungsrisiko 0,2–0,3 (–0,4) I.E. AXa/ml (nur in Ausnahmefällen, teure Laborkontrollen)

Stu	FRISC II-Studie, HAEST-Studie, PROTECT-Studie

Danaparoid TTK: 58,60 € (1500 I.E.) | Rp.-Pflicht

HN	Ⓓ s. c.: **Organ®** 750 Anti-Faktor-Xa-Einheiten/0,6 ml Amp. (1 ml = 1250 Anti-Faktor-Xa-Einheiten) Ⓐ **Orgaran®** CH **Orgaran®**
Dos	▶ *Thromboseprophylaxe:* 2 × 750 I.E./d s. c. für max. 14 d ▶ *akute HIT Typ II ohne Thrombembolie:* • < 90 kg: 2–3 × 750 I.E./d s. c. für 7–10 d • > 90 kg: 2–3 × 1250 I.E./d s. c. für 7–10 d • Ziel nach Anti-Faktor-Xa-Spiegel: 1. d 0,2 I.E./ml und 0,2–0,4 I.E./ml am 5. d ▶ *akute HIT Typ II mit Thrombembolie innerhalb der letzten 5 d:* • < 55 kg KG 1250 I.E.; 55–90 kg KG 2500 I.E.; > 90 kg KG 3750 I.E. als Bolus i. v., dann 400 I.E. in 4 h, dann 300 I.E. in 4 h, dann 150–200 I.E./h als Erhaltungsdosis für 5–7 d, dann ggf. 2–3 × 750 I.E./d s. c. • Ziel nach Anti-Faktor-Xa-Spiegel: 0,5–0,7 I.E./ml nach Bolus und später 0,5–0,8 I.E./ml ▶ *akute HIT Typ II mit Thrombembolie nach > 5 d:* 1250 I.E. als Bolus i. v., dann 2–3 × 750 I.E./d s. c.
Ind	Prophylaxe tiefer Venenthrombosen bei Pat. mit heparininduzierter Thrombozytopenie (HIT) Typ II; Therapie thromboembolischer Erkrankungen bei Pat., die eine dringende parenterale Antikoagulation benötigen und entweder eine HIT Typ II entwickeln oder eine in der Anamnese aufweisen

KI	ZNS-, Augen-OP/Verletzungen, akute oder < 1 Wo. zurückliegende Blutung (z. B. GIT-Blutung, pulmonal, intrakraniell), diabetische Retinopathie, akute Endokarditis, aktives Ulcus ventriculi/duodeni, hämorrhagische zerebrovaskuläre Ereignisse in den letzten 3 Mo.; in Abwägung bei vermehrter Blutungsneigung (u. a. Hämophilie, idiopathische thrombozytopenische Purpura), schwere Leber-, Pankreas- und Nierenerkrankungen
NW	> 10 %: Blutungsrisiko ↑, Blutungen und/oder Hämatome im OP-Gebiet, lokal Hämatome und/oder Schmerzen, Fieber, Übelkeit, Obstipation 1–10 %: schwere Blutungen, Thrombozytopenie, Thromboserezidiv, allerg. Reaktionen, periphere Ödeme, Schlaflosigkeit, Erbrechen, Gelenkschmerzen, KS, Harnwegsinfekte, Harnverhalten, Schwindel, Anämie
WW	orale Antikoagulanzien (Gerinnungstests können bis 5 h nach Injektion von D. unzuverlässig sein); orale Antikoagulanzien, Acetylsalicylsäure, NSAR, Kortikosteroide (Blutungsgefahr ↑)
WI	D. ist ein niedrig sulfatiertes Heparinoid (Glukosaminoglykan), effizientes Antithrombotikum: Hemmung der Thrombusbildung und des Thrombuswachstums, selektive Hemmung von Faktor Xa (AT-III-vermittelt), Thrombininaktivierung
PK	BV (s. c.) 100 %, max. Plasmaspiegel nach ca. 4–5 h, Steady-state nach 4–5 d, Anti-Xa-HWZ 24 h, HWZ der Thrombininhibition 8 h, zu 50 % renale Elimination
Gr/La	keine Erfahrungen, Anwendung bei Heparinunverträglichkeit nach Risiko-Nutzen-Abwägung / keine Erfahrungen
❶	**Hinweise:** in bis zu 10 % ist eine Kreuzreaktion mit Heparin möglich! **Behandlungskontrollen:** Überwachung durch Anti-Faktor-Xa-Test 6 h nach der Morgendosis (Therapieziel: Anti-Faktor-Xa-Aktivität 0,5–0,8/ml)
Stu	TOAST-Studie

Dantrolen

TTK: p.o.: 1,10-3,03 € (50-200 mg); i.v.: 40,36 € (20 mg Inj.-Fl.) | Kinder > 6 Jahre | Rp.-Pflicht

HN	Ⓓ *p. o.:* **Dantamacrin®** 25|50 mg/Kps. *i. v.:* **Dantrolen®** i. v. 20 mg/Inj.-Fl. Ⓐ **Dantamacrin®, Dantrolen®** CH **Dantamacrin®, Dantrolen®**
Dos	▶ *i. v. (maligne Hyperthermie):* 2,5 mg/kg KG (175 mg/70 kg), ggf. Wiederholung bis Therapieerfolg (Rückgang der Symptomatik), dann 7,5 mg/kg KG/d als Erhaltungsdosis (500 mg/70 kg/d) ▶ *p. o. (Spastik):* initial 2 × 25 mg/d, später je nach klinischer Wi und Verträglichkeit 4 × 25 mg/d, dann bis auf 3–4 × 50 mg/d steigern ▶ *Maximaldosis:* 200 (–400) mg/d p. o., Angabe gilt nicht für die maligne Hyperthermie! ▶ *Kinder:* (1–) 2,5 (–10) mg/kg KG/d i. v.
Ind	maligne Hyperthermie, malignes neuroleptisches Syndrom, Skelettmuskelspastik nach ZNS-Schäden
KI	Lebererkrankungen, eingeschränkte Lungenfunktion, Myokardinsuffizienz, Kinder < 5 J., bei lebensbedrohlichen Erkrankungen sind die genannten KI lediglich relative KI

NW	*>1%:* toxische Leberschädigung (1–2%), Transaminasenanstieg *0,1–1%:* Müdigkeit, Schwindel, Diarrhoe *<0,01%:* Appetitlosigkeit, Bauchkrämpfe, Obstipation bis Ileus, Übelkeit, Erbrechen, Singultus, Krämpfe, Depression, Verwirrtheitszustände, KS, Halluzinationen *o.A.:* anaphylaktische Reaktion, Muskelschwäche (Dosis > 10 mg/kg KG)
WW	Clofibrat, Warfarin (deren Wi ↑); Hypnotika, Memantin-HCL, Sedativa (wechselseitige Wi ↑); Kalziumpräparate (Kombination meiden, parenterale Gabe kontraindiziert); Metoclopramid (Dantrolenspiegel ↑, Toxizität ↑); Tolbutamid (dessen Wi ↓); Verapamil (Kardiodepression, keine Kombination mit Dantrolen i. v.)
WI	D. ist ein Myotonolytikum: hemmt als derzeit einziges im Handel befindliches Muskelrelaxans die elektromechanische Kopplung am Skelettmuskel durch verminderte Ca^{2+}-Freisetzung aus dem sarkoplasmatischen Retikulum, Wi mehr auf Typ-I-Fasern als auf Typ-II-Fasern
PK	BV 25%, HWZ 9 h, nach hepatischer Metabolisierung in den Hauptmetabolit 5-Hydroxydantrolen renale Elimination
Gr/La	kontraindiziert, Gr 6, alternativ Diazepam / kontraindiziert, La 2, alternativ Diazepam
❶	**Hinweise:** ▶ auf sichere intravenöse Infusion achten → bei Paravasat Gewebsnekrose durch stark basische Lösung möglich ▶ volle klinische Wi erst nach 1–2 Wo. ▶ Photosensibilisierung → starke Sonnenbestrahlung meiden ▶ bei mehr als 200 mg/d besteht die Gefahr von Halluzinationen und gehäuftem Auftreten von epileptischen Anfällen bei Kindern mit zerebraler Kinderlähmung sowie vermehrte teratogene Effekte **Behandlungskontrollen:** regelmäßige Kontrolle der Transaminasen

Dapagliflozin TTK: k.A. | Rp.-Pflicht

HN	Ⓓ *p. o.:* **Forxiga**® 5|10 mg/Tbl. Ⓐ **Forxiga**® 🇨🇭 **Forxiga**®
Dos	▶ *Monotherapie, Erw.:* 1 × 10 mg/d p. o. ▶ *Add-on-Therapie, Erw.:* ggf. Dosisreduktion auf 5 mg/d ▶ *Dosisreduktion bei Niereninsuffizienz:* bei moderater bis schwerer Niereninsuffizienz (GFR < 60 ml/min) keine Anwendung empfohlen ▶ *Dosisreduktion bei Leberinsuffizienz:* bei schwerer Leberinsuffizienz Anfangsdosis 5 mg/d
Ind	Behandlung des Diabetes mellitus Typ 2 bei Erw.: ▶ in der Monotherapie, wenn Diät und Bewegung allein den BZ nicht ausreichend kontrollieren bei Patienten, bei denen die Anwendung von Metformin aufgrund einer Unverträglichkeit als ungeeignet erachtet wird ▶ als Add-on-Kombinationstherapie, in Kombination mit anderen blutzuckersenkenden Arzneimitteln einschließlich Insulin, wenn diese den BZ, zusammen mit einer Diät und Bewegung, nicht ausreichend kontrollieren
KI	Überempfindlichkeit, moderate bis schwere Niereninsuffizienz, Alter > 75 J. und < 18 J.
NW	*>10%:* Hypoglykämie (bei Anwendung mit Sulfonylharnstoffderivaten oder Insulin)

	1–10%: Vulvovaginitis, Balanitis und verwandte Infektionen des Genitalbereichs, Harnwegsinfektionen, Rückenschmerzen, Dysurie, Polyurie, Dyslipidämie, Hämatokrit ↑
WW	Thiazid- und Schleifendiuretika (deren Wi ↑, Dehydratation und Hypononie), Insulin und insulintrope Wirkstoffe (Hypoglykämierisiko ↑), Mefenaminsäure (system. Exposition von D. um 55% ↑)
WI	D. ist ein orales Antidiabetikum einer neuen Klasse aus der Gruppe der hochpotenten SGLT 2-Hemmer: durch die selektive Hemmung des Natrium-Glukose Cotransporters SGLT 2, der am proximalen Tubulus der Niere für die Reabsorption von Glukose verantwortlich ist, wird Glukose vermehrt über den Urin ausgeschieden
PK	schnelle und gute Resorption, max. Plasmaspiegel nach 2 h, BV 78%, PEB 91%, Metabolisierung in inaktive Metabolite, HWZ 12,9 h, renale Elimination der Metabolite, bei 10 mg/d werden ca. 70 g Glukose werden pro Tag renal eliminiert
Gr/La	kontraindiziert / kontraindiziert
🛈	**Hinweise:** es bestehen derzeit Sicherheitsbedenken bzgl. der Entstehung von Blasen- und Brustkrebs (Ursache unklar) und der Gefahr von Leberschäden (Einsatz nur nach Risiko-Nutzen-Abwägung)

Daptomycin TTK: 137,- € (350 mg) | Rp.-Pflicht

HN	Ⓓ *i. v.:* **Cubicin®** 350|500 mg/Inf.-Fl. Ⓐ **Cubicin®** CH **Cubicin®**
Dos	▶ *Erw. mit cSSTI (s. Indikation):* 1 × 4 (–6) mg/kg KG/d i. v. (in NaCl 0,9% o. Inj.-Lsg. ohne Glc.) für 7–14 d ▶ *Erw. mit RIE und Staph.-aur.-Bakteriämie:* 1 × 6 mg/kg KG/d i. v. für > 14 d ▶ *Niereninsuffizienz Kreatinin-Clearance* < 30 ml/min (Dialyse): 1 × 4 mg/kg KG alle 48 h i. v.
Ind	komplizierte Haut- und Weichteilinfektionen (cSSTI) bei Erw. mit Gram-positiven Bakterien; rechtsseitige infektiöse Endokarditis (RIE) aufgrund von Staphylococcus aureus; Staphylococcus-aureus-Bakteriämie assoziiert mit RIE oder mit cSSTI
KI	bekannte Überempfindlichkeit, Alter < 18. Lj.
NW	*1–10%:* KS, Übelkeit und Erbrechen, Diarrhoe, Ausschlag, Reaktionen an der Infusionsstelle, Transaminasen ↑ (AST, ALT und AP), CK ↑, Pilzinfektionen *0,1–1%:* Harnwegsinfektionen, Thrombozythämie, Hb ↓, Anorexie, BZ ↑, zentralnervöse Störungen, HRST, RR-Schwankungen, GIT-Symptome (Obstipation, Bauchschmerzen, Dyspepsie, Glossitis, Ikterus), Pruritus, Urtikaria, Myositis, Muskelschwäche, Muskel- und Gelenkschmerzen, Elektrolytstörungen, Krea ↑, CK ↑, LDH ↑
WW	artefiziell verlängerte PTT- und INR-Bestimmung, Myopathiegefahr bei Komb. mit HM-COA-Reduktasehemmern, Fibraten und Ciclosporin
WI	D. ist der erste Vertreter der neuen zyklischen Lipopeptide: Bindung an Bakterienmembran → Depolarisation der Zellmembran → Hemmung der Protein-, DNA- und RNA-Synthese → bakterieller Zelltod (bakterizide Wi)
PK	bis 8 mg/kg KG lineare PK, Steady-state nach 3. Dosis, geringer Metabolismus, vorwiegend renale Elimination

Gr/La strenge Indikation, Gr 4 (keine Erfahrungen) / kontraindiziert, La 1 (keine Erfahrungen)

❶ Cave:
- bei Anstieg der CK-Werte auf bis über das 10-fache der Norm Behandlung unterbrechen
- *Rote-Hand-Brief 01/2011:* auf Husten, Fieber und Dyspnoe achten (Gefahr der Entwicklung einer eosinophilen Pneumonie); Behandlung sofort beenden und ggf. Kortikosteroide einsetzen

Hinweise:
- nicht wirksam bei Atemwegsinfektionen
- kühle Lagerung der Inf. Fl. (2–8 °C) erforderlich
- Inf.-Lsg. darf nicht mit Gluc.-haltigen Inf.-Lsg. gemischt oder verdünnt werden

Spektrum:
Sensibel: ausschließlich gegen Gram-positive Bakterien: Staphyloccocus aureus inkl. MRSA (Methicillin-resistente Staph. aureus), GISA und VRSA (Glykopeptid-[Vancomycin]-intermediäre und -resistente Staph. aureus), haemolyticus und epidermidis (MRSE [Methicillin-resistente Staph. epidermidis]), koagulase-negative Staphylokokken, Streptokokken, einige Anaerobier (Clostridium perfringens, Peptostreptoccocus), Enterococcus faecalis (inkl. VRE [Vancomycin-resistente Enterococcus faecalis]) und faecium
Resistent: Gram-negative Erreger

Darifenacin *TTK: 1,50–1,80 € (7,5-15 mg)* | *Rp.-Pflicht*

HN ⓓ *p. o.:* **Emselex**® 7,5|15 mg/Ret.-Tbl.
Ⓐ **Emselex**®
Ⓖⓗ **Emselex**®

Dos
- *Erw.:* 1 × 7,5 ret./d p. o., nach 2 Wo. ggf. Dosissteigerung auf 1 × 15 mg ret./d
- *Leberfunktionsstörung:* bei mäßiger Funktionsstörung (Child Pugh B) 7,5 mg ret./d, bei schwerer (Child Pugh C) keine Behandlung

Ind symptomatische Behandlung von Dranginkontinenz und/oder häufigem Wasserlassen und verstärktem Harndrang, wie es bei Erw. mit einem Syndrom der überaktiven Harnblase auftreten kann

KI Harnverhaltung, Retention des Mageninhaltes, unbehandeltes oder nicht beherrschbares Engwinkelglaukom, Myasthenia gravis, schwere Leberfunktionsstörung (Child Pugh C), schwere Colitis ulcerosa, toxisches Megakolon, gleichzeitige Behandlung mit starken CYP3A4-Hemmstoffen

NW *> 10 %:* Obstipation (15 %), Mundtrockenheit (20–35 %)
1–10 %: KS, Bauchschmerzen, Übelkeit, Dyspepsie, trockene Augen
0,1–1 %: Harnwegsinfektion, Schlaflosigkeit, abnormale Gedankengänge, Schwindel, Dysgeusie, Somnolenz, Sehstörungen, RR ↑, Dyspnoe, Husten, Rhinitis, Flatulenz, Durchfall, Ulzeration im Mund, Hautausschlag, trockene Haut, Juckreiz, Hyperhidrose, Harnverhaltung, Harnwegserkrankung, Blasenschmerzen, erektile Dysfunktion, Vaginitis, periphere Ödeme, Asthenie, Gesichtsödem, Ödeme, Transaminasen ↑

WW starke CYP2D6-Hemmstoffe (Paroxetin, Terbinafin, Cimetidin und Chinidin) (Exposition von D. ↑), starke CYP3A4-Hemmstoffe (Protease-Hemmstoffe (z. B. Ritonavir), Ketoconazol oder Itraconazol), starke P-Glykoprotein-Hemmstoffe (z. B. Ciclosporin und Verapamil) (D. Exposition stark ↑), mäßige CYP3A4-Hemmstoffe (bei Erythromycin, Clarithromycin, Telithromycin, Fluconazol und Grapefruitsaft) (D. Exposition mäßig ↑), CYP3A4-Induktoren

(Rifampicin, Carbamazepin, Barbiturate und Johanniskraut (Hypericum perforatum)) (D. Exposition ↓), CYP2D 6-Substrate (Flecainid, Thioridazin oder trizyklische Antidepressiva wie Imipramin) (deren Spiegel ggf. ↑), Digoxin (deren Exposition ↑), Oxybutynin, Tolterodin und Flavoxa (NW ↑)

WI D. ist in vitro ein selektiver Muskarin-M3-Rezeptor-Antagonist (M3-SRA); M3 ist der wichtigste Rezeptor-Subtyp, der die Kontraktion der Harnblasenmuskulatur kontrolliert → Zunahme der Blasenkapazität, erhöhte Volumenschwelle für instabile Kontraktionen, Häufigkeit instabiler Detrusor-Kontraktionen ↓

PK BV 15–19 %, max. Plasmakonz. nach ca. 7 h, PEB 98 %, ausgeprägte Metabolisierung durch Cytochrom CYP3A4 und CYP2D 6 in der Leber und durch CYP3-A4 in der Darmwand, HWZ 13–19 h, zu 60 % renale und zu 40 % fäkale Elimination

Gr/La kontraindiziert / kontraindiziert

Darunavir   TTK: 32,- € (1200 mg) | Kinder > 6 Jahre | Rp.-Pflicht

HN Ⓓ *p. o.:* **Prezista**® 75|150|400|600 mg/Tbl., Susp. 100 mg/ml
Ⓐ **Prezista**®
Ⓒ︎ʜ **Prezista**®

Dos ▶ *Erw. (ART = Anti-Retroviral-Therapie):*
- *vorbehandelte (ART-erfahrene) Pat.:* 2 × 600 mg + 100 mg Ritonavir/d p. o. mit dem Essen
- *antiretroviral nicht vorbehandelte (ART-naive) Pat.:* 1 × 800 mg + 100 mg Ritonavir/d p. o. mit dem Essen

▶ *Kinder und Jugendliche, vorbehandelte (ART-erfahren) Pat. (3.–17. J.):*
- ≥ 40 kg KG: 2 × 600 mg + 100 mg Ritonavir/d p. o. mit dem Essen
- 30–40 kg KG: 2 × 450 mg + 60 mg Ritonavir/d p. o. mit dem Essen
- 20–30 kg KG: 2 × 375 mg + 50 mg Ritonavir/d p. o. mit dem Essen

Ind HIV-Infektion immer in Kombination mit Ritonavir und anderen retroviralen Wirkstoffen

KI schwere Leberfunktionsstörung, Komb. mit Rifampicin, Kombinationspräparat Lopinavir/Ritonavir, Johanniskraut, Amiodaron, Bepridril, Chinidin, systemisches Lidocain, Alfuzosin, Astemizol, Terfenadin, Dihydroergotamin, Ergometrin, Ergotamin, Methylergometrin, Cisaprid, Pimozid, Sertindol, Triazolam, oral eingenommenes Midazolam, Sildenafil, Simvastatin, Lovastatin

NW *> 10 %:* Diarrhö
1–10 %: GIT-Beschwerden, Transaminasen ↑, Lipodystrophie (Lipohypertrophie, Lipodystrophie, Lipoatrophie, Hypertriglyzeridämie, Hypercholesterinämie, Hyperlipidämie, Schlaflosigkeit, KS, periphere Neuropathie, Schwindel, Puritus, Hautausschlag
0,1–1 %: Hepatitis, Herpes simplex, Thrombozytopenie, Neutropenie, Anämie, Eosinophilie, Leukopenie, Immunrekonstitutionssyndrom, Hypothyreose, Diabetes mellitus, Gicht, Anorexie, Appetitlosigkeit, Gewichtsabnahme, Gewichtszunahme, Hyperglykämie, Insulinresistenz, HDL ↓, vermehrter Appetit, Polydipsie, LDH ↑, Depression, Verwirrtheitszustände, Desorientiertheit, Angstzustände, Stimmungsveränderung, Schlafstörungen, anomale Träume, Albträume, verminderte Libido, Unruhe, Synkope, Krampfanfall, Lethargie, Parästhesie, Hypästhesie, Ageusie, Dysgeusie, Aufmerksamkeitsstörung, Sehstörung, akuter Myokardinfarkt, Myokardinfarkt, AP, HRST, Hypertonie,

Myalgie, CK ↑, akutes Nierenversagen, Nierenversagen, Nephrolithiasis
0,01–0,1 %: Erythema multiforme, Stevens-Johnson-Syndrom

WW	Amiodaron, Bepridil, Chinidin, systemisches Lidocain, Astemizol, Alfuzosin, Terfenadin, Sildenafil, oral angewendetes Midazolam, Triazolam, Cisaprid, Pimozid, Sertindol, Simvastatin, Lovastatin, Ergotamin, Dihydroergotamin, Ergometrin und Methylergometrin (KI, deren Plasmakonz ↑↑, NW ↑↑); Flecainid, Propafenon, Metropolol (deren Plasmakonz. ↑); Warfarin, Methadon, Paclitaxel, Rosiglitazon, Repaglinid (deren Plasmakonz. u. Wi ↓); Rifampicin, Johanniskraut, Lopinavir (D. Plasmakonz. ↓); Indinavir, systemische Azole wie Ketoconazol und Clotrimazol (D. Plasmakonz. ↑)
WI	D. inhibiert die Dimerisation und die katalytische Aktivität der HIV-1-Protease und hemmt selektiv die Spaltung HIV-kodierter Gag-Pol-Polyproteine in virusinfizierten Zellen und verhindert dadurch die Bildung reifer infektiöser Viruspartikel
PK	rasche Resorption, BV 82 %, max. Plasmakonz. nach 2,5–4 h, PEB 95 %, über CYP3A hepatisch metabolisiert, HWZ 15 h, überwiegend fäcale Eimination
Gr/La	kontraindiziert / kontraindiziert
❶	**Behandlungskontrollen:** ▶ Transaminasenkontrolle ▶ regelmäßige Überprüfung des virologischen Ansprechens. Bei Fehlen oder Verlust des virologischen Ansprechens sollte ein Resistenztest durchgeführt werden. ▶ BZ Kontrollen bei Diabetikern (verändertes Stoffwechselverhalten)

Denosumab *TTK: ca. 1,50 € (bei 60 mg alle 6 Mo.)* | *Rp.-Pflicht*

HN	Ⓓ *s. c.:* **Prolia**® 60 Inj.-Lsg., **Xgeva**® 120 mg/Inj.-Lsg. Ⓐ **Prolia**®, **Xgeva**® Ⓒ**Prolia**®, **Xgeva**®
Dos	*Erw.,* **Prolia**®: 1 × 60 mg alle 6 Monate s. c. (auf ausreichende Kalzium- und Vitamin D-Substitution achten) *Erw.,* **Xgeva**®: 1 × 120 mg alle 4 Wochen s. c. (+ 500 mg Kalzium und 400 I.E. Vitamin D)
Ind	**Prolia**®: postmenopausale Osteoporose bei Frauen mit erhöhtem Frakturrisiko, bei Männern mit Hormonbehandlung infolge Prostatakarzinom und erhöhtem Frakturrisiko **Xgeva**®: Prävention von skelettbezogenen Komplikationen (pathologische Fraktur, Bestrahlung des Knochens, Rückenmarkkompression oder operative Eingriffe am Knochen) bei Erw. mit Knochenmetastasen aufgrund solider Tumoren
KI	Hypokalzämie, Überempfindlichkeit gegen den Wirkstoff
NW	*1–10 %:* Infektionen und parasitäre Erkrankungen (HWI, Atemwegsinfekte), Ischiassyndrom, Katarakte, Obstipation, Hautausschlag, Gliederschmerzen *0,1–1 %:* Divertikulitis, bakterielle Entzündungen des Unterhautgewebes, Infektionen der Ohren, Ekzeme *o.A.:* schwere Hypokalzämie (mit Todesfolge) möglich
WW	keine WW bekannt (es liegen keine Daten vor)
WI	D. ist ein humaner monoklonaler Antikörper (IgG2), der mit hoher Affinität und Spezifität an den RANKL (Receptor Activator of NF-κB-Ligand) bindet → Aktivierung von Osteoklasten und deren Vorläuferzellen nicht möglich → Osteoklastenfunktion und -überleben ↓, Knochenresorption im Knochen ↓

PK	nach s.c.-Gabe max.-Plasmakonz. nach 10 d (2–28 d), HWZ 26 d, hepatischer Metabolismus
Gr/La	keine Erfahrungen / keine Erfahrungen

🛈 **Hinweise:**
- gegenüber den kostengünstigeren oralen Bisphosphonaten bringt D. keinen zusätzlichen Nutzen, zumal ein erhöhtes Risiko für schwerwiegende Infektionen besteht und Daten zur Langzeitsicherheit nicht vorliegen
- vor Behandlungsbeginn Hypokalzämie ausgleichen
- während Behandlung auf Kalzium- und Vitamin-Gabe achten (außer bei Hyperkalzämie)

Behandlungskontrollen:
- vor Behandlungsbeginn Ca^{2+}-Spiegel
- unter Behandlung Ca^{2+}-Spiegel, EKG-Kontrollen (QTc-Zeit Verlängerung?)

Pharmainfo:
Rote-Hand-Brief Info 09/2012: Risiko gefährlicher Hypokalzämien (s. Hinweise)

Stu	FREEDOM-Studie

Desirudin   TTK: 40,- € (15 mg) | Rp.-Pflicht

HN	Ⓓ *i.v.*: **Revasc®** 15 mg/0,5 ml, Pulver f. Inj.-Lsg.
	Ⓐ **Revasc®**
Dos	▸ *perioperative Thromboseprophylaxe:* 2 × 15 mg/d s.c. (erste Injektion 5–15 min vor OP), postop. 2 × 15 mg/d s.c. über 9 bis max. 12 d
	▸ *Nierenfunktionsstörung (GFR 31–60 ml/min):* engmaschige Überwachung der Thromboplastinzeit (PTT) nötig, < 30 ml/min kontraindiziert
Ind	Prophylaxe tiefer Beinvenenthrombosen bei Patienten, die sich einer elektiven Hüft- oder Kniegelenkersatzoperation unterziehen
KI	aktive Blutung und/oder irreversiblen Koagulationsstörungen, schwere Nieren- und Leberfunktionsstörungen, schwere unkontrollierte Hypertonie, subakute bakterielle Endokarditis
NW	*1–10 %:* Anämie, Übelkeit, Wundsekretion, Hypotonie, tiefe Thrombophlebitis, Fieber, Verhärtungen an der Injektionsstelle, Hämatome, Beinödeme, allergische Reaktionen
	0,1–1 %: Anstieg der Serumtransaminasen, Schwindel, Schlaflosigkeit, Verwirrtheit, Dyspnoe, Bluterbrechen, Erbrechen, Obstipation, Hämaturie, Harnretention, Hautausschlag, Urtikaria, Harnwegsinfektion, Zystitis, Wundheilungsstörungen, Nasenbluten, Hypertonie, Beinschmerzen, Schmerzen, Bauch- und Brustschmerzen
WW	heparinhaltige Arzneimittel (PTT-Verlängerung ↑), Thrombozytenfunktionshemmer (Acetylsalicylsäure und nichtsteroidale Antirheumatika, Ticlopidin und Clopidogrel) und Glykoprotein IIb/IIIa-Antagonisten (Abciximab, Eptifibatid, Tirofiban und Iloprost) (Blutungsneigung ↑)
WI	D. ist ein hochpotenter, selektiver Hemmer von frei zirkulierendem und in Gerinnsel gebundenem Thrombin → unter 2 × 15 mg D. Verlängerung der aPTT um den Faktor 1,4 des Ausgangswerts; in therapeutischen Serumkonzentrationen hat die Substanz keine Wirkung auf andere Enzyme des Blutgerinnungssystems wie Faktor IXa, Xa, Kallikrein, Plasmin, tPA oder aktiviertes Protein C; es hat gleichfalls keinen Einfluss auf andere Serinproteasen wie die Verdauungsenzyme Trypsin oder Chymotrypsin, oder auf die Komplementaktivierung über klassische oder alternative Wege

PK	Resorption 4,5–5,4 h, BV 100 %, HWZ 2,5–3,5 h, renale Metabolisierung und zu 40–50 % unveränderte renale Elimination
Gr/La	kontraindiziert, Gr 6 / kontraindiziert, La 1

Desloratadin   TTK: 0,65 € (5 mg) | Kinder > 1 Jahr | Rp.-Pflicht

HN	Ⓓ *p.o.:* **Aerius**® 2,5|5 mg Schmelztbl., Lösung 0,5 mg/ml (Kinder ab 2. Lj.), **Desloratadin** (**Generika**) - alle: 5 mg/Tbl. Ⓐ **Aerius**® ⒸⒽ **Aerius**®
Dos	▶ *Erw. + > 12 J.:* 1 × 5 mg/d p. o. ▶ *Kinder 1–5. J.:* 1,25 mg = 2,5 ml/d, *6.–11. J.:* 2,5 mg = 5 ml/d p. o. Lsg.
Ind	saisonale allerg. Rhinitis (SAR), chron. idiopathische Urtikaria (CIU) ab 12 J. (Lsg. ab 1 J.)
KI	Überempfindlichkeit gegen den Wirkstoff
NW	*> 1 %:* Müdigkeit, bei *Kindern 6–23 Mo.:* Diarrhoe, Fieber und Schlaflosigkeit *0,1–1 %:* Mundtrockenheit, KS
WW	bisher keine bekannt
WI	D. ist ein lang wirkender H_1-Rezeptorenblocker, bestehend aus dem wirksamen Hauptmetaboliten von Loratadin → in vitro 158-fach höhere Affinität zu H_1-Rezeptoren, längere HWZ als Loratadin, kaum sedierend wirksam
PK	max. Plasmaspiegel nach 3 h, terminale HWZ 27 h, PEB 83–87 %, Metabolisierung über CYP-3 A4, ggf. alternativ über CYP-2 S6 (keine relevante WW mit z. B. Makroliden)
Gr/La	strenge Indikation, Gr 4 (keine Erfahrungen), Mittel der Wahl Clemastin, Dimetinden (insb. im 1. Trim.) / strenge Indikation, La 2 (Übertritt in Muttermilch), Mittel der Wahl Dimetinden, Loratadin, Cetirizin
❗	**Pädiatrische Zulassung:** ▶ 1–12 J.: Lsg. verwenden ▶ in den meisten Fällen von Rhinitis bei Kindern unter 2 Jahren liegt eine Infektion vor; es liegen keine Daten vor, die eine Behandlung einer infektiösen Rhinitis mit D. unterstützen **Hinweise:** ▶ kaum sedierende Wirkung, da nur geringer Übergang ins ZNS ▶ derzeit liegen keine Vergleichsstudien zu Loratadin vor, die den erheblich erhöhten Preis für **Aerius**® rechtfertigen würden ▶ neue mögliche Nebenwirkungen bekannt: Einzelfälle von toxischen Hepatitiden werden von der Arzneimittelkommision der deutschen Ärzteschaft beschrieben, eine kritische Anwendung bei Patienten mit Leberinsuffizienz ist anzuraten; Gleiches gilt für Loratadin, welches als Prodrug zum wirksamen Desloratadin metabolisiert wird **Alternativwirkstoffe:** Loratadin **Pharmainfo:** Me-too-Präparat

Desmopressin (DDAVP)

TTK: p.o.: 1-2,- € (0,1-0,2 mg); parenteral: 15,- €/Amp. | Kinder > 0 Monate | Rp.-Pflicht

HN Ⓓ *p. o.:* **Desmopressin®, Desmotabs®, Minirin®, Nocturin®, Nocutil®**
- *alle: 0,1|0,2 mg/Tbl.*
parenteral: **Minirin®** 4 µg/ml Amp.
lokal: **Desmogalen®, Desmopressin TAD®, Desmospray®, Nocutil®, Octostim®**
- *alle: Dosierspray zur intranasalen Anwendung 10 µg/0,1 ml = 1 Sprühstoß*
Ⓐ **Desmopressin** (Generika), **Minirin®, Nocutil®, Octostim®**
CH **Minirin®, Nocutil®, Octostim®**

Dos ▶ *antidiuretisch:*
- *intranasal:* 2 × 10–20 µg/d, *Kinder > 1 J.:* 2 × 2,5–10 µg/d
- *p. o.:* 0,2–1,2 mg/d, verteilt auf 3 ED
- *parenteral:* 1–4 µg/d, verteilt auf 3 ED i. v., i. m. oder s. c., *Kinder:* 0,4–1 µg/d, *Säuglinge:* mit 0,1 µg/d beginnen
- *Diagnostikum (Nierenkonzentrationsfähigkeit):* 4 µg i. m., s. c. oder 40 µg intranasal, *Kinder > 1 J.:* 12 µg i. m., s. c. oder 20 µg intranasal, *Säuglinge:* 0,4 µg i. m., s. c. oder 10 µg intranasal

▶ *Hämophilie:* 0,3–0,4 µg/kg KG/d i. v. oder s. c. (= 20–30 µg/70 kg KG/d) verteilt auf 1–2 ED/d

▶ *Enuresis nocturna:* 20–40 µg/d intranasal vor dem Zubettgehen

Ind Diabetes insipidus (zentral), Hämophilie A und Von-Willebrand-Jürgens-Syndrom, arzneimittelinduzierte Thrombozytopathien, leichte thrombozytopenische Blutungen, Diagnostikum (renaler vs. zentraler Diabetes insipidus), Enuresis nocturna bei Versagen anderer nicht medikamentöser Therapiemaßnahmen

KI psychogene Polydipsie, dekompensierte Herzinsuffizienz, Von-Willebrand-Jürgens-Syndrom Subtyp IIb; *relative KI:* zystische Fibrose

NW *> 10 %: intranasale Anwendung:* KS, vorübergehender Flush
1–10 %: intranasale Anwendung: Magenschmerzen, Übelkeit, verstopfte Nase, Rhinitis, Nasenbluten, HF ↑, RR ↑ ↓, Müdigkeit, Augenrötung
o.A.: oral/parenteral: Wasser-Vergiftung (nach Aufnahme großer Mengen), Gewicht ↑, Na$^+$ ↓, Krämpfe, Bewusstseinsstörungen bis Bewusstlosigkeit (v. a. ältere Pat. + Kinder < 1 J.); *parenterale Applikation zusätzlich:* HF und RR ↑ ↓, Flush-Phänomen, antidiuretische Wirkung

WW Carbamazepin, Clofibrat, Indometacin (Desmopressin-Wi ↑); Glibenclamid (Desmopressin-Wi ↓)

WI D. ist ein Vasopressinderivat mit > 100-fach stärkerer Wirkpotenz, stärkere und längere antidiuretische Wi durch Rückresorption von freiem Wasser in der Niere, Steigerung der F-VIII-Sekretion der Leber (Spiegelanstieg auf das 3–5-fache nach 6–12 h), verstärkte endotheliale Freisetzung des F-VIII/V.-Willebrand-Komplexes

PK BV nasal 10–20 %, oral 0,5 %, max. Plasmaspiegel i. v./s. c./intranasal nach ca. 1 h, HWZ 3–4 h, Wirkdauer 10 h

Gr/La strenge Indikation (fetotoxisches Risiko im 2. + 3. Trim.), Mittel der Wahl (unter Kreislauf- und Nierenfunktionskontrollen) / strenge Indikation (geringer Muttermilchübertritt)

❗ **Hinweise:**
lediglich Wi beim *zentralen* Diabetes insipidus
Behandlungskontrollen:
Flüssigkeitsbilanzierung notwendig

Dexamethason

TTK: p.o.: 1,80-2,80 € (8 mg); i.v.: 22-49,- € (40-100 mg); lokal: ca. 13,- € (20 ml Lsg.), 13,08-17,46 € (5 g Salbe o. 5 ml Trpf.) | Kinder > 0 Monate | Rp.-Pflicht

HN Ⓓ *p. o.:* **Cortidexason®, Dexamethason (Generika), Fortecortin®**
- *alle: 0,5|1,5|4|8 mg/Tbl.*
parenteral: **Afpred Forte-Dexa®** 6 mg/Amp., **Dexa (Generika, Jenapharm®** 8|40|100 mg/Amp., **-ratiopharm®** 8|40|100 mg/Amp., **von ct®** 8 mg/Amp.), **Dexabene®, Dexa-Clinit®, Dexa Effekton®, Dexaflam injekt®, Lipotalon®** 4 mg/Amp., **Fortecortin® Inject** 8|40|100 mg/Amp.
- *alle: 4 mg/Amp.*
lokal, kutan: **Dexa Loscon® Lotion, Dexamethasoncreme®, Dexamethasonsalbe®, Solutiocordes Dexa®, Tuttozem N®**
- *alle: Salbe*
lokal, okulär: **Dexa Edo®, Dexagel®, Dexamethason Augensalbe Jena, Dexapos®, Dexa-sine®, Isopto Dex®, Spersadex®**
- *alle: Augensalbe oder -trpf.*

Ⓐ **Dexabene®, Dexafort®, Dexagenta®, Dexatat®, Fortecortin®, Rheumesser®, Tobradex®**

CH **Dexamethason (Generika), Dexafree®, Fortecortin®, Maxidex®, Mephameson®, Ozurdex®, Spersadex®**

Dos ▶ *Hirndruck bei Hirntumor/Metastase:*
- *akut* (Einklemmungsgefahr): 40–100 mg *initial* i. v., dann 4 × 8 mg/d p. o., Dosis je nach Befund tgl. um 4 mg reduzieren
- *schwer* (relative Einklemmungsgefahr): 4 × 8 mg/d p. o.
- *leicht* (keine Einklemmungsgefahr): 4 × 4 mg/d p. o.
▶ *Anaphylaxie:* 1 × 40–100 mg i. v. nach vorheriger Adrenalingabe
▶ *Status asthmaticus:* initial 8–20 mg i. v., ggf. alle 4 h erneut 8 mg i. v.
▶ *adrenogenitales Syndrom (AGS):* 1 × 0,5–1,5 mg/d morgens p. o.
▶ *bakterielle Meningitis (insbes. Menigokokkenmeningitis):* 0,6 mg/kg KG/d für 4 d i. v. (4 × 10 mg/70 kg KG/d)
▶ *antiemetische Prophylaxe:* 12 mg/d p. o. oder i. v.
▶ *lokal, okulär:* akut 1–2 Trpf. stündl. ins Auge träufeln, dann 1–2 Trpf. alle 4 h, später reicht 3–4 × /d; Salbe 1–3 × /d 1 cm Salbenstrang in den Bindehautsack, max. für 4 Wo.
▶ *lokal, Haut:* 1–2 × tgl. auf die betroffenen Stellen auftragen

Ind Hirnödem infolge Hirntumor, allerg. Reaktionen, anaphylaktischer Schock, adrenogenitales Syndrom (AGS), Rauchgasvergiftung, Status asthmaticus, schwere posttraumatische Schockzustände, maligne Tumoren (Leukämien, Lymphogranulomatosen, Lymphosarkome), zytostatikabedingtes Erbrechen, rheumatische Erkrankungen, zahlreiche Autoimmunerkrankungen
okulär: nichtinfektiöse entzündliche Erkrankungen der vorderen Augenabschnitte, allerg. Augenerkrankungen

KI *relative KI im Notfall:* Systemmykosen, Glaukom, bekannte Psychose, GIT-Ulzera, Hypertonie, Diabetes mellitus, Leberzirrhose, akute Herpes-Infektion, HbsAG-positive chron. aktive Hepatitis, ca. 8 Wo. vor bis 2 Wo. nach Schutzimpfung, Lymphadenitis nach BDG-Impfung

NW ▶ *zu Beginn, o.A.:* Hypokaliämie, Na^+-Retention (Ödeme), Hyperglykämie, Hypertonie, Euphorie/Depression, Thrombosen, Magen-Darm-Ulzera, Leukozytose, Lymphozytopenie, Thrombozytose, Erythrozyten ↑
▶ *bei Dauertherapie, o.A.:* Striae rubrae, Steroidakne, Myopathie, Vollmondgesicht, Stammfettsucht, Hypertonie, NNR-Insuffizienz, Osteoporose, Steroiddiabetes, aseptische Knochennekrosen, Katarakt, Glaukom, Pankreatitis, Corticoderm, Immunsuppression

WW	Isoniazid und Salizylate (deren Metabolisierung ↑); NSAR (Ulzerations- und Blutungsgefahr ↑); orale Antikoagulanzien (deren Wi ↓); herzwirksame Glykoside (deren Wi evtl. durch K⁺-Mangel ↑), Diuretika und Laxanzien (verstärkter K⁺-Verlust)
WI	D. ist ein Glukokortikoid; entzündungshemmende und immunsuppressive Wi über genomische Effekte: Hemmung der Transkription von verschiedenen Genen und somit Synthesehemmung von Zytokinen und Entzündungsmediatoren; antiproliferativ, antiödematös, nahezu keine mineralokortikoide Wi, Beeinflussung der Ödemausbreitung bei sofortiger Gabe, unterdrückt die ACTH-Freigabe → NNR-Insuffizienz, gute Wi bei zerebralem perifokalem Ödem bei Metastasen, schlechte bis keine Wi bei vasogenem Ödem (u. a. Trauma, Ischämie)
PK	gute perorale Resorption, HWZ 1½–2 d, max. Serumspiegel nach 1–2 h, Wirkungsdauer ca. 3 d, geringe PEB, hepatische Metabolisierung und renale Elimination
Gr/La	strenge Indikation, Gr 3, Mittel der Wahl Prednisolon / strenge Indikation, La 2, Mittel der Wahl Prednisolon (keine Einschränkungen beim Stillen erforderlich)
❶	**Hinweise:** ▸ selbst hohe Einzeldosen verursachen in der Regel keine schwerwiegenden NW ▸ Gabe möglichst frühmorgens → Tagesrhythmik der Kortikoidproduktion ▸ je länger die Therapie dauert (>2–3 Wo.), desto langsamer muss ausgeschlichen werden → Gefahr einer Addison-Krise ▸ keine Anwendung bei erhöhtem Hirndruck infolge Schädel-Hirn-Trauma, Hirnblutung und Schlaganfall aufgrund Risiko von NW (u. a. Abwehrlage ↓, BZ ↑, RR ↑, Hypokaliämie, Thrombosen) → bei diesen Patientengruppen war die Gabe von Glukokortikoiden zur Drucksenkung sogar eindeutig schädlich (↓↓) **Behandlungskontrollen:** engmaschige Kontrolle von BB, BZ, Kalium-/Natriumspiegel und RR
Stu	IMPACT- Studie

Dexibuprofen   TTK: 0,50-1,50 € (400-1200 mg) | Kinder > 0 Monate | Rp.-Pflicht

HN	Ⓓ *p. o.:* **Deltaran**® 200|300|400 mg/Tbl., **Dolomagon**® 400 mg/Tbl. Ⓐ **Dexibuprofen** (Generika), **Eu-Med**®, **Movone**®, **Seractil**® Ⓒ**H** **DexOptifen**®, **Seractil**®
Dos	▸ *nicht rheumatische Schmerzzustände und Dysmenorrhoe:* 450–1200 mg/d p. o. verteilt auf 3 ED ▸ *rheumatische Erkrankungen:* 900–1200 mg/d p. o. verteilt auf 3 ED ▸ *max. Einzelgabendosis Erw.:* 400 mg ▸ *max. Tagesgesamtdosis Erw.:* 1200 mg, bei Dysmenorrhoe 900 mg ▸ *Kinder ab 6. Lj.:* ca. 15 mg/kg KG/Tag auf 2–4 ED verteilt; *max. Tagesgesamtdosis < 30 kg KG:* 300 mg
Ind	leichte bis mäßig starke Schmerzen, z. B. Schmerzen des Bewegungsapparates, Zahnschmerzen, primäre Dysmenorrhoe; Schmerzen und Entzündungen bei Reizzuständen degenerativer Gelenkerkrankungen (aktivierte Arthrose)
KI	Analgetika-Asthma, analgetisch induzierte Urtikaria oder Quincke-Ödem, gastrointestinales Ulkus (auch anamnestisch), GIT-Blutungen, aktive Blutungen, Morbus Crohn, Colitis ulcerosa, schwere Herzinsuffizienz, schwere Nie-

	renfunktionsstörung (Kreatinin-Clearance < 30 ml/min), hämorrhagische Diathese, Blutgerinnungsstörungen, antikoagulierte Pat.
NW	vergleichbar mit denen vom razematischen Ibuprofen
WW	vergleichbar mit denen vom razematischen Ibuprofen
WI	Dexibuprofen ist das rechtsdrehende, pharmakologisch aktive Enantiomer des razematischen Ibuprofen und besitzt somit das gleiche antiinflammatorische und analgetische Wirkprofil
PK	überwiegende Resorption im Dünndarm, max. Plasmakonzentration nach 2,1–2,8 h, nach hepatischer Metabolisierung überwiegend renale (90 %) Elimination unwirksamer Metaboliten, Eliminations-HWZ 1,8–3,5 h, PEB 99 %
Gr/La	kontraindiziert im 3. Trim., strenge Indikation im 1. + 2. Trim., dort Mittel der Wahl, alternativ Indometacin, Diclofenac / strenge Indikation (Muttermilchübertritt), Mittel der Wahl Ibuprofen

❗ **Hinweise:**
- Dexibuprofen besitzt die doppelte Wirkstärke wie Ibuprofen (400 mg Ibuprofen entsprechen 200 mg Dexibuprofen)
- bei vergleichbarem NW-, Wi- und WW-Profil (körpereigene Isomerase wandelt die Isomere vermutlich ineinander um) und fehlenden Hinweisen auf einen Vorteil im Vgl. zu Ibuprofen lässt sich der fast doppelt so hohe Preis (bezogen auf eine Tagesdosis von 1200 mg Dexibuprofen und gleich wirksamen 2400 mg Ibuprofen) nicht rechtfertigen

Alternativwirkstoffe:
Ibuprofen
Pharmainfo:
Me-too-Präparat

Diazepam (DZP)
TTK: p.o.: 0,20-0,90 € (5-40 mg); Supp.: 1,30-2,20 € (Supp.); i.v.: 0,60-1,30 € (10 mg Amp.) | Kinder > 0 Monate | Rp.-Pflicht

HN	Ⓓ **p.o.:** Diazepam (**Generika**, **-ratiopharm**® 10 mg/ml [= 20 Trpf.]), **Faustan**® Tbl., **Valiquid**® 10 mg/20 Trpf., **Valium**® Tbl., **Valocordin**® 10 mg/20 Trpf. - alle: 2|5|10 mg/Tbl. **parenteral:** Diazep (**Generika**), Diazepam (**Generika**), **Faustan**®, **Stesolid**® - alle: 10 mg/2 ml Amp. **rektal:** Diazepam (**Generika**), **Stesolid**® - alle: 5|10 mg/Rektaltube oder Supp. Ⓐ Diazepam (**Generika**), **Gewacalm**®, **Harmomed**®, **Psychopax**®, **Stesolid**®, **Valium**® Ⓒₕ Diazepam (**Generika**), **Paceum**®, **Psychopax**®, **Stesolid**®, **Valium**®
Dos	▶ *allgemein:* 5–40 mg/d p. o., in jeweils 2–3 ED/d i. v. oder i. m. ▶ *Myotonolyse:* 10–40 mg/d p. o. in jeweils 2–3 ED/d für wenige Wo. ▶ *Grand-Mal-Anfall:* 10 mg langsam i. v., ggf. nach 15–30 min Nachinjektion von 10–20 mg ▶ *Status epilepticus:* s. Grand-mal-Anfall bzw. 0,25 mg/kg KG (20 mg/80 kg KG) → 2–5 mg/min i. v. oder 20–30 mg über Rektaltube (> 40–50 mg antikonvulsiver Wirkungseffekt ↓ → frühzeitiger Substanzklassenwechsel (Phenytoin, Valproinsäure) ▶ *Angst, Unruhe:* 1–2 × 10 mg langsam i. v., i. m. oder p. o. ▶ *Intubation:* 0,5–1 mg/kg KG langsam i. v. ▶ *Maximaldosis:* 1–2 mg/kg KG/d (= 70–140 mg/70 kg KG/d) ▶ *akute maximale Einzeldosis:* 20–40 (–50) mg beim Erw.

- **Kinder:**
  - *Tranquilizer:* > 12 J.: 10–15 mg/d, > 7½ J.: 5–10 mg/d, > 1 J.: 2–5 mg/d, > ¼ J.: 0,5–2 mg/d jeweils auf 2 ED/d verteilt p. o.
  - *Status epilepticus:* < 3 J. 5 mg Supp., > 3 J. 10 mg Supp./p. o./i. v., ggf. Wiederholung nach 15–30 min
  - *Maximaldosis:* 20 mg/d bzw. 0,5 mg/kg KG/d (= 20 mg/40 kg KG/d)

Ind	Spannungs-, Erregungs- und Angstzustände, Grand-Mal- und fokale Anfälle, Status epilepticus, Fieberkrämpfe, Myotonolyse, Abstinenzsymptome, Mittel 2. Wahl zur Prämedikation bei operativen oder diagnostischen Eingriffen und zur Sedierung bei Notintubation
KI	Myasthenia gravis, Alkohol, akutes Engwinkelglaukom, akute resp. Insuffizienz; *relative KI:* schwere Leberinsuffizienz, Medikamenten- und Drogenabhängigkeit, Schlaf-Apnoe-Syndrom
NW	*> 10 %:* Müdigkeit, Schwindel, Benommenheit, Reaktionszeit ↑, Verwirrtheit, KS, Ataxie, anterograde Amnesie *1–10 %:* Muskelschwäche, Bewusstseinsstörungen z. T. mit Atemdepression (alter Pat., hohe Dosis) *o.A.:* paradoxe Reaktionen (Unruhe, Reizbarkeit, Albträume, Halluzinationen, psychotische Reaktionen, Aggressivität, akute Erregungszustände, Angst, Muskelspasmen, Suizidalität, Ein- und Durchschlafstörungen), Atemdepression, Gewöhnung, Abhängigkeit, Verschlimmerung bestehender Depressionen; *bei hoher Dosis und Langzeiteinnahme:* Artikulationsstörungen, Bewegungs- und Gangunsicherheit, Nystagmus, Doppelbilder, Gewicht ↑, Libido ↓
WW	zentral wirkende Medikamente, Alkohol (gegenseitige Wi ↑); Muskelrelaxanzien (deren Wi ↑); Cimetidin, Omeprazol, Ketoconazol, Fluvoxamin, Fluoxetin (Leberenzymhemmung → Wirkdauer ↑, Kumulationsgefahr)
WI	D. ist ein Benzodiazepin: wirkt durch Förderung der durch GABA vermittelten synaptischen Hemmung (freigesetztes GABA wirkt effektiver) → vermehrter Cl⁻-Einstrom → Reduktion der Erregbarkeit der Neuronenmembran; hoch effizientes (rasch wirksames bei i. v. Gabe) Antikonvulsivum, zentral sedierend und atemdepressiv wirksam
PK	Wi-Beginn innerhalb von sek/min bei i. v.-Gabe, Wi-Dauer im Status epilepticus jedoch nur 15–30 min (rasche Umverteilung ins Fettgewebe), PEB 92–98 %, HWZ 30–40 h, aktiver Metabolit (N-Desmethyldiazepam) HWZ 50–80 h, max. Plasmakonzentration 1 h nach p. o.-Gabe, Äquivalenzdosis definiert als 10 mg, hepatische Metabolisierung
Gr/La	2. + 3. Trim. strenge Indikation, 1. Trim. kontraindiziert, Gr 1, Mittel der Wahl Lormetazepam / kontraindiziert (Übertritt in Muttermilch), Mittel der Wahl Lormetazepam, Temazepam

❗ **Intoxikation:**
- *Klinik:* Ateminsuffizienz, Somnolenz bis Koma, Hypo- bis Areflexie, Hypotension, Tachykardie
- *Therapie:* symptomatisch (inkl. Intubation, Beatmung), spezifisches Antidot ist Flumazenil, initial 0,2 mg langsam i. v., dann 0,1–0,3 mg/min bis zu einer Dosierung von 2 mg (ggf. Nachinjektion im Verlauf erforderlich [unterschiedliche HWZ])

Hinweise:
- beim Status epilepticus sind Gesamtdosen > 50 mg selten wirksam ("Ceiling-Effekt" → keine Wirkungszunahme, nur noch NW ↑)

- besonders bei älteren Pat. vorsichtig dosieren und langsam spritzen, auch mit paradoxen Reaktionen rechnen (Unruhe, Erregungszustände, Aggressivität, Halluzinationen)
- Verschlechterung eines Schlaf-Apnoe-Syndroms möglich

Diazoxid TTK: 0,45-1,23 € (25-100 mg Tbl.) | Kinder > 0 Monate | Rp.-Pflicht

HN ⓓ *p. o.:* **Proglicem**® 25|100 mg/Kps.
ⓒⓗ **Proglicem**®

Dos *Hypoglykämie:*
- *Erw.: initial* 5 mg/kg KG/d (= 350 mg/70 kg KG/d) p. o., verteilt auf 2–3 ED, dann Erhaltungsdosis von 3–8 mg/kg KG/d (= 210–560 mg/70 kg/d) je nach BZ-Profil verteilt auf 2–3 ED/d p. o.
- *Kinder:* > 12 J.: 190 mg/d, > 7½ J.: 120 mg/d, > 3 J.: 70 mg/d, > 1 J.: 50 mg/d, > ½ J.: 37,5 mg/d, > ¼ J.: 25 mg/d jeweils verteilt auf 3 ED/d p. o.

Ind Hypoglykämie bei leucinempfindlicher Hypoglykämie; persistierende durch vermehrte Insulin-Sekretion bedingte Hypoglykämien im Kindesalter (PHHI); funktionelle gut- und bösartige Inselzelltumoren; extrapankreatische Tumoren; ideopathische Hypoglykämien

KI funktionelle Hypoglykämien, Herzinsuffizienz, Herzinfarkt, Aortenisthmusstenose, idiopath. postprandiale Hypoglykämie

NW *o.A.:* Hypokaliämie, Ödeme (Na^+- und H_2O-Retention), Kreatinin ↑, Hyperurikämie, Gichtanfälle, irreversible Hypertrichose (besonders Kinder), Neutropenie, Eosinophilie, Agranulozytose

WW Antihypertonika, orale Antikoagulanzien (deren Wi ↑); Allopurinol, Antidiabetika (deren Wi ↓)

WI D. ist ein oral wirksames Hyperglykämikum und Antihypertensivum, das als Wirksubstanz Diazoxid, ein antidiuretisches Benzothiazin-Derivat enthält → Serumglukosespiegel ↑ durch reversible Hemmung der Insulinsekretion an den β-Zellen des Pankreas; Antihypertonikum (Benzothiazid-Derivat), Vasodilatation in hohen Dosen, renale Ausscheidung der p-Aminohippursäure und der Harnsäure ↓ ohne nennenswerten Effekt auf die glomeruläre Filtration, Retention von Natrium, Chlorid und Wasser

PK gute enterale Resorption, PEB > 90 %, HWZ 20–45 h, HWZ (Kinder) 9–24 h, Wi-Dauer auf Gefäße ca. 4–12 h, Wi-Dauer auf Glukosespiegel bis zu 8 h

Gr/La strenge Indikation, Gr 6 / kontraindiziert (Muttermilchübertritt, Laktationshemmung)

❗ Intoxikation:
- *Klinik:* Hyperglykämie, Ketoazidose, Hypotonie
- *Therapie:* Insulin, *Cave:* lange HWZ → bei Symptomen einer Überdosierung Überwachung bis zu 1 Wo. notwendig

Diclofenac

TTK: p.o.: 0,14 € (50 mg); 0,17 € (75 mg ret.); i.v.: 0,55 €/Amp. | Kinder > 6 Jahre | Rp.-Pflicht

HN Ⓓ *p. o.:* **Diclac®**, **Diclo** (**Generika**), **Diclo Divodo®**, **Diclofenac** (**Generika**), **Diclofenbeta®**, **Diclo Puren®**, **Dolgit Diclo®**, **Effekton®**, **Jutafenac®**, **Monoflam®**, **Rewodina®**, **Voltaren®**
- *alle: 25|50 mg/Tbl., 75|100|150 mg/ret.-Tbl./Kps.,* **Diclac Dispers®** *46,5 mg/Tbl.,* **Voltaren dispers®** *46,5 mg/Tbl.,* **Voltaren resinat®** *75 mg/Kps.,* **Voltaren Dolo Liquid®** *12,5 mg/Kps.*

parenteral: **Diclac®**, **Diclo** (**Generika**), **Diclofenac** (**Generika**), **Effekton®**, **Voltaren® Injekt**
- *alle: 75 mg/Amp.; 1 Amp. = 2 oder 3 ml*

rektal: **Diclac®**, **Diclo** (**Generika**), **Diclofenac** (**Generika**), **Effekton®**, **Monoflam®**, **Rewodina®**, **Sigafenac®**, **Voltaren®**
- *alle: 25|50|100 mg/Supp.*

lokal: **Arthrex®**, **Diclac®**, **Diclofenac** (**Generika**), **Rewodina®**, **Solaraze®**, **Voltaren®**
- *alle: Creme/Gel*

lokal, Auge: **Voltaren Ophtha®**, **Difen Ud®** – *alle: 1 mg/ml Augentrpf.*

Ⓐ **Agilomed®**, **Algefit®**, **Dedolor®**, **Deflamat®**, **Deflamm®**, **Diclac®**, **Diclobene®**, **Diclo** (**Generika**), **Diclomelan®**, **Diclostad®**, **Diclosyl®**, **Dolpasse®**, **Fenaren®**, **Flector EP®**, **Tratul®**, **Voltaren®**

CH **Diclac®**, **Diclo** (**Generika**), **Ecofenac®**, **Effigel®**, **Flector®**, **Fortenac®**, **Inflamac®**, **Olfen®**, **Primofenac®**, **Tonopan®**, **Vifenac®**, **Voltaren®**

Dos
- ▶ *i. m.:* 1 × 75 mg (nur einmalige Injektion zulässig!)
- ▶ *p. o.:* 2–3 × 50 mg/d am 1. d, dann 1–2 × 50 mg/d als *Erhaltungsdosis*;
  - *akut:* **Voltaren dispers®** als Tbl. oder **Voltaren resinat®** 1–2 × 75 g/d p. o.
  - *Maximaldosis:* 150 mg/d p. o.
- ▶ *rektal:* 1–2 × 50 mg/d Supp.
- ▶ *lokal (Schmerz):* mehrmals tgl. lokal einreiben (s. Hinweise)
- ▶ *lokal (akinetische Keratosen):* 2 × tgl. lokal für 60–90 d einreiben
- ▶ *lokal, Auge:* 3–5 × tgl. 1 Trpf. in Auge träufeln
- ▶ *Kinder > 6 J. (2 mg/kg KG):* > 6 J. 25–50 mg/d, > 9 J. 25–75 mg/d, > 13 J. 50–100 mg/d jeweils verteilt auf 2 Einzeldosen/d p. o.

Ind akuter Gichtanfall, rheumatische Beschwerden (PCP, Morbus Bechterew, Arthrosen, Spondylarthrosen), schmerzhafte Schwellungen und Entzündungen, Neuritiden, Neuralgien, Schmerzen infolge Trauma
Solaraze®-Gel: akinetische Keratosen

KI Ulzera im GIT, aktive Blutungen, unklare Blutbildungs- und Blutgerinnungsstörungen, Anamnese von GIT-Ulzera unter NSAR, Analgetikaasthma, Schwangerschaft (im 3. Trimenon), Kinder < 6 J., < 18 J. für i. v.-Anwendung; *relative KI:* induzierbare Porphyrien, SLE und Mischkollagenosen, schwere Leber- und Nierenerkrankungen

NW *> 10 %:* abdominelle Schmerzen, Übelkeit, Erbrechen, Durchfall, Anämie durch GIT-Blutverluste
1–10 %: allgemein: GIT-Ulzera mit Blutverlusten (bis zu 2 %), Dyspepsie, Blähungen, Bauchkrämpfe, Anorexie, periphere Ödeme (insb. bei Hypertonie oder Niereninsuffizienz), allerg. Hautreaktionen, KS (3–9 %), Müdigkeit, Benommenheit (1–3 %), Schwindel, Reizbarkeit, Erregung, Schlaflosigkeit, Transaminasen ↑, Appetitlosigkeit;
rektale Anwendung zusätzlich: rektale Reizerscheinungen, blutige Schleimabsonderungen, schmerzhafter Stuhldrang;
Anwendung als Injektionslösung zusätzlich: lokale NW (brennendes Gefühl, Induration), sterile Abszessbildung, Fettgewebsnekrosen

WW	Phenytoin, Li^{2+}, Methotrexat, Digoxin (deren Blutspiegel ↑); Diuretika (deren Wi ↓); Kalium, kaliumsparende Diuretika (K$^+$-Spiegel ↑); Metformin, Sulfonylharnstoffe (BZ ↓); Ciclosporin (Nierentoxizität ↑), Cumarinderivate (Blutungsgefahr ↑), Glukokortikoide (Ulzerogenität ↑), Ofloxazin (Verwirrtheit ↑), Probenicid/Sulfinpyrazon (Elimination von D. verzögert)
WI	D. ist ein Arylessigsäurederivat: Hemmung der Prostaglandinsynthese, sehr potenter Cyclooxygenaseinhibitor mit 10-facher Präferenz für COX-2 → antirheumatisch, entzündungshemmend, analgetisch und antipyretisch wirksam
PK	PK ist stark von der jeweiligen Galenik abhängig, allg. gute Resorption nach oraler Gabe, BV 60%, hoher First-pass-Effekt, max. Plasmaspiegel (0,5–) 2 h (1,5 µg/ml), PEB 100%, HWZ 1–2 h, überwiegend renale, aber auch biliäre Elimination nach Metabolisierung
Gr/La	kontraindiziert im 3. Trim., strenge Indikation im 1.+2. Trim., Mittel der Wahl, alternativ Ibuprofen, Indometacin / strenge Indikation, Mittel der Wahl Ibuprofen
❶	**Pädiatrische Zulassung:** kontraindiziert für <18 J. bei i.v.-Anwendung **Intoxikation:** ▶ *Klinik:* Übelkeit, abdominelle Schmerzen, Gastritis, selten Blutung, KS, epileptische Anfälle, Somnolenz bis Koma, Hypotension, Atemstillstand, Hypokaliämie ▶ *Therapie:* Magenspülung + rez. Aktivkohlegaben (nicht bei gastralen Symptomen), Gastroskopie, ggf. Cimetidin 4×200 mg i.v. oder Ranitidin 3×50 mg i.v. oder Omeprazol 2×40 mg i.v. **Hinweise:** ▶ *lokale Anwendung:* die Resorption durch die Haut ist äußerst gering (+ starke interindividuelle Unterschiede, <1–12%) → lokale Anwendung (Gel, Creme) bei Schmerzen nicht sinnvoll ▶ *sinnvolles Kombinationspräparat:* mit Misoprostol = **Arthotec**® ▶ als Injektion nur einmalig zu Behandlungsbeginn zulässig (Gefahr der Anaphylaxie oder anaphylaktoider Reaktionen, Fälle von tödlicher Fasziitis beschrieben) ▶ bei Behandlung in höherer Dosis/über längere Dauer (>5 d) an "Magenschutz" (Antazida, H$_2$-Blocker) denken ▶ nicht zusammen mit anderen Medikamenten (z.B. Kortikoide) in eine Spritze aufziehen!
Stu	CLASS-Studie, MEDAL-Programm

Didanosin (DDI)   TTK: 5,60–10,95 € (125–400 mg) | Kinder > 6 Jahre | Rp.-Pflicht

HN	Ⓓ *p.o.:* **Videx**® 125|200|250|400 mg magensaftresistente Kps., Pulver 2 g Ⓐ **Videx**® CH **Videx**®
Dos	▶ *< 60 kg KG:* 250 mg/d nüchtern p.o. ▶ *> 60 kg KG:* 400 mg/d nüchtern p.o. ▶ *Niereninsuffizienz:* Kreatinin-Clearance 30–60 ml/min Dosisreduktion um 50%, <30 ml/min 25% der Normaldosis ▶ *Kinder:* 240 mg/m^2 KO/d verteilt auf 2 ED/d nüchtern p.o.; bei Kombination mit Zidovudin (AZT) 180 mg/m^2 KO/d verteilt auf 2 ED/d nüchtern p.o.
Ind	in Kombination mit anderen antiviralen Substanzen bei HIV-Infektionen
KI	akute Pankreatitis, Hart-Kps.: Kinder <6 J. (Aspirationsgefahr)

NW	> 10%: Pankreasfunktion ↓ (> 12,5 mg/kg KG in 28%), Diarrhoe (18%), periphere Neuropathie (16%, > 12,5 mg/kg KG in 37%), Amylase ↑ (18%) 1–10%: Pankreatitis, Lipase ↑, schlechter Geschmack nach Einnahme, Übelkeit, Erbrechen, schwere Diarrhoe, Schüttelfrost/Fieber, KS, Schmerzen, Ausschlag/Pruritus, allerg. Reaktionen, Asthenie, Krampfanfälle, Verwirrtheit, Schlaflosigkeit, Pneumonie, Infektionen, Hyperurikämie o.A.: Obstipation, Stomatitis, Diabetes mellitus, Mundtrockenheit, Schwäche, Leukozytopenie, Thrombozytopenie, Anämie, Bilirubin ↑, AP ↑, SGOT ↑, SGPT ↑, Laktatazidose, *schwere NW bei Kindern:* neurologische NW, Pneumonie, Diabetes insipidus
WW	keine Kombination mit Rifampicin, Rifabutin (Palpitationen, Tachykardie, schwere HRST); Tetrazykline (deren Wi ↓ durch Resorptionshemmung); DDC (= Dideoxycytidin) (Neuropathierisiko ↑); bei Kombination mit Pentamidin (Risiko der Pankreatitis ↑); Chinolon, Ciprofloxacin (dessen Plasmakonzentration ↓); Ganciclovir (z. T. AUC von Didanosin um 111 % ↑, Myelonsuppression); Methadon (senkt AUC von Didanosin um ca. 40%)
WI	nukleosidischer Reverse-Transkriptase Inhibitor (NRTI): nach intrazellulärem Umbau in den aktiven Metaboliten durch Einbau in die Nukleinsäure Verhinderung der viralen Replikation, wodurch die dazu erforderliche Umschreibung von RNA in DNA blockiert wird, wirkt auch auf Zidovudin-resistente Erreger
PK	orale BV ↓ durch gleichzeitige Nahrungsaufnahme, HWZ 1,4 h, in der Zelle HWZ 12 h, zu ca. 50% renale Elimination
Gr/La	kontraindiziert, Gr 4, Risiko-Nutzen-Abwägung / kontraindiziert, La 1, Risiko-Nutzen-Abwägung
❶	**Hinweise:** ▶ weniger myelotoxisch als Zidovudin ▶ einziges Medikament der Substanzklasse, das nüchtern (1 h vor oder 2 h nach dem Essen) mit mind. 100 ml Wasser eingenommen werden muss ▶ Vorsicht bei Kombination mit Medikamenten, die eine Pankreatitis oder periphere Neuropathien verursachen können, wie z. B. Dideoxycytidin (DDC) **Behandlungskontrollen:** regelmäßige (zunächst 1 × /Wo.) Kontrolle von Amylase, BB, Transaminasen, Bilirubin, AP und Harnsäure
Stu	INCAS-Studie

Digitoxin   TTK: p.o.: 0,13-0,16 € (0,07-0,1 mg); i.v.: 2,40 € (0,25 mg) | Rp.-Pflicht

HN	Ⓓ *p. o.:* **Digimed**® 0,1 mg/ Tbl., **Digimerck**® 0,05|0,1 mg/Tbl., **Digitoxin** (**Generika**) - *alle: 0,07 mg/Tbl.* *i. v.:* **Digimerck**® 0,1 mg/Amp., **Digitoxin Philo**® - *alle: 0,25 mg/Amp.* Ⓐ **Digimerck**®
Dos	▶ *langsame Aufsättigung:* beginnen mit *Erhaltungsdosis* von 1 × 0,07–0,1 mg/d p. o. → Vollwirkdosis wird in ca. einem Mo. erreicht ▶ *mittelschnelle Aufsättigung:* 1. d 2 × 0,25 mg/d, 2.+ 3. d 1 × 0,25 mg/d i. v. oder p. o., dann *Erhaltungsdosis* mit 1 × 0,07–0,1 mg/d p. o. (nach Spiegel und klinischem Effekt) ▶ *schnelle Aufsättigung:* 1.+ 2. d 2 × 0,25 mg/d i. v., dann *Erhaltungsdosis* mit 1 × 0,07–0,1 mg/d p. o. (nach Spiegel und klinischem Effekt)

Ind	chronische manifeste Herzinsuffizienz NYHA III° und IV°, supraventrikuläre Tachykardie, Vorhofflimmern und -flattern bei absoluter Arrhythmie (besonders in Kombination mit einer Niereninsuffizienz)
KI	AV-Block II° + III° ohne Schrittmacher, Myokarditis, Kammertachykardie, Sick-Sinus-Syndrom, WPW-Syndrom, HOCM, KHK ohne Herzinsuffizienz, chron. konstriktive Perikarditis, Aortenaneurysma, subvalvuläre Aortenstenose, Aortenaneurysma, Hypokaliämie, Hyperkalzämie, unmittelbar vor und nach Kardioversion
NW	*>10 %:* Inappetenz, Übelkeit und Erbrechen *<1 %:* Diarrhoe, abdominelle Beschwerden, KS, Müdigkeit, Schlaflosigkeit, Albträume, Agitiertheit, Depressionen, Halluzinationen und Psychosen, Gynäkomastie, Erythem, Thrombozytopenie, Lupus erythematodes *o.A.:* ventrikuläre Extrasystolen, Kammertachykardie, AV-Block I-III°, Farbsehstörungen (Grün-Gelb-Bereich)
WW	kaliuretische Diuretika, Laxanzien, Kortikosteroide, Amphotericin B, Penicillin G, Salicylate (K$^+$- und Mg^{2+}-Spiegel ↓ → Toxizität ↑); Ca^{2+}-Salze i. v. (Digitalistoxizität ↑ → KI); Antazida, Colestyramin, Aktivkohle (Resorption ↓); Chinidin, Ca-Antagonisten, Captopril, Flecainid, Propafenon, Rifampicin, Spironolacton, Levodopa, Amiodaron, Tetrazykline, Clarithromycin (Digoxin-Clearance ↓); β-Blocker (Gefahr von Bradykardie und AV-Block ↑); trizyklische Antidepressiva, Sympathomimetika und Phosphodiesterasehemmer (Gefahr von HRST ↑)
WI	D. wirkt durch partielle Hemmung der Na/K-ATPase Erhöhung des intrazellulären Na$^+$ → Aktivierung des Na/Ca-"exchangers" → intrazelluläres Ca^{2+} ↑ → Kontraktilität des Herzmuskels ↑ (positiv inotrop), positiv bathmotrop, negativ chromo- und dromotrop
PK	BV 90–100 %, PEB 95 %, Wirkungsbeginn nach i. v. Gabe 25–120 min, nach p. o. Gabe 180–300 min, Wirkungsdauer 14–21 d, HWZ 6–7 d, Abklingquote ca. 7 %/d, Elimination zu 60–80 % hepatisch (enterohepatischer Kreislauf), restliche Elimination renal
Gr/La	Amp. kontraindiziert, Gr 3 (Propylenglykolgehalt), p. o. Anwendung möglich / Anwendung möglich

Cave:
nie Ca^{2+}-Infusionen parallel i. v. geben → Wirkungsverstärkung, Tachyarrhythmien bis zum Kammerflimmern

Intoxikation:
- *Klinik:* Sinusbradykardie, SA- und AV-Blockierungen (PQ-Zeit ↑, QT-Zeit ↓, ST-Senkungen, Verminderung der T-Höhe, T-Negativierung), Kammertachykardie, Kammerflattern/-flimmern, Übelkeit und Erbrechen, abdominelle Schmerzen, Diarrhoe, Sehstörungen (bes. Gelbsehen)
- *Therapie:* Magenspülung + mehrfache Gabe von Aktivkohle und Colestyramin; spezifisches Antidot Fab-Fragment (Antikörperfragmente, die Digitalis binden); indiziert ist das Antidot bei lebensbedrohlichen HRST und/oder Hypokaliämie; zunächst Abnahme und Bestimmung des Digitoxin-Spiegels, immer konjunktivale und i. c. Vortestung zur Erfassung einer Allergie, bei unbekannter Dosis 480 mg Digitalis-Antidot BM über 30 min i. v.; bei bekannter Dosis Berechnung (notwendige Fab-Dosis in mg = Dosis × BV × 80; *Cave:* durch Erbrechen oder durch Magenspülung eliminierte Menge abziehen) Gesamtdosis über 30 min i. v.

Hinweise:
- *Empfindlichkeit für Digitoxin* ↑ *bei:* K$^+$ ↓, Mg^{2+} ↓, Ca^{2+} ↑, Myokardischämie, Hypoxie, AV-Block, Azidose, hohes Alter

- im Alter/bei fortgeschrittenen Herzerkrankungen → kontraktiles Myokard ↓ → Herzglykosidrezeptoren (ATPase-Moleküle) ↓ → toxische Grenze der Glykoside ↓
- klinische Wi bzw. Nebenwirkung sind relevanter als die Serumspiegel
- Indikation zur schnellen Aufsättigung stellt lediglich die bedrohliche Tachyarrhythmie dar
- bei bedrohlicher Herzinsuffizienz sollte das Glykosid anfangs immer i. v. gegeben werden, nach der Rekompensation Umstellung auf orale Form des gleichen Wirkstoffes

Behandlungskontrollen:
therapeutischer Blutspiegel: 13–25 µg/l (= 17–33 nmol/l)

Digoxin TTK: p.o.: 0,15-0,18 € (0,2-0,3 mg); i.v.: 1,80 € (0,25 mg) | Kinder > 0 Monate | Rp.-Pflicht

HN	⒟ *p. o.:* **Digacin®**, **Digoxin 0,25 R.A.N.®**, **Lanicor®**, **Lenoxin®** 0,125 mg/Tbl., Liquidum für Kinder 0,05 mg/ml - *alle: 0,25 mg/Tbl.* *i. v.:* **Lanicor®** 0,25 mg/Amp. ⒞ **Digoxin** (**Generika**)
Dos	▸ *langsame Aufsättigung: initial* mit *Erhaltungsdosis* von 1 × 0,2–0,3 mg/d p. o. → Vollwirkdosis wird in 8 d erreicht ▸ *mittelschnelle Aufsättigung:* • *i. v.:* 2 × 0,2 mg/d für 3 d, dann *Erhaltungsdosis* von 1 × 0,2–0,3 mg/d p. o. • *p. o.:* 1. d 3 × 0,2 mg, 2. + 3. d 2 × 0,2 mg dann *Erhaltungsdosis* von 1 × 0,2–0,3 mg/d p. o. ▸ *schnelle Aufsättigung: initial* 0,4 mg i. v., dann 4 × 0,2 mg/d i. v. für 2 d, dann 0,35 mg/d p. o. ▸ *Dosisreduktion bei Niereninsuffizienz erforderlich*, s. Tabelle 2. ▸ *Kinder:* s. FI
Ind	chronische manifeste Herzinsuffizienz NYHA III° und IV°, supraventrikuläre Tachykardie, Vorhofflimmern und -flattern bei absoluter Arrhythmie (besonders in Kombination mit einer Leberinsuffizienz)
KI	s. Digitoxin, zusätzlich Niereninsuffizienz
NW	s. Digitoxin
WW	s. Digitoxin
WI	s. Digitoxin
PK	BV 60–80 %, PEB 25–30 %, Wirkungsbeginn nach i. v. Gabe nach 3–30 min, nach p. o. Gabe nach 60–180 min, Wirkungsdauer 4–8 d, HWZ 1,6 d, Abklingquote 20–30 %/d, Elimination zu 75 % renal
Gr/La	Anwendung möglich / Anwendung möglich (Muttermilchübertritt)
❗	**Cave:** nie Ca^{2+}-Infusionen parallel i. v. geben → Wirkungsverstärkung, Tachyarrhythmien bis zum Kammerflimmern **Intoxikation:** s. Digitoxin **Hinweise:** ▸ Empfindlichkeit für Digitoxin ↑ bei K^+ ↓, Mg^{2+} ↓, Ca^{2+} ↑, Myokardischämie, Hypoxie, AV-Block, Azidose, hohes Alter ▸ im Alter/bei fortgeschrittenen Herzerkrankungen → kontraktiles Myokard ↓ → Herzglykosidrezeptoren (ATPase-Moleküle) ↓ → toxische Grenze der Glykoside ↓

- *Vorteil im Vgl. zu Digitoxin:* bessere Steuerbarkeit (HWZ kürzer, schnellere Aufsättigung möglich)
- *Nachteil im Vgl. zu Digitoxin:* Dosierungsunsicherheit bei Niereninsuffizienz
- bei bedrohlicher Herzinsuffizienz sollte das Glykosid anfangs immer i. v. gegeben werden, nach der Rekompensation Umstellung auf orale Form des gleichen Wirkstoffes

Behandlungskontrollen:
therapeutischer Blutspiegel: 0,7–2,0 µg/l (0,9–2,6 µmol/l); Erhaltungsdosis = Wirkspiegel × Abklingquote/100

Stu DIG-Studie

Dihydralazin TTK: p.o.: 0,26–0,45 € (25-50 mg); i.v.: 5,70 €/Amp. | Rp.-Pflicht

HN ⓓ *p. o.:* **Nepresol**® 25|50 mg/Tbl.
i. v.: **Nepresol**® Inject 25 mg/Amp. à 2 ml

Dos
- *akut:* ½–1 Amp. (25 mg) verdünnen auf 10 ml mit NaCl 0,9 %, dann fraktioniert je 2 ml unter RR-Kontrolle langsam i. v.
- *Perfusor:* 3 Amp. (75 mg) mit NaCl 0,9 % auf 50 ml aufziehen (= 1,5 mg/ml); 1,5–7,5 mg/h (= 1–5 ml/h), max. 100 mg/d
- *Dauertherapie:* 2–3 × 12,5 mg/d p. o., je nach klin. Wi und Verträglichkeit später 25–50 (–75) mg/d p. o.
- *Maximaldosis:* 50 (–75) mg/d
- *Kinder:* 3 × 6,25–12,5 mg/d p. o.

Ind leichte bis mittelschwere Hypertonie, hypertensive Krise, meist in Kombination mit α-Blockern, Clonidin oder Diuretika, Hochdruckbehandlung im 2. + 3. Trimenon der Schwangerschaft (Präklampsie und Eklampsie)

KI vorbestehende Tachykardie, AP, Herzklappenstenosen, HOCM, pulmonale Hypertonie mit isolierter Rechtsherzinsuffizienz, Ulzera, bekannter Lupus erythematodes

NW *> 10 %:* orthostatische Hypotonie, Schwindel, Appetit ↓, Übelkeit, Erbrechen, Diarrhoe, Verstopfung bis paralytischer Ileus, migräneartige KS, Verstopfung der Nase, Hautrötung (Flush), Ödeme, med. bedingter Lupus erythematodes (dosisabhängig! bis 20 %)
1–10 %: Parästhesien, Taubheitsgefühl, Tremor, Muskelkrämpfe
o. A.: Thrombozytopenie, Hepatitis, Nachweis von ANA im Serum

WW RR-senkende Arzneimittel (gegenseitige Wi ↑ → RR ↓); Hypnotika, Sedativa, trizyklische Antidepressiva, MAO-Hemmer, Narkotika, Neuroleptika (RR-senkende Wi ↑ → RR ↓); Indometacin (RR-senkende Wi ↓), Clozapin (Agranulozytosereisiko ↑), Alkohol (orthostat. Hypotonie)

WI D. wirkt über direkte arterielle Vasodilatation → Nachlast ↓, senkt besonders den diastolischen RR, jedoch Nierendurchblutung ↑ → glomeruläre Filtrationsrate bleibt konstant, Erregung von β-Rezeptoren → Tachykardie und HZV ↑, vermehrte Reninausschüttung

PK BV 30–50 %, max. Plasmaspiegel 3–4 h nach p. o. Gabe, HWZ 2,2–2,6 h, PEB 90 %, Wirkungsdauer 6–8 h nach p. o.- und 3–4 h nach i. v. Gabe, hepatische Metabolisierung (N-Acetyltransferase) und renale Elimination zu 80 %

Gr/La 1. Trim kontraindiziert, 2. + 3. Trim. strenge Indikation, Mittel der Wahl / strenge Indikation (Muttermilchübertritt), Mittel der Wahl, alternativ Hydralazin

Intoxikation:

- *Klinik:* Hypotension, Tachykardie, Angina pectoris, myokardiale Ischämie, KS, epileptische Anfälle, Erbrechen, Oligo-/Anurie, Flush, Wärmeverlust (Vasodilatation), Azidose
- *Therapie:* Magenspülung + Aktivkohle, bei Hypotension Kopftieflage und Volumengabe (Plasmaexpander). *Cave:* Katecholamingabe möglichst vermeiden (Angina pectoris ↑), Gabe von Noradrenalin möglich

Hinweise:
- *sinnvolles Kombinationspräparat:* mit Propranolol = **Obsilazin® N**
- geeignetes Antihypertensivum bei Bradykardieneigung, verwendet meist bei Akutbehandlung oder als Mittel der Reserve
- Kombination mit β-Blockern, Clonidin oder Diuretika sinnvoll (Abfangen der Gegenregulation!)
- nicht zusammen mit Glukose infundieren → Wirkverlust durch gesteigerten Abbau!

Tipps:
keine Glc.-Lsg. mit Amp.-Lsg. mischen → Inkompatibilität (Osazonbildung)

Dihydrocodein   TTK: p.o.: 1,88-4,80 € (30 mg unret.-240 mg ret.) | Kinder > 4 Jahre | Rp.-Pflicht

HN	⒟ p.o.: **DHC Mundipharm®** 60|90|120 mg/ret.-Tbl., **Paracodin®** 10 mg/Tbl., N-Sirup 9,7 mg/4 ml, Tropfen 10 mg/ml (= 20 Trpf.), **Tiamon® Mono** 35 mg/ret.-Kps. Ⓐ **Codidol retard®**, **Dehace retard®**, **Paracodin®** ㏍ **Codicontin®**, **Paracodin®**
Dos	▶ *Schmerzbehandlung:* initial 2 × 60 mg/d p.o., dann je nach klin. Wi und Verträglichkeit 2 × 1 Tbl./d × 60|90|120 mg p.o. ▶ *starker Reizhusten:* 30–90 mg/d verteilt auf 3 ED p.o. ▶ *Opiatentzug:* 2 × 150 (–300) mg/d p.o., nach spätestens 1 Wo. tgl. um 15–30 mg reduzieren ▶ *Maximaldosis:* 240 mg/d bei der Schmerzbehandlung, 600 mg/d beim Opiatentzug ▶ *Kinder (starker Reizhusten) > 12 J.:* 30–90 mg/d, *> 9 J.:* 15–30 mg/d, *> 6 J.:* 15 mg/d, *> 4 J.:* 7,5–15 mg/d jeweils verteilt auf 3 ED p.o.
Ind	**DHC®**: mittelschwere bis schwere Schmerzen **Paracodin®, Tiamon® Mono:** symptomatische Therapie bei Reizhusten
KI	chron. und akute Pankreatitis, Asthma bronchiale, Ateminsuffizienz, Koma, Kinder < 4 J.; *relative KI:* schwere Leber- und Nierenerkrankungen, Vorsicht bei Cor pulmonale, Adipositas permagna
NW	*> 10%:* Obstipation, Sedierung, Schwindel, Dyspnoe, Atemdepression, GIT-Beschwerden *1–10%:* KS *o.A.:* Sehleistung ↓, Euphorie, Synkopen, Lungenödem, Mundtrockenheit, akutes Nierenversagen, Diarrhoe, abdominale Schmerzen, Prolaktin ↑, Entzugserscheinungen nach längerer Einnahme (Unruhe, Schlaflosigkeit, Angstzustände, Schwitzen, Herzklopfen)
WW	Phenothiazine, MAO-Hemmer, trizyklische Antidepressiva (deren Wi ↑); zentral wirksame Medikamente, Alkohol (gegenseitige Wi ↑); Sekretolytika, Expektoranzien (Gefahr von Sekretstau)
WI	mittelstarkes Opioidanalgetikum (⅙–1/12 der Wirkstärke von Morphin) über zentrale Angriffspunkte, ausgeprägte antitussive Wi bereits in niedriger Dosierung

PK	BV 20 % (ausgeprägter First-pass-Effekt), Wi-Dauer 4–6 h (bis 12 h), HWZ 3–4,5 h, PEB 10 %, hepatische Metabolisierung
Gr/La	kontraindiziert, Gr 6, Mittel der Wahl Codein, alternativ Paracetamol / kontraindiziert, La 1, alternativ Codein

❗ Intoxikation:
s. Morphin

Hinweise:
- 60 mg Dihydrocodein entsprechen etwa 10 mg Morphin
- als Antitussivum verwendet besteht die Gefahr des Sekretverhaltes → Kombination mit Sekretolytika nicht sinnvoll, da Fähigkeit zum Abhusten reduziert (besonders bei nächtlichem Husten)
- insbesondere bei Behandlungsbeginn eingeschränkte Fähigkeit zur aktiven Teilnahme am Straßenverkehr

Tipps:
als Analgetikum muss die Dosierung nach einem festen Zeitschema erfolgen, keinesfalls nach Bedarf; das Zeitschema orientiert sich an der HWZ des Medikamentes

Dihydroergocryptin (α-)   TTK: 2,02-3,90 € (20-40 mg Tbl.) | Rp.-Pflicht

HN	⊚ p. o.: **Almirid®**, **Cripar®** - alle: 5 mg/Kps., 20|40 mg/Tbl.
Dos	- initial: 2 × 5 mg/d p.o., ab der 2. Wo. 2 × 10 mg/d, dann 3.+4. Wo.: 2 × 20 mg/d, ab 5.+6. Wo.: 2 × 30 mg/d
- dann je nach Klinik (bis 2 × 40–2 × 60 mg/d möglich)
- mittlere Dosis: bei 15–60 mg/d
- Maximaldosis: 120 mg/d
Ind	Monotherapie des Morbus Parkinson bei Frühformen und jungen Pat.; Morbus Parkinson in Kombination mit anderen dopaminergen Substanzen
KI	Kinder, Leberinsuffizienz, bekannte Überempfindlichkeit gegen Mutterkornalkaloide, gleichzeitige Einnahme von Mutterkornalkaloiden
NW	> 10 %: Übelkeit, Magenschmerzen
1–10 %: trockener Mund, Erbrechen, Sodbrennen, Magenkrämpfe, KS, Schwindel, RR ↓, orthostatische Dysregulation, HF ↑, Ödeme, Gewicht ↑↓, depressive Verstimmung, Unruhe, Schlaflosigkeit, Exantheme
0,1–1 %: Dyskinesien, Angststörung, Verwirrtheit, Albträume, Halluzinationen, Libido ↓, Hyperhidrose, Tremor
WW	Alkohol (Verträglichkeit ↓); Acetylsalicylsäure (Blutungsneigung ↑); Levodopa (Abdominalschmerzen, RR-Abfall, KS); Mutterkornalkaloide (Vasospasmus ↑, Ergotismus ↑)
WI	orales Ergotalkaloid, D_1- und D_2-Dopaminagonist, mittelpotent, daher in der Frühphase zur Dosisminimierung von L-Dopa geeignet, Verkürzung der Phasen schlechter Beweglichkeit, im Tiermodell finden sich Hinweise auf neuroprotektive Eigenschaften
PK	BV 2,4 %, max. Plasmakonzentration nach 1 h, PEB 45–64 %, Wi 1 h nach Resorption, HWZ 10–16 h
Gr/La	kontraindiziert, Gr 5 / kontraindiziert, La 4

❗ Hinweise:
- Dosis von L-Dopa bei Behandlungsbeginn reduzieren
- individuelle Anpassung der Dosierung und Verteilung je nach klinischer Symptomatik, nicht nach Plan

- geringere NW durch initialen Einsatz eines peripheren Dopaminantagonisten (z. B. Domperidon [**Motilium**®], 3 × 10–30 mg/d p. o.)

Behandlungskontrollen:
Leberfunktionsparameter und Gerinnung regelmäßig kontrollieren (zu Beginn der Behandlung)

Dihydroergotamin (DHE)
TTK: p.o.: 0,18-0,37 € (5-7,5 mg Tbl.) | Kinder > 12 Jahre | Rp.-Pflicht

HN	Ⓓ *p.o.:* **Agit**®, **DET MS**® Trpf. 2 mg/ml = 20 Trpf., **DHE** (**Generika**), **Ergotam von ct**®, **Verladyn**® Trpf. 2 mg/ml = 20 Trpf. - alle: ret. 2,5|5 mg/Tbl. o. Kps. Ⓐ DHE (Generika), Dihydergot®, Ergont®, Ergovasan®, Migranal® Ⓒ Dihydergot ®
Dos	▶ *Orthostase-Syndrom: Erw. + Kinder > 50 kg KG:* initial 2,5 mg p. o. am Morgen, 5 mg am Abend; Dauerbehandlung mit 5 mg am Abend ▶ *Migräneintervallbehandlung:* 2–3 × 2,5 mg/d p. o. ▶ *Kinder > 7 J.:* 2–4 mg/d verteilt auf 2–3 ED/d p. o.
Ind	Orthostase-Syndrom, leichte Hypotonie, ferner Mittel der Wahl bei Intervall-/Akuttherapie von vaskulären KS wie Migräne
KI	Gefäßerkrankungen (v. a. pAVK, M. Raynaud), KHK, Leberfunktionsstörung, schwere Niereninsuffizienz, Sepsis, Schock, arterielle Hypertonie, Kombination mit β-Blockern, Kinder < 50 kg KG (< 12 J.) (keine Erfahrungen)
NW	*1–10 %: initial:* Übelkeit und Erbrechen, Schwindel, KS *< 1 %:* allerg. Reaktionen, Diarrhoe, Taubheitsgefühl, Kältegefühl, Kribbeln, Muskelschmerzen; *parenterale Applikation:* stenokardische Beschwerden, transiente Sinustachykardien/-bradykardien *o.A.: bei LZ-Therapie:* Pleura-/Retroperitonealfibrose, Ergotismus (s. Hinweise)
WW	Glyceroltrinitrat (Dihydroergotamin-Spiegel ↑); Vasodilatatoren (deren Wi ↓); Troleandomycin, Erythromycin, Josamycin, Doxycyclin, Tetracycline, Katecholamine, Sumatriptan, β-Blocker (periphere Vasokonstriktion ↑)
WI	D. ist ein Mutterkornalkaloid → direkte lang anhaltende Tonussteigerung an Venen → venöses Angebot am rechten Herzen ↑ → HZV ↑; vasokonstriktorische Wi durch Stimulation von α-Rezeptoren (partieller Agonismus), kaum uteruskontraktionsfördernd
PK	schlechte Resorption nach oraler Gabe (→ p. o. ungeeignet für akute Therapie), BV 0,1–1,5 %, Wirkdauer 8 h, PEB 93 %, HWZ 21 h, hepatische Metabolisierung zum wirksamen Metabolit 8-Hydroxydihydroergotamin, vorwiegend biliäre Elimination
Gr/La	strenge Indikation, Mittel der Wahl Paracetamol / La 2,5, strenge Indikation, Mittel der Wahl Paracetamol
❗	**Pädiatrische Zulassung:** bei Kinder < 50 Kg KG (< 12 J.) keine Erfahrungen **Intoxikation:** ▶ *Klinik:* KS, Halluzinationen, Erregungszustände, Somnolenz bis Koma, Miosis, epileptische Anfälle, Rhabdomyolyse, Angina pectoris, initial Hypertonie, dann Hypotension, HRST, Ateminsuffizienz, Erbrechen, ANV, massive Gefäßkontraktion → Erblindung, Myokard-, Mesenterial- und Niereninfarkt möglich ▶ *Therapie:* Magenspülung + Aktivkohle, bei Gefäßspasmen 3–6 × 10 mg Nifedipin/d p o., bei Angina pectoris Glyzerolnitrat 0,5–1,5 mg/h, bei schwersten Spasmen evtl. Nitroprussid-Natrium

Hinweise:
- bei Dauertherapie Verschlechterung der Migräneattacken möglich, DHE selber kann KS auslösen
- Ergotismus (NW): Übelkeit und Erbrechen, Müdigkeit, Claudicatio intermittens, Muskelschmerzen, abdominelle Schmerzen

Tipps:
- es liegen bislang keine wissenschaftlichen Daten vor, die einen oralen Dauereinsatz von Antihypotonika rechtfertigen würden
- bei einer "chronischen hypotonen Kreislaufstörung" sollten die Behandlung der verantwortlichen Grunderkrankung bzw. nicht medikamentöse Allgemeinmaßnahmen Vorrang haben

Dikaliumclorazepat
TTK: p.o.: 0,32-0,56 € (5-20 mg); i.v.: 2,20-5,- € (50-100 mg Amp.) | Kinder > 0 Monate | Rp.-Pflicht

HN	Ⓓ *p. o.:* **Tranxilium**® 20|50 mg/Tbl., 5|10|20 mg/Kps. *parenteral:* **Tranxilium® injizierbar** 50 mg/Amp. Ⓐ **Tranxilium**® ㏈ **Tranxilium**®
Dos	▶ *Erw. akut:* 50–100 mg langsam i. v. oder i. m., Wdh. frühestens nach 2 h ▶ *Maximaldosis:* 300 mg/d ▶ *allgemein:* 1–2 × 25–50 mg/d p. o. ▶ *Kinder:* 0,3–1,25 mg/kg KG ▶ *Prämedikation:* 25–50 mg i. v. oder p. o. ▶ *zur Beruhigung:* 1–4 × 5–10 mg/d p. o. ▶ *Maximaldosis:* 150 mg/d ambulant, 300 mg/d stationär; Therapiedauer: max. 4 Wo. ▶ *Dosisreduktion bei Niereninsuffizienz:* 50 % der Standarddosierung
Ind	Angst-, Unruhe- und Spannungszustände, Prämedikation; als Schlafmittel, wenn Benzodiazepinwirkung am Tag erwünscht ist
KI	dekompensierte respiratorische Insuffizienz, Schlaf-Apnoe-Syndrom; *relative KI:* Myasthenia gravis, Herz- oder Ateminsuffizienz, Leberinsuffizienz (*Cave:* hepatische Enzephalopathie), Depression (als Monotherapie), Ataxie, akute Intoxikation mit zentral sedierenden Wirkstoffen oder Alkohol, Kombination mit Cimetidin, Disulfiram
NW	*o.A.:* Müdigkeit, Schläfrigkeit, Schwindel, Verwirrtheit, paradoxe Wi (besonders bei älteren Menschen → Erregungszustände, Psychosyndrome), KS, Hypotonie, Bradykardie, Atemdepression, physische Abhängigkeit
WW	zentral dämpfende Medikamente, Alkohol, Muskelrelaxanzien, Curarimetika (deren Wi ↑); Cimetidin, Disulfiram (KI!, Dikaliumchlorazepat-Wi ↑); Clozapin (Kollapsneigung ↑, Ateminsuffizienz- und Asystolie-Risiko ↑)
WI	D. ist ein Benzodiazepin, Förderung der durch GABA vermittelten synaptischen Hemmung → vermehrter Cl⁻-Einstrom → Reduktion der Erregbarkeit der Neuronenmembran, lang wirksam (aktive Metabolite), muskelrelaxierend, antikonvulsiv und hauptsächlich anxiolytisch wirksam
PK	hohe BV, max. Plasmakonzentration nach 30–60 min, PEB 95 %, HWZ 2–2,5 h, für N-Desmethyldiazepam (Metabolit) HWZ > 24 h (25–82 h), Äquivalenzdosis zu 10 mg Diazepam 15 mg, bereits im Magen Umwandlung in den aktiven Metaboliten
Gr/La	strenge Indikation, Einsatz kurzfristig möglich, insb. im 3. Trim. kritische Prüfung ("floppy infant"-Syndrom) / kontraindiziert

> **Intoxikation:**
> s. Diazepam

Diltiazem TTK: p.o.: 0,28-0,56 € (180-360 mg) | Rp.-Pflicht

HN Ⓓ *p. o.:* **Dilta** (Generika), **Dilti** (Generika), **Diltiagamma®**, **Diltiazem** (Generika), **Dilti-CT®**, **Diltiuc®**, **Dilzem®** 240 mg/ret.-Tbl.
- alle: 60 mg/Tbl., ret. 90|120|180 mg/Tbl.
Ⓐ **Diltiastad®**, **Diltiazem** (Generika)
㏇ **Coridil®**, **Diltiazem** (Generika), **Dilzem®**, **Tildiem®**

Dos ▶ *Erw.:* 3 × 60–120 mg/d p. o. oder 2 × 90–180 mg ret./d p. o.
▶ *Maximaldosis:* 360 mg/d
▶ *schwere Leberinsuffizienz:* Dosisreduktion erforderlich (nach Wi)

Ind *symptomatische koronare Herzkrankheit:* chronisch stabile Angina pectoris (Belastungs-Angina), instabile Angina pectoris (Crescendo-Angina, Ruhe-Angina), vasospastische Angina pectoris (Prinzmetal-Angina, Variant-Angina); Hypertonie

KI kardiogener Schock, komplizierter akuter Myokardinfarkt (innerhalb der ersten 4 Wo.), dekompensierte Herzinsuffizienz, Sick-sinus-Syndrom, Bradykardie (HF < 55/min), SA- oder AV-Block Grade II–III, Vorhofflimmern/-flattern und gleichzeitiges Vorliegen eines WPW-Syndroms; *relative KI*: schwere Schenkelblockbilder, AV-Block Grad I, WPW-Syndrom, keine Kombination mit β-Blockern, Hypotonie < 90 mmHg$_{syst.}$

NW *1–10%:* KS, Müdigkeit, Schwindel, Schwächegefühl, Knöchel- bzw. Beinödeme, allerg. Hautreaktionen
< 1%: Übelkeit, Erbrechen, Sodbrennen, Diarrhoe, Obstipation, Transaminasen ↑, AP ↑, Schlaflosigkeit, Halluzinationen, Verstimmungszustände
Einzelfälle: Erythema exsudativum multiforme, Lymphadenopathie, Eosinophilie, HF ↓, ERBST (SV- oder AV-Blockierungen), Synkopen, Potenzstörungen, Gingivahyperplasie, Hyperglykämie, Lupus-erythematodes-ähnliches Syndrom

WW andere Antihypertonika (RR ↓); negativ inotrope oder chronotrope Wirkstoffe, wie β-Blocker, Antiarrhythmika, Digitalis (HF ↓, AV-Blockierungen, RR ↓, Herzinsuffizienz); Ciclosporin A, Carbamazepin, Theophyllin, Digitalis (deren Spiegel ↑); Li^{2+} (dessen Spiegel ↓); Cimetidin, Ranitidin (Diltiazem-Spiegel ↑)

WI Kalziumkanalblocker, Antiarrhythmikum der Klasse IV: Wi an Myokard, Koronarien und peripheren Arterien → gesteigerte Koronarperfusion (starke Koronardilatation), gesteigerte renale Perfusion, negativ inotrop, chronotrop und dromotrop wirksam; verlängerte AV-Überleitungszeit

PK gute orale Resorption, BV 40%, PEB 80–90%, HWZ 4–5 h, hepatische Metabolisierung in aktive und inaktive Metabolite, 40% renale, 60% Elimination über die Fäzes

Gr/La kontraindiziert, Gr 6, Calciumantagonisten der Wahl im 2. + 3. Trim. sind Nifedipin, Verapamil / strenge Indikation, La 2, Mittel der Wahl, alternativ Nifedipin, Nitrendipin, Verapamil

> **Intoxikation:**
> Toxische Reaktionen ab 600 mg Ingestionsdosis (Erwachsene), s. Verapamil
> **Hinweise:**
> gute Alternative bei symptomatischer KHK zum β-Blocker, wenn dieser wg. Begleiterkrankungen (z. B. Asthma bronchiale) kontraindiziert ist

Stu ACCORD-Studie, NORDIL-Studie

Dimenhydrinat

TTK: p.o.: 0,18-1,14 € (50-300 mg); Supp.: 0,90-1,80 € (150-300 mg); i.v.: 5-10,- € (62-124 mg); i.m.: 3,72 € (100 mg Amp.) | Kinder > 3 Monate | Rp.-Pflicht

HN
- Ⓓ *p. o.:* **Dimenhydrinat**®, **Gib Dimenhydrinat**®, **Reisefit Hennig**®, **Reisetabletten** (**Generika**), **Rodavan S**®, **Rubiemen**®, **Sotritabs**®, **Superpep**®, **Vertigo-Vomex SR**® ret. 120 mg/Tbl., **Vomacur A**®, **Vomex A**® ret. 150 mg/Tbl., 330 mg/100 ml Sirup
  - *alle: 50 mg/Tbl. o. Drg.*
  i. v./i. m.: **Vomex A**® i. v. 62 mg/Amp., i. m. 100 mg/Amp.
  rektal: **Vertigo-Vomex S**® 80 mg/Supp., **Vomacur A**® 40|70|150 mg/Supp., **Vomex A**® 40|70|150 mg/Supp.
- Ⓐ **Arlevert**®, **Emedyl**®, **Neoemedyl**®, **Travelgum**®, **Vertirosan**®
- Ⓒ**H** **Rotpunkt Apotheke Reisedragrées**®, **Trawell**®

Dos
- ▶ *akut:* 1–2 × 62 i. v. oder 100–200 mg i. m.
- ▶ *p. o.:* 3–4 × 50 mg/d oder 2 × 120–200 mg ret./d
- ▶ *Supp.:* 3–4 × 80–150 mg/d
- ▶ *Reisekrankheit:* Prophylaxe mit 3 × 20-50 mg/d oder 2 × 200 mg ret./d; *Kinder 6–12 J.:* 5 mg/kg KG/d in 4 ED, max. 150 mg/d
- ▶ *Maximaldosis:* 400 mg/d
- ▶ *Kinder > 8 J.:* 1–2 mg/kg KG/d, *1–8 J.:* (< 25 kg KG) 40 mg Supp. oder 2,5–5 ml Sirup p. o., (> 25 kg KG) 70 mg Supp. oder 8 ml Sirup p. o. jeweils 3 ×/d, ab 14 J. Erwachsenendosis

Ind Schwindel, Übelkeit und Erbrechen, Vorbeugung und Behandlung von Reisekrankheit

KI akute Vergiftungen, akuter Asthma-Anfall, Eklampsie, Epilepsie, Phäochromozytom, Engwinkelglaukom, Prostataadenom mit Restharnbildung, Kombination mit Aminoglykosid-Antibiotika (Maskierung ototoxischen Wi), Porphyrie, Säuglinge < 6 kg KG, *rel. KI:* angeborenes langes QT-Syndrom, gleichzeitige Anwendung von Arzneimitteln, die ebenfalls das QT-Intervall verlängern (z. B. Antiarrhythmika Klasse IA oder III, Antibiotika, Malaria-Mittel, Antihistaminika, Neuroleptika) oder zu einer Hypokaliämie führen

NW *> 10 %:* Schläfrigkeit, Benommenheit
1–10 %: Erregung, Unruhe, depressive oder euphorische Stimmungslage, Delirien, Bewegungsstörungen, Schwindel, Krämpfe, Obstipation, Mundtrockenheit, allerg. Hautreaktionen, Sehstörungen, Glaukomauslösung, Miktionsstörungen
Einzelfälle: Agranulozytose, Leukozytopenie, epileptische Anfälle
o.A.: Störungen des Farbensehens, der Reaktionszeit und des räumlichen Sehens, Tachykardie, Miktionsstörungen

WW zentral wirkende Arzneimittel (deren Wi ↑); trizyklische Antidepressiva, MAO-Hemmer, Parasympatholytika (anticholinerge Wi ↑); Antihypertensiva (RR-Senkung ↑); Procarbazin (dessen zytostatische Wi ↑); Glukokortikoide, Heparin (deren Wi ↓); Aminoglykosid-Antibiotika (Verschleierung ototoxischer NW)

WI D. ist ein H_1-Antihistaminikum → kompetitive Histamin-Verdrängung an den H_1-Rezeptoren → antiemetische Wi, Gefäßerweiterung ↓, Kapillarpermeabilität ↓, durch zentrale Dämpfung des Parasympathikus stark sedierend, wegen stark zentral anticholinerger Effekte auch Wi bei Parkinsonismus

PK max. Plasmakonzentration nach 2–4 h, PEB 99 %, HWZ 5–10 h, Wi-Dauer 3-6 h, hepatischer Metabolismus und renale Elimination

Gr/La	strenge Indikation im 1. + 2. Trim., kontraindiziert im 3. Trim., Mittel der Wahl Meclozin / Anwendung möglich, Mittel der Wahl Meclozin
❶	**Pädiatrische Zulassung:** kontraindiziert für Säuglinge < 6 kg KG **Intoxikation:** ▶ *Klinik:* Somnolenz bis Koma, Mydriasis, Agitation, Halluzinationen, Hyperreflexie, pos. Babinski, EPMS, Rhabdomyolyse mit ANV, Tachykardie, HRST, Hypotension, Ateminsuffizienz, Erbrechen, Miktionsstörungen ▶ *Therapie:* Magenspülung + Aktivkohle + Natrium sulfuricum, bei Hypotension Schocklagerung und Volumensubstitution, bei Tachykardien mit breiten Kammerkomplexen NaHCO$_3$, bei Ateminsuffizienz Intubation und Beatmung, Azidoseausgleich mit NaHCO$_3$ **Hinweise:** ▶ D. ist eine Substanz zur Kurzzeitbehandlung von schweren Schwindelanfällen (nicht als Dauertherapeutikum verschreiben) ▶ bei peripher vestibulären Störungen sollte D. nur in der Akutphase verschrieben werden (red. zentrale Adaptation unter Behandlung)

Dimethylfumarat (BG-12) TTK: 18,- € (6 Tbl.) | Rp.-Pflicht

HN	ⓞ *p. o.:* **Fumaderm® initial** 30 mg/Tbl., **Fumaderm®** 120 mg/Tbl.
Dos	▶ *Erw.: initial* 1 × 30 mg/d p. o. für 1 Wo., dann pro Woche um 1 Tbl. à 30 mg/d p. o. erhöhen ▶ *Zieldosis:* 3 × 2 Tbl. à 120 mg/d p. o. ▶ *Maximaldosis:* 6 Tbl./d = 720 mg/d
Ind	mittelschwere bis schwere Formen der Psoriasis vulgaris (wenn alleinige äußere Therapie nicht ausreichend ist) *Neu:* Zulassung zur Behandlung der RR-MS (schubförmig-remittierende MS) beantragt
KI	Überempfindlichkeit, schwere GIT-Erkrankungen (Ulcus ventriculi und duodeni), schwere Leber- und Nierenerkrankungen, leichte Formen des Psoraisis vulgaris (< 10 % der KOF), Psoriasis pustulosa, Alter < 18 J.
NW	*> 10 %:* Diarrhoe, leichte Formen von Lymphopenie (ca. 50 % der Patienten), leichte Leukopenie (ca. 11 % der Patienten) *1–10 %:* Völlegefühl, Oberbauchkrämpfe, Blähungen, schwerere Formen von Lymphopenie (ca. 3 % der Patienten), vorübergehende Eosinophilie *0,1–1 %:* Übelkeit, Müdigkeit, Benommenheit, KS, Proteinurie, Erhöhung der Serumkreatininkonzentration, Erhöhung der Leberwerte (SGOT, SGPT, γGT)
WW	Methotrexat, Retinoide, Psoralene, Cyclosporine, Immunsuppressiva, Zytostatika und Medikamente mit bekanntem schädlichen Einfluss auf die Nieren dürfen nicht gleichzeitig angewendet werden
WI	Fumarsäureester beeinflussen die Regulationsstelle der Succinatdehydrogenase im Zitronensäurezyklus. Dimethylfumarat, Monomethylfumarat (Metabolit von Dimethylfumarat) sowie Monoethylfumarat hemmen die Proliferation von Keratinozyten, möglicherweise bedingt durch einen vorübergehenden Anstieg der intrazellulären Ca2 + -Konzentration. Dimethylfumarat (BG00012) wird aktuell als Immuntherapeutikum für die Behandlung der Multiplen Sklerose untersucht und vermutlich Anfang 2013 zugelassen
PK	max. Blutspiegel nach 15 min bzw. 1 h nach oraler Einnahme, HWZ 11,6 min, PEB 0 %, die Metabolite 50–60 %, Eliminations-HWZ 80 min

Gr/La kontraindiziert, Gr 4 / kontraindiziert, La 1

Stu DEFINE-Studie

Dimetinden
TTK: p.o.: 0,22 (1 mg Drg.), 0,55 € (4 mg ret.-Kps.); i.v.: 1,75 € (4 mg Amp.) | Kinder > 1 Jahr | Rp.-Pflicht

HN Ⓓ *p. o.:* **Fenistil**® 1 mg/Drg., 24-Stunden-ret.-Kps. 4 mg/Kps., Trpf. 1 mg/20 Trpf., Sirup 0,122 mg/ml
i. v.: **Fenistil**® 4 mg/Amp. à 4 ml
lokal: **Fenistil**® 1 mg/g Gel
Ⓐ **Fenistil**®
CH **Fenistil**®

Dos ▸ *akut (anaphylaktoide Reaktion):* 1–2 × 4 mg/d langsam i. v.
▸ *Prophylaxe allergischer Reaktionen bei KM-Gabe, Plasmaexpander-Gabe oder Narkose:* 1 ml pro 10 kg KG langsam (1 ml/30 sek) i. v.
▸ *Urtikaria, Juckreiz, Rhinokonjunctivitis allergica:* 3 × 1–2 mg/d oder 1 × 4 mg ret.-Kps/d abends für max. 25 d p. o.
▸ *lokal:* 2–4 × tgl. auf betroffene Hautareale auftragen
▸ *Kinder:* 0,1 mg/kg KG langsam i. v.;
  • *1–8 J.:* 3 × 10–15 Trpf./d oder 3 × 1 Teelöffel Sirup/d p. o.,
  • *> 9 J.:* 3 × 20 Trpf./d oder 3 × 1½ Teelöffel Sirup/d p. o.

Ind Urtikaria, Juckreiz, Rhinokonjunctivitis allergica, anaphylaktische Reaktionen, Prophylaxe allerg. Kontrastmittelreaktionen

KI Kinder < 3 J. (Drg.), sonst Kinder < 1 J. (Risiko der Schlafapnoe)

NW *> 10 %: parenteral:* Müdigkeit, Mundtrockenheit, Wärmegefühl
1–10 %: parenteral: GIT-Beschwerden (inkl. Übelkeit), Geschmacksstörungen, Beklemmung in der Brust, KS, Schwindel;
oral: Müdigkeit, Mundtrockenheit, Übelkeit
< 1 %: parenteral: Fröstelen, Muskelzittern, Visus ↓; *oral:* KS, GIT-Beschwerden, Erregung, Schwindel;
intranasal: Trockenheit oder Brennen der Nasenschleimhaut;
lokal/dermal: leichte Hautreaktionen (Trockenheit, Brennen)

WW zentral wirkende Medikamente, Alkohol (deren Wi ↑); Auslösung Glaukomanfall bei Kombination mit trizyklischen Antidepressiva

WI H$_1$-Antihistaminikum: keine arterioläre Dilatation → geringere Venolenpermeabilität; Hemmung der Histaminfreisetzung → antiemetisch, anticholinerg und sedativ wirksam

PK rasche Resorption, BV 70 %, Wi-Beginn nach 30–60 min, Wi-Dauer 4–5 h, PEB 90 %, HWZ 6 h (ret.-Form 11 h)

Gr/La Gr 1, Inj.-Lsg. Gr 4, kontraindiziert im 1. Trim., strenge Indikation im 2. + 3. Trim., Mittel der Wahl, alternativ Clemastin / La 2 (Muttermilchübertritt), Mittel der Wahl, alternativ Loratadin, Cetirizin

❗ **Intoxikation:**
▸ *Klinik:* dreiphasiger Verlauf mit Sedation, Erregung, Koma mit kardio- respiratorischer Insuffizienz, bei Kleinkindern und Kindern betont zentralnervöse Symptome
▸ *Therapie:* Magenspülung, Kohle- und Glaubersalz- Gabe, bei Exzitation und Krämpfen Diazepam-Gabe, bei Koma und Krämpfen Therapieversuch mit Physostigmin, ggf. Beatmung und Kreislaufstabilisierung

Hinweise:
Sirup enthält 7,2 Vol% Alkohol, Tropfen 5,9 Vol%!

Diphenhydramin

TTK: p.o.: 0,17-0,40 € (50-150 mg); Supp.: 0,66 €/Supp.; i.v.: 0,40 €/Amp. | Kinder > 1 Jahr | Rp.-Pflicht

HN	Ⓓ *p. o.:* **Arbid**®, **Betadorm**® D, **Dolestan**® 25 mg/Tbl., **Dorm**®, **Dormocaps**®, **Dormutil**®, **Emesan**®, **Gib Diphenhydramin**®, **Halbmond**®, **Hemodorm**® 25 mg/Tbl., **Hevert-Dorm**® 25 mg/Tbl., **Moradorm**®, **Nervo OPT**®, **Sediat**®, **Sedopretten**®, **Sleepia**® 50 mg/Kps., **Sodormwell**®, **Vivinox Sleep**® 25 mg/Drg. - alle: 50 mg/Tbl. *rektal:* **Emesan**® 20|50 mg/Supp. *parenteral:* **Diphenhydramin-Hevert**® 20 mg/2 ml Amp. Ⓐ **Calmaben**®, **Coldistan**®, **Dermodrin**®, **Dibondrin**®, **Histaxin**®, **Noctor**® ⒸⒽ **Benocten**®, **Nardyl**®
Dos	▶ *p. o.:* 50–150 mg/d in 2–3 ED oder 25–50 mg zur Nacht ▶ *Supp.:* 1–3 × 50 mg/d ▶ *Kinder > 12 J.:* 1–2 × 50 mg/d p. o., *6–12 J.:* 1–2 × 25–50 mg/d p. o. oder 1–3 × 20 mg Supp./d, *1–5 J.:* 1–2 × 20 mg Supp./d
Ind	Kurzzeitbehandlung von Einschlaf- und Durchschlafstörungen, Übelkeit und Erbrechen, Schwindel, Reizhusten bei Infekten der oberen Luftwege
KI	Engwinkelglaukom, Phäochromozytom, akuter Asthmaanfall, Blasenentleerungsstörungen mit Restharnbildung, Epilepsie, Long-QT-Syndrom, Bradykardie, HRST, Hypomagnesiämie, Hypokaliämie, Kombination mit Antiarrhythmika der Klasse Ia und Ic oder MAO-Hemmer; 25 mg-Tabletten dürfen an Kinder < 12 J. nicht, an Kinder < 14 J. nur nach ausdrücklicher Anweisung des Arztes gegeben werden; 50 mg-Tbl. dürfen < 14 J. nicht gegeben werden; *relative KI:* eingeschränkte Leberfunktion, Asthma bronchiale, Magenstenosen
NW	*< 1 %: oral/rektal:* insb. bei Kindern paradoxe Reaktionen (Unruhe, Erregung, Schlaflosigkeit, Zittern, Angstzustände) *o.A.:* Somnolenz, Benommenheit, Schwindel, Muskelschwäche, Mundtrockenheit, verstopfte Nase, Augeninnendruck ↑, Miktionsstörungen, Übelkeit, Erbrechen, Magenschmerzen, Obstipation/Diarrhoe, allerg. Hautreaktionen, Photosensibilität, Leberfunktionsstörungen (cholestatischer Ikterus)
WW	zentral wirkende Medikamente, Alkohol (deren Wi ↑); Atropin, Biperidin, trizyklische Antidepressiva, MAO-Hemmer (KI) (lebensbedrohlich, anticholinerge Wi ↑)
WI	H_1-Antihistaminikum (reversible und kompetitive Blockade des endogenen Histamin), stark zentral sedierende und anticholinerge Komponente, antiemetische und lokalanästhetische Eigenschaften, Einsatz auch als Antivertiginosum und Antitussivum
PK	rasche Resorption, BV 50 %, max. Plasmakonzentration nach 1,5–3 h, HWZ 5–6 h, PEB 85–95 %, hepatische Metabolisierung, renale Elimination
Gr/La	kontraindiziert, Gr 1, Mittel der Wahl Meclozin / kontraindiziert, La 2, Mittel der Wahl Dimetinden, Cetirizin
❗	**Intoxikation:** ab einer Ingestionsdosis von 20–40 mg (Erwachsene); s. Dimenhydrinat

Distigminbromid   TTK: p.o.: 1,55 € (5 mg); i.m.: 3,50 €/Amp. | Rp.-Pflicht

HN
- Ⓓ *p. o.:* **Ubretid**® 5 mg/Tbl.
  i. m.: **Ubretid**® 0,5 mg/Amp.
- Ⓐ **Ubretid** ®
- Ⓒₕ **Ubretid**®

Dos
- ▶ neurogene Blasenentleerungsstörung mit hypotonem Detrusor:
  - *i. m.:* 0,5 mg jeden 2. d, max. 0,1 mg/10 kg KG jeden 3. d (max. 27 d)
  - *p. o.:* 1 × 5 mg/d (nüchtern morgens), nach 1 Wo. 1–2 × 5 mg jeden 2.–3. d
- ▶ postoperative Darmatonie:
  - 24–72 h postoperativ 1 Amp. i. m., Wdh. in 1–3-tägiger Abstand
  - *max. Tagesdosis:* 0,01 mg/kg KG/d
- ▶ Myasthenia gravis:
  - *p. o.:* 1 × 5 mg/d (nüchtern morgens) p. o., nach 1 Wo. 7,5 mg, nach 2 Wo. 2 × 5 mg/d p. o.
  - *i. m.:* 1 bis 1½ Amp. jeden 2. Tag, individuelle Dosisfindung

Ind   neurogene Blasenentleerungsstörung, Detrusorschwäche, postoperative Darm- und Blasenatonie, Myasthenia gravis

KI   Bromallergie, starke Vagotonie, spastische Zustände des Magen-Darm-Traktes, der Gallen- oder Harnwege, Schock, Myotonie, Thyreotoxikose, Parkinsonismus, schwere Herzinsuffizienz, Asthma bronchiale, mechanischer Subileus, Bridenileus; *relative KI:* Epilepsie, GIT-Ulzera, Bradykardie, starke Hypotonie, frischer Myokardinfarkt, Enteritis, Tetanie

NW   *cholinerge muskarinartige NW:* Diarrhoe, verstärkte Salivation, Schwitzen, Übelkeit und Erbrechen, Enterospasmen, erhöhte Magen-Darm-Motilität, Bronchospasmus, Bronchosekretion ↑, Bradykardie, Hypotonie, Miosis, Akkommodationsstörungen;
cholinerge nikotinartige NW: Muskelfaszikulationen, Spasmen, Schluckbeschwerden, Lähmungen durch neuromuskulären Block, Menstruationsstörungen

WW   Anticholinergika wie Atropin (Wi-Antagonisierung); Digitalisglykoside, Ca^{2+}-Antagonisten, β-Blocker, Antiarrhythmika (Bradykardie ↑); curareartige Muskelrelaxanzien (deren Wi ↓); Glukokortikoide (Wi ↓); andere direkte oder indirekte Parasympathomimetika (Gefahr einer cholinergen Krise bei Myasthenia gravis)

WI   D. ist ein indirektes Parasympathomimetikum vom Carbaminsäure-Typ (reversibler Cholinesterasehemmer): Hemmung der Spaltung von Acetylcholin → verstärkte und verlängerte Wi → Miosis, Bradykardie, Bronchokonstriktion, Tonuserhöhung der GIT-Sphinkter und Blase, Schweißsekretionssteigerung (muskarinerge und nikotinerge Wi), keine ZNS-Effekte (geringe Lipophilie)

PK   BV 4,7 %, nach p. o.-Gabe HWZ 69 h, nach i. v.-Gabe HWZ 65 h, max. Wi ca. 9 h nach i. m.-Gabe, Wi-Dauer ca. 24 h, überwiegend (85 %) renale Elimination nach i. v.-Gabe, überwiegend biliär mit den Fäzes (88 %) nach p. o.-Gabe

Gr/La   strenge Indikation bei kurzfristiger Gabe, insb. im 1. Trim. / kontraindiziert, La 1

❶ **Hinweise:**
wg. seiner Pharmakokinetik gut für Dauertherapie geeignet

Disulfiram TTK: 1,72–3,44 € (200–400 mg), 1,60–4,90 € (500–1500 mg) | Rp.-Pflicht

HN	Ⓓ in Deutschland nicht mehr verfügbar, optional im Ausland zu beziehen (s. Hinweise) Ⓐ **Antabus®** ㊋ **Antabus®**
Dos	*p.o.:* am 1. Tag 1–3 × 500 mg/d, am 2. Tag 1–2 × 500 mg/d, am 3. Tag 1 × 500 mg/d, ab dem 4. Tag 200–400 mg/d jeweils als ED
Ind	medikamentöse Alkoholentzugsbehandlung bei Alkoholmissbrauch und Alkoholabhängigkeit
KI	KHK, schwerwiegende HRST, klinisch manifeste Kardiomyopathien, zerebrale Durchblutungsstörungen, fortgeschrittene Arteriosklerose, Ösophagusvarizen, Thyreotoxikose; *relative KI:* nicht alkoholbedingte Depressionen und Psychosen, schwere Hypotonie, dekompensierte Leberzirrhose, Asthma bronchiale, aktueller Arzneimittelabusus, Polyneuropathie, Epilepsien, floride Psychosen
NW	*> 10 %:* Müdigkeit, unangenehmer Mundgeruch, diffuse Bauchschmerzen, Schweregefühl im Kopf, RR ↓ *0,01–1 %:* Optikusneuropathien (Sehschärfe und Farbsehen ↓), Obstipation, Durchfall, allerg. Reaktionen, KS, PNP, Depressionen, Verwirrtheitszustände, maniforme und paranoid-halluzinatorische Psychosen, Transaminasen ↑, AP ↑
WW	Paraldehyd (schwere NW, Azetaldehydsyndrom); Biguanide (Laktazidose); Phenytoin, orale Antikoagulanzien, Diazepam und Chlordiazepoxid (deren Wi und Wi-Dauer ↑); Isoniazid, Metronidazol (Psychoserisiko ↑); viele hepatisch metabolisierte Medikamente werden verzögert abgebaut und wirken länger (z. B. Theophyllin-Spiegel + 50 %)
WI	D. ist ein Inhibitor der Aldehydoxidase → Oxidation von Acetyldehyd zu Essigsäure verhindert → Abbauhemmung von Ethylalkohol → geringe Mengen Alkohol reichen aus, um schwere vegetative Unverträglichkeitsreaktionen zu verursachen (bedingt durch den Anfall von Azetaldehyd)
PK	BV 80–90 %, schnelle hepatische Metabolisierung, Plasma-HWZ der wichtigsten Metaboliten 12 h
Gr/La	kontraindiziert / kontraindiziert (keine Erfahrungen)

❗ **Cave:**
bei der Therapie ist die Compliance des Pat. entscheidend, in Kombination mit großen Mengen Alkohol können lebensbedrohliche NW auftreten! (→ **nie** Gabe ohne Wissen des Pat.!)

Intoxikation:
▶ *Klinik:* Somnolenz, Mydriasis, KS, Sehstörungen, motorische Unruhe, Ataxie, Hypotension, Alkalose oder Azidose, Antabus-Syndrom (bedingt durch Disulfiram/Ethanol-Reaktion → Schwindel, Halluzinationen, Agitation, Stupor, Parästhesien, epileptische Anfälle, Hypotension, Schock, AP, Lungenödem, Erbrechen, Hyperkaliämie, Alkalose)
▶ *Therapie:* Magenspülung (sofern kein Erbrechen), bei Hypotension Volumensubstitution, ggf. Noradrenalin, bei Lungenödem Intubation und Beatmung; bei Antabus-Syndrom soll die Injektion von 500 mg Ascorbinsäure oder 20–40 mg Eisen die Reaktion unterbrechen

Hinweise:
siehe auch www.dhs.de: Stellungnahme des Wissenschaftlichen Kuratoriums der DHS (Deutsche Hauptstelle für Suchtfragen e. v.)

Dobutamin   *TTK: 12-22,- € (250-500 mg) | Kinder > 0 Monate | Rp.-Pflicht*

HN
- Ⓓ *i. v.:* **Dobutamin** (Generika)
  - *alle: 250|500 mg/Inj.-Fl. à 50 ml oder Trockensubstanz*
- Ⓐ **Dobutamin** (Generika)
- ⒸⒽ **Dobutamin** (Generika), **Dobutrex**®

Dos
- *Perfusor* mit 2,5–12 µg/kg KG/min = 150–720 µg/kg KG/h = 0,03–0,144 ml/kg KG/h (bei 5 mg/ml); für den Perfusor 250 mg auf 50 ml mit NaCl 0,9 % verdünnen (= 5 mg/ml oder 5000 µg/ml) oder 50 ml Fertigamp. nutzen
  - *niedrige Dosierung:* 2,5 µg/kg KG/min = 175 µg/70 kg KG/min = 2,1 ml/70 kg KG/h (bei 5 mg/ml)
  - *mittlere Dosierung:* 5 µg/kg KG/min = 350 µg/70 kg KG/min = 4,2 ml/70 kg KG/h (bei 5 mg/ml)
  - *hohe Dosierung:* 10 µg/kg KG/min = 700 µg/70 kg KG/min = 8,4 ml/70 kg KG/h (bei 5 mg/ml)
- *Maximaldosis:* 40 µg/kg KG/min = 2800 µg/70 kg KG/min = 33,6 ml/70 kg KG/h (bei 5 mg/ml)
- *Kinder:* 1–15 µg/kg KG/min je nach klin. Wi und NW

Ind Herzversagen bei Kardiomyopathien, Myokardinfarkt, akute dekompensierte Herzinsuffizienz mit Lungenstauung, Herz-Kreislauf-Versagen

KI Sulfitüberempfindlichkeit (Anaphylaxie), nicht beherrschbare Tachyarrhythmie, schwere Herzvitien mit Stenosierungen, HOCM, Perikarderguss, schwere Hypovolämie, Schock; *relative KI:* Hyperthyreose, Vorhofflimmern oder -flattern, höhergradige ventrikuläre HRST, Kombination mit MAO-Hemmern

NW > 10 %: HF ↑ (meist 5–10, in 10 % > 30 Schläge/min), RR$_{syst.}$ ↑ (meist 10–20 mm Hg)
1–10 %: RR$_{syst.}$ ↑ (meist 50 mm Hg oder mehr in 7,5 %), VES, pektanginöse Beschwerden, geringfügige Vasokonstriktion (v. a. bei Vorbehandlung mit Betablockern), KS, Übelkeit, Thoraxschmerzen, Herzklopfen, Kurzatmigkeit, Hautausschlag, Fieber, Eosinophilie, Bronchospasmus, Phlebitis an der Infusionsstelle, plötzlich RR ↓↓
< 1 %: ventrikuläre Tachykardie, Kammerflimmern, vermehrter Harndrang (hohe Dosierungen), K⁺ ↓

WW β-Blocker (geringere positiv inotrope Wi und stärkere periphere Vasokonstriktion des Dobutamin); MAO-Hemmer, Guanethidin, Rauwolfia-Alkaloide (Dobutamin Wi und Dauer ↑, RR ↑, HRST ↑)

WI D. ist ein Sympathomimetikum: Stimulation der β$_1$-Rezeptoren und (jedoch klinisch unbedeutend) der β$_2$- und α-Rezeptoren, keine Stimulation der Dopaminrezeptoren → Steigerung der Kontraktilität und Erhöhung des HZV (pos. inotrop), arterieller Mitteldruck ↑ (aber keine deutlichen RR-Veränderungen), pos. chronotrop und dromotrop in höheren Dosierungen, keine ZNS-Effekte

PK Wirkungsdauer 1–5 min, HWZ 2 min, rascher Metabolismus durch Catechol-O-Methyltransferase (COMT), Elimination über hepatischen Metabolismus

Gr/La Anwendung möglich, Gr 5 (nur bei vitaler Indikation, keine ausreichenden Erfahrungen) / kontraindiziert, La 1

❗ Hinweise:
- **nicht** mit NaHCO$_3$ oder anderen alkalischen Lösungen zusammen infundieren → Inaktivierung von Dopamin!

▶ Dosierung erfolgt nach klinischer Wi (Herzfrequenz sollte nicht > 10 % zunehmen)

Behandlungskontrollen:
tgl. Elektrolyte (insbesondere Kalium) und Nierenfunktionsparameter bestimmen

Domperidon TTK: 0,90–1,90 € (30–60 mg) | Kinder > 1 Jahr | Rp.-Pflicht

HN	Ⓓ *p. o.:* **Domperidon (Generika)**, **Motilium®** Tropfen 10 mg/ml = 20 Trpf. - alle: 10 mg/Tbl. Ⓐ **Domperidon (Generika)**, **Motilium®**, **Oroperidys®**
Dos	▶ *Erw. + > 12 J. (≥ 35 kg KG), allgemein:* 3 × 10–20 mg/d p. o. jeweils vor dem Essen • *Maximaldosis:* 80 mg/d ▶ *Migräneanfall:* 20–30 mg p. o., 15 min später Acetylsalicylsäure oder Paracetamol ▶ *Dosisreduktion bei schwerer Niereninsuffizienz und wiederholter Gabe:* 1–2 × 10 (–20) mg/d p. o., s. Tabelle 2 ▶ *Säuglinge und Kleinkinder:* 3–4 × 0,25–0,5 mg/kg KG/d • *Maximaldosis:* 2,4 mg/KG KG/d, max. 80 mg/d
Ind	Übelkeit und Erbrechen, epigastrisches Völlegefühl, Oberbauchbeschwerden, Regurgitation von Mageninhalt *Kinder:* zur Besserung von Symptomen wie Übelkeit und Erbrechen
KI	Prolaktinom, mechanischer Ileus, GIT-Blutung, GIT-Perforation, Kinder < 1 J. (besser erst ab 12 J. bzw. > 35 kg KG); *relative KI:* schwere Leberfunktionsstörung
NW	*> 10 %:* Zunahme der gastrointestinalen Aktivität *Einzelfälle:* extrapyramidale Symptomatik (insb. bei hoher Dosis), allerg. Hautreaktionen, anaphylaktische Reaktionen, Darmkrämpfe *o.A.:* Prolaktinfreisetzung (insb. bei hoher Dosis), Gynäkomastie, Galaktorrhoe, Durchfall, Appetitsteigerung
WW	Anticholinergika (Domperidon-Wi ↓); Antazida oder sekretionshemmende Wirkstoffe (Domperidon Resorption ↓ → diese nach dem Essen einnehmen); Azol-Antimykotika, Makrolidantibiotika, HIV-Proteasen-Inhibitoren, Nefazodon (Domperidon Plasmaspiegel ↑)
WI	Blockade von Dopaminrezeptoren (periphere > zentrale) → Freisetzung von Acetylcholin und Stimulation von 5-Hydroxytryptamin-Rezeptoren → Beschleunigung der Magenentleerung und Tonus ↑ des unteren Ösophagussphinkters
PK	BV 15 % (hoher First-pass-Effekt), max. Plasmakonzentration nach ca. 30 min, PEB 80–90 %, HWZ 7–9 h, Elimination der hepatischen Metabolite renal (30 %) und per Faeces (66 %)
Gr/La	strenge Indikation, Gr 4, Mittel der Wahl Metoclopramid / kontraindiziert, Mittel der Wahl Metoclopramid
❗	**Pädiatrische Zulassung:** ▶ besser erst ab 12 J. bzw. > 35 kg KG einsetzen (< 35 kg KG keine Tbl. verwenden) ▶ in den Fachinformationen wird die Indikation bei Säuglingen und Kleinkindern unterschiedlich bewertet

Hinweise:
- insgesamt mehr NW als andere Propulsiva, jedoch seltener extrapyramidal motorische Symptome als bei Metoclopramid
- bei Auftreten einer Dyskinesie: 2,5–5 (–10) mg Biperiden i. v.
- malignes neuroleptisches Syndrom: s. Haloperidol

Donepezil *TTK: 3,48-4,08 € (5-10 mg)* | *Rp.-Pflicht*

HN	Ⓓ p. o.: **Aricept**®, **Aricept**® **Evess**, **Donepezil** (**Generika**), **Memac**®, **Yasnal**® - alle: 5|10 mg/Tbl. o. Schmelztbl. Ⓐ **Aricept**®, **Dobedipil**®, **Donepezil** (**Generika**), **Donesol**® ⒸⒽ **Aricept**®
Dos	▶ *Erw.:* 1 × 5 mg/d p. o., ggf. nach 4–6 Wo. Dosissteigerung auf 1 × 10 mg/d p. o. ▶ Überprüfung der klin. Wirkung nach 15–20. Wo. (s. Hinweise) ▶ *Maximaldosis:* 10 mg/d
Ind	leichte bis mittelschwere Demenz vom Alzheimer-Typ (DAT) *off-label-use:* vaskuläre Demenz
KI	*relative KI:* Magengeschwür, Behandlung mit NSAR, Sick sinus, supraventrikuläre Reizleitungsstörungen, Synkopen, Krampfanfälle, Asthma, COPD, Blasenobstruktion
NW	*> 10 %:* Übelkeit (11 %), Durchfall (10 %) *1–10 %:* Muskelkrämpfe, Müdigkeit, Erbrechen, Schlaflosigkeit, KS, Schmerz, Unfälle, Erkältungen, GIT-Beschwerden, Schwindelgefühl *Einzelfälle:* Bewusstlosigkeit, Bradykardie, SA-Block, AV-Block, Hautreaktionen *o.A.:* Halluzinationen, Erregungszustände, aggressives Verhalten
WW	Succinylchlorid oder andere neuromuskulär blockierende Substanzen (Muskelrelaxation ↑)
WI	D. ist ein Acetylcholinesterasehemmer der 2. Generation: hochselektive und reversible Bindung an die Acetylcholinesterase überwiegend im ZNS, basierend auf der "cholinergen Hypothese" der Alzheimer-Demenz → Acetylcholinkonzentration an den cholinergen Synapsen im ZNS ↑
PK	BV 100 %, max. Plasmakonzentration nach ca. 4 h, HWZ 72 h, Steady-state nach ca. 3 d, PEB 96 %, Elimination z. T. renal, z. T. Metabolisierung über Cytochrom-P450
Gr/La	kontraindiziert, Gr 5 / kontraindiziert, La 1
❶	**Hinweise:** ▶ in klinischen *Studien* wurde mit 3 unterschiedlichen Messverfahren (ADAS-Cog, CIBIC-Plus und PDS) nach einer 6-monatigen Therapie die Wirksamkeit gegenüber Placebo statistisch signifikant nachgewiesen, allerdings wurden bislang die Erfolge der Behandlung nicht über 1 J. hinaus untersucht ▶ nach einer Therapiepause erneut einschleichend und mit der niedrigsten Dosis beginnen, sonst sehr hohe Gefahr von anticholinergen Effekten (u. a. Übelkeit und Erbrechen) ▶ bei ausbleibender Wi bzw. ausbleibender erkennbarer Besserung der fortschreitenden Demenz nach 15–20 Wo. Präparat wieder absetzen
Stu	DOMINO-Studie

Dopamin TTK: 6-7,50 € (250 mg Inj-Fl.) | Kinder > 0 Monate | Rp.-Pflicht

HN
- Ⓓ *i.v.:* **Dopamin Cari®** 50|250|500 mg/Amp.,
  Dopamin Fresenius® 50|200 mg/Amp., 250|500 mg/Inj.-Fl. à 50 ml,
  Dopamin-ratiopharm® 50|200 mg/Inf.-Fl. à 5|10 ml
- Ⓐ **Dopamin** (Generika)
- CH **Dopamin** (Generika)

Dos
- *Perfusor* mit 0,5–20 µg/kg KG/min = 30–1200 µg/kg KG/h = 0,006–0,24 ml/kg KG/h (bei 5 mg/ml); für den Perfusor 250 mg auf 50 ml mit NaCl 0,9 % verdünnen (= 5 mg/ml oder 5000 µg/ml) oder 50 ml Inj.-Flasche nutzen
- *niedrige Dosierung:* 0,5–5 µg/kg KG/min = 35–350 µg/70 kg KG/min = ca. 0,5–4 ml/70 kg KG/h (bei 5 mg/ml)
- *mittlere Dosierung:* 6–9 µg/kg KG/min = 400–600 µg/70 kg KG/min = ca. 4,5–7 ml/70 kg KG/h (bei 5 mg/ml)
- *hohe Dosierung:* > 10 µg/kg KG/min = > 700 µg/70 kg KG/min = > 8 ml/70 kg KG/h (bei 5 mg/ml)

Ind Herz-Kreislauf-Versagen, kardiogener Schock, lebensbedrohliche Hypotonie, drohendes Nierenversagen

KI Tachyarrhythmie, Kammerflimmern, Volumenmangel, Engwinkelglaukom, Hypertonie, Phäochromozytom, Katecholaminsensibilität ↑ (Hyperthyreose, Anästhesie mit Cyclopropan, Halothan); *relative KI:* pAVK, KHK, Prostatahypertrophie mit Restharnbildung

NW o.A.: HRST (überwiegend Extrasystolen, supraventrikuläre/ventrikuläre Tachykardien, bis zu Kammerflimmern), Sinustachykardien, Herzklopfen, Überleitungsstörungen, HF ↓, QRS-Komplex ↑, RR ↑, Angina pectoris, RR ↓ und Vasokonstriktion, Atemnot, Übelkeit, Erbrechen, KS, Unruhegefühl, Fingertremor, Piloarrektion

WW MAO-Hemmer (Dopamin Wi ↑, Anfangsdosierung auf 1/10 reduzieren); trizyklische Antidepressiva, Cyclopropan, Halothan oder andere halogenierte Anästhetika (KI, HRST); Phenytoin (RR ↓); Mutterkornalkaloide (periphere Vasokonstriktion ↑ ↑ ↑); Guanethidin (sympathomimetische Wi ↑); Wi an der Niere durch antidopaminerge Substanzen (z. B. Haloperidol, Perphenazin, Metoclopramid) antagonisierbar

WI D. ist ein Sympathomimetikum (dosisabhängig α_1, direkt β_1 und indirekt β_2), Wi auch auf Dopaminrezeptoren (D_1 und D_2), keine zentrale Wi (Blut-Hirn-Schranke)
niedrige Dosierung: über dopaminerge periphere arterielle Vasodilatation Durchblutung ↑ der Organe, keine wesentlichen Effekte auf RR und HZV
mittlere Dosierung: bei gleichbleibender gesteigerter Organdurchblutung (u. a. Niere und Splanchnikusgebiet) Steigerung von RR und kardialer Kontraktilität
hohe Dosierung: deutlicher Anstieg von RR und HZV, verbesserte kardiale Kontraktilität, periphere Vasokonstriktion, renale Durchblutung ↓

PK schlechte enterale BV (First-pass-effect), nach i.v.-Gabe HWZ 2–8 min, Wi-Dauer 1–2 min, 75 % werden zu Homovanillinmandelsäure, 25 % zu Noradrenalin und Vanillinmandelsäure metabolisiert, renale Elimination der Metabolite

Gr/La strenge Indikation (im Notfall anwendbar) / kontraindiziert

❗ Cave:
Wg. der α-sympathomimetischen Wi bei hoher Dosierung Gefahr von Gangrän der Akren!

Hinweise:
- **nicht** zusammen mit NaHCO₃ oder anderen alkalischen Substanzen infundieren → Inaktivierung von Dopamin!
- niedrig dosiertes Dopamin führte bei Intensivpatienten mit beginnender Einschränkung der Nierenfunktion nach einer Multicenter-Studie der Australian and New Zealand Intensive Care Society (Lancet 2000, 356, 2139) nicht zu einer Nephroprotektion → die Gabe von Dopamin in sog. "Nierendosis" ist zumindest als umstritten zu beurteilen

Doxazosin   TTK: 0,32-0,50 € (2-4 mg) | Kinder > 12 Jahre | Rp.-Pflicht

HN Ⓓ *p.o.:* **Cardular**® PP 4 mg/Retardtbl. (PP = Push and Pull-System, s. PK!), Uro 4 mg/Retardtbl., **Diblocin**® PP 4 mg/Retardtbl., **Doxacor**® 8 mg/Tbl., **Doxagamma**® 8 mg/Tbl., **Doxa Puren**® 8 mg/Tbl., **Doxazoflo**®, **Doxazosin** (**Generika, AL** 8 mg/Tbl., **Sandoz** 8 mg/Tbl., **STADA** 8 mg/Tbl.), **Jutalar**® 8 mg/Tbl., **Uriduct**®
- alle: 1|2|4 mg/Tbl.

Ⓐ **Adoxa**®, **Ascalan**®, **Doxacyclin** (Generika), **Doxapress**®, **Hibadren**®, **Prostadilat**®, **Supressin**®

Ⓒ **Cardura**® CR

Dos
- *art. Hypertonie: initial* 1 × 1 mg/d p.o., ggf. je nach 1 Wo. Steigerung um 1 mg/d; *Erhaltungsdosis* 2–4 mg/d als ED; bei PP-Systemen *initial* 4 mg/d p.o. ggf. je nach 1 Wo. Steigerung um 4 mg/d p.o. als ED
- *BPH:* einschleichend beginnen bis 1 × 2–4 mg/d p.o.
- *Maximaldosis:* 16 mg/d

Ind   essenzielle Hypertonie, benigne Prostatahyperplasie (BPH)

KI   Überempfindlichkeit gegen Chinazolone (z. B. Prazosin, Terazosin), Stauung der oberen Harnwege, chron. HWI, Blasensteine, Überlaufblase, Anurie, schwere Leberinsuffizienz, Obstruktion im GIT, Hypotonie, orthostatische Hypotonie, Kinder

NW   *1–10 %:* Schwindel, Orthostase, Gangunsicherheit, Ödeme, Palpitationen, Dyspnoe, "verstopfte" Nase, verzögerte Ejakulation, Dyspepsie, Übelkeit, Obstipation, Müdigkeit, Benommenheit, Brustschmerz, Schwächegefühl, KS, Nervosität, Apathie, Muskelkrämpfe, Harndrang ↑, Wasserlassen ↑, Akkomodationsstörungen

WW   RR-senkende Medikamente (additive Wirkverstärkung), NSAR, Hormone (z. B. Östrogene) (Doxazosin-Wi ↓)

WI   D. ist ein kompetitiver peripherer selektiver α_1-Blocker → Sympathikolyse, Dilatation der venösen Kapazitätsgefäße und der Arteriolen (viszeral > Extremitäten), RR-Senkung (diastolisch > systolisch), Nachlast ↓, Vorlast ↓; Verbesserung der Urodynamik durch selektive Blockade der α_1-Rezeptoren in der Muskulatur von Prostata und Blasenhals

PK   BV 65 %, HWZ 10–20 h, PEB 98 %, max. Plasmaspiegel nach 2 h, beim PP-System nach 8–9 h, welcher im Vgl. zur Standard-Tbl. lediglich ⅓ beträgt, fast vollständige hepatische Metabolisierung; PP: Push-Pull-Galenik → kontinuierliche Wirkstofffreisetzung über 12 h aus einer inerten, nicht resorbierbaren Kps. → im Vgl. zur Standardtbl. geringere Spitzenkonzentrationen → günstigeres Wirkprofil über 24 h

Gr/La   kontraindiziert (keine Erfahrungen), alternativ Metoprolol, Dihydralazin / kontraindiziert, La 1, alternativ Metoprolol, Dihydralazin

D

> **Intoxikation:**
> ▶ *Klinik:* Hypotension, KS, Schwindel, Sehstörungen, psychische Auffälligkeiten, Angina pectoris, Dyspnoe, Polyurie
> ▶ *Therapie:* s. Prazosin
> **Hinweise:**
> vorsichtige Dosierung bei Herzinsuffizienz, insbesondere bei Kombination mit Diuretika und β-Blockern (ansonsten Kombination mit Thiaziden und β-Blockern sinnvoll)

Stu ALLHAT-Studie, MTOPS-Studie

Doxepin TTK: p.o.: 0,25-0,40 € (25-50 mg); i.v.: 2,80 €/Amp. | Kinder > 12 Jahre | Rp.-Pflicht

HN ⒹD *p.o.:* **Aponal®** 5|10 mg/Drg., 10 mg/20 Trpf., **Doneurin®** 10|75 mg/Kps., **Doxe Tad®**, **Doxepia®**, **Doxepin (Generika)**, **Doxepin Neurax®** 40 mg/ml Lsg., **Espadox®**, **Mareen®**, **Sinquan®** 10 mg/Kps.
- alle: 25|50|100 mg/Kps./Tbl. oder Drg., Generika z. T. auch 10|75 mg/Tbl.
parenteral: **Aponal®** 25 mg/Amp.
ⒸH **Sinquan®**

Dos
▶ *Erw.:* initial 10–25 mg/d p.o., nach 3–4 d ggf. *Dosissteigerung* um 10–25 mg/d, nach 7 d ggf. erneute *Dosissteigerung*, *Erhaltungsdosis* von 30–50 (–100) mg/d als abendliche Einmalgabe meist ausreichend
▶ *stationäre Bedingungen:* 3 × 25 mg/d p.o. oder 1 × 75 mg/d zur Nacht
▶ *parenteral:* 25–50 mg i.v. oder i.m. (bis max. 6 Amp./d)
▶ *Maximaldosis:* 75–150 mg/d bei ambulanten Pat., 300 mg/d bei stationären Pat.

Ind depressive Erkrankungen, Angstsyndrome, Unruhe, Schlafstörungen, akute Entzugssymptome

KI Engwinkelglaukom, akute Medikamenten- und Alkoholintoxikation, akute Delirien, akuter Harnverhalt, paralytischer Ileus, Kinder < 12 J., Komb. mit MAO-Hemmern; *relative KI:* Prostatahypertrophie mit Restharnbildung, Epilepsie, schwere Leberschäden, kardiale Erregungsleitungsstörungen, Blutbildungsstörungen, HOPS

NW *o.A.:* QT-Intervall ↑, Schlafstörungen, anticholinerge NW (paralytischer Ileus, Glaukom-Anfall), neurologische Effekte (z. B. Polyneuropathien, Krampfanfälle)
> 10 %: Sedation, GIT-Störungen (Mundtrockenheit, Obstipation), Gewicht ↑, HRST, Tachykardie, feinschlägiger Tremor, KS, Schwindel
1–10 %: Miktionsstörungen, innere Unruhe, Libido ↓, Impotenz, delirante Syndrome (insbes. hohes Alter)
< 1 %: Harnverhalt, Galaktorrhoe, Ödeme, Verstärkung einer Herzinsuffizienz, Kollaps-Zustände

WW MAO-Hemmer (lebensbedrohlich NW → KI → Abstand mind. 14 d); zentral wirkende Medikamente wie z. B. Neuroleptika, Barbiturate, Analgetika, Antiepileptika, Alkohol (deren Wi ↑); Guanethidin (dessen RR-Senkung ↓); Cimetidin (Doxepin Spiegel ↑)

WI D. ist ein trizyklisches Antidepressivum: Hemmung der neuronalen Aufnahme von Serotonin und Noradrenalin, zentrale H1-Rezeptorblockade → stark sedierend, psychomotorisch dämpfend, anxiolytisch, antidepressiv; Blockade von Dopaminrezeptoren (D_2), $β_1$-antiadrenerg und anticholinerg (erst Sedation, dann lediglich gering gesteigerter Antrieb, dann Stimmungsaufhellung)

PK	BV 25 %, max. Plasmakonzentration nach 2–4 h bzw. nach 2–10 h, HWZ 11–23 h (Desmethyldoxepin [Metabolit] 33–80 h), PEB 80 %, nach Metabolisierung renale Elimination
Gr/La	strenge Indikation, Mittel der Wahl, alternativ Amitriptylin, Clomipramin / kontraindiziert

❶ Intoxikation:
s. Amitryptilin

Hinweise:
- Doxepin senkt die Krampfschwelle
- einschleichend dosieren und ausschleichend absetzen (verbesserte Verträglichkeit, "Rebound-Effekt" ↓)
- bei Einnahme mit schwarzem Tee Wirkstoffverlust von ca. 16 % (Hemmung der Resorption durch Bindung)

Behandlungskontrollen:
therapeutischer Serumspiegel 150–250 µg/l (540–890 nmol/l)

Doxorubicin = Adriamycin   TTK: 124-190,- € (50 mg) | Rp.-Pflicht

HN	Ⓓ *i. v.:* **Adria-Cept**® 10|50 mg/Inj.-Lsg., **Adrimedac**® 10|20|50|200 mg/Inf.-Fl. (Fertig-Lsg.), **Doxo-cell**® 150 mg/Inf.-Fl., **Doxorubicin** (**Generika**), **Ribodox**®, **Urokit Doxo Cell**® - alle: 10|50|150 mg/Inf.-Fl. (Fertig-Lsg.) *liposomales Doxorubicin:* **Caelyx**® 20|50 mg/10|25 ml, **Myocet**® 50 mg/Durchstechfl. - alle: 2 mg/ml Ⓐ **Adriblastin**®, **Caelyx**®, **Doxorubicin** (**Generika**), **Myocet**® ㊌ **Adriblastin**®, **Caelyx**®, **Doxorubicin** (**Generika**)

Dos	die individuelle Dosis richtet sich nach entsprechenden Therapieprotokollen, s. FI:
	- *Intervallmonotherapie:* 75 mg/m² KO alle 3 Wo. i. v.; 60 mg/m² KO bei vorbehandelten Pat.
	- *Polychemotherapie:* 60 mg/m² KO alle 3 Wo. i. v. tgl.
	- *Intervalltherapie:* 0,6 mg/kg KG über 3 d oder 0,8 mg/kg KG über 2 d, danach mind. 10 d therapiefreies Intervall
	- *hochdosierte Einzelgabe:* 90–150 mg/m² KO alle 3–4 Wo. i. v.
	- *Maximaldosis:* 550 mg/m² KO (kumulative Gesamtdosis)
	- *Dosisreduktion bei Bilirubinanstieg im Serum:* > 2 mg/dl auf 50 %, bei Bilirubin > 3 mg/dl auf 25 %!
	- *Dosisreduktion bei Leuko- oder Thrombozytopenie:*
	  • 4000–5000/mm³ Leukozyten oder 100000–150000/mm³ Thrombozyten um 25 %
	  • 3000–4000/mm³ Leukozyten oder 75000–100000/mm³ Thrombozyten um 50 %
	  • 2000–3000/mm³ Leukozyten oder 50000–75000/mm³ Thrombozyten um 75 %

Ind	kleinzelliges Bronchialkarzinom, Ewing-Sarkom, Harnblasenkarzinom, Hodgkin-Lymphom, akute lymphatische und myeloische Leukämie, fortgeschrittenes Ovarial-, Endometrium- und Magenkarzinom, fortgeschrittenes Neuroblastom, fortgeschrittenes Weichteilsarkom, hochmalignes Non-Hodgkin-Lymphom, metastasiertes Mammakarzinom, Osteosarkom, Wilms-Tumor *liposomales D. ausschließlich:* in Kombination mit Cyclophosphamid für die First-line-Behandlung von metastasierendem Brustkrebs, fortgeschrittenem

Ovarialkarzinom, in Kombination mit Bortezomib bei progress. Multiple Myelom, Aids-assoziiertes Kaposi-Sarkom

KI	Herzinsuffizienz NYHA IV°, akute entzündliche Herzerkrankung, akuter HI, ausgeprägte Knochenmarkdepression (Leukozyten < 2000/mm³, Thrombozyten < 50000/mm³) hämorrhagische Diathese, floride generalisierte Infekte
NW	*> 10 %:* Panzytopenie, Infektanfälligkeit ↑, Myokardschädigung, RR ↑; *Sofort-Typ:* EKG-Veränderungen (ST-Senkungen, Sinustachykardie, SVES + VES), HZV ↓; *Spät-Typ:* chron. kumulative, dosisabhängige Kardiotoxizität (Herzinsuffizienz), GIT-Symptome (u. a. Übelkeit und Erbrechen [ca. 80 % am 1.Tag]) *intravesikale Applikation zusätzlich:* Blasenreizung, Dysurie, Zystitis, Hämaturie, Bilirubinämie, Haarausfall; *liposomale Formulierung:* palmar-plantare Erythrodysthäsie, allerg. Reaktionen, Asthma, Gesichtsödeme, Vasodilatation, RR ↓, HF ↑, Schwitzen *> 1 %:* Hautläsionen (bis 3,4 %); *liposomenverkapselte Formulierung:* Hitzewallungen, KS, Schwindel, Dehydratation, Gewicht ↓, Sepsis, Fieber, Schüttelfrost, Arrhythmie, RR ↓, Perikarderguss, Obstipation, Lymphozytopenie, K⁺ ↓, BZ ↑, Muskelschwäche, Parästhesie, Gangauffälligkeiten, Dysphonie, Schlaflosigkeit, Erregung, Schläfrigkeit, Epistaxis, Dyspnoe, Pneumonitis, Hämoptysis, Follikulitis, Pruritus, Herpes zoster, Nagelerkrankungen, Bilirubin ↑, Ikterus *o.A.:* Transaminasen ↑, AP ↑, Onycholyse, Pigmentstörungen, Bläschenbildung, Urtikaria, Epidermolyse, Pruritus, Angioödeme, resp. Beeinträchtigung, allerg. Reaktionen, Fertilitätsstörungen bis irreversible Infertilität, Dyspnoe, Hyperurikämie (bei Leukämien oder malignen Lymphomen), sek. Neoplasien, Konjunktivitis, Tränenflüssigkeit ↑, Schmerzen an der Injektionsstelle
WW	Cyclophosphamid, Anthrazykline, Bestrahlung (Kardiotoxizität ↑); Amphotericin B (Nephrotoxizität ↑, Hämatopoese ↓); Zytostatika, Sulfonamide, Chloramphenicol, Phenytoin, Amidopyrin-Derivate (Knochenmarktoxizität ↑), Bindung an Heparin (Ausfällung möglich)
WI	D. ist ein Zytostikum aus der Reihe der Anthrazyklinantibiotika: Bindung an DNA → Hemmung der Synthese von Nukleinsäuren (Einzel- und Doppelstrang-Chromosomenbrüche der DNA), zyklusspezifische Wirkung (S/G$_2$-Phase)
PK	triphasische HWZ (12 min, 3 h, 25–28 h), hepatische Metabolisierung (u. a. zu Doxorubicinol, aktiver Hauptmetabolit), Elimination über Leber, Galle (40–50 %) und Fäzes, zu 5–15 % renal
Gr/La	kontraindiziert (v. a. embryo-/fetotoxisch) / kontraindiziert, abstillen
❶	**Cave:** Überwachung der kardialen Funktion durch EKG nicht ausreichend, Messung der Ejektionsfraktion (EF) des linken Ventrikels mit Echokardiographie oder Radionuklidangiographie erforderlich! **Hinweise:** ▶ **keine** Mischung mit Heparin, Dexamethason, Fluorouracil, Hydrokortison, Aminophyllin oder Cephalothin → Ausfällung ▶ *Anämie-Verlauf:* Nadir nach 10–14 d, Abklingen im Verlauf von weiteren 1–2 Wo. **Behandlungskontrollen:** ▶ regelmäßige BB- u. Leberwertkontrollen ▶ kardiale Funktion muss regelmäßig kontrolliert werden (bei Gesamtdosen > 550 mg/m² in bis zu 20 % kardiotoxisch, Mortalität > 50 %)

Tipps:
die Lösung hat einen pH von 3,0 → Paravasate sind unbedingt zu vermeiden! Eine Mischung mit alkalischen Lösungen oder mit anderen Zytostatika darf nicht erfolgen

Stu ICON2-Studie, Doxorubicin-Studie

Doxycyclin
TTK: p.o.: 0,56–0,66 € (100–200 mg); i.v.: 5–10,- € (100–200 mg) | Kinder > 8 Jahre | Rp.-Pflicht

HN Ⓓ *p.o.:* **Doxakne**®, **Doxy** (Generika), **Doxycyclin** (Generika), **Doxyderma**® 50 mg/Tbl., **Doxymono**®
- *alle: 100|200 mg/Tbl./Tabs/Kps.*
i.v.: **Doxycyclin-ratiopharm SF**®, **Doxyhexal SF**®
- *alle: 100 mg/Amp. à 5 ml*

Ⓐ **Centidox**®, **Dotur**®, **Doxy** (Generika), **Doxycyclin** (Generika), **Periostad**®, **Vibramycin**®, **Vibravenös**®

㊉ **Doxylag**®, **Doxysol**®, **Rudocyclin**®, **Supracycline**®, **Tasmacyclin Akne**®, **Vibramycin**®, **Vibravenös**®, **Zadorin**®

Dos ▶ *Erw., p.o:*
- *50–70 kg KG:* initial 2 × 100 mg/d p.o., danach 1 × 100 mg/d p.o. für 7–10 d
- *> 70 kg KG:* 2 × 100 mg/d p.o. für 7–10 d

▶ *Erw., i.v.:* 1–2 × 100 mg/d i.v. für 7 d

▶ *Borreliose*
- *Stadium I + II:* 2 × 100 mg/d p.o. für (14–) 21 d
- *Stadium III:* 2 × 100 mg/d p.o. für 14–28 d

▶ *Kinder 8–12 J.:* 4 mg/kg KG/d verteilt auf 1–2 ED/d, ab 2. d ggf. Dosisreduktion auf die Hälfte

Ind Infektionen von: Atemwegen, HNO-Bereich, Urogenitaltrakt, Gallenwegen; Chlamydienkonjunktivitis, Trachom, tropische Sprue, Morbus Whipple, Lyme-Borreliose

KI Allergie gegen Tetrazykline, Kinder < 8 J. (Knochenschäden, Zahnschmelzschädigung), schwere Lebererkrankungen

NW *1–10 %:* Sodbrennen, Erbrechen, Diarrhoe, Meteorismus
0,1–1 %: Mund-/Rachenschleimhautentzündung, Photosensibilisierung, BB-Veränderungen, irreversible Zahnverfärbung (<8 Lj., gelbliche Verfärbung, Zahnschmelzhypoplasie), Kariesanfälligkeit ↑, Knochenwachstum ↓, allerg. Reaktionen, KS, Gelenkschmerzen
0,01–0,1 %: intrakranielle Drucksteigerung, Nierenschädigung, Leukozytopenie, Thrombozytopenie

WW Phenytoin, Barbiturate, Carbamazepin, Diphenylhydantoin (Doxycyclin Wi z.T. erheblich ↓); Al^{3+}, Ca^{2+}, Mg^{2+}, Fe^{2+}, Kohle, Colestyramin (Resorption von Doxycyclin ↓); Cumarinderivate, Sulfonylharnstoffe (deren Wi ↑); Ciclosporin A, Methotrexat (dessen Toxizität ↑); orale Antikonzeptiva (deren Wi ↓); Methoxyfluran (ANV möglich), Isotretinoin (Risiko für Pseudotumor cerebri ↑)

WI D. ist ein Tetrazyklin (Mittel der Wahl dieser Gruppe): Wi auf 30 S-Untereinheit der Ribosomen → bakterielle Proteinsynthese ↓, höhere Affinität zu Bakterien-Ribosomen erklärt geringe Toxizität, bakteriostatische Wi auf Grampositive und zahlreiche Gram-negative Bakterien

PK BV 90 %, max. Plasmaspiegel nach 1–2 h, PEB 80–90 %, Wirkungsdauer bis zu 1 d, HWZ 15–24 h, geringe Liquorgängigkeit, im Knochen werden Tetracycline als Ca-Komplexe gespeichert, Elimination renal (Menge individuell sehr unterschiedlich, 35–60%)

Gr/La ab 16. SSW kontraindiziert, davor strenge Indikation, Mittel der Wahl sind Penicilline / kontraindiziert (Zahnverfärbungen), alternativ Penicilline, Cephalosporine, Erythromycin

🛇 **Cave:**
reduziert Wirksamkeit hormoneller Antikonzeptiva

Hinweise:
keine Kombination mit bakteriziden Antibiotika

Behandlungskontrollen:
bei Langzeittherapie (> 21 d) Kontrolle von BB-, Leber- und Nierenwerten

Tipps:
- *Einnahmehinweis:* morgens mit dem Frühstück, allerdings nicht mit Milchprodukten (verminderte Resorption), auch nicht mit aluminium-, kalzium- und magnesiumhaltigen Nahrungszusatzstoffen oder Arzneimitteln
- Einnahme mit viel Flüssigkeit zur Vermeidung von Ösophagusschäden
- Sonnenbäder und andere UV-Lichtexpositionen meiden (phototoxische Reaktion möglich)

Spektrum:
Sensibel: Gram-positive und Gram-negative Erreger wie Chlamydien, Streptokokken, Corynebacterium, Clostridien, Neisserien, E. coli, Klebsiellen, Salmonellen, Vibrio cholerae, Mykoplasmen, Rickettsien, Treponema, Yersinien, atypische Mykobakterien, Borrelien, Brucella, Bordetella pertussis, Bacillus anthracis
unsicher: Staphylokokken, Enterokokken, B-Streptokokken, Pneumokokken, H. influenzae und Bacteroides fragilis
Resistenz: Proteus-Arten, Enterobacter aerogenes, Pseudomonas aeruginosa, Serratia

Stu Doxycyclin-Studie

Dronedaron TTK: 1,80-3,60 € (400-800 mg) | Rp.-Pflicht

HN Ⓓ *p. o.:* **Multaq**® 400 mg/Tbl.
Ⓐ **Multaq**®
ⒸⒽ **Multaq**®

Dos
- *Erw.:* 2 × 400 mg/d p. o.
- *Dosisreduktion bei Niereninsuffizienz:* bei Kreatinin-Clearance < 30 ml/min kontraindiziert
- *Dosisreduktion bei Leberinsuffizienz:* bei schwerer Insuffizienz keine Anwendung

Ind *NEU:* Aufrechterhaltung eines Sinusrhythmus nach erfolgreicher Kardioverion bei nichtpermanentem Vorhofflimmern (wenn alternative Therapien in Betracht gezogen wurden)
ALT: nicht permanentes Vorhofflimmern bei klin. stabilen Patienten

KI AV-Block II-III°, Sick-Sinus-Syndrom, Bradykardie < 50 Schläge/min, hämodynamisch instabile Pat., NYHA IV oder instabile NYHA III, schwere Leberfunktionsstörungen, Krea-Clearance < 30 ml/min, QT_c-Bazett-Intervall ≥ 500 msec
gleichzeitige Anwendung von: CYP P_{450}-Inhibitoren (Ketoconazol, Itraconazol, Voriconazol, Posaconazol, Telithromycin, Clarithromycin, Nefazodon, Ritonavir), Arzneimittel mit Torsade de pointes-NW (Phenothiazine, Cisaprid, Bepridil, trizyklische Antidepressiva, Terfenadin, z. T. Makrolid-Antibiotika)

| **NW** | *> 10 %:* Krea ↑, QTc-Bazet verlängert
1–10 %: HF ↓, Diarrhoe, Übelkeit, Erbrechen, Dyspepsie, Müdigkeit, Asthenie
0,1–1 %: Geschmacksstörungen, Erytheme, Photodermatose, allerg. Dermatitis |
|---|---|
| **WW** | Torsade-de-pointes-induzierende Arzneimittel und starke CYP-Inhibitoren (s. KI), schwache CYP 3A4-Inhibitoren (Calciumantagonisten), CYP-3A4-Induktoren (Rifampicin) → Dronedaron-Exposition 80 % ↓, Substanzen die über CYP-2D6-metabolisiert werden (Betablocker, Antidepressiva), Digoxin → Spiegel von Digoxin ↑ (Digoxindosis um 50 % red.), Grapefruitsaft (Dronedaron-Spiegel ↑) |
| **WI** | D. ist ein Antiarrhythmikum, Wi als Mehrkanalblocker (K^+-, Na^+-, Ca^{2+}-Kanäle): Aktionspotenzial ↑ sowie effektive Refraktärzeit von Atrium, AV-Knoten und Ventrikel ↑ → Vorhofflimmern ↓ + Wiederherstellung eines normales Sinusrhythmus, HF ↓, RR ↓ |
| **PK** | Resorption 70 %, BV 15 %, mit Mahlzeit BV 2-4-fach höher, max. Plasmakonz. 3-6 h, Steady-state 4-8 d, PEB 98 %, Metabolisierung über CYP 3A4, Elimination als Metabolit zu 84 % per Faeces |
| **Gr/La** | strenge Verhütung bei gebährfähigen Frauen / strenge Indikation, La 1 |
| **❶** | **Behandlungskontrollen:**
▶ Leberfunktionstests vor, monatlich innerhalb der ersten 6 Mo., nach 9 und 12 Mo. (wegen Gefahr tox. Leberschäden); steigt die GPT auf mehr als das 3-fache → Therapie absetzen
▶ EKG-Kontrollen durchführen (QTc-Zeit-Verlängerung)
Alternativwirkstoffe:
Sotalol, Amiodaron
Pharmainfo:
Me-too-Präparat |
| **Stu** | ATHENA-Studie, PALLAS-Studie |

Duloxetin   *TTK: 5,60 € (2 × 30 mg o. 2 × 60 mg) | Rp.-Pflicht*

HN	Ⓓ *p. o.:* **Ariclaim®**, **Cymbalta®**, **Xeristar®** - *alle:* 30|60 mg/Hart-Kps.; **Yentreve®** 20|40 mg/Hart-Kps. Ⓐ **Cymbalta®**, **Yentreve®** Ⓒ **Cymbalta®**
Dos	▶ *Erw.:* initial 60 mg/d p. o., ggf. *Dosissteigerung* auf 2 × 60 mg/d ▶ *schmerzhafte diabetische PNP, Erw.:* 1–2 × 60 mg/d, Therapiebeurteilung mind. alle 3 Monate ▶ *general. Angststörung:* initial 30 mg/d, ggf. *Dosissteigerung* auf 2 × 60 mg/d ▶ *Harninkontinenz:* 2 × (20–) 40 mg/d p. o. ▶ *alle:* bei Therapieabbruch ausschleichen über mind. 2 Wochen
Ind	depressive Erkrankungen (Episoden einer Major Depression), Schmerzen bei diabetischer Polyneuropathie, generalisierte Angststörung, Frauen mit mittelschwerer bis schwerer Belastungs(harn)inkontinenz
KI	Leberfunktionsstörungen, schwere Niereninsuffizienz (Krea-Clearance < 30 ml/min), Komb. mit MAO-Hemmern, Behandlung mit starken CYP1A2-Inhibitoren (Fluvoxamin, Ciprofloxacin, Enoxacin) → Plasmaspiegel von Duloxetin ↑, initial RR ↑ (RR-Entgleisungen); Alter < 18 J.; *rel. KI:* Manie in der Anamnese, bipolare affektive Störung, epileptische Krampfanfälle, Augeninnendruck ↑, Risiko für akutes Engwinkelglaukom, Behandlung mit Antikoagulanzien und Thrombozytenfunktionshemmern, bekannte Blutungsneigung, RR ↑ und HF ↑, hohes Risiko für Hyponatriämie

| NW | > 10 %: KS, Schläfrigkeit, Schwindel, Obstipation, Übelkeit, Mundtrockenheit, Schlaflosigkeit
1- 10 %: Gewicht ↓, Herzklopfen, Tremor, Parästhesien, Lethargie, unscharfes Sehen, Tinnitus, Erbrechen, Dyspepsie, Hautausschlag, Nachtschweiß, Muskelkrämpfe, Appetit ↓, Bauchschmerzen, Gewicht ↑, HF ↑ |
|---|---|
| WW | Monoaminoxidase-Hemmer (MAO-Hemmer) (Risiko eines Serotonin-Syndroms ↑), pharmakokinetische Analysen von Antikoagulanzien und Thrombozytenaggregationshemmern haben gezeigt, dass Raucher im Vergleich zu Nichtrauchern eine um nahezu 50 % reduzierte Plasmakonzentration von Duloxetin aufwiesen |
| WI | selektiver Serotonin- und Noradrenalin-Wiederaufnahmehemmer (SSNRI), kaum Wi auf die muskarinergen, cholinergen oder histaminergen Rezeptoren → antidepressive und anxiolytische Wi; die schmerzhemmende Wirkung auf neuropathische und entzündliche Schmerzen von D. erklärt man sich über eine Verstärkung der absteigenden hemmenden Schmerzbahnen im zentralen Nervensystem; Konzentration von 5-HT und NA im sakralen Rückenmark ↑ → Urethratonus ↑ durch eine verstärkte N. pudendus-Stimulation des quergestreiften Harnröhrenschließmuskels |
| PK | BV 32-80 %, max. Plasmakonz. nach 6 h, PEB 96 %, HWZ 8-17 h, Metabolisierung über Cytochrom P450-Isoenzym CYP2D 6 und CYP1A2 |
| Gr/La | strenge Indikation, Gr 6 / Anwendung nicht empfohlen |
| ❶ | **Hinweise:**
umfassende Anwendungsbeschränkungen durch zahlreiche KI und WW bedürfen einer genauen Kenntnis des Interaktionsprofils |

Ebastin   TTK: 1,00–1,20 € (20 mg) | Kinder > 12 Jahre | Rp.-Pflicht

| HN | ⊙ p. o.: **Ebastel®**, **Ebastin** (**Generika**)
– alle: 10	20 mg/Tbl.
Dos	▶ *Erw. + Kinder > 12 J.:* 1 × 10–20 mg/d p. o.
▶ *Dosisreduktion bei Niereninsuffizienz:* bis 5 Tage keine Dosisanpassung erforderlich
▶ *Dosisreduktion bei Leberinsuffizienz:* bis 7 Tage keine Dosisanpassung erforderlich |
| Ind | zur symptomatischen Behandlung schwerer saisonaler und perennialer allergischer Rhinitis bzw. Rhinokonjunktivitis |
| KI | Überempfindlichkeit, schwere Leberinsuffizienz |
| NW | 1–10 %: Mundtrockenheit, KS, Somnolenz
0,1–1 %: Bauchschmerzen, Übelkeit, Dyspepsie, Asthenie, Pharyngitis, Rhinitis, Schwindelgefühl, Schlaflosigkeit und Nasenbluten |
WW	Ketoconazol oder Erythromycin (QTc-Intervalls ↑, E.-Plasmaspiegel ↑)
WI	E. ist ein Antihistaminikum zur systemischen Anwendung: E. hat eine hohe Affinität zu H1-Rezeptoren, die schnell und über einen längeren Zeitraum selektiv inhibiert werden; geringe zentrale Effekte
PK	nahezu vollständige Metabolisierung in Carebastin, PEB 95 %, HWZ des aktiven Metaboliten 15–19 h, renale Elimination als konjugierte Metaboliten zu 66 %
Gr/La	strenge Indikation, Gr 5 / kontraindiziert, La 1

Efavirenz (EFV) TTK: Tbl. 14,- € (600 mg), Lsg. 19,60 € (600 mg) | Kinder > 3 Jahre | Rp.-Pflicht

HN
- Ⓓ *p.o.*: **Sustiva®** 50|100|200 mg/Kps., 600 mg/Tbl., Lsg. 30 mg/ml
- Ⓐ **Stocrin®**
- ⒸⒽ **Stocrin®**

Dos
- ▶ *Erw.:* 1 × 600 mg/d p.o. (= 3 Kps. × 200 mg) abends vor dem Schlafengehen
- ▶ *Kinder/Jugendliche 3–17 J.:*
  - 13–15 kg KG: 200 mg/d p.o.
  - 15–20 kg KG: 250 mg/d p.o.
  - 20–25 kg KG: 300 mg/d p.o.
  - 25–32 kg KG: 350 mg/d p.o.
  - 32–40 kg KG: 400 mg/d p.o.
  - > 40 kg KG: 600 mg/d p.o.

Ind antivirale Kombinationsbehandlung von HIV-1-Infektionen

KI schwere Leberfunktionsstörungen (Child-Pugh-Klassifikation C); Kombination mit Terfenadin, Astemizol, Cisaprid, Midazolam, Triazolam, Pimozid, Bepridil, Mutterkorn-Alkaloide (lebensbedrohliche NW); *relative KI:* Kinder < 3 J. oder < 13 kg KG (keine Erfahrungen)

NW > 5%: Ausschlag (13%), Schwindel (8,5%), Übelkeit (8,0%), KS (5,7%), Müdigkeit (5,5%), allerg. Reaktionen (in 26% bei 600 mg: Hautausschläge, makulopapulöse Exantheme)
allgemein: Albträume, Benommenheit, Schlafstörungen, Diarrhoe
in Kombination mit Indinavir: Diarrhoe, KS, Hautausschlag
in Kombination mit Zidovudin/Lamivudin: Sehstörungen, Angstzustände, Übelkeit

WW Indinavir, Amprenavir, Clarithromycin (deren AUC um 35–40% ↓); Nelfinavir (dessen AUC um 20% ↑); Saquinavir (dessen AUC um 50–60% ↓); Rifampicin (dessen AUC um 30–40% ↓, AUC von Efavirenz um 20% ↓); Ethinylestradiol (dessen AUC um 37% ↑); Methadon (dessen Spiegel ↓); Johanniskraut (Efavirenz-Spiegel ↓)

WI Hemmer der reversen Transkriptase (nicht nukleosidartig), nicht-kompetitive Bindung an die HIV-eigene reverse Transkriptase, selektiv antivirale Wi gegen HIV-1 und nicht signifikant gegen HIV-2-RT oder zelluläre DNA-Polymerasen, CYP3 A4-Induktor und Inhibitor einiger CYP-Isoenzyme

PK gute BV nach oraler Gabe (unabhängig von normalen Mahlzeiten), gute Liquorgängigkeit, max. Plasmakonzentration nach 3–5 h, HWZ 40–52 h, Steady-state nach 6–7 d, Metabolisierung über Cytochrom-P450-System, Elimination überwiegend biliär, < 1% unverändert renal

Gr/La strenge Indikation, Gr 6 (Risiko-Nutzen-Abwägung) / Abstillen empfohlen, La 2

❶ Hinweise:
- ▶ in den ersten 4 Wo. sollte die Medikamenteneinnahme vor dem Schlafengehen erfolgen, um eine bessere Verträglichkeit zu gewährleisten
- ▶ **keine** Kombination mit Nevirapin oder Delavirdin wg. gleichen Resistenzspektrums und mangelnder Hinweise für eine additive Wi
- ▶ seit Oktober 2002 ist der erste "Once-daily-NNRTI" (NNRTI = nichtnukleosidische Reverse-Transkriptase-Inhibitor) auf dem Markt; die Compliance in Bezug auf die medikamentöse Behandlung ist dadurch erhöht, dass man nur einmal täglich 1 Tbl. (600 mg) Efavirenz einnehmen muss; dies jedoch weiterhin immer in Kombination mit anderen antiretroviralen Arzneimitteln (mit nukleosidischen Reverse Transkriptase-Inhibitoren mit oder ohne Proteaseinhibitoren)

Eisen-II-Glukonat TTK: p.o.: 0,21–0,26 € (100–200 mg) | Kinder > 6 Monate | Rp.-Pflicht

HN Ⓓ *p. o.* (Fe^{2+}): **Eisen-Sandoz**® 215,8 mg/Brausetbl. (25 mg Fe^{2+}), **Ferro Sanol**® Saft 44,724 mg/1 ml (= 5 mg Fe^{2+}), **Ferrum Verla**® 300 mg/Tbl. (= 34,7 mg Fe^{2+}), 695 mg/Brausetbl. (= 80,5 mg Fe^{2+}), **Lösferron**® 695 mg/Brausetbl. (= 80,5 mg Fe^{2+}), **Vitaferro**® 80 mg Fe^{2+}/Brausetbl.
Ⓐ **Decan**®, **Lösferron**®

Dos
- *p. o.:* 100–200 mg Fe^{2+} in 2–3 ED/d nüchtern je nach berechnetem Defizit s. Eisen-II-Sulfat
- *Schwangerschaft (ab 2. Hälfte):* 1 × 50 mg Fe^{2+}/d nüchtern p. o.
- *Kinder > 1½ J.:* 5 mg Fe^{2+}/kg KG/d nüchtern p. o. (ca. ½–1 Brausetbl./d oder 2–4 Tbl./d)

Ind Eisenmangel mit/ohne Anämie, Eisenresorptionsstörungen

KI Eisenkumulation (Hämochromatose, chronische Hämolyse), Eisenverwertungsstörungen (Bleianämie, sideroachrestische Anämie, Thalassämie), i. v.-Gabe Kinder < 3 J., schwere entzündliche Erkrankungen an Leber und Niere

NW *> 10 %:* Stuhlverfärbung (teerstuhlartig)
1–10 %: Appetitlosigkeit, Magendruck, Durchfall, Völlegefühl, Verstopfung
< 1 %: allerg. Hautreaktionen, Brechreiz und Erbrechen
Einzelfälle: Überempfindlichkeitsreaktionen

WW Milch, tannin- bzw. oxalathaltige Getränke, Antazida, Colestyramin (Eisen-II-Sulfat-Resorption ↓); Penicillamin, Methyldopa, Levodopa, Tetrazykline (deren Resorption ↓)

WI nur Fe^{2+} kann enteral resorbiert werden, da im oberen Dünndarm (pH 5–7) Fe^{3+} infolge Hydroxidbildung sehr schwer löslich und der Aufnahme-Carrier für Fe^{2+} spezifisch ist; in der Mukosa Umwandlung in Fe^{3+} → Bindung an Transferrin → Aufnahme in eisenverwertende Zellen; physiologische Eisenverluste beim Mann ca. 1 mg/d, bei der Frau ca. 2 mg/d

PK schlechte orale BV (Resorption nur 20 %) → lange Therapiedauer erforderlich

Gr/La Anwendung möglich (ab Hb < 10 g/dl) / Anwendung möglich

❶ Intoxikation:
Symptome bei < 40 mg/kg KG gering, bei 40–60 mg/kg KG mäßig, bei > 60 mg/kg KG schwer
- *Klinik Phase I (0–6 h nach Ingestion):* grünlich-bräunliches Erbrechen mit Blutbeimengungen, Diarrhö, Somnolenz bis Koma, epileptische Anfälle, Hyperglykämie, Schock
- *Klinik Phase II (6–12 h nach Ingestion):* symptomfreies Intervall
- *Klinik Phase III (12–48 h nach Ingestion):* Leberschädigung bis Leberversagen, Gerinnungsstörungen, Koma, metabolische Azidose, Atem- und Kreislaufinsuffizienz, Perforationen im GIT, ANV, epileptische Anfälle
- *Therapie:* Magenspülung bei Ingestion > 10 mg/kg KG, ggf. endoskopische Entfernung von Eisenkonglomeraten (Röntgen Abdomen!), bei Hypotension Volumensubstitution und ggf. Dopamin 2–5 µg/kg KG/min, ggf. Erythrozytenkonzentrate, Azidoseausgleich mit $NaHCO_3$, bei Bedarf Substitution von Gerinnungsfaktoren
- *Antidot:* Deferoxamin, indiziert bei Ingestionsdosis > 100 mg/kg KG und/oder Serumeisenkonzentration > 500 µg/dl (oder > 350 µg/dl und Symptomen), max. Dosis 80 mg/kg KG/d i. v.; gegeben werden 15 mg/kg KG/h über 6 h i. v., an den nächsten d Wiederholung, bis die Serumeisenwerte unterhalb der Eisenbindungskapazität (totale Eisenbindungskapazität [µg/dl] = Transferrin [mg/dl] × 1,41) liegen oder eine Urinentfärbung (schwach

rosa → normale Färbung) eintritt. *Cave:* bei Überschreiten der Maximaldosis ARDS möglich!

Hinweise:
- magenempfindliche Pat. sollten die Medikamente während oder nach dem Essen zu sich nehmen, auch wenn dadurch die Resorption ↓
- unter optimaler Eisensubstitution steigt der Hb pro Tag um maximal 0,1 g/dl
- nach Normalisierung des Hb Behandlung um mindestens 3 Mo. fortsetzen, um Eisendepots gänzlich aufzufüllen
- bei Kindern kann das zufällige Verschlucken von Eisentabletten zu lebensbedrohlichen Intoxikationen führen (letale Dosis ca. 3 g Eisen-II-Sulfat)

Tipps:
- *Berechnung des Defizits:* 1 g Hb/100 ml enthält 3 mg Fe^{3+} → bei einem Defizit von 1 g Hb/100 ml Blut fehlen 3 mg Fe^{3+}/100 ml Blut → 150 mg Fe^{3+}/5000 ml Blut; dazu kommen 800 mg Fe^{3+}, die im Depot des Körpers fehlen → Gesamtfehlbestand 950 mg Fe^{3+}
- *benötigte Gesamteisenmenge:* mg $Fe^{2+} = (Hb_{normal\,(g/dl)} - Hb_{akut\,(g/dl)}) \times 250$, Behandlungsdauer: Tage $= (Hb_{normal\,(g/dl)} - Hb_{akut\,(g/dl)}) \times 10 + 30$
- *bei i. v.-Gabe (parenteral nur dreiwertiges Eisen verwenden):*
  - keine Substanzen in einer Spritze mischen (Reaktion mit Fe^{3+} möglich)
  - geringes Eisenbindungsvermögen des Plasmas → geringe therapeutische Breite, rasch werden toxische Bereiche erreicht!
  - i. m.-Injektionen nur in Ausnahmefällen (schlechte Venenverhältnisse, p. o.-Gabe nicht möglich) → sehr schmerzhaft und dunkle Hautverfärbung kann bestehen bleiben

Eisen-III-Natrium D-Glukonat-Sucrose Komplex = Eisen-III-Ion
TTK: 5,33-6,28 € (40-62,5 mg) | Kinder > 3 Jahre | Rp.-Pflicht

HN Ⓓ *parenteral:* Ferrlecit® 40|62,5 mg Fe^{3+}/Amp. à 3,2|5 ml, **Venofer**® 100 mg Fe^{3+}/5 ml Amp., **Fermed**® 100 mg/5 ml Inj.-Lsg.
Ⓐ **Venofer**®
CH **Venofer**®

Dos Gesamteisendefizit bei > 35 kg KG in mg = KG [kg] × (150 g/l − Ist Hb) [g/l] × 0,24 + 500 mg Reserveeisen:
- *i. v.:* 1 × 40–62,5 mg/d langsam i. v., am besten als Kurzinfusion in 100–250 ml NaCl 0,9 %
  - *Maximaldosis:* 200 mg/Einzeldosis
- *oder i. v.:* 2–3 × 100–200 mg/Wo. i. v. über 10 min
  - *Maximaldosis:* nicht mehr als 3 mal pro Wo. verabreichen
- *Kinder > 3 J.:* 2–3 × 7 mg/kg KG/1 × pro Wo. über mind 3½ h i. v.

Ind ausgeprägte Eisenmangelzustände, wenn eine orale Eisensubstitution nicht möglich ist

KI Überempfindlichkeit, Eisenkumulation, Hämochromatose, chronische Hämolysen, Eisenverwertungsstörungen, sideroachrestische Anämie, Bleianämie, Thalassämie, schwere entzündliche Erkrankungen der Leber oder Niere, Alter < 3 J.

NW *o.A.:* Rötung des Gesichts, Herzklopfen, Blutdruckanstieg, Schwindel, Nausea, Geschmacksstörungen, Schmerzen im Brust-, Bauch- und Rückenraum, Parästhesien, Muskel- und Gelenkschmerzen insbesondere bei bestehendem Rheumatismus
bei i. v.-Gabe: Überdosierungsgefahr, KS, Hitzegefühl, Übelkeit und Erbrechen, Metallgeschmack, Herzschmerzen, RR-Abfall, Kollaps, anaphylaktischer Schock, Thrombophlebitis

WW	milch-, tannin- bzw. oxalathaltige Getränke, Antazida, Colestyramin (Eisen-II-Sulfat-Resorption ↓); Penicillamin, Methyldopa, Levodopa, Tetrazykline (deren Resorption ↓)
WI	nur Fe^{2+} kann enteral resorbiert werden, da im oberen Dünndarm (pH 5–7) Fe^{3+} infolge Hydroxidbildung sehr schwer löslich und der Aufnahme-Carrier für Fe^{2+} spezifisch ist; in der Mukosa Umwandlung in Fe^{3+} → Bindung an Transferrin → Aufnahme in eisenverwertende Zellen; physiologische Eisenverluste beim Mann ca. 1 mg/d, bei der Frau ca. 2 mg/d
PK	k.A.
Gr/La	strenge Indikation, nur nach sorgfältiger Nutzen-Risiko-Abwägung anwenden / strenge Indikation, nur nach sorgfältiger Nutzen-Risiko-Abwägung anwenden

❶ Intoxikation:
Symptome bei < 40 mg/kg KG gering, bei 40–60 mg/kg KG mäßig, bei > 60 mg/kg KG schwer
- *Klinik Phase I (0–6 h nach Ingestion):* grünlich-bräunliches Erbrechen mit Blutbeimengungen, Diarrhö, Somnolenz bis Koma, epileptische Anfälle, Hyperglykämie, Schock
- *Klinik Phase II (6–12 h nach Ingestion):* symptomfreies Intervall
- *Klinik Phase III (12–48 h nach Ingestion):* Leberschädigung bis Leberversagen, Gerinnungsstörungen, Koma, metabolische Azidose, Atem- und Kreislaufinsuffizienz, Perforationen im GIT, ANV, epileptische Anfälle
- *Therapie:* Magenspülung bei Ingestion > 10 mg/kg KG, ggf. endoskopische Entfernung von Eisenkonglomeraten (Röntgen Abdomen!), bei Hypotension Volumensubstitution und ggf. Dopamin 2–5 µg/kg KG/min, ggf. Erythrozytenkonzentrate, Azidoseausgleich mit $NaHCO_3$, bei Bedarf Substitution von Gerinnungsfaktoren
- *Antidot:* Deferoxamin; indiziert bei Ingestionsdosis > 100 mg/kg KG und/oder Serumeisenkonzentration > 500 µg/dl (oder > 350 µg/dl und Symptomen), max. Dosis 80 mg/kg KG/d i. v.; gegeben werden 15 mg/kg KG/h über 6 h i. v., an den nächsten d Wiederholung, bis die Serumeisenwerte unterhalb der Eisenbindungskapazität (totale Eisenbindungskapazität [µg/dl] = Transferrin [mg/dl] × 1,41) liegen oder eine Urinentfärbung (schwach rosa → normale Färbung) eintritt. *Cave:* bei Überschreiten der Maximaldosis ARDS möglich!

Behandlungskontrollen:
- Hb, Eisen, Ferritin und Transferin kontrollieren
- Vorrichtung zur Wiederbelebung muss verfügbar sein (anaphylaktoide Reaktionen sind möglich)

Tipps:
- *Berechnung des Defizits:* 1 g Hb/100 ml enthält 3 mg Fe^{3+} → bei einem Defizit von 1 g Hb/100 ml Blut fehlen 3 mg Fe^{3+}/100 ml Blut → 150 mg Fe^{3+}/5000 ml Blut; dazu kommen 800 mg Fe^{3+}, die im Depot des Körpers fehlen → Gesamtfehlbestand 950 mg Fe^{3+}
- *benötigte Gesamteisenmenge:* mg Fe^{2+} = ($Hb_{normal\ (g/dl)}$ − $Hb_{akut\ (g/dl)}$) × 250, *Behandlungsdauer:* Tage = ($Hb_{normal\ (g/dl)}$ − $Hb_{akut\ (g/dl)}$) × 10 + 30
- *bei i. v.-Gabe (parenteral nur dreiwertiges Eisen verwenden):*
  - keine Substanzen in einer Spritze mischen (Reaktion mit Fe^{3+} möglich)
  - geringes Eisenbindungsvermögen des Plasmas → geringe therapeutische Breite, rasch werden toxische Bereiche erreicht!
  - i. m.-Injektionen nur in Ausnahmefällen (schlechte Venenverhältnisse, p. o.-Gabe nicht möglich) → sehr schmerzhaft und dunkle Hautverfärbung kann bestehen bleiben

Eisen-II-Succinat TTK: 0,26–0,52 € (95-190 mg) | Kinder > 6 Jahre | Rp.-Pflicht

HN ⓘ *p.o.:* **Ferrlecit 2**® 95 mg Fe^{2+}/Drg.

Dos
- *Erw. + Kinder > 12 J.:* 1–2 × 95 mg/d nüchtern p. o. je nach berechnetem Defizit (s. Eisen-II-Sulfat)
- *Schwangerschaft (ab 2. Hälfte):* 1 × 50 mg Fe^{2+}/d nüchtern p. o.
- *Kinder 6–12 J.:* 1 × 95 mg/d nüchtern p. o.

Ind Eisenmangel mit/ohne Anämie, Eisenresorptionsstörungen

KI Eisenkumulation (Hämochromatose, chronische Hämolyse); Eisenverwertungsstörungen (Bleianämie, sideroachrestische Anämie, Thalassämie)

NW > 10 %: Stuhlverfärbung (teerstuhlartig)
1–10 %: Appetitlosigkeit, Magendruck, Durchfall, Völlegefühl, Verstopfung
< 1 %: allerg. Hautreaktionen, Brechreiz und Erbrechen
Einzelfälle: Überempfindlichkeitsreaktionen

WW Milch, tannin- bzw. oxalathaltige Getränke, Antazida, Colestyramin (Eisen-II-Sulfat-Resorption ↓); Penicillamin, Methyldopa, Levodopa, Tetrazykline (deren Resorption ↓)

WI nur Fe^{2+} kann enteral resorbiert werden, da im oberen Dünndarm (pH 5–7) Fe^{3+} infolge Hydroxidbildung sehr schwer löslich und Aufnahme-Carrier für Fe^{2+} spezifisch ist, in der Mukosa Umwandlung in Fe^{3+} → Bindung an Transferrin → Aufnahme in eisenverwertende Zellen, physiologische Eisenverluste beim Mann ca. 1 mg/d, bei der Frau ca. 2 mg/d

PK schlechte orale BV (Resorption nur 20 %) → lange Therapiedauer erforderlich

Gr/La Anwendung möglich (ab Hb < 10 g/dl) / Anwendung möglich

❶ Intoxikation:
Symptome bei < 40 mg/kg KG gering, bei 40–60 mg/kg KG mäßig, bei > 60 mg/kg KG schwer
- *Klinik Phase I (0–6 h nach Ingestion):* grünlich-bräunliches Erbrechen mit Blutbeimengungen, Diarrhö, Somnolenz bis Koma, epileptische Anfälle, Hyperglykämie, Schock
- *Klinik Phase II (6–12 h nach Ingestion):* symptomfreies Intervall
- *Klinik Phase III (12–48 h nach Ingestion):* Leberschädigung bis Leberversagen, Gerinnungsstörungen, Koma, metabolische Azidose, Atem- und Kreislaufinsuffizienz, Perforationen im GIT, ANV, epileptische Anfälle
- *Therapie:* Magenspülung bei Ingestion > 10 mg/kg KG, ggf. endoskopische Entfernung von Eisenkonglomeraten (Röntgen Abdomen!), bei Hypotension Volumensubstitution und ggf. Dopamin 2–5 µg/kg KG/min, ggf. Erythrozytenkonzentrate, Azidoseausgleich mit $NaHCO_3$, bei Bedarf Substitution von Gerinnungsfaktoren
- *Antidot:* Deferoxamin, indiziert bei Ingestionsdosis > 100 mg/kg KG und/oder Serumeisenkonzentration > 500 µg/dl (oder > 350 µg/dl und Symptomen), max. Dosis 80 mg/kg KG/d i. v.; gegeben werden 15 mg/kg KG/h über 6 h i. v., an den nächsten d Wiederholung, bis die Serumeisenwerte unterhalb der Eisenbindungskapazität (totale Eisenbindungskapazität [µg/dl] = Transferrin [mg/dl] × 1,41) liegen oder eine Urinentfärbung (schwach rosa → normale Färbung) eintritt. *Cave* bei Überschreiten der Maximaldosis ARDS möglich!

Hinweise:
- magenempfindliche Pat. sollten die Medikamente während oder nach dem Essen zu sich nehmen, auch wenn dadurch die Resorption ↓
- unter optimaler Eisensubstitution steigt der Hb pro Tag um maximal 0,1 g/dl

- nach Normalisierung des Hb Behandlung um mindestens 3 Mo. fortsetzen, um Eisendepots gänzlich aufzufüllen
- bei Kindern kann das zufällige Verschlucken von Eisentabletten zu lebensbedrohlichen Intoxikationen führen (letale Dosis ca. 3 g Eisen-II-Sulfat)

Behandlungskontrollen:
Hb, Eisen, Ferritin und Transferin kontrollieren

Tipps:
- *Berechnung des Defizits:* 1 g Hb/100 ml enthält 3 mg Fe^{3+} → bei einem Defizit von 1 g Hb/100 ml Blut fehlen 3 mg Fe^{3+}/100 ml Blut → 150 mg Fe^{3+}/5000 ml Blut; dazu kommen 800 mg Fe^{3+}, die im Depot des Körpers fehlen → Gesamtfehlbestand 950 mg Fe^{3+}
- *benötigte Gesamteisenmenge:* mg Fe^{2+} = ($Hb_{normal\ (g/dl)}$ − $Hb_{akut\ (g/dl)}$) × 250, Behandlungsdauer: Tage = ($Hb_{normal\ (g/dl)}$ − $Hb_{akut\ (g/dl)}$) × 10 + 30

Eisen-II-Sulfat   TTK: 0,26–0,78 € (100–300 mg) | Kinder > 12 Jahre | Rp.-Pflicht

HN   Ⓓ *p.o.:* **Dreisafer®** 100 mg Fe^{2+}/Tbl., **Eryfer®** 100 mg Fe^{2+}/Tbl., **Eisensulfat Lomapharm®** 50|65|100 mg Fe^{2+}/Filmtbl., **Ferrogamma®** 60 mg Fe^{2+}/Kps., **Hämatopan®** 50|100 mg Fe^{2+}/Drg., **Haemoprotect®** 50|100 mg Fe^{2+}/Kps., **Plastufer®** 50|100 mg Fe^{2+}/Tbl., **Tardyferon®** 80 mg/Ret.-Tbl.
Ⓐ **Ferro-Gradumet®**
Ⓒₕ **Ferro-Gradumet®**, **Ferro Sanol®**, **Ferrum Hausmann®**, **Tardyferon®**

Dos
- *Erw. + Kinder > 12 J.:* 1–3 × 100 mg Fe^{2+}/d nüchtern p.o. je nach berechnetem Defizit
- *Schwangerschaft (ab 2. Hälfte):* 1 × 50 mg Fe^{2+}/d nüchtern p.o.
- *Kinder (Therapie):* 5–6 mg/kg KG/d verteilt auf 3–4 ED/d als Trpf. p.o. (50–60 mg/10 kg KG/d = ca. 30–40 Trpf./d), bei der Prophylaxe halbe Dosis

Ind   Eisenmangel mit/ohne Anämie, Eisenresorptionsstörungen

KI   Eisenkumulation (Hämochromatose, chronische Hämolyse); Eisenverwertungsstörungen (Bleianämie, sideroachrestische Anämie, Thalassämie)

NW   *> 10 %:* Stuhlverfärbung (teerstuhlartig)
1–10 %: Appetitlosigkeit, Magendruck, Durchfall, Völlegefühl, Verstopfung
< 1 %: allerg. Hautreaktionen, Brechreiz und Erbrechen
Einzelfälle: Überempfindlichkeitsreaktionen

WW   Milch, tannin- bzw. oxalathaltige Getränke, Antazida, Colestyramin (Eisen-II-Sulfat-Resorption ↓); Penicillamin, Methyldopa, Levodopa, Tetrazykline (deren Resorption ↓)

WI   nur Fe^{2+} kann enteral resorbiert werden, da im oberen Dünndarm (pH 5–7) Fe^{3+} infolge Hydroxidbildung sehr schwer löslich und Aufnahme-Carrier für Fe^{2+} spezifisch ist, in der Mukosa Umwandlung in Fe^{3+} → Bindung an Transferrin → Aufnahme in eisenverwertende Zellen, physiologische Eisenverluste beim Mann ca. 1 mg/d, bei der Frau ca. 2 mg/d

PK   schlechte orale BV (Resorption nur 20 %) → lange Therapiedauer erforderlich

Gr/La   Anwendung möglich (ab Hb < 10 g/dl) / Anwendung möglich

❗ Intoxikation:
Symptome bei < 40 mg/kg KG gering, bei 40–60 mg/kg KG mäßig, bei > 60 mg/kg KG schwer
- *Klinik Phase I (0–6 h nach Ingestion):* grünlich-bräunliches Erbrechen mit Blutbeimengungen, Diarrhö, Somnolenz bis Koma, epileptische Anfälle, Hyperglykämie, Schock
- *Klinik Phase II (6–12 h nach Ingestion):* symptomfreies Intervall

- ▶ *Klinik Phase III (12–48 h nach Ingestion):* Leberschädigung bis Leberversagen, Gerinnungsstörungen, Koma, metabolische Azidose, Atem- und Kreislaufinsuffizienz, Perforationen im GIT, ANV, epileptische Anfälle
- ▶ *Therapie:* Magenspülung bei Ingestion > 10 mg/kg KG, ggf. endoskopische Entfernung von Eisenkonglomeraten (Röntgen Abdomen!), bei Hypotension Volumensubstitution und ggf. Dopamin 2–5 µg/kg KG/min (s. Dopamin), ggf. Erythrozytenkonzentrate, Azidoseausgleich mit $NaHCO_3$, bei Bedarf Substitution von Gerinnungsfaktoren
- ▶ *Antidot:* Deferoxamin, indiziert bei Ingestionsdosis > 100 mg/kg KG und/oder Serumeisenkonzentration > 500 µg/dl (oder > 350 µg/dl und Symptomen), max. Dosis 80 mg/kg KG/d i. v.; gegeben werden 15 mg/kg KG/h über 6 h i. v., an den nächsten d Wiederholung, bis die Serumeisenwerte unterhalb der Eisenbindungskapazität (totale Eisenbindungskapazität [µg/dl] = Transferrin [mg/dl] × 1,41) liegen oder eine Urinentfärbung (schwach rosa → normale Färbung) eintritt. *Cave* bei Überschreiten der Maximaldosis ARDS möglich!

Hinweise:
- ▶ magenempfindliche Pat. sollten die Medikamente während oder nach dem Essen zu sich nehmen, auch wenn dadurch die Resorption ↓
- ▶ unter optimaler Eisensubstitution steigt der Hb pro Tag um maximal 0,1 g/dl
- ▶ nach Normalisierung des Hb Behandlung um mindestens 3 Mo. fortsetzen, um Eisendepots gänzlich aufzufüllen
- ▶ bei Kindern kann das zufällige Verschlucken von Eisentabletten zu lebensbedrohlichen Intoxikationen führen (letale Dosis ca. 3 g Eisen-II-Sulfat)

Behandlungskontrollen:
Kontrolle der Behandlung anhand Normalisierung von Hämoglobin und Serumferritin

Tipps:
- ▶ *Berechnung des Defizits:* 1 g Hb/100 ml enthält 3 mg Fe^{3+} → bei einem Defizit von 1 g Hb/100 ml Blut fehlen 3 mg Fe^{3+}/100 ml Blut → 150 mg Fe^{3+}/5000 ml Blut; dazu kommen 800 mg Fe^{3+}, die im Depot des Körpers fehlen → Gesamtfehlbestand 950 mg Fe^{3+}
- ▶ *benötigte Gesamteisenmenge:* mg Fe^{2+} = ($Hb_{normal\ (g/dl)}$ − $Hb_{kut\ (g/dl)}$) × 250, Behandlungsdauer: Tage = ($Hb_{normal\ (g/dl)}$ − $Hb_{akut\ (g/dl)}$) × 10 + 30

Eletriptan TTK: 7,50-10,- € (20-40 mg) | Rp.-Pflicht

HN	Ⓓ *p. o.:* **Relpax**® 20|40 mg/Tbl. Ⓐ **Relpax**® ⒼⱧ **Relpax**®
Dos	▶ *Erw. 18–65 J.: initial* 40 mg p. o., bei erneuten KS innerhalb < 24 h erneut 40 mg (Abstand mind. 2 h) ▶ *Max.-Dosis:* 80 mg/d
Ind	Akutbehandlung der Kopfschmerzphase bei Migräneanfällen mit oder ohne Aura
KI	schwere Leber- oder Nierenfunktionseinschränkung, mittelschwere oder schwere oder unbehandelte leichte Hypertonie, nachgewiesene KHK einschließlich ischämische Herzerkrankungen (Angina pectoris, Myokardinfarkt in der Anamnese oder nachgewiesene stille Ischämie), objektive oder subjektive Symptome einer ischämischen Herzerkrankung oder Prinzmetal-Angina, signifikante Arrhythmien oder Herzinsuffizienz, pAVK, zerebrovaskuläre Ereignisse (CVA) oder transiente ischämische Attacken (TIA) in der Vorgeschichte, Alter < 18 o. > 65 J. (keine Erfahrungen)

R. darf deshalb nicht zusammen mit ausgeprägten CYP3A4-Hemmern, wie z. B. Ketoconazol, Itraconazol, Erythromycin, Clarithromycin, Josamycin, und Proteaseinhibitoren (Ritonavir, Indinavir und Nelfinavir) angewendet werden

NW *1–10 %:* Schläfrigkeit, KS, Benommenheit, Kribbeln oder abnorme Empfindungen, erhöhter Muskeltonus, Hypästhesie, Myasthenie, Vertigo, Palpitationen, HF ↑, Flush, Pharyngitis, Rhinitis, Engegefühl im Hals, abdominelle Schmerzen, Übelkeit, Mundtrockenheit, Dyspepsie, Schwitzen, Rückenschmerzen, Myalgie, Wärmegefühl, Schwächegefühl, Beschwerden im Brustbereich (Schmerz, Enge- und Druckgefühl), Frösteln
o.A.: allerg. Reaktionen mit teilweise schwerwiegender Ausprägung

WW CYP3A4-Hemmer (Ketoconazol, Itraconazol, Erythromycin, Clarithromycin, Josamycin) und Proteaseinhibitoren (Ritonavir, Indinavir und Nelfinavir) (E.-Plasmakonz. und AUC ↑), Koffein und Ergotamin (RR ↑, mind. 24 h Abstand)

WI E. ist ein selektiver Agonist an vaskulären 5-HT 1B-Rezeptoren und an neuronalen 5-HT 1D-Rezeptoren, es zeigt außerdem hohe Affinität zu 5-HT 1F-Rezeptoren, was zu seiner Wirksamkeit bei Migräne beitragen könnte. Eletriptan hat eine mäßige Affinität zu humanen rekombinanten 5-HT 1A-, 5-HT 2B-, 5-HT 1E- und 5-HT 7-Rezeptoren, wirksam auch bei perimenstrueller Migräne und Migräne-assoziierten Symptomen

PK zu 81 % resorbiert, BV 50 %, max. Konz. nach 1,5 h, PEB 85 %, hepatischer Metabolismus, HWZ 4 h, Elimination renal und per Faeces

Gr/La strenge Indikation, Gr 4 / strenge Indikation, tritt in Muttermilch über (0,02 % der Dosis)

> **Alternativwirkstoffe:**
> Sumatriptan
> **Pharmainfo:**
> Me-too-Präparat

Emtricitabin (FTC) + Tenofovir (TDF) TTK: 27,30 € (1 Kps.) | Rp.-Pflicht

HN Ⓓ *p. o.:* **Truvada®** 200/245 mg/Kps.

Dos ▶ Erw.: *1 × 1 Kps./d p. o.*
▶ *Dosisreduktion bei Niereninsuffizienz:* bei Kreatinin-Clearance 30–49 ml/min 1 Kps./48 h, < 30 ml/min nicht empfohlen

Ind in Kombination mit anderen antiretroviralen Arzneimitteln zur Behandlung HIV-1-infizierter Erwachsener

KI Überempfindlichkeit

NW *> 10 %:* Hypophosphatämie, Schwindelgefühl, KS, Diarrhoe, Übelkeit, Erbrechen, erhöhte Kreatinkinase, pädiatrische Patienten: Verfärbung der Haut
1–10 %: Neutropenie, allergische Reaktion, Hypertriglyzeridämie, BZ ↑, Insomnie, abnorme Träume, Flatulenz, Verdauungsstörungen, Bauchschmerzen, Lipase-Werte ↑, Amylase-Werte ↑, Hyperbilirubinämie, Transaminasen ↑, Exantheme, Pruritus, makulopapulaeres Exanthem, Urtikaria, vesikulobullöses Exanthem, pustulöses Exanthem, Verfärbung der Haut (Zunahme der Pigmentierung), Schmerzen, Asthenie; pädiatrische Patienten: Anämie

WW s. FI

WI s. Emtricitabin (FTC) und s. Tenofovir (TDF)

PK s. Emtricitabin (FTC) und s. Tenofovir (TDF)

Gr/La strenge Indikation, Gr 4 / kontraindiziert, La 2

Enalapril TTK: 0,10–0,20 € (10–20 mg) | Kinder > 3 Monate | Rp.-Pflicht

HN Ⓓ *p.o.:* **Benalapril®**, **Enalapril (Generika)**, **Enalich®**, **Ena Puren®**
- *alle: 5|10|20 mg/Tbl.*;
Corvo®, **Ena (Generika)**, **Enalagamma®**, **Enahexal®** 30|40 mg/Tbl., **Enalapril (Generika)**, **Enalapril Sandoz®** 30|40 mg/Tbl., **Jutaxan®**, **Xanef®**
- *alle: 2,5|5|10|20 mg/Tbl.*
i.v.: **Enahexal®** i.v. 1,25 mg/Amp.
Ⓐ **Alapril®**, **Baroprine®**, **Cenipres®**, **Coenac®**, **Coenalapril®**, **Comepril®**, **Corenistad®**, **Corenitec®**, **Enac®**, **Enapril®**, **Mepril®**, **Renistad®**, **Renitec®**
Ⓒₕ **Acepril®**, **Elpradil®**, **Enatec®**, **Epril®**, **Reniten®**

Dos
- *Hypertonie: initial* 1 × 5 mg/d p.o., je nach klin. Wi und Verträglichkeit nach > 3 Wo. Steigerung auf 1 × 10–20 mg/d p.o.; *Maximaldosis* 40 mg/d
- *Herzinsuffizienz: initial* 1 × 2,5 mg/d p.o., je nach klin. Wi und Verträglichkeit nach > 3 Wo. 1 × 10 mg/d p.o.; *Maximaldosis* 20 mg/d
- *i.v.-Injektion (bei Herzinsuff. halbe Dosis): initial* 1,25 mg i.v., *Erh.-Dosis* 1,25–2,5 mg/6 h, *Max.-Dosis* 20 mg/d, max. *Einzeldosis* 5 mg
- *Dosisreduktion bei Niereninsuffizienz (Kreatinin-Clearance < 30 ml/min oder Dialyse): initial* 1 × 2,5 mg/d p.o., je nach klin. Wi und Verträglichkeit nach > 3 Wo. Steigerung auf 1 × 5 mg/d p.o.; *Maximaldosis* 10 mg/d
- *Kinder 20–50 kg KG: initial* 2,5 mg/d p.o. (max. 20 mg/d), *> 50 kg KG:* 5 mg/kg KG/d p.o. (max. 40 mg/d)

Ind Hypertonie; symptomatische Herzinsuffizienz; Prävention der symptomatischen Herzinsuffizienz bei Pat. mit asymptomatischer linksventrikulärer Dysfunktion (LVEF < 35 %)

KI primärer Hyperaldosteronismus, Nierenarterienstenose bds., Z. n. Nierentransplantation, relevante Aorten-/Mitralstenose, HOCM, Hyperkaliämie, Leberfunktionsstörungen, angioneurotisches Ödem; *relative KI:* Herzinsuffizienz III–IV°, Niereninsuffizienz (Kreatinin-Clearance < 30 ml/min, S-Kreatinin > 1,8 mg/dl), Dialysepatienten, relevante Proteinurie (> 1 g/d), schwere Elektrolytstörungen, Kollagenosen, gestörte Immunreaktion

NW *1–10 %:* Hautreaktionen (initial), Schwindel, Müdigkeit, Ohnmacht, K⁺ ↑, Diarrhoe, Übelkeit, Bauchschmerzen, Erbrechen, trockener Husten, Heiserkeit, Bronchitis, Hypotension, Palpitationen, Brustschmerzen, KS, Hb ↓, HKT ↓, Leukozyten- ↓, Thrombozytenzahl ↓, Nierenfunktionsstörungen
< 1 %: Proteinurie, angioneurotische Ödeme, bedrohliche Hautreaktionen (Erythema multiforme, exfoliative Dermatitis, Stevens-Johnson-Syndrom, tox. epidermale Nekrolyse), Transaminasen ↑, Bilirubin ↑, Synkopen, Haarausfall, Atemwegsinfektionen, Depressionen, Schlafstörungen, Impotenz, PNP mit Parästhesien, Gleichgewichtsstörungen, Muskelkrämpfe, Ohrensausen, verschwommenes Sehen, Geschmacksveränderungen, HRST
o.A.: Leukozytopenie, Agranulozytose, Knochenmarkdepression, Hitzewallungen, Lichtempfindlichkeit

WW NSAR, Narkotika (RR-Senkung ↑); K⁺-sparende Diuretika, Kaliumpräparate (K⁺-Spiegel ↑); Immunsuppressiva (BB-Veränderungen ↑); Lithium (Li^{2+}-Ausscheidung ↓); Alkohol (dessen Wi ↑); Insulin, orale Antidiabetika (Hypoglykämie); einige Dialysemembranen (Poly[acrylonitril, natrium-2-methylallylsulfonat]-high-flux) (Anaphylaxiegefahr, KI)

WI E. ist ein ACE-Hemmer: erst nach Spaltung in Enalaprilat aktiv, Angiotensin-II-Konzentration ↓ → peripherer Gefäßwiderstand und Aldosteronkonzentration ↓ → RR-Senkung, Vor- und Nachlast ↓, HMV ↑, negative Na⁺-Bilanz, Hemmung des Bradykininabbaus

PK	Resorption 60%, BV 40%, max. Plasmaspiegel nach 3–4 h, PEB < 50%, HWZ 30–35 h, Wi-Beginn nach 1 h, Wi-Maximum nach 4–5 h, Wi-Dauer 12–24 h, hepatischer Metabolismus, dialysierbar
Gr/La	im 1. Trim. nicht empfohlen, im 2. + 3. Trim. kontraindiziert, Antihypertensiva der Wahl sind Metoprolol, Dihydralazin, α-Methyldopa / nicht empfohlen, Mittel der Wahl s. Schwangerschaft + Nifedipin
❶	**Pädiatrische Zulassung:** begrenzte Erfahrungen **Intoxikation:** s. Captopril **Hinweise:** ▸ *sinnvolles Kombinationspräparat:* mit Hydrochlorothiazid = **Enabeta® comp.**, **Pres® plus**, **Renacor®** ▸ 10–100-fach stärker wirksam als Captopril ▸ ACE-Hemmer können auch nach längerer Einnahme ein sog. Quincke-Ödem verursachen ▸ venöse Seite wird stärker erweitert als die arterielle ▸ vor Therapiebeginn Captopril-Test (s. Captopril) **Behandlungskontrollen:** Pat. mit Nierenfunktionsstörungen insbes. zu Behandlungsbeginn sorgfältig überwachen (S-Krea, Krea-Clearance und Elektrolyte, BB) alle 2–3 d in ersten 2 Wo., dann 1 × /Wo.
Stu	ABCD-Studie, CONSENSUS-Studie, CONSENSUS II-Studie, DETAIL-Studie, SOLVD-Studie, CANDHY-Studie, RESOLVD-Studie

Enfuvirtid (T 20)   TTK: 67-70,- € (180 mg) | Kinder > 6 Jahre | Rp.-Pflicht

HN	Ⓓ *s.c.:* **Fuzeon®** 108 mg/Durchstechfl. (fertig zubereitete Lsg. enthält 90 mg/ml) Ⓐ **Fuzeon®** Ⓒₕ **Fuzeon®**
Dos	▸ *Erw.:* 2 × 90 mg/d s. c. in Oberarm, vorderer Oberschenkel oder Bauch ▸ *Kinder (6–16 J.):* 2 × 2 mg/kg KG/d s. c. (gewichtsadaptierte Gabe nach Dosierungsschema, Maximaldosis: 2 × 90 mg/d
Ind	in Kombination zur Behandlung von HIV-1-infizierten Pat. > 16 J., bei denen die konventionelle antivirale Therapie unwirksam war oder nicht vertragen wurde
KI	*relative KI:* Alter < 6 J. (keine Erfahrungen), schwere Leberfunktionsstörungen
NW	> 10%: lokale Reaktion am Injektionsort, Schlaflosigkeit, KS 1–10%: Bindehautentzündung, Sinusitis, Husten, Influenza, Pneumonie, orale Kandidose, Herpes simplex, Hautpapillom, Follikulitis, Lymphadenopathie, Appetitlosigkeit, Geschmacksstörung, Gewicht ↓, Obstipation, Pankreatitis, Depression, Angstzustände, periphere Neuropathie, Schwindel, Juckreiz, Muskel-/Gelenk-/Rücken- oder Gliederschmerzen
WW	bisher keine bekannt
WI	E. ist der erste Fusionsinhibitor in der HIV-Therapie: als Fusionshemmer bindet der Wirkstoff an virale Mantel-Glykoproteine, die zur Fusion der Virushülle und der Zellmembran der CD^{4+}-Wirtszelle (menschliche Immunzelle) notwendig sind; E. unterbindet somit die Virusreplikation und so den weiteren Infektionsverlauf

PK BV ca. 84 % bei s. c. Injektion, PEB 92 %, HWZ 3,8 h; Elimination des Peptids durch katabole Prozesse (Aufspaltung in einzelne Aminosäuren)

Gr/La strenge Indikation (Risiko-Nutzen-Abwägung) / strenge Indikation, ggf. abstillen

❗ Pädiatrische Zulassung:
zwischen 6 und 16 J. liegen nur begrenzte Erfahrungswerte vor

Hinweise:
- ausschließlich s. c. Anwendung
- keine erneute Anwendung nach Überempfindlichkeitsreaktion (Hautausschlag, Fieber, Übelkeit/Erbrechen, Rigor, Blutdruckabfall, Atembeschwerden, Glomerulonephritis, Transaminasenerhöhung)
- keine Dosisreduktion bei Kreatinin-Clearance > 35 ml/min notwendig, bei Pat. mit einer Kreatinin-Clearance ≤ 35 ml/min noch keine Erfahrungen
- synergistische antivirale Wirkung bei Kombination mit bisherigen antiretroviralen Substanzen
- wirksam bei Virusresistenzen gegen nukleosidische Reverse-Transkriptase-Hemmer, nichtnukleosidische Reverse-Transkriptase-Hemmer und Proteasehemmer
- Patientenüberwachung besonders bezügl. Infektionen (v. a. Pneumonie) notwendig

Tipps:
Handhabung: Zugabe von 1,1 ml H_2O zum Lyophilisat; Durchstechflasche nicht schütteln oder umdrehen (*Cave:* Schaumbildung), Lösungsvorgang kann bis zu 45 min dauern; vor Injektion sicherstellen, dass die Lsg. klar und frei von Bläschen oder Partikeln ist (ansonsten verwerfen!); 1 ml der Lösung verwenden; s. c.-Injektionsstellen wechseln

Enoxaparin TTK: 3,10-6,20 (20-40 mg), 22,30 € (160 mg) | Kinder > 0 Monate | Rp.-Pflicht

HN Ⓓ *s. c.:* **Clexane®** 20|40|60|80|100 mg/0,2|0,4|0,6|0,8|1,0 ml Fertigspritze (2000|4000|6000|8000|10000 IE),
Clexane multidose® 100 mg/ml 10000 IE/ml Inj.-Lsg.,
Lovenox® 20|40|60|80 mg/0,2|0,4|0,6|0,8 ml Fertigspritze
Ⓐ **Lovenox®**
㊋ **Clexane®**

Dos
- *Primärprophylaxe:*
  - *s. c., chirurgischer Pat. mit niedrigem/mittlerem Thromboserisiko:* 20 mg 2 h vor OP, dann ab Folgetag 1 × 20 mg/d bis zur vollständigen Mobilisierung
  - *s. c., chirurgischer Pat. mit hohem Thromboserisiko:* 40 mg 12 h vor OP, dann ab Folgetag 1 × 40 mg/d bis zur vollständigen Mobilisierung
  - *s. c., nicht chirurgischer Pat. mit mittlerem/hohem Thromboserisiko:* 1 × 40 mg/d
- *Tiefe Beinvenenthrombose:* 2 × 1 mg/kg KG/d (2 × 70 mg/70 kg KG/d) s. c.
- *AP/Non-Q-Wave-Myokardinfarkt:* alle 12 h 1 mg/kg KG s. c. über 2–8 d + ASS
- *STEMI < 75 J.:* 30 mg i. v. als Bolus, gefolgt von 2 × 1 mg/kg KG/d s. c., *> 75 J.:* ohne Bolus 2 × 0,75 mg/kg KG/d s. c.
- *Dosisreduktion bei Niereninsuffizienz:* Krea-Clearance < 30 ml/min: 1 × 1 mg/kg KG/d (bei Therapie) bzw. 30 mg/d (bei Prophylaxe) s. c.
- *Hämodialyse:* 0,01 ml/kg KG in den arteriellen Schenkel (individuelle Einstellung)
- *Kinder:* 2 × 1 mg/kg KG/d s. c.

Ind Primärprophylaxe von Venenthrombosen und thrombembolischen Ereignissen perioperativ und bei erhöhtem Thromboserisiko, Gerinnungshemmung bei extrakorporalem Kreislauf der Hämodialyse, Therapie tiefer Venenthrombosen, Therapie der instabilen Angina pectoris (AP), des Non-Q-Wave- und des akuten ST-Hebungs-Myokardinfarktes (STEMI)

KI bekannte Überempfindlichkeit (v.a. HIT Typ II), kurz zurückliegende Blutungsereignisse, relevante Gerinnungsstörungen, V.a. vaskuläre Retinopathie, GIT-Ulzera, schwere Leber- und Pankreaserkrankungen, unkontrollierter Hypertonus, Endokarditis, Neoplasien, AV-Malformationen, Aneurysmata, akuter oder in den letzten 6 Mo. hämorrhagischer Apoplex

NW *1–10 %:* Blutungen (insb. Haut, Schleimhaut, Wunden, GIT- u. Urogenitaltrakt), Thrombozytopenie (Typ I-100000 und 150000/µl)
< 1 %: allerg. Hautreaktionen, angioneurotisches Ödem, Übelkeit, Erbrechen, Temperaturanstieg, RR ↓, schwere Blutungen (intrakranial, retroperitoneal) u.U. mit letalem Ausgang, schwere Thrombozytopenien (Typ II: < 100000/µl oder Abfall um > 50 %), Hautnekrosen an Injektionsstelle, Petechien, Purpura, Melaena, Heparinintoleranz, Leukozytopenien
o.A.: Transaminasen ↑, Laborveränderungen (Cholesterin ↓, BZ zu hoch [bis zu 30 %] bestimmt, T_3- und T_4- Werte zu hoch)

WW Thrombozytenaggregationshemmer, orale Antikoagulanzien, Fibrinolytika, NSAR (deren Wi ↑); Antihistaminika, Digitalispräparate, Tetrazykline, Nikotin, Ascorbinsäure (deren Wi ↓); Phenytoin, Chinidin, Propranolol, Benzodiazepine, körpereigenes Bilirubin (werden aus der PEB verdrängt)

WI E. ist ein niedermolekulares Heparin (4500 Dalton): Hemmung der Aktivität von Faktor Xa (AT-III-abhängig), geringe fibrinolytische Aktivität, keine Veränderung der Thrombozytenaggregation

PK BV nach s.c. Gabe 92 %, max. mittlere anti-Xa-Aktivität nach 3–5 h, Eliminations-HWZ 4,4 h, hepatischer Metabolismus, geringe Anteile unverändert renal ausgeschieden

Gr/La Anwendung möglich / Anwendung möglich

❗ **Behandlungskontrollen:**
Therapiekontrolle nur über die Bestimmung der Anti-Xa-Aktivität möglich (keine signifikante Veränderung von Standard-Gerinnungstests wie Quick und PTT)

Stu ESSENCE-Studie, HART II-Studie, TIMI-11B-Studie, ASSENT-3-Studie, ESSENCE-Studie, TIMI-11B-Studie, ADOPT-Studie

Entacapon TTK: 4,14-6,90 € (3-5 Tbl.) | Rp.-Pflicht

HN Ⓓ **p.o.: Comtess®** 200 mg/Tbl.
Ⓐ **Comtan®, Entacapon (Generika)**
Ⓒ **Comtan®**

Dos ▶ *Erw.:* 200 mg p.o. jeweils zu den Levodopagaben
▶ *Maximaldosis:* 2000 mg/d

Ind Morbus Parkinson (bereits zu Behandlungsbeginn in Kombination mit Levodopa; "End-of-dose"-Phänomen)

KI Leberinsuffizienz, Phäochromozytom, Kombination mit MAO-A- und/oder MAO-B-Hemmern, malignes neuroleptisches Syndrom, atraumatische Rhabdomyolyse in der Anamnese

NW *> 10 %:* Dyskinesien, Übelkeit, rötlich-braune Urinverfärbung (harmlos)
1–10 %: Halluzinationen, Verwirrtheit, Müdigkeit, Hyperkinesie, Dystonie, Diarrhoe, Obstipation, verstärktes Schwitzen

WW	Levodopa (BV ↑ um 5–10 %, Verstärkung der Levodopa-NW)
WI	E. ist ein reversibler peripherer Catechol-O-Methyltransferasehemmer (COMT-Hemmer): höherer Anteil von Levodopa im Gehirn verfügbar → verstärkte und verlängerte Wi von Levodopa, Wirkungseffekt bereits nach 1 d erkennbar; Zunahme der "On"-Phasen um 2,1 h/d (lt. Fachinformation)
PK	BV ca. 35 %, hoher First-pass-Effekt, max. Plasmakonzentration nach ca. 1 h, HWZ 1–2 h, PEB 98 %, nach hepatischer Metabolisierung Elimination zu 80–90 % mit den Fäzes
Gr/La	kontraindiziert, Gr 4 / kontraindiziert, La 1

❶ Hinweise:
- nur in Kombination mit Levodopa/Benserazid oder Levodopa/Carbidopa
- Dosisreduktion von Levodopa um 10–30 % möglich bzw. erforderlich
- *sinnvolles Kombinationspräparat:* mit Levodopa und Carbidopa: Stalevo®

Stu CELOMEN-Studie

Epirubicin TTK: 370,– | 610,- € (100 | 150 mg) | Rp.-Pflicht

HN	Ⓓ i. v.: **Axirubicin®, Bendaepi®, Epi (Generika), Epirubicin (Generika), Episachs®, Eracin®, Eurorubicin®, Farmorubicin®, Riboepi®** - alle: 10	20	50	100	200 mg/Inf.-Fl., z. T. auch 2 mg/ml Konz.-Lsg. Ⓐ **Epirubicin (Generika), Farmorubicin®** Ⓒ︎ₕ **Epirubicin (Generika), Farmorubicin®**
Dos	Intervalltherapie, je nach verwendetem onkologischen Protokoll: - *Intervalltherapie:* 60–90 (–135) mg/m² jede 3.–4. Wo. i. v. - *Polychemotherapie:* 75–90 mg/m² bzw. 100–120 mg/m² i. v. - *palliatives Behandlungskonzept:* 20–30 mg/m² i. v. 1 mal pro Wo. - *Dosisreduktion bei Leberinsuffizienz:* Serumbilirubin 1,2–3,0 mg/100 ml 50 %; 3,1–5,0 mg/100 ml 75 %
Ind	- maligne Erkrankungen in Mono- und Kombinationsschemata, z. B. bei Mammakarzinom, fortgeschrittenem Ovarialkarzinom, kleinzelligem Bronchialkarzinom, fortgeschrittenem Magenkarzinom, fortgeschrittenem Weichteilsarkom. - intravesikale Anwendung zur Rezidivprophylaxe bei oberflächlichem Harnblasenkarzinom nach transurethraler Resektion (TUR)
KI	- *i. v.:* ausgeprägte Knochenmarkdepression (z. B. nach erfolgter Vorbehandlung mit Chemo- und/oder Strahlentherapie), ausgeprägte Entzündungen der Schleimhäute im Mund- und/oder Magen-Darm-Bereich, akute Infektionen, ausgeprägte Beeinträchtigung der Leberfunktion, muskuläre Herzinsuffizienz Grad IV (Ruheinsuffizienz), akuter Myokardinfarkt und abgelaufener Myokardinfarkt der zur muskulären Herzinsuffizienz Grad III und IV geführt hat, akute entzündliche Herzerkrankungen, Rhythmusstörungen mit gravierenden hämodynamischen Auswirkungen, auch wenn dies in der Vorgeschichte bei vorausgegangene Behandlung mit Epirubicin oder anderen Anthrazyklinen auftrat, Überempfindlichkeit gegen den Wirkstoff oder einen der sonstigen Bestandteile oder andere Anthrazykline oder Anthrazendione - *intravesikal:* Harnwegsinfekt, Blasenentzündung, großes Restharnvolumen, Schrumpfblase, invasive Tumoren der Blasenwand, Probleme bei der Katheterisierung
NW	*> 10 %:* reversible ausgeprägte Knochenmarkdepression mit Leukozytopenie und Thrombozytopenie, ausgeprägte Kardiotoxizität, Übelkeit, Brechreiz, Mukositis, Stomatitis, Diarrhoe, Anstieg der Harnstoff-Konzentration im Blut,

Anstieg der Harnsäure-Konzentration im Blut (Nierenschutz durch Gabe großer Flüssigkeitsmengen, Allopurinol; vorübergehende Rotfärbung des Harns möglich), reversible Alopezie; *intravesikal:* Chemocystitis in Verbindung mit Dysurie, Schmerzen, Hämaturie; anwendungsbedingt (z. B. durch unsterilen Katheter): bakterielle Cystitis

>5%: Anämie, Fieber, Infektionen, EKG-Veränderungen, Tachykardien, Arrhythmien, Übelkeit, Erbrechen, Diarrhö, Dehydratation, Mucositis (v. a. Stomatitis) mit Schmerzen, brennendem Gefühl, Erythemen, Erosionen, Ulcerationen, Blutungen

o.A.: akut 24 h nach Einzeldosis: reversible Tachykardie, Arrhythmien, EKG-Veränderungen, verringertes Auswurfvolumen; chronisch: Digitalis-resistente Herzinsuffizienz, v. a. bei Überschreiten der kumulativen Dosis von 1000 mg/m² KOF, auch ohne vorangegangene EKG-Veränderungen möglich, verstärkte Kardiotoxizität im Alter < 15 Jahren

WW	anderen Zytostatika (Gesamttoxizität ↑), kardiotoxische Arzneimittel (z. B. 5-Fluorouracil, Cyclophosphamid, Cisplatin, Taxane) oder Strahlentherapie des Mediastinums (Kardiotoxizität ↑), Arzneimitel mit Knochenmarksbeeinflussung (z. B. Zytostatika, Sulfonamide, Chloramphenicol, Diphenylhydantoin, Amidopyrin-Derivate, antiretrovirale Arzneimittel), hepatotoxisch wirkende Arzneimitel (hepatischer Metabolismus von E. ↓, NW ↑), Sulfonamide, bestimmte Diuretika (Hyperurikämie möglich), Heparin (dessen Wi ↓), Verapamil (E.-Clereance ↑)
WI	E. ist ein zytostatisch wirksames Antibiotikum der Anthrazylkingruppe: Einzel- und Doppelstrang-Chromosomenbrüche der DNA (indem E. durch Interkalation zwischen DNA-Basenpaaren Komplexe mit der DNA bildet) → Synthese von Nukleinsäuren ↓, zyklusspezifische Wirkung (S/G2-Phase), durch Bildung freier Radikale direkte Membranwirkung sowie Chelatbildung mit Metall-Ionen
PK	biphasische HWZ 1,1-2,6 h und 18–45 h, hepatischer Metabolismus in Epiribicinol und 6 inaktive Metabolite, biliäre (35 %) und renale Elimination (bis 7 % unverändert)
Gr/La	kontraindiziert / kontraindiziert

Eplerenon TTK: 2,40-3,30 € (25-50 mg) | Rp.-Pflicht

HN	Ⓓ *p. o.:* **Inspra**® 25|50 mg/Tbl. Ⓐ **Ispra**® ㏋ **Inspra**®
Dos	▸ *Erw.: initial* 25 mg/d p. o., *Dosissteigerung* in Abhängigkeit des K⁺-Wertes innerhalb von 4 Wo. auch 50 mg/d ▸ *Erhaltungsdosis:* 50 mg/d ▸ *Dosisreduktion* bei K⁺ > 5,5 mmol/l Dosis halbieren, > 6,0 mmol/l Behandlungspause ▸ *Dosisreduktion* bei CYP3A4-Hemmern: 25 mg/d
Ind	▸ linksventrikuläre Dysfunktion (LVEF < 40 %) und klin. Zeichen einer Herzinsuffizienz nach Herzinfarkt als Ergänzung zur Standardtherapie zur Verringerung des Risikos der kardiovaskulären Mortalität und Morbidität bei stabilen Patienten ▸ chron. Herzinsuffizienz der NYHA-Klasse III und linksventrikuläre Dysfunktion (LVEF ≤ 30 %) zusätzlich zu einer optimalen Standardtherapie zur Verringerung des Risikos der kardiovask. Mortalität und Morbidität

KI	K⁺-Wert > 5,0 mmol/l bei Therapiebeginn, Niereninsuffizienz (Krea-Clearance < 50 ml/min), schwere Leberinsuffizienz (Child-Pugh-Klasse C), Kombination mit kaliumsparenden Diuretika, starke CYP3A4-Hemmer (z. B. Itroconazol, Ketoconazol, Ritonavir, Nelfinavir, Chlarithromycin, Telithromycin, Nefazodon), Kalium-Ergänzungsmittel
NW	> 10 %: Hyperkaliämie, Benommenheit, Hypotonie, Durchfall, Übelkeit, Nierenfunktionsstörungen, Kraftlosigkeit, Unwohlsein

0,1–1 %: Eosinophilie, Dehydrierung, Hypercholesterinämie, Hypertriglyzeridämie, Hyponatriämie, Schlaflosigkeit, Kopfschmerzen, Vorhofflimmern, Myokardinfarkt, Linksherzinsuffizienz, orthostatische Hypotonie, Thrombose der Beinarterien, Pharyngitis, Blähungen, Erbrechen, Juckreiz, vermehrtes Schwitzen, Rückenschmerzen, Krämpfe in den Beinen, erhöhte Blutharnstoffwerte, erhöhte Kreatininwerte, Pyelonephritis |
WW	Azol-Antimykotika, Makrolid-Antibiotika, Nefazodon, kaliumsparende Diuretika, Kalium-Salze, HIV-Protease-Inhibitoren (Hyperkaliämie)
WI	E. wirkt durch selektive Bindung an rekombinante humane Mineralokortikoid-Rezeptoren: Hemmung der Bildung von Aldosteron → geringerer Einfluss von Aldosteron auf das Renin-Angiotensin-System
PK	max. Plasmakonz. nach 2 h, Steady-state nach 2 d, PEB 50 %, HWZ 2-5 h, nach Metabolisierung über CYP3A4 Elimination renal (67 %) und per Faeces
Gr/La	strenge Indikation, Gr 4 / abstillen, La 1
❶	**Behandlungskontrollen:**
regelmäßig K⁺-Kontrollen durchführen lassen (insbesondere bei älteren Pat.)
Stu	EPHESUS-Studie

Epoprostenol *TTK: 161,- € (1,5 mg Amp.) | Rp.-Pflicht*

| HN | Ⓓ *i. v.:* **Epoprostenol-rotexmedica®** 0,5 | 1,5 mg/Amp.
Ⓐ **Dynovas®, Flolan®**
ⒸⒽ **Flolan®** |
|---|---|
| Dos | ▶ *Erw.: initial* mit 2 ng/kg KG/min beginnen, alle 15 min oder mehr um 2 ng/kg KG/min erhöhen, bis dosislimitierende Nebenwirkungen auftreten
▶ *Langzeit-Dauerinfusion:* per ZVK *initial* Dosis um 4 ng/kg KG/min niedriger als die bei der Bestimmung der Kurzzeitdosierung ermittelte, wirksame bzw. maximal verträgliche Infusionsrate (falls die maximal verträgliche Infusionsrate unter 5 ng/kg KG/min liegt, sollte die Langzeit-Infusion mit der Hälfte der maximal verträglichen Infusionsrate begonnen werden)
▶ *Hämodialyse Erw. vor Dialyse:* 4 ng/kg KG/min i. v. über 15 min, während Dialyse 4 ng/kg KG/min in den arteriellen Einlass des Dialysators; Infusion nach Abschluss der Dialyse beenden, empfohlene Dosis nur unter entsprechender Überwachung überschreiten |
| Ind | ▶ primäre und sekundäre pulmonale Hypertonie, intravenöse Langzeitbehandlung bei:
• primärer pulmonaler Hypertonie (PPH) Stadium III und IV (NYHA-Klasse)
• sekundärer pulmonaler Hypertonie (SPH) im Rahmen einer Erkrankung aus dem Formenkreis der Sklerodermie (Crest-Syndrom, MCTD, Sklerodermie) im Stadium NYHA-Klassen III und IV
▶ bei Hämodialyse, wenn Heparin-Gabe durch hohes Blutungsrisiko oder aus anderen Gründen kontraindiziert ist |

KI	Überempfindlichkeit, Stauungsinsuffizienz die durch eine schwere Dysfunktion des linken Ventrikels verursacht wird, Mitralklappenveränderungen und koronare Herzerkrankung; bei Pat., bei denen sich während der Dosierungsbestimmung ein Lungenödem bildet, sollte E. nicht über lange Zeit angewendet werden; Alter < 18 J.
NW	*> 10 %:* KS (39 %), Gesichtsrötung (Flush) (selbst bei anästhesierten Patienten) (18 %), Übelkeit (33 %), Erbrechen (11 %), Durchfall (45 %), Hautausschläge, Kieferschmerzen (70 %), Schmerzen (unspezifisch) (22 %), grippeähnliche Symptome (25 %) *1–10 %:* Sepsis, Septikämie (hauptsächlich im Zusammenhang mit dem verwendeten Infusionssystem), Thrombozytopenie, Blutungen verschiedener Lokalisationen, Angstzustände, Nervosität, Schwindel, HF ↑ (bis zu 5 ng/kg KG/min), Bradykardie mit einer gelegentlichen gleichzeitigen orthostatischen Hypotonie (mehr als 5 ng/kg/min), Bradykardie mit RR-Abfall (bei 30 ng/kg KG/min), Hypotension, Lungenödem, abdominale Koliken (gelegentlich als abdominales Unwohlsein beschrieben), trockener Mund, Arthralgie, Schmerzen an der Injektionsstelle, Brustschmerzen *0,1–1 %:* Schwitzen
WW	andere vasodilatierende Arzneimittel (vasodilatierende Wirkung ↑); wie bei anderen Prostaglandin-Analoga kann E. die thrombolytische Wirkung des Gewebeplasminogen-Aktivators (t-PA) durch die Erhöhung der hepatischen Clearance von t-PA verringern; nichtsteroidale Entzündungshemmer (NSAIDs) oder andere die Thrombozytenaggregation beeinflussende Arzneimittel (Blutungsrisiko ↑); Digoxin (erhöhte Digoxin-Konzentrationen möglich)
WI	E. ist ein ein synthetisches Prostazyklin, es hemmt (wie das natürlich vorkommende Prostazyklin) stark die Thrombozytenaggregation und hat eine gefäßerweiternde Wirkung → dosisabhängige Erhöhung von Herzindex (CI) und Schlagvolumen (SV) sowie dosisabhängige Reduktion des pulmonalen Gefäßwiderstandes (PVR), des pulmonalen Gesamtwiderstandes (TPR) und des mittleren systemischen arteriellen Blutdruckes (SAPm); die Wirkungen von E. auf den mittleren pulmonal-arteriellen Druck (PAPm) bei Patienten mit PPH waren variabel und geringfügig; bei Patienten mit Lungenhochdruck steigen dosisabhängig Herzindex und Schlagvolumen an, während der pulmonale Gefäß- und Gesamtwiderstand sowie der mittlere systemisch-arterielle Druck abfallen; die kardiovaskulären Wirkungen verschwinden innerhalb von 30 Minuten nach Infusionsende
PK	Steady-state innerhalb von 15 min, HWZ < 6 min, Elimination renal (82 %) und per Faeces (4 %), Wirkung auf die Thrombozytenaggregation ist dosisabhängig und klingt nach Ende der Infusion innerhalb von zwei Stunden ab
Gr/La	kontraindiziert / kontraindiziert

❗ Cave:
die Therapie erfordert viel Verständnis und Compliance vom Patienten; daher muss der Arzt vor Therapiebeginn prüfen, ob der Patient in der Lage ist, die Katheterpflege und die Handhabung der Pumpe zu übernehmen; bei der Vorbereitung des Arzneimittels und der Pflege des Verweilkatheters ist steriles Arbeiten erforderlich

Hinweise:
Berechnung der Infusionsrate:
- Infusionsrate (ml/min) = Dosierung (ng/kg KG/min) × Körpergewicht (kg) : Konzentration der Lösung (ng/ml)
- Infusionsrate (ml/h) = Infusionsrate (ml/min) × 60

die Lösung darf nicht als Bolus gegeben werden (nach i.v.-Gabe wird es innerhalb von wenigen Minuten abgebaut)
Tipps:
wegen des hohen PH-Werts der Lsg. Paravasate vermeiden

Eprosartan TTK: 0,70-0,96 € (600 mg) | Rp.-Pflicht

HN
- Ⓓ *p.o.:* **Emestar® mono**, **Eprosartan (Generika)**, **Teveten® mono**
  - *alle: 600 mg/Tbl.*
- Ⓐ **Teveten®**
- ⒸⒽ **Eprosartan (Generika)**, **Teveten®**

Dos
- ▶ *p.o.:* 1 × 600 mg/d, ggf. Steigerung auf 1 × 800 mg/d nach 3 Wo.
- ▶ *Maximaldosis:* 800 mg/d p.o.
- ▶ keine Dosisreduktion bei leichter und mittelschwerer Niereninsuffizienz (Kreatinin-Clearance > 30 ml/min) erforderlich

Ind essenzielle Hypertonie

KI schwere Leberinsuffizienz; *relative KI:* schwere Niereninsuffizienz (Kreatinin-Clearance < 30 ml/min)

NW *1–10%:* Infektionen der oberen Atemwege, Husten, Bronchitis, Virusinfektion, Harnwegsinfektionen, Muskelschmerzen, Gelenkschmerzen, Brustschmerzen, Rückenschmerzen, KS, Müdigkeit, Schwindel, Durchfall, Dyspepsie, Palpitationen, Dyspnoe, Hypertriglyzeridämie, Ödeme, Depression
<1%: K⁺ ↑, Hb ↓, Harnstoff ↑, Angioödem
o.A.: Dermatitis herpetiformis

WW Antihypertensiva (RR-Senkung ↑); kaliumsparende Diuretika, Kaliumpräparate, Heparin und andere Stoffe, die den Kaliumspiegel erhöhen (Hyperkaliämie); Lithium (möglicherweise Spiegel und Toxizität ↑)

WI selektiver AT$_1$-Angiotensin-II-Rezeptorhemmer (kompetitive Bindung) → RR ↓ durch verminderte Vasokonstriktion, verminderte Aldosteron-, Vasopressin- und Katecholaminfreisetzung, natriuretisch, renale Durchblutung ↑

PK BV 13%, geringe Nahrungsabhängigkeit (AUC ca. 25%), max. Plasmakonzentration nach 1–2 h, max. Wi nach 2–3 Wo., PEB > 95%, HWZ 5–9 h, Elimination zu > 90% über Fäzes

Gr/La kontraindiziert, Gr 6, Mittel der Wahl ist Nifedipin, Metoprolol / kontraindiziert, La 1, Anwendung nach Risiko-Nutzen-Abwägung als Mittel der 2. Wahl aber möglich

❶ **Hinweise:**
- ▶ eine Wirksamkeit in der Behandlung der Herzinsuffizienz vergleichbar der von ACE-Hemmern gilt bislang als nicht erwiesen
- ▶ die max. Blutdrucksenkung wird nach 2–3 Wo. erreicht
- ▶ *sinnvolle Kombinationspräparate:* mit Hydrochlorothiazid = **Emestar plus®**, **Eprosartan (Generika)**, **Teveten plus®**

Behandlungskontrollen:
regelmäßige Kontrolle der Elektrolyte empfohlen

Stu MOSES-Studie

Eptacog alfa (Faktor VIIa) TTK: 1,2|2,4|4,8 mg je 1000,- € | Kinder > 0 Monate | Rp.-Pflicht

HN
- Ⓓ *i.v.:* **NovoSeven®** 1|2|5|8 mg/50000|100000|250000|400000 I.E. Inj.-Lsg.
- Ⓐ **NovoSeven®**
- ⒸⒽ **NovoSeven®**

| **Dos** | ▶ *Faktor VII-Mangel:* 15–30 µg/kg KG alle 4–6 h
▶ *Thrombasthenie Glanzmann:* 90 µg (80–120 µg)/kg KG alle 1,5–2,5 h
▶ *kongenitale Hämophilie:* 90 µg/kg KG alle 2–3 h
▶ *erworbene Hämophilie:* 90 µg/kg KG alle 2–3 h |
|---|---|
| **Ind** | Blutungen und Prophylaxe von Blutungen bei chirurgischen oder invasiven Eingriffen bei:
▶ angeborener und erworbener Hämophilie mit Hemmkörpern
▶ angeborenem Faktor VII-Mangel
▶ Thrombasthenie Glanzmann |
| **KI** | bekannte Überempfindlichkeit |
| **NW** | *< 0,001 %:* mangelnde therapeutische Wirksamkeit
< 0,0001 %: Gerinnungsstörungen, Myokardinfarkt, Fieber, Übelkeit, Transaminasenanstieg, thrombembolische Ereignisse, Hautexantheme |
WW	aktive und nicht aktive Prothrombinkomplexkonzentrate sollten nicht gleichzeitig verabreicht werden
WI	E. als aktivierter Blutgerinnungsfaktor VII bindet an freien Tissue Factor: Aktivierung von Faktor IX und X → Umwandlung von Prothrombin in Thrombin → Aktivierung von Thrombozyten, Faktoren V und III → Umwandlung von Fibrinogen zu Fibrin; pharmakologische Dosen von **NovoSeven®** aktivieren Faktor X direkt
PK	mittlere Verweildauer 3,4 h, HWZ 2,9 h (bei blutungsfreiem Intervall), 3,0 h bzw 2,3 h (in Blutungsfällen)
Gr/La	strenge Indikationsstellung, bislang kein Hinweis auf schädliche Wirkung / strenge Indikationsstellung
❶	**Hinweise:**
die Gabe von Faktor VIIa bei Hirnblutung innerhalb von 4 Stunden nach Blutungsereignis verbessert die Prognose nicht (A)

Ertapenem TTK: 68,- € (1 g) | Kinder > 3 Monate | Rp.-Pflicht

| **HN** | Ⓓ *i. v.:* **Invanz®** 1 g Pulver für Inf.-Lsg.
Ⓐ **Invanz®**
ⒸⒽ **Invanz®** |
|---|---|
| **Dos** | ▶ *Erw. + Alter > 13 J.:* 1 × 1 g/d über 30 min i. v. (Therapiedauer je nach Schwere der Erkrankung 3–14 d)
▶ *Dosisreduktion bei Niereninsuffizienz:* bei Kreatinin-Clearance < 30 ml/min keine Anwendung
▶ *Kinder (3 Mo.–12 J.):* 2 × 15 mg/kg KG/d jeweils über 30 min i. v. (maximal 1 g/d) |
| **Ind** | intraabdominelle Infektionen, Haut- und Weichteilinfektionen beim diabetischen Fuß, ambulant erworbene Pneumonie, akute gynäkologische Infektionen; Prophylaxe postoperativer Infektionen des Bauchraums nach elektiven kolorektalen Eingriffen bei Erw. |
| **KI** | Überempfindlichkeit gegenüber Beta-Laktam-Antibiotika (Penicilline, Cephalosporine), Überempfindlichkeit gegenüber Antibiotika vom Carbapenem-Typ; *relative KI:* fortgeschrittene Niereninsuffizienz (< 30 ml/1,73 m^2), Pat. < 3 Mo. (keine Erfahrungen) |
| **NW** | *1–10 %:* KS, Reaktionen an der Injektionstelle (Phlebitis, Thrombophlebitis -4,5 %), Dyspnoe, Diarrhoe (4,8 %), Übelkeit (2,8 %), Erbrechen, Pruritus, Ausschlag, Transaminasen- (ALT, AST) und AP-Anstieg (bis 4,6 %), Thrombos ↑
< 1 %: Schwindel, Schläfrigkeit, Verwirrtheitszustände, Krampfanfälle, Hypo- |

tonie, orale Candidiasis, Candidiasis, Pilzinfektion, pseudomembranöse Kolitis, BB-Veränderungen, Sinusbradykardie, Obstipation, Säurereflux, Mundtrockenheit, Dyspepsie, Bauchschmerzen, Extravasation, Schwäche/Müdigkeit, Fieber, Ödeme/Schwellungen, Schmerzen im Brustkorb

WW Valproinsäurespiegel ↓

WI E. ist ein Carbapenem-Antibiotikum: Hemmung der bakteriellen Zellwandsynthese durch Bindung an Penicillin-bindende Proteine (PBP), bakterizide Wirkung; der Wirkmechanismus von E. unterscheidet sich von dem anderer Antibiotikaklassen wie z. B. Chinolonen, Aminoglykosiden, Makroliden und Tetrazyklinen, zwischen E. und diesen Substanzen gibt es keine Kreuzresistenz durch unterschiedliche Zielstrukturen

PK HWZ 4 h, PEB 85–95 %, renale Elimination zu ca. 80 %, zu 38 % unverändert, zu 37 % als inaktiver Hauptmetabolit

Gr/La strenge Indikation, Gr 4, alternativ Meropenem (wenn Penicilline nicht ausreichen) / kontraindiziert (Muttermilchübertritt)

❗ Hinweise:
- Mittel der Reserve bei schweren bakteriellen Infektionen/Sepsis
- sinnvolle Kombination mit: Aminoglykosiden, Glykopeptid-Antibiotika und Metronidazol
- **Antibiotika-assoziierte Kolitis** und **pseudomembranöse Kolitis** wurden unter Ertapenem berichtet (der Verlauf kann leicht bis lebensbedrohlich sein). Deshalb ist diese Diagnose unbedingt in Erwägung zu ziehen, wenn bei Patienten nach der Anwendung von Antibiotika Durchfälle auftreten. Ein Absetzen der Therapie mit Ertapenem und die Einleitung einer gegen Clostridium difficile gerichteten Behandlung ist in Erwägung zu ziehen. Peristaltikhemmende Arzneimittel dürfen nicht gegeben werden

Spektrum:
Sensibel: Gram-positiv (inkl. Staphylokokken (MSRA, koagulase-neg.), Streptokokken), Gram-negativ (inkl. Citrobacter spp., Escherichia, Haemophilus influenza, Klebsiellen, Moraxella, Morganella, Proteus mirabilis), Anaerobier (inkl. Bacteroides-fragilis-Gruppe, Clostridium spp., Eubacterium spp., Fusobacterium spp., Peptostreptococcus spp., Porphyromonas asaccharolytica, Prevotella spp.)
unsicher: Methicillin-resistente Staphylokokken
Resistenz: Gram-positive Aerobier (Corynebacterium jeikeium, Enterokokken einschließlich Enterococcus faecalis und Enterococcus faecium, Gram-negative Aerobier (Aeromonas spp., Acinetobacter spp., Burkholderia cepacia, Pseudomonas aeruginosa, Stenotrophomonas maltophilia, Anaerobier (Lactobacillus spp.), andere: Chlamydia spp., Mycoplasma spp., Rickettsia spp., Legionella spp.

Erythromycin

TTK: p.o.: 0,86-4,50 € (1-4 g); i.v.: 23,80 € (2 x 500 mg), 56,80 € (4 x 1000 mg) | Kinder > 3 Monate | Rp.-Pflicht

HN Ⓓ *p. o.:* **Eryhexal**® Granulat 1000 mg/Beutel, Saft 40|80 mg/1 ml, **Erythrocin Neo**®, **Erythro-CT**® und **Erythromycin** (**Generika**) Granulat 500|1000 mg/Beutel
- *alle: 250|500 mg/Tbl.*
Infectomycin® Saft 100|200|400|600 mg/5 ml, **Paediathrocin**® Saft 200|400 mg/5 ml, Trpf.-Pipette 100 mg/2,5 ml, **Sanaepton**® Saft 200|400 mg/5 ml
i. v.: **Erycinum**®, **Erythrocin**®, **Erythromycin** (**Generika**)
- *alle: 500|1000 mg/Amp.*
lokal: **Eryaknen**®, **Erydermec**®, **Inderm**®, **Isotrexin**®, **Sanasepton**®
- *alle: 2%|4% Gel*
Aknefug®, **Aknemycin**®, **Inderm**®, **Stiemycine**®
- *alle: Lsg., Salbe*
Ⓐ **Aknemycin**®, **Eryaknen**®, **Erythrocin**®, **Isotrexin**®, **Meromycin**®
CH **Akne-mycin**®, **Aknilox**®, **Eryaknen**®, **Erythrocin**®

Dos
- *Erw., i. v.:* 20–50 mg/kg KG/d verteilt auf 4 ED/d (4×250–1000 mg/d), Antiemetikum vorweg geben (z. B. Dimenhydrinat, Domperidon)
- *Erw., p. o.:* 4×250–1000 mg/d p. o.
- *Prokinetikum:* 3×3 mg/kg KG/d i. v. oder p. o. (=3×250 mg/80 kg KG/d)
- *Dosisreduktion bei Niereninsuffizienz (Krea-Clearance < 10 ml/min):* um 25–50 %, Tagesdosis max. 1 g (gilt auch für Leberinsuffizienz)
- *lokal, Akne vulgaris:* 1–2× tgl. auf betroffene Haut auftragen
- *Kinder > 12 J.:* 1000 mg/d; *> 7½ J.:* 750 mg/d; *> 3 J.:* 500 mg/d; *> 1 J.:* 375 mg/d; *> ½ J.:* 300 mg/d; *> ¼ J.:* 250 mg/d verteilt auf 3 ED/d p. o. (30–50 mg/kg KG/d p. o.)

Ind Atemwegsinfekte, auch Chlamydien- und Legionellen-Pneumonie, Diphtherie, Scharlach, Prophylaxe des rheumatischen Fiebers, Infektionen im HNO-Bereich und der Haut, Erysipel, Keuchhusten, penizillinallerg. Pat., Mittel 2. Wahl als Prokinetikum, *lokal:* Acne vulgaris

KI Kombination mit Terfenadin, Astemizol oder Pimozid; *relative KI:* schwere Lebererkrankungen

NW *1–10 %:* Übelkeit, Erbrechen, Bauchschmerzen, Blähungen, Diarrhoe
< 1 %: Hautausschlag, Juckreiz, Nesselsucht, Quincke-Ödem, Gelenkschwellungen, Transaminasen ↑, cholestatischer Ikterus, Agranulozytose, interstitielle Nephritis, Myasthenia gravis ↑
o.A.: > 4 g/d und i. v.-Anwendung: Abdominalkrämpfe, Ototoxizität mit reversiblem Hörverlust, ventrikuläre HRST (Torsade de pointes, VT)

WW Theophyllin, Carbamazepin, Valproinsäure, Clozapin, Phenytoin, Digoxin (deren Spiegel ↑); Terfenadin, Astemizol oder Pimozid (KI!, HRST); Lovastatin (Rhabdomyolysegefahr ↑); Dihydroergotamin (Vasokonstriktion ↑); Chloramphenicol, Clindamycin oder Lincomycin, Streptomycin, Tetracycline sowie Colistin (antagonistischer Effekt); Ciclosporin A (Nephrotoxizität ↑); Alfentanil, Bromocriptin, Chinidin und Disopyramid, Felodipin, Methylprednisolon, Midazolam bzw. Triazolam, Tacrolimus, Zopiclon, Kumarine (deren Abbau ↓ und Wi ↑); Protease-Inhibitoren, Cimetidin (Erythromycin Abbau ↓); Omeprazol (BV beider Stoffe ↑); orale Kontrazeptiva (deren Wi ↓)

WI E. ist ein Makrolidantibiotikum, Mittel der Wahl im Gram-positiven Spektrum: Bindung an Ribosomen der Bakterien → Verhinderung der Verlängerung von Proteinen; bakteriostatisch, Anreicherung in der Leber; Stimulation von Motilin-Rezeptoren (Wi besonders an Magen und Duodenum)

PK BV 40 %, HWZ 2 h, gute Gewebepenetration, geringe Liquorgängigkeit, Elimination z. T. biliär als Metabolit, z. T. unverändert renal

Gr/La strenge Indikation, Mittel der Wahl / strenge Indikation, Mittel der Wahl

❶ **Hinweise:**
verlängert dosisabhängig das QT-Intervall → proarrhythmogene Wi → bei hoher Dosierung EKG-Kontrolle

Behandlungskontrollen:
EKG-Kontrollen durchführen

Spektrum:
Sensibel: Gram-positive und Gram-negative Erreger, auch Anaerobier (Actinomyces, Bacillus (u. a. B. anthracis), Borrelien, Clostridien, Corynebakterien, Listerien, Staphylokokken (*Cave* 40 % Resistenz bei Staph. aureus), Streptokokken, Bordetella, Chlamydien, Mykoplasmen, Legionellen, Neisserien, Ureaplasma;
Resistenz: zunehmend gegen Pneumokokken (ca. 30 %)

Erythropoetin = Epoetin (EPO)   TTK: ca. 160,- € (10000 I.E.) | Rp.-Pflicht

HN Ⓓ *parenteral:*
Epoetin α *(Alpha):* **Abseamed®**, **Binocrit®**, **Epoetin Alfa Hexal®**, **Eprex®**, **Erypo®**
- alle: Inj.-Lsg., Fertigspritze, Patrone für Pen 500|1000|2000|4000|5000|6000|10000|20000|40000 I.E.
Epoetin β *(Beta):* **NeoRecormon®** Inj.-Lsg., Fertigspritze, 500|1000|2000|4000|5000|6000|10000|20000|40000 I.E.,
NeoRecormon® Multidose 10000|20000|50000|60000|100000 I.E./Pulver f. Inj.-Lsg.
Epoetin θ *(Theta):* **Biopoin®**, **Eporatio®**
- alle: 1000|2000|3000|4000|5000 I.E. Fertigspritze
Epoetin ζ *(Zeta):* **Retacrit®** 1000|2000|3000|4000|5000|6000|8000 I.E. Fertigspritze,
Silapo® 1000|2000|3000|4000|5000|6000|8000|10000|20000|30000|40000 I.E. Fertigspritze
Ⓐ **Abseamed®**, **Biopoin®**, **Epoetin®**, **Eporatio®**, **Erypo®**, **Mircera®**, **NeoRecormon®**, **Retacrit®**, **Silapo®**
CH **Abseamed®**, **Binocrit®**, **Eprex®**, **Mircera®**, **Recormon®**

Dos ▸ *i. v./s. c.:* initial 3 × 20–40 I.E./kg KG/Wo. (= 3 × 1400–2800 I.E./70 kg KG/Wo.), bei unzureichender Wi monatliche Steigerung um 3 × 20 I.E./kg KG/Wo., nach Anstieg des Hb auf ≥ 10 g/dl oder des Hkt auf 30–35 % Dosisreduktion um 50 %, anschließend individuelle Erhaltungsdosiseinstellung in 1- bis 2-wöchentlichen Abständen (i. v. langsam über 2 min applizieren)
▸ *max. Wochendosis:* 720 I.E./kg KG s. c. oder i. v.
▸ *Eigenblutgewinnung:* 2 × 600 I.E./kg KG/Wo. s. c. (= 2 × 42000 I.E./70 kg KG/Wo.) über 3 Wo. und Einnahme von 200 mg Fe^{2+}/d p. o.

Ind renale Anämie mit/ohne dialysepflichtige Niereninsuffizienz, Anämie bei Tumorerkrankungen mit Chemotherapie, Eigenblutgewinnung vor Operationen

KI unkontrollierte arterielle Hypertonie, bei Indikation Eigenblutgewinnung: HI oder Apoplex (in den letzten 4 Wo.), instabile AP, venöse Thrombosen oder deren erhöhtes Entstehungsrisiko

| NW | > 10 %: RR ↑ (dosisabhängig, z. T. RR-Entgleisungen)
< 1 %: KS, Knochenschmerzen, grippeähnliche Symptome, Eisenmangel, Thrombozyten ↑, geringfügige Zunahme thromboembolischer Ereignisse
o.A.: K⁺ ↑, Phosphat ↑, Eisenmangel |
|---|---|
| WW | bisher keine bekannt |
| WI | E. ist eine gentechnisch hergestellte Variante des körpereigenen Hormons Erythropoetin → Stimulation der Blutbildung im Knochenmark → Erythrozyten und Retikulozyten ↑, Hb ↑, Eiseneinbau ↑, Mobilisation von Eisendepots |
| PK | BV 48 %, max. Plasmakonzentration nach 23 h, nach s. c.-Gabe 1/20 der BV nach i. v.-Gabe, nach i. v.-Gabe HWZ 4–5 h (unabhängig von der Nierenfunktion), nach s. c.-Gabe HWZ 12–18 h |
| Gr/La | strenge Indikation, Gr 5 / strenge Indikation, La 1 |

❗ **Hinweise:**
- Untersuchungen (Prepare-Studie) weisen darauf hin, dass bei Krebspatienten Erythropoese-stimulierende Medikamente die Lebenserwartung reduzieren
- in USA und Kanada zugelassen zur Therapie der Anämie bei AIDS-Pat.
- bei HIV-Infektion nur sinnvoll, wenn endogener Erythropoetin-Spiegel < 500 mU/ml
- bei Anwendung von E. besteht die Möglichkeit der Entwicklung einer Erythroblastopenie (pure red cell aplasia); Inzidenz ca. 1:10000, weltweit 40–50 Fälle; klinisch kommt es nach initialer Besserung der Anämie durch Gabe von Erythropoetin zum Abfall der Hb-Konzentration, die sich nicht durch eine Dosissteigerung beeinflussen lässt; es können begleitend Urtikaria und starker Pruritus auftreten; Transfusionsbedürftigkeit ist die Folge; alle bisherigen Fälle betrafen Dialysepatienten nach s. c.-Gabe, es wird daher bei dieser Patientengruppe die i. v.-Applikation angeraten

Behandlungskontrollen:
vor Therapiebeginn Eisenmangel ausschließen; ein Anstieg des Hkt auf > 33 % sollte vermieden werden

Tipps:
Sport: angewandt als Dopingpräparat im Leistungssport (verbotenes Arzneimittel)

Escitalopram   TTK: 1,70–2,50 € (10–20 mg) | Rp.-Pflicht

| HN | Ⓓ p. o.: **Cipralex**® 10|20 mg/Tbl., 20 mg/ml Lsg.
Ⓐ **Cipralex**®
ⒸⒽ **Cipralex**® |
|---|---|
| Dos | ▶ Erw.: initial 5–10 mg/d p. o., Dosissteigerung ggf. auf 20 mg/d; *Maximaldosis:* 20 mg/d, 10 mg/d (> 65 J.)
▶ leichte bis mittelschwere Leberfunktionsstörungen: initial für 2 Wo. 5 mg/d, max. 10 mg/d |
| Ind | Episoden einer Major Depression, Panikstörungen mit oder ohne Agoraphobie, soziale Angststörungen (soziale Phobie), generalisierte Angststörungen, Zwangsstörungen |
| KI | gleichzeitige Behandlung mit nicht selektiven irreversiblen Monoaminoxidase-Hemmern (MAO-Hemmern) wegen der Gefahr eines Serotonin-Syndroms (mit Agitiertheit, Tremor, Hyperthermie etc.); Kombination mit reversiblen MAO-A Hemmern (z. B. Moclobemid) oder mit dem reversiblen nicht selektiven MAO-Hemmer Linezolid; Kombination mit Arzneimittel mit QT-Zeit-Verlängerung; Alter < 18 J. |

NW	*>10%:* Übelkeit
1–10%: Appetit ↑↓, Gewichtszunahme, Ängstlichkeit, Ruhelosigkeit, anormale Träume
Frauen und Männer: verringerte Libido
Männer: Ejakulationsstörungen, Impotenz
Frauen: Anorgasmie, Schlaflosigkeit, Schläfrigkeit, Schwindel, Parästhesie, Tremor, Sinusitis, Gähnen, Diarrhö, Obstipation, Erbrechen, Mundtrockenheit, vermehrtes Schwitzen, Arthralgie, Myalgie, Müdigkeit, Fieber
WW	Omeprazol (E.-Plasmakonz. + 50%), Cimetidin (E.-Plasmakonz. + 70%), CYP2C19-Inhibitoren (z. B. Omeprazol, Esomeprazol, Fluvoxamin, Lansoprazol, Ticlopidin) (E.-Plasmakonz. ↑); Arzneimittel, die durch CYP2D6 metabolisiert werden (z. B. Flecainid, Propafenon und Metoprolol, Antidepressiva wie Desipramin, Clomipramin und Nortriptylin oder Neuroleptika wie Risperidon, Thioridazin und Haloperidol) (deren Spiegel ↑)
WI	E. ist ein selektiver Serotonin (5-HT)-Wiederaufnahmehemmer mit hoher Affinität zur primären Bindungsstelle: die pharmakologischen und klinischen Effekte von E. lassen sich einzig über den Wirkmechanismus der 5-HT-Wiederaufnahmehemmung erklären
PK	BV 80%, hepatischer Metabolismus (überwiegend über CYP2C19), Metabolite sind pharmakologisch aktiv, HWZ 30 h, renale Elimination
Gr/La	strenge Indikation (keine Erfahrungen) / kontraindiziert
❶	**Cave:**
bei Patienten mit erhöhtem Risiko für eine Torsade-de-Pointes-Tachykardie ist Vorsicht geboten: d. h. z. B. bei denen mit Herzinsuffizienz, einem kürzlich aufgetretenen Myokardinfarkt, Bradyarrhythmien oder einer aufgrund von Begleiterkrankungen oder Begleitmedikation bestehenden Neigung zu Hypokaliämie oder Hypomagnesiämie
Behandlungskontrollen:
EKG-Kontrollen im Behandlungsverlauf (insbes. QT-Intervall prüfen)
Alternativwirkstoffe:
Citalopram
Pharmainfo:
Me-too-Präparat

Eslicarbamazepinacetat (ESL) TTK: 7,20 € (800 mg) | Rp.-Pflicht

HN	⒟ *p. o.:* **Zebinix**® 800 mg/Tbl.
Ⓐ **Zebinix**®
⒞⒣ **Zebinix**®
Dos	▶ *Erw.:* 400 mg/d p. o., nach 1–2 Wo. Dosissteigerung auf 800 mg/d
▶ *Maximaldosis:* 1200 mg/d
▶ *Dosisreduktion bei Niereninsuffizienz:* Krea-Clearance 30–60 ml/min 400 mg jeden 2. Tag, dann 400 mg/d p. o., < 30 ml/min nicht anwenden
Ind	Begleittherapie bei Erw. mit partiellen epileptischen Anfällen mit und ohne sek. Generalisierung
KI	AV-Block I-II°, Überempfindlichkeit gegen Carboxamid-Derivate (Carbamazepin, Oxcarbazepin)
NW	*>10%:* Schwindel und Schläfrigkeit
1–10%: KS, Aufmerksamkeit ↓, Tremor, Doppeltsehen, Übelkeit, Erbrechen, Diarrhoe, Hautausschlag, Müdigkeit, Gangstörungen
0,1–1%: zentral-nervöse Störungen, Verwirrtheit, Schlaflosigkeit, Anämie,

GIT-Symptome, RR ↓↑, HRST, Visusstörungen, Appetit ↓, Hyponatriämie, BB-Veränderungen, Muskel- u. Rückenschmerzen

WW Phenytoin (E. um 33% ↓), Lamotrigin (E. um 15% ↓), Topiramat (E. um 18% ↓), Carbamazepin (NW ↑), orale Kontrazeptiva (deren Wi ↓), Warfarin (um 23% ↓)

WI E. ist ein neu entwickeltes Antiepileptikum, ein Carboxamid-Derivat: Wi auf spannungsabhängige Na-Kanäle, verhindert Rückführung in den aktiven Zellzustand → wiederholte neuronale Entladung ↓

PK rasche Umwandlung in Eslicarbazepin, max. Plasmakonz. 2-3 h, PEB < 40%, Steady-state 4-5 d, HWZ 20-24 h, hepatische Metabolisierung durch Glukuronidierung, renale Elimination zu > 90%

Gr/La keine ausreichenden Erfahrungen (s. Carbamazepin) / keine Erfahrungen

❶ **Hinweise:**
keine Serumspiegelbestimmung nötig (lineare Pharmakokinetik)
Behandlungskontrollen:
regelmäßig Na$^+$-Spiegel und BB-Kontrollen
Alternativwirkstoffe:
Carbamazepin, Oxcarbamazepin
Pharmainfo:
Me-too-Präparat

Esmolol TTK: 11,40 € (100 mg); 144,- € (2,5 g) | Rp.-Pflicht

HN Ⓓ *i. v.:* Brevibloc®, Esmocard® - *alle:* 2,5 g/10 ml Inj.-Lsg. zur Verdünnung, 100 mg/10 ml Inj.-Lsg.
  Ⓐ Brevibloc®, Esmocard®
  ⒸⒽ Brevibloc®, Esmolol OrPha ®

Dos ▶ *Erw.:* initial 500 µg/kg KG/min über 1 min i. v., dann Erh-Dosis von 50 µg/kg KG/min i. v.
  • wenn nach 4 min kein Erfolg: erneut Einleitungsdosis, anschließend 100 µg/kg KG/min
  • wenn nach weiteren 4 min kein Erfolg: wiederholtes Fortsetzen der Titration, Einleitungsdosis und entsprechende Erh-Dosis jeweils um 50 µg/kg KG/min über 4 min gesteigert
▶ *max. Erh-Dosis:* 200 µg/kg KG/min
▶ *max. Therapiedauer:* 24 h
▶ *Dosisreduktion bei Niereninsuffizienz (GFR 30–60 ml/min u./o. S-Kreatinin 1,3–2 mg/100 ml):* Anwendung max. 4 h

Ind supraventrikuläre Tachykardie (außer bei Präexzitationssyndromen), Vorhofflimmern und Vorhofflattern peri- und postoperativ, Tachykardie und Hypertonie in der perioperativen Phase, nicht-kompensatorische Sinustachykardie

KI schwere Bradykardie (< 50/min), Sinusknotensyndrom, schwere Störung der AV-Knoten Überleitung (ohne Herzschrittmacher), AV-Block 2. oder 3. Grades, kardiogener Schock, schwere Hypotonie, unkontrollierte Herzinsuffizienz, unbehandeltes Phäochromozytom, pulmonale Hypertonie, akuter Asthmaanfall, metabolische Azidose

NW *> 10%:* Schwitzen, Hypotonie
1–10%: Parästhesien, Konzentrationsschwäche, Schwindel, Schläfrigkeit, KS, Nausea, Erbrechen, Reaktionen an der Injektionsstelle (Entzündung und Gewebsverhärtung), Anorexie, Schwäche, Müdigkeit, Reaktionen/Entzündung/

Verhärtung an der Infusionsstelle, Depressionen, Angst, Verwirrtheit, Agitiertheit

WW Narkosemittel, Antiarrhythmika, Calciumantagonisten vom Verapamil- u. Diltiazemtyp (kardiodepressiver Effekt ↑), Insulin, Sulfonylharnstoffe (Hypoglykämie durch Hemmung der Gegenregulation verstärkt u. verlängert [Symptome maskiert!]), blutdrucksenkende Pharmaka (z. B. auch Vasodilatatoren, Psychopharmaka) (BZ ↓), zentralwirkenden Antihypertonika (z. B. Reserpin, Methyldopa, Clonidin, Guanfacin) (zusätzlich neg. chronotrope u. dromotrope Wi ↑), Herzglykoside (neg. chronotrope u. dromotrope Wirkung ↑), Mutterkornalkaloide, nicht hydriert (Gefahr peripherer Durchblutungsstörungen ↑), Succinylcholin (neuromuskulären Blockade ↑), Warfarin, Morphin (E.-Spiegel ↑), Digoxin (dessen Spiegel ↑)

WI E. ist ein kardioselektiver Beta-Blocker: HF ↓ bei Ruhe und Belastung, Abschwächung der Isoprenalin-induzierten Steigerung der Herzfrequenz, Sinusknoten-Erholungszeit ↑, AV-Überleitung ↓, AV-Intervall während des normalen Sinusrhythmus und während Vorhofstimulierung ohne Verzögerung in den His-Purkinje-Fasern ↑, PQ-Intervall ↑, Induktion eines AV-Blocks 2. Grades, Verlängerung der funktionellen Refraktärperiode von Vorhöfen und Herzkammern, negativ inotroper Effekt mit verminderter Auswurffraktion, Verminderung des Blutdrucks, keine intrinsische sympathomimetische Aktivität (ISA) von Bedeutung und keine membranstabilisierenden (lokalanästhetischen) Eigenschaften

PK HWZ 9 min (Metabolit 3,7 h), PEB 55 % (Metabolit 10 %), rasche Metabolisierung, renale Elimination

Gr/La strenge Indikation, Gr 5 / kontraindiziert, La 1

Esomeprazol

TTK: p.o.: 0,90-1,30 € (20-40 mg); i.v.: 17,50 € (40 mg) | Kinder > 12 Jahre | Rp.-Pflicht

HN Ⓓ *p.o.:* **Esomep®**, **Esomeprazol** (**Generika**), **Nexium® mups**, **Nexium®** 10 mg Granulat für Lsg.
- *alle:* 20|40 mg/Tbl. oder Kps.
i.v.: **Nexium®** 40 mg Pulver für Inf.-Lsg.
Ⓐ **Esomeprazol** (**Generika**), **Nexium®**
Ⓒʜ **Esomep®**, **Nexium®**

Dos ▶ *akut:* 1 × 20–40 mg/d über 10–30 min i. v.
▶ *Erw. + Kinder > 12 J.:* 1 × 20 mg/d p. o. (abends)
▶ *erosive Ösophagitis:* 1 × 40 mg/d p. o. (abends) über 4 Wo.

Ind GIT-Ulzera, Refluxösophagitis, Gastritis, Eradikation bei HP-Befall, Zollinger-Ellison-Syndrom, symptomatische erosive oder ulzerative Refluxösophagitis, Prophylaxe und Therapie von GIT-Ulzera bei NSAR-Einnahme

KI Überempfindlichkeit gegen den Wirkstoff (auch gegen Benzimidazole)

NW *1–10 %:* KS, Bauchschmerzen, Durchfall, Blähungen, Übelkeit/Erbrechen, Verstopfung
< 1 %: allerg. Hautreaktionen, Schwindel, Mundtrockenheit
o.A.: BB-Veränderungen, Transaminasen ↑, Hepatopathie bis Leberversagen, Ikterus, Depression, Erregung, Schlafstörungen, Enzephalopathie, Schmerzen, allerg. Reaktionen, Ödeme, Na⁺ ↓, Gynäkomastie, Photosensibilität

WW Diazepam, Citalopram, Imipramin, Clomipramin, Phenytoin (deren Wi ↑ → Dosisreduktion)

WI E. wirkt über Hemmung der Protonenpumpe in der Parietalzelle des Magens: Säuresekretion ↓; Esomeprazol ist das wirksamere S-Enantiomer des Razemats Omeprazol: langsamere Verstoffwechselung → Wirkstoffspiegel ↑ → Säurehemmung ↓

PK BV 89 % (bei wiederholter Gabe), max. Plasmakonzentration nach 1–2 h, PEB 97 %, vollständige Metabolisierung über Cytochrom-P450, Metaboliten zu 80 % renal, zu 20 % mit den Fäzes eliminiert

Gr/La strenge Indikation, Mittel der Wahl Antacida, Ranitidin, Cimetidin / kontraindiziert, La 1, Mittel der Wahl Antacida, H_2-Blocker

❗ **Hinweise:**
im Vgl. zu Omeprazol teurer, etwaige Vorteile bisher nicht bewiesen
Tipps:
Einnahme abends, da mehr als 60 % der Magensäureproduktion nachts vorliegt und tagsüber die Nahrungsaufnahme die Säurekonzentration reduziert

Estradiol

TTK: p.o.: 0,26-0,37 € (1-2 mg); Pflaster: 2,60-3,30 € (50-100 µg;, Amp.: 3,60 €/Amp.; nasal: 22,88 € (4,2 ml Nasenspray) | *Rp.-Pflicht*

HN Ⓓ *p.o.:* **Cyclo-Progynova®** 2 mg/Tbl., **Estradiol** (Generika) 2|4 mg/Tbl., **Estrifam®** 1|2 mg/Tbl., **Femoston®** 1|2 mg/Tbl., **Gynokadin®** 2 mg/Tbl., **Klinonorm®** 2 mg/Tbl., **Mericomb®** 1|2 mg/Tbl., **Merimono®** 1|2 mg/Tbl., **Progynova 21®** 1|2 mg/Drg., **Trisequens®** 2 mg/Tb.
transdermale Pflasterapplikation: **Dermestril®**, **Estrabeta®**, **Estradot®** 37,5 µg/d, **Estramon®**, **Fem7®**, **Femsept®**, **Tradelia®**
- alle: 25|50|75|100 µg/d
lokal: **Estreva 1 %®** 1 mg/mg Gel, **Gynokadin®** Gel, **Linoladiol N®** Creme 0,01 g/100 g, **Sisare®** 0,5|1 ml Gel
vaginal: **Vagifem®** 25 µg/Vaginaltbl.

Ⓐ **Climara®**, **Dermestril®**, **Duokliman®**, **Estralis®**, **Estradot®**, **Estromon®**, **Estrofem®**, **Femoston®**, **Gynodian®**, **Klimapur®**, **Kliogest®**, **Linoladiol®**, **Mericomb®**, **Merigest®**, **Perikliman®**, **Progynova®**, **Qlaira®**, **Sequidot®**, **Systen®**, **Vagifem®**

Ⓒₕ **Climara®**, **Divigel®**, **Estradot®**, **Estreva®**, **Estrofem®**, **Femoston®**, **Oestrogel®**, **Progynova®**, **Sandrena®**, **Systen®**, **Vagifem®**

Dos ▸ *Erw.:* 1–2 mg/d p.o. für 2–3 Wo., dann 1 Wo. Therapiepause, sollte bei 2 mg/d keine ausreichende Wi auftreten, Dosissteigerung auf 4 mg/d nach 2–3 Mo.
▸ *Creme:* 2–3 ×/d paragenital auftragen
▸ *Pflaster:* 2 Pflaster/Wo.; zyklische Therapie über 2–3 Wo., dann 1 Wo. Therapiepause oder kontinuierliche Therapie
▸ *vaginal:* 1 Vaginaltbl./d über 2 Wo., *Erhaltungsdosis:* 1 Vaginaltbl. 2 ×/Wo.

Ind Hormonsubstitution im Klimakterium, Östrogenmangelzustände, vulvovaginaler Pruritus infolge Östrogenmangel

KI östrogenabhängige maligne Tumoren, unklare Genitalblutungen, Apoplex, tiefe Beinvenenthrombose, thrombembolische Erkrankungen, schwere Leberfunktionsstörungen, Lebertumore, idiopathischer Schwangerschaftsikterus und Schwangerschaftspruritus in der Anamnese, unbehandelte Endometriumhyperplasie, Porphyrie, Herpes gestationis in der Anamnese, Sichelzell-Anäme, angeborene Fettstoffwechselstörungen; *relative KI:* HI, Herzinsuffizienz, Hypertonie, Diabetes mellitus, Uterus myomatosus, Endometriose, Leiomyom, Mastopathie, Varikosis, Phlebitis, Asthma, Migräne, Epilepsie, MS, Tetanie, Otosklerose

NW	*o.A.:* Übelkeit und Erbrechen, Mastalgie, Brustspannen, Brustkrebs, zervikale Hypersekretion, Schmierblutungen, Ödeme, KS, RR ↑, erhöhtes Thromboembolierisiko (dosisabhängig), Depressionen
WW	Enzymdinduktion, z. B. durch Rifampicin/Barbiturate, Antibiotika (Estradiol Wi ↓); Ritonavir, Nelfinavir, Hypericum perforatum (Enzyminduktion)
WI	E. ist ein Sexualhormon, Estrogenwirkung → Ausbildung und Wachstum der Geschlechtsorgane, zyklische Veränderungen, Beeinflussung des Leberstoffwechsels, peripherer Gefäßwiderstand ↓, Retention von NaCl und H_2O, Bildung von Serotoninrezeptoren ↑
PK	gute und rasche Resorption, HWZ 2–4 h, hepatische Metabolisierung und überwiegend renale Elimination
Gr/La	kontraindiziert (keine Indikation) / kontraindiziert (keine Indikation)
❗	**Hinweise:** ▶ normale Estrogensekretion: 25–100 µg/d, in der Schwangerschaft bis 30 mg/d, in der Menopause 5–10 µg/d, Plasmaspiegel 25–75 pg/ml ▶ die transdermalen Systeme dürfen nicht dem Sonnenlicht ausgesetzt werden (Lagerung; von Kleidung bedeckte Stelle wählen), da Estradiol-Abbau im UV-Licht
Stu	HERS-Studie, WHI-Studie

Estramustin   TTK: p.o.: 6,40-9,20 € (560-840 mg), i.v.: 22,- € (1 Amp.) | Rp.-Pflicht

HN	Ⓓ *i.v.:* **Estracyt®** 300 mg/8 ml Fertig.-Lsg. *p.o.:* **Cellmustin®**, **Estracept®**, **Estramustin** (**Generika**, **-Hexal®** 140 mg/Kps.), **Medactin®**, **Multosin®** 140 mg/Kps. *- alle: 280 mg/Kps.*, **Estracyt** 140 mg/Kps. Ⓐ **Estracyt®** Ⓒ︎ₕ **Estracyt®**
Dos	▶ *Erw. p.o.: initial* 3 × 280 mg/d p.o über 4 Wo., *Erhaltungsdosis:* 2 (–3) × 280 mg/d ▶ *Erw. i.v.: initial* 300–450 mg/d i. v. über 5–10 d, danach Umstellung auf p.o. ▶ Einnahmehinweis: 1 Stunde vor oder frühestens 2 h nach dem Essen
Ind	palliative Behandlung bei fortgeschrittenem hormonrefraktärem Prostatakarzinom
KI	schwere Herz- oder Lebererkrankungen, Magengeschwür, Herpes zoster, thromboembolische Störungen (z. B. tiefe oder oberflächliche Venenentzündung)
NW	*> 10 %:* v. a. zu Beginn der Therapie Übelkeit, Erbrechen, Appetitlosigkeit, Diarrhoe, oft schwerwiegende kardiovaskuläre Komplikationen, Thromboembolien, Ödeme, Herzinsuffizienz, ischämische Beschwerden bis hin zum Herzinfarkt, Gynäkomastie, Libido- und Potenzverlust *1–10 %:* reversibel nach Dosisreduktion auf 50 % bzw. kurzzeitigem Absetzen; Blutbildveränderungen, Anämie, Leukopenie, Thrombozytopenie, Beeinträchtigung der Leberfunktion und des biliären Systems, Hautreizungen, Ausschläge, Juckreiz, Allergien
WW	kalziumreiche Nahrung (Resorption ↓), trizyklische Antidepressiva (red. antidepressive Wi, NW ↑), ACE-Hemmer (Risiko eines Quinke-Ödems ↑)
WI	E. ist eine Verbindung aus in 17beta-Stellung phosphoryliertem Östradiol und Norstickstoff-Lost: ausgeprägte zytotoxische Wirkung der Metabolite auf das Karzinom → wachstumshemmende Wirkung, Senkung der Androgenproduktion → Testosteronspiegel ↓

PK	Resorption 50–75%, max. Plasmakonz. nach 2,3 h, HWZ 20–24 h, hepatische Metabolisierung in Estradiol und Estron
Gr/La	kontraindiziert / kontraindiziert

Estriol *TTK: p.o.: 0,25–0,65 € (1–2 mg) | Rp.-Pflicht*

HN
- Ⓓ *p. o.:* **Estriol Jenapharm**® 2 mg/Tbl., **Oekolp**® 2 mg/Tbl., **Ovestin**® 1 mg/Tbl.
  lokal: **Cordes Estriol**®, **Estriol ovulum Jenapharm**®, **Oekolp**®, **Oestro Gynaedron**®, **Ovestin**®, **Xapro**®
  - alle: 0,5|1 mg/Ovulum, Creme/Vaginalcreme
- Ⓐ **Gynoflor**®, **Ortho-Gynest**®, **Ovestin**®
- ⒸⒽ **Oestro-Gynaedron**®, **Ortho-Gynest**®, **Ovestin**®

Dos
- ▶ *lokal:* initial 1 × 0,5–1 mg/d für 1–2 Wo., dann 2–3 × 0,5–1 mg/Wo.
- ▶ *Erw.:* 1 × 2–4 mg/d p. o., später nach 2 Mo. 1 × 1–2 mg/d jeweils am Abend

Ind Lokaltherapie bei Östrogenmangel, Kolpitis, Pruritus vaginae, Kraurosis vulvae, Dyspareunie
p. o.: Wechseljahrbeschwerden, Rückbildungserscheinungen an Harn- und Geschlechtsorganen und Haut infolge Östrogenmangels

KI absolute KI bei p. o. und Lokalgabe: östrogenabhängige maligne Tumoren, unklare Genitalblutungen; *relative KI: bei p. o.:* frischer HI und Apoplex, thromboembolische Prozesse (auch anamnestisch), Porphyrie, idiopathischer Schwangerschaftsikterus (auch anamnestisch), Endometriose, Otosklerose mit Verschlechterung in vorangegangener Schwangerschaft, Sichelzellenanämie, Leberfunktionsstörungen

NW o.A.: Mastalgie, Brustspannen, Ödeme, zervikale Hypersekretion, Schmierblutungen

WW s. Estradiol

WI s. Estradiol

PK gute und rasche Resorption nach p. o. Gabe, nach lokaler (vaginaler) Applikation 20% Resorption, hoher First-pass-Effekt, HWZ 30–60 min, PEB 90%, nach hepatischem Metabolismus renale und biliäre Elimination

Gr/La kontraindiziert (keine Indikation) / kontraindiziert (keine Indikation)

Stu HERS-Studie, WHI-Studie

Etanercept *TTK: 219–439,- € (25–50 mg) | Kinder > 2 Jahre | Rp.-Pflicht*

HN
- Ⓓ **Enbrel**® 10|25|50 mg/Durchstechfl., 25 mg Fertigspritze
- Ⓐ **Enbrel**®
- ⒸⒽ **Enbrel**®

Dos
- ▶ *Erw.:* 2 × 25 mg/Wo. s. c.
- ▶ *Kinder ab 2 J.:* 2 × 0,4 mg/kg KG/Wo. s. c. im Abstand von 3–4 d (max. 25 mg)
- ▶ *Kinder ab 6 J.:* 2 × 0,8 mg/kg KG/Wo. s. c. im Abstand von 3–4 d (max. 50 mg)
- ▶ *Behandlungsdauer:* bis zu 24 Wo.

Ind Reservebasistherapeutikum bei aktiver rheumatoider Arthritis des Erwachsenen (bei unzureichendem Ansprechen auf Basistherapeutika einschließlich Methotrexat), bei schwerer progressiver rheumatoider Arthritis auch ohne Methotrexat-Vorbehandlung
Kinder: Psoriasis-Arthropathie (JPP, ab mittelschwerer Form, bei Kindern ab 6

J.), Spondylitis ankylosans, aktive polyartikuläre juvenile chronische Arthritis (JIA, bei Kindern ab 2 J.)

KI Sepsis, Risiko einer Sepsis, akute Infektionen (einschließlich chronischer oder lokalisierter Infektionen), Lebendimpfstoffe, Kombination mit Anakrina (**Kineret**®), Kinder < 2 J.; *relative KI:* vorbestehende bzw. kurz zurückliegende erstmalig aufgetretene Demyelinisierungserscheinungen des ZNS, Vorsicht bei Pat. mit Blutbildveränderungen in der Anamnese

NW > 10 %: Infektionen (einschl. der oberen Atemwege, Bronchitis, Zystitis, Hautinfektionen), Reaktionen an der Injektionsstelle
1–10 %: allerg. Reaktionen, Bildung von Autoantikörpern (ANA, Anti-DNA-AK, Antikardiolipinantikörper), Pruritus, Fieber
0,1–1 %: schwere Infektionen (einschließlich Pneumonie, Phlegmone, septische Arthritis, Sepsis), Thrombozytopenie, Angioödem, Hautausschlag
< 0,1 %: Anämie, Leukozytopenie, Panzytopenie, Lupus erythematodes

WW bisher keine bekannt

WI E. wirkt über kompetitive Hemmung der Bindung von Tumornekrosefaktor (TNF) an die Rezeptoren auf der Zelloberfläche (TNF-α ist ein dominantes Zytokin im Entzündungsprozess) → biologische Aktivität von TNF ↓ → Reduktion der entzündlichen Aktivität in den Gelenken

PK max. Plasmakonzentration 48 h nach s. c. Gabe, BV 76 %, HWZ 70 h, Eliminationsweg unklar

Gr/La kontraindiziert, Gr 4 (keine Erfahrungen), alternativ Prednisolon, Sulfasalazin / kontraindiziert, La 1 (abstillen), alternativ s. Schwangerschaft

> **Cave:**
> Sofortiger Therapieabbruch beim Auftreten von schweren Infektionen!
> **Hinweise:**
> ▶ Dosisreduktion bei Leber- oder Niereninsuffizienz ist scheinbar nicht erforderlich (laut FI)
> ▶ Etanercept-induzierte Entwicklung von Autoantikörpern (ANA, Anti-DNA-AK, Antikardiolipinantikörper) ohne klinische Zeichen einer neuen Autoimmunerkrankung
> ▶ Pat., die bereits mit Etanercept (**Enbrel**®) behandelt werden oder behandelt werden sollen, sollten anamnestisch bzgl. einer Multiplen Sklerose und Optikusneuritis überprüft werden
> **Tipps:**
> *Hinweis an den Pat.:* bei Infekt oder Symptomen einer Blutbildveränderung sollte sofort ein Arzt konsultiert werden

Ethambutol (EMB)

TTK: p.o.: 0,40 € (400 mg); i.v.: 3,70 € (1000 mg) | Kinder > 1 Jahr | Rp.-Pflicht

HN Ⓓ *p. o.:* **EMB**®**-Fatol** 100 mg/Tbl., 250|400|500 mg/Filmtbl., **Myambutol**® 400 mg/Tbl.
parenteral: **EMB**®**-Fatol** 1000 mg/Inj.-Lsg., **Myambutol**® 10 % 400|1000 mg/ Amp.
Ⓐ **Etibi**®, **Myambutol**®
Ⓗ **Myambutol**®

Dos ▶ *Erw.:* 1 × 15–25 mg/kg KG/d p. o. über mind. 3 Mo. (= 1400–1750 mg/70 kg KG/d)
▶ *i. v.:* 1 × 20 mg/kg KG/d (= 1400 mg/70 kg KG/d), nur initial oder bei nicht möglicher p. o.-Gabe

- ▶ *Dosisreduktion bei Niereninsuffizienz:* Krea-Clearance 10–50 ml/min alle 24–36 h 15 mg/kg KG, Krea-Clearance < 10 ml/min jeden 2. Tag 15 mg/kg KG, Spiegelkontrolle
- ▶ *Kinder > 12 J.:* 800 mg/d; *> 7½ J.:* 500 mg/d; *> 3 J.:* 300 mg/d; *> 1 J.:* 200 mg/d jeweils verteilt auf 2 ED/d p. o.

Ind	Tuberkulose (nur in Kombination), Infekte mit nicht tuberkulösen Mykobakterien
KI	Optikusneuritis/-atrophie/-schädigung, diabetische Retinopathie, rez. Augenentzündungen, Katarakt, Kleinkinder (keine Visusprüfung möglich); *relative KI:* Hyperurikämie, manifeste Gicht, Niereninsuffizienz
NW	o.A.: Sehstörungen (abhängig von Dauer und Dosis), periphere Neuropathien wie z. B. Parästhesien *> 1 %:* Harnsäure ↑, Schwindel, KS, Verwirrtheitszustände, Halluzinationen *> 0,01–1 %:* Appetitlosigkeit, Sodbrennen, Erbrechen, Durchfall, Fieber, allerg. Hautreaktionen, Transaminasen ↑ *< 0,01 %:* irreversible Sehstörungen, Leukozytopenie, Thrombozytopenie, Leber- und Nierenfunktionsstörungen, interstitielle Nephritis
WW	Aluminiumhydroxid oder ähnliche Antazida (Ethambutol Resorption ↓); Disulfiram (Optikusschädigungs-Risiko ↑); Mg^{2+} (Ethambutol Wi ↓)
WI	E. ist ein Tuberkulosemedikament, als Monosubstanz jedoch rasche Resistenzentwicklung: bakteriostatisch und bei hoher Wirkstoffkonzentration auch bakterizid wirksam, nur gegen proliferierende Mykobakterien gerichtet
PK	BV 80 %, max. Plasmaspiegel nach 2–4 h, gute Penetration in Lunge, Niere und Speichel, relativ gute Liquorgängigkeit (bis 50 %), HWZ 3–4 h, PEB 10–20 %, teilweise hepatische Metabolisierung, zu 50 % unveränderte renale Elimination, zu 25 % Elimination über die Fäzes
Gr/La	strenge Indikation, Gr 1, Mittel der Wahl sind Isoniazid und Rifampicin / strenge Indikation, Mittel der Wahl sind Isoniazid (+ Vit.-B₆), Rifampicin und Pyrazinamid

Hinweise:
- ▶ *sinnvolles Kombinationspräparat:* mit Isoniazid = **EMB-INH®**, **Myambutol®-INH-I**
- ▶ wg. Gefahr der Optikusschädigung strikte Dosierung nach KG
- ▶ Angaben zur Dosisreduktion bei Niereninsuffizienz sehr different
- ▶ *Lungen-Tbc Kombinationstherapie (positives Sputum):* Initialphase (2 Mo.) Rifampicin (450–600 mg/d) + Isoniazid + Ethambutol + Pyrazinamid, Konsolidierungsphase (weitere 4 Mo.) Rifampicin (450–600 mg/d) + Isoniazid
- ▶ beim Auftreten von Problemen muss das Medikament sofort abgesetzt werden (bei rechtzeitigem Absetzen sind die Störungen reversibel!)

Behandlungskontrollen:
- ▶ Serumspiegelkontrolle: therapeutischer Bereich 5 mg/l
- ▶ während der Therapie regelmäßige Augenkontrolle (Farbsehen, Gesichtsfeld, Visus, ggf. visuell evozierte Potenziale [VEP]) alle 4 Wo. erforderlich

Spektrum:
Sensibel: Mycobacterium avium, bovis et tuberculosis

Ethosuximid (ESX) TTK: 0,60-0,90 € (500-750 mg) | Kinder > 0 Monate | Rp.-Pflicht

HN Ⓓ *p. o.:* **Petnidan**® Saft 250 mg/5 ml, **Suxilep**® Trpf.-Lsg. 50 mg in 100 mg (= 6 Trpf.)
- *alle:* 250 mg/Kps.
Ⓐ **Petinimid**®
Ⓒ **Petinimid**®

Dos ▶ *p. o.: initial* 5–10 mg/kg KG verteilt auf 2–3 ED/d p. o. (350–700 mg/70 kg KG/d), ggf. Dosissteigerung um 5 mg/kg KG/d nach 7 d
▶ *Erhaltungsdosis:* Erw.: 15 mg/kg KG/d p. o.; *Kinder:* 20 mg/kg KG/d p. o.
▶ *max. Tagesgesamtdosis:* Erw. 30 mg/kg KG; Kinder 40 mg/kg KG

Ind kleine generalisierte Anfälle, myoklonisch-astatische Anfälle, Absencen, Myoklonien, tonische und atonische Anfälle (außer fokalen und Grand mal)

KI *relative KI:* schwere Leber- oder Nierenschäden

NW *o.A.:* KS, Übelkeit und Erbrechen, Appetitlosigkeit, Gewichtsveränderungen, Singultus, Dyskinesien, schwere Psychosyndrome, Schlafstörungen, Müdigkeit, Leukozytopenien, Agranulozytose, aplastische Anämie, Lupus erythematodes

WW Carbamazepin und Phenobarbital (Ethosuximidspiegel ↓); Valproinsäure (Ethosuximidspiegel ↑)

WI Antiepileptikum: Blockade von Ca^{2+}-Kanälen (T-Ca), die als Schrittmacher für die Entstehung von 3 Hz-SW-Komplexen gelten

PK rasche Resorption, BV 100 %, max. Plasmaspiegel nach 1–4 h, HWZ 30–60 h, PEB 0–10 %, Übergang in Muttermilch ca. 90 %, hepatische Metabolisierung, renale Elimination

Gr/La strenge Indikation, bei Petit-mal-Anfällen Mittel der Wahl (+ Vit.-K_1) / strenge Indikation (abstillen)

❶ Intoxikation:
potenziell letale Dosis (Erwachsene) 5 g
▶ *Klinik:* Agitation, Somnolenz bis Koma, epileptische Anfälle, Hyperreflexie, Atemdepression, Erbrechen
▶ *Therapie:* Magenspülung + Aktivkohle + Natriumsulfat (wenn kein Erbrechen), bei schweren Vergiftungen Hämodialyse

Hinweise:
▶ NW treten dosisunabhängig auf!
▶ verringerte Wirksamkeit hormoneller oraler Kontrazeptiva

Behandlungskontrollen:
therapeutischer Spiegel: 40–100 µg/ml (= 350–700 µmol/l)

Etilefrin TTK: 0,10-0,20 € (15-30 mg) | Kinder > 0 Monate | Rp.-Pflicht

HN Ⓓ *p. o.:* **Effortil**® 5 mg/Tbl., Trpf. 7,5 mg/15 Trpf., Lsg. 7,5 mg/ml, **Etil von ct**® 5 mg/Tbl., 0,75 mg/100 ml Lsg., **Etilefrin** (**AL**® 5 mg/Tbl., **-ratiopharm**®) 7,5 mg/20 Trpf., **Thomasin**® 10 mg/Tbl., 25 mg/Tbl., Trpf. 10 mg/20 Trpf.
Ⓐ **Effortil**®
Ⓒ **Effortil**®

Dos ▶ *p. o.:* 3 × 5–10 mg/d oder 1–2 × 25 mg/d Depot oder Retard Tbl.
• *max. Tagesgesamtdosis:* 50 mg
▶ *Kinder p. o.:* > 12 J.: 5–10 mg; > 1 J.: 2,5–5 mg; > ½ J.: 1–1,25 mg jeweils 3–5 × /d

Ind	symptomatische arterielle Hypotonie mit Bradykardieneigung (umstrittenes Therapiekonzept, s. Hinweise)
KI	hypotone Kreislaufregulationsstörungen mit hypertoner Reaktion im Stehtest, Hypertonie, Thyreotoxikose, Phäochromozytom, Engwinkelglaukom, Blasenentleerungsstörungen (besonders bei Prostataadenom), KHK, tachykarde HRST, Herzklappenstenosen, HOCM; *relative KI:* Diabetes mellitus, Hyperkalzämie, Hypokaliämie, schwere Nierenfunktionsstörungen, Cor pulmonale
NW	*1–10%:* Palpitationen, Unruhe, Schlaflosigkeit, Angstzustände, Diaphorese, Schwindel, GIT-Beschwerden, pektanginöse Beschwerden, Tachykardie, ventrikuläre HRST, hypertone Reaktionen z. T. mit KS und Tremor
WW	Reserpin, Guanethidin, Mineralokortikoide, MAO-Hemmer, trizyklische Antidepressiva, Sympathomimetika, Schilddrüsenhormone, Antihistaminika (Etilefrin-Wi ↑, RR ↑); Atropin (HF ↑); α- und β-Blocker (RR ↑/↓, HF ↓); Antidiabetika (BZ-Senkung ↓); Herzglykoside, Halothan (HRST-Risiko ↑)
WI	E. ist ein α- und β$_1$-Sympathomimetikum: Antihypotonikum (arterielle Vasokonstriktion), anregende kardiale Wi (β-mimetisch)
PK	orale BV 8–17%, Wirkungseintritt nach 15–30 min, HWZ 2,2–3 h, PEB > 20%, renale Elimination < 30%
Gr/La	1. Trim kontraindiziert, 2. + 3. Trim strenge Indikation / kontraindiziert (keine Erfahrungen)
❗	**Hinweise:** Es liegen bislang keine wissenschaftlichen Daten vor, die einen oralen Dauereinsatz von Antihypotonika rechtfertigen würden. Bei einer "chronischen hypotonen Kreislaufstörung" sollten die Behandlung der verantwortlichen Grunderkrankung bzw. nicht medikamentöse Allgemeinmaßnahmen Vorrang haben.

Etofibrat   TTK: 0,44 € (500 mg) | Rp.-Pflicht

HN	ⓞ *p. o.:* **Lipo-Merz® ret.** 500 mg/Kps.
Dos	▸ *Erw.:* 1 × 500 mg/d abends p. o., ggf. auch 1000 mg/d p. o. ▸ *Maximaldosis:* 1000 mg/d ▸ *Dosisreduktion bei Niereninsuffizienz:* bei Serum-Krea 16–25 mg/l maximal 500 mg/d, bei 26–60 mg/l alle 2 Tage 500 mg
Ind	schwere Hypertriglyzeridämie, gemischte Hyperlipidämie, wenn ein Statin kontraindiziert ist oder nicht vertragen wird
KI	Leber- und Niereninsuffizienz, dekompensierte Herzinsuffizienz, HOCM, frischer Herzinfarkt, akute Blutungen, photoallerg. oder phototoxische Reaktionen unter Fibratbehandlung, Kombination mit HMG-CoA-Reduktasehemmer; *relative KI:* Kinder
NW	*>1%:* Flush, Juckreiz, Hautausschlag, Übelkeit, Magendruck, Verstopfung, Durchfall, Blähungen *<0,01%:* Haarausfall, Potenzstörungen, Muskelschmerzen, Tachykardien, Schweißbildung, Angstzustände, KS, photoallerg./phototoxische Reaktionen
WW	Antidiabetika, Antikoagulanzien (deren Wi ↑); HMG-CoA-Reduktasehemmer (KI!, Rhabdomyoseriskio ↑)
WI	E. ist ein Lipidsenker aus der Gruppe der Fibrate: Lipoproteinlipaseaktivität ↑ → VLDL wird nicht mehr in LDL und HDL umgebaut, Hemmung der Li-

	polyse in der Fettzelle durch Nikotinsäureanteil, Proliferation glatter Muskelzellen ↓, Thrombozytenaggregation ↓
PK	BV nahezu vollständig, max. Plasmaspiegel nach 6 h, PEB 73 %, HWZ
Gr/La	strenge Indikation, Gr 4, möglichst nicht verordnen / kontraindiziert, La 1 (keine Erfahrungen)
❗	**Hinweise:** bei CK-Anstieg oder Muskelschmerzen Therapieabbruch (Rhabdomyolysegefahr) **Behandlungskontrollen:** regelmäßige (anfangs alle 2–4 Wo.) CK- und Nierenfunktionsparameterkontrollen durchführen, bei Muskelschmerzen sofortige Kontrolle erforderlich

Etomidat *TTK: 3,91-4,80 € (20 mg Amp.) | Kinder > 6 Jahre | Rp.-Pflicht*

HN	Ⓓ *i. v.:* **Etomidat-Lipuro®**, **Hypnomidate®** - *alle: 20 mg/Amp.* Ⓐ **Etomidat-Lipuro®**, **Hypnomidate®** Ⓒ**H** **Etomidat ® Lipuro**
Dos	▶ *Erw.:* 0,15–0,3 mg/kg KG langsam i. v. (= 10–20 mg/70 kg KG i. v.) ▶ *Maximaldosis:* 60 mg ▶ *Kinder > 6. Lj.:* 0,15–0,2 mg/kg KG langsam i. v. (= 6–8 mg/40 kg KG)
Ind	Narkoseeinleitung, Kurzhypnotikum, Intubationseinleitung
KI	Kinder < 6 J. (lokale Unverträglichkeit infolge kleiner Blutgefäße)
NW	*1–10 %:* Venenschmerzen bei Injektion *0,01–0,1 %:* Atemdepression, Apnoe, HRST, Krämpfe, allerg. Reaktionen *< 0,01 %:* Bronchospasmus, Laryngospasmus, anaphylaktoide Reaktionen *o.A.:* unkontrollierte Bewegungen (Myoklonien, Dyskinesien)
WW	Antihypertonika (antihypertensive Wi ↑)
WI	E. ist ein stark wirkendes Einleitungshypnotikum: geringe Kreislaufbeeinträchtigung, keine Analgesie, keine muskelrelaxierende Wi, Hirndurchblutung und Hirndruck ↓
PK	Wi-Beginn nach 15–20 sek, kurze Wi-Dauer (ca. 5 min) durch Umverteilung ins Fettgewebe, HWZ 3–5 h, PEB 75 %, überwiegend renale Elimination nach hepatischer Metabolisierung
Gr/La	strenge Indikation, Gr 1 / kontrainiziert (24 h nach Gabe nicht stillen)
❗	**Hinweise:** ▶ zur Vermeidung der Myoklonien Kombination mit 0,05–0,1 mg Fentanyl oder 10 µg Sufentanil oder Vorgabe von 1–2 mg Midazolam sinnvoll ▶ Vorgabe von Opioiden hat den Vorteil, dass der Venenschmerz reduziert wird (kann auch erreicht werden durch Vorgabe von 0,1–0,2 ml Mepivacain 1 %) ▶ bei Langzeitanwendung (z. B. Perfusor zur Narkoseaufrechterhaltung) Nebenniereninsuffizienz! (kein relevanter Abfall des Kortikoidspiegels bei einmaliger Gabe) ▶ Mittel der Wahl bei Pat. mit Neigung zum Bronchospasmus

Etoposid

TTK: p.o.: 40–80,- € (100–200 mg); i.v.: 46–100,- € (100–200 mg) | Kinder > 4 Jahre | Rp.-Pflicht

HN	Ⓓ *p. o.:* **Lastet**® 25 mg/Kps., **Vepesid**® - *alle: 50|100 mg/Kps.* *i. v.:* **ETO (Generika)**, **Etomedac**®, **Etopophos**®, **Etoposid (Generika)**, **Neoposid**®, **Riboposid**® - *alle: 5|10|20|100|200|400|500 u./o. 1000 mg* Ⓐ **Etoposid (Generika)**, **Vepesid**® CH **Etoposid (Generika)**, **Ethopophos**®, **Vepesid**®
Dos	Dosierung nach aktuellen onkologischen Therapieprotokollen, s. FI: ▶ *i. v. Erw. und Kinder:* 50–100 mg/m² KO an Tag 1 bis 5 oder 120–150 mg/m² KO an Tag 1, 3 und 5 jeweils über 30–120 min langsam i. v. • Dosis je nach Behandlungsprotokoll, Therapieintervall in der Regel 3–4 Wo. • *Herstellung der Lsg.:* Verdünnung mit 0,9 % NaCl oder 5 %iger Glc.-Lsg. im Verhältnis 1 : 50 (ergibt 0,4 mg/ml) bis 1 : 100 (ergibt 0,2 mg/ml) ▶ *p. o. Erw. und Kinder:* 100–200 mg/m² KO/d für 5 d, Therapieintervall in der R. 3–4 Wo. ▶ *Leber- und Niereninsuffizienz:* keine Anwendung!
Ind	▶ in Kombination mit anderen antineoplastisch wirkenden Präparaten bei der Behandlung folgender Malignome bei: • kleinzelliges Bronchialkarzinom • palliative Therapie des fortgeschrittenen, nicht-kleinzelligen Bronchialkarzinoms bei Patienten in gutem AZ (Karnofsky-Index > 80 %) • Reinduktionstherapie bei Morbus Hodgkin nach Versagen von Standardtherapien • Non-Hodgkin-Lymphome von intermediärem und hohem Malignitätsgrad • Remissionsinduktion bei akuter myeloischer Leukämie im Kindesalter • Reinduktionstherapie nach Versagen von Standardtherapien bei akuter myeloischer Leukämie bei Erw. • Hodentumoren • Chorionkarzinom der Frau mit mittlerem und hohem Risiko nach Prognoseschema der WHO ▶ Monotherapie: • palliative systemische Behandlung fortgeschrittener Ovarialkarzinome nach Versagen von platinhaltigen Standardtherapien
KI	schwere Leber- und Nierenschäden, Stillzeit, *rel. KI:* Herzinfarktgefahr, verringerte Knochenmarkreserve, niedriger Serumalbuminspiegel, Schwangerschaft
NW	*>10 %:* dosisabhängige Myelosuppression mit Leukozytopenie, Anämie und Thrombozytopenie, Übelkeit, Erbrechen, reversible Alopezie, Appetitlosigkeit *1–10 %:* Mukositiden, Diarrhoe, nach schneller i. v.-Gabe Blutdruckabfall, zentralnervöse Nebenwirkungen, Überempfindlichkeitsreaktionen mit Gesichts- und Zungenschwellungen, Diaphorese, Schüttelfrost, Fieber, Laryngospasmus, Bronchospasmus, Tachykardie, Dyspnoe, Husten, Zyanose, Blutdruckabfall *o.A.:* Myelosuppression mit Todesfolge, Hautausschlag, Nesselsucht, Verfärbung der Haut (Pigmentierung) und Juckreiz, Bauchschmerzen, Ösophagitis, Anstieg der Serumwerte von Bilirubin, GOT, AP, Apnoe mit spontan einsetzender Atmung nach Absetzen der Infusion, Blutdruckanstieg und Flush, v. a. bei Patienten mit Gicht-Anamnese, Hyperurikämie

WW	Mittel und Maßnahmen, die das Knochenmark beeinträchtigen (Zytostatika-Toxizität ↑), orale Antikoagulanzien (deren WI ↑), Phenylbutazon, Natriumsalicylat u. Salicylsäure (Eiweißbindung von E. verändert)
WI	E. ist ein teilsynthetisches Podophyllotoxin-Derivat: während Podophyllotoxin selbst als typischer Mitosehemmstoff wirkt, blockiert E. durch Hemmung der Topoisomerase II den Zellzyklus in der S- und G2-Phase, es stört nicht die Synthese von Nukleinsäuren
PK	PEB 98%, HWZ Erw. 3–11 h, HWZ Kinder 3–5,8 h, z. T. unveränderte renale Elimination, 5–20% hepatisch metabolisiert
Gr/La	rel. kontraindiziert / kontraindiziert

Etoricoxib *TTK: 1,50–1,80 € (90-120 mg) | Rp.-Pflicht*

HN	Ⓓ *p. o.:* Arcoxia® 30|60|90|120 mg/Tbl. Ⓐ Arcoxia® Ⓒ︎ₕ Arcoxia®
Dos	▶ *p. o.:* 60–120 mg/d p. o. ▶ *Arthrose:* 60 mg/d p. o. ▶ *rheumatoide Arthritis:* 90 mg/d p. o. ▶ *akute Gichtarthritis:* 120 mg/d p. o. für maximal 8 d ▶ *Dosisreduktion bei Leberinsuffizienz:* Child-Pugh-Score 5–6: 60 mg/d, Child-Pugh-Score 7–9: 60 mg/jeden 2. d ▶ *Dosisreduktion bei Niereninsuffizienz:* Kreatinin-Clearance > 30 ml/min keine Dosisanpassung, < 30 ml/min kontraindiziert
Ind	Schmerzen und Reizzustände degenerativer und entzündlicher Gelenkerkrankungen (Arthrose und rheumatoide Arthritis), Spondylitis ankylosans (Morbus Bechterew), Schmerzen und Entzündungszeichen bei akuter Gichtarthritis, mäßig starke Schmerzen nach Zahnoperationen
KI	klin. gesicherte KHK, zerebrovaskuläre Erkrankungen, Herzinsuffizienz (NYHA II–IV°), schlecht kontrollierte Hypertonie, aktives peptisches Ulkus oder gastrointestinale Blutung, mittelschwere oder schwere Leberfunktionsstörung (Serum-Albumin < 25 g/l oder Child-Pugh > 10), Niereninsuffizienz (Kreatinin-Clearance < 30 ml/min), anaphylaktoide Reaktionen auf NSAR, entzündliche Darmerkrankungen, Kinder < 16 J.
NW	*1–10%:* Ödeme/Flüssigkeitsretention, Schwindel, KS, Hypertonie, Bauchschmerzen, Diarrhö, Dyspepsie, Übelkeit, Müdigkeit, grippeartige Symptome, GOT, GPT *0,1–1%:* Appetitveränderungen, Gewicht ↑, Angst, Depression, Konzentrationsstörungen, Schlafstörungen, Parästhesie, verschwommenes Sehen, Tinnitus, Herzinsuffizienz, Flush, Husten, Atemnot, Obstipation, GIT-Ulzera, Erbrechen, Hautausschlag, Pruritus, Muskelkrämpfe, muskuloskelettale Schmerzen, Proteinurie, Schmerzen im Brustkorb, Harnstoff ↑, CK ↑, S-Krea ↑, HKT ↑, HB ↓, K⁺ ↑ *o.A.:* Tachykardie, Arrhythmie, erhöhtes Risiko kardiovaskulärer Ereignisse und Schlaganfall (insb. bei Risikopatienten)
WW	Diuretika, Antihypertensiva (deren Wi ↓); orale Antikoagulanzien (fragliche Wi ↑); Lithium (dessen Spiegel ↑); ACE-Hemmer, Cyclosporin, Tacrolimus (Niereninsuffizienzrisiko ↑), ASS (erhöhtes Risiko von GIT-Ulzera)
WI	selektiver Cyclooxygenase-2-(COX-2-)Hemmer: Cyclooxygenase ist u. a. für die Prostaglandinbildung verantwortlich; COX-1 spielt eine Rolle bei der gas-

trointestinalen Zellprotektion und Thrombozytenaggregation, COX-2 bei Entzündungsvorgängen in Makrophagen und Synovialzellen sowie bei der Schmerzauslösung; bisherige NSAR zeigen keine Selektivität bez. COX-1 oder COX-2; E. zeigt keine signifikante COX-1-Hemmung (somit keine Hemmung der Thrombozytenaggregation), durch die Hemmung prostanerger Mediatoren Wi auf Schmerz, Entzündung und Fieber

PK	BV 100%, max. Plasmakonzentration nach ca. 1 h, PEB 92%, Verteilungsvolumen 120 l, renale Elimination (70%) vorwiegend nach Metabolisierung
Gr/La	*kontraindiziert*, Mittel der Wahl ist Paracetamol / *kontraindiziert*, Mittel der Wahl ist Paracetamol
❗	**Hinweise:** ▶ Kontrazeption von Frauen, die schwanger werden können, ist angeraten ▶ Etoricoxib ist kein Ersatz für Acetylsalicylsäure zur kardiovaskulären Prophylaxe, sondern ist bei KHK sogar kontraindiziert ▶ Therapiebeginn mit 1 × 60 mg bei Pat. über dem 65. Lj., mit dunkler Hautfarbe oder mit Leberfunktionsstörungen (Serum-Albumin 25–35 g/l) ▶ erste Studien weisen darauf hin, dass Pat. mit einem aspirininduzierten Analgetikaasthma nicht auf COX-2-Hemmer reagieren, ggf. Provokation unter klinischen Bedingungen
Stu	MEDAL-Programm

Exemestan TTK: 6,60 € (25 mg) | Rp.-Pflicht

HN	Ⓓ *p.o.:* **Aromasin**® 25 mg/Tbl., **Exemestan (Generika)**, **Exestan**®, **Ribostan**® - alle: 25 mg/Film-Tbl. Ⓐ **Aromasin**®, **Exemestan (Generika)** Ⓒ**H Aromasin**®
Dos	▶ *Erw.:* 1 × 25 mg/d p. o. (möglichst mit der Mahlzeit) ▶ *Dauer der Behandlung:* bei frühem Mammakarzinom bis zum Abschluss der 5-jährigen, kombinierten, sequenziellen, adjuvanten Hormontherapie (Tamoxifen gefolgt von Aromasin) bzw. bis zum Auftreten eines Tumorrezidivs; bei fortgeschrittenem Mammakarzinom bis Progression der Tumorerkrankung
Ind	▶ adjuvante Behandlung eines Östrogenrezeptor-positiven, invasiven, frühen Mammakarzinoms bei postmenopausalen Frauen nach 2–3 J. adjuvanter Initialtherapie mit Tamoxifen ▶ Behandlung des fortgeschrittenen Mammakarzinoms bei Frauen mit natürlicher oder induzierter Postmenopause nach Progression unter Antiöstrogenbehandlung (bei negativem Östrogenrezeptor-Status ist die Wirksamkeit nicht belegt)
KI	bekannte Überempfindlichkeit, bei prämenopausalen Frauen
NW	*>10%:* Schlaflosigkeit, KS, Hitzewallungen (22%), Übelkeit, verstärktes Schwitzen, Schmerzen der Gelenke (18%) und Skelettmuskulatur, einschließlich Gelenkschmerzen und weniger häufig Gliederschmerzen, Osteoarthrose, Rückenschmerzen, Arthritis, Muskelschmerzen und Gelenksteifigkeit, Erschöpfung (16%) *1–10%:* Appetitlosigkeit, Benommenheit, Karpaltunnel-Syndrom, Bauchschmerzen, Erbrechen, Verstopfung, Dyspepsie, Durchfall, Hautausschlag, Haarausfall, Osteoporose, Frakturen, Schmerzen, periphere Ödeme
WW	Gabe von CYP3A4-induzierenden Substanzen, wie Rifampicin, Antikonvulsiva (z. B. Phenytoin oder Carbamazepin) oder pflanzlichen Arzneimitteln, die Hypericum perforatum (Johanniskraut) (ggf. Wi von E. ↓), Vorsicht bei der An-

	wendung von Arzneimitteln, die durch CYP3A4 metabolisiert werden und ein enges therapeutisches Fenster besitzen (deren Wi ↑)
WI	E. ist ein irreversibler, steroidaler Aromatasehemmer und gleicht in seiner Struktur dem natürlichen Substrat Androstendion (Gesamtaromataseaktivität um 98 % ↓) → Östrogenspiegel ↓ → wirksame und spezifische Maßnahme zur Behandlung von postmenopausalen Frauen mit hormonabhängigem Mammakarzinom. E. hat keinerlei gestagene oder östrogene Wirkung
PK	max. Plasmaspiegel nach 2 h, BV wird durch Nahrungsaufnahme erhöht (um 40 %), PEB 90 %, HWZ 24 h, nach Meabolisierung überwiegend renale und fäkale Elimination
Gr/La	kontraindiziert, Gr 5 (auf die Notwendigkeit einer effektiven Kontrazeption hinweisen) / kontraindiziert, La 1

Ezetimib   TTK: ca. 1,80 € (10 mg) | Kinder > 0 Monate | Rp.-Pflicht

HN	Ⓓ *p. o.*: **Ezetimibe MSD-Sp®**, **Ezetrol®**, **Viemm®**, **Zient®** - alle: 10 mg/Tbl. Ⓐ **Ezetrol®** ⒸⒽ **Ezetrol®**
Dos	*Erw. u. Kinder > 10 J.:* 1 × 10 mg/d p. o.
Ind	primäre Hypercholesterinämie (in Monotherapie bei Unverträglichkeit von Statinen und in Kombination, wenn Statin allein nicht ausreicht), homozygote familiäre Hypercholesterinämie und Sitosterinämie
KI	*in Kombination mit Statin:* aktive Lebererkrankung, unklare Transaminasenerhöhung; *rel. KI:* mäßige bis schwere Leberinsuffizienz (Child-Pug Score > 7), Kinder < 10 J., gleichzeitige Einnahme von Fibraten
NW	*1–10 %:* in Monotherapie: KS, Bauchschmerzen, Diarrhoe; in Kombination: KS, Müdigkeit, Bauchschmerzen, GIT-Symptome, Transaminasenanstieg, Myalgie *< 0,1 %:* Übelkeit, Transaminasen ↑, Angioödem, Pankreatitis, Rhabdomyolyse, Hepatitis, Thrombozytopenie
WW	Ciclosporin (Veränderungen der Ciclosporin-Konzentration)
WI	E. ist ein selektiver Hemmer der intestinalen Cholesterinresorption und von verwandten Phytosterinen: keine Wi auf Resorption von Triglyzeriden, Fett- und Gallensäuren, Progesteron, Ethinylestradiol und der fettlöslichen Vitamine A und D
PK	rasche Resorption, max. Plasmakonz. nach 4-12h, PEB > 88 %, Glukuronidierung in Dünndarm und Leber, Elimination über die Galle
Gr/La	strenge Indikation bzw. mit Statin kontraindiziert / nicht empfohlen bzw. mit Statin kontraindiziert
❶	**Pädiatrische Zulassung:** < 10 J. rel. kontraindiziert (keine Erfahrungen) **Behandlungskontrollen:** BB- und Transaminasenkontrollen

Famciclovir = Penciclovir TTK: 11-33,- € (250-750 mg) | Rp.-Pflicht

HN
- Ⓓ *p.o.:* **Famvir®** 125|250|500 mg/Tbl., **Famvir Zoster®** 250 mg/Tbl.
  lokal: **Fenistil Pencivir®** 1 g/100 g Creme
- Ⓐ **Famciclovir (Generika), Famvir®**
- CH **Famvir®**

Dos
- *Erw.:* 3 × 250 mg/d für 7 d p.o.
- *Herpes zoster:* 3 × 250 mg/d für 7 d (in den USA 3 × 500 mg/d)
- *Herpes labialis:* 6–8 ×/d lokal auf Lippe auftragen, Behandlungsdauer 5–7 d
- *bei Niereninsuffizienz:* Krea-Clearance ≥ 40 ml/min/1,73 m² → 3 × 250 mg/d; 30-39 ml/min/1,73 m² → 2 × 250 mg/d; 10-29 ml/min/1,73 m² → 1 × 250 mg/d

Ind Varizellen-Zoster-Virus-Infektion, Herpes zoster, Genitalherpes (Herpes simplex)

KI immunsupprimierte Pat. < 25 J. (keine Erfahrungen), Pat. < 18 J. (keine Erfahrungen)

NW *1–10 %:* KS, Übelkeit, *bei Immunsuppression:* Leibschmerzen, Fieber
< 1 %: Verwirrtheit (insb. ältere Pat. → Konfusion, Somnolenz, Desorientiertheit, Wahnvorstellungen), Erbrechen, Schwindelgefühl, Hautausschläge
bei Nierenerkrankung: ANV
bei Immunsuppression: Granulozytopenie, Thrombozytopenie; sehr selten: Urtikaria, Pruritus
o.A.: Müdigkeit, Schwindel, abdominelle Schmerzen, Kreatinin ↑, Harnstoff ↑, ANV, Leberenzyme ↑

WW es sind keine klinisch relevanten WW beschrieben

WI F. ist ein Nukleosid-Analogon und Virostatikum, Prodrug von Penciclovir: Hemmung der viralen DNA-Synthese durch Einbau in die DNA (vorzeitiger Abbruch der DNA-Kettensynthese) und teilweise Inaktivierung der DNA-Polymerase durch kompetitive Hemmung

PK gute orale Resorption (BV 77 %) und rasche Umwandlung in den aktiven Metaboliten Penciclovir (hoher First-pass-Effekt), max. Plasmaspiegel nach 45 min, PEB < 20 %, HWZ 2 h, in infizierten Zellen HWZ 9 h (!), unveränderte renale Elimination der Metabolite

Gr/La kontraindiziert, Gr 4 (keine Erfahrungen), Mittel der Wahl ist Aciclovir bei vitaler Gefährdung von Mutter und Kind / kontraindiziert

❗ **Spektrum:**
Sensibel: HSV-1, HSV-2, VZV, Epstein-Barr-Virus, Cytomegalie-Virus, Hepatitis-B-Virus

Famotidin TTK: 0,20-0,31 € (20-40 mg) | Rp.-Pflicht

HN
- Ⓓ *p.o:* **Fadul®, Famobeta®, Famotidin (Generika), Pepdul®**
  - alle: mite 20|40 mg/Tbl.
- Ⓐ **Famohexal®, Famosin®, Famotidin (Generika), Sodexx®, Ulcusan®**

Dos
- *Erw.:* 1 × 20–40 mg/d abends p. o.
- *Rezidivprophylaxe:* 1 × 20 mg/d abends p. o.
- *GIT-Ulzera:* 1 × 40 mg/d abends p. o. (Therapiedauer 4–8 Wo.)
- *Maximaldosis:* 800 mg/d p. o. (z. B. Zollinger-Ellison-Syndrom)
- *Dosisreduktion bei Niereninsuffizienz* (Krea-Clearance < 30 ml/min, S-Kreatinin > 3,0 mg/dl): Tagesdosis auf 20 mg reduzieren

Ind GIT-Ulkus, Refluxösophagitis, Gastritis, Zollinger-Ellison-Syndrom

KI	Kinder (keine Erfahrungen); *relative KI:* schwere Niereninsuffizienz
NW	*1–10%:* KS, Schwindel, Verstopfung/Durchfall
<1%: Mundtrockenheit, GIT-Beschwerden, Müdigkeit, Hautausschlag, Pruritus, Transaminasen ↑, AP ↑, Bilirubin ↑, Harnstoff ↑, intrahep. Cholestase, Anaphylaxie, angioneurotisches Syndrom, Bronchospasmus, Arthralgien
Einzelfälle: Verwirrtheits-/Angstzustände, Depressionen, Schlafstörungen, BB-Veränderungen
o.A.: Kreatinin ↑, Proteinurie, bakterielle Fehlbesiedelung im Magen, Fieber, Bluthochdruck, Flush, Gynäkomastie, Agranulozytose (Fieber, Pharyngitis, Laryngitis, Schleimhautulzerationen, Hautausschläge, Sepsis, Lymphadenitis)
WW	es sind keine klinisch relevanten WW beschrieben
WI	F. ist ein H_2-Blocker: reversible Hemmung der basalen, der pentagastrinstimulierten und der durch Mahlzeiten stimulierten Säuresekretion → Reduktion von Magensaft und Magensäure; 40 mg reduzieren Magensäure nach 12 h um ca. 50%
PK	BV 40%, max. Plasmakonz. nach 1-3,5 h, PEB 20%, HWZ 3–4 h, z.T. hepatischer Metabolismus (ca. 35%), Elimination zu 70% renal
Gr/La	strenge Indikation, Gr 4, Antacida sind Mittel der Wahl / strenge Indikation, La 2
❶	**Hinweise:**
▶ *Einnahmezeitpunkt:* da > 60% der tgl. gastralen Säureproduktion nachts produziert werden, sollte man H_2-Blocker nur 1 × tgl. zur Nacht geben
Behandlungskontrollen:
BB-Kontrollen durchführen

Fampridin   TTK: 19,60 € (20 mg) | Rp.-Pflicht

| **HN** | Ⓓ *p. o.:* **Fampyra**® 10 mg/Ret.-Tbl.
Ⓐ **Fampyra**®
CH **Fampyra**® |
|---|---|
| **Dos** | ▶ *Erw.:* initial für 2 Wochen 2 x 10 mg/d nüchtern p. o., danach Überprüfung der klin. Wirksamkeit anhand der Gehgeschwindigkeit beim Gehtest, Abbruch der Behandlung bei ausbleibender Wi
• *Max.-Dosis:* 20 mg/d
▶ *Dosisreduktion bei Niereninsuffizienz:* bereits ab leichter Niereninsuffizienz (Kreatinin-Clearance < 80 ml/min) kontraindiziert |
| **Ind** | Verbesserung der Gehfähigkeit von Erw. mit Multipler Sklerose (MS) mit Gehbehinderung (EDSS 4–7) |
| **KI** | gleichzeitige Behandlung mit anderen Arzneimitteln die Fampiridin (4-Aminopyridin) enthalten; Krampfanfälle (in der Vorgeschichte und aktuelle); leichte/mäßige/schwere Niereninsuffizienz (Kreatinin-Clearance < 80 ml/min); gleichzeitige Behandlung mit Inhibitoren des organischen Kationentransporters 2 (OCT 2), wie z. B. Cimetidin |
| **NW** | *> 10%:* Harnwegsinfekte
1–10%: Schlaflosigkeit, Angst, Gleichgewichtsstörungen, Schwindel, Parästhesien, Tremor, KS, Asthenie, Dyspnoe, pharyngolaryngeale Schmerzen, GIT-Störungen (Übelkeit, Erbrechen, Obstipation, Dyspepsie), Rückenschmerzen
0,1–1%: epileptische Krampfanfälle |
| **WW** | keine bekannt |

WI	F. ist ein Kaliumkanalblocker: Durch eine Verringerung des Ionenstroms durch diese Kanäle wird die Repolarisation verlängert und die Aktionspotenzialbildung in demyelinisierten Axonen sowie die neurologische Funktion verstärkt. Vermutlich werden durch die Verstärkung der Aktionspotenzialbildung mehr Impulse im zentralen Nervensystem weitergeleitet.
PK	vollständige Resorption, BV 95 %, sehr geringe PEB, HWZ 6 h, z. T. Metabolisierung durch Oxidation und Konjugation, renale Elimination zu > 90 % überwiegend unverändert
Gr/La	kontraindiziert / kontraindiziert

❶ Hinweise:
- besonders bei niereninsuffizienten Patienten sollte der Nutzen regelmäßig gegenüber den Risiken abgewogen werden
- vor Behandlungsbeginn und in regelmäßigen Abständen während der Therapie sollte die Nierenfunktion der Patienten mithilfe der Cockroft-Gault-Formel bestimmt werden
- die Behandlung mit **Fampyra**® ist sofort abzubrechen, wenn die Patienten einen Krampfanfall während der Therapie erleiden
- die Patienten sollten darüber informiert werden, dass keine doppelte Dosis bzw. keine Extradosis von **Fampyra**® bei vergessener Einnahme erfolgen sollte, da das Risiko für Krampfanfälle dosisabhängig ist

Pharmainfo:
G-BA-Beschluss (8/2012):
- Der Zusatznutzen im Verhältnis zur zweckmäßigen Vergleichstherapie (Krankengymnastik) ist nicht belegt.

Stu	MS-F203- und MS-F204-Studie

Febuxostat TTK: 1,40–1,62 € (80–120 mg) | Rp.-Pflicht

HN	Ⓓ *p. o.:* **Adenuric**® 80|120 mg/Tbl. Ⓐ **Adenuric**® ㎈ **Adenuric**®
Dos	▶ *Erw.:* 1 × 80–120 mg/d p. o. (Behandlungsdauer mind. 6 Monate) ▶ *schwere Niereninsuffizienz (Krea-Clearance < 30 ml/min):* keine Erfahrungen
Ind	chron. Hyperurikämie mit Uratablagerungen (mit bekannten oder aktuell vorliegenden Gichtknoten und/oder einer Gichtarthritis) nach Unverträglichkeit oder Therapieversagen von Allopurinol und Benzbromaron
KI	Überempfindlichkeit gegen den Wirkstoff, *rel. KI:* bek. ischämische Herzkrankheit, dekomp. Herzinsuffizienz
NW	*1–10 %:* Leberfunktionsstörungen (3,5 %), Diarrhoe (2,7 %), KS (1,8 %), Übelkeit (1,7 %) und Hautausschlag (1,5 %) *0,1–1 %:* Amylase ↑, Thrombozytenzahl ↓, Kreatinin ↑, Hb ↓, Blutharnstoff ↑, LDH ↑, Triglyzeride ↑, GIT-Beschwerden (Bauchschmerzen, Refluxkrankheit, Erbrechen, Mundtrockenheit, Dyspepsie, Verstopfung, Stuhlfrequenz ↑, Flatulenz), Nephrolithiasis, Hämaturie, Pollakisurie, Urtikaria, Pruritus, Gewicht ↑, Appetit ↑, Hypertonie, Flush, Hitzewallungen, Abgeschlagenheit, Ödem, grippeähnliche Symptome, Libido ↓, z. T. schwere Überempfindlichkeitsreaktionen (0,1–0,4 %)
WW	Mercaptopurin/Azathioprin-Spiegel ↑ (Anwendung meiden), Theophyllin-Spiegel ↑, Naproxen und sonstige Hemmer der Glucuronidierung (F.-Elimination ↓), Warfarin und andere Antikoagulanzien (Gerinnungskontrolle)

WI	F. ist ein 2-Aryl-Thiazol-Derivat: selektive XO-Hemmung (Xanthinoxidase katalysiert Abbau von Hypoxanthin zur Harnsäure) → Serumharnsäurespiegel ↓
PK	rasche und gute Resorption (> 84 %), PEB 82-91 %, Metabolisierung durch Konjugation und Oxidation über das Cytochrom P_{450} (CYP)-System, renale und hepatische Elimination
Gr/La	kontraindiziert (keine Erfahrungen) / kontraindiziert (keine Erfahrungen)

❶ Cave:

Rote-Hand-Brief 05/2012: z. T. schwere Unverträglichkeitsreaktionen, darunter auch Stevens-Johnson-Syndrom und akute anaphylaktische Reaktion/ Schock, insbes. bei Vorliegen einer Niereninsuffizienz möglich (Pat. aufklären, besondere Beobachtung im 1. Monat)

Hinweise:
- Behandlung sollte erst nach vollständigem Abklingen eines akuten Gichtanfalles begonnen werden
- Pat. mit ischämischer Herzkrankheit oder dekomp. Herzinsuffizienz sollten mit F. nicht behandelt werden
- Aufklärung des Pat. über mögliches Auftreten von schweren Hypersensitivitätsreaktionen (anaphylaktischer Reaktion/Schock, Steven-Johnson-Syndrom)

Behandlungskontrollen:
BB- und Leberwertkontrollen, Amylase, Kreatinin und Harnsäure

Alternativwirkstoffe:
Allopurinol

Pharmainfo:
Me-too-Präparat

Felodipin TTK: 0,37-0,50 € (5 mg) | Rp.-Pflicht

HN	Ⓓ *p. o.:* **Felobeta®, Felocor®, Felogamma®, Felo Puren®, Felodipin (Generika), Modip®, Munobal®** - alle: ret. 2,5|5|10 mg/Tbl. Ⓐ **Felodipin (Generika), Felodistad®, Plendil®** 🇨🇭 **Felodipin (Generika), Plendil®**
Dos	*Erw.:* initial 1 × 5 mg ret./d p. o., bei älteren Pat. mit 1 × 2,5 mg ret./d p. o.; ggf. auf bis 1 × 10 mg ret./d erhöhen
Ind	essenzielle Hypertonie
KI	schwere Lebererkrankung und Niereninsuffizienz (< 30 ml/min), Herz-Kreislauf-Schock, instabile AP, akuter Myokardinfarkt (innerhalb der ersten [4] 8 Wo.), HOCM, Schlaganfall in den letzten 6 Mo., Kinder (keine Erfahrungen); *relative KI:* Hypotonie, Kreislaufschock und dekompensierte Herzinsuffizienz, AV-Block II° + III°
NW	*1–10 %:* Flush, KS, Ohrensausen, Knöchelödeme, v. a. initial Angina pectoris-Anfälle *< 1 %:* Pruritus, Photosensibilisierung, Urtikaria, Exantheme, Gingivahyperplasie, Gingivitis, Infektionen des oberen Respirationstrakts, Rhinorrhoe *o.A.:* HDL ↑, Sehstörungen, periphere Ödeme
WW	Präparate, die eine Cytochrom-P450-3 A4-Induktion bewirken (Felodipin-Wi ↓); Cytochrom-P450-3 A4-Inhibitoren, z. B. Cimetidin, Erythromycin, Itraconazole, Ketoconazol (Felodipin-Wi ↑); andere Antihypertensiva (gegenseitige Wirkungsverstärkung)

WI	F. ist ein Kalziumantagonist aus der Stoffgruppe der Dihydropyridine = Nifedipin-Typ: Ca^{2+}-Einstrom in Gefäßmuskelzelle ↓ → überwiegend vasodilatierende Eigenschaften der peripheren Arteriolen (peripherer Gefäßwiderstand ↓) → systolischer und diastolischer RR ↓
PK	BV 15–30 %, ausgeprägter First-pass-Effekt, max. Plasmaspiegel nach 3–5 h, Wi-Beginn nach 2–8 h, lange Wi-Dauer, HWZ 20–25 h, PEB > 99 %, nach hepatischer Metabolisierung überwiegend renale Elimination (> 70 %)
Gr/La	kontraindiziert, alternativ im 2.+3. Trim. Nifedipin, Verapamil; im 1. Trim. Mittel der zweiten Wahl / kontraindiziert
❶	**Intoxikation:** s. Verapamil **Hinweise:** *sinnvolle Kombinationspräparate:* mit Metoprolol = **Mobloc**®; mit Ramipril = **Delmuno**®, **Unimax**®
Stu	HOT-Studie

Fenofibrat TTK: 0,51–0,31 € (300 mg unret., 250 mg ret.) | Kinder > 10 Jahre | Rp.-Pflicht

HN	Ⓓ *p. o.:* **durafenat**® MF 200 mg/Kps., **Fenobeta**®, **Fenofanton**®, **Fenofibrat** (Generika), **Lipanthyl**®, **Lipidil**®, **Normalip**® - alle: 100 mg/Kps., ret. 250 mg/ Ret.-Kps.; **Cil**® 160 mg/Kps., **Fenofibrat** (Generika), **Lipidil**®, **Lipidil-Ter**® 160 mg/Tbl., **Normalip**® pro - alle: 200 mg/Kps. Ⓐ **Fenolip**®, **Lipcor**®, **Lipsin**® Ⓒ︎ᴴ **Lipanthyl**®
Dos	▶ *Erw.:* 3 × 100 mg/d p. o. ▶ *Erw.:* 1 × 250 mg ret./d p. o. zur Nacht ▶ *Dosisreduktion bei Niereninsuffizienz:* bei S-Krea > 2 mg/dl 1 × 100 mg/d, bei Hämodialyse 10 mg alle 2 d, bei S-Krea > 6 mg/dl kontraindiziert ▶ *Kinder > 10 J.:* 100 mg/20 kg KG/d p. o. (bislang keine ausreichenden Erfahrungen)
Ind	familiäre Hyperlipoproteinämien, schwere sekundäre Hypertriglyzeridämien
KI	Lebererkrankungen (Ausnahme: Fettleber), Nierenfunktionsstörungen, bek. phototoxische Reaktionen auf Fibrate/Ketoprofen, *rel. KI:* Kinder (keine Erfahrungen)
NW	*1–10 %:* Pruritus, Urtikaria < *1 %:* Myotoxizität mit Muskelschmerzen, -schwäche, -krämpfen *Einzelfälle:* Myositis, Myalgien, Rhabdomyolyse *o.A.:* Völlegefühl, Übelkeit, Erbrechen, Obstipation, Diarrhoe, KS, Hb ↓, Leukozyten ↓, CK ↑, Transaminasen ↑, Haarausfall, Potenzstörungen
WW	Antidiabetika und Antikoagulanzien (deren Wi ↑); HMG-CoA-Reduktase-Hemmer (Myotoxizität ↑, KI)
WI	F. ist ein Clofibrinsäurederivat aus der Gruppe der Fibrate: Clofibrate steigern die Aktivität der Lipoproteinlipase, Hemmung der hepatischen VLDL-Freisetzung und Cholesterinbildung
PK	rasche und nahezu vollständige Resorption, HWZ ca. 1 d, PEB 99 %, überwiegend renale (ca. 60 %) Elimination des Glucuronids
Gr/La	kontraindiziert (keine Erfahrungen) / kontraindiziert (Muttermilchübertritt)

| **Pädiatrische Zulassung:**
Einschränkung: Standard-Fenofibrat bei Kindern > 10 J. nur in besonders schweren Fällen (keine Erfahrungen)
Behandlungskontrollen:
BB, Leberwerte und Ck im Verlauf regelmäßig kontrollieren

Stu DAIS-Studie

Fenoterol
TTK: p.o.: 2,16-4,32 € (20-40 mg); i.v.: 4,38 € (0,5 mg Amp.); inhalativ: 10,- € (Aerosol 10 ml) | Kinder > 4 Jahre | Rp.-Pflicht

HN ⓓ *p. o.:* **Partusisten®** 5 mg/Tbl.
i. v.: **Partusisten®** 0,5 mg/10 ml Amp., **Partusisten® intrapartal** 0,025 mg/ml Amp.
inhalativ: **Berotec®** Aerosol 100 µg/Hub
Ⓐ **Berotec®**
CH **Berotec®**

Dos
- *akute bronchiale Obstruktion:* Aerosol initial 1 × 1–2 Sprühstöße, ggf. Wdh. nach 5 min
- *bronchiale Obstruktionsprophylaxe (Dauerbehandlung):* Aerosol 3–4 × 1–2 Sprühstöße/d (max. 800 µg/d = 8 Hübe/d, Einzeldosis max. 400 µg = 4 Hübe)
- *Wehenhemmung:*
  - *p. o.:* 4–8 × 5 mg/d = 20–40 mg/d
  - *i. v.:* 0,5–3 µg/min (0,72–4,32 mg/d) Dosierung individuell nach Wi und Verträglichkeit
  - *Infusion:* 1,0 µg/min = 15 ml/h = 5 Trpf./min (2 Amp. × 0,5 mg in 230 ml Trägerlösung → 4 µg/ml [= 20 Trpf.])
  - *Perfusor:* 1,0 µg/min = 6 ml/h (1 Amp. × 0,5 mg in 40 ml Trägerlösung → 10 µg/ml)
- *Kinder > 4 J.:* Aerosol: 4 × 1 Sprühstoß/d; max. 400 µg/d = 4 Hübe/d, Einzeldosis max. 200 µg = 2 Hübe
- *Dosisreduktion bei Niereninsuffizienz:* s. Tabelle 2

Ind bronchospastische (allerg. und nicht allerg.) Zustände, Asthma bronchiale, COPD mit und ohne Lungenemphysem, vorzeitige Wehentätigkeit

KI Herzerkrankungen (KHK, frischer HI, Myokarditis, Mitralvitien, HOCM, WPW-Syndrom, pulmonale Hypertonie), Tachykardie, tachykarde Arrhythmie, Vena-cava-Kompressionssyndrom, Hyperthyreose, Phäochromozytom, Amnioninfektions-Syndrom, genitale Blutungen, Psychosen, schwere Leber- und Nierenerkrankungen, Kinder < 4 J.

NW *1–10 %:* Palpitation, Tremor
o.A.: Übelkeit, Schwindel, KS, Unruhe, Angst- und Erregungszustände, Schlafstörungen, HF ↑, RR ↓, K⁺ ↓, metabol. Azidose, Diurese ↓, Lungenödem (hohe H$_2$O-Gabe und + Kortikosteroide), HRST, EKG-Veränderungen (ST-Senkung, T-Abflachung)

WW β-Blocker (gegenseitige Wirkungsaufhebung); Antidiabetika (deren Wi ↓); Digitalis, Sympathomimetika, Theophyllin (deren Verträglichkeit ↓); β-Mimetika, Xanthin-Derivate, Anticholinergika (gegenseitige Wirkungsverstärkung)

WI F. ist ein β$_2$-Sympathomimetikum (β$_2$ > β$_1$): Bronchospasmolyse, Relaxation der Uterusmuskulatur, am Herzen direkte und/oder reflektorische positiv-inotrope und chronotrope Effekte, RR-Senkung

PK	60%ige Resorption nach p. o. Gabe, nach Inhalation Resorption 20–40 % über die Atemwege, orale BV nur ca. 1,5 %, hoher First-pass-Effekt, PEB 40–55 %, HWZ 6–7 h, Wi-Maximum nach 10/30 min (i. v./p. o.), nach Inhalation direkte Wi, Wi-Dauer etwa 6 h (i. v./p. o.), Wi-Dauer nach Inhalation 3–5 h, renale Elimination überwiegend als Metabolite, die nahezu ausschließlich über Sulfatierung in der Darmwand entstehen
Gr/La	strenge Indikation, Mittel der Wahl, alternativ Salbutamol, Terbutalin / strenge Indikation (Muttermilchübertritt), alternativ Salbutamol, Terbutalin

❶ Intoxikation:
Therapie: Symptomatisch mit β-Blockern; wenn tokolytische Wirkung bestehen bleiben soll, $β_1$-selektiven Rezeptorenblocker bevorzugen

Hinweise:
- *sinnvolle Kombinationspräparate:* mit Ipratropiumbromid = **Berodual**® (Inhaletten, Lsg., Dosieraerosol); mit Cromoglicinsäure (s. Cromoglicinsäure (Dinatriumcromoglykat, DNCG)) bei allergischem Asthma = **Ditec**® (Dosieraerosol)
- in der Asthmaanfallsprophylaxe (Dauerbehandlung) sind langwirksame β-Sympathomimetika wie Salmeterol oder Formoterol Mittel der 1. Wahl
- bei wehenhemmender Behandlung Flüssigkeitszufuhr so gering wie möglich halten (< 2000 ml/d, bedingt durch reduzierte Diurese)

Behandlungskontrollen:
engmaschige BZ-Kontrolle bei schwangeren Diabetikerinnen

Fentanyl (unterliegt der BtMVV)
TTK: p.o.: 10,- €/Tbl.; Pflaster: 8,50-17,- € (25-50 µg); i.v.: 4,50-4,80 € (10 ml Amp.) | *Kinder > 0 Monate* | *Rp.-Pflicht*

HN	Ⓓ	p. o.: **Abstral**® 100|200|300|400|600|800 µg Sublingual-Tbl., **Actiq**® 200|400|600|800|1200|1600 µg Lutschtbl. mit Applikator, **Effentora**® 100|200|400|600|800 µg Buccal-Tbl. **Breakyl**® 200|400|600|800 µg Buccalfilm *kutan:* **Durogesic**® SMAT Membranpflaster 12 µg/h, **Fentadolon Matrixpflaster**®, **Fentanyl** (**Generika**, **Sandoz**® 12|37,5|150 µg/h Pflaster; **AbZ**®, **AWD**®, **CT**®, **Hexal**® - *alle:* 12 µg/h Pflaster), **Matrifen**® 12 µg/h Pflaster – *alle:* 25|50|75|100 µg/h Pflaster *nasal:* **Instanyl**® 50|100|200 µg/Dosis, **Pecfent**® 100|400 µg/Dosis *parenteral:* **Fentanyl** (**Generika**) – *alle:* 0,1|0,5 mg/2|10 ml Amp.
	Ⓐ	**Actiq**®, **Breakyl**®, **Durogesic**®, **Effentora**®, **Ernsdolor**®, **Fentadolor**®, **Fentamed**®, **Fentanyl** (**Generika**), **Fentoron**®, **Lafene**®, **Matrifen**®, **Pecfent**®
	Ⓒ︎H	**Abstral**®, **Actiq**®, **Breakyl**®, **Durogesic**® Matrix, **Fentanyl** (**Generika**), **Sintenyl**®

Dos
- *i. v./i. m.:* 2–50 µg/kg KG i. v. (140–3500 µg/70 kg KG)
- *Beginn:* 0,1–0,3 mg i. v., dann 0,05–0,1 mg alle 30 min
- Perfusor: 0,05–0,15 (–0,4) mg/h = 5–15 ml/h
- *Perfusor-"Rezept":* 1 Amp. = 0,5 mg mit NaCl 0,9 % verdünnen auf 50 ml = 0,01 mg/ml
- *Membranpflaster:* sorgfältige Titration der Fentanyldosis für den individuellen Bedarf erforderlich (Äquivalenztabelle s. Hinweise), später Wechsel alle 72 h notwendig
- *nasal-Titration:* Anfangsdosis 50 µg, Dosiserhöhung bei fehlender ausreichender Analgesie frühestens alle 10 min mit schrittweiser Gabe von 50 µg bis zum Erreichen der wirksamen individuellen Erhaltungsdosis
- *p. o.:* zur Behandlung bei Auftreten von Schmerzen trotz Opioid-Basistherapie, sog. Durchbruchschmerzen: 100 µg s. l., Dosissteigerung nach klin. Wi

in 50 µg Schritten (Dosierungsschema s. FI); Lutschtbl. mit Applikator an der Wangenschleimhaut reiben (nicht lutschen), um mukosal aufgenommene Menge zu erhöhen
- *30-Tage-Verordnungs-Höchstmenge nach BtMVV:* 1000 mg
- *Kinder:* 2–5 (–10) µg/kg KG i. v./i. m., über Perfusor 1–3 µg/kg KG/h

Ind *i. v.:* Neuroleptanalgesie, Narkoseprämedikation, als analgetische Komponente bei Anästhesien mit endotrachealer Intubation und Beatmung, zur Schmerzbehandlung in der Intensivmedizin bei Pat. mit Beatmung
Pflaster: stärkste Schmerzzustände, Tumorschmerztherapie
nasal: Durchbruchschmerzen bei Erw. (bei Tumorpatienten)

KI erhöhter intrakranieller Druck, Schädel-Hirn-Trauma, Myasthenia gravis, Behandlung mit MAO-Hemmern (bis 14 d nach Absetzen), Epileptiker (wenn intraoperativ eine Fokussuche durchgeführt wird); *relative KI:* schwere arterielle Hypotonie, Hypovolämie, bradykarde Rhythmusstörungen

NW *o.A.:* Miosis, *parenteral:* Euphorie, Schluckauf, Methämoglobinämie, Toleranzentwicklung/Abhängigkeit, bei Kindern Bewegungsstörungen; *transdermal:* Toleranz, physische/psychische Abhängigkeit, Entzugserscheinungen nach Absetzen
> 10 %: Übelkeit, Erbrechen, Schwindel; *parenteral:* Freisetzung von ADH, Benommenheit, Sedierung, Hirndruck ↑, Miosis, HF ↓, RR ↓, periphere Vasodilatation; *nach i. v. Gabe:* bei hohen Dosen Skelettmuskelspannung ↑ (Muskelrigidität, insb. Thoraxsteife); *transdermal:* KS, Somnolenz, Obstipation, Pruritus, Schwitzen
1–10 %: Sedierung, Verwirrtheit, Angstzustände, Mundtrockenheit; *parenteral:* Schwitzen, Pruritus, Urtikaria, Sehstörungen, HRST, orthostatische Reaktionen, postoperative Atemdepression, Verstopfung; *transdermal:* Depressionen, Halluzinationen, Nervosität, Dyspepsie, Appetitlosigkeit, Hautreaktionen an der Applikationsstelle; *transbuccal:* Asthenie, KS, Obstipation, Dyspepsie, Schwindel, Schlaflosigkeit, Dyspnoe, Schwitzen, Sehstörungen
0,1–1 %: parenteral: schwere allerg. Reaktionen

WW Antihypertonika, zentral wirksame Wirkstoffe (deren Wi ↑); Phenothiazin-Neuroleptika, Benzodiazepine (RR ↓); Ritonavir (Fentanyl-Wi ↑); MAO-Hemmer 14 d vor Fentanyl-Gabe absetzen

WI F. ist ein synthetischer Opiatagonist = Opioid (µ-Agonist): starke analgetische (im Vergleich zu Morphin 80–100 × stärker), sedierende, emetische und antitussive Wi; atemdepressiv, geringe Kreislaufdepression

PK
- *i. v.:* Wi-Beginn nach Sek. (max. Wi nach 4 min), kontext-sensitive HWZ von der Infusionsdauer abhängig 2–7 h, Wi-Dauer nach initialer Injektion nur 20–30 (–60) min (wg. rascher Umverteilung), PEB 84 %, Verteilungsvolumen 4 l/kg KG, überwiegend (zu 95 %) Elimination nach hepatischer Metabolisierung (Cytochrom P 3A4)
- *Matrixpflaster:* BV 92 %, nach 12–24 h klin. Wi-Beginn, nach 48 h volle Wi mit gleichbleibendem Plasmaspiegel, terminale HWZ 16–22 h, nach 3 d Pflasterwechsel notwendig
- *Lutschtbl.:* BV 50 % (25 % werden schnell transmukös resorbiert, 75 % enteral aufgenommen), hoher First-pass-Effekt (50 % werden abgebaut), rascher Wi-Beginn in 15 min, Wi-Dauer ca. 1–2 h

Gr/La strenge Indikation, Gr 5 + 6 (in jeder Phase bei gegebener Indikation einsetzbar) / strenge Indikation, La 2 + 3 (Muttermilch bis 72 h nach Anwendung des Pflasters verwerfen)

> **Cave:**
> - noch Stunden nach letzter i. v.-Gabe ist eine erneute Atemdepression möglich → engmaschige Überwachung erforderlich
> - *Pflaster:*
>   - auch nach Entfernung eines Membranpflasters halten Wi und NW über mehrere Stunden an (über Hautdepot) → zeitlichen Abstand bei Umstellung auf p. o.-Gabe einhalten
>   - Fieber, extern zugeführte Wärme (Sauna, Bad), Hautbeschaffenheit und -durchblutung können die Wirkstofffreisetzung pro Zeiteinheit verändern (variable transdermale BV)
> - nach einer Therapie > 5 d können Entzugssymptome auftreten (schrittweise Dosis reduzieren)
>
> **Intoxikation:**
> s. Morphin
>
> **Hinweise:**
> - zur Aufrechterhaltung der Analgesie: 1/5 der Anfangsdosis
> - Äquivalenztabelle: orales Morphin → transdermales Fentanyl = 100 : 1;
>   - 30–60 mg/d → 0,3 mg/d = 12,5 µg/h
>   - 61–90 mg/d → 0,6 mg/d = 25 µg/h
>   - 91–150 mg/d → 1,2 mg/d = 50 µg/h
>   - 151–210 mg/d → 1,8 mg/d = 75 µg/h
>   - 211–270 mg/d → 2,4 mg/d = 100 µg/h
>   - 271–330 mg/d → 3,0 mg/d = 125 µg/h
> - hohe Dosen möglich bei starken Schmerzen (Schmerz = "Antidot zum Morphin"), kein bis lediglich geringes Abhängigkeitspotenzial bei der Indikation Schmerz in retardierter Form
> - Pat., die mit der kutanen Applikationsform (Membranpflaster) therapiert werden, können bei stabilem Therapieregime am Straßenverkehr teilnehmen (dies gilt nicht für die Einstellungs- oder Dosisänderungsphase)

Fexofenadin   *TTK: 0,55–0,64 € (120 mg) | Kinder > 6 Jahre | Rp.-Pflicht*

HN	Ⓓ *p. o.:* **Fexofenadin** (**Generika**), Telfast® 30 mg/Tbl. - *alle:* 120|180 mg/Tbl. Ⓐ Telfast® Ⓒ🇭 **Fexofenandine** (**Generika**), Telfast®, Telfastin Allegro®
Dos	▶ *Erw. + Kinder > 12 J.:* 1 × 120–180 mg/d p. o. • *Maximaldosis:* 180 (–240) mg/d ▶ *Kinder 6–11 J.:* 2 × 30 mg/d p. o.
Ind	symptomatische Behandlung der saisonalen allergischen Rhinitis
KI	Überempfindlichkeit, *rel. KI:* ältere Patienten, Patienten mit Leber- oder Nierenfunktionsstörungen
NW	*1–10 %:* KS, Schläfrigkeit, Schwindel, Übelkeit *0,1–1 %:* Müdigkeit
WW	Aluminium- bzw. Magnesiumhydroxid-haltige Antacida (Einnahmeabstand, da BV von F. ↓)
WI	Fexofenadinhydrochlorid ist ein nicht sedierendes Antihistaminikum aus der Gruppe der spezifischen H1-Rezeptoren-Antagonisten: F. ist der pharmakologisch aktive Metabolit von Terfenadin. 120 mg/d sind in der Regel ausreichend, um über 24 h einen Wirkungseffekt zu erzielen
PK	nach 1 h Wi-Max., WI-Dauer 24 h, PEB 60–70 %, HWZ 11–15 h, Elimination per Galle, zu 10 % renal

Gr/La   strenge Indikation, Gr 4 / kontraindiziert, La 2

Fidaxomicin TTK: k.A. | Rp.-Pflicht

HN   Ⓓ *p. o.:* **Dificlir**® 200 mg/Tbl.
  Ⓐ **Dificlir**®
  Ⓒₕ **Dificlir**®

Dos *Erw.:* 2 × 200 mg/d p. o. für 10 d

Ind Erw. mit Clostridium-difficile-Infektionen (CDI), Clostridium-difficile-assoziierte Diarrhö (CDAD)

KI   Überempfindlichkeit

NW   *1–10 %:* Erbrechen (1,2 %), Übelkeit (2,7 %) und Obstipation (1,2 %)
  0,1–1 %: Appetitabnahme, Schwindelgefühl, KS, Geschmacksstörung, Völlegefühl, Flatulenz, Mundtrockenheit, Anstieg der Alaninaminotransferase

WW   Ciclosporin A (4- bzw. 2-facher Anstieg der Cmax und AUC von F.), Ciclosporin, Ketoconazol, Erythromycin, Clarithromycin, Verapamil, Dronedaron und Amiodaron (= starke P-Gp-Inhibitoren) (gleichzeitige Anwendung nicht empfohlen)

WI   F. ist ein Antibiotikum aus der Klasse der Makrozykline; Antidiarrhoikum und intestinales Antiphlogistikum/Antiinfektivum: F. ist bakterizid wirksam und hemmt die RNA-Synthese durch die bakterielle RNA-Polymerase; es beeinflusst die RNA-Polymerase an anderer Stelle als Rifamycine. Die Hemmung der RNA-Polymerase von Clostridien tritt in einer Konzentration ein, die 20-mal niedriger ist als bei dem entsprechenden Enzym von E. coli (1 µM vs. 20 µM). Dies erklärt zum Teil die signifikante Spezifität der Aktivität von Fidaxomicin. Es wurde gezeigt, dass Fidaxomicin die Sporulation von C. difficile in vitro hemmt.

PK   BV nicht bekannt, kaum gastrointestinale Resorption, HWZ 8–10 h, F. ist ein Substrat von P-gp und möglicherweise ein leichter bis moderater Inhibitor von intestinalem P-gp, 90 % werden per Faeces eliminiert, < 1 % werden renal eliminiert

Gr/La   kontraindiziert / kontraindiziert

❶ **Spektrum:**
  Sensibel: C. difficile

Filgrastim (G-CSF) TTK: 146-240,- € (30-48 Mio. I.E.) | Kinder > 0 Monate | Rp.-Pflicht

HN   Ⓓ *parenteral:* **Biograstim**® 30|48 Mio. I.E. 0,5|0,8 ml Fertigspritze, **Filgrastim-Hexal**® 30|48 Mio. I.E. 0,5 ml Fertigspritze, **Granulokine**® 30|48 = 30|48 Mio. I.E./Inj.-Fl.,
  Neupogen® 300|480 µg = 30|48 Mio. I.E. 0,5 ml Fertigspritze oder 1,6 ml Inj.-Fl., **Nivestim**® 12|30|48 Mio. I.E. 0,2|0,5 ml Fertigspritze, **Ratiograstim**® 30|48 = 30|48 Mio. I.E./Inj.-Fl.
  Ⓐ **Neupogen**®
  Ⓒₕ **Neupogen**®

Dos   ▸ 1 × 3–5 µg/kg KG/d s. c. oder i. v. (Kurzinfusion über 30 min mit 5 %iger Glc.-Lsg.)
  ▸ 200–350 µg/70 kg KG/d s. c. so lange bis Leukozytenwerte zwischen 2000 und 4000/µl liegen
  ▸ *Maximaldosis:* 20 µg/kg KG/d

- *HIV-Infektion:* 1 × 1 µg/kg KG/d s.c., bis neutrophile Granulozyten > 2000/µl sind, dann schrittweise Dosissteigerung auf bis zu max. 4 µg/kg KG/d
- *Kinder:* 5 µg/kg KG/d s.c. oder i.v. (Kurzinfusion über 30 min mit 5 %iger Glc.-Lsg.)

Ind	bei Neutropenie (< $1,0 \times 10^9$/l) infolge Chemotherapie/Ganciclovirtherapie und bei fortgeschrittener HIV-Infektion, Mobilisierung von Blutstammzellen bei Spendern vor Chemotherapie
KI	schwere Leber- und Nierenfunktionsstörungen, Erkrankungen des Knochenmarks einschließlich Tumorinfiltrationen ins Knochenmark, schwere kongenitale Neutropenie (Kostmann-Syndrom)
NW	*20–25 %:* Knochen- und Muskelschmerzen *> 10 %:* Übelkeit, Erbrechen, KS, Harnsäure ↑, Harnstoff ↑, LDH ↑, AP ↑, γ-GT ↑, Leukozytose, Thrombozytopenie; *bei chronischer Anwendung:* Splenomegalie, Thrombozytopenie, Osteoporose *1–10 %:* allg. Schwäche, KS, Diarrhoe, Obstipation, Appetit ↓, Bauch- und Brustschmerzen, Schleimhautentzündung
WW	**Neupogen®** und zytotoxische Pharmaka (insbesondere 5-Fluorouracil) nicht innerhalb von 24 h gemeinsam geben wg. Neutropenie; nicht mit NaCl verdünnen
WI	F. ist ein Zytokin, ein Granulozytenstimulationsfaktor: Vermehrung, Differenzierung und raschere Reifung der neutrophilen Granulozyten, was wiederum zu einer Verminderung des Risikos bakterieller Infektionen innerhalb von 2 d führt
PK	BV 100 %, Wi-Eintritt nach ca. 1 h, max. Wi nach 4–10 h, Wi-Dauer 24–72 h, max. Plasmakonzentration nach 2–4,5 h, HWZ 3–4 h, Elimination nach Metabolisierung
Gr/La	strenge Indikation, Gr 5 (keine Erfahrungen) / kontraindiziert, La 1
🛈	**Hinweise:** - Behandlungsbeginn frühestens 24 h **nach** Verabreichung einer zytotoxischen Chemotherapie - in klinischen Studien sprachen mehr als 90 % der Pat. auf diesen Wirkstoff an - Filgrastim hat keinen Einfluss auf die NW einer bestehenden Chemotherapie, sollte jedoch nicht in den 24 h vor und nach Chemotherapie verabreicht werden - *strenge Indikationsstellung:* für die Behandlungsindikation muss eine Neutropenie mit Infekt vorliegen, keine Laborkosmetik durchführen

Finasterid   TTK: 1,90 € (1 mg Tbl.); 0,75 € (5 mg Tbl.) | Rp.-Pflicht

HN	Ⓓ *p.o.:* **Finamed®**, **Finascar®**, **Finasterid (Generika)**, **Finural®**, **Proscar®**, **Prosmin®** - alle: 5 mg/Tbl.; *p.o.:* **Finahair®**, **Finapil®**, **Propecia®**, **Finasterid (Generika)** z.T. 1 mg/Tbl.) - alle: 1 mg/Tbl. Ⓐ **Propecia®**, **Proscar®** CH **Propecia®**, **Proscar®**
Dos	- *BPH:* 1 × 5 mg/d p.o. als Dauertherapie - *Haarwachstum:* 1 × 1 mg/d p.o. als Dauertherapie
Ind	benigne Prostatahyperplasie (BPH), androgenetische Alopezie (als Haarwuchsmittel)
KI	Kinder unter 18 J.

NW	*o.A.:* Ausschlag, Pruritus, Urtikaria, Schwellung der Lippen und des Gesichtes, Berührungsempfindlichkeit und Vergrößerung der Brust, Hodenschmerzen *>1%:* erektile Dysfunktion, Störungen des sexuellen Reaktionsvermögens (Impotenz), Ejakulatvolumen ↓, Libido ↓, Gynäkomastie *<0,01%:* Sekretion der Brustdrüse, Auftreten von Brustknoten (im Rahmen der Gynäkomastie)
WW	keine klinisch relevanten WW beschrieben
WI	▶ F. ist ein 5-α-Reduktasehemmer, hemmt die Bildung von Dihydrotestosteron (DHT) aus Testosteron → Hemmung des Prostatawachstums, voller Effekt nach 6 Mo., jedoch nur solange Finasterid eingenommen wird ▶ Effekt der Haarwachstumsstimulation nach ca. 3 Mo. sichtbar, jedoch nur solange Finasterid eingenommen wird, danach wird das neue Haar innerhalb eines Jahres wieder ausgehen
PK	BV 80%, max. Plasmakonzentration nach 2 h, PEB 93%, HWZ 5–6 h, nach Metabolismus Elimination per Faeces
Gr/La	k.A. (keine Indikation) / k.A. (keine Indikation)
❶	**Tipps:** *Einnahmehinweis:* beim Vergessen einer Tablette am Folgetag unverändert Einnahme fortsetzen, d.h. keine doppelte Dosis einnehmen
Stu	MTOPS-Studie, PLESS-Studie

Fingolimod   TTK: ca. 83,- € (0,5 mg) | Rp.-Pflicht

HN	Ⓓ *p.o.:* **Gilenya®** 0,5 mg/Kps. Ⓐ **Gilenya®** CH **Gilenya®**
Dos	▶ *Erw.:* 1 × 0,5 mg/d p.o. mit zwingender 6-stündiger Observation bei Erstgabe, Kontrollen s. Hinweise • erneute Überwachung nach Behandlungsunterbrechung (s. Hinweise) ▶ *schwere Leberfunktionsstörung (Child-Pugh C):* keine Anwendung
Ind	▶ schubförmig verlaufende Multiple Sklerose (RRMS-Verlaufsform), die trotz Interferon-Therapie weiterhin eine hohe Krankheitsaktivität aufweist (>1 J., >1 Schub, mind. 9 T2-hyperintense Läsionen im MRT) ▶ Betroffene, die ≥ behindernde Schübe in einem Jahr hatten und dabei einen oder mehrere kontrastmittelaufnehmende Herde (Läsionen) in der Kernspintomografie oder eine MRT-Progression zeigten
KI	bestehendes Immundefizienzsyndrom, erhöhtes Risiko für opportunistische Infektionen, einschließlich immungeschwächte Patienten (inkl. derer, die eine immunsuppressive Therapie erhalten oder durch eine vorhergehende Therapie immungeschwächt sind), schwere aktive Infektionen, aktive chronische Infektionen (Hepatitis, Tuberkulose), bestehende aktive maligne Erkrankungen (ausgenommen Basalzellkarzinom der Haut), schwere Leberfunktionsstörungen (Child-Pugh-Klasse C), bek. Überempfindlichkeit, *Ergänzung Mai 2012:* AV-Block ab 2. Grad, Sick-Sinus-Syndrom und sinuatrialem Block, vorbekanntes verlängertes QT-Syndrom (>470 ms Frauen, >450 ms Männer), anamnestisch bekannte Bradykardie, rezidivierende Synkopen, ischämische Erkrankungen (Apoplex, Herzinfarkt) oder unkontrollierte Hypertonie, kongestive Herzinsuffizienz bzw. Schlafapnoe, bei Einnahme von Arzneimitteln, welche antiarrhythmisch wirken (z.B. Antiarrhythmika Klasse Ia und III) oder die Herzfrequenz verlangsamen (z.B. Calciumkanalblocker)

NW	*> 10 %:* Influenza-Infektionen, KS, Husten, Diarrhoe, Rückenschmerzen, ALT ↑ *1–10 %:* Herpesvirus-Infektionen, Bronchitis, Sinusitis, Gastroenteritis, Tineainfektion, Leukopenie/Lymphopenie, Depressionen, Schwindel, Parästhesie, Migräne, verschwommenes Sehen, Augenschmerzen, Bradykardie, AV-Block, Hypertonie, Dyspnoe, Ekzem, Alopezie, Pruritus, Asthenie, γ-GT ↑, Leberenzyme ↑, abnorme Leberfunktionstests, Triglyzeride ↑, Gewicht ↓
WW	antineoplastische, immunsupressive oder immunmodulierende Therapien (keine gleichzeitige Anwendung), Impfungen (während und bis zu 2 Mo. nach Behandlung mit F. Impferfolg ggf. unzureichend), Atenolol, andere Med. mit HF-Senkung (HF ↓), Ketoconazol (F.-Spiegel 1,7-fach ↑)
WI	F. ist ein Medikament zur Behandlung der MS und gehört zur Gruppe der Immunsuppressiva: es bindet an den sogenannten Sphingosin-1-Phosphatrezeptor, der für den Austritt von aktivierten T-Lymphozyten verantwortlich ist. F. sorgt dafür, dass diese Entzündungszellen am Auswandern aus den Lymphknoten gehindert werden und es damit zu einer Umverteilung von Lymphozyten aus dem Blut in die lymphatischen Organe kommt. Fehlgeleitete T-Lymphozyten gelten als möglicher Auslöser für die Zerstörung der Myelinschicht der Nervenzellen bei MS-Patienten.
PK	Resorption zu 85 %, BV 93 %, nach 4-6 h sinkt die Lymphzytenzahl auf ca. 75 %, kontinuierliche Abnahme der Lymphozyten im weiteren Verlauf, PEB > 99 %, HWZ 6-9 d, > 80 % werden als inaktive Metaboliten renal eliminiert
Gr/La	kontraindiziert / kontraindiziert

❗ Hinweise:
- *komplexes Monitoring bei Erstgabe (s. Behandlungskontrollen):*
  - in der Regel nur unter stationären Bedingungen leistbar (Intensiv/Stroke unit/Intermediate care)
  - *generell:* 12-Kanal-EKG-Ableitung und RR-Messung (EKG-Auswertungskenntnisse !)
  - Pat., die nach der 1. Gabe eine pharmakologische Therapie zur Behandlung bradyarrhythmisch-bedingter Symptome benötigen, sollten über Nacht in einer med. Einrichtung überwacht werden benötigen um
  - *nach Behandlungsunterbrechung (Überwachung wie bei Erstgabe) bei:*
    - ≥ 1 Tag in den 1. zwei Behandlungswochen
    - > 7 Tage während der 3.-4. Behandlungswoche
    - > 14 Tage nach einem Behandlungsmonat
- *bei Uveitis und Diabetes mellitus:* Funduskopie
- *Behandlungspause einhalten:*
  - nach Mitoxantron: 6 Monate
  - nach Natalizumab: 2–3 Monate

Behandlungskontrollen:
- *vor Therapiebeginn:*
  - Labor (Transaminasen, Kreatinin und BB), Schwangerschaftstest, Varizella-Zoster-Titer (falls Titer nicht ausreichend → Impfung und erst 4 Wo. später Therapie);
  - 12-Kanal-EKG vor Erstgabe (danach möglichst kontinuierliche Echtzeit-EKG-Überwachung), zwingend stündliche RR- + Puls-Kontrolle und klin. Beobachtung (u. A. Bradykardie, AV-Block ?) in den ersten 6 h
  - Verlängerung der Beobachtungsphase um 2 h bei Bradykardie am Ende der Beobachtung, bei AV-Block 3. Grades, HF < 45 Schläge/min oder QTc-Intervall > 500 ms Verlängerung der klin. Beobachtung über Nacht
- *im Verlauf:* 1. und 3. Mo. Transaminasen, Kreatinin und BB; dann 1uartalsweise; nach 3 Mo. Funduskopie

Tipps:
Pat. können direkt von Interferon beta oder Glatirameracetat auf Fingolimod umgestellt werden, vorausgesetzt, sie zeigen keine Anzeichen relevanter therapiebedingter Nebenwirkungen wie z. B. Neutropenie

Flecainid TTK: p.o.: 1,20–1,80 € (200–300 mg); i.v.: 3,74 € (1 Amp.) | Rp.-Pflicht

HN Ⓓ *p. o.:* **Flecadura®**, **Flecainid** (**Generika**), **Tambocor®**
- *alle: 50|100 mg/Tbl.*
i. v.: **Tambocor®** 50 mg/5 ml Amp.
Ⓐ **Aristocor®**
Ⓒ**H** **Tambocor®**

Dos
- *akut:* 1 mg/kg KG in 5 min i. v. (70 mg/70 kg KG), nach 20 min ggf. erneut 0,5 mg/kg KG in 5 min i. v. (35 mg/70 kg KG)
- *p. o.:* 2 × 100–150 mg/d
- *Perfusor:* 8,0–16,6 mg/h i. v. = 1,6–3,32 ml/h bei 5 mg/ml (EKG-Monitoring!)
- *Perfusor-"Rezept":* 5 Amp. = 250 mg mit Glukose 5 % verdünnen auf 50 ml = 5 mg/ml
- *Maximaldosis:* 300–400 mg/d
- *Dosisreduktion bei Nieren- (S-Kreatinin > 1,5 mg/dl) oder manifester Leberinsuffizienz:* max. 200–300 mg/d bei mehrtägiger Anwendung

Ind symptomatische Tachykardie, ventrikuläre und supraventrikuläre HRST

KI AV-Block II°–III°, schwere Bradykardie, SA-Block, Sick-Sinus-Syndrom (wenn kein Schrittmacher vorhanden ist); schwere Herzinsuffizienz bzw. reduzierte linksventrikuläre Funktion (LVEF < 35 %), starke Hypotonie, Elektrolytstörungen (insb. K$^+$), < 3 Mo. nach Myokardinfarkt (erhöhte Letalität)

NW *o.A.:* Bradykardien, Herzinsuffizienz, HF ↑/↓, AV-Block
> 10 %: Schwindel, Benommenheit, KS, Sehstörungen
> 1 %: HRST, EKG-Veränderungen (Verlängerung des PQ-, QT- oder QRS-Intervalls), GIT-Symptome
0,1–1 %: Dyspnoe, BB-Veränderungen (Leukozytopenie, Hb ↓, Thrombozytopenie), Übelkeit, Erbrechen

WW Digoxin (dessen Spiegel um 15–25 % ↑); Phenytoin, Phenobarbital, Carbamazepin (deren Spiegel ↓); alle negativ inotrope und negativ chronotrope Medikamente, Antiarrhythmika der Klasse Ia und III (deren Wi ↑); Cimetidin, Amiodaron (Flecainid-Spiegel ↑); von der Komb. von Flecainid mit anderen Klasse-I-Antiarrhythmika wird abgeraten

WI F. ist ein Antiarrhythmikum der Klasse Ic: Suppression von supraventrikulären und ventrikulären Heterotopien, wirkt deutlich negativ dromotrop und inotrop, dadurch Induktion von ventrikulären Arrhythmien möglich

PK BV fast 100 %, PEB 40 %, HWZ 14–18 h, ca. zur Hälfte unveränderte renale Elimination (Urin-pH abhängig), z. T. schwächer aktive Metabolite werden auch renal eliminiert

Gr/La strenge Indikation, Gr 4, Mittel der Wahl in der Klasse Ic ist Propafenon / strenge Indikation, La 2, ist Mittel der Wahl in der Klasse Ic

❶ **Intoxikation:**
- *Klinik:* Hypotonie, kardiogener Schock, bradykarde und tachykarde, supraventrikuläre und ventrikuläre HRST, Torsade de pointes, QT-Intervallverlängerung, Asystolie, Ateminsuffizienz
- *Therapie:* Bei Kreislaufstabilität Magenspülung, bei Hypotension Katecholamine, bei höhergradigen ventrikulären HRST Magnesium oder als Notfalltherapie 30 ml NaCl 20 % über 10 min i. v.

Hinweise:
aufgrund der proarrhythmogenen Eigenschaften der Klasse-Ic-Antiarrhythmika nicht Mittel der ersten Wahl bei der Behandlung symptomatischer HRST

Behandlungskontrollen:
- Plasmakonzentration 200–600 µg/l = 480–1440 nmol/l (Umrechnungsfaktor 2,41)
- EKG-Kontrollen: bei AV-Block > Grad II° oder Schenkelblock ggf. unter Schrittmacherschutz aufdosieren

Flucloxacillin TTK: p.o.: 13,20 € (3 g); i.v.: 16,40 € (3 g) | Kinder > 0 Monate | Rp.-Pflicht

HN Ⓓ *p. o.:* Staphylex® 250|500 mg/Kps.
parenteral: **Fluclox®** (**Generika**) 2|4 g/Inj.-Fl., **Flucloxacillin-curasan®** 2 g/Inj.-Fl., **Staphylex®** 0,25|0,5|1|2 g/Inj.-Fl. Trockensubstanz
- *alle: 1 g/Inj.-Fl. Trockensubstanz*
Ⓐ Floxapen®
Ⓒₕ Floxapen®

Dos
- *parenteral:* 3–4 × 1–2 g/d (–12 g/d) i. m. oder i. v.
- *p. o.:* 3–4 × 0,5–1 g/d (–12 g/d) p. o. nüchtern oder ½–1 h vor dem Essen
- *Staphylokokken-Meningitis:* 6 × 2 g/d i. v.
- *Niereninsuffizienz:* s. Tabelle 2
- *Kinder 10–14 J.:* 3–4 × 0,5 g/d; *6–10 J.:* 3–4 × 0,25–0,5 g/d jeweils p. o./i. v. oder *1–12 J.:* 20–60 mg/kg KG verteilt auf 3–4 ED/d p. o./i. v.; *Säuglinge:* 40–50 (–100) mg/kg KG verteilt auf 3–4 ED/d p. o./i. v.

Ind Meningitis, Abszesse, Infektionen der Atemwege, Haut, Schleimhäute, Knochen und Weichteile mit Staphylokokken (insbesondere penicillinasebildende Staphylokokken)

KI Penicillinallergie, Leberfunktionsstörungen bei früherer Therapie mit Flucloxacillin

NW *1–10 %:* Exantheme, Erythema nodosum, Urtikaria, Pruritus, (angioneurotische) Ödeme, Arzneimittelfieber, Appetitlosigkeit, Übelkeit, Erbrechen, Bauchschmerzen, Durchfälle, BB-Veränderungen, Transaminasen ↑; *nach i. m. Applikation:* Schmerzen, Indurationen an der Injektionsstelle
< 1 %: interstitielle Nephritis, Erythema multiforme; *hohe Dosis + Nierenfunktion ↓:* KS, Verwirrtheit, Schwindel, Krampfanfälle; *v. a. nach parenteraler Anwendung:* lebensbedrohlicher anaphylaktischer Schock; *nach i. v. Applikation:* Schmerzen, (Thrombo-)Phlebitis
Einzelfälle: reversible Agranulozytose, cholestatischer Ikterus/Hepatitis
o.A.: Früh- und Neugeborene: Kernikterus durch Bilirubinverdrängung; Fieber, Arthralgie, Myalgie

WW Probenecid, Salicylate, Indometazin, Phenylbutazon (Eliminations-HWZ von Flucloxacillin ↑); keine Kombination mit bakteriostatischen Medikationen (antagonistischer Effekt); orale Kontraceptiva (deren Wi ↓)

WI penicillinasefestes β-Lactamantibiotikum: Synthesehemmung von Murein (Zellbestandteil) → Zelllyse + Absterben der Bakterien, bakterizide Wi auf proliferierende Keime

PK BV 80 %, HWZ 1 h, PEB 95 %, schlechte Liquorgängigkeit, Elimination zu ca. 60 % unverändert renal, der Rest über hepatische Metabolisierung in aktive und inaktive Metabolite, Substanz ist nicht dialysierbar

Gr/La strenge Indikation, Gr 2, Mittel der Wahl sind Penicilline / strenge Indikation, Mittel der Wahl sind Penicilline

❗ Hinweise:
- hohe Na⁺-Belastung (pro g Substanz 2,2 mmol Na⁺)
- möglichst nicht mit bakteriostatisch wirkenden Mitteln einsetzen (antagonistischer Effekt)

Spektrum:
Sensibel: Gram-positive Keime, Staph. aureus und epidermidis (penicillinasepositive sowie -negative Stämme), Strept. pyogenes und pneumoniae, Corynebacterium diphtheriae, Neisseria meningitidis, Bacillus anthracis und subtilis, Clostridien
unsicher: Streptococcus viridans, Haemophilus influenzae, Bordetella pertussis, Listeria monocytogenes, Neisseria gonorrhoeae, Pasteurella septica, Brucella abortus
Resistenz: Enterokokken, Gram-negative Keime wie Salmonellen, Shigellen, E. coli, Proteus, Klebsiellen, Pseudomonas

Fluconazol
TTK: p.o.: 4-7,50 € (100-200 mg); i.v.: 48-82-144,- € (200-400-800 mg) | Kinder > 1 Jahr | Rp.-Pflicht

HN	Ⓓ *p.o.:* **Diflucan**® **Derm** 50 mg/10 ml Saft, 50 mg/5 ml Trockensaft, **Fluc Hexal**®, **Fluco** (Generika), **Fluconazol** (Generika), **Flunazul**® - *alle: 50|100|150|200 mg/Kps.*, **Canex**®, **Fungata**® 150 mg/Kps. *parenteral:* **Diflucan**® - *alle: 100|200|400 mg/Inf.-Fl.* Ⓐ **Diflucan**®, **Flucosept**®, **Fungata**® Ⓒ**H** **Diflucan**®, **Flucazol**®, **Fluconax**®, **Flunizol**®
Dos	▶ *Systemkandidosen:* initial 400 (–800) mg/d i.v., je nach Schwere der Infektion später 200–400 mg/d p.o. mind. über 4 Wo. ▶ *Kryptokokken-Meningitis:* in Komb. mit Amphotericin und Flucytosin Akutbehandlung *initial* 400 (–800) mg/d i.v. über 6 Wo., dann 200 mg/d p.o. mind. über 10–12 Wo., bei AIDS-Pat. nach 6 Wo. 200 mg/d p.o. (lebenslang) ▶ *rezidivierende Oropharyngitis:* 1 × 50–100 mg/d p.o. über (7–) 14–30 d je nach Schwere der Infektion ▶ *Prophylaxe bei Chemo-/Strahlentherapie:* 1 × 50 mg/d p.o. über höchstens 1 Mo. ▶ *Suppressionstherapie bei HIV-Infektion:* 200 mg/d p.o. als Dauertherapie ▶ *Dosisreduktion bei Niereninsuffizienz:* bei Kreatinin-Clearance 41–50 ml/min: 1. und 2. d 50–400 mg/d, dann *Normaldosis*; 21–40 ml/min: 100–200 mg/d; 10–20 ml/min: ⅓ der normalen Tagesdosis; bei Dialysepat.: 200–400 mg nach jeder Dialyse ▶ *Maximaldosis:* 800 mg/d (lebensbedrohliche Infekte) ▶ *Kinder > 1 J.:* 1–2 mg/kg KG/d bei oberflächlichen Schleimhautmykosen und 3–6 mg/kg KG/d bei Kandida-/Kryptokokken-Infektionen je nach Schwere der Infektion i.v. oder p.o.
Ind	Systemkandidosen, Kandidosen der Schleimhäute, Kryptokokkenmeningitis, Prophylaxe bei AIDS-Pat., bei Chemo-/Strahlentherapie
KI	Alter < 1 J., angeborene/erworbene QT-Verlängerung, Hypokaliämie, Kombination mit Terfenandin, Antiarrythmika der Klasse IA–III; *relative KI:* schwere Lebererkrankung, klin. relevante Bradykardie, HRST, Herzinsuffizienz, < 16 J.
NW	*1–10 %:* Übelkeit und Erbrechen, Diarrhoe, KS, Schwindel, Transaminasen ↑, Hepatitis, Hautausschlag, K⁺ ↓ *< 1 %:* Mundtrockenheit, Sodbrennen, Anorexie, Schläfrigkeit, Müdigkeit, Delirium/Koma, Dysästhesien, Parästhesien, Fieber, Ödeme, Oligurie, RR ↓, Arthralgien/Myalgien

	o.A.: Blähungen, Hautausschläge, Haarausfall, Nierenfunktion ↓, Leukozytopenie, Thrombozytopenie, periphere Neuropathien, Schwindel, Geschmacksstörungen, Hypercholesterinämie, Hypertriglyzeridämie
WW	Hemmung der Cytochrom-P450-abhängigen biochemischen Vorgänge der Leber → orale Antikoagulanzien, Phenytoin, Ciclosporin, Sulfonylharnstoffe, Theophyllin und Zidovudin (AZT) (deren Wi ↑); Rifampicin (Fluconazolspiegel ↓); Terfenadin (Risiko der HRST ↓ → KI !); Rifabutin (Risiko einer Uveitis); Tacrolismus (Nephrotoxizität ↑)
WI	F. ist ein Antimykotikum, ein Triazolderivat: fungistatische Wi, Verteilung in allen Geweben, hohe Liquorkonzentrationen zwischen 50 und 80 % der Serumkonzentrationen
PK	nach p. o. Gabe gute Resorption, BV ca. 100 %, PEB 11 %, max. Plasmakonzentration 10,2 µg/ml, HWZ 30–40 h, Liquorgängigkeit > 70 %, geringe Metabolisierung durch CYP2 C und CYP3 A, unveränderte renale Elimination zu ca. 80 %
Gr/La	kontraindiziert, Gr 6, insb. im 1. Trim., sonst nur bei zwingender Indikation einsetzen / kontraindiziert, La 2, nur bei zwingender Indikation einsetzen (Muttermilchübertritt)
❶	**Behandlungskontrollen:** ▶ engmaschige Kontrolle von Transaminasen, Kreatinin, Elektrolyten und BB ▶ *therapeutischer Serumspiegel:* 4–8 mg/l = 13,2–26 µmol/l (Umrechnungsfaktor 3,3) **Spektrum:** *Sensibel:* nahezu alle Pilze, u. a. Sprosspilze, Kandida-Arten, Kryptokokkosen, Dermatophyten, Fadenpilze, Strahlenpilze, biphasische Pilze, Hefen *Resistenz:* bei Candida krusei, parapsylosis, glabrata und Aspergillus-Arten

Fludrocortison   TTK: 0,46-1,- € (0,1-0,2 mg) | Kinder > 6 Monate | Rp.-Pflicht

HN	Ⓓ *p. o.:* **Astonin H**® 0,1 mg/Tbl. Ⓐ **Astonin-H**® Ⓒ︎ʜ **Florinef**®
Dos	▶ *AGS:* 0,15–0,3 mg/m² KO im 1. Lj., halbe Dosis im 2. Lj., ⅓ der Dosis im 3. Lj. ▶ *Morbus Addison:* 0,1–0,2 mg/d p. o. ▶ *arterielle Hypotonie:* beginnen mit 0,2–0,3 mg/d p. o., nach Klinik dann später 0,1–0,2 mg/d p. o. ▶ *Maximaldosis:* 0,4–0,5 mg/d ▶ *Kinder > ½ J.:* 0,05–0,1 mg/d p. o.
Ind	konstitutionelle (essenzielle) Hypotonie, Dysautonomien (u. a. Shy-Drager-Syndrom), "orthostatisches Syndrom", Morbus Addison, periphere Durchblutungsstörungen, Adrenogenitales Syndrom (AGS), Salzverlustsyndrom
KI	Erkrankungen mit möglicher Ödembildung (Leberzirrhose, schwere arterielle Hypertonie, schwere Herzinsuffizienz, akuter Herzinfarkt, Nephrose), fortgeschrittene Zerebralsklerose, Volumenmangelschock, Hypotonie (kardiogen), Hypokaliämie, metabolische Alkalose
NW	*o.A.:* bedingt durch Natrium- und Wasserretention: Ödeme, Atemnot, Gewicht ↑, Hypertonie, Herzversagen; K⁺ ↓, GIT-Ulzera, Muskelschwäche, KS
WW	Diuretika, Laxanzien, Herzglykoside (Gefahr der Hypokaliämie); Antidiabetika (Gefahr der Hyperglykämie); orale Antikoagulanzien, NSAR (Gefahr von GI-Ulzera); Salizylate (sehr vorsichtige Kortikoid-Reduktion, da sonst Salizylat-Vergiftungen auftreten könnten); Atropin, Anticholinergika (Augeninnen-

druck ↑); bei Myasthenia gravis vorsichtig mit Barbituraten, Phenytoin, Carbamazepin oder Rifampicin (Fludrocortisonspiegel ↓)

WI F. ist ein synthetisches Mineralokortikoid; im Vgl. zum körpereigenen Kortison etwa 125×stärkere Wi auf den Elektrolytstoffwechsel, hingegen nur 8-fach stärkere glukoneogenetische und entzündungshemmende Aktivität; Wi als Antihypotonikum durch Sensibilisierung der Gefäße gegenüber Katecholaminen; Steigerung des Zellturgors und Erhöhung des Blutvolumens durch Na^+- und Wasser-Retention

PK nahezu 100%ige Resorption, max. Plasmaspiegel nach 1,7 h, HWZ 1 h, 80% der Substanz werden nach 24 h mit dem Urin ausgeschieden

Gr/La kontraindiziert, Gr 6 / kontraindiziert, La 2

❶ Hinweise:
- es liegen bislang keine wissenschaftlichen Daten vor, die einen oralen Dauereinsatz von Antihypotonika rechtfertigen würden
- bei einer "chronischen hypotonen Kreislaufstörung" sollte die Behandlung der verantwortlichen Grunderkrankung bzw. nicht medikamentöse Allgemeinmaßnahmen Vorrang haben

Behandlungskontrollen:
Elektrolyte kontrollieren

Flumazenil   TTK: i.v.: 17,52-25,40 € (0,5|1 mg Amp.) | Kinder > 0 Monate | Rp.-Pflicht

HN Ⓓ *i.v.:* **Anexate®**, **Flumazenil (Generika)**
  - *alle: 0,5|1 mg/Amp. à 5|10 ml*
  Ⓐ **Anexate®**
  ⒸⒽ **Anexate®**

Dos
- *initial:* 0,2 mg i.v., dann ggf. je 0,1 mg i.v. alle 60 sek
  - *Maximaldosis:* 1,0 mg (normal zwischen 0,3 und 0,6 mg)
- *Kinder:* 0,1–0,2 mg (0,01 mg/kg KG) langsam i.v., Wdh. nach 1–2 min bis max. 1 mg
  - *Maximaldosis:* 0,05 mg/kg KG bzw. max. 1,0 mg

Ind Benzodiazepinintoxikation, zu diagnostischen Zwecken

KI Hirndruck, eine mit Benzodiazepinen eingestellte Epilepsie, benzodiazepinbehandelte Pat. mit Angstsyndromen und Selbstmordabsichten; postoperativ wenn atemdepressive Opiatwirkung noch vorhanden ist

NW o.A.: Übelkeit und Erbrechen; *nach rascher Injektion:* Angstgefühle, Herzklopfen, RR ↑/↓, HF ↑/↓, Entzugserscheinungen (Schlafstörungen, vermehrte Träume, Angst, Spannungszustände, Erregung, innere Unruhe, Zittern, Schwitzen bis hin zu Krampfanfällen, schwere psychische Störungen [sympt. Psychose, z.B. Entzugsdelir])

WW Nicht-Benzodiazepinagonisten, z.B. Zoplicon, Zolpidem, Triazolopyridazine (deren Wi wird von Flumazenil ebenfalls aufgehoben)

WI F. ist ein Benzodiazepinrezeptor-Antagonist: kompetitive Hemmung der zentral dämpfenden Wi von Benzodiazepinen. Wi setzt innerhalb weniger sek/min ein, hält aber auch nur kurz an (oft deutlich kürzer, als die Benzodiazepine wirken).

PK BV 100%, HWZ 53 min, Wi-Dauer 1–4 h, PEB 50%, zu 99% nichtrenale Elimination, hepatischer Metabolismus in inaktive Metabolite

Gr/La strenge Indikation (keine Erfahrungen) / strenge Indikation, ggf. abstillen

> **Hinweise:**
> - bei Mischintoxikation mit tri-/tetrazyklischen Antidepressiva kann die Toxizität der Antidepressiva durch die schützende Benzodiazepinwirkung maskiert sein (u. a. Auftreten von epileptischen Anfällen)
> - HWZ deutlich kürzer als bei den meisten Benzodiazepinen → *Cave* vor erneutem Benzodiazepineffekt

Flunarizin TTK: p.o.: 0,30–0,50 € (5–10 mg) | Rp.-Pflicht

HN	ⓓ *p. o.:* **Flunarizin** (**Generika**), **Flunavert**®, **Natil-N**®, **Sibelium**® - *alle:* 5|10 mg/Kps. ⓐ **Sibelium**®, **Flunarium**® ⓒⓗ **Sibelium**®
Dos	- < 65 Lj.: *initial* 10 mg/d p. o. abendlich - > 65 Lj.: *initial* 5 mg/d p. o. abendlich - *Erhaltungsdosis:* 5 mg/d p. o. jeden 2 Tag
Ind	Migräneprophylaxe (einfache und klassische Migräne), vestibulärer Schwindel infolge von anhaltenden Funktionsstörungen des Gleichgewichtsapparates (Vestibularapparates)
KI	Herz-Kreislauf-Schock, instabile AP, akuter Myokardinfarkt (innerhalb der ersten 4 Wo.), M. Parkinson, bek. Depressionen, seltene hereditäre Galactose-Intoleranz, Lactase-Mangel oder Glukose-Galactose-Malabsorption, Kinder *Vorsicht bei:* Hypotonie und dekompensierter Herzinsuffizienz, Alter > 60 J.
NW	*> 10 %: passager:* Benommenheit, Müdigkeit (20 %), Gewicht ↑ (11 %), Appetit ↑ ↓ *0,1–1 %:* Sodbrennen, Übelkeit, Magenschmerzen, Schlaflosigkeit, Angstzustände, KS, Asthenie (allgemeine Schwäche) *< 0,001 %:* Galaktorrhoe (insb. bei Frauen), Mundtrockenheit, Muskelschmerzen, Hautrötung *Langzeitbehandlung:* depressive Verstimmungen, EPMS (Bradykinese, Rigor, Tremor, orofaziale Dyskinesien, Akathisie)
WW	zentral wirkende Medikamente, Alkohol (starke Müdigkeit), Antikonvulsiva (F.-Verstoffwechselung kann ↑)
WI	F. ist ein Antihistaminikum und Kalziumantagonist der Klasse IV: Affinität für Histamin-, Serotonin- und Dopaminrezeptoren, Vasodilatator → Wirkungsmechanismus bei Schwindel unklar, bei Migräne möglicherweise durch die gefäßaktiven Wirkungen
PK	max. Plasmakonzentration nach 2–4 h, Steady-state nach 5–6 Wo., PEB > 90 %, hoher First-pass-Effekt, HWZ 15–20 h, 40–80 % werden biliär eliminiert, < 1 % unverändert renal
Gr/La	strenge Indikation, Gr 4, Mittel der Wahl ist Meclozin / kontraindiziert, La 2, Mittel der Wahl ist Meclozin

> **Hinweise:**
> - Therapieeffekt erst nach 2–3 Mo. beurteilbar!
> - Wirkungseffizienz bei der Prophylaxe von Migräneattacken der des Propranolol vergleichbar

Flunitrazepam (unterliegt der BtMVV [> 1 mg])
TTK: p.o.: 0,63-0,66 € (1 mg); i.v.: 3,39 € (2 mg Amp.) | Kinder > 6 Jahre | Rp.-Pflicht

HN	⒟ p.o.: **Fluninoc®**, **Flunitrazepam (Generika)**, **Rohypnol®** - alle: 1 mg/Tbl. i. m./i. v.: **Rohypnol®** 2 mg/2 ml Amp. ⒜ **Guttanotte®**, **Rohypnol®**, **Somnubene®** ⒞ₕ **Rohypnol®**
Dos	▶ *Schlafstörungen:* 0,25–0,5 mg (–1 mg) p. o. zur Nacht ▶ *Prämedikation:* 1–2 mg i. m. 30–60 min vor Narkosebeginn ▶ *Narkoseeinleitung:* 1–2 mg i. v. ▶ *Kinder > 6 J.:* 0,015–0,03 mg/kg KG i. v. oder i. m.
Ind	chronische hartnäckige Schlafstörungen; Schlafstörungen die mit organischen Erkrankungen des ZNS einhergehen; prä- und postoperativ
KI	Psychosen, schwere Hyperkapnie, Myasthenia gravis, Alkohol- und Medikamentenabhängigkeit, Kinder < 6 J.
NW	*1–10 %:* RR ↓ (während des Schlafes) *< 1 %:* Übelkeit, Appetitsteigerung, Libido ↓, Hautreaktionen, Exanthem, kardiovaskulärer Schock, Laryngospasmus, Bronchospasmus, anaphylaktischer Schock *o.A.: initial:* Verwirrtheit, Muskelschwäche, Ataxie, Bewegungsunsicherheit (Sturzgefahr), KS, Artikulationsstörungen, Schwindel, Sehstörungen (Doppeltsehen, Nystagmus); *hang-over:* Nachwirkungen am Folgetag (Müdigkeit, Sedation, Aufmerksamkeit ↓, Reaktionsfähigkeit ↓), Atemdepression, anterograde Amnesie, Depression, *ältere Pat. + Kinder:* psychiatrische bzw. paradoxe Reaktionen; *parenterale Applikation:* Thrombophlebitiden am Injektionsort, Injektionsschmerz, *auf Dauer:* Suchtentstehung, starke Toleranzentwicklung (Wirkungsverlust)
WW	zentral wirkende Medikamente, Alkohol (deren Wi ↑)
WI	F. ist ein Benzodiazepin: die durch GABA vermittelte synaptische Hemmung wird gefördert (freigesetztes GABA wirkt effektiver) → vermehrter Cl⁻-Einstrom → Reduktion der Erregbarkeit der Neuronenmembran; sehr potentes Benzodiazepin-Hypnotikum mit raschem Wirkungseintritt, aktive Metaboliten, mittellang wirksam
PK	rasche und vollständige Resorption, HWZ 10–30 h, Metabolite 20–30 h, PEB 80 %, zu > 95 % hepatische Metabolisierung, renale Elimination > 90 %, Äquivalenzdosis 1 mg
Gr/La	strenge Indikation, Gr 4, Mittel der Wahl, Dauertherapie im 3. Trim. meiden / kontraindiziert, La 4, Mittel der Wahl sind Lormetazepam, Temazepam
❶	**Intoxikation:** s. Diazepam **Hinweise:** ▶ bis 1 mg nicht BtMVV-pflichtig ▶ bei längerer Einnahme Wirkstoffkumulation und Hang-over-Effekte insbesondere bei älteren Patienten möglich → zeitlich begrenzte Behandlung anstreben

Fluocortolon TTK: p.o.: 0,44-1,25-3,67 € (5-10-50 mg) | Kinder > 0 Monate | Rp.-Pflicht

HN	Ⓓ *p.o.:* **Ultralan® Oral** 5|20|50 mg/Tbl. Ⓐ **Ultralan®**
Dos	▶ *p.o.: initial* 20–100 mg/d p.o., je nach Schwere der Erkrankung, später • *Erhaltungsdosis:* 5–20 mg/d ▶ *Kinder:* 1–2 mg/kg KG/d, Frühgeborene 1–1,5 mg/kg KG/d jeweils frühmorgens p.o.
Ind	systemische Kortikoidbehandlungen
KI	GIT-Ulzera, bekannte Psychose, Systemmykosen, Herpes-simplex-, Zoster- und Varizellen-Infektionen, schwere Osteoporose, Amöbeninfektionen, Lymphome nach BCG-Impfung, Glaukom
NW	*zu Beginn:* Hypokaliämie, Natriumretention (Ödeme), Hyperglykämie, Euphorie/Depression, Thrombosen, Magen-Darm-Ulzera *Dauertherapie:* Striae rubrae, Steroidakne, Diabetes mellitus, Steroidmyopathie, Hypertonie, NNR-Insuffizienz, Osteoporose, aseptische Knochennekrosen, Katarakt, Pankreatitis, Vollmondgesicht, Stammfettsucht, Kortikoderm
WW	NSAR (vermehrte GI-Ulzera); orale Antikoagulanzien (deren Wi ↓); herzwirksame Glykoside (deren Wi durch K⁺-Mangel ↑); Diuretika, Laxanzien (verstärkter K⁺-Verlust); Enzyminduktoren (z.B. Barbiturate, Phenytoin, Rifampicin) (Wi ↓)
WI	F. ist ein Glukokortikoid: Wirkung wie Prednison (s. Prednisolon/Prednison), keine mineralokortikoide Wirkung
PK	gute perorale Resorption, BV 83%, max. Plasmaspiegel nach 1–2 h, PEB 95%, HWZ 90 min, nach hepatischem Metabolismus renale Elimination, 5 mg entsprechen 20 mg Kortison, Cushing-Schwellendosis 7–10 mg/d
Gr/La	strenge Indikation, Gr 3+8 (insb. im 1. Trim.), Mittel der Wahl ist Prednison / strenge Indikation, La 2, Mittel der Wahl sind Prednison, Methylprednison
❶	**Hinweise:** je länger die Therapie bestand (>2–3 Wo.), desto langsamer muss eine Dosisreduktion erfolgen (Gefahr einer Addison-Krise) **Behandlungskontrollen:** BZ, Elektrolyte und BB **Tipps:** *Einnahmehinweis:* Tabletten morgens möglichst früh verabreichen

Fluorouracil (5-FU) TTK: 17,80-22,50 € (2000-2500 mg) | Rp.-Pflicht

HN	Ⓓ *p.o.:* **5-FU (Generika)**, **Benda 5 Fu®**, **Eurofluor®**, **Fluorosachs®**, **Fluorouracil (Generika)**, **Lafluor®**, **Neofluor®**, **Ribofluor®** *- alle: 250|500|1000 mg/Inj.-Lsg.* Ⓐ **Fluorouracil (Generika)** Ⓒₕ **Efudix®**
Dos	die individuelle Dosierung richtet sich nach dem jeweiligen onkologischen Therapieprotokoll, s. FI: ▶ *Initialtherapie:* 15 mg/kg KG/d oder 600 mg/m² KO/d über 4 h i.v., tgl. Wdh. bis zum Auftreten von Stomatitis, Diarrhoe, Leuko- und/oder Thrombozytopenie, bei Abklingen der GIT-NW und Leukozyten > 3000–4000/μl, Thrombozyten > 80000–100000/μl → *Erhaltungstherapie* ▶ *Erhaltungstherapie:* 5–10 mg/kg KG oder 200–400 mg/m² KO 1 ×/Wo.

- ▶ *Dosisreduktion bei schwerer Leber- oder Niereninsuffizienz:* um 30–50 % der Normaldosis
- ▶ *max. Gesamtdosis*: 1 g/d

Ind solide Tumoren (Mamma-Ca, Rektum-Ca, Kolon-Ca, Magen-Ca, Pankreas-Ca, Leber-Ca, Ovarial-Ca, Uterus-Ca, Blasen-Ca)

KI Knochenmarkdepression, schwere BB-Veränderungen, akute Infektionen, schwere Leberfunktionsstörungen, Patienten in schlechtem Allgemeinzustand, gleichzeitige oder vorhergehende (bis zu 4 Wochen) Anwendung von Brivudin, *rel. KI:* gleichzeitige aktive Impfungen, insbes. Polioimpfung, Dihydropyrimidindehydrogenase (DPD)-Mangel, Kinder
Therapieabbruch bei: Leukozytopenie (<3000/µl), Stomatitis, GIT-Blutungen oder Ulzerationen, Hämorrhagien jeglicher Lokalisation

NW *akut:* GIT-Symptome, Dehydratation, Somnolenz, psychotische Reaktionen, mnestische Störungen
chronisch: Alopezie, Mukositis, knochenmarktoxisch, Diarrhoe, Photodermatitis, Hand-Fuß-Syndrom (schmerzhafte Hautablösung an Hand- und Fußinnenflächen), zerebelläre Symptomatik (Ataxie, Schwindel, Dysarthrie), AP, Myokardinfarkte
>10 %: Myelosuppression, Mukositis, Diarrhoe, Übelkeit, Erbrechen, Ischämiezeichen im EKG, Alopezie, Abgeschlagenheit, allg. Schwäche, Antriebslosigkeit
>1 %: Angina pectoris
<0,01 %: Lebernekrosen z. T. mit letalem Ausgang, Herzstillstand, plötzlicher Herztod, Enzephalopathien (Ataxie, Sprachstörungen, Verwirrtheit, Orientierungsstörungen, Muskelschwäche, Aphasie, Krampfanfälle und Koma)

WW Allopurinol (Wi und Toxizität von 5-FU ↓); Wirkungsmodulation durch Folinsäure (**Leukovorin**®); Methotrexat, α-Interferon, andere Zytostatika (Toxizitätssteigerung von 5-FU); Z. n. Langzeitkombination mit Mitomycin (hämolytisch-urämisches Syndrom); Brivudin (Panzytopenie möglich)

WI F. ist ein Zytostatikum, ein Antimetabolit: Hemmung der Thymidilat-Synthese → Thymidilatmangel → Blockade der DNS-Synthese, Einbau als falsches Substrat in die RNS, wirkt phasenspezifisch in der S-Phase

PK initiale HWZ 10–30 min, PEB 10 %, terminale HWZ 14–30 h, hepatische Metabolisierung, renale Elimination zu 30 %

Gr/La kontraindiziert (embryo-/fetotoxisch) / kontraindiziert

❶ Hinweise:
Therapieabbruch bei: Leukozytopenie <3000/µl oder Thrombozytopenie <80000/µl
Behandlungskontrollen:
regelmäßige BB-Kontrollen

Fluoxetin TTK: 0,40-0,63 € (20-40 mg) | Rp.-Pflicht

HN Ⓓ *p. o.:* **Fluctin**® Lsg. 20 mg/5 ml Lsg., **Fluox** (Generika), **Fluoxetin** (Generika, **1A-Pharma**® 10|40 mg/Tbl., **Hexal**® 10|40 mg/Tbl., **-neuraxpharm**® 10 mg/Tbl., **-ratiopharm**® Lsg. 20 mg/5 ml), **Fluxet**®
- alle: 20 mg/Kps. oder Tbl.
Ⓐ **Felicium**®, **Floccin**®, **Fluctine**®, **Fluoxibene**®, **Flux**®, **Fluxil**®, **FluxoMed**®, **Mutan**®, **Positivum**®
Ⓒ **Fluctine**®, **Fluesco**®, **Fluoxifar**®

Dos ▶ *Depression:* 20 mg = 1 Kps. bzw. 5 ml Lösung tgl. p. o.
▶ *Zwangsstörungen:* 1 × 20–60 mg/d p. o.

- *Maximaldosis:* 80 mg/d (4 Tbl./Kps.)
- *Dosisreduktion bei Leberinsuffizienz:* 20 mg jeden 2. d

Ind depressive Erkrankungen, Zwangsstörungen (wenn Behandlung mit Clomipramin nicht geeignet ist), Bulimia nervosa

KI akute manische Zustände, Kombination mit MAO-Hemmern oder tryptophanhaltigen Medikamenten (s. WW), Alter < 18 J.; *relative KI:* Epilepsie, schwere Leber- oder Nierenfunktionsstörung (Kreatinin-Clearance < 10 ml/min)

NW > 10 %: insb. initial: GIT-Symptome, KS, Nervosität, Unruhe (psychomotorische), Schlafstörungen, Zittern, Schweißausbrüche, Schluckbeschwerden, Benommenheit, Schläfrigkeit, Gewicht ↓, Vertigo, Impotenz, Libidoverlust, Parästhesien (Kribbeln, Taubheitsgefühl), Albträume, Verwirrtheit, verschwommenes Sehen, Miktionsstörungen, Juckreiz, Palpitation, Brustschmerzen und Brustschwellung, Bronchitis, Schüttelfrost, Gliederschmerzen
1–10 %: Hautausschläge, Nesselsucht, allerg. Reaktionen, Fieber, Leukozytose, Arthralgie, Karpaltunnelsyndrom, Lymphadenopathie, Proteinurie, Transaminasen ↑, bei bipolarer Störung (DSM-III-R) → Entwicklung einer Manie oder Hypomanie, orthostatische Störungen, mnestische Störungen, Konzentration ↓, Miktionsstörungen

WW NSAR (um bis zu 15-fach erhöhtes Blutungsrisiko); MAO-Hemmer (KI!, Serotonin-Syndrom: Hyperthermie, Muskelhypertonie, Myoklonien, autonome Dysfunktion [Kreislaufinstabilität] und Bewusstseinsstörungen; mindestens 14 d vorher MAO-Hemmer absetzen bzw. 5 Wo. Abstand nach Beendigung einer Fluoxetintherapie und beabsichtigter MAO-Hemmer-Gabe); Imipramin, Desipramin, Risperidon, Venlafaxine, Haloperidol, Clozapin, Flecainid, Propafenon, Alprazolam, Carbamazepin, Diazepam, Phenytoin, Digoxin, Warfarin (Plasmaspiegelveränderungen); keine Kombination mit Tryptophan und anderen SSRI; zentral dämpfende Medikamente, Alkohol (deren Wi ↑); Lithium (dessen Spiegel ↑); *Cave* wg. langer Eliminations-HWZ von Fluoxetin!

WI F. ist ein serotoninselektives Antidepressivum (selektiver Serotonin-Reuptake-Hemmer = SSRI), psychomotorisch neutral, gute stimmungsaufhellende Wi

PK BV 85 %, PEB > 90 %, HWZ initial 48 h, später 96 h, Metabolit (Norfluoxetin) ca. 7–8 d, Steady-state nach 2–3 Wo., keine lineare Dosis-Plasmabeziehung, hepatischer Metabolismus über Cytochrom P450 IID 6 und renale Elimination

Gr/La kontraindiziert, Gr 4, Mittel der 2. Wahl, alternativ Amitriptylin, Clomipramin, Desipramin, Imipramin, Mirtazepin / kontraindiziert, La 2

! **Cave:**
bei Therapiebeginn infolge agitierender Wi erhöhte Suizidgefahr bei schwer depressiv erkrankten Pat., da antidepressive Wi erst nach 2–4 Wo. erkennbar

Intoxikation:
- *Klinik:* Ataxie, Benommenheit, Tachykardie, Hypotension, Urtikaria
- *Therapie:* Magenspülung und Aktivkohle, Monitoring, bei Urtikaria Prednisolon (3 × 10 mg/d)

Hinweise:
- bei langer HWZ Einmalgabe pro Tag p. o. möglich, ggf. auch jeden 2. Tag
- infolge des Wirkungsprofils geringere NW im Vgl. zu den trizyklischen Antidepressiva, aber 3-fach erhöhtes Risiko einer Blutung im oberen Gastrointestinaltrakt (BMJ 1999; 319:1106-9)
- Kardiotoxizität im Vgl. zu trizyklischen Antidepressiva deutlich geringer → bevorzugter Einsatz bei kardial vorgeschädigten Pat.

Flupentixol   TTK: p.o.: 0,59-7,08 € (5-60 mg); i.m.: 15,45-34,78 € (20-100 mg Amp.) | Rp.-Pflicht

HN   Ⓓ *p.o.:* **Fluanxol®** 0,5|2|5 mg/Drg., 50 mg/ml Lsg.
parenteral als Depot: **Fluanxol®** Depot 2|10% = 20|100 mg/ml Amp., **Flupendura®** 20|100 mg/ml Amp., **Flupentixol-neuraxpharm®** 20|40|100|200 mg/ml Amp.
Ⓐ **Fluanxol®**
Ⓒₕ **Fluanxol®**

Dos
- *akut:* 3-15 mg/d p.o. verteilt auf 2-3 ED
- *i.m.:* 20-60 mg (Depot-Amp.) im Abstand von 1-3 Wo.
- *i.m., Erhaltungsdosis* 20 mg im Abstand von 3 Wo.
- *p.o.: initial* 3 × 1 mg/d, später bei 2-3 ED tgl. 3-20 mg/d
- *Maximaldosis:* ambulant 20 mg/d p.o., stationär bis 60 mg/d p.o.

Ind   akute und chronische schizophrene Psychosen, chronische Angstzustände

KI   akute Intoxikationen mit Alkohol und zentral wirksamen Medikamenten, Koma, Schock, Phäochromozytom, Alter < 18 J.; *relative KI:* kardiale Vorschädigungen, schwere hirnorganische Erkrankungen, schwere Leber- und Nierenfunktionsstörungen, BB-Störungen, Morbus Parkinson, COPD, Asthma, Glaukom, Harnverhaltung, Pylorusstenose, Prostatahypertrophie mit Restharnbildung

NW   *> 10%:* Frühdyskinesien, Parkinsonoid, orthostatische Dysregulation, RR ↓, HF ↑, Müdigkeit
1-10%: Akkommodationsstörungen, Mundtrockenheit, vermehrter Tränenfluss, verstopfte Nase, Augeninnendruck ↑, Obstipation, Miktionsstörungen, Übelkeit, Erbrechen, Diarrhoe, Appetitverlust, Schweißsekretionsstörungen
< 1%: allerg. Hautreaktionen, Photosensibilität, Pigment-, Kornea- und Linseneinlagerungen, passagere Leberfunktionsstörungen, Ikterus, Unruhe, Erregung, depressive Verstimmung, Lethargie, Schwindelgefühl, KS, delirante Symptome, zerebrale Krampfanfälle, Regulationsstörungen der Körpertemperatur, lebensbedrohliches malignes neuroleptisches Syndrom, Psychosen, paralytischer Ileus
o.A.: Glaukomanfall, EKG-Veränderungen (Störungen der Erregungsausbreitung und -rückbildung), Spätdyskinesien

WW   *Cave:* schwerwiegende WW; s. Fluphenazin und FI

WI   F. ist ein hochpotentes Neuroleptikum (gleiche Wi auf D_1- und D_2-Rezeptoren): stark antipsychotisch, keine sedierende Wi, in niedriger Dosierung leicht anxiolytisch wirksam

PK   langsame Resorption, max. Plasmakonzentration 3-6 h, extensiver First-pass-Effekt, BV 40-50%, PEB ca. 99%, HWZ 30 h (20-40 h), nach Depot-Injektion liegen relativ gleichmäßige Plasmaspiegel über 2-3 Wo. vor, Freisetzungs-HWZ 3-8 d, nach hepatischer Metabolisierung Elimination per Faeces

Gr/La   strenge Indikation, Gr 1, Mittel der Wahl Alimemazin, Fluphenazin, Levomepromazin, Promazin, Thioridazin / kontraindiziert, La 2, alternativ Levomepromazin, Perphenazin, Triflupromazin

❶   **Intoxikation:**
s. Fluphenazin
Hinweise:
- wg. mannigfaltiger WW ist der Pat. darauf hinzuweisen, dass er ohne Wissen des behandelnden Arztes keine anderen Medikamente, auch keine freiverkäuflichen einnehmen darf
- *mögliche Behandlungkomplikation:* malignes neuroleptisches Syndrom: s. Haloperidol
- Schwangerschaftstests können falsch positive Ergebnisse anzeigen!

Fluphenazin

TTK: p.o.: 0,24-0,42 € (3-6 mg); Depot: 8,66-14,- € (12,5-100 mg) | *Kinder > 12 Jahre* | *Rp.-Pflicht*

HN	Ⓓ *p. o.:* **Lyogen®** 1|4 mg/Tbl., ret. 3|6 mg/Ret.-Tbl., Lsg. 2,5 mg/ml Lsg. *i. m.:* **Dapotum® D, Fluphenacin-neuraxpharm® D, Lyogen® D** - alle: Depot 2,5| 12,5|25|50|100|250 mg/Amp. Ⓐ **Dapotum®** ⒸⒽ **Dapotum®**

Dos
- *parenteral:* 1–2 × 10 (–20) mg i. m. oder i. v., ggf. Wdh. nach 30 min
- *Erw. + Kinder > 12 J.:* akut 1–6 (–15) mg/d, normal 1–2 × 0,5–1 mg/d, später
  - *Erhaltungsdosis:* ambulant 3–6 mg/d, stationär 10–20 mg/d
- *Maximaldosis:* 10–20 (–40) mg/d
- *Depot:* 12,5–75 (–100) mg i. m. alle 2–4 Wo.

Ind Initial- und Langzeitbehandlung und Rezidivprophylaxe der Schizophrenien, organisch bedingte Psychosen, Manien und agitierte Depressionen

KI schwere Blutzell- und Knochenmarkschädigungen, Leberschäden, schwere Bewusstseinsstörungen, akute Intoxikationen mit zentral wirksamen Stoffen (Alkohol, Schlafmittel und Psychopharmaka), anamnestische Neuroleptika-überempfindlichkeit, schwere Depression, subkortikale Hirnschäden (auch Verdacht), Kinder < 12 J.; *relative KI:* Leber- und Niereninsuffizienz, kardiale Vorschädigung, Mitralinsuffizienz, Mammatumoren, prolaktinabhängige Tumoren, Phäochromozytom, schwere Hypotonie und Hypertonie, zerebrale Arteriosklerose, Morbus Parkinson, COPD, Asthma, Glaukom, Harnverhalten, Pylorusstenose, Prostatahypertrophie, Epilepsie

NW *> 10 %:* Frühdyskinesien, Parkinsonoid, Akathisie, Dystonien, Hyperreflexie, Müdigkeit, Unruhe, Erregung, Benommenheit, depresssive Verstimmung, Lethargie, Schwindelgefühl, KS, verworrene Träume, delirante Symptome, Regulationsstörungen der Körpertemperatur
nach Mo. bis J.: Spätdyskinesien, EKG-Veränderungen (z. B. Abflachung der T-Welle, ST-Senkungen, Rechtsschenkelblock)
> 1 %: Akkommodationsstörungen, Mundtrockenheit, Schwitzen, Salivation, Nasenverstopfung, Augeninnendruck ↑, Obstipation, Miktionsstörungen, Übelkeit, Erbrechen, Diarrhoe, Appetitverlust, orthostatische Dysregulation, RR ↑/↓, HF ↑, Sedierung, pharmakogene Depressionen
o.A.: zerebrale Krampfanfälle

WW Dopaminagonisten (deren Wi ↓); Dopaminantagonisten (deren Wi ↑); nicht mit Clozapin kombinieren (BB-Veränderungen); Lithium (extrapyramidal-motorische Symptome ↑, Gefahr eines akuten enzephalopatischen Syndroms → KI!); Antikoagulanzien (deren Wi ↑); trizyklische Antidepressiva, MAO-Hemmer, Phenytoin (deren Plasmaspiegel ↑); zentral dämpfende Medikamente, Alkohol (deren Wi ↑); Barbiturate, Carbamazepin (Fluphenazin-Abbau ↑); Antihypertensiva (RR-Senkung ↑); Guanethidin, Clonidin, α-Methyldopa (RR-Senkung ↓); Propranolol (beide Plasmaspiegel ↑); Adrenalin (RR ↓, Adrenalinumkehr); s. auch FI

WI F. ist ein hochpotentes Neuroleptikum aus der Klasse der Piperazin-Phenothiazine (Wi auf $D_1 < D_2$-Rezeptoren), stark antipsychotisch und gering sedierend wirksam, antiemetischer Effekt, in geringer Dosierung anxiolytisch wirksam

PK gute Resorption aus dem Darm, hoher First-pass-Metabolismus, PEB 99 %, HWZ 16 h, max. Plasmaspiegel nach 2,5 h nach p. o. Gabe, Metabolite werden biliär ausgeschieden, nach Depot-Injektion liegen relativ gleichmäßige Plasmaspiegel über 2–3 Wo. vor, Freisetzungs-HWZ 7–10 d aus dem i. m. Depot, Steady-state nach 3–6 Mo.

Gr/La strenge Indikation, Gr 4, ist Mittel der Wahl, alternativ Alimemazin, Levomepromazin, Thioridazin / strenge Indikation, La 2, alternativ Levomepromazin, Perphenazin, Triflupromazin

❗ **Intoxikation:**
- *Klinik:* Somnolenz bis Koma, Miosis, zentrales anticholinerges Syndrom (ZAS), Hypotension, ventrikuläre Tachykardie, Kammerflimmern, Ateminsuffizienz, Lungenödem
- *Therapie:* Magenspülung, Aktivkohle, Natriumsulfat, bei Hypotension Volumen und ggf. Katecholamine (Noradrenalin), bei ventrikulären Rhythmusstörungen Magnesiumsulfat (Bolus 2 g dann 3–20 mg/min) oder Lidocain (Bolus 1 mg/kg KG), beim ZAS Physostigmin (initial 2 mg langsam i. v., dann 2–3 mg/h als Perfusor)

Hinweise:
- wg. mannigfaltiger WW ist der Pat. darauf hinzuweisen, dass er ohne Wissen des behandelnden Arztes keine anderen Medikamente, auch keine freiverkäuflichen einnehmen darf
- Indikation ist infolge der NW/KI klin. schweren Fällen vorbehalten, wenn andere NW-ärmere Substanzen (sog. atyp. Neuroleptika) keinen Wirkungseffekt zeigen
- Auftreten eines malignen neuroleptischen Syndrom möglich: s. Haloperidol
- Schwangerschaftstests können falsch positive Ergebnisse anzeigen!

Behandlungskontrollen:
regelmäßige BB-, Leberwert- und EKG-Kontrollen erforderlich

Tipps:
Einnahme nicht mit schwarzem Tee oder Kaffee (schwer lösliche Verbindungen → Resorption ↓)

Flupirtin

TTK: p.o.: 2,40-3,40 € (300-400 mg); i.m.: 1,20-3,70 €/Amp.; Supp.: 1,70-2,40 € (75-150 mg) | Kinder > 6 Jahre | Rp.-Pflicht

HN ⓪ *p. o.:* **Flupirtinmaleat®**, **Katadolon®**, **Trancopal Dolo®**
- alle: 100 mg/Kps.;
Flupirtinmaleat®, **Katadolon S long®**, **Trancolong Dolo®**, **Trancolong®** Einmal täglich
- alle: 400 mg/Ret.-Tbl.
i. m.: **Katadolon® inject** 100 mg/3 ml Amp.
rektal: **Katadolon®** 75 mg/Supp., **Trancopal Dolo®**
- alle: 150 mg/Supp.

Dos
- *Erw.:* 3–4 × 100 mg/d p. o.
- *i. m.:* 1 × 100 mg/d i. m. (einmalig)
- *Supp.:* 3–4 × 150 mg/d Supp.
- *Maximaldosis:* 600 mg/d, *maximale Therapiedauer:* 4 Wo.
- *Kinder > 6 J.:* 3–4 × 75 mg/d Supp., max. 300 mg/d

Ind akute und chronische Muskelschmerzen der Halte- und Bewegungsmuskulatur, Spannungskopfschmerzen, Tumorschmerzen, Dysmenorrhoe, postoperativer Schmerz, Schmerzen nach traumatologischen Verletzungen

KI Myasthenia gravis, eingeschränkte Leberfunktion und Lebererkrankungen (*Cave:* hepatische Enzephalopathie), Alkoholabusus, Cholestase, Asthma mit Sulfit-Überempfindlichkeit, Alter < 6 J.

NW *1–10 %:* Schwindel, Müdigkeit, Übelkeit und Erbrechen, Obstipation, Diarrhoe, Hyperhidrose, Grünfärbung des Urins (harmlos)

	< 1 %: CK und GOT ↑, Mundtrockenheit, Schwitzen, Sehstörungen, Asthmaanfall bei Sulfit-Überempfindlichkeit, Lebertoxizität (med.-toxische Hepatitis)
WW	sedierend wirkende Medikamente, Alkohol (deren Wi ↑); Antikoagulation (deren Wi ↑); Carbamazepin und Paracetamol (Transaminasen ↑ möglich)
WI	F. ist ein Pyrazolonderivat; zentral wirksames nicht-opioides Analgetikum: stabilisiert Ruhepotenzial der Nervenzellen → die sensibilisierende Wi des intrazellulären Ca^{2+}-Anstieges wird abgepuffert → Hemmung der neuronalen Weiterleitung von Impulsen; verspannungslösende Wi auf Skelettmuskulatur, kein Abhängigkeitspotenzial und keine Toleranzentwicklung
PK	p. o. BV 90 %, Supp. BV 70 %, Wi-Beginn nach ca. 20–30 min, Wi-Dauer 3–5 h, HWZ 7–10 h, Steady-state am 2. d, Elimination zu 70 % renal nach hepatischem Metabolismus
Gr/La	kontraindiziert, Gr 4 (keine Erfahrungen) / kontraindiziert, La 2 (keine Erfahrungen)
❶	**Pädiatrische Zulassung:** Anwendung im Kindesalter auf Supp. beschränkt **Hinweise:** ▶ Verlängerung der Plasmahalbwertszeit im Alter > 65 J. auf 14–19 h **Behandlungskontrollen:** Kontrolle der Leberwerte (GOT, GPT, γ-GT) und der Retentionswerte im Serum nach spätestens 2 Wochen und regelmäßig im Verlauf

Flurazepam   TTK: 0,61–0,66 € (27,5–30 mg Tbl.) | Rp.-Pflicht

HN	Ⓓ *p. o.:* **Dalmadorm**® 30 mg/Tbl., **Flurazepam**® 27,42 mg/Tbl., **Staurodorm Neu**® 27,42 mg/Tbl. ⒸⒽ **Dalmadorm**®
Dos	*p. o.:* 15–30 mg/d = ½–1 Tbl. p. o. zur Nacht
Ind	Kurzzeitbehandlung von Ein- und Durchschlafstörungen
KI	Myasthenia gravis, Medikamenten-, Drogen- oder Alkoholabhängigkeit in der Anamnese, schwere Ateminsuffizienz, Schlaf-Apnoe-Syndrom, schwere Leberinsuffizienz, spinale und zerebelläre Ataxien, akute Intoxikationen mit Alkohol und zentral wirksamen Medikamenten
NW	*o.A.:* anterograde Amnesie; *v. a. bei Kindern, Senioren:* psychiatrisch relevante/"paradoxe"Reaktionen, Depressionen, *auf Dauer:* Suchtentstehung, Gewöhnung (Wirkungsverlust) *> 1 %:* Somnolenz, Aufmerksamkeit ↓, Müdigkeit, Verwirrtheit, Muskelschwäche, Bewegungsunsicherheit, KS, Schwindel, Sehstörungen, Overhang am Folgetag (Schläfrigkeit, Reaktionsfähigkeit ↓ etc.) *0,1–1 %:* GIT-Störungen, Libido ↓, Hautreaktionen
WW	zentral wirkende Medikamente, Alkohol (deren Wi ↑); Muskelrelaxanzien (deren Wi ↑); H_2-Blocker wie Cimetidin, Protonenpumpenhemmer wie Omeprazol, Antikonzeptiva, Makrolidantibiotika wie Erythromycin (Flurazepam Abbau ↓, Wi ↑)
WI	Flurazepam ist ein Benzodiazepin: die durch GABA vermittelte synaptische Hemmung wird gefördert (freigesetzte GABA wirkt effektiver) → vermehrter Cl^--Einstrom → Reduktion der Erregbarkeit der Neuronenmembran; lang wirksames Benzodiazepin-Hypnotikum

PK	rasche und vollständige Resorption, rasche Umwandlung in aktive Metabolite (nach ca. 1 h), HWZ 1–2 h, Metabolit ca. 72 h, PEB > 95 %, Äquivalenzdosis 30 mg (entspricht 10 mg Diazepam), überwiegend renale Elimination
Gr/La	strenge Indikation, insb. im 3. Trimenon, Dauertherapie meiden / kontraindiziert

❶ Intoxikation:
s. Diazepam

Hinweise:
Kumulationsgefahr insbesondere bei älteren Patienten (verlängerte HWZ im Alter bis zu 300 h!)

Fluspirilen   TTK: 17,10 € (6 mg Amp.); 2,20–5,70 € (1,5 mg Amp.) | Kinder > 16 Jahre | Rp.-Pflicht

HN	Ⓡ *parenteral:* **Fluspi®**, **Fluspirilen beta®**, **Imap®** 2 mg/ml Inj.-Susp. - *alle:* 1,5 mg/0,75 ml Inj.-Susp., 12 mg/6 ml Stechamp.
Dos	▶ *akut:* 3–12 mg/d i. m. im Abstand von 7 d ▶ *subakut: initial* 1 × alle 7 d 2–10 mg i. m., dann bei Symptomrückbildung 4–8 mg als *Erhaltungsdosis*
Ind	akut produktive und chronisch schizophrene Psychosen, zur Langzeittherapie
KI	akute Intoxikationen mit Alkohol und zentral wirksamen Medikamenten, Koma, endogene Depression, Kinder < 16 J.; *relative KI:* schwere Hypotonie bzw. Orthostase-Syndrom, schwere Leber- und Nierenfunktionsstörungen, Morbus Parkinson, prolaktinabhängige Tumoren
NW	*o.A.:* Müdigkeit, Unruhe, Erregung, Benommenheit, depressive Verstimmung (insb. bei LZ-Therapie), Schwindel, KS, delirante Symptome, zerebrale Krampfanfälle, Regulationsstörungen der Körpertemperatur; *bei hoher Dosierung:* veg. NW (Akkomodationsstörungen, Mundtrockenheit, Nasenverstopfung, Augeninnendruck ↑, Obstipation, Miktionsstörungen, Übelkeit, Erbrechen, Diarrhoe, Appetitverlust), BB-Veränderungen (Leukozytopenie, Thrombozytopenie, Eosinophilie, Panzytopenie), EKG-Veränderungen (Störungen der Erregungsausbreitung und -rückbildung), allerg. Hautreaktionen, Pigment-, Kornea- und Linseneinlagerungen, Transaminasen ↑, Ikterus *> 10 %: insb. initial:* Frühdyskinesien, Parkinsonoid, Akathisie (Bewegungsunruhe) *> 1 %: insb. initial:* RR ↓, orthostatische Dysregulation, reflekt. HF ↑
WW	zentral wirksame Medikamente, Alkohol (deren Wi ↑); Antihypertensiva (RR-Senkung ↑); Dopamin-Agonisten, z. B. Levodopa, Bromocriptin (deren Wi ↓); Lithium (Neurotoxizität ↑); Dopaminantagonisten, z. B. Metoclopramid (EPS-Risiko ↑)
WI	F. ist ein Depot-Neuroleptikum und Butyrophenon-Derivat: Wi als Dopaminantagonist ($D_2 + D_3$-Rezeptoren) > Serotoninrezeptorantagonist, sehr stark neuroleptisch und anxiolytisch wirksam, antiemetisch wirksam, wenig sedativ
PK	HWZ 7 d (initial 32–300 h, später 6–50 d), max. Plasmakonzentration nach 1–48 h, Wi-Dauer 1 Wo., überwiegend renale Elimination, gering auch biliäre Exkretion
Gr/La	strenge Indikation, Gr 4, Mittel der Wahl ist Haloperidol / kontraindiziert, La 1 (keine Erfahrungen), Mittel der Wahl ist Haloperidol

Fluticason

TTK: Dosieraerosol: 0,46 € (250 µg Hub); Pulverinhalation: 0,37 € (250 µg ED); Fertiginhalat: 2-2,50 € (0,5-2 mg); lokal: 28,68 €/Sprühfl.; 1,22 € (1 Amp.) | Kinder > 4 Jahre | Rp.-Pflicht

HN	Ⓓ *Dosieraerosol:* **Flixotide**® 125|250|500 µg/Hub, **Flutica**® 50 µg/Hub, **Flutide**® 50|125|250|500 µg/Hub *Pulverinhalation:* **Flutide**® 50|100|250|500 µg/ED, **Flixotide**® 100|250|500 µg/Hub *Fertiginhalat:* **Flutide**® 0,5|2 mg/2 ml Amp. *lokal:* **Avamys**® 27,5 µg/Sprühstoß, **Flutide**® Nasal Susp. 0,05 mg/Sprühstoß, **Flutide Nasetten**® 0,4 mg/Amp. Lsg. Ⓐ **Cutivate**®, **Flixonase**®, **Flixotide**® Ⓒₕ **Axotide**® Nebules, **Cutivate**®, **Flutinase**®

Dos	▸ *Anfangsdosis (Sprühstoßinhalation):*
	  • *leichtes Asthma:* 2 × 100–250 µg/d
	  • *mittelschweres Asthma:* 2 × 250–500 µg/d
	  • *schweres Asthma:* 2 × 500–1000 µg/d
	▸ *Erhaltungsdosis nach Erreichen der Symptomkontrolle:*
	  • *Asthma:* 2 × 100–500 µg/d (individuelle Einstellung)
	  • *COPD:* 2 × 500 µg/d
	▸ *Kinder ab 4. Lj.:* 2 × 50–100 µg/d
	▸ *allerg. Rhinitis > 12 J.:* 1 × 2 Sprühstöße/d pro Nasenloch, *6–11 J.:* 1 × 1 Sprühstöße/d pro Nasenloch

Ind	Asthma bronchiale, COPD (Steroidresponder) *lokal:* allergische Rhinitis
KI	Überempfindlichkeit gegen Laktulose, unbehandelte aktive oder inaktive Tbc, Kinder < 4. Lj.
NW	*1–10 %: nasale Anwendung:* trockene Nase, Krustenbildung, Brennen, Juckreiz, Nasenbluten *< 1 %: inhalative Behandlung:* paradoxer Bronchospasmus, Hyperglykämie, Überempfindlichkeitsreaktionen mit Hautbeteiligung; *nasale Behandlung:* unangenehme Geruchs- und Geschmacksempfindung, Anaphylaxie, Bronchospasmen *o.A.: inhalative Anwendung:* Heiserkeit, Soorbefall der Mund- und Rachenschleimhaut (v. a. bei Pulverinhalation), Addison-Krise (NNR-Insuffizienz, insb. Kinder), lokale Reizerscheinungen *nasale Anwendung:* Überempfindlichkeitsreaktionen
WW	starke CYP 3A4 Hemmer (z. B. Ketoconazol, Ritonavir) (Fluticason Plasmaspiegel ↑)
WI	lokal stark wirksames Glukokortikoid: lokal antientzündliche, antiallergische, antiexsudative und antiödematöse Wirkung
PK	orale BV < 1 % wg. hohem hepatischem First-pass-Metabolismus mit nachfolgender biliärer Elimination, inhalative BV 16,6 %, HWZ 3 h, PEB 81–95 %, alveoläre Deposition 15–25 %
Gr/La	strenge Indikation, Gr 6 / strenge Indikation, La 1
❶	**Hinweise:** ▸ sinnvolle Kombinationspräparate : mit Salmeterol = **atmadisc**®, **Viani**® ▸ nicht zur Therapie eines akuten Asthmaanfalls geeignet ▸ Wirkungsbeginn nach frühestens 7 Tagen ▸ zur Prophylaxe des enoralen Soors intensive Mundreinigung nach Inhalation und/oder Inhalation vor den Mahlzeiten

- ▶ bei schwer eingeschränkter Leberfunktion Kontrolle der NNR-Funktion, ggf. Dosisreduktion
- ▶ bei COPD-Pat. Therapieversuch über 3–6 Mo., bei fehlender Verminderung der Häufigkeit und Schwere der Exazerbationen sowie fehlender Besserung der subjektiven Krankheitssymptome → Nonresponder → Therapieabbruch
- ▶ bei Therapiebeendigung schrittweise Dosisreduktion wg. möglicher NNR-Insuffizienz

Stu TRISTAN-Studie

Fluvastatin TTK: 0,39-0,54-0,76 € (20-40-80 mg) | Rp.-Pflicht

HN Ⓓ *p. o.:* **Fluvastatin** (**Generika**), **Locol**®
- *alle: unret. 20|40 mg/Kps., ret. 80 mg/Kps.*
Ⓐ **Lescol**®
ⒸⒽ **Lescol**®

Dos
- ▶ *Erw.:* 1 × 20–40 mg/d abends p. o.
- ▶ *Maximaldosis:* 80 mg/d

Ind primäre Hypercholesterinämie, kombinierte Hypercholesterinämie und Hypertriglyzeridämie zur Senkung des Gesamt-Cholesterins im Serum

KI floride Lebererkrankungen, Cholestase, Transaminasenerhöhung unklarer Genese, Myopathie, Alter < 18 J.

NW *> 1 %:* Dyspepsie, abdominale Schmerzen, Verstopfung, Flatulenz, Diarrhoe, Übelkeit, Sodbrennen, KS, Müdigkeit, Schlaflosigkeit, Schwindel, Gelenkschmerzen
0,1–1 %: Transaminasen ↑, CK ↑ (> 5-fache des NW)
0,01–0,1 %: Hautausschlag, Myalgie, Muskelschwäche, Myopathie, Myositis

WW Rifampicin (Fluvastatinspiegel um 50 % ↓); zu Ionenaustauscherharzen mind. 4 h Abstand einhalten; Phenytoin (dessen Spiegel möglicherweise ↑); Bezafibrate (BV von Fluvastatin geringfügig ↑); Erythromycin, Gemfibrozil, Immunsuppressiva, Nikotinsäure (Myopathierisiko ↑); Cumarin-Derivate (Blutungsneigung ↑)

WI F. ist ein kompetitiver HMG-CoA-Reduktase-Hemmer: Hemmung der Cholesterinbiosynthese → vermehrte Synthese von LDL-Rezeptoren → erhöht LDL-Partikelaufnahme → Senkung des Cholesterinspiegels im Serum

PK rasche Resorption, BV 24 %, HWZ 2,3 h bei ret.-Form, 50–60 min bei Kps., PEB 98 %, nach Metabolismus Elimination über die Fäzes zu > 90 %

Gr/La kontraindiziert (keine Erfahrungen) / kontraindiziert (keine Erfahrungen)

❶ Cave:
Kombination mit Fibraten (Myopathierisiko ↑)

Hinweise:
- ▶ bei Einnahme von Cumarinderivaten in den ersten Wo. engmaschige (alle 2 d) Quick/INR-Wert-Bestimmung
- ▶ Aufklärung des Pat. über Myopathierisiko (Muskelschmerzen, Muskelschwäche)

Behandlungskontrollen:
nach 2 und 4 Wo. Kontrolle von: Lipiden, Transaminasen, AP, Bilirubin, CK und BB, dann Dosisanpassung, bei CK-Anstieg Therapie beenden!

Stu ACCESS-Studie, FLIRT-Studie, LIPS-Studie

Fluvoxamin TTK: 0,57-1,03 € (100-200 mg) | Rp.-Pflicht

HN	Ⓓ p. o.: **Fevarin®**, **Fluvoxamin (Generika)** - alle: 50|100 mg/Tbl. Ⓐ **Floxyfral®** ㏌ **Flox-ex®**, **Floxyfral®**
Dos	▶ *Depression: initial* 50 mg/d p. o., später 100–200 mg/d p. o. ▶ *Zwangsstörungen: initial* 50 mg/d p. o., später bis 300 mg/d p. o. (mehrere ED) ▶ *Dosisreduktion bei schwerer Leber- oder Niereninsuffizienz:* 50 mg/d p. o. ▶ *Maximaldosis:* 300 mg/d
Ind	depressive Syndrome, Zwangsstörungen
KI	Komb. mit MAO-Hemmern bzw. 2 Wo. nach deren Absetzen, Kinder und Jugendliche < 18 J.; *relative KI:* Epilepsie
NW	> 10 %: initial Übelkeit und Erbrechen *1–10 %:* KS, Asthenie, Palpitationen, HF ↑, Bauchschmerz, Anorexie, Obstipation, Diarrhoe, Mundtrockenheit, Dyspepsie, Agitation, Ängstlichkeit, Schwindel, Schlafstörungen, Nervosität, Somnolenz, Tremor, Schwitzen *< 1 %:* RR ↓, Arthralgie, Myalgie, Ataxie, Verwirrtheitszustände, EPMS, Halluzinationen, Ejakulationsstörungen, kutane Hypersensitivitätsreaktionen
WW	MAO-Hemmer (Risiko eines Serotonin-Syndroms → KI!; mindestens 14 d vorher MAO-Hemmer absetzen bzw. 1 Wo. Abstand nach Beendigung einer Fluvoxamintherapie und beabsichtigter MAO-Hemmer Gabe); Medikamente, die über das Cytochrom-P450-Isoenzym abgebaut werden, z. B. Carbamazepin, Benzodiazepine, Theophyllin, Phenytoin, Warfarin (deren Abbau ↓, z. B. Theophyllin-Spiegel + 70 %); NSAR (um bis zu 15-fach erhöhtes Blutungsrisiko); Propranolol, Benzodiazepine (deren Spiegel ↑); Lithium (serotonerge Symptome ↑)
WI	F. ist ein Antidepressivum: serotonerge Wi (selektiver Serotonin-Reuptake-Hemmer = SSRI), gute stimmungsaufhellende Wi, gering anxiolytisch und kaum sedierend wirksam
PK	schnelle und vollständige Resorption, BV 50 %, HWZ 15–19 h, Steady-state nach 14 d, PEB 70–80 %, renale Elimination nach hepatischem Metabolismus
Gr/La	strenge Indikation, Gr 4, Mittel der 2. Wahl, alternativ Amitriptylin, Clomipramin, Desipramin, Imipramin, Nortriptilin / kontraindiziert, La 2, Alternativen s. Schwangerschaft
❶	**Intoxikation:** *Klinik:* GI-Symptome (Übelkeit und Erbrechen, Diarrhoe), Ataxie, Benommenheit, Bradykardie, Hypotension, Urtikaria *Therapie:* Magenspülung und Aktivkohle, Monitoring, symptomatische Behandlung bei Urtikaria Prednisolon (3 × 10 mg/d) **Hinweise:** aufgrund des Wirkungsprofils geringere NW im Vgl. zu den trizyklischen Antidepressiva, aber 3-fach erhöhtes Risiko einer Blutung im oberen Gastrointestinaltrakt (BMJ 1999; 319:1106-9)

Folsäure TTK: p.o.: 0,19-0,57 € (5-15 mg); i.v./i.m.: 0,33 (5 mg) | Kinder > 0 Monate | Rp.-Pflicht

HN Ⓓ *p. o.:* **DreisaFol®**, **Folarell®**, **Folcur®**, **Folgamma®**, **Fol Lichtenstein®**, **Folsäure** (**Generika**), **Folsan®** 0,4 mg/Tbl., **Folverlan®** 0,4 mg/Tbl., **Gravi-Fol®**, **Lafol®** 0,4 mg/Kps., **RubieFol®**
- alle: 5 mg/Tbl.
parenteral: **Folarell®** 5 mg/ml Amp., **Folgamma®** 15 mg/Amp., **Folinjekt-Lichtenstein®** 5 mg/Amp., **Folsäure-Injektopas®** 5 mg/Amp., **Folsäure Hevert®** 5 mg/2 ml Amp., forte 20 mg/2 ml Amp.
Ⓐ **Folsan®**
Ⓒ**H** **Andreafol®**, **Drossafol®**, **Folvite®**

Dos
- *i. v.:* 1–5 mg/d
- *p. o.:* 1–3 × 5 mg/d über 3–4 Wo.
- *Folsäuremangel-Prophylaxe:* 1 (–3) × 0,4 mg/d
- *Maximaldosis:* 15 mg/d
- *Kinder > 12 J.:* 13 mg/d; > 7½ J.: 10 mg/d; > 3 J.: 7 mg/d; > 1 J.: 5 mg/d; > ½ J.: 4 mg/d; > ¼ J.: 3 mg/d jeweils p. o. oder i. m.

Ind Folsäure-Mangelzustände, Folsäuresubstitution während der Schwangerschaft und Stillzeit, bei gesteigertem Folsäurebedarf (u. a. infolge Medikation)

KI Megaloblastenanämie unklarer Genese, isolierter Vitamin-B_{12}-Mangel, Komb. mit Chloramphenicol bei Pat. mit schweren Folsäuremangelerscheinungen (Ansprechen auf Behandlung mit Folsäure kann verhindert werden)

NW *< 1 %: bei hoher Dosierung:* GIT-Störungen, Schlafstörungen, Erregung, Depression
Einzelfälle: Erythem, Pruritus, Bronchospasmus, Übelkeit, anaphylaktischer Schock

WW bei hohen Dosen Folsäureantagonisten, z. B. Trimethoprim, Proguanil, Pyrimethamin, Methotrexat, Carbamazepin, Phenytoin, Primidon, Barbiturate (gegenseitige Wirkungshemmung möglich); Fluorouracil (Durchfälle möglich); Chloramphenicol (Folsäure-Wi ↓); Analgetikadauertherapie, Antikonvulsiva, Carbamazepin, Hydantoin, Östrogene, Paraaminosalicylsäure (Folsäurebedarf ↑); aluminium- und magnesiumhaltige Antazida, Cholestyramin, Zink, Ethanol (Folsäureresorption ↓)

WI Folsäure ist ein Coenzym und entfaltet seine Wi in Form von 5,6,7,8-Tetrahydrofolsäure, indem es als Akzeptor und Überträger von Hydroxymethylgruppen (sog. aktiviertes Formaldehyd) und Formylgruppen (sog. aktivierte Ameisensäure) fungiert; im intermediären Stoffwechsel wechselseitige Abhängigkeit zwischen Folat- und Vitamin-B_{12}-Stoffwechsel (Homocysteinmethyltransferasereaktion)

PK BV 100 %, duodenale Resorption, bis zum 50-fachen des Tagesbedarfs können noch resorbiert werden (d. h. 5 mg), hepatischer Metabolismus zu 80 % in 5-Methyltetrahydrofolsäure, nach Aufnahme in der Leber schnelle quantitative Sezernierung in die Galle, starker enterohepatischer Kreislauf, PEB 50–60 %, max. Plasmaspiegel innerhalb von 12 h

Gr/La Anwendung möglich / Anwendung möglich

❶ **Hinweise:**
- bei Therapie mit Folsäureantagonisten (z. B. Trimethoprim, Methotrexat, Aminopterin), mit Antiepileptika (z. B. Barbituraten, Phenytoin, Primidon, Valproinsäure), sowie bei langfristiger Anwendung hormoneller Kontrazeptiva kann eine Substitution sinnvoll oder auch notwendig sein

- *hoher Folsäuregehalt in der Nahrung bei:* Weizenkeimen, Weizenkleie, Rinderleber, Brokkoli, Grünkohl, Spargel, Rosenkohl, Blattspinat und Hühnereigelb

Behandlungskontrollen:
Nüchternspiegel der Serumfolsäure liegt bei 5–24 ng/ml, Nahrungskarenz führt zu einem deutlichen Anstieg des Ausgangswertes (bereits nach 2 d ein Mehrfaches des Ausgangswertes)!

Fondaparinux   TTK: 6,00–19,00 € (2,5–7,5 mg) | Kinder > 17 Jahre | Rp.-Pflicht

HN	Ⓓ s.c.: Arixtra® 1,5|2,5|5|7,5|10 mg/0,3|0,5|0,4|0,6|0,8 ml Inj.-Lsg. Ⓐ **Arixtra®** ⒞ₕ **Arixtra®**
Dos	▶ *Prophylaxe venöser thromboembolischer Ereignisse und akutes Koronarsyndrom:* • *Erw.:* 1 × 2,5 mg/d s.c. für 5–9 d • *post-OP: Anfangsdosis* 6 h nach Beendigung des chirurg. Eingriffes • *Dosisreduktion bei Niereninsuffizienz:* GFR 20–50 ml/min: 1,5 mg/d, < 20 ml/min: KI ▶ *Therapie tiefer Beinvenenthrombosen und Lungenembolie:* • *Erw. 50–100 kg KG:* 1 × 7,5 mg/d s.c. bis zur suffizienten oralen Antikoagulation (INR 2–3) • *Erw. < 50 kg KG:* 1 × 5 mg/d s.c. • *Erw. > 100 kg KG:* 1 × 10 mg/d s.c. • *Dosisreduktion bei Niereninsuffizienz bei Erw. > 100 kg KG:* GFR 30–50 ml/min: initial 10 mg/d, später 7,5 mg/d, < 30 ml/min: KI
Ind	Prophylaxe und Therapie tiefer Venenthrombosen (TVT) und der Lungenembolie (außer bei hämodyn. instab. Pat., die Thrombolyse o. OP brauchen), akutes Koronarsyndrom (STEMI und NSTEMI), instabile Angina pectoris
KI	Überempfindlichkeit gegen F., klin. relevante Blutungen, akute bakt. Endokarditis, schwere Nierenfunktionsstörungen (Krea-Clearance < 20 ml/min), Kinder < 17 J. (keine Erfahrungen)
NW	*> 1 %:* Blutungen *0,1–1 %:* Anämie, Thrombozytopenie, KS, allg. Schmerzen, Übelkeit, Brechreiz, Leberfunktionsstörungen, Ödeme *0,01–0,1 %:* Benommenheit, allerg. + lokale Reaktionen
WW	Blutungsrisiko ↑ bei: ASS, Phrenprocoumon, Warfarin, Heparine
WI	F. ist ein synth., selektiver Faktor Xa-Inhibitor: durch Bindung an Antithrombin-III (AT-III) verstärkte Inhibierung von Faktor Xa (ca. 300-fach stärker) → Unterbrechung der Gerinnungskaskade → Thrombinbildung ↓ + Thrombuswachstum ↓; keine Wirkung auf Thrombozyten
PK	BV 100 % nach s.c.-Gabe, max. Plasmakonz. 2 h, keine PEB, HWZ 17–21 h, renale Elimination 64–77 %
Gr/La	strenge Indikationsstellung (keine Erfahrungen) / La 1 (keine Erfahrungen)
Stu	OASIS-6-Versuch

Formoterol

TTK: Pulverinhalation: 0,34–0,51 € (1 Hub 6-12 mg); Dosieraerosol: 0,42–0,71 € (1 Hub 6-12 mg) | Kinder
> 6 Jahre | Rp.-Pflicht

HN	Ⓓ *Pulverinhalation:* **Foradil P**®, **Formatris**® 6 µg/Hub, **FormoLich**®, **Formoterol** (**Generika**), **Formotop**® 6 µg/Hub, **Oxis**® 6 µg/Hub - alle: 12 µg/Hub *Dosieraerosol:* **Foradil**® 12 µg/Hub, **Forair**® 12 µg/Hub Ⓐ **Foradil**®, **Oxis**® ㊉ **Foradil**®, **Oxis**®
Dos	▶ *Inhalationskapsel:* morgens und abends je 1 Inhalationskapsel ▶ *Turbohaler:* jeweils morgens und am späten Abend 2 Hub × 6–12 µg ▶ *Maximaldosis:* 4 × 12 µg/d
Ind	Langzeitbehandlung des mittelschweren bis schweren Asthma bronchiale, COPD
KI	tachykarde HRST, AV-Block III°, subvulvuläre Aortenstenose, HOCM, Long-QT-Syndrom, Thyreotoxikose, Kinder < 6 J., Schwangerschaft und Stillzeit (keine Erfahrungen); *Cave* bei KHK, HI, schwerer Hypertonie, schwerer Herzinsuffizienz, ventrikulären HRST, AV-Block I°-II°
NW	*> 1 %:* HF ↑, Tachyarrhythmie, Palpitationen, feinschlägiger Tremor, Übelkeit, Geschmacksstörungen, Missempfindungen im Mund- und Rachenbereich, Schwitzen, Unruhe, KS, Schwindel, metabolische Veränderungen (K^+ ↓, Hyperglykämie, Insulinspiegel ↑, freie Fettsäuren ↑, Glycerol ↑, Ketonkörper ↑) *0,1–1 %:* VES, Angina pectoris, RR ↑/↓, paradoxe Bronchospasmen, Husten, Muskelkrämpfe, Agitiertheit, Schlafstörungen *< 0,01 %:* Juckreiz, Exanthem, RR ↓↓, Thrombozytopenie, Gesichtsödem, Urtikaria, Nephritis, periphere Ödembildung, zentralnervöse Stimulation (überwiegend bei Kindern < 12 J.)
WW	Chinidin, Disopyramid, Procainamid, Phenothiazine, einige Antihistaminika, trizyklische Antidepressiva, MAO-Hemmer (QT-Intervall ↑, HRST-Risiko ↑); Theophyllin (häufiger HRST); Sympathikomimetika (kardiovaskuläre Wi ↑); β-Blocker (Formoterol-Wi ↓)
WI	F. ist ein Bronchodilatator: Stimulation der G-Protein-gekoppelten $β_2$-Rezeptoren im Bronchialsystem, Aktivierung der Adenylatcyclase führt zur vermehrten Bildung von cAMP, Erschlaffung der glatten Bronchialmuskulatur, Verbesserung der mukoziliären Clearance, Hemmung der Freisetzung von Histamin und Leukotrienen, Ödemschutz der Bronchialschleimhaut, Hemmung der Infiltration von Entzündungszellen in die Bronchialschleimhaut
PK	nach Inhalation therapeutischer Dosen ist Formoterol im Plasma nicht quantifizierbar (unterhalb der Nachweisgrenze), Wirkeintritt nach 20 min, Maximum innerhalb von 2 h, Bronchodilatation hält mindestens 12 h an, bei oraler Aufnahme rasche Resorption, max. Plasmaspiegel nach 30–60 min, BV 65 %, Plasmaproteinbindung 61–64 %, hepatische Metabolisierung sowie unveränderte Ausscheidung mit Urin und Fäzes
Gr/La	strenge Indikation, insb. im 1. Trim., sonst Mittel der Wahl, alternativ Salbutamol, Terbutalin / strenge Indikation (keine Erfahrungen), Mittel der Wahl Salbutamol, Terbutalin
❶	**Hinweise:** ▶ *sinnvolles Kombinationspräparat in der Dauertherapie des mittelschweren bis schweren Asthma bronchiale:* mit Budesonid = **Symbicort**® **Turbohaler**;

mit Beclometasondipropionat (s. Beclometason) = **Foster®**, **Inuvair®**; mit Fluticason = **Flutiform®**
- im Vgl. zu Salmeterol rascherer Wirkungseintritt, jedoch noch nicht zur Behandlung eines akuten Asthmaanfalls zugelassen
- geeignet zur Prophylaxe bronchialer Obstruktion bei Anstrengungs-, coldair- und allergenexpositionsbedingtem Asthma
- zur Asthma-Basistherapie immer mit topischen Kortikoiden kombinieren
- Formoterol 20 min vor inhalativen Kortikoiden anwenden → alveoläre Steroiddeposition ↑

Fosamprenavir (FPV) = Amprenavir
TTK: Kps.: 21,90 € (1400 mg), Lsg.: 24,60 € (1400 mg) | Kinder > 6 Jahre | Rp.-Pflicht

HN Ⓓ p. o.: Telzir® 700 mg/Tbl., Susp. 50 mg/ml
 Ⓐ **Telzir®**
 Ⓒ︎ₕ **Telzir®**

Dos
- *Erw. + Kinder ab 6 J. (> 39 kg KG):* 2 × 700 mg/d p. o. oder 2 × 14 ml/d (nüchtern) p. o. zusammen mit 2 × 100 mg Ritonavir
- *bei Leberinsuffizienz* (Erwachsene!):
  - leichte Einschränkung (Child-Pugh Score 5–6): 2 × 700 mg/d p. o. zusammen mit 1 × 100 mg Ritonavir
  - mittelgradige Einschränkung (Child-Pugh Score 7–9): 2 × 450 mg/d p. o. zusammen mit 1 × 100 mg Ritonavir
  - hochgradige Einschränkung (Child-Pugh Score 10–15): 2 × 300 mg/d Susp. p. o. zusammen mit 1 × 100 mg Ritonavir

Ind Kombinationsbehandlung einer HIV-1-Infektion ab 6 J.

KI Kombination mit Amiodaron, Astemizol, Bepridil, Cisaprid, Dihydroergotamin, Ergotamin, Pimozid, Chinidin, Terfenadin, orales Midazolam, orales Triazolam (geringe therapeutische Breite, Cytochrom P_{450}-Isoenzym 3A4 Interaktion), Felcainid, Propafenon (CYP2D6-Interaktion), Johanniskraut (red. Plasmaspiegel von Amprenavir), Kinder < 6. Lj.

NW *> 10%:* Hyperglykämie, Hautausschlag mit Juckreiz, GIT-Symptome (Bauchschmerzen, Durchfall, Nausea, Erbrechen), Cholesterin ↑
1–10%: neurolog. Beschwerden (Schwindel, orale Parästhesien, KS, Müdigkeit), GIT-Beschwerden (weiche Stühle, Übelkeit, Erbrechen, Unterleibsschmerzen), Transaminasen ↑, Triglyzeride ↑, Lipase ↑, Hautausschlag

WW s. KI! Konzentration von Amiodaron, Phenobarbital, Phenytoin, Lidocain (systemisch), trizyklischen Antidepressiva und Chinidin überwachen; Efavirenz, Nevirapin (Amprenavir-Spiegel ↓); Delavirdin, Cimetidin, Ritonavir (Amprenavir-Spiegel evtl. ↑); Rifabutin (dessen Plasmaspiegel ↑ um 200% → Dosis um ≥ 50% reduzieren); Didanosin und Antazida (Absorption ↓ → mit Abstand ≥ 60 min einnehmen); mögliche weitere Wechselwirkungen mit Substraten, Hemmern oder Induktoren von CYP3 A4, z. B. Alkohol/ADH-Hemmer Dapson, Erythromycin, Itraconazol, Alprazolam, Chlorazepat, Diazepam, Flurazepam, Kalziumantagonisten, Statine, Sildenafil, Östrogene, Gestagene, einige Glukokortikoide, Clozapin, Carbamazepin, Antihistaminika, Pimozid, Warfarin
weitere s. FI

WI F. wird in Amprenavir verstoffwechselt, welches ein kompetitiver Hemmer der HIV-Protease ist, es hemmt die Fähigkeit der viralen Protease, die für die Virusreplikation notwendigen Proteine aus deren Vorläufermolekülen abzuspalten

PK	BV ca. 90%, max. Serumkonzentration nach 1–2 h, Metabolisierung im Darm, HWZ 7 h, Verteilungsvolumen ca. 430 l, im Liquor weniger als 1% der Plasmakonzentration, PEB 90%, über Cytochrom P450-CYP3 A4 hepatischer Metabolismus, lediglich 3% werden unverändert eliminiert, Elimination renal oder mit den Fäzes
Gr/La	strenge Indikation (antiretrovirale Substanzen können und müssen weiter gegeben werden), Lsg. kontraindiziert / kontraindiziert
❶	**Hinweise:** ▶ Substanz kann zusammen mit der Mahlzeit eingenommen werden ▶ in Monotherapie treten rasch Resistenzen auf, daher immer in Kombination mit mindestens zwei anderen retroviralen Substanzen einnehmen

Fosfomycin   TTK: p.o.: 17,40 € (3 g); i.v.: 43,50–96,- € (6–15 g) | Kinder > 0 Monate | Rp.-Pflicht

HN	Ⓓ *p. o.:* **Monuril 3000**® 3 g/Granulat-Beutel *i. v.:* **Infectofos**® 2|3|5|8 g/Inf.-Fl. Ⓐ **Monuril**® CH **Monuril**®
Dos	▶ *i. v.:* leichte Infektion: 2–3 × 2–3 g/d; schwere Infektion: 3 × 5 g/d oder 2 × 8 g/d i. v. je als Kurzinfusion in Glc. 5% (alle 8 h) ▶ *p. o.:* 1 × 1 Beutel = 3 g als *Einmaltherapie* 2 h vor oder nach der Mahlzeit bzw. 3 h prae OP sowie 24 h post OP ▶ *Dosisreduktion bei Niereninsuffizienz (i. v.):* (bei schweren Infektionen) S-Kreatinin 2 mg/ml: 3 g alle 6 h, S-Kreatinin 3,5 mg/ml: 3 g alle 8 h, S-Kreatinin 6 mg/ml: 3 g alle 12 h, S-Kreatinin 15,5 mg/ml: 1,5 g alle 12 h, S-Kreatinin > 15,5 mg/ml: 1,5 g alle 24 h ▶ *Kinder 1–12 J.:* 100–200 (–300) mg/kg KG/d; *4 Wo.–1 J.:* 200–250 mg/kg KG/d; *< 4 Wo.:* 100 mg/kg KG/d jeweils verteilt auf 2–3 ED/d i. v. oder p. o.
Ind	*i. v.:* Meningitis, Osteomyelitis, Infektionen der Harnwege, der Atemwege (inkl. Lungenabszess), der Haut und Weichteile, der Gallenwege, im HNO- und Augenbereich, Sepsis, Endokarditis, Verbrennungen *p. o.:* akute unkomplizierte Harnwegsinfektionen, asymptomatische Bakteriurie, Infektprophylaxe vor Interventionen an den unteren Harnwegen
KI	*p. o.:* Niereninsuffizienz (Kreatinin-Clearance < 80 ml/min)
NW	*o.A.:* Übelkeit und Erbrechen, Appetitlosigkeit, Diarrhoe, passagere Erhöhung von GOT, GPT und AP, Thrombophlebitiden bei i. v.-Gabe, Na$^+$-Belastung
WW	bei p. o. Gabe: Metoclopramid, Antazida, Kalziumsalze und bei gleichzeitiger Einnahme mit dem Essen (Fosfomycinspiegel ↓)
WI	Breitspektrumantibiotikum (Reserveantibiotikum): Hemmung der bakteriellen Peptidoglykansynthese → fehlerhafte Bakterienzellwandsynthese, bakterizide Wi auf proliferierende Keime
PK	BV 40%, HWZ 2 h, keine PEB, > 90% unveränderte renale Elimination, Muttermilch enthält 8% der Serumkonzentration
Gr/La	strenge Indikation, Gr 4, Mittel der Reserve (keine Erfahrungen) / strenge Indikation (keine Erfahrungen)
❶	**Hinweise:** gute Wirkspiegel in Knochen, Lunge, Galle, Liquor, Muskulatur, Kutis und Wundsekret **Spektrum:** *Sensibel:* Staph. aureus, koagulasenegative Staph., Strept. pyogenes, pneumoniae und faecalis, E. coli, Citrobacter, Enterobacter, Proteus mirabilis und vul-

garis, Serratia marcescens, Pseudomonas aeruginosa, Haemophilus influenzae, Neisserien, Peptostreptococcus, Peptococcus
unsicher: Klebsiella, Proteus, Providencia, Clostridien
Resistenz: Morganella morganii, Bacteroides

Fosinopril   TTK: 0,19-0,20 € (10-20 mg) | Rp.-Pflicht

HN Ⓓ *p. o.:* **Dynacil®**, **Fosinorm®**, **Fosino Teva®**
- *alle: 10|20 mg/Tbl.*
Ⓐ **Fositens®**
ⒸⒽ **Fositen®**

Dos
- *Hypertonie: initial* 1 × 5 mg/d p. o., später 1 × 10–20 mg/d p. o.
  - *Maximaldosis:* 40 mg/d p. o.
- *Herzinsuffizienz: initial* 1 × 2,5 mg/d p. o., später 1 × 10–20 mg/d p. o.
  - *Maximaldosis:* 20 mg/d p. o.

Ind arterielle Hypertonie (besonders bei Diabetes mellitus), chronische Herzinsuffizienz, Z. n. Myokardinfarkt mit eingeschränkter linksventrikulärer Funktion (ab 3. d), günstig bei diabetischer Nephropathie

KI primärer Hyperaldosteronismus, Nierenarterienstenose, relevante Aorten-/Mitralklappenstenose, HOCM, Niereninsuffizienz (Krea-Clearance < 30 ml/min, S-Kreatinin > 1,8 mg/dl), Herzinsuffizienz III°–IV°, Leberfunktionsstörungen, angioneurotisches Ödem, Z. n. Nierentransplantation, Kinder; *relative KI:* relevante Elektrolytstörungen, Kollagenosen, gestörte Immunreaktion, Proteinurie (> 1 g/d)

NW *1–10%:* KS, trockener Reizhusten, Müdigkeit, Übelkeit, Nierenfunktionsstörungen, Bronchitis, Oberbauchbeschwerden, Verdauungsbeschwerden, allerg. Hautreaktion, Hb ↓, HKT ↓, Leukozyten ↓, Thrombozyten ↓, RR ↓, Orthostasereaktion, Schwindel, Schwächegefühl, Sehstörungen, bei Herzinsuffizienz auch Oligurie und Azotämie
< 1%: Elektrolytstörungen, zentralnervöse Störungen, schwerer RR ↓, ANV

WW NSAR (RR-Senkung ↓); Narkotika (RR-Senkung ↑), K^+-sparende Diuretika/Kaliumpräparate (Kalium ↑); Immunsuppressiva, Allopurinol, Procainamid (BB-Veränderungen); Lithium (Lithiumspiegel ↑); andere Antihypertonika (gegenseitige Wirkungsverstärkung); viel NaCl, auch in der Nahrung (Fosinopril-Wi ↓); Alkohol (dessen Wi ↑); Antazida (Fosinopril-Resorption ↓); bestimmte Hämodialyse-Membranen (Poly-[acrylonitril, natrium-2-methylallylsulfonat]-high-flux-Membranen) (anaphylaktoide Reaktionen); während Desensibilisierungen (z. T. schwere Überempfindlichkeitsreaktionen); Insulin, orale Antidiabetika (Hypoglykämie ↑)

WI F. ist ein ACE-Hemmer: Angiotensin-II-Konzentration ↓ → peripherer Gefäßwiderstand ↓, Aldosteronkonzentration ↓ (RR-Senkung, Vor- und Nachlast ↓, HMV ↑), negative Na^+-Bilanz, Hemmung des Bradykininabbaus (= Vasodilatator), Sympathikotonus ↓ → HF ↓, venöse Seite wird stärker erweitert als die arterielle

PK Resorption 36%, BV 29%, max. Plasmaspiegel nach 3 h, Wi-Beginn nach 1 h, Wi-Maximum nach 3–4 h, Wi-Dauer 24 h, HWZ < 12 h, PEB 95%, hepatischer Metabolismus, Elimination über Leber und Niere, gering dialysierbar

Gr/La kontraindiziert (keine Erfahrungen), Mittel der Wahl Nifedipin, Metoprolol, kontraindiziert, Anwendung nach Risiko-Nutzen-Abwägung als Mittel der 2. Wahl aber möglich (Übergang in Muttermilch)

❗ **Intoxikation:**
s. Captopril

Hinweise:
- *sinnvolles Kombinationspräparat:* mit Hydrochlorothiazid = **dynacil® comp**, **Fosinorm® comp**
- Tagesdosis morgens einnehmen

Behandlungskontrollen:
sorgfältige Überwachung von Pat. mit Nierenfunktionsstörungen (S-Kreatinin, Kreatinin-Clearance, Elektrolyte und BB)

Furosemid

TTK: p.o.: 0,15 € (20-40 mg); i.v.: 0,70-2,50 € (20-40 mg Amp.) | Kinder > 0 Monate | Rp.-Pflicht

HN	Ⓓ *p. o.:* **Diurapid®**, **Furanthril®**, **Furo** (**Generika, beta®** 250 mg/Tbl., **von ct®** 30 mg/ret.-Tbl.), **Furogamma®**, **Furo Puren®**, **Furosemid** (**Generika**), **Fusid®**, **Lasix®** Lsg.10 mg/ml Lsg. - *alle: 40 mg/Tbl., 500 mg/Tbl.,* **Furo von ct®**, **Furorese®** 125|250 mg/Tbl., 30|60|120 mg/Ret.-Kps. *i. v.:* **Furo-CT®**, **Furorese®**, **Furosemid-ratiopharm®**, **Lasix®** - *alle: 20|40 mg/2|4 ml Amp., 250 mg/25 ml Amp.* Ⓐ **Furohexal®**, **Furon®**, **Furosemid** (**Generika**), **Furostad®**, **Lasix®** Ⓒ**H** **Furodrix®**, **Furosemid** (**Generika**), **Fursol®**, **Lasix®**, **Oedemex®**
Dos	▶ *akutes Lungenödem: initial* 40 mg langsam i. v., ggf. nach 20 min nochmals 20–40 mg ▶ *forcierte Diurese:* 20–40 mg zusätzlich zur Infusion mit Elektrolytlösung, dann je nach Bilanz ▶ *Erw.:* 20–80 mg/d p. o. verteilt auf 2-4 ED (vor dem Essen!) ▶ *Perfusor:* 50–100 mg/h = 5–10 ml/h i. v. (Dosierung bei Niereninsuffizienz) • *Perfusor-"Rezept":* z. B. 2 Amp. à 250 mg = 500 mg verdünnen mit NaCl 0,9 % auf 50 ml = 10 mg/ml ▶ *Maximaldosis:* 2000 mg/d ▶ *Kinder > 12 J.:* 40 mg/d; *> 7½ J.:* 25 mg/d; *> 3 J.:* 15 mg/d; *> 1 J.:* 10 mg/d; *> ½ J.:* 8 mg/d; *> ¼ J.:* 5 mg/d jeweils verteilt auf 2–3 ED/d p. o.
Ind	Lungenödem, periphere Ödeme, Oligurie, arterielle Hypertonie, Förderung der renalen Giftelimination, Hyperkaliämie und Hyperkalzämie, kompensierte/dialysepflichtige Niereninsuffizienz
KI	Nierenversagen mit Anurie, Koma und Praecoma hepaticum, schwere Hypokaliämie und Hyponatriämie, schwere Hypovolämie; *relative KI:* Hypotonie, Behinderung des Harnabflusses, hepatorenales Syndrom
NW	*> 10 %:* Störungen im Flüssigkeits- und Elektrolythaushalt (K^+ ↓, Ca^{2+} ↓, Na^+ ↓, Alkalose), Hyperurikämie, hyperglykämische Zustände *> 1 %:* allerg. Haut- und Schleimhautreaktionen (u. a. bullöse Exantheme, Erythema multiforme, Dermatitis exfoliativa, Photosensibilität), fieberhafte Zustände, Juckreiz, Vaskulitis, interstitielle Nephritis *o.A.: ältere Pat. + Kinder:* KS, Schwindel, Sehstörungen, Mundtrockenheit, Durst, Hypotonie, orthostatische Regulationsstörungen; *bei exzessiver Diurese:* Dehydratation, Kreislaufkollaps, Thrombosen; Triglyzeride ↑, BB-Veränderungen
WW	Herzglykoside, Theophyllin, Lithium, Antihypertonika (deren Wi ↑); Kortison (Hypokaliämie); Aminoglykoside, Cisplatin (Ototoxizität ↑); Chloralhydrat (Unverträglichkeitserscheinungen, u. a. Tachykardie); *Cave* bei Kombination mit nephrotoxischen Substanzen; Antidiabetika, Epinephrin, Norepinephrin (deren Wi ↓); *Cave* bei Neueinführung von ACE-Hemmern (Hypotonie und Schock mit Nierenversagen); Phenytoin, Probenecid, Methotrexat u. a. Sub-

	stanzen die einer signifikanten renal tubulären Sekretion unterliegen (gegenseitige Beeinflussung der Elimination); Sucralfat (Furosemidresorption ↓)
WI	F. ist ein starkes, schnell wirkendes Schleifendiuretikum: bis 40 % des glomerulär filtrierten Na$^+$ werden nicht rückresorbiert, Na$^+$, K$^+$, Mg^{2+} und Ca^{2+} werden verstärkt ausgeschieden, Änderung des Säure-Basen-Haushaltes in Richtung metabolische Alkalose (H$^+$-Ausscheidung), direkt relaxierende Wi an den Gefäßen (Venolen und Pulmonalarterien)
PK	BV 70 %, Plasmaproteinbindung 96 %, HWZ 60 min, Wi-Beginn p.o. nach ca. 15 min, nach i.v. sofort, Wi-Maximum 30–90 min, Wi-Stärke 40 % des GFR, Wi-Dauer 4–6 h, Elimination zu 90 % renal
Gr/La	besonders strenge Indikation, Diuretika sind in der Schwangerschaft nicht geeignet, Antihypertonika der Wahl sind Metoprolol, Dihydralazin / kontraindiziert, alternativ Hydrochlorothiazid

❗ **Hinweise:**
- *sinnvolle Kombinationspräparate:*
  - mit Spironolacton = **duraspiron**®-comp., **furo-aldopur**®, **Furorese**®comp, **Osyrol**® -**Lasix**®, **Spiro comp.-ratiopharm**®, **Spiro-D-Tablinen**®, **Spironolacton plus Heuman**®
  - mit Triamteren = **Hydrotrix**®
- nicht zusammen mit Glukose infundieren → Gefahr einer Hypokaliämie ↑
- die orale Einnahme nach dem Essen kann die BV z.T. erheblich reduzieren (bis zu 30 % geringer)

Behandlungskontrollen:
regelmäßige Elektrolytkontrollen, bei Diabetikern engmaschige BZ-Kontrolle, bei Pat. mit Hyperurikämie Harnsäurespiegel kontrollieren

Gabapentin (GBP)   TTK: 1,30–3,00 € (1200–2400 mg) | Kinder > 3 Jahre | Rp.-Pflicht

HN	Ⓓ *p.o.:* **Gabagamma**®, **GabaLich**®, **Gabapentin** (**Generika**), **Gabax**® 600|800 mg/Tbl., **Neurontin**® 600|800 mg/Kps. - *alle: 100|300|400 mg/Kps. oder Tbl.* Ⓐ **Gabatal**®, **Neurontin**® CH **Neurontin**®
Dos	▸ *1. Tag:* 3 × 100 mg p.o. ▸ *2. Tag:* 3 × 200 mg p.o. ▸ *3. Tag:* 3 × 300 mg p.o., danach *Erhaltungsdosis* zwischen 1200–2400 (–3600) mg/d ▸ auch eine rasche Aufdosierung bei akuter klin. Symptomatik mit 1200 mg am 1. Tag ist möglich • *Maximaldosis:* 3600 (–4800) mg/d ▸ *Dosisreduktion bei Niereninsuffizienz:* bei Krea-Clearance 50–79 ml/min: 600–1800 mg/d, 30–49 mg/min: 300–900 mg/d, 15–29 ml/min: 150–600 mg/d, < 15 ml/min: 150–300 mg/d ▸ *Kinder > 6 J.:* initial 10–15 mg/kg KG/d, *Erhaltungsdosis* 25 bis 35 (–50) mg/kg KG/d
Ind	alle Formen neuropathischer Schmerzen bei Erw., Mono- und Kombinationstherapie einfacher und komplex fokaler epileptischer Anfälle mit und ohne sekundäre Generalisierung (> 6 J. als Zusatztherapie, > 12 J. als Monotherapie) *off-label-use:* bipolare Störungen, Migräne
KI	akute Pankreatitis, als Monotherapie bei Kindern < 12 J., unter 3 J. generell

NW	*> 10 %:* Schläfrigkeit, Müdigkeit, Schlaflosigkeit, Schwindel, Parästhesien, Ataxie, Appetitlosigkeit, Gewicht ↑, BZ-Spiegelschwankungen (< 3,3 mmol/l oder 7,8 mmol/l) *1–10 %:* Schwächegefühl, Übelkeit, Erbrechen, Appetit ↑, Obstipation, Diarrhoe, abdominelle Schmerzen, Mundtrockenheit, Tremor, KS, Nystagmus, Zuckungen, Muskeleigenreflexe ↑ ↓, Dysarthrie, Sehstörungen, Denkstörungen, Amnesie, Nervosität, depressive Verstimmung, Verwirrung, Myalgie, Pruritus, Leukozytopenie, Vasodilatation, Hypertension, Ödeme, Harninkontinenz, Impotenz
WW	Aluminium- und Magnesium-haltige Antazida können die BV von GBP um bis zu 24 % ↓, Morphin (GBP-Spiegel ↑), keine relevanten WW mit anderen Antiepileptika und Wirkstoffen
WI	G. ist ein Antiepileptikum: strukturelle Ähnlichkeit mit GABA, antiepileptische Wi aufgrund Bindung an L-Aminosäuren (Glutamat) und Hemmung der spannungsabhängigen Ca^{2+}-Kanäle der Nervenzellen → Hemmung der hochfrequenten repetitiven Entladungen und Freisetzung von Monoamin-Neurotransmittern, Odds-ratio 2,3 (Placebo 1,0)
PK	BV 60 % nach 300 mg und 42 % nach 600 mg p. o. (je höher die Dosis, desto schlechter die Resorption), max. Plasmaspiegel nach 2–3 h, Steady-state nach 1–2 d, HWZ 5–7 h, PEB 3 %, kein Metabolismus, renale Elimination
Gr/La	strenge Indikation, Gr 4 (keine Erfahrungen) / kontraindiziert, La 2 (keine Erfahrungen)

Pädiatrische Zulassung:
> 6 J. als Zusatztherapie, > 12 J. als Monotherapie

Intoxikation:
- *Klinik:* Schwindelgefühl, Doppeltsehen, undeutliche Sprache, Benommenheit, Lethargie und leichte Diarrhoe (bis 49 g wurden keine tödlich verlaufenden Intoximationen beobachtet)
- *Therapie:* Dialyse möglich, aber oft nicht erforderlich; Diurese forcieren

Hinweise:
- in Abhängigkeit der Nierenclearance dosieren
- keine Wi bei primär generalisierten Anfällen
- ein großer Teil der Anwendungen von Gabapentin bezieht sich mittlerweile auf die Behandlung von Schmerzsyndromen, laut FDA ist jedoch die Datenlage für diese Indkation unzureichend (www.fda.gov)
- kein Einfluss auf Wirksamkeit hormoneller Kontrazeptiva
- da bei höheren Dosen die BV stark abnimmt (bei 3600 mg/d BV = 35 %), sollte GBP mind. 3-4 × tgl. eingenommen werden

Behandlungskontrollen:
"therapeutische Serumspiegel" sind nicht bekannt, keine Dosis-/Wirkungskorrelation bekannt

Galantamin *TTK: 3,40–4,45 € (8–24 mg ret.)* | Rp.-Pflicht

HN	Ⓓ *p. o.:* **Galnora®**, **Galantamin** (**Generika**), **Reminyl®** **1x tgl.**, 4 mg/Tbl., Lsg. 4 mg/ml - *alle: 8|16|24 mg ret./Tbl. bzw. Kps.* Ⓐ **Galantamin** (**Generika**), **Reminyl®** Ⓒₕ **Galantamin** (**Generika**), **Reminyl®**
Dos	▶ *Erw.:* 1 × 8 mg ret./d oder 2 × 4 mg/d p. o. für 4 Wochen, dann *Dosissteigerung* auf 1 × 16 mg ret./d oder 2 × 8 mg/d p. o., ggf. später auch höher bis 24 mg/d

	▶ *Dosisreduktion bei Leber- und Nierenfunktionsstörungen:* max. 16 mg/d ▶ *Maximaldosis:* 24 mg/d
Ind	symptomatische Behandlung der leichten bis mittelschweren Demenz vom Alzheimertyp (DAT)
KI	schwere Nierenfunktionsstörungen (Kreatinin-Clearance < 9 ml/min), schwere Leberfunktionsstörungen (Child-Pugh-Skala > 9), Kinder; *relative KI:* schwere Demenz vom Alzheimertyp (DAT)
NW	*> 10%: initial* Übelkeit (13–35%) und Erbrechen (6–19%) *1–10%:* Diarrhoe, Bauchschmerzen, Dyspepsie, Müdigkeit, Schwindel, Depression, KS, Agitation, Somnolenz, Anorexie, Gewichtsverlust, Harnwegsinfektion, Rhinitis *o.A.:* Tremor, Synkopen, schwere Bradykardie, Konfusion
WW	Anticholinergika (deren Wi ↓); Cholinomimetika (deren Wi ↑); β-Blocker und Digitalis (Bradykardie ↑); Muskelrelaxanzien vom Succinylcholintyp (deren Wi ↑); Paroxetin (BV von G. + 40%); Ketoconazol und Erythromycin (BV von G. ↑)
WI	G. ist ein tertiäres Alkaloid: selektiver kompetitiver und reversibler Hemmer der Acetylcholin(ACh)esterase (Cholinomimetikum), zusätzlich Verstärkung/Sensibilisierung der intrinsischen Aktivität von ACh an nikotinergen Rezeptoren durch allosterische Modulatorwirkung am präsynaptischen nikotinischen ACh-Rezeptor; Studien geben Symptomprogredienz um ca. 1 J. an
PK	rasche enterale Resorption, BV ca. 88%, HWZ 7–8 h, PEB 18%, lineare Pharmakokinetik im Dosisbereich von 4–16 mg, Steady-state nach 2–3 d, Metabolisierung zu 75%, überwiegend renale Ausscheidung der Metabolite (> 90%)
Gr/La	strenge Indikation, Gr 5 (keine Erfahrungen) / kontraindiziert, La 1 (keine Erfahrungen)
⚠	**Intoxikation:** ▶ *Klinik:* überwiegend cholinerge Symptome (Übelkeit und Erbrechen, gastrointestinale Krämpfe, vermehrter Speichelfluss, Tränenfluss, Blasen- und Darmentleerung, Bradykardie, Schwitzen, Hypotonie, Krampfanfälle, Muskelschwäche, Bronchospasmus, Atemwegsbehinderung) ▶ *Therapie:* Einsatz von Anticholinergika wie beispielsweise 0,5–1 mg Atropin i. v. in schweren Fällen, engmaschige klinische Überwachung (Monitoring) **Hinweise:** *Behandlungsdauer:* bei ausbleibender Wi bzw. einer ausbleibenden erkennbaren Besserung der fortschreitenden Demenz nach 15–20 Wo. sollte das Präparat wieder abgesetzt werden

Ganciclovir   TTK: i.v.: 76-152,- € (500-1000 mg) | Rp.-Pflicht

HN	Ⓓ *i. v.:* **Cymevene**® 500 mg/Pulver für Inj.-Zwecke *lokal:* **Virgan**® Augensalbe Ⓐ **Cymevene**® CH **Cymevene**®
Dos	▶ *CMV akut:* 2 × 5 mg/kg KG/d (2 × 350 mg/70 kg KG/d) für 2 Wo. i. v., dann zwingende Suppressionstherapie mit 1 × 5 mg/kg KG/d für 7 d i. v. ▶ *Dosisreduktion bei Niereninsuffizienz:* S-Kreatinin 1,4–2,5 mg/dl → Dosis halbieren, 2,5–4,5 mg/dl → Dosis halbieren und nur 1 × tgl. geben, > 4,5 mg/dl → 1 × 1 mg/kg KG/d ▶ *Kinder (lebensbedrohliche CMV-Infektionen):* 2 × 5 mg/kg KG/d i. v. für 14 d dann 1 × 2 mg/kg KG/d i. v.

- **Herpes simplex Retinitis:**
  - *Erw.:* 5 × 1 Trpf./d ins Auge träufeln bis zur vollständigen Reepithelisierung der Cornea, dann 3 × 1 Trpf./d für 7 d, max. Behandlungsdauer 21 d
  - *Kinder (< 18 J.):* Anwendung nicht empfohlen

Ind	Mittel der Wahl zur Behandlung der disseminierten Zytomegalievirus-(CMV-)Infektion (u. a. bei HIV), augenlichtbedrohende CMV-Retinitis, Herpes simplex Retinitis
KI	Neutropenie (< 500/µl), Thrombopenie (< 25000/µl); *relative KI:* Kinder < 18 J.
NW	*> 10 %:* Neutropenie < 1000/µl (bei 40 %), Neutropenie < 500/µl (bei 16 %), Anämie, Dyspnoe, Diarrhoe *1–10 %:* Thrombozytopenie, Panzytopenie, Sepsis, Zellulitis, HWI, orale Candidose, Appetitverlust, Anorexie, Depression, Angst, Verwirrtheit, Somnolenz, KS, PNP, Krampfanfälle, Husten, Übelkeit/Erbrechen, Bauchschmerzen, Obstipation, Transaminasen ↑, Myalgie
WW	β-Laktam-Antibiotika (Risiko generalisierter epileptischer Anfälle ↑); Probenecid (Ganciclovir-Elimination ↓); Zytostatika (Toxizität des Ganciclovir ↑); Zidovudin (Neutropeniegefahr ↑)
WI	Nukleosidanalogon und Virostatikum: Inhibierung der viralen DNS-Replikation durch kompetitive Hemmung der DNS-Polymerase und Einbau in die DNA (vorzeitiger Abbruch der DNA-Kettensynthese)
PK	bei 3000 mg/d p. o. werden 70 % der AUC einer i. v. Gabe von 5 mg/kg KG erreicht, HWZ 3 h, PEB 2 %, Elimination unverändert über die Niere zu 99 %
Gr/La	kontraindiziert (keine Erfahrungen, Risiko genotoxischer + karzinogener Wirkungen), alternativ Aciclovir / kontraindiziert (keine Erfahrungen), alternativ Aciclovir

❗ Hinweise:
- Infusion über mindestens 1 h verabreichen, um die Nebenwirkungsrate so gering wie möglich zu halten
- Dosisreduktion um 30–50 % bei Neutrophilenwerten zwischen 500 und 800/µl

Behandlungskontrollen:
BB-Kontrollen während Suppressionstherapie alle 4–6 Wo. durchführen, bei Neutropenie wöchentliche Kontrollen

Spektrum:
Sensibel: CMV, HSV-1, HSV-2, VZV, Epstein-Barr-Virus

Gelatine = Polygelin TTK: 13-39,- € (500-1500 ml) | Rp.-Pflicht

HN	Ⓓ in D Arzneimittel außer Handel Ⓐ **Gelofusin®**
Dos	- *akut:* bis zu 1500 mg = 500 ml/h oder in 15–30 min i. v. je nach Schwere der klin. Symptomatik - *Schockprophylaxe:* 500–1500 ml/d mit 500 ml/h i. v. - *Volumenmangelschock:* 500–1500 ml unter Druck i. v. - *Maximaldosis:* 2000 ml/d
Ind	Volumenmangelschock, Blut- und Plasmaverlust, Füllung der Herz-Lungen-Maschine
KI	dekompensierte Herzinsuffizienz, hämorrhagische Diathese und renale/postrenale Anurie, Hypervolämie, Hyperhydratation, *relative KI*: Hypertonie, Lungenödem

NW *0,1–1%:* urtikarielle Hautreaktionen, RR ↓, HF ↑/↓, Übelkeit, Erbrechen, Dyspnoe, Temperaturanstieg, Schüttelfrost
0,01–0,1%: schwere Überempfindlichkeitsreaktionen bis zum Schock

WW bei gleichzeitiger Anwendung von Herzglykosiden ist der synergistische Effekt des Kalziums zu beachten

WI G. ist ein kolloidales Volumenersatzmittel (kein Plasmaexpander): Wasserbindungskapazität und intravasale Verweildauer geringer im Vergleich mit den Dextranpräparaten, da auch der Extravasalraum mit aufgefüllt wird, **Haemaccel 35®**-Lösung (durch Harnstoffbrücken vernetzte Gelatine) enthält E-lyte in mmol/l: Na$^+$ 145; K$^+$ 5,1; Ca^{2+} 6,25; Cl$^-$ 145, Wasserbindung ca. 14 ml/g; **Gelafudin®** 4% (modifizierte flüssige Gelatine) mit einem mittleren Molekulargewicht von 30000

PK Volumenwirksamkeit ca. 3–4 h, HWZ 4–8 h, Elimination abhängig vom Molekulargewicht, überwiegend renal bei Molekulargewicht <60000

Gr/La Anwendung möglich / Anwendung möglich

❗ Cave:
- bei ersten allerg. Reaktionen (lokales Erythem, Urtikaria, KS, Ödeme der Schleimhäute) Infusion sofort stoppen
- bei Druckinfusion Luftembolie durch Restluft in der Infusionsflasche möglich, ständige Kontrolle!

Hinweise:
- strenge Beobachtung des Pat. unter der Infusion (Gefahr von allerg. Reaktionen)
- Dosierung nach RR steuern
- bei Hämatokrit <25% → Erythrozytensubstitution notwendig

Behandlungskontrollen:
tgl. Wasserbilanzierung und Kontrolle von BB, Elektrolyte, Kreatinin und Gerinnungsparameter

Gemcitabin TTK: 70–315,- € (200–1000 mg) | Rp.-Pflicht

HN Ⓓ i. v.: **Axigem®**, **Bendacitabin®**, **Gemci** (Generika, **-Cell Pharm®** 1500 mg/Inf.-Fl.), **Gemcinovine®**, **Gemcitabin** (Generika), **Gemcitan®**, **Gemedac®**, **Gemzar®**, **Ribozar®**
- *alle: 200|1000 mg/Inf.-Fl., z. T. auch 2000 mg/Inf.-Fl.*

Ⓐ **Arigem®**, **Ebegemcit®**, **Gemalata®**, **Gemcitabin** (Generika), **Gemliquid®**, **Gemsol®**, **Gemzar®**

Ⓒ︎ₕ **Gemcitabin** (Generika), **Gemzar®**

Dos Dosierung nach aktuellen onkologischen Therapieprotokollen, s. FI:
- *Harnblasenkarzinom in Kombination mit Cisplatin (70 mg/m^2 KO):*
  - 1000 mg/m^2 KO in 30 min i. v. am Tag 1, 8 und 15 bei 28 Tage-Zyklus
- *Mamma-Ca mit Paclitaxel (175 mg/m^2 KO):*
  - 1250 mg/m^2 KO am Tag 1 und 8 bei 21-Tage-Zyklus
- *Ovarial-Ca in Kombination mit Carboplatin:*
  - 1000 mg/m^2 KO am Tag 1 und 8 des 21-Tage-Zyklus
- *nichtkleinzelliges Bronchial-Ca:*
  - *in der Monotherapie:* 1000 mg/m^2 KO in 30 min/Wo. i. v. für 3 Wo., dann 1 Wo. Pause, dann Wdhl. des 4-Wo.-Zyklus
  - *in der Kombinationstherapie (Cisplatin 75-100 mg/m^2 KO alle 3 Wo.):* 1250 mg/m^2 KO am Tag 1 und 8 des 21-Tage-Zyklus

Ind fortgeschrittenes und metastasiertes Harnblasen-, nicht-kleinzelliges Bronchial-, Pankreasadeno-, Mamma- und Ovarial-Karzinom

KI	Überempfindlichkeit, Kinder, Schwangerschaft
NW	*> 10 %:* Leukopenie (Neutropenie Grad 3 = 19,3 %; Grad 4 = 6 %), Thrombozytopenie, Anämie, Dyspnoe (üblicherweise leicht und ohne Behandlung schnell abklingend), Erbrechen, Übelkeit, Transaminasen ↑ (AST und ALT), AP ↑, allergischer Hautausschlag, häufig begleitet von Juckreiz, Haarausfall, Hämaturie, leichte Proteinurie, grippeähnliche Symptome (häufige Symptome Fieber, Kopfschmerzen, Rückenschmerzen, Schüttelfrost, Muskelschmerzen, Schwäche und Appetitlosigkeit; seltener Husten, Schnupfen, Unwohlsein, Schwitzen und Schlafstörungen), Ödeme/periphere Ödeme einschließlich Gesichtsödeme *1–10 %:* febrile Neutropenie, Appetitlosigkeit, KS, Schlaflosigkeit, Schläfrigkeit, Husten, Schnupfen, Durchfall, Stomatitis und Ulzeration der Mundschleimhaut, Verstopfung, erhöhtes Bilirubin, Juckreiz, Schwitzen, Rücken- und Muskelschmerzen, Fieber, Asthenie, Schüttelfrost
WW	es sind keine WW-Studien durchgeführt worden
WI	G. ist ein Pyrimidin-Analogon und Antimetabolit: es wirkt zellphasenspezifisch zytotoxisch, es werden hauptsächlich Zellen während der DNS-Synthese (S-Phase) abgetötet → allg. Reduktion der Konzentration von Deoxynukleosiden und speziell von dCTP (Diphosphat-Nucleosid)
PK	max. Plasmaspiegel nach 5 min, PEB gering, HWZ 40–90 min, rasche Metabolisierung in aktive Metabolite (dFdCMP, dFdCDP und dFdCTP), < 10 % renale Elimination (terminale HWZ 0,7–12 h)
Gr/La	kontraindiziert, Gr 7 + 8 / kontraindiziert, Abstillen erforderlich

Gemfibrozil TTK: 0,44-0,50 € (900-1200 mg) | Rp.-Pflicht

HN	Ⓓ *p. o.:* **Gemfi® 1A Pharma** 450|600 mg/Tbl., **Gevilon®** 600|900 mg/Tbl. Ⓐ **Gevilon®** ㊌ **Gevilon®**
Dos	*Erw.:* 900–1200 mg/d = 1 × 2–3 Tbl./d abends p. o.
Ind	kombinierte Hyperlipidämien; primäre Hypercholesterinämie (insb. wenn ein Statin nicht geeignet ist bzw. nicht vertragen wird); primäre Prophylaxe kardiovaskulärer Morbidität bei Männern mit erhöhtem nicht-HDL-Cholesterin und hohem Risiko eines ersten kardiovaskulären Ereignisses, insb. wenn ein Statin nicht geeignet ist oder nicht vertragen wird
KI	Leber- und Nierenerkrankungen, Gallenblasenerkrankungen
NW	*> 10 %:* Appetitlosigkeit, abd. Schmerzen, Übelkeit, Erbrechen, Diarrhoe, Dyspepsie, Obstipation, Mundtrockenheit, Blähungen *> 1 %:* Hb ↓, HKT ↓, Leukozytopenie, Thrombozytopenie, Müdigkeit, Schwindel *< 0,01 %:* Rhabdomyolyse, CK ↑ bis ANV, phototoxische Reaktionen, cholestatischer Ikterus *o.A.:* Potenzstörungen, Haarausfall, Transaminasen ↑, AP ↑, Bilirubin ↑, allerg. Reaktionen, Pankreatitis, Schläfrigkeit, Parästhesien, periphere Neuritis, Depression, Libido ↓, Gelenkschmerzen, Synovitis, Myasthenie, KS, Sehstörungen, schwere Anämie, Eosinophilie, Agranulozytose, akute Appendizitis, VHF
WW	orale Antikoagulanzien (deren Wi ↑); orale Antidiabetika (deren Wi ↑ → BZ ↓); Östrogene (bzgl. der Lipide gegenläufige Wi); HMG-CoA-Reduktasein-

	hibitoren (schwere Myopathien); Ionenaustauscher-Harze (Gemfibrozil-Resorption ↓)
WI	G. gehört zur Gruppe der Fibrate: Aktivierung lipolytischer Enzyme (Lipoproteinlipase) → gesteigerter Katabolismus triglyzeridreicher Lipoproteine, senkt Cholesterin um 5–15%, Triglyzeride im Mittel um 50%, LDL um 0–11%, erhöht HDL um 0–120%
PK	orale Resorption 100%, max. Plasmaspiegel nach 1–2 h, HWZ 1,5 h, überwiegend renale Elimination
Gr/La	kontraindiziert (keine Erfahrungen) / kontraindiziert (Übergang in Muttermilch)
❶	**Cave:** bei Kombination mit HMG-CoA-Reduktase-Hemmern (Myopathierisiko ↑) **Hinweise:** Pat. über das Risiko und die Symptomatik einer Myopathie/Myositis aufklären → bei ersten klin. Zeichen sofort Substanz absetzen und CK-Kontrolle **Behandlungskontrollen:** regelmäßig BB, Leberwerte, CK und Kreatinin kontrollieren
Stu	HIT-Studie, VA-HIT-Studie

Gentamycin = Gentamicin

TTK: i.v.: 5,90-6,90 € (120-320 mg); lokal: ca. 11,50 € (5 g Salbe bzw. 5 ml Trpf.) | Kinder > 0 Monate | Rp.-Pflicht

HN	Ⓓ *parenteral:* **Gencin®**, **Genta von ct®**, **Gentamicin** (**Generika**, **Hexal®** 160 mg/Amp., **-ratiopharm®** 160 mg/Amp.), **Refobacin®** 10|120 mg/Amp. - *alle: 40|80 mg/Amp.* *lokal:* **Gentamycin** (**Generika**), **Gentamicin-POS®**, **Gentanit®**, **Gent-Ophtal®**, **Refobacin®**, **Sulmycin®** - *alle: Augensalbe, Augentropfen und Creme* Ⓐ **Gentax®**, **Refobacin®** CH **Garamycin®**, **Ophtagram®**, **Septopal®**
Dos	▶ *Erw.:* 2–5 mg/kg KG/d (140–350 mg/70 kg KG/d) i.v./(i.m.) aufgeteilt in 1–3 gleiche ED ▶ *Maximaldosis:* 6 mg/kg KG/d ▶ *lokal:* 2–3 ×/d Salbenstrang ins Auge einbringen oder 4–6 ×/d Trpf. ins Auge träufeln ▶ *Dosisreduktion bei Niereninsuffizienz:* s. Tabelle 2 ▶ *Kinder:* 4,5–7,5 mg/kg KG/d i.v./i.m., > 1 Mo.: 3 × 1,5–2,5 mg/kg KG/d i.v., ▶ *Neugeborene:* 2 × 2–3,5 mg/kg KG/d i.v.
Ind	schwere bakterielle Infekte (Sepsis, Meningitis, Endokarditis, Atemwegsinfekte, Harnwegsinfekte, Osteomyelitis), Infektionen der vorderen Augenabschnitte
KI	*relative KI:* Niereninsuffizienz, Innenohrschwerhörigkeit, Myasthenia gravis, Gabe von Muskelrelaxanzien
NW	bei parenteraler Gabe: *> 10%:* Nephrotoxizität (in 1–10% meist reversibler prox. Tubulusschaden) *1–10%:* Ototoxizität (<3%), Gleichgewichtsstörungen, Übelkeit und Erbrechen, KS *0,1–1%:* Transaminasen ↑, AP ↑, Hypokaliämie, Hypokalzämie *< 0,01%:* PNP, Parästhesien, neuromuskuläre Blockade, allerg. Reaktionen

WW	Cefalosporine (Nephrotoxizität ↑); Amphothericin B, Ciclosporin, Cis-Platin, Schleifendiuretika (Oto- und Nephrotoxizität ↑); hochdosierte Anwendungen von Gentamicin und neuromuskulären Blockierungssubstanzen (z. B. Succinylcholin, Tubocurarin), größere Transfusionen mit antikoaguliertem Blut (Citratgehalt) (Gefahr der neuromuskulären Blockade) → Therapie mit Ca^{2+}-Salzen
WI	G. ist ein Aminoglykosid. Mittel der Wahl für schwere Gram-negative-Stäbchen-Infekte: Wi auf 30 S-Untereinheit der Ribosomen und damit auf die Proteinsynthese → Synthese falscher Proteine → Hüllstruktur wird durchlässiger/zerstört, bakterizide Wi
PK	max. Plasmakonzentration nach i.m.-Gabe nach 30–60 min, HWZ 2–3 h, PEB < 10 %, unveränderte renale Elimination zu 90 %
Gr/La	1. Trim. kontraindiziert, 2. + 3. Trim. nur bei vitaler Indikation / strenge Indikation (Muttermilchübertritt)

❗ Pädiatrische Zulassung:
bei Salbe mind. > 1 J.

Cave:
nur in Abhängigkeit vom S-Kreatinin dosieren

Hinweise:
- bei schweren Infekten Anwendung in Kombination mit β-Lactam-Antibiotikum (Piperacillin oder Breitspektrumcephalosporin) → synergistische Wi
- Therapiedauer möglichst auf 10–14 d beschränken
- nicht mit anderen Medikamenten mischen

Behandlungskontrollen:
- Nierenfunktion vor, während und nach der Therapie kontrollieren
- therapeutischer Serumspiegel 5–10 mg/l = 11–22 µmol/l (Umrechnungsfaktor 2,2), Talspiegel < 2 mg/l = < 4,5 µmol/l

Spektrum:
Sensibel: Gram-positive und Gram-negative Keime, u. a. Bacillus anthracis, Listerien, Staphylokokken, Pseudomonas aeruginosa, Proteus, Bordetella, Campylobacter, Haemophilus, Klebsiellen, Mykoplasmen, Neisserien, Yersinien, Enterobacteriaceae, E. coli, Acinetobacter
Unsicher: Enterobacter Spezies, indolpositive Proteus-Spezies, Serratia, Pseudomonas aeruginosa Spezies
Resistenz: Pneumokokken, Streptokken, Enterokokken, häufig auch Haemophilus-Arten, obligate Anaerobier

Ginkgo-biloba-Blätter-Extrakt   TTK: 0,70–0,80 € (120 mg)

HN	ⓞ *p. o.:* Ginkgo Stada®, Ginkobil ratiopharm®, Kaveri® 50 mg/Tbl., **Rökan®** - alle: 40|80|120|240 mg/Tbl., 40 mg/ml Trpf. **Tebonin® konzent** 240 mg/Tbl., **intensa** 120 mg/Tbl., **Forte** 40 mg/Tbl., **spezial** 80 mg/Tbl., **Lsg.** 40 mg/ml Lsg.
Dos	*Erw.:* 2 × 120 mg/d oder 3 × 40–80 mg/d p. o. für mind. 8 Wo. (s. Wirkungsmech.)
Ind	- symptomatische Behandlung von hirnorganisch bedingten Leistungsstörungen im Rahmen eines therapeutischen Gesamtkonzeptes bei demenziellen Syndromen mit der Leitsymptomatik (Gedächtnisstörungen, Konzentrationsstörungen, depressive Verstimmung, Schwindel, Ohrensausen, Kopfschmerzen) - Verlängerung der schmerzfreien Gehstrecke bei peripherer arterieller Verschlusskrankheit bei Stadium II nach FONTAINE (Claudicatio intermittens)

im Rahmen physikalisch-therapeutischer Maßnahmen, insbesondere Gehtraining
- Vertigo vaskulärer und involutiver Genese
- adjuvante Therapie bei Tinnitus vaskulärer und involutiver Genese

KI	Überempfindlichkeit
NW	0,01–0,1 %: leichte Magen-Darm-Beschwerden, KS, allergische Hautreaktionen
WW	blutgerinnungshemmende Arzneimittel (wie z. B. Phenprocoumon, Warfarin, Clopidogrel, Acetylsalicylsäure und andere nichtsteroidale Antirheumatika) (deren Wirkungsverstärkung nicht ausgeschlossen)
WI	Sehr umstrittene Wirkungen: Steigerung der Hypoxietoleranz, insbesondere des Hirngewebes, Hemmung der Entwicklung eines traumatisch oder toxisch bedingten Hirnödems und Beschleunigung seiner Rückbildung, Verminderung des Retinaödems und von Netzhautzell-Läsionen, Hemmung der altersbedingten Reduktion der Anzahl von muskarinergen Cholinozeptoren und alpha-2-Adrenozeptoren sowie Förderung der Cholinaufnahme im Hippocampus, Steigerung der Gedächtnisleistung und des Lernvermögens, Förderung der Kompensation von Gleichgewichtsstörungen, Förderung der Durchblutung, vorzugsweise im Bereich der Mikrozirkulation, Verbesserung der Fließeigenschaften des Blutes, Inaktivierung toxischer Sauerstoffradikale (Flavonoide), Antagonismus gegenüber PAF (platelet activating factor) (Ginkgolide), neuroprotektive Wirkung (Ginkgolide A und B, Bilobalid). Beim Menschen wurden hypoxieprotektive Eigenschaften, eine Förderung der Durchblutung, insbesondere im Bereich der Mikrozirkulation, sowie eine Verbesserung der Fließeigenschaften des Blutes nachgewiesen.
PK	unterschiedliche BV der einzelnen Bestandteile (>80%), max. Plasmakonz. nach 1,5 h, PEB 40–70%, HWZ 4,5 h
Gr/La	strenge Indikation / strenge Indikation

Glatirameracetat (Copolymer I)   TTK: 56,- € | Kinder > 12 Jahre | Rp.-Pflicht

HN	Ⓓ s. c.: **Copaxone**® 20 mg/ml Inj.-Lsg. als Fertigspritze oder Trockensubstanz Ⓐ **Copaxone**® CH **Copaxone**®
Dos	- *Erw. + Kinder > 12 J.:* 1 × 20 mg/d s. c. (tgl. Wechsel der Injektionsstelle) - Injektionshinweise beachten (s. Hinweise)
Ind	- CIS (klin. isoliertes Syndrom → Pat. mit einer klin. Episode und hohem Risiko eine gesicherte MS zu entwickeln) - aktiver Krankheitsverlauf einer schubförmig remittierenden Multiplen Sklerose (MS) mit mindestens 2 funktionell relevanten Schüben in den letzten beiden Jahren
KI	Überempfindlichkeit gegen Mannitol, aktueller Kinderwunsch, Alter < 12 J. (keine Erfahrungen)
NW	*> 10 %:* Rötung, Schmerzen, Jucken an der Injektionsstelle, in ca. 15 % 30 sek-30 min nach Injektion Luftnot, Brustenge, Herzrasen, Angstgefühl, "Flush" *1–10 %:* Lymphknotenschwellung, Synkope, Ödeme, Tremor *o.A.:* Hautnekrosen und Lipodystrophie
WW	Kortikoide (lokale Reaktionen ↑), keine weiteren WW bislang bekannt

G

WI G. ist ein synthetisch hergestelltes Eiweiß (Peptid aus 4 Aminosäuren): Modifizierung von Immunprozessen durch Suppression von proinflammatorischen Zytokinen und Bindung an HLA-DR-Moleküle und Verdrängung von Autoantigenen aus der Bindung → Rückgang der Antigenpräsentation und Hemmung der Aktivierung von TH_1-Lymphozyten; Rückgang der Schubfrequenz (ca. 30 % ↓) und Gadolinium anreichernde Läsionen im MRT

PK bislang liegen keine pharmakokinetischen Daten vor

Gr/La kontraindiziert, Gr 5 / strenge Indikationsstellung, La 1

❶ Pädiatrische Zulassung:
im Alter von 12–18 J. weisen begrenzte Daten darauf hin, dass das Sicherheitsprofil bei Jgl., die täglich 20 mg Glatirameracetat s.c. erhalten, mit dem von Erw. vergleichbar ist

Hinweise:
- *Applikationshinweise:* Injektionsstelle vor Injektion kühlen, ausreichend desinfizieren, Nadel "trocken" applizieren, Nadel lange genug im s.c.-Gewebe belassen, abendliche Gabe sinnvoll
- keine i.v. oder i.m. Anwendung durchführen
- Lagerung der Fertigspritze bis zu 1 Monat bei Raumtemperatur möglich
- Aufklärung über das mögliche plötzliche Auftreten von Postinjektions-Reaktionen

Pharmainfo:
Hinweis: nicht indiziert bei primär oder sekundär progredienter MS

Stu Johnson 1,2,3-Studie

Glibenclamid *TTK: 0,10-0,31 € (1,75-10,5 mg) | Rp.-Pflicht*

HN Ⓓ p.o.: **Euglucon®**, **Glib ratio S®**, **Gliben** (Generika), **Glibenclamid** (Generika), **Maninil®** 1|5 mg/Tbl.
- *alle: 1,75|3,5 mg/Tbl.*

Ⓐ **Daonil®**, **Euglucon®**, **Glucobene®**, **Glucostad®**, **Normoglucon®**

Ⓒₕ **Daonil®**, **Euglucon®**, **Glibenorm®**, **Glibesifar®**, **Melix®**, **Semi-Daonil®**

Dos
- *allg.:* 1,75–10,5 mg/d p.o. je nach Schwere der Erkrankung
  - *niedrig:* ½–0–0 oder 1–0–0/d (je 3,5 mg Tbl.)
  - *mittel:* 1–0–1/d (je 3,5 mg Tbl.)
  - *hoch:* 2–0–½ oder 2–0–1/d (je 3,5 mg Tbl.)
- *Maximaldosis:* 10,5 mg/d
- *Dosisreduktion bei Niereninsuffizienz:* s. Tabelle 2

Ind Diabetes mellitus Typ II des Erw. als Monotherapie oder in Komb. mit Metformin

KI Diabetes mellitus Typ I, nach Pankreasresektion, diabetisches Präkoma und Koma, dekompensierte diabetische Stoffwechsellage (z.B. Ketoazidose, auch in der Anamnese), schwere Nierenfunktionsstörung (Kreatinin-Clearance < 30 ml/min), schwere Leberfunktionsstörung

NW *1–10 %:* Hypoglykämien
0,1–1 %: GIT-Symptome, Gewicht ↑, allerg. Reaktionen (in 1 %), Alkoholunverträglichkeit
< 0,1 %: Thrombozytopenie, passagere Visusstörungen zu Beginn, Appetitsteigerung

WW ACE-Hemmer, anabole Steroide, männliche Sexualhormone, Azapropazon, β-Blocker, Bezafibrat, Biguanid-Präparate, Chloramphenicol, Clofibrat und Derivate, Cumarin-Derivate, Cyclophosphamid, Disopyramid, Fenfluramin, Fenyramidol, Fluoxetin, Guanethidin, Isofosfamid, MAO-Hemmer, Miconazol, Fluconazol, Oxyphenbutazon, PAS, Pentoxyfyllin, Phenylbutazon, Probenecid, Quinolone, Reserpin, Salizylate, Sulfinpyrazon, Sulfonamide, Tetrazykline, Tritoqualin, Trofosfamid (Glibenclamid-Wi ↑); Azetazolamid, Adrenalin, Barbiturate, Diazoxid, Diuretika, Gestagene, Glukagon, Kortikosteroide, Nikotinate (hochdosiert), Östrogene, Phenothiazinderivate, Phenytoin, Rifampicin, Schilddrüsenhormone, Sympathomimetika (Glibenclamid- Wi ↓); H$_2$-Rezeptorantagonisten oder Clonidin (Glibenclamid-Wi ↑ oder ↓)

WI G. ist ein Sulfonylharnstoffderivat: Stimulation der Insulinfreisetzung aus β-Zellen im Pankreas (Wirkungseffekt nur dann, wenn eine noch teilweise körpereigene Insulinproduktion vorhanden ist), periphere (extrapankeatische) Wi ungewiss; ungünstig bei metabolischem Syndrom und extremer Adipositas

PK Resorption fast 100 %, BV 50–90 % (abhängig von der galenischen Formulierung), max. Plasmaspiegel nach 1–2 h, HWZ 8–16 h (Frühphase 2 h, Spätphase 20 h), Wirkungsdauer ca. 15 h, hohe PEB > 99 %, vollständiger hepatischer Metabolismus in inaktive Metabolite, Elimination zu gleichen Teilen über die Galle und renal

Gr/La kontraindiziert (keine Erfahrungen, plazentagängig), Mittel der Wahl ist die Einstellung auf Insulin / kontraindiziert, Mittel der Wahl ist die Einstellung auf Insulin

❶ Cave:
Vorsicht bei Niereninsuffizienz (Gefahr einer Wirkstoffkumulation)

Intoxikation:
- *Klinik:* Hypoglykämiesymptome mit Unruhe, Tremor, Muskelzittern, epileptischen Anfällen, Somnolenz bis Koma, Paresen, Babinski +, Mydriasis, Hypokaliämie, Hypotension, Tachykardie, Übelkeit und Erbrechen, kaltem Schweiß
- *Therapie:* Magenspülung + Aktivkohle nach Beseitigung der Hypoglykämie, hochprozentige Glukosegabe (40 %, ZVK), ggf. Diazoxid (100–300 mg i. v. Bolus, dann 50–100 mg/h, *Cave:* Hypotension); *Cave:* Glukagon zeigt ketogene Eigenschaften

Hinweise:
- bei übergewichtigen Pat. mit Diabetes mellitus Typ II mit Hyperinsulinismus (metabolisches Syndrom) sind Biguanide (Metformin) zu bevorzugen
- β-Blocker können die Symptome einer Hypoglykämie verschleiern!
- wenn mehr als 40 I.E./d Insulin zusätzlich erforderlich sind, muss ein Wirkungseffekt angezweifelt werden

Behandlungskontrollen:
insbesondere bei älteren Pat. mit geringster Dosis beginnen und engmaschige BZ-Kontrollen in den ersten 4 Wo. durchführen (*Cave:* nächtliche Hypoglykämien)

Tipps:
Einnahmehinweis: Einzeldosis morgens vor dem Frühstück einnehmen

Gliclazid TTK: 0,37–1,49 € (30–120 mg) | Rp.-Pflicht

HN
- Ⓓ p. o.: **Diamicron Uno®** 60 mg/Tbl.
- Ⓐ **Diamicron®**, **Gliclazid** (**Generika**)
- ⒸⒽ **Diabrezide®**, **Diamicron®**, **Gliclazid** (**Generika**), **Glydium®**

Dos
- *Erw.*: initial 30 mg/d morgens p. o., Dosissteigerung monatlich (nach 2 Wo., wenn BZ nicht gesenkt wird)
- *Erhaltungsdosis*: 1–4 Tbl./d = 30–120 mg/d p. o. morgens
- *Maximaldosis*: 120 mg/d

Ind	nicht insulinabhängiger Diabetes mellitus (Typ II) bei Erwachsenen, sofern eine Diät, körperliche Aktivität und Gewichtsreduzierung alleine nicht ausreichend sind, um den Blutzuckerspiegel einzustellen
KI	insulinabhängiger Diabetes (Typ I), diabetisches Präkoma und Koma, diabetische Ketoazidose, schwere Nieren- oder Leberinsuffizienz: in diesen Fällen wird empfohlen, Insulin einzusetzen, Behandlung mit Miconazol
NW	o.A.: Hypoglykämien (KS, starker Hunger, Übelkeit, Erbrechen, Müdigkeit, Schlafstörungen, Unruhe, Aggressivität, Verminderung von Konzentration, Wachsamkeit und Reaktion, Depressionen, Verwirrung, Seh- und Sprachstörungen, Aphasie, Zittern, Parese, sensorische Störungen, Schwindel, Gefühl der Kraftlosigkeit, Verlust der Selbstbeherrschung, Delirium, Krämpfe, flache Atmung, Bradykardie, Schläfrigkeit und Bewusstlosigkeit bis hin zum Koma und letalem Ausgang), gastrointestinale Störungen (einschließlich Bauchschmerzen, Übelkeit, Erbrechen, Dyspepsie, Durchfall, Verstopfung), Hautausschlag, Pruritus, Urtikaria, Erythem, makulopapulöse Ausschläge, bullöse Reaktionen, Störungen des Blutbildes sind selten (Anämie, Leukopenie, Thrombozytopenie, Granulozytopenie), Anstieg der Leberenzyme (AST, ALT, AP), Hepatitis (in Einzelfällen), vorübergehende Sehstörungen, Erythrozytopenie, Agranulozytose, hämolytische Anämie, Panzytopenie, allergische Vaskulitis
WW	Miconazol (Hypoglykämiegefahr ↑, KI), Phenylbutazon (Hypoglykämiegefahr ↑, Elimination von G. ↓), Alkohol (Hypoglykämiegefahr ↑), andere Antidiabetika (Insuline, Acarbose, Biguanide), Betablocker, Fluconazol, ACE-Hemmer (Captopril, Enalapril), H2-Rezeptorantagonisten, MAO-Hemmer, Sulfonamide und NSAR (bei BZ ↓ → stärkere Symptome), Danazol (BZ ↑), Chlorpromazin (bei > 100 mg BZ ↑), Glukokortikoide und Tetracosactid (BZ ↑), Ritodrin, Salbutamol, Terbutalin (i.v.) (BZ ↑), blutgerinnungshemmende Therapie (Gerinnungshemmung ↑)
WI	G. ist ein Sulfonylharnstoff-Derivat (ein orales Antidiabetikum), das sich von anderen Arzneistoffen dieser Klasse durch einen N-Heterozyklus mit endozyklischer Bindung unterscheidet. G. reduziert den Blutzuckerspiegel durch Stimulierung der Insulinsekretion aus den β-Zellen der Langerhans-Inseln. Der postprandiale Anstieg der Sekretion von Insulin und C-Peptid persistiert über 2 Jahre Behandlungszeit hinaus. Zusätzlich zu den metabolischen Wirkungen besitzt Gliclazid auch hämovaskuläre Eigenschaften (eine partielle Hemmung der Thrombozytenaggregation und -adhäsion, sowie eine Abnahme der Marker der Plättchenaktivierung (β-Thromboglubulin, Thromboxan B2) + eine Wirkung auf die fibrinolytische Aktivität des vaskulären Endothels mit Anstieg der Aktivität von t-PA).
PK	vollständige Resorption, max. Plasmaspiegel 6-12 h, HWZ 12-20 h, PEB 95 %, hepatischer Metabolismus, renale Elimination der Metabolite, < 1 % unverändert eliminiert
Gr/La	kontraindiziert / kontraindiziert

Glimepirid *TTK: 0,14-0,40 € (1-6 mg)* | *Rp.-Pflicht*

HN	Ⓓ *p.o.:* **Amaryl**®, **Glime (Generika)**, **Glimepirid (Generika)**, **Magna**® - alle: 1|2|3|4 und/oder 6 mg/Tbl. Ⓐ **Amaryl**®, **Glimestad**® CH **Amaryl**®, **Glimerax**®, **Glimeryl-Mepha**®
Dos	▶ *p.o.:* initial 1 × 1 mg morgens, Steigerung um je 1 mg/d auf eine *Erhaltungsdosis*: 1–3 (6) mg/d

	▶ *Maximaldosis:* 6 mg/d
Ind	Diabetes mellitus Typ II
KI	Diabetes mellitus Typ I, nach Pankreasresektion, diabetisches Präkoma und Koma, dekompensierte diabetische Stoffwechsellage (z. B. Ketoazidose, auch in der Anamnese), schwere Nierenfunktionsstörung (Kreatinin-Clearance < 30 ml/min), schwere Leberfunktionsstörung
NW	o.A.: Hypoglykämie (auch protrahiert) und deren klinische Symptome, GIT-Symptome, Transaminasenanstiege, Thrombozytopenie, Leukozytopenie, allerg. Reaktionen (in 1 %), Alkoholunverträglichkeit
WW	ACE-Hemmer, Anabolika, männliche Sexualhormone, Chinolone, Chloramphenicol, Kumarin-Derivate, Cyclophosphamid, Disopyramid, Fenfluramin, Fibrate, Serotonin-Wiederaufnahme-Hemmer (z. B. Fluoxetin), Guanethidin, Ifosphamid, Insulin und andere orale Antidiabetika, MAO-Hemmer, Miconazol, p-Aminosalicylsäure, Pentoxifyllin (parenteral, hochdosiert), nichtsteroidale Entzündungshemmer, Probenezid, Salicylate, Sulphinpyrazon, Sulfonamide, Tetracycline, Tritoqualine (Glimepirid-Wi ↑); Acetazolamid, Barbiturate, Kortikosteroide, Diazoxid, Diuretika, Gestagene, Glukagon, Laxanzien (bei missbräuchlicher Anwendung), Nikotinsäure und Derivate (in hohen Dosen), Östrogene, Phenothiazine, Phenytoin, Rifampicin, Schilddrüsenhormone, Sympathomimetika (Glimepirid-Wi ↓); H_2-Rezeptorantagonisten, β-Blocker, Clonidin, Reserpin, Alkohol (Glimepirid- Wi ↓ oder ↑); Kumarine (deren Wi ↑ oder ↓)
WI	G. ist ein Sulfonylharnstoffderivat: verstärkte Insulinfreisetzung aus β-Zellen im Pankreas, Verbesserung der Insulinempfindlichkeit extrapankreatisch, Senkung des HbA_{1C}-Wertes
PK	vollständige Resorption, BV 100 %, max. Plasmaspiegel nach 2–3 h, HWZ 5–8 h, nach hepatischem Metabolismus Elimination zu 35 % per Faeces und 58 % per Urin
Gr/La	kontraindiziert (keine Erfahrungen, plazentagängig), Mittel der Wahl ist Einstellung auf Insulin / kontraindiziert, Mittel der Wahl ist Einstellung auf Insulin
❗	**Cave:** Vorsicht bei Niereninsuffizienz (Gefahr einer Wirkstoffkumulation) **Intoxikation:** s. Glibenclamid **Hinweise:** s. Glibenclamid
Stu	LEAD-Studienprogramm

Glucose (G5, G10, G20, G40, G70)
TTK: 2–3 € (100 ml Lsg.) | Kinder > 0 Monate | Rp.-Pflicht

HN	Ⓓ *i. v.:* **Glucose** (Generika) - *alle:* 5|10|20|40|70 % Lsg. Ⓐ **Glucose** (Generika) CH **Glucose** (Generika)
Dos	▶ *Erw. 5 %:* max. 40 ml/kg KG/d (2,0 g Glucose/kg KG/d), max. 5 ml/kg KG/h (0,25 g Glucose/kg KG/d) ▶ *Erw. 10 %:* max. 40 ml/kg KG/d (4,0 g Glucose/kg KG/d), max. 2,5 ml/kg KG/h (0,25 g Glucose/kg KG/d) ▶ *Erw. 20 %:* max. 30 ml/kg KG/d (6,0 g Glucose/kg KG/d), max. 1,25 ml/kg KG/h (0,25 g Glucose/kg KG/d)

- *Erw. 40%:* max. 6 mg/kg KG/min (in Ausnahmefällen 9 mg/kg KG/min)
- *Erw. 70%:* max. 8,5 ml/kg KG/d (6,0 g Glucose/kg KG/d), max. 0,35 ml/kg KG/h (0,25 g Glucose/kg KG/d)
- *Kinder 20% 11–14 J.:* bis 8 g/kg KG/d (40 ml/kg KG/d),
  - *6–10 J.:* bis 10 g/kg KG/d (50 ml/kg KG/d),
  - *3–5 J.:* bis 12 g/kg KG/d (60 ml/kg KG/d),
  - *1–2 J.:* bis 15 g/kg KG/d (75 ml/kg KG/d),
  - *<1 J.:* bis 18 g/kg KG/d (90 ml/kg KG/d)

Ind Glukosezufuhr zur Energiebereitstellung, Kohlenhydratkomponente in der parenteralen Ernährung, hypoglykämische Zustände, Trägerlösung für physikalisch-chemische verträgliche (kompatible) Elektrolytkonzentrate und Medikamente

KI insulinresistente Hyperglykämie deren Korrektur mehr als 6 Einheiten Insulin/h erfordert, Hypokaliämie, Azidose, Hyperhydratationszustände, hypotone Dehydratation

NW bei bestimmungsgemäßer Anwendung sind NW nicht zu erwarten
o.A.: Hyperglykämie, Hypervolämie, Hypokaliämie

WW keine bekannt

WI Glukose dient zum Aufbau von Glykogen als Speicherform für Kohlenhydrate; glykolytischer Abbau zu Pyruvat bzw. Lactat zur Energiegewinnung in den Zellen; Aufrechterhaltung des Blutzuckerspiegels und der Biosynthese wichtiger Körperbestandteile; hormonelle Regulation des Blutzuckerspiegels durch Insulin, Glukagon, Glukokortikoide und Catecholamine

PK Brennwert: 17 KJ bzw. 4 kcal/g, Metabolisierung durch Glykolyse in Pyruvat (wird oxidiert in CO_2 und Wasser) und Lactat

Gr/La Anwendung möglich / Anwendung möglich

❶ **Intoxikation:**
- *Klinik:* Überdosierung kann zu Überwässerung, Elektrolytstörungen, Hyperglykämie, Glukosurie, Hyperosmolarität und hyperglykämischem hyperosmolaren Koma führen
- *Therapie:* die genannten Störungen können (je nach Schweregrad bzw. Symptomatik) durch Infusionsstopp, Gabe von Elektrolytlösungen, Diuretika oder Insulin behandelt werden

Hinweise:
glukosehaltige Lösungen dürfen nicht gleichzeitig im selben Schlauchsystem mit Blutkonserven verabreicht werden → Gefahr einer Pseudoagglutination

Behandlungskontrollen:
BZ-, Elektrolyt- und Säure-Basen-Status kontrollieren

Glycerol TTK: i.v.: 16,20 € (500 ml 10%) | Rp.-Pflicht

HN Ⓓ *i. v.:* **Glycerosteril®** 10%, 100 g Glycerol/1 L = 27,5 g Glucose, 4,5 g NaCl
p. o.: **Glycerinsaft** 80% (wird von Apotheke abgefüllt)
rektal: **Glycilax®** für Erw. 1 g/Supp., für Kinder 0,75 g/Supp., **Nene-Lax®** 0,5|1,0|1,5 g/Supp.
Ⓐ **Intralipid®**, **Omegaven®**, **Lacrisic®**
Ⓒʜ **Bulboid®**, **Practomil®**

Dos
- *Hirnödem, Hirntumor, raumfordernder ischämischer Insult, Schädel-Hirn-Trauma:*
  - *i. v.:* 1,78 ml/kg KG/alle 6 h = 125 ml/70 kg KG/alle 6 h (= 4 × tgl. 125 ml) oder 1 × 500 ml in (2–) 4–5 h oder 24 h i. v.
  - *p. o.:* 4 × 40–80 ml/d p. o. oder per MS

- *Dosisrichtlinie:* Serum-Osmol. = 320–335 mosmol/l
- *Maximaldosis:* 7,14 ml/kg KG/d = 500 ml/70 kg KG/d
- *Therapiedauer:* max. 14 d
▶ Obstipation: 1–2 Supp./d

Ind	Mittel der 1. Wahl bei Hirnödem infolge raumforderndem ischämischem Insult; Mittel 2. Wahl bei Hirntumor, Schädel-Hirn-Trauma, Obstipation (Supp.)
KI	Lungenödem, dekompensierte Herzinsuffizienz, Niereninsuffizienz und ANV, Hirnblutung, hämolytische Anämie, hyperosmolares Koma, Dehydratation, als Laxans bei Ileus, V. a. Appendizitis
NW	o. A.: Hyperglykämie, Hyperosmolarität, Hämolyse, Nierenversagen, bei rascher Infusion Hämolyse, Volumenbelastung (Herz-/Kreislaufbelastung) → Herzinsuffizienz
WW	es sind keine WW beschrieben
WI	Aufbau eines osmotischen Gradienten zwischen Extra- und Intrazellularraum → Wasserentzug aus Intrazellularraum, vorübergehende Hämodilution; als Laxans Steigerung der Motilität des Rektums und osmotische Effekte auf die Rektalschleimhaut
PK	nach 500 ml Infusion Anstieg der Osmolarität auf Werte zwischen 290 und 340 mosm/l, nach 2–4 h sind wieder Ausgangswerte erreicht, intravasale HWZ 2 h, insgesamt HWZ 5 h, z. T. metabolisiert und renal eliminiert
Gr/La	strenge Indikation (keine Erfahrungen) / strenge Indikation (keine Erfahrungen)

❗ **Hinweise:**
▶ *Einnahmedauer:* Therapie i. v. nicht länger als 14 d, p. o. auch als Dauertherapie geeignet (z. B. Hirn-TU)
▶ bei > 2 ml/min i. v. wurden gelegentlich Hämolyse und Hämoglobinurie beobachtet
▶ bei i. v.-Gabe nur über zentralvenösen Zugang (Venenreizungen bei peripherer Gabe)
▶ als Laxans nur kurzfristige Anwendung

Glycopyrronium TTK: 1,75 € (44 µg Kps.) | Rp.-Pflicht

HN	Ⓓ *inhalativ:* **Seebri® Breezhaler®** 44 µg/Hartkapsel Ⓐ **Seebri®**
Dos	*Erw.:* 1 × 1 Kps./d zur gleichen Tageszeit inhalieren
Ind	COPD Erhaltungstherapie
KI	< 18. Lj.; Überempfindlichkeit gegen den Wirkstoff
NW	*1–10 %:* Mundtrockenheit, Nasopharyngitis, Insomnie, KS, Gastroenteritis, Harnwegsinfektion *0,1–1 %:* Rhinitis, Zystitis, Hyperglykämie, Hypästhesie, Vorhofflimmern, Palpitationen, verstopfte Nasennebenhöhlen und Nasennebenhöhlen, Reizung des Rachens, Epistaxis, Dyspepsie, Zahnkaries, Ausschlag, Gliederschmerzen, muskuloskelettale Schmerzen im Brustraum, Harnverhalt, Dysurie, Fatigue
WW	bisher keine klinisch relevanten WW bekannt
WI	G. ist ein inhalativer, langwirksamer Muskarinrezeptorantagonist (Anticholinergikum) zur einmal täglichen bronchialerweiternden Erhaltungstherapie bei COPD → Blockierung der bronchokonstriktiven Wirkung von Acetylcholin auf die glatten Muskelzellen der Atemwege → Bronchodilatation

PK	BV nach Inhalation 45%, max. Plasmakonz nach 5 min, Steady-state nach 1 Woche, hepatische Metabolisierung über zahlreiche CYP-Isoenzyme, renale und cholinerge Elimination, mittlere terminale HWZ 33–57 h
Gr/La	strenge Indikation / strenge Indikation

 Cave:
- nicht als Notfallmedikament geeignet
- darf nicht geschluckt werden
- darf nur im Breezhaler verwendet werden

Glycopyrroniumbromid   TTK: ca. 4,- € (1 Amp.) | Kinder > 0 Monate | Rp.-Pflicht

HN	ⓓ *i. v.:* Robinul® 0,2 mg/Amp. Inj.-Lsg.
Dos	▶ **Anästhesiologische Operationsvorbereitung:** • *Erw.:* 0,2–0,4 mg (0,004–0,005 mg/kg KG) i. v. 30–60 min vor der Anästhesieeinleitung zur Prämedikation; *Maximaldosis:* 0,4 mg • *Kinder:* 0,004–0,008 mg/kg KG bis zur Maximaldosis von 0,2 mg ▶ **Zum Schutz vor NW bei der Aufhebung der neuromuskulären Blockade mit Cholinergika:** • *Erw.:* 0,2 mg i. v. pro 1,0 mg Neostigmin oder 5,0 mg Pyridostigmin • *Kinder:* die Dosierung sollte entsprechend dem KG erfolgen
Ind	▶ vor Operationen zur Herabsetzung des Speichelflusses, der Sekretion im Pharynx, in der Trachea und im Bronchialsystem; Reduzierung der Magensaftmenge und der freien Säure; Blockade des Verzögerungsreflexes des Vagus auf das Herz während der Narkoseeinleitung und der Intubation ▶ zum Schutz vor Nebenwirkungen der Cholinergika, die zur Aufhebung der neuromuskulären Blockade nicht depolarisierender Muskelrelaxanzien gegeben werden
KI	Glaukom, mechanische Stenosen der Harnwege (z. B. Verschluss des Harnblasenhalses infolge von Prostatahypertrophie), mechanische Stenosen im Bereich des Magen-Darm-Traktes, wie z. B. Achalasie (früher als Kardiospasmus bezeichnet); paralytischer Ileus, Darmatonie bei älteren oder geschwächten Patienten, kardiovaskuläre Labilität bei akuten Blutungen, schwere ulzerierende Colitis, ein toxisches Megakolon, wenn es eine ulzerierende Colitis verkompliziert, Myasthenia gravis
NW	*> 10%:* Mundtrockenheit, verminderte Transpiration, Laktationsunterdrückung *1–10%:* HRST (Knotenrhythmus, Vorhof- und Kammerextrasystolen und supraventrikuläre Tachykardie) *o.A.:* zahlreiche anticholinerge Effekte
WW	β-Sympathikomimetika (HF ↑), Belladonna-Alkaloide oder synthetische Anticholinergika (wie Antiparkisonmittel), Phenothiazine, trizyklische Antidepressiva, Disopyramid, Procainamid, Chinidin, Antihistaminika oder zentralwirksame Analgetika wie Meperidin (anticholinerge Effekte ↑), Kortikosteroide (Augeninnendruck ↑)
WI	G. ist ein synthetisches Anticholinergikum: es verhindert die Einwirkung von Acetylcholin auf Strukturen, die von postganglionären cholinergischen Nerven versorgt werden sowie auf die glatte Muskulatur, die auf Acetylcholin anspricht, jedoch keine cholinergische Innervation besitzt
PK	rasche Elimination (nach 30 min–3 h kein Nachweis mehr im Serum), Wirkungsdauer nach 20–40 min nach i. m.-Gabe, Wirkungsmax. nach 30–40 min, Wi-Dauer 2–3 h, nach i. v.-Gabe deutlich kürzer

| Gr/La | strenge Indikation, Gr 4 / Anticholinergika können die Laktation unterdrücken |

Granisetron
TTK: p.o.: 11–20,- € (1–2 mg); i.v.: 11,20–24,60 € (1–3 mg) | Kinder > 2 Jahre | Rp.-Pflicht

HN	Ⓓ *p. o.:* **Axigran**®, **Granisetron** (Generika, -**Actavis**® 1 mg/Tbl., **Hexal**® 1 mg/Tbl., **Ratiopharm**® 1 mg/Tbl.), **Kevatril**®, **Kytril**® – *alle: 2 mg/Tbl.* *i. v.:* **Axigran**®, **Granisetron** (Generika), **Kevatril**®, **Kytril**®, **Ribosetron**® – *alle: 1 mg/ml Inf.-Lsg.-Konz. Amp. à 1|3 ml* Ⓐ **Granisetron** (Generika), **Kytril**® CH **Granisetron** (Generika), **Kytril**®
Dos	▶ *Erw. mit Strahlentherapie:* 1 Tbl./d p. o.; erste Tbl. innerhalb 1 h vor Beginn der Strahlentherapie oder 3 mg i. v. ▶ *Erw. mit mäßig emetogenem Therapieverfahren (z. B. Cyclophosphamid):* 1 Tbl./d p. o. 1 Tag vor der Zytostatikatherapie; zusätzlich Einnahme innerhalb 1 h vor Therapiebeginn ▶ *Erw. mit hoch emetogener Chemotherapie (z. B. Cisplatin):* 1 Tbl./d p. o., ggf. zusätzlich 8 mg Dexamethason oder 250 mg Methylprednisolon vor und unmittelbar nach Ende der Chemotherapie ▶ *Erw. bei Therapie mit anderen Zytostatika:* 1–3 mg i. v. evtl. in Kombination mit Corticosteroiden; *Max-Dosis:* 9 mg/d i. v. ▶ *postoperative Übelkeit und Erbrechen:* Prophylaxe + Therapie: 1 mg i. v. ▶ *Kinder > 2 J.:* KG < 25 kg: 40 µg/kg KG i. v.; KG > 25 kg KG: 1 (– 3) mg i. v., ggf. zusätzlich 2 × 20 µg/kg KG innerhalb von 24 h
Ind	Prophylaxe von Übelkeit/Erbrechen bei Therapie mit Zytostatika oder Strahlentherapie
KI	Überempfindlichkeit
NW	*1–10 %:* Obstipation, KS *0,1–1 %:* grippeartige Symptome mit Schüttelfrost und Fieber
WW	Phenobarbital (G.-Clearance ↑), Ketoconazol (G.-Clearance ↓)
WI	G. ist ein starker und hochselektiver Antagonist der 5-Hydroxytryptamin (5-HT/Serotonin) 3-Rezeptoren: über periphere (N. Vagus) und zentrale (Area postrema) Blockade der 5-HT3-Rezeptoren werden Übelkeit und Erbrechen reduziert
PK	BV 60 %, HWZ 9 h, PEB 65 %, unverändert renale Elimination (12 %) sowie renale (47 %) und biliäre (41 %) Elimination nach hepatischer Metabolisierung
Gr/La	strenge Indikation, Gr 4 / kontraindiziert, La 1

Haloperidol
TTK: p.o.: 0,34-0,38 € (3-10 mg); i.v.: 2,54 € (5 mg) | Kinder > 3 Monate | Rp.-Pflicht

| HN | Ⓓ *p. o.:* **Haldol**®-Jansen 1 mg/Tbl., **Haloper**® 1 mg/Tbl., **Haloperidol** (Generika, -**neuraxpharm**® 1|4|12|20 mg/Tbl., -**ratiopharm**® 1 mg/Tbl.)
– *alle: 2|5|10 mg/Tbl., Lsg. 2|10 mg/ml (1 ml = 20 Trpf.)*
i. m.: **Haldol**®-Jansen Decanoat 50 mg/3 ml Amp., **Haldol**®-Jansen, **Haloperidol** (Generika)
– *alle: 5 mg/ml Amp*
Ⓐ **Haldol**®
CH **Haldol**® |

Dos	▶ *schizophrene Schübe und Manien:*
	  • *akut*: 5–10 mg ≙ 1–2 ml i. v. (s. Hinweise) oder i. m.
	  • *Übergangsphase*: 3 × 2–5 mg/d p. o.
	  • *Erhaltungsdosis*: 3 × 1–3 mg/d p. o.
	▶ *psychomotorische Erregungszustände:*
	  • *leicht*: 3 × 1–3 mg/d p. o. bis zu 1–3 × 10–20 mg/d
	  • *schwer*: 1–2 ml i. v. (s. Hinweise)
	▶ *Schwindel/Übelkeit/Brechreiz:*
	  • *leicht*: 2–3 × 0,3–0,5 mg/d i. v. (s. Hinweise)/s. c.
	  • *schwer*: 2 × 1–1,5 mg/d i. v. (s. Hinweise) oder 5 mg/24 h als s. c. Infusion
	▶ *C₂-Intoxikation/Erregungszustand:* 5–10 mg alle 30 min i. m. (i. v. [s. Hinweise]/p. o.)
	  • ggf. wiederholen bis max. 30 mg; ggf. in Komb. mit niederpotenten Neuroleptika (z. B. Levomepromazin, Chlorprothixen)
	▶ *Höchstdosis bei Erstapplikation*: 10–20 mg/d
	▶ *Maximaldosis*: 60 mg i. v./d (s. Hinweise), bei geriatrischen Pat. 10 mg
	▶ *Depot (nur i. m.!)*: alle 4 Wo. 50–150 mg tief i. m. injizieren, max. 300 mg/alle 4 Wo.
	▶ *Kinder > 3 J.*: 0,025–0,05 mg/kg KG/d p. o. bis max. 0,2 mg/kg KG/d p. o.

Ind	akute psychotische Syndrome, paranoid-halluzinatorische Zustände, insb. schizophrene Schübe und Manien, psychomotorische Erregungszustände, Mittel der 1. Wahl bei Erregungszuständen im Rahmen einer Alkoholintoxikation und anderer Erregungszustände (Vorteil: kaum Sedation), symptomatische Therapie von Übelkeit und Erbrechen
KI	komatöse Zustände, Kinder < 3 J.; *relative KI*: akute Intoxikationen mit zentral dämpfenden Psychopharmaka (Antidepressiva, Neuroleptika, Tranquilizer, Opioide) und Alkohol, schwere Leber- und Nierenfunktionsstörungen, kardiale Vorschädigung, prolaktinabhängige Tumoren, Morbus Parkinson, endogene Depression, hämatopoetische Störungen, Hyperthyreose, schwere Hypotonie, organische Hirnerkrankung, Vorsicht bei Epileptikern bei gleichzeitiger Gabe von Barbituraten und Opiaten
NW	*> 10 %*: Frühdyskinesien, Parkinsonoid, Akathisie (innere Unruhe mit Bewegungszwang) *1–10 %*: Ödeme, Na⁺ ↓, Priapismus, erektile Dysfunktion *< 1 %*: Amenorrhoe, Galaktorrhoe, vegetative Symptome, RR ↓, reflektorische Tachykardie, QTc-Intervall ↑, malignes neuroleptisches Syndrom (s. Hinweise), paralytischer Ileus, Agranulozytose *o. A.*: GIT-Symptome, Leukozytopenie, Thrombozytopenie, Eosinophilie, Panzytopenie, Spätdyskinesien, KS, Depressionen, Krampfbereitschaft ↑, Schlafstörungen; *i. v.*: HRST mit Risiko von QT$_c$-Verlängerungen und Torsades de pointes (TdP)
WW	Levadopa, Bromocriptin, Phenylephrin, Guanethidin (deren Wi ↓); Phenytoin (Haloperidol-Wi ↓); Antikoagulanzien (deren Wi ↑); zentral dämpfende Pharmaka, Alkohol (gegenseitige Wirkverstärkung); TZA (deren Wi und NW ↑); Carbamazepin, Phenobarbital, Rifampicin (Haloperidol-Spiegel ↓); Polypeptid-Antibiotika z. B. Capreomycin, Colistin, Polymyxin B (Atemdepression ↑); Chinidin, Buspiron, Fluoxetin (Haloperidol-Spiegel ↑); Epinephrin (paradoxe Hypotension, HF ↑)
WI	H. ist ein Neuroleptikum aus der Gruppe der Butyrophenone (Wi auf D₁- < D₂-Rezeptoren): sehr stark antipsychotisch wirkend bei geringer Sedation (Reduktion von Wahn, Halluzinationen, Ich- und Denkstörungen, Dämpfung psychomotorischer und katatoner Erregung, affektiver Gespanntheit sowie manischer Verstimmung und Antriebssteigerung), zentral leicht sedierend,

therapeutisch günstig bei bestimmten hyper- und dyskinetischen Syndromen und zusätzlich mäßige antiemetische Effekte

PK vollständige Resorption, BV 50–70 %, hoher First-pass-Effekt, maximale Wi nach ca. 2–3 h nach p. o. Gabe, ca. 20 min nach i. m. Gabe, HWZ 12–36 h, PEB 90 %, renale Elimination der Metabolite nach hepatischem Abbau

Gr/La strenge Indikation, Gr 6, Mittel der Wahl der Butyrophenone, alternativ Levomepromazin, Perphenazin / strenge Indikation, La 2, alternativ Levomepromazin, Perphenazin

❗ Cave:
parasympatholytische Wirkung: Harnverhalt, Augeninnendruckanstieg, Akkommodationsstörung

Intoxikation:
- *Klinik:* hyperkinetisch-dyskinetisches Syndrom, zentrales anticholinerges Syndrom (ZAS), Somnolenz bis Koma, epileptische Anfälle, Hypotension, Tachykardie, Ateminsuffizienz, Hypothermie, Hypoglykämie
- *Therapie:* Magenspülung + Aktivkohle, bei Hypotension Volumensubstitution, ggf. Dopamingabe, beim hyperkinetisch-dyskinetischen Syndrom 5–10 mg Biperiden i. v., beim ZAS Physostigmin 2 mg i. v., Blasenkatheter

Hinweise:
- *malignes neuroleptisches Syndrom:* sehr selten, jedoch besonders gefährlich (Mortalität bis zu 20 %), Klinik: schwere EPMS (Rigor, Stupor), Bewusstseins- und Kreislaufstörungen, hohes Fieber, vegetative Symptome; Therapie: Gabe von Dantrolen, dopaminergen Agonisten (z. B. Bromocriptin) oder Amantadin (s. Amantadin-sulfat/-HCL)
- *bei i. v.-Applikation:* kontinuierliches EKG-Monitoring (QTc-Intervallverlängerung + schwere HRST) erforderlich, daher wenn möglich i. m. geben (der Hersteller empfiehlt aus Sicherheitsgründen nur noch die i.m-Gabe)

Behandlungskontrollen:
bei i. v.-Applikation: kontinuierliches EKG-Monitoring erforderlich

Heparin TTK: 3,00-3,50 € (15000 I.E.) | Kinder > 0 Monate | Rp.-Pflicht

HN ⓓ *parenteral:* **Heparin-Calcium-ratiopharm®** 5000|7500|12500| I.E./0,2|0,3| 0,5 ml Inj.-Lsg., **Heparin-Natrium (Braun®** 25000|100000|200000 I.E./5|10| 20 ml Inj.-Lsg., **-ratiopharm®** 5000|7500|25000|250000 I.E./0,2|0,3|5|10 ml Inj.-Lsg.)
lokal: **Exhirud Heparin®, Heparin (Generika), Hepathrombin®, Thrombareduct®, Thrombocutan®, Thrombophob®, Venoruton®, Vetren®** 150000 I.E. - alle: Salbe und Gel 30000|40000|60000|100000|180000 I.E. in Salbe oder Gel
ⓐ **Thrombophob®, Venoruton®, Vetren®, Viatromb®**
ⓒⓗ **Calciparine®, Demovarin®, Gelparin®, HepaGel®, Hepasol®, Lioton®, Liquemin®, Lyman®, Sportium®**

Dos
- *Low dose:* 3 × 5000 I.E. s. c. oder 2 × 7500 I.E. s. c.
- *Vollheparinisierung:* 5000 I.E. im Bolus und 15–18–20 I.E./kg KG/h i. v. (ca. 1000–1300–1500 I.E./h bei ca. 70 kg KG), nach 3, 6, 12, 24 h PTT-Kontrolle, Dosisanpassung s. Schema, Kontrolle nach Dosisveränderung nach 3 h, sonst alle 24 h
- *Ziel:* 2–2½-faches des PTT-Wertes vor Heparinisierung
- *Kinder > 1 J.:* 100 I.E./kg KG/d im Bolus i. v., dann 20–30 I.E./kg KG/h i. v., < 1 J.: 50 I.E./kg KG/d im Bolus i. v., dann 20–30 I.E./kg KG/h i. v.

Ind vorübergehende systemische Antikoagulation und Thromboseprophylaxe, Behandlung oberflächlicher Weichteilhämatome

KI	heparininduzierte Thrombozytopenie II (HIT II, akut oder anamnestisch), erhöhte Blutungsbereitschaft (z. B. hämorrhagische Diathese, Mangel an Gerinnungsfaktoren [Ausnahme: hyperkoagulatorische Phase einer Verbrauchskoagulopathie]), schwere Leber-, Nieren- und Pankreaserkrankungen, schwere Thrombozytopenie, floride GIT-Ulzera, Hypertonie (> 105 mmHg$_{diast.}$), subakute bakterielle Endokarditis, Hirnblutung, Hirnarterienaneurysma, Traumata oder chirurgische Eingriffe am ZNS, Augen-OP, Retinopathien, Glaskörperblutungen, Spinal- oder Periduralanästhesie, Lumbalpunktion; *relative KI:* V. a. Malignom mit Blutungsneigung, Nieren- und Harnleitersteine, chronischer Alkoholismus

NW	▶ *allerg. bedingte Thrombozytopenie* (HIT Typ I in 6 %, Typ II in 0,5–5,5 %):
	  • HIT Typ I: leichte vorübergehende Thrombozytopenie (100000–15000/μl oder Abfall < 50 % des Ausgangswertes), 1-2 d nach Erstgabe, spontan reversibel → Heparintherapie kann weitergeführt werden
	  • HIT Typ II: nach 5-14 d, Thrombozyten < 100000/μl bzw. < 30 % des Ausgangswertes, HIPA-Test positiv (Antikörpersuchtest) → thromboembolische Komplikationen (vitale Gefährdung!) und Verbrauchskoagulopathie möglich (in 20 %) → Heparintherapie nach effektiver "Alternativtherapie" sofort beenden!, Therapie s. Danaparoid und Lepirudin
	▶ *weitere NW:* Osteoporose (> 3 Mo., 15000 I.E.), Alopezie (meist reversibel), Vasospasmus, Priapismus, Hyperkaliämie, metabolische Azidose, Transaminasen ↑, lokale Hautverhärtung

WW	Salicylate, NSAR, orale Antikoagulanzien, Vitamin-K-Antagonisten, Fibrinolytika, Dextrane, Dipyridamol, Kortikosteroide, Dihydroergotamin, Propranolol, hochdosierte Penicilline und Cephalosporine (Heparin-Wi ↑, Blutungsgefahr ↑); Digitalis, Ascorbinsäure, Tetrazykline (Heparin-Wi ↓); Antihistaminika, trizyklische Antidepressiva, Chinin und andere basische Arzneimittel (gegenseitige Wirkminderung)
WI	H. ist ein körpereigenes direktes Antikoagulans: Vorkommen in den Mastzellen von Leber, Lunge und Darmmukosa → Aktivierung von Antithrombin (AT-III) nach Komplexbildung mit Heparin, dadurch Blockierung der Proteaseaktivität vom aktivierten Xa und bei hoher Dosis auch Blockierung von IIa (Thrombin), Aktivierung der Fibrinolyse, in höheren Dosen Thrombozytenaggregationshemmung
PK	BV 100 %, nach s. c.-Gabe Wi in 20–30 min, HWZ 90–120 min, hepatischer Abbau
Gr/La	Anwendung möglich / Anwendung möglich
❶	**Intoxikation:** *Therapie:* **Protamin®** 1000 I.E. i. v. inaktiviert 1000 I.E. Heparin **Hinweise:** ▶ NW: < 1 % bei niedermolekularen Heparinen, 5–10 % bei kontinuierlicher i. v.-Gabe, 14 % bei intermittierender i. v.-Injektion, das Risiko ist dosisabhängig! ▶ AT-III-Spiegelkontrolle wenn die PTT nicht ansteigt; keine/verminderte Wi bei AT-III-Mangel! ▶ lokale Anwendung: die Wirksamkeit bei Prophylaxe oberflächlicher Thrombosen und Venenerkrankungen durch lokale Gabe (Salbe, Gel) ist umstritten (geringe perkutane Aufnahme/Eindringtiefe) ▶ Anpassung der Dosierung nach PTT-Kontrolle: > 280 sek → 60 min Pause; 200–280 sek → −500 I.E.; 160–200 sek → −300 I.E.; 120–160 sek → −100 I. E.; 100–120 sek → −50 I.E.; 60–100 sek → keine Veränderung; 50–60 sek → +200 I.E.; < 50 sek → +400 I.E. (Angaben jeweils/h)

Behandlungskontrollen:
Thrombozyten: vor Gabe, 1. d nach Gabe und alle 3–4 d in den ersten 3 Wo.

Stu IST-Studie, EPILOG-Studie, HART II-Studie, OASIS I- und II-Studie, PRISM-Studie, RESTORE-Studie

Hepatitis A Impfstoff   TTK: ca. 60,- € (1 Fertigspritze) | Kinder > 12 Jahre | Rp.-Pflicht

HN Ⓓ *i. m.:* **Havrix**® 750|1440 I.E./0,5|1,0 ml, **Vaqta**® 25|50 I.E./0,5|1 ml
Ⓐ **Havrix**®, **Vaqta**®
Ⓒ**H** **Havrix**®

Dos ▶ *Erw.:*
  • *Grundimmunisierung:* 1 ml i. m. (M. deltoideus)
  • *Auffrischimpfung:* 0,5 ml i. m. (M. deltoideus) 6–18 Mo. nach der ersten Dosis
▶ *Kinder > 12 J.:*
  • *Grundimmunisierung:* 0,5 ml i. m. (M. deltoideus)
  • *Auffrischimpfung:* 0,5 ml i. m. (M. deltoideus) 6–18 Mo. nach der ersten Dosis

Ind aktive präexpositionelle Prophylaxe vor einer Hepatitis A-Virus-Infektion bei Erw., die durch eine Infektion mit dem Virus möglicherweise lebensgefährlich erkranken könnten (z. B. HIV-Infizierte oder Erw. mit Hepatitis C bei nachgewiesener Leberschädigung)

KI Überempfindlichkeit, Vorliegen eines schweren fieberhaften Infektes (Impfung verschieben)

NW *> 10 %:* KS, Schmerzempfindlichkeit an der Injektionsstelle, Schmerz, Wärme, Schwellung, Erythem
1–10 %: Unwohlsein, Übelkeit, Fieber (über 38,3° C oral gemessen), Appetitverlust, lokale Reaktionen, Schmerz im injizierten Arm, Schwächegefühl, Müdigkeit, Ekchymose an der Injektionsstelle, Schmerz zusammen mit Druckempfindlichkeit
0,1–1 %: Erbrechen, Pharyngitis, Infektionen der oberen Atemwege, Lymphadenopathie, Ohrenschmerz, Hitzewallungen, Schleimhautschwellung der unteren und oberen Atemwege, Husten, Durchfall, Blähungen, Bauchschmerzen, Juckreiz, Urtikaria, Myalgie, Steifheit, Schulterschmerz, Schmerz des Bewegungsapparates, Rückenschmerz, Arthralgie, Beinschmerz, Nackenschmerz, Muskelschwäche, Juckreiz an der Injektionsstelle, Steifigkeit/Spannen, Schmerz, Hämatom an der Injektionsstelle, Schüttelfrost, Krankheitsgefühl, Verhärtungen und Taubheitsgefühl an der Injektionsstelle, Kältegefühl, grippeähnliche Erkrankung, Benommenheit, Parästhesie

WW Immunglobuline (red. Immunantwort möglich), keine Daten über WW bei zeitgleichen Impfungen

WI der Impfstoff enthält inaktivierte Viren eines Stammes. Er wurde nach weiteren Passagen eines nachgewiesenermaßen abgeschwächten Stammes gewonnen. Die Viren werden gezüchtet, geerntet, hoch gereinigt, mit Formaldehyd inaktiviert und dann an amorphes Aluminiumhydroxyphosphat-Sulfat adsorbiert.

PK Serokonversion bei 95 % der Erw. nach 4 Wo., bei > 60 J. waren es 88 %

Gr/La strenge Indikation, Gr 5 / strenge Indikation, La 1

Hepatitis A und B Impfstoff TTK: 76,- € (1 Fertigspritze) | Kinder > 1 Jahr | Rp.-Pflicht

HN Ⓓ *i.m.:* **Twinrix® Erwachsene** 720 I.E. + 20 µg/1 ml, **Twinrix® Kinder** 720 I.E. + 10 µg/0,5 ml
Ⓐ **Twinrix® Erwachsene**, **Twinrix® Kinder**
Ⓒₕ **Twinrix® Erwachsene**, **Twinrix® Kinder**

Dos
- *Erw.:* 720 I.E. + 20 µg = 1 ml i.m. nach 0, 1 und 6 Monaten (beschleunigte Impfung nach Tag 0, 7 und 21 und nach 12 Mon.)
- *Kinder > 1 J.:* 720 I.E. + 10 µg = 0,5 ml i.m. nach 0, 1 und 6 Monaten

Ind Impfung bei erhöhtem Infektionsrisiko für eine Hepatitis-A- und Hepatitis-B-Infektionen

KI Überempfindlichkeit; bei akuten mit hohem Fieber einhergehenden Erkrankungen Impfung verschieben

NW > 10 %: KS, Schmerzen und Rötung an der Injektionsstelle, Mattigkeit
1–10 %: Schläfrigkeit, gastrointestinale Beschwerden, Diarrhoe, Übelkeit, Appetitlosigkeit, Schwellung an der Injektionsstelle, Lokalreaktionen (z. B. Hauteinblutungen), Mattigkeit, Unwohlsein, Fieber (≥ 37,5 °C), Reizbarkeit
o.A.: Thrombozytopenie, Enzephalitis, Enzephalopathie, Neuritis, Neuropathie, Lähmungen, Krampfanfälle, angioneurotisches Ödem, Lichen planus, Erythema multiforme, Arthritis, Muskelschwäche, Meningitis, Vaskulitis, Anaphylaxie, allergische Reaktionen einschließlich anaphylaktoider Reaktionen und Reaktionen ähnlich der Serumkrankheit, Multiple Sklerose, Myelitis, Fazialisparese, Polyneuritis einschließlich Guillain-Barré-Syndrom (mit aufsteigenden Lähmungen), Optikusneuritis

WW **Twinrix® Kinder** kann gleichzeitig mit einem humanen Papillomvirus-(HPV-)Impfstoff verabreicht werden

WI Der Kombinationsimpfstoff **Twinrix Erw.** wird hergestellt durch Mischen der Bulkformulierungen aus gereinigten, inaktivierten Hepatitis-A(HA)-Viren und gereinigtem Hepatitis-B-Oberflächenantigen (HBsAg), die vorher getrennt an Aluminiumhydroxid bzw. Aluminiumphosphat adsorbiert wurden. Das HA-Virus wird in humanen, diploiden MRC-5-Zellen vermehrt. HBsAg wird durch Kultur gentechnisch veränderter Hefezellen in einem selektiven Medium hergestellt. Twinrix Erwachsene verleiht eine Immunität gegenüber der HAV- und HBV-Infektion, indem es die Bildung spezifischer Anti-HAV- und Anti-HBs-Antikörper anregt.

PK spezifische Antikörper gegen Hepatitis B wurden bei 70 % der Erw. nach der ersten und bei etwa 99 % nach der dritten Dosis festgestellt

Gr/La strenge Indikation, Gr 4 / strenge Indikation, La 1

Hepatitis B Impfstoff TTK: ca. 50-65,- € (1 Fertigspritze) | Kinder > 0 Monate | Rp.-Pflicht

HN Ⓓ *i.m.:* **Engerix-B®** 10|20 µg/1 ml, **Fendrix®** 20 µg/1 ml, **Hbvaxpro®** 5|10|40 µg/1 ml, Fertigspritze 5|10 µg/1 ml
Ⓐ **Engerix-B®**, **Fendrix®**, **Hbvaxpro®**
Ⓒₕ **Engerix-B®**, **Hbvaxpro®**

Dos
- *Erw. + Kinder > 16 J.:* 20 µg i.m. (M. deltoideus) nach 0, 1 und 6 Monaten alternativ nach 0, 1, 2, 6 Monaten
- *Kinder 11–16 J.:* 10 µg i.m. (M. deltoideus) nach 0, 1 und 6 Monaten alternativ nach 0, 1, 2, 6 Monaten
- *Kinder 0–15 J.:* 5 µg i.m.

	▶ *Dosisreduktion bei Niereninsuffizienz:* 2 × 20 µg i. m. nach 0, 1, 2, 6 Monats-Impfschema
Ind	▶ aktive Immunisierung von nicht-immunen Personen gegen Hepatitis B verursacht durch Hepatitis-B-Viren (HBV) aller bekannten Subtypen ▶ die Impfung von besonders gefährdeten Risikogruppen sollte entsprechend den offiziellen Impfempfehlungen durchgeführt werden
KI	Überempfindlichkeit; bei akuten, schweren, fieberhaften Infektionen Impfung verschieben
NW	> *10 %:* KS, Schmerzen und Rötung an der Injektionsstelle, Mattigkeit *1–10 %:* Benommenheit, gastrointestinale Beschwerden (wie Übelkeit, Erbrechen, Diarrhoe, Abdominalschmerzen), Appetitlosigkeit, Fieber (≥ 37,5 °C), Unwohlsein, Schwellung an der Injektionsstelle, Lokalreaktion (z. B. Verhärtung)
WW	bei gleichzeitig verabreichten Impfstoffen unterschiedliche Injektionsorte nehmen
WI	Der Impfstoff induziert die Bildung spezifischer humoraler Antikörper gegen HBsAg (Anti-HBs-Antikörper). Eine Anti-HBs-Antikörperkonzentration von mindestens 10 I.E./l korreliert mit einem Schutz gegen eine Hepatitis-B-Infektion
PK	bei Neugeborenen, Kindern und Erwachsenen mit erhöhtem Infektionsrisiko wurde eine Schutzwirkung von 95 % bis 100 % festgestellt
Gr/La	strenge Indikation, Gr 5 / strenge Indikation, La 1

Humanalbumin
TTK: 68-82,- € (250 ml 5 %), 108-127,- € (100 ml 20 %) | Kinder > 0 Monate | Rp.-Pflicht

HN	Ⓓ *i. v.:* **Albiomin®, Albunorm®, Alburex®, Flexbumin®, Human Albumin (Generika)** *- alle: 5|20 % = 1000 ml = 50|200 g Plasmaproteine (96 % Albumin)* Ⓐ **Macrosalb Draximage ®**
Dos	▶ *Hypalbuminämie:* nach Defizitberechnung (s. Hinweise) ▶ 100 ml 20 %ig mit 1–2 ml/min i. v. ▶ 250 ml 5 %ig mit 5 ml/min i. v. ▶ *Vasospasmus bei SAB:* 3–5 × 250 ml 5 %/24 h + 500–1500 ml G_5 %- und Elektrolyt-Lösung im Wechsel ▶ *Kinder:* 10–20 ml/kg KG Humanalbumin 5 % zur Schocktherapie, bei Hypalbuminämie Humanalbumin 20 % je nach Defizitberechnung
Ind	Ausgleich onkotischer Defizite, isoonkotische Volumensubstitution mit langfristiger Wi
KI	Hyperhydratationszustände, Hypervolämie, dekompensierte Herzinsuffizienz, Hypertonie, Lungenödem, Ösophagusvarizen, Gerinnungsstörungen, schwere Anämie, renale oder postrenale Anurie
NW	*o.A.:* allerg. Reaktionen mit Fieber, Hypotonie und Schock, geringe aber potenzielle Erreger-Übertragung
WW	es sind keine WW beschrieben, keine Mischung mit anderen Stoffen oder Blutprodukten
WI	H. ist ein körpereigenes Plasmaersatzmittel zur Aufrechterhaltung des KOD (kolloidosmotischen Druckes), frei von Antikörpern und Isoagglutininen; 5 %

ige Lösung ist eine isoonkotische Lösung, 20 %ige Lösung ist hyperonkotisch und erzeugt 3–4-fachen Volumeneffekt

PK Wi ca. 16 h lang, HWZ von Albumin im Mittel 19 d, Wi und HWZ bei hohen Eiweißverlusten z. T. erheblich verkürzt

Gr/La Anwendung möglich / Anwendung möglich

❗ Cave:
bei Kreislaufüberbelastung (KS, Dyspnoe, Halsvenenstauung) → Infusion sofort abbrechen

Hinweise:
- Albumindosis (g) = (Soll-Gesamteiweiß [g/l] – Ist-Gesamteiweiß [g/l]) × Liter Plasmavolumen × 2
- Plasmavolumen = 40 ml/kg KG → bei 70 kg Pat.: 40 × 70 = 2800 ml

Behandlungskontrollen:
regelmäßige Albuminbestimmung im Serum: Normwert: 59–72 % der Gesamteiweißfraktion, absolut 3,5–5,5 g/dl, Albuminkonzentration 4–5 g/kg KG, wovon 40–45 % intravasal und 55–60 % extravasal vorliegen

Hydrochlorothiazid TTK: 0,15-0,22 € (25-50 mg) | Rp.-Pflicht

HN Ⓓ *p. o.:* **Disalunil**®, **Esidrix**®, **HCT** (**Generika** 12,5 mg/Tbl.) – *alle: 25 mg/Tbl.*
Ⓐ **Esidrex**®

Dos
- *Hypertonie:* 1 × 12,5–25 mg/d p.o.
- *Ödeme: initial* 1 × 25–50 mg/d p.o., dann je nach Wi
- *Erhaltungsdosis:* 1 × 25–50 (–100) mg/d p.o.
- *Niereninsuffizienz (S-Kreatinin 1,1–1,8 mg/dl; > 1,8 KI !):* um 50 % Dosisreduktion

Ind arterielle Hypertonie, als Mono- oder Kombinationstherapie, kardiale Ödeme, Senkung der Ca^{2+}-Ausscheidung bei Kalziumsteinbildnern

KI Niereninsuffizienz (Kreatinin-Clearance < 30 ml/min, S-Kreatinin > 1,8 mg/dl), Oligurie, Anurie, akute Glomerulonephritis, Leberkoma, Hyperkalzämie, Hypokaliämie, Hyponatriämie, Hypovolämie, Gicht; *relative KI:* Hypotonie, CVI, KHK, Diabetes mellitus, leichte Niereninsuffizienz, eingeschränkte Leberfunktion

NW *> 10 %:* Hyperurikämie, Hyperglykämie, Glukosurie, Serum-Lipide ↑ (Cholesterin, Triglyzeride),
bei längerer Einnahme: alle Folgen des vermehrten Wasser- und Elektrolytverlustes (Ca^{2+} ↓, K^+ ↓, Na^+ ↓, Mg^{2+} ↓) und Alkalose (*Cave* bei Digitalis)
1–10 %: Kreatinin ↑, Harnstoff ↑, Amylase ↑, Pankreatitis, Appetitlosigkeit, Übelkeit, Erbrechen, Diarrhoe, Schmerzen und Krämpfe im Bauchraum
< 1 %: allerg. Hautreaktionen, Arzneimittel-Fieber, Ikterus, interstitielle Nephritis, Vaskulitis, Thrombozytopenie, Potenzstörungen

WW Kortison, Insulin, ACTH, Amphotericin, Carbenoxolon, Laxanzien (K^+ ↓); Antihypertensiva (RR ↓); Lithium (dessen Spiegel ↑); Beeinflussung von Antidiabetika; *Cave* Digitalis (Elektrolytveränderungen); Allopurinol, Amantadin (deren NW ↑); Zytostatika (deren Toxizität ↑); Cholestyramin (Resorption des Hydrochlorothiazid ↓); Ca^{2+} (Hyperkalzämie); Methyldopa (selten hämolytische Anämie); NSAR (Hydrochlorothiazid Wi ↓)

WI H. ist ein Thiaziddiuretikum: Hemmung der Na^+-Rückresorption am distalen Tubulus → vermehrte Na^+-Ausscheidung, Hemmung der Carboanhydrase, unwirksam bei GFR unter 30 ml/min, Ca^{2+}-Retention, Mg^{2+}- und K^+-Ausscheidung

PK	BV 70 %, PEB 64 %, Wi-Beginn nach 1 h, Wi-Maximum nach 4 h, Wi-Dauer 6–12 h, HWZ 2–3 h, überwiegend unveränderte renale Elimination
Gr/La	kontraindiziert (plazentagängig), bei Herzinsuffizienz jedoch Mittel der Wahl, Antihypertensiva der Wahl sind Metoprolol, Dihydralazin / kontraindiziert (Übergang in Muttermilch, Laktationshemmung)
❶	**Hinweise:**

▶ *sinnvolle Kombinationspräparate:*
- mit Benazepril = **Cibadrex**®
- mit Candesartan = **Atacand**®**PLUS, Blopress**®**Plus**
- mit Captopril = **ACE-Hemmer-ratiopharm**®**comp, Acenorm**®**HCT, Capozide**®**, Captohexal**®**comp, Capto-ISIS**®**plus, tensobon**®**comp**
- mit Enalapril = **Enabeta**®**comp., Pres**®**plus, RENACOR**®
- mit Fosinopril = **Dynacil**®**comp, Fosinorm**®**comp**
- mit Irbesartan = **Co Aprovel**®**, Karveazide**®
- mit Lisinopril = **Acercomp**®**, Coric**®**plus**
- mit Losartan = **Lorzaar**®**plus**
- mit Metoprolol = **Azumetop**® **HCT, Beloc-Zok**® **comp, Metohexal**® **comp, Meto-ISIS**® **comp, Metoprolol-ratiopharm**® **comp., Metostad**® **comp., meto-thiazid von ct**®
- mit Ramipril = **Delix**® **plus, Vesdil**® **plus**
- mit Spironolacton = **Risicordin**®**, Spironothiazid**®
- mit Triamteren = **Diuretikum Verla**®**, Diutensat**®**, Duradiuret**®**, Dytide H**®**, Jenateren comp**®**, Nephral**®**, Sali-Puren**®**, Thiazid com.-Wolff**®**, Thiazid von ct**®**, Triarese**®**, Turfa**®
- mit Triamteren und Propranolol = **Betathiazid**®**, Beta-Turfa**®**, Diutensat**®**-comp., Dociteren**®**comp, Duradiuret**®**comp, Propra comp.-ratiopharm**®
- mit Valsartan = **CoDiovan**®**, Provas**® **comp**

Behandlungskontrollen:
regelmäßige Kontrolle von Elektolyten (Ca^{2+}, K^+, Na^+, Mg^{2+}), Kreatinin und Harnstoff

Stu	PACT-Studie, MIDAS-Studie

Hydrocortison   *TTK: 55,- € (250 mg) | Kinder > 0 Monate | Rp.-Pflicht*

HN	Ⓓ *i. v.:* **Hydrocortison** (**Generika**) – *alle:* 100|250|500|1000 mg/Inj.-Lsg. *lokal, Haut:* **Fenistil Hydrocort**® Creme (2,5|5 mg/g), Lsg. 5 mg/g, **Hydrocortison Hexal**® Salbe (250|500|1000 mg/100 g), **Hydrocutan**® Creme 250 mg/100 g, Salbe 100|1000 mg/100 g, **Linolacort Hydro**® Creme 500|1000 mg/100 g *lokal, Auge:* **Ficortil**® 0,5 % Augensalbe, **Hydrocortison POS**® 1 %|2,5 % Augensalbe Ⓐ **Colifoam**®**, Hyderm**®**, Hydroftal**®**, Plenadren**® ⒞ₕ **Hydrocortone**®**, Solu-Cortef**®**/-SAB, Sanadermil**®
Dos	▶ *Erw.:* je nach Bedarf Infusion mit 100|250|500|1000 mg in 2–10 h i. v. (in lebensbedrohlichen Zuständen 50 mg/h, in weniger schweren Fällen 10 mg/h) ▶ *allg. Substitutiontherapie:* Erw. 10–20 mg, max. 30 mg/d, Kinder 10–15 mg/m² KO/d ▶ *allg. Hemmtherapie:* 15–20 mg/m² KO/d verteilt auf 3 ED ▶ *Kinder und Jgl.:* je nach der Schwere des Zustandes anstatt nach KG und Alter der Patienten; bei akuten Notfällen Dosis nach Möglichkeit nicht unter 25 mg Hydrocortison täglich

- ▶ *lokal, Dermatitiden:* 1–3 × tgl. lokal auftragen
- ▶ *lokal, Auge:* 2–3 × 1 cm Salbenstrang/d ins Auge einbringen

Ind schwere akute Schockzustände (als Folge von akuter Nebennierenrindeninsuffizienz), akute Nebenniereninsuffizienz, Substitutionstherapie (prim. Nebennierenrinden-Insuffizienz, z. B. M. Addison, Z. n. Adrenalektomie), sek. Nebennieren-Insuffizienz (z. B. Sheehan-Syndrom, Z. n. Hypophysektomie), Hemmtherapie (Adrenogenitales Syndrom [AGS])
lokal, Haut: entzündliche, allerg., puriginöse Hauterkrankungen, chem. und physik. induzierte Dermatitiden
lokal, Auge: allerg., nichtbakterielle Konjunktivitis, Keratitis/Skleritis, Uveitis, Retinitis

KI wegen des Gehaltes an Benzylalkohol nicht bei Frühgeborenen oder Neugeborenen anwenden

NW *zu Beginn, o.A.:* Hypokaliämie, Na$^+$-Retention (Ödeme), Hyperglykämie, Hypertonie, Euphorie/Depression, Thrombosen, Magen-Darm-Ulzera, Leukozytose, Lymphozytopenie, Thrombozytose, Erythrozyten
bei Dauertherapie, o.A.: Striae rubrae, Steroidakne, Myopathie, Vollmondgesicht, Stammfettsucht, Hypertonie, NNR-Insuffizienz, Osteoporose, Steroiddiabetes, aseptische Knochennekrosen, Katarakt, Glaukom, Pankreatitis, Corticoderm, Immunsuppression

WW Herzglykoside (Glykosidwirkung durch K$^+$-Mangel ↑), Saluretika (K$^+$-Ausscheidung ↑), Antidiabetika (BZ-Senkung ↓), Cumarin-Derivate (Wi ↓), Rifampicin, Phenytoin, Barbiturate und Primidon (Corticoidwirkung ↓), nichtsteroidale Antiphlogistika/Antirheumatika, Salicylate und Indometacin (GIT-Blutungsgefahr ↑), nicht depolarisierende Muskelrelaxanzien (längere Muskelrelaxation), Östrogene (z. B. Ovulationshemmer) (Corticoidwirkung ↑), Atropin, andere Anticholinergika (Augeninnendruck ↑), Praziquantel (P.-Konzentration ↓), Chloroquin, Hydroxychloroquin, Mefloquin (Risiko von Myopathien, Kardiomyopathien ↑), Ciclosporin (C.-Spiegel ↑, Krampfanfälle)

WI Cushing-Schwellendosis für Erw. wird mit 30 bis 40 mg pro Tag angegeben; mit der biologischen HWZ von über 8-12 h gehört H. zu den kurz wirksamen Glukokortikoiden, aufgrund der kurzen Wirkungsdauer führt H. damit bei einer täglichen kontinuierlichen Gabe nicht zur Kumulation

PK HWZ 1,5 h, PEB 90 %, hepatischer Metabolismus, Elimination als Glukuronate renal (90 % innerhalb 48 h), Wirkdauer 8–12 h

Gr/La strenge Indikation / strenge Indikation

❶ Pädiatrische Zulassung:
rel KI: Säuglinge und Kleinkinder < 3 J.
Behandlungskontrollen:
insbes. bei Diabetikern BZ-Kontrollen, Elektrolytkontrollen

Hydromorphon (unterliegt der BtMVV)

TTK: p.o.: 1,40-5,60 € (4-16 mg); i.v.: 4,- € (1 Amp. à 2 mg) | Kinder > 12 Jahre | Rp.-Pflicht

HN Ⓓ *p. o.:* **Hydromorphon** (**Gernerika**), **Jurnista**® 32|64 mg/ret.-Kps., **Palladon**® 1,3|2,6 mg/Hart.-Kps.
- alle: 4|8|16|24 mg/ret.-Kps.,
parenteral: **Palladon**® **Injekt** 2|10 mg/Amp. à 1 ml und 100 mg/Amp. à 10 ml
Ⓐ **Hydromorphon** (**Gernerika**), **Hydal**®, **Jurnista**®, **Mydrophostad**®
🇨🇭 **Palladon**®, **Jurnista**®, **Hydromorphoni hydrochloridum Streuli**® **Tropfen**

Dos	▶ *akut:* 1–2 mg i. m./s. c., Wdh. je nach Schmerzstärke (i. v. nur, wenn kein anderer Zugang möglich, Injektion sehr langsam durchführen)
▶ *Erw. + Kinder > 12 J.:* initial 2 × 4 mg/d p. o., je nach Befund um 4 mg/d steigern, bei Umstellung von Morphin auf H. siehe unter Hinweise (Umrechnungsformel)
• *kontinuierliche Gabe:* initial 0,15–0,45 mg/h (0,004 mg/kg KG/h) i. v. oder s. c.
• *postoperative patientenkontrollierte Analgesie (PCA):* Bolusdosis 0,2 mg i. v. oder s. c., Sperrintervall 5–10 min
▶ *Maximaldosis:* 30-Tage-Verordnungs-Höchstmenge nach BtMVV: 5000 mg
▶ *Kinder > 12 J.:* 0,08 mg/kg KG alle 12 h; *6–12 J.:* 0,5–1,0 mg i. m. oder s. c.; *< 6 J.:* 0,015 mg/kg KG i. m. oder s. c.
Ind	schwere und schwerste Schmerzzustände
KI	Ileus, Einnahme von MAO-Hemmern innerhalb von 14 d; *relative KI:* Opioidabhängigkeit, Bewusstseinsstörungen, respiratorische Insuffizienz, Atemantriebsstörung, erhöhter Hirndruck, Hypotension bei Hypovolämie, Gallenwegserkrankungen, Prostatahypertrophie mit Restharnbildung, Harnwegsstenosen oder Koliken der Harnwege, obstruktive und entzündliche Darmerkrankung, Phäochromozytom, Pankreatitis, Myxödem, Kinder < 12 J. bei oraler Gabe, bei parenteraler Gabe Kinder < 1 J.
NW	*0,1–1 %:* Übelkeit und Erbrechen, Spasmen der glatten Muskulatur (u. a. Gallengänge, Bronchien [Brochospasmen] und Blase [Blasenentleerungsstörungen]), Verwirrtheit, Schwindel, KS, Atemdepression, Sedierung, Obstipation *o.A.:* Miosis, Euphorie, Abhängigkeit, HF ↑/↓, RR ↑/↓
WW	ZNS-dämpfende Substanzen (atemdepressive, sedierende und hypotensive (Wi von H. ↑); Parasympatholytika (paralytischer Ileus möglich); MAO-Hemmer (Wi von H ↑; sehr gefährlich! 14 d vorher absetzen); den Leberstoffwechsel belastende Arzneimittel (Hemmung des Abbaus und erhöhte Plasmakonzentrationen von H.)
WI	Opioidanalgetikum der Stufe 3, hydriertes Keton-Derivat des Morphins: μ-Opioidrezeptoragonist → analgetisch (spinal + supraspinal + im limbischen System), atemdepressiv, sedierend und antitussiv wirksam, zentrale Effekte (Dys- und Euphorie)
PK	BV ca. 36 %, PEB < 10 %, HWZ 2,6 h, Wirkungseintritt nach 10–20 min nach i. v.-, nach 1–2 h nach p. o.-Gabe, Wirkungsdauer ca. 5 h, Wirkungspotenz im Vergleich zu Morphin 6–7,5-fach p. o., 5-fach i. v.; hepatische Glukuronidierung (ausgeprägter First-pass-Effekt), überwiegend renale Elimation
Gr/La	1. Trim. kontraindiziert, 2. + 3. Trim. keine LZ-Anwendung / kontraindiziert, La 3, nur kurzfristige Gabe
❶	**Pädiatrische Zulassung:**
rel. KI: Kinder < 12 J. bei oraler Gabe, bei parenteraler Gabe Kinder < 1 J.
Intoxikation:
▶ Klinik: Atemdepression, Miosis, Somnolenz bis Koma, Hypotonie bis zum Schock, Bradykardie, Arrhythmie, Lungenödem, Übelkeit und Erbrechen, zerebraler Krampfanfall
▶ Therapie: für freie Atemwege sorgen, Magenspülung + Aktivkohle, Antidot nur geben, wenn Zeichen einer Atem- und ZNS-Depression vorliegen! Antidot: Naloxon (**Narcanti**® 0,4 mg/Amp. à 1 ml) alle 2–3 h ≙ 0,1–0,2 mg i. v., evtl. nachinjizieren (wg. HWZ-Differenzen beider Substanzen); *Cave:* akute Entzugssymptomatik bei vorbestehender Opiat-Abhängigkeit!

Hinweise:
- ▶ Umrechnung: Morphinmenge : 7,5 = Hydromorphonmenge (z. B.: 90 mg M. → 12 mg H.)
- ▶ Einsatz insbesondere bei Niereninsuffizienz, multimorbiden Pat. und bei Polypharmakotherapie
- ▶ Verschleierung neurologischer Symptome möglich
- ▶ hohe Dosen möglich bei starken Schmerzen (Schmerz = "Antidot zum Morphin"), kein bis lediglich geringes Abhängigkeitspotenzial bei der Indikation Schmerz in retardierter Form
- ▶ durch Spasmen der glatten Muskulatur (M. sphincter oddi) können die Symptome einer Pankreatitis verstärkt oder herzinfarktähnliche Symptome inkl. EKG-Veränderungen ausgelöst werden

Hydroxyethylstärke *TTK: k.A. | Kinder > 0 Monate | Rp.-Pflicht*

HN Ⓓ *i.v.:* **HAES-Steril®** 3% = 30/1000 ml Inf.-Lsg., **Hemohes®**, **Infukoll® HES**
 - *alle: 6%|10% = 60|100 g/1000 ml Inf.-Lsg. (mittl. Molekulargewicht M_W 200000)*
 Ⓐ **Hemohes®**
 Ⓒₕ **HAES-steril®**, **Hemohes®**, **HyperHAES®**, **Venofundin®**, **Voluven®**

Dos die ersten 20 ml wg. der Gefahr der Anaphylaxie langsam und unter Kontrolle infundieren!
- ▶ *Volumenmangel, Schock:* 66 ml/kg KG/d HAES 3% = 5000 ml/d bei 75 kg KG (Reduktion um 50% bei Gabe von HAES 6%); max. Infusionsmenge/h 20 ml/kg KG/h HAES 3% oder 6% = 1500 ml/h bei 75 kg KG
- ▶ *Hämodilutionstherapie:* 1 × 250–500 ml/d oder 2 × 500 ml/d (Hochdosistherapie) i.v., Infusionsraten: 250 ml/d über 0,5–2 h, 500 ml/d über 4–6 h, 2 × 500 ml/d über 8–24 h
- ▶ *Kinder:* nicht mehr als 15 ml/kg KG/h

Ind Plasmaexpander, Blutverlust, Volumenmangelschock, Hämodilution

KI schwere Herzinsuffizienz, Niereninsuffizienz (S-Kreatinin > 2 mg/dl), Hirnblutung, Hyperhydratation, Stärkeallergie, schwere Blutgerinnungsstörungen; *relative KI:* Lungenödem, schwere Leberinsuffizienz, Hyperchlorämie, Hypernatriämie

NW *bis 50%:* Pruritus (insbesondere nach längerer Gabe), der auch noch Monate nach der Therapie bestehen kann
o.A.: allerg. Reaktionen bis zu anaphylaktischen Reaktionen, Hypervolämie, Blutungszeit ↑, HKT ↓, Konzentration von Gerinnungsfaktoren und Plasmaproteinen ↓, Niereninsuffizienz

WW bislang keine WW beschrieben

WI H. ist ein kolloidales Plasmaersatzmittel: plateauartiger Plasmavolumenanstieg (bei Infusion von 500 ml über 20 min) 100% bei 6%iger über 3–4 h; 145% in der 1. h und 100% in 3 weiteren h bei 10%iger Lösung; Wasserbindungskapazität von 10–14 ml/g

PK mittel-/niedermolekulare Präparate HWZ 4–6 h, diese werden überwiegend renal eliminiert; hochmolekulare Präparate HWZ 8–12 h, diese werden von α-Amylase im Plasma langsam metabolisiert und zu 20% renal eliminiert

Gr/La Gr 4 + 5, im 1. Trim. kontraindiziert, nur bei vitaler Indikation / strenge Indikation (ggf. abstillen)

❶ Hinweise:
- ▶ *Umstrittenes Therapiekonzept:* Nutzen der Therapie mit HAES ist nicht durch klin. Daten eindeutig belegbar, andere Kristalloide (NaCl 0,9%, Rin-

ger-Lactat) wirken ebenso effektiv und die Risiken sind nicht unerheblich (mögliches Nierenversagen, Blutungsneigung ↑, Ablagerung in Haut, etc.). (www.anesthesia-analgesia.org – Jan. 2011, Vol 112, Nr. 1)
▶ Untersuchung zeigte, dass bei ca. 50% der Pat. Juckreiz auftritt und ein Zusammenhang zwischen HAES-Ablagerungen in den Endothelien der Haut und Auftreten von Juckreiz besteht; auch geringe Gesamtmengen an HAES können z.T. schweren persistierenden Juckreiz verursachen (Dtsch. Med. Wschr. 2000; 125:280-5)

Behandlungskontrollen:
tgl. Serumkreatinin- und Elektrolytkontrollen

Ibandronsäure   TTK: 0,45-1,35 € (50-150 mg/Mo.) | Rp.-Pflicht

HN   Ⓓ *p. o.:* **Bondronat®, Ibandronsäure (Generika)**
 - *alle:* 50 mg/Tbl., **Bonviva®** 150 mg/Tbl.
 i. v.: **Bondronat®, Ibandronsäure (Generika), Ribobandron®**
 - *alle:* 2|6 mg/2|6 ml Konzentrat zur Herstellung einer Inf.-Lsg.
 Bonviva®, Ibandronsäure (Generika)
 - *alle:* 3 mg/3 ml Fertigspritze oder Inj.-Lsg.
Ⓐ **Boxogar®, Bondenza®, Bondronat®, Bonefurbit®, Bonviva®, Destara®, Etanorden®, Gerousia®, Iasibon®, Ibandronsäure (Generika), Kefort®, Licobondrat®, Quodixor®**
Ⓒ︎ₕ **Bondronat®, Bonviva®**

Dos   ▶ *tumorinduzierte Hyperkalzämie:*
 • *Hyperkalzämie:* Einmaldosis von 4 mg über 2 h i. v. (in 500 ml NaCl 0,9%/ Glc. 5%),
 • *bei mäßiggradiger Hyperkalzämie (Albumin-korrigierter Serum-Ca^{2+}-Spiegel < 3 mmol/l oder < 12 mg/dl):* 2 mg i. v. (vor der Behandlung Rehydratation mit 0,9%iger NaCl-Lsg.); *Max-Dosis:* 6 mg/d
▶ *Osteoporose bei postmenopausalen Frauen zur Reduktion des Risikos von vertebralen Frakturen:* 1 × 150 mg/Mo. p. o.
▶ *Prävention komplizierter pathologische Frakturen bei Patienten mit Brustkrebs und Knochenmetastasen:*
 • *p. o.:* 1 × 50 mg/Mo. p. o.
 • *i. v.:* 6 mg als ED i. v. über 1 h, Wdh. alle 3–4 Wo.
▶ *Dosisreduktion bei Niereninsuffizienz:* GFR < 30 ml/min 2 mg alle 3–4 Wo.

Ind   Prävention skelettbezogener Ereignisse (pathologische Frakturen, Knochenkomplikationen, die eine Radiotherapie oder einen chirurgischen Eingriff erfordern) bei erwachsenen Patienten mit Brustkrebs und Knochenmetastasen

KI   Hypokalzämie; Missbildungen der Speiseröhre (wie eine Stenose oder Achalasie), die die ösophageale Leerung verzögern; das Unvermögen für mind. 60 min zu stehen oder aufrecht zu sitzen

NW   *1–10%:* Hypokalzämie, Ösophagitis, Abdominalschmerzen, Dyspepsie, Übelkeit, Asthenie
0,1–1%: Anämie, Parästhesie, Störung des Geschmacksempfindens (Geschmacksverfälschung), Blutung, Duodenalulkus, Gastritis, Dysphagie, Abdominalschmerzen, Mundtrockenheit, Pruritus, Azotämie (Urämie), Brustschmerzen, grippeähnliche Erkrankung, Unwohlsein, Schmerzen, Parathormon im Blut ↑

WW   Nahrung, die Kalzium und andere mehrwertige Kationen (z. B. Aluminium, Magnesium, Eisen) enthält (Resorption ↓), Ranitidin i. v. (BV von I. ↑), Aminoglykoside (stärkere Senkung des Ca-Spiegels, ggf. Hypomagnesiämie)

WI	l. gehört zur Gruppe der Bisphosphonate, die spezifisch am Knochen wirken: selektive Wirkung auf das Knochengewebe durch die hohe Affinität der Bisphosphonate zum Knochenmineral (Hemmung der Osteoklastenaktivität)
PK	BV 0,6 % (mit Nahrung deutlich geringer), max. Plasmakonz. nach 0,5-2 h, PEB 87 %, keine Metabolisierung, HWZ 10-60 h, überwiegend renale Elimination
Gr/La	kontraindiziert / kontraindiziert
❗	**Alternativwirkstoffe:** Alendronsäure **Pharmainfo:** Me-too-Präparat

Ibuprofen
TTK: p.o.: 0,17-0,42 € (400-1200 mg); Supp.: 0,27-0,50 €/Supp. | Kinder > 6 Monate | Rp.-Pflicht

HN	⒟ *p.o.:* **Aktren®**, **Analgin Akut®**, **Anco®**, **Axea Ibuprofen®**, **Dentocaps®**, **Dismenol®**, **Dolgit®**, **Dolo-Puren®**, **Dolormin®** 100|200 mg/5 ml Kindersaft, **Dolo Sanol®**, **Esprenit®**, **Eudorlin®**, **Fibraflex®**, **Ibu** (Generika), **Ibudolor®** 100 mg/5 ml Kindersaft, **Ibuflam®**, **Ibuprofen** (Generika), **Imbun®**, **Ibutad®**, **Jenaprofen®**, **Nurofen®** 100 mg/5 ml Kindersaft, **Optalidon®**, **Spalt®**, **Togal Ibuprofen®**, **Urem®** - alle: 200|400|600|800 mg/Tbl. oder Drg., z. T. ret. 800 mg/Ret.-Tbl. und Brause-Tbl. *rektal:* **Ibuhexal®** Supp. 600 mg, **Ibuprofen STADA®** Supp. 600 mg, **Ibuprof von ct®** 500 mg, **Imbun®** Supp. 500 mg, **Nurofen junior®** 60|125 mg Supp. *i. v.:* **Pedea®** 10 mg/2 ml Amp. *lokal:* **Dolgit®**, **Ibutop®**, **Trauma-Dolgit®** - alle: Creme und Mikrogel Ⓐ **Aktren®**, **Brufen®**, **Dismenol®**, **Dolgit®**, **Dolofort®**, **Ibumetin®**, **Ibutop®**, **Imbun®**, **Kratalgin®**, **Momento®**, **Nureflex®**, **Nurofen®**, **ratioDolor®** ⒞ₕ **Algifor®**, **Artofen®**, **Brufen®**, **Dismenol®**, **Dolocyl®**, **Dolo-Spedifen®**, **Ecoprofen®**, **Grefen®**, **Ibu eco®**, **Ibusifar®**, **Iproben®**, **Irfen®**, **Nurofen®**, **Optifen®**, **Perskindol®**, **Saridon®**, **Spedifen®**, **Treupel®**
Dos	▶ *p.o.:* 2-3 × 200-400 (-800) mg/d p. o. oder 600-800 mg als ED ▶ *rektal:* 2-3 × 1 Supp. = 2-3 × 500 mg ▶ *lokal:* 2-3 × tgl. auf betroffene Stelle auftragen ▶ *i. v. (offener Ductus Botalli):* 1. Inj. 10 mg/kg KG, 2. + 3. Inj. 5 mg/kg KG jeweils im Abstand von 24 h über 15 min i. v. ▶ *Migräneanfall:* 200-400 mg p. o., ggf. 20-30 mg Domperidon oder Metoclopramid vorweg ▶ *Maximaldosis:* 2400 mg/d p. o. ▶ *Kinder > 6 Mo.:* 20-30 mg/kg KG/d p. o. verteilt auf 3 ED/d, ED (bei Fieber und Schmerz) 5-10 mg/kg KG
Ind	Skelett- und Muskelschmerzen, rheumatische Erkrankungen, akuter Gichtanfall, Migräneanfall, Fieber *i. v.:* hämodynamisch wirksamer offener Ductus arteriosus Botalli bei Frühgeborenen vor der 34. SSW
KI	Blutungsneigung, Magen-/Darmulzera, Anamnese von GIT-Ulzera unter NSAR, Asthma bronchiale, Heuschnupfen oder Urtikaria (wenn diese Symptome vorher im Zusammenhang mit NSAR auftraten), Kinder < 6 Mo., Kinder < 13 J. (≥ 400 mg als Einzeldosis); *relative KI:* Porphyrie, systemischer Lupus erythematodes, Mischkollagenosen

NW	**> 10%:** GIT-Beschwerden inkl. leichter GIT-Blutverluste *Frühgeborene mit offenen Ductus art. Botalli:* Thrombozytopenie, Neutrozytopenie, bronchopulmonale Dysplasie, S-Krea ↑, Na⁺ ↑ **1–10%:** GIT-Ulzera, KS, Müdigkeit, Schwindel, Reizbarkeit, Erregung, Schlaflosigkeit, *rektal (zusätzlich):* lokale Reizreaktionen *Frühgeborene mit offenen Ductus art. Botalli:* intraventrikuläre + pulmonale Blutungen, periventrikuläre Leukomalazie, nekrotisierende Enterokolitis, Darmperforation, Oligurie, Wasserretention, Hämaturie **0,01–1%:** Überempfindlichkeitsreaktionen, Ödeme, Sehstörungen, interstitielle Nephritis mit Niereninsuffizienz, nephrotisches Syndrom **o.A.:** Pseudotumor cerebri (KS, Papillenödem, Sehstörungen, Übelkeit, Erbrechen), Thrombozytenaggregation ↓, Pseudodemenz, Delir
WW	Phenytoin, Digoxin, Lithium (deren Spiegel ↑); Diuretika, Antihypertonika (deren Wi ↓); andere NSAR (NW ↑); kaliumsparende Diuretika (Hyperkaliämie); Methotrexat, Baclofen (deren Toxizität ↑); ASS (Blockade der Plättchenaggregationshemmung durch I.)
WI	I. ist ein NSAR: Wirkung über Prostaglandinsynthesehemmung und schwacher nicht selektiver Hemmung der Cyclooxygenasen; antiphlogistisch, antipyretisch und analgetisch wirksam
PK	BV > 80%, HWZ 2 h, max. Plasmaspiegel nach 1–2 h, Wi-Beginn nach ca. 30 min, PEB 99%, überwiegend hepatischer Metabolismus und renale Elimination (ca. 75–85%)
Gr/La	kontraindiziert im 3. Trim., strenge Indikation im 1. + 2. Trim., dort Mittel der Wahl, alternativ Indometacin, Diclofenac / strenge Indikation (Muttermilchübertritt), Mittel der Wahl
❶	**Pädiatrische Zulassung:** Kinder < 13 J. nicht ≥ 400 mg als Einzeldosis **Intoxikation:** ▶ *Klinik:* Übelkeit und Erbrechen, Ulzerationen, Hämatemesis, Somnolenz bis Koma, epileptische Anfälle, Sinusbradykardie oder -tachykardie, Hypotension, Schock, metabolische Azidose, Hypothermie, akutes Nierenversagen ▶ *Therapie:* Magenspülung + Aktivkohle (nicht bei gastralen Symptomen), Gastroskopie, ggf. Omeprazol i.v., bei Hypotension Volumensubstitution, ggf. Dopamin (2–5 µg/kg KG/min) **Hinweise:** ▶ 1. Stufe der Schmerzbehandlung, magenverträglicher als Acetylsalicylsäure, trotzdem nicht auf nüchternen Magen einnehmen, reichlich Flüssigkeit trinken ▶ epidemiologische Untersuchungen zeigen, dass Ibuprofen im Vgl. zu allen anderen NSAR das geringste relative Risiko für schwere gastrointestinale NW hat ▶ Ibuprofen blockiert die plättchenaggregationshemmende Wi von ASS → Kombination daher meiden
Stu	CLASS-Studie

Iloprost   TTK: i.v.: 50,- € (20 µg); inhalativ: 34,- € (10 µg) | Rp.-Pflicht

HN	Ⓓ *i.v.:* **Ilomedin®** 20 µg/1 ml Konz. zur Herstellung einer Inf.-Lsg. *inhalativ:* **Ventavis®** 10 µg/ml Lsg. für einen Vernebler Ⓐ **Ilomedin®, Ventavis®** Ⓒₕ **Ilomedin®, Ventavis®**

Dos	▶ *Thrombangiitis obliterans, Erw.:* 0,5–2,0 ng/kg KG/min über 6 h/d i. v., verträgliche Dosis wird über 4 Wo. fortgesetzt ▶ *primär pulmonale Hypertonie, Erw.:* • inhalativ: 2,5 oder 5 µg inhaliertes Iloprost (am Mundstück des Verneblers freigesetzte Dosis) pro Einzelinhalation • Tagesdosis: 6–9 Einzel-Inhalationsdosen/d ▶ *i. v. (offener Ductus Botalli):* 1. Inj. 10 mg/kg KG, 2. + 3. Inj. 5 mg/kg KG jeweils im Abstand von 24 h über 15 min i. v. ▶ *Dosisreduktion bei Niereninsuffizienz und Leberzirrhose:* bei Dialysepflichtigkeit und Leberzirrhose erforderlich, s. FI
Ind	▶ fortgeschrittene Thrombangiitis obliterans (Buerger-Krankheit) mit schweren Durchblutungsstörungen in Fällen, bei denen eine Revaskularisierung nicht angezeigt ist; primäre pulmonale Hypertonie im funktionellen Schweregrad NYHA III
KI	Überempfindlichkeit, zu erwartende Blutungskomplikationen (z. B. florides Magengeschwür, Polytrauma, intrakranielle Blutungen), schwere koronare Herzkrankheit bzw. instabile Angina pectoris, nach Myokardinfarkt innerhalb der letzten sechs Monate, akute oder chronische Herzinsuffizienz (NYHA II–IV), prognostisch relevante Herzrhythmusstörungen, V. a. Lungenstauung
NW	*> 10 %:* KS, Gesichtsrötung, Übelkeit, Erbrechen, Schwitzen *1–10 %:* Anorexie, Apathie, Schwindelgefühl, Vertigo, Parästhesie, Hyperästhesie, Brennen, Kribbeln, Pochen, Ruhelosigkeit, Agitation, Sedation, Benommenheit, Hypotonie, Bradykardie, Diarrhoe, abdominelle Beschwerden, Schmerzen, Kiefer-, Kaumuskelschmerz, Trismus, Myalgie, Arthralgie, Schwäche, lokale Schmerzen, allgemeine Schmerzen, Fieber, erhöhte Körpertemperatur, allgemeines Hitzegefühl, allgemeines Krankheitsgefühl, Schüttelfrost, Müdigkeit, Erschöpfung, Durst, Reaktionen an der Injektionsstelle (Erythem, Schmerz, Phlebitis)
WW	β-Rezeptorenblocker, Calciumantagonisten, Vasodilatatoren und ACE-Hemmer (RR ↓), Glukokortikoide (vasodilatierende Wi ↑), Antikoagulanzien (wie Heparin, Antikoagulanzien vom Kumarintyp) oder anderen Thrombozytenaggregationshemmer (wie Acetylsalicylsäure, nicht-steroidale Antiphlogistika, Phosphodiesterasehemmer und Nitrovasodilatatoren, z. B. Molsidomin) (Blutungsrisiko ↑)
WI	I. ist ein Thrombozytenaggregationshemmer: Hemmung der Aggregation, Adhäsion und Freisetzungsreaktion der Thrombozyten, Dilatation von Arteriolen und Venolen, Erhöhung der Kapillardichte und Verminderung der gesteigerten Gefäßpermeabilität in der Mikrozirkulation, Aktivierung der Fibrinolyse, Hemmung der Adhäsion und Einwanderung von Leukozyten nach Endothelläsion sowie Verminderung der Freisetzung freier Sauerstoffradikale
PK	HWZ 0,5 h, HWZ der Metabolite 2 und 5 h (Plasma), HWZ 2 und 18 h (Harn), PEB 60 %, Metabolisierung über β-Oxidation der Carboxylseitenkette, zu 80 % renale Elimination
Gr/La	kontraindiziert, Gr 6 / kontraindiziert, La 1

Imatinib   TTK: ca. 113,- € (400 mg) | Kinder > 2 Jahre | Rp.-Pflicht

HN	Ⓓ *p. o.:* **Glivec®** 100|400 mg/Tbl. Ⓐ **Glivec®** Ⓒ **Glivec®**

Dos
- *Erw.:* 1 × 400–600 mg/d p. o., Dosierung je nach Krankheitsbild unterschiedlich (s. FI)
  - *Maximaldosis:* 800 mg/d
- *Kinder > 2 J.:* 340 mg/m²/d, ggf. *Dosissteigerung* auf 570 mg/m²/d
  - *Maximaldosis:* 800 mg/d

Ind
- Erw. und Kindern mit neu diagnostizierter Philadelphia-Chromosom (bcr-abl)-positiver (Ph+) chronischer myeloischer Leukämie (CML), für die eine Knochenmarktransplantation als Erstbehandlungsmöglichkeit nicht in Betracht gezogen wird
- Erw. und Kindern mit Ph+CML in der chronischen Phase nach Versagen einer Interferon-Alpha-Therapie, in der akzelerierten Phase oder in der Blastenkrise
- Erw. mit neu diagnostizierter Philadelphia-Chromosom-positiver akuter lymphatischer Leukämie (Ph+ALL) in Kombination mit einer Chemotherapie.
- Erw. mit rezidivierter oder refraktärer Ph+ALL als Monotherapie
- Erw. mit myelodysplastischen/myeloproliferativen Erkrankungen (MDS/MPD) in Verbindung mit Genumlagerungen des PDGF-Rezeptors (platelet-derived growth factor)
- Erw. mit fortgeschrittenem hypereosinophilem Syndrom (HES) und/oder chronischer eosinophiler Leukämie (CEL) mit FIP1L1-PDGFRa-Umlagerung; die Wirkung von Glivec auf das Ergebnis einer Knochenmarktransplantation wurde nicht untersucht
- Behandlung c-Kit-(CD 117)-positiver nicht resezierbarer und/oder metastasierter maligner gastrointestinaler Stromatumoren (GIST) bei Erw.
- adjuvante Behandlung Erwachsener mit signifikantem Risiko eines Rezidivs nach Resektion; c-Kit-(CD 117)-positive GIST Patienten mit einem niedrigen oder sehr niedrigen Rezidivrisiko sollten keine adjuvante Behandlung erhalten
- Erw. mit nicht resezierbarem Dermatofibrosarcoma protuberans (DFSP) und Erw. mit rezidivierendem und/oder metastasiertem DFSP, die für eine chirurgische Behandlung nicht infrage kommen

KI Überempfindlichkeit, rel. KI: Leberfunktionsstörungen, bei Kombination mit Chemotherapie, die bekannterweise die Leberfunktion stören (sorgfältige Leberüberwachung), schwere Niereninsuffizienz, kardiale Funktionsstörungen, gleichz. Gabe von CYP3A4-Inhibitoren, CYP3A4-Induktoren, CYP3A4-Substraten mit enger therapeutischer Breite (z. B. Ciclosporin, Pimozid), CYP2D6- u. CYP2C9-Substraten, Pat. unter Levothyroxin-Ersatztherapie nach Thyreoidektomie (TSH-Werte engmasch. überwachen), Kinder < 2 J. (keine Erfahrungen)

NW *> 10%:* Neutrozytopenie, Thrombozytopenie, Anämie, KS, Übelkeit, Durchfall, Erbrechen, Dyspepsie, Abdominalschmerzen, periorbitale Ödeme, Dermatitis/Ekzem/Hautausschlag, Muskelspasmen und Muskelkrämpfe, Muskel- und Skelettschmerzen einschließlich Myalgie, Arthralgie, Knochenschmerzen, Flüssigkeitsretention und periphere Ödeme, Müdigkeit, Gewichtszunahme
1–10%: Panzytopenie, fiebrige Neutrozytopenie, Appetitlosigkeit, Schlaflosigkeit, Schwindel, Parästhesie, Geschmacksstörungen, Hypästhesie, Augenlidödem, vermehrter Tränenfluss, Bindehautblutung, Konjunktivitis, trockene Augen, verschwommenes Sehen, plötzliche Hautrötung („Flushes"), Hämorrhagie, Dyspnoe, Epistaxis, Husten, Flatulenz, geblähter Bauch, Magen- und Speiseröhrenreflux, Verstopfung, Mundtrockenheit, Gastritis, erhöhte Leberenzyme, Pruritus, Gesichtsödem, trockene Haut, Erythem, Alopezie, nächtliches Schwitzen, Lichtempfindlichkeitsreaktionen, Anschwellen der Gelenke,

Schwäche, Fieberzustand, generalisierte Ödeme des Unterhautgewebes (Anasarka), Kältegefühl, Schüttelfrost, Gewichtsverlust

WW
- *I.-Plasmakonz. ↑:* Substanzen, welche die Aktivität des Cytochrom-P450-Isoenzyms CYP3A4 hemmen (z. B. Ketoconazol, Itraconazol, Erythromycin, Clarithromycin), können den Metabolismus von I. vermindern und die Konzentrationen von I. erhöhen. Bei gleichzeitiger Einmalgabe von Ketoconazol (ein CYP-3A4-Inhibitor) zeigte sich bei Probanden eine signifikante Erhöhung der I.-Konzentration (Zunahme der mittleren Cmax und AUC von I. um 26 % bzw. 40 %).
- *I.-Plasmakonz. ↓:* Substanzen, welche die Cytochrom-CYP-3A4-Aktivität induzieren (z. B. Dexamethason, Phenytoin, Carbamazepin, Rifampicin, Phenobarbital, Fosphenytoin, Primidon oder Johanniskraut), können die I.-Konzentration signifikant vermindern. Dadurch kann möglicherweise das Risiko eines Therapieversagens erhöht werden. Die Vorbehandlung mit Mehrfachdosen von 600 mg Rifampicin, gefolgt von einer Einzeldosis von 400 mg Glivec, führte zu einer Abnahme von Cmax und AUC (0–8) um mindestens 54 % und 74 % der entsprechenden Werte ohne Rifampicin-Behandlung. Vergleichbare Ergebnisse wurden bei Patienten mit malignen Gliomen beobachtet, die während der Glivec-Behandlung enzyminduzierende antiepileptische Substanzen (EIAEDs) wie Carbamazepin, Oxcarbazepin und Phenytoin angewendet haben. Die AUC von I. im Plasma nahm im Vergleich mit Patienten, die nicht mit EIAEDs behandelt wurden, um 73 % ab. Die gleichzeitige Anwendung von Rifampicin oder anderen starken CYP3A4-Induktoren und I. sollte vermieden werden.

WI I. ist ein niedermolekularer Protein-Tyrosinkinase-Inhibitor, der wirkungsvoll die Aktivität der Bcr-Abl-Tyrosinkinase (TK) sowie mehrere Rezeptor-TKs hemmt: Kit, der Rezeptor für den Stammzellfaktor (SCF), der durch das c-Kit-Proto-Onkogen kodiert wird, die Discoidin-Domain-Rezeptoren (DDR1 und DDR2), den Kolonie-stimulierenden Faktor-Rezeptor (CSF-1R) und den Blutplättchen-Wachstumsfaktor-Rezeptor alpha und beta (PDGFR-alpha und PDGFR-beta). I. kann auch zelluläre Vorgänge inhibieren, die durch die Aktivierung dieser Rezeptorkinasen vermittelt werden.

PK s. FI

Gr/La strenge Indikation, Gr 6 / kontraindiziert, La 1

❶ Pädiatrische Zulassung:
bei Kinder < 2 J. keine Erfahrungen
Behandlungskontrollen:
wegen des Risikos von Flüssigkeitsretention Pat. regelmäßig wiegen

Imipenem + Cilastatin
TK: 41,00-72,60-194,- € (750-1500-4000 mg) | Kinder > 3 Monate | Rp.-Pflicht

HN
- Ⓓ *i. v.:* **Imipenem** (Generika), **Tienam®**, **Zienam®**
  - alle: 500 mg/Trockensub. für Inf.-Lsg. (jeweils in Komb. mit 500 mg Cilastatin)
- Ⓐ **Zienam®**

Dos
- *leichte Infektionen:* 3–4 × 250–500 mg (alle 6–8 h)/d i. v.
- *lebensbedrohliche Infektionen:* 4 × 1000 mg (alle 6–8 h)/d i. v.
- *Dosisreduktion bei Niereninsuffizienz:* Kreatinin-Clearance 70–30 ml/min 500 mg alle 8 h i. v.; 30–20 ml/min 500 mg alle 12 h i. v.; 20–5 ml/min 250 mg alle 12 h i. v.; < 5 ml/min alle 24 h i. v.
- *Maximaldosis:* 50 mg/kg KG, nicht > 4 g/d

▶ *Kinder > 3:* Mo. 50–60 (–100) mg/kg KG/d verteilt auf 3–4 ED/d i.v. (2500 mg/50 kg KG/d)

Ind	Infektionen von: Atemwegen, Nieren, Harnwegen, Knochen, Gelenken, Geschlechtsorganen, Haut, Weichteilgeweben, Bauchraum; Sepsis
KI	Meningitis (auf Meropenem zurückgreifen), Säuglinge < 3 Mo.; *relative KI:* schwere Niereninsuffizienz (Krea-Clearance < 5 ml/min × 1,73 m^2); Hämodialyse
NW	*0,1–1 %:* Übelkeit, Brechreiz, Diarrhoe, Zahn- und Zungenverfärbung, Gerinnungsstörungen (verlängerte PTT), Eosinophilie, Leukozytopenie, Neutropenie, Thrombozytopenie, Panzytopenie bis Agranulozytose, Hb ↓, Transaminasen ↑, AP ↑, S-Krea ↑, Harnstoff ↑ *< 0,1 %:* Überempfindlichkeitsreaktionen, Oligurie, Nierenversagen, Myoklonus, Verwirrtheitszustände, Krampfanfälle, Halluzinationen, KS, RR ↓ (insb. bei rascher i.v.-Gabe), Ethanol-Unverträglichkeit
WW	Ganciclovir (Risiko von Krampfanfällen); Ciclosporin A (dessen Spiegel ↑); Probenezid (Imipenem-Spiegel ↑)
WI	I. ist ein Reserveantibiotikum, ein β-Lactamasehemmer: es zerstört Proteine, die zum Aufbau der Bakterienwand notwendig sind. Da die Substanz in den proximalen Tubuluszellen der Nieren durch eine renale Dipeptidasen rasch abgebaut wird, wird I. ausschließlich in Kombination mit Cilastatin verabreicht. Cilastatin hemmt die Dipeptidase und ermöglicht so eine therapeutisch wirksame Konzentrationen des I. → starke bakterizide Wi auf wachsende Keime, geringe Liquorgängigkeit
PK	HWZ 1 h, max. Serumkonzentration nach 20 min, PEB 25 %, Elimination zu 70 % unverändert innerhalb von 10 h über die Niere, zu 30 % heaptisch verstoffwechselt, Substanz ist dialysierbar
Gr/La	strenge Indikation, Gr 4 (keine Erfahrungen), Mittel 2. Wahl, wenn Penicilline und Cephalosporine nicht wirken / kontraindiziert, La 1 (abstillen), alternativ Penicilline, Cephalosporine, Erythromycin
❗	**Hinweise:** ▶ Reserveantibiotikum bei Infektionen, die mit Dritt-Generations-Cephalosporinen nicht mehr beherrschbar sind ▶ immer langsam als Kurzinfusion geben: 500 mg/30 min i.v., 1000 mg/60 min i.v. **Spektrum:** *Sensibel:* fast alle Gram-positiven und Gram-negativen Erreger, aeroben und anaeroben Keime: Bordetella pertussis, Enterobacter spp., Haemophilus influenzae und parainfluenzae, Klebsiellen, Morganella morganii, Neisseria gonorrhoeae und meningitidis, Proteus, Pseudomonas aeruginosa, Salmonellen, Serratia, Shigellen, Yersinien, Enterococcus faecalis, Listeria monocytogenes, Nocardien, Staphylococcus aureus, epidermidis und saprophyticus, Streptokokken Gruppe C und D, pneumoniae, pyogenes, agalactiae und viridans *Resistenz:* Enterococcus faecium und methicillinresistente Staphylokokken, Pseudomonas maltophilia und cepacia
Stu	DORINOS 3008-Studie

Imipramin TTK: 0,47-1,- € (50-150 mg) | Kinder > 5 Jahre | Rp.-Pflicht

HN	ⓓ *p.o.:* **Imipramin-neuraxpharm**®10 |100 mg/Tbl. **Tofranil**® - *alle:* 25 mg Drg. ⓒⓗ **Tofranil**®

Dos	▶ *Erw.: initial* 25–75 mg/d p. o., innerhalb 1 Wo. auf 50–150 mg/d steigern ▶ *Maximaldosis:* 300 mg/d p. o. ▶ *Kinder (> 5 J.):* 10–30 mg/d (1–2 mg/kg KG/d) verteilt auf 2 ED/d p. o. ▶ *Enuresis (> 5 J.): initial* 10 mg/d p. o., Steigerung bei 5- bis 7-Jährigen auf 20 mg/d p. o., bei 8- bis 14-Jährigen auf bis zu 50 mg/d p. o.
Ind	depressive Syndrome (psychogen, organisch begründbar), Trigeminusneuralgie, Schmerzbehandlung, Enuresis, bedingt bei Drang- und Stressinkontinenz
KI	akute Intoxikationen mit zentral dämpfenden Substanzen/Alkohol, Komb. mit MAO-Hemmern, Komb. mit Antiarrhythmika vom Chinidintyp, akute Delirien, Engwinkelglaukom, akuter Harnverhalt, Prostatahypertrophie mit Restharnbildung, Remissionsphase nach einem Myokardinfarkt, schwere Überleitungsstörungen (Schenkelblock, AV-Block III°), Pylorusstenose, paralytischer Ileus
NW	*> 10 %:* Benommenheit, feinschlägiger Tremor, Schwindel, Mundtrockenheit, Obstipation, Schwitzen, Akkomodationsstörungen, HF ↑, RR ↓, Gewicht ↑, Transaminasen ↑ *1–10 %:* Schlafstörungen, Unruhe, Angst, Verwirrtheit, delirante Symptome, Miktionsstörungen, KS, Myoklonien, Übelkeit, Erbrechen, HRST, sex. Funktionsstörungen *o.A.:* Psychose, zerebrale Krampfanfälle, Harnsperre, Kollapszustände, Herzinsuffizienz ↑, paralytischer Ileus, Leberfunktionsstörungen, Galaktorrhö, Leukozytopenien
WW	zentral wirkende Medikamente, Alkohol (deren Wi ↑); MAO-Hemmer (serotonerges Syndrom) → mind. 14 d Abstand!; SSRI (Gefahr des serotonergen Syndromes) → *Cave:* Guanethidin, Bethanidin, Reserpin, Clonidin, α-Methyldopa (deren RR-senkende Wi ↓); Adrenalin, Noradrenalin, Isoprenalin, Ephedrin, Phenylephrin (deren kardiovaskuläre Wi ↑); Phenothiazine, Parkinson-Therapeutika, Antihistamine, Atropin, Biperiden (deren anitcholinerge Wi ↑); Antiarrhythmika vom Chinidin-Typ (schwere HRST) → KI !; Barbiturate, Carbamazepin, Phenytoin, Nikotin, orale Kontrazeptiva (Imipramin-Spiegel ↓); Phenytoin, Carbamazepin (deren Spiegel ↑); Neuroleptika (Senkung der Krampfschwelle); Thioridazin (schwere HRST); Kumarin (deren Wi ↑); Cimetidin, Methylphenidat (Imipraminspiegel ↑); Östrogene (Imipramin-Wi ↓, trotzdem erhöhte Toxizität); mit schwarzem Tee eingenommen (Imipramin-Wi ↓)
WI	I. ist ein tryziklisches Antidepressivum: Hemmung der Wiederaufnahme von Serotonin und Noradrenalin → depressionslösende und thymoanaleptische Wi (stimmungsaufhellend), psychomotorisch eher neutral, gering agitierende wenig anxiolytische Wi, über zentralnervöse Mechanismen Senkung der Detrusoraktivität und Erhöhung des Sphinktertonus
PK	BV 30–70 %, max. Plasmakonzentration nach 1–2(–4) h, PEB 90 %, HWZ 6–20 h, ausgeprägter First-pass-Effekt, aktive Metabolite nach hepatischem Abbau (Desipramin), renale Elimination von inaktiven Metaboliten zu 80 %
Gr/La	strenge Indikation, Mittel der Wahl, alternativ Amitriptylin, Clomipramin / strenge Indikation, alternativ Amitriptylin, Clomipramin
❗	**Pädiatrische Zulassung:** bei Kindern < 5 J. keine Erfahrungen **Intoxikation:** s. Amitriptylin **Hinweise:** Wirkstoffverlust von ca. 70 % bei Einnahme mit schwarzem Tee

Behandlungskontrollen:
therapeutischer Spiegel: 150–250 µg/l = 540–890 nmol/l (Umrechnungsfaktor 3,57); kein direkter Zusammenhang zwischen Serumspiegel und klin. Wi

Immunglobulin (IgG, 7S, 5S)
TTK: 750–2500,- € (10–30 g) | Kinder > 0 Monate | Rp.-Pflicht

HN	Ⓓ *i. v.:* **Flebogamma®** 5 % 0,5|2,5|5|10 g mit 485|2425|4850|9700 mg **Gammagard®** 0,5|2,5|5 g mit 460|2300|4600|9200 mg **Gamunex®** 10 % 10|50|100|200 ml mit 980|4900|9800|19600 mg **Intratect®** 20|50|100|200 ml mit 960|2400|4800|9600 mg **Kiovig®** 10 % 1|2,5|5|10|20 g mit 100|2500|5000|10000|20000 mg **Octagam®** 5 % 1|2,5|5|10|20 g mit 950|2375|4750|9500 mg **Sandoglobin®** 6 % 1|2,5|5|10 g mit 960|2880|5760|9600 mg **Sandoglobulin®** Liquid 12 % 50|100 ml mit 5760|11520 mg *s. c.:* **Beriglobin®** 152 mg/ml Amp. **Gammanorm®** 16 % 1568 mg/Amp. **Vivaglobin®** 16 % 800 mg/Amp., 1600 mg/Inf.Fl. Ⓐ **Beriglobin P®**, **Berirab®**, **Flebogamma®**, **Gammacard®**, **Gammanorm®**, **Igvena®**, **Intratect®**, **Kiovig®**, **Octagam®**, **Pentaglobulin®**, **Redimune®**, **Vivaglobulin®** ⒸⒽ **Beriglobin®**, **Berirab®**, **Clearplan®**, **Endobulin®**, **Intraglobin®**, **Kiovig®**, **Octagam®**, **Redimune®**
Dos	▶ *allg.:* 0,4 g/kg KG/d (ca. 30 g/70 kg KG/d) über (3–) 5 d i. v. ▶ *AK-Mangelkrankheiten:* 0,4–0,8 g/kg KG/d i. v., gefolgt von mind. 0,2 mg/kg KG alle 3–4 Wo. ▶ *Kawasaki-Syndrom:* 1,6–2,0 mg/kg KG/d über 5 d i. v. ▶ *ITP, akute Episode:* einmalig 0,8–1 g/kg KG i. v., ggf. am 3. Tag wiederholen oder 0,4 g/kg KG/d i. v. an 2–5 aufeinanderfolgenden Tagen ▶ *Virusprophylaxe (< 6 d nach Exposition):* Masern 0,05 g/kg KG, Röteln 0,2 g/kg KG i. v.
Ind	▶ *Immunmodulation:* Guillain-Barré-Syndrom (GBS), idiopathische thrombozytopenische Purpura (ITP) mit hohem Blutungsrisiko oder vor OP, Kawasaki-Syndrom, andere autoimmunologisch vermittelte Polyneuropathien und Systemerkrankungen, myasthene Krise, Masern- und Rötelnprophylaxe ▶ *Substitutionsbehandlung:* primäre Immunmangelkrankheiten (kongenitale Hypo- und Agammaglobulinämie, allg. variable Immunmangelkrankheiten, schwere kombinierte Immunmangelkrankheiten, Wiskott-Aldrich-Syndrom), Myelom oder chron.-lymphatische Leukämie (CLL) mit schwerer sek. Hypogammaglobulinämie und rez. Infektionen, bei Kindern mit angeborenem AIDS und rez. Infektionen
KI	angeborener IgA-Mangel (Risiko von Überempfindlichkeitsreaktion durch Ig-Antikörper)
NW	*0,1–1 %:* Schüttelfrost, KS, Fieber, Übelkeit, Erbrechen, Myalgien, Gelenk-/Rückenschmerzen, allerg. Reaktionen *< 0,1 %:* RR ↓, Anaphylaxie
WW	Inaktivierung von Viruslebendimpfstoffen (z. B. Masern, Mumps, Röteln, Windpocken) bis zu 3 Mo. nach Gabe von Immunglobulin
WI	polyvalentes Immunglobulin enthält breites Spektrum von AK (überwiegend IgG): Neutralisation von Erregern, Bakteriolyse mithilfe von Komplement, po-

PK	BV 100 %, relative schnelle Verteilung zwischen Plasma und extravaskulärem Raum, nach 3–5 d besteht ein Gleichgewicht, HWZ 11–17 d (z. T. individuell sehr unterschiedlich, auch abhängig von der Zubereitung der Präparate)
Gr/La	Anwendung möglich (Muttermilchübertritt, Übertragung schützender Antikörper) / Anwendung möglich (keine Erfahrungen)

sitive Beeinflussung von Autoimmunprozessen; genauer Wirkungsmechanismus nicht bekannt

🛈 **Hinweise:**
- Infusionsgeschwindigkeit < 4,5 g Ig/h, sonst Gefahr von: Myokarditis, Meningoenzephalitis, Hirninfarkt, Hypersensitivitätsreaktion
- bei sekundärem Immunglobulinmangel ergibt sich die Substitutionsindikation aus dem erniedrigten Serumspiegel + gesteigerter Infektanfälligkeit; eine fehlende Impfantwort auf eine Pneumokokkenimpfung gilt als Zeichen eines klinisch relevanten humoralen Immundefizites

Behandlungskontrollen:
- Serumeiweiße und Nierenfunktionsparameter
- vor Erstgabe immer IgA zum Ausschluss eines angeborenen IgA-Mangels (KI!) bestimmen

Tipps:
Präparate werden aus gepooltem Mischplasma von mind. 1000 Spendern nach Testung auf HIV- und Hepatitis-Antigene hergestellt

Stu	ICE-Studie

Indinavir (IDV)   TTK: 8,24-12,40 € (1600-2400 mg) | Kinder > 4 Jahre | Rp.-Pflicht

HN	Ⓓ *p. o.:* **Crixivan®** 200|400 mg/Kps. Ⓐ **Crixivan®** Ⓒₕ **Crixivan®**
Dos	▸ *Erw.:* 3 × 800 mg/d p.o., Einnahme nüchtern mit viel Flüssigkeit ▸ *Erw., Kombination mit Rifabutin:* 3 × 1000–2000 mg/d p.o. (Rifabutin um 50 % red.) ▸ *Erw., Kombination mit Itraconazol:* 3 × 600 mg/d p.o. ▸ *bei Leberfunktionsstörung:* 3 × 600 mg/d p.o. ▸ *Kinder 4-17 J.:* 3 × 500 mg/m² KO/d (alle 8 h) p.o.
Ind	HIV-Therapie in Kombination mit anderen Medikamenten
KI	Komb. mit einigen Antihistaminika (Terfenadin), Sedativa (Alprazolam, Triazolam, Midazolam), Rifampicin und Ergotaminderivaten; *relative KI:* bekannte Nephrolithiasis und/oder Hyperurikämie
NW	*> 25 %:* Übelkeit, Erbrechen, Diarrhoe, KS, Schwäche/Müdigkeit *15–25 %:* Bauchschmerzen, Leberenzyme ↑ und Bilirubin ↑ *10–15 %:* MCV ↑, Neutropenie, Schwindel, epileptische Anfälle, Nierenschmerzen, Nephrolithiasis, Hydronephrose, Juckreiz, Exanthem, Nagelbettentzündung *5–10 %:* Schlaflosigkeit, Sensibilitätsstörungen, Myalgien, Sodbrennen
WW	einige β-Blocker, Ca-Antagonisten, Antiarrhythmika, Itraconazol, Ritonavir (Kombination nicht empfohlen); Nelfinavir, Delavirdin, Ketoconazol, Clarithromycin, Clindamycin, Saquinavir (Indinavir-Wi ↑); Amprenavir, Nevirapin, Fluconazol, Efavirenz, Grapefruitsaft, Johanniskraut, Rifabutin, Rifampicin, Dexamethason, Antikonvulsiva wie Carbamazepin, Phenytoin, Phenobarbital (Indinavir-Wi ↓); HMG-CoA Reduktasehemmer (Risiko schwerer Myopathien); Sildenafil (dessen Wi ↑); Terfenadin, Astemizol, Triazolam, Midazolam (HRST); zwischen Einnahme von Indinavir und Didanosin min-

	destens 1 h Abstand; Kombination mit anderen Protease-Hemmern wird wg. mangelnder Erfahrung nicht empfohlen
WI	I. ist ein HIV-1- und HIV-2-Protease-Inhibitor: reversible Bindung an das aktive Zentrum der Protease → kompetitive Enzymhemmung → Entstehung von unreifen nicht infektiösen Viruspartikeln, erzielt in Kombination mit zwei Nukleosid-Analoga eine deutliche Reduktion der Viruslast; zu Ritonavir besteht eine Kreuzresistenz
PK	BV 30 %, max. Plasmakonzentration nach 1 h, HWZ 1,8 h, PEB ca. 40 %, überwiegend hepatische Elimination, renal < 20 %
Gr/La	strenge Indikation, Gr 5 (Risiko-Nutzen-Abwägung) / strenge Indikation (Risiko-Nutzen-Abwägung)

Hinweise:
- Therapie bei Bilirubinwerten > 5 mg/dl abbrechen!
- nicht zusammen mit Antazida einnehmen
- nüchtern oder 1–½ h vor dem Essen einnehmen
- auf ausreichende Flüssigkeitszufuhr (1,5 l/d) achten

Indometacin

TTK: p.o.: 0,16-0,32 € (50-100 mg); Supp.: 0,32-0,47 € (50-100 mg) | Kinder > 2 Jahre | Rp.-Pflicht

HN	Ⓓ *p.o.:* **Indo-CT®**, **Indometacin AL®**, **Indomet ratio®**, **Indo-paed®** Susp. 25 mg/ml - *alle: 25|50 mg/Kps., ret. 75 mg/Ret.-Kps., Susp. 25 mg/ml* *rektal:* **Indo-CT®**, **Indometacin Bc®**, **Indomet ratio®**, **Inflam®** - *alle: 50/100 mg/Supp.* *lokal, Auge:* **Indocolir®**, **Indo Edo®** – *alle: 1 mg/ml Augent-Trpf.* Ⓐ **Indo Agepha®**, **Indobene®**, **Indocid®**, **Indocollyre®**, **Indomelan®**, **Luiflex®** Ⓒ **Bonidon®**, **Elmetacin®**, **Indocid®**, **Indophtal®**
Dos	- *p.o.:* initial 2–3 × 25 mg/d, ggf. *Dosissteigerung* auf 2–3 × 50 mg/d - *rektal:* 1 Supp. = 100 mg abends - *Gichtanfall:* 100 mg rektal alle 4–6 h - *Maximaldosis:* 400 mg/d, chronisch: 200 mg/d - *Kinder > 6 J.:* 1–3 mg/kg KG p. o. verteilt auf 2–3 ED/d - *lokal:* 4–6 × 1 Trpf./d ins Auge träufeln bzw. 2 h vor Ende der OP alle 30 min 1 Trpf. ins Auge geben, dann post-OP 4 × 1 Trpf./d
Ind	akute Arthritiden, chronische Polyarthritis, Arthrosis deformans, Gichtanfall, Lumbalgie, Verstauchung, Zerrung, postoperativer Schmerz, Neuralgie bei Zoster, prim. Dysmenorrhoe *lokal:* Entzündung des vorderen Augenabschnittes nach Augenoperationen; zur Vermeidung einer Miosis während operativer Eingriffe
KI	GIT-Ulzera, Anamnese von GIT-Ulzera unter NSAR, Blutungsneigung, ungeklärte Blutbildungs- und Blutgerinnungsstörung, zerebrovaskuläre oder andere aktive Blutungen, Analgetika-Asthma, schwere Herzinsuffizienz, Kinder < 2 J.; *relative KI:* Porphyrie, system. Lupus erythematodes, Mischkollagenosen, Hypertonie, KHK, pAVK, zerebrovask. Erkrankungen, Nierenvorschädigung, schwere Leberfunktionsstörung, COPD
NW	*> 10 %:* Übelkeit, Erbrechen, Diarrhoe, Anämie, KS, Benommenheit *1–10 %:* GIT-Ulzera, Dyspepsie, Flatulenz, Schwindel, Depression, Schläfrigkeit, Transaminasen ↑ *< 1 %:* Leukozytopenie, Thombozytopenie, Hämatemesis, Symptomverstärkung bei Epilepsie/Parkinson/psychiatrischen Erkrankungen, Hyperglykämie, Haarausfall, Bronchospasmus

WW	Phenytoin, Digoxin, Lithium (deren Spiegel ↑); Diuretika, Antihypertonika (deren Wi ↓); Penizillin (Eliminationszeit ↑); ASS (Indometacin-Spiegel ↓); *Cave* mit Antikoagulanzien; Probenecid (Indometacin-Spiegel ↑); Cyclosporin, Methotrexat (deren Toxizität ↑); kaliumsparende Diuretika (K$^+$ ↑, keine Komb. mit Triamteren!); Phenylpropanolamin = Appetitzügler (hypertensive Krisen); Glukokortikoide und NSAR (GIT-NW ↑)
WI	NSAR, Prostaglandinsynthesehemmer: antiphlogistisch, antipyretisch und analgetisch wirksam, Hemmung der ADP-induzierten Plättchenaggregation
PK	BV 100%, HWZ 2–4 h, max. Plasmaspiegel nach 2 h, Wi-Beginn nach ca. 30 min, PEB > 90%, überwiegend hepatischer Metabolismus und renale Elimination (ca. 50–70%)
Gr/La	kontraindiziert im 3. Trim., strenge Indikation im 1. + 2. Trim., dort Mittel der Wahl, alternativ Ibuprofen, Diclofenac / strenge Indikation (Muttermilchübertritt), Mittel der Wahl Ibuprofen

❶ **Intoxikation:**
  ▸ *Klinik:* Übelkeit, abdominelle Schmerzen, Gastritis, selten Blutung, KS, epileptische Anfälle, Somnolenz bis Koma, Hypokaliämie
  ▸ *Therapie:* Magenspülung + rez. Aktivkohlegaben (nicht bei gastralen Symptomen), Gastroskopie, ggf. Cimetidin 4 × 200 mg oder Ranitidin 3 × 50 mg i. v. oder Omeprazol 3 × 40 mg

  Hinweise:
  allg. magenverträglicher im Vergleich zu Acetylsalicylsäure

  Behandlungskontrollen:
  im Behandlungsverlauf: Leberwert-, BB- und Kreatinin-Kontrollen durchführen

Infliximab TTK: 845,- € (100 mg) | Kinder > 6 Jahre | Rp.-Pflicht

HN	Ⓓ *i. v.:* **Remicade®** 100 mg Pulver (10 mg/ml Inf.-Lsg.)
	Ⓐ **Remicade®**
	ⒽⒼ **Remicade®**
Dos	▸ *mäßig-schwergradige aktive Form von Morbus Crohn ab 6 J.:*
	• einmalige i. v.-Infusion von 5 mg/kg KG über 2 h (350 mg/70 kg KG), Wdh. nach 14 d möglich bei erneutem Auftreten von Krankheitssymptomen
	• *Erhaltungstherapie:* 5 mg/kg KG/alle 8 Wo.
	▸ *Morbus Crohn mit Fistelbildung und Colitis ulcerosa ab 6. J.:*
	• 5 mg/kg KG über 2 h i. v. (350 mg/70 kg KG), Wdh. nach 2 und 6 Wo. nach Erstinfusion, erneut je 5 mg/kg KG i. v.
	• *Erhaltungstherapie:* 5 mg/kg KG/alle 8 Wo.
	▸ *rheumatoide Arthritis in Kombination mit Methotrexat:*
	• 3 mg/kg KG über 2 h i. v., Wdh. nach 2 und 6 Wo., dann alle 8 Wo.
	▸ *ankylosierende Spondylitis/Psoriasis:*
	• 5 mg/kg KG über 2 h i. v. (350 mg/70 kg KG), Wdh. nach 2 und 6 Wo. nach Erstinfusion, erneut je 5 mg/kg KG i. v.
	• *Erhaltungstherapie:* 5 mg/kg KG/alle 6–8 Wo.
Ind	schwergradiger aktiver Morbus Crohn/Colitis ulcerosa (beide > 6 J.) mit und ohne Fistelbildung, wenn trotz vollständigem, adäquatem Therapiezyklus mit Kortikoiden und einem Immunsuppressivum kein Erfolg erzielt wurde oder dieser wg. NW oder KI nicht möglich ist; rheumatoide Arthritis, ankylosierende Spondylitis (Morbus Bechterew)

KI	Sepsis, klinisch manifeste Infektionen, Abszesse, aktive Tuberkulose, opportunistische Infekte, Herzinsuffizienz NYHA III°/IV°
NW	**>10%:** Überempfindlichkeitsreaktionen, AK-Bildung gegen Infliximab (24–37%), Infektionen (insg. 32%, der oberen Atemwege 16%), ANA- + dsDNA-Bildung, KS (23%), GIT-Beschwerden (17%), Dyspnoe, Urtikaria *1–10%:* Virusinfektionen (z. B. Influenza, Herpes-Infektionen), Pneumonie, Fieber, KS, Schwindel, Benommenheit, Hitzewallungen, Leberfunktionsstörungen, Hautausschlag, Pruritus, vermehrte Schweißsekretion, Müdigkeit, thorakale Schmerzen *Einzelfälle:* Entstehung von Lymphomen und andere Malignomen
WW	bisher keine bekannt
WI	Infliximab ist ein monoklonaler Antikörper mit hoher Affinität zum Tumornekrosefaktor α, welcher seine Wi durch Komplexbildung verliert; dem Tumornekrosefaktor α wird eine Schlüsselstellung bei der inflammatorischen Aktivität bei autoimmunen Geschehen wie beim Morbus Crohn zugeordnet → CRP ↓, histologisch fassbare Entzündungsreaktion der Schleimhaut wird verringert
PK	terminale HWZ 9,5 d, Eliminationswege unbekannt
Gr/La	kontraindiziert, Gr 4 / kontraindiziert, La 2 (mind. 6 Mo. nach Einnahme nicht stillen)
❗	**Cave:** Verzögerte Überempfindlichkeitsreaktion bei 25% der Pat., die nach 2- bis 4-jährigem behandlungsfreiem Intervall erneut Infliximab erhielten: ▶ *Symptome:* Myalgie, Arthralgie mit Fieber, Hautausschlag, Pruritus, Gesichts-, Hand- und Lippenödem, Dysphagie, Urtikaria, Halsschmerzen, KS ▶ *Therapie:* symptomatische Behandlung mit Steroiden, engmaschige Überwachung **Hinweise:** ▶ bei bestehender Herzinsuffizienz kommt es unter Infliximab besonders bei höherer Dosierung häufiger zur kardialen Verschlechterung mit erhöhter Sterblichkeit → KI bei Herzinsuffizienz III°/IV°, besondere Vorsicht bei leichter Herzinsuffizienz, beim Auftreten von Herzinsuffizienzsymptomen oder Verschlechterung einer bestehenden leichten Herzinsuffizienz → Therapieabbruch ▶ die amerikanische FDA berichtet über ein etwa 4-fach erhöhtes Tuberkuloserisiko unter Infliximab: vor Therapie müssen alle Pat. hinsichtlich einer aktiven oder latenten Tuberkulose (Tbc) überprüft werden (Tuberkulintest, Rö Thorax), bei aktiver Tbc → KI, bei latenter (inaktiver) Tbc → prophylaktische Antituberkulose-Therapie
Stu	ATTRACT-Studie

Influenza-Impfstoff (inaktiviert, epidemische Form)
TTK: 22–25,- € (1 Fertigspritze) | Kinder > 6 Monate | Rp.-Pflicht

HN	Ⓓ *i. m./s. c.:* **Begripal®**, **Begrivac®**, **Fluad®**, **Fluvaccinol®**, **Grippeimpfstoff (Generika)**, **Inflexal®**, **Influsplit®**, **Influvac®**, **Mutagrip®**, **Xanaflu®** - *alle: 0,5 ml/Fertigspritze (jährlich neue Virusstämme)* *nasal:* **Fluenz®** Ⓐ **Fluad®**, **Fluarix®**, **Influ®**, **Mutagrip®** Ⓒ**H** **Fluad®**, **Fluarix®**, **Inflexal®**, **Influvac®**, **Mutagrip®**
Dos	▶ *Erw. + Kinder > 3 J.:* 0,5 ml s. c./i. m., bei Kindern nach Erstimpfung 2. Impfung nach 4 Wo.

- *Kinder 6–35 Mo. (klin. begrenzte Daten):* 0,25 ml s. c./i. m.
- *nasal: Erw. + Kinder ab 2 J.:* pro Nasenloch 0,1 ml geben, zweite Immunisierung nach frühestens 4 Wo.

Ind	zur Prophylaxe der Influenza, besonders bei Personen mit erhöhtem Risiko für Influenza-assoziierten Komplikationen
KI	Überempfindlichkeit; bei fieberhaften Erkrankungen oder akuten Infektionen soll die Impfung verschoben werden
NW	*1–10 %:* KS, Schwitzen, Muskelschmerzen, Gelenkschmerzen, Fieber, Unwohlsein, Schüttelfrost, Müdigkeit, Lokalreaktionen: Rötung, Schwellung, Schmerzen, Ekchymosen, Verhärtung
WW	bei gleichzeitiger immunsuppressiver Behandlung kann der Impferfolg beeinträchtigt sein
WI	Impfschutz wird i. d. R. innerhalb von 2–3 Wo. nach Impfung erreicht; Dauer der postvakzinalen Immunität gegen homologe oder eng verwandte Virusstämme des Impfstoffes ist individuell unterschiedlich, beträgt im Allgemeinen jedoch zumindest 6–12 Mo.
PK	k.A.
Gr/La	Anwendung möglich: die begrenzten Daten über Impfungen von schwangeren Frauen weisen nicht darauf hin, dass fetale und mütterliche Schädigungen auf den Impfstoff zurückzuführen sind; gesunde Schwangere sollen die Impfung vorzugsweise ab dem 2. Trimenon erhalten / Anwendung möglich

❶ Pädiatrische Zulassung:
im Alter von 6–35 Mo. stehen klin. begrenzte Daten zur Verfügung

Cave:
nach der Influenza-Impfung wurden falsch positive Ergebnisse bei serologischen Tests der ELISA-Methode zum Nachweis von Antikörpern gegen HIV-1, Hepatitis C und insbesondere HTLV-1 beobachtet, die Western Blot-Technik erfasst die Ergebnisse aber richtig; die vorübergehenden falsch-positiven Reaktionen können auf die durch die Impfung hervorgerufene IgM-Antwort zurückgeführt werden

Insulin (Intermediärinsuline/NPH-Insuline)
TTK: k.A. | Kinder > 0 Monate | Rp.-Pflicht

HN	ⓢ *s. c.-Einmalspritzen:* **Actraphane**® HM [30/70-50/50], **Berlinsulin**® **H** [30/70], **Huminsulin Basal**®, **Huminsulin Profil**® I-IV [10/90-40/60], **Insuman Basal**®, **Insuman Comb**® [15/85, 25/75, 50/50], **Mixtard**® **Human** [30/70], **Protaphane HM**® *s. c.-PEN:* **Actraphane**® HM [30-70-50/50], **Berlinsulin H**®, **Depot-H-Insulin**® [15/85, 25/75], **Huminsulin Basal**®, **Huminsulin Profil**® I-IV - alle verschiedene Inj.-Lsg. unterschiedlicher Konz. und Menge
Dos	Einheiten je nach Dosisfindungsplan bzw. nach den tgl. BZ-Werten s. c.
Ind	Kombinationstherapie Insulin mit oralen Antidiabetika, konventionelle und intensivierte konventionelle Insulintherapie (ICT) bei Diabetes mellitus
KI	Hypoglykämie
NW	*o.A.:* Hypoglykämien, lokal lipodystrophe Reaktionen
WW	s. Insulin (normal) = Altinsulin
WI	Depot-Insulin oder Verzögerungsinsulin (NPH): Tagesbedarf eines Erwachsenen liegt bei ca. 0,5–1,0 IE pro kg KG Insulin, davon 50 % als Verzögerungsinsulin; Wirkung s. Insulin (normal) = Altinsulin

PK	Wi-Beginn nach 30–90 min, Wi-Dauer 10–24 h → 1–3 × /d injizieren
Gr/La	Anwendung möglich / Anwendung möglich

⚠ Cave:
Nie i. v. geben!

Intoxikation:
s. Insulin (normal) = Altinsulin; *Cave:* längere Hypoglykämieneigung

Hinweise:
Injektion unabhängig von den Mahlzeiten, wobei eine geregelte BE-Aufnahme gewährleistet sein muss; Abenddosis beim Zubettgehen spritzen

Insulin (lang wirksame Formen [Glargin, Detemir, Glulisin])
TTK: 1 I.E. kostet 0,048 € | Kinder > 2 Jahre | Rp.-Pflicht

HN	ⓓ *s.c.:* **Apidra®** (= Insulin Glulisin), **Lantus®** - alle: *100 I.E./ml (3 ml Optiset Inj.-Lsg. o. Pen-Patrone), 1000 I.E./10 ml Durchstechfl.* **Levemir®** (= Insulin Detemir) 100 I.E./ml (3 ml Flexpen o. Penfil) Ⓐ **Lantus®** Ⓖ **Lantus®**
Dos	▶ **Apidra®/Lantus®**: 1 × /d s. c. vorzugsweise am Abend nach individueller Dosisfindung ▶ **Levemir®**, *Erw. + Kinder > 2 J.*: 1–2 × /d s. c. (s. PK); *initial* 1 × 10 I.E. bzw. 0,1–0,2 I.E./kg KG/d, dann nach Höhe des BZ
Ind	Diabetes mellitus, Basalinsulin zur Therapie bei Typ I und II (kann mit oralen Antidiabetika kombiniert werden)
KI	Hypoglykämie, Kinder < 2 J.
NW	*o.A.:* immunologische Reaktionen, Antikörperbildung, Sehstörungen, Lipodystrophie, Hypoglykämie *> 1 %:* lokale Reaktionen (Rötung, Schmerz, Juckreiz, Quaddeln, Schwellung, Entzündung), Lipohypertrophie *0,01–1 %:* Lipoatrophie, allerg. Reaktionen (generalisierte Hautreaktionen, Angioödem, Bronchospasmus, Blutdruckabfall, Schock), Natriumretention, Ödeme
WW	s. Insulin (normal) = Altinsulin
WI	lang wirksames Insulinanalogon (gentechnisch veränderte Form): durch Verlängerung der B-Kette am Carboxylende um zwei Arginine schwer löslich → verzögerte Aufnahme des Insulinanalogons in den Blutkreislauf, wo es die gleiche Wirkung wie humanes Insulin besitzt; Wi von Insulin s. Insulin (normal) = Altinsulin
PK	Wi-Eintritt 3–4 h, sehr gleichmäßiges Wirkprofil über die gesamte Wi-Dauer; Wi-Dauer 20–30 h (**Levemir®** 12 h), Steady-state Spiegel bei einmal täglicher Injektion nach 2–4 d
Gr/La	Anwendung möglich / Anwendung möglich

⚠ Intoxikation:
s. Insulin (normal) = Altinsulin; *Cave:* längere Hypoglykämieneigung

Hinweise:
▶ bei Umstellung von einem 2 × /d gegebenen Intermediär- oder Langzeitinsulin kann eine Änderung der Basalinsulinrate notwendig sein, eine Reduktion der Basalinsulinrate bei Umstellung auf Insulin glargin um 20–30 % in den ersten Behandlungstagen ist angeraten (ggf. höhere Altinsulindosen zu den Mahlzeiten)

- ▶ nur s. c.-Applikation, **nicht** i. v.

Stu Laptop-Studie, LEAD-Studienprogramm

Insulin (normal) = Altinsulin   TTK: k.A. | Kinder > 0 Monate | Rp.-Pflicht

HN Ⓓ s. c.-Einmalspritzen oder PEN: **Actrapid**®, **Berlinsulin**® **H Normal**, **Exubera**®, **Huminsulin**® **Normal**, **Insuman**® **Infusomat**, **Insuman**® **Rapid**, **Velosulin**®
- alle Inj.-Lsg. in unterschiedlicher Applikationsform, Konzentration und Menge!

Ⓐ **Huminsulin**®

㎈ **Huminsulin**®, **Insuman**®

Dos
- ▶ je nach Dosisfindungsplan bzw. nach den tgl. BZ-Werten → 1 I.E. senkt den BZ um ca. 30 mg/dl (bei BZ-Werten zwischen 80 und 150 mg/dl), bei höheren BZ-Werten ist z. T. erheblich mehr I.E. Insulin nötig, um gleiche Effekte zu erzielen
- ▶ *Coma diabeticum:* 1–6 (–10) I.E./h in Perfusor je nach Höhe des BZ (*Cave* bei zu schneller BZ-Senkung Gefahr eines Hirnödems), → der BZ sollte max. um 75–100 mg/dl/h sinken (wegen drohender Hypokaliämie auf zusätzliche Kaliumgabe, Volumen- und ggf. Azidoseausgleich achten)
- ▶ i. v. und s. c.-Gabe möglich

Ind akute Stoffwechselentgleisungen, Ersteinstellung bei Diabetes mellitus, intermittierende Therapie (OP), zur intensivierten Therapie (Basis-Bolus-Konzept)

KI Hypoglykämie

NW *o.A.:* Hypoglykämien, lokal lipodystrophe Reaktionen

WW Antihypertonika (α- und β-Rezeptorblocker, Methyldopa), Cyclophosphamid, Tetrazykline, Analeptika, Anabolika, Lipidsenker, Abmagerungsmittel, MAO-Hemmer, Salizylate, Clofibrat, Fenfluramin, Reserpin, Cyclo-, Tro- und Iphosphamid, Alkohol, körperliche Arbeit (Insulinbedarf ↓ um bis zu 100 % [!]); Diuretika, Kortikoide, Kontrazeptiva, Heparin, Psychopharmaka (z. B. Chlorprotrixen, Lithiumsalze, trizyklische Antidepressiva), Phenytoin, Schilddrüsenhormone, Sympathomimetika, Nikotinsäure, Diazoxid, Antiallergika, Diphenylhydantoin, Phenolphthalein, Kontrazeptiva, Glukagon, Fieber (Insulinbedarf ↑ um bis zu 100 % [!]); β-Blocker, Clonidin (verschleierte Anzeichen einer Hypoglykämie)

WI Alt-Insuline; 1 ml = 40 I.E. bei U40, 1 ml = 100 I.E. bei U100; Tagesbedarf eines Erw. liegt bei ca. 0,5–1,0 I.E. Insulin pro kg KG: Wirkung nach Bindung an den Zellrezeptor (insbesondere Muskel- und Fettzellen) → Aktivierung einer Reihe von zellulären Stoffwechselenzymen und Translokation von Glukosetransportern aus zytoplasmatischen Vesikeln in die Zellmembran → Steigerung des Glukosetransportes aus dem Extra- in den Intrazellularraum, Aktivierung der Na^+/K^+-ATPase → gesteigerte K^+-Aufnahme in die Zellen

PK Wi-Eintritt: nach ca. 30 min s. c., sofort i. v., Wi-Maximum: 2 (–4) h, Wi-Dauer: 4–6 h (je nach Bolusgröße; *Cave:* Summationseffekte)

Gr/La Anwendung möglich / Anwendung möglich

❶ **Intoxikation:**
- ▶ *Klinik:* Hypoglykämiesymptome; adrenerg: Schwitzen, Unruhe, Tachykardie, Übelkeit und Erbrechen, Tremor, Muskelzittern; zentralnervös: Sehstörungen, Müdigkeit, Konzentrationsstörungen, Parästhesien (pelziges Gefühl), Desorientierung, Gleichgewichtsprobleme (wie betrunken), Sprechstörungen, passagere Persönlichkeitsveränderung wie Wutausbruch oder

Weinen, Tetanie, epileptische Anfälle, Somnolenz bis Koma, Paresen, Babinski +, Mydriasis, Hypokaliämie, Hypotension
- *Therapie:* initial 20–25 g Glukose i.v., danach Infusion von Glukose 5–10 % über 24–36 h, ZVK bei höherprozentiger Glukose, kein Glukagon wegen ketogener Eigenschaften (wirkt auch nicht nach Sport, weil Glykogendepots entleert), bei Hypokaliämie entsprechende Substitution, keine Sedativa

Hinweise:
- *sinnvolle Kombinationspräparate:* Mischpräparate [Anteil Alt-/NPH-Insulin]: **Humaninsulin Profil I-III**® [10/90, 20/80, 30/70], **Humalog**® **Mix25|Mix50** [25/75, 50/50], **Insulin Actraphane HM**® [10/90, 20/80, 30/70, 40/60, 50/50], **Insuman Comb 15|25|50**® [15/85, 25/75, 50/50], **Novomix**® 30 [30/70]
- Dosierung je nach klinischem Effekt und BE-Aufnahme, Spritz-Ess-Abstand etwa 30 min, Zwischenmahlzeiten nötig; bei **Novomix**® u. **Humalog Mix**® jedoch kein Spritz-Ess-Abstand notwendig und keine Zwischenmahlzeiten erforderlich

Behandlungskontrollen:
regelmäßige BZ-Kontrollen

Insulin (schnell wirkende Analoginsuline) TTK: k.A. | Rp.-Pflicht

HN	Ⓓ *Insulin lispro:* **Humalog**®, **Liprolog**® - alle: U100 (= 100 I.E./ml) Inj.-Lsg. in Durchstechfl./Patrone/Pen; *Insulin aspart:* **Novorapid**® U100 (= 100 I.E./ml) Inj.-Lsg. in Durchstechfl./Flexpen (Injektor)/Penfill (Zylinderamp.) *Insulin glulisin:* **Apidra**® (= 100 I.E./ml) Inj.-Lsg. PEN und Inj.-Lsg. Ⓐ Insulin lispro: **Humalog**®; Insulin aspart: **Novo mix 30**®, **NovoRapid**® ⒸⒽ Insulin lispro: **Humalog**®; Insulin aspart: **Novo mix 30**®, **NovoRapid**®; Insulin glulisin: **Apidra**®
Dos	- je nach Dosisfindungsplan, ca. die Hälfte des Gesamtinsulinbedarfs (ca. 40 I.E.) von 24 h auf die Mahlzeiten verteilen - *Insulinbedarf pro BE:* 2 I.E. pro 1 BE morgens, 1 I.E. pro 1 BE mittags und 1,5 I.E. pro 1 BE abends bei normoglykämischer Stoffwechsellage (oder: morgens ca. 50 % der Hälfte, mittags 20 % der Hälfte, abends 30 % der Hälfte des Gesamtinsulinbedarfs)
Ind	intensivierte Insulintherapie auch über Pumpe möglich, funktionelle Insulintherapie als Bolusgabe zum Essen, auch in Kombination mit Metformin, zur postprandialen Korrektur
KI	Hypoglykämie, Schwangerschaft (in D nicht zugelassen), *relative KI:* Kinder, Jugendliche
NW	Hypoglykämien (welche nicht häufiger als bei Humaninsulin auftreten sollen)
WW	s. Insulin (normal) = Altinsulin
WI	rasch wirksames Insulinanalogon mit schnellerem Wirkeintritt als Altinsulin: gentechnischer Austausch der Aminosäure Prolin an Position 28 durch Prolin/Asparaginsäure → subkutane Hexamerbildung nach s.c.-Injektion herabgesetzt und Absorption im Vgl. zum löslichen Humaninsulin beschleunigt; Wirkung von Insulin s. Insulin (normal) = Altinsulin
PK	Wirkungsbeginn sofort bis 10 (-20) min nach s.c. Injektion (kann u.U. sogar nach dem Essen gespritzt werden), Wirkungsmax. nach 1 (-3) h, Wirkdauer bis zu 3 (-5) h

Gr/La keine Erfahrungen, *Gr 4* / keine Erfahrungen

❗ Intoxikation:
s. Insulin (normal) = Altinsulin; *Cave:* längere Hypoglykämieneigung
Hinweise:
- Einstellung sollte von einem in der Diabetesbehandlung erfahrenen Mediziner vorgenommen werden
- Mehrfachgaben am Tag notwendig, kein Spritz-Ess-Abstand notwendig
- Zwischenmahlzeiten sind nicht notwendig und müssten mit extra Bolus abgedeckt werden
- Kombination mit intermediär oder lang wirksamem Insulin sinnvoll

Behandlungskontrollen:
regelmäßige BZ-Kontrollen

Interferon α2a TTK: 37,30-67,60-248,- € (3-6-18 Mio I.E.) | Rp.-Pflicht

HN Ⓓ s.c.: **Roferon-A®** 3|4,5|6|9 Mio. I.E. in je 1 ml Fertig-Lsg., **Roferon-A®** 18 Mio. I.E. Patrone
Ⓐ **Roferon-A®**
CH **Roferon-A®**

Dos
- *Hepatitis B:* 2,5–5 Mio. I.E./m² KO jeden 2. Tag s.c. für 4–6 Mo.
- *Hepatitis C:* 3–4,5 Mio. I.E./m² KO jeden 2. Tag s.c. für 6–12 Mo. in Komb. mit Ribaverin 2 × 500–600 mg/d, die individuelle Dosis richtet sich bei Tumorerkrankten nach den entsprechenden Therapieprotokollen
- *Haarzell-Leukämie:* 3 Mio. I.E./d s.c. oder i.m. über 16–24 Wo., dann 3 × / Wo. 3 Mio. I.E. über 6 Mo.
- *Kaposi-Sarkom:* Tag 1–3: 3 Mio. I.E./d s.c.; Tag 4–6: 9 Mio. I.E./d s.c.; Tag 7–9: 18 Mio. I.E./d s.c.; Tag 10–84: 36 Mio. I.E./d s.c., dann *Erhaltungsdosis* mit der höchsten vom Pat. vertragenen ED jeden 2. Tag
- *CML:* Tag 1–3: 3 Mio. I.E./d s.c.; Tag 4–6: 6 Mio. I.E./d s.c.; Tag 7–84: 9 Mio. I.E./d s.c., bei Ansprechen Fortführung der Therapie mit 9 Mio. I.E./d s.c. ggf. auch 9 Mio. I.E. jeden 2. Tag s.c. (Minimaldosis) bis zur vollständigen Remission (max. 18 Mo.)
- *kutanes T-Zell-Lymphom:* Tag 1–3: 3 Mio. I.E./d s.c.; Tag 4–6: 9 Mio. I.E./d s.c.; Tag 7–84: 18 Mio. I.E./d s.c., dann *Erhaltungsdosis* mit der höchsten vom Pat. vertragenen ED jeden 2. Tag (max. 18 Mio. I.E.) bei Ansprechen über mind. 12 Mo.

Ind Haarzell-Leukämie (HCL), Kaposi-Sarkom bei AIDS, chronisch aktive Hepatitis B oder C, CML, kutanes T-Zell-Lymphom, malignes Melanom, follikuläre Lymphome

KI schwere kardiale Erkrankung, Epilepsie, schwere Leber- und Nierenschäden, manifeste Depression, unbehandeltes Anfallsleiden, zentralnervöse Funktionsstörungen, chronische Hepatitis mit fortgeschrittener dekompensierter Lebererkrankung oder Leberzirrhose, immunsuppressive Behandlung, Thrombozytopenie (< 50.000/µl), Leukopenie (< 2000/µl)

NW *>10%:* Fieber bis 40° C (bis 90%), Schüttelfrost (40%), Abgeschlagenheit (40%), KS (30%), Appetitlosigkeit (30%), Gliederschmerzen, Muskelschmerzen, Schwitzen, neutralisierende AK gegen Interferon α$_{2a}$ (20%), Übelkeit (50% der Krebspatienten), Erbrechen, Geschmacksveränderung, Mundtrockenheit, Gewicht ↓, Durchfall, Bauchschmerzen, Appetitlosigkeit (66%), Ödeme, Zyanose, Brustschmerzen, HRST, Haarausfall, Leukozytopenie, Thrombozytopenie, Hb ↓, HKT ↓, Ca^{2+} ↓
1–10%: Parästhesien, Taubheitsgefühl, Neuropathie, Juckreiz, Tremor

WW	Tranquilizer (deren Wi ↑); Theophyllin (verlängerte HWZ); Cytochrom-P450-abhängige Arzneimittelmetabolisierung möglicherweise ↓; neurotoxische, hämatotoxische und kardiotoxische Wi anderer Medikamente ↑
WI	I. ist ein Zytokin mit immunmodulierender Wi und regulierender Wi für Wachstum und Differenzierung von Zellen (insb. des hämatopoetischen Systems): Aktivierung der Makrophagen, NK-Zellen und zytotoxischen T-Zellen, Steigerung der Antigen- und Rezeptorexpression auf verschiedenen Zellen, Aktivierung von enzymatischen Zellprozessen, proliferationshemmende Effekte, antivirale Effekte
PK	BV 80% nach s.c. oder i.m. Gabe, HWZ ca. 30 min nach i.v. Gabe, mehrere Stunden (4–8 h) nach s.c. Gabe
Gr/La	strenge Indikation, Gr 4 / strenge Indikation, La 1
❗	**Hinweise:** ▶ bei Kaposi-Sarkomen ist der Einsatz von Interferon nur sinnvoll, wenn mehr als 400 CD_4-Zellen vorliegen; bereits bei Werten zwischen 200 und 400 CD_4-Zellen nur bei einem geringen Teil der Pat. Erfolg versprechend; opportunistische Infektionen, auch anamnestisch führen zu KI! ▶ bei Hepatitis B oder C Virusreplikationsnachweis + Transaminasenerhöhung + histologischer Nachweis einer aktiven Leberentzündung als Indikationsvoraussetzung ▶ bei Hepatitis C Wirksamkeitssteigerung durch Kombination mit Ribaverin ▶ bei zu Beginn verstärkten grippeartigen Symptomen ggf. Gabe von Acetaminophen ▶ auf ausreichende Flüssigkeitszufuhr achten **Behandlungskontrollen:** BB, Transaminasen, Bilirubin, Kreatinin und Harnsäure, regelmäßige EKG-Kontrollen

Interferon α2b *TTK: 240-380-700,- € (18-30-60 Mio. I.E.) | Rp.-Pflicht*

HN	Ⓓ s.c.: **Intron a**® 18|25 Mio. I.E. Mehrfachinj.-Lsg., **Intron a**® Pen 18|30|60 Mio. I.E. 1,2 ml Inj.-Lsg. Ⓐ **Pegintron**® Ⓒ **IntronA**®
Dos	▶ *Hepatitis B:* 5–10 Mio. I.E. jeden 2. Tag für 4–6 Mo. s.c. ▶ *Hepatitis C:* 3 Mio. I.E. jeden 2. Tag für 6–12 Mo. s.c.; Komb. mit Ribaverin, die individuelle Dosis richtet sich bei Tumorerkrankten nach den entsprechenden Therapieprotokollen ▶ *Haarzell-Leukämie:* 3×2 Mio. I.E./m^2 KO pro Wo. s.c. ▶ *Kaposi-Sarkom:* 50 Mio. I.E./m^2 KO als Kurzinfusion i.v. an 5 d alle 2 Wo. ▶ *CML:* 4–5 Mio. I.E./m^2 KO/d s.c. ▶ *Multiples Myelom:* 3×2 Mio. I.E./m^2 KO/Wo. s.c. ▶ *Karzinoid:* 3×3–9 Mio. I.E./Wo. s.c. ▶ *follikuläre Lymphome:* 3×5 Mio. I.E./Wo. s.c. ▶ *malignes Melanom:* 20 Mio. I.E./m^2 KO/d f. 4 Wo. i.v., dann 3×10 Mio. I.E./m^2 KO/Wo. s.c.
Ind	chronisch aktive Hepatitis B oder C, Haarzell-Leukämie (HCL), CML, malignes Melanom, Multiples Myelom, follikuläres Lymphom, Karzinoid
KI	schwere kardiale Erkrankung, frischer Herzinfarkt, HRST, schlecht eingestellte Epilepsie, schwere Leber- und Nierenschäden, schwere psychische Vorerkrankung, chronische Hepatitis mit Leberzirrhose, Autoimmunhepatitis

	(auch Z. n.), immunsuppressive Behandlung, Thrombozytopenie (< 50.000/µl), Leukopenie (< 2000/µl)
NW	**> 10 %:** Fieber bis 40° (bis 90 %), Schüttelfrost (40 %), KS (30 %), Appetitlosigkeit (30 %), Abgeschlagenheit (40 %), Neutropenie (insb. in den ersten 4 Wo., ca. 30 %), Infektanfälligkeit ↑, Übelkeit (25 %), Myalgie *1–10 %:* Erbrechen, Diarrhoe, Gelenkschmerzen, Somnolenz, Schwindel, Mundtrockenheit, Alopezie, unspezifische grippeähnliche Symptome, Rückenschmerzen, Depression, Suizidversuche, Schmerzen, übermäßige Schweißabsonderung, Geschmacksveränderungen, Reizbarkeit, Schlaflosigkeit, Verwirrtheit, Konzentrationsstörungen, Hypotonie, *Patienten mit chronischer Hepatitis C:* Schilddrüsenveränderungen, neutralisierende Interferon-AK *o.A.:* Leukozytopenie, Thrombozytopenie, Hb ↓, AP ↑, LDH ↑, S-Krea ↑, Harnstoff ↑, Transaminasen ↑
WW	WW sind noch nicht sicher evaluiert; Zidovudin (Neutropenierisiko ↑); Verstärkung neurotoxischer, hämatotoxischer und kardiotoxischer Wi anderer Medikamente
WI	Zytokin mit immunmodulierender Wi und regulierender Wi für Wachstum und Differenzierung von Zellen (insb. des hämatopoetischen Systems): Aktivierung der Makrophagen, NK-Zellen und zytotoxischer T-Zellen, Steigerung der Antigen- und Rezeptorexpression auf verschiedenen Zellen, Aktivierung von enzymatischen Zellprozessen, proliferationshemmende Effekte, antivirale Effekte
PK	BV 100 %, HWZ ca. 30 min nach i. v.-Gabe, mehrere Stunden (2–4 h) nach s. c.-Gabe; HWZ von **PegIntron®** ist im Vergleich zu nicht pegyliertem Interferon verlängert, max. Serumkonzentrationen nach 15–44 h bei s. c.-Gabe
Gr/La	Gr 5, strenge Indikation, mit Ribavirin kontraindiziert / La 1, kontraindiziert
❶	**Hinweise:** ▶ bei Pat. mit schwerer Funktionsstörung des Knochenmarks, schwerer Knochenmarkaplasie oder Myelonsuppression besondere Vorsicht bei der Anwendung, ggf. Dosisreduktion (s. FI) ▶ bei Hepatitis B oder C Virusreplikationsnachweis + Transaminasenerhöhung + histologischer Nachweis einer aktiven Leberentzündung als Indikationsvoraussetzung ▶ bei Hepatitis C Wirksamkeitssteigerung durch Kombination mit Ribaverin ▶ *Therapiekosten* (**IntronA®**): 2 Inj.-Fl./Pens mit je 18 Mio I.E. ca. 500,- €, 2 Inj.-Fl. mit je 25 Mio. I.E. ca. 670,- €, 2 Pen mit je 30 Mio. I.E. ca. 800,- € ▶ *Therapiekosten* (**PegIntron®**): 4 Pens mit je 80 mcg ca. 1.000,- €, 4 Pens mit je 120 mcg ca. 1.400,- €

Interferon β1a TTK: 55-60,- € | Kinder > 12 Jahre | Rp.-Pflicht

HN	Ⓓ *i. m.:* **Avonex®** Trockensubstanz mit Lösungsmittel, **Avonex® 30 µg Luer Lock**-Fertigspritze - *alle:* 30 µg = 6 Mio. I.E./Spritze *s. c.:* **Rebif®** 22|44 µg = 6|12 Mio. I.E./0,5 ml Inj.-Lsg. Fertigspritze, **RebiDose®** 8,8 + 22|22|44 µg Inj.-Lsg. Fertigpen, **Rebif®- Starterpackung** 8,8 µg + 22 µg Ⓐ **Avonex®**, **Rebif®** CH **Avonex®**, **Rebif®**
Dos	▶ *i. m.* **Avonex®**: 30 µg (= 6 Mio. I.E.) 1 × /Wo. i. m. als Dauertherapeutikum, regelmäßiger Wechsel der Injektionsstelle

	▶ *s. c.* **Rebif®**: *initial* 2 (–4) Wo. 22 µg = 6 Mio. I.E. s. c. (im Einzelfall 8,8 µg für die ersten 2 Wo.), danach (22–) 44 µg (= 6–12 Mio. I.E.) 3 ×/Wo. s. c. als Dauertherapeutikum, regelmäßiger Wechsel der Injektionsstelle
Ind	**Avonex®**: CIS (= klin. isoliertes Syndrom → Pat. mit einer klin. Episode und hohem Risiko, eine gesicherte MS zu entwickeln), aktive schubförmig verlaufende MS (> 1 Schub in den letzten 3 Jahren) **Rebif®**: CIS, aktive schubförmig verlaufende MS (> 1 Schub in den letzten 2 Jahren)
KI	Kinder < 16 J., schwere depressive Störungen, schlecht eingestellte Epilepsie, allerg. Reaktionen
NW	*> 10 %:* Fieber bis 40 Grad, Schüttelfrost, Abgeschlagenheit, KS, Appetitlosigkeit, Gliederschmerzen, Muskelschmerzen, Übelkeit, leichte Reaktionen an Injektionsstelle (bei s. c.-Gabe), BB-Veränderungen (Neutropenie, Lymphopenie, Leukopenie, Thrombozytopenie, Anämie, Transaminasen ↑) *1–10 %:* Depressionen, Schlaflosigkeit, Schwindel, Angstzustände, Erbrechen, Diarrhoe, Hautausschlag, Alopezie, RR ↓, Gefäßerweiterung, HF ↑, Metrorrhagie, Menorrhagie *< 1 %:* Nekrosen an Injektionsstelle (nach s. c.-Gabe), Krampfanfälle, Arrhythmien, Suizidgedanken, Suizid, Depersonalisation, Muskeltonus ↑, Muskelschwäche, Schilddrüsenfunktionsstörung (T_3 ↑, T_4 ↑, TSH ↓)
WW	WW sind noch nicht sicher evaluiert, Cytochrom-P450-abhängige Arzneimittelmetabolisierung möglicherweise ↓
Wi	I. sind rekombinierte Substanzen aus eukaryontischen CHO-Zellen mit immunmodulatorischer, antiviraler und antiproliferativer Wi, in vitro: Hemmung der γ-Interferon-, TNF-, α-Interferon- und Lymphotoxin-Sekretion + Suppressorfunktion auf T-Zellen → Senkung der Schubrate, Fortschreiten der Behinderungen kann hinausgezögert werden, verlangsamter Übergang in die sek. chron. progred. Form (SPMS)
PK	BV ca. 40 % nach i. m. Gabe, 16 % nach s. c., HWZ ca. 30 min nach i. v.-Gabe, HWZ mehrere Stunden (5–12 h) nach s. c.-Gabe (Angaben für **Avonex®**)
Gr/La	kontraindiziert, Gr 5 / kontraindiziert, La 1
❶	**Pädiatrische Zulassung:** das Sicherheitsprofil ähnelt nach den begrenzt vorliegenden Daten denen von Erw. **Hinweise:** ▶ *Applikationshinweise:* Injektionsstelle vor Injektion kühlen, ausreichend desinfizieren, Nadel "trocken" applizieren, Nadel lange genug im s. c.-/i. m.-Gewebe belassen, abendliche Gabe sinnvoll ▶ ggf. bei grippalen Symptomen Antiphlogistika 1 h vorweg geben (Paracetamol, Diclofenac oder Indometacin) ▶ Bildung neutralisierender Antikörper (NAK) in 3 bis zu 30 % je nach Applikationsform nach 2 J. möglich (klinische Bedeutung noch unklar) ▶ besonders kritische Indikationsstellung bei latent depressiven Patienten ▶ bei Schwangerschaftswunsch sollten Frauen *und* Männer eine Behandlungspause von ¼ J. durchführen **Behandlungskontrollen:** BB-, Transaminasen und Schilddrüsenwerte regelmäßig kontrollieren
Stu	CHAMPS-Studie, CHAMPS-Studie, EVIDENCE-Studie, PRISMS-Studie, REFLEXION-Studie

Interferon β1b *TTK: 45-52,- € | Kinder > 12 Jahre | Rp.-Pflicht*

HN	Ⓓ *s. c.:* **Betaferon**®, **Extavia**® – alle: 9,6 Mio. I.E. = 0,3 mg/1,2 ml Amp.
	Ⓐ **Betaferon**®, **Extavia**®
	Ⓒᴴ **Betaferon**®, **Extavia**®
Dos	▶ *s. c.:* 0,25 mg = 1 ml Lsg. (= 8 Mio. I.E.) jeden 2. Tag s. c. (Injektionsstelle bei jeder Injektion wechseln)
	▶ Injektionshinweise beachten (s. Hinweise)
Ind	CIS (klin. isoliertes Syndrom → Pat. mit einer klin. Episode und hohem Risiko, eine gesicherte MS zu entwickeln), schubförmig verlaufende MS (> 1 Schub in den letzten 2 Jahren), sek. aktive progrediente MS mit klin. Schüben
KI	schwere depressive Störungen, Suizidneigung, dekomp. Leberinsuffizienz, allerg. Reaktionen (auch auf Albumin)
NW	*> 10 %:* Fieber bis 40° C (bis 85 %), Schüttelfrost, Abgeschlagenheit, KS, Appetitlosigkeit, Gliederschmerzen, Muskelschmerzen, Übelkeit, leichte Reaktionen an Injektionsstelle in bis zu 50 % (bei s. c.-Gabe),
	1–10 %: Schlaflosigkeit, Schwindel, Angstzustände, Erbrechen, Diarrhoe, Hautausschlag, Alopezie, RR ↓, Gefäßerweiterung, HF ↑, Metrorrhagie, Menorrhagie
	< 1 %: Nekrosen an Injektionsstelle (nach s. c.-Gabe), Krampfanfälle, Arrhythmien, Depressionen, Suizidgedanken, Suizid, Depersonalisation, Muskeltonus ↑, Muskelschwäche, Schilddrüsenfunktionsstörung (T_3 ↑, T_4 ↑, TSH ↓)
WW	WW sind noch nicht sicher evaluiert, Cytochrom-P450-abhängige Arzneimitteltelmetabolisierung möglicherweise ↓
WI	Interferon β1b ist eine rekombinierte Substanz aus prokaryontischem Expressionssystem des E. coli mit immunmodulatorischer, antiviraler und antiproliferativer Wi, in vitro: Hemmung der γ-Interferon-, TNF-, α-Interferon- und Lymphotoxin-Sekretion + Suppressorfunktion auf T-Zellen → Senkung der Schubrate, Fortschreiten der Behinderungen kann hinausgeschoben werden
PK	BV liegt bei ca. 50 %, max. Serumkonzentration nach 1–8 h, HWZ 5 h
Gr/La	kontraindiziert, Gr 5 / kontraindiziert, La 1
❶	**Pädiatrische Zulassung:**
	nach begrenzt vorliegenden Daten ist Sicherheitsprofil bei Jugendlichen von 12–16 J., denen 8,0 Mio. IE Interferon β1b jeden 2. Tag s. c. injiziert wird, ähnlich wie bei Erw.
	Hinweise:
	▶ **Betaferon**®**-Injektomat** "Betaject®Light" (kostenlos bei der Firma Schering zu beziehen) vereinfacht die Handhabung der Injektion und verringert Hautreaktionen
	▶ *Applikationshinweis:* Injektionsstelle vor Injektion kühlen, ausreichend desinfizieren, Nadel "trocken" applizieren, Nadel lange genug im s. c.-Gewebe belassen, abendliche Gabe sinnvoll
	▶ Bildung neutralisierender Antikörper (NAK) in bis zu 38 % nach 3 J. möglich (klinische Bedeutung noch unklar)
	▶ besonders kritische Indikationstellung bei latent depressiven Patienten und schwierig oder nicht einstellbarer Epilspie
	▶ initial negativer Einfluss auf die Spastik möglich
	▶ bei Schwangerschaftswunsch sollten Frauen *und* Männer eine Behandlungspause von ¼ J. durchführen

Tipps:
ggf. bei grippalen Symptomen Antiphlogistika 1 h vorweg geben (Paracetamol, Diclofenac oder Indometacin)

Stu INTERFERON b-1b-Studie

Ipratropiumbromid

TTK: p.o.: 2,40-3,60 € (20-30 mg); i.v.: 9,80 €; Pulverinhalation: 0,44 € (20 µg Hub), Fertiginhalat: 0,69-0,92 € (250-500 µg Amp.) | Kinder > 0 Monate | Rp.-Pflicht

HN	Ⓓ *p. o.:* **Itrop**® 10 mg/Tbl. *inhalativ:* **Atrovent**® Dosieraerosol 20 µg/Hub, 250|500 µg Fertiginhalat Lsg./2 ml Eindosisbehälter, 0,25 mg/ml Lsg. *i. v.:* **Itrop**® 0,5 mg/ml Amp. Ⓐ **Atrovent**®, **Itrop**® Ⓒ︎ₕ **Atrovent**®, **Rhinovent**®
Dos	▸ *inhalativ:* 3 × 2 Hübe/d oder 3 × 1 Inhalette-Kps. = 3 × 200 µg/d oder Trockeninhalation 3–4 × 250–500 µg/d (*Maximaldosis* 2 mg/d) ▸ *Erw.: initial* ½–1 × Tbl. p. o., auf Dauer: 2–3 × 1–1½ Tbl./d ▸ *i. v.:* nur *initial* 0,5 mg = 1 Amp. i. v. ▸ *Kinder > 6 J.:* 20 Trpf.; *2–6 J.:* 15 Trpf.; *0–2 J.:* 5–10 Trpf. jeweils pro Inhalation
Ind	▸ *inhalativ:* chronisch obstruktive Lungenerkrankungen (COPD), Asthma bronchiale ▸ *p. o./i. v.:* vagal bedingte Sinusbradykardien, Bradyarrhythmien mit SA-Blockierung, AV-Block II°
KI	*inhalativ relative KI*: Engwinkelglaukom, Prostatahypertrophie, tachykarde HRST *p.o./i.v.:* Glaukom (auch der Verdacht), Prostatahypertrophie, Stenosen im Magen-Darm-Trakt, tachykarde HRST
NW	*0,1–1 %:* ventrikuläre HRST, HF ↑, reversibler Ileus (insb. bei chron. Obstipation, dekomp. Herzinsuffizienz) *o.A.:* Mundtrockenheit, Appetitlosigkeit, Völlegefühl, Obstipation, red. Schweißsekretion, Hautrötung, Glaukomanfall, Akkommodationsstörungen, Miktionsstörungen
WW	*p. o./i. v.:* Chinidin, trizyklische Antidepressiva, Anti-Parkinsonmittel (Ipratropiumbromid-Wi ↑); *alle:* andere bronchodilatierende Substanzen (deren Wi ↑)
WI	Parasympatholytikum, Anticholinergikum (u. a. Hemmung der vagusvermittelten Reflexbronchokonstriktion) → bronchodilatatorische Wi, Herzfrequenzbeschleunigung, Verkürzung der Sinusknotenerholungszeit und AV-Überleitungszeit, kaum ZNS-Effekte
PK	Resorption 10–30 % nach p.o.-Gabe, PEB 20 %, HWZ 2–4 h, Wi-Dauer 4–6 h, Elimination zu > 70 % renal
Gr/La	strenge Indikation im 1. Trim., Gr 1, sonst inhalativ Mittel der Wahl / strenge Indikation, La 1, Mittel der Wahl
❗	**Hinweise:** ▸ *sinnvolles Kombinationspräparat:* mit Fenoterol = **Berodual**® ▸ passiert nicht die Blut-Liquor-Schranke (Vorteil gegenüber Atropin) ▸ bei der Behandlung obstruktiver Atemwegserkrankungen Kombination mit β₂-Sympathomimetika sinnvoll (Wirkungsverstärkung) ▸ wirkt oft noch bei Versagen von Atropin bei bradykarden HRST

- bei organisch bedingter Bradykardie ist ein Herzschrittmacher Therapie der 1. Wahl

Irbesartan TTK: 0,30–1,10 € (150–300 mg) | Rp.-Pflicht

HN ⓓ *p. o.:* **Aprovel®**, **Irbesartan** (**Generika**), **Karvea®**
- alle: 75|150|300 mg/Tbl.
Ⓐ **Aprovel®**
㊀ **Aprovel®**

Dos
- *Erw.:* initial 1 × 75–150 mg/d p. o., dann *Dosissteigerung* nach 14 d auf; *Erhaltungsdosis* von 150–300 mg/d p. o.
- *Dosisanpassung bei Pat. > 75 J. und Hämodialyse:* initial 75 mg/d p. o.

Ind essenzielle arterielle Hypertonie, arterielle Hypertonie bei Typ-II-Diabetes mit diabetischer Nephropathie

KI *relative KI:* Natrium- oder Volumenmangel, bilaterale Nierenarterienstenose, HOCM, Aorten- oder Mitralstenose

NW > 10 %: Hyperkaliämie
1–10 %: Muskelschmerzen, CK ↑, Atemwegsinfektionen, KS, Schwindel, Müdigkeit, Durchfall, Husten, Übelkeit, Erbrechen, Brustschmerzen, Dyspepsie/Sodbrennen, Ödeme, Bauchschmerzen, Hautausschlag, HF ↑, Angst/Nervosität, Harnwegsinfektionen
< 1 %: Hautrötung (Flush), Hypersensitivitätsreaktionen, Angioödeme, Asthenie, K^+ ↑

WW Antihypertensiva (deren Wi ↑); Lithium (Serumanstieg möglich); Kalium, kaliumsparende Diuretika, Heparin (Hyperkaliämiegefahr ↑)

WI I. ist ein selektiver Angiotensin-II-Rezeptorblocker (Typ AT_1): RR-Senkung durch verminderte Vasokonstriktion, verminderte Aldosteron-, Vasopressin- und Katecholaminfreisetzung, natriuretische Wi und vermehrte renale Durchblutung

PK BV 60–80 %, PEB 90 %, max. Plasmaspiegel nach 1,5–2 h, max. RR-Abfall nach 3–6 h, Wi-Dauer über 24 h, Dosis-Wirkungs-Beziehung liegt vor, HWZ 11–15 h, max. Wi nach 4–6 Wo., nach hepatischem Metabolismus Elimination über Fäzes 80 % und renal 20 %

Gr/La kontraindiziert (keine Erfahrungen) / kontraindiziert (keine Erfahrungen)

❶ Hinweise:
- *sinnvolles Kombinationspäparat:* mit Hydrochlorothiazid = **Co Aprovel®**, **KA-VEZIDE™**
- nicht dialysabel
- keine Kumulation bei Leber- und Niereninsuffizienz zu erwarten
- der von den ACE-Hemmern bekannte positive Effekt in der Behandlung der Herzinsuffizienz konnte von Angiotensin-II-Rezeptorblockern bisher nicht erbracht werden → es besteht keine Zulassung zur Herzinsuffizienztherapie

Stu IDNT-Studie, IRMA II-Studie, PRIME-Programm

Isoniazid (INH)
TTK: p.o.: 0,36-0,55 € (250-600 mg), i.v.: 2,38-4,76 € (250-500 mg) | Kinder > 0 Monate | Rp.-Pflicht

HN ⓓ *p. o.:* **Isozid®** 50|100|200 mg/Tbl.
parenteral: **Isozid® N** 500 mg/Amp., **tebesium®-S** 100|250 mg/Amp. à 5 ml
Ⓐ **INH** (**Generika**)
㊀ **Isoniazid USP®**, **Rimifon®**

Dos	▶ *p. o.:* <ul><li>*Kombinationstherapie der aktiven Tbc:* 1 × 3–**5**–8 mg/kg KG/d, intermittierende Behandlung 1 × 15 mg/kg KG 2–3 × /Wo. + Kombinationswirkstoffe (s. Hinweise)</li><li>*Prophylaxe:* Monotherapie mit **5** mg/kg KG/d</li></ul> ▶ *parenteral:* <ul><li>*i. v.:* 1 × 3–**5**–8 mg/kg KG/d (s. a. Fl)</li><li>*Aerosol:* 2 ml einer 5 %igen Lösung = 100 mg, 2–5/d</li><li>*lokal (seröse Höhlen):* bis zu 10 mg/kg KG, Konzentration der Lsg. 50 mg/ml</li></ul> ▶ *Kinder:* 200 mg/m^2 KO
Ind	Chemotherapie der Tuberkulose im Rahmen einer Kombinationstherapie, Chemoprophylaxe der Tuberkulose, atyp. Mykobakteriosen, Lepra
KI	akute Hepatitis, Makro-Hämaturie, periphere Neuritis, Gerinnungsstörungen, schwere Blutungsneigung; *relative KI:* zerebrale Anfallsleiden, Psychosen
NW	*o.A.:* Ikterus, Erbrechen, Aufstoßen, Völlegefühl, KS, Psychosen, Unruhe, Benommenheit, Polyneuritiden, Haloperidol, Krampfanfälle, pellagroide Symptome, schwere Hautreaktionen (Rash, Pruritus), Muskel- und Gelenkschmerzen *> 10 %:* Leberfunktionsstörungen, Transaminasen ↑, Alkoholverträglichkeit ↓ *1–10 %:* Schwindel, Obstipation, Herz-Kreislauf-Störungen, Proteinurie, Mikrohämaturie, Gynäkomastie, Akne *0,1–> 1 %:* Merkfähigkeit ↓, allerg. Hautreaktionen, Asthma, Myalgien, Arthralgien, Fieber *< 0,1 %:* periphere Neuritis (Hände und Füße), Arthropathien, syst. Lupus erythematodes, Leukozytopenie, Anämie, Eosinophilie, Thrombozytopenie, Pankreatitis, optische Neuropathie
WW	Aluminumhaltige Antazida (INH-Resorption ↓); Phenytoin, Carbamazepin, Primidon, Propranolol, Chlorpromazin, Fenyramidol, Vitamin D, Cortison (deren Abbau ↓); Theophyllin, Haloperidol (deren Spiegel ↑); Warfarin (erhöhte Blutungsneigung); p-Aminosalicylsäure, Procainamid (INH-Plasmaspiegel ↑); Insulin (INH-Resorption ↑); Disulfiram (ZNS NW ↑); Paracetamol (Hepatotoxizität ↑); Resochin (antagonistische Wi); Atropin (dessen Toxizität ↑); Primidon, Valproinsäure, Benzodiazepine (deren Wi ↑)
WI	INH wird intrabakteriell zu INS oxidiert → INS wird anstelle von Nikotinsäure in NAD eingebaut, sodass es seine wasserstoffübertragende Funktion nicht mehr ausüben kann → Wasserstoffsuperoxidanreicherung → Bakterienzelltod
PK	BV 80 %, max. Serumkonz. nach 1–2 h, PEB 30 %, Inaktivierungsgeschwindigkeit infolge unterschiedlicher Azetylierung (Langsamazetylierer HWZ 2,5 h und Schnellazetylierer HWZ 1 h), Metabolisierung zu Azetyl-INH und weiter zum wirksamen INS und Monoazetylhydrazin
Gr/La	strenge Indikation, Gr 3, Mittel der Wahl (+ Vit. B$_6$) / strenge Indikation, La 2, Mittel der Wahl (+ Vit. B$_6$), alternativ Rifampicin, Pyrazinamid
❶	**Hinweise:** ▶ *sinnvolle Kombinationspräparate:* mit Ethambutol = **EMB-INH®**, **Myambutol®-INH-I**; mit Rifampicin = **Iso-Eremfat®**, **Rifinah®**; mit Pyridoxin (Vit. B$_6$) = **Isozid® comp., tebesium®**; mit Pyrazinamid und Rifampicin = **Rifater®** ▶ *Lungen-Tbc Kombinationstherapie (positives Sputum):* Initialphase (2 Mo.) Rifampicin + Isoniazid + Ethambutol + Pyrazinamid, Konsolidierungsphase (weitere 4 Mo.) Rifampicin + Isoniazid ▶ zur Prophylaxe einer peripheren Neuritis bei Therapie mit > 5 mg/kg KG Isoniazid zusätzlich Gabe von 50–100 mg/d Pyridoxin = Vitamin B$_6$

- nüchtern einnehmen, kohlenhydratreiche Kost hemmt die Resorption, Monoamine (z. B. in Käse, Thunfisch) führen zu Unverträglichkeiten
- bei schwerer Niereninsuffizienz 1–2 behandlungsfreie Tage pro Wo. empfohlen
- i. v.-, Lokal- und Aerosolapplikation ist bei sehr hoher Gewebepenetration nach oraler Gabe nur in Ausnahmefällen indiziert

Spektrum:
Sensibel: Mycobacterium tuberculosis, M. bovis, M. leprae

Isosorbiddinitrat (ISDN)
TTK: p.o.: 0,13-0,18 € (20-50 mg), i.v.: 6-61,- € (1-10 mg/h) | Rp.-Pflicht

HN	Ⓓ＿ *p. o.:* **ISDN** (**Generika**), **Isoket**®, **Jenacard**® *- alle: unret. 5|10|20 oder 40 mg/Tbl., ret. 20|40|60|80 oder 120 mg/Ret.-Kps. parenteral:* **Isoket**® 10 mg/10 ml Amp. mit 0,1 % Lsg. Ⓐ **Cedocard**®, **Hexanitrat**®, **Isoket**®, **Isomack**® ⒸⒽ **Iso Mack**®, **Isoket**®, **Sorbidilat**®
Dos	▶ *p. o.:* 2–4 × 10–20 mg/d (besser Intervalltherapie = 2 × tgl.) oder retard: 2 × 1 Tbl./d ▶ *i. v.:* 1–10 mg/h i. v.
Ind	AP, Myokardinfarkt, Lungenödem, krisenhafte hypertone Zustände, pulmonale Hypertonie
KI	akutes Kreislaufversagen, kardiogener Schock, Hypotonie ($RR_{syst.}$ relative KI: HOCM, konstriktive Perikarditis, eingeschränkte LV-Funktion, Aorten- oder Mitralstenose, Hirndruckerhöhung
NW	*> 10 %:* KS *1–10 %:* Gesichtsröte, Benommenheit, Schwindel, Schwächegefühl, Hypotonie, orthostatische Hypotension, Reflextachykardie, Methämoglobinbildung bei Hochdosistherapie *< 1 %:* Angina-pectoris, Kollapszustände (z. T. bradykarde HRST, Synkopen), Übelkeit, Erbrechen, Flush, allerg. Hautreaktionen *Einzelfälle:* exfoliative Dermatitis
WW	Sildenafil (RR ↓) → KI! (mind. 24 h Abstand); andere Antihypertonika, Neuroleptika, trizyklische Antidepressiva, Alkohol (RR-Senkung ↑); Dihydroergotamin (dessen Plasmaspiegel ↑, RR ↑)
WI	I. ist ein organisches Nitrat: Abnahme des rechts- und linksventrikulären Füllungsdrucks durch venöses Pooling (venös vasodilatierend), Verbesserung des Wirkungsgrades der Herzarbeit, Senkung des myokardialen O_2-Bedarfs, Abnahme des zentralvenösen Drucks
PK	BV p. o. 8–36 %, s. l. 60 %, s. c. 30 %, HWZ 0,7–1,1 h, durch First-pass-Metabolismus Umbau in Isosorbid-2- und -5-Mononitrat (HWZ 4–6 h), $1/6$ der Wi von Glyceroltrinitrat, Wi-Beginn nach 10–30 min, Wi-Dauer 8–10 h
Gr/La	strenge Indikation (Anwendung möglich) / strenge Indikation (Anwendung möglich)
❶	**Intoxikation:** ▶ *Klinik:* Hypotension, Reflextachykardie, Ateminsuffizienz, KS, Somnolenz bis Koma, epileptische Anfälle, Erbrechen, Zyanose, Methämoglobinämie (Kinder), Azidose ▶ *Therapie:* bei Retardtbl.-Ingestion Magenspülung + Aktivkohle + Natriumsulfat, bei Hypotension Volumensubstitution, ggf. Katecholamine, bei schwerer Methämoglobinämie (Konz. > 30 %) 1000 mg Vitamin C und/oder Toluidinblau (initial 1–2 mg/kg KG)

Hinweise:
- besser Intervalltherapie mit stark schwankenden Nitratspiegeln, um Toleranzentwicklung (Enzyminduktion der Nitratreduktase) entgegenzuwirken
- bei kontinuierlichem Wirkungswunsch 2. Einnahme nicht später als 6–8 h nach der ersten, ggf. zusätzlich Kombination (zeitlich versetzt) mit Molsidomin
- Nitrate konnten bisher in keiner Studie eine Verlängerung der Überlebenszeit bei Pat. mit KHK nachweisen; sie dienen vorwiegend der symptomatischen Therapie der AP

Isosorbidmononitrat (ISMN)
TTK: p.o.: 0,24-0,35 € (40 mg), ret. 0,22-0,35 € (40-80 mg) | Rp.-Pflicht

HN	Ⓓ *p.o.:* **Coleb Duriles®, Corangin®, IS 5 Mono- ratiopharm®, Ismo®, Isomonit®, ISMN** (Generika), **Moni Sanorania®, Monit Puren®, Mono** (Generika), **Monobeta®, Monoclair®, Mono Corax®, Mono Mack®, Turimonit®** - alle: unret. 20|40 mg/Tbl., ret. 40|50|60| 100 mg/Tbl. oder Kps. Ⓐ **Elantan®, Isomonat®, Monoket®, Mono Mack®, Myocardon mono®, Olicardin®** CH **Corangin®**
Dos	p.o.: 2 × 20 mg/d (1–1–0) oder 1 × 40–80 (–120) mg ret./d
Ind	KHK, AP, Herzinsuffizienz, pulmonale Hypertonie, Lungenödem, krisenhafte hypertone Zustände
KI	s. Isosorbiddinitrat (ISDN)
NW	s. Isosorbiddinitrat (ISDN)
WW	s. Isosorbiddinitrat (ISDN)
WI	s. Isosorbiddinitrat (ISDN)
PK	BV ca. 95 %, HWZ 4–5 h, max. Plasmaspiegel nach ca. 1 h, nach Ret.-Tbl. nach ca. 2–4 h, hepatischer Metabolismus, renale Elimination der inaktiven Metabolite
Gr/La	strenge Indikation (Anwendung möglich) / strenge Indikation (Anwendung möglich)
❗	**Intoxikation:** s. Isosorbiddinitrat (ISDN) **Hinweise:** unterliegt keinem First-pass-Effekt in der Leber

Isradipin *TTK: 0,40-0,50 € (5 mg) | Rp.-Pflicht*

HN	Ⓓ *p.o.:* **Lomir Sro®, Vascal uno®** 2,5 mg/Ret.-Kps. - alle: ret. 5 mg/Ret.-Kps. Ⓐ **Lomir SRO®** CH **Lomir SRO®**
Dos	▶ *Erw.: initial* 2 × 2,5 mg ret./d p.o., ggf. *Dosissteigerung* nach 3–4 Wo. auf 1–2 × 5 mg ret./d ▶ *Maximaldosis:* 10 mg/d
Ind	essenzielle Hypertonie
KI	Herz-Kreislauf-Schock, instabile AP, akuter Myokardinfarkt (innerhalb der ersten 4 Wo.), Leberfunktionsstörung, Hepatitis, Niereninsuffizienz (Kreatinin-Clearance < 30 ml/min oder Dialyse), Kinder; *relative KI:* Hypotonie

(RR < 90 mmHg), Aortenstenose, Sick-sinus-Syndrom, dekompensierte Herzinsuffizienz

NW	*> 10 %:* KS (9–16 %), Flush (9–22 %), Wärmegefühl, lokalisierte periphere Ödeme
	1–10 %: Palpitationen, HF ↑ (6–10 %), RR ↓ ↓, Synkope, Übelkeit, Erbrechen, Bauchschmerzen, Diarrhoe, Gewicht ↑, Schwindel, Müdigkeit, Potenzstörungen, allerg. Hautreaktionen, Transaminasen ↑, AP ↑, Bilirubin ↑, Angina pectoris Anfälle, Pollakisurie
	< 1 %: Gelenkschmerzen, Appetitlosigkeit, Atemstörungen, Unruhe, Gingivahyperplasie, Nervosität, Schwitzen, Gynäkomastie, Verstopfung
WW	Ciclosporin, Digoxin, Theophyllin (deren Plasmaspiegel ↑); Antihypertensiva, trizyklische Antidepressiva (RR-Senkung ↑); Propranolol (dessen BV ↑, HF ↓); β-Blocker, Amiodaron, Chinidin (neg. Inotropie ↑); enzyminduzierende Medikamente (Isradipin-Wi ↓); Cimetidin (Isradipinspiegel ↑); Rifampicin (Isradipin-Wi ↓); Grapefruitsaft (Isradipin-Wi ↑); *Cave* mit Antikonvulsiva!
WI	I. ist ein Kalziumantagonist vom 1,4-Dihydropyridintyp: relativ hohe Gefäßselektivität → Vasodilatation → RR-Senkung, geringe kardiodepressive Wirkung
PK	Resorption > 90 %, BV ca. 20 %, hoher First-pass-Effekt, max. Plasmakonzentration nach ca. 120 min, Wi-Beginn nach 2–3 h nach p. o.-Gabe, lange Wi-Dauer, PEB 95 %, HWZ 9 h, renale Elimination zu ca. 60 %, über Fäzes zu ca. 30 %
Gr/La	kontraindiziert, Mittel der Wahl im 2. + 3. Trim. sind Nifedipin, Verapamil; im 1. Trim. Mittel der 2. Wahl / kontraindiziert, Mittel der Wahl sind Diltiazem, Nifedipin, Nitrendipin, Verapamil
❶	**Intoxikation:** s. Nifedipin
Stu	MIDAS-Studie

Itraconazol   TTK: p.o.: 2,35-4,74 € (100-200 mg); i.v.: 191–282,- € | Kinder > 16 Jahre | Rp.-Pflicht

HN	Ⓓ *p. o.:* **Itracol Hexal®**, **Itraconazol** (**Generika**), **Intraconbeta®**, **Intraderm®**, **Sempera®** 10 mg/ml Lsg., **Siros®**
	- alle: 100 mg/Kps.
	Ⓐ **Itrabene®**, **Sporanox®**
	ⒸⒽ **Itraderm®**, **Sporanox®**
Dos	▶ *i.v:* 2 × 200 mg/d für 2 Tage, dann 1 × 200 mg/d i. v.
	▶ *Onychomykosen:* 1 × 200 mg/d p. o. für 3 Mo.
	▶ *Dermatomykosen:* 1 × 100 mg/d p. o. für 2 Wo.
	▶ *Kryptokokken-Meningitis:* 2 × 200 mg/d p. o. für bis zu 1 J.
	▶ *pulmonale Aspergillose:* 2 × 100 mg/d über 2–5 Mo.
	▶ *Pityriasis versicolor:* 1 × 200 mg/d p. o. für 7 d
	▶ *Systemmykosen:* 1 × 100–200 mg/d p. o. für bis zu 1 J.
Ind	Onychomykosen, Dermatomykosen, Pityriasis versicolor, Systemmykosen, Kryptokokken-Meningitis, pulmonale Aspergillose
KI	Komb. mit über CYP3 A4 metabolisierte Arzneimittel (s. WW), Alter < 16 J.; *relative KI:* Leberfunktionsstörungen
NW	*> 10 %:* Übelkeit, abdominale Schmerzen, Obstipation, Dyspepsie (v. a. Kinder);
	i. v.-Anwendung: passagere asymptomatische Reduktion der linksventrikulären Auswurffraktion
	< 1 %: KS, Schwindel, Menstruationszyklusstörungen, Juckreiz, Hautrötung,

Nesselsucht, Angioödem, Ekzeme häufiger bei Kindern, reversibler Transaminasen ↑, schwere Hepatotoxizität (sehr selten)
Einzelfälle: Stevens-Johnson-Syndrom, periphere Neuropathie, Langzeittherapie (ca. 4 Wochen), Elektrolytstörungen
o.A.: negativ inotrope Effekte, dekomp. Herzinsuffizienz, Ödeme, Lungenödem, Alopezie, Fieber, Schleimhautentzündung

WW	Rifampicin, Rifabutin, Isoniazid, Carbamazepin und Phenytoin (Itraconazolabbau ↑) → Komb. nicht empfohlen; Ritonavir, Indinavir, Clarithromycin, Erythromycin u.a. CYP3 A4-Inhibitoren (BV von Itraconazol ↑); Terfenadin, Astemizol, Mizolastin, Dofetilid, Triazolam, orales Midazolam, Chinidin, Pimozid und CYP3 A4 metabolisierte HMG-CoA-Reduktase-Hemmer z.B. Simvastatin und Lovastatin (deren Wi ↑) → alles KI!; Kalzium-Kanal-Blocker, orale Antikoagulanzien (deren Wi ↑); Vinca-Alkaloide, Busulfan, Docetaxel und Trimetrexat, Cyclosporin, Tacrolimus, Rapamycin (Plasmaspiegel, Wi und NW sollten überwacht werden; ggf. Dosisreduktion)
WI	I. ist ein Antimykotikum: fungistatische Wi durch Hemmung der Ergosterolsynthese der Pilzmembran → erhöhte Membranpermeabilität → Zelllyse, einziges Azol-Derivat mit Aktivität bei disseminierten Aspergillus-Infektionen
PK	BV > 70 %, Liquorgängigkeit < 1 % (bei Meningitis höher), HWZ 24–36 h, PEB > 95 %, max. Plasmakonzentration 0,2–0,4 µg/ml, hepatischer Metabolismus über CYP3 A4, biliäre und renale Elimination
Gr/La	kontraindiziert, Gr 6, bei Systemmykosen strenge Indikation, alternativ Fluconazol, Ketoconazol / strenge Indikation, La 2, Mittel der Wahl Fluconazol
❶	**Hinweise:** ▶ Wirkstoff verbleibt wesentlich länger in Haut und Nägeln als im Blut ▶ Kontrolle der Leberwerte bei Therapiedauer > 1 Mo. oder klinischen Zeichen beeinträchtigter Leberfunktion, bei deren Anstieg → Therapieabbruch **Behandlungskontrollen:** Leberwertkontrollen **Spektrum:** *Sensibel:* nahezu alle Pilze, u.a. Sprosspilze, Dermatophyten, Schimmelpilze, Strahlenpilze, biphasische Pilze, Hefen

Jodid = Kaliumjodid   TTK: 0,04-0,07 € (100-200 µg) | Kinder > 0 Monate | Rp.-Pflicht

HN	Ⓓ *p.o.:* **Jod** (Generika), **Jodetten®** 150 mg Tbl., **Jodgamma®**, **Jodid** (Generika), **Mono-Jod®** - *alle: 100|200 µg/Tbl.*; **Kaliumiodid Lannacher®** 65 mg/Tbl. Ⓐ **Supradyn®**
Dos	▶ *Strumaprophylaxe:* • *Erw. und Jgdl.:* 100–200 µg/d oder 1 × 1,5 mg Depot-Tbl./Wo. • *Rezidivprophylaxe nach OP euthyreoter Strumen:* 100–200 µg/d • *Schwangerschaft und Stillzeit:* 200 µg/d • *Neugeborene und Kinder:* 50–100 µg/d oder 1 × 0,75 mg Depot-Tbl./Wo. ▶ *Strumatherapie:* • *Erw.:* 300–500 µg/d p.o. oder 100 µg Jodid + 50–100 µg Thyroxin/d • *Neugeborene und Kinder:* 100–200 µg/d
Ind	diffuse euthyreote Jodmangelstruma, Prophylaxe einer Jodmangelstruma bei erhöhtem Bedarf (Schwangerschaft, Jugendliche), nach Resektion von Jodmangelstrumen

KI latente (Dosis > 150 μg Jod/d) oder manifeste Hyperthyreosen, Schilddrüsenautonomie (Technetium-Uptake > 2,0 %) bei einer Dosierung von 300–1000 μg Jod/d, Jodallergie

NW < 1 %: allerg. Reaktionen bei oraler Therapie (100–200 μg/d) äußerst selten, wenn dann eher gegen Tablettenbestandteile, jodinduzierte Hyperthyreose (insb. bei autonomen Adenomen)

WW höhere Joddosen mit kaliumsparenden Diuretika (K⁺ ↑); Thyreostatika (deren Wi ↓); Lithium (Strumaentstehung ↑)

WI I. wird zur Synthese von Schilddrüsenhormonen benötigt; die endemische Struma ist Folge des alimentären Jodmangels; in Deutschland ist die Tagesaufnahmemenge meist < 100 μg, teilweise < 50 μg, der allgemeine Tagesbedarf hingegen liegt bei 150–200 μg (WHO)

PK Resorption zu 100 %, Serumspiegel 0,1–0,5 μg/dl, in Speichel, Magensaft und Muttermilch bis zu 30-fach höhere Konzentrationen, Jodausscheidung im Urin in μg/g Kreatinin dient als Grad der Jodversorgung

Gr/La Anwendung möglich und sinnvoll (Tagesbedarf 260 μg), jodhaltige Expektoranzien sind hingegen kontraindiziert / Anwendung möglich und sinnvoll, s. Indikationen

❗ **Hinweise:**
  ▶ *sinnvolle Kombinationspäparate:* mit Levothyroxin: **Thyronajod®**, **Jodthyrox®**
  ▶ bei Strumatherapie im ersten halben Jahr in Kombination mit Levothyroxin bei großen Strumen (> 40 ml) und/oder erhöhtem TSH$_{basal}$
  ▶ auch bei größeren autonomen Arealen der Schilddrüse ist bei 100 μg/d nur selten mit einer jodinduzierten Hyperthyreose zu rechnen

Johanniskraut = Hypericum
TTK: p.o.: 0,27–0,20 € (300-450 mg Tbl.); i.m./i.v.: 0,97 €/Amp. | Kinder > 12 Jahre | Rp.-Pflicht

HN Ⓓ *p. o.:* **Cesradyston®** 425 mg/Kps., **Esbericum®** 250 mg/Tbl., **Felis®** 425|650 mg/Tbl., **Hyperforat®** 250 mg/Drg., Trpf., **Hypericum Stada®** 425 mg/Kps., **Jarsin®** 300|450|750 mg/Drg., **Johanniskraut** (**Generika**), **Kira®** 300 mg/Drg., **Laif®** 600|900 mg/Tbl., **Neuroplant®** 300|600 mg/Tbl., **Neurovegetalin®** 425 mg/Tbl., **Psychotonin®** 306 mg/Tbl., **Spilan®** 425 mg/Tbl., **Texx®** 300 mg/Tbl.,
i. m./i. v.: **Hyperforat®** 2 ml/Amp.
Ⓐ **Esbericum®**, **Hyperiforce®**, **Jarsin®**, **Johanicum®**, **Kira®**, **Laif®**, **Perikan®**, **Psychotonin®**, **Sanvita®**
Ⓒ **Hyperiforce®**, **HyperiMed®**, **Hyperiplant®**, **Hyperval®**, **Jarsin®**, **Lucilium®**, **Mandal®**, **ReBalance®**, **Remotiv®**, **Solevita®**

Dos ▶ *p. o.:* 80–900 mg/d in 1 (–3) ED, individuelle Dosis sehr unterschiedlich
▶ 3 × 300 mg/d wurde in den meisten Studien verwendet

Ind leichte bis mittelschwere depressive Syndrome, leichte affektive Störungen, psychovegetative Störungen, Angst- und Unruhezustände

KI schwere depressive Episoden, Kinder < 12 J.

NW *o.A.:* Photosensibilisierung, Schwindel, Müdigkeit und Unruhe, GIT-Symptome (nur in 2,5 %)

WW Phenprocoumon (deren Wi ↓); Ciclosporin, Digoxin, Indinavir, andere antiretrovirale Substanzen, trizyklische Antidepressiva, Theophyllin (deren Plasmakonzentration ↓); orale Kontrazeptiva (Zwischenblutungen); SSRI (Gefahr des Serotoninsyndromes)

WI	Johanniskrautextrakt, dessen wirksame Substanzbestandteile noch nicht alle identifiziert sind; v. a. Hemmung der Serotonin-Aufnahme durch Hypericine, eine Beeinflussung des Katecholamin-Stoffwechsels wird kontrovers beurteilt, keine sedierenden Eigenschaften und kein Gewöhnungs- oder Abhängigkeitspotenzial, keine Veränderung von Aufmerksamkeit und Reaktionsvermögen
PK	BV 14–21 %, Eliminations-HWZ ca. 25 h, Induktion der Aktivität von Cytochrom-P450-3A4
Gr/La	strenge Indikation (keine Erfahrungen), wird dennoch häufig angewendet / strenge Indikation (keine Erfahrungen), Mittel der Wahl trizyklische Antidepressiva, Mittel 2. Wahl SSRI
❶	**Hinweise:** ▶ Johanniskraut ist kein "harmloses" Naturpräparat, sondern ein wirksames Arzneimittel mit relevanten WW und NW ▶ anhand der derzeitigen Studienlage bleibt unklar, warum bei einer HWZ von 25 h diese Substanz 3 × tgl. eingenommen werden soll ▶ sollte nach 4–6 Wo. Therapiedauer keine Besserung eintreten oder zeichnet sich eine Verschlechterung ab, insbesondere eine Suizidgefährdung, muss eine Therapie mit einem synthetischen Antidepressivum eingeleitet werden ▶ in letzter Zeit haben sich in der Behandlung hochdosierte Johanniskrautpräparate etabliert, die nach den zahlreich vorliegenden Studienergebnissen hinsichtlich der Wirksamkeit bei milden und mittelschweren Depressionen den klassischen Antidepressiva ebenbürtig und in der Verträglichkeit sogar deutlich überlegen sind

Kaliumchlorid
TTK: p.o.: 0,14-0,17 € (3-4 Btl.); i.v.: 7-10,- € (10-20 mmol) | Kinder > 0 Monate | Rp.-Pflicht

HN	ⓓ *p. o.:* **Kalinor**® ret. P 600 mg/Kps. (= 8 mmol K⁺/Kps.), **KCL-retard Zyma**® 600 mg/Drg. (= 8 mmol K⁺/Drg.), **Rekawan**® 1000 mg/Tbl. (= 13,4 mmol K⁺/Tbl.), 600 mg/Kps. (= 8,05 mmol K⁺/Kps.) *parenteral:* **Kaliumchlorid 7,45 %**|**14,90 % Braun**® 7,45|14,9 g/100 ml bzw. 1|2 mmol/ml (K⁺ und Cl⁻), **Kaliumchlorid-Köhler 7,45 %**® 1,49 g/20 ml bzw. 1 mmol/ml (K⁺ und Cl⁻), **Kaliumchlorid-Lsg.** (**Bernburg**®, **DeltaSelect**®, **Fresenius**®, **pfrimmer**®) 74,6 g/1000 ml bzw. 1 mmol/ml (K⁺ und Cl⁻) jeweils als Zusatz zu Inf.-Lsg. - *alle: 7,45 % = 1 mmol/ml, 14,90 % 2 mmol/ml* Ⓐ **KCl-retard Zyma**®, **Micro-Kalium retard**® Ⓒ**H** **KCl ACS Dobfar Info 2**®, **KCl-retard Zyma**®, **Plus Kalium retard**®
Dos	▶ *i. v.:* • *Erw.:* Intensivstation 10 bis max. 20 mmol/h über ZVK unter EKG-Überwachung; Normalstation bei Serum-K⁺ < 3,5 mmol → 50 mmol/l, Serum-K⁺ < 3,0 mmol → 100 mmol/l, Serum-K⁺ < 2,5 mmol → 150 mmol/l je mit einer Tropfgeschwindigkeit von 20 ml/h i. v. unter Serum-K⁺-Kontrolle und ggf. EKG-Überwachung • *Kinder:* 0,2 mmol/kg KG/h; *Maximaldosis:* 1 mmol/kg KG/h ▶ *p. o.:* 40–80 mmol K⁺/d verteilt in 3–4 ED mit reichlich Flüssigkeit zu den Mahlzeiten ▶ *Maximaldosis:* 150 mmol K⁺ oder 3 mmol K⁺/kg KG/d
Ind	Therapie und Prophylaxe eines Kaliummangels (< 3,5 mmol/l)
KI	Hyperkaliämie, Niereninsuffizienz, Hyperchlorämie, Stoffwechselentgleisungen in den sauren Bereich, Dehydratation, Morbus Addison und Adynamia

episodica hereditaria (Garmstorp), Anwendungsbeschränkung bei Sichelzellanämie

NW < 1 %: Juckreiz, Hautausschläge, Urtikaria, Übelkeit, Erbrechen, Blähungen, Sodbrennen, Bauchschmerzen, Durchfall
Einzelfälle: GIT-Blutungen und Ulzerationen
o.A.: Hyperkaliämie; *parenteral:* Schmerzen in peripheren Venen (evt. Zugabe von Lidocain), Gewebsnekrosen bei paravenöser Injektion, Azidose, Hyperchlorämie, HRST

WW K^+-sparende Diuretika, Aldosteronantagonisten, ACE-Hemmer, nephrotoxische Substanzen (NSAR, Cisplatin, Aminoglykoside) und peripher wirkende Analgetika (Hyperkaliämiegefahr ↑); Herzglykoside (deren Wi ↓); Anticholinergika (gastrale NW ↑)

WI Hypokaliämie (< 3,5 mmol/l, Kinder < 3,2 mmol/l):
Ursachen: unzureichende Zufuhr, renale (u. a. Nierenerkrankungen, Diuretika, Glukokortikoide) oder gastrointestinale Kaliumverluste (u. a. Laxanzienabusus, Diarrhoe, rez. Erbrechen), Störungen des extra- und intrazellulären Kaliumtransportes (u. a. Alkalosen, Insulinbehandlung)
Klinik: Adynamie bis zu Paresen, Obstipation bis zum paralytischen Ileus, Muskeleigenreflexe ↓, EKG-Veränderungen, Nephropathie, metabolische Alkalose

PK schnelle und praktisch vollständige perorale Resorption, tgl. Bedarf an Kalium: 1–1,5 mmol/kg KG, weitestgehend renale Elimination

Gr/La Anwendung möglich / Anwendung möglich

❶ **Intoxikation:**
▶ *Klinik:* Hypotension, Bradykardie, Arrhythmie, Asystolie, (EKG-Veränderungen), Atemstillstand, Parästhesien, Verwirrtheit, Erbrechen, Ileus, gastrale und duodenale Ulzerationen, metabolische Azidose
▶ *Therapie:* EKG und Röntgenübersicht Abdomen vor Magenspülung + Aktivkohle + Sorbitol, ggf. endoskopische Entfernung
  • bei K^+ bis 6,5 mmol/l: Furosemid 40–120 mg i. v., Azidoseausgleich mit Natriumhydrogencarbonat, 500 ml Glukose 20 % mit 24 I.E. Altinsulin über 1 h, dann 500 ml Glukose 10 % mit 12 I.E. Altinsulin über mehrere h
  • bei K^+ 6,5–8 mmol/l: initial 60 ml Glukose 40 % mit 12 I.E. Altinsulin i. v.; danach 12 I.E. Altinsulin s. c. und 500 ml Glukose 10 % mit 45 mmol Natriumhydrogencarbonat i. v., davon ⅓ innerhalb 30 min, den Rest über 2–3 h i. v.
  • bei K^+ > 8 mmol/l und schweren HRST: 10 ml Kalziumglukonat 10 % langsam i. v. (*Cave* Digitalis), ggf. 2 × wiederholen mit 5-minütlichem Abstand; oder bei fehlenden schweren HRST Kurzinfusion 50–100 ml Natriumhydrogencarbonat 1 molar über 10 min, Wdh. mit 50 ml im Abstand von 20 min möglich, nicht nach Kalziumglukonat anwenden, da Kalzium durch Bicarbonat gebunden wird
  • sekundäre Detoxikation: Ionentauscher (**Resonium**®), Hämodialyse

Hinweise:
▶ Kaliumbedarf (mmol/l) = $(K^+_{soll} - K^+_{ist}) \times kg\,KG \times 0{,}2$
▶ Alkalose geht häufig mit einer Hypokaliämie einher, pH-Anstieg um 0,1 senkt extrazelluäres K^+ um ca. 0,4 mmol/l
▶ *Verordnungshinweis:* wenn möglich aufgrund geringerer NW immer die orale Therapie der parenteralen vorziehen
▶ per os besteht bei normaler Nierenfunktion keine Gefahr einer K^+-Überdosierung
▶ eine Hypokaliämie tritt meist in Kombination mit einer hypochlorämischen Alkalose auf → Ausgleich mit KCL sinnvoll

- bei Hypokaliämie und Azidose erst Kaliumdefizit (am besten mit $KHCO_3$) ausgleichen, sonst droht stärkere Hypokaliämie
- 100 mmol zugeführtes K^+ erhöhen das Serum-K^+ um etwa 1 mmol

Kaliumhydrogencarbonat ($KHCO_3$)

TTK: ca. 0,28-0,60 € (50-100 mmol) | Kinder > 0 Monate | Rp.-Pflicht

HN (D) *p. o.:* **Blemaren**® N Brausetbl. 9,7 mmol K^+/Brause-Tbl. (967 mg $KHCO_3$, 9,8 mmol Na, 1,2 g Zitronensäure), **Kalinor**®-Brausetbl. 40 mmol K^+/Brause-Tbl. (1 Brause-Tbl. = 2,17 g K^+-citrat, 2 g $KHCO_3$, 2 g Zitronensäure), **Kalitrans**® 25 mmol K^+/Brause- Tbl.
(A) **Biogelat**®, **Kalioral**®

Dos
- *p. o.:* 1–3 Brause-Tbl. (ca. 50–100 mmol/d) in viel Flüssigkeit auflösen und über den Tag verteilt einnehmen
- *Nierensteinmetaphylaxe:* 1–2 Brause-Tbl./d, Ziel: Zitratausscheidung > 320 mg/d und Urin-pH 6,2–6,8
- *max. Tagesdosis:* 150 mmol K^+ oder 3 mmol K^+/kg KG

Ind Kaliummangel (< 3,5 mmol/l), insbesondere bei metabolischer Azidose, Prophylaxe einer Hypokaliämie, Nierensteinmetaphylaxe

KI s. Kaliumchlorid

NW *< 1 %:* Juckreiz, Hautausschläge, Urtikaria, Übelkeit, Erbrechen, Blähungen, Aufstoßen, Sodbrennen, Bauchschmerzen, Durchfall
Einzelfälle: GIT-Blutungen und Ulzerationen
o.A.: Hyperkaliämie; *parenteral:* Schmerzen in peripheren Venen (evt. Zugabe von Lidocain), Gewebsnekrosen bei paravenöser Injektion, Azidose, Hyperchlorämie, HRST

WW s. Kaliumchlorid

WI s. Kaliumchlorid

PK rasche Resorption; Kaliumzitrat führt nach Metabolisierung zu CO_2 zu einer Alkalisierung des Harns; in 8 h sind 90 % renal ausgeschieden

Gr/La Anwendung möglich / Anwendung möglich

! **Intoxikation:**
s. Kaliumchlorid
Hinweise:
- per os bei normaler Nierenfunktion keine Gefahr einer K^+-Überdosierung
- K^+-Anstieg um 0,3 mmol pro **Kalinor**®-Brausetbl.
- eine Hypokaliämie mit metabolischer Azidose ist weitaus seltener als eine Hypokaliämie mit hypochlorämischer Alkalose

Ketamin/Esketamin

TTK: Ketamin: 4,90-5,50 € (100-500 mg Amp.) Esketamin: 5,94-23,- € (50-250 mg Amp.) | Kinder > 0 Monate | Rp.-Pflicht

HN (D) *Ketamin i. v.:* **Ketamin Actavis**® 50|100|500 mg/5|2|10 ml Amp., **Ketamin Inresa**® 100|500 mg/2|10 ml Amp., **Ketamin ratiopharm**® 50|100|500 mg/5|2|10 ml Amp., 500 mg/Inj.-Fl. à 10 ml (50 mg/ml)
Esketamin i. v.: **Ketanest**® **S** 5 mg/ml → 25 mg/Amp. à 5 ml, 100 mg/Inj.-Fl. à 20 ml, **Ketanest**® **S** 25 mg/ml → 50 mg/Amp. à 2 ml, 250 mg/Amp. à 10 ml, 250 mg/Inj.-Fl. à 10 ml, 1250 mg/Inj.-Fl. à 50 ml
(A) **Ketanest S**®
(CH) **Ketalar**®

Dos	*Cave:* Nachfolgende Dosierungsempfehlungen gelten für Ketamin! Für Esketamin (**Ketanest S®**) angegebene Dosierungen um 50 % reduzieren! ▶ *Analgetikum:* 0,25–0,5 mg/kg KG (17,5–35 mg/70 kg KG) ▶ *Analgosedierung:* 20–200 mg/h = 4–40 ml/h (bei 250 mg auf 50 ml NaCl 0,9 % bzw. 5 mg/ml) ▶ *Narkotikum:* • *i. v.:initial* 1–2 mg/kg KG (70–150 mg/70 kg KG) langsam i. v., zur Aufrechterhaltung halbe Initialdosis alle 10–15 min • *i. v.:* 0,5 mg/kg KG (35 mg/70 kg KG) langsam i. v. bei Risikopatienten/sehr alten Pat./Schockzustand • *i. m.:* 5–10 mg/kg KG (350–700 mg/70 kg KG) i. m. • *Dauerinfusion:* 0,5–3 mg/kg KG/h → bei 60–100 kg: 30–300 mg/h = 6–60 ml/h (bei 250 mg auf 50 ml NaCl 0,9 % bzw. 5 mg/ml)
Ind	Voll- und Regionalnarkose, therapieresistenter Status asthmaticus, Anästhesie und Analgesie in der Notfallmedizin bei Polytrauma (außer mit SHT) und schmerzhaften Eingriffen (z. B. Behandlung von Verbrennungen)
KI	schlecht/nicht behandelte Hypertonie (RR > 180/100 mmHg), nicht oder ungenügend behandelte Hyperthyreose, Eklampsie, Präklampsie und Phäochromozytom; *absolute KI:* Situationen, in denen der Uterus entspannt sein muss (z. B. drohende Uterusperforation, Nabelschnurvorfall); *relative KI:* Glaukom und perforierende Augenverletzungen, KHK mit AP oder Myokardinfarkt in den letzten 6 Mo., manifeste Herzinsuffizienz, Klappenvitien (Aorten- und Mitralstenose), gesteigerter Hirndruck außer unter adäquater Beatmung
NW	o. A.: RR ↓, HF ↑, Hypersalivation, Muskeltonus ↑, Dyskinesien, Hirndruck ↑, Augeninnendruckanstieg, Übelkeit, Erbrechen, KS, Schwindel, Erregungszustände, Halluzinosen, Albträume, Laryngospasmus, selten Hautrötungen oder anaphylaktoide Reaktionen sowie Atemdepression/Apnoe bei zu rascher i. v.-Injektion
WW	Benzodiazepine und Neuroleptika (NW ↓ und Wi verlängert von Ketamin); SD-Hormone (RR- und HF-Anstieg ↑); nicht depolarisierende Muskelrelaxanzien (deren Wi kann verlängert sein); Aminophyllin (Krampfschwelle ↓)
WI	Ketamin führt zu einer thalamoneokortikalen Dissoziation durch Blockade der NMDA-Rezeptoren ("dissoziierte Anästhesie" = Sinnesreize werden nicht *bewusst* wahrgenommen); wirkt in niedrigen Dosen ohne Atemdepression stark analgetisch, in höheren Dosen anästhetisch, hypnotisch, amnestisch und stark halluzinogen; Muskeltonus, Spontanatmung und Schutzreflexe bleiben erhalten; sympathikotone Wi (Anstieg von RR und HF, verstärkter O_2-Verbrauch am Herzen)
PK	BV 93 %, rasche Anflutung, hohe Lipophilie, HWZ 2–4 h, nach i. v. Bolusgabe nach 30–60 sek Wirkungseffekt, Wirkungsdauer 10–15 min, PEB 47 %, Analgesie und Amnesie 1–2 h lang, plazentagängig, renale Elimination nach raschem hepatischem Metabolismus
Gr/La	kontraindiziert, Gr 5, alternativ halogenierte Inhalationsnarkotika (Halotan, Desfluran, Enfluran) oder Lachgas / kontraindiziert, La 1
❶	**Cave:** ▶ Ketamin und Barbiturate nicht mischen → Ausfällung möglich ▶ **Ketanest S®** ist doppelt so stark wie das nicht mehr auf dem Markt befindliche **Ketanest®**!

Hinweise:
- besonders geeignet bei polytraumatisierten Pat. (ohne SHT) bei schwierigen Intubationsverhältnissen (späte Apnoe) sowie zur Sedierung bei beatmeten Asthmatikern mit hohen Beatmungsdrücken infolge bronchialer Obstruktion (Bronchodilatation)
- Kombination mit Benzodiazepinen ratsam (wegen Albträumen)
- *Applikationshinweis:* die intravenöse Injektion soll langsam, während 60 sek. erfolgen (rasche Injektion kann zu Atemdepressionen und stärkerem Blutdruckanstieg führen)
- bei Alkoholintoxikation ist bei der Anwendung von Ketamin Vorsicht geboten
- bei unkritischer Verordnung und bei Risikopatienten Gefahr von Missbrauch/Abhängigkeit
- bedingt durch verminderte Vigilität/Reaktionsbereitschaft 12 h nach Gabe kein Kraftfahrzeug/gefährliche Maschinen benutzen
- einziges intravenöses Anästhetikum, das eine Stimulation des Kreislaufs bewirkt
- obwohl Muskeltonus der oberen Atemwege und Schutzreflexe oft erhalten bleiben, ist Aspiration möglich → keine nüchternen Pat. intubieren

Ketoconazol

TTK: p.o.: 2,05–4,10 € (200–400 mg); lokal: 6,62 € (15 g Creme); 15,55 € (60 ml Lsg.) | Kinder > 3 Monate | Rp.-Pflicht

HN	Ⓓ *p.o.:* **Nizoral**® 200 mg/Tbl. *lokal:* **Nizoral**®, **Terzolin**® Lsg. 20 mg/ml - *alle: Creme* 300 mg/Tube à 20 mg/g Creme Ⓐ **Fungoral**®, **Nizoral**® CH **Keto-med**®, **Ketozol**®, **Lur**®, **Nizoral**®
Dos	▶ *p.o.:* 1 × 200–400 mg/d für 2–4 Wo. ▶ *kutan:* lokale Applikation der Creme 1 × /d für 2–8 Wo., bei starkem Befall 2 × /d oder Lösung ½ Füllung des Schraubverschlusses 1–2 × /Wo. lokal anwenden
Ind	Dermatophytosen und Malassezia (ehemals Pityrosporum) Folliculitis, chronische mucokutane Candidose, kutane Candidose, oropharyngeale Candidose, → Anwendungseinschränkung s. Hinweise
KI	▶ *Tbl.:* schwere akute oder chronische Leberfunktionsstörungen; darf nicht in Kombination mit Rifampicin, Terfenadin, Astemizol, Triazolam, oralen Darreichungsformen von Midazolam, Chinidin, Pimozid, über Cytochrom-P450 3 A4 metabolisierte HMG-CoA-Reduktase-Inhibitoren (z. B. Simvastatin, Lovastatin) eingenommen werden ▶ *Lsg. + Creme:* Lsg. und Creme nicht zur Therapie am Auge verwenden
NW	*> 10 %:* Übelkeit, Erbrechen, Dyspepsie, Übelkeit, Bauchschmerzen, Durchfall *1–10 %:* KS, Transaminasen ↑, Menstruationsstörungen, Schwindel, Photophobie, Parästhesie, allerg. Reaktionen *< 1 %:* Oligospermie, Gynäkomastie; *lokale Behandlung:* Hautreizungen, allerg. Hautreaktionen (Kontaktdermatitis), Haarausfall *Einzelfälle:* hämolytische Anämie, schwere Leberschädigung mit Hepatitis, cholestatischem Ikterus, Testosteronspiegel ↓, Lethargie, Asthenie, Schlaflosigkeit, abnorme Träume, Nervosität, Fieber, Tinnitus, Depressionen, Alopezie, Arthralgie
WW	Antazida, Anticholinergika und H_2-Blocker (Ketoconazol-Wi ↓); Ketoconazol hemmt die Cytochrom-P450-abhängigen biochemischen Vorgänge der Le-

	ber → Wi ↑ von oralen Antikoagulanzien, Phenytoin, Ciclosporin und Wi von Ketoconazol ↓ durch Antazida, Carbamazepin, Phenytoin, Cimetidin, Ranitidin, Rifampicin und INH; Ritonavir (BV von Ketoconazol ↑); weitere WW s. FI
WI	K. ist ein Antimykotikum, ein Imidazolabkömmling: fungistatische Wi durch Hemmung der Ergosterolsynthese der Pilzmembran → erhöhte Membranpermeabilität → Zelllyse
PK	BV 75 %, biphasische HWZ 1,8–3,3 h (in ersten 10 h) und 8–12 h (terminal), PEB 85–100 %, Liquorgängigkeit < 10 %, Anreicherung in Haaren und subkutanem Bindegewebe, hepatischer Metabolismus, biliäre und renale Elimination
Gr/La	kontraindiziert, Gr 6, Mittel der Wahl sind Nystatin, Clotrimazol / kontraindiziert, La 2, Mittel der Wahl ist Fluconazol

Pädiatrische Zulassung:
p. o. < 20 kg KG kontraindiziert

Cave:
Behandlung sofort absetzen bei:
- ersten Anzeichen oder Symptomen einer möglichen Hepatotoxizität
- einem Anstieg der Transaminasen auf das Dreifache der Norm oder Anzeichen einer Hepatitis

Hinweise:
- vor Beginn der Behandlung eine akute oder chronische Lebererkrankung ausschließen (KI), während der Behandlung in kurzen regelmäßigen Abständen Laborkontrollen
- bei Pat., die mit Griseofulvin behandelt wurden, ist es ratsam einen Mo. zu warten, bevor mit der Ketoconazol-Therapie begonnen wird
- Ketoconazol ist wirkungslos bei gastraler Anazidität (ggf. Tbl. in 4 ml einer 0,2 normalen Hypochlorsäure auflösen oder mit Cola trinken)

Behandlungskontrollen:
regelmäßig Transaminasen- und Bilirubinkontrollen durchführen (mind. alle 2 Wo.)

Tipps:
BfArM prüft derzeit die systemische Anwendung von K. aufgrund von z. T. schwer verlaufender Leberschäden einschließlich Leberversagen:
- Aufgrund des Risikos einer schweren Hepatotoxizität sollten N.-Tbl. nur angewendet werden, wenn der potenzielle Nutzen gegenüber dem potenziellen Risiko überwiegt. Es ist zu berücksichtigen, dass andere wirksame antifungale Therapien zur Verfügung stehen.
- N.-Tbl. dürfen bei den genannten Indikationen nur angewendet werden, wenn aufgrund der Lage oder der Ausmaße der Läsion oder der Tiefe der Infektion der Haut diese Infektionen topisch nicht behandelt werden können und zusätzlich andere für die Initialtherapie empfohlene Antimykotika nicht anwendbar sind.

Spektrum:
Sensibel: nahezu alle Pilze, u. a. Sprosspilze, Dermatophyten, Schimmelpilze, Fadenpilze, Strahlenpilze, biphasische Pilze, Hefen, Histoplasma, Plasmodien, Leishmanien
nicht wirksam: bei Aspergillom

Ketotifen

TTK: Tbl.: 0,20-0,40 € (1-2 mg); Sirup: 0,41-0,44 € (1 mg) | Kinder > 6 Monate | Rp.-Pflicht

HN	Ⓓ p. o.: **Ketof®**, **Ketofex®**, **Ketotifen STADA®**, **Zaditen®** - alle: 1 mg/Tbl. bzw. Kps., 1 mg/5 ml Sirup Ⓐ **Ketotisan®**, **Zaditen®** CH **Zaditen®**
Dos	▶ *Erw.: initial* 1 mg p. o. für 3-4 d je abends, dann 2 × 1 mg/d; max. 2 × 2 mg/d ▶ *Maximaldosis > 10 J.:* 4 mg/d p. o. ▶ *Kinder > 12 J.:* 4 (-5) ml; *> 7½ J.:* 3 ml; *> 3 J.:* 2,5 ml; *> ½ J.:* 2 ml jeweils 2 (-3) × /d oder 0,02-0,03 mg/kg KG/d p. o. in 2 ED
Ind	langfristige Anfallsprophylaxe bei Asthma bronchiale in Kombination mit anderen antientzündlichen Medikamenten (inhaltive Steroide); Rhinitis/Konjunktivitis allerg. Genese; atopische Dermatitis, wenn nicht-sedierende orale Antihistaminika indiziert sind
KI	bek. Überempfindlichkeit, Fruktoseintoleranz (bei Sirup)
NW	o.A.: *initial* Müdigkeit (15-20%), Mundtrockenheit, KS, Schwindel, Nervosität, Schlafstörungen, HRST (Brady-/Tachykardie), Miktionsstörungen, Gewichtszunahme infolge Appetitsteigerung möglich
WW	orale Antidiabetika (reversibler Abfall der Thrombozyten möglich); Sedativa, Hypnotika, Antihistaminika, Alkohol (deren Wi ↑)
WI	K. ist ein nicht kompetitiver H_1-Rezeptorantagonist (= Antihistaminikum), Antiallergikum, Mastzellstabilisator: schwache anticholinerge Wi, durch Mediatorenbeeinflussung Hemmung der körpereigenen Entzündungsreaktion, hierdurch soll Hyperreagibilität ↓
PK	resorbiert werden bis zu 80% nach p.o. Gabe, BV 50% (First-pass-Effekt), max. Plasmakonzentration innerhalb 2-4 h, PEB ca. 75%, biphasische HWZ 3-5 und 20 h, nach hepatischem Metabolismus renale Elimination zu > 60%; passiert die Blut-, Hirn- und Plazentaschranke
Gr/La	strenge Indikation / strenge Indikation, Mittel der Wahl sind Dimetinden, Loratadin

❶ **Intoxikation:**
  ▶ *Klinik:* Bewusstseinsstörung, Verwirrtheit, Brady-/Tachykardie, RR-Abfall, Tachypnoe, Dyspnoe, Zyanose, insbesondere bei Kindern auch Übererregbarkeit und epileptische Anfälle, Koma (bislang keine letalen Fälle [< 120 mg] bekannt geworden)
  ▶ *Therapie:* symptomatisch, Magenspülung, ggf. Gabe von Aktivkohle, salinische Laxanzien, Überwachung der Herz-/Kreislauf- und Atemfunktion

  Hinweise:
  ▶ **keine** Wirkung beim akuten Asthmaanfall
  ▶ zur Asthmatherapie ergänzend zur Basistherapie mit inhalativen Steroiden und Bronchodilatatoren sinnvoll (nicht Mittel der 1. und 2. Wahl)
  ▶ die volle prophylaktische Wi setzt erst nach mehreren Wo. ein, daher sollte eine Behandlung mind. 2-3 Mo. durchgeführt werden
  ▶ aufgrund sedierender Effekte zu Therapiebeginn eingeschränkte Kraftfahrtauglichkeit im Straßenverkehr
  ▶ eine Behandlung sollte über einen Zeitraum von 2-4 Wo. ausgeschlichen werden (sonst Gefahr der Asthmaanfallprovokation)

Kohle (medizinisch [= Carbo medicinalis])

TTK: ca. 6,- € (10 g) | Kinder > 0 Monate | Rp.-Pflicht

HN	ⓓ *p. o.*: **Kohle-Compretten®**, **Kohle-Hevert®**, **Kohle-Tabletten®** - *alle:* 250 mg/Tbl.; **Kohle-Pulvis®** Pulver 10 g/Dose; **Ultracarbon®** Granulat 50 g/Fl.
Dos	Intoxikationen: ▶ *Erw.:* 0,5–1 g/kg KG p. o. evtl. fortsetzen mit 0,2 g/kg KG p. o. alle 4–6 h ▶ *Kinder:* 0,75–1 g/kg KG p. o.; evtl. 30–60 min später Natriumsulfat verabreichen Durchfallerkrankungen: ▶ *Erw.:* 3–4 × 0,5–1 g/d p. o. ▶ *Kinder:* 3–4 × 0,25–0,5 g/d p. o.
Ind	▶ akuter Durchfall (Diarrhoe) ▶ Verhinderung der Resorption bei oralen Vergiftungen ▶ Beschleunigung der Elimination bei Vergiftungen mit Stoffen, die einem enterohepatischen Kreislauf unterliegen (z. B. Carbamazepin, Phenobarbital, Phenylbutazon, Theophyllin)
KI	fieberhafter Durchfall; bei Vergiftungen mit ätzenden Stoffen (starke Säuren und Laugen), da sonst diagnostische Maßnahmen wie Ösphagoskopie und Gastroskopie erschwert werden
NW	keine NW bekannt
WW	nicht gleichzeitig mit anderen Arzneimitteln verabreichen (deren Wirkung kann vermindert werden)
WI	Medizinische Kohle adsorbiert in Flüssigkeiten und Gasen gelöste Teilchen sowie Bakterien, Bakterientoxine und andere Giftstoffe. Grundlage dieser Wirkung ist ein poröses, hochaktives Kohlenstoffgerüst, dessen große Oberfläche eine große Bindungskapazität ermöglicht.
PK	ein Gleichgewicht zwischen Adsorption und Desorption stellt sich schnell ein, keine Resorption, inertes Verhalten, Elimination per Faeces
Gr/La	Anwendung möglich / Anwendung möglich

Lacidipin TTK: 0,70-0,80 € (2-4 mg) | Rp.-Pflicht

HN	ⓓ *p. o.*: **Motens®** 2|4 mg/Tbl. **Motens®** gibt es nicht in Deutschland, es ist nur als Import-Arzneimittel erhältlich ⓒⓗ **Motens®**
Dos	▶ *Erw.: initial* 2 mg morgens p. o., nach ca. 4 Wo. *Steigerung* auf 1 × 4 mg/d p. o. morgens ▶ *Maximaldosis:* 4–6 mg/d p. o.
Ind	essenzielle Hypertonie
KI	schwere Leberfunktionsstörungen, Herz-Kreislauf-Schock, instabile Angina pectoris, akuter Myokardinfarkt (innerhalb der ersten 4 Wo.), Vorsicht bei Hypotonie und dekompensierter Herzinsuffizienz, höhergradige Aortenklappenstenose
NW	*1–10 %:* KS, Müdigkeit, Schwindel, Ödeme, Flush, Herzklopfen, HF ↑ *< 1 %:* Brustschmerzen, Angina pectoris, Synkopen, RR ↓, HRST, EKG-Veränderungen (ST-Strecke), Hautreaktionen (Juckreiz, Erythem), GIT-Beschwerden, Polyurie

	Einzelfälle: Zahnfleischhyperplasie, Myokardinfarkt, reversibler AP ↑, Gynäkomastie
WW	mit Pharmaka, die über das Cytochrom-P450-Enzymsystem metabolisiert werden (u. a. Ketoconazol, Rifampicin, Grapefruitsaft)
WI	L. ist ein lang wirksamer Ca^{2+}-Antagonist vom Dihydropyridin-Typ mit hoher Selektivität für Ca^{2+}-Kanäle der glatten Gefäßmuskulatur → peripherer Widerstand ↓ (an arteriellen Gefäßen 100-fach stärker wirksam als am Herzen), herzfrequenzneutral, keine Sympathikusaktivierung
PK	BV 10%, langsamer Wirkungsbeginn, Wirkungsdauer 24 h, max. Plasmakonzentration 30–150 min, PEB > 95%, mittlere HWZ 13–19 h im Steady-state, hepatischer Metabolismus in inaktive Metabolite, zu 70% über die Fäzes ausgeschieden
Gr/La	strenge Indikation, Gr 4, Mittel der Wahl im 2. + 3. Trim. sind Nifedipin, Verapamil / strenge Indikation, alternativ Nifedipin, Verapamil
❶	**Hinweise:** bei eingeschränkter Nierenfunktion *keine* Dosisänderung erforderlich
Stu	ELSA-Studie

Lacosamid (LCM)

TTK: p.o.: 7,70–9,60 € (300-400 mg), i.v.: 54,- € (200 mg) | Kinder > 16 Jahre | Rp.-Pflicht

HN	Ⓓ *p. o.:* **Vimpat**® 50|100|150|200 mg/Tbl. *i. v.:* **Vimpat**® 20 ml Amp. (10 mg/ml) Ⓐ **Vimpat**® Ⓒʜ **Vimpat**®
Dos	▶ *p. o./i. v.: initial* 2 × 50 mg/d, pro Woche um 100 mg/d steigern, *Zieldosis* 2 × 200 mg/d ▶ *Maximaldosis:* 400 mg/d ▶ *Dosisreduktion bei Niereninsuffizienz (Krea-Clearance < 30 ml/min):* tgl. max. 250 mg
Ind	Zusatzbehandlung fokaler Anfälle mit und ohne sek. Generalisierung ab 16. Lj.
KI	AV-Block II + III°, *rel. KI:* schwere Leber- und Nierenfunktionsstörungen, Nierenerkrankung im Endstadium, < 16. Lj., HRST oder schwere Herzerkrankung wie Herzinfarkt oder Herzinsuffizienz in der Vorgeschichte, Behandlung älterer Patienten mit Arzneimitteln, die mit einer Verlängerung des PR-Intervalls assoziiert sind (z. B. Carbamazepin, Lamotrigin, Pregabalin), Behandlung mit Klasse-I-Antiarrhythmika
NW	*> 10%:* Schwindelgefühl, KS, Diplopie, Nausea *1–10%:* Depression, Störungen von Gleichgewicht, Koordination, Gedächtnis und Kognition, Somnolenz, Tremor, Nystagmus, verschwommenes Sehen, Schwindel, Erbrechen, Obstipation, Flatulenz, Pruritus, Asthenie, Hautwunden *o.A.:* PR-Intervallverlängerung, z. B. atrioventrikulärer, Block, Synkope, Bradykardie
WW	enzyminduzierende Antiepileptika (L.-Spiegel bis -25%), Antiarrhythmika (s. KI)
WI	L. ist ein Antiepileptikum: Verstärkung der langsamen Inaktivierung spannungsabhängiger Natriumkanäle, Bindung an das CRMP-2 (Collapsin Responce Mediator Protein-2), das unter anderem bei Epilepsie fehlreguliert ist

PK	BV 99% (p.o. = i.v.), max. Plasmakonz. 1,5 h, HWZ 13 h, PEB < 15%, renale Elimination zu 95%, 40% unverändert, der Rest als Metabolit
Gr/La	kontraindiziert, Gr 6 / kontraindiziert, La 2

❶ Hinweise:
Vimpat®-Sirup ist seit Mitte April 2012 wieder verfügbar. Der Rückruf des **Vimpat**®-Sirup (15 mg/ml) war zum 15.09.11 erfolgt, da wegen Ausfällungen die Lsg. nicht homogen war, sodass es zu Über- und Unterdosierungen kommen konnte

Behandlungskontrollen:
engmaschige Kontrollen (z. B. EKG) bei Pat. mit kardialen Erregungsleitungsstörungen und schweren Herzerkrankungen erforderlich wegen einer Verlängerung des PR-Intervalls

Lactulose

TTK: Sirup: 0,50-2,40 € (30-60 mg); Granulat: 0,40 € (10-12 g) | Kinder > 0 Monate | Rp.-Pflicht

HN	Ⓓ *p.o.:* **Bifiteral**® Pulver, **Lactuflor**®, **Lactugel**® Gel, **Lactulade**®, **Lactulose** (**Generika**) - alle: Sirup 60–70 g/100 ml Ⓐ **Bifiteral**® ⒸⒽ **Gatinar**®, **Legendal**®
Dos	▶ *Erwachsene:* 3 × 10–20 mg/d p.o. *oder* 3 × 10–40 ml/d p.o. (einschleichend beginnen!) ▶ *Coma hepaticum:* 100 ml per Magensonde + 20%ige Lsg. über Darmeinlauf ▶ *Kinder 12 J.:* 20 ml/d; > 7½ J.: 15 ml/d; > 3 J.: 10 ml/d; > 1 J.: 7,5 ml/d; > ½ J.: 5 ml/d p.o.
Ind	Obstipation, hepatische Enzephalopathie, Coma hepaticum
KI	Ileus, Subileus
NW	*> 10%: initial* abdominelle Schmerzen, Krämpfe, Meteorismus mit Flatulenz *< 1%: bei portokavaler Enzephalopathie:* Na$^+$ ↑ *o.A.: Dosierung* ↑: Nausea, Erbrechen, Diarrhoe; *Langzeitanwendung:* Diarrhoe (Störungen im Wasser- und Elektrolythaushalt [Na$^+$ ↑, K$^+$ ↓, Lactatazidose bei rel. Überdosierung]) *Säuglinge:* Dehydratation, Hyponatriämie
WW	Diuretika, Glukokortikoide, Amphotericin B (ggf. Kaliumverlust ↑); Herzglykoside (Glykosidwirkung ↑)
WI	L. ist ein Disaccharid aus Galaktose und Fruktose: keine Resorption im Magen-Darm-Trakt, Spaltung im Dickdarm durch Bakterien in Essig- und Milchsäure → Peristaltik ↑, Ansäuerung und osmotische Aktivität ↑ → abführende Wi, ferner Hemmung der Bakterienenurease → Ammoniakbildung ↓ und durch sinkenden pH wandelt sich NH$_3$ in das schwer resorbierbare NH^{4+} um
PK	Resorption < 2%, Wi-Beginn nach bis zu 110 h
Gr/La	Anwendung möglich / Anwendung möglich

❶ Hinweise:
- ▶ ballaststoffreiche Ernährung, ausreichende Flüssigkeitsaufnahme und Bewegung sollten einer Laxanziengabe immer vorangestellt werden
- ▶ möglichst kurzfristige Gabe anstreben (Gewöhnung)

Lamivudin (3TC) TTK: 4,70-9,50 € (150-300 mg) | Kinder > 3 Monate | Rp.-Pflicht

HN
- Ⓓ *p. o.:* Epivir® 150|300 mg/Tbl., Lsg. 10 mg/ml, **Zeffix®** 100 mg/Tbl., Lsg. 5 mg/ml
- Ⓐ **Epivir™®, Zeffix™®**
- ⒞ᴴ **3TC®, Zeffix®**

Dos
- *HIV:* 2 × 150 mg/d p. o. in Kombination mit AZT *oder* AZT/DDC *oder* AZT/DDI
- *chron. Hepatitis B:* 100 mg/d p. o. (Studien laufen derzeit)
- *HIV-Stichverletzung:* Lamivudin 2 × 150 mg/d + 2 × 250 mg/d Zidovudin + Indinavir 800 mg alle 8 h
- *Kinder 3 Mo. bis 12 J.:* 2 × 4 mg/kg KG; *Maximaldosis:* 300 mg/d
- *Dosisreduktion bei Niereninsuffizienz:* Kreatinin-Clearance > 50 ml/min → 2 × 150 mg/d; 30–49 ml/min → 1 × 150 mg/d; 15–29 ml/min → 1. Tag 150 mg/d, dann 100 mg/d; 5–14 ml/min → 1. Tag 150 mg/d, dann 1 × 50 mg/d; < 5 ml/min → 1. Tag 50 mg, dann 1 × 25 mg/d

Ind
Basistherapeutikum bei der HIV-Behandlung in Kombination mit anderen Präparaten, ab 16. Lj. bei chron. Hepatitis B und nachweisbarer Virusreplikation, wenn eine Behandlung mit Interferon erfolglos war oder KI gegen Interferon bestehen

KI
bei Kindern mit Pankreatitis in der Anamnese

NW
> 10 %: Fieber (15 %), Neuropathien (12 %), Pankreatitis (bei Kindern in 14 %), Neutropenie (bei Kindern in 13 %), Anämie
o.A.: KS, Fieber, Hautausschlag, allg. Krankheitsgefühl, Müdigkeit, Haarausfall, Übelkeit, Durchfall, Erbrechen, Krämpfe, Neuropathien, Schlaflosigkeit, Depressionen, Muskelschmerzen, Arthralgien, Pankreatitis, periphere Neuropathie, Thrombozytopenie, Transaminasen ↑, Amylase ↑, *Nukleosidanaloga allgemein:* Laktatazidose, Infektion der Atemwege; *antiretrovirale Kombinationstherapie allg.:* Fettumverteilung (Lipodystrophie)

WW
Co-Trimoxazol (Trimethoprim/Sulfamethoxazol 160 mg/800 mg) (40 %ige Erhöhung des Lamivudinplasmaspiegels aufgrund des Bestandteils Trimethoprim), solange jedoch keine Niereninsuffizienz vorliegt, ist eine Dosierungsanpassung von Lamivudin nicht notwendig

WI
L. ist ein nukleosidischer Reverse-Transkriptase-Inhibitor (NRTI): kompetitive Hemmung des Substrats Thymidintriphosphat → Inhibierung der reversen Transkriptase des Retrovirus, wodurch die zur Replikation erforderliche Umschreibung von RNA in DNA blockiert wird; wichtiger Bestandteil zahlreicher Kombinationsschemata, Hemmung der Replikation des Hepatitis B-Virus

PK
BV 80 %, max. Plasmakonzentration nach ca. 1 h, Metabolisierung zum pharmakologisch wirksamen Triphosphat, HWZ 5–7 h, intrazelluläre HWZ 10–15 h, überwiegend unveränderte renale Elimination (79 %)

Gr/La
kontraindiziert, Gr 6 (Risiko-Nutzen-Abwägung) / kontraindiziert, La 2

❗ Hinweise:
sinnvolle Kombinationspäparate: mit Zidovudin Zidovudin (AZT) = **Combivir®**; mit Abacavir (ABC) und Zidovudin (AZT) = **Trizivir®**

Tipps:
bei Stichverletzung mit infizierter Nadel o. ä. → Robert-Koch-Institut Tel.: 030/4547-3407

Lamotrigin (LTG) TTK: 0,52-1,50 € (100-500 mg) | Kinder > 2 Jahre | Rp.-Pflicht

HN	ⓓ p. o.: **Espa Trigin®**, **Lamo-Q®**, **Lamotrigin** (**Generika**) - alle: 25|50|100|200 mg/Tbl. zur Herstellung einer Susp. **Lamictal®**, **Lamo TAD®**, **Lamotrig-ISIS®**, **Lamotrigin** (**Generika**) - alle: 2|5|25|50|100|200 mg/Tbl. Ⓐ **Gerolamic®**, **Lamictal®** ㏇ **Lamictal®**, **Lamotrin®**
Dos	▶ *Monotherapie:* erste 14 d 1 × 25 mg/d p. o., dann 1 × 50 mg/d p. o. für 14 d; *Erhaltungsdosis:* 1 × 100–400 mg/d p. o. ▶ *Komb. mit Enzyminduktoren* (z. B. Barbiturat, Carbamazepin, Phenytoin): erste 14 d 1 × 50 mg/d p. o., dann 2 × 50 mg/d p. o. (1–0–1) für 14 d; *Erhaltungsdosis:* > 500 mg/d p. o. (2 ED tgl.) ▶ *Komb. mit Valproat:* erste 14 d 1 × 25 mg jeden 2. Tag p. o., dann 1–2 × 25 mg/d p. o. (1–0–1) für 14 d; *Erhaltungsdosis:* 1 × 100–200 mg/d p. o. ▶ *Maximaldosis:* 1000–1400 mg/d p. o. ▶ *Kinder mit Enzyminduktoren:* 1 mg/kg KG/d für 2 Wo., dann *Dosissteigerung* (anfangs um 20 mg/Wo., später um 40 mg/Wo.) auf 5–10 mg/kg KG/d ▶ *Kinder mit Valproat:* 0,2 mg/kg KG/d für 2 Wo., dann *Dosissteigerung* (+ 5 mg/Wo.) auf 0,5 mg/kg KG/d
Ind	fokale und sekundär generalisierte tonisch-klonische Anfälle, komplex fokale Anfälle, primär generalisierte Anfälle, Absencen und Myoklonien (Kombinations- und Monotherapie) **Elmendos®**, **Espa Trigin®**, **Lamictal®**, **Lamotrigin-rat.®**: Prävention depressiver Episoden bei Pat. (> 18 J.) mit manisch-depressiver Erkrankung (bipolare Störung)
KI	schwere Leber- und Niereninsuffizienz, Kinder < 2 J., Kinder und Jugendliche mit bipolaren Störungen < 18 J.
NW	> 10 %: sexuelle Erregbarkeit und Aktivität ↑ (bis zu 20 %), erythematöse/makulopapulöse Hautausschläge (bis zu 10 %, Erwachsene 1/1000, insb. in Komb. mit Valproinsäure, bei schneller Aufsättigung und bei Kindern < 12 J.) *1–10 %:* Fieber, Lymphadenopathie, Gesichtsödeme *o.A.:* Anfallshäufigkeit ↑, KS, Müdigkeit, Hautausschläge, Übelkeit, Schwindel, Schläfrigkeit, Schlaflosigkeit, Asthenie, Nystagmus, Alopezie, Pruritus, Anorexie, Neutropenie, Leukozytopenie, Anämie, Thrombozytopenie, Panzytopenie, Doppelbilder, Schwindel, KS, Müdigkeit, Depressionen, GIT-Symptome
WW	Carbamazepin, Phenytoin, Phenobarbital, Primidon (Lamotriginabbau ↑); Valproinsäure (Lamotriginabbau ↓ um Faktor 3)
WI	L. ist ein Antiepileptikum: Hemmung der spannungsabhängigen Na^+-Kanäle der Nervenzellen → Hemmung der hochfrequenten repetitiven Entladungen und Hemmung der path. Freisetzung exzitatorisch wirkender Aminosäuren, Odds-ratio 2,32 (Placebo 1,0)
PK	BV 98 %, PEB 56 %, HWZ 26 h (15–30 h), in Kombination (mit Carbamazepin, Phenytoin) 15 h, (mit Valproat) bis zu 60 h, mehr als 90 % renale Elimination
Gr/La	strenge Indikation, Gr 4 (Risiko-Nutzen-Abwägung) / strenge Indikation, La 2
❶	**Pädiatrische Zulassung:** Zulassung bei Kindern gilt nur für die Epilepsie **Hinweise:** ▶ Geschwindigkeit der Aufdosierung bestimmt Ausmaß und Schwere der NW ▶ kein Einfluss auf kontrazeptiven Hormonschutz, kein Anti-Folsäure-Effekt

- *placebokontrollierte Studie* an 100 Pat. ergab keine Wirksamkeit von Lamotrigin 200 mg/d bei chronisch neuropathischen Schmerzen [McCleane G., Pain 1999; 83: 105-107]
- beim Auftreten eines Hautexanthems Substanz sofort absetzen (dann reversibel)
- 10-jährige Beobachtung von Schwangerschaften unter Lamotrigin bei Epilepsie zeigen, dass bei einer Einnahme im ersten Trimenon eine Fehlbildungsrate von 2,0 % der Neugeborenen (4/200) vorliegt; die Fehlbildungsrate bei Patientinnen mit Epilepsie generell wird mit 3,3–4,5 % angegeben (im Vergleich dazu Fehlbildungsrate in der allgemeinen Bevölkerung: 2–3 %); auch wenn diese Daten derzeit keine Hinweise auf spezifische, sicher dem Lamotrigin zuzuordnende Fehlbildungen ergeben haben, darf noch nicht von einer Unbedenklichkeit ausgegangen werden; deshalb sollte (wie in der Fachinformation empfohlen) Lamotrigin nur nach sorgfältiger Risiko-Nutzen-Analyse in der Schwangerschaft verabreicht werden

Behandlungskontrollen:
üblicher "therapeutischer Spiegel": 2–20 mg/l

Lansoprazol   TTK: 0,62-0,90 € (15-30 mg) | Rp.-Pflicht

HN	Ⓓ *p. o.*: **Agopton®**, **Lansogamma®**, **Lansoprazol** (**Generika**), **Lansosiga®**, **Lanso TAD®** - alle: 15|30 mg/Tbl. Ⓐ **Agopton®**, **Lansobene®**, **Lansohexal®** Ⓒ **Agopton®**
Dos	▸ *Erw.:* 1 × 15–30 mg/d p. o. für 2–4 Wo. ▸ *Dauertherapie:* 15–30 mg/d p. o. ▸ *Maximaldosis:* 60 mg/d p. o. ▸ *HP-Eradikation:* 2 × 30 mg/d für 7 d in Kombination mit a.) 2 × 1000 mg/d Amoxicillin und 2 × 250 mg/d Clarithromycin oder b.) 2 × 250 mg/d Clarithromycin und 2 × 400 mg/d Metronidazol ▸ *Dosisreduktion bei Leber- oder Niereninsuffizienz:* max. 15–30 mg/d p. o.
Ind	GIT-Ulzera, Refluxösophagitis, Gastritis, Eradikation bei HP-Befall, Zollinger-Ellison-Syndrom, symptomatische erosive oder ulzerative Refluxösophagitis
KI	schwere Leberfunktionsstörungen
NW	*o.A.*: Hautausschlag, Fieber, Juckreiz, Urtikaria, Atembeschwerden, Veränderungen der Leber-, Cholesterol- und Triglyzeridwerte, Anämie, Leukozytopenie, Thrombozytopenie, Eosinophilie *> 1 %*: KS (in 5 %) *0,1–1 %*: Magen-, Abdominalschmerzen, Diarrhoe, Flatulenz, Übelkeit, Erbrechen, Appetit ↓, Obstipation, Mundtrockenheit, Stomatitis, Candidiasis der Speiseröhre
WW	Sucralfat (Lansoprazol-Absorption ↓); Ketoconazol (dessen Resorption ↓); Erythromycin (dessen Resorption ↑, pH-abhängig); Digoxin (deren Spiegel ↑), Theophyllin (deren Spiegel ↓ um 14 %)
WI	irreversibler Protonenpumpenhemmer (H^+/K^+-ATPase-Hemmstoff): Säuresekretionshemmung der Magenschleimhaut, Magensaft-pH ↑
PK	BV 80 %, max. Serumkonzentration nach 1,7 h, HWZ 60 min, bei älteren Menschen HWZ bis 2 h, PEB 97 %, Metabolisierung zum 5-Hydroxyderivat und zum Sulfon, Elimination zu 35 % renal, zu 65 % biliär
Gr/La	strenge Indikation, Gr 4, Mittel der 2. Wahl, alternativ Antazida, Ranitidin, Cimetidin / strenge Indikation, alternativ Antazida, Ranitidin, Cimetidin

> **Hinweise:**
> ▶ keine volle Sicherheit von oralen Kontrazeptiva gegeben
> ▶ Serumspiegelkontrollen bei gleichzeitiger Einnahme von Antikoagulanzien und Theophyllin

Latanoprost TTK: ca. 32,- € (2,5 ml) | Rp.-Pflicht

HN Ⓓ *lokal:* **Xalatan**® 0,005 % Augentrpf.
Ⓐ **Arulatan**®, **Xalatan**®, **Latanoprost** (**Generika**)
CH **Xalatan**®

Dos *Erw.:* 1 × 1 Trpf./d abends ins Auge träufeln

Ind Senkung des erhöhten Augeninnendrucks (IOD) bei Offenwinkelglaukom und bei okulärer Hypertension, bei Kindern mit erhöhtem Augeninnendruck und kindlichem Glaukom

KI bekannte Überempfindlichkeit

NW *> 10 %:* verstärkte Irispigmentierung, leichte bis mittelschwere Bindehauthyperämie, Augenreizung (Brennen, Jucken, Stechen und schwaches Fremdkörpergefühl), Veränderungen der Wimpern und Flaumhaare (länger, dicker, erhöhte Pigmentierung und höhere Anzahl) (vor allem bei Patienten japanischer Herkunft)
1–10 %: vorübergehende, meist symptomfreie, punktförmige Erosionen des Hornhautepithels; Blepharitis, Schmerzgefühl im Auge

WW keine bekannt

WI L. ist ein Prostaglandin-$F_{2\alpha}$-Analogon und ein selektiver prostanoider FP-Rezeptor-Agonist, der den Augeninnendruck durch Steigerung des Kammerwasserabflusses senkt

PK Wi-Beginn nach 3–4 h, max. Wi nach 8–12 h, Wi-dauer > 24 h

Gr/La kontraindiziert, Gr 6 / kontraindiziert, La 2

Leflunomid (LEF) TTK: 2,60-3,60 € (10-20 mg); 24,- € (100 mg) | Rp.-Pflicht

HN Ⓓ *p. o.:* **Arava**®, **Leflunomid** (**Generika**)
- alle: 10|20|100 mg/Tbl.
Ⓐ **Arava**®
CH **Arava**®

Dos ▶ *Cave:* vor und während Behandlung obligate Laborkontrollen (s. Hinweise)
▶ *Aufsättigung:* mit 100 mg/d p. o. in den ersten 3 Behandlungstagen
▶ *Erhaltungsdosis:* 10–20 mg/d p. o.

Ind antirheumatisches Basistherapeutikum ("disease modifying antirheumatic drug" [DMARD]) zur Behandlung der aktiven rheumatoiden Arthritis und der aktiven Psoriasis-Arthritis des Erw.

KI schweres Immundefizit (z. B. AIDS), deutlich eingeschränkte Knochenmarkfunktion, ausgeprägte Anämie, Leukopenie oder Thrombozytopenie (mit anderer Ursache als rheumatoide Arthritis), schwere Infektionen, eingeschränkte Leber- oder Nierenfunktion, Hypoproteinämie, mangelnde kontrazeptive Maßnahmen (bei Männern und Frauen), Kinder/Jugendliche < 18 J. (keine Erfahrungen)

NW *1–10 %:* RR ↑, Durchfall, Übelkeit, Erbrechen, Appetitlosigkeit, Mundschleimhautläsionen, Bauchschmerzen, Transaminasen ↑, AP ↑, Bilirubin ↑, Gewicht ↓, KS, Schwindel, Parästhesie, Sehnenscheidenentzündung, Haarausfall, Ek-

zem, Hautausschlag, Pruritus, Leukozytopenie
< 1%: schwere Leberschäden, K⁺ ↓, Geschmacksveränderungen, Angstgefühl, Sehnenruptur, Stevens-Johnson-Syndrom, toxische epidermale Nekrolyse, Erythema multiforme, Nesselsucht, BB-Veränderungen bis Agranulozytose
o.A.: Infektionen ↑, Malignomrisiko ↑, Hyperlipidämie

WW Methotrexat (Hämatotoxizität, Hepatotoxizität ↑); kurz zurückliegende/gleichzeitige Gabe hepato- oder hämatotoxischer Arzneimittel (ggf. NW ↑ → zuvor Auswaschmaßnahmen, s. Hinweise); Vorsicht bei Phenytoin, Warfarin, Tolbutamid (gleicher Metabolisierungsweg)

WI L. hemmt die Proliferation von aktivierten Lymphozyten und die T- Zell-abhängige Autoantikörperbildung in B-Lymphozyten durch reversible Hemmung der De-novo-Pyrimidinsynthese → der gesteigerte Pyrimidinbedarf aktivierter Lymphozyten kann nicht mehr gedeckt werden → die aktivierten Lymphozyten können sich nicht mehr weiter vermehren und die Gelenke schädigen; darüber hinaus antiinflammatorische Effekte über andere Mechanismen (u. a. Supprimierung von Entzündungsmediatoren)

PK Resorption 82–95%, rasche Umwandlung in der Leber zu aktivem Metaboliten (A771 726), der einen hohen Eiweißbindungsgrad besitzt (PEB 99%), Wirkungsmax. 1–24 h, Eliminations-HWZ 2 Wo., Ausscheidung über Urin und Fäzes (enterohepatischer Kreislauf)

Gr/La kontraindiziert, Gr 7+8, alternativ Ibuprofen, Prednisolon, Sulfasalazin / kontraindiziert, La 4, alternativ Ibuprofen, Prednisolon, Sulfasalazin

❶ Hinweise:
- die gleichzeitige Verabreichung von hepato- oder hämatotoxischen DMARDs (disease modifying antirheumatic drug) (z. B. Methotrexat) ist nicht empfehlenswert
- auch bei der Behandlung von Männern besteht ein toxisches Risiko für den Fetus → zuverlässiger Empfängnisschutz!
- Pat. mit Tuberkulinreaktivität müssen wg. der Gefahr einer Tuberkulosereaktivierung sorgfältig überwacht werden
- *Auswaschmaßnahmen:* Colestyramin 3 × 8 g/d p. o. *oder* Aktivkohle 4 × 50 g/d p. o. über 11 d
- in den für die Zulassung herangezogenen Wirksamkeitsstudien war Leflunomid vergleichbar wirksam wie Methotrexat und Sulfasalazin

Behandlungskontrollen:
vor Therapiebeginn vollständiges Blutbild inkl. Differenzial-BB und Leberwerten (ALT [GPT]), dann in den ersten 6 Monaten alle 2 Wo., danach alle 8 Wochen; häufigere Kontrollen bei Risikofaktoren wie gleichzeitige/kurz zurückliegende Therapie mit immunsuppressiven/hämatotoxischen Substanzen oder hämatologische Abnormalitäten

Lepirudin TTK: 29,50–67,40 € (20–50 mg) | Rp.-Pflicht

HN Ⓓ *i. v.:* **Refludan**® 20|50 mg Trockensubstanz für Inj.-/Inf.-Lsg.
Ⓐ **Refludan**®
Ⓒʜ **Refludan**®

Dos
- *HIT Typ II:* 0,4 mg/kg KG (28 mg/70 kg KG) als Bolus langsam i. v., dann 0,15 mg/kg KG/h (10,5 mg/70 kg KG/h) als Dauerinfusion über 2–10 d oder länger, wenn es das klinische Bild erfordert
- *Steuerung:* nach 4 h PTT-Bestimmung (Ziel: 1,5- bis 3-fach über Norm); PTT zu hoch → 2 h Pause, dann mit 50% weiter und nach 4 h PTT-Kontrolle; PTT zu niedrig → Dosis + 20% und nach 4 h PTT-Kontrolle, Kontrollen: tägliche PTT-Bestimmung erforderlich

- *Standard-Prophylaxe von Thromboembolien bei HIT Typ II in der Anamnese:* 0,1–0,15 mg/kg KG/h (7–10,5 mg/70 kg KG/h) langsam i. v. als Dauerinfusion, anschließend s. o.
- *Dosisreduktion bei Niereninsuffizienz:* Kreatinin-Clearance 45–60 ml/ min → 50 %; 30–44 ml/min → 30 %; 15–29 ml/min → 15 % der Standarddosis

Ind parenterale antithrombotische Therapie thrombembolischer Erkrankungen bei Pat. mit einer aktuellen oder zurückliegenden heparininduzierten Thrombozytopenie Typ II

KI Gefahr einer vermehrten Blutungsneigung abschätzen (wie auch bei Einsatz der sonst üblichen Antikoagulanzien)

NW *> 10 %:* Blutungen, Hämaturie, AK-Bildung gegen Hirudine (ca. 40 %)
1–10 %: lebensbedrohliche Blutungen, intrakranielle Blutungen
< 1 %: allerg. Reaktionen

WW Thrombolytika (z. B. rt-PA, Streptokinase → Blutungsrisiko ↑); Kumarin-Derivate (Blutungsrisiko ↑)

WI L. ist ein gentechnisch hergestellter Thrombinhemmstoff, daher auch Dosiskontrolle durch die PTT möglich, in 90 % Normalisierung der Thrombozytenzahl, wirkt unabhängig von den Antithrombinen (z. B. AT III)

PK BV i. v. 100 %, s. c. 85–100 %, initiale HWZ 10 min, terminal 1,3 h, vollständige renale Ausscheidung und Metabolisierung

Gr/La kontraindiziert, Gr 5, Mittel der Wahl bei Heparinunverträglichkeit ist Danaparoid / kontraindiziert, La 1

❗ **Hinweise:**
- *HIT-II:* in ca. 1/1000 nach 5–14 d, Inzidenz 0,5–5,5 %, Thrombozyten < 100000/µl bzw. < 30 % des Ausgangswertes, HIPA-Test positiv (= Diagnosebestätigung für HIT II), thrombembolische Komplikationen und Verbrauchskoagulopathie, in bis zu 20 % möglich vitale Gefährdung!
- bei Umstellung auf Kumarin-Derivat Lepirudin bei INR 2,0 absetzen
- Berichte über 7 Fälle von schweren anaphylaktischen Reaktionen, von denen 6 nach Reexposition auftraten und 5 tödlich verliefen, haben eine Änderung der Produktinformation zur Folge; besondere Nutzen-Risiko-Abwägung ist somit bei der erneuten Gabe von Lepirudin angezeigt:
  - vor jeder Anwendung ist der Pat. über eine etwaige vorhergehende Behandlung mit **Refludan®** zu befragen; jeder Pat. muss darüber informiert werden, dass er mit **Refludan®** behandelt wird oder wurde
  - eine Behandlung darf außerdem nur dort erfolgen, wo intensivmedizinische Möglichkeiten zur Behandlung der schweren Anaphylaxie vorhanden sind
  - die Gabe von **Refludan®** soll streng nach der bisherigen Indikationszulassung erfolgen

Stu OASIS I- und II-Studie, TIMI 9a-, GUSTO Ia-Studie

Lercanidipin *TTK: 0,21–0,26 € (10–20 mg)* | Rp.-Pflicht

HN Ⓓ *p. o.:* **Carmen®**, **Corifeo®**, **Lercanidipin** (**Generika**) - *alle: 10|20 mg/Tbl.*
Ⓐ **Lercanidipin** (**Generika**), **Zanidip®**, **Zanipril®**
Ⓒʜ **Zanidip®**

Dos ► *Erw.:* 1 × 10 mg/d p. o. mind. 15 min vor einer Mahlzeit, ggf. schrittweise *Dosissteigerung* auf 20 mg/d p. o. möglich

- ▶ *leichte bis mittelschwere Nieren- o. Leberfunktionsstörungen:* vorsichtiger Behandlungsbeginn; Erhöhung der Dosis auf 20 mg/d p. o. nur unter erhöhter Vorsicht

Ind	leichte bis mittelschwere essenzielle art. Hypertonie
KI	Frauen in gebärfähigem Alter ohne sichere Verhütung, Obstruktion des linksventrikulären Ausflusstraktes, unbehandelte kongestive Herzinsuffizienz, instabile Angina pectoris, schwere Nieren- oder Leberfunktionsstörungen, < 1 Monat nach Myokardinfarkt; gleichzeitige Einnahme von: starken CYP-3A4-Inhibitoren, Ciclosporin, Grapefruitsaft
NW	*0,1–1 %:* KS, Schwindel, periphere Ödeme, Tachykardie, Palpitation, Flush, Hitzegefühl *0,01–0,1 %:* Rash, Myalgie, Somnolenz, Übelkeit, Dyspepsie, Diarrhoe, Abdominalschmerzen, Erbrechen, Angina pectoris, Polyurie, Asthenie, Ermüdung, Präkordialschmerzen
WW	CYP-3A4-Inhibitoren (z. B. Ketoconazol, Itraconazol, Ritonavir, Erythromycin, Troleandomycin), Ciclosporin und Grapefruitsaft (L. Spiegel ↑), Midazolam (L.-Resorption um 40 % ↑), CYP-3A4-Induktoren wie Antikonvulsiva (z. B. Phenytoin, Carbamazepin) und Rifampicin (L.-Wirkung ↓), Metoprolol (BV von L. ↓), Cimetidin (L.-BV ↑, Wi ↑), Simvastatin (dessen AUC ↑)
WI	L. ist ein Calciumantagonist aus der Dihydropyridingruppe und hemmt den transmembranösen Calciumeinstrom in den Herzmuskel und die glatte Muskulatur. Der Mechanismus der antihypertensiven Wirkung ist auf eine direkte relaxierende Wirkung auf die glatte Gefäßmuskulatur zurückzuführen, wodurch insgesamt der periphere Widerstand herabgesetzt wird.
PK	BV 10 %, max. Plasmakonz. nach 1,5–3 h, HWZ 8–10 h, PEB 98 %, Metabolismus durch CYP 3A4, 50 % renale Elimination
Gr/La	kontraindiziert (keine Erfahrungen) / kontraindiziert (Übergang in die Muttermilch zu erwarten, L. ist hochgradig lipophil)
❶	**Hinweise:** sinnvolle Kombinationen: mit Enalapril (Lercanidipin®, Zaneril®, Zanipress®)

Letrozol *TTK: ca. 6,- € (2,5 mg) | Rp.-Pflicht*

HN	Ⓓ *p. o.:* **Femara®, Letroarom®, Letroblock®, Letro** (Generika), **Letrozol** (Generika) - alle: 2,5 mg/Tbl. Ⓐ **Etrozin®, Femara®, Letregio®, Letrozol** (Generika) ㏇ **Femara®**
Dos	▶ *Erw.:* 1 × 2,5 mg/d p. o. ▶ *Therapiedauer:* bei adjuvanter Therapie 2 J.; bei erweiterter adjuvanter Therapie 4 J.; beim fortgeschrittenen oder metastasiertem Mammakarzinom bis Progression festgestellt wird ▶ *Leber- und Niereninsuffizienz:* bei Krea-Clearance von < 30 ml/min oder bei schwerer Leberinsuffizienz sind keine ausreichenden Daten vorhanden
Ind	Adjuvante Therapie postmenopausaler Frauen mit hormonrezeptorpositivem primärem Mammakarzinom ▶ erweiterte adjuvante Therapie nach vorheriger adjuvanter Standardtherapie mit Tamoxifen über 5 J. ▶ First-Line-Therapie

	▶ Behandlung nach Rezidiv oder Progression der Erkrankung bei Frauen, die sich in der Postmenopause befinden und die zuvor mit Antiöstrogenen behandelt wurden
KI	prämenopausaler Hormonstatus, bekannte Überempfindlichkeit
NW	*> 10 %:* Schweißausbrüche, Hitzewallungen, Müdigkeit, Schwächegefühl, Arthralgie *1–10 %:* Appetitlosigkeit, Appetit ↑, Hypercholesterinämie, Depression, KS, Schwindel, Übelkeit, Erbrechen, Dyspepsie, Obstipation, Diarrhö, Alopezie, Hautausschlag einschließlich erythematösem, makulopapulösem, psoriasiformem und vesikulärem Hautausschlag, Myalgie, Knochenschmerzen, Osteoporose, Knochenfrakturen, Unwohlsein, periphere Ödeme, Gewicht ↑ *0,1–1 %:* Harnweginfektionen, Tumorschmerzen, Leukopenie, generalisierte Ödeme, Angststörungen einschließlich Nervosität, Reizbarkeit, Schläfrigkeit, Schlaflosigkeit, Gedächtnisstörungen, Empfindungsstörungen einschließlich Parästhesie und Hypästhesie, Geschmacksstörungen, zerebrovaskulärer Insult, Katarakt, Augenreizung, verschwommenes Sehen, Herzklopfen, Tachykardie, Thrombophlebitis einschließlich oberflächlicher und tiefer Thrombophlebitis, Blutdruckanstieg, ischämische kardiale Ereignisse, abdominale Schmerzen, Stomatitis, Mundtrockenheit, Leberenzymwerte ↑, Pruritus, trockene Haut, Urtikaria, Arthritis, Vaginalblutung, vaginaler Ausfluss, trockene Vagina, Brustschmerzen, Fieber, trockene Schleimhäute, Durstgefühl, Gewicht ↓
WW	keine klin. relevanten WW bekannt
WI	L. ist ein nicht steroidaler Aromatasehemmer, der die Aromatase durch kompetitive Bindung an das Häm des Cytochrom-P450 der Aromatase hemmt → die Östrogenbiosynthese wird in all den Geweben wo sie vorkommt reduziert (Östron- und Östradiolspiegel sinkt um ca. 78 %)
PK	BV 99 %, max. Wirkungseffekt in 48-72 h, PEB 60 %, Steady-state nach 2-6 Wo., HWZ 2 d, nach Metabolisierung überwiegend renale Elimination
Gr/La	kontraindiziert, Gr 4 / kontraindiziert

Levetiracetam (LEV)
TTK: p.o.: 1,50–1,60 € (2000 mg); i.v.: 20,- € (1 Amp. 500 mg) | Kinder > 3 Monate | Rp.-Pflicht

HN	Ⓓ *p. o.:* **Keppra®, Levetiracetam (Generika)** *- alle:* 250|500|750|1000 mg/Tbl., Lsg. 100 mg/ml **Levetiracetam Desitin®** 250|375|750|500|1000|1250|1500 mg Granulat-Btl. *i. v.:* **Keppra®, Levetiracetam Desitin®** *- alle:* Inf.-Lsg. 500 mg/5 ml Amp. (100 mg/ml) Ⓐ **Keppra®** Ⓒ**H** **Keppra®, Lev Desitin®**
Dos	▶ *Erw. (> 12 J., > 50 kg):* initial 2 × 500 mg/d i. v. oder p. o., nach 2 Wo. *Dosissteigerung* auf 2 × 1000 mg/d p. o.; *Maximaldosis:* 2 × 1500–2000 mg/d ▶ *Kinder (4–11 J., < 50 kg):* initial 2 × tgl. 10 mg/kg KG, ggf. schrittweise bis 2 × 30 mg/kg KG ▶ *Dosisreduktion bei Niereninsuffizienz:* • Kreatinin-Clearance > 80 ml/min → 2 × 500–1500 mg/d • Kreatinin-Clearance 50–79 ml/min → 2 × 500–1000 mg/d • Kreatinin-Clearance 30–49 ml/min → 2 × 250–750 mg/d • Kreatinin-Clearance < 30 ml/min → 2 × 250–500 mg/d • bei Dialysepflicht 500–1000 mg/d

Ind	Monotherapie von partiellen epileptischen Anfällen (ab 16. Lj., bei Zusatzbehandlung ab 1. Mo.) mit und ohne sekundäre Generalisierung, Zusatzbehandlung bei juveniler myoklonischer Epilepsie ab 12. Lj. *off-label-use:* Status generalisierter tonisch klnischer Anfälle, nonkonvulsiver Status epilepticus
KI	bei Monotherapie Kinder < 4 J. (< 25 kg KG), bekannte Überempfindlichkeit
NW	*> 10 %:* Asthenie/Müdigkeit, Somnolenz *1–10 %:* Schwindel, KS, Thrombozytopenie, Diarrhoe, Übelkeit, abdominelle Schmerzen, Anorexie, Gewicht ↑, Agitation, emotionale Labilität/Stimmungsschwankungen, Feindseligkeit/Aggression, Nervosität/Reizbarkeit, Persönlichkeitsstörungen, Schlafstörungen, Amnesie, Depressionen, Tremor, Ataxie, Diplopie, Hyperkinesie, Myalgie, Infektion, Nasopharyngitis, Exanthem, Juckreiz *< 1 %:* psychotische Symptome (Halluzinationen)
WW	keine WW mit anderen Antiepileptika bekannt
WI	L. ist ein Antiepileptikum (ein Pyrrolinderivat), dessen Wirkungsmechanismus bislang unbekannt ist, Odds-ratio 3,01 (Placebo 1,0). In-vitro-Studien zeigen, dass L. die intraneuronalen Ca^{2+}-Spiegel beeinflusst, indem der durch N-Typ-Kanäle vermittelte Ca^{2+}-Strom partiell inhibiert sowie die Freisetzung von Ca^{2+} aus intraneuronalen Speichern vermindert wird. Weiterhin kehrt es partiell die Reduktion der GABA und Glycin-gesteuerten Ströme um, die durch Zink und β-Carboline induziert wird.
PK	rasche Resorption, BV 100 %, max. Plasmakonzentration nach 1,3 h, Steadystate nach 2 d, PEB < 10 %, geringe Metabolisierung, HWZ ca. 7 h (ältere Menschen 10–11 h), Metabolisierung: 76 % werden unverändert, 24 % als inaktiver Metabolit ausgeschieden, zu 95 % renale Elimination, 93 % werden innerhalb von 48 h ausgeschieden
Gr/La	kontraindiziert, Gr 6 (keine Erfahrungen) / kontraindiziert, La 1 (keine Erfahrungen)
❶	**Pädiatrische Zulassung:** Monotherapie ab 16. Lj., bei Zusatzbehandlung ab 1. Mo. **Hinweise:** keine Spiegelkontrolle erforderlich, da der Plasmaspiegel anhand der verabreichten Dosis infolge der vollständigen und linearen Resorption vorhergesagt werden kann
Stu	SKATE-Studie

Levocetirizin TTK: 0,58 € (5 mg); akut: 1,68 € (5 mg) | Kinder > 6 Jahre | Rp.-Pflicht

HN	Ⓓ *p. o.:* **Levocetirizin** (**Generika**), **Xusal**®, **Xusal akut**® 5 mg/ml Trpf., **Xyzall**® - *alle: 5 mg/Tbl.* Ⓐ **Xyzall**® CH **Xyzal**®
Dos	▶ *Erw. + Kinder 6–18 J.:* 1 × 5 mg/d p. o. für 3–6 Wo. ▶ *Dosisanpassung bei Niereninsuffizienz:* Kreatinin-Clearance > 50 ml/min: 5 mg/d; Kreatinin-Clearance 30–49 ml/min: 5 mg/d alle 2 d; Kreatinin-Clearance < 30 ml/min: 5 mg/d alle 3 d
Ind	Behandlung von Krankheitssymptomen bei allerg. Erkrankungen wie saisonale allerg. Rhinokonjunktivitis, chronische Urtikaria, perenniale allerg. Rhinitis

KI	Überempfindlichkeit gegen Levocetirizin oder andere Piperazinderivate oder enthaltene Hilfsstoffe
NW	*>10%:* KS, Schläfrigkeit, Mundtrockenheit, Müdigkeit, Schnupfen, Rachenentzündung, Abgeschlagenheit, Bauchschmerzen, Migräne
WW	wurden bisher nicht untersucht
WI	L. ist ein H_1-Rezeptorblocker wie Cetirizin (z. B. **Zyrtec**® Cetirizin), enthält jedoch im Gegensatz zu Cetirizin nur den aktiven R-Enantiomer und besitzt somit die doppelt so hohe Affinität zum H_1-Rezeptor → im Vgl. zu Cetirizin-Präparaten ist daher eine Dosisreduktion um 50 % möglich
PK	das pharmakokinetische Profil von Levocetirizin (R-Enantiomer von Cetirizin) ist dem Razemat Cetirizin identisch
Gr/La	kontraindiziert, Gr 4, Mittel der Wahl sind Clemastin, Dimetinden / kontraindiziert, La 2, Mittel der Wahl sind Dimetinden, Loratadin, Cetirizin
❶	**Hinweise:** ▶ im Vgl. zu Cetirizin-Präparaten ist eine Dosisreduktion um 50 % möglich ▶ deutlich höherer Preis im Vgl. zu Cetirizin ohne bisher nachgewiesenes besseres Wirk- und Nebenwirkungsprofil

Levodopa (mit Benserazid/Carbidopa) TTK: 1,20–4,20 € (125–250 mg) | Rp.-Pflicht

HN	ⓓ *Kombinationen mit Carbidopa = Decarboxylasehemmer:* *p. o.:* **Dopadura**®, **Isicom**®, **Levobeta C**®, **Levo C**®, **Levocarb**®, **Levocomp**®, **Levodopa** (Generika), **Levodop-Neurax**®, **Nacom**® 100|200 mg/Retard-Tbl. *- alle: 100/25, 200/50 bzw. 250/50 mg/Tbl. (Angaben jeweils Levodopa/Carbidopa)* *Kombinationen mit Benserazid = Decarboxylasehemmer:* *p. o.:* **Levobens TEVA**® 50 mg/12,5 mg|100/25 mg|200 mg/50 mg/Kps., **Levodopa comp. B STADA**® 50 mg/12,5 mg|100/25 mg|200 mg/50 mg/Kps., **Levopar**® 62,5 mg|125 mg|250 mg Kps. (50 mg/12,5 mg|100 mg/25 mg|200 mg/50 mg), **Madopar**® 62,5|125 Kps. (50 mg/12,5 mg|100 mg/25 mg), 125|250 Tbl. (100 mg/25 mg|200 mg/50 mg), **Madopar**® **LT** 100 mg/25 mg/Tbl., **Depot**-Retardkapseln 100 mg/25 mg/Kps., **Restex**® 100/25 mg Retardkapseln, Tbl. *- alle: Angaben jeweils Levodopa/Benserazid* ⓐ *Kombinationen mit Carbidopa:* **LevoCar**®, **Sinemet**®, **Stalevo**®, **Duodopa**® *Kombinationen mit Benserazid:* **Madopar**®, **Restex**® ⓒ *Kombinationen mit Carbidopa:* **Sinemet**®, **Stalevo**®, **Duodopa**® *Kombinationen mit Benserazid:* **Madopar**®
Dos	▶ *Morbus Parkinson:* beginnen mit 100–200 mg/d in 3 ED, dann alle 3–5 d je nach klinischen Wi und NW Tagesdosis um 100–200 mg erhöhen (möglichst niedrige Dosis wählen) ▶ *Dosisbereich:* • geringe Symptomatik 3–4 × 62,5–125 mg/d p. o. • schwere Symptomatik 3–4 × 125–250 mg/d p. o. • Dosisbereich 50–1000 mg/d (350–800 mg/d mittlerer Bereich) ▶ *Restless-legs-Syndrom:* 1 (–4) × 62,5 mg/d p. o. abends
Ind	Morbus Parkinson, symptomatischer Parkinsonismus (postenzephalitisch, toxisch, arteriosklerotisch, ausgenommen medikamenteninduziert), Einsatz besonders bei Akinese und Rigor; Restless-legs-Syndrom
KI	primäre Psychose, dekompensierte endokrine, renale, hepatische und kardiale Erkrankungen, Engwinkelglaukom, gleichzeitige Gabe von Reserpin oder nicht selektiver MAO-Hemmer, Alter < 25 J., fehlende Kontrazeption

NW	*sofort:* Nausea, Erbrechen, Obstipation (20–30 %), Schwindel, arterielle Hypotonie, Orthostasereaktion, tachykarde HRST, Unruhe, Agitiertheit, Depression, Verwirrtheit, Psychose, optische und akustische Halluzinationen, vermehrtes Schwitzen, Pollakisurie *langfristig:* Wirkungsverlust (end of dose), On-/Off-Oszillationen, Dyskinesien, biphasische Dystonie, Hautreaktionen, selten hämolytische Anämie, Schlafstörungen
WW	nicht selektive irreversible Hemmer der Monoaminooxidase (hypertensive Krisen), nur mit selektiven MAO-Hemmern kombinieren (bei geplanter Madopar-Therapie mindestens 2 Wo. zuvor MAO-Hemmer absetzen!); Sympathomimetika (deren Wi ↑); Standard-Madopar + Trihexyphenidyl (Levodopa-Resorptionsgeschwindigkeit ↓); Antazida (Levodopa-Absorption ↓ um 32 %); Antihypertensiva (RR ↓); Neuroleptika, Opioide, reserpinhaltige Antihypertensiva, Vitamin B_6 (Madopar-Wi ↓); proteinreiche Mahlzeit (Madopar-Resorption ↓)
WI	in Kombinationspräparaten verhindern Decarboxylasehemmer die periphere Umwandlung des Levodopa in Dopamin: nach Aufnahme ins Neuron (überwiegend im Striatum) wird Levodopa in Dopamin umgewandelt, das den Dopaminmangel dort vermindert; die Decarboxylasehemmer können die Blut-Hirn-Schranke nicht überwinden
PK	BV 98 %, HWZ 1,5 h (1–3 h), Retardform 2–4 h, die gleichzeitige Nahrungsaufnahme red. erheblich die Plasmakonz. (bis zu 30 %), max. Plasmakonzentration nach ca. 1 h (+ Benserazid)/2–4 h (+ Carbidopa), Wirkungsdauer von L-Dopa hält jedoch wesentlich länger an (kompletter Wirkungsverlust jedoch erst nach 3–4 d), renale Elimination der Metabolite unter **Madopar LT®** ist die max. Plasmakonzentration bereits nach 25 min erreicht
Gr/La	kontraindiziert, Gr 6 + 8, Mittel der Wahl im 1. Trim. ist Biperiden / kontraindiziert (über Prolaktinsekretionshemmung Laktationshemmung)
❗	**Hinweise:** ▶ Einnahme 30 min vor oder 90 min nach dem Essen (gleichzeitige Nahrungsaufnahme reduziert die Resorption um 15 % und den max. Serumspiegel um 30 %) ▶ individuelle Anpassung der Dosierung und Verteilung der Tagesdosen je nach klinischer Symptomatik, nicht nach Plan ▶ bei Übelkeit und Brechreiz anfangs jeweils 30 min vor L-Dopa-Einnahme 20 mg Domperidon (**Motilium®**) einnehmen ▶ plötzliche Dosisreduktion nach langjähriger Einnahme kann eine akinetische Krise oder ein malignes L-Dopa-Entzugssyndrom verursachen ▶ *sinnvolle Kombinationen:* mit Entacapon = **Stalevo®** **Behandlungskontrollen:** ▶ in der Einstellungsphase mehrfach Leber-/Nierenfunktion, Blutbild (später ≥ 1 × jährlich) ▶ bei Herzinfarktanamnese, HRST, KHK Kreislauf- und EKG-Kontrollen ▶ bei anamnestisch GIT-Ulzera/Osteomalazie besonders überwachen ▶ bei Glaukom Kontrollen des intraokulären Drucks ▶ bei Diabetikern BZ-Kontrollen
Stu	CALM-PD-Studie, REAL-PET-Studie

Levodopa + Carbidopa + Entacapon TTK: ca. 5,- € (3 Tbl.) | Rp.-Pflicht

HN Ⓓ *p. o.:* **Stalevo®** 50|12,5|200 mg/Tbl., 75|18,75|200 mg/Tbl., 100|25|200 mg/Tbl., 125|31,25|200 mg/Tbl., 150|37,5|200 mg/Tbl., 175|43,75|200 mg/Tbl., 200|50|200 mg/Tbl.
Ⓐ **Stalevo®**
CH **Stalevo®**

Dos *Erw.:* Dosisanpassung je nach klin. Befund, einschleichend beginnend; Verteilung auf 3–4 Tbl./d p. o.

Ind Erw. mit Morbus Parkinson, bei denen „end-of-dose"-Fluktuationen im Krankheitsbild auftreten, die durch eine Behandlung mit Levodopa und einem Dopadecarboxylase-Hemmer nicht ausreichend stabilisiert sind

KI Überempfindlichkeit, schwere Leberinsuffizienz, Engwinkelglaukom, Phäochromozytom, gleichzeitige Anwendung von Stalevo mit nichtselektiven Monoaminoxidase-(MAO-A- und MAO-B-)Hemmern (z. B. Phenelzin, Tranylcypromin), gleichzeitige Anwendung mit einem selektiven MAO-A- und einem selektiven MAO-B-Hemmer, malignes neuroleptisches Syndrom (MNS) und/oder atraumatische Rhabdomyolyse in der Anamnese

NW *>10%:* Dyskinesien, Diarrhoe, Übelkeit, Schmerzen von Skelettmuskulatur und Bindegewebe, Verfärbung des Urins (gelb)
1–10%: Anämie, Gewicht ↓, Appetit ↓, Depression, Halluzinationen, Verwirrtheit, ungewöhnliche Träume, Angst, Schlaflosigkeit, Verstärkung der Parkinson-Symptome (z. B. bradykinetische Episoden), Tremor, On-off-Phänomen, Dystonie, mentale Beeinträchtigung (z. B. kognitive Dysfunktion, Demenz), Somnolenz, Benommenheit, KS, Verschwommensehen, Symptome der KHK (z. B. Angina pectoris, außer Herzinfarkt), unregelmäßiger Herzrhythmus, orthostatische Hypotonie, Hypertonie, Dyspnoe, Obstipation, Erbrechen, Dyspepsie, Abdominalschmerzen und -beschwerden, Mundtrockenheit, Hautausschlag, Schwitzen ↑, Muskelkrämpfe, Gelenkschmerz, Harnwegsinfektionen, Schmerzen im Brustkorb, periphere Ödeme, Stürze, Gangstörungen, Asthenie, Fatigue

WW s. FI

WI
- *Levodopa (mit Benserazid/Carbidopa):* in Kombinationspräparaten verhindern Decarboxylasehemmer die periphere Umwandlung des Levodopa in Dopamin: nach Aufnahme ins Neuron (überwiegend im Striatum) wird Levodopa in Dopamin umgewandelt, das den Dopaminmangel dort vermindert; die Decarboxylasehemmer können die Blut-Hirn-Schranke nicht überwinden
- *Entacapon:* E. ist ein reversibler peripherer Catechol-O-Methyltransferasehemmer (COMT-Hemmer): höherer Anteil von Levodopa im Gehirn verfügbar → verstärkte und verlängerte Wi von Levodopa, Wirkungseffekt bereits nach 1 d erkennbar; Zunahme der "On"-Phasen um 2,1 h/d (lt. Fachinformation)

PK
- *Levodopa (mit Benserazid/Carbidopa):* BV 98%, HWZ 1,5 h (1–3 h), Retardform 2–4 h, die gleichzeitige Nahrungsaufnahme red. erheblich die Plasmakonz. (bis zu 30%), max. Plasmakonzentration nach ca. 1 h (+Benserazid)/2–4 h (+Carbidopa), Wirkungsdauer von L-Dopa hält jedoch wesentlich länger an (kompletter Wirkungsverlust jedoch erst nach 3–4 d), renale Elimination der Metabolite; unter **Madopar LT®** ist die max. Plasmakonzentration bereits nach 25 min erreicht

> *Entacapon:* BV ca. 35 %, hoher First-pass-Effekt, max. Plasmakonzentration nach ca. 1 h, HWZ 1–2 h, PEB 98 %, nach hepatischer Metabolisierung Elimination zu 80–90 % mit den Fäzes

Gr/La kontraindiziert, Gr 6 / kontraindiziert, La 5

Levofloxacin
TTK: p.o.: 2,35–3,55 € (250–500 mg); i.v.: 35–57,- € (250–500 mg) | Rp.-Pflicht

HN Ⓓ *p. o.:* **Tavanic®**, **Levofloxacin (Generika)**, **Levoflox-CT®**
- alle: 250|500 mg/Tbl.
i. v.: **Tavanic®**, **Levofloxacin (Generika)**
- alle: Inf.-Lsg. (250|500 mg/50 ml|500 mg in 100 ml)
lokal, Auge: **Oftaquix sine®** 5 mg/ml Augentrpf.
Ⓐ **Tavanic®**
CH **Tavanic®**

Dos
> *akute Sinusitis:* 1 × 500 mg/d p. o. für 10–14 d
> *akute Exazerbation einer chron. Bronchitis:* 1 × 250–500 mg/d p. o. für 7–10 d
> *ambulant erworbene Pneumonie, Haut- und Weichteilinfekte:*
>   · *leicht:* 1–2 × 500 mg/d p. o. für 7–14 d
>   · *schwer:* 1–2 × 500 mg/d i. v. über mindestens 60 min infundieren, rasch auf p. o.-Gabe umstellen
> *komplizierte Harnwegsinfekte (inkl. Pyelonephritis):* 1 × 250 mg/d p. o./i. v. über mindestens 30 min infundieren, rasch auf p. o.-Gabe umstellen (jeweils unzerkaut mit reichlich Flüssigkeit zur Mahlzeit einnehmen)
> *Dosisanpassung bei Niereninsuffizienz:*
>   · Kreatininclearance 50–20 ml/min: Dosis halbieren
>   · Kreatininclearance 19–10 ml/min: ¼ der Dosis
>   · Kreatininclearance < 10 ml/min: ¼ der Dosis (einschließlich Hämodialyse)
> *lokale Augeninfekte:*
>   · *1.–2. Tag:* initial bis zu 8 × /d 1–2 Trpf. (alle 2 h) in das betroffene Auge geben
>   · *3.–5. Tag:* 4 × 1–2 Trpf./d in das betroffenes Auge geben

Ind akute bakterielle Sinusitis (p. o.), akute Exazerbation einer chronischen Bronchitis (p. o.), ambulant erworbene Pneumonie (p. o./i. v.), komplizierte Haut- und Weichteilinfektionen (p. o.) (alle zuvorgennanten Indikationen, wenn Antibiotika, die üblicherweise zur Initialbehandlung dieser Infektionen empfohlen werden, als nicht indiziert erachtet werden)
Pyelonephritis und komplizierte Harnwegsinfektionen (p. o./i. v.), chronische bakterielle Prostatitis (p. o./i. v.), unkomplizierte Zystitis (p. o.), Lungenmilzbrand: zur Prophylaxe nach einer Exposition und als kurative Behandlung (p. o./i. v.); lokal-topische Behandlung bakterieller Infektionen des vorderen Augenabschnittes

KI Epilepsie und Prädisposition für epileptische Anfälle, Pat. mit Sehnenbeschwerden nach Gyrasehemmergabe, Kinder und Jugendliche in der Wachstumsphase (Knorpelschädigung); *relative KI:* Glukose-6-Phosphat-Dehydrogenasemangel

NW *> 1 %:* Übelkeit, Diarrhoe, Transaminasen ↑, *lokal:* Schmerzen, Phlebitis
0,1–1 %: Pruritus, Rash, Anorexie, Erbrechen, Abdominalschmerzen, Dyspepsie, KS, Schwindel/Benommenheit, Schläfrigkeit, Schlaflosigkeit, Bilirubin ↑, S-Krea ↑, Eosinophilie, Leukozytopenie, Asthenie, Pilzüberwucherungen
0,01–0,1 %: Urtikaria, Bronchospasmus/Dyspnoe, blutige Diarrhoe, Enterokoli-

tis, ggf. auch pseudomembranöse Kolitis, zentralnervöse Effekte, HF ↑, RR ↓, Arthralgie, Myalgie, Tendinitis, Neutropenie, Thrombozytopenie

o.A.: hypoglykämisches Koma, ventrikuläre Arrhythmie und Trosade de pointes, ventrikuläre Tachykardie, Leberversagen (Todesfälle), benigne intrakranielle Hypertonie, Visusverlust (passager), Pankreatitis, Myasthenia gravis (Verschlechterung), Bänder- und Muskelrisse, Hörverlust, EPMS, allerg. Vaskulitis, Porphyrie-Attacken bei Porphyrie

WW	Eisensalze, magnesium-/aluminiumhaltige Antazida (Levofloxacin-Wi ↓); Sucralfat, Probenecid, Cimetidin (renale Levofloxacin-Elimination ↓ → *Cave* Niereninsuffizienz)
WI	L. ist ein Gyrasehemmer (S[−]Enantiomer des Racemates Ofloxacin): Hemmung der DNA-Gyrase (bei Bakterien beteiligt an Replikation, Transkription, Rekombination und Reparatur der DNA); Resistenzen beruhen auf einer geringeren Empfindlichkeit der DNA-Gyrase gegenüber dem Chinolon oder einer verminderten Permeabilität der Zellmembran gegenüber dem Wirkstoff
PK	100% BV nach p.o.-Gabe, max. Plasmakonzentration nach 1 h, 30–40% PEB, schlechte Liquorgängigkeit, HWZ 6–8 h, renale Elimination → Dosisreduktion bei Kreatininclearance < 50 ml/min
Gr/La	kontraindiziert (keine Erfahrungen) / kontraindiziert (keine Erfahrungen)
❶	**Cave:** **Rote-Hand-Brief 09/2012:** Indikationseinschränkungen und Ergänzung neuer sicherheitsrelevanter NW und Warnhinweise und Vorsichtsmaßnahmen **Hinweise:** ▶ Infusionslösung darf nicht mit Heparin oder alkalischen Lösungen (z.B. NaHCO₃) gemischt werden ▶ bei klinischen Zeichen einer Tendinitis sofortiges Behandlungsende, Risiko durch hohes Alter und ggf. begleitende Steroidgabe erhöht ▶ unter der Behandlung keine unnötige Sonnenbestrahlung oder künstliche UV-Strahlung (Gefahr der Photosensibilisierung) **Behandlungskontrollen:** BZ bei Diabetikern, EKG (insbes. ältere Patienten und Frauen), Transaminasen **Spektrum:** *Sensibel:* Enterococcus faecalis, Staph. aureus methicillinsensibel, Strept. pneumoniae, pyogenes, agalactiae, der Gruppe C und G, Acinetobacter baumannii, Citrobacter freundii, Enterobacter cloacae, E. coli, Haemophilus influenzae und parainfluenzae, Klebsiella pneumoniae, Moraxella catarrhalis, Pseudomonas aeruginosa, Proteus, Chlamydia pneumoniae, Legionellen, Mykoplasmen *Resistenz:* Staphylococcus aureus methicillin-resistent

Levomepromazin

TTK: p.o.: 0,15-0,26 € (25-150 mg); i.m.: 2,68 € (25 mg Amp.) | Kinder > 16 Jahre | Rp.-Pflicht

HN	Ⓓ *p.o.:* **Levium**® 100 mg/Tbl., **Levomepromazin-neuraxpharm**® 10|50|100 mg/Tbl., Lsg. 40 mg/ml, **Neurocil**® 100 mg/Tbl., Trpf. 40 mg/ml = 40 Trpf. - alle: 25 mg/Tbl. *i.m.:* **Levomepromazin-neuraxpharm**®, **Neurocil**® - alle: 25 mg/Amp. à 1 ml Ⓐ **Nozinan**® CH **Nozinan**®

Dos	▸ *allgemein:* einschleichend mit Trpf. beginnen, je nach Verträglichkeit und Wi Dosis steigern und später in der Regel auf Tbl. umstellen ▸ *ambulant:* einschleichend beginnen mit 15–30 mg/d und steigern bis zu 75–150 mg/d in jeweils 3 ED; *Maximaldosis:* 200 mg/d ▸ *stationär:* einschleichend beginnen mit 75–100 mg/d und steigern bis zu 150–300 mg/d in jeweils 3 ED; *Maximaldosis:* 600 mg/d ▸ *starke Erregungszustände:* 25–50 mg/d i. m., bei Mehrfachgaben sind Tagesdosen von 100–150 mg/d i. m. ausreichend ▸ *schwere Schmerzzustände:* beginnen mit 25–75 mg/d p. o., langsame Dosissteigerung auf bis zu 300 mg/d p. o. ▸ *Maximaldosis:* ambulant 200 mg/d, stationär 600 mg/d
Ind	Psychosen des schizophrenen Formenkreises, manische Erregung, agitierte Depression, reaktive Psychosen mit Unruhe und Angst, adjuvant bei der Schmerztherapie
KI	akute Intoxikationen mit zentral wirksamen Medikamenten/Alkohol, Kreislaufschock, Koma; *relative KI:* Schwere Leber-/Nierenerkrankungen, Prostatahyperplasie, kardiale Vorschädigungen, bekannte orthostatische Dysregulation, prolaktinabhängige Tumoren
NW	*o.A.:* Sedierung, z. T. kardiotoxisch, HF ↑, orthostat. Dysregulation, BB-Veränderungen, extrapyramidal-motorische Störungen (Parkinsonismus, Akathisie, Dystonie, Spätdyskinesien)
WW	Psychopharmaka, Alkohol, Hypotonika, Antihypertonika, Anticholinergika (ggf. Wi ↑); Carbamazepin, Barbiturate (ggf. Levomepromazin-Wi ↓)
WI	niederpotentes Neuroleptikum vom Phenothiazintyp; Dopaminrezeptorblocker → überwiegende Dämpfung von Antrieb und Affektivität; antipsychotisch, antiemetisch und analgetisch wirksam, depressionslösend
PK	BV 50 %, HWZ 16–78 h (im Mittel 20 h), max. Plasmakonzentration p. o. nach 2–3 h, i. m. nach 30–90 min
Gr/La	strenge Indikation, Mittel der Wahl / strenge Indikation, Mittel der Wahl
🛇	**Intoxikation:** ▸ *Klinik:* Somnolenz bis Koma, Miosis, zentrales anticholinerges Syndrom (ZAS), toxische Psychose, Hypotension, ventrikuläre Tachykardie, Kammerflimmern, Ateminsuffizienz, Lungenödem ▸ *Therapie:* Magenspülung + Aktivkohle + Natriumsulfat, bei Hypotension Volumen und ggf. Katecholamine, bei ventrikulären Rhythmusstörungen Magnesiumsulfat (Bolus 2 g, dann 3–20 mg/min) *oder* Lidocain (Bolus 1 mg/kg KG), beim ZAS und toxischer Psychose Physostigmin (initial 2 mg langsam i. v., dann 2–3 mg/h als Perfusor) **Hinweise:** kardiovaskuläre Störungen vorher ausschließen, bei älteren Patienten niedrigere Dosis geben

Levothyroxin (T 4)

TTK: p.o.: 0,12–0,17 € (25-200 µg); i.v.: 47,50 € (0,5 mg) | Kinder > 0 Monate | Rp.-Pflicht

HN Ⓓ p. o.: **Eferox®**, **Euthyrox®**, **L-Thyrox Hexal®**, **L-Thyroxin (Generika)**
- alle: 25|50|75|100|125|150|175|200 µg/Tbl.,
Berlthyrox® 50|100|150 µg/Tbl., **L-Thyroxin Henning® test** 1 µg/Tbl., **Thevier®** 50|100 µg/Tbl.
parenteral: **L-Thyroxin Henning®** inject 0,5 mg/Inf.-Fl.
Ⓐ **Euthyrox®**, **L-Thyroxin®**, **Thyrex®**
CH **Eltroxin®**, **Euthyrox®**, **Tirosint®**

Dos
- *Hypothyreose: initial* 50 µg/d p.o. für 8–14 d, dann wöchentlich steigern um 25–50 µg/d p.o. (je nach TSH und SD-Parametern)
- *euthyreote Struma (> 40. Lj., erfolglose Jod-Behandlung):* 75–150 µg/d p.o. für ½–1 J. mit oder ohne Jodid (Ziel: TSH zwischen 0,3–0,8 mU/ml), dann Umstellung auf eine Monotherapie mit Jodid zur Strumaprophylaxe
- *Strumarezidivprophylaxe nach Resektion:* 50–150 µg/d p.o. in Kombination mit 200 µg Jodid (Ziel: TSH zwischen 0,3–0,8 mU/ml)

Ind Hypothyreose, Hypothyreose nach Thyreoiditis, Jodmangel-Struma, Z. n. Schilddrüsen-OP, Z. n. Radiojodtherapie

KI *relative KI:* frischer Herzinfarkt, AP, akute Myokarditis, tachykarde HRST, unbehandelte Niereninsuffizienz

NW *o.A.:* Hyperthyreose (Hyperthyreosis factitia: Tremor, HF ↑, Hyperhidrosis, Diarrhoe, Gewicht ↓, innere Unruhe, HRST, Schlaflosigkeit, Fieber, KS, pektanginöse Beschwerden), TSH-Suppression

WW Insulin (dessen Wi ↓); Herzglykoside, Katecholamine, Antikoagulanzien, trizyklische Antidepressiva, gerinnungshemmende Stoffe (deren Wi ↑); orale Kontrazeptiva, Colestyramin, Colestipol (Levothyroxin- Wi ↓); Salizylate, Furosemid, Clofibrat, Phenytoin, Carbamazepin (Levothyroxin- Wi ↑)

WI L. wirkt nach Aufnahme in Zelle/Zellkern durch Bindung an den Rezeptoren: gesteigerter Kohlenhydrat-/Fett-/Eiweißstoffwechsel; wichtige Rolle bei der Knochen- und ZNS-Entwicklung, Einfluss auf neuromuskuläre Überleitung

PK 70–80 % werden oral resorbiert, max. Plasmaspiegel nach ca. 6 h, Wi-Eintritt nach 3–5 d, PEB 99 % (TBG, TTR und Albumin), HWZ 7 d, Metabolisierung über Leber, Niere, Gehirn und Muskel

Gr/La Anwendung möglich, kontraindiziert als Zusatz einer thyreostatischen Behandlung / Anwendung möglich

❗ Intoxikation:
- *Klinik:* Agitation, Tremor, Mydriasis, Tachykardie, Vorhofflimmern, AP, Erbrechen, Diarrhoe, Fieber, selten Thyreotoxikose
- *Therapie:* Magenspülung + Aktivkohle (30–50 g) + Natriumsulfat (10–20 g) + Colestyramin (4–6 × 4 g); Basissedierung mit Diazepam 5–10 mg p.o.; bei Tachykardie Propranolol 2–4 × 25 mg/d p.o.; bei Fieber physikalische Kühlung, Volumensubstitution

Hinweise:
- *sinnvolle Kombinationspäparate bei Jodmangel:* mit Jodid = Kaliumjodid = **Jodthyrox®**, **L-Thyroxin-jod beta®**, **Thyreocomb® N**, **Thyronajod®**
- *Einnahmezeitpunkt:* morgens nüchtern einnehmen

Behandlungskontrollen:
Referenzbereiche:
- TSH: 0,3–4,0 mU/l
- T_4: 5,5–11,0 µg/dl = 77–142 nmol/l; fT_4: 0,08–1,8 ng/dl = 10–23 pmol/l
- T_3: 0,9–1,8 ng/ml = 1,4–2,8 nmol/l; fT_3: 3,5–8,0 ng/l = 5,4–12,3 pmol/l

Lidocain TTK: 0,50–2,- € (10 ml 0,5%, 1% oder 2%) | Kinder > 0 Monate | Rp.-Pflicht

HN Ⓓ *i. v., lokal:* **Heweneural 1 %®**, **Licain®**, **Lidocain (Generika)**, **Lidoject® 50|500 mg/5|50 ml**, **Xylocain®** f.d. Kardiologie 20 % = 200 mg/ml, **Xylocitin®**, **Xyloneural®**
- *alle:* 0,5 %|1 %|2 % mit 5|10|20 mg/ml

äußerlich: **Posterisan Akut®**, **Xylocain®**, **Xylonor®**, **Versatis®** 5 % Pflaster
- *alle:* Salbe, Lsg., Gel, Pumpspray

Ⓐ **Lidocorit®**, **Xylanaest®**, **Xylocain®**, **Xylocard®**, **Xyloneural®**

L

Ⓒ **Dynexan®**, **Kenergon®**, **Neurodol®**, **Rapidocain®**, **Sedagul®**, **Solarcaine®** Xylesin®, **Xylocain®**, **Xylocard®**, **Xyloneural®**

Dos	▶ *i.v.-Bolus:* 1 mg/kg KG langsam i.v. = 50–100 mg i.v., ggf. Wiederholung nach 5–10 min • *Perfusor:* Amp. = 1000 mg (= 1 Amp. × 5 ml 20 % **Xylocain®**) verdünnen mit Glukose 5 % auf 50 ml = 20 mg/ml; 0,86–3,42 mg/kg KG/h = 3–12 ml/h (bei 70 kg KG) • *Maximaldosis:* 6 g/d zur Therapie von HRST ▶ *Lokalanästhesie:* 1–2 %ig s.c. max. 200 mg ▶ *lokal, Oberflächenanästhesie:* Lidocaingel/-salbe/-Pumpspray bei Bedarf oder mehrmals tgl. auftragen ▶ *lokal, Schmerztherapie bei PZN:* 1 × für 12 h/d Pflaster auf schmerzhafte Stelle aufkleben, max. 3 Pflaster zeitgleich ▶ *Dosisreduktion bei schwerer Herz- und Leberinsuffizienz um bis zu 50 %!* ▶ *Kinder mit ventrikulären Extrasystolen, Tachykardie:* akut 1–2 mg/kg KG/min; *Erhaltungsdosis:* 1–3 mg/kg KG/h
Ind	Kammerarrhythmien bei Infarkt, schwere ventrikuläre Extrasystolie, defibrillationsresistentes Kammerflimmern, Lokalanästhesie von Haut und Schleimhäuten *Pflaster:* Post-zoster-Neuralgie (PZN) *Salbe/Lsg./Gel:* lokale Schmerzen, lokale Schmerzlinderung bei invasiven Maßnahmen
KI	totaler AV-Block, Bradykardie, kardiogener Schock
NW	> 10 %: *bei lokaler Anwendung:* post-OP Heiserkeit < 1 %: allerg. Reaktionen, Benommenheit, Schwindel, Kribbeln, Tinnitus, Desorientierung, Sehstörungen, Tremor, Krämpfe, Bewusstseinsstörungen, Bewusstlosigkeit, Atemdepression, Schwindel, Verwirrtheitszustände (häufig), RR ↓, proarrhythmische Wirkungen (Sinusarrest, AV-Block, HF ↓, Asystolie)
WW	Amiodaron, Chinidin, Cimetidin, Diltiazem, Erythromycin, Fluconazol, Fluvoxamin, Itraconazol, Ketoconazol, Nifedipin, Roxithromycin, Valproinsäure und Verapamil (Lidocain-Spiegel ↑, bei Cimetidin bis zu 50 %); Barbiturate (v. a. Phenobarbital), Phenytoin, Benzodiazepine, Aminoglutethimid, Carbamazepin, Primidon und Rifampicin (Lidocain-Spiegel ↓); Muskelrelaxanzien (deren Wi ↑)
WI	L. ist ein Antiarrhythmikum Ib und Lokalanästhetikum: Wirkungsstärke vom Kaliumspiegel abhängig (bei Hypokaliämie ↓), Membranstabilisierung durch Verlangsamung des Ionenaustausches (v. a. Na⁺) durch die Zellmembran, Verzögerung der Bildung und Fortleitung von Reizen
PK	nur parenterale Gabe möglich, da ausgeprägter First-pass-Effekt; Wi-Dauer bei Lokalanästhesie 1–2 h (0,5 % → 60 min, 1 % → 90 min), bei i.v.-Gabe HWZ 1,6 h, Wi-Beginn nach 1–2 min, Wi-Dauer 15–20 min; PEB 60 %, hepatischer Umbau in z. T. aktive Metabolite (u. a. Monoenthylxylidid, HWZ ca. 3 h) und renale Elimination
Gr/La	strenge Indikation, Antiarrhythmikum der Klasse IA der Wahl / strenge Indikation
❗	**Intoxikation:** ▶ *Klinik:* Sinusknotenstillstand, Sinusbradykardie, deblockiertes Vorhofflattern, Knotentachykardie, Kammerbradykardie, Kammertachykardie, Kammerflimmern, AV-Blockierungen, Asystolie, Hypotension, Schock, Ateminsuffizienz, Agitation, Nystagmus, epileptische Anfälle, Somnolenz bis Koma

- *Therapie:* bei Hypotension Noradrenalin, bei schwerwiegenden HRST NaCl 20 % 30 ml i. v., bei refraktären HRST (z. B. Torsade de pointes) Bolus Magnesiumsulfat (MgSO₄ 25 % 1–2 g, dann 1,0 mg/min), frühzeitige Intubation und Beatmung (FiO₂)

Hinweise:
- bei akuten lebensbedrohlichen HRST Therapiebeginn immer mit Bolusinjektion
- aufgrund kurzer HWZ sollte im Anschluss an eine Bolusinjektion eine Dauerinfusion mittels Perfusor erfolgen

Behandlungskontrollen:
therapeutischer Spiegel 1,5–5,0 mg/l = 8,5–21,5 µmol/l (Umrechnungsfaktor 4,27)

Linezolid   TTK: p.o.: 186,80 € (1200 mg); i.v.: 186,80 € (1200 mg) | Rp.-Pflicht

HN	Ⓓ *p. o.:* **Zyvoxid®** 600 mg Tbl., Granulat 100 mg/5 ml (zur Herstellung einer Suspension) *i. v.:* **Zyvoxid®** Inf.-Lsg. 600 mg in 300 ml Ⓐ **Zyvoxid®** ㏈ **Zyvoxid®**
Dos	▸ *Erw. i. v.:* initial 2 × 600 mg i. v. über einige Tage, dann p. o. ▸ *Erw. p. o.:* 2 × 600 mg p. o. über 10–14 d, wenn Behandlung klinisch wirkt ▸ *max. Therapiedauer:* 28 Tage
Ind	Reserveantibiotikum für nosokomiale oder ambulant erworbene Pneumonie, schwere Haut- und Weichteilinfektionen durch Gram-positive Erreger, vor allem multiresistente Staph. aureus (MRSA)
KI	Komb. mit MAO-Hemmern (14 d Abstand); *relative KI:* unkontrollierte Hypertonie, Phäochromozytom, Karzinoid, Thyreotoxikose, bipolare Depression, schizoaffektive Psychose, akute Verwirrtheitszustände, Kombination mit selektiven Serotonin-Wiederaufnahme-Hemmern, trizyklische Antidepressiva, Serotonin-5-HT₁-Rezeptoragonisten (Triptane), Sympathomimetika (z. B. Bronchodilatatoren, Pseudoephedrin, Adrenalin, Noradrenalin), Dopamin, Dobutamin, Pethidin, Buspiron; Kinder und Jugendliche
NW	*1–10 %:* KS, Diarrhoe, Übelkeit und Erbrechen, Schwindel, Candidiasis, Transaminasen ↑, CK ↑, Gesamteiweiß, Na⁺ ↓, Ca²⁺ ↓, BB-Veränderungen (Panzytopenie), Geschmacksstörungen *0,1–1 %:* Abdominalschmerzen, Obstipation, Pankreatitis, Stomatitis, Müdigkeit, Schwindel, Schlafstörungen, Thrombophlebitis, RR ↑, S-Krea ↑, Bilirubin ↑, allerg. Reaktionen *o.A.:* optische Neuropathie, periphere Neuropathie, Laktazidose
WW	MAO-Hemmer (deren NW ↑); Sympathomimetika und Dopaminerika (Hypertonie)
WI	L. ist der erste Vertreter der Oxazolidinone; ist ein reversibler, nicht selektiver MAO-Hemmer, jedoch ohne antidepressive Wirkung (WW!): es hemmt die bakterielle Proteinsynthese durch spezifische Bindung an bakterielle Ribosomen und verhindert den Translationsprozess
PK	BV 100 %, max. Plasmakonzentration (p. o.) 2 h, PEB 31 %, Elimination überwiegend renal, aber auch über Fäzes (Metabolite), HWZ 5–7 h
Gr/La	strenge Indikation, Gr 5 (keine Erfahrungen) / strenge Indikation, La 1 (keine Erfahrungen)

> **Hinweise:**
> - bei Nachweis oder V. a. eine Infektion mit Gram-negativen-Erreger **muss** gleichzeitig eine spezifische Therapie gegen diese eingeleitet werden
> - Mittel der Wahl bei Vancomycin resistenten MRSA
> - teures Therapieverfahren, jedoch nach Therapieversagen durch andere Substanzen derzeit sinnvoller Therapieansatz
> - übermäßiger Konsum von tyraminhaltigen Nahrungsmitteln (z. B. reifer Käse, Hefeextrakte, Sojasoße) sollte gemieden werden
> - unter Therapie auftrende Sehbeeinträchtigungen einschließlich Veränderungen der Sehschärfe und des Farbsehens, Verschwommensehen oder Gesichtsfeldausfälle sollten ophthalmologisch abgeklärt werden
> - Pat.-Aufklärung über mögliche NW, die umgehend medizinischer Betreuung bedürfen: periphere und optische Neuropathien, Laktazidose (Übelkeit, Erbrechen, Bauchschmerzen, Hyperventilation), Knochenmarksdepression
> - Interaktionen mit verschiedenen psychoaktiven Substanzen inklusive MAO-Hemmer und Sympathikomimetika beachten
>
> **Behandlungskontrollen:**
> regelmäßig BB-Kontrollen vor allem bei Niereninsuffizienz (mind. 1×/Woche)
>
> **Spektrum:**
> *Sensibel:* Staph. aureus (auch multiresistente), koagulase-neg. Staph., Strept. agalactiae, pneumoniae, pyogenes, Strept. der Gruppe C und G, Clostridium perf., Peptostreptococcus, Enterococcus faecalis und faecium
> *Resistenz:* Haemophilus influenzae, Moraxella cartarrhalis, Neisserien, Pseudomonas, Enterobacteriaceae

Liponsäure TTK: p.o.: 0,50-1,- € (300-600 mg); i.v.: 7-9,- €/Amp. | Rp.-Pflicht

HN   Ⓞ p. o.: **Alpha-Lipogamma®**, **Alpha-Lipon** (Generika), **Alpha-Liponsäure** (Generika), **Alpha-vibolex®**, **Biomo-lipon®**, **Espa-lipon®**, **Liponsäure-ratiopharm®**, **Neurium®**, **Pleomix-Alpha®**, **Retipon®** Thioctacid HR®
- alle: 200|300|600 mg/Tbl./Kps.
i. v.: **Alpha-Lipogamma®** 300 mg/Amp., **Alpha-vibolex®**, **Biomo-lipon®**, **Espa-lipon®**, **Liponsäure-ratiopharm®** 150|300 mg/Amp., **Neurium®** 300 mg/Amp. à 6|12|24 ml, **Thioctacid T®** 100|250 mg/Inj.-Fl., **Thiogamma®** 200|300 mg/Amp. à 10|20 ml
- alle: 600 mg/Amp.
Ⓐ **Thioctacid®**, **Tioctan®**

Dos
- *akut:* 2×300 oder 1×600 mg i. v. über 30 min in 250 ml NaCl 0,9% für 7–14 d, dann p. o.
- *p. o.: initial* 2×300 mg/d oder 3×200 mg/d, später 1–2×200 mg/d
- *Maximaldosis:* 600 mg/d

Ind Sensibilitätsstörungen bei diabetischer Polyneuropathie, Missempfindungen, schmerzhafte Dysästhesien, Lähmungen

KI Kinder und Jugendliche (keine klin. Erfahrungen)

NW *1–10%: i. v.:* Kopfdruck und Atembeklemmung
Einzelfälle: BZ ↓ (Schwindel, Schwitzen, KS); *oral:* Übelkeit, Erbrechen, Magen-/Darmschmerzen, Diarrhoe, allerg. Hautreaktionen; *i. v.:* Krämpfe, Doppelsehen, Purpura, Thrombopathien
o.A.-i. v.: allerg. Reaktionen lokal an der Injektionsstelle mit Urtikaria und Ekzembildung bis zum Schock
o.A.-p. o.: auf Plazeboniveau

WW	Antidiabetika (deren Wi ↑); Cisplatin (dessen Wi ↓)
WI	L. ist eine vitaminähnliche, aber endogen gebildete Substanz mit Coenzymfunktion bei der oxidativen Dekarboxylierung von α-Ketonsäuren (im Tierversuch Senkung des BZ, Zunahme des Leberglykogens, Veränderung der Brenztraubensäurekonzentration im Blut); ist besonders bei schmerzhaften diabetischen Parästhesien und Hyperpathien (akut) wirksam
PK	rasche Resorption nach oraler Gabe, HWZ 10–20 min, Serumspiegel 15,8 ng/ml, renale Elimination in Form von Metaboliten (in den ersten 2 h > 90 % der Thioktsäure!)
Gr/La	strenge Indikation / strenge Indikation
❶	**Hinweise:** ▶ bei ausbleibender Wi innerhalb der ersten 2 Wo. nach i. v. Gabe Liponsäure absetzen! ▶ fertige Infusionslösung ist zum sofortigen Gebrauch bestimmt und muss durch beiliegende Lichtschutzhülle geschützt werden, dann ca. 6 h haltbar (Lichtempfindlichkeit der α-Liponsäure) ▶ *zweifelhafter Therapieansatz:* angesichts der neg. Studienergebnisse und dem fehlenden Wirkungsnachweis bei PNP ist eine perorale Dauertherapie nicht zu rechtfertigen (dies gilt bedingt auch für die i. v.-Form)
Stu	ALADIN III-Studie

Liraglutid   TTK: 58-61,- € (Fertigspritze mit 18 mg) | Rp.-Pflicht

HN	Ⓓ s. c.: **Victoza®** 6 mg/ml Inj.-Lsg. Ⓐ **Victoza®** ⒸⒽ **Victoza®**
Dos	▶ *Erw.:* 1 × 0,6 mg/d s. c., *Dosissteigerung* innerhalb 1 Wo. auf 1,2 mg/d s. c. ▶ *Maximaldosis:* 1,8 mg/d ▶ *Dosisreduktion bei Niereninsuffizienz:* bei mittelschwerer bis schwerer Nierenfunktionsstörung, einschließlich terminaler Niereninsuffizienz, Anwendung nicht empfohlen
Ind	Diabetes mellitus Typ 2 bei Erw. zur Blutzuckerkontrolle in Kombination mit: ▶ Metformin oder einem Sulfonylharnstoff bei Patienten mit unzureichender Blutzuckerkontrolle trotz maximal verträglicher Dosis bei Monotherapie mit Metformin oder Sulfonylharnstoff ▶ Metformin plus einem Sulfonylharnstoff oder Metformin plus einem Thiazolidindion bei Patienten mit unzureichender Blutzuckerkontrolle trotz Therapie mit 2 oralen Antidiabetika
KI	Überempfindlichkeit

NW	▶ Liraglutid in Kombination mit Metformin:
	  • *> 10 %:* KS, Übelkeit, Durchfall
	  • *1–10 %:* Anorexie, verminderter Appetit, Schwindel, Erbrechen, Dyspepsie, Gastritis
	▶ Liraglutid in Kombination mit Glimepirid:
	  • *1–10 %:* Nasopharyngitis, Anorexie, Hypoglykämie, Erbrechen, Dyspepsie, Übelkeit, Durchfall, Obstipation, abdominale Beschwerden
	▶ Liraglutid in Kombination mit Metformin und Glimepirid:
	  • *> 10 %:* Hypoglykämie, Übelkeit, Durchfall
	  • *1–10 %:* Bronchitis, Anorexie, KS, Erbrechen, Dyspepsie, Oberbauchschmerzen, Obstipation, Zahnschmerzen
	▶ Liraglutid in Kombination mit Metformin und Rosiglitazon:
	  • *> 10 %:* Übelkeit, Durchfall, Erbrechen

- *1–10%:* Nasopharyngitis, Hypoglykämie, Anorexie, verminderter Appetit, KS, Dyspepsie, Obstipation, Flatulenz, abdominelles Spannungsgefühl, gastroösophageale Refluxkrankheit, virale Gastroenteritis, Fieber, Erschöpfung

WW Digoxin (AUC von D. um 16 % ↓), Lisinopril (AUC von Lisinopril um 15 % ↓)

WI L. ist ein GLP-1-Analogon mit einer Sequenzhomologie von 97 % zum humanen GLP-1, das an den GLP-1-Rezeptor bindet und diesen aktiviert. Der GLP-1-Rezeptor ist der Zielrezeptor für natives GLP-1, ein endogenes Inkretinhormon, das die glukoseabhängige Insulinsekretion von pankreatischen Betazellen steigert. Die Wirkung von L. wird durch eine spezifische Interaktion mit GLP-1-Rezeptoren vermittelt, was zu einer Zunahme von zyklischem Adenosinmonophosphat (cAMP) führt. L. stimuliert glukoseabhängig die Insulinsekretion, während es gleichzeitig (ebenfalls glukoseabhängig) eine unangemessen hohe Sekretion von Glukagon senkt. Folglich wird bei hohem Blutzuckerspiegel die Sekretion von Insulin stimuliert und die von Glukagon gehemmt. Während einer Hypoglykämie verringert Liraglutid dagegen die Sekretion von Insulin, vermindert aber nicht die Glukagonsekretion

PK BV 55 %, max. Plasmakonz. nach 8–12 h, PEB 98 %, Elimination renal und per Faeces

Gr/La kontraindiziert / kontraindiziert

❗ **Tipps:**
nicht i. v. oder i. m. anwenden !

Stu LEAD-Studienprogramm LEAD-6-Studie

Lisinopril TTK: 0,14-0,20 € (10-20 mg) | Rp.-Pflicht

HN Ⓓ *p. o.:* **Acerbon®**, **Lisidigal®**, **Lisi Lich®**, **Lisinopril-Q®**, **Lisodura®**
– alle: 5|10|20 mg/Tbl.
Lisigamma®, **Lisi (Generika)**, **Lisinopril (Generika, -Sandoz®** 30 mg/Tbl.)
– alle: 2,5| 5|10|20 mg/Tbl.
Ⓐ **Acemin®**, **Acetan®**, **Lisihexal®**, **Lisinostad®**
ⒸⒽ **Lisitril®**, **Lisopril®**, **Prinil®**, **Zestril®**

Dos
▶ *Hypertonie:* initial 1 × 5 mg/d p. o., nach ca. 3 Wo. *Dosissteigerung* auf 1 × 10–20 mg/d p. o.; *Maximaldosis:* 40 mg/d p. o.
▶ *Herzinsuffizienz:* initial 1 × 2,5 mg/d p. o., nach ca. 2–4 Wo. *Dosissteigerung* auf 1 × 5–10 mg/d p. o.; *Maximaldosis:* 20–35 mg/d p. o.
▶ *Dosisreduktion bei Niereninsuffizienz:* s. Tabelle 2

Ind arterielle Hypertonie (besonders bei Diabetes mellitus), Herzinsuffizienz, Frühphase nach akutem Myokardinfarkt mit linksventrikulärer Funktionsstörung (ab 3. Tag nach Infarkt), diabetische Nephropathie

KI angioneurotisches Ödem, primärer Hyperaldosteronismus, Nierenarterienstenose, Niereninsuffizienz (Clearance < 30 ml/min, S-Kreatinin > 1,8 mg/dl), dekompensierte Herzinsuffizienz, Leberfunktionsstörungen

NW *1–10%:* RR ↓, Nierenfunktionsstörungen, trockener Reizhusten, Bronchitis, Übelkeit, Oberbauchbeschwerden, Verdauungsstörungen, allerg. Hautreaktionen, KS, Müdigkeit, Hb ↓, HKT ↓, Leukozyten- oder Thrombozytenzahl ↓, AV-Block II.-III.°
<1%: Proteinurie, Atemnot, Rhinitis, GIT-Symptome, angioneurotisches Ödem, zentralnervöse Effekte, Impotenz, Parästhesien, Knochenmarkdepression, kardiogener Schock, Harnstoff ↑, Kreatinin ↑, Ka⁺ ↑, Na⁺ ↓

WW	andere Antihypertonika (gemeinsame Wi ↑); Analgetika, Antiphlogistika (NSAR) (geringere RR-Senkung); Narkotika (stärkere RR-Senkung); K⁺-sparende Diuretika, Kaliumpräparate (Hyperkaliämie); Immunsuppressiva (BB-Veränderungen ↑); Lithium (dessen Clearance ↓ → Li⁺-Spiegel kontrollieren); Alkohol (dessen Wi ↑); Insulin, orale Antidiabetika (deren Wi ↑)
WI	L. ist ein ACE-Hemmer: Angiotensin-II-Konzentration ↓ → peripherer Gefäßwiderstand + Aldosteronkonzentration ↓; neg. Na⁺-Bilanz; Bradykininabbau ↓ → RR-Senkung, Vor- und Nachlast ↓, HMV ↑
PK	Resorptionsquote 16–25 %, BV 16–25 %, PEB 3–10 %, max. Plasmaspiegel nach 6–8 h, Wirkungsbeginn nach 15–30 min, Wirkungsdauer 8–12 h, HWZ 12,6 h, renale Elimination, gut dialysierbar
Gr/La	kontraindiziert, Antihypertensiva der Wahl sind Metoprolol, Dihydralazin, α-Methyldopa / kontraindiziert, Mittel der Wahl s. vorgenannte + Nifedipin
⚠	**Hinweise:** ▶ *sinnvolle Kombinationspäparate:* mit Hydrochlorothiazid: **Acercomp®**, **CO-RIC®plus** ▶ venöse Seite wird stärker erweitert als die arterielle **Behandlungskontrollen:** ▶ insbesondere bei Behandlungsbeginn mit einem ACE-Hemmer nach der ersten Gabe engmaschige (½-stündliche) Kontrolle der RR- und Puls-Werte ▶ sorgfältige Überwachung von Pat. mit Nierenfunktionsstörungen in den ersten Wo.: 2 × /Wo. S-Kreatinin, Kreatinin-Clearance, Elektrolyte, BB
Stu	ATLAS-Studie, ALLHAT-Studie, GISSI 3-Studie

Lisurid TTK: 0,67-5,- € (0,2-1,5 mg) | Rp.-Pflicht

HN	Ⓓ *p. o.* · **Dopergin®** 0,2|0,5 mg/Tbl. Ⓐ **Dopergin®**
Dos	▶ *Morbus Parkinson:* initial 0,1 mg/d p. o., dann langsam steigern um 0,1 mg/Wo. auf 3 × 0,2–0,6 mg/d p. o.; *Maximaldosis:* 2 mg/d ▶ *primäres Abstillen:* innerhalb der ersten 24 h nach Entbindung 2–3 × 0,2 mg/d für 14 d ▶ *sekundäres Abstillen:* 1. Tag: 0,2 mg, 2. Tag: 2 × 0,2 mg, 3.–14. Tag: 3 × 0,2 mg, Beendigung der Behandlung 4 d nach Versiegen des Milchflusses ▶ *Galaktorrhoe, prolaktinbedingte Amenorrhoe, prolaktinbedingte Infertilität der Frau:* 1. Tag: 0,1 mg, 2. Tag: 2 × 0,1 mg, ab 3. Tag: 3 × 0,1 mg, dann in Abhängigkeit des Prolaktinspiegels dosieren ▶ *Akromegalie:* s. Galaktorrhoe, Dosissteigerung nach Wi und Verträglichkeit bis max. 2 mg/d
Ind	Komb. mit L-Dopa in allen Stadien des Morbus Parkinson, Parkinsonsyndrome, primäres und sekundäres Abstillen, Hyperprolaktinämien (u. a. Hypophysentumoren), prolaktinbedingte Amenorrhoe, Zyklusstörungen und Infertilität der Frau, Galaktorrhoe, Akromegalie
KI	frischer Herzinfarkt, schwere pAVK und KHK, Magen-/Darm-Ulzera, schwere Leber- und Nierenfunktionsstörungen, akute Psychosen
NW	*o.A.: insb. initial:* Übelkeit und Erbrechen, Schwindel, KS, Schwitzen, Mundtrockenheit, RR ↓, Orthostasereaktion; *nach längerer Einnahme und Dosis ↑:* Dyskinesie, psychotische Störung (Albträume, Halluzinationen, paranoide Reaktionen, Verwirrtheitszustände), Schlafstörungen, Raynaud-Phänomen, Erythromegalie, retroperitoneale Fibrose, Pleuraergüsse

WW	durch Neuroleptika und andere Dopamin-Antagonisten (Lisurid-Wi ↓); ZNS dämpfende Arzneimittel (Sedierung ↑)
WI	L. ist ein Ergolin-Derivat, D_2-Dopaminagonist (wesentlich höhere Bindungsaffinität an D-Rezeptoren im Vgl. zu Bromocriptin und Pergolid); Wi auch auf Serotonin (5-HT$_{1A}$)- und α-Adrenorezeptoren ($α_2 > α_1$), Prolaktinsekretionshemmung
PK	BV 10–20 %, HWZ 2–3 h, max. Plasmaspiegel nach 30–60 min, PEB 60–70 %, klinische Wi dauert länger als es die HWZ erwarten lässt, Elimination über Fäzes und Urin
Gr/La	kontraindiziert, Gr 1, Mittel der Wahl ist Bromocriptin (bei Hypophysentumoren/Prolaktinomen) / strenge Indikation, La 2 + 5

❶ Intoxikation:
Überdosierung (plötzlicher RR-Abfall, heftiges Erbrechen): in leichten Fällen Metoclopramid-Tropfen (s. Metoclopramid) bzw. Domperidon bei Parkinsonismus, in schweren Fällen ≤ 100 mg Sulpirid i. m.

Hinweise:
- aufgrund der zahlreichen NW langsame Dosissteigerung notwendig (+ 0,1 mg/Wo.); 0,5–1 mg Lisurid entsprechen etwa 125 mg **Madopar**®
- individuelle Anpassung der Dosierung und Verteilung je nach klinischer Symptomatik, nicht nach Plan
- bei Übelkeit und Brechreiz anfangs jeweils 30 min vor L-Dopa-Einnahme 20 mg Domperidon (**Motilium**®, s. Domperidon) einnehmen

Lithium   TTK: 0,23-0,29 € (8,1 mmol) | Kinder > 12 Jahre | Rp.-Pflicht

HN	Ⓓ *p. o.:* **Hypnorex**® ret. 10,8 mmol/Ret.-Tbl., **Lithium Apogepha**® 8 mmol/Tbl., **Lithium-Aspartat**® 3,2 mmol/Tbl., **Quilonum**® ret. 12,2 mmol/Retard-Tbl. (6 mmol = 330 mg Lithiumsulfat, 8,1 mmol = 536 mg Lithiumacetat, 10,8 mmol = 400 mg Lithiumcarbonat, 12,2 mmol = 450 mg Lithiumcarbonat) Ⓐ **Neurolepsin**®, **Quilonorm**® Ⓒ**H** **Litarex**®, **Lithiofor**®, **Priadel**®, **Quilonorm**®
Dos	▸ *p. o.:* initial mit 2 × 8–12 mmol/d → *Dosissteigerung* je nach Verträglichkeit auf eine Plasmakonzentration von 0,6–0,9 (–1,2) mmol/l (*Cave* nicht > 1,2 mmol/l!) verteilt auf 2 ED ▸ Vorteil einer Umstellung auf Ret.-Präparate sollen konstantere Plasmaspiegel sein, wobei ⅔ der Tagesdosis abends gegeben werden sollten (Verträglichkeit ↑)
Ind	Prophylaxe und Therapie der manischen Phasen bei manisch-depressiven Erkrankungen (bipolar-affektive Störungen, unipolare Depression, rez. manische Episoden, schizoaffektive Störung)
KI	akuter Herzinfarkt (und 2 Wo. danach), zerebelläre Erkrankungen, Myasthenia gravis, myeloische Leukämie, schwere Nierenfunktionsstörungen, deutliche Hyponatriämie, Morbus Addison, Psoriasis
NW	*> 10 %: allgemein:* leichter Tremor (ca. 23 %), Polyurie/Polydipsie (ca. 25 %) und Durst, euthyreote Struma (ca. 22 %), GIT-Symptome (Übelkeit ca. 14 %), Muskelschwäche, Gewicht ↑ (ca. 10 %), alle zum Teil nach einigen Wo. rückläufig *1–10 %:* Faszikulationen, Ataxie, choreatetotische Bewegungen, EPMS, KS, Bewusstseinsstörungen, Visusstörungen, RR ↓, HRST, Na⁺ ↓, K⁺ ↓, endokrine Störungen

- **> 1,2 mmol/l:** Erbrechen, Diarrhoe, Konfusion oder Koordinationsstörungen, Faszikulationen
- **> 3 mmol/l:** letale Gefährdung, s. Intoxikation

WW NSAR, Methyldopa, Phenytoin, Metronidazol, ACE-Hemmer, kaliumsparende Diuretika, Schleifendiuretika, Thiazide (Li$^+$-Spiegel ↑); Acetazolamid, Harnstoff, Xanthinpräparate (Theophyllin), alkalische Lösungen, osmotisch wirkende Diuretika, Karboanhydrasehemmer (Li$^+$-Spiegel ↓); Antiepileptika, Methyldopa, selektive Serotonin-Wiederaufnahme-Hemmer, Kalzium-Kanal-Blocker, trizyklische Antidepressiva (potenziell neurotoxisch)

WI der Wirkungsmechanismus von L. ist unklar: Konkurrenz zu anderen Alkalimetall-Ionen, Modulation der intrazellulären Kalziumhomöostase, Beeinflussung der Signaltransduktion ?, unter einer Behandlung liegen die Li-Spiegel etwa 250-mal so hoch wie im unbehandelten Zustand, sehr gute "antisuizidale Eigenschaften"

PK vollständige Resorption, max. Plasmaspiegel nach 1–2 h, HWZ 16–24 h, bei alten Menschen 30–36 h, Steady-state nach ca. 5 d, Wirkungsbeginn erst nach 8–10 d, Plasmaspiegel korrelieren gut mit klinischer Wi und NW, renale Elimination zu > 90 %

Gr/La 1. Trim. kontraindiziert, sonst strenge Indikation / kontraindiziert (Li$^+$-Konz. in Muttermilch = 50 % der Serumkonz.)

❗ **Intoxikation:**
- *Klinik:* Agitation, Hyperreflexie, grobschlägiger Tremor, Erbrechen, Diarrhoe, Ataxie, EPMS, epileptische Anfälle, Nierenversagen, Hypotension, Schock, Somnolenz bis Koma, Atemregulationsstörungen, HRST
- *Therapie:* Serumspiegelbestimmung, Magenspülung, *keine* Aktivkohle, bei Hypotension Volumensubstitution, ggf. Dopamin; sekundäre Detoxikation (Flüssigkeits- und Elektrolytsubstitution mit NaCl 0,9 % 150–300 ml/h über 6 h, dann 75–125 ml/h), Indikation zur Hämodialyse bei Lithiumserumspiegel > 2 mmol/l oder schwerer Klinik, ggf. Hämofiltration (CVVH)

Hinweise:
- voller Behandlungserfolg erst nach 6–12 Mo.
- morgens und abends oder nur abends einnehmen, um gleichbleibenden Plasmaspiegel zu erzielen (s. HWZ) und mögliche NW "in den Schlaf zu verlegen"
- salzarme Kost (natriumarme Diät) führt zu Anstieg des Lithium-Spiegels!
- bei fieberhaften Infekten wg. der Gefahr einer Li-Intoxikation vorübergehend absetzen bzw. tgl. Li-Spiegel-Kontrollen durchführen
- Narkosen/Operationen: 2 d vorher absetzen und direkt nach dem Eingriff in unveränderter Dosis wieder ansetzen (Intoxikationsgefahr durch präoperative Flüssigkeitskarenz, Interaktion mit Muskelrelaxanzien)

Behandlungskontrollen:
- *vor Behandlung:* Kreatinin-Clearance-Bestimmung, RR- und Puls-Kontrolle, EKG und EEG, Kontrolle des Schilddrüsenhaushaltes mittels TSH und Messung des Halsumfanges
- *unter Behandlung:* regelmäßig Elektrolyte und S.-Kreatinin kontrollieren, Halsumfang alle 2 Wo. kontrollieren lassen, um die Strumabildung zu kontrollieren
- *therapeutischer Spiegel:* 0,3–1,3 mmol/l
- *Li-Spiegelkontrollen:* In den ersten 4 Wo. 1 Spiegel-Kontrolle/Wo., danach im Abstand von 1–3 Mo. (letzte Tabletteneinnahme möglichst genau 12 h vor der Blutentnahme, um vergleichbare Serumspiegel zu erhalten)

Loperamid
TTK: Tbl./Kps.: 0,30-0,60 € (2 mg); Lsg.: 0,65-1,20 € (2 mg) | Kinder > 2 Jahre | Rp.-Pflicht

HN	Ⓓ *p. o.:* **Imodium®** N-Lsg. 0,2 mg/ml, **Imodium Akut®** lingual Plättchen 2 mg/Plättchen, **Lopalind®**, **Lop-Dia®**, **Lopediund®** 2 mg/ml Lsg. (30 Trpf.), **Loperamid** (**Generika** N-Lsg. 0,2 mg/ml), **Loperhoe®** - *alle: 2 mg/Tbl., Kps. oder Brausetbl.* Ⓐ **Enterobene®**, **Imodium®**, **Normakut®** ⒸⒽ **Binaldan®**, **Imodium®**, **Lopimed®**
Dos	▶ *Erw.:* initial 1 × 4 mg/d p. o. (= 2 Kps./Tbl./d p. o. oder 4 mg Lsg./Trpf.), dann 1–2 Kps./Tbl. oder 2–4 mg Lsg./Trpf. bei jedem erneuten flüssigen Stuhl ▶ *Maximaldosis:* 12 mg/d ▶ *Kinder > 8 J.:* 1 × 2 mg/d p. o., dann 1 Kps./Tbl. oder 2 mg Lsg./Trpf. bei jedem erneuten flüssigen Stuhl, *2–8 J.:* 0,04 mg/kg KG/d p. o.
Ind	Diarrhoe, Wasserverlust infolge Diarrhoe
KI	Ileus, Subileus, Obstipation, toxisches Megacolon, Kinder < 2 J.
NW	*1–10 %:* KS, Verstopfung *< 1 %:* allerg. Reaktionen, Bauchschmerzen/-krämpfe, Blähungen, Übelkeit, Erbrechen, Obstipation, Müdigkeit, Schwindel, Mundtrockenheit *Einzelfälle:* Ileus, toxisches Megakolon, anaphylaktischer Schock, bullöse Hautreaktion, inkl. toxisch-epidermaler Nekrolyse; *bei Kindern:* Krämpfe, EPMS, Kollaps
WW	bislang keine bekannt
WI	L. ist ein nicht BTM-pflichtiges Opioid: Peristaltikhemmer durch Bindung an Opioidrezeptoren → Stuhlentleerungsfrequenz ↓, Resorption von H_2O und Elektrolyten ↓, Diarrhoe ↓, Sphinktertonus ↑, aber keine analgetische Wi und keine Sucht-/Missbrauchsgefahr
PK	starker First-pass-Effekt, daher kaum systemische Wi, max. Plasmaspiegel nach 3–5 h, HWZ 11–15 h, penetriert nur in geringem Maße die Blut-Hirn-Schranke, nahezu vollständige hepatische Metabolisierung, in konjugiertem Zustand Ausscheidung über die Galle, Elimination hauptsächlich über die Fäzes
Gr/La	strenge Indikation, Mittel der Wahl / strenge Indikation, Mittel der Wahl
❗	**Intoxikation:** sehr geringe BV, maximale Plasmaspiegel nach 3–5 h, morphinartige Symptome bei sehr hohen Ingestionsdosen (s. Morphin) **Hinweise:** ▶ nicht bei antibiotikainduzierter Enterokolitis oder akutem Schub einer Colitis ulcerosa verordnen (ggf. toxisches Megakolon) ▶ *Nachteil:* im Einzelfall kann die Ausscheidung von Toxinen und infektiösen Erregern verhindert werden (Indikation stets überprüfen)

Lopinavir + Ritonavir (RTV)
TTK: Tbl.: 37,80 € (6 Tbl.); Lsg.: 23,70 € (10 ml) | Kinder > 2 Jahre | Rp.-Pflicht

HN	Ⓓ *p. o.:* **Kaletra®** 100/25 mg/Tbl., 200/50 mg/Tbl., Saft 400/100 mg/5 ml Lsg. Ⓐ **Kaletra®** ⒸⒽ **Kaletra®**
Dos	▶ *Erw.:* 2 × 3 Tbl./d p. o. zu den Mahlzeiten ▶ *Lsg.:* 2 × 5 ml Lsg./d p. o. zu den Mahlzeiten ▶ *Kinder > 2 J.:* • bei KOF > 1,3 m² 2 × 3 Kps./d p. o. zu den Mahlzeiten

- bei KOF < 1,3 m² 2 × 230 mg Lopinavir/57,5 mg Ritonavir/m² Lsg./d p.o. zu den Mahlzeiten

Ind zur Kombinationsbehandlung von HIV-1-infizierten Erwachsenen und Kindern > 2 J.

KI schwere Leberinsuffizienz, Kombination mit Wirkstoffen die überwiegend über CYP 3A4 abgebaut werden (z. B. Astemizol, Terfenadin, Midazolam, Triazolam, Pimozid, Mutterkornalkaloide wie Ergotamin, Dihydroergotamin, Ergometrin u. a.), Johanniskraut

NW *> 10%:* Diarrhoe, Triglyzeride ↑, Cholesterin ↑, γGT ↑
1–10%: GIT-Symptome, KS, Schlafstörungen, Exanthem, Lipodystrophie, Asthenie, Transaminasen ↑, BZ ↑, Amylase ↑
0,1–1%: Anämie, Leukozytopenie, Lymphadenopathie, Cushing-Syndrom, Ödeme, herabgesetzte Glukosetoleranz, Laktazidose, Pankreatitis, Angstzustände, Ataxie, emotionale Labilität, Enzephalopathie, periphere Neuritis, Hypertonie, Palpitationen, Bronchitis, Lungenödem, Dyspnoe, hämorrhagische Kolitis, Arthralgien, Fieber, Gewicht ↓ (s. auch FI)

WW Wirkstoffe, die überwiegend über CYP 3A4 abgebaut werden z. B. Astemizol, Terfenadin, Midazolam, Triazolam, Pimozid, Mutterkornalkaloide wie Ergotamin, Dihydroergotamin, Ergometrin u. a., Simvastatin, Lovastatin, Atorvastatin, Amiodaron, system. Lidocain, nicht bradykardisierende Kalziumantagonisten (deren Wi und NW ↑, lebensbedrohliche Situationen durch erhöhte Plasmaspiegel möglich); Flecainid, Propafenon (deren Wi und NW ↑ durch verminderten Abbau über CYP 2D 6); Johanniskraut, Phenobarbital, Phenytoin, Carbamazepin, Dexamethason (Lopinavir/Ritonavir-Spiegel ↓); Sildenafil (dessen Spiegel und NW ↑); Chinidin, Clophenamin, Erythromycin, Clarithromycin und andere QT-Intervall verlängernde Wirkstoffe (HRST); Ciclosporin, Tacrolimus, Rifabutin (deren Spiegel ↑); Methadon (dessen Spiegel ↓); orale Antikoagulanzien (INR-Kontrollen); orale Kontrazeptiva (Ethinylöstradiol-Spiegel evtl. ↓ → Kontrazeptionsschutz ↓)

WI hemmt als Proteasenhemmer die HIV-1 und -2-Protease → Bildung unreifer, nicht infektiöser Viren durch Spaltung eines gag-pol-Polyproteins

PK max. Plasmakonzentration von Lopinavir nach 4 h, fetthaltige Nahrung führt zur Steigerung der BV, PEB 98%, Lopinavir wird hepatisch über CYP 3A4 metabolisiert, Ritonavir hemmt diesen Metabolismus → Lopinavir-Plasmaspiegel ↑, HWZ 5–6 h, nach Mehrfachgabe werden < 3% unverändert renal eliminiert

Gr/La *strenge Indikation* (Risiko-Nutzen-Abwägung), Gr 6 / *strenge Indikation*

Hinweise:
- die antivirale Wirkung ist auf Lopinavir zurückzuführen, Ritonavir dient zur Reduktion der Metabolsierungsrate von Lopinavir und somit zur Plasmaspiegelerhöhung
- Kombination mit nukleosidischen Reverse Transkriptase Inhibitoren (NRTI) + nichtnukleosidischen Reverse Transkriptase Inhibitoren (NNRTI) anstreben, Hinweise zu aktuellen Therapieempfehlungen siehe www.rki.de oder www.hiv.net
- Kombination mit Didanosin (NRTI): 1 h vor oder 2 h nach Lopinavir/Ritonavir
- Kombination mit Nevirapin (NNRTI) (s. Nevirapin): bewirkt Absinken der Lopinavir-Konzentration → Dosiserhöhung auf 2 × 4 Kps./d Lopinavir/Ritonavir

Loratadin   TTK: 0,22 € (10 mg) | Kinder > 2 Jahre | Rp.-Pflicht

HN
- Ⓓ *p. o.:* Gib Loratadin®, **Lisino**® 10 mg/Brause-Tbl., **Lora-** (Generika), Loraderm®, Lora Lich®, Lorano®, Loratadin (Generika)
  - alle: 10 mg/Tbl.
- Ⓐ Allernon®, Clarityn®, Clarinase®, Lorano®, Loratadin (Generika)
- ⒞ₕ Claritine®, Lorado®, Lora- (Generika)

Dos
- ▶ *Erw. + Kinder > 12 J.:* 1 × 10 mg/d p. o.
- ▶ *Kinder 2–12 J.:*
  - *> 30 kg KG:* 1 × 10 mg/d p. o., Anwendungsdauer nach Verlauf des Krankheitsbildes
  - *< 30 kg KG:* ½ × 10 mg/d p. o., Anwendungsdauer nach Verlauf des Krankheitsbildes
- ▶ *Kinder 2–12 J.:* Anwendungsdauer beträgt in der Regel 2 Wo., max. jedoch für 6 Mo.

Ind allerg. Erkrankungen (allerg. Rhinitis, chronische Urtikaria, atopisches Ekzem [Neurodermitis])

KI schwere Leberfunktionsstörungen, hereditäre Galaktose-Intoleranz, Kinder < 2 J.

NW *> 1 %:* KS, Nervosität, Müdigkeit (2–12 J.)
> 0,1 %: KS, Appetitsteigerung, Schlaflosigkeit
< 0,01 %: Anaphylaxie, Schwindel, HF ↑, Palpitationen, Übelkeit, Mundtrockenheit, Gastritis, Leberfunktionsstörungen, Hautausschlag, Alopezie, Müdigkeit
Einzelfälle: toxische Hepatiden

WW keine klinisch relevanten WW bekannt

Wi Antihistaminikum mit selektiver Wi auf periphere H_1-Rezeptoren: Hemmung der Mastzelldegranulation, Hemmung sekundärer Entzündungsmediatoren, kaum Sedierungseffekt nachweisbar (bei 10 mg/d)

PK rasche Resorption, hoher First-pass-Metabolismus der Leber, HWZ 12 h, HWZ des aktiven Metaboliten (Desloratadin) 20 h, PEB 97 %, Elimination über Fäzes und Harn

Gr/La strenge Indikation, Gr 4, Mittel der Wahl sind Clemastin, Dimetinden / kontraindiziert, La 2, Mittel der Wahl sind Dimetinden, Loratadin, Cetirizin

❗ **Intoxikation:**
- ▶ *Klinik:* Schläfrigkeit, Tachykardie, KS
- ▶ *Therapie:* bei massiver Überdosierung Magenspülung; bei klarem Bewusstsein des Pat. induziertes Erbrechen herbeiführen

Hinweise:
- ▶ insbesondere bei Kindern, aber auch bei älteren Pat. mit eingeschränkter Leber- und Nierenfunktion ist Vorsicht geboten → Dosisreduktion erforderlich
- ▶ bei Einnahme während der Schwangerschaft, insbesondere in der Frühschwangerschaft, wurden in Schweden eine um das 3-fache erhöhte Inzidenz von offenen Harnröhren (Hypospadien) bei Neugeborenen beobachtet
- ▶ leicht Verwechslung des Handelsnamens **Lisino**® mit Lisinopril-Generika (ACE-Hemmer) möglich

Lorazepam (LZP)

TTK: p.o.: 0,08-0,34 € (0,5-2,5 mg Tbl.); i.v.: 2,50 € (2 mg Amp.) | Kinder > 0 Monate | Rp.-Pflicht

HN
- Ⓓ **p. o.: Lorazepam** (**Generika**), **Tavor**® 0,5 mg/Tbl., **Tavor Expidet**®, **Tolid**®
  - alle: 1,0|2,5 mg/Tbl. bzw. Plättchen
  - *i. v.:* **Tavor**® pro injectione 2 mg/Amp. à 1 ml
- Ⓐ **Merlit**®, **Temesta**®
- Ⓒ **Lorasifar**®, **Sedazin**®, **Temesta**®

Dos
- ▶ *allgemein:* 1-3 (-6) mg/d p. o. in geteilten Dosen (3 × 1-2 mg/d)
- ▶ *akut:* **Tavor Expidet**® 1,0-2,5 mg p. o. oder 1-2 (-4) mg i. v.
- ▶ *Psychiatrie:* 0,5-5 (-7,5) mg/d p. o. (7,5 mg sind in Einzelfällen nötig) oder bei akuten Fällen 0,05 mg/kg KG/d i. v. (3,5 mg/70 kg KG/d), Wdh. nach 2 h möglich
- ▶ *OP-Vorbereitung:* 1-2 mg am Vorabend, präoperativ 2-4 mg 1-2 h vorher
- ▶ *Schlafstörungen:* 1 mg zur Nacht lediglich für wenige Tage
- ▶ *Status epilepticus:* 0,06-0,1 mg/kg KG i. v. (4-7 mg/70 kg KG) → 2 mg/min, Wdh. alle 15 min möglich, max. 8 mg innerhalb von 12 h
- ▶ *Kinder:* 0,05 mg/kg KG i. v. (2 mg/40 kg KG), Wdh. nach 15 min möglich
- ▶ *Perfusor:* 10 mg auf 50 ml NaCl 0,9 % = 0,2 mg/ml → 10 ml/h = 2 mg/h i. v., max. 8 mg/d

Ind akute und chronische Angstzustände, Status epilepticus, Sedierung vor diagnostischen/operativen Eingriffen, Schlafstörungen (kurzfristig), akute Agitiertheit/Angstzustände bei Psychosen, Psychoneurosen, Zwangsneurosen und Phobien

KI *relative KI (bei nicht notfallmäßiger Indikation):* Alkoholintoxikation, Abhängigkeitsanamnese, Myasthenia gravis, Kinder und Jugendliche

NW *o.A.:* GIT-Beschwerden, Libido ↓, Transaminasen ↑, allerg. Reaktionen, Atemdepression, Artikulationsstörungen, Sehstörungen, "paradoxe" Reaktionen (Aggressivität, Erregungszustände, Angst, Halluzinationen, Suizidalität, Muskelkrämpfe, Ein- und Durchschlafstörungen); *parenteral zusätzlich:* RR ↑ ↓, Atemwegsobstruktion, Injektionsschmerzen, hohes Suchtpotenzial, Phlebitis/Thrombose (i. v. Applikation)
> 10 %: Schläfrigkeit, Mattigkeit, Schwindelgefühl
1-10 %: Reaktionszeit ↑, KS, Niedergeschlagenheit, RR ↓, Ataxie, Verwirrtheit, anterograde Amnesie

WW Alkohol, Präparate mit zentral dämpfender Wi (Sedierung ↑); Muskelrelaxanzien, Lachgas (deren Wi ↑)

WI L. ist ein starker, relativ rasch wirkender Benzodiazepin-Tranquilizer mit ausgeprägt amnestischer Wi: anxiolytisch (besonders ausgeprägt!), sedierend, muskelrelaxierend und antikonvulsiv wirksam; GABA-vermittelte synaptische Hemmung ↑ (freigesetzte GABA wirkt effektiver) → Cl⁻-Einstrom ↑ → Erregbarkeit der Neuronenmembran ↓

PK rasche Resorption, BV p. o. 99 %, s. l. 94 %, max. Plasmaspiegel 90-120 min, HWZ 15 (8-25) h, PEB > 90 %, Äquivalenzdosis 1-2 mg, hepatische Glukuronidierung zu 80 % → renale Elimination der inaktiven Metabolite, keine aktiven Metabolite

Gr/La Gr 1, 2.+ 3. Trim. strenge Indikation, 1. Trim. kontraindiziert, Mittel der Wahl ist Lormatazepam / kontraindiziert (Übertritt in Muttermilch), Mittel der Wahl sind Lormetazepam, Temazepam

> **Intoxikation:**
> s. Diazepam (DZP)
> **Hinweise:**
> - **Tavor**®-Amp. müssen im Kühlschrank (4–8° C) aufbewahrt werden
> - im Vgl. zu anderen Benzodiazepinen länger anhaltender antikonvulsiver Effekt (durchschnittlich 12 h vs. 15–30 min beim Diazepam) aufgrund der geringeren Lipophilie → langsamere Umverteilung in Fettgewebe
> - Abhängigkeitsentwicklung bei längerer Einnahme

Stu RAMPART-Studie

Lormetazepam   TTK: 0,64-0,72 € (1-2 mg) | Kinder > 0 Monate | Rp.-Pflicht

HN Ⓓ *p. o.:* **Ergocalm**®, **Loretam**®, **Lormetazepam** (**Generika, -Acis**® 0,5 mg/Tbl. **-Ratio**® 0,5 mg/Tbl.), **Noctamid**®
- alle: 1,0|2,0 mg/Kps. oder Tbl.
i. v.: **Sedalam** 2 mg/10 ml Amp.
Ⓐ **Noctamid**®
CH **Loramet**®, **Noctamid**®

Dos
- *Schlafstörungen:* 1 × 1–2 mg zur Nacht p. o.; bei älteren und allgemein reduzierten Pat. 1 × 0,5 mg zur Nacht
- *Prämedikation:* am Vorabend 1–2 mg p. o. und bis zu 2 mg 1 h vor geplantem Eingriff
- *Sedierung vor OP oder diagnost. Eingriffen:* 0,4–2,0 mg/d (0,006–0,03 mg/kg KG)
- *Maximaldosis:* 5 mg/d; bei Kindern 3,5 mg/d; Behandlungsdauer max. 1 Wo.
- *Kinder < 10 J.:* 0,1–0,8 mg/d (0,0015–0,012 mg/kg KG/d)

Ind *p. o.:* symptomatische Therapie von Ein- und Durchschlafstörungen, Prämedikation
i. v.: symptomatische Behandlung akuter Spannungs-, Erregungs- und Angstzustände im Rahmen operativer und diagnostischer Eingriffe; Narkoseeinleitung in der Intensivmedizin

KI Alkohol-, Medikamenten- und Drogenabhängigkeitabhängigkeit, akute Vergiftungen (mit Alkohol, Schlafmitteln, Schmerzmitteln oder Psychopharmaka), Myasthenia gravis, *relative KI:* spinale und zerebellare Ataxien, Schlaf-Apnoe-Syndrom, schwere Ateminsuffizienz, schwere Leber- oder Niereninsuffizienz, akutes Engwinkelglaukom, Alter < 18 J., Schwangerschaft, Stillzeit

NW *o.A.:* Muskelschwäche, GIT-Symptome, RR ↓, Libido ↓, anterograde Amnesie, Atemdepression, reversible Artikulationsstörungen, Sehstörungen (Doppelbilder, Nystagmus)
v. a. bei Kindern, älteren Pat.: "paradoxe" Reaktionen (Aggressivität, akute Erregungszustände, Angst, Halluzinationen, Suizidalität, vermehrte Muskelspasmen, Ein- und Durchschlafstörungen), Sedierung, Schwindel, Ataxie, Sturzgefahr, Reaktionszeit ↑, Konzentrationsstörungen, KS, Niedergeschlagenheit, Verwirrtheit, depressive Verstimmungen

WW zentral dämpfende Medikamente und Alkohol (ggf. wechselseitige Wi ↑); Muskelrelaxanzien (deren Wi möglicherweise ↑)

WI L. ist ein rasch wirkendes Benzodiazepin-Hypnotikum: GABA-vermittelte synaptische Hemmung ↑ (freigesetzte GABA wirkt effektiver) → Cl⁻-Einstrom ↑ → Erregbarkeit der Neuronenmembran ↓ → sedierende und hypnotische Wi mit spannungs-, erregungs- und angstdämpfenden Effekten

PK	rasche, fast vollständige perorale Resorption, BV 80 %, max. Plasmakonzentration nach 1–2 h, HWZ 10–14 h, PEB 88 %, Äquivalenzdosis 1 mg, rasche hepatische Glukuronidierung, keine aktiven Metabolite, renale Elimination der Metabolite
Gr/La	2. + 3. Trim. strenge Indikation, 1. Trim. kontraindiziert, Gr 1 / kontraindiziert (Übertritt in Muttermilch)

Intoxikation:
s. Diazepam (DZP)

Hinweise:
Abhängigkeitsentwicklung nach längerer Einnahme, daher nur kurzfristige Verordnung!

Losartan TTK: 0,50-0,60 € (50-100 mg) | Kinder > 6 Jahre | Rp.-Pflicht

HN Ⓓ *p. o.:* **Lorzaar® Start** 12,5 mg/Tbl., **Lorzaar® Protect**, **Lorzaar®** 2,5 mg/ml Susp. (500 mg in 200 ml/Beutel), **Losar Denk®**, **Losar-Q®**
- *alle:* 50|100 mg/Tbl.
Losargamma®, **Losartan** (**Generika, -Hexal®** 75 mg/Tbl.)
- *alle:* 25|50|100 mg/Tbl.
Ⓐ **Cosaar®**, **Losartan** (**Generika**)
㏇ **Cosaar®**, **Losartan-Mepha®**

Dos
- ▶ *Hypertonie:* 1 × 50 mg/d p. o., ggf. Dosissteigerung auf 2 × 50 mg/d
- ▶ *Herzinsuffizienz:* 1 × 12,5 mg/d p. o., Dosissteigerung nach einer Wo. auf 25 mg/d, dann nach einer weiteren Wo. auf 50 mg/d
- ▶ *Maximaldosis:* 100 mg/d p. o.
- ▶ *Kinder > 50 kg KG:* 1 × 50 (–100) mg/d p. o., *20–50 kg KG:* 1 × 25 (–50) mg/d p. o.

Ind
- ▶ essenzielle arterielle Hypertonie (> 6 J.)
- ▶ diabetische Nephropathie mit Hypertonie und Proteinurie (> 0,5 g/d)
- ▶ chronische Herzinsuffizienz (NYHA II–IV°, > 60 J., EF < 40 %), wenn ACE-Hemmer kontraindiziert oder nicht vertragen werden
- ▶ Reduktion des Schlaganfallrisikos bei erwachsenen hypertonen Patienten mit EKG-dokumentierter linksventrikulärer Hypertrophie

KI schwere Leberinsuffizienz, *rel. KI:* angioneurotisches Ödem in der Vorgeschichte (Schwellungen von Gesicht, Lippen, Rachen und/oder Zunge), Kindern < 6 J., Kindern mit einer glomerulären Filtrationsrate < 30 ml/min/1,73 m^2, schwere Herzinsuffizienz, vorbestehende Nierenfunktionsstörung, bilaterale Nierenarterienstenose, Arterienstenose bei Einzelniere, kürzlich erfolgte Nierentransplantation, primärer Hyperaldosteronismus, ischämische kardiovaskuläre und zerebrovaskuläre Erkrankung, Herzinsuffizienz und begleitende schwere Nierenfunktionsstörung, schwere Herzinsuffizienz (NYHA-Klasse IV), Herzinsuffizienz und symptomatischen oder lebensbedrohlichen Herzrhythmusstörungen, Aorten- oder Mitralklappenstenose, obstruktive hypertrophe Kardiomyopathie, Galactose-Intoleranz, Lactasemangel, Glukose-Galactose-Malabsorption, Sorbitol-/Fruktose-Intoleranz, Allergie gegen Parabene

NW *1–10 %:* Schwindel, Verdauungsstörungen, Muskelschmerzen/-krämpfe, K$^+$ ↑, Schwächegefühl/Müdigkeit, Dyspnoe, RR ↓, Orthostasereaktionen, KS, Übelkeit, Erbrechen, Durchfall, allerg. Hautreaktionen, Harnstoff ↑, S-Kreatinin ↑, Vertigo
< 1 %: Transaminasen ↑, Angina pectoris, Somnolenz, Ödeme, Bauchschmerzen, Palpitationen, Schlaflosigkeit, Synkope, VHF, zerebraler Insult, Parästhesien, Husten, allerg. Reaktionen

WW	derzeit sind keine klinisch relevanten WW bekannt, möglich sind jedoch folgende WW: Antihypertonika (Losartan-Wi ↑); K⁺-Spiegel-erhöhende Mittel, z. B. Kalium, kaliumsparende Diuretika, Heparin (ggf. Hyperkaliämie); Indometacin (ggf. antihypertensive Wi ↓); Rifampicin, Fluconazol (Plasmakonzentration des aktiven Metaboliten ↓)
WI	L. ist ein selektiver AT$_1$-Angiotensin-II-Rezeptorblocker (kompetitive Bindung), RR-Senkung durch folgende Faktoren: Vasokonstriktion ↓, Aldosteron-/Vasopressin-/Katecholaminfreisetzung ↓, Natriurese ↑, renale Durchblutung ↑
PK	gute perorale Resorption, BV ca. 33 %, max. Plasmaspiegel nach 1 h, HWZ 2,2 h, aktiver Metabolit 6,7 h, Wi-Dauer 24 h, max. Wi-Effekt nach 3–6 Wo., geringe Dosis-Wirkungs-Beziehung, PEB ca. 100 %, nach hepatischem Metabolismus 40 % renale und 60 % biliäre Elimination
Gr/La	kontraindiziert, Gr 6 + 8 (1. Trim. embryotox. u. teratogenes Risiko ↑, 3. Trim. fetotox. Risiko ↑), Antihypertonikum der Wahl ist Metoprolol / kontraindiziert, La 1

❶ **Hinweise:**
- sinnvolle Kombinationspäparate: mit Hydrochlorothiazid = **LORZAAR®plus, Hexal** (**Generika**) **comp.**
- Kombination mit ACE-Hemmern unter intensiver Kontrolle des Pat. möglich (bei schwer einstellbarem arteriellem Hypertonus)
- zur Behandlung der Herzinsuffizienz besteht z. Z. lediglich eine Zulassung, wenn ACE-Hemmer-Therapie wegen KI oder NW nicht möglich (hier keine Kombination!)

Behandlungskontrollen:
Kontrolle von Elektrolyten (K⁺, Na⁺), Harnstoff, S-Kreatinin und Leberwerten

Stu	ELITE I-Studie, ELITE II-Studie, LIFE-Studie, OPTIMAAL-Studie, RENAAL-Studie

Lovastatin   TTK: 0,36–0,53 € (20–40 mg) | Rp.-Pflicht

HN	Ⓓ p. o.: **Lova** (**Generika**), **Lovastatin** (**Generika**), **Mevinacor®** - alle: 10|20|40 mg/Tbl. Ⓐ **Mevacor®**
Dos	▸ *Erw. > 18 J.:* 1 × 20 oder 40 mg/d p. o. zum Abendessen ▸ *Maximaldosis:* 80 mg/d p. o.
Ind	Senkung erhöhter Gesamt- und LDL-Cholesterinspiegel wenn Diät nicht ausreicht, primäre Hypercholesterinämie, komb. Hypercholesterinämie + Hypertriglyzeridämie
KI	Lebererkrankungen, Myopathien, Therapie mit Mibefradil, Ketoconazol, Itraconazol, HIV-Protease-Hemmstoffen, Delavirdin und Amiodaron; *relative KI:* Alkoholismus, schwere Nierenfunktionsstörung, Alter < 18 Lj.
NW	*> 1 %:* Verstopfung, Dyspepsie *0,1–1 %:* Juckreiz, Transaminasen ↑ *0,01–0,1 %:* Verschwommensehen, GIT-Symptome, Müdigkeit, Ödeme, cholestatischer Ikterus, Hepatitis, Appetitlosigkeit, Myopathie, Rhabdomyolyse, Myalgie, Muskelkrämpfe, Schwindel, Geschmacksstörungen, KS, Parästhesien, periphere Neuropathie, Angstzustände, Schlafstörungen, Depression, Alopezie, Erythema multiforme, Stevens-Johnson-Syndrom, toxische epidermale Nekrolyse, erektile Dysfunktion, AP, Bilirubin, CK ↑, BB-Veränderungen
WW	Cumarinderivate (Prothrombinzeit [Quick] ↓); Fibrate (z. B. Gemfibrozil), Niacin (> 1 g/d) (Myopathie-Risiko ↑); CYP3 A4-Inhibitoren (z. B. Cyclosporin,

	Mibefradil, Itraconazol, Ketoconazol, Erythromycin, Clarithromycin, HIV-Protease-Inhibitoren und Nefazodon) (Myopathie-Risiko ↑)
WI	L. ist ein HMG-CoA-Reduktasehemmer: Senkung von Cholesterin um 15–30%, von Triglyzeriden um 10–20%, von LDL um 20–40%, Anstieg von HDL um 5–10%
PK	orale Resorption ca. 30%, Hauptwirkort in der Leber, dort Umbau in den aktiven Metaboliten, HWZ 70–100 min
Gr/La	kontraindiziert (keine Erfahrungen) / kontraindiziert (keine Erfahrungen)
❶	**Hinweise:** ▶ Aufklärung des Pat. über Myopathierisiko (Muskelschmerzen, Muskelschwäche) ▶ bei Einnahme von Cumarinderivaten in den ersten Wo. engmaschige (alle 2 d) Quick/INR-Wert-Bestimmung **Behandlungskontrollen:** nach 4 Wo. Kontrolle der Lipide, Transaminasen, AP, Bilirubin, CK und BB, dann Dosisanpassung
Stu	ACCESS-Studie, AFCAPS/texCAPS-Studie, EXCEL-Studie

Macrogol *TTK: 0,50–2,50 € (1-3 Btl.) | Kinder > 2 Jahre | Rp.-Pflicht*

HN	Ⓓ *p.o.:* **Delcoprep Trinklösung®**, **Endofalk®**, **Glandomed®**, **Isomol®**, **Klean-Prep®**, **Laxofalk®**, **Macrogol** (Generika), **Movicol® 13,8 g/Beutel**, **Oralav®** - alle: Beutel bzw. Pulver für Lsg. Ⓒ *Kombinationspräparate:* **Cololyt®**, **Colo-Sol®**, **Fordtran Streuli®**, **HypoTears®**, **Isocolan®**, **Klean-Prep®**, **Movicol®**, **Transipeg®**, **Transipeg Forte®**
Dos	▶ *Erw.+Kinder>12 J.:* 1–3 × 1 Beutel/d p.o. in 125 ml Wasser gelöst, je nach Schwere der Obstipation, zur langfristigen Anwendung 1–2 Beutel/d ausreichend ▶ *akute Koprostase:* 8 Beutel in 1 l Wasser aufgelöst und in 6 h trinken ▶ *Kinder 2–11 J.:* • *chron. Obstipation:* 1–2 (–3) Btl./d p.o. (**Movicol junior®**) • *Koprostase:* 4–12 Btl./d p.o. (**Movicol junior®**)
Ind	chronische Obstipation, Koprostase, Vorbereitung von diagnostischen und operativen Maßnahmen an Dünn- und Dickdarm
KI	Ileus, Subileus, intestinale Perforation, schwere entzündliche Darmerkrankungen (Morbus Crohn, Colitis ulcerosa, toxisches Megokolon), Kinder < 12 J.
NW	*o.A.:* leichte Nausea, abdominelle Schmerzen, Blähungen, vermehrte Darmgeräusche
WW	Hypokaliämie bei Komb. mit Hypokaliämie verusachenden Substanzen
WI	M. ist ein osmotisch wirksames Laxans: die in der Lösung enthaltenen Elektrolyte (NaCl, NaHCO$_3$, KCl) sollen sicherstellen, dass keine nennenswerten Elektrolytverluste auftreten (trotzdem Wasser- und Elektrolytverschiebung möglich, dann absetzen)
PK	keine Resorption, unveränderte Magen-Darm-Passage
Gr/La	strenge Indikation, Gr 4, bei fehlender relevanter Resorption ist kein schädigendes Potenzial zu erwarten / strenge Indikation, La 1
❶	**Hinweise:** ▶ möglichst kurzfristige Gabe anstreben (bei Koprostase Therapiedauer 3 d) ▶ einer Laxanziengabe immer vorangestellt werden sollten ballaststoffreiche Ernährung, ausreichende Flüssigkeitsaufnahme und Bewegung

M

Magaldrat TTK: Tbl.: 0,15–0,45 € (1200-2400 mg), Susp.: 0,60–0,70 € (2400 mg) | Kinder > 12 Jahre

HN	Ⓓ **p.o.:** Bisco-Magaldrat®, Gastripan®, Magaldrat (**Generika** 400 mg/Tbl.), **Magastron®** 400 mg/Tbl., **Marax®**, **Riopan®** 1600 mg/Gel-Beutel à 10 ml, **Simagel®** - alle: 800 mg/Tbl., 800 mg/Susp.-Btl. Ⓐ Riopan® ⒸⒽ Riopan®
Dos	▶ *Erw. + > 12 J.:* 3 × 400–800 (–1600) mg/d p.o. zwischen den Mahlzeiten oder zur Nacht über 4 Wo. ▶ *Maximaldosis:* bis zu 6400 mg/d ▶ *Niereninsuffizienz:* (Kreatinin-Clearance < 30 ml/min) nur unter regelmäßiger Kontrolle der Serumaluminiumspiegel (< 0,04 mg/l)
Ind	säurebedingte gastrale Beschwerden, Sodbrennen bzw. Refluxösophagitis, kleine unkomplizierte Magen-Darm-Ulzera
KI	schwere Niereninsuffizienz (Kreatinin-Clearance < 30 ml/min), wenn der S-Aluminiumspiegel nicht regelmäßig kontrolliert werden kann, Kinder < 12 J.
NW	*> 10 %:* weiche Stühle *< 0,01 %:* Diarrhoen *o.A.:* bei LZ-Therapie und Niereninsuffizienz Gefahr der Aluminiumeinlagerung (Nerven- und Knochengewebe), Übelkeit und Erbrechen, Vigilanzstörungen, Paresen, Koma, Reflexstörungen durch Mg-Anstieg, HRST, Atemdepression, Verarmung an Phosphaten (Hyperparathyreoidismus mit Osteomalazie)
WW	Dicumarol, Benzodiazepine, Digoxin, Indometacin, Cimetidin, Cheno- und Ursodesoxycholsäure, Eisen, Tetrazykline, Ciprofloxacin, Ofloxacin (deren Resorption ↓, bei Ofloxacin bis zu 90 %); säurehaltige Getränke (vermehrte Al-Resorption)
WI	M. ist ein Al^{3+}- und Mg^{2+}-haltiges Antazidum; dosisabhängige Bindung von Säure, Pepsin und Gallenbestandteilen (Bindung von Gallensäuren und Lysolecithin)
PK	800 mg binden 18–25 mval Salzsäure, infolge rascher Magenleerung nur kurzfristiger Wirkungseffekt (Mehrfachgabe tgl. nötig)
Gr/La	unbedenklich, Antacidum der Wahl / unbedenklich, Mittel der Wahl
❗	**Hinweise:** ▶ nicht Medikament der 1. Wahl bei Refluxösophagitis und Ulcus ventriculi et duodeni (erste Wahl sind Protonenpumpenhemmer wie z.B. Omeprazol oder Pantoprazol ▶ wg. Resorptionshemmungen sollte bei Komb. mit anderen Arzneimitteln ein Abstand von 1 h eingehalten werden

Magnesium TTK: k.A. | Kinder > 0 Monate | Rp.-Pflicht

HN Ⓓ *Mg-aspartat: p.o.:* **Magnesiocard®** 2,5 mmol Mg^{2+}/Tbl., 7,5 mmol Mg^{2+}/Brause-Tbl., 5 mmol Mg^{2+}/Granulat-Beutel
parenteral: **Magnesiocard®** i.v.: 3 mmol Mg^{2+}/Amp. à 10 ml, i.m.: 2,5 mmol Mg^{2+}/Amp. à 5 ml
Mg-carbonat: p.o.: **Magnesium 100 Jenapharm®** 4,11 mmol Mg^{2+}/Tbl
Mg-citrat: **Magnesium-Diasporal®** 100|100 Orange = 4 mmol Mg^{2+}/Lutschtbl., 12 mmol Mg^{2+}/Granulat-Beutel
Mg-hydrogenaspartat: **Magium®** 5 mmol Mg^{2+}/Kautbl., 5|10 mmol/Mg^{2+} Brause-Tbl., **Magnaspart®** 5 mmol Mg^{2+}/Brause-Tbl, Pulver 10|20 = 10| 20 mmol Mg^{2+}, **Magnesium Verla®** 5 mmol Mg^{2+}/Kautbl.|Brause-Tbl., **Mg 5-Longoral®** 5 mmol Mg^{2+}/Kautbl.
Mg-hydrogenglutamat: nur Komb. *i.v.* **Magnesium Verla®** Inj.-Lsg.
Mg-oxid: **Magium®** 5|10 mmol Mg^{2+}/Brause-Tbl., **Magnesium beta®** 10 mmol Mg^{2+}/Brause-Tbl., **Magnesium-Diasporal®** 6,2 mmol Mg^{2+}/Kps., 12 mmol Mg^{2+}/5 g Granulat
Mg-sulfat: i.v. **Comafusin Hepar®** Inf.-Lsg. 1000 ml, **Cormagnesin®** 200| 400 = 8,3|16,6 mmol Mg^{2+} in 10 ml Inj.-Lsg., **Magnesium-Diasporal®** 2| 4 mmol Mg^{2+}/Amp. à 2|5 ml, **Mg 5-Sulfat®** 10%|50% = 4,05|20,25 mmol Mg^{2+}/Amp. à 10 ml, **Mg-Verla-Inf.-Lösung®** 50% = 20,3 mmol Mg^{2+}/Amp. à 10 ml
Komb.-Präparate: **Gelusil®, Maalox 70®, Maaloxan®, Progastrit®, Rennie®, Riopan®, Talcid®, Trigastril®**
Ⓐ **Cormagnesin®, Emgecard®, Magnofit®, Magnonorm®, Magvital®, RENNIE Duo®**
Ⓒ**H** **Mag 2®, MagMin 40®, Magnegon®, Magnesiocard®, Mg5®, Oligosol®, Sol-MAG®**

Dos
- *p.o.:* 10–30 mmol/d p.o.
- *i.v.:* 1 g Mg-sulfat = 4,05 mmol = 8,11 mval
  - *kardial:* Bolus mit 2 g = 8 mmol Mg-sulfat i.v. über 15 min, dann Perfusor mit 0,7 g/h (= 3 mmol/h) über 10 h
  - *Tokolyse/Eklampsie:* Bolus mit 2–4 g = 8–16 mmol Mg-sulfat i.v. über 15 min, dann Perfusor mit 1–2 g/h (= 4–8 mmol/h)

Ind
- *Magnesiummangelzustände* (< 0,65 mmol/l): Mg-aspartat (p.o., i.v.), Mg-carbonat (p.o.), Mg-citrat (p.o.), Mg-hydrogenaspartat (p.o.), Mg-hydrogenglutamat (p.o.), Mg-oxid (p.o.), Mg-sulfat (i.v.)
- *andere:* bestimmte Formen von HRST (v.a. Torsade de pointes, herzglykosidbedingte HRST), Akutbehandlung des Myokardinfarktes, Abortneigung, Präklampsie, Eklampsie Frühgeburtsbestrebungen, Tokolyse (Mg-Sulfat i.v.), als Laxans (Mg-Sulfat = Bittersalz p.o.); symptomatische p.o. Behandlung von: Sodbrennen, gelegentlichen Refluxbeschwerden, gastraler Hyperazidität, akuter Gastritis, dyspeptischen Beschwerden (zahlreiche Komb.-Präparate, s. Handelsnamen)

KI schwere Niereninsuffizienz, Kalzium-Magnesium-Ammonium-phosphat-Steindiathese, Myasthenia gravis; *relative KI:* leichte bis mittelschwere Niereninsuffizienz, AV-Block I-III°, Dehydratation

NW *o.A.:* Bradykardie, AV-Block, HRST, periphere Atemlähmung, Gefäßdilatation, Diarrhoe, Hypermagnesiämie (v.a. bei Niereninsuffizienz)

WW Ca^{2+}-Salze (Mg^{2+}-Wi ↓); Muskelrelaxanzien (deren Wi ↑); i.v. Injektionen grundsätzlich nicht mit Ca-haltigen/phosphathaltigen/alkoholischen Lösungen mischen (mögl. Ausfällung); bei oraler Darreichungsform nicht mit Tetrazyklinen kombinieren; Colecalciferol (Tendenz zur Hyperkalzämie)

WI
- Mg^{2+} hemmt die ACh-Freisetzung an der präsynaptischen Membran → motorische Endplatte wird gehemmt → Muskelrelaxation (> 5 mmol/l führt zur schlaffen Lähmung der Muskulatur ["Magnesium-Narkose"]), tokolytischer Effekt
- Konzentrationen < 0,7–1,1 mmol/l führen zu gesteigerter Erregbarkeit des ZNS (epileptische Anfälle, Desorientiertheit, psychopathologische Veränderungen)
- schwer resorbierbare Mg^{2+}-Verbindungen werden als Antazida eingesetzt und haben zudem eine laxierende Wi (Diarrhoe)

PK Mg^{2+}-Bestand des Körpers = 24 g (50 % im Knochen, 45 % intrazellulär, 5 % im Plasma [0,7–1,1 mmol, ⅔ ionisiert, ⅓ an Plasmaproteine gebunden]), tgl. Aufnahme mit der Nahrung 12–20 mmol, Mg^{2+} wird renal eliminiert

Gr/La strenge Indikation, Mg-Sulfat zur Therapie der Präklampsie anwendbar, als Antazida Mittel der Wahl / Anwendung möglich

❗ Intoxikation:
leichte Mg^{2+}-Intoxikation liegt vor bei einem Serumspiegel > 1,3 mmol/l und schwere bei > 3 mmol/l vor:
- *Klinik:* > 1,3 mmol/l: RR-Abfall, Übelkeit und Brechreiz, > 2,5 mmol/l: Somnolenz, Muskel- und Reflexschwäche, EKG-Veränderungen,
  > 5 mmol/l: beginnende Atemdepression, Koma, HRST bis Herzstillstand
- *Therapie:* Kalziumglukonat 10 %ig 20 ml i. v. und zusätzlich Gabe von Furosemid oder osmotischen Diuretika (**Osmosteril**®), ggf. auch Hämodialyse

Hinweise:
- 1 g Mg-sulfat = 4,05 mmol = 8,11 mval
- bei Niereninsuffizienz kann es leicht zu einer Hypermagnesiämie kommen, v. a. wenn unkontrolliert Mg^{2+}-haltige Präparate (z. B. Antazida) eingenommen werden, daher Dosisanpassung unter regelmäßiger Magnesiumspiegelkontrolle (Normwert: 0,75–1,1 mmol/l)
- der Einsatz bei Mg^{2+}-Mangel-bedingten Wadenkrämpfen und zur Langzeitprophylaxe in der Schwangerschaft wird kontrovers beurteilt

Behandlungskontrollen:
regelmäßige Magnesiumspiegelkontrollen (Normwert: 0,75–1,1 mmol/l)

Tipps:
auf eine ausreichende Dosierung achten; Ziel: ≥ 10 mmol/d

Stu ISIS 4-Studie, MAGIC-Studie

Mannitol TTK: i.v.: 8-16,- € (125-150 ml 20%) | Rp.-Pflicht

HN
- Ⓓ *i. v.:* **Osmofundin**® 15 % Inf.-Lsg.; **Mannit**®, **Mannitol**® - *alle: 10%|15%|20% Inf.-Lsg.*,
  Deltamannit®, **Osmosteril**® - *alle: 10%|20% Inf.-Lsg.*
  Inhalation: **Bronchitol**® 10 mg/Hart-Kps. zur Inhalation
- Ⓐ **Mannit**®
- ⒸⒽ **Mannite Saprochi**®

Dos
- *allgemein:* 0,3–0,35 g/kg KG/h → 3|2|1,5 ml/kg KG/h (10%|15%|20%) i. v.
- *Hirnödem akut:* 125–250 ml 20 % in 15 min i. v. (0,7 g/kg KG), im Einzelfall auch 500 ml in 30–60 min i. v., dann alle 4–6 h 125–250 ml (0,25–1,0 g/kg KG) 20 % i. v. als Kurzinfusion, max. für 3 Tage
- *intrakranielle Blutung + Ödem:* 125 ml 20 % in 10 min i. v., ggf. Wdh. alle 3–4 h, max. für 3 Tage
- *akutes Glaukom:* 1,5–2 g/kg KG über 30 min i. v.

- *Nierenversagen:* 100 ml 10% Lsg. oder 50 ml 20% Lsg. als Probeinfusion über 3–5 min, bei Diurese von > 40 ml 2. Infusion mit 400 ml 10% oder 200 ml 20% Lsg. über 40 min
- *Maximaldosis:* 1,5 g/kg KG = 15|10|7,5 ml/kg KG (10%|15%|20%)
- *Inhalation:* nach Titrationsphase unter SpO_2- und FEV_1-Bestimmung (s. FI), Zieldosis 2 × 400 mg/d inhalieren

Ind funktionelles Nierenversagen, Ödemausschwemmung, Hirnödem (nicht infarktbedingt), erhöhter Hirndruck, erhöhter intraokulärer Druck, forcierte Diurese, Eliminierung von harnfähigen toxischen Substanzen bei einer Vergiftung
Inhalation: Mukoviszidose (zystische Fibrose)

KI vorbestehende Plasma-Hyperosmolarität, schwere Dehydratation, vorbestehende Anurie, schwere Herzinsuffizienz, schwere Lungenstauung oder Lungenödem, aktive intrakranielle Blutung, außer während einer Kraniotomie, Störung der Blut-Hirn-Schranke, Überempfindlichkeit gegen Mannitol, *relative KI:* intrakranielle Blutung (Wirkung nicht nachgewiesen)

NW o.A.: Nierenversagen (insb. bei Serumosmolarität > 320 mOsmol/l) durch akute tubuläre Nekrose, Elektrolytverschiebung (durch verstärkte osmotische Diurese), Na^+ ↓, Azidose, Rebound-Effekt, Lungenödem bei Linksherzinsuffizienz, RR ↓ und Hypovolämie durch Osmodiurese

WW Lithium (dessen Ausscheidung ↓ → Lithiumspiegelkontrollen)

WI M. ist ein Plasmaexpander: Aufbau eines osmotischen Gradienten zwischen Extra- und Intrazellularraum → Wasserentzug aus Intrazellularraum, Hirndrucksenkung bereits 7–10 min nach Infusion, Verbesserung der Mikrozirkulation (rheologische Effekte), Zunahme des art. systemischen Blutdrucks, fraglicher Abfang freier Radikale

PK max. Wi bei der Hirndrucktherapie nach 30–60 (–90) min, Wi-Dauer 1,5–6 h, langsame Metabolisierung, HWZ 3–4 h, unveränderte renale Elimination

Gr/La strenge Indikation, Anwendung zur forcierten Diurese möglich / Anwendung möglich

> **Hinweise:**
> - für 3–4 h gute Wi zur Hirndrucksenkung, nach 1 d kaum Effekt mehr nachweisbar (Rebound-Phänomen)
> - bei längerer Anwendung über 2–3 d ausschleichen → Gefahr eines Reboundphänomens bei der Hirndruckbehandlung, ab 320 mOsmol/l sollte die Mannitol-Dosis reduziert werden
> - bei Nichteinsetzen der Diurese bei der Behandlung des Nierenversagens nach Gabe der Probeinfusion (s. Ind.) wird ein nochmaliger Versuch mit 100 ml 10% oder 50 ml 20% über 3–5 min durchgeführt → sollte keine Diurese induzierbar sein, Mannitolinfusion sofort stoppen und auf andere Therapieformen zurückgreifen
>
> **Behandlungskontrollen:**
> - insbesondere bei rascher Infusion Volumenbelastung, Osmolaritätswerte kontrollieren → nach 1 h nicht > 330 mOsmol!
> - Nierenwerte, Elektrolyte und Serumosmolarität kontrollieren (Ziel < 310 mOsm/l)
>
> **Tipps:**
> *Hirndrucktherapie:* ggf. Kombination mit Furosemid (Reduktion der Produktion des Liquor cerebrospinalis) → synergistische Effekte zur Hirndrucksenkung

Maprotilin   TTK: p.o.: 0,22-0,44 € (75-150 mg); i.v.: 3,60-7,20 € (50-100 mg) | Rp.-Pflicht

HN
- Ⓓ *p. o.:* **Ludiomil®**, **Maprotilin** (Generika)
  - *alle: 25|50|75 mg/Tbl.*
  - *i. v.:* **Maprotilin neuraxpharm®** 25 mg/Amp. à 2 ml
- Ⓐ **Ludiomil®**
- CH **Ludiomil®**

Dos
- ▶ *p. o.:* 3 × 25 mg/d; schwere Symptomatik 3 × 50 mg/d (75-150 mg/d)
- ▶ *ältere Pat. und red. AZ:* 25-50 mg/d p. o.
- ▶ *Maximaldosis:* (stationär) bis 225 mg/d p. o.
- ▶ *i. v.:* 25-75 i. v., ggf. 75-150 mg als Inf. in 2-3 h i. v., Umstellung auf p. o. innerhalb von 2 Wo.

Ind   depressive Erkrankungen

KI   Komb. mit MAO-Hemmern, schwere Leber-/Nierenfunktionsstörungen, akute Delirien und Manien, unkontrollierte Epilepsie, Engwinkelglaukom, Prostatahypertrophie mit Restharnbildung, akuter Harnverhalt, Pylorusstenose, paralytischer Ileus, akuter Herzinfarkt, Erregungsleitungsstörungen des Herzens, akute Vergiftungen mit Alkohol oder mit Schlafmitteln, Psychopharmaka und Opioiden, Kinder und Jugendliche; *relative KI:* Epilepsie, erhöhte Krampfneigung, Störung der Hämatopoese, Herz-Kreislauf-Schwäche, Schilddrüsenüberfunktion, Diabetes mellitus

NW   > 10 %: v. a. initial: Benommenheit, Schläfrigkeit, KS, Übelkeit, Erbrechen, Obstipation, Mundtrockenheit, Akkommodationsstörungen, Miktionsstörungen, Harnverhaltung, Vertigo, Myoklonien, Tremor, Unruhe, Schlafstörungen, Erregungszustände
1-10 %: Aggressivität, Albträume, Schlaflosigkeit, Appetitsteigerung, Gewicht ↑, Gedächtnis- und Konzentrationsstörungen, allerg. Hautreaktionen, Photosensibilisierung, Libido- und Potenzstörungen, orthostatische Hypotonie, Hitzewallungen, Parästhesien, Angst, Hypomanie, Manie, HF ↑, EKG-Veränderungen, Ohnmacht
< 1 %: RR ↑, HRST, Erregungsleitungsstörungen (z. B. AV-Block, Schenkelblock, T-Veränderungen), Synkope, Glaukomanfall, Arzneimittelfieber, Ödeme, Petechien, EPMS (Parkinson-Syndrom, Dysarthrie, unwillkürliche Bewegungen, Akathisie, Rigor, Ataxie, Tremor), Krampfanfälle, Konvulsionen, Leberwerte ↑, Delir, Halluzinationen
< 0,01 %: allerg. Alveolitis, dermale Vaskulitis, multiforme Erytheme, Gynäkomastie, Galaktorrhoe, Hodenschwellung, Haarausfall, Bronchospasmen, SIADH, Hepatitis, paralytischer Ileus, Schlaganfall, BB-Veränderungen bis Agranulozytose

WW   sedierende, zentral wirksame Medikamente, Alkohol (deren Wi ↑); MAO-Hemmer (serotonerge Krisen [→ Hyperpyrexie, Tremor, Anfälle] → ≥ 2 Wo. Abstand bei Medikamentenwechsel); Sympathikomimetika (deren Wi ↑); Schilddrüsenpräparate (kardiovask.-NW ↑); anticholinerge Medikamente (deren Wi ↑); Barbiturate, Phenytoin, Carbamazepin, orale Kontrazeptiva (Maprotilin-Wi ↓); Phenytoin, Carbamazepin, Cumarin, Sulfonylharnstoffe, Insulin (deren Wi ↑); Neuroleptika (Krampfrisiko ↑); Thioridazin (HRST-Risiko ↑); Medikamente mit QTc-Zeit-Verlängerung (QTc-Zeit ↑); Fluoxetin, Fluvoxamin (Maprotilin-NW ↑)

WI   M. ist ein tetrazyklisches Antidepressivum: Noradrenalin-Wiederaufnahmehemmung, mäßig sedativ und anxiolytisch wirksam, im Wesentlichen psychomotorisch neutral, gute depressionslösende Wi, wenig anticholinerge und antiadrenerge Wi

PK	gute orale Resorption, max. Plasmaspiegel nach 9–16 h, HWZ 20–58 h, Steady-state nach ca. 2 Wo., PEB 88 %, hepatischer Metabolismus, renale Elimination 57 % in Form der Metabolite (> 90 %)
Gr/La	strenge Indikation, Gr 4, Mittel der Wahl sind Amitritylin, Clomipramin, Desipramin, Imipramin, Nortriptylin / kontraindiziert, La 2, zur Monotherapie bei zwingender Indikation sind Amitriptylin, Clomipramin, Desipramin, Imipramin, Nortriptylin oder Dosuleptin geeignet
❶	**Intoxikation:** s. Amitriptylin-Intoxikation **Hinweise:** Wirkstoffverlust von ca. 40 % bei Einnahme mit schwarzem Tee **Behandlungskontrollen:** therapeutischer Spiegel: 125–200 µg/l = 450–720 nmol/l (Umrechnungsfaktor 3,6)

Masern-Mumps-Röteln-Impfstoff
TTK: ca. 40-50,- € (1 Fertigspritze) | Kinder > 1 Jahr | Rp.-Pflicht

HN	Ⓓ *i. m./s. c.:* **MMR Triplovax®, MMR Vaxpro®, M-M-RvaxPro®, Priorix MMR®** - *alle: 0,5 ml/Fertigspritze* Ⓐ **M-M-RvaxPro®, Priorix MMR®** Ⓒʜ **Priorix Trockensub c Solv®**
Dos	*ab 12. Lebens-Mo.:* 0,5 ml 1 × i. m./s. c., Wiederholung nach frühestens 4 Wo.
Ind	gleichzeitige aktive Immunisierung gegen Masern, Mumps und Röteln ab 12 Mo.
KI	Überempfindlichkeit, Erkrankungen mit Fieber > 38,5 °C, aktive, unbehandelte Tuberkulose, path. BB-Veränderungen, Leukämie, Lymphome oder andere Malignome mit Auswirkung auf das hämatopoetische oder lymphatische System, immunsuppressive Behandlung (einschließlich hoher Dosen von Kortikosteroiden), humorale oder zelluläre Immundefizienz (angeboren oder erworben), einschließlich Hypo- und Dysgammaglobulinämie, AIDS, sympt. HIV-Infektion bzw. ein altersspezifischer CD 4 + -T-Lymphozyten-Anteil von < 25 %, kongenitale oder erbliche Immundefizienz in der Familienanamnese (es sei denn, die zu impfende Person hat ein nachgewiesen intaktes Immunsystem)
NW	*> 10 %:* Fieber (38,5 °C oder höher), Erythem/Schmerz/Schwellung an der Injektionsstelle *1–10 %:* morbilliformes Exanthem oder anderes Exanthem, Hämatom an der Injektionsstelle
WW	Immunglobulin (Ig), Blutprodukte (Immunantwort ↓)
WI	viraler Impfstoff: nach Gabe einer Einzeldosis konnte bei 95 % der empfänglichen Probanden hämagglutinationshemmende Antikörper gegen Masern, bei 96 % neutralisierende Antikörper gegen Mumps und bei 99 % HI-Antikörper gegen Röteln nachgewiesen werden
PK	k.A.
Gr/La	kontraindiziert, nach der Impfung muss eine Schwangerschaft 3 Mo. lang verhindert werden / strenge Indikation, La 2

M

Mebendazol TTK: 2,40-3,35 € (100-500 mg) | Kinder > 2 Jahre | Rp.-Pflicht

HN Ⓓ *p. o.:* **Surfont**® 100 mg/Tbl., **Vermox**® 100 mg/Tbl., **Vermox**® forte 500 mg/Tbl.
Ⓐ **Pantelmin**®
ⒸⱧ **Vermox**®

Dos
- *Enterobiasis:* 1 × 100 mg/d p. o. für 3 d, Wdh. nach 2 und 4 Wo.
- *Askariasis:* 2 × 100 mg/d p. o. für 3 d
- *Trichuriasis und Ankylostomiasis:* 2 × 200 mg/d p. o. für 3–4 d
- *Taeniasis, Gestoden (Erw.):* 2 × 300 mg/d p. o. für 3 d *oder* 2 × 200 mg/d p. o. für 4 d
- *Taeniasis (Kinder):* 2 × 100 mg/d p. o. für 4 d
- *Strongyloidiasis:* 2 × 300 mg/d p. o. für 3 d
- *Echinokokkosen:* Dosierungen z. T. wesentlich höher und dies unter Umständen auch über Jahre (siehe entsprechende Fachliteratur)
- *Kinder:* 1–2 × 100 mg/d p. o. für 3 d

Ind Peitschenwürmer (Trichuris trichiura), Madenwürmer (Enterobiasis [Oxyuris]), Hakenwürmer (Ankylostoma), Spulwürmer (Askaris), Trichinose, Zwergfadenwürmer (Strongyloides), Bandwürmer = Cestoden (Rinderbandwürmer [Taenia saginata]), Echinokokkosen (E. granularis, E. multilocularis, E. vogeli)

KI schwere Leberinsuffizienz; Kinder < 2 J. bzw. < 14 Lj. für **Vermox**® forte

NW *1–10 %:* Übelkeit, Erbrechen, Bauchschmerzen, schwere Neutropenien (LZ-Hochdosistherapie)
< 1 %: Hochdosis- bzw. LZ-Therapie: Fieberschübe, allerg. Hauterscheinungen, Haarausfall, Transaminasen ↑
< 0,01 %: schwere Nephropathien (Hochdosis- bzw. LZ-Therapie), Krampfanfälle (Kinder < 1 J.)
o.A.: Begünstigung von Zystenrupturen mit Risiko der Anaphylaxie

WW Cimetidin (hepatischer Abbau von Mebendazol ↓); Insulin (dessen Wi ↑); Phenytoin, Carbamazepin u. a. (Mebendazol-Wi ↓)

WI M. ist ein Antihelminthikum: Hemmung des parasitären Mikrotubulussystems intestinaler Zellen der Parasiten (parasitäre Glukoseaufnahme ↓) → Verbrauch eigener Reserven → irreversible Degeneration des parasitären Intestinalkanals → Absterben der Parasiten

PK lediglich geringe enterale Resorption (nüchtern ca. 1 %, bei fettreicher Mahlzeit ca. 10 %), hoher First-pass-Effekt, max. Plasmaspiegel nach 1,5–7,25 h, HWZ 2,8–9 h, hepatische Metabolisierung und biliäre Exkretion der Metaboliten

Gr/La strenge Indikation, bes. im 1. Trim., Gr 6, Anwendung im 2. + 3. Trim. möglich, Mittel der Wahl bei Oxyuren ist Pyrviniumembonat / strenge Indikation, La 1, bei Bandwurmbefall alternativ Niclosamid

❗ Intoxikation:
- *Klinik:* Bauchkrämpfe, Übelkeit und Erbrechen, Diarrhö
- *Therapie:* kein Antidot bekannt, ggf. Magenspülung und Gabe von Aktivkohle, Kontrolle von BB und Leberwerten

Meclozin TTK: 0,38-0,76 € (25-50 mg) | Kinder > 3 Jahre | Rp.-Pflicht

HN Ⓓ *p. o.:* **Postadoxin**® N 25 mg/Tbl.
→ in DE außer Handel, nur Importarzneimittel mit dem Wirkstoff Meclozin in Deutschland erhältlich

Dos	▶ *Erw.:* 25–50 mg/d p. o. ▶ *Reisekrankheit:* 25 mg 1 h vor Reiseantritt oder abends zuvor ▶ *Kinder:* je nach Alter ¼–½ × 25 mg p. o.
Ind	Übelkeit und Erbrechen, Reisekrankheit
KI	Prostata-Adenom mit Restharnbildung, Engwinkelglaukom
NW	*o.A.:* Sedierung, anticholinerge NW (Sehstörungen, Mundtrockenheit, GIT-Symptome, Miktionsstörungen), allerg. Reaktionen
WW	zentraldämpfende Pharmaka und Alkohol verstärken die sedierende Wirkung
WI	Antihistaminikum (antagonisiert periphere Histaminwirkung): über Blockade von Dopaminrezeptoren peristaltikanregende und über Dämpfung des Brechzentrums zentral antiemetische Wirkung
PK	rasche Resoption, max. Plasmaspiegel nach 1,6 h, HWZ 2–3 h, hepatische Metabolisierung, renale und intestinale Elimination der Metabolite
Gr/La	strenge Indikation, Gr 3, Mittel der Wahl als Antiemetikum / strenge Indikation, La 5 (möglichst abstillen, Laktationshemmung), Mittel der Wahl
❶	**Hinweise:** red. Reaktionsvermögen → Aufklärung über eingeschränkte Teilnahme am Straßenverkehr!

Medazepam   TTK: 0,37–0,73 € (10-20 mg) | Rp.-Pflicht

HN	⊙ *p. o.:* **Rudotel**®, **Rusedal**® - *alle: 10 mg/Tbl.*
Dos	▶ *p. o.:* 1–2 × 10 mg/d oder 3 × 5 mg/d jeweils vor den Mahlzeiten ▶ *Maximaldosis:* 60 mg/d
Ind	zur symptomatischen Behandlung von akuten und chronischen Spannungs-, Erregungs- und Angstzuständen
KI	Abhängigkeitsanamnese, Myasthenia gravis, *rel. KI:* akute Vergiftung mit Alkohol, Schlaf- oder Schmerzmitteln sowie Neuroleptika, Antidepressiva und Lithium; zerebellare und spinale Ataxien, schwere Leberschäden (z. B. cholestatischer Ikterus), Schlafapnoe-Syndrom, akutes Engwinkelglaukom, Kinder und Jugendliche, Schwangerschaft, Stillzeit, Alkohol (Wirkungsänderung und -verstärkung möglich), aufgrund nicht vorhersehbarer Wechselwirkungen insb. zu Therapiebeginn Komedikation mit Kreislauf- und Atemfunktion beeinflussenden Arzneimittel (z. B. Antihypertonika, Beta-Blocker, Herzglykoside, Methylxanthine), orale Kontrazeptiva, Makrolid-Antibiotika, Cimetidin
NW	*>10 %:* unerwünscht starke Tagessedierung, Überhangseffekte, Müdigkeit, Schläfrigkeit, Mattigkeit, verlängerte Reaktionszeit, Benommenheit, Schwindelgefühl, KS, Ataxie, v. a. ältere Patienten, Sturzgefahr, Verwirrtheit, anterograde Amnesie
WW	s. Diazepam (DZP)
WI	s. Diazepam (DZP)
PK	BV 50–75 %, max. Plasmakonzentration nach 1–2 h, hepatischer Abbau in aktive Metabolite (u. a. auch Diazepam), HWZ 50–80 h, Kumulation bei längerer Einnahme
Gr/La	strenge Indikation, Gr 4, kurzfristige Gabe möglich, v. a. keine Dauertherapie im 3. Trim. ("Floppy-Infant"-Syndrom des Neugeborenen) / kontraindiziert, Benzodiazepine der Wahl bei zwingender Indikation sind Lorazepam, Oxazepam

M

> **Intoxikation:**
> s. Diazepam (DZP)
>
> **Hinweise:**
> - bedingt durch die lange HWZ bei längerer Anwendung Wirksubstanzkumulation und somit Überdosierung und vermehrt sedierende Effekte möglich
> - ungeeignet als Schlafmittel (u. a. wg. langer Eliminations-HWZ und Gewöhnungseffekt)

Mefloquin TTK: 5,80-11,60 € (250-500 mg) | Kinder > 3 Monate | Rp.-Pflicht

HN	Ⓓ *p. o.:* **Lariam®** 250 mg/Tbl. Ⓐ **Lariam®** ⒸⒽ **Lariam®**, **Mephaquin®**
Dos	▶ *Prophylaxe:* 1 × 5 mg/kg KG/Wo. am gleichen Tag, möglichst 2 Wo. vor Abreise (um evtl. NW zu erfassen), Ende 4 Wo. nach Rückkehr ▶ *Therapie: Gesamtdosis* 20–25 mg/kg KG verteilt in 2–3 ED alle 6–8 h ▶ *stand by: initial* 15 mg/kg KG, wenn keine definitive Diagnosestellung möglich bei KG 45–60 kg nach 6–8 h 2 Tbl. und bei KG > 60 kg nach weiteren 6–8 h 2 Tbl. ▶ *Kinder:* • *Prophylaxe > 45 kg KG:* 1 × 1 Tbl./d, *30–45 kg KG:* 1 × ¾ Tbl./d, *20–30 kg KG:* 1 × ½ Tbl./d, *10–20 kg KG:* 1 × ¼ Tbl./d, *5–10 kg KG:* 1 × 1/8 Tbl./d • *Therapie > 60 kg KG:* 6 Tbl./d, *45–60 kg KG:* 5 Tbl./d, *30–45 kg KG:* 3–4 Tbl./d, *20-30 kg KG:* 2–3 Tbl./d, *10–20 kg KG:* 1–2 Tbl./d, *5-10 kg KG:* ½–1 Tbl./d
Ind	Prophylaxe, Therapie und Stand-by-Medikation der Malaria
KI	Depressionen, manifeste psychische Störungen, generalisierte Angstzustände, Psychosen, Schizophrenie, andere psychiatrische Erkrankungen (auch in der Vorgeschichte), Epilepsie, schwere Leberfunktionsstörung, Kombination mit Halofantrin, Kleinkinder mit < 5 kg KG; *relative KI:* Erregungsleitungsstörungen
NW	*> 10 %:* Übelkeit, Erbrechen, Diarrhoe, Bauchschmerzen, Schwindel, Gleichgewichtsstörungen, KS, Schläfrigkeit, Schlafstörungen *0,01–1 %:* lang andauernde neuropsychische Störungen, Suizidalität *< 0,01:* Erythema multiforme, Stevens-Johnson-Syndrom, AV-Block, Enzephalopathie, Guillain-Barré-Syndrom *o.A.:* Neuropathien (einschließlich Parästhesien, Tremor, Ataxie), Konvulsionen, Agitiertheit, Angst, Depression, Panikattacken, Verwirrtheit, Halluzinationen, Aggression und psychotische oder paranoide Reaktionen, Sehstörungen, Tinnitus, vestibuläre Störungen, Hörstörungen, RR ↑↓, Synkope, Thoraxschmerz, HF ↑↓, HRST, allerg. Hautreaktionen, Ödem, Haarausfall, Muskelschwäche/-krämpfe/-schmerzen, Gelenkschmerzen, Dyspnoe, Asthenie, Fieber, Schwitzen, Frösteln, Dyspepsie, Appetitlosigkeit, Transaminasen ↑, Leukozytopenie, Leukozytose, Thrombozytopenie
WW	Halofantrin (KI); Chinidin, Chinin, Chloroquin (EKG-Veränderungen, Krampfbereitschaft ↑); Antiarrhythmika, β-Blocker, Kalziumantagonisten, Antihistaminika oder H₁-Blocker, trizyklische Antidepressiva und Phenothiazine (QT-Streckenverlängerung); Valproinsäure, Carbamazepin, Phenobarbital oder Phenytoin (deren Plasmaspiegel und Wi ↓)
WI	M. wirkt gegen intraerythrozytäre ungeschlechtliche Formen von Plasmodium falciparum, vivax, malariae und ovale

PK	BV 85 %, PEB 98 %, Metabolisierung in aktive Metabolite, hepatische Elimination, Eliminations-HWZ ca. 3 Wo., Ausscheidung hauptsächlich über Galle und Fäzes
Gr/La	strenge Indikation, bei chloroquinresistenter Malaria und zur Prophylaxe in Hochrisikogebieten mit Chloroquin- und Proguanilresistenz vertretbar, Mittel der Wahl sind Chloroquin und Proguanil / strenge Indikation, bei zwingender Indikation möglich; Mittel der Wahl sind Chloroquin, Proguanil
❶	**Hinweise:** ▶ Prophylaxe in WHO Zone B und C, sowie als Stand-by-Medikation in allen Zonen ▶ wirkt auch gegen Malariaparasiten, die eine Resistenz gegen Chloroquin, Proguanil, Pyrimethamin sowie Pyrimethamin-Sulfonamid-Kombinationen entwickelt haben ▶ bei Frauen während und nach der Therapie bis 3 Mo. nach der letzten Einnahme Kontrazeption nötig ▶ eingeschränkte Fahr-, Steuer- und Tauchfähigkeit (Vigilanzminderung) ▶ bei Auftreten psychischer Symptome wie akuter Angst, Depression, Ruhelosigkeit oder Verwirrtheit ist Mefloquin sofort abzusetzen; die Symptome sind wegen der langen HWZ nur verzögert reversibel; 75 % dieser Symptome treten bis zur dritten prophylaktischen Einnahme auf

Melatonin TTK: 1,25 € (2 mg) | Rp.-Pflicht

HN	Ⓓ *p. o.:* **Circadin**® 2 mg/Ret.-Tbl. Ⓐ **Circadin**® ㏇ **Circadin**®
Dos	▶ *Erw. > 55 J.:* 2 mg Ret.-Tbl. p. o. 1–2 h vor dem Schlafengehen ▶ *Behandlungsdauer:* max. 13 Wo. lang
Ind	Monotherapie für die Kurzzeitbehandlung der primären, durch schlechte Schlafqualität gekennzeichneten Insomnie bei Pat. > 55 J.
KI	Leberfunktionsstörungen
NW	*0,1–1 %:* Reizbarkeit, Nervosität, Rastlosigkeit, Insomnie, anormale Träume, Migräne, psychomot. Hyperaktivität, Benommenheit, Hyperbilirubinämie, Bauchschmerzen, Verstopfung, Mundtrockenheit, Hyperhidrose, Asthenie, Gewicht ↑ *0,01–0,1 %:* Aggression, Agitiertheit, Affektlabilität, Libido ↑, Gedächtnisleistung ↓, Aufmerksamkeitsstörungen, Sehschärfe ↓, Verschwommensehen, Tränenfluss ↑, lageabhängiger Schwindel, Hitzewallungen, GIT-Störungen, Erbrechen, auffällige Darmgeräusche, Flatulenz, Hypersalivation, Halitosis, Leberwerte ↑, auffällige Leberfunktion- u. andere Labortests, Ekzem, Erythem, juckender Hautausschlag, Juckreiz, Hauttrockenheit, Nagelerkrankung, nächtl. Schwitzen, Muskelkrämpfe, Nackenschmerzen, Priapismus, Abgeschlagenheit
WW	Fluvoxamin, 5- oder 8-Methoxypsoralen, Cimetidin, Östrogene (z. B. Kontrazeptiva oder Hormonersatztherapie, Chinolone (M.-Spiegel ↑, z. T. erheblich), Nikotinabusus, Carbamazepin und Rifampicin (M.-Spiegel ↓), sedierende Substanzen (Wi ↑)
WI	Melatonin ist assoziiert mit der Steuerung des zirkadianen Rhythmus und der Synchronisation der inneren Uhr mit dem Tag-Nacht-Zyklus. Es ist ebenfalls assoziiert mit einer schlafanstoßenden Wirkung und einer Erhöhung der Schlafneigung

| **PK** | BV 15 %, Resorption im Alter bis zu -50 %, hoher First-pass-Effekt, PEB 60 %, HWZ 3,5-4 h, hepatischer Metabolismus, renale Elimantion der Metabolite |
| **Gr/La** | kontrainidziert, Gr 4 / kontraindiziert |

Melperon TTK: p.o.: 0,23-0,32 € (50-100 mg) | Rp.-Pflicht

HN	Ⓓ *p. o.:* **Melneurin®**, **Melperon (Generika)** - *alle:* 10|25|50 u./o. 100 mg/Drg., Lsg. 25 mg/5 ml; **Mel-Puren®** 100 mg/Tbl. Ⓐ **Buronil®**
Dos	▶ *mittelgradige Unruhe:* 25–75 mg/d p. o. (in 2–3 ED) ▶ *stärkere Unruhe:* 50–100 mg/d p. o., später nach klin. Stabilisierung 200 mg/d p. o. (in jeweils 2–3 ED) ▶ *schwerste Unruhe:* 300 bis max. 400 mg/d p. o. (in 2–3 ED) ▶ *Maximaldosis:* 400 mg/d p. o. ▶ *Dosisreduktion bei Niereninsuffizienz:* s. Tabelle 2
Ind	Schlafstörungen, Verwirrtheitszustände, psychomot. Unruhe, Erregungszustände bei Psychosen und organ. bedingter Demenz
KI	akute Intoxikationen und komatöse Zustände durch zentral wirksame Medikamente oder Alkohol, hochgradige Leberinsuffizienz, Kinder < 2 J., *relative KI:* kardiale Vorschädigung, nicht pharmakogenes Parkinson-Syndrom, schwere Hypotonie, Leukopenie, Thrombozytopenie, prolaktinabhängige Tumoren (Mamma-Tu)
NW	*> 0,1 %:* Hypotonie, orthostatische Dysregulation, reflektorisch HF ↑, Leberenzyme ↑, intrahepatische Cholestase, Ikterus *0,01–0,1 %:* malignes neuroleptisches Syndrom, Menstruationsstörungen, Galaktorrhoe, Gynäkomastie, sexuelle Funktionsstörungen, Gewicht ↑ *< 0,01 %:* HRST, Spätdyskinesien (hyperkinetische Dauersyndrome choreatischer Form), Agranulozytose *o.A.:* Frühdyskinesien (paroxysmale hyperkinetisch-dystone Symptome, Therapie: s. Biperiden), Parkinsonoid, Akathisie (unangenehme innere Unruhe-mit Bewegungszwang), Akkomodationsstörungen, Mundtrockenheit, verstopfte Nase, Augeninnendruck ↑, Obstipation, Miktionsstörungen, KS, Übelkeit, Erbrechen, Diarrhoe, Appetitverlust, Leukozytopenie, Thrombozytopenie, Eosinophilie, Panzytopenie
WW	Levodopa, Bromocriptin (deren Wi ↓); Phenytoin (Melperonwirkung ↓); Antikoagulanzien (Blutungsgefahr ↑); zentral wirksame Medikamente, Alkohol (gegenseitige Wirkungsverstärkung)
WI	M. ist ein mittelstark wirksames Neuroleptikum aus der Reihe der Butyrophenone: Blockade zentraler Dopaminrezeptoren (bei In-vitro-Versuchen eine um etwa den Faktor 200 schwächere Affinität zu D_2-Rezeptoren als Haloperidol), sowohl die zentrale als auch die periphere anticholinerge und antihistaminerge Wi sind kaum messbar → gute sedierende und schlafanstoßende Wi, in höheren Dosen auch antipsychotisch wirksam, kein Einfluss auf Krampfschwelle
PK	gute orale Resorption, max. Plasmaspiegel nach 1–1,5 h, HWZ 3–5 h, PEB 50 %, nahezu vollständige hepatische Metabolisierung
Gr/La	kontraindiziert, Gr 4, Antipsychotika der Wahl sind Alimemazin, Fluphenazin, Thioridazin / kontraindiziert, La 2, Alternativen sind Levomepromazin, Perphenazin, Triflupromazin

Intoxikation:

s. Haloperidol

Hinweise:
Infos zur NW malignes neuroleptisches Syndrom: s. Haloperidol

Behandlungskontrollen:
regelmäßig BB und Transaminasen kontrollieren

Melphalan (L-PAM) TTK: p.o.: 14,60-20,44 € (10-14 mg); i.v.: 79,60 € (50 mg) | Rp.-Pflicht

HN	Ⓓ *p. o.:* **Alkeran**® 2 mg/Tbl.
	i. v.: **Alkeran**® 50 mg/Inf.-Fl. (enthält 5 Vol%-Alkohol)
	Ⓐ **Alkeran**®
	Ⓒʜ **Alkeran**®
Dos	Dosierung nach dem jeweils aktuellen onkologischen Therapieprotokoll, s. FI:
	▶ *Multiples Myelom:* 0,15–0,25 mg/kg KG/d (10,5–17,5 mg/70 kg KG/d) + 2 mg/kg KG/d (140 mg/70 kg KG/d) Prednison für 4 d (= Intervalltherapie alle 6 Wo.; Alexanian-Schema)
	▶ *Ovarial-Ca:* 0,2 mg/kg KG/d (14 mg/70 kg KG/d) für 5 d alle 4–8 Wo.
	▶ *Mamma-Ca:* 0,15 mg/kg KG/d (10,5 mg/70 kg KG/d) für 5 d alle 6 Wo.
	▶ *Dosisreduktion bei Niereninsuffizienz:* (s. FI)
Ind	Multiples Myelom (Plasmozytom), PNP bei Gammopathie/Multiplem Myelom, Ovarialkarzinom, Mammakarzinom
KI	Knochenmarkdepression durch kurz vorhergegangene Bestrahlung oder Gabe anderer Zytostatika
NW	*> 10 %:* Leukozytopenie, Thrombozytopenie, Übelkeit, Durchfall, Erbrechen, Stomatitis, Haarausfall (v. a. bei hoher Dosis), Harnstoff ↑ (bei Multiplem Myelom), Ovarialfunktion ↓, Wärmegefühl/Kribbeln (bei Gabe über ZVK)
	1–10 %: sek. Leukämien (lange Latenzzeit, v. a. ältere Pat. nach Komb.- und Radiotherapie)
	0,01–0,1 %: hämolytische Anämie, interstitielle Pneumonie, Lungenfibrose, Hepatitis, Ikterus, Lebervenenverschlüsse (Hochdosis-Therapie), allerg. Reaktionen
WW	Cimetidin (BV von M. ↓); Nalidixinsäure (bei Kindern hämorrhagische Enterokolitiden mit Todesfolge)
WI	M. ist ein Chemotherapeutikum: Alkylierung von RNA und DNA durch Einzel- und Doppelstrangvernetzung, zyklusspezifisch wirksam (S/G$_2$-Phase); Alexanian I Schema: Therapie der ersten Wahl beim Plasmozytom (Kombination von Melphalan und Prednison); verzögert knochenmarkstoxisch nach 2–4 Wo.
PK	Resorption und BV zwischen 20 und 90 % (individuell sehr unterschiedlich), BV während Behandlung ↑ (gesteigerte Resorption), biphasische HWZ 8 min und 2 h, nach Katabolisierung renale Elimination der Metabolite
Gr/La	kontraindiziert, Gr 7 + 8, mutagen / kontraindiziert, La 1, abstillen

Hinweise:

▶ *p. o.:* nüchtern bzw. ½ h vor den Mahlzeiten mit viel Flüssigkeit
▶ Infusionslösung **nicht** mit Dextrose-haltigen Lsg. kompatibel

Behandlungskontrollen:
Laborkontrollen: BB- und Retentionswerte regelmäßig kontrollieren

Memantin   TTK: 1,91–3,82 € (10-20 mg) | Rp.-Pflicht

HN
- Ⓓ *p.o.:* **Axura®, Ebixa®, Memantin (Generika)**
  - *alle: 10|20 mg/Tbl., Tropfen 10 mg/20 Trpf., Starter 5|10|15|20 mg/Tbl.*
- Ⓐ **Axura®, Ebixa®**
- CH **Axura®, Ebixa®**

Dos
- ▶ *Erw.: initial* 5 mg/d p.o., nach 1 Wo. 10 mg/d, später 15–20 mg/d p.o. in 2 ED oder als Einmalgabe (Behandlungsdauer s. Hinweise)
- ▶ *muskuläre Spastik: initial* 10 mg/d, schrittweise Dosissteigerung auf bis zu 3 × 10–20 mg/d
- ▶ *Maximaldosis:* 20 mg/d; bei Spastik bis 60 mg/d
- ▶ *Dosisreduktion bei mittelschwerer bis schwerer Niereninsuffizienz:* max. 10 mg/d

Ind
moderate bis schwere Demenz bei Morbus Alzheimer (DAT)
off-label-use: vaskuläre Demenz, Vigilanzstörungen, muskuläre Spastik, Parkinson-Syndrome

KI
schwere Nierenerkrankungen, Epilepsie, schwere Verwirrtheitszustände, Alter < 18. J.; *relative KI:* Komb. mit Amantadin

NW
1–10 %: Schwindel, KS, RR ↑, Obstipation, Dyspnoe
0,1–1 %: Verwirrtheit, Halluzinationen, Angstzustände, Müdigkeit, anormaler Gang, Herzinsuffizienz, Erbrechen, Blasenentzündung, Libido ↑, Pilzinfektionen, Venenthrombose/Thromboembolie

WW
Barbiturate, Neuroleptika, Anticholinergika, L-Dopa, Amantadin, Ketamin oder Dextromethorphan, dopaminerge Substanzen (deren Wi und NW ↑)

WI
M. ist ein Amantadin-Derivat, NMDA-Rezeptor-Antagonist: der exzitatorischer Neurotransmitter Glutamat im Gehirn wird durch NMDA-Antagonismus an seinen neurotoxischen Effekten gehindert (Glutamat-Modulator)

PK
rasche und vollständige perorale Resorption, BV fast 100 %, max. Blutspiegel nach 4 ± 2 h nach p.o., biphasische HWZ 4–9 h und 40–65 h, PEB < 10 %, kaum Metabolisierung, unverändert zu 70–90 % renale Elimination

Gr/La   kontraindiziert, Gr 1 / kontraindiziert, La 1

❶ Hinweise:
- ▶ Therapieversuch zunächst über 24 Mo., dann weitere Verodnung möglich wenn Wirkungseffekte zu verzeichnen sind
- ▶ geringe Verbesserung von kognitiven Defiziten, Antriebsmangel und z.T. auch von motorischen Problemen bei beginnender Demenz
- ▶ Studienlage der klin. Wirkungseffizienz umstritten (Effekte werden als gering eingestuft), s. auch IQWiG-Bericht Nr. 59 (8.6.09)

Stu   9M-Best-Studie, DOMINO-Studie

Mepivacain   TTK: k.A. | Rp.-Pflicht

HN
- Ⓓ *parenteral:* **Meaverin® 3 %, Mecain® 4 %, Mepihexal®, Mepivastesin®, Scandicain® 3|4 %, Scandonest® 3 %**
  - *alle: 0,5 %|1 %|2 % Inj.-Lsg.*
- Ⓐ **Mepinaest®, Scandicain®, Scandonest®**
- CH **Scandicain®**

Dos
- ▶ *Einzeldosis maximal:* 300 mg → 60 ml/0,5 %|30 ml/1 %|25 ml/2 % (entsprechend 4,3 mg/kg KG)
- ▶ *Infiltrationsanästhesie:* 0,1–1 %ige Lösung verwenden
- ▶ *Leitungsanästhesie:* 1–1,5 %ige Lösung verwenden
- ▶ *Periduralanästhesie:* 1,5–2 %ige Lösung verwenden

- *Spinalanästhesie:* 4%ige Lösung verwenden
- jeweils Lösung an gewünschter Stelle je nach Wi infiltrieren

Ind	Lokalanästhesie, therapeutische Blockaden bei Schmerzzuständen, Leitungsanästhesien, Periduralanästhesie, Sympathikusblockaden
KI	schwere kardiale Reizleitungsstörungen, akute dekompensierte Herzinsuffizienz, kardiogener und hypovolämischer Schock
NW	o.A.: insb. bei Überdosierung: RR- + Puls-Anstieg, HRST, aber auch RR-Abfall und Asystolie möglich, Atemstörungen bis Atemstillstand, Schwindel, Unruhe, Benommenheit bis zur Bewusstlosigkeit, Krämpfe, Übelkeit und Erbrechen, Mydriasis
WW	bei Kombination mit strukturverwandten Substanzen Addition toxischer Wi
WI	M. ist ein mittellang wirkendes Lokalanästhetikum vom Säure-Amid-Typ: Membranpermeabilität für Kationen wird herabgesetzt (Natriumkanalblockade ↑); Blockade sympathischer (<0,25%), sensorischer (>0,5%) und motorischer (>1%) Nervenfasern; Wirkstärke vom pH des Milieus abhängig (Entzündung → pH ↓ → Wirkstärke ↓)
PK	PEB 70–80%, HWZ 1,9 h, hepatische Metabolisierung und renale Elimination der Metabolite
Gr/La	strenge Indikation, Gr 5, Lokalanästheika der Wahl sind Procain, Bupivacain, Etidocain / strenge Indikation, La 1
❶	**Intoxikation:** s. Bupivacain **Hinweise:** schlecht bis gar nicht für Oberflächenanästhesie geeignet

Meronem TTK: 69 140,- € (1500-3000 mg) | Kinder > 3 Monate | Rp.-Pflicht

HN	Ⓓ *i.v.:* **Meronem®**, Meropenem (**Generika**) – *alle: 500|1000 mg/Inf.-Fl.* Ⓐ **Optinem ®** CH **Meronem ®**
Dos	- *i.v.:* 3 × 500–1000 mg/d i.v. - *eitrige Meningitis:* 3 × 2000 mg/d i.v. für (10–) 14 d - *Kinder (3 Mo.–12 J.):* 3 × 10–20 mg/kg KG/d i.v., bei Meningitis 3 × 40 mg/kg KG/d i.v. - *Dosisreduktion bei Niereninsuffizienz:* Kreatinin-Clearance 26–50 ml/min: 2 × 500–1000 mg/d, 10–25 ml/min: 2 × 250–500 mg/d, < 10 ml/min: 1 × 250–500 mg/d
Ind	Pneumonie, bakterielle Meningitis, Nieren- und Harnwegsinfekte, Endometritis, intraabdominelle Infekte, Mukoviszidose
KI	methicillinresistente Staphylokokken-Infektionen; *relative KI:* Überempfindlichkeit auf Carbapeneme, Penicilline und Cephalosporine, Kinder < 3 Mo.
NW	o.A.: abdomineller Schmerz, Übelkeit, Erbrechen, Diarrhoe, pseudomembranöse Kolitis, Candidiasis, KS, Schläfrigkeit, Parästhesien, Verwirrtheitszustände, psychische Veränderungen, BB-Veränderungen (u.a. Neutropenie, Leukozytopenie, Hb ↓, Thrombozyten ↑ ↓), Bilirubin ↑, Transaminasen ↑, AP ↑, LDH ↑, Kreatinin ↑, Harnstoff ↑, schwere Überempfindlichkeitsreaktionen, allerg. Hautreaktionen < 0,01%: Agranulozytose, Erythema multiforme, Stevens-Johnson-Syndrom, toxische Epidermolyse

WW	häufigere Kontrollen bei Kombinationen mit nephrotoxischen Substanzen, Probenicid (renale Elimination von M. ↓), Valproinsäurespiegel ↓
WI	M. ist ein Carbapenem-Antibiotikum, geringe Empfindlichkeit gegen β-Laktamasen (β-laktamasefest), hohe bakterizide Wirkung durch Hemmung der bakteriellen Zellwandsynthese
PK	HWZ 1 h, PEB 2 %, renale Elimination zu 70 % innerhalb von 12 h
Gr/La	strenge Indikation, nur bei schweren Infektionen, die nicht mit Penicillinen oder Cephalosporinen ausreichend behandelt werden können / strenge Indikation

❶ **Hinweise:**
- *sinnvolle Kombination mit:* Aminoglykosiden, Glykopeptid-Antibiotika und Metronidazol
- Mittel der Reserve bei schweren bakteriellen Infektionen/Sepsis

Spektrum:
Sensibel: Gram-positiv (inkl. Bacillus spp., Corynebakterium, Enterokokken, Listeria monocytogenes, Lactobacillus spp., Staphylokokken, Streptokokken) und Gram-negativ (inkl. Acinetobacter, Aeromonas, Bordetella, Brucella, Campylobacter, Citrobacter, Enterobacter, Escherichia, Haemophilus, Neisseria, Klebsiella, Morganella, Proteus, Pseudomonas, Salmonella, Serratia, Shigella, Vibrio, Yersinia), Aerobier und Anaerobier

Mesalazin = 5-Aminosalicylsäure (5-ASA-Träger)
TTK: p.o.: 0,90-1,50 € (750-1500 mg); Supp.: 2,80-5,20 € (750-1500 mg) | Kinder > 2 Jahre | Rp.-Pflicht

HN	Ⓓ *p. o.:* **Claversal**®, **Salofalk**® - *alle: 250|500 mg/Tbl.* **Asacol** 400 mg/Tbl., **Pentasa**® 500|1000 mg/Ret.-Tbl. *rektal:* **Claversal**®, **Salofalk**® 1000 mg/Supp., **Pentasa**® 1000 mg/Supp., 2000 mg = 30 ml/Klysma, 4000 mg = 60 ml/Klysma, 1000 mg Rektalschaum - *alle: 250|500 mg/Supp.* Ⓐ **Claversal**®, **Mesagran**®, **Pentasa**®, **Salofalk**® ⒸⒽ **Asacol**®, **Asazine**®, **Mesazin**®, **Pentasa**®, **Salofalk**®
Dos	▶ *akut:* 3 × 250–500 mg/d p.o. vor dem Essen; *Maximaldosis:* 4,5 g/d ▶ *Supp.:* 3 × 250–500 mg/d oder 1 × 1000 mg/d rektal ▶ *Kinder (Tagesdosis) > 12 J.:* 1000 mg/d; *> 7 ½ J.:* 750 mg/d; *> 3 J.:* 500 mg/d verteilt in 3 ED, im Akutstadium ggf. doppelte Dosis, max. 75 mg/kg KG/d
Ind	Colitis ulcerosa, Morbus Crohn
KI	schwere Leber- und Nierenfunktionsstörungen, Kinder < 2 J., Ulcus ventriculi oder duodeni, Salicylatüberempfindlichkeit, Kaliumsulfitüberempfindlichkeit bei Klysmen (bes. bei Asthmatikern), hämorrhagische Diathese
NW	*> 1 %:* Flatulenz *0,01 %–0,1 %:* Diarrhoe, Nausea, Abdominalschmerz, KS, Erbrechen, Schwindel, Neuropathien, Nierenfunktionsstörungen, interstitielle Nephritis, Niereninsuffizienz, allerg. Reaktionen, Medikamentenfieber, Bronchospasmus, Peri- und Myokarditis, Pankreatitis, Arthralgie, Myalgie *< 0,01 %:* allerg. Alveolitis, Lupus erythematodes, Pancolitis, Neutropenie, Leukozytopenie, Agranulozytose, Panzytopenie, Thrombozytopenie, aplastische Anämie, Transaminasen ↑, Hepatitis
WW	Sulfonylharnstoffe, Methotrexat (deren Wi ↑); Kumarin, Antikoagulanzien (GI Blutungsrisiko ↑); Probenicid, Sulfinpyrazon, Furosemid, Spironolacton, Rifampicin (deren Wi ↓); Digoxin (dessen Resorption ↓); Methotrexat (Toxizität ↑)

WI	M. wird erst nach Umbau in den Metabolit Sulfasalazin wirksam: Prostaglandin-/Leukotriensynthesehemmung, Radikalfänger reaktiver O_2-Verbindungen, Inhibierung der Chemotaxis von Makrophagen und Neutrophilen → lokal entzündungshemmende Wi, geringe Resorption im Dünndarm
PK	Freisetzung der Substanz im Gastrointestinaltrakt nahezu vollständig, Resorption überwiegend enteral (ca. 32%), Metabolisierung in Acetyl-5-Aminosalicylsäure überwiegend in der Darmmukosa, geringer in Leber und Fäzes, PEB der acetylierten Form ca. 80%, Eliminations-HWZ im Plasma ca. 1 h, Elimination über die Fäzes und renal
Gr/La	strenge Indikation, Mittel der Wahl / strenge Indikation, Mittel der Wahl

❗ **Hinweise:**
- besondere Überwachung von Asthmatikern (Analgetika-Asthma!)
- nüchtern oder 1–½ h vor dem Essen einnehmen

Behandlungskontrollen:
Überwachung von Blut- und Urinstatus: 14 d nach Beginn der Behandlung, dann noch 2- bis 3-mal nach jeweils weiteren 4 Wo.

Mesuximid = Methsuximid (MSM)   TTK: 0,98-1,96 € (600-1200 mg) | Rp.-Pflicht

HN	Ⓓ *p. o.*: **Petinutin**® 150|300 mg/Kps. ⒶⒽ **Petinutin**®
Dos	▶ *p.o.:* 150 mg/d in der 1. Wo., dann um 150 mg pro Wo. bis zum *Dosisziel* (600–1200 mg/d p. o. in 2 ED) erhöhen ▶ *Maximaldosis:* 15 mg/kg KG/d p. o.
Ind	Mittel der 2. Wahl bei generalisierten und fokalen Anfällen, myoklonisch-astatischen Anfällen, Absenceepilepsien (Lennox-Gastaut-Syndrom), Myoklonien, tonischen und atonischen Anfällen
KI	Überempfindlichkeit gegen Succinimide, hepatische Porphyrie, vorbestehende hämatologische Erkrankungen
NW	*>10%: (dosisabhängig)* Appetitminderung, Magenbeschwerden, Singultus, Übelkeit, Erbrechen *1–10%:* Gewicht ↓, Durchfall, Verhaltensstörungen, Psychosen, Photophobie, allerg. Hautreaktionen *<0,01%:* Lupus erythematodes *o.A.:* KS, Schwindel, Sehstörungen, Euphorie, Reizbarkeit, sedierende Wirkungen, Schlaflosigkeit, Bewegungsdrang, Gangstörungen, Leukozytopenie, Eosinophilie, Thrombozytopenie, Panzytopenie, aplastische Anämie, akute Porphyrie, Aggressivität, akustische Halluzinationen, Depression, Benommenheit, Nervosität, Fieber, Hautausschlag, Stevens-Johnson-Syndrom
WW	Valproinsäure (Mesuximidspiegel ↑); Phenytoin, Barbiturate (deren Spiegel ↑); Carbamazepin (Mesuximidspiegel ↓)
WI	M. ist ein Antiepileptikum aus der Gruppe der Succimide: nach rascher Umwandlung in die ebenfalls aktive Substanz N-Desmethylmesuximid (NDM) selektive Beeinflussung der motorischen Kortexregion, indem es die Reaktionsschwelle im ZNS gegenüber krampfauslösenden Reizen erhöht
PK	rasche Resorption, max. Plasmakonzentration nach 1–4 h, HWZ 1–4 h, schneller Metabolismus in aktive Metaboliten, Wirkstoff: N-Desmethyl-Mesuximid mit HWZ von 35–80 h, Steady-state 8–16 d, renale Elimination der Metabolite
Gr/La	kontrainiziert, bei Petit-mal-Anfällen ist Ethosuximid Mittel der Wahl / kontrainiziert, bei Petit-mal-Anfällen ist Ethosuximid Mittel der Wahl

M

> **Intoxikation:**
> - *Klinik:* Agitation, Somnolenz bis Koma, epileptische Anfälle, Hyperreflexie, Atemdepression, Erbrechen
> - *Therapie:* Magenspülung + Aktivkohle (50 g) + Natriumsulfat (50–100 ml 20%ig) (wenn kein Erbrechen besteht), bei schweren Vergiftungen Hämodialyse
>
> **Hinweise:**
> - Dosisreduktion bei Leukozytenzahl < 3500/mm^3 oder Granulozyten < 25%
> - im Gegensatz zu Ethosuximid (ESX) auch bei fokalen Anfällen wirksam
> - Schlafmittel dürfen während einer Petinutinbehandlung (Mesuximid) nicht eingenommen werden (gegenseitige Wi- und NW-Steigerung)
>
> **Behandlungskontrollen:**
> - üblicher "therapeutischer Spiegel" von N-Des-Mesuximid: 10–40 mg/l = 49,2–196 µmol/l (Umrechnungsfaktor 4,92)
> - im ersten Jahr monatliche, danach ½-jährliche BB-Kontrollen (knochenmarkschädigende Wi)

Metamizol

TTK: p.o.: 0,26-0,40 € (500 mg); i.v.: 1,30 € (1 g); Supp.: 1,30/Supp. (1 g) | *Kinder > 3 Monate* | *Rp.-Pflicht*

HN Ⓓ *p. o.:* **Analgin**®, **Berlosin**®, **Metamizol-Hexal**® Tropfen 500 mg/ml (= 20 Trpf.), **Novalgin**® akut 500 mg/Brause-Tbl., Tropfen 500 mg/ml (= 20 Trpf.), Sirup 500 mg/ml Sirup, **Novaminsulfon** (**Generika**) 500 mg/ml (= 20 Trpf.)
- *alle: 500 mg/Tbl.*
parenteral: **Metamizol-Hexal**® 2500 mg/Amp.
parenteral: **Analgin**®, **Berlosin**®, **Novalgin**®, **Novaminsulfon** (**Generika** 2500 mg/Amp.)
- *alle: 1000 mg/Amp.*
rektal: **Novaminsulfon Licht**®, **Berlosin**®, **Metamizol-Hexal**®, **Novalgin**®
- *alle: 300|1000 mg/Supp.*
Ⓐ **Novalgin**®
CH **Minalgin**®, **Novalgin**®

Dos
- *parenteral (akut, s. Hinweise):* 1–4 × 1000 mg/d i. m./langsam i. v.
- *p. o.:* 1–2 × 500 mg/d p. o. oder 20–40 Trpf. p. o. max. 4 × /d
- *rektal:* 1–2 × 500 mg Supp./d rektal
- *Migräneanfall:* 1000 mg akut p. o. oder i. v./i. m.
- *Maximaldosis:* 4000 mg/d
- *Kinder (Einzeldosis):*
  - > 63 kg KG → 750–1000 mg = 30–40 Trpf.;
  - > 47 kg KG → 500–750 mg = 20–30 Trpf.;
  - > 32 kg KG → 500 mg = 20 Trpf.;
  - > 16 kg KG → 250 mg = 10 Trpf. → alle: bis zu 4 × /d alle 6–8 h

Ind akute starke Schmerzen nach Verletzungen oder Operationen, schmerzhafte Koliken, Tumorschmerzen, sonstige akute oder chronische starke Schmerzen soweit andere therapeutische Maßnahmen nicht indiziert sind (z. B. akuter Migräneanfall), hohes Fieber das auf andere Maßnahmen nicht anspricht; s. a. Hinweise

KI Pyrazolon-Allergie, Analgetika-Asthma-Syndrom, Analgetika-Intoleranz vom Urtikaria-Angioödemtyp, Granulozytopenie, akute intermittierende hepatische Porphyrien, Glukose-6-Phosphat-Dehydrogenasemangel, Knochenmarkstörung, Erkrankungen des hämatopoetischen Systems, Säuglinge < 3 Mo. oder < 5 kg KG; *zuzüglich bei i. v.-Gabe:* Hypotonie, instabile Kreislaufsituation; *zuzüglich bei Supp.-Gabe:* 300 mg > 4 J., 1000 mg < 15 J.; *zuzüglich bei Tbl.-Gabe:* 500 mg < 10 J.; s. a. Hinweise

NW	*> 0,1 %:* fixes Arzneimittelexanthem, hypotensive Reaktionen *< 0,01 %:* schwere und lebensbedrohliche anaphylaktische Reaktionen (bei i. v. 0,05 %), Stevens-Johnson-Syndrom/Lyell-Syndrom, Agranulozytose, Thrombozytopenie, Nierenfunktion ↓ (evtl. mit Oligo- oder Anurie und ANV), akute interstitielle Nephritis; s. a. Hinweise
WW	Ciclosporin (dessen Spiegel ↓)
WI	M. ist ein Analgetikum der Stufe 1: periphere Hemmung der Schmerzempfindung durch Prostaglandinsynthesehemmung, antipyretisch wirksam, spasmolytisch wirksam bei höheren Dosierungen
PK	rasche Resorption aus GI-Trakt, Wi-Beginn nach ca. 20–30 min, Wi-Dauer ca. 3–5 h, HWZ 10 h, renale Elimination nach Umbau in der Leber in 4-Methylaminophenazon, z. T. Rotfärbung des Urins (ungefährlicher Metabolit Rubazonsäure)
Gr/La	kontraindiziert (insbes. 1. und 3. Trim.), Mittel der Wahl ist Paracetamol / kontraindiziert (bis zu 48 h nach letzter Anwendung), Mittel der Wahl sind Paracetamol, Ibuprofen

❶ Pädiatrische Zulassung:
zuzüglich bei Supp.-Gabe: 300 mg > 4 J., 1000 mg < 15 J.
zuzüglich bei Tbl.-Gabe: 500 mg < 10 J.

Cave:
i. v. Gabe wg. Hypotonie-/Schockgefahr nur im Liegen durchführen (Risiko bei Pat. mit allerg. Erkrankungen höher)

Intoxikation:
- *Klinik:* Somnolenz bis Koma, epileptische Anfälle, Hypotension, Schock, Übelkeit, abdominelle Schmerzen, gastrale und duodenale Ulzerationen, ANV
- *Therapie:* Magenspülung + rez. Aktivkohlegaben, Gastroskopie, ggf. Cimetidin 4 × 200 mg oder Ranitidin 3 × 50 mg i. v., Volumensubstitution

Hinweise:
- nur zur befristeten Behandlung zugelassen
- Agranulozytose nach ca. 1–2 Wo. Therapie mit folgender Klinik: Fieber, Pharyngitis, Laryngitis, Schleimhautulzerationen, Hautausschläge, Sepsis, Lymphadenitis
- die parenterale Anwendung ist nur indiziert, sofern eine enterale Applikation nicht infrage kommt
- laut BfArM (Mai 2009) darf M. bei leichten bis mittelschweren Schmerzen **nicht** angewendet werden

Behandlungskontrollen:
- regelmäßig BB, Leberwerte und Nierenfunktion kontrollieren
- nur zur befristeten Behandlung zugelassen (s. NW)

Metformin   *TTK: 0,13-0,40 € (850-2550 mg) | Kinder > 10 Jahre | Rp.-Pflicht*

HN	Ⓓ *p.o.:* **Biocos®, Bonformin®, Diabesin®, Diabetase®, Espa-formin®, Glucobon®, Glucophage®, Juformin®, Mediabet®, Meglucon®, Mescorit®, Met®, Metfo (Generika), Metformdoc®, Metfor teva®, Metformin (Generika), Siofor®, Thiabet®** - alle: 500|850 mg/Tbl. z. T. 1000 mg/Tbl. Ⓐ **Diabetex®, Glucophage®, Meglucon®** CH **Glucophage®, Metfin®**
Dos	▶ *Erw. + Kinder > 10 J.:* initial 2 × 500 mg/d p. o., dann je nach BZ-Tagesprofil; *Dosissteigerung:* nach 10–15 d auf 1–3 × 1000 mg/d p. o. postprandial erhöhen (sinnvolle Erhaltungsdosis 2 × 1000 mg/d p. o.)

▶ *Maximaldosis:* 2500–3000 mg/d p. o.

Ind	Diabetes mellitus Typ II, besonders bei Übergewicht (> 10 J.)
KI	Leber- und Niereninsuffizienz (S-Kreatinin > 1,24 mg/dl, GFR < 60 ml/min, Harnstoff > 50 mg/dl), schwere Herzinsuffizienz, akuter Myokardinfarkt, resp. Insuffizienz, hypoxische Zustände, schwere pAVK, diabetische Retinopathie > Stadium I, Alkoholismus und akute Alkoholintoxikation, azidotische Stoffwechseldekompensation, Präkoma oder hyperosmolares oder ketoazidotisches Coma diabeticum, katabole Zustände, schwere Infektionen, reduzierter Allgemeinzustand, < 10. J.; *relative KI:* > 65 J.
NW	*1–10 %:* Appetitlosigkeit, Übelkeit, Erbrechen, Geschmacksveränderungen, Bauchschmerzen, Durchfall *< 1 %:* KS, Agitiertheit, Müdigkeit, Laktatazidose, Vitamin-B_{12}-Stoffwechselstörungen, Thrombozyto-/Leukozytopenie, allerg. Hautreaktionen *Einzelfälle:* akute Hepatitis, hämolytischer Ikterus
WW	Phenprocoumon (dessen Wi ↓); Alkohol, Cimetidin (Metformin-Wi ↑ → Gefahr der Laktatazidose); Medikamente, die selbst BZ-senkende Wi besitzen sowie NSAR, MAO-Hemmer, Oxytetracyclin, ACE-Hemmer, Clofibratderivate, Cyclophosphamid, β-Rezeptorenblocker, Clonidin, Reserpin, Guanethidin (Hypoglykämiegefahr); Sulfonylharnstoff (laut Studien: Mortalität ↑)
WI	M. gehört zur Gruppe der Biguanide, in Gegenwart von Insulin bewirkt M.: vermehrter zellulärer Glukoseverbrauch, Zunahme der Insulin-Rezeptor-Anzahl, verminderte Glukoseresorption im Darm (insbesondere bei übergewichtigen NIDDM-Pat.), Reduktion der Glukoneogenese in der Leber, Verbesserung der Glukoseverwertung in den peripheren Geweben; der HbA_{1c} nimmt um 1–2 % ab, Senkung der Nüchtern- und postprandialen BZ-Werte und der Triglyzerid-/LDL-/VLDL-Spiegel *Überdosierung:* bei toxischen Konzentrationen Blockade der Atmungskette im Darm → ATP-Bildung ↓ → anaerober Abbau von Glukose + gesteigerte Glykolyse → Laktatazidose
PK	gute Resorption nach p. o. Gabe, BV 50–60 %, HWZ 1,7 ± 1 h, keine PEB, unveränderte renale Elimination
Gr/La	strenge Indikation, Insuline sind Mittel der Wahl (gegenwärtig sind noch keine epidemiologischen Daten zur Anwendung in der Schwangerschaft verfügbar; in tierexperimentellen Studien fand sich kein Hinweis auf schädliche Wirkungen hinsichtlich Schwangerschaft, embryonaler und fetaler Entwicklung, Geburt oder postnataler Entwicklung; Patientinnen mit Diabetes, die schwanger sind oder dies werden möchten, sollten nicht mit Metforminhydrochlorid behandelt werden) / kontraindiziert, Insuline sind Mittel der Wahl
❗	**Hinweise:** ▶ nur bei erhaltener Restproduktion von Insulin wirksam ▶ vor OP absetzen (2 d), Überwachung der Nierenfunktion notwendig! ▶ bei Reduktionsdiät mit < 1000 kcal Metformin absetzen ▶ wg. Gefahr des akuten Nierenversagens Metformin 48 h vor bis 48 h nach i. v.-Gabe von Röntgenkontrastmitteln (Uro- und Angiographie) pausieren ▶ *Vorteile der Substanz:* keine Hypoglykämiegefahr, keine Gewichtszunahme, Kombination mit allen anderen oralen Antidiabetika **Behandlungskontrollen:** S-Kreatininkontrolle vor Therapiebeginn (s. KI!), nach 4 Wo. und danach alle 6 Mo. ratsam
Stu	UKPDS 34-Studie, ADOPT-Studie

Methadon/Levomethadon (unterliegt der BtMVV)

TTK: p.o.: 1,30-2,60 € (25-50 mg Lsg.); 4,10-8,20 € (10-20 mg Tbl.); i.v.: 1,80 € (2,5 mg) | Kinder > 16 Jahre | Rp.-Pflicht

HN Ⓓ *p. o.:* Levomethadon: **L-Polamidon**® Lsg. 5 mg/ml, Trpf. 5 mg/ml (= 20 Trpf.)
p. o.: Methadon: **Methaddict**® 5|10|40 mg/Tbl.
i. v.: Levomethadon: **L-Polamidon**® 2,5|5 mg/Amp. à 1|2 ml
Ⓐ **Heptadon**®
CH **Methadon** (Generika), **Ketalgin**®

Dos ▸ *Cave:* Hier Dosierungshinweise für **Levomethadon**, bei Einsatz von Methadon ist eine Dosisverdopplung notwendig!
▸ *allgemein:* 20–50 mg/d p. o. (individuell unterschiedlich)
▸ *Substitution:* 30–100 mg/d p. o.
▸ *Opioidentzug:* Ersttagesdosis morgens 15–20 mg, ggf. abends zusätzlich 10–25 mg, dann ggf. Dosisanpassung alle 2 d um 20 % je nach Auftreten von Entzugssymptomen
▸ *Maximaldosis:* 150 mg/d p. o. = *Tagesverschreibungshöchstdosis*
▸ *30-Tage-Verordnungs-Höchstmenge nach BtMVV:* Levomethadon 1500 mg, Methadon 3000 mg

Ind **Methaddict**®: Langzeitsubstitution von Heroinabhängigen, Opioidentzug
L-Polamidon®: starke Schmerzen, insbesondere neuropathische Schmerzen

KI Behandlung mit MAO-Hemmern, Narkotika-Antagonisten oder Agonisten/Antagonisten (z. B. Pentazocin und Buprenorphin); *relative KI:* supraventrikuläre Arrhythmien, Long QT-Intervall, Hypokaliämie, Bradykardie, Komb. mit Antiarrhythmika der Klasse I und III, erhöhter intrakranieller Druck, schwere Leberfunktionsstörungen, Bewusstseinsstörungen, Komb. mit zentral dämpfenden bzw. atemdepressiven Medikamenten, Hypotension bei Hypovolämie, Prostatahypertrophie mit Restharnbildung, Pankreatitis, Gallenwegserkrankungen, obstruktive und entzündliche Darmerkrankungen, Phäochromozytom, Hypothyreoidismus, Abhängigkeit von Opioiden, COPD, Asthma, Cor pulmonale, Kinder < 16 J.

NW > 10 %: Atemdepression, Sedierung (von leichter Müdigkeit bis zur Benommenheit), Euphorie, Dämpfung der Aktivität, Mattigkeit, Veränderung der kognitiven und sensorischen Leistungsfähigkeit, *v. a. initial:* Opiat-Entzugssymptome
1–10 %: GIT-Beschwerden, Schweißausbrüche, Sehstörungen (Miosis), Dysphorie, Steigerung der Aktivität, Libido- und Potenzstörungen, Mundtrockenheit, Singultus, Bronchospasmus, Gallenwegsspasmen, Harnverhalt, Miktionsstörung, Schwindel, KS, Verwirrtheit, Appetitlosigkeit, allerg. Hautreaktionen, Schlaflosigkeit, Ödeme
< 1 %: HF ↓, RR ↓, Überempfindlichkeitsreaktionen bis Schock, nicht kardiogenes Lungenödem, zerebrale Krampfanfälle, Exzitationszustände, Flush, Atemstillstand, HRST, Herzstillstand, Sickerblutungen

WW Carbamazepin, Phenobarbital, Phenytoin, Rifampicin, Flunitrazepam (Methadon-Clearance ↑); ZNS-dämpfende Substanzen (Methadon-Wi ↑ [Atemdepression, RR-Senkung, ZNS-Effekte]); Antihypertensiva (Reserpin, Clonidin, Urapidil, Prazosin) (Levomethadon-Wi ↑); Cimetidin, Antimykotika, Antiarrhythmika, Kontrazeptiva (Hemmung des Methadonabbaus)

WI M. ist ein synthetisches Opioidanalgetikum, die Wi entspricht der von Morphin, L-Methadon ist doppelt so stark analgetisch wirksam wie das Racemat (DL-Methadon), ein Entzugssyndrom verläuft unter M. im Vergleich zu Morphin schwächer und protrahierter (über 4 Wochen)

PK	gute Resorption (BV > 90 %), Wirkungseintritt nach 30–60 min, maximaler Plasmaspiegel nach ca. 4 h, lange Wirkdauer (5–8 h), hohe PEB von 85 %, HWZ 15–72 h (starke individuelle Schwankung), hepatischer Metabolismus (> 50 %) und renale Elimination
Gr/La	strenge Indikation, *Cave* Entzugsymptomatik des Neugeborenen / strenge Indikation, Muttermilchübertritt
❶	**Intoxikation:** ▶ *Klinik* (*Cave* zeitliche Latenz von Stunden bis zum Vollbild): Atemdepression, Lungenödem, Miosis, Somnolenz bis Koma, Hypotension, Bradykardie, Arrhythmie, Übelkeit und Erbrechen, Rhabdomyolyse ▶ *Therapie:* s. Morphin **Hinweise:** ▶ Einnahme unter Aufsicht in einem Glas Wasser oder Fruchtsaft ▶ durch Spasmen der glatten Muskulatur (M. sphincter oddi) können die Symptome einer Pankreatitis verstärkt oder herzinfarktähnliche Symptome inkl. EKG-Veränderungen ausgelöst werden ▶ Anwendung nur im Rahmen eines integrierten Behandlungskonzeptes unter Einbeziehung einer medizinischen, sozialen und psychologischen Betreuung durch auf die Behandlung von Drogenabhängigen spezialisierte Ärzte; die Dosierung erfolgt ausschließlich durch den Arzt oder durch den von ihm Beauftragten ▶ Fortführungsbehandlungen z. B. bei Klinikaufnahme müssen in Absprache mit der ansonsten substituierenden Einrichtung erfolgen (Dosis!) ▶ regelmäßiges Drogenscreening zur Erfassung etwaigen Begleitkonsums ▶ hochdosiertes Methadon (> 60 mg/d) kann zu lebensbedrohlichen Kammertachykardien (Torsades de pointes) führen; aus den USA wird über insgesamt 17 Todesfälle berichtet; prädisponierende Faktoren waren hohe Medikamentendosis (mittlere Dosis lag bei 400 mg/d), Bradykardie, Hypokaliämie (7 Fälle) und ein angeborenes long QT-Syndrom (3 Fälle), sowie die Kombination mit Stoffen, die die Metabolisierung von Methadon hemmen und potenziell QT-verlängernd wirken (9 Fälle)

Methionin (L-)   TTK: 0,50–1,- € (1,5–3 g) | Rp.-Pflicht

HN	Ⓓ *p. o.:* **Acimethin®, Acimol®, Methionin (Generika), Urol Methin®** - alle: *500 mg/Tbl.* Ⓐ **Acimethin®**
Dos	▶ *Harnansäuerung:* 3 × 500–1000 mg/d p. o. ▶ *Paracetamol-Vergiftung:* alle 4 h 2500 mg bis insg. 10 g (20 Tbl.) p. o. ▶ *chronisches Nierenversagen:* 2–3 × 500 mg/d p. o.
Ind	Harnwegsinfekte und/oder Rezidivprophylaxe, zur Wirkungsverstärkung von Antibiotika, chronische Niereninsuffizienz, verbesserte Infekt- und Phosphatsteinlöslichkeit, Paracetamolvergiftung
KI	metabolische Azidose, renale tubuläre Azidose, schwere Leberinsuffizienz, hepatische Enzephalopathie, Hyperurikämie, Harnsäuresteine, Hyperurikosurie, Zystinsteindiathese, Oxalose, Homozysteinurie
NW	o. A.: metabolische Azidose, Erbrechen, Übelkeit, Schläfrigkeit, Reizbarkeit
WW	Sulfonamid, Ampicilline, Carbenicilline, Nitrofurantoin, Nalidixinsäure (deren Wi ↑ und länger); Levodopa (dessen Wi ↓)
WI	L-Methionin gehört zu den Aminosäuren, die der Körper selbst nicht herstellen kann und mit der Nahrung zu sich nehmen muss: Ansäuerung des Urins durch die Abbauprodukte → Hemmung der Keimvermehrung in den ablei-

	tenden Harnwegen, Steigerung der hepatischen Glutathionsynthese (Senkung der Guanidinbernsteinsäure und Beseitigung eines Methioninmangels)
PK	nahezu vollständige Aufnahme im mittleren Dünndarm in die Mukosazellen, HWZ 1–1,5 h, 90 % des Schwefels des L-Methionins wird bei aufgefüllten Glutathionspeichern zu Sulfat oxidiert → Harnansäuerung
Gr/La	kontraindiziert, keine ausreichenden Erfahrungen / kontraindiziert

Methohexital   TTK: 22,30 € (500 mg) | Kinder > 1 Jahr | Rp.-Pflicht

HN	Ⓓ *parenteral:* **Brevimytal**® Natrium 500 mg/Inj.-Fl. Ⓐ **Brietal**®
Dos	▶ *> 25 kg KG:* 1–1,5 (–2) mg/kg KG = 5–12 ml einer 1 %igen Lsg. (70–105 [–140] mg/70 kg KG) streng i. v.; 50–120 mg i. v. als *Induktionsdosis* (→ 5–7 min Narkose), danach 20–40 mg = 2–4 ml alle 4–7 min ▶ *rektal (Kinder > 18 Mo., max. 25 kg):* 20–30 mg/kg KG als 10 %ige Lsg. = 0,2–0,3 ml/kg KG; max. 500 mg ▶ *i. m. (Kinder > 18 Mo., max. 25 kg):* 5 mg/kg KG als 5 %ige Lsg. = 0,1 ml/kg KG ▶ *"Rezept":* 1 %ige Lsg.: 500 mg in 50 ml Lsg. lösen (= 10 mg/ml); 0,2 %ige Lsg.: 500 mg in 250 ml Lsg. lösen (= 2 mg/ml); 10 %ige Lsg.: 500 mg in 5 ml Lsg. lösen (= 100 mg/ml); 5 %ige Lsg.: 500 mg in 10 ml Lsg. lösen (= 50 mg/ml)
Ind	Mono- und Kombinationsnarkose, Einleitung einer Inhalations- und Neuroleptanalgesie, präklinische Narkose bzw. Narkoseeinleitung bei schweren Traumen im Rettungsdienst
KI	schwere Leber- und Nierenfunktionsstörungen, Intoxikation mit zentral wirksamen Medikamenten/Alkohol, latente oder manifeste Porphyrie, Status asthmaticus; *bei i. m. Gabe zusätzlich:* < 12 Mo., < 25 kg KG, Anämie
NW	s. Thiopental
WW	Benzodiazepine, Opioide, Alkohol (zentrale Dämpfung ↑, Atemdepression ↑); Sulfonamide (Wi ↑); Valproinsäure (Methohexital-Wi ↑); Griseofulvin, orale Kontrazeptiva (deren Wi ↓); Methothrexat (dessen Toxizität ↑); Phenytoin, Halothan, Antikoagulanzien, Kortikosteroide (Veränderung von deren Resorption und Elimination)
WI	M. ist ein Injektionsanästhetikum; Bewusstseinsverlust bereits nach 10–20 sek, ultrakurz wirkendes Barbiturat (ca. 3 min); rascher Wirkungsverlust durch Rückverteilung, erzeugt keine Analgesie und keine ausreichende Muskelrelaxation
PK	BV nach i. v./i. m. Gabe 100 %, nach rektaler Gabe 17 %, HWZ 97 min (70–125 min), PEB 73 %, renale Elimination nach hepatischer Metabolisierung
Gr/La	strenge Indikation, Atemdepression des Neugeborenen möglich / strenge Indikation
❗	**Pädiatrische Zulassung:** > 25 kg KG nur i. v., rektal > 18 Monate und < 25 kg KG **Cave:** streng intravenös und langsam injizieren, ggf. über ZVK, wg. Gefahr der Thrombophlebitis, Thrombose, bei Paravasat erhebliche Schmerzen, bei i.a. Injektion Gefahr der Gangrän **Hinweise:** nicht mit anderen Medikamenten oder Infusionen (u. a. Bakteriostatika, Ringer-Laktat-Lösung, saure Lösung) mischen (Ausfällung), ggf. 2. Zugang legen

Behandlungskontrollen:
Transaminasenkontrollen durchführen: z. T. deutliche reversible Transaminasenanstiege

Methotrexat (MTX) TTK: p.o.: 1,80 € (10 mg); i.v.: 50,- € (500 mg) | Rp.-Pflicht

HN Ⓓ p. o.: **Lantarel®**, **Metex®**, **Methotrexat Hexal®** 5|15 mg/Tbl., **MTX** (**Generika, -Hexal®** 5|15 mg/Tbl.)
- alle: 2,5|7,5|10 mg/Tbl
parenteral: **Lantarel®** 7,5|10|15|20|25 FER., **Metex®** 7,5|10|12,5|15|17,5|20| 22,5|25|27,5|30 FER, 7,5|10|15|20|25 Inj.-Lsg., **Methotrexat** (**Generika** 7,5| 10|15|20|25 FER., 5|15|25|50 |250|500|1000|5000 Inj.-Lsg.), **MTX** (**Generika** 2,5|7,5|10|15|20|25 FER., 5|7,5|10|15|25|50 Inj.-Lsg.) **Neotrexat®** 1000| 5000 Inf.-Lgs.
Ⓐ **Ebetrexat®**, **Metojekt®**
Ⓖ **Methotrexat** (Generika), **Metoject®**

Dos ▶ p. o.: Behandlungsdosis und -dauer ergeben sich aus indikationsspezifischen Therapieregimen, s. FI
- Low dose: 1 × 7,5 mg/Wo. p. o.
- mittelhohe Dosierung: 100–1000 mg/m² KO
- hochdosiert: 1000–1200 mg/m² KO jeweils als ED
▶ intrathekal: 8–12 mg/m² KO 1–2 ×/Wo. bis max. Gesamtdosis von 150–200 mg (→ Dosierung nach Schemata mit Cytarabin [Ara-C])
▶ Dosisreduktion bei Niereninsuffizienz: s. Tabelle 2

Ind ALL, Mamma-Ca, Bronchial-Ca, Cervix-Ca, Ovarial-Ca, ZNS-Tu, malignes Lymphom, Meningeosis carcinomatosa, rheumatoide Arthritis, zur Immunsuppression (u. a. MS, Psoriasis vulgaris)

KI renale Insuffizienz (S-Kreatinin > 2,0 mg/dl, Clearance < 50 ml/min), Infektionen, GIT-Ulzera, hämatopoetische Insuffizienz, Lebererkrankung

NW > 10 %: passagerer Transaminasenanstieg, AP ↑, GIT-Beschwerden, Entzündungen und Ulzerationen der Mund-/Rachenschleimhaut
1–10 %: Leukozytopenie, Thrombozytopenie, Anämie, Diarrhoe, allerg. interstitielle Pneumonitis/Alveolitis, allerg. Hauterscheinungen, KS, Müdigkeit
0,1–1 %: Agranulozytose, Panzytopenie, GIT-Ulzera, GIT- Blutungen, Kreatinin ↑, Harnsäure ↑, Harnstoff ↑, Entzündungen/Ulzerationen von Harnblase und Scheide, Blasenentleerungsstörungen, Leberschäden bis akute Lebernekrose, Albumin ↓, BZ ↑, Lungenfibrose, Photosensibilität, Alopezie, Zoster, (schwere) herpetiforme Hauteruptionen, (schwere) Vaskulitis, Schwindel, Verwirrtheit, Depressionen, Arthralgie, Myalgie, Osteoporose, schwere allerg. Reaktionen bis anaphylaktischer Schock
0,01–0,1 %: Oligospermie, Menstruationsstörungen
o.A.: Nierenfunktion ↓, Eosinophilie, Hämorrhagie, Sepsis, hämorrhagische Gastroenteritis, Bilirubin ↑, Pankreatitis, Aphasie, Pleozytose, Psychose, akute desquamative Dermatitis;
intrathekale Anwendung: akute aseptische Meningitis, nekrotisierende demyelinisierende Leukoenzephalopathie (nach Schädel-Radiatio)

WW Barbiturate, Tetrazykline, Phenytoin, Sulfonamide, nicht steroidale Antiphlogistika (Verdrängung aus der PEB → Methotrexat-Toxizität ↑); 5-FU (MTX-Wi ↓)

WI M. ist ein Folsäureantagonist: Hemmung der Dihydrofolatreduktase → die für die Purinsynthese erforderlichen reduzierten Folate fehlen → Steigerung der IL-2-Synthese, Verminderung der IL-1-Aktivität, antiinflammatorische Effekte

PK	Resorption 70% nach p.o. (individuell sehr unterschiedlich 25–90%), HWZ triphasisch: 2–4 h, 5 h und 27 h, PEB 50%, renale Elimination zu 55–88% innerhalb 24 h, passiert nach i.v. Gabe nicht die Blut-Hirn-Schranke (es muss daher ggf. intrathekal gegeben werden)
Gr/La	kontraindiziert, teratogene Wirkungen / kontraindiziert, Muttermilchübertritt

❶ Hinweise:
- *Folinsäure-Rescue:* bei der Hochdosistherapie 7,5–15 mg Folinsäure (**Leucovorin**®) 24 h nach MTX-Gabe 4- bis 6-mal im Abstand von 6 h (Dosis und Häufigkeit richten sich nach MTX-Serumspiegel); da in den ersten 24 h überwiegend Tu-Zellen von MTX beeinflusst werden und erst später andere Körperzellen, können Letztere durch die Folinsäuregabe geschützt werden
- bis 6 Mo. nach MTX-Therapie Konzeptionsschutz für Mann und Frau

Behandlungskontrollen:
- *MTX-Behandlungsziel bei Leukämie:* Leukozytensenkung auf 3500–4000/µl
- BB- und Transaminasen-Kontrolle anfangs mindestens 2×/Wo., regelmäßige MTX-Spiegelbestimmung bei hohen Dosierungen
- Röntgen-Thorax Kontrolle (Infiltrate?)

Methylergometrin TTK: ca. 13,- € (10 ml Lsg.), ca. 3,- € (Amp.) | Rp.-Pflicht

HN	Ⓓ *parenteral:* **Methergin**® 0,2 mg/Amp. à 1 ml Ⓐ **Methergin**® Ⓒ︎ₕ **Methergin**®
Dos	▶ *i.v.:* 0,05–0,1 mg langsam i.v. (max. 3×/d = 0,3 mg/d) ▶ *i.m.:* 1–3×0,2 mg/d i.m. (max. 3×/d = 0,6 mg/d) ▶ *Abort/Kürettage:* 0,25–0,5 mg i.v., ggf. nach 2 h bis zu 2-mal wiederholen
Ind	Blutungen nach Abort; verstärkte postpartale Blutung und Subinvolutio uteri im Wochenbett bei nicht stillenden Frauen; bei stillenden Frauen sollte **Methergin**® als Mittel der 2. Wahl nur dann angewandt werden, wenn andere uteruskontrahierende Substanzen wie Oxytocin, Prostaglandine oder deren Derivate unwirksam oder kontraindiziert sind
KI	Überempfindlichkeit gegen andere Mutterkornalkaloide, ischämische Gefäßerkrankungen, schwere Koronarinsuffizienz, Hypertonie, schwere Leber- oder Niereninsuffizienz, postpartal nach Präeklampsie und Eklampsie, Sepsis, Schwangerschaft (nicht in der Eröffnungs-/Austreibungsperiode vor Durchtritt des Kopfes und bei regelwidriger Lage erst nach der Geburt anwenden)
NW	*1–10%:* KS, RR ↑, Hautreaktionen, Schmerzen im Unterleib (durch Uteruskontraktionen bedingt), Laktation ↓ *0,1–1%:* Schwindel, zerebrale Krampfanfälle, stenokardische Beschwerden, HF ↑, RR ↓, Übelkeit, Erbrechen, übermäßige Schweißproduktion
WW	potente CYP3A-Inhibitoren wie Makrolid-Antibiotika, HIV-Protease-Inhibitoren, Reverse-Transkriptase-Inhibitoren oder Azol-Antimykotika sollten vermieden werden (Exposition von M. ↑ und Toxizitätssteigerung durch Vasospasmen und Ischämie der Extremitäten und anderer Gewebe); Alpha- und Beta-Rezeptoren-beeinflussende Medikamente (vasokonstriktorische und vasopressorische Wirkung anderer Medikamente wie Sympathomimetika, Triptane oder Ergotamin ↑), uterusstimulierende Substanzen wie Oxytocin und Prostaglandine (synergistische Wi)

M

WI	M. ist ein halbsynthetisches Mutterkorn-Alkaloid: bei hohen Konz. am graviden Uterus lang anhaltende tetanische Kontraktion, in niedriger Dosierung Kraft und Frequenz rhythmischer Uteruskontraktionen ↑, Prolaktinspiegel ↓
PK	gute perorale Resorption, BV 60 %, rascher Wi-Eintritt nach 40 sek (i. v.), nach 3–5 min (p. o.), nach 2–10 min (i. m.), HWZ 30–120 min, Wi-Dauer
Gr/La	kontraindiziert / strenge Indikation
⚠	**Intoxikation:** s. Dihydroergotamin (DHE)

Methylphenidat (unterliegt der BtMVV)
TTK: 0,73–1,46 € (20-40 mg); ret.: 1,74-3,28 € (20-40 mg) | Kinder > 6 Jahre | Rp.-Pflicht

HN	Ⓓ *p. o.:* Concerta® 18|27|36|54 mg/Ret.-Tbl., **Medikid®** 5|10|20 mg/Tbl., **Medikinet®** 5|10|20 mg/Tbl., 5|10|20|30|40 mg/Ret.-Tbl., **Medikinet® Adult** 5|10|20|30|40 mg/Ret.-Tbl., **Methylpheni TAD®** 5|10|20 mg/Tbl., **Methylphenidat** (**Generika** 10 mg/Tbl.), **Ritalin®** 10 mg/Tbl., **Ritalin La®** 20|30|40 mg/Hart-Kps. Ⓐ Concerta®, Ritalin® 🇨🇭 Concerta®, Ritalin®
Dos	▶ *p. o.:* 5–30 (–60) mg/d in 2–4 ED, langsam individuell je nach Wi über 2–3 Wo. aufdosieren (Mehrfachgabe tgl. nötig [nicht nach 16.00 Uhr], Dosis so gering wie möglich), ret.: 1 × 18–36 mg/d morgens unzerkaut, ungeteilt und unzerkleinert p. o. ▶ *Maximaldosis:* 60 mg/d p. o., retard 54 mg/d ▶ *Kinder mit HKS ab 6 J.:* initial 5 mg/d morgens p. o., alle 2–3 d Dosissteigerung um 5 mg in mehreren ED verteilt geben ▶ *Erhaltungstherapie* je nach klin. Wi 40–90 (–120) mg/d ▶ *Maximaldosierung laut FI:* 60 mg/d p. o.
Ind	hyperkinetische Verhaltensstörungen (ADHS oder HKS, 6–18 J.), zwanghafte Schlafanfälle am Tage (Narkolepsie); für **Medikinet adult®**: Aufmerksamkeitsdefizit-Hyperaktivitäts-Störung (ADHS) > 18 J. *off label use:* Psychostimulans, Leistungs- und Antriebsschwäche
KI	endogene Depression, Angsterkrankungen, Magersucht, schweres Gilles-de-la-Tourette-Syndrom, schizophrene Symptomatik, mittelschwere und schwere Hypertonie, AVK, schwere AP, tachykarde Arrhythmien, Z. n. Apoplex, Hyperthyreose, Glaukom, Prostatahypertrophie mit Restharnbildung, während oder innerhalb von 14 d nach Einnahme von MAO-Hemmern, Z. n. Alkohol-, Arzneimittel- oder Drogenabhängigkeit, Kinder < 6 J.
NW	*> 10 %:* Nervosität und Schlaflosigkeit (v. a. initial), verminderter Appetit, Bauchschmerzen, Übelkeit, Erbrechen, trockener Mund, Herzklopfen, Schwindel, Schläfrigkeit, Dyskinesie, Tachykardie, Arrhythmie, allerg. Hautreaktionen, Fieber, Arthralgie, Alopexie, pektanginöse Beschwerden und ventrikuläre HRST (Erwachsene) *1–10 %:* Unruhe Übererregbarkeit, Aggressivität, Verfolgungsideen, Angst, Entzündungen der Mundschleimhaut, allerg. Reaktionen *< 1 %:* Kinder: Visusstörungen, Angina pectoris, Gewichtszunahme ↓, Wachstumsverzögerung *< 0,01 %:* zerebrale Arteriitis und/oder Verschluss, Übererregbarkeit, Konvulsionen, Muskelkrämpfe, choreatisch-athetotische Bewegungen, Tics, Tourette-Syndrom, toxische Psychose, depressive Stimmung, abnormale Leberfunktion (Transaminasen ↑ bis Leberkoma), thrombozytopenische Purpura, exfoliative Dermatitis, Erythema multiforme, Leukozytopenie, Thrombozytopenie,

Anämie

o.A.: Krampfbereitschaft ↑, Rebound-Phänomene (erhöhtes Schlafbedürfnis, Heißhunger, Verstimmungen, Depression, psychotische Reaktionen, Kreislaufregulationsstörungen), Durchfall und Verstopfung (Kinder), psychotische Reaktionen (Erwachsene)

WW MAO-Hemmer, Antihypotonika (u.U. adrenerge Krise); Alkohol (zentralnervöse NW von Methylphenidat ↑); Cumarin, Phenobarbital, Phenytoin, Primidon, Phenylbutazon, trizyklische Antidepressiva (u.U. deren Wi ↑); Carbamazepin (M.-Wi ↓)

WI M. ist ein Psychostimulans: indirekte sympathomimetische Wi durch Freisetzung von Noradrenalin und Dopamin → zentral erregende Wi auf folgende Systeme: medullär respiratorisch, zentral retikulär und lateral hypothalamisch; paradoxer Wirkungseffekt bei HKS wird diskutiert, im Einzelnen jedoch nicht geklärt

PK *unretardiert:* rasche Resorption, BV bei gleichzeitiger Nahrungsaufnahme beschleunigt, max. Plasmaspiegel nach 1–2 h, HWZ 2 h, Wi-Beginn nach 30–60 min, Wi-Dauer bei HKS 1–4 h (Mehrfachgabe tgl. erforderlich), renale Elimination der Metabolite

Gr/La kontraindiziert / kontraindiziert

❗ **Intoksikation:**
- *Klinik:* Mydriasis, Agitation, Bewusstseinstrübung bis Koma, Hyperkinesien, Hyperreflexie, Halluzinationen, Psychosen, epileptische Anfälle, Rhabdomyolyse, Hyper-/Hypotonie, Tachykardie, Extrasystolie, ventrikuläre Arrhythmie bis Kammerflimmern, Schock, Hyperventilation, Ateminsuffizienz, Hyperthermie
- *Therapie:* bei Hypertonie Nifedipin p.o. *oder* Glyceroltrinitratinfusion (1–2 ml/h), bei bedrohlichen ventrikulären HRST Lidocain (initial 100–200 mg langsam i.v., dann 2–4 mg/min), ggf. Intubation und Beatmung, physikalische Kühlung und Volumensubstitution bei Hyperthermie, bei starker Erregung Benzodiazepine (s. Diazepam (DZP)) geben

Hinweise:
- Behandlung des HKS bei Kindern nur unter Betreuung durch entsprechend erfahrene Kinderärzte und/oder Kinder- und Jugendpsychiater
- beim Retardpräparat **Concerta**® ist eine Einmalgabe ausreichend (3 × 5 mg/d unretardiert entspricht ret. 1 × 18 mg/d; 3 × 10 mg/d unretardiert entspricht ret. 1 × 36 mg/d)

Behandlungskontrollen:
- regelmäßige BB-, RR-, EEG-, EKG- und Gewichts-Kontrollen während der Therapie
- EEG- und EKG-Kontrollen nur bei Disposition

Stu MTA-Studie

Methylprednisolon

TTK: p.o.: 0,28-0,70-2,10 € (4-16-48 mg); i.v.: 17,60-21,- € (125-250 mg) | Kinder > 0 Monate | Rp.-Pflicht

HN ⓘ *p.o.:* **Methylprednisolon** (**Generika** 32 mg/Tbl.), **Metypred Galen**® 40 mg/Tbl., **Metysolon**®, **M-Prednihexal**®, **Predni M**® **Tablinen**, **Urbason**® 40 mg/Tbl.
- alle: 4|8|16 mg/Tbl.

parenteral: **Methypred Galen**®, **Urbason solubile**® 16|32 mg/Trockenamp.
- alle: 125|250|1000 mg/Trockenamp.

lokal: **Advantan**® Creme, Salbe, Fettsalbe, Lsg., Milch (100 mg/100 g)

Ⓐ **Advantan®, Solumedrol®, Urbason®**
CH **Advantan®, Depo-Medrol®, Medrol®, Solu-Medrol®**

Dos	▶ *i. v.:* 250 mg i. v. (evtl. alle 4 h Wdh.) ▶ *p. o.:* 12–80 mg/d p. o., dann *Erhaltungsdosis* 4–16 mg/d p. o. ▶ *spinales Trauma: initial* 30 mg/kg KG (2100 mg/70 kg KG) über 15 min i. v., dann 5,4 mg/kg KG/h (380 mg/70 kg KG) über 24 h i. v. ▶ *Schock (septisch, anaphylaktisch):* 15 mg/kg KG i. v. (1000 mg/70 kg KG) ▶ *lokal:* 1–2 × tgl. auf betroffene Hautpartien auftragen ▶ *Kinder (Substitutionsdosis)* > 12 J.: 8 mg/d; > 7½ J.: 6 mg; > 3 J.: 4 mg; > 1 J.: 3 mg; > ½ J.: 2 mg, jeweils früh morgens p. o. (*initial* 0,8–1,5 mg/kg KG/d, Erhaltungsdosis 4–12 mg/d, max. 80 mg/d)
Ind	Status asthmaticus, Asthma bronchiale, COPD, zur immunsuppressiven Therapie zahlloser Autoimmunerkrankungen, septischer/anaphylaktischer Schock, spinales Trauma (Indikation umstritten)
KI	*bei LZ-Therapie:* GIT-Ulzera, Osteoporose, psychiatrische Anamnese, Glaukom, Keratitis herpetica, Varizellen, Herpes simplex oder Herpes zoster, V. a. latente oder manifeste Tuberkulose, Lymphadenopathie nach BCG-Impfung, Amöbeninfektion, Poliomyelitis mit Ausnahme der bulbärenzephalitischen Form, Systemmykosen, ca. 8 Wo. vor bis 2 Wo. nach Schutzimpfungen; *relative KI:* schwere Colitis ulcerosa, Divertikulitis, frische Darmanastomose (Perforationsgefahr), akute Virusinfekte, system. Mykosen und Parasitosen, GIT-Ulzera, schwer einstellbare Hypertonie und DM, psychiatr. Erkrankungen, Eng- und Weitwinkelglaukom, Wachstumsalter
NW	▶ *zu Beginn:* Hypokaliämie, Natriumretention (Ödeme), Hyperglykämie, Euphorie/Depression, Thrombosen, Magen-Darm-Ulzera ▶ *auf Dauer:* Striae rubrae, Steroidakne, Myopathie, Hypertonie, sek. NNR-Insuffizienz, Osteoporose, Steroiddiabetes, aseptische Knochennekrosen, Katarakt, Glaukom, Pankreatitis, Vollmondgesicht, Stammfettsucht, Kortikoderm, sekundäres Immunmangelsyndrom mit gesteigerter Infektanfälligkeit, Gastritis, Ulcus ventriculi, psychische Veränderungen mit depressiver oder psychotischer Symptomatik
WW	NSAR (Ulzerations- und Blutungsgefahr im GIT ↑); orale Antikoagulanzien (deren Wi ↓); Diuretika und Laxanzien (verstärkter K⁺-Verlust); herzwirksame Glykoside (deren Wi durch K⁺-Mangel ↑); Troleandomycin, Erythromycin, Ketoconazol, Östrogene, α-Interferon (Steroidwirkung und NW ↑); Rifampicin, Phenobarbital, Phenytoin (Steroidwirkung ↓); Impfstoffe: Lebendvirus-Impfstoffe, wie z. B. Poliomyelitis, BCG, Mumps, Masern, Röteln und Pocken können wg. der immunsupprimierenden Wi der Kortikosteroide erhöht toxisch sein, disseminierte virale Infektionen können auftreten
WI	M. ist ein nicht fluoriertes Glukokortikoid, entzündungshemmend und immunsuppressiv; über genomische Effekte Hemmung der Transkription von verschiedenen Genen und somit Synthesehemmung von Zytokinen und Entzündungsmediatoren; antiproliferativ und antiödematös wirksam, unterdrückt die ACTH-Freigabe → Nebennierenrindeninsuffizienz, praktisch fehlende mineralotrope Wi
PK	BV 82 %, max. Plasmakonzentration in 1,5 h, HWZ 2–3 h, PEB 77 %, Wi-Dauer 12–36 h, hepatischer Metabolismus, renale Elimination der Metabolite
Gr/La	strenge Indikation, Glukokortikoide der Wahl sind Prednison und Prednisolon / strenge Indikation, Glukokortikoid der Wahl

M

> **Hinweise:**
> - Infusionen und Tabletten entsprechend der physiologischen Kortisonproduktion, morgens möglichst früh und ggf. um 15.00 Uhr verabreichen
> - je länger die Therapie bestand (> 2–3 Wo.), desto langsamer muss die Dosisreduktion erfolgen (Gefahr der Addison-Krise)
> - Cushing-Schwelle 7,5 mg/d
> - 8 mg Methylprednisolon entsprechen ca. 40 mg Hydrocortison
> - Gefahr von GIT-Ulzera insbes. in Kombination mit NSAR
>
> **Behandlungskontrollen:**
> BZ, BB, E-lyte alle 2 Tage kontrollieren

Stu CRASH-Studie, NASCIS II/III-Studie

Metildigoxin TTK: 0,19–0,30 € (0,15–0,20 mg) | Kinder > 0 Monate | Rp.-Pflicht

HN Ⓓ *p.o.:* **Lanitop**® E 0,15 mg/Tbl., **mite** 0,05 mg/Tbl., 0,1 mg/Tbl., **liquidum** 0,6 mg/ml (= 45 Trpf.)
Ⓐ **Lanitop**®

Dos
- *Aufsättigung:*
  - schnell: 3 × 0,2 mg/d p.o. für 2 (–4) d
  - mittelschnell: 1 × 0,3 mg/d p.o. für 3 d
  - langsam: 1 × 0,15 mg/d p.o. für 10 d
- *Erhaltungsdosis:* 1 × 0,15–0,20 mg/d p.o. (Hinweis: Die individuelle Glykosid-Dosis ist sehr unterschiedlich [Dosisbereich: 0,05–0,3 mg/d], daher Serumspiegelkontrolle!)
- *Dosisreduktion bei Niereninsuffizienz:* S-Kreatinin < 1,2 mg/dl → normale Dosis; 1,2–2,0 mg/dl → ½ Dosis; bis 3,0 mg/dl → ⅓ der Dosis; > 3,0 mg/dl → ¼ der Dosis, Serumspiegelkontrolle!
- *Kinder Erhaltungsdosis:* > 30 kg > 0,20 mg/d (15 Trpf.); > 25 kg 0,18 mg/d (15 Trpf.); > 19 kg 0,16 mg/d (12 Trpf.); > 15 kg 0,13 mg/d (10 Trpf.); > 11 kg 0,1 mg/d (8 Trpf.); > 6 kg 0,07 mg/d (5 Trpf.); > 3 kg 0,04 mg/d (3 Trpf.)

Ind hämodynamisch wirksame Herzinsuffizienz, insbesondere tachykarde Formen; Tachyarrhythmie bei Vorhofflimmern/Vorhofflattern

KI Hyperkalzämie, Hypokaliämie, Hypomagnesiämie, HOCM, AV-Block II-III°, Sick-sinus-Syndrom, WPW-Syndrom, ventrikuläre Tachykardie, thorakales Aortenaneurysma, Kombination mit Ca^{2+} i.v.

NW *> 10 %:* Appetitlosigkeit, Übelkeit und Erbrechen
< 1 %: Durchfälle, KS, Müdigkeit, Schlaflosigkeit, Albträume, Agitiertheit, Depressionen, Halluzinationen, Psychosen, Gynäkomastie, Muskelschwäche, allerg. Reaktionen, Thrombozytopenie, Lupus erythematodes
Einzelfälle: Mesenterialinfarkt, Aphasien
o.A.: HRST (Bigeminie, Trigeminie, Vorhoftachykardien z.T. mit AV-Block), Apathie, Veränderung des Farbsehens (Grün-/Gelb-Bereich)

WW Laxanzien, Saluretika, Nebennierenhormone, Insulin, Amphotericin B (Glykosid-Wi ↑ durch K^+-Verluste); Ca^{2+} i.v. (Glykosid-Wi ↓↓ durch synergistische Wi, KI!); Ca-Antagonisten (Glykosid-Wi ↑ durch Glykosidkonzentrationsanstieg); Kaliumionen (Wi ↓ durch geringere myokardiale Glykosidaufnahme); Amilorid (Wi ↓ durch K^+-Retention); Colestyramin (Wi ↓ durch Resorption ↓)

WI M. ist ein mittellang wirksames Glykosid, Steigerung der Kontraktionskraft und -geschwindigkeit (höheres intrazelluläres Ca^{2+}): positiv inotrope Wi, negativ chronotrope Wi durch Senkung der Sinusknotenfrequenz, negativ dromotrope Wi durch verzögerte Reizleitung, positiv bathmotrope Wi durch gesteigerte Erregbarkeit der Kammermuskulatur

PK	BV 80–90 %, teilweise hepatische Demethylisierung zu Digoxin, PEB 20–30 %, HWZ 50–60 h, Wirkungsbeginn nach 10–20 min (p.o.), Wirkungsdauer 4–8 d, Abklingquote 20 %, überwiegend renale Elimination (> 60 %)
Gr/La	strenge Indikation, Anwendung bei Herzinsuffizienz und tachykarden HRST möglich / Anwendung möglich

❶ **Intoxikation:**
s. Digoxin

Hinweise:
- bei bedrohlicher Herzinsuffizienz und Tachyarrhythmie sollte das Glykosid anfangs bei Kenntnis des Kaliumspiegels immer i. v. gegeben werden, nach der Rekompensation bzw. Normofrequenz Umstellung auf orale Form des gleichen Wirkstoffs
- eine erhöhte Glykosidempfindlichkeit mit erhöhtem Risiko von NW besteht z. B. bei Pat. höheren Lebensalters, Hypothyreose, Hypoxie, Myokarditis, akutem Myokardinfarkt, Mitralstenose, Störungen des Säure-Basen- und Elektrolythaushaltes
- Metildigoxin kann myokardischämietypische ST-Strecken- und T-Wellen-Veränderungen im EKG vortäuschen

Behandlungskontrollen:
- *therapeutischer Serumspiegelbereich bei Erw.:* von 0,8–2,0 ng/ml, Spiegelbestimmung mind. 6 h nach letzter Gabe
- *Cave:* auch im therapeutischen Bereich können relevante NW auftreten, die klinische Wi bzw. NW zählt!
- EKG-Kontrollen

Metixenhydrochlorid TTK: 0,42–0,88 € (10–30 mg) | Rp.-Pflicht

HN	ⓞ *p. o.:* **Tremarit®** 5 mg/Tbl.
Dos	▸ *allgemein:* initial 3 × 2,5 mg/d p. o. in der 1. Wo.; pro Wo. um 2,5 mg bis auf 45 (–60) mg/d p. o. steigern ▸ *Alterstremor:* 10–20 mg/d p. o. ▸ *Neuroleptika-Parkinsonoid:* 20–30 mg/d p. o. ▸ *Parkinsonsyndrom:* 30–45 (–60) mg/d p. o. ▸ *Maximaldosis:* 60 mg/d p. o.
Ind	essenzieller Tremor, isolierte extrapyramidale Tremorformen, Tremor beim Parkinson-Syndrom, Neuroleptika-Parkinsonoid
KI	Intoxikationen mit zentral sedierenden Arzneistoffen oder Alkohol, unbehandeltes Engwinkelglaukom, Darmatonie, mechanische Stenosen des Magen-Darm-Kanals, Megakolon; *relative KI:* Myasthenia gravis, Tachyarrhythmie, Prostata-Adenom
NW	0,1–1 %: HF ↑, Miktionsstörungen, Gedächtnisstörungen 0,01–0,1 %: Dyskinesien, Harnverhalt < 0,01 %: HRST, Krampfanfälle o.A.: Müdigkeit, Schwindel, Benommenheit, Mundtrockenheit, Akkommodationsstörungen, Obstipation, Übelkeit, Erbrechen, delirante Zustandsbilder, Unruhe, Verwirrtheit (v. a. ältere Pat.)
WW	Alkohol (dessen Wi ↑); zentral wirksame Medikamente (NW ↑); Levodopa (Dyskinesien ↑)

WI	M. ist ein vorwiegend zentral wirksames Anticholinergikum mit geringer peripherer Wi; wirksam insbes. gegen Tremor und Rigor und gegen parkinsonähnliche Zustände, die durch Neuroleptika ausgelöst wurden
PK	max. Plasmaspiegel nach 3 h, HWZ 14 h, Elimination renal als Metabolit und gering unverändert
Gr/La	strenge Indikation, Gr 5, keine ausreichenden Erfahrungen / kontraindiziert

Intoxikation:
- *Klinik:* gerötetes Gesicht, Erregung, Verwirrtheit, trockene Haut, Fieber, Pupillenerweiterung, Tachykardie, Arrhythmie und Tachypnoe, gelegentlich auch Koma mit klonischen Zuckungen, Hyperreflexie und Babinski-Phänomen; Gefahr von Atem- und Herzstillstand
- *Therapie:* Intensiv-Überwachung, bei vital bedrohlicher Intoxikation Intubation und Beatmung, Med.-Elimination (Magensonde, Magenspülung, medizinische Kohle und salinische Abführmittel), Anlage ZVK, Wärmeabfuhr, Blasenkatheter, bei zentralen (z. B. Koma, Halluzinationen, Agitiertheit) und peripheren (Mydriasis, Tachykardie, Mundtrockenheit, Darmatonie, Harnverhaltung) Symptomen → Physostigmin (**Anticholium**®; Erw. initial 2 mg langsam i. v., Kinder 0,5 mg langsam i. v.)

Hinweise:
langsames Einschleichen notwendig, um anticholinerge NW so gering wie möglich zu halten

Metoclopramid
TTK: p.o.: 0,50 € (30 mg); i.v.: 2,20–2,80 € (10|50 mg Amp.) | Kinder > 2 Jahre | Rp.-Pflicht

HN	Ⓓ *p. o.:* **Cerucal**® ret. 30 mg/Tbl., **Gastronerton**® Lsg. 4,65 mg/ml, **Gastrosil**® ret. 30 mg/Tbl., ret. mite 15 mg/Tbl., **MCP** (**Generika**, **AL**® ret. 30 mg/Tbl., **CT**® ret. 30 mg/Tbl., **ratiopharm**® ret. 30 mg/Tbl.), **Paspertin**® - *alle: 10 mg/Tbl., Lsg. 4-5 mg/ml (1 ml = 12 Trpf.)* *i. v.:* **MCP-ratiopharm**®, **Paspertin**® - *alle: 10|50 mg/Amp. à 2|10 ml* *rektal:* **MCP-ratiopharm**® 10 mg/Supp. Ⓐ **Gastrosil**®, **Metogastron**®, **Paspertin**® ⒞ₕ **Gastrosil**®, **Paspertin**®, **Primperan**®

Dos	- *Erw. + Kinder > 14 J.:*
	  • *akut:* 1–3 × 10 mg i. v./i. m. oder 20–30 mg p. o./rektal
	  • *sonst:* 3 × 10 mg Tbl. *oder* 15–30 Trpf./d p. o.
	 - *Zytostatikatherapie:* 20–50 mg p. o. oder 2–3 mg/kg KG als Kurzinf. i. v. alle 4–12 h wdh. (1. Gabe kurz vor Beginn der Chemotherapie)
	 - *Migräne:* 10–20 mg p. o. oder 20 mg rektal oder 10 mg i. v. jeweils 10–15 min vor der Analgetikagabe
	 - *Maximaldosis:* 0,5 mg/kg KG/d, bei Zytostatikatherapie bis 10 mg/kg KG/d
	 - *Kinder 2–14 J.:* 0,1 mg/kg KG/d p. o., max. 0,5 mg/kg KG/d p. o.
	 - *Dosisreduktion bei Niereninsuffizienz:* s. Tabelle 2

Ind	Reizmagen, Ulcus ventriculi et duodeni, akuter Migräneanfall, Gastritis, Pylorusstenosen, Gallenwegsdyskinesien, Übelkeit und Erbrechen, Arzneimittelunverträglichkeit, Zytostatikatherapie
KI	Phäochromozytom, EPMS, prolaktinabhängige Tumoren, mechanischer Ileus, Darmperforation, GIT-Blutungen, Epilepsie, Kinder < 2 J.; *relative KI:* < 14. J.
NW	*> 10 %:* Prolaktinsekretion ↑, Schwindel, Dyskinesien (i. v. Hochdosistherapie bis 25 %)

1–10 %: Schläfrigkeit, Mattigkeit, KS, Angst, Ruhelosigkeit, Diarrhoe, abdominelle Krämpfe

< 1 %: Bronchospasmus, Urtikaria oder Hautausschläge, ösophagale/periumbilikale Ödeme, Fieber bei gleichzeitig bestehenden Dyskinesien, Sehstörungen, Urinfrequenz ↑, Inkontinenz

< 0,01 %: dyskinetisches Syndrom (v. a. bei Kindern; unwillkürliche krampfartige Bewegungen, v. a. Kopf, Hals und Schulter, Blickstarre, Verkrampfung der Gesichts- oder Kaumuskulatur, der Schlund- und Zungenmuskulatur), Parkinsonismus (LZ-Therapie, ältere Pat.), malignes, neuroleptisches Syndrom

o.A.: Gynäkomastie und Impotenz (Männer), Galaktorrhoe und Störungen der Regelblutungen, Obstipation, *zusätzl. bei i. v.:* HRST (SVES, VES, Tachykardie, Bradykardien bis Herzstillstand)

WW	Anticholinergika (heben Metoclopramid-Wi auf); Digoxin, Cimetidin (deren Resorption ↓); Paracetamol, L-Dopa, verschiedene Antibiotika, Alkohol (deren Resorption ↑); Neuroleptika, MAO-Hemmer, trizyklische oder sympathikomimetische Antidepressiva (EPMS ↑)
WI	M. ist ein Antiemetikum: kompetitive Blockade von zentralen Dopamin$_2$-Rezeptoren, Freisetzung von Acetylcholin sowie Stimulation von 5-Hydroxytryptamin-Rezeptoren → Beschleunigung der Magenentleerung und Tonuserhöhung des unteren Ösophagussphinkters, antiemetischer Effekt
PK	BV 60–80 %, HWZ 4–5 h, max. Plasmakonzentration nach ca. 1 h (30–120 min), geringfügige PEB, Elimination nach Metabolisierung zu je 40 % renal und hepatisch, zu 20 % unverändert renal
Gr/La	strenge Indikation, M. ist Mittel der Wahl bei Motilitätsstörungen mit Erbrechen sowie gastro-ösophagealen Reflux / strenge Indikation, peristaltikanregendes Antiemetikum der Wahl

❗ **Intoxikation:**
- *Klinik:* Sedation bis Sopor, hyperkinetisch-dyskinetisches Syndrom, epileptische Anfälle, Hypotension, HRST, Methämoglobinämie (Kinder)
- *Therapie:* Magenspülung, bei hyperkinetisch-dyskinetischem Syndrom Biperiden 0,04 mg/kg KG i. v., bei Hypotonie Volumensubstitution, ggf. Dopamin, bei schwerer Methämoglobinämie und entsprechender Klinik (Zyanose, Tachypnoe, Hypotension, epileptische Anfälle, Koma, Azidose) Toluidinblau 3–4 mg/kg KG langsam über 5 min i. v. (peripher) unter EKG-Kontrolle

Hinweise:
- Wirkungsverlust innerhalb weniger Wo., daher nur kurzfristige Gabe
- unwirksam bei Kinetosen (Bewegungskrankheit) = peripher-vestibuläre Störung!
- das Risiko von EPMS (besonders im Kopf-, Hals- und Schulterbereich) insbesondere im Kindesalter ist bei Domperidon wesentlich geringer ausgeprägt (01-2012 wurde ein Risikobewertungsverfahren nach Stufenplanverfahren bei der BfArM wegen neurologischer und kardiovaskulärer NW eingeleitet)
- *bei EPMS/Dyskinesie-Nebenwirkungen:* ½–1 (–2) Amp. = 2,5–5 (–10) mg Biperiden (**Akineton**®) langsam i. v.

Metoprolol TTK: p.o.: 0,14–0,40 € (50–100 mg); i.v.: 3,80 €/Amp. | Rp.-Pflicht

HN Ⓓ *p.o.: Metoprolol-succinat:* **Beloc Zok®**, **Beloc Zok Herz®**, **Metohexal-Succ®** 142,5 mg/Tbl., **Metoprolol** (**Generika**), **Meto-Succinat Sandoz®**
- *alle: 23,75|47,5|95|190 mg/Tbl.*
Metoprolol-tartrat: **Jeprolol®**, **Jutabloc®**, **Lopresor®**, **Meprolol®**, **Meto** (**Generika**), **Metoprolol** (**Generika**), **Meto Puren®**
- *alle:* 50|100 mg/Tbl. z. T. 200 mg/Tbl.
i. v.: **Beloc®**, **Lopresor®**
- *alle:* 5 mg/Amp. à 5 ml
Ⓐ **Beloc®**, **Lanoc®**, **Metohexal®**, **MetoMed®**, **Seloken®**
CH **Beloc®**, **Lopresor®**, **Metopress®**, **Meto Zerok®**

Dos
- *tachykarde HRST, Angina pectoris: akut* 1–2 Amp. = 5–10 mg langsam i. v., nach 5–10 min unter Kreislaufüberwachung Wdh. möglich
- *Hypertonie:* 2 × 50 mg/d p. o.
- *KHK:* 1–2 × 50 mg/d p. o.
- *chron. Herzinsuffizienz: initial* 1 × 25 mg/d p. o., langsame Dosissteigerung je nach klinischer Wirkung (*Zieldosis* 2 × 100 mg/d)
- *Migräne:* 50–100–200 mg/d p. o.
- *Tremor:* 100–200 mg/d p. o.

Ind KHK, Angina pectoris (Therapie und Prophylaxe), supraventrikuläre Tachykardie, tachykarde HRST, Hypertonie, Herzinfarkt, chronische Herzinsuffizienz, Migräneprophylaxe, Tremor

KI AV-Block > I°, schwere Hypotonie ($RR_{syst.}$ < 90 mmHg) und Bradykardie (HF < 50/min), manifeste/dekompensierte Herzinsuffizienz, Sick-Sinus-Syndrom, höhergradige SA-Blockierungen, Schock, Azidose, Asthma bronchiale, schwere pAVK, Komb. mit MAO-Hemmern, i. v. Gabe von bradykardisierenden Kalziumantagonisten (z. B. Verapamil oder Diltiazem); *relative KI:* instabiler Diabetiker, Phäochromozytom, schwere Leberinsuffizienz, Psoriasis

NW *1–10 %:* Bradykardie, orthostatische Störungen, Palpitationen, AV-Überleitungsstörungen, Herzinsuffizienz mit peripheren Ödemen, RR ↓ ↓, Müdigkeit, Schwindel, Lethargie, Depressionen, KS, Schlaflosigkeit, Verwirrtheit, Schwitzen, Albträume, Halluzinationen, GIT-Beschwerden, Mundtrockenheit, Dyspnoe, allerg. Hautreaktionen, Parästhesien, Kältegefühl in den Extremitäten
< 1 %: Aufmerksamkeit ↓, Nervosität, Muskelkrämpfe, Muskelschwäche, Bronchospasmus, Konjunktivitis, Tränenfluss ↓
< 0,01 %: Überleitungsstörungen am Herzen, Angina pectoris, Perikarditis, Gangrän, pAVK, Tinnitus, Schwerhörigkeit, Hyperhidrosis, Haarausfall, psoriasiforme Hautveränderungen, Libido ↓, Potenzstörungen, Peyronie-Krankheit, Polymyalgie-ähnliches Syndrom, Arthritis, Gewicht ↑, Thrombozytopenie, Agranulozytose, Sehstörungen, Transaminasen ↑, Hepatitis, Karpaltunnelsyndrom, Morbus Raynaud, Claudicatio intermittens, Arthropathie (LZ-Therapie)
o. A.: Hypoglykämien, LDH ↑, AP ↑, Harnsäure ↑, Triglyzeride ↑, Rebound-Phänomen nach längerer Einnahme

WW Kalziumantagonisten vom Verapamil- und Diltiazem-Typ (totaler AV-Block möglich → nicht kombinieren!), von Nifedipin-Typ (RR-Senkung ↑); andere Antihypertensiva (Wi ↑); Antidiabetika (Hypoglykämie-Gefahr ↑ wg. mangelnder klinischer Symptome bei Hypoglykämie); Inhalationsnarkotika (kardiodepressive Wi ↑); Rifampicin (Metoprolol-Plasmaspiegel ↓), Cimetidin, Clomipramin, Amiodaron, Chinidin, Haloperidol, selektive Serotonin-Wiederaufnahmehemmer (Metoprolol-Plasmaspiegel ↑); Indometacin, andere Prostaglandinsynthesehemmer (antihypertensive Wi ↓); Herzglykoside, Reserpin, α-Methyldopa, Guanfacin, Clonidin (HF ↓, Überleitungsstörungen), MAO-Hemmer (RR ↑)

WI M. ist ein Klasse-II-Antiarrhythmikum; ein nicht-selektiver, lipophiler, schwach membranstabilisierender β-Blocker ($\beta_1 : \beta_2 = 20 : 1$) ohne ISA; Verdrängung der Katecholamine am Rezeptor → geringere sympathoadrenerge Stimulation des Herzens (neg. inotrop/bathmotrop/chronotrop/dromotrop [β_1-Wirkung]), Abnahme des kardialen O_2-Verbrauches und des HMV; Arteriolenerweiterung, Bronchokonstriktion, Uteruskontraktion, Glykogenolyse ↓, Insulinfreisetzung ↓, Reninspiegel ↓ (β_2-Wirkung), auch zentrale Wirkung, RR-Senkung erst nach 2–3 Wo.

PK BV 50%, HWZ 3–4 h, Elimination nach hepatischem Umbau zu 95% renal, relative Wirkungsstärke < 1 (Propranolol = 1)

Gr/La strenge Indikation, Gr 4, Antihypertensivum der Wahl / strenge Indikation, Antihypertensivum der Wahl sind Dihydralazin, Hydralazin

❶ **Cave:**
nicht bei manifester Herzinsuffizienz anwenden, nicht mit Kalziumantagonisten vom Verapamil-Typ kombinieren (totaler AV-Block möglich)

Intoxikation:
- *Klinik:* Sinusbradykardie, Brady-, seltener Tachyarrhythmie, AV-Blockierungen, Asystolie, Hypotension, Schock, Ateminsuffizienz, Hypokaliämie, Hypoglykämie, Somnolenz bis Koma, epileptische Anfälle
- *Therapie:* Magenspülung + Aktivkohle, bei Hypotension und Schock Katecholamine (Dopamin [50–150 µg/kg KG/min i.v.], ggf. in Kombination mit Dobutamin und Noradrenalin), bei Bradykardie Atropin (initial 0,04 mg/kg KG i.v., Nachdosierung nach 2 und 6 h mit 0,5–1 mg i.v.), Glukagon (*initial* 10 mg sehr langsam i.v., dann 1–15 mg/h), ggf. passagerer Schrittmacher, Glukose- und Kaliumausgleich

Hinweise:
Clonidin und Metoprolol **nie** gleichzeitig absetzen, Metoprolol einige Tage vorher absetzen!

Stu COMET-Studie, MDC-Studie, MERIT-HF-Studie, MIAMI-Studie

Metronidazol
TTK: p.o.: 1,40-2,80 € (500-1500 mg); i.v.: 7,10-21,30 € (500-1500 mg) | Kinder > 3 Jahre | Rp.-Pflicht

HN ⓓ *p.o.:* Arilin® 500/mgTbl., **Clont**® 400 mg/Tbl., **Flagyl**® 400 mg/Tbl., **Metronidazol** (Generika 400 mg/Tbl.), **Vagimid**® 500 mg/Tbl.
- alle: *250 mg/Tbl.*
i.v.: **Metronidazol** (Generika 500 mg/Inf.-Fl. à 100 ml)
vaginal: **Arilin Rapid**® 1000 mg/Vag.-Supp., **Arilin**®, **Vagimid**® - alle: 100 mg/Zäpfchen
Vagi Metro® Vag.-Creme
ⓐ **Anaerobex**®, **Ariline**®, **Elyzol**®, **Metronidazol** (Generika), **Rozex**®, **Trichex**®
ⓒⓗ **Arilin**®, **Dumozol**®, **Flagyl**®, **Metrolag**®, **Metronidazol** (Generika), **Nidazea**®, **Perilox**®, **Rosalox**®, **Rozex**®

Dos
- *allgemein:* 0,2–2 g/d auf 2–3 ED verteilt (mittlere Dosis 0,8–1 g)
- *i.v.: initial* 1,5–2 g/d, *Erhaltungsdosis* 2–3 × 500 mg/d i.v. für 5–7 d
- *p.o.: initial* 1,5–2 g/d, *Erhaltungsdosis* 2 × 250–500 mg/d p.o. für 5–7 d
- *Trichomonaden:* 2 × 250 mg/d p.o. für 7 d
- *Amöbenruhr:* 3 × 800 mg/d p.o. für 5–10 d
- *Dosisreduktion bei Niereninsuffizienz:* s. Tabelle 2, bei terminaler Niereninsuffizienz sollte die *Tagesdosis* nicht > 1 g liegen

> *Kinder < 12 J.:* 2 × 2–3 ml/kg KG/d i. v. = 2 × 10–15 mg/kg KG/d i. v. für 6 d oder *3–12 J.:* 2 × 125–250 mg/d p. o. für 6 d

Ind antibiotische Therapie von Anaerobier-Infektionen u. a. von Magen-Darm-Trakt, weiblicher Genitaltrakt, tiefe Atemwege, ZNS-Infekten, Abszedierungen; Infektionsprophylaxe bei operativen Eingriffen (wenn mit einer Kontamination mit Anaerobiern zu rechnen ist)

KI bek. Überempfindlichkeit; *relative KI:* schwere Lebererkrankungen, Anfallsleiden

NW *1–10%:* allerg. Hautreaktionen, Arzneimittelfieber, metallischer Geschmack, Glossitis, Stomatitis, Soor, Übelkeit, Erbrechen, Appetitlosigkeit, Durchfall, KS, Schwindel, Schlaflosigkeit, Erregbarkeit, Depression, Ataxie, Krampfanfälle, periphere Neuropathien, Leukopenie, Granulozytopenie, dunkler Urin
< 1%: anapylaktische Reaktionen bis hin zum Schock,
GPT ↑, GOT ↑, Bilirubin ↑, schwere, lang anhaltende Durchfälle (u. U. pseudomembranöse Enterokolitis), Zystitis, Harninkontinenz, Vaginalkandidose, Sehstörungen, Abflachung der T-Welle im EKG
< 0,01%: Pankreatitis, Agranulozytose, Thrombozytopenie, Knochenmark-Aplasie, aseptische Meningitis
o.A.: Benommenheit, Verwirrtheitszustände, Halluzinationen, Konvulsionen, Gelenkschmerzen, Alkohol-Unverträglichkeit (Antabus-Symptomatik)

WW Antikoagulanzien (Verlängerung der PTZ möglich); Alkohol (in 25% Antabus-Effekt mit Erbrechen, Schwindel, Verwirrtheit); Disulfiram (psychotische Symptomatik); Barbiturate, Phenytoin (Metronidazol-Wi ↓); Lithium, Cyclosporin (deren Plasmaspiegel ↑); 5-Fluorouracil (dessen Toxizität ↑)

WI M. ist ein Nitroimidazolderivat: in anaeroben Erregern findet eine Umwandlung in Acetamid und N-(2-Hydroxyethyl)-oxamidsäure statt → Reaktion mit bakterieller DNA → Hemmung der Nukleinsäuresynthese; Metronidazol ist mutagen und kanzerogen!

PK 80% Resorption nach p. o., max. Serumkonzentration nach 1 h, HWZ 6–8 (–14) h, im Liquor 50% der Serumkonzentration, gute Lipidlöslichkeit, PEB < 20%, geringe Metabolisierung in der Leber, Elimination unverändert zu 90% über Urin

Gr/La 1. Trim. kontraindiziert, 2. + 3. Trim. strenge Indikation, p. o. bei Trichomonaden, i. v. bei systemischer Anaerobierinfektion / strenge Indikation, Stillen sollte unterbrochen werden

❶ **Pädiatrische Zulassung:**
im Alter von < 6 J. sind Tbl. ungeeignet

Hinweise:
> wg. NW (u. a. Schädigung der Keimzellen, tierexperimentell Zunahme von bestimmten Tumoren) sollte man die Behandlung mit nitroimidazolhaltigen Wirkstoffen auf max. 10 d beschränken
> sehr gut liquorgängig
> Lösung nicht mit anderen Chemotherapeutika mischen

Spektrum:
Sensibel: Gram-positive und Gram-negative Erreger, vor allem obligat anaerobe Keime inkl. Protozoen (Trichomonaden, Giardia lamblia und Amöben), Entamoeba histolytica, Clostridien, Fusobakterien, Bacteroides fragilis und Protozoen

Mezlocillin TTK: 36,00–88,80 € (6-16 g) | Kinder > 0 Monate | Rp.-Pflicht

HN ⓘ i. v.: **Baypen®**, **Mezlocillin Carino®** 1 g Trockensubstanz
- alle: 2|4 g Trockensubstanz

Dos
- Erw.: +>14 J.: 3 × 80–150 mg/kg KG/d = 3 × 2–3 g/d
- Spezielle Indikationen
  - *Infektionen der Niere:* 3 × 2–3 g/d i. v. (Hochdosis 2 × 10 g/d i. v.)
  - *Infektionen der ableitenden Harnwege:* 3 × 2–3 g/d i. v. (Hochdosis 3 × 4–5 g/d i. v.)
  - *Gonorrhoe:* 1 × 1 g/d i. v. (Hochdosis 1 × 2 g/d i. v.)
  - *Gallenwegsinfektionen:* 3 × 2–3 g/d i. v. (Hochdosis 3 × 4–5 g/d i. v.)
  - *andere Infektionen:* 3 × 2–3 g/d i. v. (Hochdosis 2 × 10 g/d i. v.)
- *Dosisreduktion bei Niereninsuffizienz und schweren Lebererkrankungen in Abhängigkeit der Kreatinin-Clearance:* > 10 ml/min Normdosis alle 8 h, < 10 ml/min Dosisintervall 12 h, max. 2 × 5 g/d, weitere Dosisreduktion bei begleitender Leberinsuffizienz notwendig
- *Kinder 6–14 J.:* 3 × 1,5–3 g/d, *2–6 J.:* 3 × 1,0–1,5 g/d, *1–2 J.:* 3 × 0,75–1 g/d, *Säuglinge > 3 Mo.:* 3 × 0,4–0,75 g/d, *Säuglinge < 3 Mo.:* 3 × 0,2–0,4 g/d

Ind systemische und lokale Infektionen mit empfindlichen Erregern

KI Penicillin-Überempfindlichkeit, rel. KI: Überempfindlichkeit gegen andere beta-Lactam-Antibiotika, allerg. Reaktionsbereitschaft, gleichzeitig bestehende virale Infektionen und Mykosen

NW *1–10 %:* Übelkeit, Erbrechen, Appetitlosigkeit, Flatulenz, Durchfall, Exantheme, allerg. Hautreaktionen, Stomatitis, Purpura, Schleimhautblutungen (v. a. bei Hochdosis), schwarze Haarzunge
< 1 %: Thrombozytenfunktionsstörungen, schwere allerg. Reaktionen (angioneurotisches Ödem, Larynxödem, Serumkrankheit, hämolytische Anämie, allerg. Vaskulitis, akute Nephritis), Lyell-Syndrom/Steven-Johnson-Syndrom
< 0,01 %: Leukozytopenie, Agranulozytose, Thrombozytopenie, anaphylaktischer Schock
o.A.: Transaminasen ↑, AP ↑, K^+ ↓, Bilirubin ↑, Kreatinin ↑, Stickstoff ↑

WW Probenecid (renale Elimination von Mezlocillin ↓); Indometacin, Phenylbutazon, Salicylate, Sulfinpyrazon (erhöhte und verlängerte Serumkonzentration von Mezlocillin); Muskelrelaxanzien vom nicht depolarisierenden Typ (Vertiefung und Verlängerung der neuromuskulären Blockade); Heparin und orale Antikoagulanzien (Gerinnungsparameterkontrollen!); Methotrexat (MTX-Spiegel ↑)

WI M. ist ein Mittel der Reserve, ein Breitspektrumpenicillin (β-Lactamantibiotikum, Acylaminopenicillin): Synthesehemmung von Murein (Zellbestandteil), gut gallengängig, bakterizide Wi auf proliferierende Keime

PK kann nicht oral resorbiert werden, HWZ ca. 1 h, PEB 30 %, überwiegend renale Elimination zu 60 %

Gr/La strenge Indikation, Penicilline sind Mittel der Wahl / strenge Indikation, Penicilline sind Mittel der Wahl

❗ Spektrum:
Sensibel: Gram-positive und Gram-negative Erreger (s. Ampicillin), u. a. auch Klebsiellen, Entero- und Citrobacter, Indol-pos.-Proteusstämme, Serratia, Pseudomonas aeruginosa
Resistenz: Gram-positive Kokken (Staphylococcus aureus)

Mianserin TTK: 0,40–1,20 € (30-90 mg) | Rp.-Pflicht

HN	⒟ *p. o.:* **Mianserin** (**Generika, neuraxpharm**® 60 mg/Tbl.) - alle: 10|30 mg/Tbl. Ⓐ **Tolvon**® CH **Tolvon**®
Dos	▶ *Erw. initial:* 30 mg/d p. o., später in Abhängigkeit von Wi und NW individuelle Dosisanpassung zwischen 30 und 90 mg/d p. o., als ED abends möglich ▶ *Maximaldosis:* 120 mg/d p. o.
Ind	depressive Syndrome, mittelschwere bis schwere depressive Episoden sowie deren Rückfallprophylaxe
KI	Manie und bipolare Erkrankungen, Komb. mit MAO-Hemmern, schwere Leberfunktionsstörungen, akute Intoxikation mit zentral dämpfenden Arzneimitteln oder Alkohol, Alter < 18 J.; *relative KI:* schwere Nierenschäden, Anfallsleiden, Engwinkelglaukom, Prostatahypertrophie, Kinder
NW	*0,1–1 %:* Benommenheit, Zittern, unwillkürliche Bewegungen, orthostatische Hypotonie *< 0,01 %:* BB-Veränderungen (Leukopenie, Agranulozytose, Thrombozytopenie), Krampfanfälle, Hypotonie, Gynäkomastie, Hypomanie, Hautausschlag, Ödeme, Gelenkschmerzen/-schwellungen, Leberfunktionsstörungen
WW	kaum WW mit Antihypertensiva; einige zentral wirkende Medikamente, Alkohol (deren Wi ↑); Einfluss auf die Antikoagulation (→ Überwachung antikoagulierter Pat.)
Wi	tetrazyklisches (nicht trizyklisches) Antidepressivum: Antagonist/Blockade von Serotonin-, zentralen H_1-, und α_2-Rezeptoren, mittelstark sedativ, gering anticholinerge Wi
PK	gute orale Resorption, First-pass-Effekt der Leber, BV 20–30 %, max. Plasmaspiegel nach 3 h, HWZ 17 h, Steady-state nach 2–3 Wo., PEB ca. 95 %, nach hepatischer Metabolisierung überwiegend (60–70 %) renale Elimination
Gr/La	kontraindiziert, Gr 4, Mittel der Wahl sind Amitriptylin, Clomipramin, Imipramin, Nortriptylin / kontraindiziert, La 2, zur Monotherapie bei zwingender Indikation sind Amitriptylin, Clomipramin, Imipramin, Nortriptylin oder Dosuleptin geeignet
❗	**Intoxikation:** ▶ *Klinik:* anticholinerge Symptome (Mundtrockenheit, Mydriasis), HRST (Kammerflimmern, AV-Blockierungen, Bradykardie), Hypotension, Koma mit erhaltenen Reflexen, epileptische Anfälle, Atemdepression bis Atemstillstand, Multiorganversagen ▶ *Therapie:* s. Amitriptylin **Behandlungskontrollen:** ▶ initial wöchentlich BB, BZ-Kontrollen bei Diabetikern ▶ EKG- und EEG-Kontrolle vor und während der Behandlung

Midazolam (MDZ)
TTK: p.o.: 1,13 € (7,5 mg); i.v./i.m.: 2,10 € (5 mg) | Kinder > 3 Monate | Rp.-Pflicht

HN	⒟ *p. o.:* **Dormicum**® 7,5 mg/Tbl., **Midazolam ratio**® 2 mg/ml Lsg. *parenteral:* **Buccolam**® 2,5|5|7,5|10 mg/FER, **Dormicum**® 5|15 mg/Amp. à 1|3 ml, **Dormicum V**® 5 mg/Amp. à 5 ml, **Midazolam** (**Generika, Actavis**® 2| 5 mg/ml Inj.-Lsg., **Braun**® 5|15|50 mg/Amp., **Hameln**® 1|2|50 mg/Amp. à 1| 10 ml, **Hexal**® 5|15 mg/Amp. à 1|3 ml, **ratiopharm**® 5|15|50|100 mg/Amp.)

M

Ⓐ **Dormicum®**
🇨🇭 **Dormicum®**

Dos	▶ *allgemein:* 0,01–0,05 mg/kg KG (0,7–3,5 mg/70 kg KG) i. v. ▶ *Prämedikation:* 2,5–5 mg i. v. ▶ *Narkoseeinleitung:* 0,15–0,2 mg/kg KG (10–15 mg/70 kg KG) i. v.; ▶ *Perfusor:* 2,5–10 (–40) mg/h (5 Amp. × 50 mg (50 ml) in Perfusor = 5 mg/ml ▶ *Status epilepticus:* 0,15–0,2 mg/kg KG (10–15 mg/70 kg KG) i. m. ▶ *Kinder* > 12 J.: 1,2 ml (6 mg); > 7 ½ J.: 0,8 ml (4 mg); > 3 J.: 0,5 ml (2,5 mg); > 1 J.: 0,4 ml (2 mg); > ½ J.: 0,3 ml (1,5 mg); > ¼ J.: 0,2 ml (1 mg) jeweils i. v. oder i. m.
Ind	Prämedikation, Narkoseeinleitung, Sedierung, zerebrale Krampfanfälle, Status epilepticus
KI	Intoxikation mit Alkohol/zentral wirksamen Substanzen, Myasthenia gravis, bekannte endogene Psychose und Schizophrenie, akutes Engwinkelglaukom
NW	> 10 %: *dosisabhängig i.v.:* Atemzugvolumen ↓, Atemfrequenz ↓, Apnoe, RR-Schwankungen, HF ↓ ↑ *1–10 %: i. v.:* KS, Schmerzen an der Injektionsstelle, Singultus, Nausea, saurer Geschmack, Speichelfluss ↑, Brechreiz, Hustenreiz, starke Sedation, Schläfrigkeit; *p. o.:* GIT-Störungen Libidostörungen, Hautreaktionen *< 0,01 %:* Verwirrtheit, Euphorie, Halluzinationen, Schwindel, Ataxie, postoperative Sedierung, verlängerte anterograde Amnesie, Herzstillstand, Hypotonie, Vasodilatation, Laryngospasmus, Mundtrockenheit, allerg. Reaktionen bis Schock *o.A.: i. v.:* paradoxe Reaktionen (v. a. Kinder, ältere Pat.), Krämpfe (v. a. bei Frühgeborenen, Neugeborenen), retrograde Amnesie, Dysphorie, verwaschene Sprache, Sehstörungen, Hörminderungen, Gleichgewichtsverlust, Lethargie, Ohnmachtsgefühl
WW	zentral wirksame Medikamente, Alkohol (deren Wi ↑); Erythromycin, Diltiazem, Verapamil, Ketoconazol, Itraconazol, Saquinavir, Cimetidin, Ranitidin (Midazolam-Wi ↑)
WI	M. ist ein Benzodiazepin: die GABA-vermittelte synaptische Hemmung wird gefördert (freigesetzte GABA wirkt effektiver) → vermehrter Cl⁻-Einstrom → Erregbarkeit der Neuronenmembran ↓; sedierend, anxiolytisch, antikonvulsiv, bewirkt retrograde Amnesie, in höheren Dosierungen hypnotisch und stark schlafauslösend, gegenüber Barbituraten langsamerer Wirkungseintritt, atemdepressiv wirksam, keine Analgesie
PK	BV p. o. 40 %, i. m. 10 %, PEB 96 %, max. sedierender Effekt nach 2 min nach i. v. Gabe, Wi-Dauer 15–30 min, Verteilungs-HWZ von nur 15 min, HWZ 1,5–3 h (im Alter bis zu 10 h), Äquivalenzdosis 7,5–15 mg, hepatischer Metabolismus, z. T. aktive Metabolite
Gr/La	strenge Indikation, Gr 5, *Cave* bei Einsatz im 3. Trim. "floppy infant"-Syndrom / strenge Indikation, leichte Atemdepression und Trinkschwäche beim Säugling möglich
❗	**Intoxikation:** s. Diazepam **Hinweise:** aufgrund geringer Lipophilie während der Schwangerschaft (nicht 1. Trimenon) einsetzbar: keine Kumulation im Fettgewebe, rascher Wirkverlust, gute Steuerbarkeit
Stu	RAMPART-Studie

Midodrin TTK: 0,75-2,- € (5-10 mg) | Rp.-Pflicht

HN	⒟ *p.o.:* **Gutron®** 2,5 mg/Tbl., Trpf. 1 % (= entspricht 10 mg/ml = 20 Trpf.) Ⓐ **Gutron®** ㎈ **Gutron®**
Dos	▶ *Erw.:* 2–3 × 2,5 mg/d p.o., 2–3 × 7 Trpf./d p.o. ▶ *Maximaldosis:* 30 mg/d
Ind	orthostatische Hypotonie, als Antihypotonikum
KI	KHK, HOCM, relevante Klappenvitien, Tachykardie, Phäochromozytom, schwere Hyperthyreose, Engwinkelglaukom, Prostataadenom mit Restharnbildung, Hypertonie, obliterierende oder spastische Gefäßerkrankungen; *relative KI:* Cor pulmonale, schwere Niereninsuffizienz, Diabetes mellitus
NW	*> 10 %:* Parästhesien/Pruritus (v.a. Kopfhaut), Gänsehaut, Kältegefühl *1–10 %:* Harndrang, Harnverhalt (bei > 30 mg/d), Liegendhypertonie (v.a. bei > 30 mg/d), Reflexbradykardie, Palpitationen, Tachykardie, ventrikuläre Arrhythmien *< 1 %:* Nausea, Dyspepsie, KS, Unruhe, Erregbarkeit, Reizbarkeit
WW	Herzglykoside (Reflexbradykardie, Überleitungsstörungen); Prazosin, Phentolamin, Reserpin (Midodrin-Wi ↓); Atropin, Kortison, Alkohol (RR ↑)
WI	M. ist ein α-Sympathomimetikum: Wi durch α-Rezeptoraktivierung der venösen Kapazitäts- und der arteriellen Widerstandsgefäße → Erhöhung des peripheren Widerstandes und vermehrter Rückstrom aus den venösen Kapazitätsgefäßen zum Herzen
PK	BV 87 %, max. Plasmakonzentration 1–2 h nach p.o. Gabe, HWZ 3–4 h, vorwiegend renale Elimination des Metaboliten
Gr/La	kontraindiziert, Mittel der Wahl bei strenger Indikation ist Etilefrin / kontraindiziert, Mittel der Wahl bei strenger Indikation ist Dihydroergotamin
❶	**Intoxikation:** ▶ *Klinik:* Kältegefühl, Harndrang, reflektorische Bradykardie, pilomotorische Reaktion ▶ *Therapie:* bei schweren Überdosierungen Gabe eines α-Rezeptorenblockers (z.B. Phentolamin), bei reflektorischer Bradykardie ggf. Gabe von Atropin **Hinweise:** ▶ es liegen bislang keine wissenschaftlichen Daten vor, die einen oralen Dauereinsatz von Antihypotonika rechtfertigen würden ▶ bei einer "chronischen hypotonen Kreislaufstörung" sollte die Behandlung der verantwortlichen Grunderkrankung bzw. nicht medikamentöse Allgemeinmaßnahmen Vorrang haben

Minoxidil
TTK: p.o.: 1,80 € (10 mg); Lsg.: 25,97 € (60 ml Lsg. Frauen), 40,95 € (60 ml Lsg. Männer) | Kinder > 0 Monate | Rp.-Pflicht

HN	⒟ *p.o.:* **Lonoten®**, **Lonolox®** 2,5 mg/Tbl. - *alle: 10 mg/Tbl.* *lokal:* **Alopexy®** 5 % Lsg., **Regaine® Frauen** 20 mg/ml, **Regaine® Männer** 50 mg/ml Lsg. Ⓐ **Loniten®**, **Regaine®**, **Rogaine®** ㎈ **Alopexy®**, **Loniten®**, **Neocapil®**, **Regaine®**
Dos	▶ *Hypertonie:* • *Erw. + Kinder > 12 J.:* einschleichende Dosierung beginnend mit 5 mg/d p.o., *Steigerungsrate* 5–10 mg/d frühestens jeden 3. Tag, bei einer Dosis von 50 mg/d tägliche *Steigerungsrate* von 25 mg

- *Maximaldosis:* 100 mg/d
- *Kinder < 12 J.:* einschleichende Dosierung beginnend mit 0,1 mg/kg KG p. o., *Steigerungsrate* 0,1–0,2 mg/kg KG jeden 3. Tag
- *Maximaldosis:* 1,0 mg/kg KG/d
▶ *Alopezie:* 2 × /d 1 ml Lösung auf die betroffenen Stellen im Tonsurbereich der Kopfhaut auftragen

Ind	Bluthochdruck, wenn trotz maximaler therapeutischer Dosen anderer Antihypertonika auch in Komb. keine ausreichende Blutdrucknormalisierung erreicht werden kann (sollte immer mit einem Diuretikum und einem β-Blocker kombiniert werden), androgenetische Alopezie (Lösung)
KI	pulmonale Hypertonie aufgrund einer Mitralstenose, Phäochromozytom (Katecholaminliberation aus Tumorgewebe); *relative KI:* Angina pectoris, Myokardinfarkt
NW	*p. o.:* *> 10 %:* Tachykardie, Angina pectoris, EKG-Veränderungen (T-Inversion, ca. 60 %), Hypertrichose *1–10 %:* Perikarderguss, -tamponade, Polymenorrhoe, Claudicatio intermittens *< 1 %:* Hypotonie bei Komb. mit Guanethidin, GIT-Beschwerden, Hautausschlag, Gynäkomastie, Thrombozytopenie *< 0,01 %:* Perikarditis, hämolytische Anämie, allerg. Reaktionen, Stevens-Johnson-Syndrom, Glukoseintoleranz, ANA ↑, Lungeninfiltrate, Pleuraergüsse, Leberenzyme ↑ *o. A.:* Salz- und Wasserretention mit Ödemen, Dekompensation einer Herzinsuffizienz, HKT ↓, Hb ↓ (Hämodilution), Kreatinin ↑, Harnstoff ↑ *lokal: < 1 %:* Pruritus, Hautabschuppung, Dermatitis, Rash, Kontaktdermatitis, Erythem, Hautentzündungen
WW	Guanethidin, α-Rezeptorenblocker (orthostatische Dysregulation); Neuroleptika (verstärkte RR-Senkung)
WI	M. ist ein Piperidino-pyrimidin-diamin-Derivat, ein Antihypertonikum: relaxierende Wi durch eine Vasodilatation an der glatten Muskelzelle der Widerstandsgefäße (genauer Wirkungsmechanismus unklar), bei alleiniger Gabe erhebliche Gegenregulation (Sympathikusaktivierung, Salz- und Wasser-Retention) → nur zusammen mit Diuretikum, β-Blocker oder zentralwirksamem α₂-Sympathomimetikum einsetzen; NW der Hypertrichose kann therapeutisch eingesetzt werden *Alopezie:* Aktivierung von Kaliumkanälen in der Zellmembran → Haarwachstum
PK	*Tbl.:* Resorptionsquote 95 %, max. Plasmaspiegel nach 30–60 min, HWZ ca. 4 h, Wirkdauer 24–72 h, keine Plasmaproteinbindung, 90 %ige Metabolisierung in der Leber, renale Elimination *lokal:* keine klinisch relevante Resorption mit systemischer Wi
Gr/La	strenge Indikation, Gr 4, Antihypertonika der Wahl sind Metorpolol, Dihydralazin, α-Methyldopa / kontrainidiziert, La 2, Mittel der Wahl sind Dihydralazin, α-Methyldopa
❶	**Pädiatrische Zulassung:** < 12 J. nur begrenzte Erfahrungen **Hinweise:** ▶ potentes Reserveantihypertensivum (p. o.) ▶ Behandlungsabbrüche v. a. bei Frauen wg. Hypertrichose und Ödembildung (p. o.)

Behandlungskontrollen:
regelmäßige echokardiographische Kontrollen (NW: Perikarderguss) bei p. o.-Einnahme

Mirtazapin TTK: p.o.: 0,43-1,30 € (15-45 mg); i.v.: 1,60-2,40 € (6-15 mg Amp.) | Rp.-Pflicht

HN	Ⓓ *p. o.:* **Mirta** (**Generika**), **Mirtazapin** (**Generika**), **Mirtazelon**®, **Remergil Soltab**® Lösung 15 mg/ml Lsg., **Remeron**® - *alle: 15|30|45 mg Tbl.* Ⓐ **Mirtabene**®, **Mirtaron**®, **Remeron**® CH **Remeron**®
Dos	▶ *Erw. p. o.:* initial 15–30 mg abends p. o., Dosissteigerung je nach Klinik auf 15–45 mg/d oder ▶ *Erw. i. v.:* jeweils als Kurzinfusion in 500 ml Glk. 5% über 2 h: 1.+2. Tag 6 mg/d, 3.+4. Tag 9 mg/d, 5.+6. Tag 15 mg/d, dann ggf. schrittweise Dosissteigerung auf 21 mg/d
Ind	depressive Erkrankungen
KI	vorsichtige Anwendung bei: Epilepsie, Leber- und Niereninsuffizienz, HRST, Angina pectoris, Z. n. Herzinfarkt, Hypotonie, Prostatahypertrophie, akutes Engwinkelglaukom, Diabetes mellitus, Alter < 18 J.
NW	< 1 %: Agranulozytose, Neutropenien *o.A.:* Sedierung, Ikterus, HRST, Tremor, epileptische Anfälle, Ödeme und Gewichtszunahme, Knochenmarksdepression (bis zur Agranulozytose), Transaminasenanstieg, Exantheme, Parästhesien
WW	Benzodiazepine und andere Sedativa: Sedation ↑; serotonerge Arzneimittel (z. B. SSRI): Serotoninsyndrom möglich; HIV-Proteasehemmer, Azol-Antimykotika, Erythromycin, Nefazodon, Cimetidin (Plasmaspiegelerhöhung von M.); Carbamazepin, Rifampicin, Phenytoin (Mirtazapin-Clearance ↑); Warfarin (Blutgerinnungszeit ↑); MAO-Hemmer > 2 Wo. vorher absetzen
WI	M. ist ein Antidepressivum: zentral α_2-antagonistische Wi (noradrenerge und serotonerge Übertragungsverstärkung), leichte antihistaminerge Wi (sedierende Wi), keine anticholinerge Wi, Wirkungsbeginn nach 1-2 Wo.
PK	rasche Resorption nach p. o.-Gabe, BV ca. 50 %, max. Plasmaspiegel nach ca. 2 h, Steady-state nach ca. 3–4 d, PEB ca. 85 %, HWZ 20–40 h, hepatische Metabolisierung und renale und fäkale Elimination
Gr/La	strenge Indikationsstellung, Gr 4 (keine Erfahrungen) / strenge Indikationsstellung, La 2 (keine Erfahrungen)

❶ **Hinweise:**
- im fortgeschrittenen Alter vorsichtige Dosissteigerung (ggf. verlängerte HWZ)
- aufgrund der fehlenden anticholinergen Wirkung geringer Einfluss auf das kardiovaskuläre System

Behandlungskontrollen:
BB- und Transaminasenkontrollen nach 3–4 Wo.

Misoprostol TTK: 0,94-1,88 € (400-800 µg) | Rp.-Pflicht

HN	Ⓓ *p. o.:* **Cytotec**® 200 µg/Tbl. Ⓐ **Cyprostol**® CH **Cytotec**®
Dos	▶ *Erw. Vorbeugung:* 2–4 × 200 µg/d p. o. ▶ *Erw. Behandlung von GIT-Ulzera:* 4 × 200 µg/d p. o.

Ind Magenschleimhautschädigungen, zur Behandlung von akuten Zwölffingerdarm- und Magengeschwüren (2. Wahl)

KI entzündliche Darmerkrankungen, Alter < 18 J. (keine Erfahrungen)

NW > 10 %: Bauchschmerzen, weicher Stuhlgang bis Durchfall
1–10 %: Verdauungsstörungen, Übelkeit, Erbrechen, Aufstoßen, Blähungen, Verstopfungen, Schwindel, Benommenheit, Ohrenklingen, KS, Infektionen der oberen Luftwege, Gelenkschmerzen
< 1 %: Menstruationsstörungen, Zwischenblutungen, Blutungen nach den Wechseljahren, Leberenzyme ↑

WW keine klinisch relevanten WW

WI M. ist ein Prostaglandinderivat: über Stimulation von Schleim- und Bikarbonatsekretion verbesserter Schutz der Magenschleimhaut, Magensäuresekretionshemmung, Förderung der Durchblutung

PK gute orale Resorption, HWZ 20–40 min, renale Elimination (73 %) des inaktiven Metaboliten, 15 % über den Darm

Gr/La kontraindiziert, Gr 5 + 9, Antacida sind Mittel der Wahl / kontraindiziert, La 1, Antacida sind Mittel der Wahl

Stu MUCOSA-Studie, OMNIUM-Studie, ASTRONAUT-Studie

Mitoxantron (MITX)   TTK: 136–255,- € (10–20 mg) | Rp.-Pflicht

HN Ⓓ *i. v.:* **Mitoxantron** (**Generika**), **Novantron®**, **Onkotrone®** 25|30 mg/Amp. à 12,5|15 ml, **Ralenova®**
- alle 10|20 mg/Amp. à 5|10 ml
Ⓐ **Ebexantron®**, **Mitoxantron** (**Generika**)
Ⓒₕ **Novantron®**, **Mitoxantron** (**Generika**)

Dos Dosierung nach aktuellen onkologischen Therapieprotokollen, s. Fl:
▸ *allgemein:* 8–12 (–14) mg/m² KO in 500 ml NaCl 0,9 % alle 3 Mo. i. v.
  • *Einzeldosis:* 12–14 mg/m² KO als Kurzinfusion i. v.
  • *Maximaldosis (kumulativ):* 200 mg/m² KO
▸ *MS-Therapie progred. Verlaufsformen (EDSS 3–6 Pkt.):*
  • *i. v.:* (6–) 10–12 mg/m² KO als einmalige Infusion streng i. v. alle 3 (–6) Mo. (vor/nach Infusion ggf. Gabe eines Antiemetikums)
  • *Dosisanpassung im Verlauf nach BB-Kontrolle nach 7 d: Leukos > 4,0 × 10⁹/l:* 12 mg/m² KO; *Leukos 3,0–3,99 × 10⁹/l:* 9 mg/m² KO; *Leukos 2,0–2,99 × 10⁹/l:* 6 mg/m² KO; *Leukos < 2 × 10⁹/l:* Behandlungsabbruch
  • *kumulative Max-Dosis:* max. 100 (–140) mg/m² KO

Ind Mamma-Ca, akute myeloische Leukämie (AML), Non-Hodgkin-Lymphom, Leberzell-Ca, Ovarial-Ca, Prostata-Carzinom
Ralenova® für: sekundär chronisch progrediente oder progressiv-schubförmig verlaufende MS (EDSS 3–6)

KI Asthmatiker mit Sulfit-Überempfindlichkeit, Herzinsuffizienz (LVEF < 50 %); *relative KI:* myokardiale Vorschädigung, Leukopenie (< 2000/μl), floride Infekte

NW > 10 %: Haarausfall (20 %), knochenmarktoxisch (Leukopenie, Thrombopenie)
1–10 %: allerg. Reaktionen (Exanthem, Atemnot, Blutdruckabfall), Müdigkeit, Schwäche, Immunsuppression, Fieber, Atemnot, Amenorrhoe, Übelkeit mit Erbrechen, Appetitlosigkeit, Durchfall, Bauchschmerzen, Verstopfung, GIT-Blutungen
< 1 %: schwere Thrombozytopenie, schwere Anämie, schweres Erbrechen, kardiotoxisch (dilatative Kardiomyopathie bei kumulativer Dosis ab 100 mg/

m² KO, Bradykardie, HRST)
< 0,01 %: reversible Blauverfärbung der Skleren, der Venen, des perivenösen Gewebes, der Nägel sowie Ablösung der Nägel, anaphylaktischer Schock
bei Paravasaten: Phlebitis, schwere lokale Reaktionen wie Nekrosen
o.A.: Mukositis, Stomatitis, blau-grüne Verfärbung des Urins

WW	Cyclophosphamid, Anthracyclin (kardiotoxische Wi ↑); andere Zytostatika (Zytostatika-Wi ↑); Medikamente (z. B. Barbiturate, Phenytoin), die über den Cytochrom-P450-Metabolismus abgebaut werden (Toxizität ↑); nicht mit anderen Medikamenten in gleicher Infusion mischen (z. B. Ausfällungen mit Heparin)
WI	M. ist ein Zytostatikum, antiproliferativ wirksam: Wi mittels Topoisomerase II und Interkalation/Quervernetzung der DNA → Einzel- und Doppelstrangabbrüche, zyklusunspezifische Wirkung (S/G$_2$-Phase), wirkt mehr auf B- als auf T-Lymphozyten, starke immunsuppressive Eigenschaften (Antigen vermittelte T- und B-Zell-Aktivierung wird gehemmt), Thrombozytenaggregationshemmung (ähnlich wie ASS)
PK	Plasma-HWZ 0,5–3 h nach i. v.-Gabe, Wi-HWZ 215 h, PEB 80–90 %, im Gehirn etwa 500-fach geringere Anreicherung als in Leber und Milz, Elimination nach hepatischem Metabolismus überwiegend hepatobiliär
Gr/La	strenge Indikation / kontraindiziert, Muttermilchübertritt mit ernsthafter Schädigung des Säuglings

❗ **Hinweise:**
- vorab und während der Behandlung ggf. Gabe eines Antiemetikums (z. B. Domperidon)
- *Ziel:* Senkung der Lymphozyten auf die Hälfte des Ausgangswertes bzw. der Leukozyten auf 3000–4000/μl
- Dosisreduktion bei BB-Veränderungen (niedrigster Wert bei Kontrollen) auf:
  - 10 mg/m² KO: bei nicht hämatologischen NW
  - 9 mg/m² KO: Leukozyten < 3500/μl und Thrombozyten < 100000/μl
  - 6 mg/m² KO: Leukozyten < 3000/μl und Thrombozyten < 75000/μl
  - Pause/Abbruch: Leukozyten < 2000/μl und Thrombozyten < 50000/μl
- kardiotoxische Effekte beginnen schon **vor** der kumulativen Gesamtdosis von 100 mg/m² KO

Behandlungskontrollen:
- BB-Kontrollen vor und mehrfach kurz nach jedem Zyklus (2–3 × /Wo.)
- *kardiologische Kontrollen:* vor Infusion immer EKG ableiten; TTE-Kontrolle vor Beginn und regelmäßig alle 6 Monate: wenn LVEF um mehr als 10 % im Vgl. zum Ausgangswert sinkt oder 50 % der altersentsprechenden Norm ist → Therapieabbruch (Gefahr einer irreversiblen Myokardschädigung)

Stu	MIMS-Studie

Mizolastin TTK: 0,75–1,15 € (10 mg) | Kinder > 12 Jahre | Rp.-Pflicht

HN	Ⓟ *p. o.:* **Mizollen®**, **Zolim®** - *alle:* 10 mg/Tbl.
Dos	*Erw. + Kinder > 12 J.:* 1 × 10 mg/d p. o.
Ind	symptomatische Behandlung von: saisonale allergische Rhinokonjunktivitis (Heuschnupfen), perenniale allergische Rhinokonjunktivitis, Urtikaria
KI	Überempfindlichkeit, gleichzeitige Verabreichung von Makrolidantibiotika oder systemisch wirkenden Imidazol-Antimykotika, schwere Leberfunktionsstörungen, klinisch manifeste Herzerkrankungen oder symptomatische Herz-

rhythmusstörungen in der Vorgeschichte, Pat. mit bekannter oder vermuteter QT-Verlängerung oder Störungen des Elektrolythaushaltes (insbesondere Hypokaliämie), klinisch relevante Bradykardie, Arzneistoffe, die bekanntermaßen das QT-Intervall verlängern, wie Klasse-I- und Klasse-III-Antiarrhythmika

NW *1–10 %:* Diarrhoe, abdominale Schmerzen einschließlich Dyspepsie, Mundtrockenheit, Übelkeit, Müdigkeit (oft vorübergehend), KS, Schwindel, Mattigkeit, (oft vorübergehend), Appetitsteigerung, teilweise mit Gewichtszunahme
0,1–1 %: Angst, Depression, erhöhte Leberenzym-Konzentration, Hypotonie, Tachykardie, Palpitationen, Arthralgie, Myalgie
o.A.: Verlängerung des QT-Intervalls im EKG mit dem Risiko schwerer Herzrhythmusstörungen bei empfindlichen Patienten (genereller Zusammenhang mit Antihistaminika), Bronchospasmus, Verschlimmerung eines bestehenden Asthmas (Kausalzusammenhang unklar)

WW Ketoconazol und Erythromycin (M.-Plasmakonz. leicht ↑), Cimetidin, Ciclosporin und Nifedipin (vorsichtige Anwendung)

WI M. ist ein lang wirksames H1-Antihistaminikum: es besitzt antihistaminerge und antiallergische Eigenschaften, die auf einen spezifischen und selektiven Antagonismus an peripheren Histamin-H1-Rezeptoren zurückzuführen sind. Es konnte ebenfalls gezeigt werden, dass M. die Histaminfreisetzung aus Mastzellen (bei 0,3 mg/kg KG oral) und die Einwanderung von Neutrophilen (bei 3 mg/kg KG oral) in Tiermodellen für allergische Reaktionen hemmt.

PK BV 65 %, max. Plasmakonz. nach 1,5 h, PEB 98 %, Metabolisierung durch Glukuronidierung

Gr/La kontraindiziert im 1 Trim., strenge Indikation im 2.+3. Trim, Gr 4 / kontraindiziert, La 1

❗ Pharmainfo:
Me-too-Präparat

Moclobemid   TTK: 0,67-1,34 € (150-300 mg) | Rp.-Pflicht

HN Ⓓ *p. o.:* **Aurorix®**, **Moclobemid (Generika)**, **Moclo (Generika)**
- *alle:* 150|300 mg/Tbl.
Ⓐ **Aurorix®**
Ⓒ**H** **Aurorix®**, **Moclo A®**

Dos
▸ *Erw.: initial* 2 × 150 mg/d p. o. nach dem Essen, nach Ansprechen der Therapie dann ggf. Reduktion auf 2 × 75 mg/d p. o.
▸ *soziale Phobie:* 300–600 mg/d p. o.
▸ *Maximaldosis:* 600 mg/d p. o.

Ind depressive Syndrome, soziale Phobie

KI akute Verwirrtheitszustände, Komb. mit Pethidin, Selegilin, Clomipramin; Kinder

NW *> 10 %:* Mundtrockenheit (20 %), Schwindel (15 %), KS, Schläfrigkeit, Übelkeit (10 %), Schlafstörungen
1–10 %: Obstipation, epigastrische Beschwerden, Tremor, Sehstörungen
< 1 %: hypertensive Episoden, orthostatische Dysregulationen, allerg. Hautreaktionen, Überempfindlichkeitsreaktionen z. T. mit Ödembildung o. Dyspnoe, Verwirrtheitszustände, Agitation, Unruhe, Erregung, Angstzustände
o.A.: Durchfall, Parästhesien, Leberenzymwerte ↑

WW Cimetidin (Moclobemid-Abbau ↓); Opiate (deren Wi ↑); serotoninerge Medikamente wie Fluoxetin, Fluvoxamin, Paroxetin, Clomipramin (nicht kom-

	binieren, da nach rascher Umstellung/Kombination Todesfälle auftraten); andere MAO-Hemmer (nicht kombinieren); Sympathomimetika (deren Wi ↑)
WI	M. ist ein Antidepressivum, ein reversibler MAO-A-Hemmer (RIMA = reversible Inhibition der Monoaminooxidase A): geringere Metabolisierung von Noradrenalin und Serotonin → psychomotorisch aktivierend, stimmungsaufhellend, nicht sedierend
PK	gute Resorption, BV zu Beginn 60 %, später 85 %, PEB ca. 50 %, HWZ 1–2 h, nach Metabolisierung in überwiegend inaktive Metabolite renale Elimination
Gr/La	kontraindiziert 1. Trim., strenge Indikation 2.+3. Trim., Gr 4, dann Reservemittel bei Versagen von trizyklischen Antidepressiva oder Serotonin-Reuptake-Hemmern / strenge Indikation, La 2

❗ **Intoxikation:**
s. Selegilin

Hinweise:
- nicht mit Serotonin-Wiederaufnahme-Hemmern kombinieren!
- *Einnahmehinweis:* auf die Einnahme von stark tyraminreicher Nahrung (u. a. reifer Käse) sollte verzichtet werden (Gefahr der hypertensiven Krise)!

Modafinil TTK: 5,50-12,60 € (200-400 mg) | Rp.-Pflicht

HN	Ⓓ *p.o.:* **Modafinil-Neurax®**, **Vigil®** 200 mg/Tbl - *alle: 100 mg/Tbl.* Ⓐ **Modafinil** (**Generika**), **Modasomil®** Ⓒ **Modasomil®**
Dos	▶ *Narkolepsie: initial* 2 × 100 mg/d p. o., später 2 × 100–200 mg/d p. o. ▶ *obstruktives Schlafapnoe-Syndrom:* 1 × 200 mg/d p. o., ggf. Dosissteigerung auf 400 mg/d ▶ *chron. Schichtarbeiter-Syndrom:* 200 mg p. o. 1 h vor Nachtschichtbeginn
Ind	Erw. mit exzessiver Schläfrigkeit die mit Narkolepsie (mit und ohne Kataplexie) einhergeht *off label use:* Fatigue-Syndrom, mittelschweres bis schweres obstruktives Schlafapnoe-Syndrom und chron. Schichtarbeiter-Syndrom
KI	nicht angemessen behandelte Hypertonie oder HRST, Kombination mit Prazosin, Abhängigkeitserkrankung in Anamnese, Kinder und Jugendliche (keine Erfahrungen)
NW	*> 10 %:* KS *1–10 %:* Brust- u. Bauchschmerzen, Kraftlosigkeit, HF ↑, Herzklopfen, Gefäßerweiterung, Übelkeit, Mundtrockenheit, Diarrhoe, Appetit ↓, Obstipation, AP ↑, γ-GT ↑, Nervosität, Schlaflosigkeit, Angst, Benommenheit, Depression, Verwirrtheit, Parästhsien, verschwommenes Sehen *o.A.:* Überempfindlichkeitsreaktionen (Hautausschläge), Angioödeme
WW	hormonelle Kontrazeptiva (red. Wirksamkeit), Prazosin (red. Wi von M.)
WI	M. bindet nicht an α-adrenerge Rezeptoren, dennoch beruht seine Wirkung wahrscheinlich zum Teil auf einer spezifischen Potenzierung der zerebralen $α_1$-adrenergen Aktivität → steigert Wachheit und motorische Aktivität während des Tages
PK	max. Plasma-Konz. nach 2–3 h, PEB 62 %, hepatische Metabolisierung zu Modafinilsäure (40–50 %), renale Elimination der Metabolite; HWZ 10–12 h
Gr/La	kontraindiziert, Gr 4 / kontraindiziert, La 2

M

> **Cave:**
> beim Auftreten von Hautausschlägen Präparat sofort absetzen (lebensgefährliche Überempfindlichkeitsreaktionen), Gleiches gilt bei der Entwicklung von psychiatrischen Erkrankungen (z. B. Suizidgedanken)
>
> **Behandlungskontrollen:**
> *vor* Behandlungsbeginn: Ruhe-EKG
> *während* Behandlung: regelmäßige Überwachung der kardiovaskulären Funktionen (RR, HF)

Molsidomin TTK: p.o.: 0,18 € (4 mg), 0,18-0,20 € (8 mg ret.); i.v.: 2,- €/Amp. | Rp.-Pflicht

HN
- Ⓓ *p. o.:* **Corvaton®**, **Molsi** (Generika), **Molsidomin** (Generika), **Molsiket®**, **Molsi Puren®**
  - *alle:* 2|4 mg/Tbl., 8 mg/Ret.-Tbl.
  - **Molgeom®** 16 mg/Tbl.
  - *i. v.:* **Corvaton®** 2 mg/Amp. à 1 ml
- Ⓐ **Molsidolat®**, **Molsihexal®**
- ⒸⒽ **Corvaton®**

Dos
- ▶ *p. o.:* 2 × 2 mg/d p. o. (max. 3 × 4 mg) oder 1–2 × 8 mg ret./d p. o.
  - Maximaldosis: 3 × 8 mg ret. p. o.
- ▶ *akut:* 1 (–2) Amp. = 2 (–4) mg i. v., dann ggf. Perfusor
- ▶ *Perfusor:* 1–4 mg/h = 2,5–10 ml/h i. v. (Lichtschutz erforderlich); "Rezept": 10 Amp. × 2 mg = 20 mg verdünnen mit NaCl 0,9 % auf 50 ml = 0,4 mg/ml

Ind Prophylaxe und Langzeittherapie bei KHK, Angina pectoris und Linksherzinsuffizienz

KI akutes Kreislaufversagen, Hypotonie ($RR_{syst.}$ < 100 mmHG), Einnahme von Phosphodiesterase-5-Hemmer z. B. Sildenafil (**Viagra®**)

NW *> 10 %:* KS
1–10 %: reflektorische Tachykardie, orthostatische Dysregulation
< 0,01 %: anaphylaktischer Schock
o.A.: Schwindel, Blutdruckabfall, selten bis zum Kollaps und Schock, Übelkeit, allerg. Hautreaktionen, Bronchospasmus

WW blutdrucksenkende Arzneimittel (z. B. Vasodilatatoren wie Nitrate, Kalziumantagonisten, andere Antihypertensiva), Phosphodiesterase-5-Hemmer wie Sildenafil (**Viagra®**) (KI!) oder Alkohol (Blutdrucksenkung ↑)

WI M. ist ein Koronartherapeutikum: NO Freisetzung, venöse Vasodilatation → enddiastolischer Füllungsdruck am Herzen sinkt → verbesserte Herzarbeit, reduzierter O_2-Verbrauch, Thrombozytenaggregationshemmung

PK BV 44 %, Wirkungsbeginn nach 10–15 min nach p. o. Gabe, Wirkungsdauer 3–4 h nach p. o. Gabe, PEB 5 %, HWZ 2–5 h, hepatischer Metabolismus in z. T. aktive Substanzen, renale Elimination zu > 90 %

Gr/La kontraindiziert, Nitrate der Wahl sind Isosorbiddinitrat und Nitroglycerin / kontraindiziert

> **Hinweise:**
> - ▶ verursacht im Gegensatz zu Isosorbiti-/-mononitraten seltener KS und Hypotonien, keine relevante Enzyminduktion
> - ▶ bei hohem Nitratbedarf zeitlich versetzte Kombination mit Isosorbitmono- oder -dinitrat, welches morgens und mittags gegeben wird, Molsidomin zur Nacht → Reduktion der Enzyminduktion und Prophylaxe nächtlicher Angina pectoris

Stu ACCORD-Studie

Mometason *TTK: 0,50–1,- € (2–4 Hübe) | Kinder > 6 Jahre | Rp.-Pflicht*

HN
- Ⓓ *lokal, Nasenspray:* **Nasonex®** Spray (0,05 mg/Hub)
  lokal, Haut: **Ecural®** Lsg. 100 mg/100 g, **Elocon®**, **MomeGalen®** Lsg. 100 mg/100 g, **Mometason®**, **Mometasonfuroat®**
  inhalieren: **Asmanex®** 200|400 μg Pulver zur Inhalation
- Ⓐ **Elocom®**, **Mometason** (**Generika**), **Nasodex®**
- ⒸⒽ **Elocom®**, **Monovo®**, **Nasodex®**

Dos
- ▶ *saisonale und perenniale allergische Rhinitis:*
  - *Erw. + Kinder > 12 J.:* 1 × 2 Sprühstöße/d in jedes Nasenloch, ggf. Dosisanpassung 1–4 Sprühsöße/d
  - *Kinder 6–11 J.:* 1 × 1 Sprühstöße/d in jedes Nasenloch
- ▶ *Nasenpolypen, Erw.:* 1 × 2 Sprühstöße/d in jedes Nasenloch
- ▶ *lokal:* 1 × tgl. auf betroffene Hautstellen auftragen
- ▶ *Inhalation > 12 J.:* 1 × (200–) 400 μg abends inhalieren, bei schweren Formen initial 2 × 400 μg

Ind *lokal:* symptomatische Behandlung einer saisonalen allergischen oder perennialen Rhinitis > 12 J. und perennialen allergischen Rhinitis > 6 J., Nasenpolypen > 18 J., lokal entzündliche und juckende Hauterkrankungen wie Psoriasis, atopische Dermatitis, Reiz- und allerg. Kontaktdermatitis
Inhalation: Asthma bronchiale (> 12 J., regelmäßige Behandlung)

KI Überempfindlichkeit, unbehandelte Infektion im Bereich der Nasenschleimhaut

NW *1–10%:* Epistaxis, Pharyngitis, Brennen in der Nase, Reizung in der Nase, nasale Ulzeration, KS
Inhalation:
1–10%: Candidose, Pharyngitis, Dyspnoe, KS

WW keine WW bekannt

WI M. ist ein topisches Glukokortikoid mit lokalen entzündungshemmenden Eigenschaften bei Dosierungen, die nicht systemisch wirksam sind: die antiallergischen und entzündungshemmenden Wirkungen von M. sind wahrscheinlich bedingt durch die Hemmung der Freisetzung von Mediatoren allergischer Reaktionen. M. hemmt signifikant die Freisetzung von Leukotrienen aus den Leukozyten allergischer Patienten.

PK kaum system. Verfügbarkeit (< 0,1 %)

Gr/La strenge Indikation, Gr 5 / strenge Indikation

Montelukast *TTK: 2,02-1,81 € (4-10 mg) | Kinder > 6 Monate | Rp.-Pflicht*

HN
- Ⓓ *p. o.:* **Montelair Hexal®** 10 mg/Tbl., **Montelubronch®** 4|5 mg/Kautbl., **Singulair®** 10 mg/Tbl., **Singulair junior®** 5 mg/Kautbl., **Singulair Mini®** 4 mg/Kautbl. u. Granulat
- Ⓐ **Airathon®**, **Lukamyl®**, **Miralust®**, **Monlucare®**, **Montelukast** (**Generika**), **Montemyl®**, **Otelus®**, **Singulair®**, **Singumyl®**
- ⒸⒽ **Singulair®**

Dos
- ▶ *Erw. + Kinder > 15 J.:* 1 × 10 mg/d zur Nacht 1–2 h nach dem Essen
- ▶ *Kinder 6–14 J.:* 1 × 5 mg/d zur Nacht 1–2 h nach dem Essen
- ▶ *Kinder 6 Mo.–5 J.:* 1 × 4 mg (Granulat)/d zur Nacht 1–2 h nach dem Essen

Ind zur Zusatzbehandlung von leichtem bis mittelgradigem Asthma bronchiale, das mit einem inhalativen Kortikoid und bedarfsweiser Anwendung von kurz

	wirksamen β-Sympathomimetika nicht ausreichend unter Kontrolle gebracht werden kann; Belastungsasthma
KI	Überempfindlichkeit gegen den Wirkstoff; Kinder<6 Mo.; *relative KI:* Kinder<2 J. (geringe Erfahrungen)
NW	*>1%:* Fieber, Diarrhoe, Übelkeit, Influenza, Pharyngitis, Sinusitis *<0,01%:* Eosinophilie, Vaskulitis *o.A.:* allerg. Reaktionen bis Anaphylaxie, Angioödem, Urtikaria, zentral nervöse NW (Aggressionen, Unruhe, Albträume, Schlafstörungen, Halluzinationen, Depressionen, Suizidgedanken, Erregung, Aufmerksamkeitsstörungen, Schreien, Reizbarkeit, Schlaflosigkeit, Selbsttötungsversuch)
WW	Vorsicht (besonders bei Kindern) mit Induktoren des Cytochrom-P450 wie z. B. Phenytoin, Phenobarbital und Rifampicin
WI	M. ist ein Leukotrien-Rezeptorantagonist, der die Bindung der Cysteinyl-Leukotriene C_4, D_4 und E_4 an ihrem Rezeptor verhindert. Diese entzündungsfördernden Eikosanoide wirken als starke Broncho- und Vasokonstriktoren und spielen eine wichtige Rolle in der Pathogenese des Asthma bronchiale. Sie erhöhen die Gefäßpermeabilität sowie die Schleimsekretion in den Bronchien und fördern die Migration entzündungsfördernder neutrophiler und eosinophiler Granulozyten in die Bronchialschleimhaut.
PK	orale BV 63–73%, PEB>99%, HWZ 3–6 h, biologische Aktivität 24 h, Verstoffwechselung in der Leber (Cytochrom-P450), Elimination in den Fäzes
Gr/La	strenge Indikation, Gr 5, Mittel der Wahl sind inhalative Steroide und Salbutamol / strenge Indikation, La 1
❶	**Hinweise:** ▶ **nicht** geeignet zur Behandlung eines akuten Asthmaanfalls ▶ keine ersatzweise Umstellung von einem inhalativen Kortikoid auf Montelukast ▶ Untersuchung von 226 Pat. mit Asthma bronchiale zeigte, dass durch die regelmäßige Einnahme von Montelukast (10 mg/d) die Dosis inhalierter Glukokortikoide im Vgl. zu Placebo um 47% versus 30% vermindert werden kann (BMJ 1999; 319:87-90) ▶ eine positive Beeinflussung der Lungenfunktion und der klinischen Beschwerden wird nur bei ca. 30% der Pat. erreicht, bei fehlender Wirksamkeit ist ein Therapieabbruch nach frühestens 2 Mo. indiziert ▶ EMA und nationale Arzneimittelagenturen der EU prüfen derzeit im Rahmen des STOP-Projektes psychiatrische Nebenwirkungen bei Kindern (Bulletin zur Arzneimittelsicherheit 3/2012)
Stu	PREVIA-Studie

Morphin (unterliegt der BtMVV)

TTK: p.o.: 0,40-1,20 € (10-30 mg); i.v.: 2,10-3,40 € (10-20 mg); Supp.: 1,80-2,20 (10-20 mg) | Kinder > 3 Monate | Rp.-Pflicht

HN Ⓓ *p. o.-retardiert:* **Capros®**, **M-Beta®**, **M-long®**, **Morphanton®**, **Morphin** (**Generika**), **Morphinsulfat** (**Generika**), **Morph Sandoz®**, **MST Continus®** 200 mg/Ret.-Tbl., **MST Mundipharma®** 200 mg/Ret-Tbl. + Granulat, **M-STADA®** 200 mg/Ret.-Tbl., **MSTW®**
- alle: 10|30|60|100 mg/Ret.-Tbl.
p. o.-unretardiert: **Capros®** Akut 5|10|20|30 mg/Tbl., **Sevredol®** 10|20 mg/Tbl., **Morphin Merck®** 0,5%-2,0%-Trpf.,
parenteral: **M-STADA®** 10|20 mg/Amp., **MSI Mundipharma®** 10|20|100|200 mg/Amp., **Morphin** (**Generika**) 10|20|100|200 mg/Amp., **Morphinsulfat Gry®** 10|20|50|100|200 mg/Amp. + 500|1000 mg/Inf.-Lsg.
rektal: MSR Mundipharma® 10|20|30 mg/Supp.
Ⓐ **Compensan®**, **Kapanol®**, **M-Dolor®**, **Morapid®**, **Mundidol®**, **Oramorph®**, **Substitol®**, **Vendal®**
Ⓒₕ **Kapanol®**, **M-retard Helvepharm®**, **MST Continus®**, **Sevredol®**, **Sevre-Long®**

Dos
- *akut:* 5–10 (–15) mg in H₂O verdünnt i. v. oder 10–20 mg i. m./s. c.
- *p. o.:* 5–15 (–30) mg/d p. o., ggf. erhebliche Dosissteigerung möglich
- *Perfusor:* 1–4 mg/h = 0,5–2 ml/h i. v., schrittweise Dosissteigerung bis auf 5 mg/h; "Rezept": 10 Amp. × 10 mg = 100 mg auf 50 ml NaCl 0,9% verdünnen = 2 mg/ml
- *Maximaldosis:* 300 mg p. o., 100 mg über Perfusor (normal); aber auch 2000 mg/d p. o. bis zu 30 d lang möglich
- *30-Tage-Verordnungs-Höchstmenge nach BtMVV:* 20000 mg
- *Kinder* > 12 J.: 6 mg; > 7½ J.: 3 mg; > 3 J.: 2 mg; > 1 J.: 1 mg; > ½ J.: 0,8 mg; > ¼ J.: 0,5 mg s. c. (Einzeldosis) oder 1–3 × 10 mg ret. Tbl./d p. o., Dosissteigerung am Folgetag um 50–100% bis zur völligen Schmerzfreiheit

Ind schwere und schwerste Schmerzzustände

KI Ileus; *relative KI:* Opioidabhängigkeit, Bewusstseinsstörungen, respiratorische Insuffizienz, Atemantriebsstörung, erhöhter Hirndruck, Hypotension bei Hypovolämie, Gallenwegserkrankungen, Prostatahypertrophie mit Restharnbildung, Harnwegsstenosen oder Koliken der Harnwege, obstruktive und entzündliche Darmerkrankung, Phäochromozytom, Pankreatitis, Myxödem, Kinder < 1 J.

NW *1–10%:* Stimmungsveränderungen (Euphorie, Dysphorie), Schlaflosigkeit, Wahrnehmungsstörungen, Halluzinationen, Verwirrtheit
0,1–1%: Erbrechen, Appetitlosigkeit, Spasmen der glatten Muskulatur, Bronchospasmus, Blasenentleerungsstörungen, Schwitzen, Schwindel, KS, Urtikaria, Pruritus, Hautausschläge
0,01–0,1%: HF ↑↓, RR ↑↓, Lungenödem
< 0,01%: Ileus, Potenzschwäche
o.A.: dosisabhängig: Atemdepression, Bronchospasmen, Sedierung, Übelkeit, Mundtrockenheit, Obstipation, Abhängigkeit, Miosis

WW ZNS-dämpfende Substanzen (atemdepressive, sedierende und hypotensive Wi von Morphin ↑); Parasympatholytika (paralytischer Ileus möglich); MAO-Hemmer (Morphinwirkung ↑; sehr gefährlich! 14 d vorher absetzen); Cimetidin und andere den Leberstoffwechsel belastende Arzneimittel (Hemmung des Abbaus und erhöhte Plasmakonzentrationen von Morphin)

WI Opioidanalgetikum der Stufe 3, µ-Opioidrezeptoragonist: Analgesie (spinal, supraspinal und im limbischen System), Atemdepression, Müdigkeit, Euphorie, Dysphorie, antitussiv wirksam

M

PK	variable Resorption nach p.o.-Gabe (BV ca. 30%), Wi-Eintritt nach 15–45 min, Wi-Maximum nach 1,3 h, Lsg. ca. 50 min, HWZ nach i.v. und p.o. 2–3 h, Wi-Dauer ca. 4–5 h, in retardierter Form 8–24 h, Glukuronidierung in der Leber (ausgeprägter First-pass-Effekt), dann Ausscheidung über Niere und Galle
Gr/La	kontraindiziert, Analgetikum der Wahl ist Paracetamol / strenge Indikation, nur kurzzeitige Gabe, Opioidanalgetikum der Wahl

❶ **Pädiatrische Zulassung:**
< 1 J. nach Risiko-Nutzen-Abwägung, geringe Erfahrungen

Intoxikation:
- *Klinik:* Atemdepression, Miosis, Somnolenz bis Koma, Hypotonie bis zum Schock, Bradykardie, Arrhythmie, Lungenödem, Übelkeit und Erbrechen, zerebraler Krampfanfall
- *Therapie:* für freie Atemwege sorgen, Magenspülung + Aktivkohle, Antidot nur geben, wenn Zeichen einer Atem- und ZNS-Depression vorliegen; *Antidot:* Naloxon (**Narcanti**® 0,4 mg/Amp. à 1 ml) alle 2–3 h ≥ 0,1–0,2 mg i.v., evtl. nachinjizieren (wg. HWZ-Differenzen beider Substanzen); *Cave* akute Entzugssymptomatik bei vorbestehender Opiat-Abhängigkeit!

Hinweise:
- Verschleierung neurologischer Symptome möglich (z.B. bedingt durch die Miosis)
- Retardtabletten nicht zerkauen oder mörsern (Verlust der Retardwirkung)
- bei Umstellung von i.v. auf p.o.-Gabe Dosis um Faktor 3 steigern (schlechte p.o.-BV), um gleiche Wi zu erreichen (10 mg i.v. = 30 mg p.o.)
- hohe Dosen möglich bei starken Schmerzen (Schmerz = "Antidot zum Morphin"), kein bis lediglich geringes Abhängigkeitspotenzial bei der Indikation Schmerz in retardierter Form
- Atemdepression nach p.o.-Gabe eher selten, bei i.v.-Gabe bis in ca. 5% der Fälle möglich
- durch Spasmen der glatten Muskulatur (M. sphincter oddi) können die Symptome einer Pankreatitis verstärkt oder herzinfarktähnliche Symptome inkl. EKG-Veränderungen ausgelöst werden

---

Moxifloxacin TTK: p.o.: 6,40 € (400 mg); i.v.: 59,80 € (400 mg) | Rp.-Pflicht

HN	Ⓓ p.o.: **Actira**®, **Avalox**® - *alle: 400 mg/Tbl.* i.v.: **Avalox**® 400 mg/250 ml Inf.-Lsg. Ⓐ **Avelox**® Ⓒʜ **Avalox**®, **Vigamox**®
Dos	▸ *Erw. Atemwegsinfekte:* 1 × 400 mg/d p.o. oder i.v. (über 60 min) für 5–10 d bei akuter Bronchitis, für 10 d bei amb. erworbener Pneumonie, für 7 d bei akuter Sinusitis ▸ *Erw. Wundinfektionen:* 1 × 400 mg/d p.o. für 7 d
Ind	bakterielle Atemwegsinfekte (akute Exazerbation einer chronischen Bronchitis, amb. erworbene Pneumonie, akute Sinusitis), unkomplizierte amb. erworbene Spontan- und Wundinfektionen
KI	Sehnenerkrankungen und Sehnenschäden, angeborene QT-Intervall-Verlängerung, Hypokaliämie, klin. relevante Bradykardie und Herzinsuffizienz, sympt. HRST, eingeschränkte Leberfunktion (Child Pugh C), Transaminasenanstieg > 5-fach des Normwertes, Kinder und Jugendliche
NW	*1–10%:* Benommenheit, GIT-Beschwerden, KS, Geschmacksstörungen, GOT ↑, GPT ↑, Bilirubin ↑ *0,1–1%:* Schlaflosigkeit, Schwindel, Nervosität, Schläfrigkeit, Angstzustände, Tremor, Parästhesien, Verwirrtheit, Depression, Asthenie, Schmerzen, Stoma-

titis, Glossitis, allerg. Reaktionen, QT-Streckenverlängerungen, HF ↑, periphere Ödeme, RR ↑, Palpitationen, Vorhofflimmern, Angina pectoris, Dyspnoe, Arthralgie, Myalgie, Amblyopie, γGT ↑, Amylase ↑, Leukopenie, Thrombopenie, Anämie

0,01–0,1 %: Tendinitis, Vasodilatation, Hypotension, Synkope, Halluzination, Schlafstörungen, Krämpfe, Tinnitus, Sehstörungen

< 0,01 %: ventrikuläre Arrhythmie, Torsade de pointes, anaphylaktische Reaktion bis Schock, psychotische Reaktionen, pseudomembranöse Kolitis, Hepatitis, Sehnenruptur, Stevens-Johnson-Syndrom

WW Digoxin (dessen Plasmakonz. ↑); Glibenclamid (dessen Plasmakonz. ↓), Mg- und Al-haltige Arzneimittel, Antazida, Fe- und Zink-haltige Arzneimittel (Resorption ↓)

WI M. ist ein Fluor-Chinolon-Antibiotikum: durch Hemmung der Topoisomerase II (DNA-Gyrase) und Topoisomerase IV, die eine wichtige Rolle bei der Replikation, Transkription und Reparatur der bakteriellen DNA spielen, bakterizide Wi; gute Lichtstabilität

PK rasche und fast vollständige Resorption nach p.o.-Gabe, BV 90 %, PEB 41 %, max. Serumspiegel 3–3,5 mg/HWZ 12–15 h, unveränderte und metabolisierte renale und biliäre/fäkale Elimination

Gr/La kontraindiziert, Mittel der Wahl sind Penicilline / kontraindiziert, Muttermilchübertritt, Mittel der Wahl sind Penicilline, Cephalosporine, Erythromycin

❗ **Hinweise:**
- im Vergleich mit anderen Chinolonen (Ciprofloxacin, Ofloxacin, Sparfloxacin und Levofloxacin) zeigt Moxifloxacin die beste antibakterielle Aktivität gegen Gram-positive Erreger wie Staphylokokken, Streptokokken und Anaerobier; die Wirkung auf Enterokokken ist vergleichbar mit der von Levofloxacin und Ciprofloxacin
- Anwendung nach Risiko-Nutzen-Abwägung bei Pat. mit:
  - ZNS-Erkrankungen (Chinolone können krampfauslösend wirken)
  - Glu-6-P-Dehydrogenase-Mangel (Gefahr hämolyt. Krisen)
  - eingeschränkter Leber- oder Nierenfunktion (s. KI)
- Chinolone können zu Sehnentzündungen und -rupturen führen → bei Schmerz/Entzündung Therapie abbrechen und betroffene Gliedmaßen ruhigstellen

Spektrum:
Sensibel: Gram-positive und Gram-negative Erreger: Staphylococcus aureus, Streptococcus pneumonia, Branhamella (Moraxella catarrhalis), Haemophilus influenza, Klebsiella oxytoca und pneumonia, Chlamydia pneumoniae, Coxiella burnetti, Legionella pneumophila, Mycoplasma pneumonia
Resistenz: Staphylococcus aureus (Methicillin resistent), Pseudomonas aeruginosa u. fluorescens

Moxonidin TTK: 0,28-0,38 € (0,2-0,4 mg) | Kinder > 16 Jahre | Rp.-Pflicht

HN Ⓓ *p. o.:* **Cynt**®, **Moxo** (**Generika**), **Moxonidin** (**Generika**), **Physiotens**®
- *alle: 0,2|0,3|0,4 mg/Tbl.*
Ⓐ **Moxonibene**®, **Normohex**®
Ⓒ🇭 **Physiotens**®

Dos
- *Erw. > 16. Lj.:* 1 × 0,2 mg/d morgens p.o., ggf. nach 3 Wo. Steigerung auf 0,4 mg/d
- *Maximaldosis:* 0,6 mg/d

Ind essenzielle Hypertonie

KI	Sick-sinus-Syndrom, SA- + AV-Überleitungsstörungen (II° + III°), Herzinsuffizienz NYHA IV°, Bradykardie unter 50/min, schwere KHK, instabile Angina pectoris, Angioödem, maligne Arrhythmie, schwere Leber- oder Niereninsuffizienz (Kreatinin-Clearance < 30 ml/min), Alter < 16. Lj.
NW	> 10 %: Benommenheit, Schläfrigkeit, v. a. initial: Mundtrockenheit, Schwäche, Schwindel, KS 1–10 %: gestörte Denkprozesse, Schlafstörungen, GIT-Beschwerden, Vasodilatation 0,1–1 %: Depressionen, Angstgefühle, Sedierung, Ödeme, Synkope, Flüssigkeitsretention, Appetitlosigkeit, Parotisschmerz, Harnverhalt, Harninkontinenz, allerg. Hautreaktionen, RR ↓, orthostatische Hypotonie, Parästhesien der Extremitäten, Raynaud-Syndrom, pAVK, Gynäkomastie, Impotenz, Libidoverlust < 0,01 %: Hepatitis, Cholestase
WW	andere Antihypertensiva (Wi ↑); Alkohol, Beruhigungs-, Schlafmittel (deren Wi ↑); Tolazolin kann dosisabhängig die Wi von M. abschwächen oder aufheben
WI	M. ist ein Antihypertonikum: Bindung an zentrale Imidazol-1-Bindungsstellen (Sympathikotonus ↓) und periphere Bindung an α-Rezeptoren (geringere Noradrenalinfreisetzung), wirkt u. a. bradykardisierend und vasodilatierend
PK	BV 88 %, max. Plasmakonzentration nach ca. 1 h, HWZ 2–3 h, geringe Metabolisierung (10-20 %), überwiegend renale Elimination (> 90 %)
Gr/La	kontraindiziert, Gr 4, Antihypertensiva der Wahl sind Metoprolol, Dihadralazin, Methyldopa / kontraindiziert, La 2, Mittel der Wahl ist Dihydralazin
Stu	MOXCON-Studie

Nadroparin-Calcium (Axa)   TTK: 4,32-10,90 € (0,3-0,8 ml) | Rp.-Pflicht

HN	Ⓓ s. c.: **Fraxiparin**® Fertigspritze 1900|2850|3800|5700|7600|9500 I.E./0,2| 0,3|0,4|0,6|0,8|1,0 ml, **Fraxiparina**® Fertigspritze 2850|3800|5700|7600| 9500 I.E./0,3|0,4|0,6|0,8|1,0 ml, **Fraxiparine**® Multi Inj.-Lsg. 9500 I.E./1,0 ml, **Fraxodi**® Fertigspritze 15200|19000 I.E./0,8|1,0 ml Ⓐ **Fraxiparin**® Ⓒʜ **Fraxiforte**®, **Fraxiparine**®
Dos	▶ Thromboseprophylaxe: 1 × 0,3 ml/d s. c. ▶ perioperativ: 2 h vor OP 0,3 ml s. c. und ab 1. post-OP-Tag 1 × 0,3 ml/d ▶ tiefe Beinvenenthrombose, kardiale Antikoagulationsindikation: 2 × /d s. c.; KG-adaptiert: < 50 kg KG → 0,4 ml, je + 10 kg KG Dosis um 0,1 ml erhöhen (d. h. 70–79 kg KG = 0,7 ml); Maximaldosis: 2 × 0,9 ml s. c.
Ind	Prophylaxe thromboembolischer Ereignisse, Antikoagulation tiefer Beinvenenthrombosen, instabile Angina pectoris (in Komb. mit Acetylsalicylsäure), Antikoagulation Arrhythmia absoluta, Herzklappenersatz
KI	Niereninsuffizienz (Kreatinin > 1,3 mg/dl; Gefahr der Kumulation), HIT-II-Syndrom (auch anamnestisch), erhöhte Blutungsneigung, GIT-Ulzera, zerebrale Blutungen und zerebrales Aneurysma, schwere Gerinnungsstörungen, schwere Thrombozytopenie, therapieresistente Hypertonie, akute infektiöse Endokarditis, OP an ZNS, Auge oder Ohr, Retinopathien, Glaskörperblutungen, Regionalanästhesie, Lumbalpunktion, schwere Leberfunktionsstörung
NW	> 10 %: subkutane Hämatome (Injektionsstelle), Blutungen (Haut, Schleimhäuten, Wunden, GIT, Urogenitaltrakt, intrazerebral, retroperitoneal), GOT ↑, GPT ↑, AP ↑, γGT ↑, LDH ↑, Lipase ↑

1–10 %: Ca^{2+} ↑, passagere Thrombozytopenie (HIT I), Bradykardie

< 1 %: Antikörper-vermittelte Thrombozytopenie (HIT II), anaphylaktoide Reaktionen, Hautnekrosen (Injektionsstelle) Haarausfall, Hypoaldosteronismus, K$^+$ ↑, Osteoporose

< 0,01 %: Vasospasmen, Priapismus, anaphylaktischer Schock

WW	NSAR, Dipyridamol, Etacrynsäure, Zytostatika, Dicumarole, Dextrane, Probenecid (Nadroparin-Wi ↑); Antihistaminika, Digitalispräparate, Tetrazykline, Nikotin (Nadroparin-Wi ↓)
WI	N. ist ein niedermolekulares Heparin: AT-III-abhängige hemmende Aktivität gegen Faktor Xa, zudem geringe fibrinolytische Aktivität und direkte Wi am Gefäßendothel, im Vgl. zum Heparin geringerer Einfluss auf die Thrombozytenfunktion/-aggregation, nur geringer Einfluss auf die primäre Blutstillung
PK	BV nahezu 100 %, max. Anti-Xa-Aktivität nach 3 h nach s. c., HWZ 3,5 h
Gr/La	strenge Indikation, Gr 4, Mittel der Wahl / Anwendung möglich, La 1

❶ Hinweise:
- *NW HIT-Typ II:* nach 5–14 d, Thrombos < 100000/μl, bzw. < 30 % des Ausgangswertes, HIPA-Test positiv (Antikörpersuchtest), thrombembolische Komplikationen (vitale Gefährdung!) → Therapie: s. Danaparoid und Lepirudin
- **nicht** i. v. oder i. m. anwenden!

Behandlungskontrollen:
- vor/während der Behandlung (1–2 × /Wo.) Thrombozytenbestimmung
- Dosierung nach Plasma Anti-Xa-Spiegel insbesondere bei Pat. mit Niereninsuffizienz/Dialyse → Ziel: > 0,5–1,2 I.E./ml, bei hohem Blutungsrisiko zwischen 0,2–0,3 I.E./ml (s. KI)
- bei der 2-maligen s. c. Gabe ist keine regelmäßige Kontrolle des anti-Xa-Spiegels erforderlich

Tipps:
falsch hohe Werte für T$_3$, T$_4$, BZ (bis 30 %)

Naftidrofurylhydrogenoxalat   *TTK: 0,60-1,20 € (300-600 mg)* | *Rp.-Pflicht*

HN	Ⓓ *p. o.:* **Dusodril®** 100mg/Kps., **Dusodril forte®** 200 mg/Tbl., **Nafti (Generika), Naftilong®** - alle: ret. 100|200 mg/Ret.-Kps. Ⓐ **Dusodril ®** Ⓒ **Praxilene®, Sodipryl®**
Dos	- *allgemein:* 3 × 100–200 mg ret./d p. o. - *Stoßtherapie:* 3 × 200 mg/d p. o. für 5–10 d - *Maximaldosis:* 600 mg/d p. o.
Ind	Verlängerung der Gehstrecke bei Patienten mit chronischer peripherer arterieller Verschlusskrankheit im Stadium IIb nach Fontaine (Claudicatio intermittens) *off-label:* andere organ. Durchblutungs- und Nutritionsstörungen (Gehirn, Innenohr, Auge)
KI	akuter Herzinfarkt, instabile AP, schwere Herzinsuffizienz, schwere Überleitungsstörungen im Herzen, Hypotonie (RR$_{syst.}$ < 90 mmHg), frischer hämorrhagischer Insult, art. Blutung, Hyperoxalurie, kalziumhaltige Nierensteine
NW	*1–10 %:* GIT-Beschwerden, Ösophagitis, Schwindel, KS, Unruhe, Erregung, Schlafstörungen, Hypotonie, orthostatische Dysregulation, BZ ↑ *< 1 %:* allerg. Hautreaktionen, Müdigkeit, Benommenheit, Parästhesien

	< 0,01 %: akute Leberzellnekrosen, Angina pectoris, Ödeme, Miktionsbeschwerden, HRST
WW	Antihypertensiva (deren Wi ↑); Antiarrhythmika, β-Blocker (deren Wi ↑)
WI	N. ist ein peripherer Vasodilatator (spasmolytische Wi der Gefäßmuskulatur): gesteigertes Herz-Schlagvolumen, verbesserte Erythrozytenverformbarkeit und thrombozytenaggregationshemmende Wi, dadurch Verbesserung der Fließeigenschaften des Blutes (Ergebnisse aus Tierversuchen/In-vitro-Versuchen)
PK	BV 33 % nach p. o. Gabe, max. Plasmaspiegel nach 45 min, HWZ 1 h, PEB 65 %, Elimination über die Galle, enterohepatischer Kreislauf
Gr/La	strenge Indikation / strenge Indikation
❗	**Hinweise:** ▶ *fragwürdiger Wirkungseffekt:* keine statistisch signifikante Änderung der Klinik anhand der derzeit vorliegenden Untersuchungen bei Anwendung gegen pAVK und zerebrale Durchblutungsstörungen (daher klinisch umstrittener Wirkstoff) ▶ Anwendung *mind.* 4 Wo., *max.* 3 Mo.

Naloxon *TTK: ca. 4,90 € (0,4 mg) | Kinder > 0 Monate | Rp.-Pflicht*

HN	Ⓓ *i. v.:* **Naloxon** (**Generika**) - *alle:* 0,4 mg/Amp. à 1 ml Ⓐ **Narcanti** (**Generika**), **Nexadol**® Ⓒ𝐻 **Naloxon** (**Generika**)
Dos	▶ *Opioidintoxikation:* 0,1–0,2 mg alle 2–3 min i. v. (Naloxontitration) bis 4–10 mg, ggf. Perfusor mit 0,4–max. 5 mg/h (bei lang anhaltender Opioidwirkung) ▶ *postoperativ:* 0,1–0,2 mg alle 2–3 min i. v. bis ausreichende Spontanatmung vorliegt ▶ *Kinder:* zunächst 0,01 mg/kg KG i. v., ggf. alle 2–3 min nach fehlender Besserung 0,01 mg/kg KG ▶ *Maximaldosis:* 24 mg/d
Ind	Intoxikation mit Opioiden, Aufhebung postoperativer Atemdepression von Opioiden
KI	Opiatentzugssyndrome
NW	*> 10 %:* Übelkeit, Erbrechen, RR ↑, akutes Entzugssyndrom, Aufhebung der Analgesie (post OP) *< 1 %:* HRST *< 0,01 %:* allergische Reaktionen, Erythema multiforme *o.A.:* Tremor, Hyperventilation, Krampfanfälle
WW	keine nennenswerten WW beschrieben
WI	N. ist ein kompetitiver Opiatantagonist ohne wesentliche pharmakologische Eigenwirkung bei Abwesenheit von Opioiden: rasche Aufhebung einer Atemdepression/eines Komas unter Opioiden
PK	BV 20 % enteral, Wi 1–2 min nach i. v. Gabe, Wirkungsdauer 1–4 h, HWZ 1–1,5 h, PEB 32–45 %, hepatischer Metabolismus, renale Elimination
Gr/La	strenge Indikation, Gr 3, Anwendung im 1.-3. Trim. möglich / strenge Indikation, La 2
❗	**Cave:** Vorsicht bei Hypertonie und KHK, Kammerflimmern möglich

Hinweise:
- ▶ *sinnvolle Kombinationspräparate:* mit Oxycodon = **Targin**®, mit Buprenorphin = **Suboxone**®, mit Tilidin = **Tili comp.**®
- ▶ hat kürzere HWZ als manche Opioide → Pat. beobachten und ggf. wiederholte Gabe bei erneut einsetzender Opioid-Wi! Ggf. Perfusor (s. Ind.)
- ▶ wenn bei dem Verdacht einer Intoxikation von Opioiden nach Gabe von 10 mg keinerlei Wi beobachtet wird, sollte der Verdacht einer opioidbedingten Vergiftung infrage gestellt werden

Tipps:
kann Erbrechen induzieren → Pat. in stabile Seitenlage legen!

Naltrexon TTK: 4,50-5,40 € (50 mg) | Rp.-Pflicht

HN	Ⓓ p. o.: **Adepend**®, **Nalorex**®, **Naltrexon** (**Generika**), **Nemexin**® - alle: 50 mg/Tbl. Ⓐ **Adepend**®, **Naltrexon** (**Generika**), **Nemexin**® ⒞ₕ **Naltrexin**®
Dos	*Entwöhnungsbehandlung vormals Opiat-Abhängiger erst nach erfolgter Opiat-Entgiftung (neg. Urinkontrolle, neg. Naloxon-Test)* ▶ **Erw.:** initial 1 × 25 mg/d, später 1 × 50 mg/d p. o., Behandlungsdauer variabel, mind. 3 Mo. empfohlen ▶ *leichte bis mäßige Nieren- und Leberinsuffizienz:* nur unter engmaschiger Überwachung einnehmen
Ind	Alkoholabhängigkeit zur Reduktion des Rückfallrisikos als Teil eines umfassenden Therapieprogramms
KI	akute Hepatitis, schwere Lebererkrankung, schwere Nierenerkrankung, Einnahme von Opioid-Analgetika, opiatabhängige Pat. ohne erfolgreichen Entzug, Patienten mit akuten Opiatentzugsymptomen, Entzugssymptome nach der Gabe von Naloxonhydrochlorid, positiver Urintest auf Opioide, Alter < 18. Lj.
NW	**> 10 %:** KS, Schlafstörungen, Unruhe, Nervosität, Bauchschmerzen, Bauchkrämpfe, Übelkeit, Erbrechen, Gelenk- und Muskelschmerzen, Schwäche **1–10 %:** gesteigerte Energie, Niedergeschlagenheit, Reizbarkeit, Durst, Schwindel, Stupor, Schüttelfrost, Transpiration ↑, Tränensekretion ↑, Brustschmerzen, Diarrhoe, Obstipation, Hautausschlag, Juckreiz, Harnretention, verzögerte Ejakulation, Potenz ↓, Appetitlosigkeit **0,01–0,1 %:** Ängstlichkeit, Depression, Suizidgefährdung, Suizidversuch, Sehstörungen, Sprachstörungen, Tinnitus, geringfügiger Blutdruckanstieg, Störungen der Leberfunktion (Erhöhung der Transaminasen)
WW	es wurden keine Studien zu Wechselwirkungen durchgeführt, zurzeit sind keine Interaktionen zwischen Naltrexon und Alkohol bekannt
Wi	N. ist ein oral angewendeter, langwirksamer spezifischer Opioidantagonist. Es bindet kompetitiv an Rezeptoren im zentralen und peripheren Nervensystem und blockiert damit den Zugang für exogen zugeführte Opioide. N. führt weder zu physischer noch zu psychischer Abhängigkeit. Eine Toleranzentwicklung für die opioidantagonistische Wi konnte nicht beobachtet werden
PK	schnelle und vollkommene Resorption, BV 5–40 %, PEB 21 %, First pass Mechanismus in der Leber, HWZ 4 h, Metabolite 13 h, renale Elimination zu 60 % innerhalb 48 h
Gr/La	strenge Indikation, Gr 6 / strenge Indikation, La 1

	Hinweise:
❶	Patienten vor gleichzeitigem Gebrauch von Opiaten warnen, Opiatfreiheit vor Behandlungsbeginn sicherstellen (Urinprobe)
	Behandlungskontrollen:
	Leberfunktionstest regelmäßig durchführen
Stu	COMBINE-Studie

Naproxen

TTK: p.o.: 0,23-0,85 € (250-750 mg); Supp.: 0,42-1,20 € (250-500 mg) | *Kinder > 12 Jahre* | *Rp.-Pflicht*

HN	Ⓓ *p.o.:* **Dolormin®**, **Dolorsan Femina®**, **Dysmenalgit®**, **Naproxen** (Generika, z. T. 200|500|750 mg/Tbl.), **Proxen S®** - *alle: 250 mg/Tbl.* **Alacetan NNA®** 220 mg/Tbl., **Aleve®** 220 mg/Tbl. Ⓐ **Aleve®**, **Miranax®**, **Naprobene®**, **Proxen®** ㏍ **Aleve®**, **Apranax®**, **Proxen®**
Dos	▶ *rheumatische Erkrankungen:* 2–3 × 250 mg/d p.o. je nach Schwere der Erkrankung bis zu 2 × 500–750 mg/d p.o. ▶ *allg. Schmerzen:* 1–2 × 250 mg/d p.o. oder als Supp. je nach Schwere der Erkrankung Dosissteigerung möglich, max. 1500 mg/d p.o. ▶ *Migräneanfall:* 500–1000 mg p.o., max. 1500 mg/d, ggf. 20–30 mg Domperidon oder Metoclopramid vorweg ▶ *Migräneprophylaxe:* 250 mg/d p.o., Erh.-Dosis 250–500 mg/d ▶ *Kinder > 12 J.:* 10–15 mg/kg KG/d verteilt auf 2 ED, max. 15 mg/kg KG/d
Ind	Schmerzen aller Art, insbesondere am Bewegungsapparat; Migräneanfälle, Zephalgien, akuter Gichtanfall, Fieber
KI	ungeklärte Blutbildungsstörungen, GIT-Ulzera, Anamnese von GIT-Ulzera unter NSAR; *relative KI:* Porphyrie, system. Lupus erythematodes, Mischkollagenosen; *Cave* bei: Colitis ulcerosa, Morbus Crohn, Hypertonie, Herzinsuffizienz, schweren Leberfunktionsstörungen, vorgeschädigter Niere, direkt nach OP, Asthma bronchiale
NW	> 10 %: GIT-Beschwerden 1–10 %: allerg. Hautreaktionen, periphere Ödeme, Hörstörungen, Tinnitus, KS, Schwindel, Schlaflosigkeit, Erregung, Reizbarkeit, Müdigkeit 0,1–1 %: GIT-Ulzera (ggf. mit Blutung und Perforation), blutende Kolitiden, Verstärkung von Morbus Crohn oder Colitis ulcerosa, Stomatitis, Ösophagusläsionen, Photosensibilisierung, Alopezie, Leberfunktionsstörungen, ANV, nephrotisches Syndrom oder interstitielle Nephritis, Asthmaanfälle, Bronchospasmen, eosinophile Pneumonie, BB-Veränderungen < 0,01 %: Erythema exsudativum multiforme, Anaphylaxie, aseptische Meningitis, Leberschäden, Nierenschäden, Hyperurikämie, aplastische/hämolytische Anämie, Leukozytopenie, Thrombozytopenie, Panzytopenie, Agranulozytose
WW	Phenytoin, Digoxin, Lithium (deren Blutspiegel ↑); Diuretika, Antihypertonika (deren Wi ↓); Probenecid (Naproxen-Spiegel und -HWZ ↑); Methotrexat (dessen Ausscheidung ↓)
WI	NSAR, Arylpropionsäurederivat, Hemmung der Prostaglandinsynthese → Reduktion entzündlich bedingter Schmerzen, Schwellungen und Fieber
PK	vollständige perorale Resorption, PEB 100 %, max. Plasmakonz. 2–4 h, HWZ 13–14 h, Plazentaschranke wird passiert, renale Elimination nach hepatischer Metabolisierung

Gr/La	kontraindiziert, NSAR der Wahl sind im 1.+2. Trim. Ibuprofen, Indometacin, Diclofenac, Paracetamol, im 3. Trim. wäre lediglich Paracetamol sinnvoll / strenge Indikation, Mittel der Wahl sind Ibuprofen, Flurbiprofen

Intoxikation:
- *Klinik:* Übelkeit und Erbrechen, Ulzerationen, Hämatemesis, Somnolenz bis Koma, epileptische Anfälle, Sinusbradykardie oder -tachykardie, Hypotension, metabolische Azidose, Hypothermie, akutes Nierenversagen
- *Therapie:* Magenspülung + Aktivkohle, Gastroskopie, ggf. Protonenpumpenhemmer (z. B. Omeprazol) i. v., Volumensubstitution

Hinweise:
in Komb. mit ACE-Hemmern erhöhtes Risiko für Nierenfunktionsstörungen

Behandlungskontrollen:
bei länger andauernder Behandlung Kontrolle von BB, Leberwerten und Nierenfunktionsparametern

Naratriptan TTK: 5,00–12,50 € (2,5 mg Tbl.) | Rp.-Pflicht

HN	Ⓓ *p. o.:* **Formigran®**, **Naramig®** - alle: 2,5 mg/Tbl. Ⓐ **Antimigrin®**, **Naramig®** CH **Naramig®**
Dos	▶ *Erw. (18–65 J.):* 2,5 mg = 1 Tbl. p. o. (so früh wie möglich), wenn Schmerzlinderung nach der ersten Tbl. nachweisbar war, ggf. nach 4 h zweite Tbl. einnehmen ▶ *Maximaldosis:* 2 Tbl./d
Ind	Migräneanfall (mit und ohne Aura) mit und ohne Begleitsymptomatik
KI	mittelschwere bis schwere Hypertonie, Herzinfarkt in der Anamnese, KHK, Angina pectoris, zerebrale Ischämien, schwere Nieren- und Leberfunktionsstörungen, Alter < 18 J. o. > 65 J.
NW	*1–10%:* Kribbeln, Hitzegefühl, Übelkeit, Erbrechen, Müdigkeit, Schwindel, Schläfrigkeit < *1%:* Brady-/Tachykardie, Palpitationen, leichter RR ↑, Sehstörungen
WW	Ergotaminderivate, andere 5-HT$_{1\ D}$-Agonisten (Mutterkornalkaloide, MAO-Hemmer, Serotonin-Reuptake-Hemmer) (Gefahr koronarer Spasmen)
WI	N. ist ein selektiver 5-Hydroxytryptamin-1-Rezeptoragonist (5-HT$_{1\ B/1\ D}$-Rezeptoren), Triptan der 2. Generation: bessert sowohl den KS als auch die Begleitsymptome wie Übelkeit und Erbrechen und Phono- und Photophobie, lang anhaltende Wi im Vgl. zu anderen Triptanen
PK	schnelle Resorption, BV um 70%, max. Plasmakonzentration nach 2–3 h, Wirkungseintritt nach 1 h, Wirkungsmax. nach 4 h, PEB 30%, HWZ 6 h, überwiegend (> 50%) renale Elimination
Gr/La	strenge Indikation, Gr 4, Triptan der Wahl ist Sumatriptan (möglichst nicht im 1. Trim.) / strenge Indikation, La 1, 24 h nach Einnahme nicht stillen, Mittel der Wahl ist Paracetamol

Hinweise:
- Wirkung in der Altersgruppe > 65 Lj. und < 18 Lj. nicht bewiesen (s. KI)
- für **Formigran®** besteht keine Verschreibungspflicht

Stu	Naratriptan-Studie

Natalizumab TTK: 77,40 € (bei 300 mg alle 4 Wochen) | Rp.-Pflicht

HN
- Ⓓ *i. v.:* **Tysabri**® 300 mg/15 ml Inf.-Konz.
- Ⓐ **Tysabri**®
- Ⓖ**Ⓗ** **Tysabri**®

Dos *MS bei Erw.:* 300 mg verdünnt alle 4 Wo. je über 1 h i. v. (s. Hinweise)

Ind Multiple Sklerose (MS) mit hoher Krankheitsaktivität (≥ 1 Schub/J. trotz Interferon oder rasch progred. Verlauf mit ≥ 2 Schüben/J.)

KI bekannte Überempfindlichkeit, progressive multifokale Leukenzephalopathie (PML), erhöhtes Risiko opportunistischer Infektionen u. immungeschwächte Pat., Kombination mit Interferonen u. Glatimeracetat, bek. aktive Malignome, Kinder u. Jugendliche

NW > *10 %:* infusionsbedingte Reaktionen (< 1 h nach i. v.-Gabe)
> *1 %:* Überempfindlichkeitsreaktionen (< 4 %), Harnwegsinfektionen, Nasopharyngitis, Urtikaria, KS, Schwindel, Erbrechen, Übelkeit, Arthralgie, Rigor, Fieber, Abgeschlagenheit (Fatigue)
< *1 %:* anaphylaktoide Reaktionen
o.A.: Leberschädigungen und Transaminasenanstiege, progressive multifokale Leukenzephalopathie (PML) (1/1000 Fälle, wenn ein Risikofaktor [s. a. Hinweise] vorliegt 11/1000 Fälle)

WW andere Immunsuppressiva (Infektionsrisiko ↑, PML-Risiko ↑), Interferone und Glatimeracetat (immunsupprimierende Effekte ↑)

WI N. ist ein selektiver Adhäsionsmolekül-Inhibitor: Bindung an α_4-Untereinheit von humanen Integrinen (an Oberflächen der Leukozyten) → Blockade von Wechselwirkung des $\alpha_4\beta_7$-Integrins mit Adhäsionsmolekül MadCAM-1 (mucosal addressin cell adhesion molecule-1) → die transendotheliale Migration von mononukleären Leukozyten in entzündliches Parenchymgewebe wird verhindert, Entzündungsaktivität ↓ → Schubreduktion, Behinderungsprogression ↓

PK maximale Serumkonzentration 110 µg/ml (± 52), Steady-state in ca. 36 Wo., mittlere HWZ 16 d (± 4)

Gr/La kontraindiziert, Gr 6 / kontraindiziert, La 1

❶ Hinweise:
- ▶ bei schweren Leberschädigungen und Leberfunktionsstörungen ist die Behandlung abzubrechen
- ▶ vor Behandlungsbeginn dürfen die Pat. nicht mehr durch eine Vorbehandlung mit Immunsuppressiva immungeschwächt sein (Risiko opportunistischer Infektionen ↑)
- ▶ N. ist laut vorliegender Studien effektiver als β-Interferone und Glatimeracetat
- ▶ klin. Langzeitdaten liegen derzeit noch nicht vor, fehlende Sicherheitsdaten in der Langzeitbehandlung (in 01/2012 sind 201 PML-Fälle und 22 Todesfälle bekannt)
  - *erhöhtes Risiko auf PML bei:* Therapiedauer > 2 Jahre, Vorbehandlung mit anderen Immunsuppressiva wie Mitoxantron, Azathioprin, Methotrexat, Cyclophosphamid oder Mycophenolatmofetil, positive anti-JC Virus-Antikörper im Serum
  - *anti-JCV positiv:* Risiko einer PML 0,5–10,6/1000 Fälle

Behandlungskontrollen:
- ▶ vor Behandlungsbeginn anti-JC Virus-Antikörper bestimmen (wenn positiv, dann erhöhte Risiko einer PML)
- ▶ Transaminasen und BB-Kontrollen

Pharmainfo:
per Einschreiben wurden alle Ärzte 09/2012 über erforderliche Aufklärungsinhalte informiert → sorgfältige Dokumentation der Aufklärung ratsam

Natriumfluorid TTK: 0,02–0,16 € (1-40 mg) | Kinder > 0 Monate

HN
- Ⓓ *p. o.:* **Fluoretten®** 0,25|0,5|1,0 mg/Lutsch-Tbl., **Natriumfluorid 25 Baer®** 11,3 mg/Ret.-Tbl., **Zymafluor®** 0,25|0,5|1,0 mg/Tbl.
- Ⓐ **Fluodont®, Zymafluor®**
- Ⓖ **Durapath®, Paro® Fluor Gelee, Sensodyne® Proschmelz Fluorid Gelee, Zymafluor®**

Dos
- *allgemein (Kariesprophylaxe): 0–3 J.:* 0,25 mg/d p. o., *ab 3 J.:* 0,25–0,5 mg/d p. o., *ab 6 J.:* 1 mg/d p. o. (Dosisangaben, wenn Trinkwasser < 0,3 mg/l Fluoride enthält)
- *Osteoporose:* 75–100 mg/d p. o.
- *Maximaldosis:* < 20 mg/d auf Dauer

Ind Kariesprophylaxe, Osteoporose

KI *niedrige Dosierung:* bei zusätzlicher Fluoridzufuhr (Speisesalz, Trinkwasser, Mineralwasser), Frühgeburten KG < 3000 g
hohe Dosierung (Osteoporosebehandlung): schwere Leber- und Nierenfunktionsstörungen; *relative KI:* Wachstumsalter, gebärfähige Frauen

NW *1–10 %: Osteoporosetherapie:* Schmerzen und Schwellungen in den Sprunggelenken
< 1 %: Osteoporosetherapie: Schmerzen und Schwellungen im Knie- und Hüftgelenkbereich, Hautjucken, Schwindel
< 0,01 %: Osteoporosetherapie: GIT-Beschwerden
o.A. bei Osteoporosetherapie: GOT ↓, GPT ↓, AP ↑, LDH ↓
o.A. bei Kariesprophylaxe: Zahnfluorose (gesprenkelte Zahnoberfläche), > 20 mg/d auf Dauerführt zu Kortikalisverdickung des Knochens und Gelenkversteifung mit totaler Ankylosierung (Fluorose)

WW Antazida (Beeinträchtigung der Resorption → 2 h Abstand halten)

WI N. ist ein wichtiges Salz (Natriumsalz der Fluorwasserstoffsäure) für den Körper: Einlagerung in Knochen und Zähne, fördert Remineralisierung der Zähne, hemmende Wi auf den Bakterienstoffwechsel in Zahnbelägen, Erhöhung der Säureresistenz des Zahnschmelzes, Senkung der Kariesrate um 30–70 %

PK gute enterale Resorption, BV 100 %

Gr/La strenge Indikation, 1 mg Fluorid/d unbedenklich, hochdosierte Osteoporosetherapie kontraindiziert / strenge Indikation, hochdosierte Osteoporosetherapie kontraindiziert

❗ Intoxikation:
- *Klinik:* potenziell letale Dosis 40–80 mg/kg KG, Übelkeit und Erbrechen, evtl. Hämatemesis, abdominelle Schmerzen, Hypokalzämie mit Tetanie, Hyperkaliämie, HRST, Hypotension, Somnolenz bis Koma
- *Therapie:* Magenspülung bei Dosis > 10 mg/kg KG, Gabe von Kalzium (viel Milch, Kalziumtabletten), bei Tetanie Kalziumglukonat 10 % langsam i. v. (1–2 Amp. = 2,2–4,4 mmol/h bis 0,1–0,2 ml/kg KG)

Hinweise:
- Kariesprophylaxe sollte so früh wie möglich beginnen und während der ersten 12 Lj. konsequent durchgeführt werden
- unzureichende tägliche Fluoridaufnahme durch das Trinkwasser in Deutschland (meist < 0,3 mg/l, optimale Dosis wäre 1 mg/l) führt zu einer unzureichenden Kariesprophylaxe

Natriumhydrogencarbonat (NaHCO$_3$)
TTK: p.o.: 0,12 €; i.v.: 6,35 €/100 ml 8,4% | Kinder > 0 Monate | Rp.-Pflicht

HN	Ⓓ p.o.: **Alkala T®** 1 g/Tbl., **bicaNorm®** 1 g/Tbl., **Bullrich Salz®** 850 mg/Tbl., **Nephrotrans®** 0,5 g/Tbl. i. v.: **Natriumhydrogencarbonat (Generika)** - alle: 4,2|8,4% = 4,2|8,4 g NaHCO$_3$/100 ml Amp. u. Flaschen Ⓐ **Bullrich Salz®** ⒸⒽ **E-Z-Gas II®, Nephrotrans®**
Dos	▶ *allgemein:* 0,5–1 mmol/kg KG, je nach berechnetem Defizit, danach bei Bedarf die Hälfte dieser Dosis alle 10 min ▶ *max. Infusionsgeschwindigkeit:* 1,5 mmol/kg KG/h = 1,5 ml 8,4%/kg KG/h ▶ *Formel:* BE × kg KG × 0,3 = mmol NaHCO$_3$ = ml NaHCO$_3$ 8,4% ▶ (BE = Base Excess = Bedarf an alkalischen Valenzen in mval/l)
Ind	Korrektur metabolischer Azidosen (u. a. bei Herz-Kreislauf-Stillstand), rasche Natriumsubstitution (z. B. bei HRST im Rahmen einer trizyklischen Antidepressivaintoxikation), Harnalkalisierung bei Intoxikationen mit schwachen org. Säuren (z. B. Barbitursäure, Acetylsalicylsäure)
KI	nicht behebbare resp. Insuffizienz, Alkalose, Hypokaliämie, Hypernatriämie, Hypokalzämie
NW	o.A.: vermehrte CO$_2$-Bildung, Atemdepression, hyperosmolare Zustände, Abfall der K$^+$-Konzentration, Hypernatriämie, Hypokalzämie → Tetanie, Nekrosen bei Paravasat, Thrombophlebitis
WW	wg. alkalischer Lösung Ausfällung der Lösung mit Ca^{2+}-, Mg^{2+}- und phosphathaltigen Lösungen, beschleunigte Barbituratelimination
WI	N. ist ein Bestandteil des HCO$_3^-$/CO$_2$-Puffersystems: als "körpereigener Puffer" bindet es saure H$^+$-Ionen aus dem Extrazellularraum (pH-Wert ↑) → das entstehende Kohlendioxid (CO$_2$) wird über die Lunge abgeatmet
PK	HCO$_3^-$ wird in der Niere glomerulär filtriert und größtenteils tubulär rückresorbiert, Kalium wird vermehrt in die Zellen aufgenommen (Hypokaliämie), vermehrte Bindung von Kalzium an Plasmaproteine (Hypokalzämie)
Gr/La	Anwendung möglich / Anwendung möglich
❗	**Cave:** akute Hypokaliämie (K$^+$-Einstrom in Zelle), hohe Na$^+$- und H$_2$O-Belastung **Hinweise:** ▶ eine leichte Azidose ist besser als eine leichte Alkalose (bessere O$_2$-Abgabe der Erythrozyten) ▶ auf ausreichende Atemfunktion achten (CO$_2$-Abgabe), da ein drastischer Anstieg des pCO$_2$ zu einer Verstärkung der intrazellulären Azidose führt, ggf. Pat. beatmen ▶ mit den meisten Arzneimitteln inkompatibel: insb. nicht zusammen mit Katecholaminen und Kalzium-/Magnesiumionen (u. a. Ringer-Laktat) infundieren (Inaktivierung bzw. Ausfällung)! ▶ möglichst keine "Blindpufferung" vornehmen! **Behandlungskontrollen:** regelmäßige BGA-Analaysen zur pH-Kontrolle (Normalwert 7,35–7,45, BE = 0 mval/l [−1 bis +3 mmol/l])

Natriumperchlorat *TTK: 1,23 € (3 ml) | Kinder > 6 Jahre | Rp.-Pflicht*

HN Ⓓ *p. o.:* **Irenat®** Lsg. 344 mg/1 ml (= 15 Trpf.)
Ⓐ **Irenat®**

Dos
- *Hyperthyreose, Erw.:* initial 4–5 × 10 Trpf. p. o., nach 2 Wo. Erhaltungstherapie mit 4 × 5 Trpf. p. o.
- *Hyperthyreose, 6–14 J.:* Erhaltungstherapie mit 3–6 × 1 Trpf. o. 4–6 × 2 Trpf. p. o.
- *Schilddrüsenblockade vor Szintigraphie:* 10–20 Trpf. p. o. (max. bis zu 50 Trpf.)
- *Prophylaxe jodinduzierter Hyperthyreose (z. B. vor KM-Gabe):* Beginn am Tag vor der Untersuchung: 3 × 30 Trpf. = 3 × 600 mg p. o., dann 3 Tage nach der Untersuchung: je 3 × 30 Trpf./d p. o., danach schleichende Dosisreduktion über 14 d

Ind zur Prophylaxe einer Hyperthyreose bei Jodexposition im Rahmen einer Untersuchung (z. B. Angiographie, Kontrastmittelgabe, Hirnszintigraphie)

KI retrosternale Struma, bereits zuvor unter Perchlorat-Gabe aufgetretenen Blutbildveränderungen insbesondere einer Agranulozytose, während Plummerung zur Operationsvorbereitung

NW *1–10 %:* flüchtiges Exanthem, Purpura, Übelkeit, Brechreiz, Mundtrockenheit, pharyngitische Reizung, Lymphadenopathie, Leukozytopenie, fieberhafte Arthralgie, Arzneimittelfieber
< 1 %: Durchfall, leichte Muskelkrämpfe, Eosinophilie, Juckreiz, Ikterus, Agranulozytose, schwere toxische Reaktionen
< 0,01 %: Thrombozytopenie, aplastische Anämie, nephrotisches Syndrom, Haarausfall, Akne, generalisierte Dermatitis, Urtikaria, arzneimittelbedingte Serumkrankheit, Leberschädigung mit akuter Leberdystrophie, Ikterus, Erythema nodosum mit Fieberschüben, ANA ↑, Eosinophilie, Duodenalulkusperforation

WW Radiojod- bzw. $^{99\,m}$Tc-Pertechnetat-Aufnahme wird dosisabhängig gehemmt, Wirkungsverstärkung durch: Propylthiouracil, Thiamazol, Carbimazol; Jodgabe vermindert Natriumperchloratwirkung

WI N. ist ein Thyreostatikum: es hemmt kompetitiv den Jodaufnahme-Mechanismus der Schilddrüse, die Jodination und beeinflußt die Jodisation durch Ausschwemmung von akkumulierendem, aber noch nicht im Thyreoglobulin-Molekül eingebautem Iodid aus der Schilddrüse

PK Resorption innerhalb weniger Min, max. Gewebe-Spiegel nach 4 h, lang anhaltende Wi für einige Wo., unveränderte renale Elimination (nach 72 h sind > 95 % eliminiert)

Gr/La kontraindiziert, Gr 4 / kontraindiziert, La 1

❶ **Hinweise:**
reaktiv vermehrte TSH-Ausschüttung → bei länger andauernder Behandlung strumigene Wirkung
Behandlungskontrollen:
fT$_3$-, fT$_4$- und TSH-Kontrolle

Nebivolol *TTK: 0,68-1,36 € (5-10 mg) | Rp.-Pflicht*

HN Ⓓ *p. o.:* **Nebilet®**, **Nebivolol (Gernerika)** - *alle: 5 mg/Tbl.*
Ⓐ **Nomexor®**
🇨🇭 **Nebilet®**

Dos	▶ *Hypertonie:* • *Erw. < 65 J.:* 1 × 5 mg/d p. o. zu einer Mahlzeit • *Erw. > 65 J.:* 1 × 2,5 mg/d p. o., ggf. später 5 mg/d • *Dosisreduktion bei Niereninsuffizienz: initial* 2,5 mg/d, ggf. Dosissteigerung auf 5 mg/d ▶ *Herzinsuffizienz: initial* 1,25 mg/d p. o., Dosissteigerung nach Klinik alle 1–2 Wo., max. bis 2 × 5 mg/d
Ind	essenzielle Hypertonie, ergänzend bei leichter bis mittelschwerer chron. Herzinsuffizienz bei Pat. > 70 J.
KI	Leberinsuffizienz, kardiogener Schock, unbehandelte Herzinsuffizienz, Sicksinus-Syndrom, SA-Block, AV-Block II–III°, Asthma bronchiale, Bronchospasmus, Bradykardie (HF < 50/min), Hypotonie, schwere AVK, metabolische Azidose, Phäochromozytom
NW	*> 1 %:* KS, Schwindel, Müdigkeit, Parästhesien, Diarrhoe, Obstipation, Übelkeit, Dyspnoe, Ödeme *0,1–1 %:* Bradykardie, AV-Blockierungen, Hypotonie, Herzinsuffizienz, Claudicatio intermittens, Sehstörungen, Impotenz, Depressionen, Albträume, GIT-Beschwerden, Bronchospasmen, Pruritus, erythematöse Hautreaktionen *o.A.:* Halluzinationen, Psychosen, Verwirrung, kalte/zyanotische Extremitäten, Raynaud-Syndrom, trockene Augen
WW	Kalziumantagonisten vom Verapamil-Typ (totaler AV-Block möglich → nicht kombinieren!); Antidiabetika (Hypoglykämie-Gefahr ↑ wg. mangelnder klinischer Symptome bei Hypoglykämie); andere Antihypertensiva (Wi ↑); Inhalationsnarkotika (kardiodepressive Wi ↑); Rifampicin (Nebivolol-Plasmaspiegel ↓); Cimetidin, trizyklische Antidepressiva, Amiodaron, Chinidin, Barbiturate, Phenothiazine, selektive Serotonin-Wiederaufnahmehemmer (Nebivolol-Plasmaspiegel bzw. Wi ↑); Digitalis-Glykoside (AV Überleitungszeit ↑); Clonidin (Rebound-Hypertonie nach abruptem Absetzen einer Langzeitbehandlung mit Clonidin)
WI	N. ist ein kompetitiver selektiver Antagonist an β$_1$-Rezeptoren ohne membranstabilisierende Wi und ohne ISA, durch Wechselwirkung mit dem L-Arginin/NO- Stoffwechselweg milde periphere Vasodilatation
PK	rasche orale Resorption, orale Verfügbarkeit 12 % bei sog. Schnellmetabolisierern (Mehrzahl der Pat.), 100 % bei Langsammetabolisierern (individuelle Dosisanpassung notwendig), nahezu vollständige Metabolisierung, Ausscheidung über Niere und Fäzes, HWZ 10 h (Schnellmetabolisierer), 30–50 h bei Langsammetabolisierern
Gr/La	kontraindiziert, Gr 5, β-Blocker der Wahl ist Metoprolol / kontraindiziert, La 1, β-Blocker der Wahl sind Metoprolol, Oxprendol, Propranolol
❶	**Intoxikation:** ▶ *Symptome:* Bradykardie, Hypotonie, Bronchospasmus und akute Herzinsuffizienz ▶ *Therapie:* Magenspülung, Aktivkohle, BZ-Kontrolle, Atropingabe, bei Hypotonie und Schock Volumengabe, Plasmaexpander und bei Bedarf Katecholamine; ggf. langsame Isoprenalinhydrochlorid-Gabe i. v. (5 µg/min) und Dobutamingabe **Hinweise:** Nebivolol besitzt z. Z. die mit Abstand höchste β$_1$-Selektivität unter allen β-Blockern und eignet sich daher zum Einsatz bei COPD-Pat. ohne aktuellen Bronchospasmus (KI: Asthma bronchiale)
Stu	SENIORS-Studie

Nelfinavir (NFV)

TTK: Tbl.: 15,60 € (2250 mg); Pulver: 18.- € (2250 mg) | Kinder > 3 Jahre | Rp.-Pflicht

HN	Ⓓ *p.o.:* **Viracept**® 250 mg/Tbl.
	Ⓐ **Viracept**®
	Ⓒₕ **Viracept**®
Dos	▶ *> 13. Lj.:* 2 × 1250 mg/d oder 3 × 750 mg/d p. o.
	▶ *3–13. Lj.:* 3 × 25–30 mg/kg KG/d p. o.
	▶ Einnahme immer mit der Nahrung
Ind	HIV-1-Behandlung in Kombination mit anderen antiretroviralen Substanzen
KI	*relative KI:* Kombination mit einigen Antihistaminika (Terfenadin, Astemizol), Benzodiazepinen (Midazolam, Triazolam), Ergotaminderivaten (kompetitive Hemmung der Metabolisierung → z. T. lebensgefährliche NW), Tuberkulostatika (Rifampicin) und Johanniskraut (N-Spiegel ↓)
NW	*> 10 %:* Diarrhoe (bis 20 %), weicher Stuhl
	1–10 %: Müdigkeit, KS, Flatulenz, Übelkeit, Hautausschlag (bis 10 %), Transaminasen ↑, CK ↑, akute Hepatitis
	< 1 %: Rhabdomyolyse insb. bei Komb. mit Nukleosidanaloga
	< 0,01 %: Fettablagerungen in Form von Beulen und Höckern an Schultern, Rücken, Bauch ("Protease Wanst"), diabetische Ketoazidose
	o.A.: Diabetes mellitus, Erbrechen, allerg. Reaktionen, Myalgie, Myositis
WW	Saquinavir-EOF, Indinavir (Serumkonzentrationen ↑); Terfenadin, Astemizol (Konzentration ↑ → schwere HRST → KI !); Triazolam, Midazolam (Sedierung ↑ → KI !); Kalziumantagonisten, Sildenafil (deren Plasmakonzentration ↑); Rifampicin, Rifabutin (Nelfinavir-Plasma-AUC um 82 % ↓); Ketoconazol, Saquinavir, Indinavir, Ritonavir (Nelfinavirspiegel ↑); orale Kontrazeptiva (Plasmaspiegel ↓ → andere Verhütungsmethoden anwenden); Delavirdin (Neutropenierisiko → KI !)
WI	N. ist ein Protease-Inhibitor: virale Proteinsynthese wird durch reversible Bindung an das aktive Zentrum gehemmt, dadurch wird die Spaltung der viralen Polyproteine verhindert → Bildung unreifer, nicht infektiöser Viruspartikel (Virusreplikation ↓)
PK	max. N.-Plasmakonzentrationen nach 2–4 h (3–4 µg/ml), Steady-state nach 28 d, bei Einnahme mit Nahrung um 2–3-fach höhere Plasmaspiegel, PEB < 98 %, HWZ 3,5–5 h, nach hepatischem Metabolismus über CYP3 A4 Elimination zu 87 % per Faeces
Gr/La	strenge Indikation, nur durch spezielle Zentren / kontrainidiziert
❗	**Hinweise:**
	▶ in Kombination mit AZT (Zidovudin) und 3TC (Lamivudin) mediane Reduktion der Viruslast von über 2 log über ein halbes J., ähnliche Ergebnisse auch in Kombination mit Saquinavir (**Fortovase**®)
	▶ Vorsicht bei schwerer Leber- und Niereninsuffizienz

Neostigmin

TTK: 0,44-1,32 €/Inj.-Lsg.-Amp. | Kinder > 3 Monate | Rp.-Pflicht

HN	Ⓓ *parenteral:* **Neoastig**®, **Neostigmin** (**Generika**)
	- alle: Inj.-Lsg. 0,5 mg/Amp. à 1 ml
	Ⓐ **Normastigmin**®, **Prostigmin**®
	Ⓒₕ **Prostigmin**®
Dos	▶ *i. m./s. c.:* 3 × 0,25–0,5 mg/d, bis 6 × /d möglich
	▶ *Antagonisierung von Muskelrelaxanzien:* 0,5–2 mg = 1–4 ml langsam i. v., im Bedarfsfall max. bis 5 mg = 10 ml i. v.

- Kinder < 20 kg: 50 µg/kg KG langsam i. v.
- Myasthenia gravis: 0,5 mg mehrmals tgl. langsam i. v./i. m./s. c.
- Kinder > 12 J.: 0,55 mg; > 7 ½ J.: 0,45 mg; > 3 J.: 0,3 mg; > 1 J.: 0,25 mg; > ½ J.: 0,2 mg; > ¼ J.: 0,15 mg jeweils mehrmals tgl. langsam i. v./i. m./s. c.
- Maximaldosis: 0,04 mg/kg KG i. v.

Ind Myasthenia gravis, Darmatonie, Glaukomanfall, Antagonisierung nicht depolarisierender Muskelrelaxanzien, bei Intoxikationen mit zyklischen Antidepressiva, Neuroleptika, Antihistaminika

KI nach Gabe von depolarisierenden Muskelrelaxanzien (Suxamethonium, Decamethonium), Iritis, Asthma bronchiale, Thyreotoxikose, mechanischer Ileus, Obstruktion an Darm, Gallen- oder Harnwegen, Myotonie, Parkinsonismus, postoperative Schock- und Kreislaufkrisen; *relative KI:* akuter Herzinfarkt, Herzinsuffizienz, Bradykardie, Hypotonie, Asthma bronchiale

NW *cholinerge (muskarinartige) NW:* Diarrhö, verstärkte Salivation, Schwitzen, Übelkeit und Erbrechen, Enterospasmus, erhöhte Magen-Darm-Motilität, Bronchospasmus, erhöhte Bronchosekretion, Bradykardie, Hypotonie, Miosis, Akkomodationsstörungen
cholinerge (nikotinartige) NW: Muskelfaszikulationen, Spasmen, Schluckbeschwerden, Lähmungen durch neuromuskulären Block, Menstruationsstörungen

WW kurare-ähnliche, nicht depolarisierende Muskelrelaxanzien (deren Wi ↓); Atropin (cholinerge Neostigmineffekte ↓)

WI N. ist ein indirektes Parasympathomimetikum vom Carbaminsäure-Typ (reversibler Cholinesterasehemmer): Hemmung der Spaltung von Acetylcholin → verstärkte und verlängerte Wirkung → Miosis, Bradykardie, Bronchokonstriktion, Tonuserhöhung der GIT-Sphinkter und Blase, Schweißsekretionssteigerung (muskarinerge und nikotinerge Wi), keine ZNS-Effekte (geringe Lipophilie)

PK BV 1–2 % nach oraler Gabe, Eliminations-HWZ 50–70 min, nach hepatischem Metabolismus rasche renale Elimination

Gr/La strenge Indikation, bei postoperativer Darm-/Blasenatonie sowie Myasthenie anwendbar / strenge Indikation, bei vorgenannten Indikationen anwendbar

❗ **Cave:**
überschießende vagotone Wi, letal ab 5 mg → Antidot: Atropin

Hinweise:
Umrechnung i. v. Neostigm auf p. o. Pyridostigmin: die parenterale Gabe von N. ist äquivalent zu 1/60 der oralen Dosis P. (1 mg parenteral entsprechen 60 mg p. o.)!

Nevirapin (NVP)
TTK: Tbl.: 6,90 € (200 mg); Lsg.: 9,40 € (200 mg) | Kinder > 0 Monate | Rp.-Pflicht

HN Ⓓ p. o.: Viramune® 200 mg/Tbl., 50|100|400 mg/Ret.-Tbl., 50 mg/5 ml Susp.
Ⓐ **Viramune®**
Ⓒ**H** **Viramune®**

Dos
- Erw.: innerhalb der ersten 2 Wo. 1 × 200 mg/d p. o., dann als *Erhaltungsdosis* 2 × 200 mg/d
  - Maximaldosis: 400 mg/d p. o.
- Kinder: 1 × 150 mg/m² p. o. für 2 Wo., dann 2 × 150 mg/m² p. o.; *Maximaldosis:* 400 mg/d p. o.

Ind HIV-1-Behandlung in Kombination mit anderen antiretroviralen Substanzen

KI	Leber- und Niereninsuffizienz
NW	*> 1 %:* z. T. schwerwiegende und lebensbedrohliche Hautauschläge (leicht in 48 %, schwer in 8 %), Hepatitis, allerg. Reaktionen, KS, Übelkeit, GOT ↑, GPT ↑, AP ↑, γGT ↑, Bilirubin ↑ *0,1–1 %:* Erbrechen, Bauchschmerzen, Gelbsucht, Stevens-Johnson-Syndrom, Urtikaria, Myalgie, Abgeschlagenheit, Fieber *0,01–0,1 %:* Granulozytopenie, Anämie, Überempfindlichkeitssyndrom, anaphylaktische Reaktionen, Diarrhoe, Leberversagen/fulminante Hepatitis, toxische epidermale Nekrolyse, Angioödem, Arthralgie
WW	Indinavir (dessen Plasmaspiegel ↓); Ketoconazol (dessen Spiegel ↓ und Nevirapinspiegel ↑ → Kombination unterlassen); *Cave* mit Arzneistoffen mit CYP 3 A- oder CYP 2 B6-Metabolismus; Hypericum-Präparate (Nevirapin-Spiegel deutlich ↓); orale Kontrazeptiva (deren Wi ↓)
WI	N. ist ein nicht-nukleosidischer Reverser-Transkriptase-Hemmer: direkte Blockade der reversen (nicht nukleosidischen) Transkriptase (NNRTI), bindet durch eine kompetitive Bindung direkt und selektiv an die reverse Transkriptase des HIV-1 → effektive Senkung der Viruslast, nicht aber der des HIV-2!
PK	BV > 90 %, max. Plasmakonzentration nach 4 h, HWZ 30 h nach Steady-state-Bedingungen nach 4 Wo., Metabolismus über das Cytochrom-P450-System der Leber, Übergang in Muttermilch, renale Elimination der Metabolite zu 80 %
Gr/La	strenge Indikation, nur durch spez. Zentrum / kontraindiziert

❗ **Pädiatrische Zulassung:**
Tbl. erst ab 3. Lj. zugelassen (Gefahr des Verschluckens)

Cave:
- bei starkem Hautausschlag mit oder ohne andere Symptome wie Fieber, Ödeme, Blasenbildung, Konjunktivitis, Muskel- oder Gelenkschmerzen Nevirapin sofort absetzen, Patienteninformation!
- Risiko der schwerwiegenden Leberintoxikation einschl. Leberversagen → Leberwertbestimmung alle 14 d in den ersten 3 Monaten, dann monatlich (bei vorgeschädigter Leber [Z. n. Hepatis] häufiger), Therapieabbruch bei klinischen Zeichen einer Hepatis (Anorexie, Nausea, Erbrechen, Ikterus, Pat.-Info!) und Leberwerterhöhung!

Hinweise:
- darf nur in Kombination mit mindestens zwei anderen antiretroviralen Substanzen gegeben werden
- insbes. in den ersten 18. Wo. strenge Überwachung (Gefahr von: Stevens-Johnson-Syndrom [SJS] und toxisch epidermaler Nekrolyse [TEN]) und schwerwiegender Hepatitis bzw. Leberversagen)

Behandlungskontrollen:
regelmäßige Transaminasenkontrollen und Hautinspektion

Stu	INCAS-Studie

Nifedipin   *TTK: p.o.: 0,13-0,60 € (20-60 mg); i.v.: 25,- €/Amp. | Kinder > 1 Jahr | Rp.-Pflicht*

HN	ⓟ *p. o.:* **Adalat**® 30|60 mg/Mantel-Tbl., **Aprical**®, **Cisday**®, **Corinfar**®, **Duranifin**®, **Jutadilat**®, **Nife** (**Generika**, **-Hexal**® 30|60 mg/Mantel-Tbl.), **Nifeclair**®, **Nifecor**®, **Nifedipin** (**Generika**), **Nifical**® - *alle:* z. T. 5|10|20 mg/Kps., z. T. ret. 10|20|30|40|60 mg/Ret.-Tbl., Trpf. 20 mg/ 20 Trpf. = 1 ml *i. v.:* Adalat® Inf.-Lsg. 5 mg/50 ml

Ⓐ **Adalat®, Buconif®, Fedip®, Nifebene®, Nifehexal®, Ospocard®**
CH **Adalat®, Cardipin®, Corotrend®, Ecodipin®, Nifedicor®**

Dos	▶ *allgemein p. o.:* 3 × 5–25 mg/d *oder* 2 × 20 mg ret./d *oder* 1 × 30–60 mg/d p. o. ▶ *Angina pectoris:* 1–2 × 10 mg sublingual als Kps. p. o. ▶ *hypertone Krise:* 1–2 × 10 mg sublingual als Kps. p. o. ▶ *Perfusor:* 1–3 mg/h i. v. = 10–30 ml/h (unter Lichtschutz); "*Rezept*": 1 Amp. × 5 mg in 50 ml = 0,1 mg/ml ▶ *Kinder (hypertensive Krise)* > 7½ J.: 5–10 mg; > 1 J.: 5 mg Kps. s. l., je nach Wi nach 20 min wdh. *oder* > 12 J.: 15 mg; > 7½ J.: 9 mg; > 3 J.: 5 mg; > 1 J.: 4 mg langsam je nach Wi i. v.
Ind	hypertensive Krise, Hypertonie, stabile KHK, Morbus Raynaud
KI	Herz-Kreislauf-Schock, instabile AP, akuter Myokardinfarkt (innerhalb der ersten 4 Wo.), höhergradige Aortenstenose; Vorsicht bei Hypotonie und dekomp. Herzinsuffizienz Stadium NYHA III-IV°
NW	*> 10 %:* periphere Ödeme, KS, Flush *1–10 %:* Tachykardie, Palpitationen (2–7 %), Parästhesien, hypotone Kreislaufreaktion (5 %), Angina pectoris, Dyspnoe, Husten, Übelkeit, Nervosität, Stimmungsschwankungen, Muskelkrämpfe, Gelenksteifigkeit, Schwindel, Müdigkeit, Benommmenheit *< 1 %:* Gingivahyperplasie (LZ-Therapie), Anämie, Leukozytopenie, Thrombozytopenie, Gynäkomastie (LZ-Therapie), Schwitzen, Schüttelfrost, Störungen der Sexualfunktion, GIT-Beschwerden, Nervosität, Schlafstörungen, Hypästhesien, Tremor, Phytodermatitis, intrahepatische Cholestase, Transaminase ↑, Ikterus, Synkopen, Myalgie, Arthralgie, Muskelkrämpfe, allerg. Reaktionen bis Anaphylaxie Schwachsichtigkeit, Hyperglykämie, Depressionen, Harndrang *< 0,01 %:* Agranulozytose, Herzinfarkt, Synkopen durch RR ↓ (v. a. bei Therapiebeginn), exfoliative Dermatitis, Hepatitis, Arthritis (mit ANA ↑)
WW	andere Antihypertonika (Wi ↑); Chinidin (dessen Spiegel ↓); Digoxin (dessen Spiegel ↑); Rifampicin (Nifedipin-Clearance ↑); Cimetidin, Grapefruitsaft (Nifedipin-Wi ↑); Phenytoin, Rifampicin (Nifedipin-Wi ↓); bei Beendigung einer Kombinationsbehandlung mit β-Blockern sind diese wg. Gefahr der verstärkten Reflextachykardie langsam auszuschleichen
WI	N. ist ein Kalziumantagonist: Wi durch periphere arterielle und venöse Vasodilatation → Vor- und Nachlast ↓, O₂-Bedarf am Herzen ↓, Reflextachykardie durch verminderten venösen Rückstrom
PK	gute perorale Resorption, BV 60–70 %, max. Plasmaspiegel nach 30–120 min, PEB ca. 80 %, HWZ 3–4 h, nach 2–3 min setzt Wi ein, bei Retardpräparaten Wirkdauer bis 12 h, hepatischer Metabolismus > 90 %, renale Elimination der inaktiven Metabolite
Gr/La	strenge Indikation, Kalziumantagonist der Wahl / strenge Indikation, Kalziumantagonist der Wahl
❗	**Pädiatrische Zulassung:** Kinder < 3 J. nur als Trpf. oder i. v. geben (Gefahr des Verschluckens) **Cave:** schnell freigesetztes Nifedipin (z. B. Trpf. oder unretard. Tbl.) bei Pat. mit KHK, dosisabhängig NW ↑ (Herzinfarkt) → erhöhte Sterblichkeit **Intoxikation:** ▶ *Klinik:* Hypotension bis Schock, Reflextachykardie, Sinusbradykardie, Ateminsuffizienz, Laktazidose, Unruhe, Somnolenz, Koma, epileptische Anfälle

- **Therapie:** Katecholamine und Volumen bei Hypotension, passagerer Schrittmacher bei Bradykardien (ggf. Atropinversuch zuvor), Diazepam bei epileptischen Anfällen, NaHCO₃ bei Azidose, ggf. Intubation und Beatmung

Hinweise:
bei Tablettenzerkleinerungen soll dies unter Lichtschutz erfolgen und die Suspension umgehend verabreicht werden, bei Ret.-Präparaten vorsichtige Zerkleinerung → Ret.-Wi bleibt erhalten

Stu ACTION-Studie, INSIGHT-Studie

Nilotinib *TTK: ca. 75,- € (300 mg) | Rp.-Pflicht*

HN	Ⓓ *p.o.:* **Tasigna®** 150|200 mg/Kps. Ⓐ **Tasigna®** 🇨🇭 **Tasigna®**
Dos	▶ *Erstlinientherapie:* 2 × 300 mg/d nüchtern p.o. ▶ *Zweitlinientherapie:* 2 × 400 mg/d nüchtern p.o.
Ind	neu diagnostizierte Philadelphia-Chromosom-positive chron. myeloische Leukämie (Ph⁺-CML) in der chron. Phase, Ph⁺-CML in der chron. und akzellerierten Phase oder Unverträglichkeit gegenüber einer Vorbehandlung einschließlich Imatinib
KI	bekannte Überempfindlichkeit
NW	*> 10 %:* KS, Übelkeit, Exanthem, Pruritus, Myalgie *1–10 %:* QT-Zeit ↑, Palpitationen, RR ↓, Hitzegefühl/Hautrötung, Dyspnoe, Husten, Obstipation, Diarrhoe, Erbrechen, aufgeblähter Bauch, leichte Bauchschmerzen, Dyspepsie, Flatulenz, Leberfunktionsstörung, Alopezie, Hauttrockenheit, Erythem, Hyperhidrose, Kontusion, Akne, Dermatitis, nächtliche Schweißausbrüche, Arthralgie, Muskelverspannungen, Knochen-, Glieder- u. Rückenschmerzen, Asthenie, peripheres Ödem, K⁺ ↓, Diabetes mellitus, Hypercholesterinämie, Hyperlipidämie, BZ ↑, Hypophosphatämie, Appetit ↓, Insomnie, Benommenheit, Hypästhesie, Augenjucken, Konjunktivitis, trockene Augen, Schwindel, Fieber, Schmerzen im Brustraum, Thrombozytenzahl ↓, Blutamylase erhöht, alkalische Phosphatase ↑, Gewicht ↑
WW	Ketoconazol, Itraconazol, Voriconazol, Ritonavir, Clarithromycin oder Telithromycin (N.-Spiegel ↑); Rifampicin, Phenytoin, Carbamazepin, Phenobarbital oder Johanniskraut (N.-Spiegel ↓), Midazolam (M-Spiegel ↑), Antiarrhythmika wie Amiodaron, Disopyramid, Procainamid, Chinidin o. Solatol u. Chloroquin, Halofantrin, Clarithromycin, Haloperidol, Methadon und Moxifloxacin (QT-Zeit ↑)
WI	N. ist ein potenter Inhibitor der Abl-Tyrosinkinase-Aktivität des Onkoproteins Bcr-Abl, sowohl in der Zelllinie als auch in primären Philadelphia-Chromosom positiven Leukämiezellen → Bindung mit hoher Affinität an die ATP-Bindungsstelle, sodass es den Bcr-Abl-Wildtyp inhibiert und diese Aktivität auch gegen 32/33-Imatinib-resistente Mutanten von Bcr-Abl beibehält → selektive Hemmung der Proliferation und Induktion einer Apoptose in Zelllinien und in primären Philadelphia-Chromosom positiven Leukämiezellen von CML-Patienten
PK	orale Resorption 30 %, BV 29 %, max. Konz. nach 3 h, Metabolisierung durch Oxidation und Hydroxylierung, Elimination zu 90 % per Faeces (überwiegend unverändert)
Gr/La	kontraindiziert / kontraindiziert

N

> **Hinweise:**
> *Therapieabbruch bei:* hämatologischer Toxizität (Neutropenie, Thrombopenie), klin. sign. mittelschweren o. schweren nicht-hämatologischen Toxizitätszeichen, erhöhten Serumlipasen, Bilirubin o. Lebertransaminasen (bei Grad 3-4-Erhöhung nur 1 mal tgl. geben)

Nimodipin   TTK: p.o.: 1,17-4,- € (90-240 mg); i.v.: 26,80 € (10 mg Amp.)

HN	Ⓓ *p. o.:* **Nimodipin Hexal®**, **Nimotop®** - *alle: 30 mg/Tbl.* *i. v.:* **Nimotop® S**, **Nimodipin 10 mg i. v. Carino®** - *alle: 10 mg/50 ml Lsg. in Inf.-Fl.* Ⓐ **Nimotop®** ㏛ **Nimotop®**
Dos	▶ *p. o.:* 4 × 30–60 mg/d (je nach RR) p. o. ▶ *SAB:* • *i. v. (wenn p. o. Gabe nicht möglich):* in den ersten 6 h 1 mg/h (= 5 ml Lsg. → 15 µg/kg KG/h), dann 2 mg/h für 2–3 Wo. (= 10 ml Lsg. → 30 µg/kg KG/h, ggf. auf 3 mg/h steigern • *p. o. (wacher Pat.):* 4–6 × 60 mg/d p. o. ▶ *HLS:* 3 × 30 mg/d p. o. (für mindestens 3 Mo.)
Ind	Vorbeugung und Behandlung zentrale Vasospasmen nach SAB; Hirnleistungsstörungen (HLS)
KI	Herz-Kreislauf-Schock, instabile Angina pectoris, akuter Myokardinfarkt (innerhalb der ersten 4 Wo.), schwere Einschränkung der Leberfunktion (z. B. Leberzirrhose) *Vorsicht bei:* Hypotonie, dekomp. Herzinsuffizienz, schwerer Nierenfunktionsstörung, generalisiertem Hirnödem, schwerem Hirndruck; nicht in Komb. mit Carbamazepin, Phenobarbital und Phenytoin (Wi von N. ↓)
NW	*1–10 %:* Hypotonie (< 2 %), Vasodilatation (< 2 %) *0,1–1 %:* KS, Flush, Wärme- und Hitzegefühl, Bradykardie, seltener Tachykardie, RR ↓, Schwindel, GIT-Beschwerden, Schwäche, periphere Ödeme, Schlaflosigkeit, motorische Unruhe, Erregung, Aggressivität, Schwitzen, vereinzelt Hyperkinesie und depressive Verstimmungen *zusätzlich bei i. v.:* GOT ↑, GPT ↑, aP ↑, γGT ↑, Nierenfunktion ↓, Venenentzündung *Einzelfälle:* Ileus, Thrombozytopenie
WW	*nicht* in Kombination mit Carbamazepin, Phenobarbital und Phenytoin (Verringerung der Nimodipin-Bioverfügbarkeit) und anderen Ca^{2+}-Antagonisten geben; Antihypertensiva (Wi ↑); nephrotoxische Substanzen (z. B. Aminoglykoside oder Cephalosporine → ggf. Nierenfunktion ↓); Fluoxetin, Cimetidin, Nortriptylin, Valproinsäure, Grapefruitsaft (Nimodipinplasmakonz. ↑)
WI	N. ist ein Ca^{2+}-Antagonist aus der 1,4-Dihydropyridingruppe: Bindung an Kalziumkanäle (bei "relativer Selektivität" für Hirngefäße) und Verminderung des Kalziumeinstroms in die Zelle → Hemmung der elektromechanischen Entkopplung → reduzierter Gefäßmuskeltonus, Vermeidung von zerebralen Spasmen infolge SAB, verbesserte Mikrozirkulation
PK	rasche Resorption, BV oral lediglich 10 %, hoher First-pass-Effekt, HWZ 1–1,5 h, PEB 97–99 %, sehr hohe Lipophilie → überwindet gut die Blut-Hirn-Schranke, nahezu vollständige hepatische Metabolisierung und Elimination
Gr/La	kontraindiziert / kontraindiziert, La 2, Muttermilchübertritt
	Pädiatrische Zulassung: keine Erfahrungen bei Kindern

Cave:
Inf.-Lösung enthält 96 % Alkohol

Intoxikation:
s. Nifedipin

Hinweise:
- Infusion stets über zentralen Zugang (ZVK)!
- Infusionsleitung aus Polyethylen notwendig!
- Lichtschutz der Infusionssysteme!

Tipps:
i. v.-Variante enthält 23,7 % Alkohol

Stu VENUS-Studie

Nisoldipin *TTK: p.o.: 0,24-0,48 € (10-20 mg), RR: 0,60-1,20 € (20-40 mg) | Rp.-Pflicht*

HN	Ⓓ *p. o.:* **Baymycard**® 5|10 mg/Tbl., **Baymycard**® **RR** 10|20|30 mg/Mantel-Tbl. Ⓐ **Syscor**®
Dos	▶ *Baymycard*®: 2 × 5 mg/d p. o., ggf. stufenweise auf *max.* 2 × 20 mg/d steigern ▶ *Baymycard*® *RR:* 1 × 10 mg/d p. o. bis *max.* 1 × 40 mg/d p. o.
Ind	arterielle Hypertonie, KHK, insb. chronisch stabile Angina pectoris (Belastungsangina)
KI	Herz-Kreislauf-Schock, instabile Angina pectoris, akuter Myokardinfarkt (innerhalb der ersten 4 Wo.), höhergradige Aortenstenose, schwere Leberfunktionsstörung, Kombination mit Ketoconazol, Itraconazol, Fluconazol, Erythromycin, Troleandomycin, Clarithromycin, Nefazodon, Ritonavir, Indinavir, Nelfinavir, Saquinavir oder Amprenavir, gleichzeitige chron. Anwendung von Rifampicin, Phenytoin, Carbamazepin, Phenobarbital; *relative KI:* Hypotonie, dekomp. Herzinsuffizienz, β-Blocker
NW	*> 10 %:* KS (14 %), Flush, Wärmegefühl (13 %) *1–10 %:* Schwindel (7 %), Müdigkeit, Palpitationen (7 %), Tachykardie, Dyspnoe, Knöchelödeme (5 %), Angina pectoris Anfälle, Asthenie (5 %), GIT-Beschwerden, Schwäche, Myalgie *< 1 %:* hypotone Kreislaufreaktion, Par-/Hypästhesien, allerg. Hautreaktionen, Nervosität, Migräne, Wadenkrämpfe, Myasthenie, Agitiertheit, Schlafstörungen, HRST, EKG-Veränderungen, Leukozytopenie, Petechien, Epistaxis, Tremor, Sehstörungen, Schwitzen, Diurese ↑, Hyperglykämie, Nierenfunktionsstörungen *< 0,01 %:* Herzinfarkt, Gingiva-Hyperplasie, Gynäkomastie, Leberfunktionsstörungen, anaphylaktischer Schock, Angioödem/Lungenödem
WW	Chinidin (dessen Spiegel ↓); Digoxin (dessen Spiegel ↑); Cimetidin (Nisoldipin-Wi ↑); andere Antihypertensiva (RR-Senkung ↑); Phenytoin (BV von Nisoldipin ↓↓ → KI !); Rifampicin (Metabolisierung von Nisoldipin ↑); Ketoconazol, Itraconazol, Fluconazol (BV von Nisoldipin 20-fach ↑ → KI bzw. 1 Wo. Pause notwendig zwischen Gabe!)
WI	N. ist ein Ca^{2+}-Antagonist der Dihydropyridin-Gruppe (Nifedipintyp): Blockade der langsamen, spannungsabhängigen Ca^{2+}-Kanäle → periphere Vasodilatation und Koronariendilatation → Nachlastsenkung und initiale Na^+-diuretische Wi
PK	vollständige Resorption, BV jedoch nur 4–8 % (First-pass-Effekt), lange Wirkungsdauer, HWZ 6–16 h, max. Plasmakonzentration nach ½–2 h, PEB > 99 %, renale Elimination der Metabolite zu 70–80 %

Gr/La	kontraindiziert, Kalziumantagonist der Wahl ist Nifedipin / kontraindiziert, Kalziumantagonist der Wahl sind Nifedipin, Nitrendipin
❶	**Intoxikation:** ▶ *Klinik:* Sinusbradykardie, AV-Blockierungen, Asystolie, Hypotension bis Schock, Ateminsuffizienz, Laktazidose, Unruhe, Somnolenz, Koma, epileptische Anfälle ▶ *Therapie:* s. Nifedipin
Stu	NICOLE-Studie, ABCD-Studie

Nitrazepam (NZP) TTK: 0,56-0,61 € (5-10 mg) | Rp.-Pflicht

HN	Ⓓ p. o.: **Dormo Puren®**, **Eatan N®** 10 mg/Tbl., **Imeson®**, **Mogadan®**, **Nitrazepam** (**Generika**, **-AL®** 10 mg/Tbl., **-Neurax®** 10 mg/Tbl.), **Novanox®** 10 mg/Tbl., **Radedorm®** - alle: 5 mg/Tbl. Ⓐ **Mogadon®** CH **Mogadon®**
Dos	▶ *Erw.: initial* 2,5–5 mg p. o. zur Nacht, ggf. bis 2 × 5 mg/d steigern ▶ *Kinder (Schlafstörungen)* > 12 J.: 5 mg; > 7½ J.: 3,75 mg; > 3 J.: 2,5 mg; > ¼ J.: 1,25 mg p. o. vor dem Schlafengehen ▶ *Kinder (Antiepileptikum)* > 12 J.: 5–25 mg/d; > 7½ J.: 5–25 mg/d; > 3 J.: 5–15 mg/d; > 1 J.: 1,25–5 mg/d; > ¼ J.: 1,25–5 mg/d p. o.
Ind	Ein- und Durchschlafstörungen, BNS-Krämpfe
KI	Myasthenia gravis; Medikamenten-, Drogen- oder Alkoholabhängigkeit; schwere Ateminsuffizienz, Schlafapnoe-Syndrom, schwere Leberinsuffizienz, spinale und zerebrale Ataxien; akute Vergiftung mit Alkohol, Sedativa, Hypnotika, Analgetika oder Psychopharmaka
NW	s. Diazepam
WW	zentral wirkende Medikamente, Alkohol (deren Wi ↑)
WI	N. ist ein Benzodiazepin: die GABA-vermittelte synaptische Hemmung wird gefördert (freigesetzte GABA wirkt effektiver) → vermehrter Cl-Einstrom → Reduktion der Erregbarkeit der Neuronenmembran
PK	BV 80 %, Benzodiazepin mit langer Wirkungsdauer, lange Anflutzeit (max. Blutspiegel nach ca. 2 h), keine aktiven Metabolite, HWZ 20–40 h, Äquivalenzdosis 2,5–5 mg (im Vgl. zu 10 mg Diazepam)
Gr/La	strenge Indikation, Mittel der Wahl bei Angststörungen, ggf. auch bei Schlafstörungen, *Cave 3. Trim.* "Floppy Infant"-Syndrom, Atemdepression / kontraindiziert, Mittel der Wahl ist Diphenhydramin
❶	**Intoxikation:** s. Diazepam (DZP) **Hinweise:** ▶ paradoxe Reaktionen insb. bei älteren Menschen und Kindern möglich, daher bei älteren Pat. niedriger dosieren! ▶ infolge der langen Wirkungsdauer ungeeignet bei Behandlung von Schlafstörungen (Hang-over-Effekt)

Nitrendipin   TTK: Phiole: 5,93 € (1 Phiole); Tbl.: 0,15 € (20 mg) | Rp.-Pflicht

HN Ⓓ *p. o.:* **Bayotensin® akut Phiolen** 5 mg/ml, **Jutapress®**, **Nitregamma®**, **Nitren** (**Generika**), **Nitrendipin** (**Generika**), **Nitrend Ksk®**, **Nitrepress®**, **Nitre-Puren®**
  - *alle: 10|20 mg/Tbl.*
  Ⓐ **Baypress®**
  Ⓒ︎ℍ **Baypress®**

Dos
- *Akuttherapie:* 1 Phiole (= 5 mg) sublingual, ggf. nach 30 min Wdh.
- *Langzeittherapie:* 1 × 20 mg/d Tbl. p. o. oder 2 × 10 mg/d Tbl. p. o.

Ind hypertensive Entgleisung, arterielle Hypertonie

KI Herz-Kreislauf-Schock, instabile Angina pectoris, akuter Myokardinfarkt (erste 4 Wo.), höhergradige Aortenklappenstenose; *relative KI:* Hypotonie und dekomp. Herzinsuffizienz

NW *> 10 %:* KS, Flush, Hautrötung mit Wärmegefühl, Tachykardie (Phiole)
1–10 %: Schwindel, Müdigkeit, GIT-Beschwerden, hypotone Kreislaufreaktionen, Parästhesien, Tachykardie, Palpitation, Unterschenkelödeme, Angina-pectoris-Anfälle (insb. zu Beginn)
< 0,01 %: Herzinfarkt, Gingivahyperplasie (LZ-Therapie), Gynäkomastie, AP ↑, GOT ↑, GPT ↑, Leukozytopenie, Agranulozytose
o.A.: Nervosität, allerg. Hautreaktionen, *bei hoher Dosierung:* Myalgie, Tremor, Ödeme

WW andere Antihypertensiva (Wi ↑); Chinidin (dessen Spiegel ↓); Digoxin (dessen Spiegel ↑); Phenytoin, Carbamazepin, Phenobarbital (Nitrendipin- Wi ↓); Cimetidin, Valproinsäure, Erythromycin, Ketoconazol, Itraconazol, Fluconazol (Nitrendipin-Wi ↑)

WI N. ist ein Ca^{2+}-Antagonist, Dihydropyridin der II. Generation: periphere Vasodilatation → RR ↓, 12–24-stündige Wi, Vorlastsenker, O_2-Bedarf am Herzen senkend, leichte natriuretische Wi, herzfrequenzneutral wirksam

PK Resorption 88 %, ausgeprägter First-pass-Effekt, BV 20–30 %, max. Plasmakonzentration nach 1–3 h, bei Phiolen setzt nach 2–3 min die Wi ein, sonst nach 20–30 min, HWZ 8–12 h, PEB 96–98 %, nach hepatischem Metabolismus renale Elimination (ca. 77 %) von inaktiven Metaboliten, der Rest per Faeces

Gr/La kontraindiziert 1. Trim., 2. + 3. Trim. strenge Indikation, alternativ besser untersuchtes Nifedipin anwenden / strenge Indikation, Mittel der Wahl

❶ Hinweise:
Akutbehandlung hypertensiver Entgleisungen durch Phiole → Vorteil: Weniger Einfluss auf die Herzfrequenz als Nifedipin bei entsprechend guter RR-Senkung

Stu MOSES-Studie, SYST-EUR-Studie

Nitrofurantoin   TTK: 0,50-1,02 € (150-300 mg) | Rp.-Pflicht

HN Ⓓ *p. o.:* **Furadantin® RP** 50 mg/Kps., ret. 100 mg/Ret.-Kps., **Nifurantin®** 50| 100 mg/Kps., **Nifuretten®** 20 mg/Drg., **Nitrofurantoin retard-ratiopharm®** 100 mg/Kps., **Uro-Tablinen®** 50 mg/Tbl.
Ⓐ **Furadantin®**
Ⓒ︎ℍ **Furadantin®**, **Urodin®**, **Uvamin®**

Dos
- *akut:* 3 × 100 mg/d p. o. für 6–7 d
- *chronisch:* 3 × 50 mg/d p. o. oder 1–2 × 100 mg ret./d p. o. bis über mehrere Mo.

	▶ *Kinder > 12 J.:* 200 mg/d; *> 7 ½ J.:* 120 mg/d; *> 3 J.:* 70 mg/d; *> 1 J.:* 50 mg/d; *> ½ J.:* 40 mg/d; *> ¼ J.:* 30 mg/d jeweils p. o. verteilt auf 3 ED
Ind	akute u. chronische Harnwegsinfekte, Infektionsprophylaxe bei operativen o. diagnostischen Eingriffen am Harnwegssystem
KI	Niereninsuffizienz, Polyneuropathien, Glukose-6-Phosphat-Dehydrogenase-Mangel, Säugling < 4. Lebensmonat; *relative KI:* Hepatitis, Lungenfibrose, Cholestase
NW	*> 10 %:* dosisabhängige GIT-Beschwerden (Übelkeit, Erbrechen, Appetitlosigkeit) *1–10 %:* KS, Schwindel, Ataxie, Nystagmus, allerg. Reaktionen, allerg. Lungenödem, interstitielle Pneumonie und Lungenfibrose (LZ-Therapie) *< 0,01 %:* Stevens-Johnson-/Lyell-Syndrom, anaphylaktischer Schock, reversible Agranulozytose, megaloblastäre Anämie, Lupus-ähnliche Syndrome (ANA ↑), Alopezie, Parotitis, Pankreatitis, Asthma-Anfälle, Erythema nodosum, Eosinophilie, Leukozytopenie *o.A.:* Cholestase, Hepatitis (LZ-Therapie), Polyneuropathien, Spermatogenese ↓, hämolytische Krisen bei Glukose-6-Phosphat-Dehydrogenase-Mangel
WW	Sulfinpyrazon, Probenezid (Nitrofurantoin-Toxizität ↑); Phenytoin (dessen Plasmakonzentration ↓); Mg-haltige Antazida (Absorption von Nitrofurantoin ↓ → Abstand 1 h); harnalkalisierende Pharmaka, Natriumbicarbonat, Natriumlaktat (Nitrofurantoin-Wi ↓)
WI	N. ist ein synthetisches Harnwegs-Chemotherapeutikum: bakteriostatisch in niedrigen Konzentrationen, bakterizid in hohen Konzentrationen durch Eingriff in die Proteinsynthese der intramikrobiell gebildeten Metaboliten von N. in proliferierenden und ruhenden Bakterien
PK	gute orale Resorption, HWZ 20–30 min, PEB 50–60 %, 50 %ige hepatische Metabolisierung in inaktive Form, aktiver Rest wird unverändert renal eliminiert
Gr/La	strenge Indikation, darf bei rez. HWI angewendet werden, wenn Cephalosporine nicht indiziert sind, *Cave* hämolytische Anämie und Hyperbilirubinämie beim Neugeborenen / kontraindiziert, Mittel der Wahl bei HWI ist Cotrimoxazol
❶	**Hinweise:** unter Berücksichtigung der möglichen NW handelt es sich um ein Medikament der 3. Wahl **Spektrum:** *Sensibel:* E. coli, Citrobacter, Enterobacter, Enterokokken, Klebsiella, Strept. faecalis, Staph. aureus und Staph. epidermidis, Salmonellen, Neisseria, Strept. pyogenes *unsicher:* wenige Arten von Klebsiella, Proteus, Serratia *Resistenz:* Pseudomonas aeruginosa, Acinetobacter

Nitroglycerin = Glyceroltrinitrat
TTK: s.l.: 0,13-0,16 €/Kps.; Pflaster: 0,94 €/Pfl.; i.v.: 2,80 € (5 mg) | Rp.-Pflicht

HN	Ⓓ *p. o.:* **Nitrolingual**® 0,2 mite|0,8|1,2 forte mg/Kps. *i. v.:* **Nitro Carino**® 50 mg/50 ml Inf.-Lsg., **Nitrolingual**® 5|25|50 mg/5|25|50 ml Amp. *Spray:* **Corangin Nitro**®, **Nitrolingual**®, **Nitrangin liquidum**®, **Nitroquick Spray Pharmapol**® - alle: 0,4 mg/Hub *perkutan:* **Deponit**®, **Minitrans**®, **Nitroderm**® TTS - alle: Pflaster 5|10 mg/24 h = 0,2|0,4 mg/h *lokal:* **Rectogesic**® 4 mg/1 g Salbe Ⓐ **Deponit**®, **Nitroderm**®, **Nitro-Dur**®, **Nitrolingual**®, **Nitro-Mack**®, **Nitro Pohl**®, **Perlinganit**® Ⓒʜ **Deponit**®, **Minitran**®, **Nitroderm**®, **Nitro-Dur**®, **Nitrolingual**®, **Nitro Mack**®, **Nitronal**®, **Perlinganit**®, **Trinitrin Simplex Laleuf**®
Dos	▶ *i. v.:* 50 mg/50 ml mit 1–6 ml/h = 1–6 mg/h (0,3–1,8 µg/kg KG/min) (Nitratpause bei kontinuierlicher Infusion alle 24 h für 8–10 h) ▶ *s. l.:* 1–2 Nitrozerbeißkapseln = à 0,8 mg ▶ *perkutan:* 1 Pflaster tgl. = 0,2 oder 0,4 mg/h für 24 h ▶ *Spray:* 1–3 Hub = 1–3 × 0,4 mg/d ▶ *Salbe bei chron. Analfisuren:* 2 × 2,5 cm Salbe/d perianal auftragen
Ind	Therapie und Prophylaxe der Angina pectoris, Myokardinfarkt, Koronarspasmus, hypertensive Krise, akute + chron. Linksherzinsuffizienz, kardiales Lungenödem, chron. Analfisuren
KI	Hypotonie, Volumenmangel, Kreislaufversagen, bis zu 24 h nach Einnahme von Phosphodiesterase-5-Hemmern, z. B. Sildenafil (**Viagra**®)
NW	> 10 %: vasodilatatorisch bedingter KS *1–10 %:* Gesichtsröte, RR ↓, orthostatische Hypotension ggf. mit Reflextachykardie, Benommenheit, Schwindel- und Schwächegefühl *< 1 %:* Kollapszustände, ggf. mit bradykarden HRST und Synkopen, Angina-pectoris-Symptomatik durch starken RR ↓, Übelkeit, Erbrechen, flüchtige Hautrötung, allerg. Hautreaktionen *< 0,01 %:* exfoliative Dermatitis
WW	Antihypertensiva, Vasodilatatoren, trizyklische Antidepressiva, Alkohol, Sildenafil (RR ↓); Dihydroergotamin (dessen Wi ↑), Neuroleptika (RR stärker ↓), Heparin (dessen Wi ↓)
WI	N. ist ein Gefäßdilatator: durch die Freisetzung von Stickstoffmonoxid → Relaxation der glatten (vorwiegend venösen) Gefäßmuskulatur durch intrazellulären cGMP-Anstieg → Senkung des pulmonalen Mitteldrucks/Aortendrucks/peripheren Widerstandes/rechts- und linksventrikulären Füllungsdrucks durch venöses Pooling (Vorlastsenker), Senkung des O_2-Verbrauchs, Verbesserung des Wirkungsgrades der Herzarbeit, Vasodilatation der epikardialen Gefäße, Relaxation glatter Muskulatur (Bronchien, Gallenwege, Darm, Ureteren)
PK	BV (p.o. < 1 %, s. l. 40 %, transdermal 55–70 %), s. l.-Gabe: Wirkungsbeginn nach 2–3 min, max. Wi nach 5 ± 2 min, ca. 20–30 min lang, HWZ 2,5–4,4 min, nach i. v.-Gabe HWZ 2–2,5 min, therapeutischer Blutspiegel 0,1–3 (–5) ng/ml, PEB 60 %, hoher First-pass-Metabolismus, sehr lipophil → transdermale Resorption, nach hepatischer Metabolisierung überwiegend renale Elimination
Gr/La	strenge Indikation / strenge Indikation

> **Intoxikation:**
> - *Klinik:* KS, RR-Abfall, refl. Tachykardie, Methämoglobinbildung, Zyanose
> - *Therapie:* Volumenzufuhr, evtl. Dopamin, O_2-Gabe, Antidote bei Methämoglobinbildung: Vitamin C 1 g p. o. oder als Natriumsalz i. v., Methylenblau 1%ig bis zu 50 ml i. v., Toluidinblau 2–4 ml/kg KG i. v., falls erforderlich mehrfache Wiederholung in einstündigem Abstand mit 2 mg/kg KG möglich, Hämodialyse, Blutaustausch
>
> **Hinweise:**
> - bei kontinuierlicher Applikation nach mehr als 24–48 h Toleranzentstehung, daher sollte eine Nitratpause für 8–10 h durchgeführt werden
> - aufgrund der Toleranzentwicklung ist mit einer kontinuierlichen Perfusor-Applikation keine sinnvolle mittelfristige Blutdruckregulation möglich

Stu	GISSI 3-Studie

Nitroprussid-Natrium   TTK: 12,80 € (1 Amp.) | Rp.-Pflicht

HN	⊙ *i. v.:* **Nipruss®** 60 mg Trockensubstanz/Amp.
Dos	- *akut: initial* mit 0,2–0,3 µg/kg KG/min i. v. (1,4–2,1 µg/70 kg KG/min) einschleichen, in 2-minütlichen Abständen Dosissteigerung (unter Lichtschutz infundieren) - *Perfusor:* 1 Amp. = 60 mg verdünnen mit G_5% auf 50 ml = 1,2 mg/ml - *Erhaltungsdosis:* 1–6 (–10) µg/kg KG/min i. v. (70–560 µg/70 kg KG/min) - *bei mehr als 2 µg/kg KG/min* i. v. immer in Komb. mit Na^+-Thiosulfat im Verhältnis 1 : 10 (enzymatisch bedingte Freisetzung von Cyanidionen) - *Maximaldosis:* 125–250 mg/d i. v. - *Kinder:* 9–15 µg/min als Infusion in 5 %iger G_5%-Lösung über ZVK i. v. bis gewünschter RR-Abfall eintritt • *Maximaldosis* 2 µg/kg KG/min i. v.
Ind	Blutdruckkrisen, maligne und therapieresistente Hypertonie, Aortendissektion
KI	Aortenisthmusstenose, Vitamin-B_{12}-Mangel, Hypovolämie, Hypothyreose, Einnahme von Sildenafil, metabol. Azidose, intrapulmonale Shunts
NW	o.A.: Übelkeit und Erbrechen, KS, Schwächegefühl, Muskelzuckungen, Schwindel, Tachykardie, Tachypnoe, Angina pectoris, metabol. Azidose
WW	Antihypertensiva, Narkotika, Sedativa, Sildenafil (Nitroprussid-Wi ↑)
WI	N. ist ein komplexes Eisen-Natriumsalz: Aktivierung der zytoplasmatischen Guanylatzyklase an der glatten Gefäßmuskulatur → Kalzium wird aus Muskelzelle gepumpt, arterielle und venöse Vasodilatation → Vor- und Nachlastsenker, ZVD-Senkung
PK	HWZ 2 min, Wi-Beginn nach 30–60 sek, sehr kurze Wi-Dauer (beginnt und endet mit der Infusion), Cyanid wird nach Aufnahme aus Nitroprussid freigesetzt, hepatischer Metabolismus in Thiocyanat, renale Elimination beider Metabolite (HWZ von Thiocyanat 3–4 d)
Gr/La	nur bei vitaler Indikation, Gr 4, Alternative Metoprolol / nur bei vitaler Indikation, La 1, Mittel der Wahl sind Hydralazin, Dihydralazin

> **Intoxikation:**
> *Antidot bei Cyanidvergiftung:* 3–4 mg/kg KG (210–280 mg/70 kg KG) i. v. 4-Dimethylaminophenolhydrochlorid (**4-DMAP®**, s. Dimethylaminophenol) = Methämoglobinbildner, bei Thiocyanatvergiftung Dialyse durchführen
>
> **Hinweise:**
> - stets unter Lichtschutz infundieren

- ▶ **nicht** mit NaCl 0,9 % zusammen infundieren!

Behandlungskontrollen:
- ▶ **nicht** länger als 2 d infundieren ohne eine Cyanid-Spiegelkontrolle (Abbauprodukt) im Serum durchzuführen; Vorsicht bei Niereninsuffizienz
- ▶ nur unter intensivmedizinischen Bedingungen mit invasiver kontinuierlicher RR-Messung anwenden

Nizatidin TTK: 0,53-0,87 € (150-300 mg) | Rp.-Pflicht

HN	Ⓓ Der Wirkstoff Nizatidin ist ist nur als Import-Arzneimittel erhältlich Ⓐ **Ulxit**®
Dos	▶ *Erw.:* 1 × 150–300 mg/d p. o. zur Nacht ▶ *Dosisanpassung bei Niereninsuffizienz:* Kreatinin-Clearance 20–40 ml/ min → 150 mg/d, < 20 ml/min → 150 mg/jeden 2. Tag
Ind	GIT-Ulzera, Gastritis, Refluxösophagitis, Rezidivprophylaxe von GIT-Ulzera
KI	*relative KI* für 150 mg/d und *absolute KI* für 300 mg/d: schwere Niereninsuffizienz (S-Kreatinin > 2,5 mg/dl), Kinder (keine Erfahrungen)
NW	*1–10 %:* Schläfrigkeit, KS, Schwindel, Asthenie, Brustschmerzen, Myalgien, ungewöhnliche Träume, Schnupfen, Entzündungen der Rachenschleimhaut, Husten, Juckreiz *< 1 %:* allerg./anaphylakoide Reaktionen, exfoliative Dermatitis, Schwitzen, Anämie *< 0,01 %:* Gynäkomastie, Thrombozytopenie, Verwirrtheitszustände, Potenzstörungen, tachykarde Störungen *o.A.:* GOT ↑, GPT ↑, AP ↑, Bilirubin ↑, Harnsäure ↑, Kreatinin ↑, cholestatischer Ikterus
WW	Antazida, Sucralfat (Nizatidin-Resorption ↓ → 1–2 h Abstand); Resorptionsveränderung von Medikamenten, die pH-abhängig resorbiert werden (z. B. Eisensalze, Ketoconazol → 2 h vor Nizatidin einnehmen)
WI	N. ist ein selektiver, kompetitiver H_2-Rezeptor-Antagonist: Reduktion der Säureproduktion und des Pepsingehaltes des Magens
PK	BV 90 %, max. Plasmakonzentration nach ca. < 2 h, PEB ca. 30 %, First-pass-Effekt (20–30 %) der Leber, HWZ 1,5 h, Elimination überwiegend renal
Gr/La	kontraindiziert, Gr 4, Mittel der Wahl sind Antacida, bei nicht ausreichender Wi alternativ Ranitidin, Cimetidin / strenge Indikation, La 2, Muttermilchübertritt, Mittel der Wahl sind Antacida
❶	**Hinweise:** bei Pat. mit bradykarden HRST auf HF achten, da ggf. weitere HF-Verlangsamung möglich

Noradrenalin = Norepinephrin TTK: 2,40 € (1 mg Amp.) | Kinder > 0 Monate | Rp.-Pflicht

HN	Ⓓ *i. v.:* **Arterenol**® 1|25 mg/1|25 ml Amp. Ⓐ **Noradrenalin**® ㎝ **Noradrenalin**® Bichsel 1 mg/ml; **Noradrenaline**® Sintetica 1|4|10 mg/1|4| 10 ml
Dos	▶ *akut:* 0,3–0,5 mg = 0,3–0,5 ml verdünnt i. v. je nach Wi ▶ *Perfusor:* 0,05–0,3 µg/kg KG/min (3,5–21 µg/70 kg KG/min) i. v.; • *"Rezept":* 5 Amp. × 1 mg = 5 mg verdünnen mit NaCl 0,9 % auf 50 ml = 100 µg/ml, 210–1260 µg/h = 2–12 (max. 18) ml/h bei 70 kg KG

▶ *Kinder (akuter RR-Abfall) > 12 J.:* 0,4 mg; *> 7½ J.:* 0,3 mg; *> 3 J.:* 0,25 mg; *> 1 J.:* 0,2 mg; *> ½ J.:* 0,15 mg; *> ¼ J.:* 0,1 mg verdünnt i. v./(s. c./i. m.), sonst 0,1 µg/kg KG/min i. v.

Ind	arterielle Hypotonie, schwerer Schock (insb. anaphylaktischer und septischer Schock mit deutlichem RR-Abfall)
KI	Hypertonie, Koronar- und Herzmuskelerkrankungen, Cor pulmonale, hochfrequente absolute Arrhythmie, paroxysmale Tachykardie, Prostataadenom mit Restharnbildung, Hyperthyreose, Phäochromozytom, Engwinkelglaukom, schwere Niereninsuffizienz, Halothannarkose, Kalzium i. v.
NW	AP, Hyperglykämie, höhergradige ventrikuläre HRST bis Kammerflimmern, exessiver RR ↑ mit Lungenödem, *Cave:* Nekrosen an Injektionsstelle, Miktionsstörungen, bronchiale Obstruktion (v. a. bei Asthmatikern mit Sulfitüberempfindlichkeit), Hypersalivation, Übelkeit, Erbrechen, Mikrozirkulationsstörungen der Akren
WW	α-Rezeptorenblocker (Noradrenalin-Wirkungsumkehr → RR-Senkung); tri-, tetrazyklische Antidepressiva, MAO-Hemmer, Parasympatholytika, Antihistaminika (wie Antazolin, Diphenhydramin, Medrylamin), Guanethidin, Reserpin, Methyldopa, Levothyroxin, Carbazochrom, Ornipressin, Alkohol, Theophyllin (sympathomimetische Wi von Noradrenalin z. T. deutlich ↑); Halothan, Cyclopropan (HRST ↑)
WI	N. ist ein endogenes Katecholamin: RR-Steigerung durch Vasokonstriktion durch α-Wi, positiv inotrop, chronotrop und dromotrop durch β-Wi (vorwiegend α_1- und in höheren Konz. auch β_1-Agonist), erhöhter peripherer Widerstand, refl. Bradykardie, Mydriasis, Uteruskontraktion
PK	HWZ 1–3 min, Wi-Dauer 1–2 min, PEB 50 %, bis zu 15 % unveränderte renale Elimination, der Rest wird über hepatische Metabolisierung (COMT- und MAO-Enzyme) abgebaut
Gr/La	strenge Indikation, möglichst niedrig dosieren / Anwendung möglich

❶ **Hinweise:**
- Titration der Dosis unter Berücksichtigung der hämodynamischen Parameter, insbesondere der gewünschten Anhebung des systemischen peripheren Widerstandes beim septischen Schock, ggf. Kombination mit Dopamin oder Dobutamin
- kein Mittel der 1. Wahl im kardiogenen Schock
- **nicht** mit NaHCO₃ zusammen infundieren!
- Anwendung nur unter intensivmedizinischer Überwachung (Monitoring), Hypovolämie vor Gabe ausgleichen

Norfloxacin TTK: 1,50–2,70 € (800–1200 mg) | Rp.-Pflicht

HN	Ⓓ p. o.: **Barazan®**, **NorfloHexal®**, **Norflosal®**, **Norflox®**, **Norfloxacin** (**Generika**), **Norfluxx®** - alle: 400 mg/Tbl. Ⓐ **Floxacin®**, **Zoroxin®** 🇨🇭 **Norflocin-Mepha®**, **Noroxin®**, **Norsol®**
Dos	▶ *Erw. leichter Infekt:* 2 × 400 mg/d p. o. für 7–10 d ▶ *Erw. schwerer Infekt:* 3 × 400 mg/d p. o. für 7–10 d ▶ *Niereninsuffizienz (Kreatinin-Clearance < 30 ml/min × 1,73 m²):* Dosisreduktion auf 1 × 400 mg/d p. o. für 7–10 d
Ind	Infektionen der ableitenden Harnwege

KI	Kinder und Jugendliche während der Wachstumsperiode, Anurie; *relative KI:* Epilepsie, Myasthenia gravis
NW	*1–10%:* GIT-Beschwerden insb. Diarrhoe, Exanthem, KS, Schwindel, Benommenheit, Leukozytopenie, Eosinophilie, GOT ↑, GPT ↑, AP ↑ *< 1%:* pseudomembranöse Kolitis, Müdigkeit, Schlafstörungen, Depressionen, Nervosität, Halluzinationen, Verwirrtheit, Parästhesien, Polyneuropathien, Guillain-Barré-Syndrom, Krampfanfälle, schwere Hautreaktionen, exfoliative Dermatitis, Stevens-Johnson-/Lyell-Syndrom, Erythema exsudativum multiforme, Lichtempfindlichkeit, allerg./anaphylaktoide Reaktionen, interstitielle Nephritis, Vaskulitis, Arthralgie, Tendinitis, Sehnenrisse, Thrombozytopenie, Anämie, Sehstörungen, Tinnitus, Harnstoff ↑, Kreatinin ↑, Bilirubin ↑, Pankreatitis, Hepatitis
WW	Cyclosporin (dessen Spiegel ↑); Theophyllin (dessen Spiegel ↑); Antikoagulanzien (deren Wi ↑); Multivitamine, eisen- oder zinkhaltige Produkte, Antazida, Sucralfat, Didanosin, Milchprodukte (Norfloxacin-Resorption ↓ → Abstand 2 h); mit Fenbufen nicht kombinieren
WI	N. ist ein Gyrasehemmer: Hemmung der bakteriellen DNA-Gyrase → Aufwicklung der DNA nicht mehr möglich, bakterizide Wi
PK	BV 35–40%, HWZ 4–5 h, PEB < 15%, Elimination zu 30–50% unverändert renal, der Rest biliär
Gr/La	kontraindiziert, Gelenkknorpelschäden möglich, Mittel der Wahl sind Penicilline / kontraindiziert, Muttermilchübertritt, Mittel der Wahl sind Penicilline
❶	**Hinweise:** ▶ *Einnahmehinweis:* nüchtern (1 bis ½ h vor dem Essen einnehmen) **Spektrum:** *Sensibel:* Gram-positive und insbesondere Gram-negative aerobe Keime, u. a.: Citrobacter, Enterobacter, E. coli, Klebsiellen, Morganella morganii, Proteus, Serratia, Pseudomonas aeruginosa, Enterococcus faecalis, Staph. aureus, epidermidis, saprophyticus, koagulasenegative Staph., Strept. agalactiae, der Gruppe G, der Viridans-Gruppe, Campylobacter, Salmonellen, Shigellen, Vibrio cholerae, Yersinien, Neisseria gonorrhoeae, Haemophilus *Resistenz:* Actinomyces, Fusobacterium, Clostridien, Chlamydia trachomatis

Nystatin

TTK: p.o.: 2,99-3,92 € (3-4 Mio I.E.); Creme: ca. 7,- € (20 g); Susp.: 6-8,50 € (25 ml) | Kinder > 0 Monate | Rp.-Pflicht

HN	Ⓓ *p.o.:* **Adiclair®**, **Biofanal®**, **Candio-Hermal®**, **Moronal®**, **Mykundex®**, **Nystaderm®**, **Nystatin** (Generika) - *alle: Tbl./Drg. 500000 I.E., Vaginal-Tbl. 100000 I.E.* *äußerlich:* **Adiclair®**, **Biofanal®**, **Candio-Hermal®**, **Lederlind®**, **Moronal®**, **Mykundex®**, **Nystaderm®**, **Nystatin** (Generika), **Nystatin Lederle®** - *alle: Creme, Paste, Salbe, Susp. 100000 I.E./g bzw. ml, Mundgel 100000-250000 I.E.* Ⓐ **Candio-Hermal®**, **Mycostatin®**, **Nystaderm®** Ⓒ**H** **Multilind®**, **Mycostatin®**, **Nystatin Plan®**
Dos	▶ *p.o.:* 3–4 × 1 Mio. I.E./d für 8 d, dann 3–4 × 0,5 Mio. I.E./d für weitere 8 d ▶ *lokal:* Paste, Creme, Salbe (für 8–14 d) ▶ *Kinder > 12 J.:* 2,0 Mio I.E./d; *> 7½ J.:* 1,5 Mio I.E./d; *> 3 J.:* 1,0 Mio I.E./d; *> 1 J.:* 0,75 Mio I.E./d; *> ½ J.:* 0,6 Mio I.E./d; *> ¼ J.:* 0,5 Mio I.E./d jeweils Tbl./Drg./Susp. p.o. in 3–4 ED

Ind	Pilzinfektionen von Schleimhäuten und Gastrointestinaltrakt, besonders bei Sprosspilzen; Hautinfekte, Nagelinfekte
KI	bekannte Überempfindlichkeit
NW	*1–10 %: p.o.:* Nausea, Erbrechen und Diarrhoe (dosiabhängig) *< 1 %: p.o.:* Exantheme, Urtikaria, allerg. Reaktionen, Stevens-Johnson-Syndrom *topisch:* allerg. Kontaktdermatitis
WW	keine klinisch relevanten WW mit anderen Substanzen bekannt
WI	N. ist ein hefepilzwirksames Polyenantibiotikum, Mittel der Wahl zur Behandlung oberflächlicher Candidosen: Wi durch erhöhte Membranpermeabilität durch Bindung an Sterole der Zellmembran von Pilzen → vermehrtes Austreten niedermolekularer Substanzen (u.a. K⁺) → Hemmung von Stoffwechselprozessen, wirkt lokal auf Haut und Schleimhaut, fungistatische Wi
PK	kaum Resorption nach oraler Gabe → Anwendung auf Haut und Schleimhäuten, keine Gewebepenetration, nach Anwendung unveränderte Elimination per Faeces
Gr/La	strenge Indikation, Gr 1, Mittel der Wahl / strenge Indikation, La 1, Mittel der Wahl
❗	**Spektrum:** *Sensibel:* Candida-Arten und Torulopsis glabrata, Hefen, Schimmelpilze, geringer Dermatophyten (keine Wi gegen Bakterien, Viren und Protozoen) *in vitro:* Cryptococcus neoformans, Blastomyces dermatitidis und brasiliensis, Coccidioides immitis und Histoplasma capsulatum, bei höheren Hemmwerten auch bei Trichophyton-Arten, Epidermophyton floccosum, Mikrosporen-Arten, Geotrichum und den meisten Aspergillus-Arten (speziell A. fumigatus)

Ofloxacin

TTK: p.o.: 2,60-5,60 € (400-800 mg); i.v.: 28,60-43,60 € (200-400 mg); lokal: 15,12 € (3 g Salbe bzw. 5 ml Trpf.) | Rp.-Pflicht

HN	Ⓓ *p.o.:* **Oflo** (Generika), **Oflox** (Generika), **Ofloxacin** (Generika), **Tarivid®**, **Uro-Tarivid®** - alle: 100|200|400 mg/Tbl. *i.v.:* **Tarivid®** 200 mg/100 ml Inf.-Lsg. *lokal:* **Floxal®** Augensalbe 3 g (3 mg/g) und Augentropfen 5 ml (3 mg/ml) Ⓐ **Floxal®**, **Oflox®**, **Tarivid®** Ⓒʜ **Floxal®**, **Tarivid®**
Dos	▶ *Erw. i.v.:* leichte Infekte 2 × 200 mg/d iv.; schwere Infekte 2 × 400 mg/d i.v. ▶ *Erw. p.o.:* 2 × 200 mg/d p.o., bei unkomplizierten Harnwegsinfekten 2 × 100 mg/d p.o. über 3 d ▶ *äußerlich, Auge:* 4 × 1 Trpf./d oder 3 × 1 cm Salbenstrang/d in den Augenwinkel, max. 14 d lang ▶ *Maximaldosis:* 2 × 400 mg/d ▶ *Dosisreduktion bei Niereninsuffizienz:* S-Kreatinin 2–5 mg/dl → um 50 %, S-Kreatinin > 5 mg/dl → um 75 %
Ind	Infekte von: Atemwegen, Harnwegen, Knochen, Weichteilen und vorderen Augenabschnitten; Pankreatitis
KI	Überempfindlichkeit, Epilepsie, Sehenerkrankungen/-schäden im Zusammenhang mit Fluorchinolontherapie, Kinder und Jugendliche in der Wachstumsphase (Gefahr von Gelenkknorpelschäden), Anurie

NW *1–10 %:* GIT-Beschwerden insb. Durchfall
< 1 %: Leberfunktionsstörungen, KS, Schwindel, Schlafstörungen, Unruhe, Verwirrtheit, Tachykardie, passager RR ↓
< 0,01 %: schwere Leberschäden, cholestatischer Ikterus, Hepatitis, Benommenheit, Zittern, Gangataxie, extrapyramidale Symptome, Krampfanfälle, Par- und Hyperästhesien, Sehstörungen, Geschmacks- und Geruchsstörungen, Gleichgewichtsstörungen, Tinnitus, Hörstörungen, Albträume, Erregungszustände, Angstzustände, Depressionen, Halluzinationen, Anämie, Leukozytopenie, Agranulozytose, Thrombozytopenie, Panzytopenie, Kreatinin ↑, akute interstitielle Nephritis, ANV, allerg. und anaphylaktoide Reaktionen, Photosensibilisierung, Erythema multiforme, Stevens-Johnson-/Lyell-Syndrom, Rhabdomyolyse, Gelenk- und Sehnenbeschwerden (Sehenenrisse), BZ ↑ ↓ (bei D.m.)

WW nicht mit Al^{3+}-, Mg^{2+}-, Ca^{2+}-, Fe^{3+}- und Zn^{2+}-haltigen Medikamenten kombinieren (geringere Resorption → 2 h Abstand); andere Krampfschwellen senkende Stoffe (u. a. Theophyllin, NSAR) (Senkung der Krampfschwelle); Cumarin, Glibenclamid (deren Wi ↑); Probenecid, Cimetidin, Furosemid, Methotrexat (gegenseitige Spiegelerhöhungen)
i. v. Gabe: in Komb. mit RR-Senkern RR ↓ ↓

WI O. ist ein Gyrasehemmer, ein Fluorchinolon-Antibiotikum: Hemmung der bakteriellen Topoisomerase II (Gyrase) und Topoisomerase IV → Aufwicklung der DNA nicht mehr möglich, bakterizide Wi

PK BV > 90 %, max. Plasmaspiegel nach ca. 30–60 min nach p. o. Gabe, HWZ 6 h, PEB 25 %, < 5 % erfahren eine Biotransformation, 90 % werden unverändert renal eliminiert

Gr/La kontraindiziert, Schädigung des Gelenkknorpels möglich, Penicilline sind Mittel der Wahl / kontraindiziert, Muttermilchübertritt, Penicilline sind Mittel der Wahl

❶ Hinweise:
- auf ausreichende Flüssigkeitszufuhr achten (sonst Kristallurie möglich)
- bei klinischen Zeichen der Tendinitis sofortiges Behandlungsende, Risiko durch hohes Alter und ggf. begleitende Steroidgabe erhöht

Spektrum:
Sensibel: Wi auf Gram-negativ > Gram-positiv, Staph. aureus und epidermidis, Haemophilus influenzae, Neisserien, Salmonellen, Shigellen, E. coli, Klebsiellen, Citrobacter, Proteus, Enterobacter, Moraxella, Proteus, Serratia, Chlamydien, Legionellen, Vibrio cholerae, Vibrio parahaemolyticus
unsicher: Strept. pyogenes, pneumoniae und viridans, Pseudomonas aeruginosa, Acinetobacter, Mycoplasmen, Mycobacterium tuberculosis
Resistenz: Ureaplasma urealyticum, Nocardia asteroides, Anaerobier, Treponema pallidum

---

Olanzapin TTK: p.o.: 1,30–4,80 € (5–20 mg); i.m.: 21,78 € (10 mg Amp.) | Rp.-Pflicht

HN Ⓓ *p. o.:* **Olanzapin** (**Generika**), **Zalasta**, **Zyprexa**®
- alle: 2,5|5|7,5|10|15|20 mg/Tbl. o. Schmelztbl.,
Zyprexa Velotab® 5|10|15|20 mg/ Schmelz-Tbl.
i. m.: **Zyprexa**® 10 mg/Durchstech-Fl.,
Zypadhera® 210|300|405 mg Pulver mit Lsg. für Depot-Inj.-Susp.
Ⓐ **Zyprexa**®, **Zyprexa Velotab**®
Ⓒ︎ₕ **Zyprexa**®, **Zyprexa Velotab**®

Dos ▶ *Erw.:* initial 1 × 10 mg/d p. o., je nach klinischer Wi 1 × 5–20 mg/d p. o. als *Erhaltungsdosis*

- *akut, Erw.: initial* 20 mg/d i. m.
- *Maximaldosis:* 20 mg/d
- *Depot-Injektion (Zypadhera®), i. m.:* jeweils tief i. m. gluteal von med. Fachpersonal mit anschließender klin. Überwachung über 3 h
  - *bei Zieldosis 10 mg/d p. o.: initial* 210 mg/2 Wo. o. 405 mg/4 Wo., nach 2 Mo. 150 mg/2 Wo. o. 300 mg/4 Wo.
  - *bei Zieldosis 15 mg/d p. o.: initial* 300 mg/2 Wo., nach 2 Mo. 210 mg/2 Wo. o. 405 mg/4 Wo.
  - *bei Zieldosis 20 mg/d p. o.: initial* 300 mg/2 Wo., nach 2 Mo. 300 mg/2 Wo.

Ind	Schizophrenie (Positiv- und Negativ-Symptome), mäßig schwere bis schwere manische Episoden, Phasenprophylaxe bei bipolaren Störungen *off-label:* Depressionen im Rahmen einer schizophrenen Psychose, Psychosen im Rahmen der Parkinson-Behandlung
KI	Engwinkelglaukom
NW	*>10%:* Schläfrigkeit (26%), akute extrapyramidale Bewegungsstörungen (19%) *1–10%:* Prolaktinspiegel ↑, Leukopenie, Thrombozytopenie, Schwindel, Appetit-/Gewichtszunahme, periphere Ödeme, orthostatische Hypotonie, leichte passagere anticholinerge Effekte (einschl. Mundtrockenheit, Obstipation), GOT ↑, GPT ↑, Spätdyskinesien *<1%:* Photosensibilisierung, CK ↑, malignes neuroleptisches Syndrom, Krampfanfälle, Gynäkomastie, Galaktorrhoe, Hautausschlag, Hepatitis, Priapismus, BB-Veränderungen, BZ ↑ *<0,01%:* Verlängerung der QT-Strecke, Eosinophilie, Agranulozytose, Haarausfall
WW	Aktivkohle (reduzierte BV um 50–60%); Raucher, Carbamazepin (verstärkter Metabolismus → Dosis ggf. ↑); andere zentralnervös wirkende Stoffe, Alkohol, Fluvoxamin, Ciprofloxacin, Ketoconazol (Olanzapin-Wi ↑ durch Hemmung von Cyp 1A2)
WI	O. ist ein atypisches Neuroleptikum: antagonistische Wi an 5 $HT_{2a/2c}$-, 5 HT_3-, 5 HT_6-, Dopamin D_{1-5}-, cholinergen Muskarin-, α_1-adrenergen und H_1-Rezeptoren, geringeres Risiko von EPMS bei dem Haloperidol vergleichbarer antipsychotischer Wirksamkeit insbesondere bei Negativ-Symptomatik → neuroleptische, antimanische und stimmungsstabilisierende Wirkung, antiemetische Effekte
PK	BV 80–100%, max. Plasmaspiegel nach 5–8 h nach p. o., 15–45 min nach i. m., HWZ 30–52 h (ältere > jüngere Pat.), PEB 93%, hepatischer Metabolismus, Elimination überwiegend als Metabolit renal (ca. 57%)
Gr/La	kontraindiziert, Gr 4, keine ausreichenden Erfahrungen, Neuroleptika der Wahl sind Alimenazin, Fluphenazin, Levomepromazin, Thioridazin / kontraindiziert, falls zwingend erforderlich Levomepromazin, Perphenazin, Triflupromazin
❶	**Cave:** Bei älteren Pat. mit Demenz unterschiedlicher Genese kommt es unter Olanzapin im Vgl. zu Placebo zu einem signifikanten Anstieg von Tod (3,5% vs. 1,5%) und und zerebrovaskulären Ereignissen (1,3% vs. 0,4%) unabhängig von Dosis und Anwendungsdauer. Bei dementen Pat. mit Wahnvorstellungen und Aggressivität sollte vorzugsweise auf Haloperidol zurückgegriffen werden (keine Zulassung bei dementen Pat.).

Intoxikation:
- *Klinik:* Schläfrigkeit bis Koma, delirante Zustände, anticholinerge Effekte, vermehrte EPMS, Krämpfe, Kreislaufdepression
- *Therapie:* rein symptomatische Maßnahmen, ggf. Aktivkohle

Hinweise:
- *bei Anwendung als Depot:* Auftreten eines Postinjektions-Syndroms möglich (Olanzapin-Überdosierung, in 1-2 %), mit Sedierung und/oder Delir (s. auch Intoxikation)

Behandlungskontrollen:
BB- und Transaminasenkontrollen im Verlauf alle 2–4 Wo. (Pat. über mögliche BB-Veränderungen aufklären)

Tipps:
Einnahmezeitpunkt: immer zur gleichen Zeit einnehmen

Alternativwirkstoffe:
Risperidon

Olmesartan   TTK: 0,67-0,76 € (20-40 mg) | Rp.-Pflicht

HN	⒟ p. o.: **Olmetec®**, **Votum®** - *alle:* 10|20|40 mg/Tbl. Ⓐ **Olmetec®**, **Mencord®** ⒞⒣ **Olmetec®**, **Votum®**
Dos	▶ *Erw.:* initial 10 mg/d p. o., ggf. Dosissteigerung auf 20 mg/d p. o. ▶ *Maximaldosis:* 40 mg/d ▶ *Dosisreduktion bei Niereninsuffizienz:* Krea-Clearance 20–60 ml/min 20 mg/d, < 20 ml/min nicht einsetzen ▶ *Dosisreduktion bei Leberinsuffizienz:* bei mäßiger Insuff. 10–20 mg/d
Ind	essenzielle arterielle Hypertonie
KI	Gallenwegsobstruktion, schwere Leberinsuffizienz, *rel. KI:* intravasaler Volumenmangel, Zustände mit Stimulation des Renin-Angiotensin-Systems, renovaskuläre Hypertonie, eingeschränkte Nierenfunktion und Nierentransplantation, Hyperkaliämie, Aorten- u. Mitralklappenstenose, obstr. hypertrophe Kardiomyopathie, prim. Aldosteronismus, Elektrolytstörungen, insbes. bei Leberzirrhose und forcierter Diurese, unzureich. Elektrolytzufuhr, Herzinsuff., Diabetes mell., Alter < 18 J.
NW	*1–10 %:* Schwindel, Bronchitis, Husten, Rhinitis, GIT-Symptome (Bauchschmerzen, Diarrhoe, Übelkeit), Arthritis, Rücken- und Knochenschmerzen, Hämaturie, HWI, grippeähnliche Symptome, periphere Ödeme, CK ↑, Triglyzeride ↑, Harnstoff ↑ *0,1–1 %:* Angina pectoris, Hautausschlag *< 0,1 %:* Thrombozytopenie, Hyperkaliämie
WW	Kalium + kaliumsparende Diuretika (K^+ ↑); NSAR inkl. ASS/COX-2-Hemmer (GFR ↓ → Nierenfunktionsstörungen + RR-Senkung); Li^+ (Toxizität von Li^+ ↑)
WI	O. ist ein selektiver Angiotensin-II-Antagonist am AT_1-Rezeptor (nichtkompetitive Bindung): RR-Senkung durch verminderte Vasokonstriktion, verminderte Aldosteron-, Vasopressin- und Katecholaminfreisetzung, natriuretische Wi und vermehrte renale Durchblutung
PK	BV 26 %, max. Plasmakonz. in 2 h, PEB > 99 %, HWZ 10-15 h, renale Elimination zu 40 %, heaptische 60 %
Gr/La	kontraindiziert, Gr 5 / kontraindiziert, La 1

O

> **Hinweise:**
> *sinnvolle Kombinationspräparate:* mit Hydrochlorothiazid = **Olmetec plus®**, **Votum plus®**; mit Amlodipin = **Sevikar®** und **Vikado®**

Omalizumab   TTK: 250-500,- € (75–150 mg) | Kinder > 6 Jahre | Rp.-Pflicht

HN	ⒹⒹ s. c.: **Xolair®** 75|150 mg/Fertigspritze, 150 mg/Durchstechflasche Ⓐ **Xolair®** ㏄ **Xolair®**
Dos	▶ *Erw. + Kinder > 12 J.:* 75–600 mg/d auf 1–4 ED verteilt s. c. • Dosis richtet sich nach dem IgE-Basiswert und dem kg KG (s. FI) ▶ *Maximaldosis:* 600 mg alle 2 Wo.
Ind	▶ Zusatztherapie zur verbesserten Asthmakontrolle bei Patienten (> 6 J.) mit schwerem persistierendem allergischem Asthma, die • einen positiven Hauttest oder in vitro Reaktivität gegen ein ganzjährig auftretendes Aeroallergen zeigen und • eine reduzierte Lungenfunktion (FEV1 < 80 %) haben (nur Erwachsene und Jugendliche (≥ 12 J.) und • unter häufigen Symptomen während des Tages oder nächtlichem Erwachen leiden und • trotz täglicher Therapie mit hoch dosierten inhalativen Kortikosteroiden und einem lang wirkenden inhalativen Beta2-Agonisten mehrfach dokumentierte, schwere Asthma-Exazerbationen hatten
KI	Überempfindlichkeit
NW	> 10 %: KS (6–12 J.), Fieber (6–12 J.), Oberbauchschmerzen (6–12 J.) 1–10 %: KS (> 12 J.), Reaktionen an der Injektionsstelle wie Schwellung, Erythem, Schmerzen, Pruritus
WW	O. kann indirekt die Wirksamkeit von Arzneimitteln für die Behandlung von Wurminfektionen oder anderen parasitären Infektionen verringern
WI	O. ist ein rekombinanter, aus DNA abgeleiteter, humanisierter monoklonaler Antikörper, der selektiv an das menschliche Immunglobulin E (IgE) bindet. Dadurch verhindert es die Bindung von IgE an den FCεRI (hochaffiner IgE-Rezeptor), wodurch die Menge an freiem IgE reduziert wird, welches zum Auslösen der allergischen Kaskade verfügbar ist. Die Behandlung von atopischen Patienten mit O. führt zu einer merklichen Herabregulation der FCεRI-Rezeptordichte auf den Basophilen.
PK	BV 62 %, max. Plasmakonz. nach 7–8 d, Elimination per Galle nach hepatischem Abbau
Gr/La	strenge Indikation, Gr 4 / Abstillen empfohlen, La 1

Omeprazol
TTK: p.o.: 1,10-3,30 € (40-120 mg); i.v.: 3,50-7,- € (40-80 mg) | Kinder > 2 Jahre | Rp.-Pflicht

HN	Ⓓ *p. o.:* **Antra MUPS®, Ome** (Generika), **Omelich®, Omeloxan®, Ome Nerton®, Omep®, Omeprazol** (Generika), **Ulcozol®, Ulnor®** - alle: 10|20|40 mg/Tbl./Kps. *i. v.:* **Antra® Pro Infusione, Omep®, Omeprazol Normon®** - alle: 40 mg/Inj.-Fl. Ⓐ **Gastroplex®, Losec®, Omec®** ㏄ **Antramups®, Gastroprazol®, Omed®, Omeprax®, Omezol-Mepha®, Oprazol®**

Dos	▶ *kompliziertes Ulkus:* 2 × 1 Amp. = 2 × 40 mg/d über 20–30 min i. v., nach 5 d 1 Amp. tgl. i. v. (langsam als Kurzinfusion) ▶ *unkompliziertes Ulkus, Gastritis, Refluxösophagitis:* 2 × 1 Kps. = 2 × 20 mg/d p. o., nach 5 d 1 × 1 Kps./d p. o. ▶ *akute Blutung:* 4 × 40 mg/d über jeweils 20–30 min i. v. bis endoskopisch Forrest III, dann p. o. ▶ *Zollinger-Ellison-Syndrom:* initial 80 mg/d p. o., nach Abklingen der Beschwerden 20–80 (–120) mg/d p. o. ohne zeitliche Begrenzung ▶ *Kinder (Refluxösophagitis, Ulzera) > 12 J.:* 1–2 × 20 mg/d p. o.; *>7½ J.:* 1 × 20 mg/d p. o., *10–20 kg KG:* 1 × 10 mg/d p. o. ▶ *Dosisreduktion bei Niereninsuffizienz:* s. Tabelle 2
Ind	GIT-Ulzera, Gastritis, Eradikation bei HP-Befall, Zollinger-Ellison-Syndrom, symptomatische erosive oder ulzerative Refluxösophagitis
KI	Kinder, Komb. mit Atazanavir
NW	*1–10 %:* GIT-Beschwerden, Transaminasen ↑, Juckreiz, Hautausschlag, Haarausfall, Photosensibilität, Schweißbildung ↑, Müdigkeit, Schlafstörungen, Schwindel, KS, Geschmacksveränderungen, periphere Ödeme, Sehstörungen, Hörstörungen *< 1 %:* depressive oder aggressive Reaktionen, Entzündungen der Mundschleimhaut, Stevens-Johnson-Syndrom, toxische epidermale Nekrolyse, Muskelschwäche/-schmerzen *< 0,01 %:* Hepatitis, Leberversagen, BB-Veränderungen, Verwirrtheitszustände, Halluzinationen, allerg. Reaktionen (angioneurotisches Ödem, Bronchospasmus, anaphylaktischer Schock, Vaskulitis, Fieber, interstitielle Nephritis), Lyell-Syndrom, irreversible Sehstörungen bis Erblindung, schwere Hörstörungen bis Hörverlust (v. a. bei i. v.-Hochdosistherapie kritisch Kranker)
WW	orale Antikoagulanzien, Diazepam, Phenytoin (deren Wi ↑); Makrolide (Plasmakonzentration beider Wirkstoffe ↑); Ketoconazol, Itraconazol (deren Absorption ↓, Magen pH-Wert ↑); Atazanavir (dessen Wi ↓)
WI	O. ist ein selektiver Protonenpumpenhemmer: irreversibler Hemmstoff der Protonenpumpe (H^+-/K^+-ATPase-Hemmstoff) der Belegzellen, dadurch Säuresekretionshemmung der Magenschleimhaut, pH-Anstieg des Magensaftes
PK	rasche Resorption, BV 35 %, max. Plasmakonzentration nach 1–3 h, PEB > 90 %, HWZ 40–60 min, die Elimination erfolgt nach Um-/Abbau in Metabolite zu 80 % renal
Gr/La	strenge Indikation, Mittel der Wahl wenn Antacida, Ranitidin, Cimetidin nicht wirksam sind / strenge Indikation, Muttermilchübertritt, Mittel der Wahl sind Antacida und ggf. Famotidin, Nizatidin
❶	**Pädiatrische Zulassung:** bei i. v.-Gabe bei Kindern liegen nur begrenzte Erfahrungen vor **Hinweise:** ▶ zur Eradikation neben den Antibiotika 2 × 1 Kps. tgl. 30 min vor dem Essen für 7–10 d ▶ nüchtern oder 30–60 min vor dem Essen einnehmen ▶ bei zu rascher Infusion/Injektion sind bleibende Seh- und Hörstörungen möglich → immer als Kurzinfusion > 20–30 min i. v. geben! ▶ für Infusionslösungen **nur** NaCl 0,9 % oder Glk. 5 % verwenden
Stu	ASTRONAUT-Studie, OMNIUM-Studie

Ondansetron

TTK: p.o.: 6,30–11,10 € (4–8 mg); i.v.: 10,70–13,70 € (4–8 mg) | Kinder > 4 Jahre | Rp.-Pflicht

HN
- Ⓓ *p. o.:* **Axisetron®**, **Cellondan®**, **Ondansetron (Generika)**, **Sigondan®**, **Zofran®** Lsg. 4 mg/5 ml, **Zofran Zydis®**
  - alle: 4|8 mg/Tbl., lingual 4|8 mg/Tbl.
  i. v.: **Axisetron®**, **Ondansetron (Generika)**, **Sigondan®**, **Zofran®**
  - alle: 4|8 mg/Amp. à 2|4 ml
- Ⓐ **Ondansan®**, **Ondansetron (Generika)**, **Ontronovo®**, **Setofilm®**, **Zofran®**
- CH **Ondansetron (Generika)**, **Zofran®**

Dos
- ▶ *Erw.:* max. 0,15 mg/kg KG alle 4 h i. v./p. o.
  - max. Einzeldosis: 16 mg über mind. 15 min i. v., 24 mg p. o.
  - *in Kombination mit Cisplatin:* initial 8 mg i. v., dann alle 12 h 8 mg i. v. oder p. o.
  - *in Kombination mit Cyclophosphamid, Doxorubicin, Carboplatin:* 1–2 h vor Chemotherapie 8 mg i. v., dann alle 12 h i. v. oder p. o.
  - *in Kombination mit Strahlentherapie:* alle 12 h 8 mg p. o.
- ▶ *Kinder > 4 J.:* 5 mg/m² 15 min vor der Chemotherapie i. v., anschließend 2 × 4 mg/d p. o. über bis zu 5 d

Ind antiemetische Therapie bei Chemo-/Strahlentherapie (I = Cisplatin, II = Cyclophosphamid/Doxorubicin/Carboplatin, III = Strahlentherapie)

KI hereditäre Fruktose-Intoleranz, Glukose-Galaktose-Malabsorption, Saccharose-Isomaltase-Mangel, Kinder < 4 J.; *relative KI:* schwere Störung der Magen-Darm-Motilität

NW *> 10 %:* KS, Diarrhoe (i. v.)
1–10 %: Wärmegefühl im Kopf und Oberbauch, Flush, Schwindel, Transaminasen ↑, Bilirubin ↑, Obstipation, Diarrhoe (p. o.), Mundtrockenheit
< 1 %: Überempfindlichkeitsreaktionen, RR ↓, Bradykardie, Arrhythmie (QT-Zeit ↑ bei Hochdosisbehandlung), AP, Bronchospasmus, Dyspepsie, abdominale Krämpfe, Geschmacksveränderungen, intestinale Obstruktion

WW mit Fluorouracil-Lösung kommt es bei einer Konz. > 0,8 mg/ml 5-FU zur Ausfällung von Ondansetron, sonst kaum WW bekannt

WI O. ist ein hochselektiver, kompetitiver 5-HT$_3$-Serotonin-Rezeptor-Antagonist: neben ausgeprägtem antiemetischem Effekt auch anxiolytische Wi, kaum sedierende Wi

PK schnelle orale Resorption, BV 60 %, max. Plasmakonzentration nach 1–1,5 h, PEB 70–76 %, HWZ 3–3,5 h, renale Elimination nach hepatischer Metabolisierung

Gr/La strenge Indikation, Gr 4, Mittel der Wahl ist Meclozin / kontraindiziert, La 2, Mittel der Wahl ist Meclozin

❗ **Cave:**
Rote-Hand-Brief 08/2012: neue Empfehlungen hinsichtlich der max. Dosierung, Verlängerung des QT-Intervalls und der Behandlungskontrollen (EKG)

Stu IMPACT- Studie

Opipramol *TTK: 0,15-0,45 € (50-150 mg) | Rp.-Pflicht*

HN
- Ⓓ *p. o.:* **Insidon®** Trpf. 100 mg/ml (= 24 Trpf.), **Ophel®**, **Opipram®**, **Opipramol (Generika)**, **Opipramol-neuraxpharm®** 150 mg/Tbl.
  - alle: 50|100 mg/Drg. oder Tbl.
- Ⓐ **Insidon®**
- CH **Insidon®**

Dos	▶ *Erw. leicht:* 1–2 × 50 mg/d abends p. o. ▶ *Erw. mittel:* 2–3 × 50 mg/d p. o. ▶ *Erw. schwer:* 3 × 100 mg/d p. o.
Ind	depressive Syndrome, Angst, Spannung, Unruhe, Schlaflosigkeit, Psychosomatosen, klimakterische Beschwerden, psychogener KS
KI	akute Intoxikationen mit zentral dämpfenden Substanzen oder Alkohol, Kombination mit MAO-Hemmern, akute Delirien; *relative KI:* manifeste Leber- und Nierenerkrankungen, Engwinkelglaukom, Prostataadenom mit Restharnbildung, erhöhte Krampfbereitschaft
NW	*> 1 %:* Schwindel, Mundtrockenheit, Durstgefühl, verstopfte Nase, RR ↓ *0,1–1 %:* Schlafstörungen, Erregung, KS, Tremor, Parästhesien, Obstipation, paralytischer Ileus, Schwitzen, Akkomodationsstörungen, Miktionsstörungen, Verwirrtheitszustände, Exanthem, Ödeme, sexuelle Störungen, Gewicht ↑, Galaktorrhoe, GIT-Beschwerden, Geschmacksstörungen, Leberenzyme ↑, Erregungsleitungsstörungen, Tachykardie, Herzinsuffizienz ↑ *0,01–0,1 %:* BB-Veränderungen, insb. Leukopenien *< 0,01 %:* Ataxie, Akathisie, Dyskinesien, Polyneuropathie, epileptische Anfälle, Glaukomanfall, Agranulozytose, schwere Leberfunktionsstörungen, Ikterus, chron. Leberschäden (LZ-Behandlung)
WW	MAO-Hemmer (Provokation eines Serotonin-Syndroms → KI → mind. 2 Wo. Abstand); Barbiturate, Carbamazepin, Phenytoin (Opipramol-Konzentration ↓); Cimetidin (Opipramol-Konzentration ↑); zentral dämpfende Pharmaka, Alkohol (deren Wi ↑); Neuroleptika (Krampfschwelle ↓); Anticholinergika (dessen Wi ↑); Sympathomimetika (deren Wi ↑)
Wi	O. ist ein trizyklisches Antidepressivum mit Sonderstellung unter den Trizyklika, da keine Wiederaufnahmehemmung von Serotonin und Noradrenalin erfolgt: Wi über Sigma-Ligand, H_1-antihistaminerg, weniger S_2-antiserotonerg und antidopaminerg (D_2-> D_1-Rezeptoren), geringe α-adrenolytische und erheblich weniger anticholinerge Aktivität; Opipramol nimmt pharmakologisch eine Mittelstellung zwischen Tranquilizern und Antidepressiva ein (sedierende, anxiolytische und antidepressive Wi)
PK	vollständige Resorption, HWZ 6–9 h, PEB > 90 %, > 70 % werden renal eliminiert, 10 % davon unverändert, der Rest wird über die Fäzes ausgeschieden
Gr/La	strenge Indikation, Gr 6, Mittel der Wahl sind Amitriptylin, Clomipramin, Imipramin, Nortriptylin / kontraindiziert, La 2
❗	**Intoxikation:** ▶ *Klinik:* anticholinerge Symptome (Mundtrockenheit, Mydriasis); HRST wie Kammerflimmern, AV-Blockierungen, Bradykardie; Hypotension, Koma mit erhaltenen Reflexen, epileptische Anfälle, Atemdepression bis Atemstillstand, Multiorganversagen ▶ *Therapie:* ggf. Magenspülung, Überwachung über mind. 48 h unter Monitoring (EKG, O_2-Sättigung), symptomatische Behandlung (Atmung, HRST, Hypotonie), bei Krampfanfällen 10 mg Diazepam i. v. **Hinweise:** ▶ Therapiedauer in der Regel mind. 1–2 Mo. ▶ Wirkstoffverlust von ca. 30 % bei Einnahme mit schwarzem Tee

Orciprenalin TTK: 2,32 € (0,5 mg Amp.) | Kinder > 0 Monate | Rp.-Pflicht

HN
- Ⓓ *i. v.:* **Alupent**® 0,5|5 mg/Amp. à 1|10 ml
- Ⓐ **Alupent**®

Dos
- *akut:* Amp. à 0,5 mg in 10 ml NaCl 0,9 %, davon 1–2 ml i. v., ggf. Wdh. möglich
- *Perfusor:*
  - *kardiologisch:* 10–30 µg/min = 0,1–0,3 ml/min = 6–18 ml/h i. v.
  - *pneumologisch:* 5–10 µg/min = 0,01–0,1 ml/min = 3–6 ml/h
- "Perfusor-Rezept": 1 Amp. × 5 mg verdünnen mit NaCl 0,9 % auf 50 ml = 0,1 mg/ml = 100 µg/ml

Ind atropinresistente Bradykardie, absolute Bradyarrhythmie bei VHF, AV-Block II°, Adams-Stokes-Anfall, Antidot bei relativer oder absoluter Überdosierung von β-Blockern, akute bronchiale Obstruktion (Status asthmaticus)

KI Tachyarrhythmie, Extrasystolie, HOCM, schwere Hyperthyreose, Phäochromozytom; *relative KI:* frischer Herzinfarkt, Tachykardie, schwere organische Herz- und Gefäßveränderungen

NW *1–10 %:* Tachykardie, Arrhythmie, AP, allerg. Reaktionen, Nervosität, feinschlägiger Tremor, KS, Schwindel, Husten, Übelkeit, Erbrechen
0,1–1 %: Schwächegefühl, RR ↑↓, paradoxe Bronchospasmen, Schwitzen, Muskelkrämpfe
0,01–0,1 %: anaphylaktischer Schock, Unruhegefühl
< 0,01 %: Gesichtsrötung, Hypokaliämie

WW Anticholinergika, Theophyllin (HRST ↑, Tachykardie); Herzglykoside, Sympathomimetika (gegenseitige Toxizitätssteigerung); Halothan (HRST ↑)

WI O. ist ein Sympathomimetikum mit $β_1$- + $β_2$-Rezeptorstimulation: Herabsetzung der elektrischen Reizschwelle, daher Anwendung vor Defibrillation, Senkung des peripheren Widerstandes, Bronchospasmolyse durch Stimulation β-adrenerger Rezeptoren und Hemmung der Freisetzung bronchospastisch wirkender Mediatoren

PK First-pass-Effekt, HWZ 2 h, PEB 10 %, konjugierte und unveränderte renale Elimination

Gr/La strenge Indikation, insb. im 1. Trim. sowie kurz vor der Geburt (wehenhemmender Effekt!) / strenge Indikation

❗ Intoxikation:
- *Klinik:* Angina pectoris, Tachykardie, HRST, feinschlägiger Tremor, KS, Unruhe, Gesichtsrötung, Schlafstörung, Hypokaliämie
- *Therapie:* anfangs symptomatische Behandlung mit Sedativa, Tranquilizer und kardioselektive $β_1$-Rezeptoren-Blocker (*Cave* bei Asthma bronchiale → Bronchospasmus), ggf. bei schweren Intoxikationen intensivmedizinische Überwachung

Orlistat TTK: 3,21 € (360 mg) | Rp.-Pflicht

HN
- Ⓓ *p. o.:* **Alli**® 60 mg/Kps., 27 mg/Kautabletten, **Orlistat**® 60|120 mg/Kps., **Xenical**® 120 mg/Kps.
- Ⓐ **Xenical**®
- CH **Xenical**®

Dos
- *Erw.:* je 120 mg Kps. p. o. zur Mahlzeit (keine Kps. bei fettfreier Mahlzeit!)
- *Maximaldosis:* 3 × 120 mg/d p. o.; *max. Therapiedauer:* 2 J.

Ind Behandlung einer Adipositas (BMI > 30 kg/m^2) nur in Kombination mit Diät und Bewegung

KI	chronisches Malabsorptionssyndrom, Cholestase
NW	*>10%:* ölige Flecken am After, Bauchschmerzen, Stuhlveränderungen (fettig, flüssig, vermehrt), Flatulenz mit Stuhlabgang, Resorption fettlöslicher Vit. und Betacaroten ↓, KS, Hypoglykämie, obere Atemwegsinfekte *1–10%:* Angstgefühl, untere Atemwegsinfekte, Stuhlinkontinenz, Rektumschmerzen, Zahnfleischbeschwerden, Harnwegsinfektionen, Menstruationsbeschwerden, Abgeschlagenheit *<0,01%:* RR ↑, Divertikulitis, Cholelithiasis, Hepatitis, bullöses Exanthem, GOT ↑, GPT ↑, AP ↑, allerg. Reaktionen bis Schock, Einzelfallberichte von z. T. schwerer Pankreatitis
WW	keine Kombination mit: Fibraten, Acarbose, Biguaniden und Anorektika (Orlistat-NW ↑); Warfarin (INR- bzw. Quick-Kontrolle); Cyclosporin (dessen Spiegel ↓); Vitamin D, E und Beta-Carotin (deren Resorption ↓)
WI	O. ist ein spezifischer Inhibitor von gastrointestinalen Lipasen: Nahrungstriglyzeride können nicht im Magen/oberen Dünndarm in resorbierbare freie Fettsäuren hydrolysiert werden und werden so wieder per Faeces ausgeschieden
PK	keine Resorption des Wirkstoffes, in der Darmwand z. T. metabolisiert und über die Fäzes zu 83% unverändert eliminiert
Gr/La	strenge Indikation (keine Erfahrungen) / kontraindiziert
❶	**Hinweise:** ▶ Therapieabbruch, wenn Gewichtsverlust nach 12 Wo. nicht mind. 5% des KG beträgt ▶ bei fettfreier Nahrung keine Wi → nur bei fetthaltigen Mahlzeiten eine Tbl. einnehmen

Oseltamivir   TTK: 6,80 € (150 mg); Susp.: 4,10 € (144 mg) | Kinder > 0 Monate | Rp.-Pflicht

HN	Ⓓ *p. o.:* **Tamiflu**® 30|45|75 mg/Kps., Pulver 6 mg/ml für Susp. Ⓐ **Tamiflu**® CH **Tamiflu**®
Dos	▶ *Therapie:* 2 × 75 mg/d p. o. über 5 Tage ab 13. Lj. bzw. KG > 40 kg ▶ *Kinder 1–12 J. nach KG:* <15 kg KG: 2 × 30 mg/d; *15–23 kg KG:* 2 × 45 mg/d; *23–40 kg KG:* 2 × 60 mg/d; *> 40 kg KG:* 2 × 75 mg/d ▶ *Kinder 0–1 J.:* 0–1 Mo.: 2 × 2 mg/kg KG, 1–3 Mo.: 2 × 2,5 mg/kg Kg, 3–12 Mo.: 2 × 3 mg/kg KG ▶ *Prophylaxe:* 1 × 75 mg/d p. o. über 7 Tage ab 13. Lj. bzw. KG > 40 kg
Ind	Therapie und Prophylaxe der Influenza A- und Influenza B-Infektion ab 1. Lj.
KI	Überempfindlichkeit gegen Oseltamivirphosphat
NW	*1–10%:* GIT-Symptome (Übelkeit, Erbrechen, Bauchschmerzen)
WW	Probenecid (bei Niereninsuffizienz Oseltamivir-Plasmakonzentration ↑)
WI	T. ist ein Virustatikum: der aktive Metabolit Oseltamivircarboxylat hemmt selektiv die Neuramidasen der Influenza A/B Viren → Freisetzung und damit weitere Verbreitung im Körper von Virusmaterial aus bereits infizierten Zellen gehemmt
PK	hepatische Metabolisierung des Prodrugs Oseltamivirphosphat zum aktiven Oseltamivircarboxylat (75% der oralen Dosis sind system. verfügbar), PEB 3%, überwiegend renale Elimination des aktiven Metaboliten (<20% im Fäzes)
Gr/La	strenge Indikation, Gr 4, keine ausreichenden Erfahrungen / keine ausreichenden Erfahrungen, La 1

O

> **Pädiatrische Zulassung:**
> Unbedenklichkeit und Wirksamkeit bisher nicht gesichert bei: Kindern < 13. Lj. (Prophylaxe), Kindern < 1. Lj. (Therapie), wenn diese immunsupprimiert sind oder bei chron. kardialen oder respiratorischen Erkrankungen
>
> **Hinweise:**
> - durch orale Einnahme im Vgl. zum bisher einzig zugelassenen inhalativen Neuramidasehemmer Zanavir (**Relenza**®) keine erhöhte Asthmaanfallgefahr, keine technischen Applikationsprobleme
> - Behandlung sollte so früh wie möglich nach Auftreten erster Influenzasymptome beginnen
> - durch die Therapie lediglich Verkürzung der Krankheitsdauer um 1 Tag; jedoch Reduktion der Komplikationen der unteren Atemwege sowie Reduktion der Inzidenz akuter Mittelohrentzündungen bei Kindern (Auftreten meist < 13 J.)
> - beim Einsatz zur Prophylaxe nach Kontakt mit Influenzaerkrankten Reduktion der Influenzaerkrankung um 92 %
> - **nicht** zum Ersatz einer Grippeschutzimpfung geeignet
> - Vorsicht bei Pat. mit schwerer Niereninsuffizienz (Dosisreduktion)

Oxacillin   TTK: 24-48,- € (2-4 g) | Kinder > 0 Monate | Rp.-Pflicht

HN ⓟ *parenteral:* **InfektoStaph**® 0,5|1,0 g/Inf.-Fl.

Dos
- *Erw.:* 2–4 g/d i. v. in 4–6 ED
- *Kinder > 12 J.:* 1350–2700 mg/d; *> 7½ J.:* 1000–2000 mg/d; *> 3 J.:* 670–1300 mg/d; *> 1 J.:* 500–1000 mg/d; *> ½ J.:* 400–800 mg/d; *> ¼ J.:* 330–670 mg/d jeweils in 4 ED i. v. oder i. m. (höhere Dosis bei schlecht durchbluteten Infektionsherden)
- *Dosisreduktion bei Niereninsuffizienz:* s. Tabelle 2

Ind Penicillin-G-resistente Staphylokokken-Infektionen (sog. Penicillinasebildner)

KI Penicillinallergie

NW *> 1 %:* Diarrhoe, Aufstoßen, Übelkeit, Meteorismus, Hitzegefühl, Pruritus, Urtikaria, Eosinophilie, GOT ↑, GPT ↑ AP ↑
< 0,01 %: anaphylaktischer Schock; bei LZ-Hochdosistherapie: Granulozytopenie bis Agranulozytose, Thrombozytopenie, Panzytopenie, Myelosuppression
o.A.: Arzneimittelfieber, angioneurotisches Ödem, Larynxödem, Serumkrankheit, allerg. Vaskulitis, hämolytische Anämie, interstitielle Nephritis, Cholestase, arzneimittelbedingte Hepatitis

WW Probenecid, Mezlocillin (verlängerte Eliminations-HWZ von Oxacillin); Rifampicin, Chinin (antagonistische Effekte); Acetylsalicylsäure, Sulfonamide (Verdrängung von Oxacillin aus der PEB)

WI O. ist ein β-Lactamantibiotikum: Synthesehemmung von Murein (Zellbestandteil), bakterizide Wi auf proliferierende Keime, geringe Gewebegängigkeit

PK sehr hohe PEB (97 %), geringe Liquorgängigkeit, HWZ 20–30 min, 50–60 % hepatische Metabolisierung

Gr/La Anwendung möglich, Gr 1, Penicilline sind Mittel der Wahl / strenge Indikation; Durchfälle, Pilzbesiedlung der Schleimhäute, Gefahr der Sensibilisierung beim Säugling möglich

> **Behandlungskontrollen:**
> Na⁺-Spiegel-Kontrollen (Lsg. ist Na⁺-haltig)

Spektrum:
Sensibel: Gram-positive und penicillinasebildende Staphylokokken, Neisseria, Enterokokken

Oxaliplatin TTK: 282–542,- € (50–100 mg) | Rp.-Pflicht

HN	Ⓓ *i. v.:* **Axiplatin®, Bendaplatin®, Croloxat®, Eloxatin®, Medoxa®, Oxaliplatin (Generika), Riboxatin®** - alle: 50|100 mg à 5 mg/ml, z. T. auch 150|200 mg/Inf.-Fl. Ⓐ **Axioplatin®, Ebeoxal®, Eloxatin®, Goryral®, Oxaliplatin** (Generika) ㏈ **Eloxatin®, Oxaliplatin** (Generika)
Dos	Dosierung richtet sich nach aktuellen onkologischen Therapieprotokollen: ▶ *Erw.:* 85 mg/m² KO in 250–500 ml G₅% mit viel Flüssigkeit alle 2–3 Wo. langsam (über 2–6 h) i. v. über 6 Monate ▶ *Dosisreduktion bei Niereninsuffizienz:* GFR < 30 ml/min kontraindiziert, bei GFR 30–59 ml/min engmaschige Kontrolle und bedarfsorientierte Dosisreduktion
Ind	in Kombination mit 5-Fluoruracil (5-FU) und Folinsäure (FA): ▶ adjuvante Behandlung eines Kolonkarzinoms Stadium III (Dukes C) nach vollständiger Entfernung des primären Tumors ▶ metastasierendes kolorektales Karzinom
KI	periphere sensitive Neuropathie mit funktionellen Störungen vor dem ersten Behandlungszyklus; Patienten mit einer Myelosuppression vor Beginn des ersten Zyklus, nachgewiesen durch eine Neutrophilenzahl < 2 × 10⁹/l und/oder eine Thrombozytenzahl von < 100 × 10⁹/l; schwere Nierenfunktionsstörung (Krea-Clearance < 30 ml/min)
NW	> 10 %: Infektionen, Anämie, Neutropenie, Thrombozytopenie, Leukopenie, Lymphopenie, Allergie/allergische Reaktion, Appetitlosigkeit, Blutzuckeranomalien, Hypoglykämie, Störungen der Natriämie, periphere sensorische Neuropathie, sensorische Störungen, Störungen des Geschmacksempfindens, KS, Epistaxis, Dyspnoe, Husten, Diarrhoe, Übelkeit, Erbrechen, Stomatitis/Mukositis, Bauchschmerzen, Verstopfung, Störungen des Hautbildes, Haarausfall, Rückenschmerzen; *Labor:* BB-Veränderungen (s. o.), Anstiege der Leberenzyme, der AP, des Bilirubins, der Laktatdehydrogenase (LDH), des Gewichts (adjuvante Behandlung) *1–10 %:* Rhinitis, Infektionen der oberen Atemwege, febrile Neutropenie, neutropenische Sepsis, immunoallergische Thrombozytopenie, hämolytische Anämie, Hautausschlag (insb. Urtikaria), Konjunktivitis, Rhinitis, anaphylaktische Reaktionen einschließlich Bronchospasmus, Gefühl von Brustschmerz, Angioödem, Hypotonie und anaphylaktischer Schock, Dehydratation, Depression, Schlaflosigkeit, Schwindel, motorische Neuritis, Meningismus, Konjunktivitis, Sehstörungen, Blutungen (nicht anderweitig spezifiziert), Erröten, tiefe Venenthrombosen, Lungenembolie, Schluckauf, Brustschmerzen, Dyspepsie, gastroösophagealer Reflux, Rektumblutungen, Exfoliation der Haut (d. h. Hand-Fuß-Syndrom), erythematöses Exanthem, Exanthem, Hyperhydrosis, Nagelerkrankung, Gelenkschmerzen, Knochenschmerzen, Hämaturie, Dysurie, pathologische Miktionsfrequenz
WW	keine WW bekannt
WI	O. gehört zu einer neuen Klasse von Substanzen auf Platinbasis: breites Spektrum an zytotoxischen Wirkungen; durch die Biotransformation von Oxaliplatin entstehen Aquaderivate, die mit der DNA interagieren und sowohl zwischen den Strängen als auch innerhalb der Stränge Kreuzverbindungen bil-

den; diese führen zu einer Unterbrechung der DNA-Synthese und damit zu zytotoxischen und die Tumoraktivitäten hemmenden Wirkungen

PK	biphasische HWZ (0,43 u. 16,8 h), überwiegend renale Elimination
Gr/La	kontraindiziert / kontraindiziert
❗	**Behandlungskontrollen:** BB, Leberwerte, Elektrolyte, CRP und Kreatinin regelmäßig kontrollieren

Oxazepam   TTK: 0,14 € (10 mg) | Rp.-Pflicht

HN	Ⓓ *p. o.:* **Adumbran®**, **Durazepam®** forte 50 mg/Tbl., **Oxa von ct®** 50 mg/Tbl., **Oxazepam** (**Generika**, **neuraxpharm®** 50 mg/Tbl., **-ratiopharm®** 50 mg/Tbl.), **Praxiten®** 15 mg/Tbl., forte 50 mg/Tbl., **Sigacalm®** forte 50 mg/Tbl. - *alle: 10 mg/Tbl.* Ⓐ **Adumbran®**, **Anxiolit®**, **Praxiten®** CH **Anxiolit®**, **Seresta®**
Dos	▸ *Schlafstörungen:* 10 mg zur Nacht p. o., ggf. 20–30 mg p. o. ▸ *ältere Pat.:* 5–15 mg p. o. zur Nacht ▸ *Angstneurosen:* 2 × 10 mg/d p. o. ▸ *schwere Fälle:* bis 3 × 20 mg/d p. o.
Ind	Schlafstörungen, kurzfristig als Tranquilizer bei Angst- und Spannungszuständen
KI	Abhängigkeitsanamnese (Alkohol, Arzneimittel, Drogen); akute Alkohol-, Schlafmittel-, Opiat-, Psychopharmaka-Intoxikation; Kinder und Jugendliche; *relative KI:* Myasthenia gravis, spinale und zerebelläre Ataxien, Schlaf-Apnoe-Syndrom, akute respiratorische Insuffizienz, COPD
NW	> 1 %: Hangover-Effekte, Müdigkeit, Konzentrationsstörungen, Verwirrtheit, Schwindel, KS, anterograde Amnesie, Ataxien *o.A.:* Muskelschwäche, Übelkeit, Hautreaktionen, RR ↓, Mundtrockenheit, Hypersalivation, Libidostörungen, Atemdepression bei Atemwegsobstruktion, Artikulationsstörungen, Doppelbilder, verschwommenes Sehen, Nystagmus, Halluzinationen, paradoxe Reaktionen, Depression, Gynäkomastie, Galaktorrhoe, Menstruationsstörungen, allerg. Reaktionen
WW	zentral wirkende Medikamente, Alkohol, Muskelrelaxanzien (deren Wi ↑)
WI	O. ist ein Benzodiazepin: die durch GABA vermittelte synaptische Hemmung wird gefördert (freigesetzte GABA wirkt effektiver) → vermehrter Cl⁻-Einstrom → Reduktion der Erregbarkeit der Neuronenmembran, mittellang wirksamer Benzodiazepin-Tranquilizer mit relativ langsamer Resorption, keine aktiven Metabolite
PK	Resorption-HWZ 34–48 min, BV 80–90 %, max. Plasmaspiegel nach 1–3 h, mittlere HWZ 6–15 h, PEB > 95 %, Elimination > 90 % glukuronidiert renal; Äquivalenzdosis 30 mg
Gr/La	strenge Indikation; *Cave* 3. Trim.: Entzugssymptomatik beim Neugeborenen ("floppy infant"-Syndrom) / strenge Indikation, Muttermilchübertritt, Mittel der Wahl bei Schlafstörungen ist Diphenhydramin
❗	**Intoxikation:** s. Diazepam **Hinweise:** ▸ *Einnahmezeitpunkt:* rechtzeitig geben → flutet langsam an ▸ auf Dauer Suchtentstehung und Gewöhnung (= Wirkungsverlust) → kurzfristige Behandlung anstreben

Oxcarbazepin (OXC) TTK: 0,93-3,48 € (600-2400 mg) | Kinder > 2 Jahre | Rp.-Pflicht

HN Ⓓ *p. o.:* **Oxcarbazepin** (**Generkia**, **-Hexal**® Susp. 60 mg/ml), **Timox**® Susp. 60 mg/ml, **Trileptal**® Susp. 60 mg/ml
- *alle: 150|300|600 mg/Tbl.*
Apydan® **extent** 150|300|600 mg ret./Tbl.
Ⓐ **Trileptal**®
Ⓒʜ **Trileptal**®

Dos
- *Erw.:* 2 × 150–300 mg/d p. o. (6–10 mg/kg KG/d), *Dosissteigerung* (300–600 mg/Wo.) je nach klinischer Wirkung auf eine *Erhaltungsdosis* zwischen 600–2400 mg/d
- *Maximaldosis:* 2400 mg/d
- *Dosisreduktion bei Niereninsuffizienz:* bei einer Kreatinin-Clearance < 30 ml/min Dosis halbieren, *Dosissteigerung* lediglich 300 mg/Wo.
- *Kinder > 2 J.:*
  - *Monotherapie: initial* 8–10 mg/kg KG/d p. o. verteilt auf 2 ED
  - *Komb.-Therapie:* 30 mg/kg KG/d p. o. verteilt auf 2 ED
  - *Maximaldosis:* 46 mg/kg KG/d p. o.

Ind fokale Anfälle mit und ohne sekundäre tonisch-klonische Generalisierung
off label use: Trigeminusneuralgie, Phasenprophylaxe (manisch-depressive Phasen), chron. Schmerzsyndrome, diabetische Neuropathie

KI *relative KI:* bekannte Überempfindlichkeit (Kreuzreaktion mit Carbamazepin in 25–30 %), schwere HRST (u. a. AV-Block III°), Kinder < 2 J.

NW *> 10 %:* Müdigkeit (36 %), Übelkeit, Erbrechen (36 %), Schwindel (49 %), KS (32 %), Doppeltsehen (40 %)
1–10 %: Hyponatriämie, Schwächegefühl, Amnesie, Apathie, Ataxie, Verwirrtheit, depressive Verstimmungen, Nervosität, Nystagmus, Tremor, GIT-Beschwerden, Akne, Exanthem, Alopezie, Sehstörungen
< 1 %: Leukopenie, GOT ↑, GPT ↑, AP ↑, Urtikaria
< 0,01 %: HRST (z. B. AV-Block), Thrombozytopenie, Hepatitis, Bewusstseinstrübung, Enzephalopathie, Angioödem, Stevens-Johnson-Syndrom, toxische epidermale Nekrolyse (Lyell-Syndrom), Lupus erythematodes

WW Phenytoin (dessen Spiegel um bis zu 40 % ↑); Phenobarbital (dessen Spiegel bis 15 % ↑); Induktoren von Cytochrom-P450 (Carbamazepin, Phenytoin, Phenobarbital → MHD-Spiegel [s. Wirkungsmech.] um 30–40 % ↓); hormonelle Kontrazeptiva (Wirkungsverlust der Kontrazeption möglich); Lithium (Neurotoxizität ↑)

WI O. ist ein Antiepileptikum: nach Umwandlung in den aktiven Metaboliten (Monohydroxyderivat = MHD) Wi durch Blockade der spannungsabhängigen Na⁺-Kanäle und Modulation der spannungsaktivierten Ca^{2+}-Kanäle → Hemmung hochfrequenter neuronaler Aktivität und Verminderung der Ausbreitung postsynaptischer Impulse; im Vgl. zu Carbamazepin geringere NW aufgrund fehlender Epoxid-Bildung (für zahlreiche NW verantwortlich)

PK vollständige Resorption, rasche Metabolisierung in MHD, HWZ Oxcarbazepin 1,3–2,3 h, HWZ MHD 9,3 ± 1,8 h, innerhalb von 2–3 d Steady-state, PEB 40 %, hepatischer Abbau, renale Elimination zu > 95 % als Glukuronid

Gr/La kontraindiziert, Gr 6, Carbamazepin als Monotherapie möglich / kontraindiziert, La 2, Carbamazepin als Monotherapie möglich

❶ Hinweise:
- bei Hautreaktionen Behandlung umgehend beenden, da z. T. tödl. verlaufende Hauterkrankungen und Hypersensitivitätsreaktionen auftreten (s. NW)

- rasche Aufdosierung innerhalb von 48 h auf 2400 mg/d nur unter stationären Bedingungen möglich
- Umstellung von Carbamazepin auf Oxcarbazepin im Verhältnis 1 : 1–1,5 an einem Tag möglich
- nicht-hormonelle Kontrazeption für Pat. im gebärfähigen Alter ist angeraten

Behandlungskontrollen:
- eine Plasmaspiegelbestimmung zur Überprüfung der Oxcarbazepin-Behandlung ist nicht notwendig (außer ggf. zur Complianceprüfung)
- Na$^+$-Kontrollen zu Therapiebeginn unbedingt erforderlich (Hyponatriämie als Folge einer erhöhten renalen ADH-Empfindlichkeit)

Tipps:
bei milder Hyponatriämie ggf. kochsalzreiche Kost empfehlen

Oxybutynin
TTK: p.o.: 0,23–0,70 € (5–15 mg); Pflaster: 5,90 (36 mg) | Kinder > 5 Jahre | Rp.-Pflicht

HN	Ⓓ *p.o.:* **Cystonorm®**, **Dridase®**, **Oxybugamma®** 2,5 mg, **Oxybutin®**, **Oxybutynin** (Generika, **Hexal®** 2,5 mg/Tbl., **ratiopharm®** 2,5 mg, **von ct®** 2,5 mg/Tbl.), **Spasyt®** - *alle: 5 mg/Tbl.* *transdermal:* **Kentera®** 36 mg/Pfl. Ⓐ **Detrusan®**, **Ditropan®**, **Kentera®** Ⓒʜ **Ditropan®**, **Lyrinel®**
Dos	▶ *Erw.:* 2–3 × 2,5–5,0 mg/d p.o. • *Maximaldosis:* 20 mg/d ▶ *Kinder > 38 kg KG:* 3 × 5 mg/d; *30–38 kg KG:* 2 × 5 mg/d; *20–30 kg KG:* 3 × 2,5 mg/d p.o. • *Maximaldosis:* 0,3–0,4 mg/kg KG/d, max. 15 mg/d
Ind	symptomatische Behandlung der Überaktivität des Harnblasenmuskels bei idiopathischer Detrusorinstabilität und neurogener Detrusorhyperreflexie
KI	Engwinkelglaukom, Tachyarrhythmie, Pollakisurie oder Nykturie infolge Herz- oder Niereninsuffizienz, Verengung oder Verschluss der ableitenden Harnwege, Hiatushernie mit Refluxösophagitis, Stenosen im Bereich des Magen-Darm-Kanals, Ileus, entzündliche Dickdarmgeschwüre, toxisches Megakolon, Zerebralsklerose, Myasthenia gravis
NW	*> 10 %:* Mundtrockenheit (50 %), Verstopfung *1–10 %:* Schweißdrüsensekretion ↓ → Wärmestau, Tachykardie, HRST, Angioödem, Impotenz, Miktionsbeschwerden, Harnverhalt, Schwindel, Müdigkeit, KS, Halluzinationen, Konvulsionen, Diarrhoe, Anorexie, Übelkeit, Erbrechen, Haut-/Gesichtsrötung, allerg. Hautreaktionen, Akkomodationsstörungen, Glaukomauslösung, Tränenfluss ↓, Mydriasis *< 1 %:* fleckiger Hautausschlag (Rash), Verwirrtheitszustände, nächtliche Angstzustände *o.A.:* Symptomverstärkung einer Hyperthyreose, KHK, Herzinsuffizienz, Arrhythmie, Hypertension, Prostatahypertrophie
WW	andere Anticholinergika oder Arzneimittel mit anticholinerger Wi wie Amantadin und andere Antiparkinsonmittel; Antihistaminika, Neuroleptika, Chinidin, trizyklische Antidepressiva, Atropin und verwandte Verbindungen, Azol-Antimykotika und Makrolidantibiotika (anticholinerge Wi ↑)
WI	O. ist ein synthetisches tertiäres Amin, ein Anticholinergikum (über M$_1$- und M$_2$-Rezeptoren) mit zusätzlicher direkter (muskulotroper) spasmolytischer Wi auf die Harnblasenmuskulatur (Reduzierung der unkontrollierten Kon-

traktionsfrequenz des instabilen [hyperaktiven] Blasendetrusors und verzögerter Beginn des Miktionsdrangs), lokalanästhetische und analgetische Eigenschaften

PK rasche Resorption, starker First-pass-Effekt, BV 11 %, max. Plasmaspiegel nach 30–90 min, Wirkdauer 6–10 h, HWZ 2–3 h, hepatische Metabolisierung in z. T. aktive Metaboliten (90 % der biologischen Aktivität), renale Elimination

Gr/La kontraindiziert im 1. Trim., im 2.+3. Trim. strenge Indikation, Gr 5 / strenge Indikation, Muttermilchübertritt, verminderte Milchproduktion

Intoxikation:
- *Klinik:* Verstärkung der parasympatholytischen Nebenwirkungen im ZNS, im Kreislaufsystem, Pupillenerweiterung, Fieber, rote heiße Haut, trockene Schleimhäute, Atemstörungen, Lähmungen, Koma
- *Therapie:* als *Antidot* langsame i.v.-Gabe von Physostigmin 0,5–2 mg (bei Kindern 30 µg/kg KG), wenn nötig nach 5 min bis zu einer Maximaldosis von 5 mg (bei Kindern 2 mg) wiederholen; bei ausgeprägter Unruhe Diazepam 10 mg i.v., bei Tachyarrhythmie Propranolol i.v., bei Harnverhalt Blasenkatheter, bei Parese der Atemmuskulatur mechanische Ventilation

Hinweise:
- nicht bei infravesikaler Obstruktion oder Engwinkelglaukom einsetzen, vor Behandlungsbeginn Ausschluss einer Harnwegsinfektion oder eines Blasentumors
- Mundtrockenheit als NW führt in bis zu 27 % zum Therapieabbruch
- nicht bei Kindern unter 5 J. einsetzen

Behandlungskontrollen:
regelmäßige Kontrolle des Sehvermögens

Oxycodon (unterliegt der BtMVV)
TTK: 1,10-5,80 € (20-80 mg) | Kinder > 12 Jahre | Rp.-Pflicht

HN Ⓓ *p.o.:* **Oxycodon (Generika), Oxygesic®**
- alle: 5|10|20|40|80 mg/Ret.-Tbl., **Oxygesic® akut** 5|10|20 mg/Kps., **Oxygesic® Dispersa** 5|10|20 mg/Schmelztbl.
parenteral: **Oxygesic® Injekt** 10|20 mg/1|2 ml
Ⓐ **Oxycontin®, Oxynorm®**
🇨🇭 **Oxycontin®, Oxynorm®**

Dos
- *Erw.+Kinder > 12 J.:* 2 × 10 mg/d p.o. für nicht opioidgewöhnte Pat., Dosisanpassung je nach klin. Erfolg, bei opioidgewöhnten Pat. mit höherer Dosis beginnen
- *parenteral, i.v.:* 1–10 mg als Bolus i.v., max. alle 4 h wiederholen oder 2 mg/h als Infusion i.v.
- *parenteral, PCA:* 0,03 mg/kg KG, Sperrintervall 5 min
- *parenteral, s.c.:* 5 mg s.c. max. alle 4 h wiederholen oder als Infusion *initial* 7,5 mg/d s.c.
- *Maximaldosis:* in Einzelfällen bis 400 mg/d p.o. (z.B. bei Tumorschmerzen);
  - *30-Tage-Verordnungs-Höchstmenge nach BtMVV:* 15000 mg

Ind starke bis sehr starke subakute und chronische Schmerzen

KI schwere Atemdepression mit Hypoxie und/oder Hyperkapnie, schwere COPD, Cor pulmonale, akutes schweres Asthma bronchiale, paralytischer Ileus, Kinder < 12 J.

NW *> 10 %:* Übelkeit, Erbrechen, Sedierung, Verstopfung, Schwindel, Juckreiz, KS
1–10 %: Mundtrockenheit, GIT-Beschwerden, Appetit ↓, RR ↓, Ohnmacht,

Harnverhalt, Harndrang, Hautausschlag, Schwitzen, Schüttelfrost, Dyspnoe, Asthenie, Depressionen, Euphorie, Antriebsarmut, Unruhezustände, Schlafstörungen, Erinnerungslücken, Parästhesien
< 1 %: Ödeme, Abhängigkeit, Migräne, Schluckbeschwerden, Halluzinationen, Sehstörungen, Hyperakusis, Hyperästhesie, Koordinationsstörungen
o.A.: Atemdepression, Miosis, Bronchialspasmen, Krämpfe der glatten Muskulatur, Dämpfung des Hustenreflexes

WW	zentral dämpfende Medikamente, Alkohol (deren und Oxycodon-Wi und NW ↑); anticholinerg wirkende Medikamente (verstärkte anticholinerge NW)
WI	Opioidanalgetikum der Stufe 2; Oxycodonhydrochlorid ist ein semisynthetischer Opioid-Rezeptor-Agonist (κ-, μ- und δ-Opiatrezeptoren) ohne antagonistische Wi, Wirkungsmechanismus dem des Morphins vergleichbar
PK	BV ca. 65 %, max. Plasmakonzentration nach 3 h, PEB 38–45 %, Wirkungsdauer 4–5 h, HWZ 4–6 h, Metabolisierung in Darm und Leber über das P450-Cytochromsystem, Metabolite ohne wesentlichen analgetischen Effekt, 10–15 mg ret. Oxycodon entsprechen 20 mg ret. Morphin
Gr/La	kontraindiziert, Gr 5, Paracetamol ist Analgetikum der Wahl / kontraindiziert, La 2, Paracetamol ist Analgetikum der Wahl

❶ Intoxikation:
s. Morphin

Hinweise:
- *Warnhinweis:* der gleichzeitige Genuss von Alkohol und oxycodonhaltigen Retardpräparate kann zu erhöhten Nebenwirkungen und Intoxikationen führen
- *Umstellung p. o. zur parenteralen Gabe:* 2 mg p. o. sind 1 mg parenteral äquivalent
- *sinnvolle Kombinationspräparate:* mit Naloxon: **Targin®**
  erste Studienergebnisse sprechen für Wirkungserfolg bei chron. neuropathischen Schmerzen (z. B. diabetischer Polyneuropathie; Quelle: Pain 2003, 15: S.71-78)
- aufgrund verzögertem Wirkungseintritt nicht zur Behandlung von Durchbruchschmerzen geeignet
- hohe Dosen möglich bei starken Schmerzen (Schmerz = "Antidot zum Morphin"), kein bis lediglich geringes Abhängigkeitspotenzial bei der Indikation Schmerz in retardierter Form

Tipps:
Ret.-Tbl. dürfen nicht geteilt oder zerkaut werden (Verlust der Retardwirkung)

Oxycodon + Naloxon (unterliegt der BtMVV) *TTK: 3,20 € (20/10 mg) | Rp.-Pflicht*

HN	Ⓓ p. o.: **Targin®** 5|10|20|40 mg/2,5|5|10|20 mg (Oxycodon/Naloxon) Ⓐ **Targin®** Ⓒ**Targin®**
Dos	▸ *Erw.:* 2 × 10/2,5 mg/d p. o., ggf. bei Bedarf Dosis erhöhen ▸ *Maximaldosis:* 80/40 mg/d ▸ *Dosisreduktion bei Leberinsuffizienz:* bei mittelschwerer bis schwerer Leberfunktionsstörung kontraindiziert
Ind	starke Schmerzen, die nur mit Opioid-Analgetika ausreichend behandelt werden können
KI	Überempfindlichkeit, jegliche Situationen in denen Opioide kontraindiziert sind, schwere Atemdepression mit Hypoxie und/oder Hyperkapnie, schwere

chronisch obstruktive Lungenerkrankung, Cor pulmonale, schweres Bronchialasthma, nicht opioid-bedingter paralytischer Ileus, mittlere bis schwere Leberfunktionsstörung, Alter < 18 J.

NW *1–10 %:* Appetitabnahme bis Appetitverlust, Unruhe, Schwindelgefühl, KS, Vertigo, Blutdruckabfall, Abdominalschmerz, Obstipation, Diarrhoe, Mundtrockenheit, Dyspepsie, Erbrechen, Übelkeit, Flatulenz, Erhöhung leberspezifischer Enzyme, Pruritus, Hautreaktionen/Hautausschlag, Hyperhidrosis, Arzneimittelentzugssyndrom, Hitze- und Kältegefühl, Schüttelfrost, Schwächezustände (Asthenie),
für Ocycodon zusätzlich: Stimmungs- und Persönlichkeitsveränderungen, verminderte Aktivität, psychomotorische Hyperaktivität, Agitiertheit, Schluckauf, Dysurie

WW zentral dämpfend wirkende Substanzen (z. B. andere Opioide, Sedativa, Hypnotika, Antidepressiva, Schlafmittel, Phenothiazine, Neuroleptika, Antihistaminika und Antiemetika) (ZNS-dämpfender Effekt (z. B. Atemdepression) ↑), Alkohol (ZNS-Effekt ↑); Cumarin-Derivate (Quick/INR ↑↓)

WI Oxycodon und Naloxon besitzen eine Affinität zu κ-, μ- und δ-Opioidrezeptoren in Gehirn, Rückenmark und peripheren Organen (z. B. Darm). O. wirkt an diesen Rezeptoren als Opioidrezeptoragonist und bewirkt eine Schmerzlinderung durch die Bindung an die endogenen Opioid-Rezeptoren im ZNS. Im Gegensatz dazu ist N. ein reiner Antagonist an allen Opioidrezeptortypen. Der Opioidantagonist Naloxon ist enthalten, um einer opioid-induzierten Obstipation entgegenzuwirken, indem er die Wirkung des Oxycodons an den Opioidrezeptoren lokal im Darm blockiert.

PK **Oxycodon:** BV von O. 87 %, PEB 45 %, hepatische Metabolisierung, Elimination per Faeces und renal
Naloxon: BV von N. < 3 %, HWZ 1 h, hepatische Metabolisierung, Elimination renal

Gr/La Gr 5 (keine ausreichenden Erfahrungen) / La 2, Substanz geht in Muttermilch über

❶ Intoxikation:
- *Symptome:* Miosis, Atemdepression, Somnolenz bis hin zum Stupor, verminderte Spannung der Skelettmuskulatur, Bradykardie, Abfall des Blutdrucks; in schwereren Fällen Koma, nicht-kardiogenes Lungenödem, Kreislaufversagen, unter Umständen mit letalem Ausgang
- *Therapie:* intravenöse Gabe eines Opiodrezeptorantagonisten (z. B. 0,4–2 mg Naloxonhydrochlorid intravenös), je nach klinischer Notwendigkeit in 2–3 min-Abständen wiederholen; Infusion von 2 mg Naloxonhydrochlorid in 500 ml isotonischer Kochsalz- oder 5 %iger Dextroselösung (entsprechend 0,004 mg Naloxon/ml) auch möglich

Pharmainfo:
Me-too-Präparat

Oxytocin   *TTK: ca. 1,80 € (10 I.E.) | Rp.-Pflicht*

HN Ⓓ *parenteral:* **Oxytocin** (Generika), **Syntocinon**®
 - alle: 3|10 I.E. Inj.-Lsg.
Ⓐ **Oxytocin** (Generika)
CH **Syntocinon**®

Dos ▶ *Herstellen der Inf.-Lsg.:* 1 I.E. Oxytocin in 100 ml NaCl 0,9 % o. Glc. 5 %
▶ *parenteral: initial* $0,5–2 \times 10^{-3}$ I.E./min, d. h. 0,05–0,2 ml entsprechend 1–4 Tropfen/min, Dosissteigerung > alle 15 min um $1–2 \times 10^{-3}$ I.E./min

- *am Geburtstermin oder kurz zuvor:* 10×10^{-3} I.E./min (1 ml entsprechend 20 Tropfen/min)
- *max. Infusionsgeschwindigkeit:* $20-30 \times 10^{-3}$ I.E./min (2–3 ml, entsprechend 40–60 Tropfen/min)
- *Nachgeburtsphase:* 5–10 I.E. i. m. oder 5–6 I.E. langsam i. v.
- *Ausräumung nach Aborten:* 3–6 I.E. i. v. oder i. m.

Ind
- zur Geburtseinleitung, bei primärer und sekundärer Wehenschwäche, zur Blutungsprophylaxe nach Abort
- zur Prophylaxe einer verstärkten Nachgeburtsblutung
- zur Förderung und Beschleunigung der Ablösung und Ausstoßung der Plazenta (Mutterkuchen)
- zur Prophylaxe und Therapie einer Subinvolution des Uterus (mangelhafte Rückbildung der Gebärmutter) im Wochenbett, bei atonischen Blutungen in der Nachgeburtsperiode (Oxytocin sollte bei dieser Indikation als Mittel der zweiten Wahl nur dann angewandt werden, wenn andere uteruskontrahierende Substanzen wie Methylergometrin, Prostaglandine oder deren Derivate kontraindiziert bzw. nicht verträglich sind)
- zur Wehenstimulierung (Oxytocin-Belastungstest)

KI EPH-Gestose, Neigung zu Tetanus uteri, hypertone Wehentätigkeit, drohende Uterusruptur, vorzeitige Plazentalösung, Placenta praevia, Vasapraevia, unreife Cervix, drohende Asphyxia fetalis, "fetal distress" (sofern die Geburt nicht unmittelbar bevorsteht), Lageanomalien (z. B. Beckenendlage), mechanisches Geburtshindernis (z. B. Kopf/Becken-Missverhältnis), Nabelschnurverschlingung oder -vorfall

NW *>10%:* zu starke Wehentätigkeit
1–10%: HRST, HF ↑ oder HF ↓ (insbes. bei höheren Dosen), KS (insbes. bei höheren Dosen), Übelkeit und Erbrechen (insbes. bei höheren Dosen), RR ↑

WW Prostaglandine (Wi-Verstärkung von O. möglich, Mindestabstand 6 h), blutdrucksteigernde Sympathomimetika und Oxytocin verursachen zusammen eine prolongierte arterielle Hypertonie (verlängerter Druckanstieg), Antihypertonika (Wi-Verstärkung von O.), Halothan-Narkose (RR ↓)

WI O. ist identisch zu dem Hypophysenhinterlappenhormon: es wirkt überwiegend auf die glatte Muskulatur der Gebärmutter, vor allem gegen Ende der Schwangerschaft, während der Wehentätigkeit, nach Geburt und im Wochenbett → Kontraktionsfrequenz ↑, kontraktile Kraft der Uterusmuskulatur bei nachfolgend normaler Relaxationsphase ↑; bei höherer Dosierung kann es zu einer Dauerkontraktion kommen

PK nach i. m.-Gabe max. Wi in 30 min, HWZ 1–4 min (i. v.) u. 20 min (i. m.), nach Metabolisierung (> 98 %) Elimination per Leber und Nieren

Gr/La Anwendung möglich / Anwendung möglich

❗ **Hinweise:**
- *Anwendungsbeschränkungen:* Frauen > 35 J., Frauen mit Komplikationen während der Schwangerschaft, Schwangerschaftsalter > 40 Wo. (erhöhtes Risiko einer disseminierten intravasalen Gerinnung)

Paclitaxel   *TTK: ca. 820,- € (150 mg)* | *Rp.-Pflicht*

HN Ⓓ *i. v.:* Abraxane®, Axitaxel®, Bendatax®, Celltaxel®, Eurotaxel®, Neotaxan®, Pacli Oc®, Paclisachs®, Paclit®, Paclitaxel (Generika), Ribotax®, Taxol®, Taxomedac®
- alle: 30|100|150|300 mg/Inf.-Konz. à 6 mg/ml

Ⓐ **Abraxane®**, **Ebetaxel®**, **Novotax®**, **Paclitaxel (Generika)**, **Paclixyz®**
CH **Paclitaxel (Generika)**, **Taxol®**

Dos	Dosierung nach aktuellen onkologischen Therapieprotokollen, s. FI: ▶ *i. v.:* 175 mg/m² KO über 3 h oder 135 mg/m² KO über 24 h, gefolgt von 75 mg/m² KO Cisplatin alle 3 Wo. ▶ *Dosisreduktion bei Leberfunktionsstörung:* leicht bis mäßig: unzureichende Datenlage erlaubt keine Empfehlung für eine Dosisanpassung; schwer: kontraindiziert ▶ *Prämedikation:* • 20 mg Dexamethason oral oder i. v. (8–20 mg bei KS-Patienten) • bei oraler Verabreichung ca. 12 und 6 h oder bei i. v.-Verabreichung 30–60 min vor P.-Gabe • 50 mg Diphenhydramin (oder ein vergleichbares Antihistamin, z. B. Chlorpheniramin) i. v. 30–60 min vor P.-Gabe • 300 mg Cimetidin oder 50 mg Ranitidin i. v. 30–60 min vor P.-Gabe
Ind	Ovarialkarzinom, Mammakarzinom, fortgeschrittenes nichtkleinzelliges Bronchialkarzinom, AIDS assoziiertes Kaposi Sarkom
KI	Neutropenie < 1500/mm³, Thrombozyten < 100000/mm³, schwere Leberfunktionsstörung
NW	*> 10 %:* schwere Neutropenie (< 500 Zellen/mm³) ohne fiebrige Episoden (28–81 %), Thrombozytopenie (11 %), Anämie (78 %, Hb < 8 g/dl 16 %), Neurotoxizität, hauptsächlich periphere Neuropathie, schwere Arthralgie, schwere Myalgie, leichte Überempfindlichkeitsreaktionen (Flush, Hautausschlag), Infektionen, Myelosuppression, Leukopenie, Hypotonie, Übelkeit, Erbrechen, Durchfall, Mucositis, Alopezie, Patienten mit AIDS-assoziiertem Kaposi-Sarkom (schwere Neutropenie < 500 Zellen/mm³), neutropenisches Fieber, Thrombozytopenie, schwere Anämie (Hb < 8 g/dl), hepato-biliäre Störungen, Erhöhung von Bilirubin, AP, SGOT *1–10 %:* Reaktionen an der Injektionsstelle (lokalisiertes Ödem, Schmerzen, Erythem, Verhärtung), Bradykardie, vorübergehende und wenig ausgeprägte Veränderungen an Nägeln und Haut, starke Erhöhung der SGOT und AP
WW	CYP3A4 oder CYP2C 8 Inhibitoren (z. B. Erythromycin, Fluoxetin, Gemfibrozil) oder -Induktoren (z. B. Rifampicin, Carbamazepin, Phenytoin, Phenobarbital, Efavirenz, Nevirapin) (WW möglich), Antikoagulanzien/antineoplastische Mittel, Taxane/Azol-Antimykotika, Natalizumab/Immunsuppressiva, Lebend-Impfstoffe/Immunsuppressiva, Tot- und Toxoid-Impfstoffe/Immunsuppressiva (WW möglich), Doxorubicin (P-Elimination ↓), Taxane/HIV-Protease-Inhibitoren (P-Clearance ↓)
WI	P. ist ein neuer antimikrotubulärer Wirkstoff (Zytostatikum), der die Zusammenlagerung der Mikrotubuli aus den Tubulin-Dimeren fördert und die Mikrotubuli stabilisiert, indem er ihre Depolymerisation hemmt (Hemmung der Mitose)
PK	HWZ 3 und 53 h, PEB 89–98 %, überwiegend fäkale Elimination nach Metabolisierung
Gr/La	kontraindiziert, Gr 5 / kontraindiziert, La 1
❶	**Hinweise:** bei einer Kombinationstherapie mit Cisplatin sollte Paclitaxel immer vor Cisplatin verabreicht werden (sonst P.-Clearance ↓ + Knochenmarkdepression) **Behandlungskontrollen:** ▶ Laborkontrollen: regelmäßig BB und Leberwerte ▶ EKG-Kontrollen (Bradykardie, HRST, AV-Block ?)

Paliperidon TTK: 6,70–7,30 € (6-9 mg) | Rp.-Pflicht

HN	Ⓓ *p. o.:* **Invega**® 3|6|9 mg/Ret.-Tbl. Ⓐ **Invega**® CH **Invega**®
Dos	▶ *Erw.:* 1 × 6 mg/d morgens p. o., *Zieldosis* 3–12 mg/d je nach klin. Wi ▶ *Maximaldosis:* 12 mg/d ▶ *Dosisreduktion bei Niereninsuffizienz:* Krea-Clearance 50–80 ml/min initial 3 mg/d, ggf. später 6 mg/d, bei 10–50 ml/min initial 1,5 mg/d, ggf. später 3 mg/d, < 10 ml/min Anwendung nicht empfohlen
Ind	*p. o.:* Schizophrenie, psychotische oder manische Symptome bei schizoaffektiven Störungen *i. m.:* Akut- und Erhaltungstherapie bei Schizophrenie
KI	bekannte Überempfindlichkeit
NW	*> 10 %:* KS *1–10 %:* EPMS (Akathisie, Tremor, Dystonie etc.), Somnolenz, Schwindel, Übelkeit, Erbrechen, Agitiertheit, Obstipation, Dyspepsie, HF ↑, RR ↑, Mundtrockenheit, Nasopharyngitis und Erschöpfung, Gewicht ↑, Appetit ↑, verschwommenes Sehen, orthostatische Hypotonie, Husten, pharyngo-laryngealer Schmerz, nasale Verstopfung, Beschwerden/Schmerzen im Oberbauch, Dyspepsie, Arthralgie, Rücken- u. Gliederschmerz, Asthenie, Infektion der oberen Atemwege
WW	Vorsicht bei Med., die das QT-Intervall verlängern (z. B. Antiarrhythmika der Klassen IA [z. B. Chinidin, Disopyramid] und III [z. B. Amiodaron, Sotalol]), einige Antihistaminika, einige andere Antipsychotika und einige Antimalaria-Wirkstoffe (z. B. Mefloquin); zentralwirksame Arzneimittel (z. B. Anxiolytika, den meisten Antipsychotika, Hypnotika, Opioide usw. oder Alkohol) ZNS-Effekte ↑, Levodopa (dessen Wi ↓), andere Antipsychotika und Trizyklika (RR ↓), Carbamazepin (P.-Spiegel ↓), Risperidon (additive Effekte)
WI	P. ist ein selektiver Inhibitor monoaminerger Effekte, dessen pharmakologische Eigenschaften sich von denen klassischer Neuroleptika unterscheiden → starke Bindung an serotonerge 5-HT$_2$-, dopaminerge D$_2$- und α_1-adrenerge Rezeptoren; es blockiert in geringerem Ausmaß H$_1$-histaminerge sowie α_2-adrenerge Rezeptoren
PK	BV 28 %, PEB 74 %, HWZ 23 h, 59 % werden unverändert renal eliminiert
Gr/La	kontraindiziert / kontraindiziert
❶	**Alternativwirkstoffe:** Risperidon **Pharmainfo:** Me-too-Präparat

Pamidronsäure TTK: 52–244,- € (15–90 mg) | Rp.-Pflicht

HN	Ⓓ *i. v.:* **Aredia**®, **Axidronat**®, **Pamidro-cell**®, **Pamidron Hexal**®, **Pamidronat (Generika)**, **Pamifos**®, **Ribodronat**® - alle: 15|30|60|90 mg Trockensubstanz u. Lösungsmittel Ⓐ **Aredia**®, **Edronat**®, **Pamidronat (Generika)**, **Pamidronsäure (Generika)**, **Pamitor**® CH **Aredia**®, **Pamidronat (Generika)**, **Pamidron (Generika)**
Dos	▶ *tumorinduzierte Hyperkalzämie, Multiples Myelom Stadium III:* 1 × 15–90 mg in 500 ml NaCl 0,9 % o. Glc. 5 % alle 3–4 Wo. i. v. (max. 15 mg/h), je nach Ca^{2+}-Spiegel

- *osteolytische Metastasen:* 1 × 90 mg in 2 h i.v. alle 4 Wo. (in 250 ml NaCl 0,9 % o. Glc. 5 %)
- Morbus Paget: 1 × 30 mg/Wo. in 83 ml NaCl 0,9 % o. Glk. 5 % i.v. über 6 Wo. oder 1 × 60 mg in 167 ml NaCl 0,9 % o. Glc. 5 % alle 2 Wo. für 6 Wo.
- *Maximaldosis:* pro Behandlungsgang 90 mg
- *Dosisreduktion bei Niereninsuffizienz:* bei schwerer Nierenfunktionsstörungen (Krea-Clearance < 30 ml/min) nicht anwenden

Ind tumorinduzierte Hyperkalzämie bei osteolytischen Knochenmetastasen bei chemotherapeutisch oder mit einer Hormontherapie vorbehandeltem Mammakarzinom; Basisbehandlung bei Multiplem Myelom im Stadium III der Erkrankung mit osteolytischen Läsionen; Morbus Paget des Knochens

KI bekannte Überempfindlichkeit

NW *> 10 %:* Hypokalzämie, Hypophosphatämie, Fieber und grippeähnliche Symptome mit Unwohlsein, Schüttelfrost, Müdigkeit und Hitzewallungen
1–10 %: Anämie, Thrombozytopenie, Lymphozytopenie, Hypokaliämie, Hypomagnesiämie, symptomatische Hypokalzämie (Parästhesie, Tetanie), KS, Schlaflosigkeit, Somnolenz, Konjunktivitis, Hypertonie, Übelkeit, Erbrechen, Appetitlosigkeit, Abdominalschmerz, Diarrhö, Obstipation, Gastritis, Exanthem, vorübergehende Knochenschmerzen, Arthralgie, Myalgie, generalisierte Schmerzen, Reaktionen an der Infusionsstelle wie Schmerzen, Rötung, Schwellung, Verhärtung, Phlebitis, Thrombophlebitis, erhöhte Kreatinin-Konzentration im Serum

WW potenziell nephrotoxisch wirkende Arzneimittel (Nierenfunktionsstörungen), Calcitonin (rascher Ca^{2+}-Abfall möglich)

WI P. ist ein Dinatriumsalz: stark hemmende Wirkung auf die durch Osteoklasten verursachte Knochenresorption; starke Bindung mit Hydroxyapatitkristallen, in vitro Hemmung der Bildung und der Auflösung dieser Kristalle, in vivo Hemmung der durch Osteoklasten verursachten Knochenresorption

PK PEB 54 %, renale Elimination, HWZ biexponentiell 1,6 h und 27 h

Gr/La kontraindiziert / kontraindiziert

❗ Intoxikation:
- *Klinik:* Parästhesien, Tetanie und Hypotonie
- *Therapie:* Infusion von Kalziumglukonat

Tipps:
Infusionshinweis: Infusion langsam verabreichen, zuvor auf ausreichende Hydrierung achten, Kontrolle von Ca^{2+}- und Phosphat im Serum

Pancuroniumbromid TTK: 1,35-2,64 € (4 mg Amp.) | Kinder > 0 Monate | Rp.-Pflicht

HN Ⓓ *i.v.:* **Pancuronium (Generika, -Actavis** 8 mg/4 ml Injektionslsg.)
- alle: 4 mg/Amp. à 2 ml
Ⓒ **Pavulon®**

Dos
- *Anfangsdosis:* 0,08–0,1 mg/kg KG (5,6–7 mg/70 kg KG) langsam i.v. (*Intubation:* 0,1 mg/kg KG, ggf. mehr erforderlich)
- *Repetitionsdosis:* 0,02–0,04 mg/kg KG (1,4–2,8 mg/70 kg KG) i.v.
- *Präkurarisierung:* 0,01–0,02 mg/kg KG (0,7–1,0 mg/70 kg KG) i.v.

Ind Muskelrelaxans (in Allgemeinanästhesie und bei künstlicher Beatmung)

KI Myasthenia gravis, Eaton-Lambert-Syndrom

NW *Einzelfälle:* Bronchospasmus durch Histaminfreisetzung
o.A. (dosisabhängig): HF ↑, RR ↑, HZV ↑, HRST

WW	Halothan, Diethyläther, Enfluran, Isofluran, Methoxyfluran, Cyclopropan, Thiopental, Methohexital, Ketamin, Fentanyl, Gamma-Hydroxybutyrat, Etomidat, Benzodiazepine, Antibiotika (insbesondere Aminoglykoside, Polymyxine, Tetrazykline, Lincosamide), Imidazole (Metronidazol), Chinidin, Phenytoin, Protamine, Diuretika, β-Blocker, α-Blocker, Thiamin, MAO-Hemmer, Magnesium, Lithium, Hypothermie (Pancuroniumbromid-Wi ↑); Neostigmin, Edrophonium, Pyridostigmin, vorhergehende Dauermedikation mit Kortikosteroiden, Noradrenalin, Azathioprin, KCl, NaCl, CaCl$_2$ (Pancuroniumbromid-Wi ↓); trizyklische Antidepressiva, Aminophyllin (schwere Arrhythmien ↑)
WI	P. ist Mittel der Wahl als nicht depolarisierendes Muskelrelaxans in der Kombinationsnarkose mit kompetitiver Blockade von Acetylcholinrezeptoren an der neuromuskulären Endplatte → Unterbrechung der physiolog. Impulsübertragung von der Nervenzelle auf die Muskelzelle → schlaffe Lähmung (neuromuskuläre Blockade), hoher Wirkungsgrad
PK	Wirkungseintritt innerhalb 2–3 min, Wirkdauer 40–50 min, HWZ 30 min, PEB 30%, geringe Lipophilie, hepatischer Metabolismus; renale Elimination als hydroxylierte, zum Teil aktive Metaboliten, z. T. auch unverändert
Gr/La	Anwendung möglich, möglichst geringe Dosis wählen / strenge Indikation, kaum Resorption nach oraler Aufnahme durch den Säugling

❗ **Hinweise:**
- Substanz hat sich vor allem bei Risiko- und Schockpatienten sowie in der Herzchirurgie bewährt
- Cholinesterasehemmer (z. B. Neostigmin 0,5–5 mg i. v.) können die Wi von Pancuroniumbromid antagonisieren
- bei Bradykardie ggf. Gabe von Atropin 0,5–1 mg i. v.

Pankreatin   TTK: 0,45 € (20000 I.E.) | Kinder > 0 Monate | Rp.-Pflicht

HN	Ⓓ *p. o.:* **Kreon**® 40000 I.E./Kps., 20800 I.E./Granulat-Beutel, für Kinder 500 I.E./Mikropellets à 100 mg, **Pangrol**® 20000|40000 I.E./Tbl., **Pankreatan**® 36000 I.E./Kps., **Panzytrat**® 40000 I.E./Kps. - alle: 10000|25000 I.E./Kps., **Cotazym**® 20000|30000|40000 I.E./Kps., **Helopan**® 10000 I.E./Tbl., **Lipazym**® 13000 I.E./Kps., **Mezym**® 10000 I.E./Filmtbl., **Ozym**® 10000|20000|40000 I.E./Kps., **Panpur**® 30000 I.E./Filmtbl., **Panzynorm forte**® 20000 I.E./Filmtbl., **Unexym Mono**® 10150 I.E./Tbl. Ⓐ **Kreon**® Ⓒ **Kreon**®, **Panzytrat**®

Dos	▶ *Erw.:*
	  • *initial* 1–2 × 25.000–40.000 I.E. pro Hauptmahlzeit, 1 × 10.000 I.E. bei Zwischenmahlzeiten, später ggf. individuelle Dosisanpassung (Einnahme während oder nach der Mahlzeit)
	  • *Maximaldosis:* 15.000 bis 20.000 I.E./kg KG/d
	▶ *Kinder:*
	  • Säuglinge 1 Messlöffel Granulat (100 mg = 5000 I.E.) zu jeder Mahlzeit, Kleinkinder entsprechend mehr
	  • *Maximaldosis:* 15000 bis 20000 I.E./kg KG/d

Ind	exokrine Pankreasinsuffizienz, z. B. nach akuter und chronischer Pankreatitis oder im Rahmen einer Mukoviszidose
KI	akute Pankreatitis, bekannte Überempfindlichkeit (Schweinefleisch)

NW	*> 1 %:* Bauchschmerzen
0,1–1 %: Obstipation, Stuhlanomalien, Diarrhoe, Übelkeit, allerg. Reaktionen (z. B. Hautausschlag, Niesen, Tränenfluss, Bronchospasmus), allerg. Reaktionen des Verdauungstraktes (GIT-Beschwerden)
< 0,01 %: Stomatitis (v. a. Kinder), GIT-Blutungen (insb. Neugeborene)
o.A.: bei hohen Dosen: Kolitis, Hyperurikämie, Strikturen und Fibrosen der Ileozökalregion
WW	keine wesentlichen bekannt
WI	P. ist ein Pankreasextrakt vom Schwein, welches neben exkretorischen Pankreasenzymen wie Lipasen, α-Amylase, Proteasen, Trypsin und Chymotrypsin auch andere Enzyme enthält, entscheidend ist jedoch die enzymatische Aktivität von Lipase (Spaltung der Triacylgeridmoleküle [Fette] an Stelle 1 und 3 → freie Fettsäuren + 2-Monoglyceride), da die Aufspaltung der Polysaccharide ungestört abläuft.
PK	Enzyme werden durch Magensäure zerstört (daher säurefeste Darreichungsformen) → Gabe während der Mahlzeit, ggf. Gabe von Säurehemmern, keine Resorption vom Gastrointestinaltrakt, Ausscheidung mit dem Stuhl nach Denaturierung durch Verdauungssäfte oder durch Bakterien
Gr/La	Anwendung möglich / Anwendung möglich
❶	**Pädiatrische Zulassung:**
keine Angabe der Alterklasse
Hinweise:
▶ Dosierung individuell nach der Beschwerdesymptomatik des Pat.
▶ während der Behandlung auf ausreichende Flüssigkeitszufuhr achten
▶ Gesunde scheiden weniger als 9 g Fett mit dem Stuhl aus, Behandlung bei Fettausscheidung bei > 15 g/d; bei schwerer Pankreasinsuffizienz Fettausscheidung bei ca. 80 g/d
▶ Pat. sollten die niedrigste Tagesdosis an Pankreasenzymen erhalten, die ausreicht, um Fettstühle zu minimieren und einen guten Ernährungszustand zu erhalten
▶ Pankreatin eignet sich **nicht** zur Kompensation von Verdauungsstörungen oder Diätfehlern bei gesunden Menschen

Pantoprazol
TTK: p.o.: 0,35-0,50 € (20-40 mg); i.v.: 15-17,- € (40 mg) | Kinder > 12 Jahre | Rp.-Pflicht

HN	Ⓓ *p. o.:* **Gastrozol®**, **Pantoprazol (Generika)**, **Pantopra-Q®**, **Pantoprem®**, **Pantorc®**, **Pantozol®**, **Rifun®**
- alle: 20|40 mg/Tbl.
i. v.: **Pantozol®**, **Pantoprazol (Generika)**
- alle: 40 mg/Inf.-Fl.
Ⓐ *Gastroloc Hexal®*, **Pantoloc®**, **Zurcal®**
Ⓒh **Pantozol®**, **Zurcal®**
Dos	▶ *HP-Eradikation:* 2 × 40 mg/d; *Therapiedauer*: 7 (–14) d p. o.
▶ *Ulkustherapie/akute (erosive) Refluxösophagitis:*
• leichte Symptome und Prävention: 1 × 20 mg/d p. o. für 2 (–8) Wo.
• schwere Symptome: 1 × 40 mg/d ggf. auch 2 × 40 mg/d p. o. (bei kompliziertem Ulkus) über 2 (–8) Wo.
▶ *i. v. Ulkustherapie/Refluxösophagitis:* 1 × 40 mg langsame Injektion bzw. als Kurzinfusion i. v., baldmöglichst Umstellung auf orale Therapie
▶ *Prophylaxe von NSAR-bedingten GIT-Ulzera:* 1 × 20 mg/d p. o.
▶ *Zollinger-Ellison-Syndrom/path. Hypersekretion der Magensäure:* Anfangsdosis 80 mg/d, ggf. auch mehr, dann in 2 ED/d

	▸ *Maximaldosis:* 80–120 (–240) mg/d p. o. ▸ *Dosisreduktion bei schwerer Leberinsuffizienz:* jeden 2. Tag 40 mg
Ind	Refluxösophagitis, Ulcus duodeni/ventriculi, HP-Eradikation, Prophylaxe von NSAR-bedingten GIT-Ulzera, Zollinger-Ellison-Syndrom
KI	in der Kombinationstherapie bei schwerster Leber- und Niereninsuffizienz
NW	*> 1 %:* Oberbauchbeschwerden, Durchfall, Verstopfung, Blähungen, KS *0,1–1 %:* Übelkeit, Schwindel, Verschwommensehen, allerg. Juckreiz/Hautausschlag *< 0,01 %:* Ödeme, schwerer Leberzellschaden, anaphylaktische Reaktionen, GOT ↑, GPT ↑, γGT ↑, Triglyzeride ↑, Muskelschmerzen, Depression, interstitielle Nephritis, Urtikaria, Angioödeme, schwere Hautreaktionen wie Stevens-Johnson-Syndrom, Erythema multiforme, Lyell-Syndrom, Photosensibilität
WW	Arzneimittel, deren Resorption pH-abhängig ist, z. B. Ketoconazol (deren Resorption verändert); ansonsten sind bisher keine klinisch relevanten Interaktionen beschrieben
WI	P. ist ein irreversibler Hemmstoff der Protonenpumpe (H^+/K^+-ATPase-Hemmstoff) der Belegzellen: Säuresekretionshemmung der Magenschleimhaut, pH-Anstieg des Magensaftes, Hemmeffekt zu 50 % am 1. Tag nach 40 mg, zu 85 % am Tag 7
PK	rasche Resorption, BV 77 %, max. Plasmakonzentration nach 1–3 h, HWZ 1,3 h, PEB 98 %, die Elimination erfolgt nach hepatischer Um-/Abbau in Metabolite zu 80 % renal
Gr/La	strenge Indikation, Gr 4, Mittel der Wahl sind Antazida, Ranitidin, Cimetidin / strenge Indikation, La 2, Mittel der Wahl sind Antazida, ggf. Famotidin, Nizatidin
❶	**Pädiatrische Zulassung:** keine ausreichenden Erfahrungen bei Kindern < 12 J. **Hinweise:** ▸ bei Leberinsuffizienz Dosisreduktion und Kontrolle der Leberenzyme, bei deren Anstieg Therapie beenden ▸ nüchtern (30–60 min vor dem Essen einnehmen) **Tipps:** Einnahme möglichst abends, da 60 % der Magensäuresekretion nachts vorliegen und für die Nahrung tgl. Magensäure benötigt wird

Paracetamol

TTK: p.o.: 0,06 € (500 mg); Supp.: 0,20 € (1 g); i.v.: 2,60 € (500 mg) | Kinder > 0 Monate

HN	Ⓓ *p.o.:* **Ben-u-ron®** 1000 mg/Tbl. u. Brausetbl., 250|500|1000 mg/Granulat, **Enelfa®**, **Paracetamol (Generika, -Ratio** 500 mg/Brausetbl.), **Gib Paracetamol®**, **Julphar Dol®**, **Vivimed N®** - alle: 500 mg/Tbl., 200 mg/5 ml Saft *rektal:* **Ben-u-ron®** 75 mg/Supp., **Paracetamol (Generika)** - alle: 125|250|500|1000 mg/Supp. **Captin®** 500 mg/Supp., **Enelfa®** 125|250|500 mg/Supp., **Rubiemol®** 125|250|500 mg/Supp. *i. v.:* **Paracetamol (Generika)**, **Perfalgan®** - alle: 10 mg/ml Inf.-Lsg. Ⓐ **ben-u-ron®, Mexalen®, Momentum®, Parakapton®, Perfalgan®**

P

(CH) **Acetalgin®, Becetamol®, Ben-u-ron®, Contra-Schmerz®, Dafalgan®, Dolprone®, Influbene®, Kafa®, Panadol®, Perfalgan®, Treupel®, Treuphadol®, Tylenol®, Zolben®**

Dos
- *Erw. p. o.:* 1–4 × 500–1000 mg/d p. o./Supp. oder 4 × 25 ml Saft = 1000 mg p. o.
  - *Maximaldosis p. o.:* 4000–6000 mg/d
- *Migräneanfall:* 500–1000 mg p. o./Supp., ggf. 20–30 mg Domperidon oder Metoclopramid vorweg
- *Erw. i. v. > 50 kg KG:* bis zu 4 × 1000 mg/d über 15 min (= 4 × 100 ml/d); Abstand der Inf. mind. 4 h
  - *Maximaldosis i. v.:* 4000 mg/d, *33–50 kg KG:* 3000 mg/d
- *Kinder:*
  - *p. o.:* 10 (–15) mg/kg KG ED bis 4 ×/d
  - *Supp.:* 20 (–30) mg/kg KG ED (< 10 kg KG: 125 mg ED) bis 4 ×/d
  - *i. v., 10–50 kg KG:* 15 mg/kg KG = 1,5 ml/kg KG, *< 10 kg KG:* 7,5 mg/kg KG = 0,75 ml/kg KG bis 4 ×/d (Einzeldosis max. 7,5 ml)
    - *Maximaldosis i. v.:* 4000 mg/d, *33–50 kg KG:* 3000 mg/d, *10–33 kg KG:* max. 60 mg/kg KG/d, *< 10 kg KG:* max. 30 mg/kg KG/d (Einzeldosis max. 7,5 ml)

Ind Schmerzen aller Art, Fiebersenkung, akuter Migräneanfall

KI Nieren- und Leberschäden, hereditärer Glukose-6-Phosphat-DHG-Mangel (Gilbert-Syndrom), Meulengracht Krankheit

NW *0,01–0,1 %:* Hautrötungen
< 0,01 %: allerg. Reaktionen mit Exanthemen
in Einzelfällen: Anaphylaxie, BB-Veränderungen (Thrombozytopenie, Leukozytopenie, Agranulozytose, Panzytopenie), Bronchospasmus (Analgetika-Asthma)
o.A.: bei chron. Einnahme analgetikainduzierter KS, Nierenschäden, bei Missbrauch (hohe Dosen) auch hepatotoxisch

WW Antikoagulanzien (deren Wi ↑); Phenobarbital, Phenytoin, Carbamazepin, Isonicotinsäurehydrazid, Rifampicin, Salicylamid, Chlorzoxazon, Alkohol (Hepatotoxizität ↑); Chloramphenicol (dessen Eliminations-HWZ × 5); Zidovudin (Neutropenie-Risiko ↑)

WI P. ist ein Analgetikum der Stufe 1, ein Anilin-Derivat und Prostaglandinsynthesehemmer (Wirkung zentral >> peripher): analgetisch, gut antipyretisch, aber kaum antiphlogistisch (fehlende Hemmung der Cyclooxygenasen), daher auch nicht in die Gruppe der NSAR eingeordnet. In Kombination mit Coffein 1,3–1,7-fache Wirkungsstärke und rascherer Wirkungseintritt.

PK BV 88 %, rektal nur 50 %, HWZ 1–4 h, max. Plasmakonzentration nach 3–4 h, Wirkungsbeginn oral nach 30–60 min, PEB 10–20 %, Elimination zu 80 % nach hepatischer Transformation (toxische Metaboliten binden an hepatisches Glutathion und Cystein) überwiegend renal, i. v.: Wi-Beginn 5–10 min, max. Wi innerhalb 1 h, Wi-Dauer 6 h

Gr/La Anwendung möglich, Mittel der Wahl / Anwendung möglich, Mittel der Wahl

❗ Pädiatrische Zulassung:
parenteral:
Durchstechflasche mit 100 ml: für Kinder < 33 kg KG (ca. 11 J.) kontraindiziert
Durchstechflasche mit 50 ml: ist nur für reife Neugeborene, Säuglinge, Kleinkinder und Kinder bis ca. 33 kg KG vorgesehen

Intoxikation:
(toxische Dosis > 7–15 g, bei Kindern bereits ab 125 mg/kg KG):

- *Klinik* (Latenz 24–48 h; > 8–10 g [in den ersten 8 h]):
  - **Phase 1** (12–14 h): Übelkeit und Erbrechen, Schwitzen, allgemeines Krankheitsgefühl
  - **Phase 2** (24–48 h): relatives Wohlbefinden
  - **Phase 3** (> 48 h): rechtsseitige Oberbauchschmerzen, Bilirubin und Transaminasen ↑, Quick ↓, Oligurie, Ikterus, Gerinnungsstörungen, Hypoglykämie, Enzephalopathie, Leber-/Nierenversagen
- *Therapie:*
  - **Erwachsene:** Magenspülung + Aktivkohle ab 100 mg Paracetamol/kg KG bis 6 h nach Ingestion; **Indikation zur Antidotbehandlung:** Paracetamolkonzentration im Blut > 200 µg/ml 4 h nach Ingestion; nach 12 h > 50 µg/ml (keine oder nur geringe Leberschädigung bei Paracetamolkonzentration im Blut < 120 µg/ml 4 h nach Ingestion bzw. < 50 µg/ml nach 12 h); **Antidot:** N-Acetylcystein; Dosierung: initial 150 mg/kg KG in 200 ml Glukose 5 % i. v. über 15 min; danach 50 mg/kg KG in 500 ml Glukose 5 % i. v. über 4 h; danach 100 mg/kg KG in 1000 ml Glukose 5 % i. v. über 16 h
  - **Kinder** (Therapie indiziert ab 140 mg/kg KG/d): 1 g/kg KG Aktivkohle + 0,5 g/kg KG Glaubersalz *oder* Acetylcystein p. o. (initial 140 mg/kg KG, dann 70 mg/kg KG p. o. alle 4 h für 24 h) *oder* i. v. nach Dosierungsschema bei Erwachsenen unter Reduktion der Glukose 5 % Infusionsmenge

Hinweise:
- nicht ulzerogen wirksam (kaum Wirkungen auf die periphere Cyclooxygenase)
- die Lsg. für die i. v.-Infusion darf nicht über 30 °C, aber auch nicht im Kühlschrank gelagert werden

Paraffin TTK: 5,30-8,15 € (250 ml) | Kinder > 2 Jahre | Rp.-Pflicht

HN	Ⓓ *p. o.:* **Obstinol M®** 9,97 g/30 ml (= 1 Messb. 250 ml) ㏒ **Lansoyl®, Paragol®**
Dos	▸ *Erw. + Kinder ab 12 J.:* ½–1 Essl. abends p. o. (10–45 ml/d) ▸ *Kinder 2–12 J.:* ½–1 Teel. abends p. o. (1–2 ml/kg KG/d) ▸ *Einnahmedauer:* möglichst < 7 d
Ind	Obstipation (kurzfristig); Erkrankungen, die eine erleichterte Defäkation erfordern
KI	akute abdominelle Erkrankung (u. a. Ileus), Bewusstseinsstörung, Kinder < 2 J.
NW	*1–10 %:* Lipidpneumonien und Fremdkörperreaktionen bei Aspiration (v. a. Kinder und ältere, bettlägrige Pat.) *< 1 %:* Hypovitaminose (fettlöslichen Vit.), Hypokaliämie, Hypokalzämie, sek. Hyperaldosteronismus *< 0,01 %:* Fremdkörpergranulome (v. a. in intestinalen Mukosa, mesenterialen LK, Leber, Milz) durch Resorption, pulmonale Paraffinose *o.A.:* Stuhlinkontinenz, Appetitlosigkeit
WW	durch Senkung des K^+-Spiegels bei chronischer Anwendung: Herzglykoside (deren Wi ↑); Antiarrhythmika (Wi-Änderung); Thiazide, Nebennierensteroide, Süßholzwurzel (K^+-Verluste ↑); fettlösliche Vitamine (deren Resorption ↓, Vorsicht bei chronischer Anwendung)
WI	dickflüssiges Paraffin (Paraffinöl) besteht aus einer gereinigten Mischung von gesättigten Kohlenwasserstoffen: lediglich geringe gastrointestinale Resorption, es verringert die Konsistenz des Darminhaltes bzw. vermindert die Bildung fester Kotballen → durch Gleitmitteleffekt erleichterte Defäkation
PK	Paraffin wirkt mit einer Latenz von etwa 8–10 h

Gr/La kontraindiziert, Mittel der Wahl ist Lactulose / strenge Indikation

❗ **Cave:**
Präparat enthält 96 % Ethanol, **nicht** bei abstinenten Alkoholikern anwenden
Hinweise:
- bei Aspiration Gefahr der Lipidpneumonie (nicht bei Schluckstörungen geben)
- nur kurzfristige Anwendung (1–2 Wo.), sonst verstärkte Obstipation

Parecoxib TTK: 10-21,60 € (1 Amp.) | Rp.-Pflicht

HN Ⓓ *parenteral:* **Dynastat**® 40 mg/Durchstechfl.
Ⓐ **Dynastat** ®

Dos
- *initial* 40 mg i. v. oder i. m., danach b. Bed. alle 6–12 h 20–40 mg
  - *Maximaldosis:* 80 mg/d
- *Dosisreduktion bei Leberinsuffizienz:* bei Child-Pugh Score 7–9 (Child B) um 50 % (max. Tagesdosis 40 mg); KI bei Child-Pugh Score > 9 (Child C)

Ind Kurzzeit-Behandlung von postoperativen Schmerzen (Risikoabwägung nach Gesamtrisiko s. KI)

KI klin. bekannte KHK, zerebrovaskuläre Erkrankung, Herzinsuffizienz (NYHA II–IV°), Analgetikaasthma, Überempfindlichkeit gegenüber Sulfonamiden, schwere Leberinsuffizienz (Child-Pugh Score > 9), aktive peptische Ulzerationen oder gastrointestinale Blutungen, entzündliche Darmerkrankungen, Überempfindlichkeit gegenüber Sulfonamiden

NW *1–10 %:* Hypertonie, Hypotonie, periphere Ödeme, GIT-Symptome, Hypokaliämie, Kreatinin ↑, Pharyngitis, respiratorische Insuffizienz, Agitation, Insomnie, Anämie
0,1–1 %: GIT-Ulzera, Verschlechterung einer Hypertonie, Bradykardie, Transaminasen ↑, Harnstoff ↑, Thrombozytopenie, zerebrovaskuläre Erkrankung
< 0,1 %: ANV, dekompensierte Herzinsuffizienz, Hepatitis, Bronchospasmus, Angioödem, Erythema exsudativum multiforme, Stevens-Johnson-Syndrom, exfoliative Dermatitis, toxische epidermale Nekrolyse

WW orale Antikoagulanzien (Blutungsrisiko ↑); ASS (GIT-Ulzera); Diuretika (deren Wi ↓); Antihypertensiva (deren Wi ↓); Cyclosporin, Tacrolimus, ACE-Hemmer, Diuretika (Nephrotoxizität ↑); Fluconazol, Ketoconazol (Valdecoxib Plasmaspiegel ↑); Phenytoin, Rifampizin (Valdecoxib Plasmaspiegel ↓); Flecainid, Propafenon, Metoprolol, Omeprazol, Phenytoin, Diazepam, Imipramin, Lithium (deren Plasmaspiegel ↑)

WI P. ist ein selektiver Cyclooxygenase-2-(COX-2)-Hemmer; Cyclooxygenase ist u. a. für die Prostaglandinbildung verantwortlich: COX-1 spielt eine Rolle bei der gastrointestinalen Zellprotektion und der Thrombozytenaggregation, COX-2 wird bei Entzündungsvorgängen in Makrophagen und Synovialzellen induziert und spielt bei der Schmerzauslösung eine Rolle; P. bzw. sein aktiver Metabolit Valdecoxib wirkt über eine Hemmung der Prostaglandinsynthese auf Schmerz, Entzündung und Fieber; V. zeigt keine signifikante COX-1-Hemmung (und somit keine Plättchenaggregationshemmung)

PK Parecoxib wird als Prodrug durch hepatische Metabolisierung in die aktive Substanz Valdecoxib umgewandelt; max. Konzentration nach 0,5–1 h, Steady-state-Konzentration bei 2 × tgl. Gabe inn. von 4 d; PEB 98 %, HWZ von Parecoxib 22 min, HWZ von Valdecoxib 8 h; Valdecoxib wird über CYP3 A4 und 2C 9 hepatisch metabolisiert und als inaktiver Metabolit überwiegend (zu 70 %) renal eliminiert

Gr/La	strenge Indikation im 1.+2. Trim., Paracetamol ist Mittel der Wahl / kontraindiziert, La 1, Mittel der Wahl sind Paracetamol, Acetylsalicylsäure, Ibuprofen
❗	**Cave:** ▶ nach koronarer Bypass-OP erhöhtes Risiko für NW wie Nierenfunktionsstörung, Wundheilungsstörung, zerebrovaskuläre Ereignisse ▶ bei zerebrovaskulären Vorerkrankungen oder Adipositas (BMI > 30) erhöhtes Risiko zerebrovaskulärer Ereignisse ▶ bei Hypertonie, Herzinsuffizienz oder Ödemneigung: Prostaglandinsynthesehemmung führt durch Einschränkung der Nierenfunktion zur Flüssigkeitsretention ▶ bei GIT-Ulkuserkrankungen in der Anamnese: GIT-Blutungs-, Ulkus- und Perforationsrisiko ↑ ▶ sofortiger Therapieabbruch bei ersten Anzeichen einer Hautreaktion, Schleimhautläsion oder anderen Überempfindlichkeitssymptomen wg. Gefahr potenziell letalem Erythema multiforme, exfoliativer Dermatitis, Stevens-Johnson-Syndrom oder toxischer epidermaler Nekrolyse **Hinweise:** ▶ Handhabung: Herstellung der Injektionslsg. mit 2 ml NaCl 0,9%, G5% oder NaCl 0,45% ▶ nur gleichzeitig mit den genannten Lösungsmitteln oder Ringer-Laktat infundieren

Paroxetin TTK: 0,40-0,79 € (20-40 mg) | Rp.-Pflicht

HN	Ⓓ *p. o.:* **Paroxat®**, **Paroxedura®**, **Paroxetin** (**Generika**) - alle: *10|20|30|40 mg/Tbl.* **Paroxalon®** 20 mg/Tbl., **Seroxat®** 20 mg/Tbl., 2 mg/ml Susp. Ⓐ **Allenopar®**, **Parocetan®**, **Paroxat®**, **Seroxat®** ⒸⒽ **Deroxat®**, **Parexat®**, **Paronex®**, **Paroxetop®**
Dos	▶ *Erw.:* initial 1 × 20 mg/d p.o. (morgens); nach jeweils 2-3 Wo. in 10-mg-Schritten ggf. auf max. 50-60 mg/d steigern ▶ **Maximaldosis:** depressive Erkrankungen und soziale Phobie 50 mg/d, Zwangsstörungen und Panikstörungen 60 mg/d p.o.
Ind	depressive Erkrankungen, Zwangsstörungen, Panikstörungen, soziale Phobie
KI	Behandlung mit MAO-Hemmern (bis 2 Wo. nach der Behandlung mit MAO-Hemmern kontraindiziert!), in Komb. mit NSAR bis zu 15-fach erhöhtes Blutungsrisiko
NW	*> 10%:* GIT-Beschwerden, KS, Schläfrigkeit, Mundtrockenheit, Schlafstörungen, Schwäche, Schwitzen, Schwindel, Tremor, sexuelle Störungen *1-10%:* Palpitationen, verschwommenes Sehen, Gewichtszunahme, Juckreiz, Nervosität/Agitation, Parästhesien, EPMS einschließlich orofazialer Dystonie *< 1%:* Krampfanfälle, Na⁺ ↓, Somnambulismus, Hypotonie, Bradykardie, Thrombozytopenie, Blutungsneigung, Sinustachykardie, Verwirrtheit, allerg. Hautreaktionen, Photosensitivität, Ödeme, Harnretention, akutes Glaukom, Hyperprolaktinämie, Galaktorrhoe, malignes neuroleptisches Syndrom, serotonerges Syndrom (Agitiertheit, Verwirrtheit, Schwitzen, Halluzinationen, Hyperreflexie, Myoklonien, Schüttelfrost, Tachykardie, Tremor), Hepatitis *< 0,01%:* Priapismus, SIADH, Synkope, Thrombozytenstörung *o.A.:* Leberenzyme ↑, RR ↑ ↓
WW	Antiepileptika, Oxitriptan, Tryptophan, Lithium (Paroxetin-NW ↑); NSAR (15-fach erhöhtes GIT-Blutungsrisiko); Nortriptylin, Amitriptylin, Imipramin,

	Desipramin, Phenothiazin-Neuroleptika, Klasse-1c-Anti-Arrhythmika (z. B. Propafenon und Flecainid), Codein (deren Plasmakonzentration ↑); MAO-Hemmer, Tryptophan (KI); orale Antikoagulation (Blutungsgefahr ↑); Phenytoin, Phenobarbital (Paroxetin-Konz. ↓); Cimetidin (Paroxetin-Konz. ↑)
WI	P. ist ein selektiver Serotonin-Wiederaufnahmehemmer (selektiver Serotonin-Reuptake-Inhibitor = SSRI): gute anxiolytische und stimmungsaufhellende Wi, kaum sedierende und aktivierende Wi, Wirkungsbeginn nach 2 Wo., max. Wi erst nach > 6 Wo.
PK	gute orale Resorption, First-pass-Metabolismus, HWZ 24 h, Plasmaproteinbindung 95%, Inaktivierung durch Metabolisierung und Elimination über Urin und Fäzes
Gr/La	strenge Indikation, Gr 6, Mittel der Wahl sind Amitriptylin, Clomipramin, Desipramin, Imipramin, Nortriptylin / strenge Indikation, La 2, Mittel der Wahl sind trizyklische Antidepressiva
🛑	**Intoxikation:** ▶ *Klinik:* Ataxie, Benommenheit, Übelkeit und Erbrechen, selten Arrhythmien oder Atemdepression, Urtikaria, selbst bei Dosen > 2000 mg erholen sich die Pat. überwiegend vollständig ▶ *Therapie:* rein symptomatische Behandlung, ggf. frühzeitig innerhalb 24 h nach Ingestion Magenspülung + Aktivkohle (alle 4–6 h 20–30 g p. o.), Monitoring **Hinweise:** ▶ *Einnahmezeitpunkt:* Einmalgabe zum Frühstück ▶ SSRIs haben keine direkten kardiotoxischen NW wie die trizyklischen Antidepressiva ▶ infolge des Wi-Profils geringere NW im Vgl. zu den trizyklischen Antidepressiva, aber 3-fach erhöhtes Risiko einer Blutung im oberen Gastrointestinaltrakt (BMJ 1999; 319:1106-9)

Peginterferon α2a TTK: 258-299,- € (135-180 µg) | Kinder > 3 Jahre | Rp.-Pflicht

HN	Ⓓ *s. c.:* **Pegasys**® 135|180 µg in 0,5 ml Fertigspritze Ⓐ **Pegasys**® Ⓒ︎ℋ **Pegasys**®, **PegIntron**®
Dos	▶ *Monotherapie:* 180 µg 1 × /Woche s. c.; Therapiedauer 48 Wo. ▶ *Kombination mit Ribavirin (***Rebetol***®):* 180 µg Peginterferon α2a 1 × /Woche s. c. + 1000–1200 mg/d Ribavirin/d, Therapiedauer bei Hepatitis-C-Virus Typ I 48 Wo. andere Virustypen 24 Wo.
Ind	aktive Hepatitis C (histologisch nachgewiesen, erhöhte Transaminasen, HCV-RNA im Serum positiv) am günstigsten in Kombination mit Ribavirin bei bisher unbehandelten erwachsenen Pat. und Pat., die nach initialem Ansprechen auf Interferon-α einen Rückfall erlitten haben, Monotherapie bei Ribavirin-Unverträglichkeit oder KI
KI	Autoimmunhepatitis, Leberzirrhose, schwerwiegende Leberfunktionsstörung, schwere vorbestehende Herzerkrankung in der Anamnese (inkl. instabile oder unkontrollierte Herzerkrankung in den letzten 6 Mo.), vorbestehende schwere psychiatrische Erkrankungen, V. a. Depressionen, Organtransplantation (ausgenommen Leber), Überempfindlichkeit gegen α-Interferon, Kinder < 3 J.
NW	entsprechen in Häufigkeit und Schweregrad denen von Interferon α2a (**Roferon**®), in Kombination mit Ribavirin gehäuft Anämien (10%)

WW	Theophyllin (dessen Plasmaspiegel kann sich (über CYP 1A2) verändern → Spiegelkontrollen und ggf Dosisanpassung)
WI	entspricht der antiviralen und antiproliferativen Wirkung des Interferon α2a (**Roferon®** s. Interferon α2a)
PK	BV 84%, nach 24 h 80% der max. Serumkonzentration, nach 72 bis 96 h Höchstkonzentration, Verteilung im Blut, Leber, Nieren und Knochenmark, HWZ 50–130 h, hepatische Metabolisierung, renale Elimination, nach Behandlung über 48 Wo. ist die Substanz nach 4–8 Wo. vollständig eliminiert (→ WW!)
Gr/La	kontraindiziert, Gr 5 / kontraindiziert, La 1

❶ **Hinweise:**
- Kombinationstherapie besser viruseliminierend als bisherige Standardtherapie mit Interferon α und Ribavirin
- Monotherapie (bei Ribavirinunverträglichkeit oder KI) wirksamer als konventionelle Monotherapie mit Interferon α, Therapiekosten aber deutlich höher
- besondere Vorsicht bei Pat. mit Depressionen (erhöhte Suizidgefahr → KI!)
- *Dosisreduktion bei:*
  - mäßigen bis schweren NW (z. B. Neutrophile < 750/mm³) auf 135 µg 1 × / Wo.
  - Neutropenie < 500/mm³ Therapiepause bis Neutrophile > 1000/mm³, dann Fortführung der Therapie mit 90 µg einmal wöchentlich
  - Thrombopenie < 50000/mm³ → 90 µg einmal wöchentlich, < 25000/mm³ → Therapieabbruch

Behandlungskontrollen:
- *vor Behandlungsbeginn:* BB, Elektrolyte, Retentionswerte, TSH- und FT_4-Spiegel
- *nach Behandlungsbeginn:* nach 2 Wo. und danach alle 4 Wo.

Penicillamin (D-)   TTK: 0,53 € (300 mg) | Rp.-Pflicht

HN	Ⓓ *p.o.:* **Metalcaptase®** 150|300 mg/Tbl. Ⓐ **Artamin®** CH **Mercaptyl®**
Dos	▶ *Morbus Wilson:* 3 × 300 mg/d p.o., später 750–1600 mg/d (10–20 mg/kg KG/d) je nach Cu^{2+}-Spiegel; vor dem Essen ▶ *Schwermetallvergiftung:* 900–1800 mg/d p.o. ▶ *Zystinurie:* einschleichende Dosissteigerung auf 1200–2400 mg/d verteilt in 4 ED ▶ *chron. rheumatoide Arthritis (cP): initial* 150 mg/d, dann alle 14 d um 150 mg bis auf 2 × 300 mg/d erhöhen, nach Erreichen eines gesicherten therapeutischen Effektes Reduktion auf die *Erhaltungsdosis* von 300–600 mg/d • *Maximaldosis:* 900–1200 mg/d ▶ *primär biliäre Zirrhose:* wie cP, *Erhaltungsdosis* 900 mg/d p.o. ▶ *Lungenfibrose, progr. Sklerodermie:* einschleichende Dosissteigerung auf 2100 mg/d p.o.
Ind	Morbus Wilson, Schwermetallvergiftungen (Pb, Hg, Cu, Zn), Basistherapie einer aktiven chron. rheumatoide Arthritis, komplizierte Zystinurie mit Steinbildung, primär biliäre Zirrhose, Lungenfibrose, progressive Sklerodermie
KI	Niereninsuffizienz, Erkrankungen des Knochenmarkes, systemischer Lupus erythematodes, Leberparenchymschäden, Penicillinallergie (Kreuzreaktion), gleichzeitige Gold- oder Chloroquintherapie

NW	*> 10 %:* reversible Geschmacksstörungen, GIT-Beschwerden
1–10 %: allerg. Hautreaktionen, Leukozytopenien, Thrombozytopenien, aplastische Anämien, Nierenschädigung, Hämaturie
0,1–1 %: GIT-Blutungen, myasthenisches Syndrom, Autoimmunschäden (ANA)
< 0,01 %: Neuritis Nervi optici, reversible Lungeninfiltrate, chronisch progressive Lungenveränderungen, Polymyositis, Dermatomyositis, Colitis ulcerosa, Lupus erythematodes, Cholestase
o.A.: nephrotisches Syndrom, Agranulozytose, Panmyelopathie, Hirsutismus, Haarausfall
WW	Eisenpräparate sowie magnesium- oder aluminiumhaltige Antazida und Sucralfat bei gleichzeitiger Einnahme (Penicillamin-Wi ↓ durch Hemmung der Resorption um bis zu 70 % → 2 h Abstand); Goldsalze (auch Z. n. Einnahme), Hydroxychloroquin, Immunsuppressiva, (Phenylbutazon, Oxyphenbutazon) (Knochenmarkstoxizität ↑); Azathioprin (Penicillamin-Verträglichkeit ↓); Indometacin (Penicillaminspiegel ↑)
WI	M. ist ein Chelatbildner mit Cu, Pb, Hg, Au und Zk: antirheumatische Wi durch Hemmung der Quervernetzung von Kollagen- und Elastinvorstufen → Reduktion der progredienten Bindegewebsproliferation, ferner Reduktion von Immunglobulinkomplexen durch Disulfidbrückenspaltung; mit Cystin bildet D-Penicillamin ein besser harnlösliches gemischtes Disulfid
PK	Resorption ca. 50 %, max. Plasmaspiegel nach 1–2 h, HWZ 1–3 h, terminale Eliminations-HWZ 4–6 h, Elimination über die Nieren
Gr/La	kontraindiziert, nur bei vitaler Indikation (z. B. Schwermetallvergiftung, Morbus Wilson), Alternativen bei cP sind Ibuprofen, Prednison, Sulfasalazin / kontraindiziert, Mittel der Wahl bei cP sind Ibuprofen, Prednison, Sulfasalazin ggf. Hydroxychloroquin
❗	**Hinweise:**
▶ Tbl. dürfen nicht geteilt oder gekaut werden (Verlust der Magensaftresistenz)
▶ Abbruch der Behandlung bei gesicherter Proteinurie, S-Kreatinin > 2 mg/dl, Leukozyten < 3000/mm³, Granulozyten < 1500/mm³, Thrombozyten < 120000/mm³ bzw. einem Abfall auf 50 % der Ausgangswerte, abklärungspflichtigen Hauterscheinungen, Augenmuskellähmung, risikorelevanten Anstiegen der ANA-Titer, Cholestase, Transaminasen ↑
▶ Vit.-B$_6$-Mangelzustände bei Dauertherapie (ggf. Substitution von 80–160 mg/d)
Behandlungskontrollen:
BB, Urin, Kreatinin, Transaminasen, Cholestaseparameter und neurologischer Status: anfangs alle 1–2, vom 3. Mo. an alle 4 Wo.

Penicillin G = Benzylpenicillin
TTK: 6,30-8,40-22,30 € (3-15-40 Mega IE) | Kinder > 0 Monate | Rp.-Pflicht

HN	Ⓓ *parenteral:* **Infectocillin® parenteral** 1,0|5,0|10 Mega I.E./Durchstechfl.
i. m.: **Pendysin® 1,2 Mega** Trockensubstanz, **Tardocillin®** 1,2 Mio. I.E. Inj.-Lsg.
i. v.: **Retacillin® compositum** 1,2 Mio I.E. Inj.-Lsg.
Ⓐ **Retarpen®**
Dos	▶ *niedrig dosiert:* 3–4 × 0,5–1 Mio. I.E./d i. v. oder i. m.
▶ *hoch dosiert:* 6 × 5 Mio. I.E./d i. v. oder i. m.
▶ *bakterielle Meningitis/Endokarditis:* 3–4 × 10 Mega I.E./d (30–40 (–60) Mio. I.E./d) langsam i. v.; Therapiedauer 10–14 d oder 7 d nach Fieberfreiheit
▶ *Maximaldosis:* 40 (–60) Mio. I.E./d i. v.

- *Depot:* 1,2 Mio I.E. alle 1–3 d i. m.
- *Kinder > 12 J.:* 6,5 Mio. I.E./d; *> 7 ½ J.:* 5 Mio. I.E./d; *> 3 J.:* 3,5 Mio. I.E./d; *> 1 J.:* 2,5 Mio. I.E./d oder 50000–250000 I.E./kg KG/d, bei Meningitis bis 500000 I.E./kg KG/d jeweils verteilt auf 4–6 ED/d als Kurzinfusion i. v.
- *Säuglinge < 1 J.:* 0,05–1,0 Mega I.E./kg KG/d langsam i. m. oder i. v. in 3–4 ED
- *Dosisreduktion bei Niereninsuffizienz:* s. Tabelle 2

Ind antibiotische Therapie gegen empfindliche Keime: z. B. HNO- und gynäkologischer Bereich, Scharlach, Erysipel, Diphtherie, rheumatisches Fieber, Endocarditis lenta, untere Atemwege, Meningitis, Lues, Gonorrhoe, Gasbrand

KI Penicillinallergie, schwere Niereninsuffizienz

NW *> 10 %: bei Totaldosen > 200 Mio I.E.:* dosisabhängige Neutropenie ggf. bis Agranulozytose (5–15 %), nach Absetzen zu 90 % Erholung innerhalb von 2–8 d
1–10 %: Fieber, Urtikaria, neurotoxische Effekte (Benommenheit, Halluzinationen, Hyperreflexie, Myoklonien, epileptische Anfälle, nephrotoxisch
< 1 %: anaphylaktische Reaktionen (1–5/10000)
o.A.: lokal Phlebitis, Hemmung der Thrombozytenaggregation, unter Hochdosistherapie interstitielle Nephritis bis ANV, Übelkeit und Erbrechen, Diarrhoe

WW NSAR (Eliminations-HWZ ↑); Indometacin, Phenylbutazon, Probenecid, Salizylate, Sulfinpyrazon (Penicillinspiegel ↑); Antikoagulanzien (bei hohen Dosen Penicillin G Blutungsrisiko ↑); orale Kontrazeptiva (deren Wi ↓ → kein sicherer Empfängnisschutz); bakteriostatisch wirkende Chemotherapeutika, Antibiotika (z. B. Tetrazykline, Chloramphenicol; Penicillin-Wi ↓); Methotrexat (dessen Spiegel und Toxizität ↑)

WI P. ist ein β-Lactamantibiotikum: durch Blockade der bakteriellen Transpeptidase Synthesehemmung von Murein (Zellbestandteil Gram-positiver Bakterien), bakterizide Wi auf proliferierende Keime, gute Liquorgängigkeit nur bei Meningitis, relativ schlechte Verteilung im Stützgewebe (Knochen, Gelenke)

PK HWZ 30–60 min, daher sind Gaben in 4- bis 6-stündlichen Abständen erforderlich, um ausreichend hohe Plasmaspiegel zu erreichen; PEB 50 %, rasche unveränderte renale Elimination durch tubuläre Sekretion zu ca. 90 %

Gr/La Mittel der Wahl, Gr 1 / strenge Indikation, Übergang in Muttermilch

Hinweise:
- bei schweren Infektionen mit unbekannten Erregern keine Monotherapie mit Penicillin G
- Mischung mit anderen Wirkstoffen meiden: Benzylpenicillin-Lösung lediglich im pH-Bereich von 6–7 stabil, multiple Lösungsinkompatibilitäten bekannt (s. FI)
- eine urtikarielle Sofortreaktion ist immer ein bedrohliches klin. Zeichen und zwingt strikt zum Therapieabbruch
- hoher Na^+- und K^+-Gehalt der Lösung: 1 Mio. I.E. = 1,9 mmol Na^+ + 1,5 mmol K^+
- erniedrigt die Krampfschwelle (Einsatz bei bek. Epilepsie meiden)
- Umrechnung: 1 Mio I.E. = 0,6 g und 1 g = 1,6 Mio I.E.

Spektrum:
Sensibel: Gram-positive Keime, teilweise auch Gram-negative Kokken, u. a. Actinomyces spp., Bacillus anthracis, Clostridium perfringens, Corynebacterium diphtheriae, Fusobacterium spp., Gardnerella vaginalis, Lactobacillus sp., Leptospiren, Listeria monocytogenes, Neisseria gonorrhoeae/meningitidis, Pasteurella multocida, Peptococcus spp., Peptostreptococcus spp., Strept. agalactiae, pneumoniae, pyogenes, Gruppe C und G/Viridans-Gruppe, Spirochä-

ten (Borrelien, Treponema)
unsicher: Leptospira spp., Staph. aureus/epidermidis, Enterococcus faecalis/faecium
Resistenz: Bacteroides fragilis und andere Bacteroides spp., Brucella, Chlamydien, Enterobacteriaceae (Enterobacter, Escherichia coli, Klebsiella u. a.), Haemophilus influenzae, Legionellen, Mykoplasmen, Nokardien, Pseudomonas spp., Vibrionen

Penicillin V = Phenoxymethylpenicillin TTK: 1,20-1,70 € (3-6 Mega Tbl.) | Rp.-Pflicht

HN
- Ⓓ *p. o.:* **Arcasin**® Saft 0,3 Mio I.E./5 ml, **Infectocillin**® Saft 0,25|0,5 Mega I.E./5 ml, **Isocillin**® 1,2 Mega I.E./Tbl., **Ispenoral**®, **Megacillin**®, **Pen** (**Generika**), **Penicillin V** (**Generika**, **STADA**® 1,2 Mega I.E./Tbl.)
  - *alle:* 1|1,5 Mega I.E./Tbl., Saft 300000 I.E. oder 400000 I.E./5 ml
- Ⓐ **Ospen**®, **Pen-V "Genericon"**®, **Penbene**®, **Penstad**®, **Star-Pen**®
- Ⓒₕ **Ospen**®, **Phenocillin**®, **Stabicilline**®

Dos
- *Erw.:* 3–4 × 0,5–1,5 Mio. I.E./d p. o. oder 3 × 600 mg/d bis 3 × 1,5 g/d p. o.; Behandlungsdauer für 7–10 Tage
- *Dosisreduktion bei Niereninsuffizienz:* bei Kreatinin-Clearance < 10 ml/min Maximaldosis 1,5 Mio. I.E./d
- *Kinder > 12 J.:* 2 Mio. I.E./d; *> 7½ J.:* 1,5 Mio. I.E./d; *> 3 J.:* 1,0 Mio. I.E./d; *> 1 J.:* 0,75 Mio. I.E./d; *> ½ J.:* 0,6 Mio. I.E./d; *> ¼ J.:* 0,5 Mio. I.E./d verteilt auf 3 ED/d vor den Mahlzeiten p. o.

Ind leichte bis mittelschwere Infektionen mit Penicillin-V-empfindlichen Keimen von: HNO-Bereich, Atemwegen, Mund-/Gesichtsbereich, Haut; Entzündungen des Lymphsystems, Scharlach, Prophylaxe des akuten rheumatischen Fiebers, Endokarditisprophylaxe

KI Allergien gegen Penicilline

NW *> 1 %:* Exantheme (5 %), Schleimhaut-Entzündungen (v. a. Stomatitis, Glossitis), GIT-Beschwerden (5–10 %)
< 0,01 %: aseptische Meningitis, Stevens-Johnson-Syndrom, Lyell-Syndrom, hämorrhagische Enterokolitis, interstitielle Nephritis, BB-Veränderungen (v. a. bei LZ-/Hochdosistherapie: Anämie, Leukozytopenie, Granulozytopenie, Agranulozytose, Thrombozytopenie, Panzytopenie, reversible Zahn-Verfärbungen, Geschmacksveränderungen, schwarze Haarzunge
o.A.: schwerwiegendere allerg. Reaktionen (Arzneimittelfieber, Serumkrankheit, Vaskulitis, akute Nephritis), Anaphylaxie (bis zu 0,15 %: angioneurotisches Ödem, Larynxödem, Bronchospasmus, Blutdruckabfall, Schock)

WW Probenecid, NSAR (Eliminations-HWZ ↑); bakteriostatisch wirkende Chemotherapeutika oder Antibiotika (z. B. Tetracyclin, Erythromycin) (antagonistischer Effekt); orale Kontrazeptiva (deren Wi ↓)

WI β-Lactamantibiotikum, säurestabiles, nicht laktamasefestes und auf proliferierende Keime bakterizid wirkendes Antibiotikum: durch Blockade der Transpeptidasen Synthesehemmung von Murein (Zellbestandteil)

PK orale Resorption ca. 50 %, gleichzeitige Nahrungsaufnahme vermindert die Resorption, max. Serumkonzentration nach 30–60 min, PEB 60–80 %, HWZ 30 min, Elimination zu 30–50 % unverändert renal

Gr/La Anwendung möglich, Mittel der Wahl / Anwendung möglich, Mittel der Wahl

❶ Hinweise:
aufgrund einer hohen Sensibilisierungsrate sollten Penicilline nicht lokal angewendet werden

Spektrum:
s. Penicillin G

Pentaerythrityltetranitrat TTK: 0,54-0,70 € (100-160 mg) | Rp.-Pflicht

HN	Ⓓ *p. o.:* **Nirason N®** 40 mg/Drg., **Pentalong®** 50|80 mg/Tbl.
Dos	▶ *Erw.:* 2–3 × 50 mg/d p. o. ▶ bei Bedarf Dosissteigerung auf 2–3 × 80 mg/d
Ind	Prophylaxe und Langzeitbehandlung der Angina pectoris (nicht geeignet zur Behandlung des akuten Angina-pectoris-Anfalles)
KI	Überempfindlichkeit gegen Nitroverbindungen, akutes Kreislaufversagen, akuter Myokardinfarkt, akute Angina pectoris, ausgeprägte Hypotonie (systolischer Blutdruck < 90 mm Hg), kardiogener Schock, gleichzeitige Gabe von Phosphodiesterase-Inhibitoren (z. B. Sildenafil)
NW	*> 10 %:* insbes. zu Therapiebeginn KS, Schläfendruck *1–10 %:* Gesichtsröte, orthostatische Hypotonie mit Benommenheit, Schwindel- und Schwächegefühl, Reflextachykardie *0,1–1 %:* Kollaps, starker Blutdruckabfall mit Verstärkung der Angina pectoris Symptomatik, gastrointestinale Beschwerden, allergische Hautreaktionen
WW	blutdrucksenkende Pharmaka (z. B. Vasodilatatoren, Calciumantagonisten, Betarezeptorenblocker, Diuretika), Alkohol, Neuroleptika, trizyklische Antidepressiva, Dihydroergotamin, Phosphodiesterasehemmer (z. B. Sildenafil) (RR-Senkung ↑), Heparin (Wirkungsabschwächung von H. ↓)
WI	P. gehört zur Gruppe der organ. Nitrate: es soll die Herzkranzgefäße erweitern (NO-induzierte glattmuskuläre Relaxation) und so die Durchblutung des Herzmuskels verbessern. Kardiale Entlastung durch periphere Weitstellung der Gefäße (red. kardialer Rückstrom), bei Dauertherapie Problem des auftretenden Gewöhnungseffektes (Toleranzentwicklung).
PK	Metabolisierung in Pentaerythrityl-Dinitrat und -Mononitrat (HWZ 4 bzw. 10 h)
Gr/La	strenge Indikation / strenge Indikation

Pentoxifyllin
TTK: p.o.: 1,25-1,67 € (1200-1600 mg), 0,44-0,65 € (1200-1800 mg ret.); i.v.: 3-6,- € (300-600 mg) | Rp.-Pflicht

HN	Ⓓ *p. o.:* **Claudicat®**, **Durapental®**, **PentoHexal®**, **Pentoxifyllin** (**Generika**), **Rentylin®**, **Trental®** - alle: ret. 400|600 mg/Tbl. **Pentox-CT®** ret. 600 mg/Tbl. *i. v.:* **PentoHexal®**, **Pentox-CT®**, **Pentoxifyllin Ratio®** - alle: 100|300 mg/Amp. à 5|15 ml **Trental®** 100 mg/Amp. à 5|15 ml Ⓐ **Haemodyn®**, **Pentohexal®**, **Pentomer®**, **Pentoxi "Genericon"®**, **Pentoxi-Med®**, **Trental®**, **Vasonit®** Ⓒʜ **Pentoxi-Mepha®**, **Trental®**
Dos	▶ *p. o.:* 2 (–3) × ret. 600 mg/d oder 3 (–4) × 400 mg/d ▶ *i. v.:* 1 (–2) × 300 mg = 1 (–2) × 1 Amp. in 500 ml NaCl 0,9 %/d i. v. ▶ *Dosisreduktion bei Niereninsuffizienz:* s. Tabelle 2
Ind	durchblutungsförderndes Mittel, pAVK ab II°

KI	frischer Herzinfarkt, Massenblutung; *relative KI:* schwere Koronar- und Zerebralsklerose, schwere HRST
NW	*> 1 %:* GIT-Beschwerden *1–10 %:* KS, Schwindel, Flush, Tremor, Fieber *< 0,01 %:* intrahepatische Cholestase, Transaminasen ↑, AP ↑, RR ↑, Thrombozytopenie mit thrombozytopenischer Purpura, u. U. fatale aplastische Anämie, sehr schwere, schnell auftretende Überempfindlichkeitsreaktionen (angioneurotisches Ödem, Bronchospasmus, anaphylaktischer Schock), Netzhautablösungen, Parästhesien, Sehstörungen, Konvulsionen, epidermale Nekrolyse, Stevens-Johnson-Syndrom
WW	Antihypertensiva, Antidiabetika inkl. Insulin (deren Wi ↑); Theophyllin (NW ↑)
WI	P. ist ein Xanthinderivat, ein Vasodilatator: Verbesserung der Hämodilution durch Verminderung der Viskosität des Blutes (Erythrozytenflexibilität ↑, Plasmafibrinogen ↓, Erythrozytenaggregation ↓, Thrombozytenaggregation ↓), allerdings bei großen Studien nur geringer bis kein klinischer Effekt nachweisbar → Wirkungseffizienz erheblich umstritten
PK	gute orale Resorption, BV 19 %, HWZ 1–2 h, Abbau durch hepatischen Metabolismus, renale Elimination
Gr/La	strenge Indikation, Gr 4 / strenge Indikation, La 2
❗ Hinweise:	▸ mittlerweile überholtes Therapiekonzept bei der Behandlung der akuten zerebralen Ischämie oder der sog. "zerebrovaskulären Insuffizienz" ▸ Wirkungsnachweis bei akutem Hörsturz und pAVK durch klinische Studien bislang nicht zweifelsfrei erfolgt ▸ ggf. bei GIT-NW 3 × 20 Domperidon-Tropfen (**Motilium**®) p.o. geben

Perazin   TTK: p.o.: 0,40–1,31 € (50-300 mg) | Kinder > 16 Jahre | Rp.-Pflicht

HN	ⓞ *p.o.:* **Perazin-neuraxpharm**® 25|100|200 mg/Tbl., **Taxilan**® 25/100 mg/Drg., Trpf.-Lsg. 44 mg/ml
Dos	▸ *Erw.:* initial 50–150 mg p.o., dann ggf. Steigerung bis 300 mg/d, in Einzelfällen 500–1000 mg/d (Richtdosis: 75–600 mg, > 300 mg stationär) ▸ *Maximaldosis:* in den ersten 24 h 500 mg p.o., dann 1000 mg/d p.o. ▸ *ältere Pat./Leberinsuffizienz:* deutlich niedriger dosieren, meist die Hälfte der genannten Dosis
Ind	akute psychotische Syndrome, chronische Psychosen, maniforme Syndrome, psychomotorische Erregungszustände
KI	schwere Blutzell- und Knochenmarkschädigung, bekannte allerg. Reaktionen gegen Neuroleptika, Kinder < 16 J.; *relative KI:* anamnestisch bekanntes malignes neuroleptisches Syndrom, Leukopenie, Störungen des hämatopoetischen Systems, prolaktinabhängige Tumoren, schwere Lebererkrankungen, kardiale Vorschädigung, schwere Hypotonie, orthostatische Dysregulation, epileptische Anfälle (auch anamnestisch), nicht pharmakogene Parkinson-Syndrome, Harnverhalt, Prostatahypertrophie, Pylorusstenose, Engwinkelglaukom, Intoxikationen mit zentral wirksamen Substanzen (Alkohol, Schlafmittel, Psychopharmaka)
NW	*> 10 %:* Sedierung, Leberenzyme ↑, *v.a. initial:* RR ↓, orthostatische Dysregulation, reflektorisch HF ↑ *1–10 %:* passagere Eosinophilie, relative Granulozytopenie bei Lympho- und Monozytosen, verstopfte Nase, Augeninnendruck ↑, Schwitzen, Akkom-

modationsstörungen, Durstgefühl ↑, Mundtrockenheit, Gewicht ↑, beinbetonte Bewegungsunruhe, Spätdyskinesien v. a. im Mundbereich (LZ-Therapie), Galaktorrhoe, Amenorrhoe, Fieber, allerg. Hautreaktionen, Photosensibilisierung

< 0,01 %: Schlafstörung, Verwirrtheit, amentielles Syndrom, Bewusstseinstrübung, Alb- bzw. Angstträume, resp. Störungen, GIT-Beschwerden, nekrotisierende Enteritis, intrahepatische Cholestase, Hepatitis, Ödeme, Lupus erythematodes, tiefe Venenthrombose, Agranulozytose, lebensbedrohliches malignes neuroleptisches Syndrom (Fieber, Rigor, Akinesie, vegetative Entgleisung, s. Haloperidol)

WW	Alkohol (dessen Wi ↑); zentral dämpfende Medikamente (Sedierung ↑, Atemdepression ↑); anticholinerg wirkende Medikamente (anticholinerge NW ↑); Antidepressiva (Toxizität ↑); Dopaminagonisten (deren Wi ↓); Dopaminantagonisten (deren Wi ↑); Lithium (EPMS ↑)
WI	P. ist ein mittelstark wirksames Phenothiazin-Neuroleptikum: antagonistische Wi auf dopaminerge-D$_1$- und D$_2$-, α-adrenerge, cholinerge, histaminerge und serotonerge Rezeptoren → antipsychotische Wi, anxiolytisch, psychomotorisch dämpfend und schlafanstoßend
PK	schnelle Resorption, max. Plasmaspiegel nach 1–4 h, HWZ 8–16 h (bis 35 h), PEB ca. 96%, hohe Lipophilie (überwindet Blut-, Hirn- und Plazentaschranke), nach hepatischem Metabolismus Elimination zu je 50% mit Stuhl und Urin
Gr/La	strenge Indikation, Gr 4, Antipsychotika der Wahl sind Alimemazin, Fluphenazin, Levomepromazin, Thioridazin / strenge Indikation, La 2, Mittel der Wahl sind Levopromazin, Perphenazin, Triflupromazin

❶ Intoxikation:
s. Levomepromazin

Hinweise:
▶ Vorsicht bei kardialen Vorschädigungen und hirnorganischen Erkrankungen

Behandlungskontrollen:
in den ersten 4 Wo. wöchentliche BB-Kontrolle, danach monatlich

Pergolidmesilat *TTK: 1,80-6,90 € (0,75-3 mg) | Rp.-Pflicht*

HN	Ⓓ *p.o.:* **Parkotil®**, **Pergolid** (**Generika**, **-Beta®** 0,05 mg/Tbl., **-Neurax®** 0,05 mg/Tbl.) - *alle: 0,25|1 mg/Tbl.* Ⓐ **Permax®** Ⓒ**H** **Permax®**
Dos	▶ *Erw., p.o.:* initial 3 × 0,05 mg für 2 d, dann alle 3 d um 0,1–0,15 mg über 12 d erhöhen auf 3 × 0,25–3 × 1 mg/d (mittlere Tagesdosis = 0,75–3 mg) ▶ *Restless-Legs:* 0,05 mg zur Nacht p. o. ▶ *Maximaldosis:* 5 mg/d p. o.
Ind	Mittel der 2. Wahl bei Monotherapie des Morbus Parkinson bei Frühformen und jungen Pat., Zusatzbehandlung des Morbus Parkinson zu Levodopa, On-/Off-Phänomene, Restless-Legs-Syndrom
KI	Nachweis von Herzklappenveränderungen jeglicher Art, Beschränkungen bei HRST, schwere Leber- und Nierenerkrankungen, anamnestisch Pleuritis, Pleuraerguss, Pleurafibrose, Perikarditis, Perikarderguss oder eine retroperitoneale Fibrose (die im Zusammenhang mit Ergotamin-Derivaten stehen), Überempfindlichkeit gegenüber anderen Mutterkornalkaloiden, Kinder und Jugendliche (keine Erfahrungen)

NW	**> 60 %:** Dyskinesien (EPMS) **> 10 %:** klin. relevante Herzklappeninsuffizienz (> 20 %), Halluzinationen (13 %), Verwirrtheit, Schwindel (19 %), Dystonien, GIT-Beschwerden v. a. Übelkeit (24 %), Verstopfung, Schlaflosigkeit, HRST, Diplopie, Rhinitis **1–10 %:** Diarrhoe, orthostatische Hypotonie, Ödeme
WW	Antihypertensiva (RR-Senkung ↑); Dopamin-Antagonisten (z. B. Neuroleptika [Phenothiazine, Butyrophenone, Thioxanthene], Metoclopramid) (Pergolidmesilat-Wi ↓); Levodopa (vorbestehende Verwirrungszustände, Halluzinationen, Bewegungsstörungen ↑); Cumarine, Herzglykoside (Verdrängung aus deren PEB, deren Wi ↑)
WI	P. ist ein Ergot-Dopaminagonist (D_1 und D_2) im Striatum, ein Ergolin-Derivat: Bindung auch an α-Adreno- und Serotonin-(5-HT-)Rezeptoren, Wi auf alle motorischen Symptome (Akinese, Rigor, Tremor), geringere klinische Fluktuationen, im Tiermodell finden sich Hinweise auf neuroprotektive Eigenschaften
PK	rasche perorale Resorption, HWZ 7–16 h, Steady-state nach 24–48 h, max. Plasmaspiegel nach 1,5 h, max. klinische Wi nach 2–5 h, PEB > 90 %, Elimination zu ca. je 50 % über Urin und Stuhl
Gr/La	kontraindiziert / strenge Indikation, La 5
❗	**Hinweise:** ▸ *Herzklappenfibrosen:* Risiko ↑ bei > 3 mg/d + Therapiedauer > 6 Monate → vor und während der Behandlung Herzechokardiographie durchführen (Herzklappenveränderungen sind eine KI) ▸ geringere NW durch initialen Einsatz eines peripheren Dopaminantagonisten (z. B. Domperidon = **Motilium**®, 3 × 10–30 mg/d p. o.) **Pharmainfo:** *Marktrücknahme in den USA:* eine neue Untersuchung Anfang 2007 zeigte schwerwiegende Herzklappenschäden unter P., das Herzinsuffizienzrisiko war 7,1-fache erhöht im Vergleich zum Nichtgebrauch [FDA News 29.03.2007]
Stu	PELMOPET-Studie

Pethidin (unterliegt der BtMVV)
TTK: Trpf.: 1,- €/ml; Supp.: 2,20 €/Supp.; i.v.: 1,50 €/Amp. | Kinder > 1 Jahr | Rp.-Pflicht

HN	Ⓓ *p. o.:* **Dolantin**® 50 mg/ml (= 20 Trpf.) *parenteral:* **Dolantin**® 50|100 mg/Amp. à 1|2 ml, **Pethidin-Hameln**® 50 mg/Amp. à 1 *rektal:* **Dolcontrol**® 100 mg/Supp. Ⓐ **Alodan "Gerot"**® Ⓒₕ **Pethidin** (**Generika**)
Dos	▸ *akut:* 50 mg i. v. oder 50–100 mg s. c. oder i. m. jeweils Wdh. alle 3–4 h möglich ▸ *Trpf.:* 20–40 Trpf. (50–100 mg) p. o., ggf. Wdh. alle 3–4 h möglich ▸ *Supp.:* 100 mg als Supp., ggf. Wdh. alle 3–4 h möglich ▸ *Maximaldosis:* 500 mg/d i. v./p. o./Supp. ▸ *30-Tage-Verordnungs-Höchstmenge nach BtMVV:* 10000 mg ▸ *Kinder > 12 J.:* 33 mg; *> 7½ J.:* 25 mg; *> 3 J.:* 17 mg; *> 1 J.:* 12,5 mg jeweils 3 ×/d p. o./s. c./i. m. oder akut 0,5–1 mg/kg KG i. v. ▸ *Leber- und Niereninsuffizienz:* Dosisreduktion bzw. bei Niereninsuff. Verlängerung der Dosisintervalle

Ind	akute, sehr starke Schmerzen (Myokardinfarkt, akuter Glaukomanfall, post-OP, während Geburtsphase)
KI	schwere respiratorische Insuffizienz, akute hepatische Porphyrie, gleichzeitige Behandlung mit MAO-Hemmer, Kinder < 1 J.; *relative KI:* Abhängigkeit von psychotropen Substanzen, erhöhter Hirndruck, Hypovolämie mit Hypotension, Nierenfunktionsstörungen, bekannte Epilepsie, Alter < 16 J.
NW	*1–10 %:* Sedierung, Schwindel, Verwirrtheit, Stimmungsveränderungen *o.A.:* stärkere Sedierung als Morphin, Vasodilatation mit Hypotonie und reflektorischer Tachykardie (Kreislaufsedation), Obstipation, Miktionsbeschwerden, Erregungszustände, Wahnvorstellungen, Halluzinationen, Krampfanfälle, Überempfindlichkeitsreaktionen; *v. a. bei rascher i. v.-Gabe:* Bronchospasmus, Miosis, Singultus, Übelkeit, Erbrechen
WW	zentral dämpfende Pharmaka, Alkohol (deren Wi ↑); MAO-Hemmer (toxische Wi ↑ → 2 Wo. Abstand)
Wi	P. ist ein Opioidanalgetikum der Stufe 3: reiner Opiatagonist mit analgetischer, sedierender und antitussiver Wi, RR-senkend, erhöht die HF, hemmt nicht die Wehentätigkeit
PK	BV 50 %, Wi-Beginn nach ca. 15 min, Wi-Dauer 3–5 h, Wi-Stärke ist 0,1 im Vgl. zu Morphin (= 1), HWZ 2–7 h, hepatisches Abbauprodukt (Norpethidin) HWZ 20 h, PEB 60 %, renale Elimination von P. und der Metabolite (65 % im 24-h-Urin)
Gr/La	strenge Indikation, als Spasmoanalgetikum unter der Geburt einsetzbar (außer bei Frühgeburt) / strenge Indikation, nur kurzzeitige Anwendung, *Cave* atemdepressive Wirkung beim Kind

❗ **Intoxikation:**
s. Morphin; jedoch Mydriasis (!), Tachykardie und Hyperthermie

Hinweise:
- nicht geeignet zur wiederholten (Dauer-)Anwendung, da der zentral toxische Metabolit Norpethidin (HWZ 20 h) kumulieren kann und P. eine ausgeprägte psychomimetische Wi mit hohem Suchtpotenzial besitzt
- nach Einsatz während der Geburtsphase das Neugeborene so lange überwachen, bis keine wesentlichen Beeinträchtigungen der Atmung zu erwarten sind (wenigstens 6 h, ggf. Gabe von Naloxon)
- hohe Dosen möglich bei starken Schmerzen (Schmerz = "Antidot zum Morphin"), kein bis lediglich geringes Abhängigkeitspotenzial bei der Indikation Schmerz in retardierter Form
- 75–100 mg Pethidin = 10 mg Morphin

Phenobarbital (PB)
TTK: p.o.: 0,27 € (100 mg); i.v.: 3,44 € (200 mg Amp.) | Kinder > 0 Monate | Rp.-Pflicht

HN	Ⓓ *p. o.:* **Luminaletten®** 15 mg/Tbl., **Luminal®** 100 mg/Tbl., **Phenobarbital-Neurax®** 15|100 mg/Tbl. *i. v.:* **Luminal®** 200 mg/Amp. à 1 ml CH **Aphenylbarbit®, Luminal®**
Dos	▸ *p. o./i. v.:* initial 50–100 mg/d, alle 3 d um 25–50 mg steigern, Ziel: 2–3 mg/kg KG/d (140–210 mg/70 kg KG/d) ▸ *mittlere Erhaltungsdosis:* 100–150 (–200) mg/d ▸ *Perfusor* (2 Amp. × 200 mg [= 400 mg] mit NaCl 0,9 % auf 50 ml verdünnen = 8 mg/ml): 0,2–0,4 mg/kg KG/h = 14–28 mg/70 kg KG/h = 1,75–3,5 ml/h ▸ *schnelle Aufsättigung:*

- **Erw.:** *initial* 10–20 mg/kg KG i. m. oder p. o., nach 12 h und dann alle 24 h 3 mg/kg KG
- **Kinder:** *initial* 10–15 mg/kg KG i. m. oder p. o., nach 12 h und dann alle 24 h 5 mg/kg KG

▶ *Status epilepticus:*
- **Erw.:** 1–2 (–3) Amp. langsam i. v., dann 18–20 mg/kg KG (700–1400 mg/70 kg KG) mit 100 mg/min i. v.
- **Kinder:** *initial* 1–2 Amp. langsam i. v. oder i. m. (10–15 mg/kg KG), nach 12 h und dann alle 24 h 5 mg/kg KG

▶ *Maximaldosis:* 1000 mg/d, bei der Statusbehandlung 2000 mg/d
▶ *Kinder > 12 J.:* 75–250 mg/d; *> 7½ J.:* 50–200 mg/d; *> 3 J.:* 25–150 mg/d; *> 1 J.:* 25–100 mg/d; *> ½ J.:* 25–100 mg/d; *> ¼ J.:* 25–100 mg/d als ED/d
▶ *Dosisreduktion bei Niereninsuffizienz:* s. Tabelle 2

Ind	fokale/komplex-fokale Anfälle und generalisierte tonisch-klonische Anfälle, Status epilepticus, Hirndrucktherapie
KI	schwere Leber- und Nierenfunktionsstörungen, Intoxikation mit zentral wirkenden Medikamenten/Alkohol
NW	*> 10 %:* Schläfrigkeit, Mattigkeit, Benommenheit, Reaktionszeit ↑, Schwindel, KS, Ataxie, kognitive Störungen, Verwirrtheit, Impotenz *1–10 %:* GIT-Beschwerden, Unverträglichkeitsreaktionen, Leberfunktionsstörungen, Photosensibilisierung, Dermatitis, Erythema multiforme, Stevens-Johnson-Syndrom, Lyell-Syndrom, Leberschäden, Nierenschäden, Knochenmarkschäden, Megaloblastenanämie (LZ-Therapie), depressive Verstimmungszustände, Blutdruckabfall bis Schock *< 0,01 %:* Bindegewebsvermehrung, Periarthritis humeroscapularis, Pemphigus vulgaris *o.A.:* Atemdepression, Leukozytose, Lymphozytose, Leukozytopenie, Agranulozytose, Thrombozytopenie, Folsäuremangel
WW	Salizylate, Digitoxin, Östradiol, Bilirubin, Cumarinderivate, Carbamazepin, Clonazepam, Phenytoin (deren Abbau ↑ [reduzierte Sicherheit von Kontrazeptiva]); zentral dämpfende Arzneimittel, Alkohol (gegenseitige Wirkungsverstärkung); Methotrexat (dessen Toxizität ↑); Valproinsäure (Barbiturat-Wi ↑)
WI	P. ist ein Barbiturat: es wirkt antikonvulsiv über eine Verstärkung der inhibitorischen Wi von GABA, atemdepressiv und stark sedierend wirksam, neuroprotektive Effekte werden diskutiert
PK	Resorption 80–100 %, BV 80–100 %, max. Plasmaspiegel nach 2 (–12) h, i. m. nach 4 h, i. v. nach 20–60 min, HWZ 80 h (60–140 h), PEB 40–60 %, Steadystate für Phenobarbital erst 2–3 Wo. nach einer Dosisänderung, Übergang in Muttermilch ca. 40 %, renale Elimination nicht metabolisiert > metabolisiert, 10–20 % werden pro d eliminiert
Gr/La	strenge Indikation, Anwendung trotz teratogenen Risikos möglich; bei Hochdosistherapie Atemdepression des Neugeborenen möglich; zur Prophylaxe von Gerinnungsstörungen dem Neugeborenen über 2 Wochen jeden 3. Tag 1 mg Vit. K verabreichen / strenge Indikation, Trinkschwäche, Erbrechen, Müdigkeit des Säuglings möglich, ggf. abstillen
❶	**Cave:** Erfolg nach i. v. Gabe erst nach 15 min beurteilbar → erst dann Nachinjektion! **Intoxikation:** ▶ *Klinik:* Somnolenz bis Koma, Hypo- bis Areflexie, Miosis, Rhabdomyolyse, Hypotension bis Schock, infarktähnliche EKG-Veränderungen, HRST, Ate-

minsuffizienz, Lungenödem, ARDS, Magen-Darm-Atonie, Aspiration, Holzer-Blasen, Hypothermie, metabolische Azidose, Hyperkaliämie
- *Therapie:* Magenspülung + Aktivkohle (wiederholt) nach Intubation (Aspiration!), bei Hypotension Dopamin 3–5 µg/kg KG/min, ggf. in Kombination mit Noradrenalin (10–20 µg/min); bei Ateminsuffizienz frühzeitige Intubation und Beatmung (mit hoher FiO_2 und PEEP); Azidoseausgleich mit $NaHCO_3$; Heparin (1000–1500 I.E./h) zur Verbrauchskoagulopathieprophylaxe; bei Hypothermie Wärmedecken, Atemgasanwärmung; **forcierte alkalische Diurese** (Vollelektrolytlösung. 500 ml/h mit 60 mmol $NaHCO_3$ in der ersten Stunde, 40 mmol in der 2. Stunde, ab der 3. Stunde 15–20 mmol; ZVD-Kontrollen ggf. Furosemid; Urin pH 7,5–8); **Hämodialyse/Hämoperfusion** (bei Koma III°/IV° bzw. Plasmakonzentration > 100 µg Phenobarbital/ml)

Hinweise:
- *Vorteil:* Einmaldosis möglich; *Nachteil:* Enzyminduktion, Gewöhnung, Entzug bei abruptem Absetzen
- Embryopathien bei Einsatz während der Schwangerschaft möglich!
- verminderte Wirksamkeit hormoneller oraler Kontrazeptiva durch Enzyminduktion

Behandlungskontrollen:
üblicher "therapeutischer Spiegel": 10–40 mg/l = 43–172 µmol/l (Umrechnungsfaktor 4,31)

Phenprocoumon TTK: 0,17-0,22 € (3 mg) | Kinder > 0 Monate | Rp.-Pflicht

HN	Ⓓ p.o.: **Falithrom**® mite 1,5 mg/Tbl, **Marcoumar**®, **Marcumar**®, **Marcuphen von ct**®, **Phenprogamma**®, **Phenpro-ratiopharm**® - alle: 3 mg/Tbl Ⓐ **Marcoumar**®, Phenprocoumon (Generika) ⒼⒽ **Marcoumar**®
Dos	▶ bei Ausgangsquick von 100% oder INR von 1,0: • *1. Tag:* 3–4 Tbl. (Alter > 60 J. oder Niereninsuffizienz mit 2 Tbl. beginnen) p. o. • *2. Tag:* 2 Tbl. p. o. • *3. Tag:* nach Quick/INR ▶ *Kinder* > 12 J.: 3 mg/d; > 7½ J.: 2 mg/d; > 3 J.: 1,5 mg/d; > 1 J.: 1 mg/d; > ½ J.: 0,9 mg/d; > ¼ J.: 0,7 mg/d als ED/d
Ind	zur Dauerantikoagulation bei erhöhtem Embolierisiko oder nach Venenthrombosen, mechanische Herzklappenträger
KI	Blutungsgefahr (GIT-Ulzera, Apoplexie, Traumen oder chirurgische Eingriffe am ZNS oder am Auge, Retinopathien, fortgeschrittene Arteriosklerose, Hirnarterienaneurysma, dissezierendes Aortenaneurysma), Sepsis, schwere Thrombozytopenie, bakterielle Endokarditis, Perikarditis, kavernöse Lungentuberkulose, schwere Leberfunktionsstörungen, fixierte und behandlungsrefraktäre Hypertonie, manifeste Niereninsuffizienz; *relative KI:* Anfallsleiden, chronischer Alkoholismus, Nephrolithiasis, mangelnde Compliance des Pat.
NW	> 10%: Mikrohämaturie, Zahnfleischbluten 1–10%: Nasenbluten, Hämatome nach Verletzungen, GIT-Blutungen, Lebererkrankungen mit/ohne Ikterus < 1%: lebensbedrohliche Blutungen z. B. Rückenmark, Gehirn, Nebenniere, Herzbeutel, Pleurahöhle, Einblutung in die Darmwand, GIT-Beschwerden, Urtikaria, Dermatitis, reversible Alopezie, Netzhautblutungen, Einblutungen in Muskeln und Gelenke, brennende Schmerzen mit gleichzeitiger Verfärbung in den Großzehen,

Cumarin-Nekrose: hämorrhagische Infarzierung durch hyaline Thromben, meist am 3.–5. d nach Erstgabe (0,01–0,1 % insbes. Frauen 60–70 J.)
< *0,01 %:* Leberparenchymschäden, cholestatische Hepatose, Purpura

WW **Wirkungsverstärkung durch:** Thrombozytenaggregationshemmer (z. B. ASS) oder Arzneimittel, die zu Mukosaschäden im Magen-Darm-Trakt führen, z. B. NSAR; andere Antikoagulanzien (unfraktioniertes oder niedermolekulare Heparine oder Heparinoide), Allopurinol; Antiarrhythmika: Amiodaron, Chinidin, Propafenon, Methoxsalen (früher Ammoidin); bestimmte Antibiotika: Aminoglykoside, Chloramphenicol, Tetracycline, Trimethoprim-Sulfamethoxazol und andere Sulfonamide, Cloxacillin, Makrolide, N-Methylthiotetrazol-Cephalosporine und andere Cephalosporine (Cefazolin, Cefpodoximproxetil, Cefotaxim, Ceftibuten); Disulfiram, Fibrate, Imidazolderivate, Triazolderivate, Analgetika und/oder Antirheumatika: Leflunomid, Phenylbutazon und Analoga, Piroxicam, selektive Coxibe, ASS; Tramadol, Methyltestosteron und andere anabole Steroide; Schilddrüsenhormone; Zytostatika: Tamoxifen, Capecitabin; trizyklische Antidepressiva, andere Substraten der CYP2C 9- und CYP3A4-Cytochrome
Wirkungsabschwächung durch: Azathioprin, Barbiturate, Carbamazepin, Colestyramin, Digitalis-Herzglykoside, Diuretika, Corticosteroide, Gluthetimid (Aminogluthetimid), 6-Mercaptopurin, Rifampicin, Metformin, Thiouracil, Vitamin-K-haltige Präparate, johanniskrauthaltige Präparate
WW auch mit Nahrungsmitteln, weitere WW s. FI

WI P. ist ein orales Antikoagulans: Verdrängung des Vitamin K aus dem Fermentsystem, das in der Leber die Gerinnungsfaktoren II, VII, IX, X bildet: Hemmung der Vitamin-K_1-Epoxidreduktase → Blockierung der für den normalen Ablauf der Carboxylierungsprozesse notwendigen Regenerierung von Vitamin-K-Hydrochinon aus Vitamin-K-Epoxid

PK gute perorale Resorption, HWZ 6,2–6,6 d, PEB > 99 %, Wirkungsbeginn nach 48–72 h, Wirkungsmaximum nach 3–5 d, Wirkungsdauer 4–7 d, in der Leber Hydroxylierung, Glukuronidierung und Sulfatierung, renale Elimination der Metabolite

Gr/La kontraindiziert / Anwendung möglich, in den ersten 4 Lebenswochen dem Säugling zusätzlich 2–3 × pro Wo. 1 mg Vit. K p. o.

❗ Cave:
bei marcumarisierten Kunstklappenträgern: Gefahr einer lebensbedrohlichen Klappenthrombosierung erhöht

Intoxikation:
- *Klinik* (mit Latenz [Tage]): Hämatemesis, Meläna, Hämaturie, Schleimhautblutungen, rektale, vaginale, subkonjunktivale, subkutane, intramuskuläre Blutungen, Bewusstseinstrübung (intrazerebrale Blutung!), hämorrhagischer Schock
- *Therapie der Gerinnungsstörung ohne Blutung:* Vitamin K_1 0,25–0,5 mg/kg KG/d (5 mg p. o. erhöhen den Quick in 24 h um ca. 10 %; 25–30 mg normalisieren den Quick-Wert; 25 mg s. c. oder i. m. normalisieren den Quick innerhalb von 6–12 h)
- *Therapie der Gerinnungsstörung mit Blutung:* Magenspülung + Aktivkohle bei Ingestion < 2–3 h, danach kontraindiziert; Labor (TPZ, PTT, PTZ [TZ], Faktor VII, IX, X, II, Protein C), bei Blutung PPSB-Gabe (1,2 I.E./kg KG heben den Quick um 1 %) + Low-dose-Heparinisierung + zuvor Ausgleich des ggf. bestehenden AT-III-Mangels, Fresh-frozen-Plasma (10–20 ml/kg KG) nur bei massiver Klinik oder wenn kein PPSB verfügbar; alleinige Vitamin-K-Gabe wg. langsamen Wirkeintritts nicht sinnvoll

Hinweise:
- möglichst unter Heparinisierung einstellen, um initiale Gefahr der Thrombenbildung zu verringern → Konzentration des gerinnungshemmenden Protein C fällt schneller ab als die der anderen Gerinnungfaktoren
- Dosis reduzieren bei Niereninsuffizienz und bei Alter > 60 J. (geringere Konzentration von Albumin und Gerinnungsfaktoren) → nach Quick/INR

Behandlungskontrollen:
TPZ-Reagenz: INR → Quick:
- **Innovin**™: 1,0 → 100 %; 1,5 → 51 %; 2,0 → 33 %; 2,5 → 25 %; 3,0 → 20 %; 3,5 → 16 %; 4,0 → 14 %; 4,5 → 12 %; 5,0 → 11 %
- **Thromboplastin IS**: 1,0 → 100 %; 1,5 → 50 %; 2,0 → 35 %; 2,5 → 28 %; 3,0 → 24 %; 3,5 → 20 %; 4,0 → 17 %; 4,5 → 15 %; 5,0 → 13 %

Phenytoin (PHT)
TTK: p.o.: 0,09 € (100 mg Tbl.); i.v.: 6,03-7,62 € (250 mg Amp.) | Kinder > 0 Monate | Rp.-Pflicht

HN	⒟ *p. o.:* **Phenydan**®, **Phenytoin AWD**®, **Zentropil**® - *alle:* 100 mg Tbl. bzw. Kps. *i. v.:* **Phenhydan**® 250 mg/Amp. à 5 ml Ⓐ **Epanutin**®, **Epilan-D-Gerot**®, **Phenhydan**® ⒞ₕ **Phenhydan**®
Dos	▸ *p. o.:* einschleichende Aufdosierung auf 3 × 100 mg oder 1 × 300 mg/d p. o.; *Tagesdosis:* 5–7 mg/kg KG (*mittlere Dosis:* 200–300 mg/d p. o.) ▸ *Maximaldosis:* 4–5 × 100 mg/d ▸ *Maximaldosis laut Hersteller:* für Säugl. 125 mg/d p. o., Kleinkinder 125–250/d p. o., Schulkinder 250 mg/d p. o., Erwachsene 250–500 mg/d p. o. ▸ *schnelle Aufsättigung:* erster Tag 2–3-fache Menge der errechneten Dauertherapiedosis (5–7 mg/kg KG) p. o., am 2. Tag 75 % der ersten Dosis, am 3. Tag *Dauertherapiedosis* ▸ *Status epilepticus:* initial 1 Amp. × 250 mg langsam i. v. (max. Injektionsgeschwindigkeit 25 mg/min = 10 min pro Amp.; Lsg. nicht verdünnen!), Nachinjektion alle 1,5–6 h möglich (Ziel: 20 [–30] mg/kg KG) → Infusionskonzentrat, Aufsättigung s. Phenytoin-Infusions-Konzentrat ▸ *Trigeminusneuralgie:* 3 × 100 mg/d ▸ *Digitalis-Intoxikation:* Perfusor 125 mg mit 0,9 %igem NaCl auf 20 ml verdünnen, davon 1 ml/h = 6 mg/h, Dauer der Infusion nach Klinik ▸ *Kinder > 7½ J.:* 100–300 mg/d; > 3 J.: 50–100 mg/d; > 1 J.: 50 mg/d jeweils 1–2 ED/d p. o.; Kinder < 12 J. max. 1 mg/kg KG/min i. v.
Ind	Status epilepticus, fokale/komplex-fokale Anfälle und generalisierte tonisch-klonische Anfälle (Grand-mal), Trigeminusneuralgie (2. Wahl)
KI	Knochenmarkschädigung, AV-Block II-III°, Z. n. akutem HI innerhalb der letzten 3 Mo., eingeschränkte Herzleistung (EF < 35 %), Syndrom des kranken Sinusknotens; *relative KI:* manifeste Herzinsuffizienz, pulmonale Insuffizienz, schwere Hypotonie (Blutdruck syst. < 90 mmHg), Bradykardie (< 50/min), sinuatrialer Block, AV-Block I°, Vorhofflimmern/Vorhofflattern
NW	> 10 %: (dosisabhängig, > 20 mg/l) Diplopie, Nystagmus, Ataxie, Dyskinesie, KS, Schwindel, Erregbarkeit, Ruhetremor, bulbäre Sprache, kognitive Störungen; *bei längerer Überdosierung:* starrer Blick, Appetit ↓, Erbrechen, Gewicht ↓, Sedierung, Wahrnehmungs- und Bewusstseinsstörungen bis Koma *1–10 %: Langzeittherapie:* Gingivahyperplasie, Pigmentierung, Veränderungen der Behaarung, Dupuytren-Kontraktur < 1 %: Leukozytopenien, Leberfunktionsstörung, Hirsutismus, Stevens-Johnson-Syndrom, Lyell-Syndrom, Exantheme; *bei i. v.-Gabe:* AV-Block, Asystolien durch Hemmung des Sinusknotens, kein Kammerersatzrhythmus bei AV-

Block III°
<0,01%: Kammerflimmern, myasthenisches Syndrom, schwere allerg. Reaktionen
o.A.: proarrhythmische Wi bis Asystolie, RR°↓ (bes. bei i. v. bis 50%),
LZ-Therapie: Polyneuropathie, irreversible Kleinhirnatrophie, Herz- oder Ateminsuffizienz ↑, megaloblastäre Anämie, akute Porphyrie;
bei i.v.-Gabe: Schwindel, Mundtrockenheit, Alkalose, Enzephalopathie (bei LZ-Komb. mit Valproinsäure), Nekrosen bei Paravasat (s. Hinweise)

WW orale Antikoagulanzien, Antimykotika, Amiodaron, Benzodiazepine, Cimetidin, Ranitidin, Chloramphenicol, Cycloserin, Disulfiram, Felbamat, Fluoxetin, Halothan, Isoniazid, Mesuximid, Methylphenidat, nichtsteroidale Antirheumatika, Omeprazol, PAS, Sulfonamide, Sultiam, Valproat und trizyklische Psychopharmaka (Phenytoin-Spiegel ↑); Antazida, Ciprofloxazin, Phenobarbital, Primidon, Carbamazepin, Theophyllin, Vigabatrin und Alkohol (Phenytoin-Spiegel ↓); orale Kontrazeptiva (reduzierte Sicherheit); Cortisol, Vitamin D (deren Abbau ↑); orale Antikoagulanzien, Verapamil, Doxycyclin, Itraconazol, Theophyllin, Kortikosteroide, orale Kontrazeptiva, trizyklische Psychopharmaka, Lamotrigin, Carbamazepin, Digitoxin und Valproat (deren Serumkonzentrationen ↓)

WI P. ist ein Antiepileptikum und Antiarrhythmikum: Hemmung der spannungsabhängigen Na⁺-Kanäle der Nervenzellen → Hemmung der hochfrequenten repetitiven Entladungen → membranstabilisierend, maximaler antikonvulsiver Effekt nach 20–30 min

PK HWZ 22 (7–42) h, nach i. v. 10–15 h, PEB 90%, Übergang in Muttermilch ca. 20%, ausgeprägte Lipophilie der Substanz, nach hepatischer Gukuronidierung Elimination über Urin >> Fäzes, maximaler Gewebsspiegel im Gehirn erst nach 30 min → Wirkungslatenz

Gr/La strenge Indikationsstellung, Anwendung als Monotherapeutikum anstreben, *Cave* Gerinnungstörungen des Neugeborenen möglich / Monotherapie möglich

🛇 **Cave:**
Da es das Phenytoin-Infusions-Konzentrat gibt, ist der Gebrauch angesichts der möglichen Komplikationen von Phenytoin-Ampullen "obsolet":
- Ampullen (instabile Lösung) dürfen weder verdünnt noch mit NaCl oder Ringer gemischt werden! (→ Ausflockung)
- Handhabung von Ampullen im Status epilepticus absolut unpraktisch (für 1500 mg i. v. benötigt man über 60 min Injektionszeit [vorgeschriebene Injektionszeit: 25 mg/min])
- Paravasate durch Injektionen aus Ampullen sind unbedingt zu vermeiden (schwere Nekrosen möglich ["Purple-glove-Syndrom"])
- mögliche Arrhythmien durch in der Lösung enthaltenes Ethanol 12,4% und Propylenglykol (um Phenytoin in Lösung zu halten)
- Lösungsmittel greifen Kunststoffe (z. B. Dreiwegehahn) an, separater Zugang notwendig

Intoxikation:
- *Klinik:* Somnolenz bis Koma, Agitation, epileptischer Anfall, Nystagmus, Rhythmusstörungen, Azidose, Hypotension, Ateminsuffizienz
- *Therapie:* Magenspülung + Aktivkohle + Glaubersalz, bei Hypotension Volumen, Dopamin, bei Bradykardie Atropin, bei Azidose Natriumhydrogencarbonat, Colestyramin 6 × 4 g/d für 5 d (**Quantalan®**; unterbricht den enterohepatischen Kreislauf)

Hinweise:
- Vorteil von Phenytoin als Tbl.: Einmaldosis möglich

- angesichts der NW bei der Langzeittherapie möglichst nicht bei Patienten < 50–60 J. über längere Zeiträume einsetzen
- wegen der antiepileptischen Wirkungslatenz im Status epilepticus initiale Kombination mit Bezodiazepinen sinnvoll
- reduzierte Wirksamkeit hormoneller Kontrazeptiva durch Enzyminduktion
- *Beachte:* i. v. möglichst unter EKG- und RR-Monitoring bzw. engmaschiger Pulskontrolle verabreichen (Gefahr von Hypotonie und HRST)

Behandlungskontrollen:
üblicher "therapeutischer Serumspiegel": (5–) 10–20 mg/l = 40–80 µmol/l (Umrechnungsfaktor 4,0), Kinder < 3 Mo. 6–14 mg/l = 24–55 µmol/l

Phenytoin-Infusions-Konzentrat   TTK: k.A. | Kinder > 0 Monate | Rp.-Pflicht

HN   Ⓓ *i. v.:* **Phenhydan Infusionskonzentrat®** 750 mg/Inf.-Konz.-Amp. à 50 ml
   ⒸⒽ **Phenhydan Infusionskonzentrat®**

Dos
- *i. v. Aufsättigung (1. Tag):* 1500 mg (1. Ampulle in ca. 4 h i. v., 2. über 24 h i. v.)
  - *2. Tag:* 500–750 mg i. v. über Perfusor
  - *3. Tag:* 300–400 mg i. v. über Perfusor (je nach Phenytoin-Spiegel), ggf. auch Übergang auf p. o.-Gabe (s. Phenytoin)
- *Status epilepticus:* 750 mg in 20 (–30) min mit 25–50 mg/min i. v., danach Wdh. der gleichen Dosis; Ziel 20 mg/kg KG (meist zuvor in Kombination mit Benzodiazepinen)
- *Maximaldosis:* 50 mg/min; 17 mg/kg KG/d auf Dauer

Ind   Status epilepticus (Mittel der Wahl), Anfallsserien, rasche i. v.-Aufsättigung

KI   s. Phenytoin

NW   s. Phenytoin; Lösung enthält jedoch kein Ethanol und kein Propylenglykol, das überwiegend für die unerwünschten, z. T. schweren kardialen NW verantwortlich gemacht wird

WW   s. Phenytoin

WI   s. Phenytoin

PK   s. Phenytoin; Lösung kann mit Glukose 5 %, NaCl 0,9 % oder Lösung für Injektionszwecke beliebig verdünnt werden

Gr/La   s. Phenytoin / strenge Indikation

❶ **Intoxikation:**
s. Phenytoin

Hinweise:
- wegen der antiepileptischen Wirkungslatenz im Status epilepticus initiale Kombination mit Bezodiazepinen sinnvoll
- Infusionskonzentrat mit allen handelsüblichen Injektionslösungen verdünnbar, jedoch nicht mit anderen Medikamenten mischen wg. chemischer Inkompatibilität

Behandlungskontrollen:
möglichst unter EKG- und RR-Monitoring bzw. engmaschiger Pulskontrolle (Gefahr von Hypotonie und HRST)

Physostigmin   TTK: 9,50 €/Amp. | Rp.-Pflicht

HN   Ⓓ *i. v.:* **Anticholium®** 2 mg/Amp. à 5 ml
   Ⓐ **Anticholium®**

Dos	i. v.: 1–2 mg (=½–1 Amp.) langsam i. v. oder 0,03 mg/kg KG i. v., ggf. je nach Klinik nach 20–30 min wiederholen
Ind	zentrales anticholinerges Syndrom (ZAS), verzögertes Erwachen post-OP, Intoxikation mit Atropin, Scopolamin, Antihistaminika, trizyklischen Antidepressiva, Monoaminoxidase-Hemmstoffen, Antiemetika, anticholinergen Antiparkinsonmitteln, Neuroleptika, Baclofen, Carbamazepin
KI	Asthma bronchiale, Diabetes mellitus, Gangrän, kardiovaskuläre Erkrankungen, Hyperthyreose, mechanischer Ileus, Abflussbehinderungen der Harnwege, Engwinkelglaukom, Iridozyklitis, Vorbehandlung mit Muskelrelaxanzien, Intoxikation mit Cholinergika
NW	>10%: cholinerge NW: Miosis, Akkomodationsstörungen, Tränenfluss, RR ↓, Harndrang ↑, Harninkontinenz, Bronchospasmus, Bronchialsekretion ↑, Hypersalivation, Übelkeit, Erbrechen, Dysphagie, Gallenkoliken, Gesichtsröte, Wärmegefühl, Dysarthrie o.A.: epileptische Anfälle, Bradykardie
WW	Atropin, Scopolamin, Antihistaminika, trizyklische Antidepressiva, Monoaminoxidase-Hemmstoffe, Antiemetika, anticholinerge Antiparkinsonmittel, Phenothiazine, Butyrophenone (deren anticholinerge Wi ↓); Thiamin (Vit. B_1) bei gleichzeitiger Infusion (Wi ↓)
WI	P. ist ein zentral und peripher wirksamer reversibler Cholinesterasehemmer: antagonisiert zentrale und periphere anticholinerge Effekte; indirektes Parasympathomimetikum
PK	HWZ 1–2 h, Wirkungsdauer ca. 1 h
Gr/La	strenge Indikation / strenge Indikation
❶	**Cave:** überschießende vagotone Wi, letal ab 5 mg; *Antidot:* Atropin **Intoxikation:** ▶ *Klinik:* zentrale und periphere Atemlähmung, Laryngospasmus, Verlegung der Bronchien durch Hypersekretion, schwere HRST, epileptische Anfälle ▶ *Therapie:* bei Intoxikation oder ausgeprägten cholinergen Effekten: Atropin (Dosis = Hälfte der Physostigmindosis) **Hinweise:** bei länger andauernder Therapie und hohen Dosen kann eine cholinerge Krise auftreten

Phytomenadion (Vitamin K_1)

TTK: p.o.: 0,56 € (10 mg); i.v.: 1,40 € (10 mg) | Kinder > 0 Monate | Rp.-Pflicht

HN	Ⓓ *p.o.:* **KaVit**® Trpf. 20 mg/ml Emulsion (= 20 Trpf.), **Konakion**® MM 2 mg Amp.-Lsg. à 0,2 ml *parenteral:* **Konakion**® MM, 10 mg/Amp. à 1 ml Ⓐ **Konakion**® ㊀ **Konakion**®
Dos	▶ *bei Vitamin-K-Mangelblutungen:* • lebensbedrohlich: 1–10 mg langsam i. v., ggf. in Kombination mit Prothrombinkomplexpräparaten (30 IE/kg KG) (s. PPSB-Konzentrat) • mittelschwer: 5–10 mg (5–10 Trpf.) p. o. • leicht: 1–5 mg (1–5 Trpf.) p. o. ▶ *Vitamin-K-Mangelprophylaxe (Schwangere/Neugeborene):* • alle gesunden Neugeborenen: je 1 × 2 mg Lsg. p. o. am 1. Lebenstag (U1), zw. 3.–10. Tag (U2) und zw. 4.–6. Wo. (U3)

- Vit.-K-Mangel (medikamentös bedingt): 10–20 mg (10–20 Trpf.) p.o. kurz (48 h bis einige h) vor der Entbindung

Ind Prophylaxe und Therapie von Vitamin-K_1-Mangelzuständen und -blutungen, Vitamin-K_1-Prophylaxe von Neugeborenen

KI wg. des Gehaltes an Glykocholsäure dürfen Amp. bei cholestatischem Ikterus nicht parenteral angewendet werden; *relative KI:* parenterale Gabe bei Neugeborenen

NW *0,01–0,1 %:* schwere hämolytische Anämie und Hyperbilirubinämie (bei Neugeborenen und hohen Dosen [10–20 mg])
< 0,01 %: bei parenteraler Gabe: anaphylaktoide Reaktion, Phlebitis, nach i. m.-Gabe sklerodermiforme Infiltrationen und Pigmentierungen
o.A.: Leukämien im Kindesalter bei parenteraler Gabe, umstritten

WW Acetylsalicylsäure, Cephalosporine (Vitamin-K_1-Wi ↓); Kumarinderivate (deren Wi ↓)

WI Vitamin K (K_1 = Phytomenadion [pflanzlich], K_2 = Menachinon [physiologisch]) wirkt in den Mikrosomen der Hepatozyten als Kofaktor der mikrosomalen γ-Carboxylierung von glutaminsäurehaltigen Seitenketten im Rahmen der Proteinsynthese (Gerinnungsfaktorensynthese); γ-Carboxylglutamyl-Verbindungen können Ca^{2+}-Ionen komplex binden; Vitamin-K-abhängige Faktoren sind: Faktor II, VII, IX, X, Protein C, S und Z; Kumarinderivate hemmen die Epoxidreduktase im Vitamin-K-Zyklus und damit die Kofaktorfunktion des Vitamin K bei der Carboxylierungsreaktion

PK für perorale Resorption infolge der Fettlöslichkeit sind Gallensäuren und Pankreaslipasen erforderlich, individuell sehr variable Resorption, Elimination über Galle und Fäzes, unter einer Behandlung mit Kumarinderivaten sollte der Quick-Wert innerhalb von 30–60 min auf Werte über 30 % ansteigen; der tägliche Vitamin-K_1-Bedarf liegt bei 1 mg

Gr/La Anwendung möglich / Anwendung möglich

❶ Cave:
bei oral antikoagulierten Pat. mit Kunstklappen: Klappen-Thrombosierung mit letalen Ausgang möglich

Hinweise:
- Dosis/Wi: 5 mg Vitamin K_1 p.o. erhöhen den Quick-Wert in 24 h um ca. 10 %, 25–30 mg normalisieren den Quick-Wert, Vitamin-K-Wirkungseintritt nach i.v.-Gabe erst nach 6–8 h
- keine i.m.-Gabe bei Pat. mit erniedrigtem Quick-Wert (Gefahr ausgedehnter Hämatome)
- Vitamin K_1 ist bei Pat. mit einer schweren Leberinsuffizienz (Zirrhose oder Atrophie) unwirksam
- Vitamin K_1 ist lichtempfindlich, daher Lösung und Amp. in dunkler Verpackung aufbewahren bzw. infundieren

Tipps:
Einnahmehinweis: es empfiehlt sich die perorale Einnahme mit kalten Getränken, zur Vermeidung eines unangenehmen Nachgeschmacks sollte etwas Flüssigkeit nachgetrunken werden

Pilocarpin TTK: 3,40-4,50 € (15-20 mg) | Rp.-Pflicht

HN Ⓓ *lokal:* **Pilocarpin** (**Generika**), **Pilomann**® 2 % Augenöl, **Pilopos**®, **Spersacarpin**®
- *alle:* 0,5|1|2 % Augentrpf.
p.o.: **Salagen**® 5 mg/Tbl.

Ⓐ **Fotil®, Pilocarpin (Generika), Salagen®**
CH **Spersacarpine®, Salagen®**

Dos	▶ *lokal:* 2–4 × 1 Trpf./d in den Bindehautsack eingetropft, bei akutem Glaukomanfall Trpf. höherer Konz. (bis zu 4 %) ▶ *p. o.:* Sjögren-Syndrom: 4 × 5 mg/d; bei Krebserkrankung im Kopf- u. Halsbereich: 3 × 5 mg/d jeweils mit einem Glas Wasser einnehmen
Ind	▶ *lokal:* chron. Offenwinkelglaukom (chron. Weitwinkelglaukom), chron. Winkelblockglaukom (chron. Engwinkelglaukom), akuter Glaukomanfall, Pupillenverengung nach Pupillenerweiterung durch Mydriatika bzw. nach OPs ▶ *p. o.:* Behandlung von Mund- u. Augentrockenheit bei Sjögren-Syndrom. Linderung von Xerostomie-Symptomen infolge einer Speicheldrüsenunterfunktion nach Bestrahlung bei Krebserkrankung im Bereich des Kopfes u. Halses
KI	▶ *lokal:* akute Entzündungen der Regenbogenhaut (Iritis acuta) und andere Erkrankungen, bei denen eine Pupillenverengung kontraindiziert ist ▶ *p. o.:* klin. sign. unkontrollierte Herz-Kreislauf- und Nierenerkrankungen, unkontrolliertes Asthma und andere chron. Erkrankungen, für die ein erhöhtes Risiko der Verabreichung cholinerger Agonisten bekannt ist; akute Iritis (da Miosis unerwünscht)
NW	▶ *lokal:* • *1–10 %:* Sehschärfe ↓ bei Pat. mit Linsentrübung, gestörte Akkommodation mit vorübergehender Kurzsichtigkeit sowie Pupillenverengung mit Störung des Sehens bei Dämmerung und Dunkelheit • *0,1–1 %:* Tränensekretion ↑, leichte Reizung der Bindehaut, KS im Augen- und Stirnbereich als Ausdruck eines Ziliarmuskelspasmus ▶ *p. o.:* • *> 10 %:* KS, Blasenentleerungsstörungen, Schwitzen, grippeähnliche Symptome • *1–10 %:* Vasodilatation (Rötung), Hypertension, Palpitation, Schwindel, gesteigerter Tränenfluss, verschwommene Sicht, anormale Sicht, Konjunktivitis, Augenschmerzen, Rhinitis, Dyspepsie, Diarrhö, Bauchschmerzen, Übelkeit, Erbrechen, Obstipation, Speichelfluss ↑, allerg. Reaktionen mit Juckreiz und Hautausschlag, Asthenie, Frösteln • *0,1–1 %:* Flatulenz, Harndrang ↑
WW	▶ *lokal:* depolarisierende Muskelrelaxanzien (Wi verlängert), stabilisierende Muskelrelaxanzien (Wi verkürzt), neg. chron. Wi herzwirksamer Glykoside kann durch Pilocarpin verstärkt werden ▶ *p. o.:* Med. mit parasympathomimetischer Wi (additive pharmakologische Effekte), Antagonisierung der anticholinergen Wi anderer gleichzeitig eingenommener Med. (z. B. Atropin, inhaliertes Ipratropiumbromid)
WI	P. ist ein direkt wirkendes Parasympathomimetikum: es erregt muscarinartig spezifisch die postganglionären parasympathischen Acetylcholinrezeptoren; bei system. Anwendung verstärkte Schweiß-, Speichel- und Bronchialsekretion sowie Erbrechen und Durchfall; am Auge Pupillenverengung, Ziliarmuskeltonisierung und vermehrter Abfluss von Kammerwasser, durch Ziliarmuskelkontraktion → vorübergehende Kurzsichtigkeit
PK	*p. o.:* HWZ 1 h, renale Elimination zu 30 %
Gr/La	kontraindiziert, Gr 5 / kontraindiziert, La 1

Pimozid TTK: 0,59–1,29 € (2–8 mg) | Rp.-Pflicht

HN Ⓓ p. o.: **Orap**® 1 mg/Tbl., **-forte** 4 mg/Tbl.
Ⓐ **Orap**®

Dos
- *Erw.:* initial 2–4 mg/d p. o., dann je nach klinischer Wi *Dosissteigerung* pro Wo. um 1 mg/d, *Erhaltungsdosis* 2–8 mg/d
- *psychisch bedingte Versagensängste:* 1 × 1 mg/d
- *Trigeminusneuralgie, Gilles-de-la-Tourette-Syndrom:* 4–12 mg/d p. o.
- *Maximaldosis:* 16 mg/d

Ind Erhaltungstherapie bei chronischen Psychosen des schizophrenen Formenkreises (insbes. mit Minusymptomatik, Antriebsverlangsamung, Selbstisolierung, Apathie, Versagensängste)
off-label use: Trigeminusneuralgie, Gilles-de-la-Tourette-Syndrom

KI akute Intoxikationen mit Alkohol und zentral wirksamen Medikamenten, schwere Leber- und Nierenfunktionsstörungen, Long-QT-Syndrom

NW *0,1–1 %:* Müdigkeit, Schlaflosigkeit, Angst, KS, Hyperprolaktinämie, Krampfanfälle (bei Komb. mit Antipsychotika)
0,01–0,1 %: tardive Dyskinesie mit unwillkürlichen Bewegungen von Zunge, Mund, Kiefer oder Gesicht (nach LZ-Therapie), malignes neuroleptisches Syndrom
< 0,01 %: RR ↓, Verlängerung des QT-Intervalls, ventrikuläre HRST, Hyponatriämie, SIADH
o.A.: EPMS, Benommenheit, Schwindel, Schwäche, Mundtrockenheit, Schwitzen, Speichelfluss, Regulationsstörungen der Körpertemperatur, GIT-Beschwerden, Blasenentleerungs- und Sehstörungen

WW zentral dämpfende Arzneimittel, Alkohol (gegenseitig Wi ↑); Antihypertonika (deren Wi ↑); Dopaminagonisten (deren Wi ↓); trizyklische Antidepressiva (gegenseitige Plasmaspiegelerhöhung); Inhibitoren des Cytochrom P450-3A4-Systems z. B. Azolantimykotika, antivirale Protease-Inhibitoren, Makrolid-Antibiotika, Grapefruitsaft (Pimozidabbau ↓, NW ↑); Antiarrhythmika der Klasse IA (z. B. Chinidin) und III (z. B. Amiodaron), tetrazyklische Antidepressiva, einige Antihistaminika, Sparfloxacin (QT-Intervall ↑)

WI P. ist ein Neuroleptikum aus der Gruppe der Diphenylbutylpiperidine (Wi auf $D_1\ D_2$): Wi vergleichbar mit der des Haloperidols, soll bei der medikamentös refraktären Trigeminusneuralgie wirkungsvoller als Carbamazepin sein

PK fast vollständige Resorption, HWZ 50–60 h, lange Wirkungsdauer (2–3 d)

Gr/La strenge Indikation, Gr 6 / kontraindiziert, La 2, Muttermilchübertritt

❗ Hinweise:
wg. der langen HWZ gern zur Langzeittherapie eingesetzt

Pindolol TTK: p.o.: 0,59 € (15 mg) | Rp.-Pflicht

HN Ⓓ p. o.: **Durapindol**® 15 mg/Tbl., **Visken**®
 - alle: 5 mg/Tbl.
Ⓐ **Visken**®
㊀ **Visken**®

Dos
- *KHK:* 3 × 5 mg/d p. o. oder 1 × 20 mg ret./d
- *hyperkinetisches Herzsyndrom:* 2–3 × 2,5 mg/d p. o. oder 1 × 20 mg ret./d
- *art. Hypertonus:* 3 × 5–10 mg/d p. o. oder 1 × 20 mg ret./d
- *tachykarde HRST:* 3 × 5–10 mg/d p. o.
- *essenzieller Tremor:* 3 × 2,5 mg/d p. o.
- *Dosisreduktion bei Niereninsuffizienz:* s. Tabelle 2

▶ *Dosisreduktion bei schwerer Leberinsuffizienz*: s. FI

Ind	KHK, arterielle Hypertonie, Sinustachykardie, supraventrikuläre Tachykardie, absolute Arrhythmie bei VHF, essenzieller Tremor
KI	AV-Block II°+III°, SA-Block, Sick-sinus-Syndrom, Bradykardie, Hypotonie, Schock, Asthma, manifeste Herzinsuffizienz, frischer Myokardinfarkt, Cor pulmonale, Azidose, pAVK III°, Kombination mit MAO-Hemmern, bei i.v. Gabe bradykardisierende Kalziumantagonisten, bronchiale Hyperreagibilität
NW	*>10%: Rebound-Phänomen (v.a. bei KHK bei abruptem Absetzen):* Angina pectoris-Anfälle, HRST bis Kammerflattern, u.U. Myokardinfarkte, RR-Entgleisung *1–10%:* allerg. Hautreaktionen, Parästhesien, Kältegefühl in den Extremitäten; *v.a. zu Behandlungsbeginn:* Müdigkeit, Schwindel, Verwirrtheit, Schwitzen, KS, Schlafstörungen, depressive Verstimmungen, Halluzinationen; *passager:* GIT-Beschwerden *<1%:* Muskelschwäche/-krämpfe, Mundtrockenheit, Tränenfluss ↓, Konjunktivitis, Diabetes mellitus ↑, HF ↓ *<0,01%:* Sehstörungen, RR ↓↓, Synkopen, AV-Blockierungen, Herzinsuffizienz ↑, Angina pectoris, Potenzstörungen, GOT ↑, GPT ↑, Arthropathien (LZ-Therapie), Niereninsuffizienz ↑, Psoriasis *o.A.:* Bronchospasmus, Hypoglykämie, pAVK-Beschwerden ↑
WW	Antihypertonika, Antiarrhythmika, Antidiabetika, Phenothiazine, Reserpin, curarisierende Mittel (deren Wi ↑); Narkotika, Chinidin (deren antihypertoner Effekt ↑); Phenylamin (Überleitungsverzögerung ↑); Barbiturate, Sympathomimetika, NSAR (Pindolol-Wi ↓); Cimetidin, Alkohol (Pindolol-Wi ↑); Vorsicht bei Kombination mit Digitalis und Phenytoin; Meidung einer Kombination mit bradykardisierenden Kalziumantagonisten wie Verapamil oder Diltiazem (bradykarde HRST, RR ↓)
WI	Klasse-II-Antiarrhythmikum, lipophiler β$_1$- + β$_2$-Blocker: Verdrängung der Katecholamine am Rezeptor → geringere sympathoadrenerge Stimulation des Herzens (neg. inotrope, bathmotrope, chronotrope, dromotrope Wi [β$_1$-Wi]), RR-Senkung, verminderter O$_2$-Verbrauch, Erhöhung des peripheren Widerstandes, Bronchospasmus
PK	BV 100%, PEB 40%, HWZ 4 h, bei älteren Menschen HWZ ca. 7 h, hepatische Metabolisierung (60%), 90% renale Elimination
Gr/La	strenge Indikation, Gr 1+9; β-Blocker der Wahl ist Metoprolol / strenge Indikation (Muttermilchübertritt), Metoprolol, Oxprenol, Propranolol sind Mittel der Wahl
❗	**Intoxikation:** ▶ *Klinik:* Sinusbradykardie, Brady-, seltener Tachyarrhythmie, AV-Blockierungen, Asystolie, Hypotension, Schock, Ateminsuffizienz, Hypoglykämie, Hyperkaliämie ▶ *Therapie:* s. Propranolol

Pioglitazon   *TTK: 1,29-2,37 € (15-45 mg) | Rp.-Pflicht*

HN	Ⓓ *p.o.:* **Actos**® 15|30|45 mg/Tbl. Ⓐ **Actos**® Ⓒ **Actos**®
Dos	▶ *Erw.:*1 × 15–30 mg/d p.o. in Komb. mit Sulfonylharnstoffen oder Metformin; *Dosissteigerung:* nach 6–8 Wo. ggf. 1 × 30–45 mg/d p.o. ▶ *Maximaldosis:* 45 mg/d

Ind	▶ Monotherapie des Typ-II-Diabetes mellitus bei (insbes. übergewichtigen) Pat., deren Erkrankung durch Diät und Bewegung unzureichend kontrolliert wird und für die Metformin wegen KI oder Unverträglichkeit ungeeignet ist
	▶ orale Kombinationsbehandlung des Typ-II-Diabetes mellitus bei Pat., die unter einer maximalen Monotherapie mit Sulfonylharnstoffen oder Metformin eine ungenügende Blutzuckereinstellung aufweisen
KI	Überempfindlichkeit, bestehende Herzinsuffizienz oder in der Anamnese (NYHA I bis IV), eingeschränkte Leberfunktion, diabetischer Ketoazidose, bestehender Blasenkrebs oder in der medizinischen Vorgeschichte, ungeklärte Makrohämaturie
NW	▶ **Monotherapie:**
	• *1–10%:* Sehstörungen, Infektion der oberen Atemwege, Gewicht ↑, Hypästhesie, Ödeme
	• *0,1–1%:* Sinusitis, Schlaflosigkeit
	• *0,01–0,1%:* Herzinsuffizienz, Leberenzyme ↑, hepatozelluläre Dysfunktion
	▶ **in Kombination mit Metformin:**
	• *1–10%:* Anämie, Sehstörungen, Arthralgie, Gewicht ↑, KS, Hämaturie, erektile Dysfunktion
	• *0,1–1%:* Flatulenz, GIT-Beschwerden
	▶ **in Kombination mit Sulfonylharnstoffen:**
	• *1–10%:* Flatulenz, Gewicht ↑, Benommenheit
	• *0,1–1%:* Schwindel, Sehstörungen, LDH ↑, BZ ↓, KS, Proteinurie, Schwitzen
WW	bisher keine bekannt
WI	P. ist ein Insulinsensitizer aus der Gruppe der Glitazone: es vermindert die Insulinresistenz in Muskel-, Leber- und vor allem in Fettzellen: über Bindung an den nukleären PPARγ-Rezeptor im Zellkern erfolgt eine Regulierung des Kohlenhydrat- und Fettstoffwechsels; Aktivierung des Rezeptors führt zu einer besseren Übertragung des Insulinsignals in der Zelle → Glukose-Utilisation ↑ und Lipogenese ↑ → Blutzucker ↓ und Fettstoffwechselstörung ↓
PK	BV > 80%, max. Plasmakonzentration 2 h nach Einnahme, PEB > 99%, inkomplette hepatische Metabolisierung über Cytochrom-P450, -P-3 A4 und -P-2 C9, Elimination über Fäzes 55% und Harn 45%, Plasmahalbwertszeit von Pioglitazon 5–6 h, aktive Metabolite 16–23 h
Gr/La	kontraindiziert, Mittel der Wahl ist Insulin / kontraindiziert, Mittel der Wahl ist Insulin
!	**Cave:**
	Rote-Hand-Brief 06/2011: aktuelle epidemiologische Daten deuten auf ein leicht erhöhtes Risiko für Blasenkrebs unter Pioglitazon-haltigen Arzneimitteln hin
	Hinweise:
	▶ umstrittenes Therapiekonzept (Gefahren/Nutzen-Abwägung im Einzelfall → ab April 2011 darf P. gemäß des gemeinsamen Bundsausschusses (G-BA) **nicht** mehr zulasten der gesetzlich Krankenversicherten verordnet werden!
	▶ durch Flüssigkeitsretention kann eine Herzinsuffizienz ausgelöst oder verschlimmert werden
	▶ Herzinsuffizienz (bereits NYHA I°) und Kombination mit Insulin sind KI (!)
	▶ *Vorteil:* geringes Hypoglykämierisiko, keine Hyperinsulinämie

Behandlungskontrollen:
- ▶ Leberenzyme und Blutbild regelmäßig kontrollieren
- ▶ nach 3–6 Mo. Kontrolle der Effektivität der Behandlung, ggf. absetzen

Stu PROactive-Studie

Pipamperon TTK: ca. 1,- € (120 mg) | Kinder > 0 Monate | Rp.-Pflicht

HN Ⓓ *p.o.:* **Dipiperon®**, **Pipamperon** (**Generika**, **-neuraxpharm®** 120 mg/Tbl.)
- *alle: 40 mg/Tbl., Saft 20 mg/5 ml*
Ⓒ︎ₕ **Dipiperon®**

Dos
- ▶ *Erw.:* 3 × 40 mg = 3 × 1 Tbl./d p.o. oder als Saft, ggf. Dosissteigerung bis 3 × 120 mg = 3 × 3 Tbl./d p.o.
- ▶ *ältere Pat.:* initial 3 × 20 mg/d p.o., dann ggf. je nach Klinik Steigerung auf 3 × 40 mg/d p.o.
- ▶ *Maximaldosis:* 360 mg/d
- ▶ *Kinder < 14 J.:* initial 1 mg/kg KG/d, Dosissteigerung um 1 mg/kg KG/d;
  - *Erhaltungsdosis* 2–6 mg/kg KG/d auf 3 ED/d verteilt

Ind Schlaf- oder Schlaf-wach-Rhythmusstörungen, psychomotorische Erregungszustände, Verwirrtheit, Aggressivität

KI Koma, akute Intoxikation mit Alkohol und zentral wirksamen Medikamenten, Morbus Parkinson, schwere Leber- und Nierenfunktionsstörungen; bei Saft zusätzlich: Fruktoseintoleranz (wegen Sorbit im Saft)

NW *> 1 %:* Depression, Müdigkeit, Benommenheit, Schlaflosigkeit, KS, Grand mal-Anfälle, HF ↑, RR ↓, Sehstörungen, Harnretention, Ödeme, Speichelfluss, Hypothermie, Schwitzen
< 0,01 %: malignes neuroleptisches Syndrom, tardive Dyskinesie, Hyponatriämie, Asystolie, Verlängerung des QT-Intervalls, ventrikuläre HRST, BB-Veränderungen, Leberfunktionsstörungen, cholestatische Hepatitis, Überempfindlichkeitsreaktionen, Stevens-Johnson-Syndrom
o.A.: Frühdyskinesien (paroxysmale hyperkinetisch-dystone Symptome [Therapie: Biperiden i. v.]), Parkinsonoid, Akathisie (unangenehme innere Unruhe mit Bewegungszwang), Spätdyskinesien (hyperkinetische Dauersyndrome choreatischer Form), endokrine Störungen

WW zentral dämpfende Medikamente, Alkohol (deren Wi ↑); antihypertensive Medikamente (deren Wi ↑); Dopamin-Agonisten wie z. B. Bromocriptin, Lisurid, L-Dopa (deren Wi ↓); potenzierte Wi mit Medikamenten, die die QT-Zeit verlängern (z. B. Neuroleptika)

WI P. ist ein Butyrophenonderivat und 5-HT$_2$-Rezeptorantagonist: schwach antipsychotisches Neuroleptikum mit guten sedierenden und schlafanstoßenden Eigenschaften, kaum anticholinerge NW

PK lediglich langsame orale Resorption, HWZ 8 h (bei älteren Menschen 17 h), Metabolisierung in inaktive Stoffe, die überwiegend renal eliminiert werden

Gr/La strenge Indikation, Gr 5, Mittel der Wahl bei psychotischer Symptomatik sind Alimemazin, Fluphenazin, Levopromazin, Promazin, Thioridazin / kontraindiziert, La 1, Phenothiazine sind Mittel der Wahl

❶ **Pädiatrische Zulassung:**
bei Kleinkindern Saft anwenden
Intoxikation:
s. Haloperidol
Hinweise:
nüchtern oder 1-½ h vor dem Essen einnehmen

Behandlungskontrollen:
regelmäßige RR-Kontrollen

Piperacillin TTK: 39-73,50 € (6-12 g) | Kinder > 0 Monate | Rp.-Pflicht

HN	Ⓓ i. v.: Piperacillin (Generika, Hexal® 3 g) - alle: 1|2|4 g/Trockensubstanz + Lsg.-mittel Ⓐ Piperacillin (Generika) ⒸⒽ Piperacillin (Generika)
Dos	▶ *Erw.:* 100–200 (–300) mg/kg KG/d (7–14 [–21] g/70 kg KG/d) i. v. auf 2–4 ED/d verteilt • *Maximaldosis:* 24 g/d i. v. ▶ *Dosisreduktion bei Niereninsuffizienz (Erw.):* S-Kreatinin 1,5–3 mg/100 ml → 4 g alle 6 h; Serum-Kreatinin 3,1–5 mg/100 ml → 4 g alle 8 h; S-Kreatinin > 5 mg/100 ml → 4 g alle 12 h ▶ *Kinder:* 100–200 mg/kg KG/d (4–8 g/40 kg KG/d) auf 2–4 ED/d verteilt oder > 12 J.: 4000 mg/d; > 7½ J.: 3000 mg/d; > 3 J.: 2000 mg/d; > 1 J.: 1500 mg/d; > ½ J.: 1200 mg/d; > ¼ J.: 1000 mg/d jeweils auf 2–4 ED/d verteilt ▶ *Neugeborene:* • > 2000 g: 300 mg/kg Kg/d i. v. verteilt auf 3–4 ED/d, • < 2000 g: 150 mg/kg Kg/d i. v. verteilt auf 3 ED/d • *Dosisreduktion bei Niereninsuffizienz:* s. FI
Ind	bei schweren (akuten und chron.), lebensbedrohlichen bakteriellen lokalen und systemischen Infektionen (Atemwegsinfektion, Hals-, Nasen- und Ohreninfektionen, schwere system. Infektionen, einschließlich Septikämie, intraabdominelle Infektionen, Urogenitalinfektionen, bakterielle Endokarditis, gynäkologische Infektionen)
KI	Penicillinallergie, Hypernatriämie (1 g Piperacillin enthalten 1,9 mval Na$^+$)
NW	*> 10 %:* Leukozytopenie bis zur Agranulozytose (bei Therapiedauer > 10 d, Hochdosistherapie) *1–10 %:* KS, Exantheme, v. a. bei Hochdosistherapie: Schleimhautentzündungen, Purpura und Schleimhautblutungen; allerg. Reaktionen, meist Hautreaktionen, Kreatinin ↑, Harnstoff ↑ *< 0,01 %:* Thrombozytopenie, Leukozytopenie, Eosinophilie, K$^+$ ↓ *o.A.:* GIT-Beschwerden, schwerwiegende allerg. Reaktionen bis anaphylaktischer Schock, interstitielle Nephritis, Erythema exsudativum multiforme, Stevens-Johnson-Syndrom, Hb ↓, Hkt ↓, Blutungen, Blutungszeit ↑, Purpura, Transaminasen ↑, AP ↑, Bilirubin ↑; bei hohen Serum-Konzentrationen (z. B. bei Niereninsuffizienz): zentralnervöse Erregungszustände, Muskelzuckungen (Myoklonien), tonisch/klonische Krämpfe, Tremor, Schwindel
WW	Thrombozytenaggregationshemmer, Antikoagulation (Blutungsgefahr ↑); NSAR, Probenecid, Sulfinpyrazon (Piperacillin-HWZ ↑); Kontrazeptiva (deren Wi ↓); Allopurinol (Exanthemrate ↑); Muskelrelaxanzien (deren Wi ↑)
WI	P. ist ein halbsynthetisches, nicht Betalaktamase-festes Acylaminopenicillin (Breitspektrumpenicillin), β-Lactam-Antibiotikum → Synthesehemmung von Murein (Zellwandbestandteil) in der Wachstumsphase durch Blockade der Penicillin-bindenden Proteine (PBPs) wie z. B. der Transpeptidasen → bakterizide Wi auf proliferierende Keime, nicht penicillinase- und säurefest
PK	BV i. v. 100 %, i. m. 70–80 %, HWZ 50–60 min, PEB 20 %, renale Elimination zu 80 %
Gr/La	Anwendung möglich, Penicilline sind Mittel der Wahl / strenge Indikation, Muttermilchübertritt, Penicilline sind Mittel der Wahl

Hinweise:
- *sinnvolles Kombinationspräparat:* mit Tazobactam (Beta-Lactamase-Inhibitor) = **Tazobac®**
- Piperacillin ist ein Reserveantibiotikum
- aufgrund unvollständiger Staphylokokken-Wirksamkeit bei lebensbedrohlichen Infekten nur in Kombination mit einem Aminoglykosid-Antibiotikum
- häufig wirksam gegen Erreger, die gegen neuere Penicilline, Cephalosporine oder Aminoglykoside resistent sind
- gute Liquorgängigkeit bei Meningitis
- **nicht** mit NaHCO$_3$ zusammen infundieren!

Spektrum:
Sensibel: Gram-positive und Gram-negative, aerobe und anaerobe Keime, besonders Pseudomonas, indolpositiver und -negativer Proteus, Citrobacter, Streptokokken, Pneumokokken, Enterokokken, Klebsiella, Enterobacter, Serratia, Haemophilus influenzae, Neisseria gonorrhoeae und meningitidis, Peptokokkus, Peptostreptokokkus, Clostridien, Mischinfektionen

Resistent (10–50 %): Acinetobacter, Bacteroides, Corynebakterium spp., Enterococcus faecium, Escherichia coli

Resistent (> 50 %): Staphylococcus aureus, Staphylococcus epidermidis, koagulase-neg. Staphylokokken, Xanthomonas maltophilia

Piperacillin + Tazobactam   TTK: 96–128,- € (3–4 Inf.) | Kinder > 2 Jahre | Rp.-Pflicht

HN
- D *i. v.:* **Tazobac® EF**, **Piperacillin/Tazobactam** (**Generika**)
  - *alle:* 4 g/0,5 g Inf.-Lsg.
- A **Piperatazobene®**, **Pipitaz®**, **Tazip®**, **Tazonam®**, **Piperacillin/Tazobactam** (**Generika**)
- CH **Tazobac®**, **Piperacillin/Tazobactam** (**Generika**)

Dos
- *Erw. + Kinder > 12 J.:* 3 (–4) × 1 Inf. (4 g/0,5 g)/d i. v.
- *Kinder 2–12 J.:* 3 × 1 Inf. (4 g/0,5 g)/d i. v.
- *Dauer der Anwendung:* 2–4 d über das Abklingen der klin. Hauptsymptome bzw. der erhöhten Temp.
- *Dosisreduktion bei Niereninsuffizienz:* bei Krea-Clearance < 20 ml/min Dosisintervall auf 12 h verlängern

Ind systemische und/oder lokale bakterielle Infektionen
- *Erw. + Kinder > 12 J.:* ambulant erworbene Pneumonie (nur bei mäßigem Schweregrad), nosokomiale Pneumonie (mäßig bis schwer), außerhalb des Krankenhauses erworbene Haut- und Weichteilinfektionen, komplizierte Harnwegsinfektionen, intraabdominelle Infektionen, bakterielle Infektionen bei neutropenischen Erw. in Kombination mit einem Aminoglykosid, bakterielle Sepsis
- *Kinder 2–12 J.:* intraabdominelle Infektionen, inkl. Appendizitis mit Perforations- und Abszesskomplikationen, Peritonitis und Galleninfektion, bakterielle Infektionen bei neutropenischen Kindern in Kombination mit einem Aminoglykosid

KI Kinder < 2 J., erwiesene Überempfindlichkeit gegenüber Betalaktam-Antibiotika (Penicilline, Piperacillin und Cephalosporine) oder Betalaktamase-Inhibitoren (Tazobactam)

NW *1–10 %:* Durchfälle, Übelkeit, Erbrechen, Exanthem
0,1–1 %: KS, RR ↓, Phlebitis, Thrombophlebitis, Insomnie, Infektion durch Pilze oder resistente Bakterien, Überempfindlichkeitsreaktionen, Pruritus, Urtikaria, Konstipation, Dyspepsie, Stomatitis, Leberenzyme (SGOT und SGPT) ↑, Ikterus, Kreatinin-Werte ↑, Fieber, Reaktionen an der Injektionsstelle

WW T. soll insbes. bei neutropenischen Pat. nicht gleichzeitig mit bakteriostatischen Antibiotika wie z. B. Tetrazyklinen eingesetzt werden (bakterizide Wirkung von T. ↓), Probeneizid (HWZ von T. ↑), Indometacin, Phenylbutazon, Salizylate und Sulfinpyrazon (Hemmung die tubuläre Sekretio, T-Serumkonz. ↑), Tobramycin (T-Serumkonz. ↑), nichtdepol. Muskelrelaxanzien (neuromuskuäre Blockade ↑), Methotrexat (M-Ausscheidung ↓)

WI P. ist ein halbsynthetisches, nicht Betalaktamase-festes Acylaminopenicillin: in seiner Struktur dem Piperacillin und anderen Penicillinen verwandter Betalaktamase-Inhibitor → Hemmung der bakteriellen Zellwandsynthese (in der Wachstumsphase) durch Blockade der Penicillin-bindenden Proteine (PBPs) wie z. B. der Transpeptidasen → bakterizide Wi; T. hemmt die Inaktivierung von P. durch bestimmte Betalaktamasen

PK PEB 30 %, HWZ 0,7–1,2 h, max. Serumspiegel 27,9 ± 7,7 mg/l bis 259 ± 82 mg/l, z. T. Metabolisierung, renale Elimination zu 68/80 % unverändert

Gr/La strenge Indikation, Gr 4 / strenge Indikation

❶ **Intoxikation:**
- *Klinik:* Übelkeit, Erbrechen und Durchfälle, u. A. auch zerebrale (epileptische) Krämpfe, zentralnervöse Erregungszustände und Myoklonien
- *Therapie:* spez. Antidot nicht bekannt, im Notfall intensivmedizinische Maßnahmen, bei hohen Serumspiegeln Dialyse (durch Hämodialyse werden 30–50 % des Piperacillins und ca. 39 % des Tazobactams in 4 h entfernt, durch Peritonealdialyse nur 6 % der Piperacillin- und 21 % der T-Dosis), bei motorischer Erregung oder Krampfzuständen Antikonvulsiva (wie Diazepam oder Barbiturate)

Spektrum:
Sensibel: aerob Gram-positive (Enterococcus faecalis, Staphylococcus aureus (Methicillin-sensibel), Streptococcus agalactiae, Streptococcus pneumoniae, Streptococcus pyogenes, Streptokokken der "Viridans"-Gruppe), aerob Gram-negativ (Acinetobacter baumannii, Eikenella corrodens, Escherichia coli, Haemophilus influenzae, Klebsiella pneumoniae, Moraxella catarrhalis, Morganella morganii, Proteus mirabilis, Proteus vulgaris, Pseudomonas aeruginosa), andere (Bacteroides fragilis, Fusobacterium spp., Peptostreptococcus spp., Porphyromonas spp., Prevotella spp.)
Resistenz möglich: Staphylococcus aureus, Staphylococcus epidermidis, Staphylococcus haemolyticus, Staphylococcus hominis, Citrobacter freundii, Enterobacter cloacae, Klebsiella oxytoca, Serratia marcescens, Burkholderia cepacia
Resistenz: Corynebacterium jeikeium, Enterococcus faecium, Staphylococcus aureus (Methicillin-resistent), Stenotrophomonas maltophilia, Chlamydia spp., Chlamydophila spp., Legionella pneumophila, Mycoplasma spp., Ureaplasma urealyticum

Piracetam TTK: p.o.: 0,51-0,67 € (2,4-3,6 g); i.v.: 12-14,- € (12 g) | Rp.-Pflicht

HN ⓓ *p. o.:* **Nootrop®**, **Piracetam** (**Generika**, **-Neurax**) 2,4 g Granulat)
 - *alle:* 800|1200 mg/Tbl., Trinklsg. 333 mg/ml Lsg.
 Cebrotonin® 800 mg/Tbl., **Nootropil®** 1200 mg/Tbl.
 i. v.: **Nootrop®**, **Piracetam** (**Generika**)
 - *alle:* 12 g/Inf.-Fl. à 60 ml
 Ⓐ **Cerebryl®**, **Nootropil®**, **Novocephal®**, **Pirabene®**
 ⒸⒽ **Nootropil®**, **Pirax®**

Dos ▶ *Erw.:* 3 × 800–1200 mg/d p.o. oder 2 × 1200 mg Granulat (auflösbar)/Trinklsg. p. o.

- *Maximaldosis:* 5000 mg/d p. o.
- ▶ *i. v.:* 3–12 g/d langsam i. v. in 3–4 ED
- ▶ *Dosisreduktion bei Niereninsuffizienz:* Serum-Kreatinin 1,25–1,7 mg/dl → Dosisreduktion um 50%, 1,7–3 mg/dl → Dosisreduktion um 75%, > 3 mg/dl → KI (s. auch Tabelle 2)

Ind hirnorganisch bedingte Leistungsstörungen im Alter, hirnorganisches Psychosyndrom, Legasthenie, Myoklonien, Myoklonussyndrome

KI Niereninsuffizienz (S-Kreatinin > 3 mg/100 ml); *relative KI:* psychomotorische Unruhe

NW *1–10%:* gesteigerte psychomotorische Aktivität, Schlafstörungen, Nervosität, depressive Verstimmtheit, Aggressivität, GIT-Beschwerden, Gewicht ↑
< 1%: Schwindel, RR ↑/↓, gesteigerte Sexualität
< 0,01%: Somnolenz, Anaphylaxie, Hautrötungen, Hitzegefühl, Juckreiz, Schweißausbrüche, Sialorrhoe
o.A.: Senkung der Krampfschwelle (bei prädisponierten Pat.)

WW bisher sind keine relevanten WW beschrieben

WI P. zählt zur Gruppe der Nootropika: tierexperimentell Stimulierung des oxydativen Glukoseabbaus, wissenschaftlich nicht eindeutig nachgewiesene Verbesserung der O_2-Versorgung und Zunahme der Glukoseumsatzrate des Gehirns (Verbesserung der Hypoxietoleranz und Anregung des Glukosestoffwechsels → verbesserte ATP-Bildung) sowie hämostasiologische und rheologische Effekte

PK Resorption nach p. o.-Gabe zu 100%, BV 100%, HWZ 4–6 h, PEB ca. 15%, keine Metabolisierung, unveränderte renale Elimination

Gr/La kontraindiziert / kontraindiziert

❶ Intoxikation:
selbst bei Maximaldosen von 14 g/d p. o. oder 24 g i. v. wurden keine Intoxikationen beobachtet; Therapie ggf. rein symptomatisch, Piracetam ist dialysierbar

Hinweise:
Wirksamkeit bei Hirnleistungsstörungen und demenziellen Krankheitsbildern wissenschaftlich bislang **nicht** bestätigt, gute Wirksamkeit (i. v.-Gabe) bei postanoxischen Myokloniesyndromen wird beschrieben

Stu PASS-Studie

Pirenzepin TTK: p.o.: 0,25 € (25 mg), 0,30 € (50 mg); i.v.: 3,77 € (10 mg) | Rp.-Pflicht

HN ⊙ *p. o.:* **Gastrozepin**® 50 mg/Tbl.

Dos
- ▶ *akut:* 2 × 10 mg/d i. v.
- ▶ *p. o.:* 2–3 × 25–50 mg/d
- ▶ *Dosisreduktion bei Niereninsuffizienz:* s. Tabelle 2

Ind Magen-Darm-Ulzera, Stressulkus, Rezidivprophylaxe, Gastritis

KI Engwinkelglaukom, Blasenentleerungsstörungen (z. B. benigne Prostatahypertrophie)

NW *> 10%:* KS, Durchfall, Verstopfung, Akkomodationsstörungen
< 1%: anaphylaktischer Schock, allerg. Hautreaktionen, Stevens-Johnson-Syndrom, toxisch epidermale Nekrolyse, Harnverhalt, Verwirrtheitszustände, HRST, Tachykardie
o.A.: Mundtrockenheit, nosokomiale Pneumonien bei beatmeten Intensivpatienten

WW	H$_2$-Antagonisten (gastrale Säuresekretionshemmung ↑ → pH ↑)
WI	P. ist ein Parasympatholytikum, ein Muskarinrezeptorantagonist (insbesondere M$_1$-Rezeptoren) mit anticholinergen Eigenschaften: keine Histamin-H$_2$-Rezeptor-antagonistische Wi, gastrale Säuresekretionshemmung; nach Gabe von 25 mg wird die Basalsekretion um 40–50 % und die pentagastrinstimulierte Säuresekretion um 20–40 % für eine Dauer von 100 min gesenkt
PK	Resorptionsquote 20–30 %, BV 25 %, max. Plasmakonzentration 2–3 h nach p. o. Gabe, HWZ 11 h, PEB 12 %, Elimination zu gleichen Teilen über Nieren und Darm
Gr/La	kontraindiziert, Antazida und Sucralfat sind Mittel der Wahl / kontraindiziert, Antazida sind Mittel der Wahl, wenn diese nicht ausreichen, H$_2$-Blocker wie Famotidin oder Nizatidin
❶	**Intoxikation:** ▶ *Klinik:* Tachykardie, Sehstörungen, Mundtrockenheit, Hautrötung ▶ *Therapie:* ggf. Gabe eines Parasympathomimetikums (z. B. Neostigmin) **Hinweise:** ▶ beeinflusst das Reaktionsvermögen ▶ die anticholinergen NW (u. a. Mundtrockenheit) können therapeutisch bei erhöhter Speichelproduktion (Morbus Parkinson) genutzt werden

Piretanid TTK: p.o.: 0,30–0,80 € (6-12 mg) | Rp.-Pflicht

HN	Ⓓ *p. o.:* **Arelix**® RR 6 mg/Ret.-Kps. **Piretanid** (**Generika**) - *alle:* 3|6 mg/Tbl. Ⓒ**ⓗ** **Arelix**®
Dos	▶ *Herzinsuffizienz, Ödeme:* initial 3 mg/d, ggf. später 6 mg/d p. o. ▶ *Hypertonie:* initial 2 × 6 mg/d, nach 2–4 Wo. 1–2 × 6 mg/d p. o. ▶ *Maximaldosierung:* 12 mg/d
Ind	chron. Herzinsuffizienz, chron. Leber- und Niereninsuffizienz mit Aszites und peripheren Ödemen, zur Diurese bei Vergiftung
KI	schwere Hypokaliämie oder Hyponatriämie, Nierenversagen mit Anurie, Coma hepaticum, Hypovolämie
NW	*o.A.:* Übelkeit, Erbrechen, Verdauungsstörungen, Durchfall, Dehydratation, Hypotonie, Elektrolytstörungen (K$^+$, Ca^{2+}, Na$^+$) mit deren Folgen, Alkalose, Exsikkose mit Thromboseneigung, Hörstörungen, Kreatinin ↑, KS, Harnsäure ↑, Gichtanfälle, BZ ↑, allerg. Reaktionen, Photosensibilisierung *< 0,01 %:* Cholangitis mit intrahepatischer Cholestase, Transaminasen ↑
WW	Antihypertensiva, Salizylate, Muskelrelaxanzien (deren Wi ↑); Herzglykoside (deren Wi ↑ durch K$^+$/Mg^{2+} ↓); Antidiabetika (deren Wi ↓); Antibiotika, Cisplatin (deren nephro- und ototoxische Wi ↑); Kortikoide, Laxanzien, Lakritze (K$^+$ ↓); Theophyllin, Lithium (deren Spiegel ↑); NSAR, Probenecid (Piretanid-Wi ↓)
WI	P. ist ein Schleifendiuretikum: Hemmung der Na$^+$-Resorption → Na$^+$, K$^+$, Mg$^+$ und Ca^{2+} werden verstärkt ausgeschieden, Änderung des Säure-Basen-Haushaltes in Richtung metabolische Alkalose (H$^+$-Ausscheidung), Abnahme des Pulmonalarteriendruckes und Venentonus
PK	BV 100 %, PEB 96 %, HWZ 1,5 h, Wirkungsbeginn nach ca. 15 min, Wirkungsmaximum 30–60 min, Wirkungsdauer 4–6 h, renale Elimination > 90 % unverändert

Gr/La kontraindiziert, Gr 5, Diuretika der Wahl sind Furosemid, Hydrochlorothiazid / kontraindiziert, Muttermilchübertritt, Gefahr der Dehydration des Säuglings

🛈 **Hinweise:**
- langsam infundieren!
- Wirkungsbeginn später und Wirkungsdauer länger anhaltend als bei Furosemid

Behandlungskontrollen:
Elektrolyte und S-Kreatinin regelmäßig kontrollieren

Pirfenidon   TTK: 42-126,- € (3-9 Kps.) | Rp.-Pflicht

HN ⒹЕ p.o.: **Esbriet®** 267 mg/Kps.
Ⓐ **Esbriet®**
Ⓒʜ **Esbriet®**

Dos *Erwachsene:*
- *Tag 1–7:* 3 × 1 Kps./d p.o. (801 mg/d)
- *Tag 8–14:* 3 × 2 Kps./d p.o. (1602 mg/d)
- *Tag 15:* 3 × 3 Kps./d p.o. (2403 mg/d) (Einnahme zusammen mit der Nahrung)
- *bei GIT-NW:* 2–3 × 1–2 Kps./d p.o., später Dosis möglichst wieder erhöhen
- *bei Photosensibilitätsreaktion oder Hautausschlag:* 3 × 1 Kps./d p.o., ggf. auch Therapiepause für 15 d (auf Sonnenschutz achten)
- *Maximaldosis:* 9 Kps./d (2403 mg/d)
- *Dosisreduktion bei Niereninsuffizienz:* bei schwerer Nierenfunktionsstörung (Kreatinin-Clearance < 30 ml/min) oder dialysepflichtiger terminaler Niereninsuffizienz nicht anwenden

Ind leichte bis mittelschwere idiopathische pulmonale Fibrose (IPF)

KI gleichzeitige Anwendung von Fluvoxamin, schwere Leberfunktionsstörung oder terminale Leberinsuffizienz, schwere Nierenfunktionsstörung (Kreatinin-Clearance < 30 ml/min) oder dialysepflichtige terminale Niereninsuffizienz

NW > 10 %: Übelkeit (32,8 % vs. 13,3 % unter Placebo), Hautauschlag (28,7 % vs. 8,6 %), Müdigkeit (22,3 % vs. 13,3 %), Durchfall (21,7 % vs. 13,5 %), Dyspepsie (16,8 % vs. 5,5 %), Photosensibilitätsreaktion (12,2 % vs. 1,7 %)
1–10 %: Infektion der oberen Atemwege, Harnwegsinfekte, Gewichtsabnahme, Anorexie, Appetit ↓, Insomnie, Schwindel, KS, Somnolenz, Dysgeusie, Hitzewallung, gastroösophageale Refluxkrankheit, Erbrechen, Bauchblähung, abdominale Beschwerden/Schmerzen, Gastritis, Obstipation, Flatulenz, ALT und AST ↑, Gammaglutamyltransferase ↑, Juckreiz, trockene Haut, erythematöser/makulärer Hautausschlag/pruritischer Hautausschlag, Myalgie, Arthralgie, Asthenie, nichtkardiale Thoraxschmerzen, Sonnenbrand

WW Grapefruitsaft (durch Hemmung von CYP1A2 Abbau von P. ↓), Fluvoxamin (P.-Exposition um Faktor 4 ↑), Inhibitoren von CYP-Enzymen (Amiodaron, Fluconazol, Chloramphenicol, Fluoxetin, Paroxetin, Ciprofloxacin, Propafenon) (Abbau von P. ↓), CYP1A2-Induktoren (z. B. Rifampicin) (P.-Abbau ↑)

WI P. hat sowohl antifibrotische als auch antiinflammatorische Eigenschaften in verschiedenen In-vitro-Systemen und Tiermodellen der Lungenfibrose (bleomycin- und transplantationsinduzierte Fibrose) entfaltet (genauer Mechanismus nicht bekannt)

PK	BV unklar, PEB 50–58%, wird zu etwa 48% durch CYP1A2 metabolisiert, durch andere CYP-Isoenzyme wie CYP2C9, 2C19, 2D6 und 2E1 jeweils weniger als 13%, HWZ 2,4 h, Elimination erfolgt zu > 95% metabolisiert
Gr/La	kontraindiziert / kontraindiziert

Piribedil TTK: 9,45–15,- € (150-250 mg) | Rp.-Pflicht

HN	Ⓓ p. o.: **Clarium®**, **Trivastal®** - *alle: 50 mg/Ret.-Tbl.*
Dos	▶ *Monotherapie:* 1 × 50 mg/d, Dosissteigerung um 50 mg alle 2 Wo., Zieldosis: 150–250 mg/d verteilt auf 3 Einzeldosen ▶ *Zusatztherapie zu L-Dopa:* 3 × 50 mg/d
Ind	Parkinsonsche Krankheit (Monotherapie und als Zusatztherapie zu L-Dopa)
KI	kardiovaskulärer Schock, Akutphase eines Herzinfarktes, in Kombination mit Neuroleptika (ausgenommen Clozapin)
NW	*1–10%:* Magen-Darm-Beschwerden (Übelkeit, Erbrechen, Blähungen), psychische Störungen (Zerstreutheit, Halluzinationen, Erregung, Schwindelgefühl), Schläfrigkeit, Knöchelödeme *< 0,01%:* Hypotonie, orthostatische Hypotonie mit Synkopen/Übelkeit/instabilem RR
WW	Neuroleptika (wechselseitiger Antagonismus)
WI	P. ist ein Dopamin-Agonist: passiert die Blut-Hirn-Schranke, bindet an D_2- und D_3-Rezeptoren, wirkt auf alle wesentlichen motorischen Symptome des Parkinson, zusätzlich antagonistische Effekte an α_2-adrenergen Rezeptoren im ZNS
PK	max. Plasmakonz. 3–6 h, mäßige Bindung an Plasmaproteine, HWZ 12 h, extensive hepatische Metabolisierung und renale Elimination
Gr/La	strenge Indikation / kontraindiziert
❶	**Hinweise:** im Vergleich zu den anderen Dopaminagonisten geringe Ödembildung

Piritramid (unterliegt der BtMVV)
TTK: 6,60-13,20 € (15 mg/Amp. à 2 ml) | Kinder > 0 Monate | Rp.-Pflicht

HN	Ⓓ parenteral: **Dipidolor®**, **Piritramid-Hameln®** - *alle: 15 mg/Amp. à 2 ml* Ⓐ **Dipidolor®**
Dos	▶ *akut:* 7,5–15 (–30) mg = ½–1 (–2) Amp. i. m. oder langsam i. v. oder s. c., bei Bedarf Wdh. alle 6–8 h ▶ *Kinder:* 0,05–0,1 mg/kg KG langsam i. v. oder 0,05–0,2 mg/kg KG i. m. oder s. c., bei Bedarf Wdh. alle 6–8 h ▶ *Maximaldosis:* 60 mg/d; u. U. kann eine höhere Dosierung notwendig sein, eine Dosissteigerung erfolgt dann nach klin. Wi bis der Pat. schmerzfrei ist, vorausgesetzt evtl. auftretende NW erlauben die Dosissteigerung; Richtdosis unter intensivmedizinischen Bedingungen (= Überwachung) ist mit 5–7 mg/h (= bis 168 mg/d) angegeben (< 72 h postoperativ) und sollte unter Langzeittherapie bei max. 120 mg/d (3–5 mg/h) liegen ▶ *30-Tage-Verordnungs-Höchstmenge nach BtMVV:* 6000 mg
Ind	starke bis sehr starke akute und chronische Schmerzen
KI	akute hepatische Porphyrie, erhöhter Hirndruck, Opioidabhängigkeit, Koma, Atemantriebs- oder Funktionsstörung, Prostatahypertrophie mit Restharnbil-

	dung, Pankreatitis, Gallenwegserkrankungen, obstruktive und entzündliche Darmerkrankungen, NNR-Insuffizienz, Hypothyreose, Phäochromozytom, Hypotension bei Hypovolämie
NW	*o.A.:* Atemdepression, stärkere Sedierung als Morphin, Hypotonie, Übelkeit und Erbrechen, Bronchospasmen, Obstipation, Miktionsstörungen, Euphorie, Abhängigkeit
WW	zentral dämpfende Medikamente, Alkohol (deren und Piritramid-Wi und NW ↑); MAO-Hemmer (schwere WW → Abstand mindestens 10 d); Pentazocin (teilweise Antagonisierung der Piritramid-Wi); Pancuronium, Vencuronium (deren Wi ↑)
WI	P. ist ein Opioidanalgetikum der Stufe 2: reiner µ-Rezeptor-Agonist, kein Ceiling-Effekt, Wirkungsmechanismus dem des Morphins vergleichbar, etwas geringere analgetische Potenz als Morphin
PK	Wirkungsbeginn 1–2 min nach i.v. Gabe, 10–15 min nach i.m. Gabe, ca. 30 min nach s.c. Gabe, Wirkungsdauer 6–8 h, HWZ 4–10 h, 15 mg Piritramid = 10 mg Morphin, wie Morphin kein Ceiling Effekt, hepatischer Metabolismus und Elimination der Metabolite per Faeces
Gr/La	kontraindiziert, Gr 5, in Einzelfällen akzeptable Alternative Tramadol, besser Paracetamol oder bis 30 SSW Ibuprofen / strenge Indikation, La 1, Einzelgaben bei Fortführung des Stillens möglich
❗	**Intoxikation:** s. Morphin **Hinweise:** ▸ durch Spasmen der glatten Muskulatur (M. Sphincter Oddi) können die Symptome einer Pankreatitis verstärkt oder herzinfarktähnliche Symptome inkl. EKG-Veränderungen ausgelöst werden ▸ hohe Dosen möglich bei starken Schmerzen (Schmerz = "Antidot zum Morphin"), kein bis lediglich geringes Abhängigkeitspotenzial bei der Indikation Schmerz in retardierter Form

Piroxicam

TTK: p.o.: 0,35-0,42 € (20 mg); i.v.: 0,70-10,30 €/Amp.; Supp.: 0,55-0,82 €/Supp. | Rp.-Pflicht

HN	Ⓓ *p.o.:* **Pirobeta®**, **Pirocutan®**, **Pirox von ct®**, **Piroxicam** (**Generika**, **-AL** 20 mg/BrauseTbl.) *- alle: 10|20 mg/Kps. bzw. Tbl.*, **Jenapirox®** 20 mg/Tabs *i.v.:* **Pirocutan®**, **Pirox von ct®**, **Piroxicam** (**Generika**) *- alle: 20 mg/Amp. à 1 ml* *rektal:* **Piroxicam** (**Generika**) *- alle: 20 mg/Supp.* *äußerlich:* **Mtefel®**, **Pirocutan®**, **Piroxicam AL®** *- alle: 5 mg/1 g Creme|Gel* Ⓐ **Brexin®**, **Felden®**, **Pirocam®**, **Pirorheum®**, **Piroxistad®** CH **Felden®**, **Pirocam®**, **Pirosol®**
Dos	▸ *akut:* 1–2 × 20 mg/d i.v. ▸ *initial:* 40 mg/d p.o. für 2 d, dann 20 mg/d p.o./Supp. ▸ *mittlere Erhaltungsdosis:* 10–20 mg/d ▸ *Maximaldosis:* in den ersten 4 Behandlungstagen 40 mg/d, sonst 20 mg/d
Ind	symptomatische Behandlung bei aktivierter Arthrose, rheumatoider Arthritis oder Morbus Bechterew (Spondylitis ankylosans)
KI	Asthma bronchiale, allg. Blutungsneigung, ungeklärte Blutbildungsstörungen, gastrointestinale Ulzera, Anamnese von GIT-Ulzera unter NSAR, Kinder; *rela-*

tive KI: gastrointestinale Ulzera in der Anamnese, Hypertonie und/oder Herzinsuffizienz, Leber- und Nierenfunktionsstörungen

NW	> *10%:* Übelkeit, Völlegefühl, Durchfall, Appetitlosigkeit, geringfügige GIT-Blutverluste, Stomatitis *1–10%:* allerg. Hautreaktionen, KS, Müdigkeit, Benommenheit, Schwindel, Depression, Nervosität, Albträume, Sensibilitätsstörungen, Halluzinationen, Transaminasen ↑, AP ↑, cholestatisches Syndrom, Hepatitis, Pankreatitis, Harnstoff ↑, Kreatinin ↑ *< 1%:* Erbrechen, GIT-Blutungen/-Ulzerationen, Photosensibilisierung, allg. Reaktionen, Seh-/Hörstörungen, Tinnitus, BB-Veränderungen (Panzytopenie bis Agranulozytose) *< 0,01%:* Anaphylaxie, Stevens-Johnson-Syndrom/Lyell-Syndrom, Harnausscheidung ↓, ANA pos., ANV, Glomerulonephritis, Papillennekrose, nephrotisches Syndrom, Hämaturie oder Ödeme, Na⁺ ↑, K⁺ ↑
WW	Antikoagulanzien (deren Wi ↑); Phenytoin, Lithium (deren Spiegel ↑); Phenobarbital (Piroxicam-Wi ↓); Probenecid, Cimetidin (Piroxicam-Wi ↑); nicht mit anderen NSAR kombinieren; ACE-Hemmer und andere Antihypertonika (deren Wi ↓); kaliumsparende Diuretika, Lithium (K⁺-Spiegel ↑); MTX (dessen Wi und NW ↑); Kortikoide (Ulkusrisiko ↑)
WI	nicht steroidales Antiphlogistikum: hemmt die Prostaglandinbiosynthese, wirkt antiproliferativ, hemmt kollageninduzierte Thrombozytenaggregation
PK	BV 90%, max. Plasmaspiegel nach 3–5 h, HWZ 50 h, 95% werden metabolisiert
Gr/La	*Gr 4 im 1. + 2. Trim., Gr 6 im 3. Trim., kontraindiziert;* NSAR der Wahl sind im 1. und 2. Trim. Ibuprofen, Indometacin, Diclofenac / *La 2, kontraindiziert;* NSAR der Wahl in der Stillzeit sind Ibuprofen, Flurbiprofen
⚠	**Intoxikation:** ▸ *Klinik:* bei Ingestionsdosis von > 500 mg bei Erwachsenen zu erwarten: Übelkeit, abdominelle Schmerzen, gastrale und duodenale Ulzerationen ▸ *Therapie:* Magenspülung + rez. Aktivkohlegaben, Gastroskopie, ggf. Ranitidin 3 × 50 mg i. v. **Hinweise:** *Änderung der Zulassung:* die EMEA hat aufgrund von GIT-NW und Hautreaktionen die Zulassung beschränkt; Einsatz nur noch bei Rheuma und Arthrose als Mittel 2. Wahl **Behandlungskontrollen:** Transaminasen und AP können ansteigen

Plantago-Samen   *TTK: 0,25 €/Btl.* | *Kinder > 12 Jahre* | *Rp.-Pflicht*

HN	Ⓓ **Agiocur®, Agiolax®, Metamucil®, Mucofalk®, Natupur®** - *alle: 5 g/Teelöffel Granulat*
Dos	*Erw. + Kinder > 12 J.:* 2–6 × 1 (–2) Teelöffel (je 5–10 g) je nach Schwere der Klinik mit reichlich Flüssigkeit p. o.
Ind	Darmverstopfung (Obstipation)
KI	Ileus, mechanische Darmverengungen, schwerer Diabetes mellitus, akute entzündliche Darmerkrankungen, schwere Dehydratation, Kinder < 12 J.
NW	insgesamt gering; durch Elektrolytstörungen (v. a. K⁺ ↓) Muskelschwäche und Magen-Darm-Krämpfe; Pseudomelanosis coli; *allgemeine NW:* Albumin- und Hämaturie

WW	Thiazide, Nebennierenrindenhormone (Kalium ↓ → verstärkte NW von Herzglykosiden, Antiarrhythmika); andere Medikamente werden z. T. in der Resorption beeinflusst, evtl. Bindung im Darm, z. B. Kumarin-Derivate; ggf. Reduktion der Insulindosis bei insulinpflichtigen Diabetikern notwendig
WI	P. sind indische Flohsamenschalen: Quell- und Füllstoff → Wasserbindung und Quellung → vergrößertes Stuhlvolumen und Erweichung → reflektorische Beschleunigung der Darmpassage, Cholesterinsenkung um bis zu 10 %
PK	Plantago-Samen enthalten β-glykosidisch gebundene Gykoside (Prodrug) → im Kolon bakteriell zu Rheinanthron metabolisiert → wirkt abführend, wird kaum resorbiert und zu > 90 % über die Fäzes und < 5 % über den Urin ausgeschieden
Gr/La	Anwendung möglich / Anwendung möglich

❶ **Hinweise:**
- auf ausreichende Flüssigkeitszufuhr achten (sonst Ileusgefahr durch Verkleisterung des Darminhaltes)
- nicht länger als 1–2 Wo. verordnen (Gewöhnung und Wirkungsverlust)
- nicht mit motilitätshemmenden Antidiarrhoika kombinieren

PPSB-Konzentrat (Faktor II, VII, IX und X)
TTK: ca. 415,- € (500 I.E.) | Kinder > 0 Monate | Rp.-Pflicht

HN	Ⓓ *i. v.:* **Cofact**® 500 I.E./Trockensubstanz Ⓐ **Cofact**® ㎈ **Cofact**®
Dos	▶ *allgemein:* Dosis in I.E. = erwünschter Quick-Anstieg × kg KG × 1,2 i. v. (z. B. Dosis in I.E. = 40 % × 70 kg KG × 1,2 = 3360 I.E.) ▶ *Blutungsprophylaxe (u. a. bei "Marcumar"-Überdosierung):* 1200–2400 I.E. langsam (< 1 ml/min) i. v. ▶ *akute Blutung:* 2400–4800 I.E., ggf. weitere 1200–2400 I.E. nach 6–12 h i. v. ▶ *OP:* 2400 I.E. i. v. (Ziel: Quick > 50 %) ▶ *Vitamin-K-Mangelblutung im Säuglingsalter:* akut 60 I.E./kg KG i. v., dann ggf. nach 8–12 h Wiederholung (Ziel: Quick > 50 %)
Ind	Blutungen infolge Mangel der Faktoren II, VII, IX und X, Hämophilie B, "Marcumar"-Blutung, Verbrauchskoagulopathien, Gerinnungsstörungen bei schwerem Leberschaden
KI	Verbrauchskoagulopathie, Allergie gegen Heparin, heparininduzierte Thrombozytopenie Typ II (HIT II); *relative KI:* Thrombosegefahr, Angina pectoris, Herzinfarkt, Schwangerschaft und Stillzeit
NW	*1–10 %:* Entstehung von Faktor IX-Antikörpern (bei Hämophilie B) *o. A.:* RR ↓ bis Schock, Atemnot; Urtikaria, Übelkeit, Brechreiz, *bei Heparin-Beimischung:* schwere Thrombozytopenie; *bei Sensibilisierten:* arterielle/venöse Thrombosen, Thromboembolien, Verbrauchskoagulopathie, Hautnekrosen; Übertragung von Infektionskrankheiten
WW	bisher weder bekannt noch systematisch untersucht
WI	I.E.-Angaben unterliegen Schwankungen: **Cofact**® 250 I.E. enthält: Blutgerinnungsfaktor II (140–350 I.E.), VII (70–200 I. E.), IX (250 I.E.) und X (140–350 I.E.)
PK	HWZ der Gerinnungsfaktoren: Faktor II = 58 h, VII = 5 h, IX = 19 h, X = 35 h, AT III = 50–70 h; in Abhängigkeit von der biologischen HWZ müssen die Faktoren in regelmäßigen Intervallen verabreicht werden; bei Lebererkrankungen,

Verbrauchskoagulopathie sowie schwerer Blutung ist mit einer verkürzten HWZ zu rechnen

Gr/La strenge Indikation (Risiko-Nutzen-Abwägung) / strenge Indikation

Hinweise:
- Restrisiko einer Hepatitis- und HIV-Übertragung → Dokumentations- und Aufklärungspflicht
- PPSB 1,2 I.E./kg KG i. v. hebt Quickwert um ca. 1 % an
- bei angeborenem Faktormangel (VII oder IX) sollte PPSB nur gegeben werden, wenn keine Einzelfaktorkonzentrate verfügbar sind: 1 IE PPSB/kg KG führt zu einem Aktivitätsanstieg der Faktoren II, VII und X um durchschnittlich 1,6 %, von Faktor IX um durchschnittlich 0,8 %. (Zielwert bei schweren Blutungen bei Faktor-IX-Mangel 70 %)

Behandlungskontrollen:
Dosierung richtet sich nach Ergebnissen der Gerinnungsanalysen (INR, Quick, Einzelfaktoren) → tgl. Gerinnungsanalyse erforderlich

PPSB-Konzentrat (Faktor II, VII, IX, X und Protein C + S)
TTK: 405-802,- € (300-600 I.E.) | Kinder > 0 Monate | Rp.-Pflicht

HN Ⓓ *i. v.:* **Beriplex®** P/N 250|500 I.E., **Octaplex®** 500 I.E., **PPSB Human®** SD/Nano 300|600 I.E.
- alle: Trockensubstanz für Inj.-Lsg.
Ⓐ **Beriplex®**, **Octaplex®**
CH **Beriplex®**, **Octaplex®**

Dos
- *allgemein:* Dosis in I.E. = erwünschter Quick-Anstieg × kg KG × 1,2 i. v. (z. B. Dosis in I.E. = 40 % × 70 kg KG × 1,2 = 3360 IE)
- *Blutungsprophylaxe (u. a. bei "Marcumar"-Überdosierung):* 1200–2400 I.E. langsam (< 1 ml/min) i. v.
- *akute Blutung:* 2400–4800 I.E., ggf. weitere 1200–2400 I.E. nach 6–12 h i. v.
- *Prä-OP:* 2400 I.E. i. v. (Ziel: Quick > 50 %)
- *Vitamin-K-Mangelblutung im Säuglingsalter:* akut 60 I.E./kg KG i. v., dann ggf. nach 8–12 h Wiederholung (Ziel: Quick > 50 %)

Ind Blutungen infolge Mangel der Faktoren II, VII, IX und X, Hämophilie B, "Marcumar®"-Blutung, Verbrauchskoagulopathien, Gerinnungsstörungen bei schwerem Leberschaden

KI Verbrauchskoagulopathie, Allergie gegen Heparin, heparininduzierte Thrombozytopenie Typ II (HIT II); *relative KI:* Thrombosegefahr, Angina pectoris, Herzinfarkt

NW *1–10 %:* Entstehung von Faktor IX-Antikörpern (bei Hämophilie B)
o.A.: RR ↓ bis Schock, Atemnot; Urtikaria, Übelkeit, Brechreiz, *bei Heparin-Beimischung:* schwere Thrombozytopenie; *bei Sensibilisierten:* arterielle/venöse Thrombosen, Thromboembolien, Verbrauchskoagulopathie, Hautnekrosen; Übertragung von Infektionskrankheiten

WW bisher weder bekannt noch systematisch untersucht

WI I.E.-Angaben unterliegen Schwankungen:
Beriplex® 250|500 I.E.: 300|600 enthält: Blutgerinnungsfaktor II (340|680 I.E.), VII (175|350 I.E.), IX (255|510 I.E.) und X (410|820 I.E.), Protein C (300|600 I.E.), Protein S (195|390 I.E.)
Octaplex® 500 I.E.: Blutgerinnungsfaktor II (490 I.E.), VII (330 I.E.), IX (500 I.E.) und X (480 I.E.), Protein C (380 I.E.), Protein S (390 I.E.)
PPSB-human® SD/Nano 300|600 I.E.: Blutgerinnungsfaktor II (300|600 I.E.), VII

(140|280 I.E.), IX (300|600 I.E.) und X (400|800 I.E.), Protein C (350|700 I.E.), Protein S (150|300 I.E.)

PK	HWZ der Gerinnungsfaktoren: Faktor II = 58 h, VII = 5 h, IX = 19 h, X = 35 h, AT III = 50–70 h, in Abhängigkeit von der biologischen HWZ müssen die Faktoren in regelmäßigen Intervallen verabreicht werden; bei Lebererkrankungen, Verbrauchskoagulopathie sowie schwerer Blutung ist mit einer verkürzten HWZ zu rechnen
Gr/La	strenge Indikation (Risiko-Nutzen-Abwägung) / strenge Indikation
❶	**Hinweise:** ▶ Restrisiko einer Hepatitis- und HIV-Übertragung → Dokumentations- und Aufklärungspflicht ▶ PPSB 1,2 I.E./kg KG i. v. hebt Quickwert um ca. 1 % an ▶ bei angeborenem Faktormangel (VII oder IX) sollte PPSB nur gegeben werden, wenn keine Einzelfaktorkonzentrate verfügbar: 1 I.E. PPSB/kg KG führt zu einem Aktivitätsanstieg der Faktoren II, VII und X von durchschnittlich 1,6 %, von Faktor IX von durchschnittlich 0,8 %. (Zielwert bei schweren Blutungen bei Faktor-IX-Mangel 70 %) **Behandlungskontrollen:** Dosierung richtet sich nach Ergebnissen der Gerinnungsanalysen (INR, Quick, Einzelfaktoren) → tgl. Gerinnugsanalyse erforderlich

Pramipexol   TTK: 5,40-10,80 € (1,05-2,10 mg) | Rp.-Pflicht

HN	Ⓓ *p. o.:* **Mirapexin**® 0,26|0,52|1,05|2,10|3,15 mg/Tbl., **Oprymea**®, **Pramip**®, **Pramipexol** (**Generika** 0,54|1,1 mg/Tbl.), **Sifrol**® 0,26|0,52|1,05|1,57|2,10|2,62|3,15 mg Ret.-Tbl. - *alle:* 0,088|0,18|0,35|0,7 mg/Tbl. Ⓐ **Sifrol**® 🇨🇭 **Sifrol**®
Dos	▶ *Morbus Parkinson: initial* 3 × 0,088 mg/d für 1 Woche, dann 3 × 0,18 mg/d für 1 Woche (Erhaltungsdosis: 3 × 0,35–0,7 mg/d) oder *initial* 1 × 0,26 mg Ret.-Tbl. für 1 Woche, dann Dosis pro Woche verdoppeln (Erhaltungsdosis 1,05 mg Ret./d) • *Maximaldosis:* 3 × 1,05 mg/d (3,15 mg/d) ▶ *RLS: initial* 1 × 0,088 mg/d 2–3 h vor Zubettgehen abends p. o., ggf. Dosis ↑ alle 4–7 d, max. 0,54 mg/d ▶ *Dosisreduktion bei Niereninsuffizienz:* Kreatinin-Clearance 20–50 ml/min: um 33 %, < 20 ml/min: um 66 %
Ind	idiopathischer M. Parkinson im fortgeschrittenen Stadium in Kombination mit Levodopa; Restless-Legs-Syndrom (RLS)
KI	akute psychotische Entgleisungen, schwere kardiovaskuläre Erkrankungen, Alter < 18 J.
NW	*> 10 %:* Übelkeit, Obstipation, Somnolenz, Halluzinationen, Dyskinesien (bei Komb. mit Levodopa) *1–10 %:* Schwindel, Insomnie, KS, Unruhe, Mundtrockenheit *< 1 %:* plötzliche Einschlafattacken, orthostatische Hypotonie zu Behandlungsbeginn, Synkope, Tachykardie, Brustschmerzen, Hypertension, Amnesie, Asthenie, Hypästhesie, extrapyramidale Symptome, periphere Ödeme, Gewichtsverlust, GIT-Beschwerden, Impotenz, Harndrang, Inkontinenz, Transaminasen ↑, Sehstörungen

WW	Cimetidin (red. P.-Clearance um 34 %), Diltiazem, Chinidin, Chinin, Triamteren, Verapamil, Digoxin, Procainamid, Trimetoprim, Amantadin (red. P.-Clearance)
WI	P. ist ein Non-Ergot-D_2-Dopaminrezeptoragonist mit voller intrinsischer Wirksamkeit: hohe D_2-Bindungsselektivität im Striatum, Verbesserung der Beweglichkeit durch Prophylaxe und Reduktion von Fluktuationen und Dyskinesien
PK	gute und vollständige Resorption, BV > 90 %, max. Plasmakonzentration nach 1–3 h, PEB 20 %, HWZ 8 h bis 12 h (ältere Menschen), unveränderte renale Elimination > 90 %
Gr/La	kontraindiziert, Gr 6 / kontraindiziert, La 5

> **Intoxikation:**
> - *Klinik:* Übelkeit und Erbrechen, Hyperkinesien, Halluzinationen, Agitation, Hypotonie
> - *Therapie:* symptomatische Therapie, Monitoring, Flüssigkeitsgabe, EKG-Überwachung
>
> **Hinweise:**
> - Aufklärung des Patienten über mögliches plötzliches Einschlafen während der Behandlung (**keine** aktive Teilnahme am Straßenverkehr)
> - geringere NW durch initialen Einsatz eines peripheren Dopaminantagonisten (z. B. Domperidon = **Motilium**®, 3 × 10–30 mg/d p. o.)
> - bei gewünschtem Abbruch der Behandlung Dosis langsam reduzieren (0,5 mg/d)

Stu	CALM-PD-Studie

Prasugrel   TTK: 2,90 € (5-10 mg) | Rp.-Pflicht

HN	Ⓞ *p. o.:* **Efient**® 5|10 mg/Tbl. Ⓐ **Efient**® Ⓒₕ **Efient**®
Dos	▶ *Erw. (< 75 J.):* initial 60 mg/d am 1. Tag p. o., dann Erhaltungsdosis 10 mg/d (< 60 kg KG 5 mg/d) bis zu 12 Mo. in Kombination mit ASS (75–325 mg/d) ▶ *Erw. (> 75 J.):* nur nach Risiko-Nutzen-Abschätzung, dann Erhaltungstherapie 5 mg/d p. o. bis zu 12 Monate
Ind	Prävention weiterer atherothrombotischer Ereignisse bei akutem Koronarsyndrom (instabile Angina pectoris, Nicht-ST-Strecken-Hebungsinfarkt [NSTEMI] oder ST-Strecken-Hebungsinfarkt [STEMI] mit primärer oder verzögerter perkutaner Koronarintervention [PCI])
KI	Schlaganfall oder TIA in der Anamnese, schwere Leberfunktionsstörung (Child Pugh Class C), akute Blutungen, Kinder und Jugendliche
NW	*1–10 %:* Anämie, Hämatom, Epistaxis, GIT-Blutungen, Hautausschlag, Ekchymose, Hämaturie, Hämatome und Blutungen an Punktionsstellen *0,1–1 %:* Augenblutungen, Bluthusten, retroperitoneale und rektale Blutungen, Blutstuhl, Zahnfleischblutungen
WW	erhöhte Blutungsgefahr mit Warfarin und NSAR
WI	P. führt zur Hemmung der Thrombozytenaktivierung und -aggregation durch irreversible Bindung an ADP-Rezeptoren der Klasse $P2Y_{12}$ an den Thrombozyten → Hemmung weiterer kardiovaskulärer Ereignisse
PK	Resorption und max. Plasmakonzentration in 30 min, mind. 50 % Thrombozytenaggregationshemmung nach 1 h, Steady-state von ca. 70 % nach 3–5 d,

Wi-Dauer 7–9 d bei 60 mg, 5 d bei Erhaltungstherapie, HWZ 7,4 h, renale Elimination als inaktiver Metabolit zu ca. 70 %

Gr/La keine Erfahrungen / keine Erfahrungen (Risiko-Nutzen-Abwägung)

Stu TRITON TIMI-38-Studie

Pravastatin   *TTK: 0,26-0,49 € (10-40 mg) | Rp.-Pflicht*

HN Ⓓ *p.o.*: **Lipifacil®**, **Mevalotin protect®**, **Prava** (**Generika**), **Pravalich®**, **Pravalip®**, **Prava-Q®**, **Pravasin protect®**, **Pravastatin** (**Generika**)
- alle: 10|20|40 mg/Tbl.
Ⓐ **Panchol®**, **Pravachol®**, **Selipran®**
CH **Mevalotin®**, **Pravalotin®**, **Pravasta eco®**, **Pravastax®**, **Selipran®**

Dos ▶ *Erw.: initial* 10–20 mg/d p. o. abends, *Erhaltungsdosis:* 1 × 10–40 mg/d
▶ *Maximaldosis:* 40 mg/d

Ind primäre Hypercholesterinämie mit und ohne Hypertriglyzeridämie, primäre Prävention von kardialen Ischämien bei Risikopatienten mit Hypercholesterinämie (LDL > 150 mg/dl, Männer 45–65 J.), sekundäre Prävention kardialer und zerebraler Ischämien (LDL > 125 mg/dl, Männer und Frauen 21–75 J.)

KI akute Lebererkrankungen, Cholestase, Myopathien, Alter < 18 J., Kombination mit Fibraten, Hyperalphalipoproteinämie mit erhöhtem HDL-Cholesterin

NW *> 1 %:* Myalgien, Arthralgien, Muskelkrämpfe, Hautausschlag, GIT-Beschwerden, Sehstörungen, KS
< 0,1 %: Myalgien/Myopathie mit CK-Anstieg
o.A.: Anstieg der Transaminasen, Hepatitis, Hypersensitivitätsreaktionen

WW Kumarinderivate (Prothrombinzeit (Quick) ↓); Fibrate (z. B. Gemfibrozil), Niacin (> 1 g/d) (Myopathie-Risiko ↑); CYP3 A4-Inhibitoren (z. B. Cyclosporin, Mibefradil, Itraconazol, Ketoconazol, Erythromycin, Clarithromycin, HIV-Protease-Inhibitoren und Nefazodon) (Myopathie-Risiko ↑); Ionenaustauscherharze (mind. 4 h Abstand, sonst BV von Pravastatin um 40 % ↓)

WI P. ist ein HMG-CoA-Reduktasehemmer (CSE-Hemmer, hydrophiles Statin): Hemmung der intrazellulären Cholesterin-Biosynthese und dadurch reaktiv erhöhte LDL-Clearance aus dem Blut → Abfall von Cholesterin um 15–30 %, von Triglyzeriden um 10–20 %, von LDL um 20–40 % und Anheben von HDL um 5–10 %

PK rasche Resorption, max. Blutspiegel nach 1–1,5 h, BV 17 %, HWZ 1,6–2 h, hoher First-pass-Effekt der Leber, Elimination zu 70 % über die Fäzes

Gr/La kontraindiziert / kontraindiziert (Muttermilchübertritt)

❶ Cave:
CK-Anstieg und Muskelschmerzen → V. a. Myopathie → Absetzen bei CK-Anstieg oder Vorliegen einer Myopathie
Hinweise:
▶ Aufklärung des Pat. über Myopathierisiko (Muskelschmerzen, Muskelschwäche)
▶ bei Einnahme von Kumarinderivaten in den ersten Wo. engmaschige (alle 2 d) Quick/INR-Wert-Bestimmung
Behandlungskontrollen:
nach 2 und 4 Wo. Kontrolle der Lipide, Transaminasen, AP, Bilirubin, CK und des BB, dann Dosisanpassung, unter der Therapie alle 4–6 Wo.

Stu ACCESS-Studie, CARE-Studie, PRINCE-Studie, REGRESS-Studie

Praziquantel TTK: ca. 20,- € (2000 mg) | Kinder > 2 Jahre | Rp.-Pflicht

HN ⓟ p.o.: Biltricide® 600 mg/Tbl., **Cesol®** 150 mg/Tbl., **Cyticide®** 500 mg/Tbl.

Dos
- **Cytitide®**:
  - Erw.+Kinder>2 J.: 50 mg/kg KG/d p.o., verteilt auf 3 ED über 15 d, ggf. Wiederholung der Behandlung nach 3 Mon.
  - Hinweis: evtl. zusätzliche Verabreichung von Kortikosteroiden (z.B. 4–16 mg Dexamethason/d) oder Arzneimitteln zur Verhütung oder Abschwächung von Krampfanfällen
- **Cesol®** (1 Tagestherapie):
  - Taenia saginata (Rinderbandwurm), Taenia solium (Schweinebandwurm): 5–10 mg/kg KG p.o.
  - Diphyllobothrium pacificum (südamerikanischer Fischbandwurm): 10 mg/kg KG/d p.o.
  - Hymenolepis nana (Zwergbandwurm): 15–25 mg/kg KG p.o., ggf. nach 10 d wiederholen
- **Biltricide®** (1 Tagestherapie):
  - Trematoden: minimale Einzeldosis > 20 mg pro kg KG p.o.
  - Schistosoma (haematobium, mansoni, intercalatum): 40 mg/kg KG p.o., verteilt auf 1–2 ED
  - Schistosoma (japonicum, mekongi): 60 mg/kg KG p.o., verteilt auf 2–3 ED
  - Clonorchis sinensis, Opisthorchis viverrini: 75 mg/kg KG/d p.o. auf 1–3 ED für 1–3 d
  - Paragonimus westermani und andere Unterarten: 75 mg/kg KG/d p.o. auf 3 ED für 2–3 d

Ind
- **Cyticide®**: Infektionen durch die Larven des Schweinebandwurms (Cysticercus cellulosae) im zentralen Nervensystem (Neurozystizerkose)
- **Cesol®**: Infektionen durch Taenia saginata (Rinderbandwurm), Taenia solium (Schweinebandwurm), Hymenolepis nana (Zwergbandwurm), Diphyllobothrium pacificum (südamerikanischer Fischbandwurm)
- **Baltricide®**: Infektionen durch Trematoden, wie Schistosomen (z.B. S. haematobium, S. mansoni, S. intercalatum, S. japonicum, S. mekongi), Leberegel (z.B. Clonorchis sinensis, Opisthorchis viverrini), Lungenegel (z.B. Paragonimus westermani und andere Arten)

KI Überempfindlichkeit, intraokuläre Zystizerkose, gleichzeitige Gabe von Rifampicin

NW >10%: Leibschmerzen, Appetitlosigkeit, Übelkeit, Erbrechen, KS, Schwindel, Schwäche, Benommenheit, Müdigkeit, Myalgie, Fieber; bei Neurozystizerkose zusätzlich (höhere Dosierung): fokale Krampfanfälle
1–10%: Lumbago (bei Infektion mit Clonorchis sinensis, Opisthorchis viverrini); Meningismus, Verwirrtheit (bei Neurozystizerkose)

WW Chloroquin (P.-Spiegel ↓), Cytochrom P450-Induktoren (P.-Spiegel ↓), Cytochrom P450-Inhibitoren und Grapefruitsaft (P.-Spiegel ↑)

WI P. ist ein Antihelmintikum und wirkt gegen Trematoden und Zestoden. Bei Bandwurmlarven im Gewebe, wie z.B. bei Cysticercus cellulosae, muss P. die Zystenwand durchdringen, um wirksam werden zu können. Hierbei kommt es zur Schädigung des Teguments der Parasiten mit Permeabilitätsstörung. Die Zystizerken werden immobilisiert, degenerieren zur steifen Masse und verfallen der Mazeration.

PK max. Konz. nach 1–2 h, HWZ 1–2,5 h, PEB 85%, ausschließlich renale Elimination, 80% innerhalb von 4 d

Gr/La	strenge Indikation, Gr 4 / auf das Stillen möglichst bis 24h nach der Einnahme verzichten, La 2
❶	**Spektrum:** *Sensibel:* Plattwürmer (Plathelminthes) wie Bandwürmer (Cestoda) und Saugwürmer (Trematoda) (einschließlich der Pärchenegel [Schistosoma]): Larven des Schweinebandwurms (Cysticercus cellulosae), Taenia saginata (Rinderbandwurm), Taenia solium (Schweinebandwurm), Diphyllobothrium pacificum (südamerikanischer Fischbandwurm), Hymenolepis nana (Zwergbandwurm), Trematoden, Schistosoma (haematobium, mansoni, intercalatum), Schistosoma (japonicum, mekongi), Clonorchis sinensis, Opisthorchis viverrini, Paragonimus westermani und andere Unterarten

Prazosin TTK: 0,20-0,70 € (3-6 mg), 0,40-0,65 € (2-4 mg ret.) | Rp.-Pflicht

HN	Ⓓ *p.o.:* **Adversuten®** 1|5 mg/Tbl. Ⓐ **Minipress®**
Dos	▶ *Hypertonie:* initial 1 × 0,5 mg abends oder 1 × 1 mg ret., am darauf folgenden Tag 2–3 × 0,5 mg oder 1 × 1 mg ret. p.o., weitere Dosissteigerung nach 3–7 d auf 3 × 1 mg/d oder 1 × 2 mg ret./d p.o., im Weiteren tägliche Dosissteigerung bis angestrebtes Blutdruckniveau oder *Gesamttagesdosis* von 20 mg erreicht ist ▶ *Herzinsuffizienz:* initial 2–4 × 0,5 mg/d p.o., alle 2–3 d schrittweise auf eine *Erhaltungsdosis* von 10–20 mg/d oder 1 × 6–12 mg ret./d steigern ▶ *Morbus Raynaud:* initial 2 × 0,5 mg oder 1 × 1 mg ret./d, nach 3–7 d ggf. Dosissteigerung ▶ *Maximaldosis:* 20 mg/d p.o.
Ind	arterielle Hypertonie, Herzinsuffizienz (in Kombination mit Diuretika und β-Blockern), Morbus Raynaud
KI	Herzklappenstenosen (Aorten- und Mitralstenose), Perikarderguss, Herzinsuffizienz durch Vitium oder Lungenembolie
NW	*1–10%:* Hautreaktionen, Flush, innere Unruhe, Tremor, Depressionen, Halluzinationen, Schlaflosigkeit, Nervosität, Mundtrockenheit, verstopfte Nase, Rhinitis, Sehstörungen, Augenschmerzen, Tinnitus, Priapismus, Impotenz, Arthralgie, Muskelkrämpfe, Dyspnoe, positive ANF-Titer, Vaskulitis, Alopezie, Gynäkomastie, Lichen planus, Schwitzen, Fieber *<0,01:* Urtikaria, Angioödem, Bronchospasmus, Tachykardien, Bradykardie, Angina pectoris, Herzinfarkt *o.A.:* Orthostase, insb. bei Therapiebeginn bei 1% (First-dose-Synkope), Hypotonie, Schwindel, KS, Müdigkeit, GIT-Symptome, Ödeme, Linksherzinsuffizienz, Leberfunktionsstörungen, Pankreatitis, Blasenentleerungsstörungen
WW	andere Antihypertonika (Wi ↑)
WI	P. ist ein selektiver, kompetitiver, peripherer und postsynaptischer α_1-Blocker; Sympatholytikum: Dilatation der Arteriolen > venöse Kapazitätsgefäße (viszerale > Extremitätengefäße), RR-Senkung (diastolisch > systolisch), Nach- und Vorlastsenker, Adrenalinumkehr (nur α_1-Wi → RR ↓, HF ↑, peripherer Widerstand ↓)
PK	BV 60%, HWZ 2,5–4 h, bei Niereninsuffizienz bis 10 h, Wirkungsdauer 10 h, PEB > 90%, Elimination durch hepatischen Um-/Abbau
Gr/La	kontraindiziert im 1. Trim.; strenge Indikation 2.+3. Trim., Mittel 2. Wahl; Antihypertonika der 1. Wahl sind Dihydralazin, α-Methyldopa, Metoprolol / kontraindiziert, Muttermilchübertritt, Antihypertonika der Wahl sind vorgenannte + Nifedipin

Cave:
First-dose-Synkope

Intoxikation:
- *Klinik:* Hypotension, Angina pectoris, KS, Dyspnoe, Polyurie
- *Therapie:* bei Hypotension Volumensubstitution; *Cave:* bei Gabe von Sympathomimetika mit α- und β-Rezeptor Wi ist ein weiterer RR-Abfall durch Überwiegen der $β_2$-Wi ("Adrenalinumkehr") möglich → am ehesten eignet sich Noradrenalin wg. hoher α-Rezeptoraktivität

Hinweise:
- bei Herzinsuffizienz vorsichtig einschleichend dosieren, insbesondere bei der sinnvollen und notwendigen Kombination mit Diuretika und β-Blockern
- **kein** Mittel der 1. Wahl in der Hypertoniebehandlung

Prednisolon/Prednison
TTK: p.o.: 0,16-0,30 € (5-20 mg); i.v.: 0,45-0,55 € (25 mg); Salbe/Trpf.: 13,85-18,04 € (5 g Salbe bzw. 5 ml Trpf.) | Kinder > 0 Monate | Rp.-Pflicht

HN Ⓓ **Prednisolon:**
p.o.: **Decortin H**® 1 mg/Tbl., **Dermosolon**®, **PredniHexal**®, **Predni-H-Tablinen**®, **Prednisolon** (**Generika**, **-Galen**® 2 mg/Tbl., **-Jenapharm**® 1 mg/Tbl.)
- alle: 5|10|20|50 mg/Tbl., **Hefasolon**® 5 mg/Tbl.
parenteral: **Predni** (**Generika**), **Predni H Injekt**®, **Solu-Decortin**® 100|250| 500|1000 mg/Amp.
- alle: 10|25|50 mg/Amp., **Dontisolon D**® 5 mg/Zylinder-Amp., **Hefasolon**® 40 mg/Amp., **Prednisolon**® 25|250 mg/Amp.
rektal: **Infectocortikrupp**® 100 mg/Supp., **Klimacort**® 100 mg/Rektal-Kps.
lokal, Auge: **Inflanefran**® **forte** 10 mg/ml Trpf., **Predni-Ophal**® 10 mg/g Gel, **Predni-POS**® 0,5|1 % 5|10 mg/ml Trpf., **Prednisolon-Augensalbe JENAPHARM**® 2,5 mg/g, **Ultracortenol**® 5 mg/g Salbe oder ml Trpf.
lokal, Haut: **Linola-H N**®, **Linalo-H N-Fett**® Creme 400 mg/100 g, **Prednisolon LAW**® Creme und Salbe 250 mg/100 g
Prednison:
p.o.: **Cutason**®, **Decortin**® 1 mg/Tbl., **Prednison** (**Generika**)
- alle: 5|20|50 mg/Tbl., **Lodotra**® 1|2|5 mg/Tbl., **Predni Tablinen**® 5 mg/Tbl.
rektal: **Rectodelt**® 100 mg/Supp.
Ⓐ **Aprednislon**®, **Kühlprednon**®, **Rectopred**®, **Solu-Decortin**®, **Ultracortenol**®
CH **Hexacorton**®, **Pred Forte**®, **PredMild**®, **Premandol**®, **Spiricort**®, **Ultracortenol**®

Dos individuelle und krankheitsspezifische Dosierungen unter besonderer Berücksichtigung des klinischen Verlaufes; es sollte immer die niedrigste therapeutisch notwendige Dosis angestrebt werden
Dosierempfehlungen (Auswahl):
- *allgemein:* 2 x 120 mg/d p.o. morgens
- *Anaphylaxie: initial* 250–1000 mg i.v. ggf. alle 6 h, symptomorientierte langsame Reduktion
- *Status asthmaticus:* 250 mg i.v. alle 6 h, symptomorientierte langsame Reduktion
- *Hyper-Ca^{2+}-Krise:* 125–250 mg i.v.
- *MS-Schub:* 500–1000 mg/d morgens i.v. für 5 d im Anschluss je nach Klinik ausschleichen
- *N. VII-Parese:* 1 mg/kg KG/d für 5 d p.o. im Anschluss je nach Klinik ausschleichen
- *Cluster-Kopfschmerzen:* 5 d 40 mg, dann 5 d 30 mg, dann 4 d 20 mg, 3 d 15 mg, 2 d 10 mg, 2 d 5 mg p.o.

- *PCP:* 100 mg p.o. morgens für 1 Wo., dann ausschleichen, bei schwersten Fällen 250 mg p.o.
- *PNP-Vaskulitis:* 1–2 mg/kg KG/d, *Erhaltungsdosis:* 0,1–0,2 mg/kg KG/d
- *Maximaldosis:* 30 mg/kg KG
- *lokal, Auge:* initial (24–48 h) 1–2 Trpf. stdl., danach 2–4 × 1–2 Trpf./d in den Bindehautsack einträufeln, später ggf. 3–6 × 1 cm Salbe/d
- *lokal, Haut:* 1–3 × tgl. auf die Haut auftragen
- *Kinder:*
  - Pseudokrupp-Anfall: 30–50 mg Supp., bei schweren Fällen auch 100 mg Supp.
  - Anaphylaxie: 5–10 mg/kg KG i.v.
  - Status asthmaticus: 5–10 mg/kg KG i.v.

Ind anaphylaktischer Schock, Status asthmaticus, Pseudo-Krupp-Anfälle, autoimmunologische Erkrankungen, Hirndruck, MS-Schub, Fazialisparese (Bell-Parese), Riesenzellarteriitis, Polymyalgia rheumatica, rheumatoide Arthritis, Pneumocystis-carinii-Pneumonie, PNP-Vaskulitis, Clusterkopfschmerz, Morbus Addison, nichtinfektiöse Entzündungen am Auge, akute Ekzeme, Dermatitiden

KI bei vitaler Indikation praktisch keine KI, für längere Anwendung unter Nutzen-/Riskoabwägung: Systemmykosen, GIT-Ulzera, schwere Hypertonie, Diabetes mellitus, schwere Leberzirrhose, Glaukom, bekannte Psychose, Tuberkulose, Osteoporose, Niereninsuffizienz, akute Virusinfekte (u. a. Herpes zoster), HbsAG pos. chron. aktive Hepatitis, 8 Wo. vor und 2 Wo. nach BCG-Impfung

NW
- *zu Beginn:* Hypokaliämie, Natriumretention (Ödeme), BB-Veränderungen, Hyperglykämie, Euphorie/Depression, Kortisonpsychose, Thrombosen, Magen-Darm-Ulzera
- *Langzeitbehandlung:* Striae rubrae, Steroidakne, Myopathie, Hypertonie, NNR-Insuffizienz, Osteoporose, aseptische Knochennekrosen, Katarakt, Glaukom, Pankreatitis, Vollmondgesicht, Stammfettsucht, Korticoderm, sekundäres Immundefizit mit gesteigerter Infektanfälligkeit, Steroiddiabetes, Ulcus ventriculi, aseptische Knochennekrosen, Wachstumsverzögerungen (Kinder)

WW Isoniazid, Salizylate (deren Metabolisierung ↑); NSAR (GIT-Ulkus-Risiko ↑); Antidiabetika, orale Antikoagulanzien (Wi ↓); Digitalis (dessen Toxizität ↑); Diuretika (K^+ evtl. ↓); Phenytoin, Barbiturate, Ephedrin, Rifampicin (Wirkungsdauer von Glukokortikoiden ↓); orale Kontrazeptiva, konjugierte Östrogene, Ketoconazol, Erythromycin, Troleandomycin, Ciclosporin (Glukokortikoid-Wi und NW ↑)

WI P. ist ein Glukokortikoid, entzündungshemmend und immunsuppressiv: über genomische Effekte Hemmung der Transkription von verschiedenen Genen und somit Synthesehemmung von Zytokinen und Entzündungsmediatoren; antiproliferativ, antiödematös, unterdrückt die ACTH-Freigabe → Nebennierenrindeninsuffizienz; viele andere Wi → s. FI

PK gute Resorption nach oraler Gabe, in der Leber Metabolisierung von Prednison in Prednisolon, HWZ 3,5 h, Wirkungsdauer 12–36 h, max. Plasmaspiegel nach 1–2 h, biolog. HWZ 18–36 h, hohe PEB, renale Elimination der Metabolite, Cushing-Schwellendosis 7,5 mg/d

Gr/La strenge Indikation, Gr 3, Steroid der Wahl, möglichst nicht > 10 mg/d (außer Notfallbehandlung), Cave: NNR-Insuffizienz des Neugeborenen / strenge Indikation, La 2, Mittel der Wahl, bei hohen Dosen bis 1 g 3–4 h Stillpause

> **Hinweise:**
> - je länger die Therapiedauer (> 2–3 Wo.) und höher die Dosis, desto langsamer sollte die Substanz ausgeschlichen werden, im Bereich unter 10 mg/d dann in 2-mg-Schritten alle 7 d reduzieren (*Cave:* Addison-Krise)
> - während einer Behandlung an "Magenschutz" (z. B. Protonenpumpenhemmer), insbes. bei Einnahme von NSAR und Langzeitbehandlung denken
>
> **Behandlungskontrollen:**
> - im Verlauf Kontrolle von BZ, K$^+$ und BB
> - RR-Kontrollen (RR-Entgleisungen)
>
> **Tipps:**
> - Infusionen und Tabletten entsprechend der physiologischen Kortisonproduktion tgl. morgens möglichst früh sowie ggf. um 15.00 Uhr verabreichen

Pregabalin (PGN)   TTK: Tbl.: 3,40 € (150–300 mg), Lsg.: 3,90 € (200 mg) | Rp.-Pflicht

HN	Ⓓ *p. o.:* Lyrica® 25|50|75|100|150|200|225|300 mg/Hart-Kps., Lsg. 20 mg/ml Ⓐ Lyrica® CH Lyrica®
Dos	- *Erw.:initial* 1–2 × 75 mg/d p. o., nach 3–7 Tagen Dosissteigerung auf 150–300 mg/d p. o. in 2 ED - *p. o. (Angststörung):* 150–600 mg/d, Zieldosis 450 mg/d; *Maximaldosis:* 600 mg/d - *Dosisreduktion bei Niereninsuffizienz:* Kreatinin-Clearance 30–60 ml/min: 75–300 mg/d, 15–30 ml/min: 50–150 mg/d, < 15 ml/min: 25–75 mg/d
Ind	neuropathische Schmerzen, partielle epileptische Anfälle mit und ohne sek. Generalisierung (Zusatzbehandlung), generalisierte Angstörungen im Erwachsenenalter
KI	hereditäre Galaktose-Intoleranz, Lapp-Laktase-Malabsorption, Glukose-Galaktose-Malabsorption, Kinder < 18 Lj.
NW	*> 10 %:* Benommenheit, Schläfrigkeit *1–10 %:* gesteigerter Appetit, Euphorie, Verwirrung, Reizbarkeit, erektile Dysfunktion, Libido ↓, Aufmerksamkeit ↓, Gedächtnisstörungen, Ataxie (Gangstörung), Tremor, Dysarthrie, Parästhesie, Diplopie, verschwommenes Sehen, Schwindel, Mundtrockenheit, Verstopfung, Erbrechen, Flatulenz, periphere Ödeme, Gewicht ↑
WW	Verstärkung zentral wirksamer Medikamente und Alkohol
WI	P. ist ein Antiepileptikum, es hat eine strukturelle Ähnlichkeit mit Gamma-aminobuttersäure (GABA), ein wichtiger hemmender Neurotransmitter im Gehirn. P. bindet sich an eine Untereinheit von präsynaptischen spannungsabhängigen Kalziumkanälen im ZNS → reduziert Freisetzung stimulierender Neurotransmitter → Beruhigung des hyperaktiven Schmerzsystems; Wirkmechanismus ähnlich wie bei Gabapentin
PK	BV > 90 %, rasche Resoption, max. Plasmakonz. in 1 h, Steady-state nach 24–48 h, HWZ 6,3 h, keine PEB, renale Elimination zu 98 % unverändert
Gr/La	kontraindiziert, Gr 6 (keine Erfahrungen) / kontraindiziert, La 1 (keine Erfahrungen)

> **Hinweise:**
> - Ausschleichen der Medikation über mindestens 1 Wo.
> - sollte nach 7 Tagen keine analgetische Wirkung nachweisbar sein → Präparatewechsel

Alternativwirkstoffe:
Gabapentin, Lamotrigin
Pharmainfo:
Me-too-Präparat

Prilocain *TTK: 25-27,- € (10 Amp. 10 ml) | Kinder > 6 Jahre | Rp.-Pflicht*

HN	Ⓓ *lokal:* **Takipril®** 20 mg/ml, 100 mg/5 ml Inj.-Lsg., **Xylonest®** 0,5|1|2 % Inj.-Lsg. (5|10|20 mg/ml) Ⓐ **Xylonest®** ㏇ **Prilocaine Sintetica®, Xylonest®**
Dos	Erw., individuelle Dosierung mit kleinstmöglicher Dosis: ▶ *Infiltrationsanästhesie:* bis zu 40 ml (70 kg KG) ▶ *Plexusblockaden:* 30–40 ml (70 kg KG) ▶ *Ischiadikus-/3-in-1-Blockade:* 50–60 ml (70 kg KG) ▶ *Kinder > 6 J.:* keine allg. Dosierungsempfehlungen ▶ *Maximaldosis:* 600 mg = 60 ml 1 %ige Lsg.
Ind	**Xylonest®**: Infiltrationsanästhesie, Plexusblockaden, Ischiadikus-/3-in-1-Blockade **Takipril®**: Spinalanästhesie
KI	bekannte Überempfindlichkeit gegen Lokalanästhetika vom Amidtyp (z. B. Prilocainhydrochlorid), schwere Überleitungsstörungen am Herzen, schwere Anämie, dekompensierte Herzinsuffizienz, kardiogener und hypovolämischer Schock, angeborene oder erworbene Methämoglobinämie
NW	*> 10 %:* Hypotonie, Übelkeit *1–10 %:* Erbrechen, Parästhesien, Schwindel *0,1–1 %:* Bradykardie, Hypertonie, Anzeichen und Symptome von ZNS-Toxizität (Krämpfe, zirkumorale Parästhesien, Taubheitsgefühl auf der Zunge, abnormale Hörschärfe, visuelle Störungen, Tremor, Ohrensausen, Sprachstörungen, Bewusstseinsverlust)
WW	Methämoglobinbildner (z. B. Sulfonamide, Antimalariamittel und bestimmte Nitrate) (Methämoglobingefahr ↑), strukturähnliche Med. wie bestimmte Antiarrhythmika wie Aprindin, Lidocain, Mexiletin und Tocainid (NW ↑)
WI	P. ist ein Lokalanästhetikum vom Säureamidtyp und hemmt die Funktion erregbarer Strukturen (z. B. alle Typen von Nervenfasern, d. h. sensorische, motorische, autonome Nervenfasern). Es hebt (reversibel und örtlich begrenzt) die Erregbarkeit der schmerzvermittelnden sensiblen Endorgane und das Leitungsvermögen der sensiblen Nervenfasern auf. Das Schmerzempfinden ist herabgesetzt, in weiterer Reihenfolge auch Kälte- bzw. Wärme-, Berührungs- und Druckempfinden.
PK	BV 100 %, HWZ nach epiduraler Gabe von 600 mg 1,5 h, PEB 55 %, Wi-Dauer 100–130 min
Gr/La	strenge Indikationsstellung im 1. Trim. / La 2
❶	**Hinweise:** *Anwendungshinweis:* Dosierung so niedrig wie möglich wählen, Injektion langsam unter mehrmaliger Aspiration in zwei Ebenen (Drehung der Kanüle um 180 Grad) vornehmen; nicht in infizierte Bezirke injizieren; gegebenenfalls Antikoagulanzientherapie zeitig genug absetzen; allg. und spezielle Kontraindikationen für die verschiedenen Lokal- und Regionalanästhesieverfahren beachten; niemals Kanüle in angebrochener Lösungen belassen

Primidon (PR) TTK: 0,40-0,66 € (750-1250 mg) | Kinder > 3 Monate | Rp.-Pflicht

HN	Ⓓ *p. o.:* **Liskantin**® 125 mg/5 ml Saft, **Mylepsinum**®, **Primidon Holsten**® Saft 50 mg/ml Susp. - *alle: 250 mg/Tbl.* Ⓐ **Cyral**®, **Mysoline**® 🇨🇭 **Mysoline**®
Dos	▶ *Erw.:* initial 62,5–125 mg/d p. o. am späten Abend, langsame Dosissteigerung alle 3–5 d um 125–250 mg/d, im oberen Normbereich um 125 mg/d steigern (10–15 mg/kg KG) • *mittlere Dosis:* 750–1250 mg/d p.o. in 3 ED/d ▶ *essenzieller Tremor:* 3 × 62,5–125 mg/d p. o., langsam einschleichen (*initial* 62,5 mg abends, Dosissteigerung je nach Klinik um 62,5 mg/d pro Wo.) ▶ *Kinder* > 12 J.: 500–1000 mg/d; > 7½ J.: 500–1000 mg/d; > 3 J.: 250–750 mg/d; > 1 J.: 125–500 mg/d; > ½ J.: 125–500 mg/d; > ¼ J.: 125–500 mg/d in 3 ED/d
Ind	fokale/komplex-fokale Anfälle und general. tonisch-klonische Anfälle (Grand-mal), juvenile myoklonische Epilepsie, essenzieller Tremor
KI	akute Intoxikationen mit Sedativa und Alkohol, Asthma, Porphyrie, schwere Leber- und Nierenfunktionsstörungen, schwere Herzmuskelschäden
NW	*> 10 %:* Teilnahmslosigkeit, Schwindel, Somnolenz, Ataxie, Akkommodationsstörungen, GIT-Beschwerden *1–10 %:* megaloblastische Anämie, T_4 ↓, fT_4 ↓, Ca^{2+} ↓, AP ↑, γGT ↑, makulopapulöses Exanthem *0,1–1 %:* Schulterbeschwerden *0,01–0,1 %:* Leukozytopenie, Thrombozytopenie *< 0,01 %:* Nystagmus, Gedächtnis- und Konzentrationsstörung, psychische Reaktionen, Porphyrie, Agranulozytose, Lupus erythematodes, Dermatitis bullosa, Stevens-Johnson-Syndrom/Lyell-Syndrom, Dermatitis exfoliativa *o.A.:* Osteoporose, Rachitis antiepileptica, Ophthalmoplegia externa, Polyradikulitis, Impotenz
WW	Salicylate, Digitoxin, Androgene, Östradiol, Cumarinderivate, Carbamazepin, Clonazepam, Phenytoin, Phenobarbital, Diazepam, Lamictal, Griseofulvin, Steroidhormone (deren Metabolisierung ↑); Phenytoin (Primidon-HWZ ↓); zentral dämpfende Arzneimittel, Alkohol (deren Wi ↑); Methotrexat (dessen Toxizität ↑)
WI	P. ist ein Desoxybarbiturat: es wird in 2 aktive Metabolite abgebaut (Phenobarbital und Phenylehtylmalonamid), P. und Metaboliten wirken antiepileptisch (vor allem Hyperpolarisation der Membranen), Hauptmetabolit ist Phenobarbital, der über eine Verstärkung der inhibitorischen Wi von GABA gut antikonvulsiv wirkt
PK	rasche Resorption, max. Plasmaspiegel von P. nach 0,5–9 h (Metabolite deutlich später), PEB < 50 %, HWZ 3–12–22 h, Übergang in Muttermilch ca. 75 %, Mehrfachdosis notwendig, renale Elimination der Metabolite
Gr/La	strenge Indikation, Atemdepression des Neugeborenen möglich, besitzt teratogenes Risiko, Substitution von Vit.-K_1-Gabe in den letzten 4 SSW sowie beim Neugeborenen (Gerinnungsstörungen), möglichst keine Komb. mit anderen Antiepileptika / strenge Indikation, problematisch, bei barbituratbedingten Symptomen abstillen
❗	**Intoxikation:** s. Phenobarbital (PB)

Hinweise:
- ▶ reduzierte Wirksamkeit hormoneller oraler Kontrazeptiva
- ▶ Beeinträchtigung des Reaktionsvermögens, insbesondere wenn zusätzlich Alkohol getrunken wird

Behandlungskontrollen:
- ▶ BB- + γ-GT-Kontrollen
- ▶ übliche "therapeutische Spiegel": 5–15 µg/ml; Hauptmetabolit Phenobarbital, übliche "therapeutische Spiegel": 15–30 µg/ml = 65–130 µmol/l

Probenecid   TTK: 0,64-1,28 € (500-1000 mg) | Kinder > 2 Jahre | Rp.-Pflicht

HN	⒟ *p. o.:* **Probenecid**® 500 mg/Tbl. ⒞ₕ **Santuril**®
Dos	▶ *Erw.:* initial 2 × 250 mg/d für 1 Wo., dann 2 × 500 mg/d p. o. ▶ *HIV-Therapie:* 3 h vor Cidofovir-Gabe 2000 mg p. o. und 2 h und 8 h nach Infusion je 500 mg ▶ *Kinder > 2 J. und > 20 kg KG:* initial 25 mg/kg KG/d p. o. verteilt auf mehrere ED, danach ggf. 40 mg/kg KG/d
Ind	Hyperurikämie (> 8,5 mg/100 ml), zur Verminderung der Nierentoxizität bei Cidofovir-Gabe z. B. bei HIV-Therapie
KI	Niereninsuffizienz, Nierensteindiathese, akuter Gichtanfall, Kinder < 2 J.; *relative KI:* GIT-Ulzera (auch anamnestisch), BB-Störungen
NW	*1–10%:* Anorexie, GIT-Beschwerden, allerg. Hautreaktionen, Zahnfleischentzündungen, Haarausfall *0,1–1%:* KS, Benommenheit *< 0,01:* Erythema exsudativum multiforme, Lyell-Syndrom, Ikterus mit Leberzellschädigung, Fieber, nephrotisches Syndrom, Leukozytopenie, Thrombozytopenie, aplastische Anämie, hämolytische Anämie bei G-6-P-Dehydrogenase-Mangel *o.A.:* Gichtanfall, bei zu rascher Dosissteigerung Gefahr der intrarenalen Ausfällung von Harnsäure → Tubulopathie
WW	Rifampicin, Methotrexat, Allopurinol (Probenecid-Kumulation); Salicylate (harntreibende Wi von Probenecid ↓); Diuretika, Pyrazinamid (Probenecid-Wi ↓); Captopril, Indometacin, Ketoprofen, Ketorolac, Naproxen, Sulindac, Paracetamol, Penicilline, Cephalosporine, Chinolone, Dapson, Sulfonamide, Nitrofurantoin, Nalidixinsäure, Sulfonylharnstoffe, Thiopental, Lorazepam, p-Aminosalicylsäure, Rifampicin, Virustatika (z. B. Cidofovir, Aciclovir, Zidovudine, Ganciclovir), Methotrexat, Clofibrat, Diprophyllin, Famotidin (deren Plasmaspiegel ↑ → Wi sowie NW ↑); Schleifendiuretika, Phenprocoumon (deren Wi ↓)
WI	P. führt zu einer Hemmung der tubulären Reabsorption vieler organischer Säuren (u. a. Harnsäure, Penicillin) → Urikosurie → Serumharnsäurewerte ↓
PK	rasche Resorption, hohe PEB, HWZ 6–12 h
Gr/La	Mittel der Wahl zur Harnsäureelimination, Gr 5 / Mittel der Wahl zur Harnsäureelimination, La 1
❶	**Hinweise:** erst ab einer Tagesdosis von 1–2 g wird die Rückresorption der Harnsäure gehemmt, bei niedrigerer Dosierung wird lediglich die Sekretion der Harnsäure gehemmt

Proguanil TTK: 0,22 € (200 mg) | Kinder > 0 Monate | Rp.-Pflicht

HN Ⓓ *p. o.:* **Paludrine**® 100 mg/Tbl.
Ⓐ nur als Kombinationspräparat verfügbar
Ⓒ︎ℍ nur als Kombinationspräparat verfügbar

Dos
- *Erw. + Alter > 14 J.:* 1 × 200 mg/d p. o.
- *Kinder 9–14 J.:* 1 × 150 mg/d, *5–8 J.:* 1 × 100 mg/d, *1–4 J.:* 1 × 50 mg/d, *< 1 J.:* 1 × 25 mg/d

Ind Malariaprophylaxe, Suppression des Malariaanfalls

KI Überempfindlichkeit

NW *0,1–1 %:* leichte gastrointestinale Störungen, einschließlich Diarrhoe und Obstipation, Mundulzera und Stomatitis
o.A.: hämatologische Veränderungen bei Patienten mit schwerwiegender Nierenfunktionsstörung

WW Magnesium (P.-Resorption deutl. ↓), Antikoagulanzien (deren Wi ↑)

WI P. ist sehr wirksam gegen die präerythrozytären, intrahepatischen Formen von Plasmodium falciparum: die Wirkung auf die primären intrahepatischen Formen anderer Arten ist weniger gut dokumentiert; es gibt Anzeichen, dass P. gegen Plasmodium vivax nur unmittelbar nach einer Erstinfektion wirksam ist; es wirkt nicht gegen die latenten intrahepatischen Formen („Hypnozoiten") von Plasmodium vivax und Plasmodium ovale

PK BV 31–53 %, max. Plasmakonz. nach 3–4 h, HWZ 14–20 h, Steady-state nach 3 d, starke Metabolisierung, Elimination renal

Gr/La keine ausreichenden Daten vorhanden / Behandlung möglich

❗ **Spektrum:**
Sensibel: Plasmodium falciparum

Promethazin
TTK: p.o.: ca. 0,40 € (25-100 mg); i.v.: 1,21-1,26 € (50 mg Amp.) | Kinder > 2 Jahre | Rp.-Pflicht

HN Ⓓ *p. o.:* **Atosil**®, **Closin**®, **Proneurin**®, **Prothazin**®, **Promethazin-neuraxpharm**® 10|50|75|100 mg/Drg.
- *alle:* 25 mg/Tbl., z. T. Sirup 1 mg/ml, Trpf. 20 mg/ml (20 Trpf. = 1 ml)
parenteral: **Atosil**® N, **Promethazin-neuraxpharm**®
- *alle:* 50 mg/Amp. à 2 ml

Dos
- *akut:* 25–50 mg = ½–1 Amp. i. m. oder i. v.
- *Erw.:* 3–5 × 5–25 Trpf./d p. o. oder 1–3 × 1–2 Drgs. à 25 mg p. o.
- *Maximaldosis:* 100 mg/d i. v./i. m., 200 mg/d p. o. oder 150 Trpf./d
- *Kinder > 12 J.: initial* mit 10 mg beginnen, dann 26 mg; *> 7½ J.:* 20 mg; *> 3 J.:* 13 mg; *> 2 J.:* 10 mg in je 2–3 ED/d p. o. oder i. m.
- *Dosisreduktion bei Niereninsuffizienz:* s. Tabelle 2

Ind Unruhezustände, Agitiertheit, zur psychovegetativen Abschirmung, Angst, Spannung, Aggressivität, Antiemetikum, akute allerg. Erkrankungen

KI akute Alkohol-, Opiat- und Schlafmittelintoxikation, ausgeprägte Hypotonie/Schock, Engwinkelglaukom, depressive Syndrome, Knochenmarkschädigung, Kinder < 2 J. (Gefahr des plötzlichen Kindstodes); *relative KI:* schwere Herzerkrankung, schwere Leber- und Nierenerkrankung, Leukopenie, Glaukom, Blasenentleerungsstörungen

NW *> 10 %:* Sedierung, Mundtrockenheit, *v. a. initial:* Hypotonie
0,1–1 %: Störungen der Hämatopoese, GIT-Beschwerden, Cholestase, Miktionsstörungen, Akkomodationsstörungen, Hautreaktionen, Photosensibilisie-

rung, HF ↑, RR ↑↓, ERBST, Krampfanfälle, Tränenfluss ↑, Durstgefühl ↑, verstopfte Nase, Gewicht ↑, sexuelle Störungen, Galaktorrhoe, Temperaturregulationsstörungen
0,01–0,1 %: Ikterus, cholestatische Hepatitis
< 0,01 %: respiratorische Störungen, Agranulozytose, Thrombose, schwere phototoxische Reaktion, Parkinson-Syndrom, Glaukomanfall, malignes neuroleptisches Syndrom
o.A.: Hornhaut-/Linsenpigmentierung, Leukozytopenie, Porphyrie, Tinnitus, Diplopie, okulogyrische Krisen, Erregung, Euphorie, Hysterie, Tremor, Anfälle, katatonische Zustände, Akathisie, paradoxe ZNS-Stimulationen (Kinder und ältere Pat.), Atemdepression, Dykinesien

WW Anticholinergika, Antihypertonika (anticholinerge/antihypertensive Wi ↑); zentral dämpfende Mittel, Alkohol (Wi ↑); Phenothiazine (deren Metabolisierung ↑)

WI P. ist ein Sedativum, ein H$_1$-Antihistaminikum: zentrale Dämpfung des Parasympathikus, Dämpfung von Antrieb und Affektivität, starke Sedierung, keine bis kaum antipsychotische Wi, Vagolyse, Antihistamineffekt, Potenzierung des Dämpfungseffekts anderer Neuroleptika; Verhinderung von allerg. Reaktionen, EPMS und vegetativen NW (zentral anticholinerge Effekte)

PK nahezu vollständige Resorption, BV ca. 25 % (hoher First-pass-Effekt der Leber), max. Plasmaspiegel nach 1,5–3 h, HWZ 7–14 h, PEB 90 %, hepatisch zu inaktiven Metaboliten umgewandelt, renale und biliäre Elimination

Gr/La strenge Indikation, Gr 4, Phenothiazine der Wahl sind Alimemazin, Fluphenazin, Levomepromazin, Thioridazin / strenge Indikation, La 1, bei zwingender Indikation Levomepromazin, Perphenazin, Triflupromazin anwendbar

❶ **Pädiatrische Zulassung:**
bei Alter 2–18 J. nur Saft anwenden
Intoxikation:
s. Levomepromazin

Propafenon *TTK: p.o.: 0,68–0,80 € (600 mg); i.v.: 4,10 €/Amp. | Rp.-Pflicht*

HN Ⓓ *p. o.:* **Propafenon** (**Generika**), **Rytmonorm**® 10 mg/Drg. (für Kdr.), SR 225| 325|425 mg/Ret.-Kps.
- *alle:* 150|300 mg/Tbl.
i. v.: **Rytmonorm**® 70 mg/Amp. à 20 ml
Ⓐ **Rytmonorma**®
CH **Rytmonorm**®

Dos ▶ *Erw.:* 3–5 × 150 mg/d p. o. oder 2 × 300 mg/d p. o.
▶ *akut:* 0,5–1 mg/kg KG (35–70 mg/70 kg KG) über 5 min i. v., ggf. auch Dosissteigerung auf 2 mg/kg KG (2. Injektion frühestens nach 90–120 min)
▶ *Perfusor:* 12–30 mg/h = 4–10 ml/h i. v. (unter EKG-Monitor) (2 Amp. à 70 mg [= 140 mg] mit Glukose 5 % auf 50 ml verdünnen → 2,8 mg/ml)
▶ *Maximaldosis:* 900 mg/d
▶ *Kinder > 12 J.:* 450 mg/d; *> 7½ J.:* 300 g/d; *> 3 J.:* 225 mg/d; *> 1 J.:* 150 mg/d; *> ½ J.:* 75 mg/d; *> ¼ J.:* 75 mg/d p. o. in 3–5 ED/d
▶ *Dosisreduktion bei Niereninsuffizienz:* s. Tabelle 2

Ind symptomatische höhergradige ventrikuläre Extrasystolien, therapierefraktäre Vorhoftachykardien, symptomatische supraventrikuäre Tachykardien (z. B. WPW-Syndrom)

KI manifeste Herzinsuffizienz, AV-Block (II-III°), Sick-sinus-Syndrom, erste 3 Mo. nach Myokardinfarkt, schwere symptomatische Bradykardie, starke Hypotonie, schwere COPD, Myasthenia gravis, Störungen des Elektrolythaushaltes (z. B. Kaliumstoffwechselstörung)

NW 1–10%: Schwindel, Parästhesien, Fieber, Geschmacksstörungen, Mundtrockenheit, GIT-Beschwerden, Sinusknoten-Dysfunktion, Orthostase-Syndrom
< 1%: Bronchospasmus, intrahepatische Cholestase, Müdigkeit, KS, Verwirrtheit, Schlafstörungen, extrapyramidale Symptome, allerg. Hauterscheinungen
< 0,01%: ANA ↑, Lupus erythematodes, Leukozytopenie, Thromozytopenie, Agranulozytose
o.A.: Schenkelblöcke, SA-, AV- oder intraventrikulärer Block, Sinusknotenmalfunktion, Verschlechterung einer Herzinsuffizienz, proarrhythmische Wirkungen (bis Asystolie), Bradykardie, Kammertachykardie, Kammerflimmern, -flattern (sehr selten)

WW Digoxin, Propranolol, Metoprolol (deren Serumspiegel ↑); neg. chronotrope und inotrope Medikamente (Wi ↑); Cimetidin (Propafenon-Plasmakonzentration ↑); orale Antikoagulanzien (deren Wi ↑); Herzschrittmacher (Veränderung der Pacing- oder Sensingschwelle)

WI P. ist ein Antiarrhythmikum der Klasse I C: frequenzabhängige membranstabilisierende und Na^+-kanalblockierende Wi → starke Leitungsverzögerung durch chinidinartige Wi, β-sympatholytische und kalziumantagonistische Wi → neg. inotrop, neg. dromotrop und verlängerte Refraktärzeit

PK BV dosisabhängig 10–50% (hoher First-pass-Effekt), max. Plasmaspiegel nach < 3 h, PEB 95%, HWZ 3,8–5 h, Wirkungseintritt p.o. nach 30–60 min, Steady-state am 3.–4. Tag, nach hepatischem Metabolismus (in einen selbst wirksamen Hauptmetaboliten) renale Elimination zu 40%

Gr/La strenge Indikation, Mittel der Wahl in der Klasse 1-C-Antiarrhythmika / strenge Indikation, geht in die Muttermilch über, Mittel der Wahl in der Klasse 1-C-Antiarrhythmika ist Flecainid

Intoxikation:
- *Klinik:* Hypotonie, kardiogener Schock, bradykarde und tachykarde, supraventrikuläre und ventrikuläre Rhythmusstörungen, Torsade de pointes, Asystolie, Ateminsuffizienz
- *Therapie:* bei Kreislaufstabilität Magenspülung, bei Hypotension Katecholamine, bei höhergradigen ventrikulären Rhythmusstörungen Magnesium oder als Notfalltherapie 30 ml NaCl 20% über 10 min i. v.

Hinweise:
- Inf.-Lösung **nicht** mit NaCl 0,9% mischen → Ausfällung
- strenge Indikationsstellung: nur bei höhergradigen und symptomatischen ventrikulären HRST einsetzen
- bei Beendigung der oralen Therapie ausschleichen

Behandlungskontrollen:
- *Plasmakonzentration:* 0,6–3,0 µmol/l = 0,2–1,0 mg/l (Umrechnungsfaktor 3,0)
- *EKG-Monitoring:* bei QRS-Verlängerung über 20% → Therapie abbrechen

Propofol
TTK: 3,75-7,20 € (100-200 mg), Sedierung auf Intensiv 66,-€ (2000-6000 mg) | Kinder > 3 Jahre | Rp.-Pflicht

HN Ⓓ *i. v.:* Disoprivan® **1%** 200 mg/Amp. à 20 ml, 500 mg/Inf.-Fl. à 50 ml, **2%** 1000 mg/Inf.-Fl. à 50 ml, **Propofol** (Generika)
- alle: 1% Amp. 10 mg/ml, 2% Amp. 20 mg/ml
Ⓐ Diprivan®
Ⓒₕ Disoprivan®, Recofol®

Dos	▶ *Narkoseeinleitung, 2%-Lsg.:* 20–40 mg alle 10 sek i.v. bis zum Eintritt der Bewusstlosigkeit; Gesamtdosis: 1,5–2,5 mg/kg KG (105–175 mg/70 kg KG) i.v. ▶ *zur Aufrechterhaltung einer Narkose:* 4–12 mg/kg KG/h (420–840 mg/70 kg KG/h) oder 0,1–0,2 mg/kg KG/min (7–14 mg/70 kg KG/min); *max. Therapiedauer:* 7 Tage (s. Hinweise) ▶ *Sedierung im Rahmen der Intensivbehandlung:* 0,3–4,0 mg/kg KG/h i.v. für max. 7 d ▶ *Status epilepticus:* 20–40 mg im Bolus, danach 1,5–2,5 (–10) mg/kg KG/h über 24 h, Dosierung nach klinischem und EEG-Befund (Ziel: Burst-Suppression-Muster) ▶ *Kinder > 3 J.:* • *Narkose:* zur Einleitung 2,5–4 mg/kg KG i.v., Aufrechterhaltung mit 2% iger Lsg. mit 9–15 mg/kg KG/h i.v. • *Sedierung:* zur Einleitung 1–2 mg/kg KG i.v., Aufrechterhaltung mit 2% iger Lsg. mit 1,5–9 mg/kg KG/h i.v.
Ind	Einleitung und Aufrechterhaltung einer Narkose > 3 J., Sedierung bei Beatmungen > 16 J., Sedierung bei chirug. und diagnost. Maßnahmen > 3 J. *off-label:* Therapie des Status epilepticus als Mittel der letzten Wahl
KI	Alter < 3 J., Vorsicht bei schwerer kardialer Vorschädigung
NW	*> 10 %:* Einleitungsphase: Exzitationssymptome; Lipämie mit schweren Begleiterscheinungen bei Kindern (Langzeitsedierung) *1–10 %:* Bradykardien (bis Asystolie), Husten *< 1 %:* Aufwachphase: Übelkeit, Erbrechen KS, Euphorie; epileptiforme Anfälle, Verfärbung des Urins (Langzeitsedierung), Anaphylaxie, Venenentzündungen *< 0,01 %:* Lungenödem, Gewebsnekrose bei Paravasat, Rhabdomyolysen *o.A.:* Blutdruckabfall, Abnahme von HF und HZV, Apnoe
WW	Propofol ist nur mit 5%iger Glukose, nicht mit anderen Inf.-Lösungen mischen; Antihypertensiva (deren Wi ↑); Alfentanyl, Fentanyl, Sufentanil (deren Plasmaspiegel ↑); Ciclosporin (vereinzelt Leukoenzephalopathien)
WI	P. ist ein kurz wirksames Injektionsanästhetikum: vermutlich wird die sedative bzw. anästhesierende Wirkung durch eine positive Modulation der hemmenden Wirkung des Neurotransmitters GABA über ligandengesteuerte GABA$_A$-Rezeptoren hervorgerufen → keine analgetische Wi, lediglich für die parenterale Anwendung verfügbar
PK	Wi nach 10–20 sek, Wirkungsdauer 8–9 min, Initial-HWZ 1,8–4,1 min, Redistributions-HWZ 34–64 min, terminale HWZ 184–382 min, PEB 98 %, durch Glukuronidierung und Sulfatierung hepatischer Umbau in inaktive Metabolite, die zu ca. 90 % renal eliminiert werden
Gr/La	Anwendung möglich, Gr 4, unter Geburt kann Atemdepression des Neugeborenen auftreten / Stillen möglich, La 2
❶	**Hinweise:** ▶ bei längerer Anwendung (> 48 h, z.B. Sedierung bei Beatmungen) sollte wg. Komplexbildung Zink substituiert werden ▶ bei Behandlung > 7 Tage Gefahr eines Propofolinfusionssyndroms (PRIS): progred. therapierefraktäre Bradykardie bis Asystolie, Katecholaminbedarf ↑, metabolische Azidose und Laktatazidose ▶ bei Langzeitanalgosedierung entsteht eine Tachyphylaxie (Dosiserhöhung für gleichbleibende Sedierungsstufe erforderlich)

Behandlungskontrollen:
- Herz-Kreislauf- und Atemfunktion kontinuierlich überwachen (z. B. EKG, Pulsoxymetrie)
- bei der Statustherapie: EEG-Monitoring (Burst-Suppression-Muster)

Tipps:
die i. v.-Injektion kann Schmerzen verursachen, daher zuvor Gabe von Analgetika (Fentanyl 0,05–0,1 mg)

Propranolol

TTK: p.o.: 0,17–0,42 € (40-160 mg); i.v.: 2,85 € (1 mg) | Kinder > 3 Monate | Rp.-Pflicht

HN Ⓓ *p. o.:* **Dociton®** 10 mg/Tbl., ret. 80|160 mg/Ret.-Kps., **Propranolol** (**Generika**, **-GRY®** 10 mg/Tbl.), **Propra ratiopharm®** 10 mg/Tbl., ret. 80|160 mg/Ret.-Kps.
- *alle:* 40|80 mg/Tbl., **Inderal®** 40 mg/Tbl., **Obsidan®** 25|40|100 mg/Tbl., **Prophylux®** 40 mg/Tbl.

i. v.: **Dociton®** 1 mg/Amp. à 1 ml
Ⓐ **Inderal®**
Ⓒʜ **Inderal®**

Dos
- *akut:* 1 Amp. = 1 mg langsam i. v. über 1 min; Wdh. nach 2 min möglich
- *Hypertonie:* 2 × 80 mg/d (später 160–320 mg) p. o.
- *HRST:* 3 × 40 mg/d (ggf. 3 × 80 mg) p. o.
- *KHK, Angina pectoris:* 3 × 40 mg/d (ggf. 3 × 80 mg) p. o.
- *Hyperthyreose:* 3 × 10–40 mg/d je nach Schwere der Tachykardie
- *Migräne:* 2–3 × 20 mg/d p. o.; ggf. wöchentliche Dosissteigerung bis max. 240 mg Tagesgesamtdosis
- *essenzieller Tremor:* 2 × 20–3 × 80 mg/d p. o.
- *max. Tagesdosis p. o.:* 320 mg (in Einzelfällen bis 640 mg)
- *Kinder > 12 J.:* 80 mg/d; *> 7 ½ J.:* 60 mg/d; *> 3 J.:* 40 mg/d; *> 1 J.:* 30 mg/d; *> ½ J.:* 25 mg/d; *> ¼ × J.:* 20 mg/d p. o. verteilt auf 2 ED/d

Ind arterielle Hypertonie, Vorhoftachykardie, Tachykardie bei absoluter Arrhythmie, Angina-pectoris-Prophylaxe, KHK, HOCM, Mittel der Wahl bei Tachykardie im Rahmen einer manifesten Hyperthyreose, supraventrikuläre Tachykardie, Migräneprophylaxe, essenzieller Tremor

KI Asthma bronchiale, manifeste Herzinsuffizienz, AV-Block (II° + III°), Sick-sinus-Syndrom, SA-Block, Bradykardie (HF < 50), Hypotonie, Azidose, schwere pAVK, Kombination mit MAO-Hemmern oder bradykardisierenden Kalziumantagonisten (i. v.)

NW *1–10 %: v. a. initial:* Müdigkeit, Schwindelgefühl, Benommenheit, KS, Verwirrtheit, Schwitzen, Schlafstörungen, depressive Verstimmungen, Halluzinationen, GIT-Beschwerden; allerg. Hautreaktionen, Haarausfall, RR ↓, HF ↓, Synkopen, AV-Überleitungsstörungen, Herzinsuffizienz ↑, Parästhesien/Kältegefühl in den Extremitäten
< 0,01 %: Angina pectoris, Verstärkung einer Myasthenia gravis, Sehstörungen, *LZ-Therapie:* Arthropathie, Libido-, Potenzstörungen, GOT ↑, GPT ↑, Verschlechterung einer Niereninsuffizienz, Psoriasis
o.A.: Muskelschwäche/-krämpfe, Verschlechterung einer pAVK, bronchiale Obstruktion, Mundtrockenheit, Konjunktivitis sicca, Manifestation eines latenten Diabetes, Diabetes mellitus ↓, BZ ↓, Thrombozytopenie, HDL ↓, Triglyzeride ↑

WW Antihypertonika (gegenseitig Wi ↑); Verapamil, Diltiazem (HRST → Kombination vermeiden); Alkohol, Narkotika (deren Wi ↑); Barbiturate, Phenytoin (Propranololspiegel ↓); Chlorpromazin (beide Plasmaspiegel ↑); Ibuprofen,

Indometacin (RR-Senkung ↓); bei Absetzen einer Kombinationstherapie mit Clonidin Propranolol einige Tage vorher absetzen (Bradykardiegefahr sonst ↑) und Clonidin ausschleichen (Rebound-Hypertonie); Lidocain i.v. (dessen Plasmaspiegel ↑), Theophyllin (dessen Plasmaspiegel + 100 %)

WI P. ist ein Klasse-II-Antiarrhythmikum, ein nicht selektiver β-Blocker: Verdrängung der Katecholamine am Rezeptor → geringere sympathoadrenerge Stimulation des Herzens (neg. inotrop/bathmotrop/chronotrop/dromotrop [β$_1$-Wi]), Abnahme des kardialen O$_2$-Verbrauches, Arteriolenerweiterung, Bronchokonstriktion, Uteruskontraktion, Glykogenolyse ↓, Insulinfreisetzung ↓, Reninspiegel ↓ (β$_2$-Wi), auch zentrale Wi, RR-Senkung erst nach 2–3 Wo., HMV ↓

PK BV 30–50 % (First-pass-Effekt), HWZ 3–4 h, 93 % Albuminbindung, Elimination nach hepatischem Metabolismus

Gr/La Anwendung möglich, sollte aber 72 h vor errechnetem Geburtstermin beendet werden / Stillen möglich

❗ Cave:
Agranulozytose, daran denken bei: Fieber, Pharyngitis, Laryngitis, Schleimhautulzerationen, Hautausschläge, Sepsis, Lymphadenitis

Intoxikation:
- *Klinik:* Sinusbradykardie, Brady-, seltener Tachyarrhythmie, AV-Blockierungen, Asystolie, Hypotension, Schock, Ateminsuffizienz, Hypoglykämie, Hyperkaliämie
- *Therapie:* Magenspülung + Aktivkohle, bei Bradykardie Atropin (*initial* 0,04 mg/kg KG), bei Hypoglykämie Glukagon (*initial* 10 mg langsam i. v., dann 1–15 mg/h), bei Hypotension Katecholamine, ggf. Beatmung und Glukosesubstitution

Hinweise:
langsam ausschleichen, da sonst Rebound-Phänomene auftreten können (Tachykardie, Schwitzen, Tremor), *Cave* bei Herzinsuffizienz

Behandlungskontrollen:
BB- und BZ-Kontrollen durchführen

Propylthiouracil   TTK: 1,32-1,35 € (225-300 mg) | Kinder > 0 Monate | Rp.-Pflicht

HN Ⓓ *p. o.:* **Propycil**® *50 mg/Tbl.*
Ⓐ **Prothiucil**®
Ⓒ **Propycil**®

Dos
- *schwere Hyperthyreose, sehr große Struma:* 400 mg/d, bis max. 900 mg/d p. o. verteilt auf 4 ED/d
- *Hyperthyreose: initial* 3 × 75–100 mg/d (alle 8 h), Reduktion der Dosis bei Kontrolle des Krankheitsbildes und Entwicklung einer Euthyreose (*Cave* Hypothyreose)
- *Erhaltungsdosis:* 25–150 mg/d
- *Dosisreduktion bei Niereninsuffizienz:* leicht bis mäßige Insuffizienz Reduktion um 25 %, bei schwerer Insuffizienz Reduktion um 50 %, s. Tabelle 2
- *Kinder > 10 J.:* 100–300 mg/d in 2–3 ED p. o. bei leichten Fällen, 300–600 mg/d in 4–6 ED p. o. bei schweren Fällen; *Erhaltungsdosis:* 50–150 mg/d in 2–3 p. o.
- *Kinder 6–10 J.: initial* 50–150 mg/d in 3 ED p. o., später 25–50 mg/d p. o., *< 6 J.:* 5–10 mg/d in 3 ED p. o., *Erhaltungsdosis:* 3–4 mg/kg KG/d p. o.

Ind Hyperthyreose, präoperativ vor subtotaler Thyreoidektomie, vor und nach Radiojodtherapie

KI	bekannte Agranulozytose nach Propylthiouracil, hepatitische Leberschädigung; *relative KI*: BB-Veränderungen, Leber- oder Cholestaseenzymerhöhung
NW	*> 10%:* Neutropenie (meist ohne klinische Relevanz) *1–10%:* juckendes Exanthem, Urtikaria, GIT-Symptome, Arthralgien *< 1%:* Agranulozytose *< 0,01%:* Leberschädigung, Thrombopenie, Hypersensivitätsreaktionen, Medikamentenfieber, Lymphadenopathie, hämolytische Anämie *o.A.:* Strumavergrößerung
WW	*Cave* Agranulozytose verursachende Medikamente!; Antikoagulanzien (deren Wi ↑); Acetylsalizylsäure, Phenylbutazon, Warfarin (Plasmaspiegel von Propylthiouracil ↑)
WI	P. ist ein Thyreostatikum, Thionamid: der Umbau von Jodid in Jod und Einbau in Thyroxin wird blockiert (Hemmung der Jodination), Umbau von T_4 zu T_3 wird peripher gehemmt, Wi setzt erst nach 1–2 Wo. ein
PK	BV 80%, max. Plasmaspiegel nach 1–2 h, HWZ 1,5–2 h, Wirkdauer 6–8 h, hohe PEB
Gr/La	Anwendung möglich, Thyreostatikum der 1. Wahl, möglichst niedrig dosieren / Anwendung möglich, Muttermilchübertritt, SD-Wert-Kontrollen beim Säugling
❗	**Cave:** Agranulozytose: Fieber, Pharyngitis, Laryngitis, Schleimhautulzerationen, Hautausschläge, Sepsis, Lymphadenitis **Behandlungskontrollen:** TSH, FT_3 und FT_4, BB, Transaminasen und Cholestaseenzyme regelmäßig kontrollieren

Protamin-HCl   TTK: 20,60 € (5000 I.E.) | Rp.-Pflicht

HN	ⓘ *i. v.:* Protamin-HCl: **Protamin® Me** 1000|5000 I.E./Amp., 50|250 mg/5 ml Amp. (1000 I.E. neutralisieren 1000 I.E. Heparin)
Dos	*i. v.* (*Cave:* sehr langsame [2–5 min] i. v. Injektion): 1 ml = 10 mg antagonisiert 1000 I.E. Heparin, die Antagonisierungsdosis richtet sich demnach nach der letzten Heparindosis, es sollten jedoch bei heparininduzierter Blutung zunächst nur 50% der letzten Heparindosis antagonisiert werden ▶ 100% (gleiche Gabe der I.E. Protamin wie zuvor Heparin) bei dem Ziel einer sofortigen Antagonisierung ▶ 50% (½ Gabe der I.E. Protamin wie zuvor Heparin) bei dem Ziel, die Heparin-Wi in 60 min zu antagonisieren ▶ 25% (¼ Gabe der I.E. Protamin wie zuvor Heparin) bei dem Ziel, die Heparin-Wi in 120 min zu antagonisieren
Ind	Blutung unter Heparin, Inaktivierung des Heparin nach Anwendung des extrakorporalen Kreislaufs
KI	bei bekannter Überempfindlichkeit
NW	*0,01–0,1%:* Lungenödem, anaphylaktoide Reaktionen *< 0,01%:* schwere pulmonale Vasokonstriktion *o.A.:* bei zu rascher Injektion: starker RR ↓, Bradykardie, Dyspnoe, GIT-Symptome
WW	nicht mit anderen Arzneimitteln gemischt verabreichen wg. möglicher Ausfällungen

WI	P. ist ein basisches Protein: die salzartige Bindung mit Heparin führt zu einer schwer löslichen inaktiven Verbindung; einige Stunden später kann es erneut zu einer erhöhten Blutungsneigung kommen durch Abbau von Protamin, erneutes Zerfallen der Verbindung (Heparin-Rebound-Phänomen) (nicht bei Protamin-hydrochlorid)
PK	bei Wahl der Dosis zur Antagonisierung von Heparin dessen HWZ beachten: HWZ von Heparin nach i. v. Gabe beträgt ca. 90 min (bei 200 I.E./kg KG); HWZ des Protamin-Heparin-Komplexes ca. 24 min, überwiegend renale aber auch biliäre Elimination
Gr/La	Anwendung möglich / keine Angaben
❶	**Hinweise:** ▶ bei Protaminüberdosierung oder heparinunabhängiger Gabe können Blutungen auftreten, da Protamin selbst als Antithromboplastin gerinnungshemmend wirkt (Therapie: Heparin) ▶ unsichere Wi bei niedermolekularen Heparinen

Protionamid TTK: 5,20 € (1000 mg) | Kinder > 0 Monate | Rp.-Pflicht

HN	⊚ *p. o.:* **Peteha**® 250 mg/Tbl.
Dos	*Erw.:* ▶ 15 mg/kg KG/d p. o. während der Mahlzeit oder kurz vor dem Schlafgehen ▶ *Tageshöchstdosis:* 1000 mg/d ▶ *bei Kombination mit Isoniazid:* Reduktion der Tagesdosis um 50 %, max. 50 mg/d ▶ *Dosisreduktion bei Niereninsuffizienz (Krea.-Cl. < 30 ml/min oder Dialysepflichtigkeit):* 250–500 mg/d *Kinder:* ▶ 7,5 (–15 mg)/kg KG/d p. o. während der Mahlzeit oder kurz vor dem Schlafgehen ▶ *Tageshöchstdosis:* 500 mg/d
Ind	Reservemedikament zur Behandlung der Tuberkulose und atypische Mycobakteriose im Rahmen einer Kombinationstherapie nach Resistenzprüfung
KI	schwere Hepatopathien und akute Hepatitis, zerebrales Anfallsleiden, Psychosen, hereditäre Galactose-Intoleranz, Lactase-Mangel oder Glukose-Galactose-Malabsorption
NW	*> 10 %:* metallischer oder schwefliger Geschmack, Mundtrockenheit, vermehrter Speichelfluss, Appetitlosigkeit, Anorexie, Übelkeit *1–10 %:* Schwindel, KS, Transaminasenanstieg *0,1–1 %:* manifeste Leberfunktionsstörung, Ikterus, Erbrechen, Sodbrennen, abdominelle Schmerzen, Völlegefühl, Durchfall oder Verstopfung, Meteorismus, Konzentrationsstörungen, Verwirrungszustände, psychiatrische Symptomatiken wie depressive Reaktionen, Erregungszustände, Psychosen *0,01–0,1 %:* Krampfanfälle, Schlafstörungen, Gynäkomastie, Dysmenorrhö, Amenorrhö und Hypothyreose, Blutzuckerschwankungen und Absinken des Blutzuckerspiegels bei Diabetikern *< 0,01 %:* Suizidversuche *p. o.:* Anämie, Methämoglobinämie, Hypoprothrombinämie und Hypofibrinogenämie, Schädigung des Nervus opticus mit Schleiersehen, Augenmuskellähmungen und Akkomodationsstörungen; bei gleichzeitiger Gabe von Isoniazid: Sehstörungen, Polyneuropathien mit Parästhesien, Muskelschwäche, Ataxie

WW	Isoniazid, Rifampicin und/oder Pyrazinamid (additive leberschädigende Wi ↑); hormonelle Kontrazeptiva (leberschädigende Wi ↑); Isoniazid und/oder psychotrope Arzneimittel wie Cycloserin bzw. Terizidon (zentralerregende/neurotoxische Wi ↑); Alkohol (dessen Verträglichkeit ↓); Isoniazid und Barbiturate (deren Abbau ↓, bei Komb. mit Isoniazid Protionamid um 50 % reduzieren); Insulin oder orale blutzuckersenkende Mittel (deren BZ-Senkung ↑)
WI	P. hat eine auf Mykobakterien beschränkte antimikrobielle Wirkung gegen M. tuberculosis und gegen einige sog. atypische Mykobakterien: P. wirkt bakteriostatisch und auf proliferierende Keime überwiegend bakterizid durch Inhibition der Mykolsäuresynthese; die Zellwandsynthese der Bakterien wird gestört
PK	Resorption 90 %, max. Plasmakonz. nach 45 min, Gewebskonz. in tuberkulösen Lungengewebe 80–90 % der Konz. im Blut, kaum PEB, Protionamid wird zu Protionamidsulfoxid metabolisiert, welches ebenfalls bakterizid wirkt, HWZ 2 h, renale Elimination
Gr/La	kontraindiziert / kontraindiziert

> **Cave:**
> - Monotherapie wg. rascher Resistenzentwicklung obsolet, immer in Kombination mit mehreren anderen Tuberkulostatika (z. B. INH, Rifampizin, Ethambutol, Pyrazinamid)
> - Alkoholtoleranz vermindert → auf Alkoholkonsum ist zu verzichten
> - verstärkte BZ-Senkung bei gleichzeitiger Anwendung von Antidiabetika
>
> **Hinweise:**
> - unter Monotherapie rasche Resistenzentwicklung, nach 1- bis 3-monatiger Monotherapie wird eine Resistenzrate von 80–100 % erreicht
>
> **Behandlungskontrollen:**
> - regelmäßige Leberwertkontrollen vor und während der Therapie
> - engmaschige BZ Kontrollen bei Diabetikern
>
> **Spektrum:**
> *Beachte:* auch bei theoretisch sensiblen Keimen kann eine erworbene Resistenz zu Anwendungsproblemen führen → Resistenztestung vor jeder Therapie
> *Sensibel:* Mycobacterium tuberculosis, Mycobacterium bovis (intermediär), Mycobacterium kansasii Mycobacterium malmoense Mycobacterium xenopi
> *Resistent:* Mycobacterium avium-Komplex

Pyrantel   TTK: ca. 18,- € (1000 mg) | Kinder > 1 Jahr | Rp.-Pflicht

HN	⒟ *p.o.:* **Helmex**® 250 mg/Kau-Tbl., 250 mg/10 ml Susp. Ⓐ **Cobantrin**® ㏇ **Cobantril**®

Dos	- *Erw.:* 10 mg/kg KG als Einmalgabe, Behandlungsdauer 3 d
	- *Maximaldosis:*
	  • 12–22 kg KG: ½–1 Kau-Tbl. (125–250 mg)
	  • 22–41 kg KG: 1–2 Kau-Tbl. (250–500 mg)
	  • 41–75 kg KG: 2–3 Kau-Tbl. (500–750 mg)
	  • > 75 kg KG: 4 Kau-Tbl. (1000 mg)
	- *gesicherte, ausschließliche Infektion mit Spulwürmern:* Halbierung der Tagesgesamtdosis auf 5 mg/kg KG als Einmalgabe für 2 d

Ind	Behandlung von Infektionen bei Einzel- oder Mehrfachbefall mit einem oder mehreren der folgenden gastrointestinalen Parasiten bei Erw. und Kindern: - Madenwurm (Enterobius vermicularis, Oxyuren) - Spulwurm (Ascaris lumbricoides)

- ▶ Hakenwurm (Ancylostoma duodenale)
- ▶ amerikanischer Hakenwurm (Necator americanus)
- ▶ Fadenwurm (Trichostrongylus colubrifomis und orientalis)

KI	Überempfindlichkeit, Leberschädigung
NW	*0,1–1 %:* gastrointestinale Störungen wie Übelkeit, Erbrechen, Bauchschmerzen, Magenkrämpfe, Appetitlosigkeit, Darmkrämpfe, Diarrhoe; Erhöhung der Transaminasen (SGOT), KS, Schwindel, Schlafstörungen, Doppeltsehen, Urtikaria, Angioödem, Tachykardie, Dyskinesien, Müdigkeit *< 0,001 %:* Verschlechterung einer bestehenden Myasthenia gravis
WW	k.A.
WI	P. ist ein Antihelmintikum und gehört zur Gruppe der Tetrahydropyrimidine: Wirkung durch Lähmung der muskelversorgenden Nerven in den Würmern; die resultierende Bewegungseinschränkung führt zur Ausscheidung aus dem Wirtsorganismus
PK	Spitzenkonzentration im Blutplasma nach 1–3 h, Ausscheidung vorwiegend über den Stuhl und nur zu einem geringen Teil über die Niere
Gr/La	strenge Indikation / kontraindiziert
❶	**Spektrum:** *Sensibel:* Madenwurm (Enterobius vermicularis, Oxyuren), Spulwurm (Ascaris lumbricoides), Hakenwurm (Ancylostoma duodenale), amerikanischer Hakenwurm (Necator americanus), Fadenwurm (Trichostrongylus colubrifomis und orientalis)

Pyrazinamid (PZA)   TTK: 2,05-2,90 € (2,5-3,5 g) | Kinder > 6 Monate | Rp.-Pflicht

HN	Ⓓ *p. o.:* **Pyrafat®**, **Pyrazinamid** (**Generika**) - *alle: 500 mg/Tbl.* Ⓐ **Pyrafat®**
Dos	▶ *allgemein:* 35–50 mg/kg KG/d (2,4–3,5 g/70 kg KG/d) ▶ < 50 kg KG: 1500 mg/d p.o. als morgendliche ED ▶ > 50 kg KG: 2000 mg/d p.o. als morgendliche ED ▶ > 75 kg KG: 2500 mg/d p.o. als morgendliche ED ▶ *Maximaldosis:* 3000 mg/d p.o. ▶ *Dosisreduktion bei Niereninsuffizienz:* max. 1000 mg/d ▶ *Kinder > 12 J.:* 1500 mg/d; *> 7½ J.:* 1000 mg/d; *> 3 J.:* 500 mg/d; *> 1 J.:* 350 mg/d; *> ½ J.:* 250 mg/d morgens p.o.
Ind	Tuberkulose, tuberkulöse Meningitis, Mittel der Wahl zur Kombinationsbehandlung in der Initialphase
KI	schwere Leber- und Nierenfunktionsstörungen, Gicht, akute Porphyrie, akute Hepatitis
NW	*1–10 %:* dosisabhängige Hepatoxizität, Arthralgien, rötlich-gelbes Kolorit belichteter Hautpartien *0,1–1 %:* GIT-Beschwerden (Übelkeit, Appetitlosigkeit, Brechreiz, Erbrechen, Sodbrennen, abdominale Krämpfe, Gewichtsabnahme), KS, Schwindel, Erregbarkeit *0,01–0,1 %:* allergische Reaktionen, endokrine Pankreasdysfunktion *< 0,01 %:* Hämoptoe, sideroblastische Anämie, Thrombozytopenie, Gerinnungszeit ↑, Fibrinogen ↓, Beeinträchtigungen der Nebennierenrindenfunktion
WW	Antidiabetika (deren Wi ↑); urikosurisch wirkende Medikamente (deren Wi ↓); Rifampicin (Hepatotoxizität ↑)

WI	bakterizid wirkendes Antituberkulotikum, Wirkungsmechanismus noch nicht bekannt, aufgrund der Ähnlichkeit zu Nikotinamid wird es intrazellulär zu Pyrazincarbonsäure überführt, die ebenfalls antimykobakteriell wirksam ist
PK	rasche Resorption nach p. o. Gabe, max. Plasmaspiegel nach 2 h, gute Gewebe- und Liquorgängigkeit, gute intrazelluläre Penetration, PEB 50 %, HWZ ca. 10 h, hepatische Metabolisierung und überwiegend renale Elimination
Gr/La	strenge Indikation, Gr 4, Anwendung möglich jedoch Tbc-Reservemittel / strenge Indikation, Anwendung möglich

❗ **Hinweise:**
- wg. der Gefahr der Resistenzentwicklung **immer** Kombination mit anderen Tuberkulostatika
- Lungen-Tbc Kombinationstherapie (positives Sputum): Initialphase (2 Mo.) Rifampicin + Isoniazid + Ethambutol + Pyrazinamid, Konsolidierungsphase (weitere 4 Mo.) Rifampicin + Isoniazid
- Anwendung länger als 3 Mo. nicht sinnvoll

Behandlungskontrollen:
Harnsäure, CK, Bilirubin und Leberwerte vor und während der Therapie, bei Anzeichen einer Leberschädigung Präparat absetzen

Spektrum:
Sensibel: Mycobacterium tuberculosis
resistent: Mycobacterium bovis, atypische Mykobakterien

Pyridostigmin
TTK: p.o.: 0,40-0,62 € (60 mg), ret: 3,08 € (180 mg); i.v.: 2,78 € (5 mg) | Kinder > 0 Monate | Rp.-Pflicht

HN	Ⓓ *p. o.:* **Kalymin**®, **Mestinon**® - alle: 10 mg/Tbl., 60 mg/Drg., 180 mg/Ret.-Tbl. *parenteral:* **Kalymin**® Forte Amp., **Mestinon**® Injektionsfl. Ⓐ **Mestinon**® Ⓒ︎ℋ **Mestinon**®
Dos	▶ *akut:* 1–2 mg alle (2–) 3–4 h i. m./s. c. oder 6–12 (–24) mg/24 h in 500 ml Ringer-Lösung i. v. (*Cave* Dosierung bei i. v.-Gabe, s. Hinweise) ▶ *p. o.:* 240–480 mg in 4 ED/d je 30–60 min vor den Mahlzeiten ▶ *Myasthenia gravis (MG):* initial 30–60 mg p. o. alle 4–6 h; *Maximaldosis:* 4 × 90 mg (Steigerung alle 2 d möglich) ▶ *MG mit Morgentief:* ½–1 ret. Tbl. gegen 22.00 Uhr ▶ *okuläre MG: Maximaldosis* 240–300 mg/d ▶ *generalisierte MG: Maximaldosis* 450–540 mg/d + ggf. 1 Tbl. ret. ▶ *Blasen-Darmatonie:* 1–2 mg i. m. alle 4 h ▶ *Dosisreduktion bei Niereninsuffizienz:* jeweils niedrigste Dosis unter individueller Dosisanpassung ▶ *Kinder:* initial 0,5–1,0 mg/kg KG/d p. o., dann nach klin. Wirkung
Ind	Myasthenia gravis (MG), Glaukom, Blasen-Darmatonie, Röntgenvorbereitung, Meteorismus, paroxysmale Tachykardie, Antagonisierung von Muskelrelaxanzien vom Curare-Typ, Intoxikation mit anticholinergen Substanzen
KI	mechanische Verschlüsse von Verdauungs- und Harnwegen, Kombination mit depolarisierenden Muskelrelaxanzien (z. B. Suxamethonium); *relative KI:* Asthma bronchiale, bradykarde Herzinsuffizienz, frischer Herzinfarkt, Hypotonie, Magen-Darm-Spasmen
NW	< 1 %: Hautausschläge *o.A.: cholinerge (muskarinartige) NW:* Diarrhoe, verstärkte Salivation, Schwit-

zen, Übelkeit und Erbrechen, Enterospasmen, erhöhte Magen-Darm-Motilität, Bronchospasmus, Bronchialsekretion ↑, Bradykardie, Hypotonie, Miosis, Akkommodationsstörungen

cholinerge (nikotinartige) NW: Muskelfaszikulationen, Spasmen, Schluckbeschwerden, Muskellähmungen durch neuromuskulären Block, Menstruationsstörungen

WW nicht depolarisierende Muskelrelaxanzien vom Curaretyp (diese werden antagonisiert); Atropin (hebt cholinerge Wi des Pyridostigmins auf)

WI P. ist ein indirekte Parasympathomimetika vom Carbaminsäure-Typ (reversibler Cholinesterasehemmer): Hemmung der Spaltung von Acetylcholin → verstärkte und verlängerte Wi → Miosis, Bradykardie, Bronchokonstriktion, Tonuserhöhung der GIT-Sphinkter und Blase, Schweißsekretionssteigerung (muskarinerge und nikotinerge Wi), keine ZNS-Effekte (geringe Lipophilie)

PK BV 10–20%, max. Plasmaspiegel nach 2–4 h, HWZ 1,5 h nach i. v., 3,3 h nach p. o., Wirkungsbeginn innerhalb von 30 min nach p. o., Wirkungsdauer 3–6 h, überwiegend renale Elimination (zu 50% unverändert)

Gr/La strenge Indikation, Gr 5, Anwendung möglich / kontraindiziert, La 3, geht in die Muttermilch über

❶ Intoxikation:
Überdosierung (klin. oft schwierig zu erkennen):
- *Klinik:* cholinerge Krise, u. a. Muskelschwäche, Faszikulationen, Spasmen, Ateminsuffizienz, Bradykardie/paradoxe Tachykardie, Dysphagie, Magenkrämpfe, Diarrhoe, Dysarthrie, Miosis, Speichelfluss, Bronchialsekretion, Tränenlaufen, Angst, Verwirrtheit, KS, Krampfanfälle, Koma; bei chron. Überdosierung: Muskelfaserläsionen
- *Therapie:* 1–2 mg Atropinsulfat

Hinweise:
- *Umrechung i. v./p. o.:* parenterale Gabe ist 1/30 (1/60 zu Neostigmin) der oralen Dosis äquivalent (2 mg parenteral entsprechen 60 mg p. o.)!

Behandlungskontrollen:
- Transaminasen und Retentionsparameter kontrollieren
- therapeutischer Wirkspiegel nach 2–4 h (40–100 µg/ml)

Pyridoxin (Vitamin B_6)
TTK: p.o.: 0,07-0,21 € (100-300 mg); i.v.: 0,48 € (100 mg) | Kinder > 0 Monate | Rp.-Pflicht

HN ⓓ *p.o.:* **B_6-Asmedic®** 40 mg/Tbl., **B_6-Vicotrat®** 300 mg/Tbl, **Bonasanit®** 100 mg/Tbl., **Vitamin-B_6** (**Hevert®** 100 mg/Tbl., **-JENAPHARM®** 20 mg/Tbl., **-ratiopharm®** 40 mg/Tbl.)
i. v.: **Novirell B6®** 25 mg/2 ml, **Vitamin-B_6** (**Hevert®** 25 mg/2 ml, **Injektopas®** 25 mg/2 ml, **-ratiopharm®** 50 mg/ml)
ⓐ **VIT. B6 "Agepha"®**
ⓒⓗ **Benadon®**

Dos
- *leichte Mangelsymptome, erhöhter Bedarf:* 1 × 20–40 mg/d p. o.
- *Vit.-B_6-Mangel-PNP:* 100–300 mg/d p. o.
- *schwere Resorptionsstörung, Schwangerschaftserbrechen, zerebrale Konvulsionen:* Therapieeinleitung mit 50–200 mg/d i. v.
- *Antidot bei INH-Intoxikation:* pro g INH 1 g Pyridoxin über 30 min i. v.

Ind Vitamin-B_6-Mangelerscheinungen mit und ohne Störungen des ZNS (Epilepsie) und peripheren Nervensystem (PNP), Hyperhomozysteinämie, Antidot bei Isoniazid-(INH)-Intoxikationen

KI	Vitamin-B$_6$-Überempfindlichkeit; *relative KI:* Kombination Levodopa mit den Tagesbedarf überschreitenden Vitamin-B$_6$-Dosen
NW	*1–10%:* allerg. Reaktionen
o.A.: bei Dosis > 30 mg/d: Neuropathien mit Parästhesien und Markscheidendegeneration (ataktische Gangstörungen, Reflexstörungen, Beeinträchtigung von Tast-, Vibrations- und Temperatursinn), KS, Übelkeit, GOT ↑, Schläfrigkeit
WW	Decarboxylierung von Levodopa durch Pyracinamid ↑; Isoniazid, Penicillamin, D-Cycloserin (Wi von Vitamin-B$_6$ ↓)
WI	die wirksame Verbindung Pyridoxal-5-Phosphat ist ein Coenzym von Aminotransferasen (Transaminasen), Aminosäuredecarboxylasen und Aminosäurelyasen → große Bedeutung für den Aminosäurestoffwechsel.
▶ *Ursachen des Pyridoxin-Mangels:* meist Folge einer Fehlernährung oder von Pyridoxin-Antagonisten (INH, Hydralazin, Cycloserin).
▶ *Symptome des Pyridoxin-Mangels:* ZNS (Nervosität, Epilepsie), peripheres NS (Parästhesien der Akren), Haut (Dermatitis, Hyperkeratose), Erythropoese (mikrozytäre hypochrome Anämie);
▶ *Vollbild eines Pyridoxinmangels:* Rhagaden an Mundwinkeln, Glossitis, Läsionen der Haut und Schleimhäute, reduzierte Aktivität der Erythrozyten-Glutathion-Reduktase
PK	Reservekapazität an Pyridoxin beträgt 2–6 Wo., rasche passive Resorption im oberen Dünndarm, hepatische Metabolisierung in aktive Pyridoxinsäure, überwiegend renale Elimination als 4-Pyridoxinsäure
Gr/La	Anwendung möglich, keine generelle Substitution (außer bei INH-Therapie) / La 2, Anwendung möglich

❗ **Hinweise:**
▶ täglicher Vitamin-B$_6$-Bedarf (von der Proteinzufuhr abhängig): 1,5–2,0 mg (9–12 µmol) pro 100 g Protein; Erwachsene: 2,0–2,2 mg/d; Schwangere: 2,5–3,6 mg/d
▶ die Wirksamkeit bei Polyneuropathien/Neuritiden/Nervenkompressions-Syndromen, die nicht Folge eines Vitamin-B$_6$-Mangels sind, ist bislang nicht erwiesen

Behandlungskontrollen:
Serumkonzentration: 30–80 µg/l

Pyrimethamin   *TTK: 0,88-3,52 € (50-200 mg) | Kinder > 0 Monate | Rp.-Pflicht*

| HN | Ⓓ *p.o.:* **Daraprim®** 25 mg/Tbl.
㊇ **Daraprim®** |
|---|---|
| Dos | ▶ *symptomatische Lymphknotentoxoplasmose:* initial 2 × 1 Tbl./d, dann 1 Tbl./d + Sulfadiazin 150 mg/kg KG/d aufgeteilt in 4 ED über 3–6 Wo.
▶ *Toxoplasmose-Enzephalitis:* 100–200 mg/d für 2 d, dann 25–50 mg/d in Komb. mit Sulfadiazin 75–100 mg/kg KG/d (**Sulfadiazin-Heyl®**) und Folinsäure 5–10 mg/d (**Leucovorin®**) für mind. 4–6 Wo.
▶ *Rezidivprophylaxe:* 50 mg/d p.o.
▶ *Malaria-Therapie:* einmalig 75 mg/d p.o. (bei KG < 45 kg 50 mg/d) in Komb. mit 1500 mg/d p.o. Sulfadoxin (bei KG < 45 kg 1000 mg/d)
▶ *Malaria-Prophylaxe:* 25 mg/d p.o. in Komb. mit Chloroquin-Grundprophylaxe eine vor bis 4 Wo. nach möglicher Exposition
▶ *Kinder:*
• *Initialbehandlung für 2d > 12 J.:* 46 mg/d; *> 7½ J.:* 29 mg/d; *> 3 J.:* 17 mg/d; *> 1 J.:* 12 mg/d; *> ½ J.:* 9 mg/d; *> ¼ J.:* 7 mg/d jeweils morgens p.o. |

- *Dauerbehandlung (3–6 Wo.) > 12 J.:* 23 mg/d; *> 7½ J.:* 14 mg/d; *> 3 J.:* 8 mg/d; *> 1 J.:* 6 mg/d; *> ½ J.:* 4 mg/d; *> ¼ J.:* 3 mg/d jeweils morgens p. o.

Ind Toxoplasmose, Toxoplasmose-Enzephalitis (Therapie u. Prophylaxe), Antimalariamittel (3. Wahl)

KI schwere Blutbildveränderungen (bei Toxoplasmosetherapie), megaloblastäre Anämie infolge Folsäuremangel

NW *> 10%:* BB-Veränderungen (in 25–50% Anämie), KS, GIT-Beschwerden, Hautausschlag
1–10%: Leukozytopenie, Thrombozytopenie, Schwindel
0,1–1%: ungewöhnliche Hautverfärbungen, Fieber
< 0,01%: Panzytopenie, Schlaflosigkeit, Depression, zerebrale Krampfanfälle, HRST, Kreislaufkollaps, eosinophile Pneumonie, Kolik, Ulzerationen der Mundschleimhaut

WW Cotrimoxazol, Trimethoprim, Proguanil, Zidovudin, Zytostatika (Hemmung des Folsäurestoffwechsels); Trimethoprim, Sulfonamid (megaloblastäre Anämie); Lorazepam (Hepatotoxizität ↑); Zytostatika (deren myelosuppressive Wi ↑); Methotrexat, andere Malariamittel (Krampfanfälle); Wi von Antikoagulanzien ↑

WI P. ist ein Dihydrofolatreduktasehemmer und p-Aminobenzoesäureantagonist: es blockiert insbesondere die parasitäre Folsäuresynthese; hat schizontizide Wirkung im Blut und in geringerem Ausmaß in Geweben; die Ausreifung von Sporozoiten in der Anophelesmücke wird blockiert, eine Abtötung von Gameten im Wirt erfolgt nicht

PK gute Resorption nach p. o. Gabe, max. Serumkonzentration nach 2 h, hohe Gewebekonzentrationen in Leber, Milz, Niere und Lunge, PEB 80%, HWZ 2–6 d, Elimination über die Niere

Gr/La strenge Indikation, Einsatz möglich, im 1. Tri. plus 4 mg Folsäure pro d / kontraindiziert

❶ **Hinweise:**
- unter Berücksichtigung der schwerwiegenden NW (in 25–50% BB-Veränderungen) nicht zu Malariaprophylaxe oder -therapie zu empfehlen! (s. Chloroquin [Chloroquinphosphat] und Mefloquin)
- nach längerer Therapie entsteht ein Folsäuremangel → Folinsäure 15 mg/d ratsam

Behandlungskontrollen:
myelotoxisch → regelmäßige BB-Kontrollen (2 × /Wo.)

Spektrum:
Sensibel: Toxoplasma gondii und Malaria Plasmodien

Quetiapin   TTK: 3,30–5,- € (200–300 mg) | Rp.-Pflicht

HN Ⓓ *p. o.:* **Quetiapin** (**Generika**), **Seroquel®**
 - *alle: 25|50|100|200|300|400 mg/Tbl.*,
 Quetiapin (**Generika**), **Seroquel® Prolong**
 - *alle: 50|150|200|300|400 mg/Ret.-Tbl.*
Ⓐ **Seroquel®**
Ⓒₕ **Sequase®**, **Seroquel®**

Dos
- *Erw., p. o.:* 50 mg/d (1. Tag), 100 mg/d (2. Tag), 200 mg/d (3. Tag), 300 mg/d (4. Tag) in 2 ED, *Erhaltungsdosis* 300–450 mg/d p. o.
- *Ret.-Form:* 300 mg/d (1. Tag), 600 mg/d (2. Tag), Folgedosis 400–800 mg/d
- bei älteren Patienten Dosis niedriger wählen
- *Dosisreduktion bei Leberfunktionsstörungen:* Reduktion um mind. 50%

> *Maximaldosis:* 750 mg/d, Ret.-Form 800 mg/d

Ind	▶ Schizophrenie, mäßig bis schwere manische Episoden bei bipolaren Störungen, schwere depressive Episoden bei bipolaren Störungen ▶ Prävention von Rückfällen bei bipolaren Störungen, deren manische und depressive Phase auf Quetiapin angesprochen hat
KI	Komb. mit Cytochrom-P-450-3A4-Hemmern (HIV-Proteasehemmer, Antimykotika vom Alzo-Typ, Erythromycin, Clarithromycin, Ketoconazol und Nefazodon); *relative KI:* Kinder und Jugendliche (keine Erfahrungen)
NW	*1–10%:* Hypotonie, Tachykardie, Obstipation, Mundtrockenheit, Verdauungsstörungen, Leukozytopenie, GPT ↑, GOT ↑, Gewichtszunahme, Schwindel, Rhinitis *<1%:* Synkope, γGT ↑, Hypercholesterinämie, Hyperlipidämie, Eosinophilie, Krampfanfälle, Priapismus, periphere Ödeme *<0,01%:* malignes neuroleptisches Syndrom, Ikterus
WW	Carbamazepin und Phenytoin (Quetiapin-Spiegel ↓), CYP3 A4-Inhibitoren (s. KI, Quetiapin-Spiegel ↑ ↑), Thioridazin (Quetiapin-Spiegel ↓)
WI	Q. ist ein atypisches Neuroleptikum: Wi auf zerebrale serotonerge ($5HT_2$)- und dopaminerge D_1- und D_2-Rezeptoren, aber auch auf histaminerge und alpha-1-adrenerge Rezeptoren, lediglich minimales Potenzial der Entwicklung von EPMS
PK	Eliminations-HWZ 7 h, PEB 83%, Quetiapin-Clearance im Alter um 20–50% geringer, hepatischer Metabolismus (CYP3 A4), überwiegend renale Elimination der Metabolite
Gr/La	strenge Indikation (1. Trim. kontraindiziert) / kontraindiziert

❶ Pädiatrische Zulassung:
keine Erfahrungen bei Kindern und Jugendlichen

Intoxikation:
▶ *Klinik:* es liegen nur begrenzte Informationen vor; bei Einnahme von bis zu 20 g erholten sich die Pat. ohne Folgeerscheinungen
▶ *Therapie:* symptomatische Therapie, Monitoring, Flüssigkeitsgabe, EKG-Überwachung, Gabe von Aktivkohle und Abführmittel

Hinweise:
▶ da die Substanz (neben Clozapin) selten EPMS macht, wird sie oft bei pharmakogen induz. Psychosen bei Morbus Parkinson eingesetz
▶ nicht gemeinsam mit Grapefruitsaft einnehmen (Quetiapin-Spiegel ↑)

Behandlungskontrollen:
BB- und Transaminasen-Kontrollen regelmäßig durchführen

Alternativwirkstoffe:
Risperidon

Pharmainfo:
Me-too-Präparat

Quinapril TTK: 0,17–0,21 € (10–20 mg) | Rp.-Pflicht

HN	Ⓓ *p. o.:* **Accupro®**, **Quinapril (Generika)** - *alle:* 5|10|20 mg/Tbl. Ⓐ **Accupro®**, **Quinapril (Generika)** Ⓒ**H** **Accupro®**, **Quiril®**
Dos	▶ *Erw. Hypertonie:* initial 10 mg/d p. o., ggf. nach 3 Wochen auf 20 mg/d steigern; *Maximaldosis:* 2 × 20 mg/d p. o. ▶ *Erw. Herzinsuffizienz:* initial 2 × 2,5 mg/d p. o., langsame Steigerung bis Erh-Dosis: 10–20 mg/d; *Maximaldosis:* 2 × 20 mg/

- *Dosisreduktion bei Niereninsuffizienz:* GFR 30–60 ml/min u. Pat. > 65 J. initial 5 mg/d, Erh-Dosis: 5–10 mg/d, Max-Dosis: 20 mg/d p. o.; GFR 10–30 ml/min initial 2,5 mg/d, Erh-Dosis: 2,5 mg/d, Max-Dosis: 5 mg/d, Mindestabstand zw. 2 Einnahmen: > 24 h

Ind arterielle Hypertonie, Herzinsuffizienz zusätzlich zu Diuretika o. Digitalis

KI Angioödem in Anamnese, hereditäteres oder idiopathisches Angioödem, *rel. KI:* primärer Hyperaldosteronismus, ein- (Einzelniere) oder beidseitige Nierenarterienstenose, dekompensierte Herzinsuffizienz, hochgradige Aortenstenose, Leberfunktionsstörungen, schwerer Volumenmangel

NW *1–10 %:* Nervosität, Schlaflosigkeit, Müdigkeit, Benommenheit, Niedergeschlagenheit, Schwindel, Gleichgewichtsstörungen, Schlafstörungen, Somnolenz, Hypotonie, Husten, Übelkeit, Erbrechen, Diarrhö, Exanthem, KS, Müdigkeit, Brustkorbschmerz
0,1–1 %: Thrombozytopenie, Parästhesie, Palpitationen, Angina pectoris, Tachykardie, Vasodilatation, Dyspepsie, Abdominalschmerzen, Anorexie, Mundtrockenheit, Flatulenz, Verdauungsstörungen, Pruritus, Urtikaria, Pemphigus, exfoliative Dermatitis, Schwitzen, Alopezie, Photosensibilität, Asthenie

WW NaCl (RR-Senkung ↓), Antihypertensiva (RR-Senkung ↑), Analgetika, Antiphlogistika (z. B. Acetylsalicylsäure, Indometacin) (mögliche Abschwächung der RR-Senkung), Kalium, kaliumsparende Diuretika (z. B. Spironolacton, Amilorid, Triamteren) (Serum K$^+$-Konz. ↑), Alkohol (Alkoholwirkung ↑), Lithium (Li-Toxizität ↑), Hypnotika, Narkotika, Anästhetika (RR-Abfall), Allopurinol, Zytostatika, Immunsuppressiva, systemische Corticoide, Procainamid (Leukos ↓), Insulin, orale Antidiabetika (Biguanide, Sulfonylharnstoffe, Acarbose) (BZ ↓), Gold (Nitritoid-Reaktionen)

WI Q. ist ein Angiotensin-Converting-Enzym-Hemmer (ACE-Hemmer), der durch kompetitive Hemmung des Angiotensin-Converting-Enzyms das Renin-Angiotensin-Aldosteron-System und dadurch die Umwandlung vom inaktiven Angiotensin I zu der vasokonstriktorisch wirksamen Substanz Angiotensin II unterdrückt → AT 2-Konz. ↓ → peripherer Gefäßwiderstand ↓, Aldosteronkonz. ↓ → RR ↓, Vor- und Nachlast ↓, HZV ↑, myokardiale Hypertrophie ↓; protektive Wirkung bei diabetischer Nephropathie

PK BV 30–40 %, max. Plasmakonz. Hauptmetabolit 2–3 h, HWZ 3 h, PEB 97 %, Metabolisierung in aktiven Hauptmetaboliten, 60 % renale und 40 % biliäre Elimination

Gr/La kontraindiziert im 2. u. 3. Trim., nicht empfohlen im 1. Trim. / nicht empfohlen (keine Erfahrungen)

❶ **Hinweise:**
während der Behandlung mit Q. darf keine Dialyse oder Hämofiltration mit Polyacrylnitril-methallylsulfonat-high-flux-Membranen (z. B. AN 69) erfolgen, da im Rahmen einer Dialysebehandlung oder Hämofiltration die Gefahr besteht, dass Überempfindlichkeitsreaktionen (anaphylaktoide Reaktionen) bis hin zum lebensbedrohlichen Schock auftreten können

Rabeprazol   *TTK: 1,21-2,42 € (20-40 mg) | Rp.-Pflicht*

HN ⓓ *p. o.:* **Pariet**® 10|20 mg/Tbl.
Ⓐ **Pariet**®
🇨🇭 **Pariet**®

Dos ▶ *Erw.:* 2 × 10–20 mg/d oder 1 × 20 mg/d abends p. o.
▶ *Maximaldosis:* 40 mg/d

Ind	GIT-Ulzera, Refluxösophagitis, Gastritis, Eradikation bei HP-Befall, Zollinger-Ellison-Syndrom, symptomatische erosive oder ulzerative Refluxösophagitis
KI	Kinder (es liegen keine Daten vor)
NW	*> 1%:* GIT-Beschwerden (v. a. Übelkeit, > 5%), KS, Schwindel, Grippesymptome *0,1–1%:* Bronchitis, Sinusitis, Fieber, Leberwerterhöhung *0,01–0,1%:* Neutropenie, Leukozytopenie, Thrombozytopenie, Leukozytose, Anaphylaxie, Hepatitis, Ikterus, interstitielle Nephritis
WW	Digoxin (dessen Spiegel ↑); Ketoconazol (dessen Spiegel ↓)
WI	R. ist ein schnell wirksamer irreversibler Protonenpumpenhemmer, ein substituiertes Benzimidazol: Hemmung der H$^+$-K$^+$-ATPase an der sekretorischen Oberfläche der Parietalzellen, Normalisierung der Säureproduktion erst 2–3 d nach Absetzen
PK	Resorption erst im Duodenum, BV 52%, max. Plasmaspiegel nach 3,5 h, Steady-state nach 3 d, HWZ 0,7–1 h, PEB 96%, über 90% werden metabolisiert über den Urin eliminiert
Gr/La	kontraindiziert, Gr 4, Antazida sind Mittel der Wahl / kontraindiziert, La 1
❶	**Hinweise:** ▶ Tbl. nicht zerkauen oder zerdrücken, als Ganzes schlucken! ▶ möglichst abends einnehmen, da 60% der Magensäuresekretion abends/nachts erfolgt ▶ Nahrungszufuhr beeinflusst BV nicht ▶ im Vgl. zu anderen Protonenpumpenhemmern rascherer Wirkungseintritt und stärkere pH-Wert-Senkung

Raloxifen TTK: 1,46 € (60 mg) | Rp.-Pflicht

HN	Ⓓ *p. o.:* **Evista®**, **Optruma®** – *alle: 60 mg/Tbl.* Ⓐ **Evista®**, **Raloxifen (Generika)** Ⓒ**H** **Evista®**
Dos	▶ *Erw.:* 1 × 60 mg/d p. o. ▶ *Dosisreduktion bei Niereninsuffizienz:* keine Anwendung bei stark eingeschränkter Niereninsuffizienz
Ind	Behandlung und Prävention der Osteoporose bei Frauen in der Menopause
KI	gebärfähiges Alter, bekannte thrombembolische Komplikationen, schwere Nierenfunktionsstörung, eingeschränkte Leberfunktion einschließlich Cholestase
NW	*> 10%:* Vasodilatation (Hitzewallungen) (24%), Sinusitis, Arthralgie *1–10%:* Wadenkrämpfe, periphere Ödeme, Pharyngitis, Husten, Pneumonie, Myalgie, Arthritis, Migräne, Depression, Schlaflosigkeit, Gewicht ↑, GIT-Beschwerden *< 1%:* venöse thromboembolische Ereignisse inkl. Lungenembolie, Transaminasen ↑
WW	Colestyramin (KI, Resorption ↓ und enterohepatischer Kreislauf ↓ von Raloxifen); Warfarin (Prothrombinzeit evtl. ↓)
WI	R. ist ein selektiver Östrogenrezeptor-Modulator (SERM): R. wirkt als Agonist auf den Knochen- und teilweise auf den Cholesterinstoffwechsel → Hemmung der menopausal bedingten Knochenresorption → signifikanter Anstieg der Knochendichte, Senkung von Gesamtcholesterin und LDL-Cholesterin

PK	rasche Resorption nach p. o. Gabe, BV 2 %, ausgeprägter First-pass-Metabolismus, enterohepatischer Kreislauf, HWZ 27,7 h, Elimination als Glukuronid überwiegend mit den Fäzes
Gr/La	kontraindiziert, Gr 7 + 8 (1. Tri.: embryotoxisch + teratogen, 2. + 3. Tri.: fetotoxisch) / kontraindiziert, La 1
Stu	Brustkrebs Präventionsstudie, MORE-Studie

Raltegravir TTK: 30,- € (800 mg) | Rp.-Pflicht

HN	Ⓓ *p. o.:* **Isentress**® 400 mg/Tbl. Ⓐ **Isentress**® ⒸⒽ **Isentress**®
Dos	▶ *Erw. + Kinder > 16 J.:* 2 × 400 mg/d p. o. in Kombination mit anderen aktiven antiretroviralen Therapien ▶ *Kombination:* mit NRTIs (Nucleotid-Reverse-Transkriptase-Inhibitoren)
Ind	Kombinationstherapie mit anderen antiretroviralen Arzneimitteln zur Behandlung einer Infektion mit dem Humanen Immundefizienzvirus (HIV-1) bei Erw.
KI	Überempfindlichkeit
NW	*1–10 %:* verändertes Träumen, Insomnie, Schwindel, KS, Vertigo, aufgetriebenes Abdomen, Bauchschmerzen, Diarrhö, Flatulenz, Übelkeit, Erbrechen, Hautausschlag, Müdigkeit, Schwächegefühl, Erhöhung von ALT und AST, atypische Lymphozyten, Hypertriglyzeridämie
WW	sehr komplexe WW möglich, s. FI
WI	R. ist ein Integrase-Strangtransfer-Inhibitor mit Wirkung gegen das Humane Immundefizienzvirus (HIV-1 und HIV-2): R. hemmt die katalytische Aktivität der Integrase, eines HIV-kodierten Enzyms, das zur Virusreplikation erforderlich ist. Die Hemmung der Integrase verhindert die kovalente Insertion oder Integration des HIV-Genoms in das Wirtszellgenom. Verläuft die Integration des HIV-Genoms nicht erfolgreich, unterbleibt die Steuerung der Produktion neuer infektiöser Viruspartikel, daher verhindert die Hemmung der Integration das Ausbreiten der Virusinfektion.
PK	hohe BV, max. Plasmakonz. nach 3 h, Steady-state nach 2 d, PEB 83 %, HWZ 9 h, z. T. hepatische Metabolisierung, Elimination renal und per Faeces
Gr/La	kontraindiziert, Gr 6 / nicht Stillen, La 1

Ramipril TTK: 0,11-0,16 € (2,5-5 mg) | Rp.-Pflicht

HN	Ⓓ *p. o.:* **Delix**®, **Rami** (**Generika**), **Ramipril** (**Generika**, **-Hexal**® 1,25|7,5 mg/Tbl., **-Sandoz**® 7,5 mg/Tbl.) - *alle: 2,5|5|10 mg/Tbl.* Ⓐ **Hypren**®, **Lannapril**®, **Ramipharm**®, **Tritace**® ⒸⒽ **Triatec**®, **Vesdil**®
Dos	▶ *Erw.: initial* 1 × 2,5 mg/d, nach 14 d 2,5–5 mg/d p. o. ▶ *Maximaldosis:* 10 mg/d ▶ *Dosisreduktion bei Niereninsuffizienz:* Krea-Clearance 30–60 ml/min bzw. S-Kreatinin > 1,2 und < 1,8 mg/dl 1 × 1,25 mg/d anfangs, nach 14 d 2,5 mg/d als *Erhaltungsdosis*; max. 5 mg/d
Ind	essenzielle Hypertonie, sympt. Herzinsuffizienz, sek. Prävention nach akutem HI, diabetische Nephropathie mit Proteinurie

- ▶ *kardiovaskuläre Prävention bei:* manifester atherothrombotischer kardiovaskulärer Erkrankung (vorausgegangene KHK, zerebraler Insult o. pAvK) oder Diabetes und zusätzlich mindestens einem kardiovaskulären Risikofaktor
- ▶ *Behandlung von Nierenerkrankungen:* beginnende glomeruläre diabetische Nephropathie mit Mikroalbuminurie, manifeste glomeruläre diabetische Nephropathie mit Makroproteinurie bei mind. einem kardiovaskulären Risikofaktor, manifeste glomeruläre nicht diabetische Nephropathie mit Makroproteinurie ≥ 3 g/Tag

KI angioneurotisches Ödem, primärer Hyperaldosteronismus, Nierenarterienstenose, Niereninsuffizienz (Kreatinin-Clearance < 30 ml/min, S-Kreatinin > 1,8 mg/dl), Dialyse, Z. n. Nierentransplantation, unbehandelte dekompensierte Herzinsuffizienz (NYHA III–IV°), HOCM, relevante Aorten- oder Mitralklappenstenose, Leberfunktionsstörungen, Kinder; nach Myokardinfarkt mit Hypotension, schwere Herzinsuffizienz, instabile AP, lebensbedrohliche HRST, Cor pulmonale

NW *1–10 %:* allerg. Hautreaktionen, KS, Müdigkeit, Husten, Bronchitis, GIT-Beschwerden, Nierenfunktionsstörungen, übermäßige RR ↓ v. a. bei Herzinsuffizienz, schwerer Hypertonie und Dosiserhöhungen
< 1 %: Verwirrtheit, Benommenheit, Depressionen, Schlafstörungen, Gleichgewichtsstörungen, Geruchs-/Geschmacksstörungen, Impotenz, Hyperurikämie, angioneurotische Ödeme, Bronchospasmus, Atemnot, Synkopen, Parästhesien, Hör-/Sehstörungen, BB-Veränderungen, Elektrolytstörungen (K⁺ ↑, Na⁺ ↓), Kreatinin ↑
< 0,01 %: ANV, Agranulozytose, Panzytopenie, Erythema multiforme, Stevens-Johnson-Syndrom, Vaskulitis, Leberfunktionsstörungen
o.A.: Leukozytopenie, Thrombozytopenie, Hb ↓, HRST, AP, HF ↑, Hämolyse

WW NSAR (geringere RR-Senkung); Narkotika (stärkere RR-Senkung); K⁺-sparende Diuretika, Kaliumpräparate (Hyperkaliämie); Immunsuppressiva (BB-Veränderungen ↑); Lithium (Lithium-Ausscheidung ↓)

WI R. ist ein ACE-Hemmer: die Angiotensin-II-Konzentration nimmt ab → der periphere Gefäßwiderstand und die Aldosteronkonzentration nehmen ab → RR-Senkung, Vor- und Nachlast ↓, HMV ↑, neg. Na⁺-Bilanz, Hemmung des Bradykininabbaus

PK Resorptionsquote 60 %, BV 60 %, PEB 50–65 %, max. Plasmaspiegel nach 3 h, Wirkungsbeginn nach 15–30 min, Wirkungsdauer 8–12 h, weniger bis 24 h, HWZ 13–17 h, Elimination nach hepatischem Metabolismus zu 100 % renal, gering dialysierbar

Gr/La kontraindiziert, Antihypertensiva der Wahl sind Metoprolol, Dihydralazin, α-Methyldopa / kontraindiziert, Mittel der Wahl vorgenannte + Nifedipin

❗ Intoxikation:
s. Captopril

Stu AIRE-Studie, AIREX-Studie, HOPE-Studie, REIN-Studie, SECURE-Studie

Ranitidin
TTK: p.o.: 0,20-0,30 € (150-300 mg); i.v.: 8,70-11,60 € (150-200 mg) | Kinder > 2 Jahre | Rp.-Pflicht

HN ⓐ *p. o.:* **Rani** (**Generika**), **Ranicux**®, **Ranitic**®, **Ranitidin** (**Generika**), **Ran Lich**®
- alle: 150|300 mg/Tbl., z. T. auch 75 mg/Tbl. bzw. Brause-Tbl.
Junizac® 300 mg/Tbl., **Rani Nerton**®, **Raniprotect**® 300 mg/Tbl., 75 mg/Tbl.
i. v.: **Ranitic**®, **Ranitidin-ratiopharm**®
- alle: 50 mg/Amp. à 5 ml

(A) **Ranic®, Raninorm®, Ulsal®, Zantac®**
(CH) **Ranimed®, Ulcidin®, Zantic®**

Dos
- *GIT-Ulzera, akut:* 3–4 × 50 mg/d i. v. = 3–4 × 1 Amp./d i. v. oder 2 × 300 mg/d p. o.
- *Rezidivprophylaxe:* 150–300 mg/d p. o. zur Nacht
- *Refluxösophagitis:* 150–300 mg/d p. o. zur Nacht
- *Dosisreduktion bei Niereninsuffizienz:* Krea-Clearance < 50 ml/min 150 mg/d, s. Tabelle 2
- *Kinder > 10 J.:* 1 mg/kg KG/d i. v. oder 2 × 2 mg/kg KG/d p. o. oder 4 mg/kg KG/d abends p. o.
  - *> 2 J., > 35 kg KG:* 2–4 mg/kg KG/d p. o., max. 300 mg/d

Ind Prophylaxe und Behandlung von GIT-Ulzera, Refluxösophagitis, Gastritis, Zollinger-Ellison-Syndrom

KI Porphyrie inkl. Anamnese, Kinder < 2 J. (keine Erfahrungen)

NW *1–10 %:* Diarrhoe, meist reversible Hepatitis, Obstipation, Hautausschlag
< 1 %: HRST, Übelkeit und Erbrechen (bei schneller i. v. Gabe); Müdigkeit, Schwindel, Erythema multiforme, Juckreiz, allerg. Reaktionen, Verwirrtheitszustände, Unruhezustände, Depressionen, Halluzinationen, Agranulozytose, Panzytopenie

WW Antazida, Sucralfat (Ranitidin-Absorption ↓ → Ranitidin 2 h vorher); Medikamente mit pH-abhängiger Absorption (Absorption beeinflusst); Nifedipin, Nitrendipin (deren Plasmaspiegel ↑); Metoclopramid, Domperidon, anticholinerge Medikamente (Ranitidin-Bioverfügbarkeit ↓); Procainamid, N-Acetylprocainamid (deren Ausscheidung ↓ bei höheren Ranitidindosen)

WI H_2-Blocker, reversible Hemmung der basalen Magensäuresekretion, der pentagastrinstimulierten und der durch Mahlzeiten stimulierten Säuresekretion → Reduktion von Magensaft und Magensäuresekretion um 50–60 %/d, die der Nacht um ca. 90 % (bei 300 mg/d)

PK BV 50 %, max. Plasmaspiegel nach 1–3 h, PEB 15 %, HWZ 2–3 h, ca. 50–80 % renale Ausscheidung

Gr/La strenge Indikation, Gr 4, möglich wenn Antazida nicht ausreichend / strenge Indikation, La 2; möglich wenn Antazida nicht ausreichend, Famotidin ist H_2-Blocker der Wahl

❶ Cave:
Agranulozytose: Fieber, Pharyngitis, Laryngitis, Schleimhautulzerationen, Hautausschläge, Sepsis, Lymphadenitis

Hinweise:
da > 60 % der tgl. gastralen Säureproduktion nachts produziert werden, sollte man H_2-Blocker nur 1 tgl. zur Nacht geben

Behandlungskontrollen:
BB-Kontrollen durchführen, bei Niereninsuffizienz (Kreatinin-Clearance < 30 ml/min) Dosis halbieren

Stu ASTRONAUT-Studie

Rasagilin TTK: 5,50 € (1 mg) | Rp.-Pflicht

HN (D) *p. o.:* **Azilect®** 1 mg/Tbl.
(A) **Azilect®**
(CH) **Azilect®**

Dos *Erw.:* 1 × 1 mg/d als Monotherapie oder in Kombination mit Levodopa

Ind	idiopathische Parkinson-Krankheit (PK) als Monotherapie (ohne Levodopa) oder als Zusatztherapie (mit Levodopa) bei Patienten mit End-of-dose-Fluktuationen
KI	Monoaminoxidase-(MAO)-Hemmer (einschließlich nicht verschreibungspflichtiger Arzneimittel und Naturheilmittel, z. B. Johanniskraut) oder Pethidin (mindestens 14 d vorher absetzen), stark eingeschränkte Leberfunktion
NW	▶ **Monotherapie:** *> 10 %:* KS *1–10 %:* Grippe, Depression, Konjunktivitis, Rhinitis, Dermatitis, Muskel- u. Nackenschmerzen, Unwohlsein, Hautkarzinom (< 2 %) *< 2 %:* Leukopenie, allerg. Reaktionen, Halluzinationen, Schwindel, Angina pectoris, Blähungen, Arthritis, Harndrang, Fieber *0,1–1 %:* verminderter Appetit, apoplektischer Insult, Myokardinfarkt, vesikulobullöser Ausschlag ▶ **Kombinationstherapie:** *> 10 %:* Dyskinesie *1–10 %:* orthostat. Hypotonie, Bauchschmerzen, Obstipation, Übelkeit u. Erbrechen, Gewichtsverlust *< 2 %:* vermind. Appetit, Halluzinationen, anomale Träume, Dystonie, Karpaltunnelsyndrom, Gleichgewichtsstörungen, Mundtrockenheit, Hautausschlag, Arthralgie, Nackenschmerzen, Stürze *0,1–1 %:* Hautmelanom, Verwirrungszustände, apoplektischer Insult, Angina pectoris
WW	MAO-Hemmer (inkl. nicht verschreibungspflichtige Arzneimittel und Naturheilmittel, z. B. Johanniskraut) (hypotone Krisen), SSRI, SNRI, trizyklische/tetrazyklische Antidepressiva und MAO-Hemmer (schwere unerwünschte NW), Ciprofloxacin (AUC von R. um 83 % ↑), Entacapon (R.-Clearance + 28 %)
WI	R. ist ein starker, irreversibler selektiver MAO-B-Hemmer → Dopamin-Spiegel im Striatum ↑ → Verbesserung der Beweglichkeit (anhand des UPDRS), Lebensqualität ↑
PK	rasche Resorption, BV 36 %, PEB 60–70 %, fast vollständiger hepatischer Metabolismus, renale Elimination (> 60 %), per Faeces (22 %)
Gr/La	strenge Indiaktion, Gr 5 / strenge Indikation, La 1, La 5
❶	**Alternativwirkstoffe:** Selegilin **Pharmainfo:** Me-too-Präparat

Reboxetin   TTK: 2,- € (8 mg) | Rp.-Pflicht

HN	Ⓓ *p. o.:* **Edronax®**, **Solvex®** - *alle: 4 mg/Tbl.* Ⓐ **Edronax®** CH **Edronax®**
Dos	▶ *Erw.:* 2 × 4 mg/d p. o., ggf. nach 3–4 Wo. Dosissteigerung auf 10–12 mg/d ▶ *Leber- und Niereninsuffizienz:* initial 2 × 2 mg/d p. o. ▶ *Maximaldosis:* 12 mg/d p. o.
Ind	akute depressive Erkrankungen/Major Depression *off-label:* Panik- und Aufmerksamkeitsstörungen
KI	bekannte Überempfindlichkeit
NW	*> 10 %:* Schlaflosigkeit, trockener Mund, Verstopfung, Schwitzen *1–10 %:* HF ↑, Herzklopfen, Gefäßerweiterung, RR ↓ nach Lagewechsel, Ak-

kommodationsstörungen, Fehlen oder Verlust des Appetits, Harnverhalt, Miktionsbeschwerden, Harnwegsinfektionen, Kältegefühl,
bei Männern traten auf: Erektionsstörungen, Ejakulationsschmerz, Ejakulationsverzögerung, Hodenschmerzen
o.A.: Agitiertheit, Angst, Reizbarkeit, aggressives Verhalten, Halluzinationen, Übelkeit, Erbrechen, allergische Dermatitis/Exanthem, Parästhesie, RR ↑, Raynaud-Syndrom, Hyponatriämie

WW	starke CYP3A4-Inhibitoren (Ketoconazol, Nefazodon, Erythromycin und Fluvoxamin) (R.-Plasmakonz. ↑), MAO-Hemmer (tyraminartiger Effekt möglich), Ergotalkaloidderivate (RR ↑)
WI	R. ist ein hochselektiver und potenter Noradrenalin-Wiederaufnahme-Hemmer (NARI) mit nur schwachem Effekt auf die 5-HT-Wiederaufnahme
PK	BV 60 %, PEB 92–97 %, HWZ 13 h, Metabolisierung durch Cytochrom P4503A4 (CYP3A4), zu ca. 80 % renale Elimination, nur 10 % der Dosis unverändert
Gr/La	Risiko-Nutzen-Abwägung / Risiko-Nutzen-Abwägung
❶	**Hinweise:** in den USA aufgrund negativer Studienlage nicht zugelassen; das IQWIG hat im November 2009 mitgeteilt, dass nach Auswertung der Studien ein Nutzen des Wirkstoffs nicht nachgewiesen werden konnte, aufgrunddessen wird R. seit 1.4.2011 nicht mehr von der GKV erstattet

Remifentanil (unterliegt der BtMVV)
TTK: 9–36,- € (1–5 mg) | Kinder > 1 Jahr | Rp.-Pflicht

HN
- Ⓓ *i.v.:* **Remifentanil (Generika), Ultiva**®
  - alle: 1|2|5 mg Pulver in Durchstechflasche
- Ⓐ **Remifentanil (Generika), Ultiva**®
- ⒸⱧ **Remifentanil (Generika), Ultiva**®

Dos
▶ *Narkoseeinleitung:*
- Bolusinjektion: 1 µg/kg KG (über mind. 30 sec.) i.v.
- kontinuierliche Remifentanil-Infusion: Anfangsrate 0,5–1 µg/kg KG/min i.v.

▶ *Aufrechterhaltung der Narkose bei beatmeten Patienten:*
- *Stickoxydul* (66 %):
  - Bolusinjektion: 0,5–1 µg Remifentanil/kg KG i.v.
  - kontinuierliche Remifentanil-Infusion: Anfangsrate 0,4 µg/kg KG/min i.v.; Bereich: 0,1–2 µg/kg KG/min i.v.
- *Isofluran* (Anfangsdosis 0,5 MAC):
  - Bolusinjektion: 0,5–1 µg Remifentanil/kg KG i.v.
  - kontinuierliche Remifentanil-Infusion: Anfangsrate 0,25 µg/kg KG/min i.v.; Bereich: 0,05–2 µg/kg KG/min i.v.
- *Propofol* (Anfangsdosis 100 µg/kg KG/min):
  - Bolusinjektion: 0,5–1 µg Remifentanil/kg KG i.v.
  - kontinuierliche Remifentanil-Infusion: Anfangsrate 0,25 µg/kg KG/min i.v.; Bereich: 0,05–2 µg/kg KG/min i.v.

▶ *Anwendung in der Intensivmedizin (Dauerinfusion):*
- Anfangsdosis: 0,1–0,15 µg/kg KG/min
- Dosierungsbereich: 0,006–0,74 µg/kg KG/min

▶ *Kinderdosierungen s. FI*

Ind Analgetikum zur Einleitung u./o. Aufrechterhaltung der Anästhesie; zur Analgesie von künstlich beatmeten, intensivmedizinisch betreuten Pat. > 18 J.

KI	epidurale und intrathekale Applikation; als alleiniges Arzneimittel zur Einleitung einer Anästhesie
NW	*> 10%:* Rigidität der Skelettmuskulatur, Hypotonie, Übelkeit, Erbrechen *1–10%:* akute Atemdepression, Atemstillstand, Bradykardie, postoperativ auftretende Hypertonie, Pruritus, postoperatives Fröstern *0,1–1%:* Hypoxie, Verstopfung *0,01–0,1%:* Asystolie/Herzstillstand, AV-Block, Sedierung (während der Aufwachphase), Krampfanfälle, Überempfindlichkeitsreaktionen, anaphylaktischer Reaktionen
WW	Inhalations- und i. v.-Anästhetika sowie Benzodiazepine (deren NW ↑, Dosisreduktion), Betablocker und Calciumantagonisten (RR ↓, HF ↓)
WI	R. ist ein selektiver µ-Opioid-Agonist mit raschem Wirkungseintritt und sehr kurzer Wirkungsdauer; die µ-Opioid-Aktivität kann mit Opioid-Antagonisten (Naloxon) antagonisiert werden
PK	HWZ 3 bis 10 min, durchschnittliche Clearance 40 ml/kg/min, zentrale Verteilungsvolumen 100 ml/kg, Steady-state-Verteilungsvolumen 350 ml/kg; PEB 70%; Metabolisierung durch Hydrolyse mittels unspezifischer Blut- und Gewebeesterasen in inaktive Carbonsäure-Metaboliten, die renal eliminiert werden
Gr/La	kontraindiziert / strenge Indikation, 24 h Stillpause

> **Pädiatrische Zulassung:**
> Anwendung < 1 J. nicht empfohlen (keine ausreichenden Erfahrungen)
> **Hinweise:**
> darf nur unter vollständiger Überwachung mit Möglichkeit zur Unterstützung der Atmungs- und Herz-Kreislauf-Funktion von speziell im Gebrauch von Anästhetika geschulten Personen angewendet werden, die die Erkennung und Behandlung der möglichen NW (einschließlich der kardiopulmonalen Reanimation, Intubation und Beatmung) beherrschen

Repaglinid TTK: 1,10-3,35 € (1,5-16 mg) | Rp.-Pflicht

HN	ⓓ *p. o.:* **Enyglid®, NovoNorm®, Prandin®, Repaglinid (Generika)** z. T. 4 mg/Tbl. - alle: *0,5|1|2 mg/Tbl.* Ⓐ **Novonorm®, Repaglinid (Generika)** ㊀ **NovoNorm®, Repaglinid (Generika)**
Dos	▶ *Erw.:* initial 0,5 mg/Hauptmahlzeit p. o. (3 × 0,5 mg/d), später *Erhaltungsdosis* von 2 mg/Hauptmahlzeit p. o. (3 × 2 mg/d) ▶ *Einnahmehinweis:* "eine Hauptmahlzeit = eine Tablette, keine Hauptmahlzeit = keine Tablette" ▶ *Einnahmezeitpunkt:* präprandiale Einnahme ▶ *Maximaldosis:* 4 mg/Hauptmahlzeit = 16 mg/d
Ind	Typ 2 Diabetes (NIDDM, nicht insulinabhängiger Diabetes mellitus), wenn der Blutzuckerspiegel durch Diät, Gewichtsreduktion und körperliche Aktivität alleine nicht mehr ausreichend reguliert werden kann; als Monotherapie oder in Komb. mit Metformin
KI	Diabetes mellitus Typ I, diabetische Ketoazidose, schwerste Leber- und Niereninsuffizienz, Alter < 18 J.; Komb. mit Gemfibrozil
NW	*> 10%:* Hypoglykämie (meist leichtgradig) *1–10%:* grippeähnliche Symptome, Schmerzen, KS, Infektionen der oberen Atemwege, Rhinitis, Hyperglykämie, Bauchschmerzen, Diarrhoe, Arthralgien

< 1 %: Leberwerte ↑
o.A.: allerg. Reaktionen (keine Kreuzallergien mit Sulfonylharnstoffen)

WW	MAO-Hemmer, β-Blocker, ACE-Hemmer, NSAR, Octreotide, Alkohol, Anabolika (Repaglinid-Wi ↑, BZ ↓); Rifampicin, Phenytoin, Barbiturate, orale Kontrazeptiva, Thiazide, Kortikoide, Danazol, SD-Hormone, Sympathomimetika (Repaglinid-Wi ↓, BZ ↑); Gemfibrozil (Repaglinid-Wi ↑; gleichzeitige Gabe kontraindiziert)
WI	R. ist ein Carbamoyl-Methylbenzoesäure-Derivat: Stimulierung der Insulinsekretion der B-Zellen des Pankreas, experimentell ist eine Insulinfreisetzung nur in Gegenwart von Glukose nachweisbar
PK	rasche perorale Resorption, BV 60 %, max. Plasmaspiegel nach 45 min, HWZ 1 h, PEB 98 %, Metabolisierung über das hepatische Cytochrom-P450, zu über 90 % biliäre Elimination
Gr/La	kontraindiziert, Gr 5, Antidiabetika der Wahl sind Insuline / kontraindiziert, La 1, Antidiabetika der Wahl sind Insuline

❶ Pädiatrische Zulassung:
bei Kindern keine Erfahrungen

Hinweise:
- Senkung des HbA_{1c}-Wertes nach Einnahme einer Tablette pro Hauptmahlzeit um ca. 1 %
- Verlängerung der HWZ bei Leberinsuffizienz und Erhöhung des max. Plasmaspiegels bei Niereninsuffizienz

Reproterol TTK: inhalativ: ca. 1,- €/Hub; i.v.: 2,75 € (0,09 mg) | Rp.-Pflicht

HN	Ⓞ inhalativ: in Komb. mit Cromoglicinsäure: **Aarane® N, Allergospasmin® N** - alle: Dosieraerosol, 1 Sprühstoß = 0,5 mg *i. v.:* **Bronchospasmin®** Inj.-Lsg. Amp à 1 ml = 0,09 mg
Dos	▶ *Status asthmaticus, akuter schwerer Asthmaanfall:* • *i. v. Bolusinjektion:* 1 Amp. (0,09 mg) mit 9 ml NaCl 0,9 % verdünnen und fraktioniert langsam i. v., Wdh. nach frühestens 15 min • *Perfusor:* 18–90 µg/h über 3–4 Tage ▶ *akute bronchiale Obstruktion:* inhalativ 2 Sprühstöße ▶ *Anfallsprophylaxe (Dauertherapie):* inhalativ 3–4 × 1–2 Sprühstöße/d (max. Tagesdosis 16 Sprühstöße) ▶ *bei Kindern im Status asthmaticus, bei akutem schwerem Asthmaanfall:* Bolus mit 1,2 µg/kg KG über ½–1 min i. v. oder Kurzinfusion mit 1 µg/kg KG über 10 min i. v.; Dauerinfusion: 0,2 µg/kg KG/min über 36–48 h; *Maximaldosis:* 2 µg/kg KG/min
Ind	inhalativ: Anfallsprophylaxe bei Asthma bronchiale, COPD *i. v.:* Akutbehandlung bronchialer Obstruktion
KI	schwere Hyperthyreose, HOCM, Phäochromozytom, *rel. KI:* frischer Herzinfarkt, tachykarde HRST, schwere KHK, Myokarditis, Mitralvitium, WPW-Syndrom, Hypokaliämie, instabiler Diabetes mellitus
NW	*i. v.: 1–10 %:* KS, Unruhegefühl, Herzklopfen, Muskelkrämpfe, Tremor *0,01–0,1 %:* Miktionsstörungen, Blutdrucksteigerung/-senkung *< 0,01 %:* allerg. Reaktionen, Angina pectoris, VES *o.A.:* Tachykardien *inhalativ: 0,01–1 %:* Tremor, Herzklopfen, Unruhegefühl + NW von Cromoglicin

WW	Theophyllin, Sympathomimetika (wechselseitige Wi ↑ und NW ↑); Halothan, Methoxyfluran, Enfluran (schwere HRST ↑); MAO-Hemmer, trizyklische Antidepressiva (Reproterol-Wi auf das Herz-Kreislauf-System ↑)
WI	R. ist ein $β_2$-Sympathomimetikum (bei hohen Dosen auch $β_1$): intramolekulare Verbindung aus Orciprenalin und Theophyllin → Erschlaffung der Bronchial-, Gefäß- und Uterusmuskulatur, Hemmung der Mediatorfreisetzung aus Mastzellen, Steigerung der mukoziliären Clearance, positiv inotrop und chronotrop; inhalativ überwiegend lokal wirksam, kaum systemische Wi
PK	*inhalativ:* alveoläre Deposition ca. 10%, Wirkungsbeginn nach wenigen Minuten *alle:* Eliminations-HWZ 1–1,5 h, PEB ca. 70%, renale und fäkale Elimination
Gr/La	strenge Indikation, bes. im 1. Tri. sowie kurz vor der Geburt (wehenhemmender Effekt), Mittel der Wahl ist Salbutamol / strenge Indikation, Inhalation bevorzugen

❶ Hinweise:
- sehr effektives Bronchospasmolytikum zur Therapie eines schweren Asthmaanfalls
- beim Status asthmaticus oder Prästatus immer i. v.
- hoch dosierte Perfusortherapie nur unter Monitor- und RR-Kontrolle (Intensivstation!)
- zur Dauertherapie des mittelschweren und schweren Asthmas sind lang wirksame β-Sympathomimetika, wie Formoterol oder Salmeterol, aufgrund günstigerer Pharmakokinetik (konstanter Wirkstoffspiegel auch nachts) bevorzugt einzusetzen
- inhalativ als Bedarfsmedikation und zur situativen Anfallsprophylaxe (z. B. vor sportlicher Betätigung bei Belastungsasthma) geeignet

Behandlungskontrollen:
Herzfrequenz, Blutdruck und Lungenfunktion engmaschig kontrollieren (i. v. nur unter Monitor- und RR-Kontrolle [Intensivstation!])

Ribavirin TTK: ca. 28,- € (1000 mg) | Kinder > 3 Jahre | Rp.-Pflicht

HN	Ⓓ p. o.: **Copegus®** 400 mg/Tbl., **Rebetol®** 40 mg/ml Lsg. - *alle: 200 mg/Kps. o. Tbl.* inhalieren: **Virazole®** 6 g/Pulver zur Herstellung einer Lösung für einen Vernebler Ⓐ **Copegus®, Rebetol®, Virazole®** CH **Copegus®, Rebetol®, Virazole®**
Dos	▶ *Erw. > 105 kg KG:* 1400 mg/d, *81–105 kg KG:* 1200 mg/d, *65–80 kg KG:* 1000 mg/d, *< 65 kg KG:* 800 mg/d jeweils p. o. in 2 ED, Behandlungsdauer je nach Genotyp und Ansprechen der Therapie ▶ *Erw. + Kinder:* Aerosol mit 2%iger-Lsg. über 12–18 h für 3 bis max. 7 d inhalieren ▶ *Kinder 3–18 J., 47–49 kg KG:* 600 mg/d p. o., *50–65 kg KG:* 800 mg/d p. o., *> 65 kg KG:* s. Erw. ▶ jeweils in Kombination mit Peginterferon α2b oder Interferon α2b ▶ Behandlung je nach Laborkontrollen reduzieren oder sogar absetzen (s. Hinweise und FI) ▶ *Dosisreduktion bei Niereninsuffizienz:* bei Krea-Clearance < 50 ml/min nicht anwenden
Ind	chronische Hepatitis-C-Virusinfektion (HCV Infektion) in Kombination mit Peginterferon α2b oder Interferon α2b

i. v.: schwere Infektionen der unteren Atemwege, verursacht durch Respiratory Syncytial Virus (RSV)

KI	▶ Überempfindlichkeit, anamnestisch vorbestehende schwere Herzkrankheit, einschließlich instabile oder nicht beherrschte Herzerkrankung in den letzten 6 Mo., schwere, stark schwächende Erkrankungen, chronische Niereninsuffizienz (Kreatinin-Clearance < 50 ml/Minute und/oder dialysepflichtige Pat.), schwere Leberfunktionsstörungen (Child-Pugh Klassifikation B oder C) oder dekompensierte Leberzirrhose, Hämoglobinopathien, z. B. Thalassämie, Sichelzellenanämie; Therapie mit Peginterferon alfa-2b ist bei HCV/HIV-Patienten mit Zirrhose und einem Child-Pugh-Wert von ≥ 6 kontraindiziert ▶ *Kinder und Jugendliche:* bestehende oder in der Vorgeschichte bekannte schwere psychiatrische Störungen, insbesondere schwere Depression, Selbstmordgedanken, Selbstmordversuch ▶ aufgrund der kombinierten Anwendung mit Peginterferon alfa-2b oder Interferon alfa-2b: Autoimmunhepatitis oder Autoimmunerkrankung in der Vorgeschichte
NW	*> 10 %:* Entzündung und Veränderung an der Injektionsstelle, Asthenie, Müdigkeit, Fieber, KS, grippeähnliche Symptome, Schüttelfrost, Gewichtsabnahme, Schwindel, Abdominalschmerzen, Anorexie, Diarrhoe, Übelkeit, Erbrechen, Arthralgie, Muskel- und Skelettschmerzen, Myalgie, Angst, Konzentrationsschwäche, Gefühlsschwankungen, Depressionen, Schlaflosigkeit, Reizbarkeit, Dyspnoe, Pharyngitis, Husten, Alopezie, Pruritus, Ausschlag, Hauttrockenheit, Abnahme der Hämoglobinkonzentration *Kinder:* zusätzlich erhöhte TSH-Werte, Abnahme der Wachstumsrate
WW	Azathioprin (Myelotoxizität ↑), Magnesium-, Aluminium- und Simethicon-haltige Antazida (BV von R. ↓), Nukleosid-Analoga (Gefahr einer Laktatazidose)
WI	R. ist ein synthetisch hergestelltes Nukleosid-Analogon (Polymerase-Hemmer): In-vitro Aktivität gegenüber einigen RNA- und DNA-Viren; der genaue Mechanismus, durch den R. in Kombination mit Peginterferon α2b oder Interferon α2b seine Wirkung gegenüber HCV entfaltet, ist nicht bekannt
PK	Resorption in 1,5 h, BV 45–65 %, Steady-state nach ca. 4 Wo., HWZ 298 h, Metabolisierung und renale Elimination
Gr/La	kontraindiziert, Gr 6 + 11 / kontraindiziert, La 1
❗	**Cave:** *Rote-Hand-Brief 12/2011:* Einsatz von **Virazole®** nur nach sehr strenger Risiko-Nutzen-Abwägung **Hinweise:** ▶ *Behandlung absetzen bei:* • Hb < 8,5 g/dl bzw. Hb < 12 g/dl bei nach 4 Wo. red. Dosis • S-Krea-Wert von > 2,0 mg/dl • Leukozyten < 1,0 × 10^9/l • Thrombozyten < 25 × 10^9/l bzw. bei Kindern < 50 × 10^9/l • indirektes Bilirubin > 4 mg/dl • ALT oder AST > 2 × Ausgangswert oder > 10 × obere Normgrenze **Behandlungskontrollen:** regelmäßige BB-, Bilirubin, Leberwert- und Krea-Kontrollen im Verlauf der Behandlung

Rifabutin TTK: 5,52 € (1 Kps.) | Rp.-Pflicht

HN	ⒹＤ p.o.: **Myobutin**® 150 mg/Kps. Ⓐ **Myobutin**® ⒸⒽ **Myobutin**®
Dos	▶ *Monotherapie* zur **Prophylaxe einer Mycobacterium avium-Infektion** bei AIDS-Patienten: 300 mg/d p. o. ▶ *Kombinationstherapie:* • **generalisierte Infektionen mit Mycobacterium avium (MAC):** 450–600 mg/d p. o. über bis zu 6 Mo. nach Erreichen negativer Kulturen; bei Kombination mit Clarithromycin 300 mg Rifabutin/d p. o. • **Tuberkulose:** 150 mg/d p. o. über 6 bis 9 Mo. oder mindestens 6 Mo. nach Erreichen negativer Sputumkulturen ▶ *Dosisreduktion bei Niereinsuffizienz* (Krea.-Cl. < 30 ml/min): um 50 %
Ind	▶ Behandlung von symptomatischen, generalisierten Infektionen mit MAC bei AIDS-Patienten als Kombinationstherapie ▶ Prophylaxe von MAC-Infektionen bei AIDS-Patienten mit einer CD 4-Zellzahl von weniger als 200/mm³ ▶ Tuberkulose: immer als Kombinationstherapie mit Tuberkulostatika, die nicht zur Rifampicin-Gruppe gehören
KI	Überempfindlichkeit gegenüber Rifabutin oder anderen Rifamycinen (z. B. Rifampicin); schwere Leberfunktionsstörungen wie Verschlussikterus, aktive Leberzirrhose und akute Hepatitis; Kinder
NW	> *10 %:* Leukopenie, Hautrötung *1–10 %:* Anämie, Übelkeit, Myalgie, Pyrexie *0,1–1 %:* Panzytopenie, Agranulozytose, Lymphopenie, Granulozytopenie, Neutropenie, verringerte Leukozytenzahl, verringerte Neutrophilenzahl, Thrombozytopenie, Hypersensitivität, Bronchospasmen, Eosinophilie, Uveitis, Ablagerungen in der Hornhaut, Erbrechen, Gelbsucht, erhöhte Leberenzyme, Hautverfärbung
WW	hormonelle Kontrazeptiva, Analgetika, Antikoagulanzien, Kortikosteroide, Ciclosporin, Cotrimoxazol, Digitalis (außer Digoxin), Dapson, orale Antidiabetika, Opiate, Phenytoin, Tacrolimus, Chinidin (durch Cytochrom 450-3A Aktivierung deren Wi ↓); Cimetidin, Clarithromycin, Erythromycin, Ketoconazol, Itraconazol, Fluconazol, Amprenavir, Fosamprenavir, Ritonavir, Lopinavir, Voriconazol (Rifabutin Plasmaspiegel ↑, Dosireduktion !); Delavirdinmesylat (KI); Ritonavir, Voriconazol (Uveitis-Risiko ↑), Antazida (3 h Abstand einhalten)
WI	R. hemmt die DNA-abhängige RNA-Polymerase in empfindlichen Prokaryonten, nicht jedoch in Säugetierzellen; der Einbau von Thymidin in die DNA von Rifampicin-resistenten M. tuberculosis wird verhindert → DNA-Synthese Hemmung; 30–50 % der Rifampicin resistenten Mycobakterien sind auf R. empfindlich
PK	BV 12–20 %, max. Plasmakonz. 2–4 h, PEB 91–94 % (bei AIDS Pat. 69–73 %), Metabolisierung in aktive Metabolite, HWZ ca. 38 h, renale (53 %) aber auch fäkale (29 %) Elimination
Gr/La	kontraindiziert / kontraindiziert
❗	**Cave:** ▶ durch Cytochrom 450-3A Aktivierung viele relevante Interaktionen, s. WW ▶ bei Kombination mit Clarithromycin (oder anderen Makroliden), Ritonavir und/oder Fluconazol (und verwandten Substanzen wie Itraconazol) muss der Pat. über das Uveitisrisiko aufgeklärt werden

- ▶ kann eine rot-orange Färbung des Urins, der Haut und Körperausscheidungen wie auch Kontaktlinsen (insbesondere weiche), hervorrufen.
- ▶ eingeschränkte Wirksamkeit hormoneller Antikonzeptiva, Pat.-Aufklärung über andere Schwangerschaftsverhütung!

Behandlungskontrollen:
- ▶ regelmäßige BB- und Leberenzymkontrollen

Spektrum:
- ▶ eine Resistenzprüfung sollte immer vor jeder Therapie erfolgen!
- ▶ *Sensibel:* Mycobacterium tuberculosis, atypische Mykobakterien einschließlich M. avium intracellulare, (wirkt auch gegen Gram-positive und Gram-negative Bakterien)

Rifampicin (RMP)
TTK: p.o.: 3-5,12 € (600-900 mg); i.v.: 20,21-36,20 € (600-900 mg) | Rp.-Pflicht

HN   Ⓓ *p.o.:* **Eremfat®** 150|300|450|600 mg/Tbl., 100 mg/5 ml Sirup, **Rifa®** 300 mg/Tbl., **Rifampicinhefa N®** 450 mg/Tbl.
i. v.: **Eremfat®** 300|600 mg/Inj.-Fl., **Rifa Parenteral®** 300 mg/Inj.-Fl.
Ⓐ **Eremfat®, Rifoldin®, Rimactan®**
Ⓒₕ **Rimactan®**

Dos
- ▶ *allgemein:* 10 mg/kg KG/d p.o. (700 mg/70 kg KG/d)
- ▶ *Erw. i. v.:* 1 × 300–600 mg/d in 500 ml G5 % über 3 h
- ▶ *Tbc < 50 kg KG:* 1 × 450 mg/d; *> 50 kg KG:* 1 × 600 mg/d p.o. (immer Kombination, s. Hinweise)
- ▶ *Maximaldosis:* 600 (–750) mg/d i. v.
- ▶ *Chemoprophylaxe:* 1 × 600 mg/d p.o. für 4 d bei H. influenzae (Serotyp B), 2 × 600 mg/d für 2 d p.o. bei Meningokokken
- ▶ *Dosisreduktion bei Leberinsuffizienz:* max. 8 mg/kg KG
- ▶ *Kinder > 12 J.:* 400 mg/d; *> 7½ J.:* 250 mg/d; *> 3 J.:* 150 mg/d; *> 1 J.:* 100 mg/d jeweils 1 × morgens p.o.; *Säuglinge 2 Mo.–1 J.:* 15 mg/kg KG/d; *Neugeborene:* 10 mg/kg KG/d

Ind   Tuberkulose, tuberkulöse Meningitis, Chemoprophylaxe bei bakterieller Meningitis

KI   schwere Lebererkrankungen, erstes Trimenon, gleichzeitige Therapie mit Saquinavir und Ritonavir; *rel. KI:* leichtere Leberfunktionsstörungen, chronische Lebererkrankungen, Alkoholismus, Unterernährung, Veranlagung zur hepatischen Porphyrie, Früh- und Neugeborene, Säuglinge < 3 Mo.

NW   *> 10 %:* Leberfunktionsstörungen
1–10 %: Ikterus, GIT-Störungen (u. a. schwere Diarrhoe)
0,1–1 %: Müdigkeit, KS, Benommenheit, Vertigo
0,01–0,1 %: allerg. Reaktionen, Flu-Syndrom (grippeartige Erscheinungen, Hauterscheinungen, Bauchbeschwerden, Atemstörungen, thrombozytopenische Purpura, hämolytische Anämie, akute Nierenstörungen), Ataxie, Verwirrtheit, Sehstörungen
< 0,01 %: Anämien, Lymphozytose, Hypoprothrombinämie
o.A.: pseudomembranöse Kolitis

WW   β-Blocker, Carbamazepin, Cyclosporin, Chinidin, Cimetidin, Kortikosteroide, Diazepam, Digitalis, Diltiazem, Fluconazol, Haloperidol, Itroconazol, Ketoconazol, Kontrazeptiva, Methadon, Midazolam, Nifedipin, Phenytoin, Propafenon, Tocainid, Verapamil, Theophyllin, Warfarin, Zidovudin (deren Wi ↓); Chloramphenicol, Doxycyclin, Clofibrat (Rifampicinspiegel ↓); Cotrimoxazol (Rifampicinspiegel ↑)

R

WI	R. ist ein halbsynthetisches Antibiotikum aus der Gruppe der Ansamycine mit hauptsächlicher Wirkung gegen Mykobakterien: Hemmung der DNS-abhängigen RNS-Polymerase, wirkt bakterizid auf proliferierende Keime, passiert die Blut-Liquor-Schranke, bei Meningitis bis zu 90 % der Plasmakonzentration im Liquor nachweisbar, Induktor des Isoenzyms Nizoral CYP3 A4 mit beschleunigtem Abbau einer Vielzahl von Wirkstoffen
PK	BV initial 93 %, nach 3 Wo. 68 %, max. Plasmakonzentration nach 1–4 h, HWZ 1,5–5 h, PEB 90 %, Elimination zu 60–65 % über die Fäzes und zu 30 % renal
Gr/La	kontraindiziert 1. Tri. (außer Tbc), strenge Indikation 2. + 3. Tri., Tuberkulostatikum der Wahl, in den ersten 2 Lebenswochen zusätzlich 2–3 × 1 mg Vit. K / strenge Indikation, Tuberkulostatikum der Wahl

❶ **Hinweise:**
- rot-bräunliche Verfärbung von Körperflüssigkeiten möglich (Aufklärung)
- Lungen-Tbc Kombinationstherapie (positives Sputum): Initialphase (2 Mo.) Rifampicin + Isoniazid + Ethambutol + Pyrazinamid, Konsolidierungsphase (weitere 4 Mo.) Rifampicin + Isoniazid

Behandlungskontrollen:
Leberwerte kontrollieren, bei deutlichem Transaminasenanstieg über 150 I. E./l sollte Rifampicin abgesetzt werden

Spektrum:
Sensibel: Gram-positive und Gram-negative Keime, u. a. Mykobakterien, Actinomyces, Bacillus, Corynebakterien, Listerien, Staphylokokken, Streptokokken, Bacteroides, Chlamydien, Enterokokken, Neisserien, Legionella, Brucella, Haemophilus influenzae (Serotyp B)

Rilpivirin TTK: | Rp.-Pflicht

HN	Ⓓ *p. o.:* **Edurant**® 25 mg/Tbl. Ⓐ **Edurant**®
Dos	▶ *Erw.:* 1 × 25 mg/d p. o. (mit der Mahlzeit einnehmen!) ▶ *Dosisreduktion bei Leberinsuffizienz:* bei schwerer Leberinsuffizienz (Child-Pugh Klasse C) nicht einsetzen ▶ *Dosisreduktion bei Niereninsuffizienz:* bei schwerer Niereninsuffizienz mit Vorsicht anwenden
Ind	Infektionen mit dem humanen Immundefizienz-Virus Typ 1 (HIV-1) bei antiretroviral nicht vorbehandelten Erw. mit einer Viruslast von ≤ 100.000 HIV-1-RNA-Kopien/ml
KI	aufgrund der CYP3A-Enzyminduktion oder eines erhöhten pH-Werts im Magen: Antikonvulsiva Carbamazepin, Oxcarbazepin, Phenobarbital, Phenytoin; Tuberkulostatika Rifabutin, Rifampicin, Rifapentin; Protonenpumpenhemmer: Omeprazol, Esomeprazol, Lansoprazol, Pantoprazol, Rabeprazol; systemisches Glukokortikoid Dexamethason (außer einer Behandlung mit einer Einzeldosis); Johanniskraut (Hypericum perforatum)
NW	*> 10 %:* Gesamtcholesterin ↑ (nüchtern), LDL-Cholesterin ↑ (nüchtern), KS, Übelkeit, Pankreasamylase ↑, Transaminasen ↑ *1–10 %:* verminderte Zahl der weißen Blutkörperchen, Hämoglobin ↓, Thrombozytenzahl ↓, Appetit ↓, Triglyzeride ↑, abnorme Träume, Schlaflosigkeit, Depressionen, Schlafstörungen, depressive Verstimmung, Schwindel, Somnolenz, Erbrechen, Lipase ↑, abdominelle Beschwerden, Mundtrockenheit, Bilirubin ↑, Hautausschlag, Erschöpfung
WW	Arzneimittel, die CYP3A induzieren oder hemmen (R. Konz. ↑ ↓), Details s. FI

WI	R. ist ein NNRTI (Nicht-Nukleosidale Inhibitoren der Reversen Transkriptase), ein Diarylpyrimidin-NNRTI von HIV-1: die Wirkung wird durch eine nichtkompetitive Hemmung von HIV-1-Reverse-Transkriptase vermittelt; hemmt nicht die menschlichen zellulären DNA-Polymerasen α, β und γ
PK	max. Plasmakonz. nach 4–5 h, PEB > 99 %, oxidative Metabolisierung durch das Cytochrom-P450 (CYP) 3A-System, HWZ 45 h, Elimination per Faeces zu 85 %
Gr/La	kontraindiziert (keine Erfahrungen) / kontraindiziert (keine Erfahrungen)

❶ **Pädiatrische Zulassung:**
k. A.

Spektrum:
Sensibel: HIV-1-Wildtyp, HIV-1-Gruppe M (Subtypen A, B, C, D, F, G, H), HIV-2
resistent: die häufigsten Resistenz-assoziierten Mutationen betreffen: L 100I, K101E, V108I, E 138K, V179F, Y181C, H221Y, F227C und M230I

Riluzol   TTK: 16,95 € (100 mg) | Rp.-Pflicht

HN	Ⓓ *p. o.:* **Mylan dura®**, **Rilutek®**, **Riluzol** (Generika) - alle 50 mg/Tbl. Ⓐ **Rilutek®** Ⓒʜ **Rilutek®**
Dos	▸ *Erw.:* 2 × 50 mg/d p. o. ▸ *Maximaldosis:* 100 mg/d
Ind	ALS (Amyotrophe Lateralsklerose)
KI	schwere Lebererkrankungen, Transaminasenanstiege auf das 3–5-fache des Ausgangswertes, schwere Niereninsuffizienz
NW	*> 10 %:* Asthenie (19 %), Nausea (16 %), Leberwerte ↑ *1–10 %:* KS, Schmerzen, GIT-Beschwerden, Tachykardie, Benommenheit, periorale Parästhesien *< 0,01 %:* anaphylaktische Reaktionen, Angioödeme, Neutropenie
WW	derzeit liegen nur In-vitro-Studien vor: Hemmstoffe der CYP-1A2 (z. B. Coffein, Diclofenac, Diazepam, Nicergolin, Clomipramin, Imipramin, Fluvoxamin, Phenacetin, Theophyllin, Amitriptylin und Chinolone) (möglicherweise Eliminationsrate von R. ↓); Induktoren der CYP-1A2 (z. B. Zigarettenrauch, auf Holzkohle gegrillte Nahrung, Rifampicin und Omeprazol) (Eliminationsrate von R. ↑)
WI	R. ist ein Glutamatantagonist; vermuteter Wirkungsmechanismus: Hemmung der Glutamatfreisetzung, Inaktivierung von spannungsabhängigen Na-Kanälen, nicht kompetitive Blockade der NMDA-Rezeptoren und Stimulierung der G-Protein-übermittelten Signalübertragung, laut Studien statistisch signifikante Lebensverlängerung von lediglich 3 Mo.
PK	BV 60 %, fettreiche Nahrung reduziert Resorption und BV, max. Plasmaspiegel nach 30–60 min, Steady-state nach 3–8 d, HWZ 9–15 h, nach Gabe von radioaktiv markierter Substanz innerhalb von 15 min zu 90 % im Urin nachweisbar, Elimination nach Metabolisierung überwiegend renal
Gr/La	kontraindiziert, Gr 5 / kontraindiziert, La 1

❶ **Hinweise:**
▸ *zwei Studien* mit 1114 Pat. zur Untersuchung der Wi von Riluzol vs. Placebo über bis zu 18 Mo.: Analyse der Überlebensrate nach 12 Mo. war in beiden

Studien bezüglich des Log-Rank-Testes statistisch signifikant (74 % vs. 60 %, $p_1 = 0{,}007$ und $p_2 = 0{,}019$), am Ende der Studie nicht mehr (56 % vs. 50 %)
- Wi letztendlich nicht bestätigt, aber angesichts der infausten Prognose Therapieversuch bis zur endgültigen Klärung einer Wi sicherlich indiziert

Behandlungskontrollen:
anfangs monatlich S-Kreatinin und Transaminasen

Risedronsäure   TTK: 1,42-9,62 € (5-30 mg), 10,46 € (35 mg Wochen-Tbl.) | Rp.-Pflicht

HN	Ⓓ *p. o.:* Actonel® 5|30 mg/Tbl., 75 mg/Tbl., **Risedronat** (**Generika**), **Risedron Hexal®**, **Risedronsäure** (**Generika**, **- Ratio®** 75 mg/Tbl.) - alle: 35 mg/Wochen-Tbl. Ⓐ Actonel® CH Actonel®
Dos	▶ *p. o.:* 5 mg/d Dauermedikation oder 30 mg/d über 2 Mo. (Wdh. des Behandlungszyklus erst nach Mindestabstand von 2 Mo.) oder ▶ *Dauermedikation:* 1 × 35 mg/Wo. p. o. oder an 2 aufeinanderfolgenden Tagen 1 × 35 mg/d/Mo. p. o. ▶ *Morbus Paget:* 1 (–2) × 30 mg/d p. o. über 2 Mo.
Ind	postmenopausale Osteoporose und deren Vorbeugung bei erhöhtem Osteoporoserisiko, Reduzierung des vertebralen Frakturrisikos, Osteoporoseprophylaxe bei Glukokortikoidlangzeitbehandlung (> 3 Mo. + > 7,5 mg Prednison), Morbus Paget
KI	Hypokalzämie, schwere Nierenfunktionsstörung (Krea.-Clearance < 30 ml/min)
NW	*1–10 %:* Diarrhoe, Obstipation, Bauchschmerzen, Rash, muskuloskelettale Schmerzen; *bei 5 mg/d:* Dyspepsie, Flatulenz, Gastritis, KS; *bei 30 mg/d:* Schmerzen im Brustbereich, Nausea, Colitis, peripheres Ödem, Hypokalzämie, Gewichtsabnahme, Myasthenie, Benommenheit, Apnoe, Bronchitis, Sinusitis, Amblyopenie, Hornhautläsionen, Augentrockenheit, Tinnitus, Nykturie *< 1 %:* Ösophagitis, Duodenitis, Dysphagie, Ösophagus-Ulkus/-Striktur *o.A.:* Hypokalzämie, Hypophosphatämie
WW	Ca^{2+}, Mg^{2+}, Fe^{2+}, Al^{3+} (Risedronsäure-Resorption ↓)
WI	R. ist ein Bisphosphonat: inhibierende Wi auf die Osteoklasten nach Bindung an Knochen-Hydroxylapatit → klinisch signifikante Verminderung des Knochenabbaus
PK	BV unter 1 %, keine Hinweise auf einen systemischen Metabolismus, PEB 24 %, die Hälfte der resorbierten Dosis wird innerhalb der ersten 24 h renal eliminiert, der Rest mit den Fäzes
Gr/La	kontraindiziert / kontraindiziert
❶	**Hinweise:** ▶ 5 mg/d als Dauertherapie ist deutlich nebenwirkungsärmer als 30 mg/d über 2 Monate ▶ Einnahme mind. 2 h vor dem Essen mit viel Wasser (Einnahme mit Milch oder Mineralwasser senkt die BV auf 0 %) ▶ Wirkungsnachweis bei Pat. > 80 J. durch Studien noch nicht belegt
Stu	Risedron-Studie

Risperidon

TTK: p.o.: 0,86-1,20 € (2-4 mg); i.m.: 140,60-274,52 € (25-50 mg) | Kinder > 5 Jahre | Rp.-Pflicht

HN Ⓓ *p.o.:* **Risocon**® Lsg. 1 mg/ml, **Rispe-Q**®, **Risperdal** (**Generika, -Janssen**® Lsg. 1 mg/ml), **Risperdoc**®, **Risperidon** (**Generika**, z.T. 0,25|6|8 mg/Tbl., Lsg. 1 mg/ml), **Risperigamma**®
- *alle: 0,5|1|2|3|4 mg/Tbl.*
i.m.: **Risperdal CONSTA**® 25|37,5|50 mg Depot-Inj.
Ⓐ **Risperdal**®
CH **Risperdal**®, **Risperdal Consta**®

Dos
- ▶ *Schizophrenie:*
  - *p.o.: 1. Tag:* 1 × 2 mg (ältere Pat.: 2 × 0,5 mg/d), dann ab *2. Tag:* 1 × 4 mg (ältere Pat.: 2 × 1 mg/d), *Erhaltungsdosis:* 4 (–6) mg/d p.o. (ältere Pat.: bis 2 × 2 mg/d)
  - *i.m.:* Standarddosis 25 mg alle 14 Tage i.m. (Dosissteigerung auf 37,5 bzw. 50 mg alle 14 Tage möglich)
- ▶ chron. Aggressivität und psychot. Symptome bei Demenz:
  - 1. und 2. Tag: 2 × 0,25 mg/d, bei Bedarf ab 3. Tag: 2 × 0,5 mg/d, *Erhaltungsdosis:* um 1 mg/d; Maximaldosis: 2 × 1 mg/d
- ▶ *Verhaltensstörungen bei Intelligenzminderung:*
  - *> 50 kg KG:* 1. und 2. Tag: 1 × 0,25 mg/d, bei Bedarf ab 3. Tag: 1 × 0,5 mg/d, *Erhaltungsdosis:* 1 × 0,5 mg/d (0,25–0,75 mg/d)
  - *< 50 kg KG:* 1. und 2. Tag: 1 × 0,5 mg/d, bei Bedarf ab 3. Tag: 1 × 1 mg/d, *Erhaltungsdosis:* 1 × 1 mg/d (0,5–1,5 mg/d)
- ▶ *Dosisreduktion bei Leber- oder Niereninsuffizienz:*
  - *Anfangsdosis* 1 × 0,5 mg/d, individuelle Dosisanpassung Steigerung um 2 × 0,5 mg/d bis auf 2 × 1–2 mg/d
- ▶ *Kinder 5–18 J.:* > 50 kg KG 1 × 0,5 mg/d, < 50 kg KG 1 × 0,25 mg/d, Dosissteigerung je nach klin. Wirkung

Ind Schizophrenie, mäßig bis schwere manische Episoden bei bipolaren Störungen, Kurzzeitbehandlung (bis zu 6 Wochen) von aggressivem Verhalten bei Alzheimer-Demenz, symptomatische Kurzzeitbehandlung (bis zu 6 Wochen) von anhaltender Aggression bei Verhaltensstörung bei Kindern im Alter ab 5 J. und Jgl. mit unterdurchschnittlicher intellektueller Funktion oder mentaler Retardierung

KI Hyperprolaktinämie, Kinder und Jugendliche < 5 J.; *relative* KI: Morbus Parkinson, Epilepsie, prolaktinabhängige Tumore, schwere Herz-Kreislauf-Erkrankungen, BB-Veränderungen

NW *> 10 %:* Schlaflosigkeit, Agitation, Angstzustände, KS
1–10 %: orthostatische Hypotension, Schwindel, Reflextachykardie, EPMS (dosisabhängig: Tremor, Rigidität, Hypersalivation, Bradykinesie, Akathisie, akute Dystonie)
< 1 %: Somnolenz, Benommenheit, GIT-Beschwerden, Sehstörungen, erektile Dysfunktion, Rhinitis, Hautausschlag
< 0,01 %: Wasserintoxikation, Priapismus, Leberwerte ↑, Krampfanfall
o.A.: malignes neuroleptisches Syndrom, Gewichtszunahme, zerebrovaskuläre Ereignisse

WW Carbamazepin (Risperdalplasmaspiegel ↓); Levodopa (dessen Wi ↓); Fluoxetin, Phenothiazin, trizyklische Antidepressiva, β-Blocker (Risperdalplasmaspiegel ↑)

WI R. ist ein atypisches Neuroleptikum, ein Benzisoxazol-Derivat: Rezeptorantagonist am monoaminen System, Bindung an Serotonin-5 HT$_2$- stärker als an D$_2$- und α$_1$-Rezeptoren; geringe Sedierung, keine anticholinergen NW (keine

Blockade von mACh-Rezeptoren), geringeres Risiko von EPMS bei mit Haloperidol vergleichbarer antipsychotischer Wirksamkeit insbesondere bei Negativ-Symptomatik

PK vollständige Resorption, BV 66%, max. Plasmaspiegel nach 1–2 h, HWZ 3 h, metabolisiert in 9-Hydroxy-Risperidon, PEB 88%, überwiegend renale Elimination (70%)

Gr/La strenge Indikation, Gr 4, Antipsychotika der Wahl sind Alimemazin, Fluphenazin, Levomepromazin, Promazin, Thioridazin / kontraindiziert, La 1, bei zwingender Indikation Levomepromazin, Perphenazin, Triflupromazin anwendbar

> **Intoxikation:**
> - *Klinik:* Sedation, Tachykardie, Hypotonie, EPMS
> - *Therapie:* rein symptomatische Behandlung, da kein Antidot zur Verfügung steht, ggf. Magenspülung, Aktivkohle + Laxans, ggf. Beatmung, EKG-Monitoring, Flüssigkeitssubstitution, ggf. auch Anticholinergika
>
> **Hinweise:**
> - *Dosierungshinweis:* Minussymptomatik → geringe Dosierung, Plussymptomatik → hohe Dosierung
> - malignes neuroleptisches Syndrom: s. Haloperidol
> - *Studienergebnisse:* Risperidon erhöht bei älteren Pat. mit Demenz das Risiko von zerebrovaskulären Ereignissen (TIA, Schlaganfall) und Tod; bei dementen Patienten mit Wahnvorstellungen und Aggressivität sollte vorzugsweise auf Haloperidol zurückgegriffen werden.
>
> **Behandlungskontrollen:**
> im Behandlungsverlauf BB, Leber- und Nierenfunktion, CPK

Stu RISPERDAL-Studie

Ritonavir (RTV) *TTK: 21,50 € (1200 mg) | Rp.-Pflicht*

HN Ⓓ *p. o.:* **Norvir**® 100 mg/Kps., Saft 80 mg/ml
Ⓐ **Norvir**®
Ⓒ_H **Norvir**®

Dos ▶ *p. o.:* 2 × 600 mg/d oder 2 × 7,5 ml/d (= 600 mg)
▶ *Beachte:* Lösung nicht mit Wasser verdünnen!

Ind HIV-Therapie im Rahmen einer Kombinationstherapie

KI bek. Nephrolithiasis und/oder Hyperurikämie, schwere Leberinsuffizienz, in Komb. mit einigen Antihistaminika (Terfenadin), Sedativa (Alprazolam, Triazolam, Midazolam), Rifabutin, Ergotaminderivaten

NW >10%: GIT-Beschwerden, Geschmacksstörungen, Parästhesien, allgemeine Schwäche, KS, Schwindel, Gefäßerweiterung, γGT ↑, Leukozyten ↓, CK ↑, Triglyzeride ↑
1–10%: Schlaflosigkeit, Angstzustände, Husten, Fieber, FT4 ↓, GOT ↑, Amylase ↑, K^+ ↓, BZ ↑, Ca^{2+} ↓, Mg ↑, Bilirubin ↑, AP ↑, Hb ↓, Leukozytose
< 1%: Rhabdomyolyse, Anaphylaxie
o.A.: Krampfanfälle, DM, Synkopen, Niereninsuffizienz, Transaminasen ↑, Hepatitis, Leberversagen, lokale Fettansammlungen, Fettstoffwechselstörungen, Pankreatitis, Polyneuropathie, Myalgie, Myositis, Sehstörungen

WW *Plasmaspiegelsteigerung und NW ↑ von:* Terfenadin (KI), Dihydroergotamin und Ergotamin (periphere Vasospasmen, KI), Diazepam, Estazolam, Flurazepam, Midazolam, Triazolam und Zolpidem (atemdepressiv, extreme Sedierung, KI), Rifabutin (KI), Saquinavir (+120% ↑), Nelfinavir (+152% ↑), Sildenafil (+300%), Clarithromycin (dessen Dosis bei Niereninsuffizienz reduzie-

ren), Ketoconazol, Desipramin, Amiodaron, Astemizol, Bepridil, Bupropion, Chinidin, Clozapin, Clorazepat, Encainid, Flecainid, Pethidin, Pimozid, Piroxicam, Propafenon, Propoxyphen u. a. s. FI
Plasmaspiegelreduktion und Wirksamkeit ↓ *von:* oralen Kontrazeptiva, Theophyllin (−45%), Methadon (−36%)
Plasmaspiegelreduktion von Ritonavir: Johanniskraut (KI)

WI Protease-Inhibitor, der in Kombination mit zwei Nukleosid-Analoga eine deutliche Reduktion der Viruslast erzielt; zu Indinavir besteht eine Kreuzresistenz; erhebliche Beeinflussung des Metabolismus zahlreicher Medikamente z. T. durch Induktion, z. T. durch Hemmung des Cytochrom-P_{450}-Stoffwechsels

PK gute Resorption nach oraler Gabe, gute BV, max. Plasmakonzentration nach 2–4 h, PEB 99%, HWZ 3 h

Gr/La strenge Indikation, Gr 4, Anwendung nur in spez. Zentren / strenge Indikation, La 1

❶ Hinweise:
- Tagesdosis schrittweise aufbauen, um eine bessere Verträglichkeit zu gewährleisten (Aufbau in einer Woche)
- bereits bei leichten klinischen und biochemischen Zeichen einer Leberfunktionsstörung kann die AUC von Ritonavir um 40% und die max. Serumkonzentration um 27% erhöht sein → Dosisreduktion

Rituximab TTK: 861–2085,- € (100-500 mg Inf.-Lsg.) | Rp.-Pflicht

HN Ⓓ *i. v.:* **MabThera**® 100|500 mg Inf.-Lsg. (10 mg/ml)
Ⓐ **MabThera**®
Ⓒʜ **MabThera**®

Dos
- *NHL:*
  - *Kombinationstherapie:* 375 mg/m² pro Zyklus alle 3 Mo. nach Gabe der Glukokortikoid-Komponente (bis zu max. 8 Zyklen)
  - *Monotherapie:* 1 × 375 mg/m²/Wo. über 4 Wo.
- *CLL:* nach Hydratation und Prednison beim 1. Zyklus 375 mg/m², beim 2. Zyklus 500 mg/m² (insg. 6 Zyklen)
- *rheumatoide Arthritis:* 1000 mg i. v., nach 2 Wo. Wiederholung mit 1000 mg i. v.
- s. Hinweise zum Ablauf der i. v.-Gabe

Ind
- Non-Hodgkin-Lymphom (NHL) Stadium III-IV
- chron. lymphatische Leukämie (CLL) in Kombination bei Rezidiv, follikuläres Lymphom (Erstlinientherapie)
- rheumatoide Arthritis in Kombination mit Methothrexat

off label: Multiple Sklerose, Wegenersche Granulomatose, mikroskopische Polyangiitis

KI *bei NHL u. CLL:* aktive, schwere Infektionen
bei rheumatoider Arthritis: aktive, schwere Infektionen; schwere Herzinsuffizienz NYHA IV o. schwere unkontrollierte Herzerkrankung

NW *> 10%:* bakterielle und virale Infektionen, Neutropenie, Thrombozytopenie, Übelkeit, Pruritus, Exanthem, Fieber, Schüttelfrost, Asthenie, KS
1–10%: Sepsis, bronchopulmonale Infekte, Anämie, Panzytopenie, BZ ↑, Gewicht ↓, periphere Ödeme, LDH ↑, Ca^{2+} ↓, Par- und Hypästhesien, Schlafstörungen, Schwindel, Tinnitus, Ohrenschmerzen, HRST, VHF, HF ↑, RR ↓, Bronchospasmus, Dyspnoe, Husten, Urtikaria, Neigung zu Schweißbildung ↑, Myalgien, Arthralgien, Nacken- und Rückenschmerzen

	0,1–1%: Gerinnungsstörungen, aplastische und hämolytische Anämie, Depressionen, Nervosität, Herz-Kreislauf-Versagen, Angina, Myokardischämie, Asthma, HF ↓, Schmerzen an der Infusionsstelle
WW	geringe Erfahrungswerte, Informationen zu WW liegen bislang nicht vor
WI	R. ist ein monoklonaler Antikörper: Rituximab bindet spezifisch an das Transmembran-Antigen CD 20, das auf Prä-B- und reifen B-Lymphozyten lokalisiert ist; das Antigen wird auf > 95% aller Zellen von Non-Hodgkin-Lymphomen des B-Zell-Typs exprimiert → durch Bindung wird eine immunologische Reaktion vermittelt → selektive B-Zell-Lyse (Apoptose)
PK	terminale Eliminationshalbwertszeit 22 d (6,1–52 d)
Gr/La	kontraindiziert / kontraindiziert
❶	**Hinweise:** ▶ *Zulassung in USA bereits erfolgt:* Wegenersche Granulomatose, mikroskopische Polyangiitis ▶ um das Risiko tödlich verlaufender infusionsbedingter Reaktionen zu vermeiden, sollte die Prämedikation mit 100 mg Methylprednisolon 30 min vor der Infusion mit R. beendet sein und ein Analgetikum/Antipyretikum (z. B. Paracetamol) und ein Antihistaminikum (z. B. Diphenylhydramin) ebenfalls vor Infusion verabreicht werden

Rivaroxaban TTK: 3,50 € (10 oder 20 mg) | Rp.-Pflicht

HN	Ⓓ *p. o.:* **Xarelto®** 10|15|20 mg/Tbl. Ⓐ **Xarelto®** ㏇ **Xarelto®**

Dos	▶ *Erw. Prophylaxe von Schlaganfällen und syst. Embolien:* 1 × 20 mg/d abends p. o. (zu den Mahlzeiten)
	▶ *Erw. Prophylaxe nach OP:* 1 × 10 mg/d p. o. 6–10 h nach OP, Dauer der Behandlung nach Knie-OP 2 Wo., nach Hüft-OP 5 Wo.
	▶ *Erw. Behandlung der TVT und Prophylaxe von rez. TVT und LE:* initial 2 × 15 mg/d p. o. (zu den Mahlzeiten) in 1.–3. Wo., dann 1 × 20 mg/d p. o.
	▶ Umstellung:
	  • *parenterales Antikoagulans (Heparin etc.):* unmittelbar nach letzter Gabe von R. beginnen bzw. bei Absetzen der parent. Antikoag. mit R. beginnen
	  • *Vit.-K-Antagonisten:*
	    • *nach Absetzen von Vit.-K-Antag.:* bei INR < 3,0 mit R. beginnen
	    • *Einstellung auf Vit.-K-Antag.:* Einnahme von Vit.-K-Antag. mit R. beginnen, bei INR > 2 R. absetzen
	▶ *Dosisreduktion bei Niereninsuffizienz:* bei schlechter Krea-Clearance (15–49 ml/min) mit Vorsicht anwenden (15 mg/d), < 15 ml/min nicht anwenden (s. FI)

Ind	Prophylaxe venöser Thrombembolien (VTE) bei Pat. nach Hüft- und Kniegelenksersatz-OP, Behandlung bzw. Prävention von tiefen Venenthrombosen (TVT) und Lungenembolien (LE) bei Erw., Vorbeugung von Schlaganfällen und syst. Embolien bei Erw. mit nicht-valvulärem Vorhofflimmern und einem oder mehreren Risikofaktoren (CHADS-Score = Risikoscore zur Ermittlung des Schlaganfallrezidivrisikos beim Vorhofflimmern)
KI	schwerste Nieren- und Leberinsuffizienz (Krea.Clerance < 15 ml/min und Child Pugh B), klin. relevante akute Blutungen
NW	*1–10%:* Blutungen (3,3%), Anämie (1%), Transaminasen ↑, Übelkeit *0,1–1%:* HF ↑, Thrombozyten ↑, Synkope, Schwindel, KS, GIT-Symptome (Di-

	arrhoe, Obstipation, Schmerzen), Nierenfunktionsstörungen
	< 0,1 %: konjugiertes Bilirubin ↑, allerg. Dermatitis, Leberfunktionsstörungen
WW	Ketoconazol, Itraconazol, Voriconazol, Posaconazol, HIV-Protease-Inhibitoren (R.-Plasmaspiegel ↑, Kombination meiden), NSAR, ASS, Antikoagulanzien (Blutungsneigung ↑)
WI	R. ist ein oraler direkter Faktor Xa-Hemmer, der die Aktivität von freiem Faktor Xa und Prothrombinase hemmt: die Thrombin- und Blutgerinnselbildung wird inhibiert, kein Einfluss auf die Thrombozytenfunktion
PK	BV 80–100 %, max. Plasma-Konz. 2–4 h, PEB 92–95 %, ⅔ von R. werden metabolisiert, HWZ 7–11 h, renale und fäkale Elimination zu je 50 %, ⅓ werden unverändert renal eliminiert
Gr/La	keine Erfahrungen, KI / keine Erfahrungen, KI
❶	**Intoxikation:**
	Notfallmaßnahmen bei Blutungen: Gerinnungstests (Hemoclot©-Thrombin-Inhibitor-Test, aPTT- und TZ-Zeit), Blutungsquelle finden und behandeln, Diurese forcieren, Bluttransfusion, Gabe von PPSB und/oder rFVIIa, bei Thrombozytopenie ggf. Gabe von Thrombozytenaggregaten und optional eine Dialyse; ein spez. Antidot ist nicht bekannt!
	Hinweise:
	▸ *RECORD-Studien:* die Ergebnisse aus dem Phase-III-Studienprogramm (RECORD 1-3) sind in der Fachinformation detailliert aufgeführt
	▸ vor chirurgischen Eingriffen sollte man R. mind. 24 h zuvor absetzen, falls dies möglich und klin. vertretbar ist
	Behandlungskontrollen:
	▸ Leberfunktionswerte kontrollieren
	▸ *geeignete Gerinnungstests:* PT, gemessen in sek. mit Neoplastin-Plus als Reagenz + Anti-Faktor-Xa-Aktivität
Stu	Rocket AF-Studie

Rivastigmin   *TTK: p.o.: 2–3,- € (6–12 mg), Pflaster: 3,90–3,96 € (4,6–9,5 mg/24 h) | Rp.-Pflicht*

HN	Ⓓ *p. o.:* **Exelon®**, **Nivastid®**, **Prometax®**, **Rivastigmin** (**Generika**) - alle: 1,5|3|4,5|6 mg/Kps., Lsg. 2 mg/ml *kutan:* **Exelon®-Pflaster** 4,6|9,5 mg/24 h Ⓐ **Exelon®**, **Rivastigmin** (**Generika**) Ⓒₕ **Exelon®**, **Rivastigmin** (**Generika**)
Dos	▸ *p. o.:* initial 2 × 1,5 mg/d, alle 2 Wo. Dosis um 2 × 1,5 mg/d steigern nach Verträglichkeit und Wirksamkeit auf *Erhaltungsdosis* 6–12 mg/d ▸ *kutan:* initial 4,6 mg/24 h auf Oberkörper/Oberarm 1 × tgl. aufkleben, bei guter Verträglichkeit Erhaltungsdosis 9,5 mg/24 h ▸ *Maximaldosis:* 12 mg/d
Ind	leichte bis mittelschwere Formen einer Demenz vom Alzheimer-Typ *off-label-use:* vaskuläre Demenz
KI	schwere Leberinsuffizienz; *relative KI:* Sick-Sinus-Syndrom oder Reizleitungsstörungen, Magengeschwüre, Asthma bronchiale
NW	*> 10 %:* Übelkeit, Erbrechen, Anorexie (initial), Benommenheit *1–10 %:* GIT-Beschwerden, akzidentelle Verletzungen, Agitiertheit, Verwirrtheit, Depression, KS, Schlaflosigkeit, Infekte der oberen Atemwege und Harnwegsinfekte, Tremor, RR ↑ *< 1 %:* Angina pectoris, GIT-Ulzera/Blutungen, Synkopen, Bradykardie, Krampfanfälle

WW	Muskelrelaxanzien (deren Wi ↑), nicht gemeinsam mit anderen Cholinomimetika geben
WI	R. ist ein "pseudoreversibler" Acetylcholin- und Butyrylcholinesterasehemmer vom Carbamat-Typ mit hirnregionaler Selektivität (Cortex und Hippokampus): die Acetylcholinesterase wird zunächst carbamyliert und nach Stunden wieder hydrolysiert, sodass sie ohne Neusynthese wieder regeneriert wird ("pseudoreversibel")
PK	BV 36%, max. Plasmakonzentration nach 1 h, PEB ca. 40%, Wi-Dauer im Gehirn ca. 9 h, HWZ 1 h, Metabolisierung durch die Acetylcholinesterase, überwiegend renale Elimination (>90%) innerhalb von 24 h
Gr/La	kontraindiziert, Gr 5 / kontraindiziert, La 1

❗ **Hinweise:**
- bei ausbleibender Wi bzw. einer ausbleibenden erkennbaren Besserung der fortschreitenden Demenz nach 15–20 Wo. sollte das Präparat wieder abgesetzt werden
- nach einer Therapiepause infolge OP oder anderen schweren Erkrankungen sollte erneut einschleichend und mit der niedrigsten Dosis begonnen werden, weil sonst die Gefahr von anticholinergen Effekten (u. a. Übelkeit und Erbrechen) sehr hoch ist
- in klinischen Studien wurde mit 3 unterschiedlichen Messverfahren (ADAS-Cog, CIBIC-Plus und PDS) nach einer 6-monatigen Therapie die Wirksamkeit gegen Placebo statistisch signifikant nachgewiesen; allerdings wurden bislang die Erfolge der Behandlung nicht über 1 J. hinaus untersucht
- **Cave Medikationsfehler:** werden alte Pflaster nicht entfernt, so kann es zu Überdosierungen mit Übelkeit, Erbrechen, Diarrhoe, Hypertonie und Halluzinationen kommen.

Rizatriptan TTK: 7-11,- € (1 Tbl.) | Rp.-Pflicht

HN	Ⓓ *p.o.:* **Maxalt®** 5|10 mg/Tbl., **-lingua** 5|10 mg/Schmelz-Tbl. Ⓐ **Maxalt®** Ⓒ**H** **Maxalt®**
Dos	▶ *Erw.:* 1 × 10 mg p.o., ggf. nach 2 h erneut 10 mg Tbl. oder 10 mg **lingua**-Tbl. auf Zunge legen → auflösen → schlucken ▶ *Dosisreduktion bei leichter bis mäßiger Nieren- oder Leberinsuffizienz:* 50% ▶ *Maximaldosis:* 2 × 10 mg/24 h p. o.
Ind	Migräneanfall mit und ohne Aura
KI	schwere Hypertonie, KHK, Z. n. Myokardinfarkt, pAVK, schwere Leber- oder Nierenfunktionsstörung, Alter < 18 J., Komb. mit MAO-Hemmern (14 d vorher absetzen), Ergotaminen oder 5-HT$_{1B/1D}$ -Rezeptoragonisten
NW	*1–10%:* Parästhesien, Mundtrockenheit, Übelkeit, Schwindel, KS, Schläfrigkeit, Schwäche *0,01–0,1%:* Synkope, Hypertonie *< 0,01%:* myokardiale Ischämie, HI, zerebrovaskulärer Zwischenfall *o.A.:* Bauch- oder Brustschmerzen, Tachykardie, GIT-Beschwerden, Muskelschwäche, Aufmerksamkeit ↓, Schlaflosigkeit, Hypästhesie, Tremor, Ataxie, Vertigo, Desorientiertheit, Atemnot, Flush, Urtikaria, Verschwommensehen, Hitzewallungen, Koronarspasmen (bei Komb. mit 5HT$_{1B/1D}$-Rezeptoragonisten), Angioödem, Lyell-Syndrom

WW	Propranolol (Rizatriptanplasmaspiegel ↑); keine Gabe von: MAO-Hemmern (bis 2 Wo. nach Einnahme), SSRI (Citalopram, Fluoxetin, Fluvoxamin, Paroxetin, Sertralin), Clomipramin, Ergotaminen
WI	R. ist ein spezifischer Serotoninagonist auf intrakranielle 5-HT$_{1B/1D}$-Rezeptoren von Gefäßen: Die Aktivierung dieser 5-HT$_{1B}$- und 5-HT$_{1D}$-Rezeptoren kann zu einer Konstriktion der schmerzerzeugenden intrakraniellen Blutgefäße und zur Inhibition der Freisetzung von Neuropeptiden führen. Dies reduziert die Entzündung der empfindlichen Gewebe sowie die zentrale trigeminale Schmerzleitung.
PK	BV 40–45%, max. Plasmakonzentration nach 1–1,5 h, PEB 14%, HWZ 2–3 h, nach Metabolisierung durch MAO-A überwiegend renale Elimination (80%)
Gr/La	strenge Indikation, Gr 4; Mittel der Wahl bei schwerer Migräneattacke ist Sumatriptan, bei leichter Migräne Paracetamol / strenge Indikation, La 1, Stillpause für 24 h

❶ **Hinweise:**
- schnellster Wi-Eintritt aller Triptane (30 min), höchste Rate der Schmerzlinderung aller Triptane
- in einer placebokontrollierten *Vergleichsstudie* an 618 Pat. zur Behandlung akuter Migräneattacken war Rizatriptan (10 mg) im Vgl. zu Naratriptan (2,5 mg) signifikant überlegen (bezogen auf: Wi nach 2 h, vegetative Begleiterscheinungen und funktionellen Behinderungsgrad) (Eur Neurol 1999; 42: 173-179)

Alternativwirkstoffe:
Sumatriptan

Pharmainfo:
Me-too-Präparat

Roflumilast TTK: ca. 1,60 € (500 µg) | Rp.-Pflicht

HN	Ⓓ *p. o.:* **Daxas**® 500 µg/Tbl. Ⓐ **Daliresp**®, **Daxas**®, **Libertek**®
Dos	▸ *Erw.:* 1 × 500 µ/d p. o. bevorzugt am Morgen ▸ *mittelschwere bis schwere Leberfunktionsstörungen:* bei Child-Pugh B oder C nicht einnehmen
Ind	Dauertherapie bei Erw. mit schwerer COPD (FEV1 nach Anwendung eines Bronchodilatators weniger als 50% vom Soll) und chronischer Bronchitis sowie häufigen Exazerbationen in der Vergangenheit, begleitend zu einer bronchodilatatorischen Therapie
KI	mittelschwere bis schwere Leberfunktionsstörungen (Child-Pugh B oder C); *rel. KI:* Kombination mit Theophyllin oder hochdosierte Dauertherapie mit systemischen Steroiden (> 30 mg)
NW	*1–10%:* Gewichtsverlust, Appetit ↓, Schlafstörungen, KS, Diarrhoe (5,9%), Übelkeit, Bauchschmerzen *0,1–1%:* Überempfindlichkeit, Angstzustände, Zittern, Schwindel, Benommenheit, Palpitationen, Gastritis, Erbrechen, gastroösophageale Refluxerkrankung, Dyspepsie, Rötung, Muskelspasmen, Muskelschlaffheit, Myalgie, Rückenschmerzen, Unwohlsein, Asthenie, Müdigkeit
WW	CYP3A4 Inhibitoren wie Erythromycin oder Ketoconazol, Enoxacin oder Cimetidin (Exposition von D. ↑), starke Cytochrom P-450 Induktoren (z. B. Phenobarbital, Carbamazepin, Phenytoin) (Wirksamkeit von D. ↓), Theophyllin, Gestoden und Ethinylöstradiol (Exposition von D. ↑), Antazidum (Kombinati-

	on von Aluminium- und Magnesiumhydroxid) (veränderte Resorption von D.)
WI	R. ist ein Phosphodiesterase 4 (PDE 4)-Inhibitor: nicht steroidal, antiinflammatorisch wirksam, beeinflusst sowohl die systemische als auch die mit der COPD einhergehende pulmonale Entzündung
PK	BV 80%, PEB 99%, HWZ 17 h, Metabolisierung durch Oxidation, Elimination zu 70% renal, zu 20% per faeces
Gr/La	kontraindiziert, Gr 6 / kontraindiziert, La 4
❶	**Tipps:** bei gastrointestinalen NW Versuch mit alternierender Gabe 1–0–0 jeden 2. Tag, ggf. Steigerung auf 1–0–0 jeden Tag nach 4 Wochen

Ropinirol   TTK: 0,40-4,40 € (0,25-5 mg Tbl.) | Rp.-Pflicht

HN	Ⓓ p.o.: **Adartrel®**, **Requip®** 1|5 mg/Tbl., **Ropinal®** 1|3|4|5 mg/Tbl., **Ropinirol** (**Generika** z.T. 1|3|4|5 mg/Tbl.) - *alle: 0,25|0,5|2 mg/Tbl.* **Ralnea®**, **Requip-Modutab®**, **Ropinirol** (**Generika**) - *alle: 2|4|8 mg/Ret.-Tbl.* Ⓐ **Requip®** ㏄ **Adartrel®**, **Requip®**
Dos	▶ *Erw.:* • *1. Woche:* 3 × 0,25 mg/d (= 0,75 mg/d) p.o. • *2. Woche:* 3 × 0,5 mg/d (= 1,5 mg/d) p.o. • *3. Woche:* 3 × 0,75 mg/d (= 2,25 mg/d) p.o. • *4. Woche:* 3 × 1,0 mg/d (= 3 mg/d) p.o. • *nach der 4. Woche:* Dosissteigerung in Abhängigkeit der NW um 1,5–3 mg/d bis zu einer Erhaltungsdosis von 3–9 mg/d, z.T. wesentlich höhere Dosis erforderlich ▶ *alternativ:* 1 × 2 mg Ret.-Tbl./d p.o., pro Woche um 2 mg erhöhen, Zielbereich 8–12 mg Ret.-Tbl./d ▶ *Maximaldosis:* 24 mg/d p.o. ▶ *Restless legs:* 0,25–0,5 mg/d p.o. für 1 Woche, dann je nach Wi/NW in 3–4 Wo. langsam auf Zieldosis von 2–(4) mg/d p.o.
Ind	Morbus Parkinson (Mono- und Kombinationsbehandlung), "End-of-dose"- oder "On/off"-Schwankungen, Parkinsonsyndrome, mittelschweres bis schweres Restless legs-Syndrom
KI	schwere Niereninsuffizienz (Kreatinin-Clearance < 30 ml/min)
NW	*> 10%:* Schläfrigkeit, Synkope, Übelkeit; *bei Komb.-Therapie zusätzlich:* Dyskinesie *1–10%:* Halluzinationen, Beinödeme; *bei Komb.-Therapie zusätzlich:* Verwirrtheit, Sodbrennen *0,1–1%:* deutliche Tagesmüdigkeit, plötzliches Einschlafen, Hypotonie *< 0,01%:* hepatische Reaktionen, Leberenzyme ↑
WW	Ciprofloxacin, Fluvoxamin, Enoxacin, Cimetidin (hepatischer Abbau von Ropinirol ↓, Interaktion an Cytochrom-P450-Enzym CYP1 A2 → Wi und NW ↑)
WI	R. ist ein nicht ergoliner D₂-Dopaminagonist (im Striatum): Reduktion der Parkinsonsymptome, die Folge eines Dopaminmangels sind; in Hypothalamus und Hypophyse Hemmung der Prolaktinsekretion; im Tiermodell finden sich Hinweise auf neuroprotektive Eigenschaften

PK	rasche Resorption, BV ca. 50%, max. Plasmakonzentration nach 1,5 h, HWZ 6 h (3,4–10 h) PEB 10–40%, wird über ein Leberenzym (Cytochrom-P450- Enzym CYP1 A2) abgebaut und renal eliminiert
Gr/La	kontraindiziert, Gr 4 / kontraindiziert, La 5
❶	**Hinweise:** ▶ bei Aufdosierung schrittweise Dosisreduktion von L-Dopa um 20% möglich ▶ geringere NW durch initialen Einsatz eines peripheren Dopaminantagonisten (z. B. Domperidon = **Motilium**®, 3 × 10–30 mg/d p. o.) ▶ *selten:* plötzliches Einschlafen bei Alltagsaktivitäten ohne vorherige Warnzeichen → zumindest zu Beginn der Therapie sollte auf das Führen eines Kraftfahrzeuges o. ä. verzichtet werden. Neuere klinische Daten zeigen jedoch, dass der "Sekundenschlaf" weitaus seltener auftritt als bislang befürchtet.
Stu	REAL-PET-Studie

Ropivacain   TTK: 0,05–0,24 € (1 mg) | Kinder > 0 Monate | Rp.-Pflicht

HN	Ⓓ *parenteral:* **Naropin**®, **Ropivacain** (**Generika**) - alle: 2|5|7,5|10 mg/ml à 10 ml Amp. Ⓐ **Naropin**®, **Ropivacain** (**Generika**) 🇨🇭 **Naropin**®, **Ropivacain** (**Generika**)
Dos	▶ *Leitungs- und Infiltrationsanästhesie:* 0,2–0,5 %ige Lsg. oder kontinuierliche Inf.: 10–20 mg/h, 7,5 mg–max. 225 mg ▶ *große Nervenblockaden:* 15–30 ml 0,5–1 %ige Lsg., 225 mg bis max. 300 mg ▶ *Periduralanästhesie:* 15–30 ml 0,2–1 %ige Lsg.; kontinuierliche Inf.: 12–28 mg/h, Chirurgie: 150–200 mg; Kaiserschnitt: 113–150 mg ▶ *lumbale Epiduralanästhesie:* Konz. 7,5 mg/ml → 15–25 ml (Dosis: 113–188 mg), Wirkungsbeginn nach 10–20 min, Dauer 3–5 h; Konz. 10 mg/ml → 15–20 ml (Dosis: 150–200 mg), Wirkungsbeginn nach 10–20 min, Dauer 4–6 h ▶ *thorakale Epiduralanästhesie:* Konz. 7,5 mg/ml → 5–15 ml (Dosis: 38–113 mg), Wirkungsbeginn nach 10–20 min, kontinuierliche Inf.: 12–28 mg/h ▶ *Kinder:* Dosierung s. FI
Ind	\> 12 J.: Lokalanästhesie, therapeutische Blockaden bei Schmerzzuständen, Leitungsanästhesien, Periduralanästhesie, Sympathikusblockaden < 12 J.: peri- und postoperative Schmerzen: kaudale Epiduralblockade, kontinuierliche epidurale Infusion
KI	schwere kardiale Reizleitungsstörungen, akute dekompensierte Herzinsuffizienz, kardiogener und hypovolämischer Schock
NW	\> 10%: Krampfanfälle, v. a. bei Plexus brachialis Blockaden und Epiduralanästhesie < 1%: allerg. Reaktionen bis zum Schock *o.A.:* Bradykardie, Erbrechen, Parästhesien, Fieber, KS, Urinretention, Schwindel, Hypertonie, Rigor, Tachykardie, Hypästhesie
WW	bei Kombination mit strukturverwandten Substanzen Addition toxischer Wi, Fluvoxamin (Plasmaclearance von R. ↓)
WI	R. ist ein lang wirkendes Lokalanästhetikum vom Säure-Amid-Typ: Membranpermeabilität für Kationen wird herabgesetzt (Natriumkanalblockade) → Blockade sympathischer, sensorischer und motorischer Nervenfasern, Wirkstärke vom pH des Milieus abhängig (Entzündung pH ↓ → Wirkstärke ↓)

PK	PEB 94%, HWZ 1,8 h nach i. v.-Gabe, hepatische Metabolisierung und renale Elimination der Metabolite
Gr/La	strenge Indikation, Gr 4, Mittel der Wahl sind Procain, Bupivacain, Etidocain / strenge Indikation, La 1

❶ **Intoxikation:**
→ Bupivacain

Hinweise:
geringe kardiovaskuläre Toxizität im Vergleich mit anderen Lokalanästhetika

Rosuvastatin   TTK: 1,40–1,75 € (10–20 mg) | Kinder > 10 Jahre | Rp.-Pflicht

HN	ⓓ *p. o.:* **Crestor®** 5|10|20 mg/Tbl. Ⓐ **Crestor®**, Rosuvastatin (**Generika**) ⒼⒽ **Crestor®**
Dos	▶ *Erw. + Jgdl. > 17 J.:* initial 5–10 mg/d p. o. (je nach Höhe der Cholesterinwerte), Zieldosis 20 mg/d • Maximaldosis: 40 mg/d ▶ *Kinder 10–17 J.:* initial 5 mg/d p. o., Zieldosis 5–20 mg/d • Maximaldosis: 20 mg/d ▶ *Dosisreduktion bei Niereninsuffizienz:* Kreatinin-Clearance < 60 ml/min 5 mg/d, < 30 ml/min kontraindiziert
Ind	▶ primäre Hypercholesterinämie (Typ IIa einschließlich heterozygoter familiärer Hypercholesterinämie) oder gemischte Dyslipidämie (Typ IIb): wenn eine Diät und andere nicht pharmakologische Maßnahmen (z. B. Bewegung, Gewichtsreduktion) nicht ausreichend sind ▶ homozygote familiäre Hypercholesterinämie: zusätzlich zu einer Diät und anderen lipidsenkenden Maßnahmen (z. B. LDL-Apherese) oder wenn solche Maßnahmen nicht geeignet sind ▶ Vorbeugung kardiovaskulärer Ereignisse ▶ Vorbeugung schwerwiegender kardiovaskulärer Ereignisse: bei Patienten mit erwartet hohem Risiko für erstmalige kardiovaskuläre Ereignisse in Ergänzung der Korrektur anderer Risikofaktoren
KI	▶ *20 mg/d:* aktive Lebererkrankung, einschließlich einer ungeklärten und dauerhaften Erhöhung der Serumtransaminasen sowie jeglicher Erhöhung der Serumtransaminase-Konzentration auf mehr als das 3-fache des oberen Normwertes, schwere Nierenfunktionsstörung (Kreatinin-Clearance < 30 ml/min), Myopathie, bei gleichzeitiger Behandlung mit Ciclosporin ▶ *40 mg/d:* mittelschwere Nierenfunktionsstörung (Kreatinin-Clearance < 60 ml/min), Hypothyreose, erbliche Muskelerkrankungen in der persönlichen oder familiären Anamnese, muskelschädigende Wirkungen durch eine frühere Einnahme eines Fibrates oder eines anderen HMG-CoA-Reduktase-Hemmers, Alkoholmissbrauch, Situationen in denen erhöhte Plasmakonzentrationen auftreten können, asiatische Abstammung, gleichzeitige Anwendung von Fibraten
NW	*1–10%:* Diabetes mellitus, Kopfschmerzen, Schwindelgefühl, Verstopfung, Übelkeit, Abdominalschmerzen, Myalgie, Asthenie *0,1–1%:* Pruritus, flüchtiger Hautausschlag und Urtikaria *o.A.:* Depressionen, Schlafstörungen (wie Schlaflosigkeit und Albträume), Störung der Sexualfunktion, in Ausnahmefällen und besonders bei Langzeittherapie eine interstitielle Lungenkrankheit

WW	Ciclosporin (AUC-Werte für R. 7-fach höher), Vitamin K-Antagonisten (INR ↑), Gemfibrozil (AUC-Werte für R. 2-fach höher), Proteasehemmer (AUC-Werte für R. 2-5-fach höher), Antazida (R-Plasmaspiegel -50%), Erythromycin (R-Plasmaspiegel -50%), orale Kontrazeptiva/Hormonersatztherapie (26%iger bzw. 34%iger Anstieg der AUC von Ethinylestradiol- bzw. Norgestrel), Cytochrom P-450-Enzyme (R-Spiegel ↑)
WI	R. ist ein selektiver, kompetitiver Hemmstoff der HMG-CoA-Reduktase in der Leber: Hemmung der Umwandlung von 3-Hydroxy-3-methyl-glutaryl-Coenzym-A zu Mevalonat, eine Vorstufe von Cholesterin → LDL-Cholesterin-, Gesamtcholesterin- und Triglyzeridwerte ↓ und HDL-Cholesterin ↑
PK	BV 20%, max Wi in 1–2 Wo., PEB 90%, HWZ 19 h, zu 90% unveränderte Elimination per Faeces
Gr/La	kontraindiziert / kontraindiziert

❶ Behandlungskontrollen:
vor und während der Behandlung sollte eine CK-Bestimmung durchgeführt und die Transaminasen kontrolliert werden

Alternativwirkstoffe:
Simvastatin

Pharmainfo:
Me-too-Präparat

Rotigotin *TTK: 9,60–12,- € (4–8 mg) | Rp.-Pflicht*

HN	Ⓓ kutan: **Leganto®, Neupro®** - alle: transdermales Pflaster 1|2|3|4|6|8 mg/24 h Ⓐ **Neupro®** Ⓒ_H **Neupro®**
Dos	▶ *Erw.:* initial 1 × 2 mg/24 h kutan (Wechsel der Applikationsstelle), dann Dosissteigerung um 2 mg/24 h pro Wo. je nach klin. Effekt • *Maximaldosis:* 16 mg/24 h ▶ *Restless legs:* initial 1 × 1 mg/24 h kutan, max. 3 mg/d
Ind	idiopathische Parkinson-Erkrankung (2|4|6|8 mg Pflaster), idiopathisches mittelschweres bis schweres Restless-Legs-Syndrom (1|2|3 mg Pflaster)
KI	Kinder und Jugendliche (es liegen keine Daten vor), Magnetresonanztomografie (MRT) oder Kardioversion (Verbrennungsgefahr wegen alluminiumhaltigen Pflasters)
NW	*>10%:* Übelkeit, Erbrechen, Schwindel, Somnolenz, Hautreaktionen an der Applikationsstelle *1–10%:* Wahrnehmungsstörungen, Verwirrtheitszustände, Träume ↑, Schlaflosigkeit, Dyskinesien, orthostatischer Kollaps (RR ↓), KS, GIT-Symptome (Erbrechen, Diarrhoe, Obstipation, Dyspepsie), Leberenzyme ↑ (γ-GT, ALAT, ASAT), allerg. Reaktionen, periphere Ödeme, Schwächezustände, Gewicht ↓, Fallneigung *0,1–1%:* Appetit ↓, psychotische Störungen, Zwangsstörungen, Libido ↑, Ängstlichkeit, Synkopen
WW	Neuroleptika (z.B. Phenothiazin, Butyrophenone, Thioxanthene) oder Metoclopramid (Wi von R. ↓), Alkohol (NW ↑)
WI	R. ist ein non-ergolinger $D_3/D_2/D_1$-Dopaminagonist: Stimulation von D-Rezeptoren insbes. im Ncl. caudatus und Putamen des ZNS → Linderung der Symptome einer Parkinson-Erkrankung; Wirkungsmechanismus beim Restless-legs-Syndrom noch nicht geklärt

PK	kontinuierliche Wirkstofffreigabe, BV 37 %, Steady-state 1–2 d nach Pflasterapplikation, PEB 92 %, teilweise Metabolisierung, überwiegend renale Elimination (> 70 %)
Gr/La	kontraindiziert, Gr 6 / kontraindiziert, La 5 (laktationshemmende Wi)

❗ Intoxikation:
- *Klinik:* Übelkeit/Erbrechen, Hypotonie, unwillkürliche Bewegungen, Halluzinationen, Verwirrtheit, Krämpfe
- *Therapie:* rein symptomatische Maßnahmen, Pflaster entfernen, spez. Gegenmittel nicht bekannt

Hinweise:
- *neu:* gekühlte Lagerung der Pflaster **nicht** mehr erforderlich (< 25 °C ausreichend)
- tgl. Wechsel der Applikationsstelle (erst nach ca. 14 d gleiche Stelle erneut verwenden)
- Reaktionsvermögen ↓ (insbes. bei Alkoholeinnahme)

Tipps:
Verkehrstauglichkeit: bei einigen Pat. kann Schläfrigkeit und/oder Schlafattacken auftreten (Fahrverbot)

Alternativwirkstoffe:
Ropinirol

Pharmainfo:
Me-too-Präparat

Roxithromycin   *TTK: 2,10–4,40 € (300–600 mg) | Kinder > 40 kg KG | Rp.-Pflicht*

HN	Ⓓ *p. o.:* **Romyk**®, **Roxi** (**Generika**, **-Hexal**® 50 mg/Tbl.), **Roxithromycin** (**Generika**), **Rulid**® *- alle: 150|300 mg/Tbl.* Ⓐ **Roxithrostad**®, **Rulide**® CH **Rulid**®
Dos	▶ *Erw.:* 2 × 150–300 mg/d p. o. für 7–10 d je vor der Mahlzeit p. o. ▶ *Dosisreduktion bei schwerer Leberinsuffizienz:* 50 % ▶ *Kinder:* 5–7,5 mg/kg KG/d verteilt auf 1–2 ED/d p. o.
Ind	Infektion von Atemwegen (ambulant erworbene Pneumonie), HNO-Bereich, Haut, Urogenitalbereich; bei Chlamydien, Legionellen, Mykoplasmen
KI	Allergie gegen Makrolidantibiotika, Einnahme von Ergotaminen, Kinder < 40 kg KG
NW	*1–10 %:* Übelkeit, Erbrechen, Diarrhoe *< 1 %:* allerg. Reaktionen, Dyspepsie, Obstipation, Flatulenz, KS, Schwindel, Parästhesien *< 0,01 %:* Hepatitis mit Cholestase, Pankreatitis, blutige Durchfälle, Geschmacks-/Geruchsstörungen, enoraler Soor, Tinnitus, Bronchospasmus, BB-Veränderung, Transaminasen ↑, AP ↑, Bilirubin ↑
WW	*Cave:* keine Kombination mit Terfenadin, Astemizol, Pimozid (→ lebensbedrohliche HRST); Ergotamine (akrale Durchblutungsstörung); Theophyllin, orale Antikoagulanzien, Digoxin, Midazolam (deren Wi ↑)
WI	R. ist ein Makrolidantibiotikum, ein Derivat des Erythromycin: höhere Säurestabilität, bakteriostatische Wi über Hemmung der ribosomal gesteuerten bakteriellen Proteinsynthese an der 50s-Untereinheit des bakteriellen Ribosoms

PK	gute orale Resorption, bei gleichzeitiger Nahrungsaufnahme BV ↓↓, max. Plasmakonzentration nach 2 h, HWZ 8–10 h, bei Kindern bis 20 h, PEB 95%, Elimination überwiegend über Fäzes
Gr/La	strenge Indikation, Makrolidantbiotikum der Wahl ist Erythromycin, Antibiotika der Wahl sind Penicilline / strenge Indikation, Mittel der Wahl, *Cave* bei ausgeprägtem Neugeborenenikterus
❶	**Pädiatrische Zulassung:** nur für Kinder > 40 kg KG **Spektrum:** *Sensibel:* aerobe Gram-positive Erreger (Streptococcus pyogenes), aerobe Gram-negative Erreger (Haemophilus influenzae, Moraxella catarrhalis, andere Mikroorganismen, Chlamydia trachomatis, Chlamydophila pneumoniae, Chlamydophila psittaci, Legionella pneumophila, Mycoplasma pneumoniae) *resistent:* aerobe Gram-positive (Staphylococcus aureus (Methicillin-sensibel), Staphylococcus aureus (Methicillin-resistent), Streptococcus pneumoniae), aerobe Gram-negative Erreger (Escherichia coli, Klebsiella spp., Pseudomonas aeruginosa, andere Mikroorganismen, Mycoplasma hominis)
Stu	ISAR III-Studie, ROXIS-Studie

rt-PA = Alteplase = Plasminogen-Aktivator   *TTK: ca. 1070,- € (70 mg) | Rp.-Pflicht*

HN	Ⓓ *i. v.:* **Actilyse®** 10|20|50 mg Trockensub./Durchstechfl. à 10|20|50 ml **Actilyse Cathflo®** 2 mg Trockensub./Durchstechfl. à 2 ml Ⓐ **Actilyse®, Actosolv®, Urokinase Torrex®** Ⓒ❤ **Actilyse®**
Dos	▸ *Herzinfarkt < 6 h:* • > 65 kg KG 15 mg als Bolus, dann 50 mg in 30 min, gefolgt von 35 mg in 60 min (max. 100 mg); • < 65 kg KG 15 mg als Bolus, dann 0,75 mg/kg KG in 30 min (max. 50 mg), gefolgt von 0,5 mg/kg KG in 60 min (max. 35 mg); • plus begleitend i. v.-Heparinisierung mit 5000 I.E. Bolus, dann 1000 I.E./h (Ziel-PTT: 1,5–2,5-faches des Ausgangswertes) + ASS 160–360 mg/d ▸ *Herzinfarkt: 6–12 h:* • > 65 kg KG 10 mg als Bolus, dann 50 mg in 60 min, gefolgt von 40 mg in 120 min (max. 100 mg in 3 h); • < 65 kg KG max. Gesamtdosis 1,5 mg/kg KG + i. v. • Heparinisierung + ASS ▸ *Lungenembolie:* • > 65 kg KG 10 mg als Bolus, dann 90 mg über 120 min (= 100 mg in 120 min); • < 65 kg KG: *max. Gesamtdosis* 1,5 mg/kg KG + i. v. • Heparinisierung nach rt-PA Gabe, wenn PTT unterhalb des zweifachen Normwertes liegt (Ziel-PTT: 1,5–2,5-faches des Ausgangswertes) ▸ *Apoplex < 4,5 h:* 0,9–1,1 mg/kg KG, 10% als Bolus, den Rest in 60 min i. v. (*max.* 100 mg); erst (!) nach (2–) 12–24 h Antikoagulation oder ASS-Gabe
Ind	Lysetherapie bei frischem Herzinfarkt (Herzinfarkt < 12 h-Fenster), bei zerebraler Ischämie/Infarkt (Apoplex < 4,5 h-Fenster), Lungenembolie *off-label:* bei zerebraler Ischämie/Infarkt > 4,5 h-Fenster
KI	hämorrhagische Diathese, Marcumartherapie, manifeste oder kurz zurückliegende Blutung, therapierefraktäre Hypertonie, Endocarditis lenta, Perikarditis, große OP oder Trauma innerhalb der letzten 3 Mo., traumatische Herzmassage oder Entbindung innerhalb der letzten 10 d, kurz zurückliegende Punktion nicht komprimierbarer Gefäße (V. subclavia, V. jugularis int.), Aneu-

rysmata, Ösophagusvarizen, schwere Lebererkrankungen, GIT-Ulzera innerhalb der letzten 6 Mo., akute Pankreatitis, Apoplex innerhalb der letzten 6 Mo., Schädigung des ZNS (z. B. Neoplasie, Aneurysma, OP), Neoplasie mit erhöhtem Blutungsrisiko

NW > 10 %: oberflächliche Blutungen, Reperfusionsarrhythmien (bei Herzinfarkt-Behandlung), RR ↓

1–10 %: GIT-, Haut-, Nasen-, urogenitale, intrakraniale (bei Apoplex-Behandlung) Blutungen, Fieber

0,1–1 %: Embolisierung von Thromben, intrakraniale- (bei Herzinfarkt- oder Lungenembolie-Behandlung), Zahnfleisch-, retroperitoneale Blutungen, anaphylaktoide Reaktionen

0,01–0,1 %: Blutung parenchymatöser Organe, Embolisierung von Cholesterinkristallen

< 0,01 %: Blutungen im Auge

WW Kumarinderivate (Kontraindikation!); Thrombozytenaggregationshemmer, Heparin, andere die Blutgerinnung beeinflussende Wirkstoffe (Blutungsrisiko ↑)

WI A. ist ein gentechnisch hergestellter Gewebeplasminogenaktivator: nach Bindung an Fibrin wird das gebundene Plasminogen in Plasmin aktiviert und dadurch die Fibrinolyse eingeleitet/beschleunigt; Alteplase wirkt vorwiegend an Fibrinoberflächen (Thromben), die freie Form wird rasch eliminiert (s. Pharmakokinetik), die Wi hält jedoch durch Bindung an Fibrin am Thrombus länger an

PK BV 100 %, nach 30 min wird 90 % des Steady-state-Wertes erreicht, HWZ 4 min (3–5 min), Elimination nach hepatischem Metabolismus

Gr/La strenge Indikation, Gr 5, bei vitaler Bedrohung einsetzbar, *Cave* Perinatalphase s. KI / strenge Indikation

❶ Hinweise:
- invasive Eingriffe (Magensonde legen, Punktionen etc.) können wenige Std. nach Gabe von rt-PA durchgeführt werden, da die freie (wirksame) Form rasch eliminiert wird
- rt-PA = recombinant tissue plasminogen activator
- bevorzugte Anwendung bei jungen Pat. mit ausgedehntem Vorderwandinfarkt, bei Z. n. Streptokinaselyse in den letzten 12 Mo., Lungenembolie
- **Blutungskomplikationen:** aufgrund kurzer HWZ ist selten die Gabe von Gerinnungsfaktoren notwendig, bei Heparinblutung Gabe von Protamin (s. Protamin-HCl/-sulfat), ggf. Gerinnungsfaktoren, fresh-frozen-Plasma und Thrombozytenaggregate

Stu ECASS II-Studie, GISSI I-III-Studie, GUSTO I-Studie, LATE-Studie, NINDS-Studie, ARTIS-Studie

Salazosulfapyridin = Sulfasalazin
TTK: p.o.: 1,15–1,90 € (3–5 g) | Kinder > 0 Monate | Rp.-Pflicht

HN Ⓓ *p. o.:* **Azulfidine®, Colo-Pleon®, Pleon® RA, Salazopyrine®, Sulfasalazin (Generika)**
- *alle: 500 mg/Drg. oder Tbl.*

Ⓐ **Salazopyrin®**
Ⓒʜ **Salazopyrin®**

Dos
- *akut:* 3–5 g/d (= 6–10 Tbl./d) in 3–6 ED p. o., ggf. in Kombination mit 1 Klysma zusätzlich zur Nacht
- *Prophylaxe:* 2–3 g/d (= 4–6 Tbl.) in 2–3 ED p. o.

- ▶ *Kinder:*
  - *akut:* 40–60 mg/kg KG/d in 3–6 ED p. o., ggf. in Kombination mit 1 Klysma zusätzlich zur Nacht
  - *auf Dauer:* 30–40 mg/kg KG/d in 2–3 ED p. o.
- ▶ *rheumatoide Arthritis:* 2 × 1 g/d p. o., ggf. Dosissteigerung auf 3 × 1 g/d p. o.

Ind	entzündliche Erkrankungen des Enddarms (Colitis ulcerosa, Morbus Crohn, Strahlenkolitis), kollagene Kolitis, rheumatoide Arthritis
KI	Porphyrie, Gluk.-6-Phosphat-Dehydrogenasemangel, hochgradige Leber- und Nierenfunktionsstörungen, Erkrankungen der blutbildenden Organe, bekannter Ileus, allerg. Reaktionen gegen Salicylate und Sulfonamide, Erythema exsudativum multiforme (auch in Anamnese)
NW	*> 10 %:* GIT-Beschwerden, Juckreiz, Exantheme, KS, Oligospermie *1–10 %:* Fieber, Anämie, Leukozytopenie, Thrombozytopenie, Panzytopenie, Benommenheit, Schwindel, Parästhesien, Schlaflosigkeit, Depressionen, Psychosen, Photosensibilität, Hautreaktionen, Blutdrucksteigerungen, Dyspnoe, Asthma bronchiale, Muskelschwäche, Gelenkschmerzen *0,01–0,1 %:* Zyanose der Haut *< 0,01:* Agranulozytose, Plasmozytose, Lyell-Syndrom, Stevens-Johnson-Syndrom, Lupus-erythematodes-Syndrom, Perikarditis, Hepatoxizität, Pankreatitis, Nephritis, nephrotisches Syndrom, Neurotoxizität (z. B. periphere Neuropathien, aseptische Meningitis), fibrosierende Alveolitis, Eosinophilen-Pneumonie
WW	Colestyramin, Colestipol, Eisen (Sulfasalazinresorption ↓); Digoxin- und Folsäure (deren Resorption ↓); Antibiotika (Rifampicin, Ampicillin, Neomycin, Ethambutol) (Sulfasalazin-Plasmakonzentration ↓); Folsäure (deren Resorption ↓)
WI	S. wird in den unteren Darmabschnitten (terminales Ileum und Kolon) durch die Darmbakterien in Sulfapyridin und 5-ASA (5-Aminosalicylsäure = Mesalazin) gespalten; Letzteres bewirkt durch Einfluss auf den Arachidonsäurestoffwechsel lokal antiinflammatorische Wi, genauer Wirkungsmechanismus noch nicht geklärt
PK	lediglich geringe Resorption von 5-ASA (< 20 %), Sulfasalazin wird lediglich zu 10 % resorbiert, wobei der größte Anteil durch den enterohepatischen Kreislauf wieder in den Dünndarm gelangt, 60–80 % des Gesamt-Sulfapyridins werden acetyliert bzw. glukuronidiert, der überwiegende Anteil wird per Faeces eliminiert
Gr/La	strenge Indikation, Gr 1, Mittel der Wahl sind Mesalazin, Olsalazin / strenge Indikation, La 2, Mittel der Wahl s. Schwangerschaft
❶	**Hinweise:** ▶ dosisunabhängige NW: Enantheme + Exantheme, Urtikaria, fibrosierende Alveolitis, Agranulozytose, Thrombozytopenie, hämolytische Anämie ▶ Serumspiegel sollte < 50 µg/ml sein, da sonst verstärkt NW auftreten ▶ aufgrund der zahlreichen NW (bis zu 30 % der Pat.) bedingt durch die Sulfonamidkomponente wird heute meist nur noch 5-ASA eingesetzt **Behandlungskontrollen:** BB und Leberwerte kontrollieren (s. NW)

Salbutamol

TTK: p.o.: 0,23 € (8 mg Ret.-Kps./Ret.-Tbl.); DA.: ca. 0,08 €/Sprühstoß; Fertiginh.: 0,38 €/Amp. | Kinder > 0 Monate | Rp.-Pflicht

HN	Ⓓ *p. o.:* **Salbubronch®** 1 mg/ml Tr., **Salbubronch forte®** 5 mg/ml Tr. **Volmac®** 4|8 mg/Ret.-Tbl. *Dosieraerosole:* **Apsomol®, Broncho-Spray novo®, Eqap®, Salbulair®, Salbuhexal®, Salbutamol** (Generika), **Sultanol®** - alle: 0,1 mg/Hub *Pulverinhalation:* **Cyclocaps Salbutamol®** 0,2|0,4 mg/ED, **Salbu Novolizer®** 0,1 mg/ED, **Ventilastin®** 0,1 mg/ED *Inh.-Lsg.:* **Salbubronch®, Salbuhexal®, Salbutamol** (Generika), **Sultanol®** - alle: 5 mg/ml (= 20 Trpf.) *Fertiginh.-Lsg.:* **Pentamol®, Salbuhexal®, Salbutamol** (Generika), **Sultanol®** - alle: 1,25 mg/Amp. à 2,5 ml Ⓐ **Buventol®, Sultanol®** CH **Ecovent®, Ventodisk®, Ventolin®, Volmax®**
Dos	▶ *akut:* bei Inhalationsfähigkeit 2 Hub ▶ *Dauertherapie:* • *Dosieraerosole:* bis zu 5 × 2 Hübe/d • *Inh.-Lsg.:* ED Erwachsene = 5–10 Trpf. = 1,25–2,5 mg; max.: 60 Trpf./d = 15 mg/d • *Fertiginh.-Lsg.:* Tagesgesamtdosis = max. 6 ED × 1,25 mg = 7,5 mg • p. o.: 2 × 4 mg bis zu 2 × 8 mg ret./d p. o. • *Kinder:* ½–1 Trpf. = 0,125–0,25 mg/Lj., max. 8 Trpf. = 2 mg; max.: 30 Trpf./d = 7,5 mg/d ▶ *Dosisreduktion bei Niereninsuffizienz:* s. Tabelle 2
Ind	Asthma bronchiale, spastische Bronchitis, chronisch obstruktive Bronchitis (COPD)
KI	KHK, frischer Herzinfarkt, schlecht eingestellte Hypertonie, hypertrophe Kardiomyopathie, Tachykardie, Tachyarrhythmie, Aneurysmen, Hyperthyreose, Phäochromozytom
NW	*> 10 %: p. o.:* KS, Unruhe, Palpitationen, Muskelkrämpfe, Tremor *1–10 %: p. o.:* Geschmacksstörungen, Übelkeit, Schwitzen, Schwindel, Hypokaliämie, Hyperglykämie; *inhalativ:* KS, Tremor, Unruhe, Palpitationen *< 1 %: p. o.:* HRST (Vorhofflimmern, SVT, Extrasystolie), AP, Miktionsstörungen, Blutdrucksteigerung oder -senkung *o.A.:* periphere Vasodilatation, paradoxe Bronchospasmen
WW	β-Blocker (gegenseitige Wirkungsaufhebung); Antidiabetika (deren Wi ↓); Digitalis (dessen Verträglichkeit ↓); Sympathomimetika, Theophyllin (gegenseitige Wi ↑); MAO-Hemmer, trizyklische Antidepressiva (sympathomimetische Wi von Salbutamol ↑); L-Dopa, L-Thyroxin, Oxytocin, Alkohol (Dysregulation von Herz-Kreislauf-Funktionen); Digitalis, Diuretika, Methylxanthine, Kortikosteroide (Kalium ↓); Ipratropiumbromid (akutes Engwinkelglaukom); halogenierte Kohlenwasserstoffe (HRST)
WI	S. ist ein direktes β_2-Sympathomimetikum, in höheren Dosen auch kardiostimulierende β_1-Wi: Bronchodilatator, Unterdrückung der allerg. Sofortreaktion, Stabilisierung der Mastzellmembran und somit Hemmung der Histaminfreisetzung, verstärkte mukoziliare Clearance
PK	BV nach p.o. 40–50 %, hoher First-pass-Mechanismus, HWZ 2–7 h, PEB 10 %, Wirkungsdauer 4–6 h, renale Elimination unverändert und nach hepati-

	schem Metabolismus in unterschiedlichen Anteilen (abhängig von der Applikationsart)
Gr/La	strenge Indikation, Mittel der Wahl / strenge Indikation, Mittel der Wahl
❶	**Hinweise:** ▶ Inhalation ist der systemischen Gabe vorzuziehen (geringere NW, schnellere Wi) ▶ parenterale Darreichungsformen nicht mit anderen Arzneimitteln mischen ▶ bei der Therapie der COPD sind inhalative Parasympathomimetika Mittel der 1. Wahl ▶ zur Prophylaxe eines mittelschweren und schweren Asthmas sind inhalative lang wirksame β-Sympathomimetika (Salmeterol, Formoterol) pharmakologisch günstiger
Stu	TRUST-Studie

Salmeterol
TTK: Pulverinhalation: 0,74 € (50 µg Hub); Aerosol: 0,44 € (25 µg Hub) | Kinder > 4 Jahre | Rp.-Pflicht

HN	Ⓓ *Inhalation:* **Serevent®** 25 µg/Hub Dosieraerosol, 50 µg/Pulverinhalation (Diskus) Ⓐ **Serevent®** ㊙ **Serevent®**
Dos	▶ *Dosieraerosol:* morgens und abends 2 Sprühstöße; max. 2 × 4 Sprühstöße ▶ *Diskus:* morgens und abends 1 Einzeldosis; max. 2 × 2 Einzeldosen
Ind	Langzeitbehandlung von obstruktiven Atemwegserkrankungen wie Asthma bronchiale, chronische Bronchitis und Lungenemphysem bei gleichzeitiger regelmäßiger Glukokortikoidtherapie
KI	*relative KI:* Hyperthyreose, Thyreotoxikose, Tachykardie (> 100/min), tachykarde Arrhythmie, hypertrophe subvalvuläre Aortenstenose, entgleister Diabetes mellitus, Kinder < 4 J.
NW	*> 10 %:* Tremor, KS, Infektionen im oberen Respirationstrakt *1–10 %:* HF ↑, Palpitationen, Schwindel, paradoxe Bronchospasmen, Husten, Pharyngitis, GIT-Beschwerden, Dysmenorrhoe *< 1 %:* Muskel- und Gelenkschmerzen, Kehlkopfirritationen, Hyperglykämie, K⁺ ↓, Unruhe *< 0,01 %:* HRST (Vorhofflimmern, SVT, Extrasystolien) *o.A.:* RR ↑, EKG-Veränderungen
WW	systemische β₂-Sympathomimetika, Theophyllin (Wi und NW [HRST] ↑); MAO-Hemmer, trizyklische Antidepressiva, L-Dopa, L-Thyroxin, Oxytocin, Antiarrhythmika (kardiovaskuläre NW ↑); Xanthine (Kalium ↓)
WI	S. ist ein lang wirksames selektives β₂-Sympathomimetikum: Bronchodilatation durch β₂-agonistische Wi, Hemmung der Freisetzung von Entzündungsmediatoren (Histamin, Leukotriene, Prostaglandin D₂)
PK	alveoläre Deposition 20 %, rasche Resorption, Eliminations-HWZ 3–4 h, Wirkeintritt nach 10–20 min, Wirkungsmaximum nach 3 h, Wirkdauer ca. 12 h, fast vollständige Metabolisierung, Elimination überwiegend über die Fäzes
Gr/La	strenge Indikation, Gr 5, Mittel der Wahl ist Salbutamol / strenge Indikation, Mittel der Wahl ist Salbutamol
❶	**Hinweise:** ▶ *sinnvolle Kombinationspräparate:* mit Fluticason = **atmadisc®**, **Viani®** (Diskus, Dosieraerosol) ▶ *nicht* zur Therapie eines akuten Asthmaanfalls geeignet

- ▶ neben Formoterol Mittel der 1. Wahl zur Basistherapie des mittelschweren bis schweren Asthmas sowie zur Prophylaxe des Belastungsasthmas
- ▶ in der Asthmatherapie **immer** mit inhalativen Kortikoiden kombinieren

Stu SMART-Studie, TRISTAN-Studie

Saquinavir (INV-SQV-HGC)
TTK: 19,20-33,60 € (2000-3600 mg) | Kinder > 16 Jahre | Rp.-Pflicht

HN Ⓓ *p. o.:* **Invirase**® 500 mg/Tbl.
Ⓐ **Invirase**®
Ⓒₕ **Invirase**®

Dos
- ▶ *Standard-Kombinationstherapie:* 2 × 1000 mg/d mit 2 × 100 mg Ritonavir jeweils 1–2 h nach der Mahlzeit p. o.
- ▶ *Kombinationstherapie mit Nukleosidanaloga:* 3 × 1200 mg/d jeweils 1–2 h nach der Mahlzeit p. o.
- ▶ *alternative Kombinationstherapie:* 3 × 800 mg/d mit 3 × 750 mg Nelfinavir jeweils 1–2 h nach der Mahlzeit p. o.
- ▶ *Hochdosistherapie:* 7,2 g/d p. o.

Ind HIV-Therapie in Kombination mit anderen Substanzen (Ritonavir und anderen antiretroviralen Arzneimitteln)

KI Überempfindlichkeit, dekompensierte Lebererkrankung, angeborene oder dokumentierte erworbene QT-Verlängerung, Elektrolytstörungen (insbesondere unkorrigierte Hypokaliämie), klinisch relevante Bradykardie, klinisch relevante Herzinsuffizienz mit reduzierter linksventrikulärer Auswurffraktion, symptomatische Arrhythmien in der Vorgeschichte, gleichzeitige Behandlung mit einem der nachfolgenden Arzneimittel, die zu Interaktionen und so möglicherweise lebensbedrohlichen Nebenwirkungen führen können: Arzneimittel, die das QT- und/oder PR-Intervall verlängern, Midazolam, Triazolam (verlängerte oder vertiefte Sedierung und Atemdepression), Simvastatin, Lovastatin (Risiko einer Myopathie einschließlich Rhabdomyolyse ↑), Mutterkornalkaloide (z. B. Ergotamin, Dihydroergotamin, Ergonovin und Methylergonovin) (Rsiko akuter Ergotismus ↑), Rifampicin (Risiko schwerer hepatozellulärer NW ↑)

NW *> 10 %:* Diarrhoe, Übelkeit, Abdominalbeschwerden
1–10 %: Ausschlag, Juckreiz, KS, periphere Neuropathie, Parästhesie, Benommenheit, Depression, Schlaflosigkeit, Ulzerationen der Mundschleimhaut, GIT-Beschwerden, Geschmacksveränderungen, Asthenie, Müdigkeit, Fieber, Schmerzen, BZ ↓, CK ↑, γGT ↑, Transaminasen ↑, K⁺ ↑, Neutropenie
< 1 %: Rhabdomyolyse

WW Clarithromycin, Ketoconazol, Delavirdin, Ritonavir, Ranitidin (Saquinavir-Spiegel ↑); Rifampicin, Hypericum-Präparate, Rifabutin (Saquinavir-Spiegel ↓ ↓); Delavirdin (Leberwerte ↑); Terfenadin, Astemizol (HRST-Risiko ↑); Midazolam (dessen Wi ↑); Sildenafil (dessen Wi und NW ↑); Kalziumantagonisten, Dapson, Disopyramid, Chinin, Amiodaron, Chinidin, Warfarin, Tacrolimus, Cyclosporin, Ergotaminderivate, Pimozid, Carbamazepin, Fentanyl, Alfentanyl, Alprazolam, Triazolam, Clindamycin, HMG-CoA-Reduktasehemmer (deren Spiegel ↑)

WI A. ist ein Proteaseinhibitor, der die virale HIV-Proteinsynthese hemmt, dadurch wird die Virusreplikation selektiv gehemmt und dadurch die Bildung reifer, infektiöser Viruspartikel verhindert

PK	BV ca. 4%, max. Plasmaspiegel nach ca. 4 h, **Fortovase**® hat im Vgl. zu **Invirase**® eine bessere BV und eine etwa 10-fach erhöhte AUC, PEB 98%, HWZ ca. 10 h, rasche Metabolisierung, Elimination über Fäzes
Gr/La	strenge Indikation, Gr 5, Anwendung nur durch spez. Zentren / kontraindiziert, La 1

🛈 **Cave:**
Die beiden Handelspräparate unterscheiden sich in PK und WW

Hinweise:
- *Einnahmehinweis:* mit Grapefruitsaft empfohlen (BV bis zu 40% ↑)
- empfohlen in Kombination mit Ritonavir, weniger mit AZT+DDC oder AZT+Lamivudin

Saxagliptin   TTK: 1,80 € (3,5–5 mg) | Rp.-Pflicht

HN	Ⓓ *p.o.:* **Onglyza**® 2,5|5 mg/Tbl. Ⓐ **Onglyza**® ⒸⒽ **Onglyza**®
Dos	▸ *Erw.:* 1 × 5 mg/d p.o. zusammen mit Metformin, einem Thiazolidindion oder einem Sulfonylharnstoff ▸ bei vergessener Tabletteneinnahme • ausgelassene Dosis so bald wie möglich nachholen • Einnahme der doppelten Dosis an einem Tag vermeiden ▸ *Dosisreduktion bei Niereninsuffizienz:* bei mäßiger oder schwerer Niereninsuffizienz 1 × 2,5 mg/d p.o., bei Dialyse keine Anwendung ▸ *Dosisreduktion bei Lebersuffizienz:* bei schwerer Leberinsuffizienz keine Anwendung ▸ *Kinder und Jugendliche:* Anwendung nicht empfohlen (fehlende Daten zu Sicherheit und Wirksamkeit)
Ind	Add-on Kombinationstherapie bei Erw. mit Typ-2-Diabetes mellitus zur Verbesserung der BZ-Kontrolle ▸ mit Metformin: wenn eine Metformin-Monotherapie, zusammen mit Diät und Bewegung, den Blutzucker nicht ausreichend kontrolliert ▸ mit einem Sulfonylharnstoff: • wenn die Anwendung von Metformin ungeeignet erscheint • wenn eine Sulfonylharnstoff-Monotherapie, zusammen mit Diät und Bewegung, den Blutzucker nicht ausreichend kontrolliert ▸ mit Thiazolidindion: • wenn die Anwendung eines Thiazolidindions geeignet erscheint • wenn eine Thiazolidindion-Monotherapie, zusammen mit Diät und Bewegung, den Blutzucker nicht ausreichend kontrolliert
KI	Überempfindlichkeit
NW	*1–10%:* Infektionen der oberen Atemwege, Harnwegsinfektion, Gastroenteritis, Sinusitis, KS, Erbrechen, Müdigkeit, Schwindel **mit Metformin:** *1–10%:* Infektionen der oberen Atemwege, Harnwegsinfektion, Gastroenteritis, Sinusitis, Nasopharyngitis, Gastritis, KS, Erbrechen, Dyspepsie, Myalgie **mit einem Sulfonylharnstoff (Glibenclamid):** *1–10%:* Infektionen der oberen Atemwege, Harnwegsinfektion, Gastroenteritis, Sinusitis, Hypoglykämie, KS **mit einem Thiazolidindion:** *1–10%:* Infektionen der oberen Atemwege, Harnwegsinfektion, Gastroenteritis, Sinusitis, KS, Erbrechen, periphere Ödeme *o.A.:* schwerwiegenden Überempfindlichkeitsreaktionen, einschließlich Angioödemen und anaphylaktischen Reaktionen, Fälle von akuter Pankreatitis

WW	Diltiazem (mäßiger CYP3A4/5-Inhibitor) erhöht die C_{max} von S. um 63%; Ketoconazol (starker CYP3A4/5-Inhibitor) erhöht die C_{max} von S. um 62%; Rifampicin (starker CYP3A4/5-Induktor) reduziert die C_{max} von S. um 53%; CYP3A4/5-Induktoren mit Ausnahme von Rifampicin (wie z.B. Carbamazepin, Dexamethason, Phenobarbital und Phenytoin) (Plasmaspiegel von S. ↓)
WI	S. ist ein hochpotenter, selektiver, reversibler, kompetitiver DPP-4-Inhibitor: er verursacht eine 24-stündige Hemmung der DPP-4-Enzym-Aktivität. Nach einer oralen Glukoseapplikation führt die DPP-4-Inhibition zu einem 2- bis 3-fachen Anstieg der Konzentration von aktiven Inkretinhormonen, einschließlich des glucagon-like-peptide 1 (GLP-1) und des glucose-dependent insulinotropic polypeptide (GIP). Außerdem kommt es zu einer Abnahme der Glukagonkonzentration und zu einer erhöhten Sensitivität der glukoseabhängigen Beta-Zellen, die in höheren Insulin und C-Peptid-Konzentrationen resultiert. Der Anstieg der Insulinausschüttung durch die pankreatischen Beta-Zellen und die Abnahme der Glukagonausschüttung durch die pankreatischen Alpha-Zellen sind verbunden mit niedrigeren Nüchtern-Glukosekonzentrationen und einem geringeren Blutzuckeranstieg nach einer oralen Glukoseapplikation bzw. einer Mahlzeit. S. verbessert die Blutzuckerkontrolle, indem es die Nüchtern- und die postprandialen Glukosekonzentrationen bei Patienten mit Typ-2-Diabetes mellitus senkt.
PK	max. Plasmakonz. nach 2–4 h, HWZ 3,5 bzw. 3,1 h, renale Elimination der Metaboliten
Gr/La	strenge Indikation, Gr 6 / strenge Indikation, La 1
❶	**Cave:** Überempfindlichkeitsreaktionen möglich (s. NW) **Hinweise:** eine perioperative Einnahmepause ist nach aktuellem Kenntnisstand nicht erforderlich

Selegilin   TTK: 0,41–0,77 € (5–10 mg) | Rp.-Pflicht

HN	Ⓓ p.o.: **Movergan®**, **Selegilin** (Generika) - alle: 5|10 mg/Tbl., **Antiparkin®** 5 mg/Tbl., **Xilopar®** Schmelztbl. 1,25 mg Ⓐ **Amboneural®**, **Cognitiv®**, **Jumex®**, **Xilopar®** Ⓒ︎ₕ **Jumexal®**
Dos	▶ *Erw.:* 1. Wo. 2,5 mg/d p.o., dann 5 mg in 1–2 ED, dann 5–10 mg (= 1–2 Tbl.) morgens nach dem Frühstück in Kombination mit Levodopa; allgemein ca. 0,1 mg/kg KG/d (7 mg/70 kg KG/d) ▶ *Maximaldosis:* 10 mg/d
Ind	Kombinationsbehandlung mit Levodopa bei Morbus Parkinson, der nach längerer Therapie auf Levodopa nicht mehr ausreichend anspricht (Akinese, On-off-Symptomatik, End-of-dose-Akinesie)
KI	Hypertonie, eingeschränkte Nieren- und Leberfunktion, Engwinkelglaukom, Prostataadenom, GIT-Ulkus, Komb. mit: SSRI (mind. 5 Wo. Abstand!), Pethidin, MAO-Hemmern und trizyklischen Antidepressiva
NW	Unter Kombinationsbehandlung Selegilin/Levodopa: < 1%: Verwirrtheitszustände, Miktionsstörungen, Hautreaktion, Dyspnoe < 0,01%: Mundtrockenheit, Übelkeit, Arrhythmien, Schlafstörungen o.A.: Müdigkeit, Benommenheit, Schwindel, KS, Angst, Erregungszustände, Schlaflosigkeit, Dyskinesien, Hypotonien, Ödeme, Psychosen, Obstipation
WW	keine Komb. mit Fluoxetin, Sertralin und Paroxetin (serotoninerges Syndrom → mindestens 5 Wo. vorher absetzen!); tyraminreiche Nahrung (+ > 60 mg/d

	Selegilin → "Cheese-Effekt" [KS und Blutdruckkrisen]); sympathomimetische Substanzen (RR ↑); MAO-Hemmer (RR ↓); Pethidin (schwere NW → KI!); trizyklische AD (schwere NW → KI, mind. 2 Wo. Abstand)
WI	S. ist ein MAO-Hemmer: Hemmung des Dopaminabbaus im Striatum durch irreversible MAO-B-Hemmung → Wi-Verstärkung und Wi-Verlängerung von L-Dopa in den nigrostriatalen Hirnabschnitten; v. a. neuroprotektive Wi
PK	rasche Resorption, hoher First-pass-Effekt, Wirkungsbeginn nach 2 h, Wirkungsdauer 24 h, HWZ 1,5 h, PEB 75–85 %, rascher Abbau zu L-Metamphetamin und L-Amphetamin, renale Elimination der Metabolite
Gr/La	kontraindiziert / kontraindiziert

❶ Intoxikation:
- *Klinik:* Symptomlatenz bis 24 h! Hyper- oder Hypotension, Tachykardie, Hyperreflexie, Delir, Halluzinationen, Koma, weite lichtstarre Pupillen, epileptische Anfälle, Rhabdomyolyse ggf. mit Nierenversagen, paralytischer Ileus, Hyperthermie, Azidose, Gerinnungsstörungen, Ateminsuffizienz
- *Therapie:* Magenspülung + Aktivkohle, bei Hypotension Volumensubstitution, ggf. Noradrenalin (Initialdosis 2 µg/min i. v.), bei Hypertension Labetalol oder Nifedipin oder Nitroprussidnatrium, bei Hyperpyrexie physikalische Kühlung, Chlorpromazin fraktioniert 2–5 mg i. v.

Hinweise:
- nicht in den Abendstunden einnehmen (NW)
- durch Anwendung der Schmelztbl. (**Xilopar®**) teilweise Umgehung des First-pass-Effektes → erhöhte BV → geringere Dosis (1,25 mg Schmelztbl. entsprechen 10 mg Tbl.)

Selen (Natriumselenit) TTK: 0,80 € (100 µg Lsg.) | Rp.-Pflicht

HN	Ⓓ *p. o.:* **Cefasel®** 50|300 µg/Tbl., Tropfen 30 µg/g, Trinkamp. 100 µg/T.-Amp., **Selenase®** 50|300 µg/Tbl., **Selenase® peroral** 50|100 µg/Trinkamp., **Selen Loges®** 300 µg/Tbl., **Uniselen®** - alle: 100|200 µg/Tbl. *i. v.:* **Cefasel®** 300 µg/ml Amp., **Selenase® T pro injectione** 50 µg/ml Amp. - alle: 100 µg/ml Amp. Ⓐ **Selenase®**
Dos	▶ *p. o.:* 1 × 1 Tbl./d oder 1 × 1 Trinkfl./d p. o. ▶ *i. v.:* 1 × 100 (–300) mg/d i. v.
Ind	nachgewiesener Selenmangel, der ernährungsmäßig nicht behoben werden kann (Maldigestions- und Malabsorptionszustände, Fehl- und Mangelernährung), schwere Sepsis und Schock
KI	Selenintoxikation
NW	nicht bekannt
WW	Vitamin C (Resoptionsminderung)
WI	Selen ist ein essenzielles Spurenelement: Konversion vom Tetraiodthyronin (T 4) zum aktiven Schilddrüsenhormon T 3, Bestandteil des antioxidativen Schutzsystems der Zelle, die selenhaltige Glutathionperoxidase beeinflusst den Thromboxan- und Prostazyklinstoffwechsel. Selenmangel aktiviert und inhibiert Reaktionen der Immunabwehr, insbesondere die unspezifischen, zellgebundenen und humoralen Reaktionen, Selenmangel beeinflusst die Aktivität einiger Leberenzyme und potenziert oxidativ oder chemisch induzierte Leberschäden sowie die Toxizität von Schwermetallen wie Quecksilber und Cadmium

PK	Resorption aus Dünndarm (44–89 %), Aufnahme von Erythrozyten, Umwandlung in Selenwasserstoff, Bindung an Plasmaproteine, Elimination per Faeces, Urin und Lunge
Gr/La	keine Einschränkungen / keine Einschränkungen

❗ Intoxikation:
- *Klinik:* knoblauchartiger Atemgeruch, Müdigkeit, Übelkeit, Diarrhö und abdominelle Beschwerden; bei chronischer Überdosierung wurden Veränderungen des Nagel-/Haarwachstums sowie periphere Polyneuropathien beobachtet
- *Therapie:* Magenspülung oder erzwungene Diurese, bei extremer Überdosierung (1.000–10.000-fach) → Dialyse (von der Verwendung von Dimercaprol ist abzuraten, da es die Toxizität von Selen steigert)

Hinweise:
Sepsis/Schock: der Einsatz von Selen bei schwerer Sepsis oder septischem Schock kann erwogen werden (Grad C-Empfehlung)

Sertralin   TTK: 0,60-1,20 € (100-200 mg) | Kinder > 6 Jahre | Rp.-Pflicht

HN	Ⓓ *p. o.:* **Sertra Isis®**, **Sertralin** (**Generika**), **Sertralon®**, **Sertra** (**Generika**), **Zoloft®** Lsg.-Konzentrat 20 mg/ml - alle: 50|100 mg/Tbl., **Gladem®** 50 mg/Tbl. Ⓐ **Adjuvin®**, **Gladem®**, **Tresleen®** Ⓒ **Gladem®**, **Seralin-Mepha®**, **Sertragen®**, **Sertral Spirig®**, **Sertrin®**, **Zoloft®**
Dos	▶ *Erw.:* 1 × 50 mg/d p. o., ggf. Dosissteigerung auf • *Erhaltungsdosis* von 100–200 mg/d möglich • *Maximaldosis*: 200 mg/d ▶ *Kinder 13–17 J.:* 1 × 50 mg/d, *6–12 J.:* 1 × 25 mg/d, ggf. Dosissteigerung nach Bedarf, max. 200 mg/d
Ind	Episoden einer Major Depression, Rezidivprophylaxe von Episoden einer Major Depression, Panikstörung (mit oder ohne Agoraphobie), Zwangsstörung bei Erw. und Kindern > 6 J., soziale Angststörung, posttraumatische Belastungsstörung (PTBS)
KI	Komb. mit MAO-Hemmern und Pimozid, serotonergen Substanzen, Selegilin und Moclobemid, Kinder < 6 J.; *rel. KI:* Alter < 18 J., Manie/Hypomanie in der Vorgeschichte, Schizophrenie, Elektrokrampftherapie, Herzinfarkt oder instabile Herzerkrankungen, eingeschränkte Leberfunktion; keine gleichzeitige Anwendung von serotonerg wirkenden Arzneistoffen, wie Tryptophan, Fenfluramin, Dextromethorphan, Pethidin, Tramadol, Serotonin-Agonisten, keine gleichzeitige Anwendung von pflanzlichen Arzneimitteln die Johanniskraut enthalten; Epilepsie, Arzneimittel mit bekannten Auswirkungen auf die Blutplättchenfunktion z. B. atypische Neuroleptika und Phenothiazine; die meisten trizyklischen Antidepressiva; Aspirin und nichtsteroidale Antirheumatika (NSAR), Blutungsstörungen in der Vorgeschichte
NW	*> 10 %:* GIT-Beschwerden, Tremor, Schwindel, Schlaflosigkeit, Somnolenz, Anorexie, Mundtrockenheit, Ejakulationsstörungen *1–10 %:* Schwitzen, Asthenie, Müdigkeit, Hitzewallungen, KS, Hyperkinesie, erhöhter Muskeltonus, Zähneknirschen, Gangstörungen, Parästhesie, Hypästhesie, Agitiertheit, Angst, Menstruationsstörungen *< 1 %:* BB-Veränderungen, schwere Leberstörungen, Transaminasen ↑, Hyperprolaktinämie, Galaktorrhoe, Hypothyreose, Erythema multiforme, Pankreatitis, Mydriasis, Priapismus, Koma, Krampfanfälle, Serotonin-Syndrom, Depression, Psychosen, Bronchospasmus, Hyponatriämie

WW	Cimetidin (Sertralin-Ausscheidung ↓); Warfarin (→ Prothrombinzeit überwachen); MAO-Hemmer (serotonerges Syndrom); NSAR (um 15-fach erhöhtes Risiko von Blutungen); Carbamazepin, Haloperidol, Alkohol, Phenytoin (deren Wi ↑)
WI	S. ist ein Antidepressivum, ein Serotonin-Wiederaufnahmehemmer (selektiver Serotonin-reuptake-Hemmer = SSRI): gute antidepressive Wi, kaum Beeinträchtigung kognitiver und psychomotorischer Funktionen *Neu:* antimykotische Eigenschaften (gegen Cryptokokken, Candida und Aspergillus nidulans) nachgewiesen
PK	BV 70 %, max. Plasmaspiegel nach 6–8 h, PEB 99 %, lineare Pharmakokinetik von 50–200 mg/d, HWZ 25 h, Beginn der antidepressiven Wi nach bereits 7 d, volle Wi nach 2–4 Wo., hepatischer Metabolismus, Elimination per Faeces und Urin
Gr/La	strenge Indikation, Gr 4, Mittel der Wahl sind Amitriptylin, Clomipramin, Desipramin, Imipramin, Nortriptylin / strenge Indikation, La 2, zur Monotherapie bei zwingender Indikation sind Amitriptylin, Clomipramin, Desipramin, Imipramin, Nortriptylin oder Dosuleptin Mittel der Wahl
❶	**Intoxikation:** ▶ *Klinik:* Somnolenz bis Sopor, Agitation, epileptische Anfälle, Hypotension, Tachykardien, Dyspnoe, Miktionsstörungen, Urtikaria ▶ *Therapie:* Magenspülung + Aktivkohle bei hohen Dosen, bei epileptischen Anfällen Diazepam, bei Urtikaria Prednisolon und Antihistaminika **Hinweise:** ▶ keine signifikanten kardialen oder anticholinergen Effekte (im Vgl. zu den trizyklischen Antidepressiva), große therapeutische Breite ▶ SSRIs haben keine direkten kardiotoxischen NW wie die trizyklischen Antidepressiva **Behandlungskontrollen:** Transaminasen, in Kombination mit Warfarin häufigere Quick- und PTT-Kontrollen

Sildenafil TTK: 10,33-12,91 € (25-100 mg), 26,- € (3 × 20 mg) | Kinder > 1 Jahr | Rp.-Pflicht

HN	Ⓓ *p. o.:* **Revatio®** 20 mg/Tbl., **Viagra®** 25|50|100 mg/Tbl. Ⓐ **Revatio®**, **Viagra®** ㊅ **Revatio®**, **Viagra®**
Dos	▶ *erektile Dysfunktion:* 1 h vor dem Geschlechtsverkehr 50 mg p. o. ggf. Dosisanpassung auf 25 mg bzw. 100 mg je nach klinischer Wi ▶ *pulmonale arterielle Hypertonie (PAH):* 3 × 20 mg/d p. o. oder 3 × 10 mg/d i. v. ▶ *Dosisreduktion bei Niereninsuffizienz* (Kreatinin-Clearance < 30 ml/ min) oder *Leberinsuffizienz*: bei ED auf 25 mg, bei PAH auf 2 × 20 mg/d ▶ *Maximaldosis:* 1 × /d bei ED
Ind	erektile Dysfunktion (ED), pulmonale arterielle Hypertonie (PAH) der WHO Funktionsklasse II-III ab 1. Lj.
KI	Alter < 18. Lj., Komb. mit Nitraten (Glycerolnitrat, ISMN, ISDN, Molsidomin, Nitroprussid-Na⁺, Pentaerythrityltetranitrat), Herz-Kreislauf-Erkrankungen, schwere Hypotonie, kürzlich erlittener Herzinfarkt und Schlaganfall, schwere Leberinsuffizienz, Retinitis pigmentosa
NW	*> 10 %:* KS, GIT-Beschwerden, Flush *1–10 %:* Rhinitis, Muskelschmerzen, Sehstörungen *< 1 %:* Erbrechen, Anämie, Leukopenie, Hyper-/Hypoglykämie, Tremor, Ver-

tigo, Tinnitus
< 0,01 %: Priapismus, Krampfanfälle
o.A.: schwerwiegende kardiovaskuläre Ereignisse wie Herzinfarkt, instabile AP, plötzlicher Herztod, ventrikuläre Arrhythmie, zerebrovaskuläre Blutung, TIA, Hypertonie, Hypotonie, Synkope, Tachykardie; v. a. bei vorbestehenden Risikofaktoren und Nitrateinnahme

WW Cimetidin (Sildenafil-Plasmaspiegel um 56 % ↑); Erythromycin (Sildenafil-Plasmaspiegel um 182 % ↑); Saquinavir, Ketoconazol, Itraconazol, Indinavir (Sildenafil-Plasmaspiegel ↑); Nitrate (RR ↓ → KI); Antikoagulanzien (→ engmaschige Überwachung); Rifampicin (Sildenafil-Plasmaspiegel ↓)

WI *ED:* S. ist ein selektiver Hemmstoff der Phosphodiesterase Typ 5 (PDE-5-Hemmer), die cGMP nur im Corpus cavernosum abbaut; Mechanismus: sexuelle Stimulation → Freisetzung von NO (Stickstoffmonoxid) → Aktivierung von GMP zu cGMP → Gefäßrelaxation → vermehrter Bluteinstrom → Erektion
PAH: durch PDE-5-Hemmung erhöht sich cGMP innerhalb der glatten Muskelzellen → Entspannung der Lungengefäße

PK schnelle Resorption, BV 41 %, max. Plasmaspiegel nach 30–120 min, HWZ 4 h, PEB 96 %, nach hepatischem Metabolismus Elimination über die Fäzes zu 80 %

Gr/La PAH: strenge Indikation / PAH: La 1

❶ **Pädiatrische Zulassung:**
Zulassung nur für die pulmonale arterielle Hypertonie (PAH) der WHO Funktionsklasse II-III ab 1. Lj.
Hinweise:
Zusammenfassung aller Studien (Stand 2009): Verbesserung der Erektionsfähigkeit bei 73 % der Pat. im Gegensatz zu 22 % unter Placebo

Stu Early-Studie

Simeticon TTK: 0,37–1,46 € | Kinder > 0 Monate | Rp.-Pflicht

HN Ⓓ *p. o.:* **Elugan®** 41,2 mg/ml Trpf., **Espumisan®** - *alle: 40 mg/Kps. oder Tbl.*,; **Imogas®** 120 mg/Kps., **Imogas forte®** 240 mg/Kps., **Lefax®** 42 mg/Kautbl., **-liquid** 41,2 mg/5 ml Susp., Trpf. 41,2 mg/1 ml, **Lefax Extra®** 125 mg/Kps. und Granulat, **Sab simplex®** 69,19 mg/ml Susp., **Simethicon-ratiopharm®** 85 mg/Kautbl.
Ⓐ **Lefaxin®, Sab Simplex®**
Ⓒₕ **Disflatyl®, Flatulex®, Lefax®**

Dos
▸ *Erw.:* 3 × 40–80–160 mg p. o. nach den Mahlzeiten p. o.
▸ *Kinder 1–6 J.:* 3–5 × 40 mg/d; *6–14 J.:* 3–5 × 40–80 mg/d p. o.
▸ *Säuglinge:* 40 mg jeweils zu den Mahlzeiten p. o.
▸ *bei Spülmittelingestion:* 350 mg als Suspension p. o.

Ind Völlegefühl, Blähungen (Meteorismus), Roemheld-Syndrom (gastrokardialer Symptomenkomplex → Verschiebung des Herzens nach links oben durch geblähten Magen/Darm), Spülmittelvergiftungen

KI Überempfindlichkeit gegen Alkyl-4-hydroxybenzoate (Paragruppenallergie)

NW keine Nebenwirkungen bekannt

WW es sind keine klinisch relevanten WW bekannt

WI S. vermindert die Schaumbildung im Magen-Darm-Trakt durch Herabsetzung der Oberflächenspannung; verändert nicht die Darmgasbildung

PK keine Resorption aus dem Darmtrakt, keine Interaktion mit anderen Nahrungsbestandteilen, unveränderte Elimination per Faeces

Gr/La Anwendung möglich / Anwendung möglich

❶ **Hinweise:**
bestens geeignet zur Behandlung der sog. Dreimonatskoliken

Simvastatin *TTK: 0,23-0,57-0,70 € (5-40-80 mg) | Kinder > 10 Jahre | Rp.-Pflicht*

HN Ⓓ p. o.: **Bel**® Simvastatin, **Simva** (Generika), **Simvadoc**®, **Simvastatin** (Generika), **Zocor**®
- alle: 10|20|40 mg/Tbl., z. T. auch 5|30|80 mg/Tbl.
Ⓐ **Gerosim**®, **Nyzoc**®, **Simvastad**®, **Simvatin**®, **Zocord**®
CH **Simcora**®, **Simvasin**®, **Simvast**®, **Simvastin-Mepha**®, **Zocor**®

Dos
- *Erw.:* initial 5–10 mg/d abends p. o., dann Dosisänderung in Abhängigkeit vom Cholesterinwert (nach 4 Wo. bestimmen)
- *Erhaltungsdosis:* 1 × 5–40 mg/d p. o.
- *Maximaldosis:* 40–80 mg/d (als ED)
- *Kinder > 12 J.:* 10 mg/d; *> 7½ J.:* 5 mg/d; *> 3 J.:* 2,5 mg/d; *> 1 J.:* 2,5 mg/d jeweils abends p. o.

Ind primäre Hypercholesterinämie mit und ohne Hypertriglyzeridämie, Erhöhung des HDL-Cholesterins bei primärer Hypercholesterinämie, kardiovaskuläre Prävention bei manifester atherosklerotischer Herzerkrankung oder Diabetes mellitus

KI aktive Lebererkrankungen, unklare Erhöhung der Transaminasen, Cholestase, Myopathie, Kalziumantagonisten vom Tetraloltyp Mibefradil

NW *0,1–1 %:* Transaminasen ↑
0,01–0,1 %: Myopathie mit Myalgien, Muskelempfindlichkeit oder -schwäche sowie CK ↑ (das 10-fache der Norm), Rhabdomyolyse, Asthenie, Juckreiz, Alopezie, Hautausschlag, Hepatitis, Ikterus, GIT-Symptome, Parästhesien, periphere Neuropathie, Anämie, Schwindel, KS, Hypersensitivitätssyndrom (angioneurotisches Syndrom, Lupus-ähnliches Syndrom, Polymyalgia rheumatica, Dermatomyositis, Vaskulitis, Arthritis, Arthralgie, Urtikaria, Photosensitivität, Fieber, Dyspnoe, Thrombozytopenie, Eosinophilie, BSG ↑), AP ↑, γGT ↑
o.A.: Depression, Erythema multiforme, Stevens-Johnson-Syndrom, Leukozytopenie, Purpura

WW CYP3 A4-Inhibitoren (z. B. Amiodaron, Cyclosporin, Mibefradil, Itraconazol, Ketoconazol, Erythromycin, Clarithromycin, HIV-Protease-Inhibitoren und Nefazodon), Fibrate, Nicotinsäurederivate, Niacin (Myopathierisiko ↑); orale Antikoagulation (Quick ↓ → gut überwachen)

WI S. ist ein HMG-CoA-Reduktasehemmer (CSE-Hemmer): senkt Cholesterin um 15–30 %, Triglyzeride um 10–20 %, LDL um 20–40 %, steigert HDL um 5–10 %

PK BV < 5 %, 60–80 % Resorption, nach Metabolisierung in der Leber aktiv, max. Plasmaspiegel nach 1–2 h, HWZ 1,9 h, 60 % werden über die Fäzes ausgeschieden

Gr/La kontraindiziert / kontraindiziert

❶ **Pädiatrische Zulassung:**
Kinder und Jugendliche 10–17 J. (Jungen: Tanner-Stadium II und darüber, Mädchen: mind. 1 Jahr nach der Menarche, im Alter zwischen 10–17 J.) mit heterozygoter familiärer Hypercholesterinämie

Hinweise:
- Aufklärung des Pat. über Myopathierisiko (Muskelschmerzen, Muskelschwäche)

- erhöhtes Myopathierisiko bei gleichzeitiger Anwendung mit Amiodaron (z. B. **Cordarex®**); beide Substanzen werden über Cytochrom P_{450} 3A4 metabolisiert
  - bei gleichzeitiger Anwendung sollte eine Tagesdosis von 20 mg Simvastatin nicht überschritten werden, die Amiodarondosis muss nicht reduziert werden
  - den Pat. über das erhöhte Myopathierisiko aufklären, CK-Kontrollen konsequent fortführen (alle 4–6 Wo.)

Behandlungskontrollen:
- nach 2 und 4 Wo. Kontrolle der Fette und Dosisanpassung
- Kontrolle von Transaminasen, AP, Bilirubin, CK und des BB: vor Beginn der Therapie und dann alle 4–6 Wo.
- bei Einnahme von Cumarinderivaten in den ersten Wo. engmaschige (alle 2 d) Quick/INR-Wert-Bestimmung

Stu 4S-Studie, ACCESS-Studie, HPS-Studie

Sitagliptin TTK: 1,96 € (100 mg) | Rp.-Pflicht

HN
- Ⓓ *p. o.:* **Januvia®**, **Xelevia®** – alle: *100 mg/Tbl.*
- Ⓐ **Januvia®**, **Xelevia®**
- Ⓒ**H** **Januvia®**, **Xelevia®**

Dos
- *Erw. (> 18. Lj.):* 1 × 100 mg/d p. o.
- *Dosisreduktion bei Niereninsuffizienz:* bei mäßiger Nierenfunktionsstörung (GFR 30 bis < 50 ml/min) 1 × 50 mg/d, bei schwerer Niereninsuffizienz (< 30 ml/min) sowie für dialysepflichtige Patienten mit einer terminalen Niereninsuffizienz 1 × 25 mg/d, unabhängig von den Dialysezeiten

Ind
- Diabetes mellitus Typ II:
  - *Monotherapie:* bei Patienten, bei denen Diät und Bewegung allein den Blutzucker nicht ausreichend senken und für die Metformin aufgrund von Gegenanzeigen oder Unverträglichkeit nicht geeignet ist
  - *Kombinationstherapie:*
    - mit Metformin, wenn Diät und Bewegung plus eine Monotherapie mit Metformin den Blutzucker nicht ausreichend senken
    - mit einem Sulfonylharnstoff, wenn Diät und Bewegung plus eine Monotherapie mit einem Sulfonylharnstoff in der höchsten vertragenen Dosis den Blutzucker nicht ausreichend senken und wenn Metformin aufgrund von Gegenanzeigen oder Unverträglichkeit nicht geeignet ist
    - mit einem Peroxisomal Proliferator activated Receptor gamma (PPARγ)-Agonisten (d. h. einem Thiazolidin, z. B. Pioglitazon), wenn die Anwendung eines PPARγ-Agonisten angebracht ist und Diät und Bewegung plus Monotherapie mit einem PPARγ-Agonisten den Blutzucker nicht ausreichend senken
  - *als Dreifachkombination:*
    - mit einem Sulfonylharnstoff und Metformin, wenn Diät und Bewegung plus eine Zweifachtherapie mit diesen Wirkstoffen den Blutzucker nicht ausreichend senken
    - mit einem PPARγ-Agonisten und Metformin, wenn die Anwendung eines PPARγ-Agonisten angebracht ist und Diät und Bewegung plus eine Zweifachtherapie mit diesen Wirkstoffen den Blutzucker nicht ausreichend senken
  - *in Kombination mit Insulin* (mit oder ohne Metformin), wenn Diät und Bewegung sowie eine stabile Insulindosis den Blutzucker nicht ausreichend senken

KI Überempfindlichkeit

NW	*1–10%:* Übelkeit *0,1–1%:* Schläfrigkeit, GIT-Symptome (Oberbauchschmerzen, Diarrhoe, Übelkeit, Obstipation), Gewicht ↓, Appetit ↓, BZ ↓, KS
WW	Digoxin und -Derivate (Digoxintoxizität ↑ bei erhöhter Empfindlichkeit auf Digoxin)
WI	S. ist ein orales Antidiabetikum mit neuem Wirkansatz (Dipeptidylpeptidase-4-Inhibitor [DPP-4]): Abbau der Inkretine GLP-1 (Glucagon-like-peptide 1) und GIP (Glucose-dependent insulinotropic peptid) wird gehemmt → Insulinsekretion aus Betazellen der Langerhansinseln in Abhängigkeit von der Glukose-Konzentration nimmt zu
PK	BV 87%, max. Plasmaspiegel nach 1–4 h, HWZ 12 h (11,8–14,4 h), PEB 38%, unveränderte renale Elimination (ca. 80%)
Gr/La	strenge Indikation, Gr 5 (keine Erfahrungen) / strenge Indikation, La 1 (keine Erfahrungen)
❶	**Hinweise:** ▶ Senkung des HbA_{1c} um 0,6–0,8% im Vgl. zu Placebo ▶ eine perioperative Einnahmepause ist nach aktuellem Kenntnisstand nicht erforderlich ▶ *sinnvolle Kombinationen:* mit Metformin = **Janumet®**, **Velmetia®**

Somatostatin   TTK: 46,80 € (3 mg) | Kinder > 17 Jahre | Rp.-Pflicht

HN	Ⓓ i.v.: **Somatostatin** (Generika) - alle: 1,5|3 mg/ml Trockensubstanz/Amp. Ⓐ **Somatin®** Ⓒ**ʜ Stilamin®**
Dos	▶ *Erw.: initial* 3,5 µg/kg KG/h langsam über 1 min i.v., Erhaltungsdosis 3,5 µg/kg KG/h (250 µg/70 kg KG/h) ▶ i.v. *Dauerinfusion:* über 50–60 h i.v. bei GIT-Blutungen, 120–140 h bei Prophylaxe postoperativer pankreatischer Komplikationen ▶ *Perfusor:* 250 µg/70 kg KG/h (= 3 ml/h; 1 Amp. [= 3 mg] verdünnt mit 36 ml pyrogenfreiem NaCl 0,9% = 83 µg/ml)
Ind	schwere akute Gastroduodenalulkusblutung, schwere akute Blutung bei akuter erosiver bzw. hämorrhagischer Gastritis, Prophylaxe von postoperativen pankreatischen Komplikationen nach Pankreaschirurgie, adjuvante Therapie zur Hemmung der Sekretion stark sezernierender postoperativer Pankreas- und oberer Dünndarmfisteln
KI	Überempfindlichkeit, peri- und postnatale Phase, arteriell spritzende Blutungen ohne chirurgische Versorgung
NW	*>10%:* Blutdruckanstieg, Blutdruckabfall bei Hypertonikern, Insulinbedarf ↓ bei IDDM, GIT-Beschwerden *1–10%:* Glukoseintoleranz bei Nicht-Diabetikern *<1%:* HRST mit VES, KS, Dyspnoe, Thrombozytenaggregation ↓
WW	Ciclosporin (dessen Resorption ↓); Cimetidin (dessen Resorptionszeit ↓); Hexobarbital, Pentetrazol (deren Wi ↑ → nicht kombinieren)
WI	S. führt zur Hemmung der STH-Sekretion (auch TSH-, ACTH-, Insulin-, Glukagon-, Gastrin-, Sekretin-, Pankreozymin-, Pepsin- und Renin-Sekretionshemmung); Hemmung der Wi von Pentagastrin und Histamin → verminderte Salzsäureproduktion
PK	schnelle Resorption nach s.c. Gabe, max. Plasmakonzentration nach 30 min, HWZ wenige min i.v., bis zu 2 h nach s.c.

Gr/La	kontraindiziert / kontraindiziert
❶	**Behandlungskontrollen:** BZ alle 3–4 h kontrollieren!

Sotalol TTK: p.o.: 0,18-0,60 € (80-320 mg); i.v.: 9,40 €/Amp. | Rp.-Pflicht

HN	Ⓓ p. o.: **Corsotalol®**, **Jutalex®**, **Sota** (**Generika**, **HEXAL®** 40 mg/Tbl.), **Sotalex®**, **Sotalol** (**Generika**, **-ratiopharm®** 40 mg/Tbl.) - alle: 80|160 mg/Tbl., **Rentibloc®** 40|160 mg/Tbl., **Sota Puren®** 160 mg/Tbl. i. v.: **Sotalol Carino®** 40 mg/Amp. à 4 ml Ⓐ **Sotacor®**, **Sotahexal®**, **Sotamed®**, **Sotastad®** ㎈ **Sotalex®**
Dos	▶ *akut:* initial 20 mg über 5 min i. v., ggf. Wdh. nach 20 min, max. 1,5 mg/kg KG ▶ *p. o.:* initial 2 × 40–80 mg/d, je nach Klinik ggf. alle 7 d Steigerung um max. 160 mg/d bis *max. Gesamtdosis* von 480 mg/d ▶ *Dosisreduktion bei Niereninsuffizienz:* S-Kreatinin 2–5 mg/100 mg um 50 %, > 5 mg/100 mg um 75 %, s. auch Tabelle 2
Ind	Tachyarrhythmia absoluta, bedrohliche VES, Kammertachykardien, WPW-Syndrom, paroxysmale supraventrikuläre Tachykardien, arterielle Hypertonie (p. o.)
KI	AV-Block ab I-II°, Bradykardie (< 50/min), manifeste Herzinsuffizienz NYHA IV°, Cor pulmonale, SA-Block, Sick-sinus-Syndrom, Long-QT-Syndrom, akuter Herzinfarkt, Schock, Hypotonie, schwere Niereninsuffizienz, Ketoazidose, Hypokaliämie, metabolische Azidose, COPD, Asthma bronchiale, Spätstadium der pAVK
NW	*1–10 %:* Müdigkeit, Schwindel, Benommenheit, KS, Angstzustände, Verwirrtheitszustände, Geschmacks-, Hör- und Sehstörungen, Parästhesien und Kältegefühl an den Gliedmaßen, GIT-Beschwerden, Dyspnoe, Hypotonie, Verstärkung einer Herzinsuffizienz, Ödeme, HF ↓, AV-Blockierungen, Synkopen, proarrhythmogene Wirkung *< 1 %:* bronchiale Obstruktion, Alopezie, Thrombozyto-/Leukozytopenie, Eosinophilie *o.A.:* HRST (Bradykardie, AV-Blockierungen, VT, Kammerflattern/-flimmern, Torsades de pointes v. a. bei i. v.), Verstärkung einer pAVK und eines Raynaud-Syndroms, BZ ↓, Depression, Potenzstörungen, Fettstoffwechselstörungen
WW	Diuretika (Hypokaliämie → HRST); Antiarrhythmika der Gruppe Ia, Amiodaron, trizyklische Antidepressiva (Proarrhythmogenität ↑, KI); Ca-Antagonisten vom Verapamil- und Diltiazemtyp, Guanethidin, Reserpin (Bradykardie, AV-Block, RR ↓); Antidiabetika (Hypoglykämie)
WI	S. ist ein Antiarrhythmikum der Klasse II und III, ein nicht selektiver β-Blocker (niedrige Dosis: 25–50 mg) mit Eigenschaften eines Kaliumkanalblockers (höhere Dosis: etwa 150 mg), ohne ISA: Sinusfrequenz, Herzminutenvolumen und AV-Überleitung nehmen ab, Verlängerung des Aktionspotenzials und QT-Intervalls, bei Hypertonie Senkung des diastolischen und systolischen RR
PK	BV 90–100 %, max. Plasmaspiegel nach 2–3 h, Steady-state nach 2–3 d, zwischen 160 und 640 mg Tagesdosis besteht Linearität zur Plasmakonzentration, HWZ 7,5–15 h, keine PEB, Elimination unverändert überwiegend renal, keine aktiven Metabolite
Gr/La	strenge Indikation, Klasse-III-Antiarrhythmikum der Wahl, Antihypertonikum der Wahl ist Metoprolol / strenge Indikation, Akkumulation in der Muttermilch, β-Blocker der Wahl sind Metoprolol, Oxprenolol, Propranolol

- **Intoxikation:**
  - *Klinik:* ventrikuläre Extrasystolie, Tachykardie (!), häufig Tachyarrhythmie, seltener Bradykardie, Kammertachykardie, Kammerflimmern, Asystolie, Hypotension, Schock, Ateminsuffizienz, Hypokaliämie
  - *Therapie:* Magenspülung + Aktivkohle, bei Hypotension und Schock Katecholamine (Dopamin, ggf. in Kombination mit Dobutamin und Noradrenalin), bei Bradykardie Atropin und Orciprenalin, bei tachykarden ventrikulären Rhythmusstörungen ggf. Overdrive oder Lidocain, Hämodialyse und Hämoperfusion möglich, forcierte Diurese (*Cave* Kaliumspiegel)
- **Behandlungskontrollen:**
  - *Plasmaspiegel:* 0,8–2,7 mg/l = 3–10 µmol/l (Umrechnungsfaktor 3,7)
  - Dosissteigerung unter EKG-Kontrolle (QT-Dauer?)

Stu SWORD-Studie

Spironolacton   TTK: 0,24-0,50 € (50-100 mg) | Kinder > 3 Monate | Rp.-Pflicht

HN Ⓓ *p. o.:* **Aldactone**® 25 mg/Drg., 100 mg/Kps., **Jenaspiron**®, **Osyrol**®, **Spiro** (**Generika**), **Spironolacton** (**Generika**), **Verospiron**® **T** 25 mg/Tbl.
- *alle: 50|100 mg/Tbl., Kps. oder Drg.*
Ⓐ **Aldactone**®, **Spirobene**®, **Spirohexal**®, **Spirono**®
Ⓒʜ **Aldactone**®, **Primacton**®, **Xenalon**®

Dos
- *arterieller Hypertonus: initial* 50–100 mg/d p. o., ggf. alle 2 Wo. auf max. 200 mg/d p. o. steigern
- *Ödeme bei Herzinsuffizienz:* 100–200 mg/d p. o., nach Einsetzen der Diurese Reduktion auf die *Erhaltungsdosis* von 25–100 mg/d p. o.
- *Leberzirrhose mit Aszites:* bei Na$^+$/K$^+$-Verhältnis im Urin > 1: 100 mg/d p. o.; Na$^+$/K$^+$-Verhältnis < 1: 200–400 mg/d p. o.
- *nephrotisches Syndrom:* 100–200 mg/d p. o.
- *idiopathische Ödeme:* 100 mg/d p. o.
- *primärer Hyperaldosteronismus: initial* 4 × 75–150 mg/d p. o.; auf *Erhaltungsdosis* 75–100 mg/d p. o.
- *Einzeldosis* nicht über 100 mg → ggf. Dosisaufteilung in 2–4 Gaben
- *Maximaldosis:* 9 mg/kg KG/d p. o.
- *Kinder > 12 J.:* 200 mg/d; *> 7½ J.:* 150 mg/d; *> 3 J.:* 100 mg/d; *> 1 J.:* 75 mg/d; *> ½ J.:* 60 mg/d; *> ¼ J.:* 50 mg/d verteilt auf 2–3 ED p. o.
- *Dosisreduktion bei Niereninsuffizienz:* s. Tabelle 2

Ind kardiale, nephrotische, zirrhotische und idiopathische Ödeme, schwere Herzinsuffizienz, arterieller Hypertonus, Aszites bei Leberzirrhose, primärer Hyperaldosteronismus

KI Hyperkaliämie, Niereninsuffizienz (S-Kreatinin > 1,8 mg/100 ml), Hyponatriämie, akutes Nierenversagen

NW *> 10%:* reversible Gynäkomastie bei Männern, bedrohliche Hyperkaliämien (v. a. bei Niereninsuffizienz)
1–10%: KS, Schläfrigkeit, Ataxie, Verwirrtheitszustände, Harnsäure ↑
< 1%: Thrombozytopenie, Spironolacton induzierte Antikörper, Eosinophilie bei Leberzirrhose, Agranulozytose
o.A.: Hypotonie, GIT-Beschwerden, Elektrolytveränderungen (→ HRST, Müdigkeit, Muskelschwäche, Muskelkrämpfe)

WW NSAR, ACE-Hemmer, Kalium, kaliumsparende Diuretika (Kalium ↑); Antihypertensiva (deren Wi ↑); Noradrenalin (Noradrenalin-Empfindlichkeit ↑); Digoxin (dessen Serumspiegel ↑); Neomycin (Spironolactonresorption verzögert)

S

Wi	S. ist ein Aldosteronantagonist, es verdrängt Aldosteron kompetitiv vom Rezeptor am distalen Tubulus, Hemmung der Na$^+$-Rückresorption und K$^+$-+H$^+$-Sekretion, allein schwach diuretische Wi
PK	BV ca. 70 %, wird hepatisch in den aktiven Metaboliten Canrenon und 7α-Thiomethylspironolacton umgewandelt, HWZ 2–3,7 h (10–20 h mit Metaboliten), Wirkungslatenz 48 h, max. Wi nach 3–5 d, Elimination vorwiegend renal
Gr/La	kontraindiziert, Diuretika der Wahl sind bei strenger Indikation Hydrochlorothiazid, Furosemid / strenge Indikation, nur bei primärem Hyperaldosteronismus, Aszites, nephrotischem Syndrom; Alternative Hydrochlorothiazid, Furosemid
❗	**Cave:** Kombination mit Digitalis (Toxizität ↑); Niereninsuffizienz und Komb. mit ACE-Hemmern (K$^+$-Anstieg) **Hinweise:** ▶ *sinnvolle Kombinationspräparate:* • mit Furosemid: **duraspiron**®-comp., **furo-aldopur**®, **Furorese**® comp., **Osyrol**®**Lasix**®, **Spiro comp.-ratiopharm**®, **Spiro-D-Tablinen**® • mit Hydrochlorothiazid: **Spironothiazid**® ▶ Indikation zur Therapie des nephrotischen Syndroms nur, wenn Salz- und Flüssigkeitsrestriktion sowie Thiazid- und Schleifendiuretka nicht ausreichend wirksam sind **Behandlungskontrollen:** Kontrolle der Elektrolyte im Verlauf erforderlich
Stu	RALES-Studie

Stavudin (D4T)   TTK: 9,80-10,- € (60-80 mg) | Rp.-Pflicht

HN	Ⓓ *p.o.:* **Zerit**® 20|30|40 mg/Kps., Pulver für Lsg. (1 mg/ml Lsg.) Ⓐ **Zerit**® Ⓒ**H** **Zerit**®
Dos	▶ *≥ 60 kg KG*: 2 × 40 mg/d p.o. *< 60 > kg KG*: 2 × 30 mg/d p.o. ▶ *Dosisreduktion bei Niereninsuffizienz:* > 60 kg KG + Kreatinin-Clearance 26–50 ml/min 2 × 20 mg/d, < 26 ml/min 1 × 20 mg/d; < 60 kg KG + Kreatinin-Clearance 26–50 ml/min 2 × 15 mg/d, < 26 ml/min 1 × 15 mg/d
Ind	HIV-Infektion in der Kombinationsbehandlung
KI	*relative KI:* Vorsicht bei Z. n. Pankreatitis (Inzidenz eines Rezidives ca. 5 %) und peripherer Neuropathie
NW	*> 10 %:* periphere Neuropathie, GOT ↑, GPT ↑, Amylase ↑ *1–10 %:* Pankreatitis, KS, Schüttelfrost/Fieber, GIT-Beschwerden, Anorexie, Pneumonie, Schmerzen, Myalgien, Arthralgien, Schlaflosigkeit, Depression, Grippesyndrom, Benommenheit, AP ↑, Bilirubin ↑, Neutropenie, Thrombopenie *< 0,01 %:* potenziell letale Laktatazidosen, Hepatitis, Leberversagen
WW	Zidovudin (AZT) (antagonistische Wi → nicht kombinieren); Substanzen, die ebenfalls Neuropathien hervorrufen können (z. B. INH, Vincristin, DDC) sind KI
Wi	S. ist ein Nukleosidischer Reverse-Transkriptase Inhibitor (NRTI): ein Basistherapeutikum bei der HIV-Behandlung, kompetitive Hemmung des Substrats Thymidintriphospat → Inhibierung der reversen Transkriptase des Re-

trovirus, wodurch die zur Replikation erforderliche Umschreibung von RNA in DNA blockiert wird, ferner DNA-Kettenabbruch durch fehlende 3"-Hydroxygruppe

PK BV ca. 90%, HWZ 1 h, intrazelluläre HWZ 3 h, Liquorspiegel ca. 50% des Serumspiegels, überwiegend unveränderte renale Elimination

Gr/La strenge Indikation, Gr 6, Anwendung nur durch spez. Zentren / kontraindiziert, La 1

❗ Cave:
Laktatazidose: bei rasch ansteigenden Transaminasen, einer progressiven Hepatomegalie oder einer metabolischen Azidose/Laktatazidose Behandlung absetzen

Hinweise:
- Präparat bei Auftreten einer peripheren Neuropathie absetzen → engmaschige klin. neurologische Kontrolle
- keine Monotherapie, in Kombinationsbehandlung Alternative zu Zidovudin (AZT)

Behandlungskontrollen:
Transaminasen kontrollieren

Streptokinase TTK: 62,90-283,- € (0,2-1,5 Mio IE) | Rp.-Pflicht

HN Ⓓ *parenteral:* **Streptase®** 250.000 IE|750.000 IE|1.500.000 IE
Ⓒ🇭 **Streptase®**

Dos
- *akuter HI:* systemisch 1,5 Mio I.E. über 60 min i.v.; *intrakoronar* Bolus 20000 I.E. Streptokinase, dann 2000–4000 I.E./min i.v. über 30–90 min
- *Lungenembolie:* 1,5 Mio I.E. über 30 min i.v.; dann 1,5 Mio I.E. über 2 h
- *periphere Verschlüsse:*
  - *systemisch:* 250000 I.E. über 30 min, dann 100000 I.E./h i.v. bei venösen Verschlüssen über max. 3 d, bei Zentralarterienverschlüssen über max. 24 h und bei arteriellen Verschlüssen über max. 5 d;
  - *lokal (Katheterlyse):* im Intervall von 3–5 min 1000–2000 I.E. über max. 3 h oder Gesamtdosis von 120000 I.E.
- *Kinder > 12 J.:* 150000 I.E.; *> 7½ J.:* 100000 I.E.; *> 3 J.:* 55000 I.E.; *> 1 J.:* 40000 I.E.; *> ½ J.:* 30000 I.E. jeweils über 15–20 min i.v., dann 1000 I.E./kg KG/h i.v., Dauer von der Schwere des Befundes abhängig

Ind Lysetherapie bei akutem HI, Lungenembolie, tiefer Bein- und Beckenvenenthrombose, akuten Arterienverschlüssen der Extremitäten, akutem Zentralgefäßverschluss am Auge

KI akute oder kurz zurückliegende Blutung, Trauma (v.a. SHT) oder Streptokokkeninfektion, erhöhtes GIT-Blutungsrisiko (z.B. Ulzera, Colitis ulcerosa, viszerale Tumoren), akute Pankreatitis, Peri- und Endokarditis, Aneurysmata, hochgradige Herz-, Leber- und Niereninsuffizienz, Lebensalter > 75 J., therapierefraktärer Hypertonus, Nierensteine, Apoplex in den letzten 2 Mo., intrakranielle Tumoren, Sepsis, i.m. Injektion (*relative KI*), Gerinnungsstörungen (Marcumartherapie), kurz zurückliegende OP (Allgemeinchirurgie 10 d, Neurochirurgie 12 d post OP)

NW *> 10%:* Blutungen aus Stichkanälen, leichtere Blutungen, Schüttelfrost, Fieber, GOT ↑, GPT ↑, γGT ↑, AP ↑, CK ↑, Cholinesterase ↓, anaphylaktoide Reaktionen, KS, GIT-Beschwerden, RR ↓, HF ↑/↓, Reperfusionsarrhythmien (bei HI)
< 1%: intrakranielle, retroperitoneale, GIT-, gynäkologische Blutungen; Bilirubin ↑

< 0,01 %: Blutungen in das Perikard einschl. Myokardruptur, allerg. Spätreaktionen (Serumkrankheit, Vaskulitis, Arthritis, Nephritis, Guillain-Barré-Syndrom), Gefäßverschlüsse durch mobilisierte Blutgerinnsel

WW orale (KI) oder i.v.-Antikoagulanzien (z.B. Heparin), Wirkstoffe, die die Thrombozytenbildung oder -funktion beeinflussen z.B Thrombozytenaggregationshemmer, Dextrane, Allopurinol, Anabolika, Androgene, SD-Hormone, Chinidin, Clofibrinsäurederivate, Thiouracil, Tetrazykline, Valproinsäure, Sulfonamide (Blutungsrisiko ↑)

WI S. ist ein Fibrinolytikum, Cofaktor zur Aktivierung von Plasminogen, welches weiteres Plasminogen in Plasmin überführt, Aktivierung fibrinolytischer Enzyme im Thrombus → Spaltung von Fibrinopolymeren
kein Erfolg bei HI > 12 h (intrakoronar), > 24 h (systemisch), Venenthrombose > 14 d, Zentralarterienverschlüssen am Auge > 6 h, venös > 10 h, peripheren Verschlüssen bei pAVK > 6 Wo.

PK max. Wi nach 1–2 h, HWZ 25–35 min, Inaktivierung durch proteolytische Spaltung

Gr/La strenge Indikation, bei vitaler Gefährdung einsetzbar / Anwendung möglich

❶ Intoxikation:
bei Überdosierung kann spezifisches Antidot (e-Aminocapronsäure) verabreicht werden

Hinweise:
- es ist kaum mit schweren allerg. Reaktionen zu rechnen → eher folgt eine Wirkungsabschwächung der Streptokinase
- im Anschluss (!) an eine Lysetherapie mit einer Vollheparinisierung beginnen, um Rethrombosierungsprophylaxe einzuleiten (PTT 1,5–2,5-fach verlängern, *Cave:* Blutungsrisiko ↑)
- bei erneuter Anwendung zwischen 5 d und 1 J. nach Erstgabe ist mit geringerer Wi durch Antistreptokinase-Antikörper zu rechnen (Alternative rt-PA)
- bei lokaler Lyse PTCA mit Stentimplantation möglich

Stu GISSI I-III-Studie, INJECT-Studie, MAST-E-Studie, GUSTO I-Studie

Streptomycin   TTK: 2,80 € (1000 mg) | Kinder > 0 Monate | Rp.-Pflicht

HN ⓓ *i.v./i.m.:* **Strepto-Fatol®** 1,0 g Pulver zur Herstellung einer Inf.- bzw. Inj.-Lsg.

Dos
- *Erw. + Kinder > 12 Lj.:* 15 mg/kg KG/d als Einmalgabe i.v./i.m.
- *Erw. > 50 Lj.:* max. 0,5 g/d als Einmalgabe i.v./i.m.
- *i.v. Gabe:* verdünnt in 1000 ml isotonischer NaCl-Lsg. (keine Bolusgaben)
- *Kinder < 12 Lj.:*
  - bis 3. Lm.: 10 mg/kg KG, max. 50 mg/d
  - 3.–6. Lm.: 15–25 mg/kgKG
  - 6. Lm.–12. Lj.: 20–30 mg/kg KG, max. 1 g/d
- *Dosisreduktion bei Niereninsuffizienz (Krea.-Cl. < 60 ml/min)* bezogen auf 70 kg KG: *Krea.-Cl. 50–60 ml/min:* 0,54 g/d; *Krea.-Cl. 40–50 ml/min:* 0,45 g/d; *Krea.-Cl. 30–40 ml/min:* 0,36 g/d
- *max. kumulative Gesamtdosis bei normaler Nierenfunktion: Erw.:* 30–60 g; *Kinder:* 15–20 g; *Säuglinge:* 10 g

Ind pulmonale und extrapulmonale Tuberkulose in Komb. mit anderen geeigneten Tuberkulostatika; Streptokokken- bzw. Enterokokken-Endokarditis in Komb. mit Penicillin G; Brucellose und Tularämie in Komb. mit Tetracyclinen

KI	fortgeschrittene Niereninsuffizienz (Krea.-Cl. < 30 ml/min); Früh- und Neugeborene (nephro- und ototox. NW); unmittelbar vorausgegangene Therapie mit anderen Aminoglykosiden; Pat. mit Schäden von Vestibularapparat oder Cochlea, Kombination mit Aminoglykosiden
NW	*1–10%:* Kopf- und Augenschmerzen, Übelkeit, Ohrensausen, Beschwerden beim Lesen, Schwindelgefühl und Nystagmus (Vorzeichen einer Innenohrschwerhörigkeit), Nierenschädigung/Niereninsuffizienz, allergische Reaktionen wie Exanthem, Pruritus, Urtikaria und Arzneimittelfieber *0,1–1%:* lokale Reizerscheinungen bei i.m.-Gabe, Sofortreaktionen in Form von perioralen Parästhesien, Schleiersehen, Schwindelgefühl und Benommenheit; reversible Blutbildveränderungen toxischer und allergischer Art (Granulozytopenie, Thrombopenie, Anämie, Leukopenie und Eosinophilie); SGOT und SGPT und AP Erhöhungen, Atemdepression *0,01–0,1%:* Taubheit, Atemstillstand, Augenmuskelschädigungen, Skotome *< 0,01%:* Dermatitis exfoliativa, anaphylaktischer Schock
WW	Cephalosporine, Polymyxine, Amphotericin B, Methoxifluran und Zytostatika (bes. Cisplatin) (nephrotox. Wi ↑); Furosemid, Etacrynsäure (nephro- und ototox. Wi ↑); Aminoglykoside (KI, ototox. Wi ↑); Muskelrelaxanzien (z.B. Tubocurarin, Succinylcholinsalze, Pancuroniumsalze), Inhalationsnarkotika (z.B. Halothan, Methoxifluran) (neuromuskulär-blockierende Wi ↑); Antihypertonika (Parästhesien, Unruhe, hypotonen Krisen); Thiamin (Vitamin B_1) (desen Abbau ↑);
WI	S. ist ein parenterales Antibiotikum aus der Gruppe der Aminoglykoside: bakterizide Wi durch Störung der Proteinbiosynthese am bakteriellen Ribosom durch Interaktion mit der rRNS und nachfolgender Hemmung der Translation
PK	wird oral nicht resorbiert, max. Plasmakonz. nach i.m. Gabe 1–2 h, nicht liquorgängig, reichert sich jedoch in Innenohr und Nierenrinde an, PEB 32–35%, HWZ 150 min, unveränderte renale Elimination
Gr/La	kontraindiziert (pränatale Gehörschäden) / kontraindiziert
❶	**Cave:** ▶ bei Kombination mit potenziell oto- und/oder nephrotoxischen Substanzen (Toxizität ↑) ▶ keine Bolusgabe (ototoxisch) ▶ Lichtschutz der Infusionslsg. ▶ keine Mischinfusionen **Hinweise:** ▶ vor, während und nach einer Therapie Hör- und Gleichgewichtsfunktion **Behandlungskontrollen:** ▶ vor, während und nach einer Therapie Leber- und Nierenfunktion, Blutbildkontrollen ▶ bei besonders gefährdeten Pat. (z.B. Niereninsuff.) müssen die Serumkonz. gemessen und die Dosierungen ggf. angepasst werden. Spitzenkonz. 1–2 h nach Gabe dürfen nicht > 25–40 µg/ml, der Talspiegel nicht > 5 µg/ml liegen (Dosisanpassung!) **Spektrum:** ▶ *Sensibel:* Mycobacterium tuberculosis, Brucella spp., Francisella tularensis ▶ *nur sensibel bei Komb. mit Penicillin:* Enterococcus spp., Streptococcus spp.

Sucralfat
TTK: p.o.: 1,36 € (4 g); Susp.: 2.- € (4 g) | Kinder > 14 Jahre | Rp.-Pflicht

HN Ⓓ *p. o.:* **Sucrabest**® 1 g/Btl. Granulat, **Ulcogant**® 1 g/Btl. Granulat, 1 g/5 ml Susp.
- *alle: 1 g/Tbl.*
Ⓐ **Sucralan**®, **Sucralbene**®, **Sucramed**®, **Ulcogant**®
CH **Ulcogant**®

Dos
- *Erw. + > 14 J.:* 4 × 1 g oder 2 × 2 g/d p. o. vor den Mahlzeiten
- *zur Nacht als Prophylaxe:* 2 g (3–4 Wo.)

Ind Prophylaxe stressbedingter Schleimhautläsionen des Magen-Darm-Traktes, Gastritis, Ulcus ventriculi et duodeni

KI *relative KI:* schwere Nierenfunktionsstörung (wg. Aluminiumanteil), Kinder < 14 J.

NW *1–10 %:* Verstopfung
< 1 %: Übelkeit, Mundtrockenheit, Völlegefühl, Schwindel
< 0,01 %: Bezoarbildungen, Verwirrtheitszustände, Somnolenz, KS, Aluminiumintoxikationen (bei Niereninsuffizienz insb. bei Dialysepat.)

WW Tetrazykline, Phenytoin, Sulpirid, Digoxin, Cimetidin, Ranitidin, Norfloxacin, Ciprofloxacin, Ofloxacin, Chenodeoxycholsäure, Ursodeoxycholsäure, retardiertes Theophyllin, Amphotericin B, Ketoconazol u. a. (deren Resorption ↓) → 2 h Abstand

WI S. ist ein salzartige, wasserunlösliche Verbindung von Aluminiumhydroxid und Saccharosesulfat: in Verbindung mit der Magensäure entsteht eine gelartige Masse, die die Schleimhaut vor weiteren Säureangriffen schützt; Stimulation der Schleimproduktion

PK kaum Resorption aus dem GIT (0,5–2,2 %), 1 g Sucralfat (basisches Al- Saccharose-Sulfat) = 190 mg Aluminium

Gr/La strenge Indikation, Gr 4, Mittel der Wahl / strenge Indikation, La 1, Mittel der Wahl

❶ **Hinweise:**
Enzephalopathie insbesondere bei längerer Anwendung und Niereninsuffizienz möglich

Sufentanil (unterliegt der BtMVV)
TTK: 3,- € (10 µg/2 ml) | Kinder > 12 Jahre | Rp.-Pflicht

HN Ⓓ *parenteral:* **Sufentanil** (**Generika, -Hameln** 0,01 mg/2 ml, **-Hikma** 0,25 mg/5 ml, 0,05 mg/10 ml)
- *alle: 0,005|0,05 mg/ml*
Ⓐ **Sufenta**®
CH **Sufenta**®

Dos *i. v.* (langsam i. v. oder als Kurzinfusion):
- *bei Kombinationsnarkosen* (als analgetische Komponente):
  - *Einleitungsdosis:* 0,7–2 µg/kg KG (50–140 µg/70 kg KG) über 2–10 min i. v.
  - *Erhaltungsdosis:* 0,15–0,7 µg/kg KG (10–50 µg/70 kg KG) i. v.
- *Monoanästhetikum mit 100 % O_2:* 7–20 µg/kg KG (500–1400 µg/70 kg KG) i. v., dann 0,35–1,4 µg/kg KG/h (25–100 µg/70 kg KG/h) i. v.
- *epidural:* 10 ml Lsg. (0,125 % oder 0,25 % Bupivacain + 0,001–0,01 mg [1–10 µg]); max. 0,03 mg bzw. 30 µg bei einmaliger Gabe
- *Kinder < 12 J.:* zur Einleitung und Aufrechterhaltung 5–20 µg/kg KG zusammen mit 100 % O_2

Ind Anästhesie bei endotrachealer Intubation/Beatmung, Anwendung bei Narkosen in Kombination oder als Monosubstanz, Lumbalanästhesie
epidural: als Adjuvans zur postoperativen Schmerztherapie, Geburtshilfe (Wehen, Entbindung)

KI akute hepatische Porphyrien, Komb. mit MAO-Hemmern (müssen 14 d zuvor abgesetzt sein); *relative KI:* Schädel-Hirn-Trauma und erhöhter Hirndruck (Vermeidung schneller Bolusinjektion, da RR ↓ → zerebraler Perfusionsdruck ↓)

NW *< 0,01 %:* anaphylaktischer Schock, Hypotension, Apnoe, Atemdepression, Bradykardie, Bronchospasmus, Krämpfe, Koma, Schläfrigkeit, Tachykardie, Asystolie, Lungenödem, Kreislaufkollaps inkl. Schock, Laryngospasmus, Muskelkontraktionen, Spasmen, Zuckungen, Übelkeit, Erbrechen, Harnverhalt (epidural)

WW Propofol (dessen Plasmaspiegel ↑); zentral dämpfende Medikamente, Alkohol (gegenseitige Wirkungsverstärkung); MAO-Hemmer (KI); Vecuronium, Suxamethonium (Bradykardiegefahr ↑)

WI S. ist ein Opioidanalgetikum der Stufe 3: als Agonist am µ-Opioid-Rezeptor starke analgetische Wi (im Vgl. zu Morphin 1000 × stärker, bis zu 10-fach stärker wirksam als Fentanyl), sedativ und antitussiv wirksam, plazentagängig, Übertritt in die Muttermilch

PK Anschlagzeit 2–3 min, Wirkungsdauer stark von der Applikationsdosis und -dauer abhängig (0,5 µg/kg KG wirken ca. 50 min), HWZ 2,5 h, PEB 93 %, Verteilungsvolumen 1,4–2,5 l/kg KG, hepatische Metabolisierung

Gr/La strenge Indikation, Gr 4, *Cave* Atemdepression des Neugeborenen bei Gabe kurz vor der Entbindung / kontraindiziert, La 1, Stillpause von 24 h

❶ **Intoxikation:**
s. Morphin
Hinweise:
Voraussetzung für Sufentanil sind Intubations- und Beatmungsbereitschaft

Sulpirid
TTK: p.o.: 0,74-1,48 € (400-800 mg); i.v.: 2,50 € (100 mg Amp.) | Kinder > 6 Jahre | Rp.-Pflicht

HN Ⓓ *p. o.:* **Arminol®**, **Dogmatil®** 25 mg/5 ml Saft, **Meresa®**, **Meresasul®**, **Neogama®**, **Sulpirid (Generika)**, **Sulpivert®**, **Vertigo-Meresa®**, **Vertigo-neogamma®** Saft 100 mg/5 ml Lsg.
 - alle: 50|100 und/oder 200 mg forte/Tbl. bzw. Kps.
 i. v.: **Dogmatil®** 100 mg/Amp. à 2 ml
Ⓐ **Dogmatil®**, **Meresa®**
Ⓒ︎ₕ **Dogmatil®**

Dos ▶ *akute Psychose:*
 • *i. v.:* 200–1000 mg/d auf 3 ED verteilt je nach Schwere der klin. Symptomatik
 • *p. o.:* initial 3 × 100 mg/d, Dosissteigerung je nach Wi und NW auf eine *Erhaltungsdosis* von 400–800 mg/d
 • *Maximaldosis:* 1000 mg/d p. o., bei therapieresistenten Schizophrenien 1600 mg/d p. o.
▶ *depressive Erkrankungen:* initial 1–3 × 50 mg/d p. o., Dosissteigerung je nach Wi und NW auf eine *Erhaltungsdosis* von 150–300 mg/d p. o.
▶ *Schwindel:* 1–2 × 100 mg/d i. m. als Kurzinfusion oder 1–3 × 50 mg/d p. o., Dosissteigerung je nach Wi und NW auf eine *Erhaltungsdosis* von 150–300 mg/d p. o.

- *Chorea:* 1–2 × 100 mg/d p.o., Dosisbereich 200–1200 mg/d
- *Niereninsuffizienz:* Kreatinin-Clearance 30–60 ml/min → 50 %, 10–30 ml/min → 30 % und < 10 ml/min → 20 % der jeweiligen Tagesdosis
- *Kinder > 12 J.:* 200 mg/d; *> 7½ J.:* 120 mg/d; *> 6 J.:* 70–100 mg/d jeweils verteilt auf 3 ED/d p.o. oder
  - *Anfangsdosis:* 1–2 mg/kg KG/d p.o.
  - *Erhaltungsdosis* 5 mg/kg KG/d p.o.
  - *Maximaldosis:* 10 mg/kg KG/d p.o.

Ind akute psychotische Erkrankungen, Depressionen, Schwindel, Morbus Menière, autistische Verhaltensstörungen, Chorea

KI prolaktinabhängige Tumoren, akute Intoxikationen mit Alkohol und zentral wirksamen Medikamenten, Phäochromozytom, Epilepsie, HOPS, Morbus Parkinson, Kinder < 6 J.; *relative KI:* KHK, Herzinsuffizienz, schwere Leber- und Nierenfunktionsstörungen, Kinder > 6 J. und Jugendliche

NW *1–10 %:* GIT-Beschwerden, Schwindel, Störung der Speichelproduktion, Schwitzen, KS, Tachykardie, Müdigkeit
< 1 %: Sehstörungen, Miktionsstörungen, Appetitsteigerung mit Gewichtszunahme, Blutdruckabfall, Blutdrucksteigerung, malignes neuroleptisches Syndrom mit hohem Fieber, Muskelsteifigkeit, Bewusstseinsstörungen, EPMS, medikamemtöses Parkinson-Syndrom
< 0,01 %: irreversible Spätdyskinesien mit extrapyramidal-motorischen Störungen, Galaktorrhoe, Gynäkomastie, Abnahme von Libido und Potenz

WW Antihypertonika (deren Wi ↓); zentral dämpfende/stimulierende Arzneimittel (deren Wi ↑); Levodopa (Antagonismus)

WI S. ist ein schwaches bis mittelstarkes atypisches Neuroleptikum: Dopaminrezeptorblocker (praktisch nur auf D_2-/D_3-Rezeptoren), sowohl neuroleptische als auch antidepressive Eigenschaften, nicht sedierend, psychomotorisch aktivierend, stimmungsaufhellend, antihalluzinatorisch, antipsychotisch, antivertiginös, im Vgl. zu anderen Neuroleptika deutliche Prolaktinerhöhung unter der Therapie

PK geringe BV (14–63 %), HWZ 7–9 h, max. Plasmaspiegel nach 3–8 h, kaum PEB, zu 95 % unveränderte renale Elimination

Gr/La kontraindiziert, Mittel der Wahl sind Amitriptylin, Clomipramin, Desipramin, Imipramin, Nortriptylin / kontraindiziert, zur Monotherapie bei zwingender Indikation sind Amitriptylin, Clomipramin, Desipramin, Imipramin, Nortriptylin oder Dosuleptin geeignet

❗ **Intoxikation:**
- *Symptome:* s. NW, bei Sulpirid Ingestion von 1–7 g Unruhe, Erregung, Verwirrtheit, Bewusstseinstrübungen, extrapyramidale Störungen, Sulpirid-Ingestion > 7 g auch Koma, Blutdruckabfall
- *Therapie:* Magenspülung, forcierte Diurese u. a. mit alkalisierender Lösung, ggf. Gabe von Biperiden (**Akineton**®) bei EPMS-NW, ggf. auch Monitoring auf Intensiv

Sultamicillin (Ampicillin + Sulbactam)
TTK: p.o.: 6,60-13,20 € (1125-2250 mg); i.v.: 30-42,60 € (4,5-9 g) | Kinder > 0 Monate | Rp.-Pflicht

HN ⊙ *p.o.:* **Sultamicillin** (**Generika**) 375 mg/Tbl., **Unacid**® PD oral 375 mg/Tbl., 375 mg/7,5 ml Susp.
i.v.: **Unacid**® 0,75|1,5|3 g/Inf.-Fl.

Dos
- *i.v.:* 2–3 × 0,75–3 g/d i.v., Dauer 5–14 d
- *p.o.:* 2–3 × 375–750 mg/d p.o., Dauer 5–14 d

- ▶ *Dosis und Therapiedauer* in Abhängigkeit der Schwere der Infektion, bei β-hämolysierenden Streptokokken über mind. 10 d
- ▶ *Maximaldosis:* 12 g/d
- ▶ *Kinder > 12 J.:* 1000 mg/d; *> 7½ J.:* 750 mg/d; *> 3 J.:* 500 mg/d; *> 1 J.:* 400 mg/d; *> ½ J.:* 300 mg/d; *> ¼ J.:* 200 mg/d jeweils verteilt auf 2 ED/d p.o. (allg. 50 mg/kg KG/d)

Ind Infektionen der Atemwege, Nieren, Harnwege, des Bauchraumes, der Geschlechtsorgane, Haut- und Weichteilgewebe

KI EBV-Infektion, lymphatische Leukämie, Penicillin-Allergie

NW *o.A.:* GIT-Symptome, allerg. Reaktionen inkl. Anaphylaxie, Fieber, GOT-Erhöhung, Nephritis, pseudomembranöse Kolitis, Erythema exsudativum multiforme, Lyell-Syndrom/Steven-Johnson-Syndrom
> 10 %: Diarrhoe, weiche Stühle
> 1 %: Hautausschläge, Stomatitis, Glossitis, schwarze Haarzunge
< 0,01 %: Anämie, Thrombozytopenie, Eosinophilie, Leukozytopenie, Panzytopenie, Leberwerte ↑, Ikterus, Leberfunktionsstörungen

WW bakteriostatisch wirkende Antibiotika (Tetrazykline, Erythromycin, Sulfonamide, Chloramphenicol) (Wi ↓); Allopurinol (Hautreaktionen ↑); Antikoagulanzien (deren Wi ↑); MTX (dessen Toxizität ↑); Probenecid (Sultamicillintosilat-Ausscheidung ↓); Kontrazeptiva (deren Wi ↓)

WI nach Resorption rasche Spaltung in Sulbactam und Ampicillin, Breitspektrumpenicillin, β-Lactamantibiotikum, Aminopenicillin, Synthesehemmung von Murein (Zellbestandteil), bakterizide Wi auf proliferierende Keime, Sulbactam ist ein Betalaktamaseinhibitor

PK BV 30–40 %, hohe Serumspitzenspiegel nach i.v. Gabe, HWZ 1 h (für Sulbactam und Ampicillin), im höheren Alter 2 h, rasche Verteilung im Körpergewebe, ca. 80 % werden innerhalb von 8 h unverändert renal eliminiert

Gr/La *Gr 4, strenge Indikation*, Penicilline sind Mittel der Wahl / *strenge Indikation*, Penicilline sind Mittel der Wahl

❶ **Hinweise:**
i.v.-Basisantibiotikum, nicht geeignet für Problemkeime
Spektrum:
Sensibel: Gram-positive und Gram-negative Erreger: Staphylococcus aureus et epidermidis, Streptococcus pneumoniae und andere Streptokokkenarten, Enterococcus faecalis, Haemophilus influenzae und parainfluenzae, Branhamella catarrhalis, E. coli, Klebsiellen, indolpositiver und indolnegativer Proteus, Enterobacter-Arten, Neisseria gonorrhoeae et meningitidis, Anaerobier einschließlich Bacteroides fragilis
Resistenz: Enterobacter cloacae, Pseudomonas aeruginosa

Sumatriptan
TTK: p.o.: 3,47-8,19 €/Tbl.; nasal: 12,68 €; Supp: 7,22 €; s.c.: 36,30 € | Kinder > 12 Jahre | Rp.-Pflicht

HN Ⓓ *p.o.:* **Imigran®**, **Sumatriptan** (**Generika**) - *alle:* 50|100 mg/Tbl.
nasal: **Imigran®** Nasal 10|20 mg/Hub
s.c.: **Imigran®** 6 mg/Inj.-Lsg. à 0,5 ml (für Spritze und Pen), **Sumatriptan Hormosan®** 6 mg/0,5 ml Fertigspritze, **Sumavel® DosePro** 6 mg/0,5 ml Lsg.
rektal: **Imigran®** 25 mg/Supp.
Ⓐ **Imigran®**
CH **Imigran®**

Dos	▶ *p.o.:* 1 × 50–100 mg (= 1 Tbl.) bei Anfall, nach 4 h ggf. weitere Tbl.
▶ *nasal:* 1 × 10–20 mg, ggf. nach 2 h Wdh. (max. 40 mg/d); *Jgl. > 12 J.:* 1 × 10 mg
▶ *Supp.:* 1 × 25 mg = 1 Zäpfchen, ggf. nach 2 h Wdh. (max. 50 mg/d)
▶ *s.c.:* 1 Fertigspritze (= 6 mg), nach 2 h ggf. eine weitere Spritze
▶ *Maximaldosis in 24 h:* 300 mg p.o., 2 × 6 mg s.c.
Ind	akute Behandlung von Migräneanfällen mit und ohne Aura, mit und ohne Übelkeit, Cluster-KS
KI	KHK, Herzinfarkt in Anamnese, Prinzmetal-Angina, koronare Spasmen, pAVK, Hypertonie, Apoplex oder TIA in Anamnese, schwere Leberinsuffizienz, Morbus Raynaud, Komb. mit Ergotaminen (Abstand 24 h) oder MAO-Hemmer (14 Abstand), Alter > 65 J. und < 18 J., nasal > 12 J.
NW	*1–10%:* Flush, Benommenheit, Schwindel, Müdigkeit, RR ↑, Schmerzen, Kribbeln, Hitze-, Schwere-, Druck- oder Engegefühl, Übelkeit, Erbrechen
0,1–1%: Nackensteifigkeit
0,01–0,1%: RR ↓, HF ↑/↓, Arrhythmie, vorübergehende ischämische EKG-Veränderungen, Koronarspasmen, Myokardinfarkt, Raynaud-Syndrom, ischämische Kolitis, Krampfanfälle, Sehstörungen, Nystagmus, Skotome, Visusminderung, Anaphylaxie
< 0,01%: Sehverlust, permanente Visusstörungen, Leberwertveränderungen
WW	MAO-Hemmer (dessen Plasmaspiegel und NW ↑, KI); Clomipramin, Ergotamine (Koronarspasmusrisiko ↑, KI); seltene WW mit SSRI (Citalopram, Fluoxetin, Fluvoxamin, Paroxetin, Sertralin) sind beschrieben
WI	S. ist ein spezifischer Serotoninagonist an zerebralen $5\,HT_{1B}$- und $5\,HT_{1D}$-Rezeptoren: selektive Konstriktion extrazerebraler intrakranieller Gefäße bei Migräneattacken, Hemmung der Freisetzung von vasodilatierenden Neuropeptiden
PK	rasche Resorption, BV 14–19% (s.c. 96%), Wi-Eintritt: s.c. nach ca. 10 min, nasal 15 min, p.o. und rektal 30 min, max. Wi nach 90 min, Wi-Dauer 12–24 h, HWZ 2 h
Gr/La	strenge Indikation, Gr 4, Triptan der Wahl zur Behandlung einer schweren Migräneattacke, Mittel der Wahl bei leichter Migräne ist Paracetamol / strenge Indikation, La 2, Stillpause von 24 h
❶	**Pädiatrische Zulassung:**
Die Verwendung von Sumatriptan nasal bei Jgl. > 12 J. sollte nur nach Verschreibung durch einen Spezialisten oder einen Arzt mit großer Erfahrung in der Migränebehandlung und entsprechend lokaler Richtlinien erfolgen
Hinweise:
▶ nasale Applikation scheint anhand klinischer Untersuchungen anderen Darreichungsformen überlegen zu sein
▶ *Sumavel® DosePro-Anwendung:* Snap (Abknicken der Spitze des Injektors), Flip (Umkippen eines Hebels zur Vorbereitung der Dosisgabe), Press (Freigabe des Medikaments durch Pressen auf die Haut der Applikationsstelle. Die Selbstverabreichung darf lediglich in den Oberschenkel oder den Bauch erfolgen, nicht in andere Körperteile wie z.B. den Arm. Nur im Falle eines Abklingens der Symptome kann nach frühestens 2 Stunden eine weitere Dosis, bei Nicht-Ansprechen im Rahmen ein und derselben Attacke jedoch keine zweite Dosis appliziert werden.

Suxamethonium = Succinylbicholin
TTK: 0,44-2,42 €/ED | Kinder > 0 Monate | Rp.-Pflicht

HN	Ⓓ *i. v.:* **Lysthenon**® 1%|2% = 50|100 mg/Amp. à 5 ml, 5% = 100 mg/Amp. à 2 ml, siccum 500 mg/Inj.-Fl., **Pantolax-Actavis**® 2% = 100 mg/Amp. à 5 ml
	Ⓐ **Lysthenon**®
	ⒸⒽ **Lysthenon**®, **Midarine**®, **Succinolin**®
Dos	▶ *Erw.:* ED 1–1,5–2 mg/kg KG i. v. (70–140 mg/70 kg KG)
	▶ *Kinder:* 2–3 mg/kg KG i. m.
Ind	Muskelrelaxans für kurzzeitige Eingriffe zur Erschlaffung der Skelett-/Atemmuskulatur (u. a. für Intubation, Bronchoskopie)
KI	maligne Hyperthermie in der Familienanamnese; *relative KI:* Hyperkaliämie, Polytrauma und Verbrennungen, perforierende Augenverletzungen, Glaukom, schwere Nierenfunktionsstörung, bekannte atypische Pseudocholinesteraseträger, Kinder und Jugendliche
NW	*o.A.:* Augeninnendruck ↑, intragastraler Druck ↑
	1–10%: Muskelfaszikulationen, postoperative Muskelschmerzen, allerg. Hautreaktionen
	0,1–1%: HRST wie ventrikuläre Arrhythmie, Bradykardie mit AV-Knoten-Ersatzrhythmus
	0,01–0,1%: anaphylaktischer Schock
	<0,01%: maligne Hyperthermie, Rhabdomyolyse, Myoglobinurie, Niereninsuffizienz bis ANV, akutes Herzversagen
WW	Aminoglykoside, Amphotericin B, β-Blocker, Lidocain, Cyclopropan, Chinidin, Thiothepa (gegenseitige Wirkungsverstärkung); Neostigmin, ähnliche Substanzen (Synergismus); alkalische Lösungen, z. B. Barbiturate (inkompatibel in einer Spritze)
WI	S. ist ein Muskelrelaxans: Blockierung der Erregungsübertragung an der neuromuskulären Endplatte (Nicotintyp-Rezeptoren), wg. einer depolarisierenden Wi Muskelkater nach der OP, Mittel der Reserve bei kurzen Eingriffen, bei Mehrfachgabe verlängerte Wirkdauer (dualer Block) in Form einer nichtdepolarisierenden Hemmwirkung
PK	Wi-Eintritt nach ½–1 min, Wi-Dauer 3–5 min, HWZ ca. 3 min, Abbau durch die Pseudocholinesterase aus Leber und Serum
Gr/La	strenge Indikation, möglichst niedrige Dosis wählen / kontraindiziert, Stillpause

❗ **Cave:**
Vorsicht bei Pat. mit angeborener atypischer Pseudocholinesterase (Häufigkeit bis zu 1:3000), da z. T. deutlich verlängerte und verstärkte Wirkungsdauer!

Hinweise:
Bewusstsein bleibt voll erhalten, daher nur in Kombination mit Narkosemittel!

Tacrolimus
TTK: p.o.: 4,20 € (1 mg); lokal: 14,80 € (10 g Salbe) | Kinder > 2 Jahre | Rp.-Pflicht

HN	Ⓓ *p. o.:* **Advagraf**® 3 mg/Kps., **Prograf**®, **Tacni**®, **Tacpan**®, **Tacro Cell**®, **Tacrolimus** (**Generika**), **Vivadex**®
	- alle: 0,5|1|5 mg Kps.
	lokal: **Protopic**® 0,03%|0,1% Salbe = 0,3|1 mg/g
	Ⓐ **Advagraf**®, **Prograf**®, **Protopic**®, **Tacrolimus** (**Generika**)
	ⒸⒽ **Prograf**®, **Protopic**®, **Tacrolimus** (**Generika**)

Dos	▶ Vorbeugung einer Lebertransplantatabstoßung: • *Erw.:* Beginn 6 h postoperativ; Ersteinstellung u. Umstellung von i. v. auf p.o.: Anfangsdosis: 0,10–0,20 mg/kg KG/d p.o. 2 ED bzw. 0,02–0,05 mg/kg KG/d i. v. Dauerinf. mit Umstellung auf p. o. nach 2–4 d • *Kinder < 12 J.:* 0,30 mg/kg KG/d p.o. in 2 ED bzw. 0,045 mg/kg KG/d i. v. Dauerinf. ▶ Vorbeugung einer Nierentransplantatabstoßung: • innerhalb von 24 h postoperativ; Anfangsdosis: 0,2–0,3 mg/kg KG/d p.o. in 2 ED bzw. 0,04–0,06 mg/kg KG/d i. v. Dauerinf. mit zügiger Umstellung auf p.o. • *Kinder < 12 J.:* innerhalb von 5 h präoperativ: 0,15 mg/kg KG p.o., oder 0,075–0,1 mg/kg KG/d i. v.; frühzeitige Umstellung auf p.o. bei zunächst beibehaltener Dauerinfusion von 0,1 mg/kg KG/d i. v. und deren langsame Reduktion auf Null; sobald Pat. nur noch p.o. behandelt werden: Weiterbehandlung mit 3–4-mal höherer Dosis als i. v.-Dosis • *Max-Dosis:* 0,6 mg/kg KG/d p.o., 0,1 mg/kg KG/d i. v. • *max. Anwendungsdauer bei i. v.:* 7 d ▶ mittelschwere u. schwere atopische Ekzeme: • *Erw.:* 2 × 0,1 %/d über 1–2 Wo. dünn auf betroffene Areale auftragen, dann 2 × 0,03 %/d bis zu Abheilung • *Kinder 2–16 J.:* 2 × 0,03 %/d bis zu 3 Wo., dann 1 × /d
Ind	Prophylaxe der Transplantatabstoßung bei Leber-, Nieren- oder Herztransplantatempfängern, Behandlung einer Transplantatabstoßung die gegenüber anderen Immunsuppressiva therapieresistent ist, mittelschwere bis schwere atopische Ekzeme
KI	Überempfindlichkeit
NW	*> 10 %:* Tremor, KS, Durchfall, Übelkeit, Nierenfunktionsstörung, hyperglykämische Zustände, Diabetes mellitus, Hyperkaliämie, Hypertonie, Schlaflosigkeit
WW	Antimykotika wie Ketoconazol, Fluconazol, Itraconazol und Voriconazol sowie Macrolid-Antibiotikum Erythromycin und HIV-Proteasehemmer (z. B. Ritonavir) (T-Spiegel ↑), Clotrimazol, Clarithromycin, Josamycin, Nifedipin, Nicardipin, Diltiazem, Verapamil, Danazol, Ethinylestradiol, Omeprazol und Nefazodon (T-Spiegel geringer ↑), Rifampicin, Phenytoin oder Johanniskraut (Hypericum perforatum), Phenobarbital, Carbamazepin, Metamizol und Isoniazid (T-Spiegel ↓)
WI	T. ist ein hochwirksames Immunsuppressivum. Es hemmt speziell die Bildung zytotoxischer Lymphozyten, die für die Transplantatabstoßung in erster Linie verantwortlich sind. T. unterdrückt die Aktivierung der T-Zellen, die von den T-Helferzellen abhängige Proliferation der B-Zellen, die Bildung von Lymphokinen (wie Interleukin-2, Interleukin-3 und γ-Interferon) sowie die Expression des Interleukin-2-Rezeptors.
PK	orale BV 20–25 %, max. Plasmakonz. nach 1–3 h, HWZ 4–57 h (p.o. + parenteral), 70 h (topisch), PEB > 98,8 %, fast vollständige hepatische Metabolisierung, biliäre Elimination
Gr/La	strenge Indikation, Gr 6 / kontraindiziert, La 4, Abstillen

Tadalafil   TTK: 13,75–12,50 € (10–20 mg) | Rp.-Pflicht

HN
- Ⓓ *p. o.*: **Adcirca®** 20 mg/Tbl., **Cialis®** 5|10|20 mg/Tbl.
- Ⓐ **Cialis®**
- ⒼⒽ **Cialis®**

Dos
- ▶ *Erw. erektile Dysfunktion:* 10 mg/d p. o. 30–60 min vor dem Geschlechtsverkehr p. o. (Wirkungszeit 24 h)
  - bei ausbleibendem Effekt ggf. 20 mg/d, bei häufiger Anwendung möglichst niedrige Tagesdosis z. B. 2,5–5 mg/d
  - *Maximaldosis:* 20 mg/d
- ▶ *Erw. PAH:* 1 × 20–40 mg/d p. o., bei schwerer Nierenfunktionsstörung nicht anwenden
- ▶ *Erw. BPH:* 1 × 5 mg/d p. o.

Ind **Cialis®**: erektile Dysfunktion, symptomatische Behandlung der benignen Prostatahyperplasie (BPH)
Adcirca®: pulmonale arterielle Hypertonie (PAH) der WHO-Funktionsklasse II und III

KI Komb. mit Nitraten oder Stickstoffmonoxid-Donatoren (wie Amylnitrit), kardiale Erkrankungen (HI während vergangener 90 d, instabile Angina pectoris, Herzinsuffizienz NYHA > II°, unkontrollierte HRST oder Hypotonie < 90/50 mmHg), Schlaganfälle in den vergangenen 6 Mo., Alter < 18. Lj.

NW > 10 %: KS, Dyspepsie, Hautrötung, Epipharyngitis, Rücken-/Muskelschmerzen, Schmerzen in den Extremitäten
1–10 %: Schwindel, Hautrötung, verstopfte Nase, Erbrechen
0,1–1 %: Lidschwellung, Augenschmerzen, Bindehautrötung
< 0,01 %: Myokardinfarkt, plötzlicher Herztod, instabile AP, ventrikuläre HRST, Schlaganfall, TIA, Palpitation, Tachykardie, Urtikaria, Gesichtsödem, Stevens-Johnson-Syndrom, exfoliative Dermatitis

WW mit Inhibitoren des Cytochrom-P_{450}-Systems (CYP 3A4) → reduzierte T.-Clearance ↓ (z. B.: Erythromycin, Clarithromycin, Indinavir, Itraconazol, Ketoconazol, Ritonavir, Saquinavir), in Kombination mit einem CYP 3A4-Induktor (Carbamazepin, Rifampicin, Phenobarbital, Phenytoin, etc.) AUC von T. ↓

WI T. ist ein selektiver, reversibler Hemmstoff der zyklischen Guanosin Monophosphat (cGMP)-spezifischen Phosphodiesterase Typ 5 (PDE-5-Hemmer), die cGMP nur im Corpus Cavernosum abbaut; Mechanismus: sexuelle Stimulation → Freisetzung von NO (Stickstoffmonoxid) → Aktivierung von GMP zu cGMP → Gefäßrelaxation → vermehrter Bluteinstrom → Erektion
PAH: die Hemmung der PDE-5 erhöht die Konzentration von cGMP in den Lungengefäßen → Relaxation der glatten Muskelzellen der Lungengefäße und Vasodilatation der Lungengefäßbahnen → Reduktion der PAH

PK gute Resorption, max. Plasmaspiegel nach 2 h, PEB 94 %, HWZ 17,5 h, Wirkungszeit 24 h, nach hepatischem Metabolismus per Cytochrom-P_{450}-Isoenzyme, Elimination per Faeces (61 %) und renal (36 %)

Gr/La **Cialis**: only for men; **Adcirca**: keine Erfahrungen, auf Anwendung daher verzichten

❗ **Hinweise:**
- ▶ beim Wirkstoffvergleich der PDE-5-Hemmer zeigt T. die längste Plasma-HWZ (Sildenafil 3,7 h, Vardenafil 3,9 h) → Anwendungsvorteil
- ▶ verordnender Arzt muss vor der Verordnung gesundheitliches Risiko abwägen (kardiovaskulärer Status)

Tamoxifen TTK: 0,21-0,35 € (20-40 mg) | Rp.-Pflicht

HN Ⓓ p. o.: **Tamoxifen** (**Generika**, **-CT**® 10 mg/Tbl., **-Hexal**® 10|40 mg/Tbl., **-Ratio**® 10|40 mg/Tbl.), **Tamox**®, **Tamoxistad**®
- alle: 20|30 mg/Tbl., **Nolvadex**® 20 mg/Tbl.
Ⓐ **Ebefen**®, **Nolvadex**®
ⒼⒽ **Nolvadex**®, **Tamec**®

Dos
- Erw.: 20–30–40 mg/d p. o. in der Regel als Langzeittherapie
- adjuvante Behandlung des frühen Hormonrezeptor-positiven Mammakarzinoms: mind. 5 Jahre

Ind adjuvante und palliative Chemotherapie des Mamma-Ca mit und ohne Metastasierung

KI Thrombozytopenie, Leukopenie, Hyperkalzämie

NW *1–10 %:* KS, Ovarialzysten
< 1 %: schwere Thrombozytopenie, Hyperkalzämie
< 0,01 %: Endometriumhyperplasie, -polypen, -karzinome, Thromboembolien, Cholestase, Hepatitis, Ikterus, Agranulozytose mit Leberzellnekrose, Erythema multiforme, Stevens-Johnson-Syndrom
o.A.: Hitzewallungen, Pruritus vulvae, vaginale Blutungen, GIT-Beschwerden, Benommenheit, Flüssigkeitsretention, Leukozytopenie, Thrombozytopenie

WW Hormonpräparate (gegenseitige Wi ↓); Thrombozytenaggregationshemmer (Blutungsgefahr während thrombozytopenischer Phase ↑); Cumarine (deren Wi ↑), *Hemmung von CYP2D6:* Paroxetin, Fuoxetin, Bupropion, Duloxetin, Thioridazin, Perphenazin, Pimozid, Chinidin, Ticlopidin, Cinacalcet, Terbinafin → red. Wi von T.

WI T. ist ein Stilben-Derivat, Pro-Drug (erst nach Metabolisierung durch CYP-P$_{450}$-Isoenzym CYP2D6 in Endoxifen aktiv): Blockade des zytoplasmatischen Östrogenrezeptors durch Hemmung der Expression östrogenregulierter Gene → Abnahme der Zellvermehrung in östrogenabhängigen Geweben, bei rezeptorpositivem Ca in 60 % Ansprechquote mit einer Remissionsdauer von 4–40 Mo.

PK langsame perorale Resorption, HWZ 7–14 h, wg. Kumulation später HWZ 4–7 d (!), ausgeprägte Metabolisierung in aktive Metabolite, infolge eines enterohepatischen Kreislaufes kumuliert Tamoxifen, Steady-state-Bedingungen nach 4 Wo., biliäre Elimination in Form von Metaboliten

Gr/La kontraindiziert, absolut / kontraindiziert, abstillen

❗ **Hinweise:**
- bei Östrogenrezeptor-positivem Mamma-Ca senkt die Behandlung die Rezidivrate und die Mortalität signifikant
- bei Östrogenrezeptor-negativem Mamma-Ca (bis zu 30 % der Pat.) auch wirksam, allerdings geringer
- trotz V. a. erhöhtes Schlaganfallrisiko unter der Behandlung bleibt Nutzen-Schaden-Bilanz positiv (für eine 5-jährige Einnahme)

Stu Brustkrebs Präventionsstudie

Tamsulosinhydrochlorid TTK: 0,34 € (0,4 mg) | Rp.-Pflicht

HN Ⓓ p. o.: **Alna**® **Ocas**, **Omnic**®, **Prostacure**®, **Prostadil**®, **Prostazid**®, **Tadin**®, **Tamsu-Astellas**®, **Tamsu-Q**®, **Tamsublock**®, **Tamsulo Isis**®, **Tamsulosin** (**Generika**), **Tamsunar**®
- alle: 0,4 mg/Ret.-Kps.

- Ⓐ **Aglandin®, Alna®, Omix®, Tamsu®**
- ⒞ₕ **Omix Ocas®, Pradif®**

Dos	▶ *Erw.:* 1 × 0,4 mg/d Ret.-Kps. morgens p. o. ▶ Einnahme unabhängig von den Mahlzeiten ▶ *Dosisreduktion bei Niereninsuffizienz:* bei Krea-Clearance < 10 ml/min kontraindiziert
Ind	funktionelle Symptome der benignen Prostatahyperplasie wie Blasenentleerungsstörungen, Harntröpfeln, Harndrang, Pollakisurie, Nykturie
KI	orthostatische Dysregulation, schwere Leberinsuffizienz, Überempfindlichkeit gegen T. einschließlich medikamentenbedingtem Angioödem; *relative KI:* schwere Niereninsuffizienz (Kreatinin-Clearance < 10 ml/min)
NW	*1–10 %:* Schwindel *0,1–1 %:* KS, Palpitationen, orthostatische Hypotonie, Rhinitis, GIT-Beschwerden, Pruritus, Urtikaria, retrograde Ejakulation *0,01–0,1 %:* Synkope, Angioödem *< 0,01 %:* Priapismus
WW	Cimetidin (Tamsulosin-Plasmaspiegel ↑); Furosemid (Tamsulosin-Plasmaspiegel ↓); $α_1$-Rezeptorantagonisten (RR ↓); Diclofenac, Warfarin (Eliminationsrate ↑)
WI	T. ist ein selektiver und kompetitiver postsynaptischer $α_1$-Rezeptorenantagonist: Wi insbesondere am Subtypus $α_{1A}$, der die Kontraktion der glatten Muskulatur der Prostata und der Harnröhre reguliert → Sphinktertonus wird verringert, woraus eine verbesserte Durchgängigkeit resultiert
PK	fast vollständige BV nach Resorption aus dem Intestinum, Plasmaspiegel-Spitzenwerte nach 6 h, Steady-state am 5. Tag, nach einzelner Gabe Eliminations-HWZ nach ca. 10 h, im Steady-state nach ca. 13 h
Gr/La	k.A. / k.A.
❶	**Hinweise:** vor Therapiebeginn Ausschluss anderer Erkrankungen, die gleiche Symptome wie die BPH verursachen wie z. B. Urethrastriktur

Tapentadol (unterliegt der BtMVV)
TTK: 1,80–3,10–6,06 € (100|200|400 mg/d) | Rp.-Pflicht

HN	⒟ *p. o.:* **Palexia®** 50|100|150|200|250 mg Ret.-Tbl Ⓐ **Palexia®** ⒞ₕ **Palexia®**
Dos	▶ *Erw.: initial* 2 × 50 mg ret./d p. o., alle 3 d Dosissteigerung um 50 mg • *Maximaldosis:* 500 mg/d ▶ *30-Tage-Verschreibungs-Höchstmenge nach BtMVV:* für Ärzte 18000 mg, für Zahnärzte 4500 mg ▶ Umrechnung bei Opiatvorbehandlung s. Hinweise ▶ *bei schwerer Niereninsuffizienz:* Anwendung nicht empfohlen
Ind	starke chron. Schmerzen bei Erw., die nur mit Opioid-Analgetika angemessen behandelt werden können
KI	wenn Arzneimittel mit μ-Rezeptor-Agonismus kontraindiziert sind, z. B.: bei schwerer Atemdepression, akutem Bronchialasthma, Hyperkapnie, V. a. oder Vorliegen eines paralytischen Ileus, V. a. akute Intoxikationen mit zentral wirksamen Substanzen

NW	*>10%:* Schwindel, Somnolenz, KS, Übelkeit, Obstipation
1–10%: Angst, depressive Verstimmung, Schlafstörungen, Nervosität, Ruhelosigkeit, Konzentrationsstörungen, Tremor, unwillkürliche Muskelkontraktionen, Appetit ↓, Erbrechen, Diarrhoe, Dyspepsie, Ödeme, trockene Schleimhäute (Mundtrockenheit), Erröten
0,1–1%: HOPS (Verwirrtheit, Agitiertheit, Orientierungsstörungen, Vigilanz ↓, kognitive Störungen), Gleichgewichtsstörungen, HF ↑, RR ↓, funktionelle Sexualstörungen, Sehstörungen, Harnverhalt, Pollakisurie, Gewicht ↓
WW	MAO-Hemmer-Behandlung, SSRI (es kann zu einem Serotonin-Syndrom kommen), bei Kombination mit gemischten (Pentazosin, Nalbuphin) oder partiellen µ-Opioid-Agonisten (Buprenorphin) vorsichtig anwenden (erhöhte T.-Wi möglich)
→ in den präklinischen Studien sind keine klin. bedeutsamen Wechselwirkungen beobachtet worden
WI	T. ist ein neues, zentral wirksames Opioid-Analgetikum mit µ-agonistischen (MOR) Effekten, aber auch noradrenalin-wiederaufnahmehemmenden (NRI) Wirkungen → direkte analgetische Wirkung (Metabolite nicht aktiv), wirksam bei nozizeptiven, neuropathischen, viszeralen und entzündlichen Schmerzen, Wirkstärke der von Morphin und Oxycodon vergleichbar
PK	BV ca. 32%, max. Plasmakonz. nach 3–6 h, PEB 20%, HWZ 4 h, ausgeprägter First-pass-Metabolismus, überwiegend hepatische Metabolisierung und renale Elimination
Gr/La	keine Informationen / keine Informationen dass T. in Muttermilch übergeht, dennoch keine Anwendung empfohlen

❗ **Hinweise:**
- *Umrechnung bei Opiatvorbehandlung:*
  Tapentadol : Morphin → 2,5 : 1
  Tapentadol : Oxycodon → 5 : 1
- *Umstellung:*
  - 2 × 50 mg/d T. bei: Tramadol und Tilidin < 40 mg/d, Oxycodon < 40 mg/d, Morphin < 80 mg/d, Hydromorphon < 10 mg/d, Fentanyl < 37,5 mg/h, Buprenorphin < 35 µl/h.
  - 2 × 100 mg/d T.: wenn Dosis > der genannten Angaben sind
- hohe Dosen möglich bei starken Schmerzen (Schmerz = "Antidot zum Morphin"), kein bis lediglich geringes Abhängigkeitspotenzial bei der Indikation Schmerz in retardierter Form

Alternativwirkstoffe:
Tramadol, Morphin

Pharmainfo:
Me-too-Präparat

Teicoplanin *TTK: 49,80-93,20 € (200-400 mg) | Kinder > 0 Monate | Rp.-Pflicht*

HN	Ⓓ *parenteral:* Targocid® 100|200|400 mg/Inf.-Fl.
Ⓐ **Targocid®**
Ⓒʜ **Targocid®**
Dos	▶ *Erw.: initial* 400 mg/d i. v. oder i. m. (= 6 mg/kg KG), die folgenden Tage 200–400 mg/d (= 3–6 mg/kg KG)
• *schwere Infektionen:* 800 mg/d am 1. Tag, die folgenden Tage 400 mg/d i. v. (= 6 mg/kg KG)
▶ *Kinder > 12 J.:* 350 mg/d; *> 7½ J.:* 260 mg/d; *> 3 J.:* 170 mg/d; *> 1 J.:* 130 mg/d; *> ½ J.:* 100 mg/d; *> ¼ J.:* 80 mg/d jeweils verteilt auf 3 ED/d i. v., bei leich-

teren Infektionen Dosis ab 2. Tag halbieren; *Neugeborene: initial* 16 mg/kg KG/d i. v., dann 8 mg/kg KG/d i. v.
- *Dosisreduktion bei Niereninsuffizienz:* ab 4. Therapietag bei Kreatinin-Clearance 40–60 ml/min Reduktion um 50 % der Tagesdosis; bei Kreatinin-Clearance < 40 ml/min nach folgender Formel: Dosis = (aKc / nKc) × nD (aKc: aktuelle reduzierte Kreatinin-Clearance; nKc: altersentsprechender Kreatinin-Clearance-Normwert; nD: normale Dosis)

Ind Infekte mit Gram-positiven Erregern von Herz, Knochen, Gelenken, Atemwegen, Haut, Weichteilen, Magen-Darm-Trakt (pseudomembranöse Enterokolitis), Niere und Harnwegen, Sepsis

KI Applikation in den Liquorraum; *relative KI:* Komb. mit anderen oto- oder nephrotoxischen Substanzen

NW *0,1–1 %:* allerg. Reaktionen, Phlebitis
0,01–0,1 %: GIT-Beschwerden, Eosinophilie, Thrombozytopenie, Leukozytopenie, Neutropenie, Agranulozytose
< 0,01 %: Ototoxizität, ANV, Bronchospasmen, Angioödeme, Anaphylaxie, exfoliative Dermatitis, toxisch-epidermale Nekrolyse, Erythema multiforme, Stevens-Johnson-Syndrom

WW Vorsicht bei Komb. mit anderen oto- oder nephrotoxischen Substanzen

WI T. ist ein Reserve-/Glukopeptidantibiotikum: Zellwandsynthesehemmung durch Bindung an das endständige D-Alanyl-D-Alanin des UDP-Muramylpentapeptids (Murein) → Verhinderung der Elongation der Peptidoglykoganketten und ihrer Quervernetzungen, bakterizide Wi

PK BV 90 % bei i. m. Gabe, HWZ 70–100 h, PEB 90 %, Elimination unverändert renal, nach 7 d werden 70 % der i. v.-Gabe eliminiert

Gr/La kontraindiziert, Gr 4, Antibiotika der Wahl sind Penicilline / kontraindiziert, La 1, Antibiotika der Wahl sind Penicilline, Cephalosporine, Erythromycin

❶ Behandlungskontrollen:
- Leberwerte, Kreatinin und Kontrolle der Hörfunktion
- therapeutischer Serumspiegel bis 10 mg/l (= 5 µmol/l; Umrechnungsfaktor 0,5)

Spektrum:
Sensibel: v. a. Gram-positive Erreger, u. a. Staphylokokken (auch oxacillinresistente), Streptokokken (aller Gruppen auch multiresistente), Pneumokokken, Enterokokken, Corynebakterien, Clostridien (v. a. C. difficile), Listerien
Resistenz: Gram-negative Erreger

Telithromycin *TTK: 7,40-8,40 € (800 mg) | Kinder > 12 Jahre | Rp.-Pflicht*

HN ⓓ *p. o.:* **Ketek**® 400 mg/Tbl.
Ⓐ **Ketek**®

Dos
- *Erw. Pneumonie:* 1 × 800 mg/d p. o. über 7–10 d
- *Erw. Bronchitis, Sinusitis, Tonsillitis, Pharyngitis:* 1 × 800 mg/d p. o. für 5 d
- *Niereninsuffizienz:* bei Kreatinin-Clearance < 30 ml/min Dosis halbieren

Ind *> 18. J.:* leichte bis mittelschwere ambulant erworbene Pneumonie, akute Exazerbationen einer chron. Bronchitis, akute Sinusitis, Tonsillitis und Pharyngitis
12–18. J.: Tonsillitis und Pharyngitis durch betahämolysierende A-Streptokokken

KI in Komb. mit Cisaprid, Mutterkornalkaloiden (Ergotamin, Dihydroergotamin), Pimozid, Astemizol, Terfenandin, Simvastatin, Atorvastatin, Lovastatin angeborenes oder erworbenes QT-Syndrom; *relative KI:* Myasthenia gravis, < 12 J. (keine Erfahrungen)

NW *> 10 %:* Diarrhoe, Übelkeit, Erbrechen, Leberenzyme ↑, Schwindel, KS, Geschmacksstörungen, Vaginalmykose
1–10 %: Verstopfung, Appetitlosigkeit, orale Candidose, Stomatitis, cholestatischer Ikterus, Eosinophilie, Urtikaria, Flush, Palpitationen
< 1 %: Parästhesien, Vorhofarrhythmie, Hypotonie, Bradykardie, Sehstörungen

WW Cisaprid, Pimozid, Astemizol (deren Spiegel ↑, Gefahr einer QT-Zeit-Verlängerung); Statine (s. KI), Benzodiazepine (verlängerte WI durch verzögerten Abbau); Ciclosporin, Tacrolimus, Sirolimus (engmaschige Spiegelbestimmung); Carbamazepin, Phenytoin, Rifampicin, Johanniskraut (Telithromycin-Spiegel ↓ = WI ↓)

WI T. ist der erster Vertreter der Ketiloide, ein Antibiotikum: Erythromycin-Derivat mit einer ca. 10-mal höheren Affinität zur 50S-Untereinheit der bakteriellen Ribosomen (mit dem Effekt einer Hemmung der Proteinsynthese), WI vordergründig gegen Erreger mit Resistenzen gegen andere Makrolide und Penicilline

PK rasche Resorption, max. Plasmakonzentration nach 1–3 h (2 mg/l), BV 57 %, Steady-state nach 3–4 d, PEB 60–70 %, HWZ 2–3 h, hepatischer Metabolismus, Elimination per Faeces zu 76 %, zu 17 % renal, insgesamt werden 33 % unverändert ausgeschieden

Gr/La kontraindiziert, Gr 5, Antbiotika der Wahl sind Penicilline / kontraindiziert, La 1, Antibiotika der Wahl sind Penicilline, Cephalosporine, Erythromycin

❗ **Hinweise:**
- Substanz enthält Laktulose → nicht bei Patienten mit angeborenem Lactase-Mangel oder einer Glc.-Galaktose-Malabsorption verordnen

Behandlungskontrollen:
EKG-Kontrollen durchführen (QT-Zeit?), insbes. bei KHK, HRST und Elektrolytstörungen

Spektrum:
Sensibel: aerob Gram-positive Bakterien: Streptococcus pneumoniae, pyogenes, agalatiae; Viridans-Gruppe, Lancefield-Gruppen C und G, Staphyloccocus aureus; aerob Gram-negative Bakerien: Moraxella catarrhalis, Legionella spp./pneumophila, Chlamydia pneumoniae/psitaci, Mycoplasma pneumoniae
unvollständig: Haemophilus influenza/parainfluenza
Resistenz: Enterobacteriaceae, Pseudomonas, Actinetobacter

Telmisartan   TTK: 0,87-1,05 € (40-80 mg) | Rp.-Pflicht

HN Ⓓ *p. o.:* **Kinzalmono®**, **Micardis®** – alle: 20|40|80 mg/Tbl.
Pritor® 40|80 mg/Tbl.
Ⓐ **Actelsar®, Dinotres®, Kinzalmono®, Micardis®, Mirpresoc®, Pritor®, Telmisartan (Generika), Tolura®, Zanacodar®, Zmertan®**
Ⓒ🇭 **Kinzal®, Micardis®**

Dos
- *Erw.:* initial 1 × 20–40 mg/d p. o., ggf. Dosissteigerung bis max. 80 mg/d
- *kardiovaskuläre Prävention:* 1 × 80 mg/d p. o.
- *Dosisreduktion bei leichter bis mäßiger Leberinsuffizienz:* 40 mg/d

Ind essenzielle arterielle Hypertonie; Reduktion der kardiovaskulären Morbidität bei Patienten mit manifester atherothrombotischer kardiovaskulärer Erkrankung (KHK, Apoplex o. pAvK) oder Typ II Diabetes mellitus mit dokumentiertem Endorganschaden

KI	obstruktive Gallenfunktionsstörungen, stark eingeschränkte Leberfunktion, Alter < 18 J. (keine Erfahrungen)
NW	*> 1 %:* Infektion der oberen Atemwege und der Harnwege, GIT-Symptome (Diarrhoe, Dyspepsie), Hautirritationen wie Ekzeme, Arthralgie, Rückenschmerzen (z. B. Ischialgie), Krämpfe in den Beinen, Beinschmerzen, Myalgie, Brustschmerzen *0,1–1 %:* Angstzustände, Sehstörungen, Schwindel, Mundtrockenheit, Blähungen, vermehrtes Schwitzen, Symptome ähnlich denen einer Tendinitis
WW	Lithium (reversible Serum-Li-Konz. ↑), andere Antihypertensiva (RR-senkender Effekt ↑, Orthostasereaktionen), Alkohol, Barbiturate, Narkotika, Antidepressiva (RR-Senkung ↑), Kortison und NSAR (RR-Senkung ↓), COX-Hemmer (Nierenfunktion ↓)
WI	T. ist ein spezifischer Angiotensin II-Rezeptor (Typ AT 1)-Antagonist → Verdrängung von Angiotensin II mit sehr hoher Affinität von seiner Bindungsstelle am AT_1-Rezeptor-Subtyp, keine partielle Wirkung als Agonist → neben RR-senkender Wirkung sowohl kardio- als auch renoprotektive Effekte
PK	BV 50 %, HWZ > 20 h, max. Plasmakonz. 3 h, max. antihypertensive Wi erst nach 4–8 Wo., PEB 99,5 %, hepatobiliäre Elimination 99 %, renale Elimination 1 %
Gr/La	kontraindiziert, Gr 8; Antihypertonikum der Wahl ist Metoprolol / kontraindiziert, La 1
❶	**Hinweise:** *sinnvolle Kombinationspräparate:* mit Hydrochlorothiazid = **KinzalKomb®**, **MicardisPlus®**
Stu	ONTARGET-Studie, DETAIL-Studie

Temazepam TTK: 0,61–0,64 € (10–20 mg) | Rp.-Pflicht

HN	Ⓓ *p. o.:* **Remestan®**, **Temazep von ct®** - *alle:* 10|20 mg/Kps., **Norkortal Tema®** 20 mg/Tbl., **Planum®** 20 mg/Tbl. ㊌ **Normison®**
Dos	▶ *Erw.:* 10–20 mg/d p. o., ggf. auch höhere Dosen nötig ▶ *therapeutische Dosis* 10–40 mg/d, Dosis jedoch so niedrig wie möglich wählen ▶ *Maximaldosis:* 60 mg/d
Ind	kurzfristige Behandlung von Ein- und Durchschlafstörungen
KI	Myasthenia gravis, schwere Leberinsuffizienz, respiratorische Insuffizienz, akutes Engwinkelglaukom, Schlaf-Apnoe-Syndrom, Intoxikation mit zentral wirksamen Substanzen (Alkohol, Analgetika, Psychopharmaka)
NW	*Häufigkeit in Abhängigkeit von Dosis und Disposition:* Amnesie, paradoxe Reaktionen, Benommenheit, Abhängigkeit, gedämpfte Emotionen, reduzierte Aufmerksamkeit, Verwirrtheit, Müdigkeit, Muskelschwäche, Ataxie, Schwindel, KS, Sehstörungen *0,1–1 %:* GIT-Beschwerden, Änderungen der Libido, Hautreaktionen *0,01–0,1 %:* Atemdepression
WW	zentral dämpfende Medikamente, Alkohol (gegenseitige Wirkungsverstärkung)
WI	T. ist ein Benzodiazepin mit mittelstarker Affinität zu Benzodiazepinrezeptoren im ZNS: Verkürzung der Einschlafzeit, hypnotische, anxiolytische, sedative, muskelrelaxierende und antikonvulsive Wi

PK	nahezu vollständige Resorption, BV 90–100%, max. Plasmaspiegel nach 45–50 min, HWZ 5–14 h, PEB 95–98%, 85% werden renal, <15% mit den Fäzes nach hepatischem Metabolismus ausgeschieden
Gr/La	strenge Indikation, keine Dauertherapie v.a. nicht im 3. Trim., *Cave* "floppy infant"-Syndrom / kontraindiziert, Schlafmittel der Wahl ist Diphenhydramin
❶	**Intoxikation:** s. Diazepam (DZP) **Hinweise:** ▶ mit zunehmender Dosis und Behandlungsdauer nimmt die Gefahr einer Abhängigkeit zu, insbesondere bei Pat. mit Alkohol- und Drogenproblemen ▶ nur für Kurzzeitbehandlung vorgesehen

Temozolomid TTK: p.o.: 7,40-346,- € (5-250 mg) | Kinder > 3 Jahre | Rp.-Pflicht

HN	Ⓓ *p. o.:* **Temodal®**, **Temomedac®**, **Temozo Cell®**, **Temozolomide Sun®**, **Temozolomid (Generika)** - alle: 5|20|100|140|180|250 mg/Kps. *i. v.:* **Temodal®** i. v. 2,5 mg/ml (100 mg/Amp.) Ⓐ **Temodal®** Ⓒʜ **Temodal®**
Dos	Dosierung nach aktuellen onkologischen Therapieprotokollen, s. FI: ▶ *Glioblastoma multiforme, Erw.:* bis zu 6 Zyklen × 75 mg/m^2/d für 42 Tage (in Komb. mit fokaler Radiotherapie) ▶ *Monotherapie-Phase* (4 Wo. nach Radio-Kombi-Therapie): bis zu 6 Zyklen; 1. Zyklus 150 mg/m^2/d für 5 d, dann 23 d ohne Behandlung; 2. Zyklus 200 mg/m^2/d für 5 d ▶ *Tumorrezidiv/-progression:* ohne chemotherapeutische Vorbehandlung 200 mg/m^2/d über 5 d, dann 23 d Einnahmepause; nach chemotherapeutischer Vorbehandlung 150 mg/m^2/d über 5 d, dann 23 d Einnahmepause, 2. Zyklus wird mit 200 mg/m^2/d für 5 d fortgesetzt (vertretbare BB-Ergebnisse vorausgesetzt); Dosisanpassung im Verlauf je nach BB-Kontrollen (s. Hinweise) ▶ *Kinder > 3 J.:* 200 mg/m^2/d für 5 d, danach 23 Tage Einnahmepause; bei chemotherapeutischer Vorbehandlung 150 mg/m^2/d
Ind	Erw. mit Glioblastoma multiforme mit und ohne Radiotherapie, ab 3. Lj. bei rez. oder progr. malignem Gliom nach Standardtherapie
KI	schwere Myelonkompression, Überempfindlichkeit gegen Dacarbazin (DTIC)
NW	*>10%:* Übelkeit und Erbrechen, Obstipation, Anorexie, KS, Krampfanfälle, Ausschlag, Alopezie, Müdigkeit *1–10%:* Infektionen (Herpes simplex, Wundinfektionen, Pharyngitis, Candidose), Neutropenie, Lymphozytopenie, Thrombopenie, Hyperglykämie, Gewichtsverlust, zentral-nervöse Störungen (Agitiertheit, Apathie, Psychose, Angstzustände, Schlaflosigkeit, Gedächtnisstörungen, Zittern, Visus- u. Hörstörungen), Hämorrhagie, Beinödeme, Dyspnoe, Husten, GIT-Symtome, Muskel- und Gelenkschmerzen, allerg. Reaktionen, Exantheme, Transaminasenanstieg *0,1–1%:* s. FI
WW	Einnahme mit der Nahrung (s. Hinweise); Valproat (T.-Clearance leicht ↓)
WI	T. ist ein antineoplastisches Mittel: nach Umwandlung in MTIC (Monomethyl-triazenoimidazol-carboxamid) zytotoxische Wi durch Alkylierung an Guanin → sign. Anstieg der Überlebensrate

PK	schnelle Resorption, im Magen Umwandlung in aktiven Metaboliten 3-Methyl-(triazen-1-yl)imidazol-4-carboxamid (MTIC), max. Konz. nach 20 min, HWZ 1,8 h, PEB 10–20%, überwiegend renale Elimination
Gr/La	kontraindiziert, Gr 6 / kontraindiziert, La 1

❶ Hinweise:
- *Einnahmehinweis:* Tbl.-Einnahme mit Nahrung red. die C_{max} um 33% und die AUC um 9% (daher Einnahme möglichst nüchtern)
- *erforderliche Begleittherapie:* vor der Initialdosis und während der Monotherapie-Phase wird eine antiemetische Behandlung empfohlen (s. NW)
- *Therapievoraussetzungen:* neutrophile Granulozyten ≥ 1,5 × 10^9/l, Thrombozyten ≥ 100 × 10^9/l; CTC-Grad (= Common Toxicity Criteria) für 1. Zyklus ≤ 2; während der Behandlung jede Wo. komplettes BB
- *Therapieunterbrechung:* neutrophile Granulozyten ≥ 0,5 + ≤ 1,5 × 10^9/l, Thrombozyten ≥ 10 + ≤ 100 × 10^9/l; CTC-Grad 2
- *Therapieabbruch:* neutrophile Granulozyten < 0,5 × 10^9/l, Thrombozyten < 10 × 10^9/l; CTC-Grad 3 oder 4

Behandlungskontrollen:
ALT und γGT sollten 4 Wo. nach Beginn und alle 3 Mo. kontrolliert werden (Gefahr von schweren Leberschädigungen)

Tenecteplase *TTK: 1398-1498,- € (40-50 mg) | Rp.-Pflicht*

HN	ⓓ *i. v.:* **Metalyse**® 40 mg (8000 U)/8 ml Lsg., 50 mg (10000 U)/10 ml Lsg. Ⓐ **Metalyse**® 🇨🇭 **Metalyse**®
Dos	▶ *KG < 60 kg:* 6000 U = 30 mg = 6 ml Lösung i. v. ▶ *KG > 60–70 kg:* 7000 U = 35 mg = 7 ml Lösung i. v. ▶ *KG > 70–80 kg:* 8000 U = 40 mg = 8 ml Lösung i. v. ▶ *KG > 80–90 kg:* 9000 U = 45 mg = 9 ml Lösung i. v. ▶ *KG > 90 kg:* 10000 U = 50 mg = 10 ml Lösung i. v. ▶ *Maximaldosis:* bezogen auf KG max. 10000 U (50 mg) als Einzelbolus über 10 sek i. v.
Ind	thrombolytische Therapie bei V. a. akuten HI mit andauernder ST-Streckenhebung oder frischem Linksschenkelblock innerhalb von 6 h nach Symptombeginn eines akuten HI
KI	schwerwiegende Blutung (akut oder in den letzten 6 Mo.), orale Antikoagulanzientherapie (INR > 1,3), zerebrales Aneurysma oder Neoplasie, intrakranielle oder intraspinale OP in der Anamnese, hämorrhagische Diathese, große OP, Biopsie eines parenchymatösen Organs oder schweres Trauma in den letzten 2 Mo., Kopf- oder Schädelverletzungen (kürzlich), Reanimation > 2 min Dauer in den letzten 2 Wo., akute Perikarditis oder Endokarditis, akute Pankreatitis, schwere Leberfunktionseinschränkung, aktive Hepatitis, hämorrhagische Retinopathie, aktive GI-Ulzera, Neoplasien mit erhöhtem Blutungsrisiko, Apoplexie, TIA oder Demenz in der Anamnese
NW	*> 10%:* oberflächliche Blutungen, Reperfusions-Arrhythmien, Hypotonie *1–10%:* Blutgüsse, Nasenbluten, GIT-/urogenitale Blutungen, Übelkeit, Erbrechen, Fieber *0,1–1%:* intrakraniale, pulmonale und retroperitoneale Blutungen, anaphylaktoide Reaktionen, Thromboembolie *< 0,1%:* Hämoperikard, Blutungen im Auge
WW	Thrombozytenaggregationshemmer, Heparin, Marcumar (Blutungsgefahr ↑, KI)

WI	T. ist ein Thrombolytikum: der rekombinante fibrinspezifische Plasminaktivator überführt selektiv an den Thrombus gebundenes Plasminogen in Plasmin, welches das Fibringerüst des Thrombus abbaut
PK	hepatische Metabolisierung (Spaltung nach Bindung an Hepatozyten), welche durch gentechnische Modifizierung an 3 Stellen des Moleküls im Vgl. zu natürlichem t-PA (Bindung an spezifische Leberrezeptoren ↓) langsamer verläuft, HWZ 20 min, terminale HWZ ↑ (2 h), Plasma-Clearance 2 h
Gr/La	kontraindiziert, Gr 5, außer in lebensbedrohlicher Situation / kontraindiziert, 24 h Stillpause nach Lysetherapie
❗	**Hinweise:** ▶ schnellstmögliche Therapie nach Symptombeginn ▶ Kombination mit Acetylsalicylsäure (initial 150–325 mg/d oral oder 100–250 mg/d i. v.) und Heparin über mindestens 48 h (KG < 67 kg Bolus 4000 I. E. gefolgt von 800 I.E./h, KG > 68 kg Bolus 5000 I.E. gefolgt von 1000 I.E./h, PTT-Kontrollen, kein Bolus bei bestehender Heparinisierung) ▶ bei schweren Blutungen sofortige Beendigung einer Heparinbegleittherapie, ggf. Prothrombingabe, falls kein Sistieren der Blutung erreichbar, Transfusion von Gerinnungsfaktoren, FFP mit Ziel-Fibrinogenspiegel von 1 g/l ▶ bisher keine Erfahrungen bei wiederholter Anwendung oder bei gleichzeitiger (innerhalb von 24 h) Gabe von GP IIb/IIIa-Antagonisten → Anwendung nicht empfohlen ▶ nicht mit Glukoselösung infundieren (chem. Inkompatibilität)
Stu	ASSENT-3-Studie

Terazosin TTK: 0,38–0,54 € (2-10 mg) | Kinder > 12 Jahre | Rp.-Pflicht

HN	Ⓓ *p. o.:* **Flotrin®**, **Heitrin®**, **Terabloc®**, **Teranar®**, **Tera TAD®**, **Terazid®**, **Terazoflo®**, **Terazosin** (**Generika**), **Urozosin®** - alle: 2|5 mg/Tbl., z. T. auch 1|10 mg/Tbl. Ⓐ **Urocard®**, **Uroflo®**, **Vicard®** CH **Hytrin® BPH**
Dos	▶ *art. Hypertonus:* initial 1 mg/d abends p. o., dann für 1 Wo. 1 × 1 mg/d morgens p. o., dann Dosissteigerung um 1 mg/d alle 7 d bis 5 bis max. 20 mg/d ▶ *BPH:* einschleichend beginnen, *Erhaltungsdosis* 5 mg ▶ *Maximaldosis:* 20 mg/d
Ind	art. Hypertonie, benigne Prostatahypertrophie im Stadium I (BPH)
KI	Miktionssynkopen, Kinder < 12 J. (keine Erfahrungen); *relative KI:* Herzinsuffizienz bedingt durch mechanische Funktionsbehinderung, Lungenerkrankung
NW	> 10 %: Schwindel, KS, Benommenheit, Müdigkeit, Wahrnehmungs- und Stimmungsbeeinträchtigungen, Übelkeit, Atemnot, Palpitationen, RR-Abfall (v. a. initial) *1–10 %:* Potenzstörungen, verstopfte Nase, Hernienbildung *< 1 %:* GIT-Beschwerden, Blasenentleerungsstörungen, Ödeme, Tachykardie, Priapismus, Sehstörungen *< 0,01 %:* Thrombozytopenien, anaphylaktoide Reaktionen
WW	Antihypertonika (gegenseitige Wirkungsverstärkung → Dosisreduktion erwägen)
WI	T. ist ein kompetitiver peripherer α$_1$-Blocker: Dilatation der venösen Kapazitätsgefäße und Arteriolen (viszerale Gefäße > Extremitätengefäße) und Rela-

	xation der glatten Muskulatur der Prostata bzw. des Blasenhalses → reduzierter Entleerungswiderstand
PK	BV 90%, max. Plasmaspiegel nach 30–90 min, HWZ 10–18 h, Wirkungsdauer 24 h, PEB 80–90%, Elimination fäkal > renal in mehr als 7 Metaboliten
Gr/La	kontraindiziert, Gr 5, Antihypertensiva der Wahl sind Metoprolol, α-Methyldopa, Dihydralazin / kontraindiziert, La 1, Mittel der Wahl sind α-Methyldopa, Hydralazin, Dihydralazin
🛈	**Pädiatrische Zulassung:** bei Kindern < 12 J. keine Erfahrungen **Intoxikation:** ▶ *Klinik:* Hypotension, KS, Schwindel, Sehstörungen, psychische Auffälligkeiten, Angina pectoris, Dsypnoe, Polyurie ▶ *Therapie:* s. Prazosin **Hinweise:** bei Hypertoniebehandlung Kombination mit Thiaziden und β-Blockern sinnvoll

Terbinafin   TTK: p.o.: 1,80–4,30 € (125–250 mg Tbl.) | Kinder > 12 Jahre | Rp.-Pflicht

HN	Ⓓ *p.o.:* **Amiada®, Dermatin®, Lamisil®, Myconormin®, Terbiderm®, TerbiGalen®, Terbinafin** (**Generika, Hexal®** 125 mg/Tbl., **Stada®** 125 mg/Tbl., **Sandoz®** 125 mg/Tbl.) - *alle: 250 mg/Tbl.* *lokal:* **Fungizid ratiopharm Extra®, Lamisil®** Creme, DermaGel, Spray, **Terbinafin** (**Gernerika**), **Terbinafinhyd®, Terbinafinhydro®** - *alle: 10 mg/g* Ⓐ **Amykal®, Lamisil®, Myconafin®, Myconormin®, Terbiderm®, Terbinac®** ㊀ **Lamisil®, Myconormin®, Onymax®, Terbifil®, Terbinax®, Tineafin®**
Dos	▶ *Erw.:* 1 × 250 mg/d p.o. in der Regel für 3 Mo., ggf. auch länger • bei Dermatomykosen (Tinea pedis, corporis, cruris) über 4–6 Wo. • bei Onychomykosen der Fingernägel über 6 Wo./der Zehen ggf. über 3–6 Mo. ▶ *lokal:* 1–2 ×/d auf befallene Hautstellen für 2–4 Wo. auftragen ▶ *Dosisreduktion bei Nieren- (Kreatinin-Clearance < 50 ml/min) oder Leberinsuffizienz:* 50% = 125 mg/d
Ind	Pilzinfektionen durch Dermatophyten, Onychomykosen an Finger- und Zehennägeln, Haut
KI	*relative KI:* schwere Leber- und Nierenfunktionsstörungen, Kinder
NW	*> 10%: p.o.:* GIT-Beschwerden, allerg. Hautreaktionen, Myalgien, Arthralgien *1–10%: lokal:* Juckreiz, Brennen, Rötung der Haut *< 1%: p.o.:* KS, Schwindel, Geschmacksstörungen oder Geschmacksverlust (bis zu 2 Jahre anhaltend) *< 0,01%: p.o.:* Leberfunktionstörung bis hin zu Leberversagen, Stevens-Johnson-Syndrom/Lyell-Syndrom, Neutropenie, Agranulozytose, Thrombozytopenie
WW	Enzyminduktoren (u.a. Rifampicin) (Terbinafin-Wi ↓); Cytochrom-P_{450}-Hemmer (u.a. Cimetidin) (Terbinafinelimination ↓)
WI	T. ist ein Breitspektrum-Antimykotikum (Allylamin) mit fungizider (toxische Akkumulation von Squalen) und fungistatischer (Ergosterol-Mangel mit Zellwandsynthesehemmung) Wirkung durch artenspezifische Inhibition der Squalenepoxidase der Pilzwand. T. ist bereits in niedrigen Dosen fungizid gegen Dermatophyten, Schimmelpilze und bestimmte dimorphe Pilze, bei He-

fen je nach Spez. fungizid und fungistatisch. Bei oraler Gabe nicht wirksam geg. Hefen und Pityrosporen-Arten.

PK nach p.o.-Gabe Resorption 85%, max. Plasmaspiegel nach 1,3–2 h, PEB 99%, HWZ 16–21 h, zu 80% renale Elimination nach rascher Metabolisierung durch das Cytochrom-P$_{450}$-System, bei Leberfunktionsstörungen Clearance um 50% reduziert, Akkumulation in Haut, Haaren und Nägeln

Gr/La strenge Indikation, Gr 4, Antimykotika der Wahl sind Clotrimazol, Nystatin / kontraindiziert, La 2, Antimykotikum der Wahl ist Fluconazol

❗ **Hinweise:**
beim Auftreten von Riech- oder Geschmacksstörungen Behandlung sofort abbrechen

Behandlungskontrollen:
BB- und Leberwertkontrollen unter der Therapie > 6 Wo. durchführen → beim Auftreten von Leberfunktionsstörungen Behandlung sofort abbrechen

Spektrum:
Sensibel: u.a. Dermatophyten, Candidaarten, Pityriasis versicolor, Aspergillusarten, Hefepilze (nur lokal wirksam)

Terbutalin

TTK: p.o.: 0,21 € (7,5 mg Ret.-Tbl.), 0,17 € (2,5 mg Tbl.); s.c.: 1,96 € (5 mg Amp.), inhalativ: 1,96 € (0,5 mg); ca. 0,50 €/Hub | Kinder > 3 Jahre | Rp.-Pflicht

HN Ⓓ *p.o.:* **Bricanyl**® **Duriles** 2,5 mg/Tbl., **Terbutalin** (**Generika**, **-AL**® 2,5 mg/Tbl., 7,5 mg/Ret.-Tbl., **-Ratiopharm**® 7,5 mg/Ret.Tbl.)
s.c.: **Bricanyl**® 0,5 mg/Amp. à 1 ml
Dosieraerosol: **Bricanyl**® 0,5 mg/Hub
Pulverinhalation: **Aerodur**® 0,5 mg/Hub
Ⓐ **Bricanyl**®
Ⓒ︎ᴴ **Bricanyl**®

Dos
▶ *Erw. + Kinder > 12 J., akut:* 0,25 mg (½ Amp.) s.c., ggf. Wdh. im Abstand von 15–20 min (max. bis zu 4×) oder *inhalativ* 0,25–0,5 mg (*Tageshöchstdosis* 3 mg)
▶ *Dauertherapie:* 2×2,5–5 mg/d p.o. oder ret. 1–2×7,5 mg/d p.o. oder 3–4×0,25–0,5 mg/d *inhalativ*
▶ *Maximaldosis:* 15 mg/d p.o.
▶ *Kinder > 14 J.:* 2,5–5 mg/d; *> 7 J.:* 2,5 mg/d; *> 3 J.:* 1,25 mg/d jeweils über den Tag verteilt oder *> 5 J.:* 1–2 Hub alle 6 h inhalieren
▶ *Dosisreduktion bei Niereninsuffizienz: s. Tabelle 2*

Ind obstruktive Atemwegserkrankungen, Asthmaanfall

KI HOCM, Tachykardie, Hyperthyreose, Phäochromozytom; *relative KI:* Diabetes mellitus, frischer HI, arterielle Hypertonie, schwere KHK, Myokarditis, WPW-Syndrom, tachykarde HRST, Mitralvitium, Hypokaliämie

NW *1–10%:* Tremor, Palpitationen, KS, Muskelkrämpfe, Tachykardie, Schlafstörungen, GIT-Beschwerden
0,1–1%: Miktionsstörungen, Hypokaliämie, Hyperglykämie, AP, ventrikuläre HRST, Blutdruck ↑/↓
< 0,01: allerg. Reaktionen, paradoxe Bronchospasmen

WW β-Blocker (Wirkungsaufhebung); Antidiabetika (deren Wi ↓); Digitalis, Sympathomimetika, Theophyllin (Verträglichkeit ↓); L-Dopa, L-Thyroxin, Oxytocin, Alkohol (ggf. Herz-Kreislauf-Effekte ↑)

WI β$_2$-Sympathomimetikum, Bronchodilatation, Aktivierung des Flimmerepithels (mukoziliare Clearance ↑), Inhibierung der antigeninduzierten His-

PK	BV 45%, hoher First-pass-Metabolismus, HWZ 11–23 h, PEB 25%, Wi-Beginn nach p. o.-Gabe nach 20–30 min, nach Inhalation nach wenigen min, Wi-Dauer nach p. o.-Gabe bis 6–12 h, nach Inhalation ca. 4 h, nach hepatischem Metabolismus und unverändert überwiegend renale Elimination
Gr/La	strenge Indikation, Applikationsform der Wahl ist die Inhalation, *Cave* bei oraler und parenteraler Applikation kurz vor der Geburt oder zur Wehenhemmung / strenge Indikation, Applikationform der Wahl ist die Inhalation, Muttermilchübertritt
❗	**Pädiatrische Zulassung:** Tbl. ab > 3 J., Inhal. ab > 5 J., Inj.-Lsg. ab > 12 J. **Intoxikation:** ▶ *Symptome:* KS, Ängstlichkeit, heftiger Tremor, Übelkeit, tonische Muskelkrämpfe, Herzklopfen, Tachykardie, Arrhythmien, RR ↓↓, Hyperglykämie, Laktatazidose, Hypokaliämie, Hemmung der Cholinesterase ▶ *Therapie:* symptomatisch, Magenspülung, Verabreichung von Aktivkohle, Kontrolle von Säure-Basen-Gleichgewicht, BZ, Elektrolyte, Herzfrequenz/-rhythmus und Blutdruck; zur Behandlung von Arrhythmien wird ein Beta-1-selektiver Rezeptorenblocker empfohlen; bei RR-Abfall Plasmaexander; bei Krämpfen Diazepam **Hinweise:** ▶ möglichst über Dosieraerosol geben → geringere NW, geringere Dosis (10% der Oralpräparate!) und rascherer Wirkungsbeginn ▶ gutes Notfall- und Bedarfspräparat, eine Basistherapie des mittelschweren und schweren Asthmas sollte jedoch immer ein lang wirksames β-Sympathomimetikum (Salmeterol oder Formoterol) beinhalten ▶ werden inhalativ mehr als 2,5 mg/d benötigt, Intensivierung der Basistherapie sinnvoll ▶ aufgrund schlechter Bioverfügbarkeit und hohen First-pass-Metabolismus nur s. c. oder inhalative Gabe sinnvoll

Terfenadin TTK: 0,46 € (120 mg) | Kinder > 12 Jahre | Rp.-Pflicht

HN	ⓓ *p. o.:* Terfenadin AL® 60 mg/Tbl.
Dos	▶ *Erw.:* 2 × 60 mg oder 1 × 120 mg/d (1,5–2,3 mg/kg KG/d) p. o. ▶ *Maximaldosis:* 120 mg/d p. o. ▶ *Kinder > 12 J.:* 80 mg/d; > 7½ J.: 60 mg/d > 3 J.: 40 mg/d; > 1 J.: 30 mg/d; > ½ J.: 24 mg/d; > ¼ J.: 20 mg/d jeweils verteilt auf 2 ED/d p. o.
Ind	allerg. Schnupfen, Rhinokonjunctivitis allergica, Pruritus, Neurodermitis, Urtikaria
KI	QT-Verlängerung, Bradykardie, Hypokaliämie, Hypomagnesiämie, anamnestische symptomatische HRST, klinisch relevante Herzerkrankungen, Leberzirrhose, Ikterus, Kombination mit in WW genannten Substanzen
NW	*0,1–1%:* QT-Verlängerung, schwere ventrikuläre Tachykardie, Torsades de pointes, Kammerflimmern, Asystolie, KS, GIT-Beschwerden *0,01–0,1%:* Sedierung *< 0,01%:* Thrombozytopenien, Leberfunktionsstörungen, Haarausfall
WW	Makrolidantibiotika (z. B. Erythromycin, Clarythromycin, Josamycin), Azolabkömmlinge (z. B. Ketoconazol, Itoconazol, Miconazol), Mibefradil-HCl, Zileuton, Serotonin-Reuptake-Inhibitoren (z. B. Fluvoxamin, Fluoxetin, Nefazo-

don, Paroxetin, Citalopram), HIV-Protease-Inhibitoren (z. B. Indinavir, Ritonavir, Saquinavir, Nelfinavir), Grapefruitsaft (Terfenadin-Ausscheidung verzögert → Gefahr lebensbedrohlicher HRST durch Blockade von K⁺-Kanälen, KI!); QT-Intervall-verlängernde Antihistaminika, Antiarrhythmika (bes. Klasse I und III), Bepridil, Trimethoprim, Sparfloxacin, trizyklische Antidepressiva, Neuroleptika, Lithium, Probucol, Pentamidin, Halofantrin (QT-Verlängerung → Risiko lebensbedrohlicher ventrikulärer Tachyarrhythmien, KI!); Diuretika, Laxanzien (durch Elektrolytstörung Gefahr einer QT-Verlängerung)

WI T. ist ein H_1-Rezeptorenblocker: keine arterioläre Dilatation, geringere Venolenpermeabilität, keine anticholinerge oder antiserotonerge Wi, passiert nicht die Blut-Hirn-Schranke, Terfenadin ist ein Prodrug → erst nach Umbau über einen CYP 3A4-Metabolismus wirksam

PK BV < 1 %, max. Plasmaspiegel nach 1–2 h, Wirkungsbeginn nach 30 min, Wirkungsdauer 4–12 h, HWZ 20 h, Elimination nach Metabolisierung in aktive Substanzen

Gr/La strenge Indikation, H_1-Antihistaminika der Wahl sind Clemastin, Dimetinden / strenge Indikation, Antiallergika der Wahl sind Dimetinden, Loratadin, Cetirizin, Triprolidin

Pädiatrische Zulassung:
bei Kindern < 12 J. wenig Erfahrungen

Intoxikation:
s. Clemastin

Hinweise:
- wg. WW und möglicher lebensbedrohlicher NW sind moderne Antihistaminika wie z. B. Fexofenadin, Ceterizin, Loratadin empfohlen
- während der Behandlung keinen Grapefruitsaft trinken (verzögerter Terfenadinabbau)
- mit Fexofenadin (**Telfast**®) wurde der aktive Metabolit des Terfenadin entwickelt, der aber nicht durch CYP 3A4 metabolisiert wird und somit nicht die genannten WW zeigt

Terizidon TTK: 12–16,- € (750–1000 mg) | Rp.-Pflicht

HN ⓓ p. o.: Terizidon® 250 mg/Kps.

Dos ▶ Erw. + Jgdl. > 14 J.: 750–1000 mg/d p. o. in 3–4 ED

Ind Tuberkulose bei Erw. und Jgl. ab 14 J., Anwendung immer in Kombination mit anderen Arzneimitteln zur Behandlung der Tuberkulose und zwar nur, wenn infolge von nachgewiesenen Resistenzen oder Unverträglichkeiten nicht genügend andere Kombinationspartner zur Verfügung stehen

KI Überempfindlichkeit gegen Terizidon bzw. Cycloserin, Niereninsuffizienz, hochgradige Zerebralsklerose, Alkoholismus, psychische Störungen (vor allem Depressionen und anderen psychotische Erkrankungen), Epilepsie, Gravidität

NW *1–10 %:* KS, Schwindelgefühl, Erregbarkeit, Zittern, Schlaflosigkeit, Trunkenheitsgefühl
0,01–0,1 %: epileptoide Krampfanfälle und psychische Reaktionen depressiven und manischen Typs

WW Isoniazid (INH) (erhöhte Krampfbereitschaft), Alkohol, Isoniazid sowie Protionamid (NW ZNS ↑)

WI	T. ist ein bakteriostatisch wirkendes Chemotherapeutikum zur oralen Anwendung mit einem breiten Wirkungsspektrum: wirksam gegen Mycobacterium tuberculosis-Komplex mit vollständiger Parallelresistenz zu Cycloserin
PK	max. Serumspiegel nach 2–3 h, HWZ 21 h, renale Elimination überwiegend unverändert
Gr/La	strenge Indikation / kontraindiziert
❶	**Intoxikation:** ▶ *Symptome:* als Folge einer Überdosierung können die im Abschnitt "Nebenwirkungen" aufgezeigten Symptome verstärkt auftreten; typische Zeichen einer Überdosierung sind Zittern, erhöhte Krampfbereitschaft oder psychische Störungen ▶ *Therapie:* bei Überdosierung sind außer dem Absetzen des Medikaments ggf. resorptionsverhindernde und eliminationsbeschleunigende Maßnahmen erforderlich; T. ist hämodialysierbar, ein Suizidversuch mit 3 g Cycloserin konnte erfolgreich mit Peritoneal-Dialyse behandelt werden

Tetanus- + Diphtherie- + Pertussis-Toxoid (DTP-Impfstoff)
TTK: ca. 30,- € (1 Fertigspritze) | Kinder > 3 Monate | Rp.-Pflicht

HN	Ⓓ *i. m.:* **Boostrix**® 20 I.E./2 I.E./8 µg/0,5 ml Amp., **Covaxis**® 20 I.E./2 I.E./8 µg/0,5 ml Amp., **Infanrix**® 40 I.E./30 I.E./25 µg/0,5 ml Amp. Ⓐ **Boostrix**®, **Covaxis**®, **Infanrix**® Ⓒ**ₕ** **Boostrix**®, **Covaxis**®, **Infanrix**®
Dos	▶ *Grundimmunisierung:* 1 × 1 Amp. (**Infanrix**®) im 2., 3. und 4. Lebensmonat ▶ *Auffrischimpfung:* 1 × 1 Amp. (**Boostrix**®, **Covaxis**®) ab 4. Lj.
Ind	▶ **Infanrix**®: aktive Immunisierung gegen Diphtherie, Tetanus und Pertussis ab 2. Lebensmonat ▶ **Boostrix**®, **Covaxis**®: Auffrischimpfung gegen Diphtherie, Tetanus und Pertussis ab 4. Lj.
KI	Überempfindlichkeit, Z. n. Enzephalopathie innerhalb einer Woche nach Impfung mit einem Pertussis-Impfstoff in der Impfanamnese; Pat. mit akuten, schweren, fieberhaften Erkrankungen
NW	> 10 %: Reizbarkeit, Somnolenz, Rötung, Schwellung an der Injektionsstelle (bis 50 mm), Fieber ≥ 38 °C 1–10 %: Appetitverlust, Unruhe, ungewöhnliches Schreien, GIT-Funktionsstörungen (Übelkeit und Erbrechen), Pruritus, Schmerzen, Schwellung an der Injektionsstelle (über 50 mm)
WW	k.A.
WI	DTP ist ein Impfstoff der gereinigtes Diphtherie- und Tetanus-Toxoid sowie die azellulären Bordetella pertussis-Komponenten FHA, PT und Pertactin (69 kD-Protein) enthält. Die Adsorption erfolgt an Aluminiumhydroxid, die Bestandteile werden in 0,9 %iger wässriger NaCl-Lösung suspendiert. Nach Impfung mit dem DTPa-Impfstoff Infanrix werden schützende Antikörpertiter gegen Diphtherie und Tetanus bei praktisch allen Geimpften erreicht. Die Antikörper-Serokonversionsrate gegen die Pertussiskomponenten beträgt 85 % im Vergleich zu einem herkömmlichen DTPw-Impfstoff.
PK	k.A.
Gr/La	strenge Indikation, Gr 5 / strenge Indikation

Tetanus Impfstoff = Humanes Anti-IG
TTK: 8-18,90 €/Amp. | Kinder > 0 Monate | Rp.-Pflicht

HN
- Ⓓ i. m.: **Tetanobulin Immuno®**, **Tetagam® P**
  - alle: 100–170 mg humanes IgG/Amp. à 1 ml = 250 I.E. AK gegen Tetanus-Toxin
- Ⓐ **Tetagam®**
- ⒞ₕ **Tetagam® N**

Dos
- *Prophylaxe:* 250 I.E. i. m. als Simultanimpfung mit **Tetanol®** bei nicht oder unzureichend Geimpften mit frischen Verletzungen an kontralateraler Körperstelle
- *bei Tetanusinfektion:* 3000–10000 I.E. i. m., evtl. 3000 I.E. an den folgenden Tagen wiederholen

Ind Tetanusschutz bei offenen Verletzungen ohne ausreichenden Impfschutz, Therapie eines klinisch manifesten Tetanus

KI *relative KI:* bekannte Überempfindlichkeit, insbesondere bei Pat. mit IgA-Mangel und Vorhandensein von Antikörpern gegen IgA

NW 0,1–1 %: Druckschmerz oder Schwellungen an der Injektionsstelle, Temperaturerhöhung, Schüttelfrost, Hautreaktionen
0,01–0,1 %: Übelkeit, Erbrechen, KS, Kreislaufreaktionen (z. B. Tachykardie, Bradykardie, Hypotension, Schweißausbruch, Schwindel), anaphylaktoide Reaktionen

WW parenterale Virus-Lebend-Impfstoffe (u. a. Mumps, Masern, Röteln, Varizellen) → durch Tetanus-Antikörper ggf. reduzierter Impferfolg (3 Mo. Abstand)

WI Tetanus-IgG Antikörper neutralisieren das von den Bakterien Clostridium tetani gebildete Toxin im Blut und im extrazellulären Bereich

PK Resorption beginnt nach ca. 20 min aus dem Depot, max. Plasmaspiegel nach 2 bis 3 d post injectionem, HWZ 3–4 Wo.

Gr/La strenge Indikation / strenge Indikation

❗ Cave:
Bei Kombinationsimpfung (Tetanustoxoid und humanes Anti-IgG) immer an voneinander getrennten Körperstellen injizieren!

Hinweise:
- nicht intravasal spritzen, anaphylaktoider Schock möglich
- kein Einfluss auf den Impferfolg von oralen Lebend-Impfstoffen (u. a. Polio, Typhus), inaktivierten Erregerimpfstoffen (u. a. Influenza, FSME, Tollwut, Pertussis) und Toxoiden (u. a. Diphtherie, Tetanus)

Tetanus-Toxoid Impfstoff
TTK: 3,20-12,55 € (Amp. o. Fertigspritze) | Kinder > 3 Monate | Rp.-Pflicht

HN
- Ⓓ i. m.: **Tetanol®pur**, **Tetanus-Impfstoff Merieux®**
  - alle: 40 I.E./Amp. oder Fertigspritze à 0,5 ml
- Ⓐ **Tetanol®**
- ⒞ₕ **Te Anatoxal®**, **Tetanol®**

Dos
- *Prophylaxe akut:* 0,5 ml i. m. als Simultanimpfung mit **Tetagam®** an kontralateraler Körperstelle
- *Grundimmunisierung (ab 3. Lebensmonat):* 0,5 ml i. m., Wdh. nach 4–6 Wo. und nach 6–12 Mo. nach der 2. Impfung
- *Auffrischimpfung:* nach jeweils 10 J. routinemäßige Impfauffrischung mit 0,5 ml i. m., bei einer Verletzung bereits nach 5 J.

Ind	zur aktiven Immunisierung gegen Tetanus
KI	floride behandlungsbedürftige infektiöse und stark immunschwächende Erkrankungen (ausgenommen der Verletzungsfall, erst 2 Wo. nach Genesung impfen), vorherige Thrombozytopenien oder neurologische Komplikationen auf Impfung
NW	*0,01–0,1:* grippeähnliche Allgemeinsymptome, allerg. Reaktionen, kurzzeitiges Exanthem *< 0,01 %:* reaktive Thrombozytopenien, Guillain-Barré-Syndrom, Plexusneuritiden *o.A.:* Lokalreaktionen (Schmerzen, Rötung, lokale Schwellung)
WW	während einer immunsuppressiven Therapie kann der Impferfolg eingeschränkt sein
WI	Gabe von Tetanus-Toxoid führt zur Immunisierung (Bildung von Antikörpern), die im Infektionsfall die in den Körper gelangten Erreger abfangen
PK	14 d nach 2. Impfung der Grundimmunisierung beginnt Schutzwirkung für 1 J., nach 3. Impfung Wirkungsdauer > 10 J. (d. h. alle 10 J. Auffrischimpfung erforderlich), nach einer Verletzung mehr als 5 J. nach der 3. Impfung muss dennoch erneut eine einmalige Auffrischimpfung erfolgen
Gr/La	Anwendung möglich / Anwendung möglich
❶	**Cave:** Bei Kombinationsimpfung (Tetanustoxoid und humanes Anti-IgG) immer an voneinander getrennten Körperstellen injizieren! **Hinweise:** ▶ Impfstoff nicht mit anderen Arzneimitteln in einer Spritze mischen ▶ Antikörpertiter im Serum: > 0,1 I.E./ml (Schutzschwelle)

Tetrabenazin TTK: 5,50-11,- € (75-150 mg) | Rp.-Pflicht

HN	Ⓓ *p. o.:* **Nitoman®**, **Tetmodis®**, **Xenazine®** – *alle:* 25 mg/Tbl. Ⓐ **Tetmodis®** Ⓒₕ **Xenazine®**
Dos	▶ *Spätdyskinesie/tardive Dyskinesie:* ½–1 × 25 mg/d p. o., Dosissteigerung alle 3–4 d um 25 mg/d, Zieldiosis nach klin. Wi ▶ *Chorea Huntington:* 3 × 25 mg/d p. o., Dosissteigerung s. o., Zieldosis 150–200 mg/d ▶ *Maximaldosis:* 200 mg/d
Ind	hyperkinetische Bewegungsstörungen bei Chorea Huntington, therapieresistente mittelschwere bis schwere Spätdyskinesien
KI	prolaktinabhängige Tumore, Phäochromozytom, depressive Verstimmungszustände, Kombination mit MAO-Hemmer
NW	*> 10 %:* Depressionen *1–10 %:* Benommenheit und Parkinson-Symptome, Erregung, Angstgefühl, Schlaflosigkeit, Unruhe, weitere ZNS-Symptome *o.A.:* GIT-Symptome, Leukopenie, Orthostase-Reaktionen, Schwitzen, Müdigkeit, Schwäche
WW	MAO-Hemmer (RR ↑, Fieber, zentrale Erregung), Ethanol (Sedierung ↑, Aufmerksamkeit ↓, ggf. Atemdepression, kardiovaskuläre Effekte), Dopaminagonisten (EPMS, ggf. auch malignes neuroleptisches Syndrom)
WI	T. führt zur Entleerung von Dopamin- und anderen Monoaminspeichern im ZNS durch Hemmung des vesikulären Monoamintransporters 2 (VMAT 2)

	präsynaptisch → reversible Verarmung von Monoaminen → Erregungsübertragung ↓
PK	rasche Resorption, keine PEB, aktiver Metabolit mit HWZ 5 h, nach Metabolisierung (> 98 %) renale Elimination
Gr/La	kontraindiziert, Gr 5 / kontraindiziert, La 1
❶	**Hinweise:** wenn sich unter der Höchstdosis nach 7 d kein klin. Effekt zeigt, sollte T. abgesetzt werden

Tetrazepam TTK: 0,50-1,- € (100-200 mg) | Kinder > 1 Jahr | Rp.-Pflicht

HN	Ⓓ p. o.: **Musaril®**, **Spasmorelax®**, **Tetramdura®**, **Tetrarelax®**, **Tetra Saar®**, **Tetrazep-CT®**, **Tetrazepam** (**Generika**, **-Neurax®** 100 mg/Tbl.) - alle: 50 mg/Tbl. Ⓐ **Myolastan®**
Dos	▶ *Erw.:* 1. Tag 25 mg p. o., dann tgl. je nach klin. Wi und Verträglichkeit um 25 mg erhöhen bis auf mittlere Dosis von 100–200 mg/d ▶ *stationäre Pat.: initial* 50 mg/d, dann tgl. je nach klinischer Wi und Verträglichkeit um 50 mg steigern ▶ *Myotonolyse:* 50–300 mg/d p. o. ▶ *Maximaldosis:* 400 mg/d p. o. ▶ *Kinder > 1 J.:* 4 mg/kg KG/d p. o. verteilt auf 3 ED
Ind	zur Muskelrelaxation, neurogene Kontrakturen, Muskelhypertonus
KI	dekompensierte respiratorische Insuffizienz, Alter < 1 J.; *relative KI:* Myasthenia gravis, akute Intoxikation mit zentral wirkenden Medikamenten/Alkohol, schwere Leberinsuffizienz, Schlaf-Apnoe-Syndrom
NW	*> 1 %:* Schwindel, Benommenheit, GIT-Beschwerden, Koordinations- und Artikulationsstörungen, Ataxie *0,1–1 %:* allerg. Reaktion, Muskelschwäche, Schläfrigkeit *< 0,01 %:* Erythema multiforme, Stevens-Johnson-Syndrom/Lyell-Syndrom *o.A.:* Müdigkeit, Reaktionszeit ↑, "paradoxe" Reaktionen (Erregungszustände, Angst, Suizidialität, vermehrte Muskelspasmen, Schlafstörungen, Wutanfälle, Halluzinationen), Amnesien, Abhängigkeit
WW	zentral wirkende Medikamente, Alkohol (gegenseitige Wirkungsverstärkung); Muskelrelaxanzien (deren Wi ↑); Cimetidin, Omeprazol (Tetrazepam-Wi ↑); Clozapin (Gefahr eines Atem-/Kreislaufversagens ↑)
Wi	T. ist ein Benzodiazepin: die durch GABA vermittelte synaptische Hemmung wird gefördert (freigesetzte GABA wirkt effektiver) → vermehrter Cl^--Einstrom → Reduktion der Erregbarkeit der Neuronenmembran, Hemmung der mono- und polysynaptischen Reflexbögen → Dämpfung des Muskeltonus, zusätzlich spannungs-, erregungs-, angstdämpfende, sedierende, hypnotische und antikonvulsive Effekte
PK	BV 90–100 %, max. Plasmakonzentrationen nach 1,5–2 h, PEB ca. 70 %, HWZ 12–18 h, Steady-state-Konzentrationen nach ca. 3 d, Elimination nach hepatischem Metabolismus in Glukuronide überwiegend renal, Äquivalenzdosis (= 10 mg Diazepam) 150 mg
Gr/La	strenge Indikation, *Cave* "floppy infant"-Syndrom, Benzodiazepin der Wahl ist Diazepam / kontraindiziert, Benzodiazepin der Wahl ist Diazepam
❶	**Intoxikation:** s. Diazepam (DZP)

Hinweise:
- T. über den Tag verteilt einnehmen
- Einnahme aufgrund Abhängigkeitspotenzial möglichst auf 2–3 Wo. beschränken

Theophyllin
TTK: p.o.: 0,30–0,50 € (400-800 mg); i.v.: 0,77 € (200 mg) | Kinder > 0 Monate | Rp.-Pflicht

HN Ⓓ *p.o.:* **Afonilum®**, **Bronchoretard®**, **Contiphyllin®**, **Euphylong ret.®**, **Solosin®** 135|270 mg/Ret.-Tbl., 104 mg/ml (=24 Trpf.), **Theo von CT®**, **Theophyllin (Generika)**, **Tromphyllin®**, **Uniphyllin®**
 - *alle: 100|125|200|250|300|375|400|500|600 mg/Ret.-Kps.*
 i.v.: **Bronchoparat®**, **Euphylong®**
 - *alle: 200 mg/10 ml Amp.*
 Solosin® 624 mg/15 ml Inf.-Konz.
 Ⓐ **Euphyllin®**, **Respicur®**, **Theospirex®**, **Unifyl®**
 CH **Euphyllin®**, **Theolair®**, **Unifyl Continus®**

Dos
- *akut Pat.-Selbstmedikation:* 1 Trinkampulle (=208 mg) oder 48 Trpf. (=2 ml=208 mg) möglichst mit einem Glas Wasser einnehmen (Selbstmedikation max. 2×tgl.)
- *akut bei bestehender Theophyllin-Vormedikation:* 2–3 mg/kg KG (140–210 mg/70 kg KG) über 30 min i.v.
- *akut ohne Theophyllin-Vormedikation:* 4–5 mg/kg KG (280–350 mg/70 kg KG) über 30 min i.v., dann über Perfusor 1 mg/kg KG/h (70 mg/70 kg KG/h), nach 12 h auf 0,2–0,8 mg/kg KG/h (Perfusor: 1 Amp.×200 mg verdünnen mit NaCl 0,9% auf 50 ml=4 mg/ml)
- *Maximaldosis:* 800 mg/d i.v.
- *p.o.: initial* 2×200–400 mg ret./d p.o. (=8–10 mg/kg KG), Dosissteigerung nach 3 d auf eine Erhaltungsdosis von 10–15 mg/kg KG/d (700–1000 mg/70 kg KG/d)
- *Kopfschmerz nach Lumbalpunktion (LP):* 3×1 ret.-Tbl./d
- *Kinder p.o.:* >12 J.: 530 mg/d; >7½ J.: 400 mg/d; >3 J.: 270 mg/d; >1 J.: 200 mg/d; >½ J.: 160 mg/d; >¼ J.: 130 mg/d jeweils verteilt auf 3 ED/d
- *Kinder i.v.: Aufsättigung* mit 5 mg/kg KG über 30 min i.v., dann *Dauerinfusion* mit: >9 J. 0,6 mg/kg KG/h; >1 J. 0,8 mg/kg KG/h; *Säugl.* 0,4–0,7 mg/kg KG/h; *Neugeb.* 0,13 mg/kg KG/h

Ind Asthma bronchiale, COPD, bronchospastische Zustände, postpunktionelles Syndrom nach LP

KI akuter HI, Schock, tachykarde Arrhythmie, schwere Hypertonie (nur wenn vorher kein Theophyllin eingenommen wurde); *relative KI:* Epilepsie, instabile Angina pectoris, HOCM, Hyperthyreose, GIT-Ulzera, Porphyrie

NW *>10%:* KS, Zittern, Erregungszustände, Schlaflosigkeit, HF ↑, Arrhythmie, Blutdruckabfall, GIT-Beschwerden, Diarrhoe, Diurese ↑, K^+ ↓, Ca^{2+} ↑, S-Kreatin ↑, Hypoglykämie, Hyperurikämie
o.A.: NW abhängig von der Serumkonz., *bei Plasmaspiegeln > 25 mg/l:* Krampfanfälle, plötzlicher RR ↓, ventrikuläre HRST, schwere GIT-Symptome (u.a. GIT-Blutungen)

WW Allopurinol, β-Blocker, Cimetidin, Furosemid, Makrolide, Gyrasehemmer, Isoprenalin, orale Kontrazeptiva, Chinolone, Kalzium-Antagonisten, Disulfiram, Fluvoxamin, Allopurinol, Interferon, Propafenon, Mexiletin, Pentoxifyllin, Tacrin, Ticlopidin, Furosemid (Theophyllin-Spiegel ↑); Kortikoide (verzögerter Abbau von Theophyllin); Barbiturate, Rifampicin, Isoniazid, Phenytoin, Carbamazepin, Nikotin, starke Kaffee- oder Tee-Trinker (Theophyllin-Spiegel ↓); β-

Sympathikomimetika, andere xanthinhaltige Medikamente (Theophyllin-Wi ↑); Lithium, β-Blocker (deren Wi ↓); Halothan (HRST)

WI T. ist ein Xanthinderivat: intrazellulärer Anstieg von c-AMP und Ca^{2+} durch Hemmung der Phosphodiesterase → Bronchospasmolyse, Mastzellprotektion, aktiviert mukoziliäre Clearance, Stimulation des Atemzentrums, kardial positiv chronotrop und inotrop, ZNS-Stimulation durch Freisetzung endogener Katecholamine; Theophyllin soll Liquorproduktion anregen

PK BV 60–100%, max. Plasmaspiegel nach 1–2 h, HWZ 8 (3–12) h, bei Rauchern eher kürzere HWZ, PEB ca. 60%, Elimination nach hepatischer Metabolisierung über Cytochrom-P_{450}-abhängige Enzyme, verlängerte Eliminations-HWZ bei: Pat. > 60 J., fieberhaften Infekten, Leberschädigung, Rechtsherzinsuffizienz (Cor pulmonale)

Gr/La strenge Indikation; Anwendung möglich, obwohl die mütterliche Serumkonz. annähernd der in der Nabelschnur entspricht (Spiegelkontrolle!) / strenge Indikation, Muttermilchübertritt

❗ **Intoxikation:**
- *Klinik:* zentralnervöse Erregung, epileptische Anfälle, Tachykardie, Arrhythmie (supraventrikulär/ventrikulär), Hypotension, Tachypnoe, gesteigerte Diurese, Hypokaliämie, Hyperglykämie
- *Therapie:* intensivmedizinische Überwachung ab einem Serumspiegel von > 50 µg/ml, Magenspülung + Aktivkohle, Verapamil (Bolus 5–10 mg i. v., dann 2 µg/kg KG/min) oder Propranolol (auch bei Hyperkaliämie, Bolus 5–10 mg i. v., dann 1,5–5 µg/kg KG/min) bei supraventrikulären Arrhythmien, Lidocain bei ventrikulären Arrhythmien, Sedierung mit Diazepam, Hämodialyse additiv

Hinweise:
- sollte die Akuttherapie nicht zum gewünschten Erfolg führen, Reproterol (**Bronchospasmin**®) 1 Amp. (= 0,09 mg) verdünnt mit 0,9% NaCl auf 10 ml langsam über mindestens 1 min i. v. oder Terbutalin (**Bricanyl**®) ½ Amp. (= 0,25 mg) s. c.
- Theophyllin eignet sich insbesondere zur Prophylaxe von nächtlichen Asthmaanfällen
- abendliche Dosis unmittelbar vor dem Schlafengehen einnehmen → Reduktion der Einschlafstörungen durch Latenz zum Wirkeintritt sowie protektiver Plasmaspiegel auch noch in den asthmaanfallgefährdeten frühen Morgenstunden

Behandlungskontrollen:
- therapeutischer Spiegel: 8–15 (–20) mg/l (= 8–15 [–20] µg/ml = 44–82,5 (–110) µmol/l), enge therapeutische Breite (Spiegelanstieg um 2 mg/l durch Injektion von 1 mg/kg KG)
- Spiegelkontrolle nüchtern und um 16 bzw. 17 Uhr; Kontrollen bei Verdacht auf Über- oder Unterdosierung sowie bei Änderung einer spiegelbeeinflussenden Begleitmedikation

Thiamazol (Methimazol)
TTK: p.o.: 0,17 € (20 mg); i.v.: 1,60 € (40 mg) | Kinder > 0 Monate | Rp.-Pflicht

HN ⊙ *p. o.:* **Favistan**® 20 mg/Tbl., **Methizol SD**® 5|20 mg/Tbl., **Thiamazol** (**Generika**, **-Henning**® 5|20 mg/Tbl., **-Hexal**® und **-Lindopharm**® 5|10|20 mg/Tbl.), **Thyrozol**® 5|10|20 mg/Tbl.
i. v.: **Favistan**®, **Thiamazol**® Henning - *alle: 40 mg/ml Amp.*
Ⓐ **Thiamazol** (**Generika**)

Dos	▶ *i. v.:* bei thyreotox. Krise oder Basedow-Koma 3–4 × 40 mg/d (max. 240 mg/d)
▶ *p. o.:* initial 20–40 (–60) mg/d in 3 Teilgaben alle 8 h für ca. 3–4 Wo., nach TSH und SD-Parametern (fT$_3$ und fT$_4$); *Erhaltungsdosis:* 2,5–15 mg/d p. o., ggf. in Komb. mit 50–100 µg Levothyroxin
▶ *Dosisreduktion bei Leberinsuffizienz:* Dosis möglichst niedrig halten
▶ *Dosisreduktion bei Niereninsuffizienz:* s. Tabelle 2
▶ *Kinder: initial* 0,3–0,5 mg/kg KG/d p. o., Erhaltungsdosis 0,2–0,3 mg/kg KG/d p. o.
Ind	Hyperthyreose, Morbus Basedow, SD-Autonomie, akute Thyreoiditis mit Hyperthyreose
KI	Cholestase, BB-Veränderungen, Knochenmarkschädigung in der Vergangenheit nach Thiamazol oder Carbimazol, schwere Leberinsuffizienz
NW	*> 10 %:* allerg. Hauterscheinungen
1–10 %: Durchfall, Übelkeit und Erbrechen
0,1–1 %: Agranulozytose, Arzneimittelfieber, Geschmacksstörungen
< 0,01 %: schwere allerg. Reaktionen, Panzytopenie, toxische Hepatitis, PNP, Lupus erythematodes, Pankreatitis, Vaskulitiden, Nephritiden, Haarausfall
WW	Jodmangel (Thiamazol-Effekt ↑), Jodüberschuss (Thiamazol-Effekt ↓), potenziell knochenmarktoxische Stoffe (myelosuppressive Effekte ↑), orale Antikoagulanzien (Wi ↑)
WI	Thyreostatikum: dosisabhängige Hemmung der durch die Schilddrüsenperoxidase katalysierten Jodisation des Tyrosins, Wi nur auf Synthese der SD-Hormone (nicht auf deren Sekretion) → Wirkungslatenz von bis zu 3 Wo. möglich
PK	beinahe vollständige Resorption, HWZ 2–8 h, max. Plasmakonzentration 1–3 h, thyreostatische Wi ca. 24 h lang, die PEB ist zu vernachlässigen, renale Elimination (nach 48 h > 80 %)
Gr/La	strenge Indikation, Thyreostatikum der Wahl ist Propylthiouracil / strenge Indikation, Thyreostatikum der Wahl ist Propylthiouracil
❶	**Cave:**
Agranulozytose (Fieber, Pharyngitis, Laryngitis, Schleimhautulzerationen, Hautausschläge, Sepsis, Lymphadenitis)
Hinweise:
▶ regelmäßig BB-Kontrollen durchführen
▶ 10 mg Thiamazol entsprechen 16 mg Carbimazol
▶ bei Tachykardie mit β-Blockern (Propranolol) kombinieren
▶ Kombinationstherapie (Thiamazol und Thyroxin) dient der Hemmung der reaktiven TSH-Exkretion und der dadurch bedingten strumigenen Wi von TSH

Thiamin (Vitamin B$_1$)

TTK: p.o.: 0,12 € (100 mg); i.m./i.v.: 0,60 € (100 mg) | Kinder > 0 Monate | Rp.-Pflicht

HN	Ⓓ *p. o.:* **Aneurin AS**® 100 mg/Tbl., **Vitamin-B$_1$** (**Generika, -Asmedic**® und **-Kattwiga**® 100 mg/Drg., **-ratiopharm**® 200 mg/Tbl.)
parenteral: **Vitamin-B$_1$** (**Generika, -Injektop**® 25 mg/1 ml Amp.)
- *alle:* 100 mg/Amp. à 2 ml, 50 mg/1 ml Amp.
Vitamin-B$_1$ (**Generika, -Hevert**® 200 mg/2 ml Amp.)
Ⓐ **Beneuran**®, **Bevitol**®
Ⓒ**ₕ** **Benerva**®

Dos	▸ *i. v.: initial* 100 mg als Kurzinfusion, dann 3 × 5–10 mg/d p. o., i. v. oder i. m. ▸ *p. o. bei Vitaminmangel:* 3 × 10–20 mg/d ▸ *Polyneuropathie (PNP): initial* 2 × 50 mg p. o. für 3 Mo., später 40 mg/d ▸ *Wernicke-Enzephalopathie: initial* 50–100 mg i. v. + 50 mg i. m., dann 50 mg/d p. o. ▸ *Status epilepticus (insbes. bei Alkoholikern):* 100 mg mit 50 ml Glukose 5 % als Kurzinfusion, dann Beginn mit Antikonvulsiva
Ind	Prophylaxe und Therapie von Vitamin-B_1-Mangelzuständen (z. B. Beri-Beri, Neuropathien, Wernicke-Enzephalopathie, Strachans-Syndrom, Vit.-B_1-abhängige Kardiomyopathie)
KI	bekannte Überempfindlichkeit bei parenteraler Gabe
NW	< 0,01 %: allerg. Reaktionen (auch Anaphylaxie v. a. bei i. v.-Gabe)
WW	Antazida (Thiamin-Resorption ↓)
WI	T. wird nach Phosphorylierung in die wirksamen Form Thiamindiphosphat (TDP) umgewandelt: TDP ist ein Coenzym der 1-Oxosäuren-Dehydrogenase-Komplexe und hat somit große Bedeutung für den Kohlenhydratstoffwechsel, Wi nur bei nachgewiesenem B_1-Mangel, es wirkt nicht "antineuritisch oder antineuralgisch"
PK	Tagesbedarf 1–2 mg oder 0,5 mg/1000 kcal, Reservekapazität 4–10 d, Resorption nach p. o. Gabe < 1 mg 100 %, bei 5 mg nur 33 %, HWZ 10–20 h, biologische HWZ 9,5–18,5 h, zur Vermeidung eines Defizits zwischen 1 und 1,6 mg/d, mehr als 8–15 mg werden p. o. nicht resorbiert, renale Elimination
Gr/La	Anwendung möglich, generelle Substitution in der Schwangerschaft ist nicht erforderlich / Anwendung möglich
❗	**Cave:** zur Verhütung einer Anaphylaxie sollte möglichst nur p. o. Gabe erfolgen, i. v. Gabe nur sehr langsam und unter klinischen Bedingungen **Hinweise:** es besteht keine wissenschaftlich anerkannte Wi bei Polyneuropathien, die nicht Folge eines Vitaminmangels sind; darüber hinaus ist noch nicht eindeutig geklärt, ob bzw. in welchem Ausmaß ein Zusammenhang mit den bei Thiaminmangel beobachteten neurologischen Störungen besteht **Behandlungskontrollen:** Serumspiegel: 6–12 µg/100 ml (Blut enthält nur 0,8 % des Gesamtkörperthiamins!)

Thiopental   TTK: 1,20-1,94 € (0,5-1 g) | Kinder > 0 Monate | Rp.-Pflicht

HN	Ⓓ *i. v.:* **Thiopental** (**Generika**) - *alle:* 0,5|1,0 g/Durchstech-Fl. à 20 ml Ⓐ **Thiopental Sandoz®** ㏋ **Thiopental®**
Dos	▸ *i. v.:* 500 mg Trockensubstanz mit 20 ml Aqua ad. Injek. auflösen (1 ml = 25 mg) ▸ *Narkoseeinleitung:* 3–7 mg/kg KG (200–500 mg/70 kg KG) i. v. über 30 sek, ggf. nach je 5–10 min die Hälfte der Dosis nachinjizieren ▸ *Status epilepticus:* 100–250 mg über 30 sek im Bolus i. v., dann 50 mg alle 2–3 min bis epileptische Aktivität sistiert, dann 100 mg/h über Perfusor mindestens 24 h lang; Ziel ist Burst-suppression EEG; *Maximaldosis:* 3000 mg/d ▸ *Hirndruck:* rasch 200–400 mg als Bolus; dann unter Hirndruckkontrolle 2–5 mg/kg KG/h oder langsam 0,5–2,0 g über 10–15 min i. v.; Ziel ist Burst-Suppression-EEG; *Maximaldosis:* 30 mg/kg KG

Ind	Kurz- und Basisnarkose, Status epilepticus (Mittel der letzten Wahl), Hirndrucktherapie
KI	schwere respiratorische Einschränkungen, maligne Hypertonie, Status asthmaticus, akute Vergiftungen mit Alkohol, Schlafmitteln, Schmerzmitteln und Psychopharmaka, Schock, latente oder akute intermittierende oder gemischte Porphyrie, entzündliche Zustände in Mund, Kiefer oder Nacken; *relative KI:* schwere Herzmuskelschädigungen, Hypotonie, obstruktive Atemwegserkrankungen, schwere Leber- oder Nierenfunktionsstörungen, Hypovolämie, Säuglinge
NW	*>10%:* euphorische Stimmungslagen, Traumerlebnisse z.T. unangenehmer Art *1–10%:* Hypoventilation mit kurzdauernder Apnoe, Singultus *0,1–1%:* Histamin-Freisetzung (Broncho- und Laryngospasmus, erythematöse Hautveränderungen) *<0,01%:* schwere allerg. Reaktionen wie anaphylaktischer Schock und allerg. bedingte hämolytische Anämie
WW	zentraldämpfende Medikamente, Alkohol (deren Wi ↑, Atemdepression ↑); ASS, Probenecid, Sulfonamide (Thiopental-Wi ↑); Diazoxid, Phenothiazine (RR ↓); Cumarin, Digitoxin, Phenytoin, Glukokortikoide, orale Antikonzeptiva (bei kurzzeitiger wiederholter Anwendung deren Abbau ↑); Propanidid (Inkompatibilität in Mischspritze)
WI	T. ist ein Narkotikum aus der Gruppe der Barbiturate: es führt zu raschem Bewusstseinsverlust, Verminderung der Herzauswurfleistung, Atemdepression, Verminderung des Hirnstoffwechsels; keine Analgesie; antikonvulsiv, hirndrucksenkend, zerebraler Zellmetabolismus um 50–75% reduziert → vermindertes zerebrales Blutvolumen → Senkung des Hirndrucks; Narkosedauer durch potenziell immunsuppressive Wi (Inaktivierung von Granulozyten) zeitlich limitiert
PK	Bewusstlosigkeit nach 10–20 sek, Erwachen nach 20–30 min, Wirkungsdauer ca. 5 min, HWZ 11 h, PEB 50–80%, Elimination nach hepatischer Metabolisierung
Gr/La	strenge Indikation, Anwendung in der Geburtshilfe und Narkoseeinleitung bei OPs möglich, *Cave* Atemdepression des Neugeborenen möglich / strenge Indikation, Muttermilchübertritt, bei postoperativer Stillfähigkeit weiterstillen
❶	**Hinweise:** ▶ Burst-Suppression-EEG meist bei einem Serumspiegel zwischen 150–200 µmol/l (=ca. 40 mg/l), über 200 µg/l ist mit einem isoelektrischen EEG zu rechnen ▶ an Injektionsstelle können Gewebsnekrosen auftreten, insbesondere bei Injektion in arterielle Gefäße → Gefäßspasmus bei Paravasaten durch alkalische Lösung ▶ ausgeprägte Hypotonie und anhaltende Ateminsuffizienz oder Apnoe sind häufig und Zeichen einer Überdosierung und erfordern zusätzliche Gabe von Dopamin bzw. Beatmung ▶ bei Kindern mit Eingriffen im Bereich der oberen Atemwege ist mit Hyperreflexie (gesteigerten Reflexen) und Laryngospasmus (Stimmritzenkrampf) zu rechnen

Thioridazin *TTK: 0,33–1,11 € (50–300 mg) | Kinder > 1 Jahr | Rp.-Pflicht*

HN	⊙ *p. o.:* Melleril® 25|100 mg/Drg., ret. 30|200 mg/Ret.-Tbl. Thioridazin-neuraxpharm® 25|50|100|200 mg/Tbl.
Dos	▸ *akute Psychose:* 2–3 × 25–100 mg/d (= 50–300 mg/d) p. o.; *stationär:* 100–600 mg/d p. o. möglich ▸ *psychovegetative Abschirmung:* 30–60 mg/d p. o. (als Tranquilizer) ▸ *Maximaldosis:* ambulant 200 mg/d, stationär 600 mg/d ▸ *Kinder > 12 J.:* 50 mg/d; *> 7½ J.:* 40 mg/d; *> 3 J.:* 25 mg/d; *> 1 J.:* 20 mg/d jeweils verteilt auf 2 ED/d p. o. (allg.: 1–2 mg/kg KG/d)
Ind	zur psychovegetativen Abschirmung, Psychosen, Schizophrenien, Manien, Unruhezustände
KI	akute Intoxikation mit zentral wirkenden Stoffen, Allergie gegen Phenothiazine, kardiale Vorschädigung, V. a. klinisch relevante HRST (QTc-Intervall > 450 ms), hämatologische Störungen in der Anamnese, Kinder, Komb. mit Wirkstoffen, die die QT-Zeit verlängern oder den Metabolismus von Thioridazin verlangsamen; *relative KI:* Harnverhalt und Engwinkelglaukom, Vorsicht bei Leber- und Nierenschäden
NW	*> 10 %:* Sedierung *1–10 %:* Schwindel, Mundtrockenheit, Sehstörungen, Nasenverstopfung, orthostatische Hypotonie, Galaktorrhoe *0,1–1 %:* Verwirrung, Agitiertheit, Halluzinationen, KS, GIT-Symptome, Harnretention, Inkontinenz, QT-Intervall ↑, Tachykardie, Amenorrhoe *0,01–0,1 %:* Parkinsonismus, Tremor, Rigor, Akathisie, Dystonie, Dyskinesie, Hyperkinesie, Spätdyskinesie, HRST, BB-Veränderungen (z. B. Agranulozytose), Hepatitis, Hyperthermie, Atemdepression *< 0,01 %:* malignes neuroleptisches Syndrom, Torsade de pointes, plötzlicher Herztod
WW	trizyklische Antidepressiva, Fluoxetin, Paroxetin, Fluvoxamin, Propranolol und andere β-Blocker, Cimetidin, Moclobemid, Bupropion, Medikamente die über CYP 2 D 6 metabolisiert werden (Thioridazin-Spiegel und NW ↑, QT-Zeit-Verlängerung → KI); Phenytoin (dessen Spiegel verändert); Phenobarbital (dessen Spiegel ↓); zentral dämpfende Medikamente, Alkohol, Anticholinergika, MAO-Hemmer (deren Wi ↑); Lithium (schwere neurotoxische Komplikationen); Levo-Dopa (dessen und Wi von Thioridazin ↓); Diuretika (RR ↓, Hypokaliämie → HRST Risiko ↑); Chinidin (myokardiale Depression); Antiarrhythmika (schwere HRST möglich), Antikoagulanzien (Prothrombinzeit ↓); s. a. FI
WI	T. ist ein niederpotentes Phenothiazin-Neuroleptikum (Wi auf D_2-, Serotonin-, Noradrenalin-, Histamin- und Acetylcholin-Rezeptoren) mit schwach antipsychotischen, wenig sedierenden und leicht anxiolytischen Eigenschaften, nicht antiemetisch wirksam
PK	gute orale Resorption, orale BV 60 %, max. Plasmaspiegel nach 1–4 h, HWZ 30 (6–40) h, aktive Metabolite (u. a. Mesoridazin), Ausscheidung über Fäzes und renal
Gr/La	strenge Indikation, Gr 3, Mittel der Wahl, bei Hochdosistherapie bis zur Geburt 2-tägige Überwachung des Neugeborenen wg. möglicher Extrapyramidal- o. Entzugssymptomatik / kontraindiziert, La 2, Neuroleptika der Wahl sind Levomepromazin, Perphenazin, Triflupromazin
❗	**Pädiatrische Zulassung:** 100 mg Tbl. und 200 mg Ret.-Tbl. bei Kindern nicht anwenden

Cave:
auf Agranulozytose-Symptome wie Fieber, Pharyngitis, Laryngitis, Schleimhautulzerationen, Hautausschläge, Sepsis und Lymphadenitis achten

Hinweise:
die US-amerikanische Arzneimittelbehörde FDA veranlasste den Hersteller, Thioridazin als Mittel der letzten Wahl einzustufen, da EKG-Veränderungen, QT-Verlängerungen und lebensbedrohliche HRST (wie Torsade de pointes und plötzlicher Herztod) unter der Einnahme bekannt wurden

Behandlungskontrollen:
Laborkontrollen: vor Therapie K$^+$-Wert kontrollieren, anfangs wöchentliche BB-Kontrollen

EKG-Kontrollen: vor Therapiebeginn sollte ein EKG vorliegen, bei höheren Dosierungen auf EKG-Veränderungen achten

Tiaprid   TTK: p.o.: 0,58–0,69 € (100 mg); i.v.: 1,67 €/Amp. | Rp.-Pflicht

HN	Ⓓ *p. o.:* **Tiaprid** (**Generika**), **Tiapridal** (**Generika**), **Tiapridex**® 153 mg/30 ml Trpf. (5 mg/1 Trpf.) - *alle: 100 und/oder 200 mg/Tbl.* *parenteral:* **Tiapridex**® 100 mg/Amp. à 2 ml Ⓐ **Delpral**®, **Tiaprid** (**Generika**) Ⓒₕ **Tiapridal**®
Dos	▶ *Dyskinesien:* 25–50 mg/d (bis 100 mg/d) o. 5–10 Trpf./d p. o. ▶ *Dyskinesien bei Neuroleptika:* 300–600 mg/d p. o. oder 3 × 1–2 Amp. i. v. ▶ *Chorea, Akathisie:* 300–1000 mg/d p. o. ▶ *Tic:* 3 × 100 bis 3 × 200 mg/d p. o. ▶ *Dosisreduktion bei Niereninsuffizienz:* Kreatinin-Clearance 60–90 ml/min um 25 %; 10–60 ml/min um 50 %; < 10 ml/min um 75 %
Ind	fokale Dystonien, Dyskinesien, Dyskinesien nach Neuroleptikatherapie oder Parkinsonmedikation, choreatische Symptome, Chorea, Tic, Akathisie, Antihyperkinetikum
KI	Phäochromozytom, prolaktinabhängige Tumoren, gleichzeitige Behandlung mit Levo-Dopa, malignes neuroleptisches Syndrom; *relative KI:* Schwangerschaft und Stillzeit, Kinder und Jugendliche, Morbus Parkinson, Epilepsie
NW	*> 1 %:* Somnolenzerscheinungen (→ Dosisreduktion), RR ↓, Schwindel, KS, EPMS *< 1 %:* Galaktorrhoe, Amenorrhoe, Muskelrigidität oder Bewegungsstörungen im Kopf-Hals-Bereich *< 0,01 %:* malignes neuroleptisches Syndrom
WW	Anticholinergika (Tiaprid-Wi ↓); Neuroleptika, zentral dämpfende Medikamente (auch Clonidin), Alkohol (deren Wi ↑); Levo-Dopa (Antagonismus, KI); Antihypertensiva (RR ↓)
WI	T. gehört zur Gruppe der Benzamide: T. ist ein D_2- und D_3-Dopaminrezeptorantagonist ohne Affinität für Rezeptor-Subtypen der wesentlichen zentralen Neurotransmitter (einschließlich Serotonin, Noradrenalin und Histamin); Wirkungsort: Corpus striatum (Ncl. caudatus und Putamen), Rezeptoren im mesolimbischen System werden kaum beeinflusst
PK	rasche orale Resorption, BV 80 %, max. Plasmaspiegel nach 1 h, HWZ 3–4 h, überwiegend rasche renale unveränderte Elimination
Gr/La	strenge Indikation, Gr 6, Mittel der Wahl ist Biperiden / kontraindiziert, La 2

> **Hinweise:**
> bei der Therapie der Spätdyskinesien zeigt sich der Therapieerfolg z. T. erst nach 4–6 Wo.

Ticagrelor TTK: 3,40 € (180 mg) | Rp.-Pflicht

HN	Ⓓ *p. o.:* **Brilique**® 90 mg Tbl. Ⓐ **Brilique**® ⒸⒽ **Brilique**®
Dos	▶ *Erw.: initial* 180 mg p. o., dann 2 × 90 mg/d p. o. in Kombination mit 75–150 mg ASS ▶ *Therapiedauer:* bis zu 12 Monate (je nach verwendetem Stent)
Ind	Prävention eines akuten Koronarsyndroms (instabile Angina pectoris, Myokardinfarkt mit oder ohne STEMI), in Kombination mit ASS, sowohl bei medikamentös behandelten als auch bei Z. n. perkutaner Koronarintervention (PCI) oder Bypass-OP (CABG)
KI	akute patholog. Blutung, intrakranielle Blutung in der Vorgeschichte, mäßige bis schwere Leberfunktionsstörungen, Kombination mit CYP3A4-Inhibitoren (Ketoconazol, Clarithromycin, Nefazodon, Ritonavir, Atazanavir → Ticagrelor-Konz. ↑), Dialyse (keine Erfahrungen)
NW	> 10 %: Kreatininerhöhung (um > 30 % bei 2,5 % u. > 50 % bei 8,3 % der Pat.) *1–10 %:* Dyspnoe, Epistaxis, GIT-Blutungen, subkutane/dermale Blutungen, blaue Flecken, Blutungen an Eingriffsstelle *0,1–1 %:* intrakranielle Blutungen, Benommenheit, KS, Augenblutungen, Hämoptyse, Hämatemese, Ulcusblutungen, hämorrhoidale Blutungen, Gastritis, Blutungen im Mundraum, Erbrechen, Durchfall, Bauchschmerzen, Übelkeit, Dyspepsie, Hautausschlag, Juckreiz, Harnwegsblutungen, vaginale Blutungen, Blutungen nach Eingriffen *0,01–0,1 %:* Hyperurikämie, Verwirrtheit, Parästhesien, Ohrenblutungen, Vertigo, retroperitoneale Blutungen, Obstipation, Hämarthrose, S-Krea ↑, Blutungen an Wunden
WW	starke CYP3A4-Inhibitoren (s. KI); mittelstarke CYP3A4-Inhibitoren (Diltiazem, Amprenavir, Aprepitant, Erythromycin, Fluconazol) können Plasmaspiegel von T. erhöhen; CYP3A4-Induktoren (Rifampicin, Dexamethason, Phenytoin, Carbamazepin, Phenobarbital) können Plasmaspiegel von T. senken
WI	T. gehört zur chem. Gruppe der Cyclopentyltriazolopyrimidine (CPTP): selektive Adenosindiphosphat-(ADP)-Rezeptorantagonisten, die die ADP-vermittelte Thrombozytenaktivierung und -aggregation unterbinden, direkt wirkend (kein Prodrug), nach 7 Tagen kein klin. relevanter thrombozytenaggregationshemmender Effekt mehr nachweisbar
PK	nach 30 min 41 %ige und nach 2–4 h 89 %ige Hemmung der Thrombozytenaggregation, BV 36 % (bei fettreicher Nahrung ↓), PEB > 99 %, HWZ 7–8,5 h, Metabolisierung über CYP3A4, Elimination per biliärer Sekretion
Gr/La	keine Erfahrungen / keine Erfahrungen

> **Hinweise:**
> bei Vorbehandlung mit Clopidogrel ist eine direkte Umstellung auf T. möglich

Stu	PLATO-Studie

Tigecyclin   TTK: 128,- € (100 mg) | Rp.-Pflicht

HN
- Ⓓ *i. v.:* **Tygacil**® 50 mg/Inf.-Lsg.
- Ⓐ **Tygacil**®
- ⒸⒽ **Tygacil**®

Dos
- ▶ *Erw.: initial* 100 mg i. v., dann 2 × 50 mg/d für 5–14 d
- ▶ *schwere Leberfunktionsstörungen (Child-Pugh C): initial* 100 mg i. v., dann 2 × 25 mg/d für 5–14 d

Ind komplizierte Haut- und Weichgewebsinfektionen (außer bei Infektionen des diabetischen Fußes), komplizierte intraabdominelle Infektionen

KI Überempfindlichkeit

NW *1–10 %:* Pneumonie, Abszess, Infektionen, verlängerte aPTT, verlängerte Prothrombinzeit, AST und ALT ↑, Hyperbilirubinämie, Hypoglykämie, Schwindel, Phlebitis, Bauchschmerzen, Dyspepsie, Anorexie, Pruritus, Ausschlag, KS, Amylase ↑, BUN (Blut-Harnstoff-Stickstoff)-Werte ↑
0,1–1 %: Sepsis/septischer Schock, INR-Werte ↑, Hypoproteinämie, Thrombophlebitis, akute Pankreatitis, Ikterus, Leberschäden (meistens cholestatisch bedingt); Reaktionen, Entzündungen, Schmerzen, Ödeme und Phlebitis an der Injektionsstelle

WW Warfarin (AUC ↓), Prothrombinzeit und aPTT ↑, orale Kontrazeptiva (deren Wi ggf. ↓)

WI T. ist ein Antibiotikum der der Gruppe der Tetracycline: als Glycylcyclin-Antibiotikum hemmt es die Translation bei der bakteriellen Proteinsynthese, indem es an die 30S-Untereinheit der Ribosomen bindet und die Anlagerung der Aminoacyl-tRNA-Moleküle an die ribosomale Akzeptorstelle (A-Site) verhindert → der Einbau von Aminosäureresten in wachsende Peptidketten wird verhindert, bakteriostatische Wirkung

PK BV 100 %, HWZ 42 h, 20 % werden metabolisiert, Elimination zu 59 % per Galle und Faeces, 33 % per Urin

Gr/La kontraindiziert (es sei denn, es ist eindeutig erforderlich), Gr 6 / strenge Indikation, La 2

❶ **Hinweise:**
in allen Phase-III- und Phase-IV-Studien zu komplizierten Haut- und Weichgewebsinfektionen und komplizierten intraabdominellen Infektionen verstarben 2,3 % (52/2216) der Patienten mit Tigecyclin und 1,5 % der Patienten mit Vergleichsmedikationen

Spektrum:
Sensibel: Enterococcus spp., Staphylococcus aureus, Staphylococcus epidermidis, Staphylococcus haemolyticus, Streptococcus agalactiae, Streptokokken der Anginosus-Gruppe (einschließlich S. anginosus, S. intermedius und S. constellatus), Streptococcus pyogenes, Streptokokken der Viridans-Gruppe, aerobe Gramn-egative Mikroorganismen, Citrobacter freundii, Citrobacter koseri, Escherichia coli, Klebsiella oxytoca, anaerobe Mikroorganismen, Clostridium perfringens, Peptostreptococcus spp., Prevotella spp.
Resistenz: aerobe Gram-negative Mikroorganismen, Acinetobacter baumannii, Burkholderia cepacia, Enterobacter aerogenes, Enterobacter cloacae, Klebsiella pneumoniae, Morganella morganii, Proteus spp., Providencia spp., Serratia marcescens, Stenotrophomonas maltophilia, anaerobe Mikroorganismen, Bacteroides-fragilis-Gruppe, aerobe Gram-negative Mikroorganismen, Pseudomonas aeruginosa

Tilidin + Naloxon (Trpf. unterliegen der BtMVV)
TTK: Trpf.: 0,40 € (20 Trpf. = 1 ml); Tbl.: 1,30–1,90 € (100-200 mg) | Kinder > 2 Jahre | Rp.-Pflicht

HN	Ⓓ *Trpf./Tbl.:* **Andolor®**, **Tili** (**Generika**), **Tilidin** (**Generika**), **Tilidura®**, **Valoron N®**
	- alle: 70 mg (+ 5 mg Naloxon)/20 Trpf. (= 0,72 ml) o. 50 mg/Kps.
	Ret.Tbl.: **Valoron N®** 50|100|150|200 mg (+ 4|8|12|16 mg Naloxon)/Ret.-Tbl.
	Ⓒₕ **Valoron®**
Dos	▶ *Erw.:* bis zu 6 × 20–40 Trpf. oder 1–2 Kps. (50–100 mg)/d p. o.
	• übliche Dosierung: 80 Trpf. oder 4 Kps./d
	▶ *chronische Schmerzen:* 2 × 50 mg ret./d, bis 600 mg ret./d p. o.
	▶ *Maximaldosis:* 600 mg/d
	▶ *30-Tage-Verordnungs-Höchstmenge nach BtMVV:* 18000 mg
	▶ *Kinder > 12 J.:* 10–15 Trpf.; > 7½ J.: 5–10 Trpf.; > 3 J.: 2–4 Trpf.; > 2 J.: 1–2 Trpf. Lösung p. o. bis zu 4 ×/d wiederholen
Ind	starke bis sehr starke akute und chronische Schmerzen
KI	Opiatabhängigkeit, akute Porphyrie, Atemdepression, paralytischer Ileus, SHT mit erhöhtem intrakraniellem Druck, Kombination mit MAO-Hemmern (müssen 14 d vorher abgesetzt sein), Kinder < 2 J.; *relative KI:* Kapseleinnahme von Kindern und Jugendlichen unter 14 J.
NW	*1–10 %:* Übelkeit, Erbrechen (bei Behandlungsbeginn > 10 %)
	0,1–1 %: Schwindel, Müdigkeit und Benommenheit, unspez. Bauchschmerzen, Schwitzen, KS
WW	MAO-Hemmer (NW und Wi ↑ ↑ ↑, KI); zentral dämpfende Medikamente, Alkohol (Wi ↑)
WI	T./N. ist ein Analgetikum aus der Gruppe der Opioide/Opioid-Antagonisten: T. ist ein Phenylamino-cyclohexenyl-Derivat mit Strukturverwandtschaft mit Pethidin, Opioidanalgetikum der Stufe 2; Tilidin selbst hat lediglich geringe agonistische Eigenschaften, die eigentliche Wirkkomponente ist der Metabolit Nortilidin, lediglich geringe antitussive Wi (Wirkungsmechanismus: s. auch Morphin und Naloxon); Naloxon als Opiatantagonist reduziert die Darmparalyse und die Missbrauchsgefahr
PK	fixe Kombination von Tilidin/Naloxon im Verhältnis von 50 : 4; BV 60–70 %, Wi-Beginn nach 5–10 min (i. v. und Trpf.), 15 min (Kps.), Wi-Dauer 3–5 h, Wi-Maximum nach 25–50 min, Dosisäquivalenz: 10 mg Morphin i. m. = 300 mg Tilidin, HWZ von Nortilidin 3–5 h, durch hepatischen Metabolismus Umbau in das wirkungsaktive Nortilidin, Elimination der inaktiven Metabolite überwiegend über die Niere (90 %)
Gr/La	strenge Indikation, Gr 5, Analgetika der Wahl sind Paracetamol, Ibuprofen (bis 30 SSW) / strenge Indikation, La 1, Opioidanalgetikum der Wahl zur kurzzeitigen Anwendung ist Morphin

❶ **Intoxikation:**
erst bei sehr hohen Dosen (10- bis 20-faches der Normaldosis) kann es bei Opioidabhängigen zu Entzugssymptomen kommen, da trotz eines hohen first-pass-Effektes Naloxon dann systemische Wi zeigt; s. Morphin

Hinweise:
▶ Lösung alkoholhaltig (12 Vol. %)
▶ keine Dosisanpassung bei leichter Niereninsuffizienz notwendig, bei Leberinsuffizienz deutlich geringere analgetische Wi (aktives Nortilidin ↓; Naloxoninaktivierung ↑)
▶ Ret.-Tbl. nicht teilen!

- ▶ nicht mit anderen Opiaten kombinieren (wegen Opiatantagonist Naloxon)
- ▶ seit 01/2013 unterliegen die Trpf. der BtMVV

Timolol   TTK: k.A. | Rp.-Pflicht

HN	Ⓓ *lokal:* **Chibro-Timoptol®, Nyogel®, Timo (Generika), Timolol (Generika), Timomann®, Tim-Ophtal®** - alle: 0,1 = 1 mg/ml Augentrpf. **Arutimol®, Chibro-Timoptol®, Dispatim®, Timo (Generika), Timolol (Generika), Timomann®, Tim-Ophtal®** - alle: 2,5 % = 2,5|5 % = 5 mg/ml Augentrpf. Ⓐ **Betimol®, Dispatim®, Timo (Generika), Timoftal®, Timogel®, Timolol (Generika), Timophtal®, Timoptic®** CH **Nyolol®, Timisol® SDU, Timo (Generika), Timogel®, Timoptic®**
Dos	▶ *lokal:* 2 × 1 Trpf. tgl. ins betroffene Auge träufeln ▶ je nach Schwere der Erkrankung 2,5/5 %ige Lsg. verwenden
Ind	erhöhter Augeninnendruck, grüner Star (chronisches Offenwinkelglaukom), grüner Star nach Linsenentfernung (Aphakieglaukom)
KI	Überempfindlichkeit, reaktive Atemwegserkrankungen (inkl. bestehendes oder anamnestisch bekanntes Bronchialasthma), schwere COPD, Sinusbradykardie, Sick-Sinus-Syndrom, sinoatrialer Block, AV-Block 2.-3. Grades ohne Schrittmacherkontrolle, offensichtliche Herzinsuffizienz, kardiogener Schock, schwere allerg. Rhinitis, dystrophische Störungen der Hornhaut
NW	*o.A. lokal:* Reizerscheinungen an den Augen (wie Konjunktivitis, Blepharitis, Keratitis), Sehstörungen, Diplopie, Ptosis, Trockenheitsgefühl der Augen *o.A. systemisch:* Bradykardie, Arrhythmie, Hypotonie, Synkopen, AV-Block, zerebrovaskulärer Insult, zerebrale Ischämie, Herzinsuffizienz, Palpitationen, Herzstillstand, Bronchospasmen (besonders bei Patienten mit vorbestehenden bronchospastischen Erkrankungen), respiratorische Insuffizienz, Dyspnoe, lokalisierte und generalisierte Exantheme und Urtikaria, KS, Schwächegefühl, Übelkeit, Schwindel, Depressionen
WW	adrenalin-haltige Augentropfen (Pupillenerweiterung), Adrenalin- oder Pilocarpin-haltige Augentrpf. (Augeninnendruck ↓), system. Anwendung von Betablockern (verstärkte lokale u. syst. Wi), orale Ca-antagonisten, Katecholaminspeicher-entleerende Präparaten o. Betablockern (Hypotonie u./o. Bradykardie)
WI	T. ist ein nicht-selektiver Betarezeptorenblocker ohne nennenswerte sympathomimetische Eigenwirkung oder lokalanästhetische (membran-stabilisierende) Eigenschaften: es hemmt die β1-Rezeptoren, die vorwiegend am Herzmuskel lokalisiert sind, aber auch die β2-Rezeptoren; Augentropfen senken sowohl den erhöhten als auch den normalen Augeninnendruck
PK	keine Angaben
Gr/La	strenge Indikation, Gr 5 / strenge Indikation, La 4

Tiotropiumbromid   TTK: 1,82 € (1 Kps.) | Rp.-Pflicht

HN	Ⓓ *Inhalation:* **Spiriva®** 18 µg Kps. (abgegebene Dosis über Mundstück 10 µg), **Spiriva Respimat®** 2,5 µg/ml 4 ml Inhalations-Lsg. Dosieraerosol Ⓐ **Spiriva®**
Dos	▶ *Erw.:* 1 × 1 Kapsel über Handihaler inhalieren zur jeweils gleichen Tageszeit oder 2 Hub Dosieraerosol/d

	▶ Behandlungsdauer: Langzeittherapie
Ind	Dauerbehandlung der chronischen obstruktiven Lungenerkrankung (COPD) ab GOLD Stadium II
KI	Überempfindlichkeit gegen den Wirk- oder Hilfsstoff, Alter < 18 J.; *relative KI:* mittlere bis schwere Niereninsuffizienz (Kreatinin-Clearance < 50 ml/min); *Vorsicht* beim Engwinkelglaukom, Prostatahyperplasie oder Harnblasenhalsstenose
NW	*> 10 %:* Mundtrockenheit *1–10 %:* Verstopfung, Sinusitis, Epistaxis, Pharyngitis *0,1–1 %:* Tachykardie, Palpitationen, Miktionsstörung, Harnverhalt *< 0,01 %:* SVT, Vorhofflimmern, Bronchospasmus
WW	bislang keine bekannt
WI	T. ist ein langwirksamer Muskarinrezeptor-Antagonist (Anticholinergikum): durch kompetetive und reversible Bindung an den M_3-Rezeptor in den Bronchien parasympatholytisch bedingte Bronchodilatation
PK	abs. BV 19,5 %, max. Plasmakonzentration nach 5 min, PEB 72 %, HWZ 5–6 d, überwiegend unveränderte renale Elimination (> 70 %)
Gr/La	strenge Indikation, keine Erfahrungen / strenge Indikation, Muttermilchübertritt, keine Erfahrungen
❶	**Hinweise:** ▶ **nicht** indiziert zur Notfallbehandlung akuter Bronchospasmen ▶ die Inhalationskapsel sollte durch zweimalige Inhalation über den Handihaler vollständig entleert werden ▶ in bisherigen Studien besserte Tiotropiumbromid die FEV1 und die forcierte Vitalkapazität sowie die Dyspnoe signifikant stärker als das bisherige Mittel der Wahl zur inhalativen Behandlung der COPD Ipratropiumbromid (**Atrovent®**)

Tirofiban TTK: 261,- € (12,5 mg) | Rp.-Pflicht

HN	Ⓓ *i. v.:* **Aggrastat®** Inf.-Lsg. 250 ml (1 ml = 0,05 mg), Inf.-Lsg.-Konzentrat 50 ml (1 ml = 0,25 mg) Ⓐ **Aggrastat®** ㊀ **Aggrastat®**
Dos	▶ *Gabe über Infusomat:* 1 Amp. (= 50 ml) + 200 ml NaCl 0,9 % = 250 ml Lösung (= 0,05 mg [50 µg]/ml Lösung) ▶ *Loadingdose:* 0,4 µg/kg KG/min über 30 min (Dosis pro h bei 70 kg KG: 1680 µg/30 min → Geschwindigkeit: 33,6 ml/70 kg KG/h) i. v. ▶ *Erhaltungsdosis:* 0,1 µg/kg KG/min (Dosis pro h bei 70 kg KG: 420 µg/h → Geschwindigkeit: 8,4 ml/70 kg KG/h) i. v. ▶ *Therapiedauer:* mind. 48 h bis max. 108 h ▶ *Dosisreduktion bei schwerer Niereninsuffizienz (Kreatinin-Clearance < 30 ml/min):* 50 % der *Loading-* und *Erhaltungsdosis*
Ind	akutes Koronarsyndrom (mit Troponinerhöhung), therapieresistente instabile Angina pectoris, Non-Q-wave-Myokardinfarkt
KI	vorangegangene GP-IIb/IIIa-Rezeptorantagonist-induzierte Thrombozytopenie, Apoplexie oder klinisch relevante Blutung in den letzten 30 d; jeder (auch anamnestische) hämorrhagische Apoplex; intrakranielle Erkrankungen; Trauma oder größerer operativer Eingriff in den letzten 6 Wo.; schwere Lebersynthesestörung, Thrombozyten < 100000/mm³, Gerinnungsstörung (PTT > 1,3-faches der Norm oder INR > 1,5); maligne Hypertonie

NW	*> 10 %:* schwache Blutungen *1–10 %:* starke Blutungen (z. B. intrakranielle, spinale, epidurale, perikardiale, pulmonale, retroperitoneale Blutungen), Übelkeit, Fieber, KS
WW	Acetylsalicylsäure, Heparin, Warfarin, Phenprocoumon, Ticlopidin (Wi ↑ → Blutungskomplikationen)
WI	T. ist ein Thrombozytenfunktionshemmer: es verhindert als GPIIb/IIIa-Rezeptorantagonist in der Endphase der Thrombozytenaggregation die Thrombozyten-Fibrinogen-Interaktion, indem es den Rezeptor selektiv und spezifisch blockiert und die Bindung von Fibrinogen verhindert → Hemmung der Thrombozytenaggregation und der Thrombusbildung
PK	Wi-Beginn bereits 30 min nach Infusionsbeginn, 8 h nach Absetzen erreicht die Thrombozytenfunktion ihren Ausgangswert, HWZ 2 h, PEB 65 %, Ausscheidung: 66 % Urin, 23 % Fäzes
Gr/La	strenge Indikation, Gr 5 / strenge Indikation, La 1
❶	**Hinweise:** ▶ Komb. mit Heparin (*initial* 5000 I.E. Heparin als Bolus i. v., danach PTT gesteuerte Vollheparinisierung beginnend mit 1000 I.E./h i. v. über Perfusor) und Acetylsalicylsäure 100 mg/d ist anzustreben. ▶ arterielle oder i. m.-Injektionen sollten vermieden werden, i. v.-Zugänge nur an komprimierbaren Stellen vornehmen
Stu	ON-TIME-Studie, PRISM-Studie, PRISM-Plus-Studie, RESTORE-Studie, TACTICS-TIMI-18-Studie, TARGET-Studie

Tizanidin *TTK: 0,96-1,64 € (12-24 mg) | Rp.-Pflicht*

HN	Ⓓ p. o.: **Sirdalud**®, **Tizanidin TEVA**® – *alle: 2|4|6 mg/Tbl.* Ⓐ **Sirdalud**® Ⓒ︎ₕ **Sirdalud**®
Dos	▶ *neurogene Spastik: initial* 3 × 2 mg/d p. o., um 2–4 mg in halbwöchentlichen- oder wöchentlichen Abständen erhöhen bis *Erhaltungsdosis* von 12–24 mg/d erreicht ist ▶ *schmerzhafte Muskelverspannung:* 3 × 2–4 mg/d p. o. ▶ *Dosisreduktion bei Leber- und/oder Niereninsuffizienz (Kreatinin-Clearance < 25 ml/min): initial* 1 × 2 mg/d, langsame schrittweise Dosissteigerung je nach Wi und NW ▶ *Maximaldosis:* 36 mg/d
Ind	neurogene Muskelspasmen, Spastizität, periphere schmerzbedingte Muskelverspannung
KI	schwere Leberinsuffizienz, Säuglinge, Kinder; *relative KI:* Myasthenia gravis, Herz- oder Koronarinsuffizienz, Nieren- und Leberinsuffizienz
NW	*> 1 %:* KS, Schläfrigkeit, Müdigkeit, Schwindel, Mundtrockenheit, RR ↓, HF ↓ (bei hohen Dosen) *0,01–1 %:* GIT-Beschwerden, Transaminasen ↑, Schlafstörungen, Muskelschwäche, Akkomodationsstörungen, Ataxie, Verwirrtheitszustände, Angstzustände, Halluzinationen *< 0,01 %:* akute Hepatitis
WW	Antihypertonika (RR ↓); zentral dämpfende Medikamente, Alkohol (deren Wi ↑); orale Kontrazeptiva (Tizanidin-Plasmaspiegel ↑)
WI	T. ist ein Imidazolderivat, es wirkt über supraspinale α_2-adrenerge Rezeptoren: Hemmung der erregenden Interneurone, die in die spinalen Reflexwege zwischengeschaltet sind, Dämpfung von gesteigerten Fremdreflexen

PK	BV ca. 20%, max. Plasmakonzentration nach 1–2 h, PEB 30%, HWZ 3–5 h, terminale HWZ 10 h, renale Elimination zu 70% nach hepatischem Metabolismus
Gr/La	kontraindiziert, Gr 4 / kontraindiziert, La 1
❶	**Hinweise:** ▸ bessere Wi bei Pat. mit spontanen oder durch Hautreize ausgelösten Spasmen ▸ klinische Untersuchungen ergaben, dass **keine** Verbesserung der funktionellen Bewegungen unter der Behandlung eintreten

Tobramycin

TTK: i.v.: 14,10-44,- € (120-400 mg); inhalativ: 50,70 € (300 mg); Salbe/Trpf.: 16,29 € (3,5 g Salbe bzw. 5 ml Trpf.) | Kinder > 0 Monate | Rp.-Pflicht

HN	Ⓓ *parenteral:* **Gernebcin®**, **Tobra-cell®** - alle: 20|40|80 mg/Inj.-Fl. *inhalativ:* **Bramitob®**, **Tobi®** - alle: 300 mg Inhalationslsg. *lokal:* **Tobramaxin®** Augensalbe 3,5 g (1 g = 3 mg), Augentrpf. 5 ml (3 mg/ml) Ⓐ **Cromycin®**, **Tobi®**, **Tobrasix®**, **Tobrex®** ㊋ **Obracin®**, **Tobi®**, **Tobrex®**
Dos	▸ *leichter Infekt:* 2 mg/kg KG/d (140 mg/70 kg KG/d) aufgeteilt in 3 ED alle 8 h i.v. ▸ *schwerer Infekt:* 3–6 mg/kg KG/d (210–420 mg/70 kg KG/d) aufgeteilt in 3 ED alle 8 h i.v.; *max. Behandlungsdauer:* 7–10 d, bei Hochdosistherapie möglichst baldige Dosisreduktion ▸ *inhalativ:* 2 × 300 mg (5 ml) inhalativ/d über 28 Tage, nach 28 Tagen Wdh. möglich ▸ *Augeninfekte:* 1 Trpf. alle 4 h oder 2–3 × 1,5 cm langen Streifen Salbe tgl. ins Auge geben ▸ *Dosisreduktion bei Niereninsuffizienz:* s. Tabelle 2 ▸ *Kinder leichter Infekt* > 12 J.: 80 mg/d; > 7½ J.: 50 mg/d; > 3 J.: 30 mg/d; > 1 J.: 20 mg/d; > ½ J.: 15 mg/d; > ¼ J.: 10 mg/d jeweils verteilt auf 2–3 ED/d i.v./i.m. ▸ *Kinder schwerer Infekt* > 12 J.: 200 mg/d; > 7½ J.: 120 mg/d; > 3 J.: 70 mg/d; > 1 J.: 50 mg/d; > ½ J.: 35 mg/d; > ¼ J.: 25 mg/d jeweils verteilt auf 2–3 ED/d i.v./i.m.
Ind	Sepsis mit Gram-negativen Keimen; Infekte von: Atemwegen, GIT, Knochen, Haut, Harnwegen, Weichteilen, Peritonitis; Gram-negative Meningitis und bakterielle Augeninfekte; inhalativ zur Langzeitbehandlung der chronischen pulmonalen Infektion mit Pseudomonas aeruginosa bei Pat. mit Mukoviszidose ab dem 6. Lj.
KI	Überempfindlichkeit; *relative KI:* schwere Niereninsuffizienz, Innenohrschwerhörigkeit, neuromuskuläre Vorerkrankungen, Komb. mit nicht depolarisierenden Muskelrelaxanzien
NW	*>10%: parenteral:* Nierenfunktion ↓, Harnstoff ↑, Kreatinin ↑, Kreatinin-Clearance ↓, Oligurie, erhöhter Proteinurie *1–10%: inhalativ:* Stimmveränderungen, Dyspnoe, vermehrtes Husten, Pharyngitis *<1%: parenteral:* ANV; *inhalativ:* GIT-Symptome, Bronchospasmus, KS *o.A.:* toxische Erscheinungen am 8. Hirnnerven, Schwindel, Tinnitus, Hörvermögen ↓ (abhängig von Dosis, Therapiedauer, Begleitmedikation)

WW	Cephalosporine der ersten Generation, Amphotherizin, Ciclosporin, Cisplatin, Colistin, Etacrinsäure, Vancomycin, Schleifendiuretika (Oto- bzw. Nephrotoxizität ↑)
WI	T. ist ein Aminoglykosid, Wi auf 30 S-Untereinheit der Ribosomen und damit auf die Proteinsynthese, Synthese falscher Proteine, Hüllstruktur wird durchlässiger bzw. zerstört, bakterizide Wi
PK	gute Liquorgängigkeit, HWZ 2–3 h, keine PEB, renale Elimination
Gr/La	kontraindiziert, Antibiotika der Wahl sind Penicilline / kontraindiziert, Antibiotika der Wahl sind Penicilline, Cephalosporine, Erythromycin

❶ Hinweise:
- Tobramycin nicht mit Penicillinen oder Cephalosporinen mischen (Inaktivierung des Aminoglykosides)
- Mittel der Reserve bei Pseudomonas-aeruginosa-Infektionen

Behandlungskontrollen:
Blutspiegelkontrolle: therapeutischer Bereich mit Spitzenspiegel von 4–6 mg/l (= 345–690 µmol/l), Talspiegel sollte < 2 mg/l sein, max. Plasmaspiegel < 12 mg/l

Spektrum:
Sensibel: Gram-negative Keime, u. a. Pseudomonas aeruginosa, Staphylokokken, Listerien, Bordetella, Enterobakter, E. coli, Klebsiellen, Serratia, Mycoplasmen, indolpositiver und indolnegativer Proteus, Yersinien
Resistenz: die meisten Gram-positiven Keime wie z. B. Streptokokken, Enterokokken

---

Tocilizumab   TTK: 640,- € (200 mg) | Kinder > 2 Jahre | Rp.-Pflicht

HN	ⓥ *i. v.:* **RoActemra®** 20 mg/ml Inf.-Lsg. Ⓐ **RoActemra®** Ⓗ **RoActemra®**
Dos	▶ *Erw.:* 1 × 8 mg/kg KG alle 4 Wo. i. v. • *Maximaldosis:* 800 mg pro Inf. i. v. ▶ *Kinder > 2 J., > 30 kg KG:* 1 × 8 mg/kg KG alle 2 Wo. i. v.; *> 2 J., < 30 kg KG:* 1 × 12 mg/kg KG alle 2 Wo. i. v. ▶ *Dosisanpassung bei Leberenzymabweichungen:* s. FI ▶ *Dosisanpassung bei red. Neutrophilen und Thrombozytopenie:* s. FI
Ind	▶ in Kombination mit Methotrexat (MTX), für die Behandlung Erw. mit mäßiger bis schwerer aktiver rheumatoider Arthritis (RA) angezeigt, die unzureichend auf eine vorangegangene Behandlung mit einem oder mehreren krankheitsmodifizierenden Antirheumatika (DMARDs) oder Tumornekrosefaktor (TNF)-Inhibitoren angesprochen oder diese nicht vertragen haben ▶ in Monotherapie, falls eine MTX-Unverträglichkeit vorliegt oder eine Fortsetzung der Therapie mit MTX unangemessen erscheint ▶ aktive systemische juvenile idiopathische Arthritis (sJIA) ab 2. Lj., die nur unzureichend auf eine vorangegangene Behandlung mit NSAR und systemischen Corticosteroiden angesprochen haben; bei MTX-Unverträglichkeit oder wenn eine Therapie mit MTX unangemessen erscheint als Monotherapie oder in Kombination mit MTX
KI	Überempfindlichkeit; aktive, schwere Infektionen
NW	*> 10 %:* Infektionen des oberen Respirationstrakts, Hypercholesterinämie *1–10 %:* Zellulitis, Pneumonie, oraler Herpes simplex, Herpes zoster, abdominale Schmerzen, Mundulzera, Gastritis, Exanthem, Pruritus, Urtikaria, KS, Schwindel, Transaminasen ↑, Gewichtszunahme, Gesamtbilirubin ↑, Hyper-

	tonie, Leukopenie, Neutropenie, peripheres Ödem, Überempfindlichkeitsreaktionen, Konjunktivitis, Husten, Dyspnoe
WW	Simvastatin (deren Spiegel um 57 % ↓), Arzneimittel, die durch CYP450 3A4, 1A2 oder 2C 9 metabolisiert werden (z. B. Atorvastatin, Calciumkanalblocker, Theophyllin, Warfarin, Phenytoin, Ciclosporin oder Benzodiazepine) (engere Überwachung)
WI	T. gehört zur Gruppe der Immunsuppressiva, ein Interleukin-Inhibitor: T. bindet spezifisch sowohl an lösliche als auch an membrangebundene IL-6-Rezeptoren (sIL-6 R und mIL-6R). T. inhibiert die sIL-6-R und mIL-6R-vermittelte Signaltransduktion. IL-6 ist ein pleiotropes, proinflammatorisches Zytokin, das mit der Entstehung von entzündlichen Erkrankungen, Osteoporose und Neoplasien in Verbindung gebracht wird.
PK	biphasische Elimination, sehr variable PK je nach Dosis, Körpergewicht und Injektionsintervalle (s. FI)
Gr/La	strenge Indikation, Gr 5; bis 3 Monate nach Behandlung wirksame Kontrazeption anwenden / strenge Indikation, La 1
❶	**Hinweise:** Lebendimpfstoffe und attenuierte Lebendimpfstoffe sollten nicht gleichzeitig mit T. verabreicht werden, da die klinische Sicherheit noch nicht nachgewiesen wurde **Behandlungskontrollen:** BB-, CRP- und Transaminasenkontrollen regelmäßig durchführen

α-Tocopherolacetat (Vitamin E)
TTK: p.o.: 0,22–0,47 € (100-500 mg) | Kinder > 0 Monate | Rp.-Pflicht

HN	Ⓓ *p. o.:* **Antioxidans E Hervert**® 200 I.E./Kps., **Eusovit**® 300|600 I.E./Kps., **Evit**® 400 I.E./Kps., **E Vitamin ratiopharm**® 400 I.E./Kps., **Lasar E**® 800 I.E./Kps., **Malton E**® 400 I.E./Kps., **Spondyvit**® 400 I.E./Kps., **Vitamin E** (Generika) 268|400 mg/Kps. - *alle: 1 I.E. = 1 mg* Ⓐ **Apozema**®, **Etocovit**® ㏇ **Allsan**®, **ecobiosan**®, **Ephynal**®, **Evit**®, **Optovit**®
Dos	▶ *subakut:* 2 g/d p. o. für 14 d, dann 800 mg/d, nach 1 J. 100 mg/d p. o. ▶ *kontinuierlich:* 100–500 mg/d p. o. (je nach Indikation) ▶ *Abetalipoproteinämie:* 10 mg/kg KG/d (700 mg/70 kg KG/d) p. o. ▶ *Maximaldosis:* 2000 mg/d p. o.
Ind	Vitamin-E-Mangel u. a. mit spinozerebellärer Degeneration, "Dying-back"-PNP, Retinitis pigmentosa, Abetalipoproteinämie = Bassen-Kornzweig-Syndrom
KI	keine bekannt
NW	*1–10 %:* Muskelschwäche, Müdigkeit, KS, GIT-Symptome, bei Dosis > 800 mg/d: Thrombophlebitiden, Kreatinin ↑ *< 1 %:* bei Dosis > 1 g/d Gynäkomastie und Sehstörungen
WW	orale Antikoagulanzien (Vitamin-K-Antagonisten) (deren Wi ↑); Eisen (Vitamin-E-Wi ↓)
WI	Vit. E ist eine wichtige Einheit für körpereigenes Oxidationsabwehrsystem mit antioxidativer, antiproliferativer und thrombozytenaggregationshemmender Wi; fettlösliches Vitamin

PK	Resorption abhängig vom Fettgehalt der Nahrung und Anwesenheit von Pankreas- und Gallenzymen, bei einer Tocopherol-Dosis von 50 bis 500 mg ca. 70 %, Elimination überwiegend unverändert über die Fäzes
Gr/La	Anwendung möglich, Schwangerschaft ansich stellt keine Indikation dar / Anwendung möglich
❶	**Behandlungskontrollen:** Serumspiegel: 4,7–20,3 µg/ml **Tipps:** Einnahme während der Mahlzeit
Stu	SPACE-Studie, HOPE-Studie, SECURE-Studie

Tolcapon TTK: 5,80-7,40 € (300 mg) | Rp.-Pflicht

HN	Ⓓ *p. o.:* **Tasmar**® 100 mg/Tbl. Ⓐ **Tasmar**® Ⓒₕ **Tasmar**®
Dos	▶ *Erw.:* 3 × 100 mg/d p. o., ggf. Dosissteigerung auf max. 3 × 200 mg/d ▶ *Maximaldosis:* 600 mg/d
Ind	Morbus Parkinson in Kombination mit Levodopa und Wirkungsfluktuationen, die auf andere COMT-Inhibitoren nicht ansprechen bzw. diese nicht vertragen
KI	nachgewiesene Lebererkrankung oder erhöhte Leberenzymwerte, Überempfindlichkeit gegen T., Phaeochromozytom, Kombination mit nicht-selektiven Monoaminoxidase MAO-Hemmern (wie z. B. Phenelzin und Tranylcypromin), Kinder
NW	*> 10 %:* Diarrhoe (bis 18 %) *1–10 %:* Transaminasenanstieg (bis 3 %) *0,01–0,1 %:* hepatozelluläre Schädigung mit letalem Ausgang *o.A. (L-Dopa-Effekte):* erhöhte Dyskinesie, Übelkeit, Erbrechen, Bauchschmerzen, Synkopen, orthostatische Beschwerden, Verstopfung, Schlafstörungen, Schläfrigkeit, Halluzinationen, Gelbfärbung des Urins
WW	nicht selektive MAO-Hemmer (Effekte der endogenen Katecholamin-Derivate ↑ → starker RR-Anstieg), selektive reversible MAO-Hemmer (RR-Anstieg)
WI	T. ist ein selektiver und reversibler Catechol-O-Methyl-Transferase (COMT)-Hemmer: bei gleichzeitiger Verabreichung mit Levodopa und einem Decarboxylasehemmer stabilere Plasmaspiegel von Levodopa, da es die Metabolisierung von Levodopa zu 3-Methoxy-4-hydroxy-L-phenylalanin (3-OMD) verringert
PK	BV ca. 65 %, max. Plasmakonz. nach 2 h, HWZ 1–4 h, BV von Levodopa verdoppelt sich, Eliminations-HWZ von Levodopa ↓ (um bis zu 80 %), Wirkungsbeginn nach 1. Gabe, nahezu vollständige Metabolisierung, renale Elimination zu 60 %, per Faeces 40 %
Gr/La	strenge Indikation, Gr 6 / strenge Indikation, La 2
❶	**Hinweise:** Behandlungsabbruch nach 3 Wo., wenn kein klin. Nutzen eingetreten ist **Behandlungskontrollen:** im 1. Jahr 14-tägliche Kontrollen von GOT und GPT, im 2. Jahr im ersten Halbjahr alle 2–4 Wo., danach alle 4 Wo. (nach Ermessen des Arztes)

Tollwut Impfstoff TTK: 61,- € (1 Amp.) | Rp.-Pflicht

HN
- Ⓓ *i. m.:* **Rabipur®, Tollwutimpfstoff (HDC) inaktiviert®**
  - alle: Inj.-Lsg. 2,5 I.E./ml
- Ⓐ **Rabipur®**
- ⒞ₕ **Rabipur®**

Dos
- ▶ *präexpositionelle Prophylaxe:*
  - Grundimmunisierung: an Tag 0, 7 und 21 oder 28 1 Impfdosis i. m.
  - Auffrischimpfung: ohne serolog. Kontrolle alle 2–5 J. oder falls der Titer < 0,5 I.E./ml abfällt
- ▶ *postexpositionelle Behandlung:* baldmöglichst nach Exposition 1 Impfdosis i. m., dann
  - bei bereits vollständig geimpften: 2. Impfdosis an Tag 3
  - bei ungeimpften oder > 2 J. zurückliegend: an Tag 3, 7, 14, 21 je 1 Impfdosis i. m.

Ind
- ▶ präexpositionelle Prophylaxe (vor möglichem Tollwut-Expositionsrisiko)
- ▶ postexpositionelle Prophylaxe (nach bekanntem oder möglichem Tollwut-Expositionsrisiko)

KI
postexpositionelle Prophylaxe: im Expositionsfall gibt es keine Kontraindikation; bei Personen mit möglicher schwerer Überempfindlichkeit auf einen der Bestandteile des Impfstoffes sollte ein alternativer Tollwut-Impfstoff eingesetzt werden, sofern ein geeignetes Produkt zur Verfügung steht
präexpositionelle Impfung: bei nachgewiesener schwerer Überempfindlichkeit auf einen der Bestandteile des Impfstoffes ist Rabipur kontraindiziert; beachten Sie, dass der Impfstoff Polygeline sowie Reste von Hühnereiweiß enthält und Spuren von Neomycin, Chlortetracyclin und Amphotericin B enthalten kann; bei Personen mit akuten fiebrigen Erkrankungen sollte die Impfung verschoben werden, banale Infekte sind keine Kontraindikation zur Impfung

NW
> 10 %: Schmerzen, Reaktionen, Verhärtung und Anschwellen der Injektionsstelle
1–10 %: Asthenie, Unwohlsein, Fieber, Schüttelfrost, Ermüdung, grippeähnliche Erkrankung, Erythem an der Injektionsstelle, Lymphadenopathie, KS, Ausschlag, Myalgie, Arthralgie, Erkrankung des Gastrointestinaltrakts (wie z. B. Übelkeit oder Abdominalschmerzen)

WW
eingeschränkter Impferfolg bei immunsupprimierten Patienten, einschließlich der Pat., die eine immunsuppressive Therapie erhalten; die Gabe von Tollwut-Immunglobulin kann zur Behandlung notwendig sein, kann aber die Wirkung des simultan verabreichten Tollwut-Impfstoffes abschwächen

WI
in klinischen Studien mit ungeimpften Personen erreichten fast alle Personen einen schützenden Antikörpertiter (≥ 0,5 I.E./ml) bis zum Tag 28 während der Grundimmunisierung mit drei Gaben des Impfstoffs, die i. m. nach dem empfohlenen Impfschema verabreicht wurden; da Antikörpertiter langsam abfallen, sind Auffrischimpfungen erforderlich, um den Antikörpertiter über 0,5 I. E./ml zu erhalten, jedoch konnte in klinischen Studien eine 100 %ige Persistenz schützender Antikörpertiter (> 0,5 I.E./ml) über einen Zeitraum von zwei Jahren nach Impfung mit Rabipur ohne zusätzliche Auffrischimpfung gezeigt werden

PK k.A.

Gr/La kann verabreicht werden, wenn eine postexpositionelle Prophylaxe erforderlich ist; strenge Indikation für die präexpositionelle Prophylaxe, Gr 4 / kann verabreicht werden, wenn eine postexpositionelle Prophylaxe erforderlich ist; strenge Indikation für die präexpositionelle Prophylaxe, La 1

Tolperison   TTK: 1,10–3,30 € (150-450 mg) | Kinder > 14 Jahre | Rp.-Pflicht

HN
- Ⓓ *p. o.:* **Mydocalm**®, **Tolperison** (**Generika**) - *alle:* 50 mg/Tbl, **Viveo**® 150 mg/Tbl.
- Ⓐ **Mydocalm**®
- ⒞ₕ **Mydocalm**®, **Tolflex**®

Dos
- ▶ *Erw. + Jgl. > 14 J.:* 3 × 50–150 mg/d p. o. je nach den Mahlzeiten
- ▶ *Max.-Dosis:* 450 (–900) mg/d

Ind symptomatische Behandlung der muskulären Spastik nach Schlaganfall
laut EMA nicht mehr anwenden bei schmerzhafter Muskelverspannung, insbes. nach Erkrankungen der Wirbelsäule und achsennahen Gelenke

KI Mysthenia gravis

NW *0,1–1%:* Schwindel, KS, GIT-Symptome (Übelkeit, Diarrhoe, Oberbauchschmerzen, Mundtrockenheit), Überempfindlichkeitsreaktionen
0,01–0,1%: allerg. Allgemeinreaktionen, HF ↑, Muskelschwäche
o.A.: Vasculitis allergica, toxische epidermale Nekrolyse, Stevens-Johnson-Syndrom

WW Interaktionen bislang nicht bekannt

WI T. gehört zur Gruppe der Propiophenone mit zentral muskelrelaxierenden Eigenschaften, Wi über Bindung an Alpha-, Dopamin-D_2- und 5-HT_{2A}-Rezeptoren (nicht an GABA oder Benzodiazepin-Rezeptoren) → Muskeltonus ↓, erhöhte mono- und polysynaptische Reflexe werden normalisiert, reticulo-spinale Bahnung im Hirnstamm ↓, verstärkte Durchblutung (Mechanismus unklar)

PK Resorption zu 100%, BV 17 ± 9%, $C_{max.}$ 0,5-1,5 h, HWZ ca. 1 h, erheblicher first-pass-Effekt, hepatischer Metabolismus über Cytochrom $P_{450(CYP)}$-2D 6, renale Elimination der Metabolite zu 98%

Gr/La strenge Indikation / kontraindiziert

Topiramat (TPM)   TTK: 1,60-5,90 € (100-400 mg) | Kinder > 2 Jahre | Rp.-Pflicht

HN
- Ⓓ *p. o.:* **Topamax**® 25|50 mg/Kps., **Topiragamma**®, **Topiramat** (**Generika, -CT**® 15 mg/Tbl., **-Hexal**® 15 mg/Kps.), **Topiramed**®
  - *alle: 25|50|100|200 mg/Tbl.,*
  Topamax Migräne® 25|50|100 mg/Tbl.
- Ⓐ **Topamax**®
- ⒞ₕ **Topamax**®

Dos
- ▶ *Erw.:* initial 1–2 × 25 mg/d p. o. für 1 Wo., dann pro Wo. um 25 (–50) mg erhöhen, Zieldosis (50–) 100 (–200) mg/d in der Monotherapie, 200-400 mg/d in der Zusatztherapie jeweils verteilt auf 2 ED/d
- ▶ *Maximaldosis in der Monotherapie:* 500 mg/d
- ▶ *Kinder ≥ 2 J.:* 0,5–1 mg/kg KG/d p. o. für 1 Wo., dann pro Wo. um 0,5–1 mg/kg KG/d erhöhen, *Zieldosis* 3–6 mg/kg KG/d in der Monotherapie, 5–9 mg/kg KG/d in der Zusatztherapie jeweils verteilt auf 2 ED/d
- ▶ *Migräneprophylaxe:* 25 mg/d für 1 Wo., dann um 25 mg/Wo. erhöhen; *Erh.-Dosis* 25-100 mg/d

Ind Monotherapie einer Epilepsie von Erwachsenen und Kindern ab 2 J., Kombinationstherapie einer Epilepsie bei fokal epileptischen Anfällen mit und ohne sekundäre Generalisierung, primär generalisierte tonisch-klonische Anfälle und Lennox-Gastaut-Syndrom; Migräneprophylaxe, wenn β-Blocker nicht wirken oder eine Unverträglichkeit besteht

KI	Kinder < 2 J.
NW	*> 10%:* Müdigkeit, Schwindel, Ataxie, Sprach-/Sprechstörungen, Nystagmus, Parästhesie, Tremor, Ängstlichkeit, Übelkeit, Diarrhoe, Gewichtsverlust, KS, Benommenheit, psychomotorische Verlangsamung, Nervosität, Gedächtnisstörungen, Verwirrtheit, Depressionen, Konzentrationsstörung, Doppelbilder, Sehstörungen, Hyperkinesien u. Halluzinationen bei Kindern *1–10%:* Nephrolithiasis, Schlaflosigkeit, Agitation, Stimmungsschwankungen, Apathie, Tremor, Geh-/Gangstörungen, Anämie, Leukozytopenie, Asthenie *< 1%:* drastischer Gewichtsverlust, vermindertes Schwitzen und Hyperthermie, metabolische Azidose
WW	Phenytoinspiegel gelegentlich ↑; enzyminduzierende Antiepileptika (z. B. Carbamazepin, Phenytoin) (TPM-Spiegel bis ca. 50% ↓); Digoxin (dessen Spiegel ↓); orale Kontrazeptiva mit niedriger östrogener Komponente (< 20 μg) (deren Wi ↓, höhere Östrogendosis erforderlich); Metformin (Metforminspiegel ↑); *Cave* mit Wirkstoffen, die Nephrolithiasis begünstigen
WI	T. ist ein Antiepileptikum: Natriumstromblockade (Aktionspotenzial-Frequenz ↓), Verstärkung der GABA-ergen Hemmung, Verringerung der glutamatergen Exzitation, Modulation aktivierter Ca^{2+}-Kanäle, Carboanhydrasehemmung; Odds-ratio 4,22 (Placebo 1,0)
PK	schnelle Resorption, BV 80%, max. Plasmaspiegel nach 2 h, HWZ 21 h, PEB 13–17%, Steady-state nach 4 d, überwiegend unveränderte renale Elimination (ca. 70%), zu 20% hepatischer Metabolismus (bis zu 50% in Kombination mit Enzyminduktoren)
Gr/La	strenge Indikation, Gr 6, keine ausreichenden Erfahrungen / kontraindiziert, Muttermilchübertritt
❶	**Hinweise:** ▶ unter klinischen Bedingungen ist auch eine raschere Dosissteigerung möglich ▶ in Monotherapie bis 200 mg/d kaum Einfluss auf die Wirksamkeit hormoneller Kontrazeptiva, über 200 mg/d Präparate mit Östrogenanteil > 20 μg empfohlen ▶ TPM eignet sich zur Monotherapie und ist bereits bei Dosierungen von 50–100 mg/d effektiv wirksam; die empfohlene initiale Zieldosis für Erwachsene in der Monotherapie liegt bei 100 mg/d; in der Zusatztherapie liegt die Zieldosis für Erwachsene bei 200–400 mg/d **Behandlungskontrollen:** routinemäßige Plasmakonzentrationsbestimmung nicht erforderlich **Tipps:** *Einnahmehinweis:* auf ausreichende Flüssigkeitszufuhr achten

Torasemid TTK: p.o.: 0,17-0,24 € (5-20 mg); i.v.: 2,50 € (10 mg) | Kinder > 12 Jahre | Rp.-Pflicht

HN	Ⓓ *p.o.:* **Toragamma**® 20 mg/Tbl., **Torasemid** (Generika, **-Hexal**® 20 mg/Tbl., **-Ratio**® 20 mg/Tbl., **-Sandoz**® 20 mg/Tbl.), **Torem**®, **Unat**® *- alle: RR 2,5|Cor 5|10|200 mg/Tbl.* *i.v.:* **Torem**® 10|20|200 mg/Amp. à 2|4|20 ml Ⓒ **Toramid**®, **Torasem-Mepha**®, **Torasis**®, **Torem**®
Dos	▶ *akutes Lungenödem:* 20 mg i. v., ggf. in 30 min wiederholen ▶ *Hypertonie:* initial 1 × 2,5 mg/d p. o., später auf max. 5 mg/d erhöhen ▶ *Herzinsuffizienz:* 5–20 mg/d p. o. (bis zu 200 mg/d) ▶ *Niereninsuffizienz:* 50–200 mg/d (max. 2 d) ▶ *Maximaldosis:* 100 mg/d i. v.; *max. Therapiedauer i. v.:* 7 d

Ind	essenzielle Hypertonie, Lungenödem, Förderung der renalen Giftelimination, Oligurie
KI	Oligurie nach Schädigung durch nekrotisierende Substanzen, Anurie, Hypotonie, Praecoma und Coma hepaticum, Hypovolämie, Hyponatriämie, Hypokaliämie, erhebliche Miktionsstörungen; 200 mg Tbl. oder 200 mg Infusionslösung sind bei normaler oder nur mäßig eingeschränkter Nierenfunktion (Serum-Kreatinin < 3,5 mg/100 ml) kontraindiziert; *relative KI:* Gicht, SA-Block, AV-Block II-III°, gleichzeitige Lithium-, Aminoglykosid- oder Cephalosporintherapie, Thrombozytopenie, Anämie, Kinder < 12 J. (keine Erfahrungen)
NW	*> 1%:* K⁺ ↓, Alkalose, Hypotonie, Schwindel, Schwäche, Verwirrtheitszustände, Krämpfe, KS, Benommenheit, GIT-Beschwerden, Kreatinin ↑, Harnsäure ↑, Lipide ↑, BZ ↑, γGT ↑ *< 0,01 %:* Thrombembolie, AP, HRST, HI, Synkope, Pankreatitis
WW	Antihypertensiva (besonders ACE-Hemmer) (gegenseitig Wi ↑); Digitalis (durch Elektrolytveränderungen dessen Wi und NW ↑); Antidiabetika (deren Wi ↓); Probenecid und NSAR (Torasemid-Wi ↓); Salicylate (deren ZNS-Toxizität ↑); Aminoglykosid-Antibiotika, Cisplatin (Oto- und Nephrotoxizität ↑); Theophyllin, Curare, curareähnliche Stoffe (deren Wi ↑); Lithium (dessen Spiegel ↑); Colestyramin (Torasemid-Resorption ↓); Katecholamine (gefäßverengende Wi ↓)
WI	Schleifendiuretikum: 40% des glomerulär filtrierten Na⁺ werden nicht rückresorbiert, Na⁺, K⁺, Mg²⁺ und Ca²⁺ werden verstärkt ausgeschieden, Änderung des Säure-Basen-Haushaltes in Richtung metabolische Alkalose (H⁺-Ausscheidung), direkt relaxierende Wi an den Gefäßen, im Vgl. zum Furosemid setzt die Wi verzögert ein, hält jedoch länger an
PK	BV 85%, HWZ 3,3 h, Wi-Beginn nach 1–2 h, Wi-Maximum 4–8 h, Wi-Dauer 12–24 h, nach hepatischem Metabolismus renale Elimination der z. T. aktiven Metabolite
Gr/La	kontraindiziert, Gr 4, Diuretika der Wahl sind Furosemid, Hydrochlorothiazid / kontraindiziert, La 1, Diuretikum der Wahl ist Furosemid
❶	**Pädiatrische Zulassung:** bei Kindern < 12 J. keine Erfahrungen **Hinweise:** 200 mg Tbl. oder 200 mg Infusionslösung sind nur bei schwerer Niereninsuffizienz indiziert **Behandlungskontrollen:** Elektrolyte regelmäßig kontrollieren
Stu	TORIC-Studie

Tramadol   *TTK: p.o.: 0,40-1,- € (100-200 mg); i.v.: 1-1,20 € (100 mg) | Kinder > 1 Jahr | Rp.-Pflicht*

HN	Ⓓ *p. o.:* **Amadol®**, **Tial®**, **Tramabeta®**, **Tramal®**, **Tramadol (Generika)**, **Tramadolor®**, **Tramadura®**, **Tramagit®**, **Tramal Long®**, **Tramundin ret.®**, **Travex One®** - *alle: 50 mg/Kps. oder Tbl., ret. 100|150|200 mg/Ret.-Tbl., Trpf. 100 mg/40 Trpf.* **T-long®** 200 mg/Ret.-Kps. *parenteral:* **Tramadol (Generika)**, **Tramal®** - *alle: 50|100 mg/Amp. à 1|2 ml* **Tramadolor®** 100 mg/2 ml Amp., **Tramagit®** 100 mg/2 ml Amp. *rektal:* **Tramadol (Generika)**, **Tramal®** – *alle: 100 mg/Supp.* Ⓐ **Adamon®**, **Cromatodol®**, **Tradolan®**, **Tramabene®**, **Tramadolor®**, **Tramal®**, **Tramastad®**, **Tramundal®** Ⓒ︎ₕ **Dolotramin®**, **Ecodolor®**, **Tradonal®**, **Tramal®**, **Tramundin®**

Dos	▶ *akut:* 1–2 × 50–100 mg i. m. oder i. v., Dosissteigerung nach Klinik
	▶ *p. o./rektal:* 1–2 × 50–100 mg p. o., Dosissteigerung nach Klinik; bis 4 × 20–40 Trpf. oder 4 × 50–100 mg/d (Trpf., Supp., Kps.)
	▶ *Maximaldosis:* 400 mg/d p. o./i. v./Supp.
	▶ *Kinder > 1 J.:* i. v. 1 mg/kg KG, p. o. 0,5–2 mg/kg KG als ED, die jeweils auf das 4–8-fache/d je nach Wi und Verträglichkeit gesteigert werden kann
	▶ *Dosisreduktion bei Niereninsuffizienz:* s. Tabelle 2
Ind	mäßig starke bis starke Schmerzzustände aller Art
KI	Intoxikation mit zentral wirksamen Medikamenten/Alkohol, Einnahme von MAO-Hemmern, Störungen des Atemzentrums, Kinder < 1 J.
NW	*> 10 %:* Übelkeit (> 30 %), Schwindel
	1–10 %: Schwitzen, Erbrechen, Mundtrockenheit, Obstipation, KS, Benommenheit
	< 1 %: Herzklopfen, Tachykardie, Kreislaufkollaps, motorische Schwäche, Miktionsstörungen, Stimmungsänderungen
	o.A.: Abhängigkeitsentwicklung und Entzugssymptome möglich
WW	zentral dämpfende Medikamente, Alkohol (gegenseitig Wi ↑); Carbamazepin (Tramadol-Wi ↓); Neroleptika (vereinzelt Krampfanfälle); MAO-Hemmer (inkl. Selegilin), in Einzelfällen auch SSRIs (serotonerges Syndrom)
Wi	T. ist ein Opioidanalgetikum der Stufe 2, als Razemat ([+]/[-]-Tramadol) im Handel: zentral wirkendes Schmerzmittel (fraglich α_2-Rezeptoren und Hemmung der Wiederaufnahme von Monoaminen [Noradrenalin, Serotonin]), schwaches Opioid; antitussiv, miotisch, euphorisch, atemdepressiv, tranquilisierend und sedativ wirksam
PK	Resorption zu 95 % nach p. o. Gabe, BV 60–70 %, PEB 20 %, HWZ 2–3 h, Wi-Dauer 2–4 h, im Vgl. zum Morphin 0,1-fache Wi-Stärke auf Schmerzen, hepatischer Metabolismus und renale Elimination zu 90 %
Gr/La	strenge Indikation, Analgetika der Wahl sind Paracetamol, Ibuprofen (bis 30. SSW) / strenge Indikation, Einzelgaben möglich, Opioidanalgetikum der Wahl ist Morphin

🛈 **Cave:**
Atemdepression bei erheblicher Überschreitung der empfohlenen Dosierungen und bei gleichzeitiger Anwendung von anderen zentraldämpfenden Substanzen möglich

Intoxikation:
s. Morphin

Hinweise:
- **nicht** BTM-rezeptpflichtiges Morphiumderivat
- bei Übelkeit und Erbrechen ggf. Gabe von Domperidon (z. B. **Motilium**®) oder Halloperidol (z. B. **Haldol**®)
- durch Spasmen der glatten Muskulatur (M. Sphincter Oddi) können die Symptome einer Pankreatitis verstärkt oder herzinfarktähnliche Symptome inkl. EKG-Veränderungen ausgelöst werden

Trapidil TTK: 1,28-1,90 € (400-600 mg) | Rp.-Pflicht

HN	Ⓟ *p. o.:* **Rocornal**® 200 mg/Kps.
Dos	*p. o.:* 2–3 × 200 mg/d mit viel Flüssigkeit nach den Mahlzeiten
Ind	ischämische Herzkrankheit, KHK

KI	akutes Kreislaufversagen, starke Hypotonie, gleichzeitige Einnahme anderer Phosphodiesterasehemmer (z. B. Sildenafil [**Viagra**®]); *relative KI:* schwere Leberfunktionsstörungen, erhöhte Blutungsneigung
NW	< 1 %: Appetitlosigkeit, Brechreiz, Übelkeit, KS, Schwindel, reversible Transaminasen ↑, allerg. Hautreaktionen, Reaktionsvermögen ↓
WW	Antihypertonika (RR-Senkung ↑); gerinnungshemmende Medikamente (deren Wi ↑); andere Phosphodiesterasehemmer (z. B. Sildenafil [**Viagra**®]), (bedrohlicher RR-Abfall möglich)
WI	T. ist ein Koronartherapeutikum: Hemmung der Phosphodiesterase → Abbauhemmung von cAMP → Gefäßdilatation mit Senkung der Vor- und Nachlast sowie Lösung von Koronarspasmen; Thrombozytenaggregationshemmung; kaum chronotroper und arrhythmogener Effekt
PK	BV > 95 %, max. Plasmakonzentration nach 1–2 h, HWZ 2–4 h, PEB ca. 80 %, Elimination nach hepatischem Umbau überwiegend renal
Gr/La	strenge Indikation, Gr 4, v. a. im 1. Trim. / strenge Indikation, keine Erfahrungen
❶	**Hinweise:** heute Koronartherapeutikum der 2.–3. Wahl
Stu	JAMIS-Studie, STARC-Studie

Trastuzumab TTK: 800,- € (150 mg) | Rp.-Pflicht

HN	Ⓓ *i. v.:* **Herceptin**® 150 mg Pulver zur Herstellung einer Inf.-lsg. Ⓐ **Herceptin**® Ⓒ **Herceptin**®
Dos	▶ *metastasiertes HER2-Rezeptor-pos. Mamma-Ca, als Monotherapie oder Komb. mit Paclitaxel, Docetaxel oder einem Aromatasehemmer:* • 1-wöchentliche Anwendung, *Initialdosis:* 4 mg/kg KG i. v., danach 2 mg/kg KG beginnend eine Wo. nach der Initialdosis i. v. über 90 min ▶ *Mamma-Ca im Frühstadium:* • 3-wöchentliche Anwendung, *Initialdosis:* 8 mg/kg KG i. v., danach 6 mg/kg KG beginnend 3 Wo. nach der Initialdosis i. v. über 90 min ▶ Details s. auch FI
Ind	▶ metastasierter Brustkrebs (MBC) mit HER2 überexprimierenden Tumoren: • Monotherapie nach mindestens zwei Chemotherapieregimen gegen metastasierte Erkrankung (die vorangegangene Chemotherapie muss mindestens ein Anthrazyklin und ein Taxan enthalten haben, außer diese Behandlung ist für die Therapie nicht geeignet) • bei Patienten mit positivem Hormonrezeptor-Status muss eine Hormonbehandlung erfolglos gewesen sein, außer diese Behandlung ist für die Patienten nicht geeignet • Kombinationstherapie mit Paclitaxel bei Patienten, die noch keine Chemotherapie gegen ihre metastasierte Erkrankung erhalten haben und für die ein Anthrazyklin ungeeignet ist • Kombination mit Docetaxel bei Patienten, die noch keine Chemotherapie gegen ihre metastasierte Erkrankung erhalten haben • Kombination mit einem Aromatasehemmer zur Behandlung von postmenopausalen Patienten mit Hormonrezeptor-positivem metastasiertem Brustkrebs, die noch nicht mit Trastuzumab behandelt wurden ▶ Therapie von Patienten mit HER2-positivem Brustkrebs im Frühstadium nach einer Operation, Chemotherapie (neoadjuvant oder adjuvant) und Strahlentherapie

KI	schwere Ruhedyspnoe, Alter < 18 J.
NW	*> 10 %:*
- ▶ *Monotherapie oder in Kombination mit Paclitaxel:* Bauchschmerzen, Asthenie, Schmerzen im Brustkorb, Schüttelfrost, Fieber, KS, Schmerzen, Diarrhoe, Übelkeit, Erbrechen, Arthralgie, Myalgie, Ausschlag, Lebertoxizität der Grade 3 und 4
- ▶ *in Kombination mit Docetaxel:* Asthenie, periphere Ödeme, Ermüdung, Schleimhautentzündung, Pyrexie, Schmerzen, Schmerzen im Brustkorb, influenzaähnliche Erkrankung, Rigor, Alopezie, Nagelveränderung, Ausschlag, Erythem, Übelkeit, Diarrhoe, Erbrechen, Obstipation, Stomatitis, Bauchschmerzen, Dyspepsie, Parästhesie, KS, Störungen des Geschmacksempfindens, Hypästhesie, febrile Neutropenie/neutropenische Sepsis, Myalgie, Arthralgie, Schmerzen in den Extremitäten, Rückenschmerzen, Knochenschmerzen, Husten, Dyspnoe (14 %), pharyngo-laryngeale Schmerzen, Epistaxis, Rinorrhoe, Nasopharyngitis, verstärkte Tränensekretion, Konjunktivitis, Lymphödem, Anorexie, Gewichtszunahme, Schlaflosigkeit, Nageltoxizität
WW	es wurden keine WW-Studien durchgeführt
WI	T. ist ein rekombinanter humanisierter IgG1 monoklonaler Antikörper gegen den menschlichen epidermalen Wachstumsfaktor 2 (HER2): Hemmung der Proliferation menschlicher Tumorzellen die HER2 überexprimieren (bei 20–30 % aller primären Mammakarzinome) → Bindung von T. an HER2 inhibiert das Liganden-unabhängige HER2-Signal und verhindert die proteolytische Spaltung dieser extrazellulären Domäne, ein Aktivierungsmechanismus von HER2 → Hemmung der Zellproliferation; T ist auch ein hochwirksamer Mediator für Antikörper-abhängige zellvermittelte Zytotoxizität (ADCC)
PK	HWZ 28–38 d, Steady-state nach ca. 24 Wochen
Gr/La	kontraindiziert, Gr 4 / kontraindiziert, La 2
❶	**Behandlungskontrollen:** vor der Behandlung mit T., insbesondere bei vorangegangener Behandlung mit Anthrazyklin und Cyclophosphamid (AC), sollten eine Prüfung der Herzfunktion einschließlich Anamnese und körperlicher Untersuchung sowie EKG, Echokardiogramm oder MUGA-Scan bzw. Magnetresonanzspektroskopie durchgeführt werden

Trazodon   *TTK: 0,80-1,60 € (200-400 mg)* | *Rp.-Pflicht*

HN	Ⓓ *p. o.:* **Trazodon** (Generika) 100 mg/Tbl. Ⓐ **Trittico**® ⒼⒽ **Trittico**®
Dos	▶ *initial* 50 mg/d, später (in Abhängigkeit von NW) Steigerung in 1–2 Wochen auf *Erhaltungsdosis* von 200–400 mg/d p. o. ▶ *Maximaldosis:* 600 mg/d p. o. stationär
Ind	depressive Syndrome, endogene Depressionen
KI	Intoxikation mit zentral wirksamen Substanzen/Alkohol, Karzinoid-Syndrom; *relative KI:* Komb. mit MAO-Hemmern
NW	*1–10 %:* Hypotonie, HRST (z. B. HF ↑/↓, ventrikuläre Rhythmusstörungen, Torsades de pointes), Schlafstörungen, Schwindel, KS, Unruhe, GIT-Beschwerden, erhöhte GIT-Blutungsneigung (um das 8-fache), Mundtrockenheit *0,1–1 %:* Verwirrtheitszustände, Zittern, RR ↑, Obstipation, Sehstörungen, Gewichtsveränderungen

0,01–0,1 %: Priapismus
< 0,01 %: Krampfanfälle, malignes neuroleptisches Syndrom, Anämie, Thrombozytopenie, Leukozytopenie/Neutropenie, Agranulozytose, Panzytopenie, Leberfunktionsstörungen mit Transaminasen ↑, Hyperbilirubinämie, Ikterus, Hepatitis

WW Antihypertensiva, andere zentral dämpfende Medikamente, Alkohol (deren Wi ↑); MAO-Hemmer (Unverträglichkeit wird vermutet)

WI T. ist ein selektiver Serotonin-Reuptake-Hemmer (SSRI): serotonerge Wi durch Wiederaufnahmehemmung von Serotonin → gut anxiolytisch, sedierend und stimmungsaufhellend; geringere anticholinerge und antiadrenerge NW als die übrigen Antidepressiva

PK rasche und nahezu vollständige Resorption, BV 70–90 %, max. Plasmaspiegel nach 1,5–2,5 h, HWZ 4–7 h, PEB 90–95 %, Steady-state nach 4 d, nach hepatischer Metabolisierung zu ca. 70 % renale Elimination

Gr/La kontraindiziert, Antidepressiva der Wahl sind Amitriptylin, Clomipramin, Desipramin, Imipramin, Nortriptylin / kontraindiziert, zur Monotherapie bei zwingender Indikation sind Amitriptylin, Clomipramin, Desipramin, Imipramin, Nortriptylin oder Dosuleptin geeignet

❶ **Intoxikation:**
- *Klinik:* Ataxie, Benommenheit, Nausea und Erbrechen, Mundtrockenheit, selten Arrhythmien oder Atemdepression, Urtikaria
- *Therapie:* innerhalb der ersten Stunde Magenspülung + Aktivkohle; Monitoring, symptomatische Behandlung

Hinweise:
- Wirkstoffverlust von ca. 30 % bei Einnahme mit schwarzem Tee
- in Kombination mit NSAR um 15-fach erhöhtes GIT-Blutungsrisiko

Triamcinolon/Triamcinolonacetonid

TTK: p.o.: 0,44-2,70 € (4-32 mg); i.v.: 6,60-8,40 € (40 mg); Creme: 12,50 € (10 g Creme); Salbe: 14,70 € (20 g Salbe) | Kinder > 0 Monate | Rp.-Pflicht

HN Ⓓ *p. o.: (Triamcinolon):* **Delphicort®** 4 mg/Tbl., **Volon®** 4|8|16 mg/Tbl.
parenteral: (Triamcinolonacetonid): **Delphicort®** Kristallsusp. 40 mg/Amp. à 1 ml, **Triam** (**Generika**) Kristallsusp. 10|40 mg/Amp. à 1 ml, **Triam Injekt®** Kristallsusp. 20|40|60 mg/Amp. à 0,5|1|1,5 ml, **Volon A®** Kristallsusp. 10|40 mg/Amp. à 1 ml, **Volon A®** solubile 10|40|80 mg/Amp. à 0,25| 1|2 ml
lokal: (Triamcinolonacetonid): **Delphicort®**, **Kortikoid ratiopharm®**, **Linolacort Triam®**, **Triamcinolon®**, **Triam** (**Generika**, **-Galen®** Lotio, Lsg.), **Volon A®**, **Volonimat®**
- alle: Creme, Salbe (100 mg/100 g)
lokal, Nase: **Nasacort®**, **Rhinisan®** – alle: 0,05 mg/Hub als Spray
Ⓐ **Nasacort®**, **Pevisone®**, **Soluvolon A®**, **Volon®**, **Volon A®**
Ⓖ **Kenacort®**, **Nasacort®**, **Triamcort®**, **Vitreal® S**

Dos Dosierung variiert je nach Krankheit stark, s. auch FI
- *p. o.:* 4–32 mg/d p. o.
- *parenteral:* 10–80 mg/d i. m. oder i. v.
- *lokal:* mehrmals tgl. auf befallene Stellen auftragen
- *lokal, Nase:* 1 × 2 Sprühstöße in jedes Nasenloch geben; *Kinder 6–11 J.:* 1 × 1 Sprühstöße in jedes Nasenloch geben

Ind systemische und lokale Kortikoidbehandlungen, allerg. Rhinitis

KI	bei vitaler Indikation und kurzfristiger Anwendung keine KI *bei Dauertherapie:* GIT-Ulzera, schwere Osteoporose, psychiatrische Anamnese, Diabetes mellitus, akute Virusinfektion, vor bis 2 Wo. nach Schutzimpfung, Systemmykosen, Lymphome nach BCG-Impfung, Eng- und Weitwinkelglaukom; lokal zusätzlich bakterielle Hautinfekte, Mykosen im Anwendungsbereich, Steroidakne
NW	*zu Beginn:* K$^+$ ↓, Natriumretention (Ödeme), BB-Veränderungen, Hyperglykämie, Euphorie/Depression, Thrombosen, Magen-Darm-Ulzera *Langzeittherapie:* Leukozytose, Lymphopenie, Eosinopenie, GIT-Blutungen, Ulzera, Thrombembolien, NNR-Insuffizienz *> 10 %:* Glukose-Toleranz ↓, Manifestation eines latenten Diabetes mellitus, Steroid-Diabetes, Verschlechterung der Stoffwechseleinstellung bei manifestem Diabetes mellitus, Fettumverteilung (Stammfettsucht, Stiernacken, Vollmondgesicht), Arterioskleroserisiko ↑, Infektionsgefahr ↑, Osteoporose, Steroidmyopathien, Hautatrophie, Haut- oder Schleimhautblutungen, KS, Wachstumshemmung bei Kindern *1–10 %:* Papierhaut, Striae rubrae distensae, Steroidakne, Glaukom *< 1 %:* Störungen des Elektrolythaushaltes, aseptische Knochennekrosen, Erregbarkeit und Unruhe ↑, Verstimmungszustände, psychotische Episoden, Pankreatiden
WW	NSAR (ulzerogenes Risiko ↑); Troleandomycin, Erythromycin, Ketoconazol, Östrogene (Triamcinolon-Wi ↑); Rifampicin, Phenobarbital, Phenytoin (Triamcinolon-Wi ↓); Anticholinergika (Augeninnendruck ↑); Neostigmin, Pyridostigmin (Risiko einer Myasthenie-Krise); Antidiabetika, Antikoagulanzien (deren Wi verändert); Antihypertensiva, Pancuronium, Salicylate, Cyclophosphamid (deren Wi ↓); Diuretika (Kaliumspiegel verändert), Lebendvirus-Impfstoffe, Digitalis, Salizylate (deren Toxizitiät ↑); Totvirus-Impfstoffe (Impfantwort ↓); Immunsuppressiva (gegenseitig Wi ↑); Salbutamol (dessen Wi ↑)
WI	Depotkortikoid: glukokortikoide Wirkungsstärke bezogen auf Kortisol = × 5–6 (d. h. z. B. 4 mg entsprechen ca. 20 mg Kortisol), beinahe keine mineralokortikoide Wi
PK	Wirkungsdauer 2,25 d, max. Plasmaspiegel nach 4 h bei i. m.-Gabe, Cushing-Schwellendosis 6 mg/d
Gr/La	strenge Indikation, Gr 7, Mittel der Wahl sind Prednison und Prednisolon / strenge Indikation, La 4, Mittel der Wahl sind Prednison, Prednisolon, Methylprednisolon
🛈	**Hinweise:** ▶ wg. verstärkter NW im Vgl. zur zirkadianen Therapie z. B. mit Prednison und geringer Möglichkeit der Therapiesteuerung sollten Depotkortikoide nur Anwendung finden, wenn eine Therapie mit gut steuerbaren (kurz wirksamen) Kortikoiden (z. B. Prednisolon, Methylprednisolon) nicht möglich oder erfolgreich ist **Behandlungskontrollen:** BZ- und RR-Kontrolle (weil BZ und RR ↑)

Triamteren

TTK: mit Bemetizid: 0,28-0,33 €/Tbl.; mit Xipamid: 0,41-0,82 € (1-2 Tbl.); mit Hydrochlorothiazid: 0,16-0,32 (1-2 Tbl.); mit Furosemid: 0,33-0,36 €/Kps. | Rp.-Pflicht

HN	Ⓓ nur als Kombinationspräparate verfügbar, z. B.:
	mit Bemetizid = **Dehydro sanol tri®**, **-Mite**; Drg. (10|20 mg Triamteren + 5|10 mg Bemetizid) Drg., **diucomb®**, **-Mild**; Filmtbl./Drg. (20|50 mg Triamteren + 10|25 mg Bemetizid)
	mit Furosemid = **Furesis comp.®** 50 mg Triamteren + 40 mg Furosemid/Tbl.
	mit Hydrochlorothiazid = **Diuretikum Verla®**, **Diu Venostasin®**, **Duradiuret®**, **Dytide® H**, **Nephral®**, **Triamteren comp.** (**Generika**), **Triamteren/HCT** (**Generika**), **Triarese®**, **Tri.-Thiazid STADA®**, **Turfa®**
	- alle: *50 mg Triamteren + 25 mg Hydrochlorothiazid/Tbl.*; **Triampur** **compositum** 25 mg Triamteren + 12,5 mg Hydrochlorothiazid/Tbl.
	mit Propranolol und Hydrochlorothiazid = **Beta-Turfa®**, **Dociteren®**, **Propra comp. ratiopharm®**
	mit Verapamil und Hydrochlorothiazid = **Veratide®** 50 mg Triamteren + 160 mg Verapamil + 25 mg Hydrochlorothiazid/Tbl.
	mit Xipamid = **Neotri®** 30 mg Triamteren + 10 mg Xipamid/Tbl.
	Ⓐ **Confit®**, **Dytide H®**, **Triastad®**
	ⒸⒽ *mit Hydrochlorothiazid:* **Dyazide®**, **Dyrenium®**
Dos	▶ *initial* 2–4 × 50 mg/d p. o., je nach klinischer Wi und Verträglichkeit später
	▶ *Erhaltungsdosis* 2 × 50 mg/d p. o.
Ind	Leberzirrhose mit Hyperaldosteronismus, Aszites, kardiale, hepatische und nephrotische Ödeme
KI	u.A.: Hyperkaliämie, Niereninsuffizienz, Folsäuremangel, schwere Leberfunktionsstörungen, DM
NW	Hyperkaliämie, Azidose, gesteigerte Bikarbonatausscheidung, megaloblastäre Anämie, Nausea, Erbrechen, muskuläre Spasmen; siehe auch NW beim jeweiligen Kombinationspartner
WW	ACE-Hemmer, NSAR, Kalium (Hyperkaliämie); Antidiabetika (deren Wi ↓); Lithium (dessen kardio- und neurotoxische Wi ↑); Indometacin (vereinzelt ANV); Chlorpropamid (Na^+ ↓)
WI	T. ist ein kaliumsparendes Diuretikum mit Cycloamidin-Struktur: Hemmung des Na^+-Rücktransportes durch Blockade der Natriumkanäle und Hemmung der Carrier Natrium-Protonen-Austauscher im distalen Tubulus und Sammelrohr; kein Aldosteronantagonist
PK	HWZ 4–6 h, rasche Biotransformation über Hydroxytriamteren zu einem noch wirksamen Phase-II-Metaboliten Hydroxytriamterenschwefelsäure (halb)ester, renale und biliäre Elimination der Metabolite
Gr/La	kontraindiziert, Diuretika der Wahl sind Furosemid, Hydrochlorothiazid / kontraindiziert, Diuretikum der Wahl ist Furosemid
❶	**Hinweise:**
	▶ Substanz liegt sinnvollerweise nur noch in Kombinationspräparaten vor (Risiko der Hyperkaliämie ↑)
	▶ *Cave:* mit ACE-Hemmern Gefahr lebensbedrohlicher Hyperkaliämien, besonders bei reduzierter Nierenfunktion
	Behandlungskontrollen:
	regelmäßige Elektrolykontrollen durchführen (insbes. K^+)
Stu	PACT-Studie

Triazolam TTK: 0,86–0,88 € (0,125–0,25 mg) | Rp.-Pflicht

HN
- Ⓓ *p. o.:* **Halcion®** 0,25 mg/Tbl.
- Ⓐ **Halcion®**
- ⒞ₕ **Halcion®**

Dos
- ▶ *p. o.:* 0,125–0,25 mg/d p. o. für max. 2 Wo., nach längerer Einnahme langsam ausschleichen (s. Hinweise)
- ▶ *Anwendungsdauer:* max. 2 Wo.

Ind situationsbedingte Schlafstörungen (kurzfristige Behandlung)

KI Myasthenia gravis, schwere Atemstörung, Schlaf-Apnoe-Syndrom, Kinder und Jugendliche, schwere Leberinsuffizienz, Komb. mit Ketoconazol, Itraconazol oder Nefazodon

NW *häufig bei Behandlungsbeginn, dosisabhängig:* Schläfrigkeit während des Tages, gedämpfte Emotionen, gehobene Stimmung, Verwirrtheit, Müdigkeit, KS, vermehrtes Schwitzen, Mundtrockenheit, gestörte Muskelfunktion (Sturzgefahr v. a. bei älteren Patienten), Ataxie, Schwindel, undeutliches Sprechen, Doppelbilder, anterograde Amnesie
v. a. bei älteren Pat. und Kindern: innere Unruhe, Erregtheit, Aggressivität, Wahnvorstellungen, Wut, Albträume, Halluzinationen, Psychosen
1–10 %: GIT-Störungen, Libido ↑↓, HF ↑, Hautreaktionen
< 1 %: Schlafwandeln, Gang- und Bewegungsunsicherheit, Synkope

WW zentral wirkende Medikamente, Alkohol, Muskelrelaxanzien (deren Wi ↑); Protease-Inhibitoren, Ketoconazol, Itraconazol, Nefazodon (Triazolam-Wi ↑ → KI!); Cimetidin, Makrolid-Antibiotika (Triazolam-Wi ↑); *Cave* mit Isoniazid, Fluvoxamid, Sertralin, Paroxetin, Diltiazem, Verapamil

WI T. ist ein sehr kurz wirksames Benzodiazepin-Hypnotikum: die durch GABA vermittelte synaptische Hemmung wird gefördert, freigesetzte GABA wirkt effektiver → vermehrter Cl⁻-Einstrom → Erregbarkeit der Neuronenmembran wird reduziert → spannungs-, erregungs- und angstdämpfende Eigenschaften sowie sedierende und hypnotische Effekte

PK Resorption > 85 %, rascher Wirkungsbeginn, max. Plasmakonzentration nach 0,65–2,3 h, HWZ 2–4 h, Äquivalenzdosis 0,25 mg, nach hepatischem Metabolismus in z. T. aktive Metabolite renale Elimination

Gr/La kontraindiziert, Gr 5 + 8 / kontraindiziert, bei Schlafstörungen ist Mittel der Wahl Diphenhydramin; wenn Benzodiazepine zwingend erforderlich sind Lormetazepam und Temazepam Mittel der Wahl

❗ Cave:
bei Dosen > 0,25 mg anterograde Amnesie

Intoxikation:
s. Diazepam (DZP)

Hinweise:
- ▶ unmittelbar vor dem Schlafengehen einnehmen
- ▶ plötzliches Beenden einer Behandlung kann zu einem Rebound-Phänomen mit Schlaflosigkeit oder Entzugssymptomen führen, bei längerer Anwendung und Risikopatienten (Alkoholabhängigkeit, Drogenmissbrauch) besteht die Gefahr der Entwicklung einer physischen und psychischen Abhängigkeit

Trihexyphenidyl TTK: 0,50 € (10 mg) | Rp.-Pflicht

HN Ⓓ *p. o.:* **Artane®**, **Parkopan®** - *alle: 2|5 mg/Tbl.*

Dos
▶ *M. Parkinson, Parkinson-Syndrom: initial* 1 mg/d p. o., am 2. Tag 2 mg, dann jeden 2. Tag um 2 mg erhöhen bis zu 6–10 mg/d; *Maximaldosis:* 12–15 mg/d
▶ *dystone Symptome: initial* 2 mg/d p. o., dann um 1–2 mg/Wo. erhöhen, Zieldosis meist > 15 mg/d; *Maximaldosis:* 3 × 15 mg/d

Ind Morbus Parkinson, Parkinson-Syndrom, Dystonien

KI Tachyarrhythmie, akuter HI, Stenosen im GIT, Megakolon, Engwinkelglaukom, Prostatahypertrophie, akute Schlafmittel- und Alkoholintoxikation, Kombination mit MAO-Hemmern; *relative KI:* demenzieller Abbau, Hypotonie, Epilepsie

NW *1–10 %:* Akkommodationsstörungen, Benommenheit, Nervosität, Übelkeit und Erbrechen, Mundtrockenheit
0,01–0,1 %: Unruhe, delirante Syndrome, Verwirrtheit, Schlafstörungen, Mydriasis, Schweißdrüsensekretion ↓, Obstipation, Miktionsstörungen, Tachykardie, Augeninnendruck ↑
< 0,01 %: Bradykardie

WW MAO-Hemmer (KI); Metoclopramid (dessen Wi ↓); Amantadin, Chinidin, trizyklische Antidepressiva (anticholinerge Wi von Trihexyphenidyl ↑)

WI T. ist ein zentral wirksames Anticholinergikum (mit geringerer parasympatholytischer Wi als Atropin): Hemmung zentral cholinerger Rezeptoren im Striatum, besonders Tremor + Rigor werden positiv beeinflusst, Einsatz auch bei neuroleptikainduziertem EPMS und dystonen Hyperkinesien

PK gute Resorption aus GIT, BV 100 %, HWZ 8,6 h (6-10 h), max. Plasmaspiegel nach 1 - 2 h, renale Elimination in Form von Metaboliten

Gr/La kontraindiziert / kontrainidiziert, La 1 + 5

❶ Intoxikation:
▶ *Klinik:* Flush, Hyperthermie, Mydriasis, Harnverhalt, fehlende Darmgeräusche, Tachykardie, myokardiale Depression, Asystolie, motorische Inkoordination, Desorientierung, epileptische Anfälle, Somnolenz bis Koma, Atemdepression bis Apnoe, Babinski pos.
▶ *Therapie:* Aktivkohle, **keine** Magenspülung, Physostigminsalicylat 2–4 mg i. v. bei zentralem anticholinergem Syndrom und bei Sinusrhythmus-Tachykardie, Volumengabe bei Hypotension, Blasenkatheter, Diazepam 10–20 mg bei epileptischen Anfällen (hier ist Physostigminsalicylat kontraindiziert)

Hinweise:
▶ möglichst nicht älteren Pat. verordnen (NW: Konzentrations- und Gedächtnisstörungen)
▶ Zunahme zentralnervöser Alkoholwirkungen, daher Alkoholgenuss meiden

Trimipramin TTK: 0,32-0,69 € (50-150 mg) | Rp.-Pflicht

HN Ⓓ *p. o.:* **Herphonal®**, **Stangyl®**, **Trimidura®**, **Trimineurin®**, **Trimipramin** (**Generika**, **neuraxpharm®** 75 mg/Tbl.)
- *alle: 25|100 mg/Tbl., z. T. auch 50 mg/Tbl. und 40 mg/40 Tropfen = 1* ml
Triblet® 100 mg/Tbl., **Trimant®** 25 mg/Tbl., **Trisif®** 100 mg/Tbl.
Ⓒ **Surmontil®**, **Trimin®**

Dos	▶ *Erw.: initial* 25–50 mg/d p. o., langsame Dosissteigerung ▶ *Erhaltungsdosis:* 100–150 mg/d p. o. ▶ *Maximaldosis:* ambulant bis 100 mg/d; stationär bis 400 mg/d
Ind	depressive Syndrome (mit Schlafstörungen, Angst, innerer Unruhe), chronische Schmerzzustände
KI	akute Delirien, Engwinkelglaukom, Prostatahypertrophie, Pylorusstenose, paralytischer Ileus, akute Medikamenten-Intoxikationen (Hypnotika, Analgetika, Psychopharmaka, Alkohol); *relative KI:* Kombination mit MAO-Hemmern
NW	*> 10 %:* Mundtrockenheit, Müdigkeit, Benommenheit, Schwitzen, Schwindel, Akkommodationsstörungen, Obstipation, Hypotonie, orthostatische Dysregulation, KS, Tachykardie, Tremor, Gewichtszunahme, Transaminasen ↑ *1–10 %:* innere Unruhe, Schlafstörungen, Hautausschläge, sexuelle Funktionsstörungen, Miktionsstörungen, Harnverhalt *< 1 %:* Verwirrtheitszustände, paralytischer Ileus, Leukozytopenie, Thrombozytopenie, Eosinophilie, SIAD, Ikterus, Haarausfall, Tinnitus, Hypoglykämie, Parästhesien *bei hoher Dosierung, älteren Pat., Herz-Kreislauf-Erkrankten:* HRST, Reizleitungsstörungen (QRS-Verbreiterung, ST-Abflachung, Schenkelblock), Verstärkung einer bestehenden Herzinsuffizienz
WW	MAO-Hemmer vom irreversiblen Hemmtyp (14 d zuvor absetzen); zentral dämpfende Medikamente, Alkohol, Katecholamine (deren Wi ↑); andere TZA (RR ↓); Anästhetika (HRST)
WI	T. ist ein trizyklisches atypisches Antidepressivum: Rezeptoraffinität zu 5-HT_2 > 5- HT_1, D_2 > D_1, α_1 > α_2 + starker H_1-Antagonismus → neben antidepressiven Eigenschaften wirkt es psychomotorisch dämpfend, sedierend und anxiolytisch, keine REM-Schlafunterdrückung
PK	BV 42 % (18–63 %), max. Plasmaspiegel nach ca. 3 h, HWZ 23 h, PEB 95 %, ausgeprägter Metabolismus, überwiegend renale Elimination
Gr/La	kontraindiziert, Gr 6, Mittel der Wahl sind Amitriptylin, Clomipramin, Desipramin, Imipramin, Nortriptylin / kontraindiziert, La 1, zur Monotherapie bei zwingender Indikation sind Amitriptylin, Clomipramin, Desipramin, Imipramin, Nortriptylin oder Dosuleptin geeignet
❗	**Intoxikation:** > 1,2 g sind gefährlich ▶ *Klinik:* bei akuter oraler Intoxikation nach ca. 1(–2) h anticholinerge Symptome (Mundtrockenheit, Mydriasis), Müdigkeit, GIT-Symptome, Nausea und Erbrechen; HRST: Flimmern, Blockbilder, Bradykardie, Blutdruckabfall, Koma mit erhaltenen Reflexen, epileptische Anfälle, Atemdepression bis Atemstillstand, Multiorganversagen ▶ *Therapie:* s. Amitriptylin **Hinweise:** ▶ Wirkstoffverlust von ca. 45 % bei Einnahme mit schwarzem Tee (Komplexbildung) ▶ Abenddosis > Morgendosis (wg. Sedierung) **Behandlungskontrollen:** therapeutischer Serumspiegel 70–250 µg/l = 240–850 nmol/l (Umrechnungsfaktor 3,4)

Trospiumchlorid *TTK: p.o.: 1,04-1,65 € (20-60 mg); i.v.: 0,71 €/Amp. | Rp.-Pflicht*

HN   Ⓓ *p.o.:* **Spasmex**® 5|15|20|30 mg/Tbl., **Spasmolyt**® 5|10|20|30 mg/Tbl., **Spasmo-Urgenin**® 5 mg/Tbl., **Trospi**® 30 mg/Tbl., **Trospium**® 5|15|30 mg/Tbl., **Urivesc**® 60 mg/Ret.-Kps..
i. v.: **Spasmex**® 1,2|2 mg/2 ml Inj.-Lsg.
Ⓐ **Inkontan**®, **Spasmolyt**®
CH **Spasmo-Urgenin**® **Neo**

Dos ▶ *Erw.:* 2–3 × 5–15 mg/d oder 30-0-15 mg p.o. oder 1 × 60 mg Ret.-Tbl./d, individuelle Dosisfindung je nach Schwere der Symptomatik
  • *Maximaldosis:* 45 mg/d bzw. 60 mg Ret.-Kps.
▶ *i. v.:* 1 × 1,2–2,0 mg langsam i. v.

Ind symptomatische Behandlung der Überaktivität des Harnblasenmuskels, Pollakisurie, Nykturie, sensorische Dranginkontinenz, als Spasmolytikum bei endoskopischen Untersuchungen, Spasmen der glatten Muskulatur im GIT

KI Engwinkelglaukom, Tachyarrhythmie, Verengung oder Verschluss der ableitenden Harnwege, Hiatushernie mit Refluxösophagitis, mechanische Stenosen des GIT, Ileus, entzündliche Dickdarmgeschwüre, toxisches Megakolon, Myasthenia gravis; *relative KI:* Pollakisurie oder Nykturie infolge Herz- oder Niereninsuffizienz

NW *o.A.:* Mundtrockenheit, Schweißdrüsensekretion ↓, Sehstörungen, Augeninnendruck ↑, Störung der Herzfrequenz, Miktionsstörungen (Harnverhalt)

WW andere Arzneimittel mit anticholinerger Wirkung, z. B. Amantadin, andere Antiparkinsonmittel, Antihistaminika, Neuroleptika, Chinidin, trizyklische Antidepressiva, Atropin, Disopyramid (anticholinerge Wi ↑); β-Sympathomimetika (Tachykardieneigung ↑)

WI T. ist ein Parasympathikolytikum: der Wirkstoff konkurriert konzentrationsabhängig und kompetitiv mit der körpereigenen Überträgersubstanz Acetylcholin um postsynaptische Bindungsstellen (Anticholinergikum): vor allem über Muskarinrezeptoren relaxierender Effekt an glattmuskulären Geweben und Organen, an der Blase Schwächung der Detrusorkontraktionen, Senkung des hypertonen Blasentonus und Erhöhung der Blasenkapazität

PK BV 10 %, max. Plasmaspiegel nach p.o. Gabe 4–6 h, Eliminations-HWZ 5–15 h, nicht liquorgängig, überwiegend unverändert renale Elimination

Gr/La strenge Indikation, Gr 4, Spasmolytikum der Wahl ist Butylscopolamin / kontraindiziert, Spasmolytikum der Wahl ist Butylscopolamin

❗ **Cave:**
Reaktionsvermögen ↓, Sehvermögen ↓
Intoxikation:
s. Oxybutyninhydrochlorid
Hinweise:
▶ aufgrund der hydrophilen Eigenschaften nur sehr begrenzte Überschreitung der Blut-Liquor-Schranke
▶ vor Behandlungsbeginn Ausschluss einer Harnwegsinfektion oder eines Blasentumors

Stu Trospiumchlorid-Metaanalyse

Urapidil
TTK: p.o.: 0,57-1,28 € (60-180 mg); i.v.: 10,40-10,80 € (50 mg) | Rp.-Pflicht

HN	Ⓓ p. o.: **Ebrantil®** 30|60|90 mg ret./Ret.-Kps. i. v.: **Ebrantil®**, **Urapidil i. v. Carino®** 100 mg/20 ml Amp. **Urapidil Pharmore IV®** 100 mg/20 ml Amp. - alle: 25|50 mg/Amp. à 5|10 ml Ⓐ **Ebrantil®**, **Hypotrit®** 🇨🇭 **Ebrantil®**
Dos	▶ *i. v.: initial* 10-25-50 mg sehr langsam fraktioniert i. v., evtl. als Dauerinfusion (i. v.-Anwendung möglichst < 7 d) ▶ *Perfusor: initial* 2 mg/min bis gewünschte RR-Senkung erreicht wurde, später im Mittel 9 mg/h als *Erhaltungsdosis* (1 Amp. à 50 mg mit NaCl 0,9 % auf 50 ml verdünnen → = 1 mg/ml) • *Maximaldosis:* 15 (-30) mg/h ▶ *p. o.: initial* 2 × 30-60 mg/d, je nach Wi und Verträglichkeit Dosissteigerung auf 3 × 30-60 mg/d; *Erhaltungsdosis:* 60-180 mg/d
Ind	hypertensiver Notfall, arterielle Hypertonie
KI	Aortenklappenstenose, Aortenisthmusstenose, Mitralklappenstenose, Lungenembolie, hämodynamisch relevante Perikarderkrankungen oder ateriovenöse Shunts, Kinder
NW	*1-10 %:* Schwindelgefühl, Übelkeit, KS *< 1 %:* Müdigkeit, Mundtrockenheit, verstopfte Nase, Schlafstörungen, Erbrechen, Durchfall, Palpitationen, Tachy-/Bradykardie, AP-Äquivalent, orthostatische Dysregulation
WW	Cimetidin (Urapidil-Serumspiegel 15 % ↑); andere Antihypertensiva (gegenseitig Wi ↑)
WI	U. ist ein Antihypertonikum; zentrale Wi: Spasmolyse durch Serotonin (5-HAT)$_{1A}$-Rezeptorstimulation (Senkung des Sympathikotonus); periphere Wi: postsynaptischer α$_1$-Rezeptorblocker, kein vasokonstriktorischer Angriff der Katecholamine → peripherer Widerstand ↓ → RR-Senkung ohne reflektorischen Anstieg der HF
PK	Resorption 80-90 %, BV 78 %, PEB 80 %, HWZ 3 h, Wirkungsbeginn nach 2-5 min, PEB 80 %, Elimination überwiegend (50-70 %) nach hepatischem Metabolismus (85 %) und unverändert renal
Gr/La	kontraindiziert, Gr 4, Ausnahme: Reservepräparat in der Spätschwangerschaft bei Präeklampsie / kontraindiziert, La 1, Mittel der Wahl sind Hydralazin, Dihydralazin

❗ **Cave:**
initial erhebliche RR-Senkung mit Bradykardie und Herzstillstand möglich! → sehr langsam unter RR-Kontrolle injizieren → bei zu starkem RR-Abfall symptomatische Behandlung (Beine hochlagern, Volumen i. v. geben [NaCl 0,9 %])

Intoxikation:
▶ *Klinik:* RR-Abfall, Tachykardie, Übelkeit und Erbrechen, Bewusstseinsstörungen, Koma
▶ *Therapie:* zunächst rein symptomatische Behandlung (Schocklagerung, Volumengabe); **Antidot:** 1-2 mg Dihydergot oder 0,5-1,0 mg Epinephrin verdünnt i. v.

Hinweise:
geeignetes i. v.-Antihypertonikum bei bestehender Bradykardieneigung

Urokinase TTK: 44-986,- € (10.000-1.000.000 I.E.) | Rp.-Pflicht

HN Ⓓ *parenteral:* **Rheotromb®**, **Urokinase®** 10.000|50.000|100.000|250.000| 1.000.000 IE/Trockensubstanz
- *alle: 500.000 IE/Trockensubstanz;* **Taurolock-U®** 25.000 IE/Injektions-Lsg.
Ⓐ **Urokinase®**
🇨🇭 **Urokinase®**

Dos
- *Lungenembolie:* initial 2.000–4.000 I.E./kg KG über 10–20 min i. v., dann 2.000 I.E./kg KG/h i. v. über 12–24 h, simultaner Heparinperfusor (Dosierung nach Thrombinzeit, Ziel: 3–6-fache der Norm, meist 500 I.E./h)
- *akute periphere venöse oder arterielle Verschlüsse:* initial 250.000 I.E. über 20 min i. v., dann 2.000.000 I.E./24 h, simultaner Heparinperfusor (Dosierung nach Thrombinzeit, Ziel: 3–6-fache der Norm oder PTT 1,5–3-fache der Norm, meist 500 I.E./h)
- *alte periphere venöse oder arterielle Verschlüsse:* initial 150.000 I.E. über 20 min i. v., dann 1.000.000 I.E./24 h über 1–2 (max. 4) Wo., simultaner Heparinperfusor (Dosierung nach Thrombinzeit, Ziel: 3–6-fache der Norm oder PTT 1,5–3-fache der Norm, meist 500 I.E./h)
- *lokal (Shunt):* Instillierung von 5.000–35.000 I.E. gelöst in 5–20 ml H$_2$O für Injektionszwecke verteilt in beide Schenkel des arterio-venösen Shunts, ggf. Wdh. nach 30 min (max. Behandlungsdauer 2 h)
- *vorweg* ggf. Gabe von 100 mg Prednisolon i. v., um die Antikörperbildung und evtl. allerg. Reaktionen zu verringern

Ind Lysetherapie: bei akuter Lungenembolie, peripheren arteriellen und venösen Thrombosen bzw. Embolien, Shuntthrombosen

KI akute oder kurz zurückliegende Blutung oder Trauma (v. a. SHT), erhöhtes GIT-Blutungsrisiko (z. B. Ulzera, Colitis ulcerosa, viszerale Tumoren), hämorrhagische Diathese, akute Pankreatitis, Peri- und Endokarditis, Aneurysma dissecans, hochgradige Herz-, Leber- und Niereninsuffizienz, therapierefraktärer Hypertonus, Nierensteine, Apoplex in den letzten 2 Mo., intrakranielle Tumoren, Hirnthrombosen (auch anamnestisch), Sepsis, septische Thrombose, i. m. Injektion (in den letzten 10 d), Gerinnungsstörungen (Marcumartherapie), kurz zurückliegende OP (in den letzten 2 Mo.)

NW *>10%:* Blutungen an Punktionsstellen, Mikrohämaturie, Hämatome; Sickerblutungen nach Punktionen, invasive Maßnahmen, i. m.-Injektionen, Traumata, frische Wunden; Transaminasen ↑, Hämatokritabfall ohne klinisch feststellbare Blutungen
1–10%: flüchtige Temperaturerhöhungen, sek. Embolie
<1%: schwere bis lebensbedrohliche Blutungskomplikationen (etwa 1%) z. B. gastrointestinale, intrahepatische, intrazerebrale, retroperitoneale, urogenitale Blutungen

WW Antikoagulanzien, Plättchenaggregationshemmer, Medikamente, die gastrointestinale Ulzerationen oder Blutungen verursachen (Blutungsrisiko ↑)

WI U. ist ein Fibrinolytikum: es ist Cofaktor zur Aktivierung von Plasminogen, welches weiteres Plasminogen in Plasmin überführt, Aktivierung fibrinolytischer Enzyme im Thrombus → Spaltung von Fibrinopolymeren

PK nach i. v. Gabe rasche Aufnahme in Leber und Niere, rasche Metabolisierung, HWZ 10–15 min, Inaktivierung durch proteolytische Spaltung

Gr/La Anwendung bei vitaler Indikation möglich / Stillen möglich

❗ Intoxikation:
Therapie: bei behandlungsbedürftiger Blutung kann ein unspezifisches Antidot, die Tranexamsäure (ein irreversibler Fibrinolyseinhibitor) verwendet

werden; Dosierung: 10–15 mg/kg KG i. v. 2–3 × tgl. (Dosisreduktion bei Niereninsuffizienz!); neben der Antagonisierung der Fibrinolytika sind die erzeugten Hämostasedefekte zu berücksichtigen und ggf. zu therapieren

Hinweise:
- kaum mit schweren allerg. Reaktionen zu rechnen, eher mit Wirkungsabschwächung durch Antikörperbildung

Stu TOPAS-Studie

Ursodeoxycholsäure TTK: 1,30 € (750 mg) | Kinder > 5 kg KG | Rp.-Pflicht

HN Ⓓ p. o.: **UDC** (**Generika**), **Urso**®
- alle: 250 und/oder 400 mg/Kps. bzw. Tbl.; **Ursochol**® 150|300 mg/Tbl. **Ursofalk**® 250 mg/Kps., 500 mg/Filmtbl., 250 mg/5 ml Susp.
Ⓐ **Ursofalk**®
🇨🇭 **De-ursil**®, **Ursochol**®, **Ursofalk**®

Dos
- *Gallenstein-Auflösung:* 7–10 mg/kg KG/d p. o.; bis 60 kg KG 500 mg/d; 60–80 kg KG 750 mg/d; 80–100 kg KG 1000 mg/d; > 100 kg KG 1250 mg/d p. o. in 2 ED ($1/3$ morgens, $2/3$ abends) über 3–24 Mo.
- *primär biliäre Zirrhose:* 8–15 mg/kg KG/d p. o. in 2 Tagesdosen
- *Gallenrefluxgastritis:* 250 mg/d p. o. am Abend über 2–8 Wo.
- *Kinder: initial* mit 13 mg/kg KG verteilt auf 2 ED/d, je nach klin. Verträglichkeit und Wi Dosissteigerung auf 3–4 × 10 mg/kg KG/d p. o.

Ind Cholesterin-Gallenblasensteine (bis 15 mm) bei funktionsfähiger Gallenblase, Gallenrefluxgastritis, symptomatische Behandlung der primär biliären Zirrhose (PBC) im frühen Erkrankungsstadium

KI akute Cholezystitis und Cholangitis, extrahepatische Cholestase, akute oder chronische Hepatitis, Leberzirrhose, entzündliche Darmerkrankungen

NW *1–10 %:* Durchfall
< 0,01 %: Verkalkung von Gallensteinen, Dekompensation einer Pentochlorphenol-Leberzirrhose, Urtikaria

WW Colestyramin, Colestipol, Aluminiumhydroxid (Resorptionshemmung → Kombination vermeiden); Ciclosporin (dessen Spiegel ↑)

WI Cholesterinkonzentration der Gallenflüssigkeit nimmt ab: Resorptionshemmung von Cholesterin im Darm und Bildung von "Flüssigkristallen" mit Cholesterin; Dauer der Gallensteinauflösung 6–24 Mo.!

PK Absorptionsrate 60–80 %, HWZ 3,5–5,8 d, First-pass-Clearance der Leber 60 %, in der Leber mit Glycin und Taurin konjugiert, dann biliär ausgeschieden

Gr/La kontraindiziert im 1. Trim, strenge Indikation im 2./3. Trim., Ausnahme PBC: durchgängige Gabe möglich / kontraindiziert, Ausnahme PBC, dann abstillen

❗ Hinweise:
- sollte bei der Gallenstein-Auflösung nach einer Therapiedauer von 6–8 Mo. keine Verkleinerung der Gallensteine nachweisbar sein → Therapie beenden
- nach erfolgter Auflösung der Gallensteine sollte die Therapie für 3 Mo. fortgeführt werden, um Restkonkremente aufzulösen

Behandlungskontrollen:
in den ersten 3 Mo. der Behandlung sollten die Leberwerte (GOT, GPT, γ-GT) monatlich, danach ¼-jährlich kontrolliert werden

Valaciclovir TTK: 5,70 € (1000 mg) | Kinder > 12 Jahre | Rp.-Pflicht

HN
- Ⓓ *p. o.:* **Valaciclovir** (**Generika, -Hexal** 1000 mg/Tbl.), **Valtrex®**
  - *alle: 500 mg/Tbl.*
- Ⓐ **Valacir®, Valaciclovir** (**Generika**), **Valtrex®**
- Ⓒ🇭 **Valaciclovir** (**Generika**), **Valtrex®**

Dos
- ▶ Herpes zoster:
  - *Erw.:* 3 × 1000 mg/d p. o. für 7 d, bei immungeschwächten Pat. 2 Tage länger
  - *Kinder > 12 J.:* 2 × 500 mg/d p. o. für 7–10 d, bei rez. Infektionen für 3–5 d
- ▶ Herpes labialis:
  - *Erw. + Kinder > 12 J.:* 2 × 2000 mg p. o. für 1 Tag (12 h Abstand), bei immungeschwächten Pat. 2 × 2000 mg/d p. o. über 5 (–10) d
- ▶ rez. Herpes labialis:
  - *Erw. + Kinder > 12 J.:* 1 × 500 mg/d p. o. für für 6–12 Mo., bei immungeschwächten Pat. 2 × 500 mg/d p. o. für 6–12 Mo.
- ▶ Therapie und Prophylaxe einer CMV-Infektion:
  - *Erw. + Kinder > 12 J.:* 4 × 2000 mg/d p. o. für 90 d
- ▶ *Dosisreduktion bei Niereninsuffizienz:* s. FI

Ind Varicella-zoster-Virus (VZV)-Infektionen, Herpes zoster, Herpes-simplex-Virus (HSV)-Infektionen, Zytomegalie-Virus (CMV)-Infektionen

KI bekannte Überempfindlichkeit

NW *> 10 %:* KS, Übelkeit
1–10 %: Magen-Darm-Störungen (Erbrechen, Durchfall, Abdominalschmerzen)
0,1–1 %: Abgeschlagenheit, Schlaflosigkeit, Müdigkeit

WW nephrotoxische Arzneimittel (renale Funktion ↓), Cimetidin (V.-Elimination ↓)

WI V. ist ein Virustatikum, der L-Valin-Ester von Aciclovir: Aciclovir ist ein Purin (Guanin)-Nukleosidanalogon und wird rasch und fast vollständig, vermutlich durch das Enzym Valaciclovir-Hydrolase, zu Aciclovir und Valin hydrolisiert. Aciclovir wird im Organismus zu Aciclovirtriphosphat phosphoryliert, welches eine Hemmung der Herpes-Virus-DNA-Synthese bewirkt.

PK BV 54 %, PEB 15 %, HWZ von Aciclovir ist 3 h, renale Elimination zu > 80 % als Aciclovir

Gr/La strenge Indikation, Gr 4 / La 2

❶ Spektrum:
Sensibel: Herpes-simplex-Virus (HSV)-Typ 1 und 2, Varicella-zoster-Virus (VZV), Zytomegalie-Virus (CMV), Epstein-Barr-Virus (EBV), menschliches Herpes-Virus 6 (HHV-6).

Valproinsäure (VPA)

TTK: p.o.: 0,50–0,80 € (1200–1800 mg); i.v.: 8–10,- € (300–400 mg Amp.) | Kinder > 3 Monate | Rp.-Pflicht

HN	Ⓓ *p. o.:* **Convulex®, Ergenyl®, Leptilan®, Orfiril®, Valpro** (Generika), **Valproat** (Generika), **Valproinsäure Ratio®** - *alle:* 150|300|600 mg/Tbl./Kps./Drg., z. T. auch 500 mg/Kps., Lsg. 300 mg/ml = 28 Trpf. **Ergenyl Chrono®, Orfiril long®** 150 mg/Ret.-Kps., 1000 mg/Mini-Ret.-Tbl., **Valberg Pr®, Valpro** (Generika), **Valproat** (Generika), **Valproinsäure Ratio®** - *alle:* ret. 300|500 mg/Ret.-Tbl. *i. v.:* **Ergenyl®vial +intravenös** 400 mg Pulver/Amp. + Inj.-Lsg. (im Kühlschrank aufbewahren, Kühlkette einhalten), **Orfiril®** 300 mg/Amp. à 3 ml Ⓐ **Convulex®, Depakine®** CH **Convulex®, Depakine®, Orfiril®**
Dos	▶ *akut:* 2–3 × 300 mg/d i. v., dann nach Spiegel ▶ *p. o.:* initial 5–10 mg/kg KG/d, später 3–4 × 300 mg/d oder besser Ret.-Tbl. • *Erhaltungsdosis:* 1200–2400 mg/d verteilt auf 2 ED/d • *Erw.:* 15–20 mg/kg KG/d (1050–1400 mg/70 kg KG/d) • *Jugendliche:* 20–25 mg/kg KG/d (1400–1750 mg/70 kg KG/d) ▶ *Status epilepticus (Absencen 1. Wahl, Grand mal 3. Wahl):* • *laut FI:* 300–600 mg über 45 min i. v., Max.-Dosis: 2400 mg/d • *praktische Erfahrung:* (1500–) 2000–4000 (–6000) mg in 1 h i. v. (=15–20 mg/kg KG/d), dann Erhaltungsdosis von 6 mg/kg KG/h ▶ *Myoklonie-Syndrome:* 600–2400 mg/d (initial 300 mg, später + 300 mg/d) ▶ *Kinder:* 25–30 mg/kg KG/d (1000–1200 mg/40 kg KG/d) ▶ *Kinder 7–14 J.:* 750–1200 mg/d, *3–6 J.:* 450–600 mg/d, *1–3 J.:* 300–450 mg/d, *6–12 Mo.:* 150–300 mg/d, *3–6 Mo.:* 150 mg/d p. o. jeweils verteilt auf 2–3 ED/d
Ind	Mittel der Wahl bei idiopathischen generalisierten Anfällen, Mono- und Kombinationstherapie der Epilepsie bei Erwachsenen, Status epilepticus; akute Manien und Prophylaxe bipolarer Störungen *off-label-use:* Migräneprophylaxe
KI	schwere Leber- oder Pankreasfunktionsstörungen, akute und chronische Porphyrie, hämorrhagische Diathese, letale Leberfunktionsstörung bei Geschwistern während einer Valproinsäure-Therapie! *i. v.:* insulinabhängiger Diabetes mellitus, Blutgerinnungsstörungen
NW	>10%: Hyperammonämie *1–10%:* Appetit ↑ mit Gewichtszunahme, selten Anorexie mit Gewichtsverlust, Müdigkeit, Benommenheit, Tremor, reversible Alopezie, Parästhesien, Thrombozytopenie, Leukozytopenie, Blutungszeit ↑ *0,1–1%:* Hypersalivation, Diarrhoe, Ödeme, Hyperinsulinämie, Blutungen, KS, Spastizität, Aggressivität, Ataxien, Verwirrtheit, Stupor, Übelkeit, Erbrechen, Tinnitus, Halluzinationen, Enuresis, Menstruationsstörungen, sek. Amenorrhoe, reversible Enzephalopathie, Leber- bzw. Pankreasinsuffizienz mit Todesfolge
WW	Carbamazepin, Phenobarbital, Phenytoin, Mefloquin (VPA-Spiegel ↓); Benzodiazepine, Phenobarbital, Phenytoin, Lamotrigin (deren Spiegel ↑, bei Lamotrigin ↑↑); Clonazepam (Mundtrockenheit und Absence-Status); Barbiturate, Antidepressiva, Neuroleptika, MAO-Hemmer (deren zentral sedierende Wi ↑); Antikoagulanzien, ASS (Blutungsneigung ↑), Cimetidin, Erythromy-

cin, Felbamat, Fluoxetin (VPA-Spiegel ↑), Meropenem (VPA-Spiegel um bis zu 80 % ↓)

WI V. ist ein Antiepileptikum: Hemmung der spannungsabhängigen Na$^+$- und Ca^{2+}-Kanäle der Nervenzellen über eine erhöhte GABA-mediierte Inhibition durch Anlagerung an den GABA-A-Rezeptor-Chloridionenkomplex → Hemmung der hochfrequenten repetitiven Entladungen → antiepileptische Wirkung (Anhebung der Krampfschwelle)

PK BV 100 %, rasche Resorption, max. Plasmaspiegel nach 1–4 h (Tbl.) bzw. 0,5–2 h (Lsg.), PEB 90–95 %, HWZ 9 h (4–18 h, in Kombination oft ↓), Übergang in Muttermilch (3–10 % der Serumkonz.), > 96 % hepatischer Metabolismus mit Glukuronidierung

Gr/La strenge Indikation; wenn eine Epilepsie unter VPA gut eingestellt ist, sollte eine Monotherapie weitergeführt werden (s. a. Hinweise) / strenge Indikation, Monotherapie möglich

❗ Intoxikation:
- *Klinik:* klin. Symptome bei Intoxikation < 5 g sind eher selten, ab Ingestion von 4 (–8) g bei Erwachsenen und 20 mg/kg KG bei Kindern im Einzelfall: Halluzinationen, Miosis, Somnolenz bis Koma, epileptische Anfälle, Hirnödem, Hypotension, Bradykardie, Kreislaufstillstand, Oligo-/Anurie, Hypokalzämie, Hypernatriämie, Thrombozytopenie
- *Therapie:* bei klin. Symptomatik Magenspülung + Aktivkohle und ggf. Intubation, Beatmung, Hirnödemtherapie, Hämodialyse ggf. in Kombination mit Hämoperfusion

Hinweise:
- möglichst keine Kombination mit Phenobarbital (Phenobarbital-Wi und -NW ↑ ↑ !)
- *allgemeine Vorteile:* rasche Aufsättigung möglich, wenig/selten sedativ wirksam, keine psychotischen Reaktionen
- kein Einfluss auf Wirksamkeit hormoneller Kontrazeptiva
- *Schwangerschaft:* frühzeitige Folsäuresubstitution (5 mg/d) schon vor der Schwangerschaft + α-Fetoproteinbestimmung + Ultraschall, Serumspitzenkonzentrationen meiden (mehrere Einzeldosen, Retardpräparate verwenden), bei geplanter Schwangerschaft medikamentöse Umstellung auf anderes Antiepileptikum erwägen (teratogene Effekte nachgewiesen)
- i. v. kaum NW (Übelkeit, Schwindel, Tremor), kann rasch (auch im Bolus) i. v. gegeben werden; Vorteil: keine HRST als NW (wie z. B. bei Phenytoin)

Behandlungskontrollen:
- üblicher "therapeutischer Plasmaspiegel" 50–100 µg/ml (= 350–700 µmol/l)
- Kontrolle von BB, NH$_3$, Pankreaslipase und -amylase, Transaminasen regelmäßig im Verlauf (anfangs engmaschiger); in Kombination mit Antikoagulanzien strenge INR-Kontrolle

Tipps:
- *Einnahmehinweis:* nicht mit kohlensäurehaltigen Getränken, möglichst nüchtern ½–1 h vor dem Essen
- Kühlung der **Ergenyl® intravenös**-Amp. bei 2–8 °C erforderlich (Gefahr der Ausfällung)

Valsartan   TTK: 0,79-1,07 € (80-160 mg) | Rp.-Pflicht

HN Ⓓ *p. o.:* **Cordinate®**, **Diovan®**, **Provas®**, **Valsacor®**, **Valsargamma® Valsartan®** (**Generika**), **Valsartanzentiva®** – *alle: 40|80|160|320 mg/Tbl.*
Ⓐ **Diovan®**
Ⓒ**H** **Diovan®**

Dos
- *art. Hypertonie, Erw.:* initial 80 mg/d p. o., später ggf. auf 160 mg/d p. o. erhöhen
- *nach akutem Myokardinfarkt:* initial 2 × 20 mg/d p. o., in den kommenden Wo. 2 × 40|80|160 mg/d p. o.
- *Herzinsuffizienz:* initial 2 × 40 mg/d p. o., in den kommenden Wo. 2 × 40|80|160 mg/d bis zu 320 mg/d p. o.
- *Maximaldosis:* 320 mg/d

Ind essenzielle Hypertonie; nach akutem Myokardinfarkt; sympt. Herzinsuffizienz, wenn keine ACE-Hemmer-Gabe möglich bzw. zusätzlich zu ACE-Hemmern, wenn β-Blocker-Gabe nicht möglich

KI schwere Leberinsuffizienz und/oder Cholestase/biliäre Zirrhose, schwere Niereninsuffizienz (Kreatinin-Clearance < 10 ml/min), Dialyse

NW *0,1–1 %:* Hb- und HKT-Abfall (um bis zu 20 %), Leberwerte ↑
0,01–0,1 %: allerg. Reaktionen
< 0,01 %: Nierenfunktionsstörungen, Blutungen, Thrombozytopenie

WW kaliumsparende Diuretika, Kalium (Kaliumspiegel ↑)

WI selektiver AT_1-Angiotensin-II-Rezeptorhemmer: RR-Senkung durch verminderte Vasokonstriktion, verminderte Aldosteron-, Vasopressin- und Katecholaminfreisetzung, natriuretische Wi und vermehrte renale Durchblutung

PK BV 23 % bzw. 39 % bei Lsg., nahrungsabhängig (AUC + 40 %), max. Plasmaspiegel nach 2 h, HWZ 6–9 h, PEB 85–99 %, keine Dosis-Wirkungs-Beziehung, max. Wi nach 4 Wo., Elimination über Fäzes 85 % und renal 15 %

Gr/La strenge Indikation im 1. Trim., kontraindiziert im 2. und 3. Trim, Antihypertensivum der Wahl ist Metoprolol / kontraindiziert, La 1

❶ Hinweise:
- *sinnvolle Kombinationspräparate:* mit Hydrochlorothiazid = **CoDiovan®**, **Cordinate® plus**, **Provas® comp**; mit Amlodipin = **Exforge®**

Behandlungskontrollen:
Hb-, HKT-, K⁺-, Kreatinin- und Leberwert-Kontrollen

Vancomycin
TTK: p.o.: 20,- € (250 mg); i.v.: 34-68,- € (1000-2000 mg) | Kinder > 0 Monate | Rp.-Pflicht

HN Ⓓ *p. o.:* **Vancomycin** (**Generika**)
- *alle: 250 mg/Kps.*
i. v.: **Vancomycin** (**Generika**), **Vanco** (**Generika**)
- *alle: 500|1000 mg Trockensubstanz/Inj.-Fl.*
Ⓐ **Vancomycin** (**Generika**)
CH **Vancomycin** (**Generika**)

Dos
- *Erw.:* 4 × 500 mg/d oder 2 × 1000 mg/d je über 1 h i. v.
- *bakterielle Meningitis:* 4 × 500 mg/d i. v. je über 60 min
- *Clostridium-Diarrhö:* 4 × 125–500 mg/d über 7–10 d p. o.
- *Dosisreduktion bei Niereninsuffizienz:* Tagesdosis (mg) = 15 × Kreatinin-Clearance (ml/min); oder: S-Kreatinin 1,2–1,5 mg/dl → 1000 mg alle 12 h; S-Kreatinin 1,5–5 mg/dl → 1000 mg alle 3–6 d; S-Kreatinin > 5 mg/dl → 1000 mg alle 10–14 d
- *Kinder > 12 J.:* 1500 mg/d, *> 7½ J.:* 900 mg/d, *> 3 J.:* 600 mg/d, *> 1 J.:* 400 mg/d, *> ½ J.:* 300 mg/d, *> ¼ J.:* 200 mg/d jeweils als Dauerinfusion i. v.
- *Säuglinge: ab 2. Lebenswoche:* initial 3 × 15 mg/kg KG, dann 3 × 10 mg/kg KG i. v.; *ab 1. Lebenswoche:* initial 2 × 15 mg/kg KG, dann 2 × 10 mg/kg KG i. v.

Ind	Ausweichpräparat bei auf herkömmliche Antibiotika resistenten Keimen *p. o.:* pseudomembranöse Enterokolitis (Clostridium-difficile-Infektion), Staphylokokken-Enterokolitis *i. v.:* Endokarditis, Infektionen der Knochen und Gelenke, Pneumonie, Septikämie, Sepsis, Weichteilinfektionen
KI	akute Anurie; *relative KI:* schwere Niereninsuffizienz, Kombination mit anderen oto- oder nephrotoxischen Substanzen (u. a. Aminoglykoside)
NW	*Cave:* bei zu rascher Infusion *Red-Neck-Syndrom* möglich (Blutdruckabfall, Atemnot, Nesselfieber, Juckreiz, Schock, Asystolie) *1–10 %:* Nierenschädigung (v. a. in Komb. mit Aminoglykosiden oder vorbestehender Nierenfunktionseinschränkung) *0,1–1 %:* Exantheme, Übelkeit *0,01–0,1 %:* Hypakusis, Schwindel, Tinnitus *< 0,01 %:* interstitielle Nephritis, ANV, Leukozytopenie, Eosinophilie, Thrombozytopenie, Überempfindlichkeitsreaktionen, exfoliative Dermatitis, Stevens-Johnson-Syndrom/Lyell-Syndrom
WW	*Cave:* Kombination mit anderen neuro-/nephrotoxischen Substanzen (z. B. Aminoglykoside, Amphotericin B, Ciclosporin, Cisplatin, Furosemid, Etacrynsäure); orale Kontrazeptiva (Wi ↓); Muskelrelaxanzien wie z. B. Succinylcholin (deren Wi ↑)
Wi	V. ist ein Reserve-/Glukopeptidantibiotikum: Zellwandsynthesehemmung durch Bindung an Murein, bakterizide Wi; lediglich Wi auf Gram-positive Bakterien
PK	geringe orale Resorption, HWZ 6 h, bei Niereninsuffizienz HWZ bis zu 1 Wo., gute Liquorgängigkeit, Elimination zu 80–90 % in antibakteriell aktiver Form renal
Gr/La	strenge Indikation, nur bei vitaler Indikation und fehlender Alternative, Mittel der Wahl sind Penicilline / strenge Indikation
❗	**Cave:** ▶ Infusionszeit mindestens 60 min (Gefahr des Red-Neck-Syndroms), keine i. m. Applikation ▶ bei pseudomembranöser- oder Staphylokokken-Enterokolitis **nur** p. o. Gabe (geringe GIT-Resorption) **Hinweise:** ▶ Perfusor als Dauerinfusion möglich **Behandlungskontrollen:** ▶ Überwachung von BB, der Leber- und Nierenfunktionsparameter ▶ *therapeutischer Bereich:* Maximum 20–40 mg/l = 14–28 µmol/l (Umrechnungsfaktor 0,69); Minimum (Talspiegel) 5–10 mg/l = 3–7 µmol/l **Tipps:** Perfusor als Dauerinfusion möglich **Spektrum:** *Sensibel:* Gram-positive Keime, u. a. oxacillinresistente Staphylokokken, multiresistente Streptokokken, Corynebakterien, Enterokokken, Pneumokokken, Clostridien, Listerien *unsicher:* Enterococcus faecium *Resistenz:* fast alle Gram-negativen Bakterien, Mykobakterien, Bacteroides

Vardenafil TTK: 10–12,- € (5–20 mg) | Rp.-Pflicht

HN	Ⓓ *p. o.:* **Levitra®** 5|10|20 mg/Tbl., 10 mg Schmelztbl. Ⓐ **Levitra®** CH **Levitra®**
Dos	▶ *Erw.:* 10 mg/d 25–60 min vor dem Geschlechtsverkehr p. o., bei älteren Männern zunächst mit 5 mg beginnen ▶ *Maximaldosis:* 20 mg/d ▶ *Dosisreduktion bei Niereninsuffizienz (Krea-Clearance < 30 ml/min):* um 50 %
Ind	erektile Dysfunktion
KI	in Kombination mit Nitraten oder Stickstoffmonoxid-Donatoren (wie Amylnitrit), Alter < 18. Lj.; *relative KI:* Herz-Kreislauf-Erkrankungen, Herzinsuffizienz NYHA III°-IV°, schwere Leberinsuffizienz (Child Pugh C), Herzinfarkt oder Schlaganfall in den vergangenen 6 Mo.
NW	*> 10 %:* Flush, KS *1–10 %:* Schwindel, Rhinitis, Dyspepsie, Übelkeit *0,1–1 %:* erhöhte Leberwerte, Kreatinin ↑, Somnolenz, Hypertonie, Tachykardie, Palpitation, Dyspnoe, Rückenschmerzen, Muskelschmerzen, Photosensibilität, Gesichtsödem, Exanthem, Sehstörungen, Priapismus *0,01–0,1 %:* erhöhter Muskeltonus, Hypotonie, Synkope, AP, HI, Epistaxis, Glaukom, anaphylaktische Reaktionen
WW	mit Inhibitoren des Cytochrom-P_{450}-Systems reduzierte V.-Clearance ↓ (z. B.: Erythromycin, Ininavir, Itraconazol, Ketoconazol, Ritonavir)
WI	V. ist ein selektiver Hemmstoff der Phosphodiesterase Typ 5 (PDE-5-Hemmer), die cGMP nur im Corpus cavernosum abbaut; Mechanismus: sexuelle Stimulation → Freisetzung von NO (Stickstoffmonoxid) → Aktivierung von GMP zu cGMP → Gefäßrelaxation → vermehrter Bluteinstrom → Erektion
PK	rasche Resorption, max. Plasmaspiegel nach 15 min, BV 15 %, HWZ 4–5 h, nach hepatischem Metabolismus per Cytochrom-P_{450}-Isoenzyme Elimination per Faeces
Gr/La	only for men
❶	**Hinweise:** verordnender Arzt muss vor der Verordnung gesundheitliches Risiko abwägen (kardiovaskulärer Status)

Vareniclin TTK: 1,70-1,80 € (1 mg) | Rp.-Pflicht

HN	Ⓓ *p. o.:* **Champix®** 0,5|1 mg/Tbl. CH **Champix®**
Dos	▶ *Erw.:* initial 1 × 0,5 mg/d für 3 d, dann 2 × 0,5 mg/d für 3 d ▶ *Erhaltungsdosis:* 2 × 1 mg/d p. o. ▶ *Dosisreduktion bei schwerer Niereninsuffizienz (Krea-Clearance < 30 ml/min):* 1 × 1 mg/d
Ind	Raucherentwöhnung bei Erwachsenen
KI	Alter < 18 J.
NW	*> 10 %:* Übelkeit (ca. 30 %), abnorme Träume, Schlaflosigkeit, KS *1–10 %:* Appetit ↑, Somnolenz, Schwindel, GIT-Symptome (Erbrechen, Obstipation, Diarrhoe, geblähtes Abdomen, Dyspepsie, Flatulanz), Müdigkeit *0,1–1 %:* nasopharyngeale Infekte, Appetit ↓, zentralnervöse Störungen (Stimmungsschwankungen, Lethargie)

o.A.: Bewusstseinsstörungen, Schwindel, Diabetes, HRST, Angioödeme, thrombembolische Ereignisse, EPMS, psychotische Störungen, Suizidalität ↑

WW	Cimetidin (bei schwerer Niereninsuffizienz V.-Wirkung ↑, NW ↑)
WI	V. wirkt nach Bindung an den neuronalen $\alpha_4\beta_2$-nikotinergen Acetylcholinrezeptor mit partiell agonistischer Wi, aber auch antagonistischer Wi in Gegenwart von Nikotin → Verstärkungs- und Belohnungseffekte des Rauchens werden reduziert
PK	max. Plasmakonzentration nach 3–4 h, PEB < 20 %, HWZ 24 h, überwiegend unveränderte renale Elimination (> 90 %)
Gr/La	kontraindiziert, Gr 6 (keine Erfahrungen) / strenge Indikation, La 1 (keine Erfahrungen)
❶	**Hinweise:** ▸ in Studien lag die Erfolgsquote bei 23 % der Teilnehmer ▸ keine Langzeiterfahrungen, neue Meldungen zu NW beachten

Vecuronium   TTK: 13,31 € (10 mg Amp.) | Kinder > 0 Monate | Rp.-Pflicht

HN	Ⓓ *i. v.:* **Norcuron®**, **Vecuronium** (**Generika**) - alle: *10 mg/Durchstechfl.* Ⓐ **Norcuron®** Ⓒ︎ℍ **Norcuron®**
Dos	▸ *Erw. + Kinder > 1 J.:* • *Präcurarisierung:* 0,01–0,02 mg/kg KG (1–1,5 mg) als Bolus i. v. • *Muskelrelaxierung (nach 90–120 s):* 0,08–0,1 mg/kg KG als Bolus i. v., dann 0,03–0,06 mg/kg KG/h • *Repetitionsdosis:* 0,02–0,05 mg/kg KG (1,5–3,5 mg) i. v. ▸ *Kinder 5 Mo.–1 J.:* Dosen wie bei Erw., Erhaltungsdosen können niedriger sein ▸ *Neugeborene + Säuglinge < 4 Mo.:* initiale Testdosis 0,01–0,02 mg/kg KG, anschließende Dosissteigerung
Ind	Einleitung und Aufrechterhaltung der Narkose, Muskelrelaxation für die Intubation
KI	Myasthenia gravis, Lambert-Eaton-Syndrom, schwere Elektrolytstörungen; *rel. KI:* schwere Leberfunktionsstörungen (Dosisreduktion)
NW	< 0,1 %: Histaminliberation mit Bronchospasmen, RR- Anstieg, Tachykardie, Muskellähmungen, Reflexabschwächungen bis Areflexie, insbesondere nach mehrtägiger Anwendung
WW	Halothan, Äther, Enfluran, Isofluran, Methoxyfluran, Cyclopropan, hohe Dosen Thiopental, Methohexital, Ketamin, Fentanyl, γ-Hydroxybuttersäure, Etomidat, Aminoglykoside, Acylaminopenicillin-Antibiotika, hohe Dosen Metronidazol, Polypeptidantibiotika, Clindamycin, Tetrazykline, Ca-Antagonisten, β- und α-Blocker, Schleifendiuretika, Dextropropoxyphen, Glukokortikoide, Morphin, Piritramid, Tilidin, Thiamin, MAO-Hemmer, Quinidin, Protamin, Mg-Salze, andere nicht depolarisierende Muskelrelaxanzien, Elektrolytstörungen (Hypokaliämie, hohe Mg$^+$- und Li$^+$-Spiegel (Vencuronium Wi ↑); Neostigmin, Edrophonium, Pyridostigmin, Aminopyridin-Derivate, Noradrenalin, Azathioprin, Theophyllin, CaCl$_2$, vorherige Dauermedikation mit Kortikosteroiden, Phenytoin, Carbamazepin (Vencuronium Wi ↓)
WI	V. ist Mittel der Wahl als nicht depolarisierendes Muskelrelaxans mit kompetitiver Blockierung der Erregungsüberleitung an neuromuskulärer Endplatte durch Acetylcholin-Rezeptorbesetzung → erste Injektion bewirkt u. a. auch für 20–30 min Lähmung der Atemmuskulatur

PK	Wirkungseintritt nach 2–3 min, Wirkdauer 20–30 min, bei Nachinjektion auch länger, HWZ 1,5 h, Elimination zu 50–70% biliär, der Rest unverändert und als Metabolit renal
Gr/La	strenge Indikation, Anwendung mit möglichst niedriger Dosis möglich / k.A.

❗ Hinweise:
- ▶ Cholinesterasehemmer (z. B. Neostigmin 0,5–5 mg i. v.) können die Wi von Vecuronium antagonisieren
- ▶ bei Bradykardie ggf. Gabe von Atropin 0,5–1 mg i. v.

Venlafaxin TTK: 0,97–2,10 € (75 mg/d), 1,50–2,90 € (150 mg/d) | Rp.-Pflicht

HN Ⓓ *p. o.:* **Lindalex**® 37,5|75|150 mg/Ret.-Kps.
Trevilor® 37,5|75|150 mg/Ret.-Kps.,
Venlafaxin (**Generika**) 37,5|75|150|225 mg Ret.-Kps., 37,5|75 mg/Tbl.
Ⓐ **Efectin**®
🇨🇭 **Efexor**®

Dos
- ▶ *Erw., p. o.:* initial 2 × 37,5 mg/d oder 1 × 75 mg ret./d, ggf. Dosissteigerung nach 2 Wochen auf 2 × 75 mg/d oder 2 × 75 mg/d ret.
- ▶ *bei Panikstörungen:* 1 × 37,5 mg/d p. o. für 4–7 d, dann 1 × 75 mg ret./d
- ▶ *Maximaldosis:* 375 mg/d ret.
- ▶ *Dosisreduktion bei Niereninsuffizienz:* bei GFR 10–70 ml/min Reduktion um 25–50%; bei Dialyse: um 50% (Einnahme erst nach Beendigung der Dialyse)
- ▶ *Dosisreduktion bei Leberinsuffizienz:* um 50%

Ind depressive Erkrankungen mit/ohne begleitende Angstzustände, Erhaltungstherapie und Rezidivprophylaxe depressiver Erkrankungen, generalisierte Angststörung, soziale Phobie, Panikstörung mit oder ohne Agoraphobie

KI Komb. mit MAO-Hemmern; *relative KI:* verminderte Leber- und Nierenfunktion oder Leberzirrhose, Krampfanfälle in der Anamnese, manische Episoden in Eigen- oder Familienanamnese, Kinder und Jugendliche < 18 Lj. (Suizidalität ↑)

NW > 10%: Übelkeit, Somnolenz, Mundtrockenheit, Obstipation, Nervosität, Schlafstörungen, Asthenie, Schwächegefühl, Schwindel, Müdigkeit, Schwitzen ↑, verzögerte Ejakulation, KS, Verstopfung
1–10%: Schüttelfrost, RR ↑ (bes. bei > 200 mg/d), Herzklopfen, Vasodilatation, GIT-Beschwerden, Gewicht ↑↓, Appetitlosigkeit, Agitiertheit, Angst, ungewöhnliche Trauminhalte, Libido ↓, Parästhesien, Zittern, Ausschlag (z. T. Erythema multiforme), Wasserlassen ↑, orthostatische Hypotonie, kleinflächige Hautblutungen, erhöhte Muskelspannung, Cholesterolwerte ↑ bei Langzeitanwendung, Sehstörungen, Mydriasis, Akkomodationsstörungen
< 1%: Krämpfe, HRST, HF ↑, posturale Hypotension, reversible Leberenzyme ↑, Na⁺ ↓, RR ↓, Synkopen, Thrombopenie, Schleimhautblutungen, Blutungsdauer ↑, Apathie, Halluzinationen, Serotonin-Syndrom, Geschmacksveränderungen, Orgasmusstörungen bei der Frau, Menorrhagie, Harnverhalt
Einzelfälle: SIADH, hypomanische Periode als Absetzphänomen, malignes neuroleptisches Syndrom mit Fieber, Muskelstarre
o.A.: quälende Ruhelosigkeit und motorische Unruhe (Akathisie), suizidale Verhaltensweisen v. a. bei Kindern

WW MAO-Hemmer (KI!, Tremor, Myoklonus, Schwitzen, Übelkeit, Erbrechen, Hitzewallungen, Benommenheit, Fieber mit Merkmalen ähnlich denen des malignen neuroleptischen Syndroms, Krampfanfälle, Todesfälle); Triptane, SSRI, andere SNRI, Linezolid, Lithium, Sibutramin, Tramadol, Johanniskraut (Serotonin-Syndrom); Haloperidol (dessen AUC um 70% ↑) Clozapin (dessen Wi-

Spiegel ↑); Risperidon (dessen BV ↑); Warfarin (Thromboplastinzeit ↑); Ketoconazol (Plasmakonz von V. ↑); Vorsicht bei CYP3A4-Inhibitoren; Metoprolol (dessen blutdrucksenkende Wi ↓)

WI V. ist ein Serotonin-Noradrenalin-Wiederaufnahme-Hemmer (SNRI): Erhöhung der Neurotransmitteraktivität im ZNS → antidepressive sowie anxiolytische Wirkungen

PK erhebliche hepatische Metabolisierung über Cytochrom P_{450}-Isoenzyme in aktives O-Desmethylvenlafaxin (O-D.), max. Plasmakonz. nach 2 h (V.) und 4 h (O-D.), PEB 27% (V.) bzw. 30% (O-D.), HWZ 5 h (V.) bzw. 11h (O-D.), vorwiegend (87%) renale Elimination als V. und Metabolite

Gr/La kontraindiziert (Hinweise auf erhöhtes embryotox./teratogenes Risiko beim Tier) / kontraindiziert (Muttermilchübergang)

🛈 Cave:
Absetzerscheinungen: Müdigkeit, Schlafstörungen, Nervosität, Schwitzen, Übelkeit, Schwindel → langsam ausschleichen

Verapamil
TTK: p.o.: 0,20–0,60 € (120–360 mg), ret. 0,20-0,30 € (120–240 mg); i.v.: 0,46 € (1 mg) | Kinder > 4 Jahre | Rp.-Pflicht

HN Ⓓ *p.o.:* **Falicard®, Isoptin®, Vera (Generika, -Hexal®** ret. 180 mg/Ret.-Kps.), **Veramex®, Verapamil (Generika), VeroptinStada®**
- *alle: 40|80|120 mg/Drg./Tbl., ret. 120|240 mg/Kps./Tbl.*
i.v.: **Isoptin®, VeraHexal®, Verapamil-ratiopharm®**
- *alle: 5 mg/Amp. à 2 ml*
Ⓐ **Isoptin®, Verapabene®, Verastad®**
Ⓒ **Flamon®, Isoptin®, Verapam®**

Dos
▶ *akut:* 2,5–5 (–10) mg (0,1 mg/kg KG) langsam i. v., ggf. Wdh. nach 5–10 min
▶ *Perfusor:* 0,05–0,1 mg/kg KG/h (3,5–7 mg/70 kg KG/h = 1,75–3,5 ml/70 kg KG/h)
  • "Perfusor-Rezept": 2 Amp. × 50 mg (= 100 mg) mit NaCl 0,9% auf 50 ml verdünnen (= 2 mg/ml)
  • *Maximaldosis:* 10 mg/h, 100 mg/d i. v.
▶ *p. o.:* 3 × 40–120 mg/d oder 1–2 × 120–240 mg ret./d
  • *Maximaldosis:* 480 mg/d p. o.
▶ *Dosisreduktion bei schwerer Leber- oder Niereninsuffizienz:* um 50%
▶ *Kinder 6–14 J.:* 80–360 mg/d; *4–6 J.:* 80–120 mg/d, jeweils verteilt auf 2–3 ED/d p. o.

Ind paroxysmale supraventrikuläre Tachykardie, Extrasystolie, Tachyarrhythmia absoluta bei Vorhofflimmern und -flattern, Vorhoftachykardie mit wechselnder Überleitung, KHK, arterielle Hypertonie
off-label: Cluster headage (Prophylaxe, Erstattung laut B-BA)

KI manifeste Herzinsuffizienz, Herz-Kreislauf-Schock, komplizierter akuter HI, SA-Block, höhergradige AV-Blockierungen ab II°, Sinusknotensyndrom, WPW-Syndrom mit Vorhofflimmern oder -flattern
relative KI: Komb. mit β-Blockern, AV-Block I°, Hypotonie, ventrikuläre Tachykardie, akute Koronarinsuffizienz

NW *1–10%:* Übelkeit, Völlegefühl, Obstipation
0,1–1%: Herzinsuffizienz, Blutdruckabfall, KS, Schwindel, Müdigkeit, Parästhesien, Neuropathie, Tremor, Flush
0,01–0,1%: Palpitationen, Tachykardie, Tinnitus, Impotenz

	< 0,01 %: Ileus, Muskelschwäche, Muskel- oder Gelenkschmerzen, Gynäkomastie, Gingivahyperplasie, Purpura o.A.: AV-Blockierung, Sinusbradykardie, Sinusstillstand mit Asystolie
WW	β-Blocker (KI), Antiarrhythmika, Inhalationsanästhetika (gegenseitig Wi ↑ → *Cave* HRST, RR ↓, HF ↓, negative Inotropie); Antihypertensiva (deren Wi ↑); Digoxin (dessen Spiegel ↑); Cimetidin (Verapamil-Spiegel ↑); Grapefruitsaft (Verapamil-Wi ↑)
WI	V. ist ein Antiarrhythmikum der Klasse IV, ein bradykardisierender Kalziumantagonist: Senkung des O_2-Bedarfs am Herzen, periphere Gefäßweitung, Erhöhung der Reizschwelle der Muskelzelle → geringere Erregbarkeit, verlängerte AV-Überleitung, geringere Automatie, negativ inotrope und negativ chronotrope Wi
PK	gute perorale Resorption, BV 20–35 % (First-pass-Effekt), Wirkungsbeginn nach 2–5 min i.v., nach 20–30 min p.o., max. Plasmakonzentration nach 20–30 min, PEB ca. 90 %, lange Wirkungsdauer (30–60 min i.v., 3–8 h p.o.), zu Beginn HWZ 4–5 h, später 9 h, Elimination überwiegend renal nach hepatischem Metabolismus
Gr/La	strenge Indikation, Mittel der Wahl in 2.+3. Trim.; Mittel der 2. Wahl im 1. Trim., (1. Wahl im 1. Trim. ist Metoprolol) / strenge Indikation, Mittel der Wahl
❶	**Pädiatrische Zulassung:** bei Kindern < 4 J. keine Erfahrungen **Intoxikation:** ▶ *Klinik:* Sinusbradykardie, AV-Blockierungen, Extrasystolie, Asystolie, Hypotension bis Schock, Ateminsuffizienz, Laktazidose, Unruhe, Somnolenz, Koma, Krämpfe ▶ *Therapie:* Katecholamine und Volumen bei Hypotension, passagerer Schrittmacher bei Bradykardien (ggf. Atropin), Diazepam bei Krämpfen, Natriumhydrogencarbonatpufferung bei Azidose, ggf. Intubation und Beatmung, ggf. Plasmaseparation **Hinweise:** ▶ **nicht** mit alkoholischen oder alkalischen ($NaHCO_3$, Furosemid) Lösungen mischen → Ausfällung **Behandlungskontrollen:** therapeutischer Serumspiegel 0,02–0,1 mg/l = 0,04–0,2 µmol/l (Umrechnungsfaktor 2,0)
Stu	INVEST-Studie

Vernakalant   TTK: 520,- € (500 mg) | Rp.-Pflicht

HN	⊙ *i.v.:* **Brinavess®** 20 mg/ml Inf.-Lösungskonzentrat Ⓐ **Brinavess®**
Dos	▶ *Erw. 40–113 kg KG: initial* 3 mg/kg KG in 10 min i.v., max. 339 mg • sollte 15 min nach Inf. kein Sinusrhythmus vorliegen, ist 2. Inf. mit 2 mg/kg KG über 10 min möglich; max. 226 mg ▶ *Erw. > 113 kg KG: initial* 339 mg in 10 min i.v.; max. 339 mg • sollte 15 min nach Inf. kein Sinusrhythmus vorliegen, ist 2. Inf. mit 226 mg über 10 min möglich ▶ Überwachung von Herzfrequenz und RR während der Inf. und 15 min danach erforderlich • bei sympt. Bradykardie oder Hypotonie Inf. sofort absetzen ▶ *Maximaldosis:* 5 mg/kg KG/d

Ind	rasche Konversion eines kürzlich aufgetretenen Vorhofflimmerns (VHF) in den Sinusrhythmus bei Erw.: ▸ ohne vorherigen chirurgischen Eingriff am Herzen: Dauer des VHF ≤ 7 d ▸ nach einem chirurgischen Eingriff am Herzen: Dauer des VHF ≤ 3 d
KI	bek. Überempfindlichkeit, schwere Aortenklappenstenose, syst. RR < 100 mmHg, Herzinsuffizienz NYHA-Stadium III-IV, QT-Verlängerung (unkorrigiert > 440 ms) zu Behandlungsbeginn, schwere Bradykardie, Sinusknotenerkrankung oder AV-Block II-III° (ohne Herzschrittmacher), i.v.-Anwendung von Antiarrhythmika zur Rhythmuskontrolle (Klasse I + III) innerhalb von 4 h vor der Anwendung, akutes Koronarsyndrom (einschließlich Myokardinfarkt) innerhalb der vergangenen 30 d; *rel. KI:* LVEF ≤ 35 %, 4–24 h zuvor Anwendung von Antiarrhythmika der Klasse I und III, klin. bedeutsame Herzklappenstenose, hypertroph-obstruktive Kardiomyopathie, restriktive Kardiomyopathe, konstruktive Perikarditis, fortgeschrittene Lebererkrankung
NW	*> 10 %:* Dysgeusie, Niesen *1–10 %:* Parästhesie, Schwindel, KS, Hypoästhesie, Bradykardie, Vorhofflattern, Hypotonie, Husten, nasale Beschwerden, Übelkeit, Erbrechen, Mundtrockenheit, Pruritus, Hyperhidrose, Schmerzen an der Infusionsstelle, Parästhesien an der Infusionsstelle, Hitzegefühl, Müdigkeit *0,1–1 %:* Brennen, Parosmie, Schläfrigkeit, vasovagale Sehstörungen, Sinusarrest, kompletter AV-Block, AV-Block I. Grades, Linksschenkelblock, ventrikuläre Extrasystolen, Palpitationen, Sinusbradykardie, ventrikuläre Tachykardie, verbreiterter QRS-Komplex im EKG, QT-Verlängerung im EKG, Flush, Hitzewallungen, Blässe, Dyspnoe, Erstickungsgefühl, Rhinorrhö, Halsreizung, Diarrhö, Stuhldrang, generalisierter Pruritus, Kaltschweißigkeit, Schmerzen in den Extremitäten, Reizung + Überempfindlichkeit an der Infusionsstelle, Unwohlsein, Beschwerden im Brustraum
WW	es wurden keine formalen Wechselwirkungsstudien durchgeführt
WI	V. ist ein Antiarrhythmikum mit selektiver Wi am Vorhof → atriale Refraktärzeit ↑, Überleitungsgeschwindigkeit in Abhängigkeit von der Frequenz ↓, V. verhindert antifibrillatorische Effekte auf Refraktärzeit und Weiterleitung der elektrischen Impulse des Reentry
PK	freier Anteil im Serum 53–63 %, HWZ 3–5,5 h, CAP2D 6-abhängige Metabolisierung (O-Demethylierung und Glucuronidierung) und Elimination renal
Gr/La	nicht empfohlen / nicht empfohlen

Vigabatrin (VGB)   TTK: 2,20-3,30 € (2-3 g) | Kinder > 1 Jahr | Rp.-Pflicht

HN	Ⓞ *p. o.:* **Sabril**® 500 mg/Tbl., 500 mg/Granulat-Beutel Ⓐ **Sabril**® ⒸⱧ **Sabril**®

Dos	▸ *Erw.: initial* 2 × 500 mg/d p. o., später ggf. Steigerung um 0,5 g/d pro Woche
	  • *Durchschnittsdosis:* 2–3 g/d in 2 ED
	  • *Maximaldosis:* 3 g/d
	▸ *Kinder: Anfangsdosis:* 40 mg/kg KG/d, *Erhaltungsdosis:* 10–15 kg KG: 0,5–1 g/d, *15–30 kg KG:* 1–1,5 g/d, *30–50 kg:* 1,5–3 g/d, *> 50 kg KG:* 2–3 g/d, jeweils verteilt auf 2–3 ED/d p. o.

Ind	West-Syndrom (infantile Spasmen); Kombinationsbehandlung insbesondere bei epileptischen Anfällen fokalen Ursprungs (einfach und komplex fokale Anfälle) mit und ohne sekundäre Generalisierung, die auf andere besser verträgliche Antiepileptika nicht ansprechen

KI	Monotherapie (Ausnahme infantile Spasmen), idiopathische, primär generalisierte Epilepsie, schwere Niereninsuffizienz
NW	*>10%:* Gesichtsfelddefekte, Somnolenz, Müdigkeit, Exzitation und Agitation (Kinder) *1–10%:* KS, Gewicht ↑, Tremor, Ödeme, Schwindel, Parästhesien, Konzentrations-/Gedächtnisstörungen, Agitation, Aggression, Nervosität, Erregbarkeit, Depressionen, Denkstörungen, paranoide Reaktionen, Nausea, abdominale Schmerzen, verschwommenes Sehen, Diplopie, Nystagmus *0,1–1%:* Ataxie, Hypomanie, Manie, Psychosen, Exanthem *<0,1%:* Angioödem, Urtikaria, enzephalopathische Symptome, Selbstmordversuche; Retinaerkrankungen *<0,01%:* Optikusneuritis, Optikusatrophie, Halluzinationen
WW	Phenytoin (dessen Spiegel ca. 20% ↓); keine weiteren Interaktionen bekannt
WI	V. ist ein Antiepileptikum: irreversible Hemmung der GABA-Transaminase, dadurch verringerter GABA-Abbau, Anstieg des inhibitorischen Transmitters GABA im Gehirn, u. U. macht der Wirkungsverlust nach einigen Monaten einen Substanzwechsel erforderlich, Odds-ratio 3,68 (Placebo 1,0)
PK	rasche Resorption, BV 75%, keine PEB, Wi in 12–24 h, HWZ 7 h (5–12 h), unveränderte renale Elimination (70% in 24 h)
Gr/La	kontraindiziert, Gr 6 / kontraindiziert, La 1

❗ **Pädiatrische Zulassung:**
> 10 kg KG

Hinweise:
- keine Korrelation zwischen Serumspiegel und klinischer Wi und keine zwischen Dosis und klinischer Wi
- individuelle Dosisreduktion bei Pat. > 65 Lj. oder Kreatinin-Clearance < 60 ml/min
- kein Einfluss auf Wirksamkeit hormoneller Kontrazeptiva

Behandlungskontrollen:
regelmäßige Kontrolle des Gesichtsfeldes!

Vildagliptin TTK: k.A. | Rp.-Pflicht

HN	Ⓓ *p. o.:* **Galvus®**, **Jalra®** - alle: 50 mg/Tbl. Ⓐ **Galvus®** 🇨🇭 **Galvus®**
Dos	- *Monotherapie:* 1–2 × 50 mg/d p. o. - *in Kombination mit Metformin:* 2 × 50 mg/d p. o. - *in Kombination mit Sulfonylharnstoffderivat:* 1 × 50 mg/d p. o. morgens - *Maximaldosis:* 200 mg/d - *Dosisreduktion bei Niereninsuffizienz:* bei mittelschwerer bis schwerer Funktionsstörung der Niere und für Dialysepatienten mit terminaler Niereninsuffizienz (TNI) wird die Anwendung nicht empfohlen
Ind	**Erw. mit Diabetes mellitus Typ 2 in einer oralen Zweifach-Kombinationstherapie mit:** - Metformin bei Pat., deren BZ trotz Monotherapie mit maximal verträglichen Dosen von Metformin unzureichend eingestellt ist - einem Sulfonylharnstoff bei Pat., deren BZ trotz Monotherapie mit maximal verträglichen Dosen eines Sulfonylharnstoffs unzureichend eingestellt ist und bei denen Metformin wegen Kontraindikationen oder Unverträglichkeit ungeeignet ist

> ▸ einem Thiazolidindion bei Pat. mit ungenügender BZ-Einstellung, für die die Anwendung eines Thiazolidindions geeignet ist
> **Erw. mit Typ-2-Diabetes in Monotherapie**, deren Blutzucker trotz Diät und körperlicher Betätigung nicht ausreichend kontrolliert werden kann und für die Metformin als Therapiestandard nicht infrage kommt

KI	Überempfindlichkeit
NW	**unter Monotherapie:** *1–10 %:* Schwindel **mit Metformin:** *1–10 %:* Hypoglykämie, Tremor, KS, Schwindel, Übelkeit **mit Sulfonylharnstoffderivat:** *1–10 %:* Hypoglykämie, Tremor, KS, Schwindel, Asthenie **mit Thiazolidindion:** *1–10 %:* Gewicht ↑, periphere Ödeme
WW	keine WW bekannt
WI	V. gehört zur Klasse der Substanzen, die die Inselzellfunktion verstärken: es ist ein potenter und selektiv wirkender Dipeptidylpeptidase-4-(DPP-4)-Inhibitor → rasche und vollständige Hemmung der DPP-4-Aktivität, die sowohl nüchtern als auch postprandial zu erhöhten endogenen Konzentrationen der Inkretinhormone GLP-1 (glucagon-like peptide 1) und GIP (glucosedependent insulinotropic polypeptide) führt → Verbesserung der glukoseabhängigen Insulinsekretion
PK	BV 85 %, max. Plasmaspiegel nach 1,7 h, PEB 9,3 %, zu 69 % Metabolisierung in inaktive Metabolite, HWZ 3 h, zu 85 % renale Elimination, zu 23 % unverändert fäkal
Gr/La	kontraindiziert / kontraindiziert
❶	**Hinweise:** eine perioperative Einnahmepause ist nach aktuellem Kenntnisstand nicht erforderlich **Alternativwirkstoffe:** *Kombination mit Metformin:* **Eucreas®**, **Icandra®** - *alle:* 50/850 mg/Tbl., 50/1000 mg/Tbl.

Vincristin (VCR) *TTK: 19-48,- € (1-2 mg) | Kinder > 0 Monate | Rp.-Pflicht*

HN	Ⓓ *i. v.:* **Cellcristin®** 2 mg/Amp. à 2 ml, **Vincristin Liquid L®**, **Vincristinsulfat** (**Generika**, **-Hexal®** 2 mg/Amp. à 2 ml) - *alle: 1 mg/ml Amp.* Ⓐ **Oncovin®**, **Vincristin** (**Generika**) Ⓒ**H** **Oncovin®**, **Vinristine®**
Dos	Dosierung nach aktuellen onkologischen Therapieprotokollen, s. FI: ▸ *Erw.:* 1,4 mg/m² KOF 1 ×/Wo. i. v.; *Maximaldosis:* 2 mg 1 ×/Wo. ▸ *Dosisreduktion bei Leberinsuffizienz:* bei Serumbilirubin > 3 mg/dl um 50 % ▸ *Kinder > 10 kg KG:* 2 mg/m² KOF 1 ×/Wo. i. v., *< 10 kg KG:* 0,05 mg/kg KG 1 ×/Wo. i. v.
Ind	▸ *als Mono- oder Kombinationstherapie bei:* akuten Leukämien ▸ *als Teil einer Kombinationstherapie bei Erw. bei:* M. Hodgkin Lymphom, Non-Hodgkin Lymphome inklusive Sonderformen, Rhabdomyosarkom, Neuroblastom, Wilms-Tumor, osteogenes Sarkom, Mykosis fungoides, Ewing Sarkom, malignes Melanom, Plattenepithelkarzinom der Lunge, kleinzelliges Lungenkarzinom, Cervixkarzinom, Mammakarzinom, idiopathische thrombozytopenische Purpura (ITP) ▸ *als Teil einer Kombinationstherapie im Kindesalter bei:* gynäkologische Tumore, Neuroblastom, Wilms-Tumor, osteogenes Sarkom, Ewing Sarkom,

Rhabdomyosarkom, M. Hodgkin Lymphom, Non-Hodgkin Lymphome, embryonales Ovarialkarzinom, Rhabdomyosarkom des Uterus

KI	vorbestehende neuromuskuläre Erkrankungen (spez. demyelisierende Form des Charcot-Marie-Tooth-Syndroms), ausgeprägte Knochenmarkdepression, letal bei intrathekaler Gabe; *relative KI:* schwere Neuropathien, Leberfunktionsstörungen, akute Infektionen, während Bestrahlungstherapie der Leber
NW	*> 10 %:* Obstipation, reversible Alopezie, bei Männern Infertilität (Azoospermie), Reversibilität möglich abhängig vom Alter des Patienten und von der Gesamtdosis *1–10 %:* periphere Neuropathie, neuralgische Schmerzen in der Kieferregion und in den Hoden, Übelkeit und Erbrechen, Diarrhoe *nach längerer Behandlung:* neuritisartige Schmerzen und motorische Ausfälle verschiedener Lokalisation, Reflexausfall (unter anderem der tiefen Sehnenreflexe), Spitzfußstellung, Muskelschwäche, Ataxie, Lähmungen *0,1–1 %:* Blasenatonie *0,01–0,1 %:* Knochenmarksuppression (Leukozytennadir 4.–9. d, Dauer 7–21 d), kardiotoxische Reaktionen, Hörverlust, Erblindung, Krämpfe
WW	Phenytoin (dessen Wi ↓); Allopurinol (Knochenmarkdepression ↑); andere neurotoxische Substanzen (Toxizität ↑)
WI	V. ist ein Zytostatikum, Mitosehemmer: Bindung an mikrotubuläre Proteine mit Depolarisation, wodurch deren Bindung an die mitotische Spindel verhindert wird, keine Passage der Blut-Hirn-Schranke
PK	HWZ 0,08–2,3–85 h (triphasisch), starke PEB, Ausscheidung nach Metabolisierung in der Leber und Exkretion über die Galle (20 %) und unverändert renal
Gr/La	kontraindiziert / kontraindiziert

❗ Hinweise:
- als Trägerlösung bei Infusionen nur NaCl 0,9 % oder Glukose 5 % verwenden
- wirkt kumulativ neurotoxisch!
- nicht paravasal spritzen, Gefahr schwerer Gewebsnekrosen! bei pararvenöser Injektion Anwendung mäßiger lokaler Wärme, ggf. Hyaluronidase

Vitamin B-Komplex
TTK: p.o.: 0,15/Tbl. €; parenteral: 1,60–2,30 € (1 Amp.) | Kinder > 0 Monate | Rp.-Pflicht

HN	ⓞ *p.o.:* **Meditivan**® N Neuro, **Neuro AS**®, **Neuro-B forte Biomo**®, **Neuro** (**Generika**, **-Lichtenstein**® N, **-ratiopharm**® N, **STADA**®), **Vitamin B duo**® - *alle: 100 mg Thiaminchlorid + 100 mg Pyridoxin/Tbl.;* **Neuro-Effekton**® B 250 mg Thiaminchlorid + 100 mg Pyridoxin/Tbl.; **Neuro-Vibolex**® 100 mg Thiaminchlorid + 200 mg Pyridoxin/Tbl. *i.m.:* **Milgamma N**®, **Neurobion**® - *alle: 100 mg Thiamin + 100 mg Pyridoxin + 1 mg Cyanocobalamin/Amp. à 2 bzw. 3 ml*
Dos	▶ *p.o.:* 3–4 × 1 Drg. o. Tbl./d ▶ *i.m.:* zunächst 1 Amp./d i. m., bei klinischer Besserung 2–3 × /Wo. oder p. o.
Ind	Vitamin-B-Mangel-PNP, Vitaminmangelzustände, Wernicke-Enzephalopathie, chronischer Alkoholabusus
KI	Überempfindlichkeit gegen Cyanocobalamin, Pyridoxin oder Thiamin
NW	*Einzelfälle p. o./i. m.:* Exantheme, Atemnot, Schockzustände, Angioödeme *o.A.:* Schwindel, Erbrechen, Bradykardie, Tachykardie, Rhythmusstörungen, Benommenheit, Krämpfe
WW	L-Dopa (dessen Wi ↓)

WI	▶ *physiologischer Bedarf:* Vitamin B$_1$ (Thiamin) 0,5–1,0 mg/1000 kcal (abhängig von der Kohlenhydratzufuhr); Vitamin B$_6$ (Pyridoxin) 2 mg/d (abhängig von der Proteinzufuhr); während der Schwangerschaft doppelter Bedarf an Vitamin B$_6$; Vitamin B$_{12}$ (Cyanocobalamin) 1–2 µg/d
▶ *Thiaminmangel:* Beri-Beri (Muskelschwäche, Parästhesien, Paresen, paralytische Erscheinungen, Bradykardie, psychische Veränderungen)
▶ *Pyridoxinmangel:* Rhagaden an Mundwinkeln, Glossitis, Läsionen der Haut und Schleimhäute, reduzierte Aktivität der Erythrozyten-Glutathion-Reduktase
▶ *Vitamin-B$_{12}$-Mangel:* perniziöse Anämie, Café-au-lait-Hautkolorit, Typ-A-Gastritis, Hunter-Glossitis, spinale Ataxie, spastische Paresen, Pyramidenbahnzeichen, PNP
PK	Vitamin-B$_1$ dosisabhängige passive Diffusion und aktive Resorption, BV 100 %, Vitamin-B$_6$ rasche Resorption über passive Diffusion
Gr/La	Anwendung möglich, keine generelle Substitution erforderlich / Anwendung möglich
❶	**Hinweise:**
Anhand einer Vielzahl neuer Studien konnten keine erkennbaren Wirkungen bei Neuropathien/Polyneuropathien nachgewiesen werden, die nicht Folge eines direkten Vitaminmangels sind!

Voriconazol TTK: p.o.: 16-59,- € (50-200 mg); i.v.: 212,- € (200 mg) | Kinder > 2 Jahre | Rp.-Pflicht

HN	Ⓓ *p. o.:* **Vfend**® 50|200 mg/Tbl., 40 mg/ml Pulver für Susp.
i. v.: **Vfend**® 200 mg Pulver zur Herstellung einer Inf. Lsg.
Ⓐ **Vfend**®
CH **Vfend**®
Dos	▶ *Erw. p.o.:* in den ersten 24 h 2 × 400 mg, dann 2 × 200 mg/d p. o., 1 h vor oder nach einer Mahlzeit
▶ *Erw. i. v.:* in den ersten 24 h 2 × 6 mg/kg KG, dann 2 × 4 mg/kg KG i. v.
▶ *Kinder > 2 J.:* in den ersten 24 h 2 × 6 mg/kg KG i. v., dann 2 × 4 mg/kg KG i. v.
Ind	schwere Pilzinfektionen wie invasive Aspergillose (auch Itraconazol und Amphotericin resistente Aspergillose), Fluconazol-resistente schwere invasive Candida-Infektion, schwere Infektionen durch Scedosporium spp. und Fusarium spp.
KI	Kombination mit Rifampicin, Carbamazepin, Phenobarbital, Terfenadin, Astemizol, Pimozid, Chinidin, Ergotamin, Dihydroergotamin, Sirolismus
NW	*> 10 %:* Fieber, KS, GIT-Symptome, periphere Ödeme, Sehstörungen (30 %, reversibel), Hautausschlag
1–10 %: Schüttelfrost, Hypotonie, Thrombophlebitis, Leberwerte ↑, Cholestase, BB-Veränderungen, Hypokaliämie, Verwirrtheit, ARDS, Lungenödem, Kreatinin ↑, ANV, Photosensibilisierung
0,1–1 %: HRST (tachykarde supraventrikuläre und ventrikuläre bis Kammerflimmern, QT-Verängerung), Synkope, Schwindel, Hepatitis, Leberversagen, Pankreatitis
0,01–0,1 %: AV-Blockierungen, Torsade de pointes
WW	Voriconazol wird durch Cytochrom-P$_{450}$-Isoenzyme CYP2 C 19, CYP2 C 9 und CYP3 A4 metabolisiert, hierdurch ergeben sich folgende KI: keine Kombinationen mit Rifampicin, Carbamazepin, Phenobarbital (Voriconazol-Plasmakonz. ↓); Terfenadin, Astemizol, Pimozid, Chinidin (QT-Intervall ↑ → torsades de pointes); Ergotamin, Dihydroergotamin (deren Plasmakonz. ↑ → Ergotismus); Sirolismus (dessen Plasmakonz. ↑), alle Hemmer und Induktoren

der genannten Isoenzyme können Einfluss auf den Plasmaspiegel von Voriconazol haben (z. B. Makrolidantibiotika, Cimetidin, Tacrolimus, Warfarin, Sulfonylharnstoffe, Statine, Benzodiazepine, Vinca-Alkaloide, Prednison); HIV-Protease-Hemmer und nichtnukleosidische Reverse-Transkriptase-Inhibitoren (deren Metabolisierung ↓, ggf Toxizität ↑)

WI V. ist ein Breitspektrum-Triazol-Antimykotikum: es hemmt essenzielle Bestandteile (pilzeigene Cytochrom-P$_{450}$, induziert auch mögliche WW) der Pilzmembran (Verlust an Ergosterol durch Anhäufung von 14α-Methyl-Sterol)

PK Steady-state innerhalb der ersten 24 h, BV 96%, PEB ca. 58%, dosisabhängige HWZ (bei 200 mg p. o. 6 h), liquorgängig, hepatische Metabolisierung über Cytochrom-P$_{450}$-Isoenzyme CYP2 C 19, CYP2 C 9 und CYP3 A 4, hepatische Elimination

Gr/La strenge Indikation / abstillen, La 1

Hinweise:
- Zielgruppe dieses Präparates sind immundefizitäre Pat. mit schweren progressiven Pilzinfektionen
- bei hoher oraler Bioverfügbarkeit rascher Wechsel von initialer i. v.-Gabe auf orale Darreichungsform möglich (Kosten ↓)
- nicht mit fettreichen Mahlzeiten einnehmen → Voriconazol-Resorption ↓
- Sonnenexposition meiden (Photosensibilisierung)
- Pat. müssen auf mögliche Sehstörungen hingewiesen werden, bei Auftreten sind die Teilnahme am Straßenverkehr sowie das Bedienen von Maschinen zu meiden
- die Dauer der Therapie orientiert sich am klinischen und mykologischen Ansprechen
- bei vorbestehender leichter bis mäßiger Leberzirrhose → Dosishalbierung
- Nierenfunktionsparameterkontrollen (NW Nierenversagen); bereits bei Beginn der Therapie bestehende leichte bis schwere Nierenfunktionseinschränkungen bedürfen keiner Anpassung der oralen Dosis

Behandlungskontrollen:
Leberwertkontrollen vor und engmaschig während der Therapie → Abbruch bei klin. Zeichen einer Leberschädigung; Nierenwertkontrollen (s. Hinweise)

Spektrum:
Sensibel: Aspergillus spp. einschließlich, A. flavus, A. fumigatus, A. terreus, A. niger, A. nidulans, Candida spp. einschließlich C. albicans, C. glabrata, C. krusei, C. parapsilosis, C. tropicalis und bei einer beschränkten Anzahl von Infektionen mit C. dubliniensis, C. inconspicua und C. guilliermondii, Scedosporium spp. einschließlich S. apiospermum, S. prolificans und Fusarium spp.
weitere behandelte Pilzinfektionen (häufig mit partieller oder vollständiger Remission) umfassten Einzelfälle von Infektionen mit Alternaria spp., Blastomyces dermatidis, Blastoschizomyces capitatus, Cladosporium spp., Coccidioides immitis, Conidiobolus coronatus, Cryptococcus neoformans, Exserholium rostratum, Exophiala spinifera, Fonsecaea pedrosoi, Madurella mycetomatis, Paecilomyces lilacinus, Penicillium spp. einschl. P. marneffei, Phialophora richardsiae, Scopulariopsis brevicaulis, Trichosporon spp. einschließlich Infektionen durch T. beigelii

Warfarin-Na   TTK: 0,22 € (5 mg) | Kinder > 0 Monate | Rp.-Pflicht

HN ⊙ *p. o.:* **Coumadin®** 5 mg/Tbl.

Dos
- *langsame Aufdosierung:* ½–2 Tbl./d, dann je nach Quick/INR-Wert
- *rasche Aufdosierung:* 1. Tag 4 Tbl.; 2. Tag 2 Tbl.; ab 3. Tag nach Quick/INR-Wert (½–2 Tbl./d)

Ind zur peroralen Dauerantikoagulation bei erhöhtem Embolierisiko, mechanische Herzklappenträger

KI Blutungsgefahr (GIT-Ulzera, akuter zerebraler Insult im Stadium der Schrankenstörung, Traumen oder chirurgische Eingriffe am ZNS oder am Auge, Retinopathien mit Blutungsrisiko, fortgeschrittene Arteriosklerose, Hirnarterienaneurysma, dissezierendes Aortenaneurysma), Sepsis, schwere Thrombozytopenie, bakterielle Endokarditis, Perikarditis, kavernöse Lungentuberkulose, schwere Leberfunktionsstörungen, fixierte und behandlungsrefraktäre Hypertonie, manifeste Niereninsuffizienz; *relative KI:* Anfallsleiden, chronischer Alkoholismus, Nephrolithiasis, mangelnde Compliance des Pat.

NW *> 10 %:* Mikrohämaturie, Zahnfleischbluten
1–10 %: Nasenbluten, Hämatome nach Verletzungen, GIT-Blutungen
0,1–1 %: lebensbedrohliche Blutungen (z. B. Rückenmark, Gehirn, Herzbeutel, Pleurahöhle, Darmwand, Nebenniere)
0,01–0,1 %: Hepatitis, Cholestase, Netzhautblutungen
< 0,01 %: Hautnekrose (hämorrhagische Infarzierung durch hyaline Thromben meist am 3.–5. Behandlungstag)

WW *Wirkungsverstärkung durch:* Thrombozytenaggregationshemmer (z. B. ASS) oder Arzneimittel, die zu Mukosaschäden im Magen-Darm-Trakt führen, z. B. NSAR; andere Antikoagulanzien (unfraktioniertes oder niedermolekulare Heparine oder Heparinoide), Allopurinol, Antiarrhythmika: Amiodaron, Chinidin, Propafenon, Methoxsalen (früher Ammoidin); bestimmte Antibiotika: Aminoglykoside, Chloramphenicol, Tetracycline, Trimethoprim-Sulfamethoxazol und andere Sulfonamide, Cloxacillin, Makrolide, N-Methylthiotetrazol-Cephalosporine und andere Cephalosporine (Cefazolin, Cefpodoximproxetil, Cefotaxim, Ceftibuten); Disulfiram, Fibrate, Imidazolderivate, Triazolderivate; Analgetika und/oder Antirheumatika: Leflunomid, Phenylbutazon und Analoga, Piroxicam, selektive Coxibe, ASS, Tramadol; Methyltestosteron und andere anabole Steroide; Schilddrüsenhormone; Zytostatika: Tamoxifen, Capecitabin; trizyklische Antidepressiva; andere Substrate der CYP2C9- und CYP3A4-Cytochrome
Wirkungsabschwächung durch: Azathioprin, Barbiturate, Carbamazepin, Colestyramin, Digitalis-Herzglykoside, Diuretika, Corticosteroide, Gluthetimid (Aminogluthetimid), 6-Mercaptopurin, Rifampicin, Metformin, Thiouracil, Vitamin-K-haltige Präparate, johanniskrauthaltige Präparate
WW auch mit Nahrungsmitteln, zahlreiche weitere WW s. FI

WI W. ist ein Antikoagulans: Verdrängung des Vitamin K aus dem Fermentsystem (Hemmung der enzymatischen Reduktion des Vitamin-K-Epoxides zum nativen Vitamin K), das in der Leber die Gerinnungsfaktoren II, VII, IX und X bildet

PK hohe PEB (> 90 %), Wirkungsbeginn nach 24 h, Wirkungsmaximum nach 71–96 h, Wirkungsdauer 2–5 d, in der Leber Hydroxylierung, Glukuronidierung und Sulfatierung, renale Elimination der Metabolite

Gr/La kontraindiziert, Antikoagulation mit Heparinen oder ggf. low-dose Acetylsalicylsäure (300 mg/d) möglich / strenge Indikation, La 2, in den ersten 4 Lebenswochen dem Säugling zusätzlich 2–3 x 1 mg Vit. K/Wo., Gerinnungskontrolle

Intoxikation:
Warfarin-Pause und 5–10 mg Vitamin K$_1$ (**Konakion®** oder **Phytomenadion-Rotexmedica®**), bei schwerer Intoxikation 5–25 mg Vitamin K$_1$ i. v., Gabe von 200–500 ml Frischblut/Plasma oder PPSB, falls nicht verfügbar 10–20 ml/kg FFP

Hinweise:
- fraglich bessere Steuerbarkeit als Phenprocoumon wegen kürzerer WiDauer
- **TPZ-Reagenz:** INR →Quick:
  - **Innovin**™: 1,0 = 100 %, 1,5 = 51 %, 2,0 = 33 %, 2,5 = 25 %, 3,0 = 20 %, 3,5 = 16 %, 4,0 = 14 %, 4,5 = 12 %, 5,01 = 1 %
  - **Thromboplastin IS:** 1,0 = 100 %, 1,5 = 50 %, 2,0 = 35 %, 2,5 = 28 %, 3,0 = 24 %, 3,5 = 20 %, 4,0 = 17 %, 4,5 = 15 %, 5,0 = 13 %
- möglichst unter Heparinisierung einstellen, um initiale Gefahr der Thrombenbildung zu verringern (schnellerer Abfall des gerinnungshemmenden Protein C als andere Gerinnungsfaktoren)
- niedrigere Dosis bei Niereninsuffizienz und im Alter > 60 J. (geringere Konzentration von Albumin und Gerinnungsfaktoren)
- **Antagonisierung:** Vitamin K$_1$; 5 mg p. o. erhöhen den Quick-Wert in 24 h um ca. 10 %; 25–30 mg normalisieren den Quick-Wert; 25 mg s. c. oder i. m. normalisieren in 6–12 h
- **PPSB:** 1,2 I.E./kg KG i. v. heben den Quick-Wert um ca. 1 % an

Behandlungskontrollen:
regelmäßige Quick/INR-Kontrolle

Stu CHAMP-Studie, WARIS II-Studie, WASH-Studie, WATCH-Studie, Rocket AF-Studie, EAFT-Studie, ARISTOTLE-Studie

Xipamid TTK: 0,15–0,20 € (10–20 mg) | Rp.-Pflicht

HN ⊙ *p. o.:* **Aquaphor®**, **Xipagamma®**, **Xipa Isis®**, **Xipamid** (**Generika**)
- alle: 10|20|40 mg/Tbl.
Ⓐ **Aquaphoril®**

Dos
- *Hypertonie: initial* 1–2 × 10–20 mg/d, je nach klin. Wi *Erhaltungsdosis:* 1 × 5–10 mg/d p. o.
- *Ödemtherapie:* 1 × 40 mg/d p. o.
- *Maximaldosis:* 80 mg/d bei schwerer Niereninsuffizienz

Ind arterielle Hypertonie; kardiale, renale und hepatogene Ödeme

KI schwere Leberfunktionsstörungen, schwere Hypokaliämie, schwere Hyponatriämie, Hypovolämie, Hyperkalzämie, Gicht; *relative KI:* Hyperurikämie, Hypotonie, KHK, Kinder

NW *> 10 %:* Hypokaliämie mit Symptomen (z. B. EKG-Veränderungen, HRST, Übelkeit, Erbrechen)
1–10 %: orthostatische Hypotonie, Herzklopfen, KS, Dehydratation, Hyponatriämie, Hypomagnesiämie, Harnstoff ↑, Kreatinin ↑, Harnsäure ↑, hypochlorämische Alkalose, Schwindel, Mundtrockenheit, Müdigkeit, Antriebsarmut, Schwitzen, GIT-Symptome
0,01–0,1 %: hämorrhagische Pankreatitis, akute Cholezystitis bei bestehender Cholelithiasis
< 0,01 %: BB-Störungen, Ikterus, akute interstitielle Nephritis

WW	NSAR (antihypertensive und natriuretische Wi ↓); Lithium (kardio- und neurotoxische Lithium-Wi ↑); andere Antihypertensiva, Barbiturate, Phenothiazine, trizyklische Antidepressiva, Alkohol (verstärkte RR-Senkung); ACE-Hemmer (starker RR-Abfall und Nierenfunktion ↓ möglich); Furosemid, Glukokortikoide, ACTH, Penicillin, Salicylate, Amphotericin B, Laxanzien (Kaliumverluste ↑)
WI	X. ist ein mittellang wirkendes Diuretikum vom Chlorbenzolsulfonamid-Typ: Wirkungsähnlichkeit mit den Thiaziden → im frühdistalen Tubulus Hemmung der Na$^+$-Rückresorption → Natriurese und Chlorurese und Stimulation der Kaliumsekretion → durch osmotisch gebundenes Wasser Harnfluss ↑
PK	BV 100%, HWZ 5–8 h, Wirkungsbeginn nach 1 h, Wirkungsmaximum nach 3–6 h, Wirkungsdauer 12 h, PEB 99%, max. RR-senkender Effekt nach 2–3 Wo., renale Elimination unverändert zu 30–40%, der Rest wird als Metabolit eliminiert
Gr/La	kontraindiziert, Diuretikum der Wahl bei Herzinsuffizienz ist Hydrochlorothiazid / kontraindiziert
❗	**Hinweise:** ▶ *sinnvolles Kombinationspräparat:* mit Triamteren = **Neotri**® ▶ Niereninsuffizienz ist **keine** Anwendungseinschränkung

Xylometazolin TTK: 2,50-5,- € (10 ml Lsg.) | Kinder > 6 Jahre | Rp.-Pflicht

HN	Ⓓ *lokal, Nase:* **Ausbuettels Nasenspray**®, **Axea**®, **Balkis**®, **Gelonasal**®, **Gib Nasenspray**®, **Hysan Schnupfenspray**®, **Imidin N**®, **Nasengel** (Generika), **Nasenspray** (Generika), **Nasentropfen** (Generika), **Olynth**®, **Otriven**®, **Rapako**®, **Schnupfen Endrine**®, **Siozwo**®, **Snup**®, **Tussamag**® – *alle: Nasen-Trpf., Spray, -Lsg., -Gel* Ⓐ **Otrivin**®, **RatioSoft**® Ⓒ **Nasben**®, **Olynth**®, **Otrivin**®, **Rhinostop**®, **Rinosedin**®, **Xylo-Mepha**®
Dos	▶ *Trpf., Spray, Lsg., Gel:* wiederholt pro Tag (1–3×) als Nasenspray, -tropfen, -lösung, -gel zur kurzfristigen Behandlung bei Erkältungskrankheiten und Rhinitis ▶ *max. Behandlungsdauer:* < 14 d ▶ *Kinder > 6 J.:* 0,1 %ige Lsg., *2–6 J.:* 0,05 %ige-Lsg., *> 2 J.:* 0,025 %ige-Lsg.
Ind	Sinusitis, Nasenblutung, akute Rhinitis oder Konjunktivitis (> 6 J.)
KI	Rhinitis sicca; *relative KI:* Engwinkelglaukom, schwere Herzkrankheiten, Phäochromozytom, Diabetes mellitus oder andere schwere Stoffwechselkrankheiten, fortgeschrittene Arteriosklerose
NW	*1–10 %:* reaktive Hyperämie, Brennen, Schleimhauttrockenheit, Rhinitis medicamentosa und sicca (Langzeit-Gebrauch) *0,1–1 %:* systemische sympathomimetische Wi (Herzklopfen, Pulsbeschleunigung, Blutdruckanstieg) *0,01–0,1 %:* KS, Schlaflosigkeit, Müdigkeit
WW	bei bestimmungsgemäßer Anwendung nicht zu beobachten
WI	X. ist ein α_1-Sympathomimetikum, ein Imidazolderivat: Schleimhautabschwellung durch Vasokonstriktion, Rebound-Phänomen nach 4–6 h mit verstärkter Schleimhautschwellung
PK	Wirkungsbeginn nach 5–10 min
Gr/La	strenge Indikation, Gr 5, nur kurzzeitige Anwendung / strenge Indikation, La 1

> **Hinweise:**
> - nur kurzfristige Anwendung (1 bis max. 2 Wo.), da es sonst zu Schleimhautschäden und einer Abhängigkeit kommen kann
> - zur Behandlung der Rhinitis allergica sind topische Antihistaminika, Mastzellstabilisatoren (Dinatriumcromoglykat [DNCG]) oder topische Steroide Mittel der 1. Wahl

Zanamivir TTK: 6,70 € (2 × 2 Inhalationen = 20 mg) | Kinder > 5 Jahre | Rp.-Pflicht

HN	Ⓓ *Inhalation:* **Relenza**® 5 mg/ED aus Diskhaler CH **Relenza**®
Dos	▸ *Inhalation bei Erkrankung:* 2 × 2 Inhalationen/d (= 2 × 10 mg/d) über 5 d ▸ *Postexpositions-Prophylaxe:* 1 × 2 Inhalationen/d (= 1 × 10 mg/d) für 10 d ▸ *Saisonale Prophylaxe:* 1 × 2 Inhalationen/d (= 1 × 10 mg/d) bis zu 28 d d
Ind	Behandlung der Influenza A und B bei Erwachsenen und Kindern über 5 J. mit typischen Influenza-Symptomen, wenn Influenza in der Region aufgetreten ist; Postexpositions-Prophylaxe der Influenza A und B ab 5 J. nach Kontakt mit klin. diagnostiziertem Influenzafall innerhalb desselben Haushalts
KI	bek. Überempfindlichkeit, Alter < 5 J.
NW	*< 0,01 %:* Bronchospasmus, Dyspnoe, allergieartige Reaktionen
WW	klinisch signifikante Interaktionen sind nicht wahrscheinlich; andere Medikamente zur Inhalation zeitlich versetzt verabreichen
WI	Z. ist ein Virustatikum, ein Neuraminidasehemmer: Hemmung der viruseigenen Neuramidase, welche die Freisetzung von neu gebildeten Viren aus infizierten Zellen unterstützt und den Zugang zu Epithelzellen erleichtert und somit deren Infektion ermöglicht. Zanamivir verkürzt durch die Unterdrückung der körpereigenen Weiterinfektion die Krankheitsdauer im Mittel um ca. 1,5 d, wenn es innerhalb von 48 h nach Symptombeginn angewendet wird
PK	orale BV 2 %, alveoläre Deposition 8–21 %, Hauptdepositionsort ist der Oropharynx (78 %), max. Serumkonzentration innerhalb 1–2 h, Serum-HWZ nach Inhalation 2,6 bis 5,1 h, unveränderte renale Elimination innerhalb von 24 h
Gr/La	strenge Indikation, Gr 4 / kontraindiziert, La 1

> **Hinweise:**
> - ein Wirksamkeitsnachweis bei älteren Menschen oder Pat. mit chronischen Atemwegserkrankungen oder Immunsupprimierten konnte bisher nicht erbracht werden. Ca. 80 % aller grippebedingten Todesfälle betreffen Pat. > 65 J., technische Probleme im Umgang mit dem Diskhaler bei älteren Menschen führen jedoch dazu, dass alleine das Beladen und Vorbereiten des Diskhalers nur jedem 5. Pat. gelingt (Diggory, P. et al.: BMJ 2001; 322:1-4)
> - als oraler Neuramidasehemmer ist Oseltamivir (**Tamiflu**®) in Deutschland und der Schweiz zugelassen, der nicht mit genannten Handhabungsproblemen belastet ist und nicht mit dem Risiko der Asthmaanfallsinduktion behaftet sein soll. Ein klinisch relevanter Nutzen im Sinne eines günstigen Einflusses auf schwerwiegende Komplikationen und Tod durch Influenza ist nicht belegt.
>
> **Tipps:**
> **Relenza**® ist **nicht** für den Einsatz in Verneblern oder mechanischen Beatmungsgeräten vorgesehen oder geeignet

Zidovudin (AZT)

TTK: p.o.: 10,50-11,10 € (500-600 mg); i.v.: 24,80 € (200 mg) | Kinder > 0 Monate | Rp.-Pflicht

HN Ⓓ *p. o.:* **Retrovir**® 100/250 mg/Kps., 300 mg/Tbl., 100 mg/10 ml Lsg.
i. v.: **Retrovir**® 200 mg/Inf.-Fl. à 20 ml
Ⓐ **Retrovir**®
Ⓒ **Retrovir**®

Dos
- *i. v.:* 1–2 mg/kg KG (70–140 mg/70 kg KG) über 1 h alle 4 h (Inf.-Lsg. Verdünnung mit G5-Lsg.)
- *p. o.:* 2 × 250 mg/d oder alle 8 h 200 mg/d
- *Kinder von 3 Mo. bis 12 J.:* 360–480 mg/m² KO p. o. aufgeteilt in 3–4 ED oder 120 mg/m² alle 6 h i. v.
- *Dosierung bei der Prävention der maternofetalen HIV-Transmission:* Schwangere bis zum Einsetzen der Wehen 5 × 100 mg/d p.o., während Wehen und Entbindung *Initialdosis* von 2 mg/kg KG über 1 h i. v., dann 1 mg/kg KG/h, bis zur Nabelschnurdurchtrennung
  - Neugeborene 2 mg/kg KG/d p. o. alle 6 h oder 1,5 mg/kg KG über 30 min alle 6 h bis 6. Lebenswoche
- *Dosisreduktion bei schwerer Niereninsuffizienz:* 300–400 mg/d p. o. aufgeteilt in 2–3 ED oder 3–4 × 1 mg/kg KG i. v.
- *Dosisreduktion bei hämatologischen NW unter Therapie:* Hb 7,5–9 g/dl oder Neutrophile 0,75–1,0 × 10⁹ Dosisreduktion um 50 %

Ind Kombinationstherapie von HIV-Infektionen, zur Anwendung bei HIV-positiven Schwangeren (ab der 14. SSW) und ihrer Neugeborenen zur Primärprophylaxe der maternofetalen Transmission von HIV-1

KI Anämie mit Hb unter 7,5 g/dl, Neutropenie < 750 µg/l; Neugeborene mit behandlungsbedürftiger Hyperbilirubinämie; *relative KI:* schwere Leberinsuffizienz, schwere Hepatomegalie mit Steatosis, zytostatische Therapie eines malignen Lymphoms/Kaposi-Sarkoms

NW *>10 %:* Knochenmarkdepressionen (45 %) mit Anämie (meist nach 6 Wo.), Neutropenie, Leukozytopenie (meist nach Monaten)
1–10 %: Myalgien, Schlaflosigkeit
o.A.: GIT-Beschwerden, KS, Exantheme, Parästhesien, Fieber, Schwindel, Schwitzen, Atembeschwerden, Geschmacksstörungen, Konzentrationsschwäche, Angst, Wasserlassen ↑, Depression, allg. Schmerzgefühl, Schüttelfrost, Husten, Nesselsucht, Juckreiz, grippeähnliches Syndrom, Gynäkomastie, Panzytopenie mit Knochenmarkhypoplasie sowie isolierte Thrombozytopenie, lebensbedrohliche Laktatazidose, schwere Hepatomegalie mit Steatose, Leberenzyme ↑, Bilirubin ↑, Pankreatitis, Pigmentierung der Nägel, der Haut und der Mundschleimhaut, Krämpfe, Schläfrigkeit

WW Paracetamol (Neutropenie-Risiko ↑); nephro- und knochenmarktoxische Medikamente (deren Toxizität ↑); Phenytoin (dessen Spiegel ↑ oder ↓); Probenecid, Valproinsäure, Methadon (Zidovudin-HWZ ↑); Ribavirin, Stavudin (in vitro Antagonisierung der Aktivität → KI); ASS, Codein, Morphin, Indometacin, Ketoprofen, Naproxen, Oxazepam, Dapson, Cimetidin, Clofibrat, Isoprinosin, Lorazepam (Metabolisierung von Zidovudin ↓)

WI Z. ist ein Analogon des Thymidins: Hemmstoff der HIV-Replikation über kompetitive Hemmung der reversen Transkriptase; in der Monotherapie rasches Auftreten AZT-resistenter HIV-Stämme

PK BV 60–70 %, Liquorspiegel 50 % des Plasmaspiegels, max. Plasmakonzentration nach 30–60 min, hepatische Metabolisierung, PEB 35 %, HWZ 1 h, überwiegend renale Elimination zu 90 %

Gr/La	strenge Indikation, Anwendung in spez. Zentren / kontraindiziert

❗ Hinweise:
- *sinnvolle Kombinationspräparate:* mit Lamivudin (3TC) = **Combivir**®; mit Abacavir (ABC) und Lamivudin (3TC) = **Trizivir**®
- Basistherapeutikum bei der HIV-Behandlung
- **keine** Kombination mit Stavudin (D 4T) wg. antagonistischer Wi

Behandlungskontrollen:
wg. der Gefahr der Anämie und Neutropenie alle 2 Wo. BB, GOT, GPT, LDH, Bilirubin und Kreatinin kontrollieren

Stu	INCAS-Studie

Ziprasidon TTK: 4,50-6,00 € (40-80 mg) | Kinder > 10 Jahre | Rp.-Pflicht

HN	Ⓓ *p.o.:* **Zeldox**® 20|40|60|80 mg/Kps., 20 mg/ml Pulver mit Lsg., 10 mg/ml Susp. Ⓐ **Zeldox**® ㎈ **Zeldox**®
Dos	▸ *Erw.:* 2 × 40 mg/d p. o., ggf. Dosissteigerung auf 80 mg/d p. o. • *Maximaldosis:* 160 mg/d ▸ *Kinder und Jgl. (bipolare Störung):* 1 × 20 mg/d p. o. • *Erhaltungsdosis > 45 kg KG:* 120–160 mg/d p. o., *< 45 kg KG:* 60–80 mg/d p. o. • *Maximaldosis:* 160 mg/d
Ind	Schizophrenie bei Erw., manische oder gemischte Episoden bis zu einem mäßigen Schweregrad bei bipolaren Störungen (> 10 J.)
KI	bek. QT-Intervall-Verlängerung, angeborenes QT-Syndrom, kürzlich vorangegangener akuter Myokardinfarkt, nicht kompensierte Herzinsuffizienz, HRST die mit Antiarrhythmika der Klassen IA und III behandelt werden, Behandlung mit Arzneimitteln die das QT-Intervall verlängern, wie Antiarrhythmika der Klassen IA und III, Arsentrioxid, Halofantrin, Levomethadylacetat, Mesoridazin, Thioridazin, Pimozid, Sparfloxacin, Gatifloxacin, Moxifloxacin, Dolasetronmesilat, Mefloquin, Sertindol oder Cisaprid
NW	*1–10 %:* Unruhe, Dystonie, Akathisie, EPMS, Parkinsonismus (einschl. Zahnradphänomen, Bradykinesie, Hypokinesie), Tremor, Schwindelgefühl, Sedierung, Somnolenz, KS, verschwommenes Sehen, Übelkeit, Erbrechen, Verstopfung, Dyspepsie, Mundtrockenheit, Speichelfluss, muskuloskelettale Rigidität, Asthenie, Müdigkeit *0,1–1 %:* Appetit ↑, Agitiertheit, Angst, Engegefühl im Hals, Albträume, generalisierte tonisch-klonische Krampfanfälle, Spät- und Frühdyskinesien, Ataxie, Dysarthrie, okulogyre Krise, Aufmerksamkeitsstörungen, Hypersomnie, Hypästhesie, Parästhesie, Lethargie, Palpitationen, HF ↑, Photophobie, Schwindel, Tinnitus, orthostatische Dysregulation, RR ↓ ↑, Dyspnoe, Halsschmerzen, Diarrhoe, Dysphagie, Gastritis, GIT-Symptome (Magen-Darm-Beschwerden, Flatulenz), Urtikaria, Ausschlag, makulo-papulöser Ausschlag, Akne, muskuloskelettale Beschwerden, Muskelkrämpfe, Schmerzen in den Extremitäten, Gelenksteifigkeit, Leberenzymerhöhung, Störung des Gangbildes, Schmerzen, Durst
WW	Arzneimittel mit QT-Verlängerung (ggf. QT-Zeit ↑), CYP3A4-Hemmstoff (z. B. Ketoconazol) (Plasmakonz. von Z. ↑), Carbamazepin (Z.-Spiegel ↓)
WI	Z. ist ein Antipsychotikum: es wirkt auf Dopamin-Typ-2-(D_2)-Rezeptoren und hat eine noch wesentlich höhere Affinität zu Serotonin-Typ-2A-($5HT_{2A}$)-Rezeptoren → wirksam auf die Positiv- und auf die Negativsymptomatik

PK	BV 60-100 %, PEB 99 %, max. Serumkonz. nach 8 h, HWZ 6,6 h, Steady-state nach 1-3 d, Elimination in Metaboliten zu 20 % renal, zu 66 % per Faeces
Gr/La	strenge Indikation, Gr 5 / kontraindiziert, La 1
❗	**Alternativwirkstoffe:** Risperidon **Pharmainfo:** Me-too-Präparat

Zoledronsäure   TTK: 340-533,- € (4-5 mg) | Rp.-Pflicht

HN	Ⓓ *i.v:* **Aclasta®** 5 mg/100 ml Inf.-Lsg., **Zometa®** 4 mg/5 ml Inf.-Lsg. Ⓐ **Aclasta®**, **Zometa®** ㏈ **Aclasta®**, **Zometa®**
Dos	▶ *Erw.,* **Aclasta®**: 1 × 5 mg/Jahr i.v. (über > 15 min) • bei niedrig-traumatischer Hüftfraktur > 2 Wo. nach OP 5 mg i.v. • Wdhl. bei M. Paget bei klin. Rückfall (AP ↑) • *Dosisreduktion bei Niereninsuffizienz:* bei einer Krea-Clearance von ≥ 35 ml/min ist keine Dosisanpassung erforderlich, < 35 ml/min nicht anwenden ▶ *Erw.,* **Zometa®**: 1 × 4 mg alle 3–4 Wo. i.v. (über > 15 min) • *Dosisreduktion bei Niereninsuffizienz:* bei Krea-Clearance 50–60 ml/min 3,5 mg, bei 40–49 ml/min 3,3 mg, bei 30–39 ml/min 3,0 mg und < 30 ml/min Anwendung nicht empfohlen (auf ausreichende Ca^{2+}- u. Vit.-D Substitution achten)
Ind	**Aclasta®**: Behandlung der Osteoporose bei postmenopausalen Frauen sowie bei Männern mit einem erhöhten Risiko für Frakturen (einschließlich bei Patienten mit einer kürzlich erlittenen niedrig-traumatischen Hüftfraktur); Behandlung der Osteoporose in Zusammenhang mit einer systemischen Langzeit-Glukokortikoid-Therapie bei postmenopausalen Frauen sowie bei Männern mit einem erhöhten Frakturrisiko Behandlung von Morbus Paget des Knochens bei Erw. **Zometa®**: Prävention skelettbezogener Komplikationen (path. Frakturen, Wirbelkompressionen, Bestrahlung oder Operation am Knochen oder tumorinduzierte Hyperkalzämie) bei Pat. mit fortgeschrittenen, auf das Skelett ausgedehnten, Tumorerkrankungen
KI	Überempfindlichkeit gegen den Wirkstoff, andere Bisphosphonate oder einen der sonstigen Bestandteile; Hypokalzämie
NW	*> 10 %:* Fieber (17,1 %) *1–10 %:* Myalgie (7,8 %), grippeähnliche Symptome (6,7 %), Arthralgie (4,8 %), KS (5,1 %), Schwindel, Vorhofflimmern (bis 2,5 %), Hypokalzämie, Hyperämie der Augen, Übelkeit, Erbrechen, Diarrhö, Knochenschmerz, Rückenschmerz, Schmerz in den Extremitäten, Schüttelfrost, Müdigkeit, Asthenie, Schmerz, Unwohlsein, Reaktion an der Infusionsstelle, CRP ↑
WW	Medikamente, die die renale Elimination von Z. reduzieren (z. B. Aminoglykoside oder Diuretika, die eine Dehydratation bewirken können) (ggf. Z.-Spiegel ↑)
WI	Z. gehört zur Klasse der stickstoffhaltigen Bisphosphonate und wirkt primär auf den Knochen: es ist ein Inhibitor der Osteoklasten-vermittelten Knochenresorption, über Bindung an Farnesylpyrophosphat-Synthase und Knochen-

	mineralien → reduziert u. a. schnell die erhöhte postmenopausale Knochenumbaurate
PK	PEB 43–55 %, HWZ triphasisch (0,24 h, 1,87 h, 146 h), unveränderte renale Elimination (am 1. Tag 39 ± 16 %)
Gr/La	kontraindiziert, Gr 6 / kontraindiziert, La 1

Zolmitriptan
TTK: p.o.: 7,20-9,70 € (2,5-5 mg Tbl.); nasal: 14,50-18,50 € | Kinder > 17 Jahre | Rp.-Pflicht

HN	Ⓓ *p. o.:* **Ascotop®**, **Zolmitriptan® Hexal**, **Zomig®** - *alle: 2,5|5 mg/Tbl. oder Schmelztbl.* *nasal:* **Ascotop®**, **Zomig®** - *alle: 5 mg/Dosis Nasenspray Lsg.* Ⓐ **Zomig®** ㏙ **Zomig®**
Dos	▸ *Erw.:* 2,5 mg p. o., nach 2 h ggf. erneut 2,5 mg ▸ *nasal:* 5 mg nasal sprühen, nach 2 h ggf. erneut 5 mg ▸ *Maximaldosis:* 5 mg in 2 h bzw. 10 mg/d ▸ *Dosisreduktion bei Leberinsuffizienz:* max. 5 mg/24 h
Ind	akute Behandlung von Migräneanfällen mit und ohne Aura *AscoTop® nasal:* zusätzlich bei Cluster-KS
KI	unzureichend eingestellte arterielle Hypertonie, KHK, Herzinfarkt in der Anamnese, koronare Spasmen, Apoplex oder TIA in der Anamnese, schwere Niereninsuffizienz (Kreatinin-Clearance < 15 ml/min), Komb. mit Ergotamin, Sumatriptan, Naratriptan, andere 5-HT$_{1\,B/1\,D}$-Agonisten *relative KI:* pAVK, Morbus Raynaud, Komb. mit MAO-Hemmern (max. 5 mg Zolmitriptan/d), WPW-Syndrom, Alter < 17. Lj. oder > 65. Lj.
NW	*1–10 %:* Schwindel, Schläfrigkeit, Wärmeempfinden, Parästhesien, Dysästhesien, Übelkeit, Mundtrockenheit, Schwächegefühl, Schweregefühl in den Gliedmaßen, Engegefühl *0,1–1 %:* Tachykardie, Palpitationen, leichter Blutdruckanstieg *0,01–0,1 %:* KS *< 0,01 %:* HI, AP, intestinale Ischämie
WW	MAO-Hemmer (bis 2 Wo. nach Einnahme); Fluoxetin, Clomipramin, Ergotamine, andere 5-HT$_{1\,B/1\,D}$-Agonisten (nicht kombinieren); Cimetidin (Zolmitriptan HWZ und AUC ↑)
WI	Z. ist ein spezifischer Serotoninagonist an zerebralen 5 HT$_{1\,D}$-Rezeptoren: selektive Konstriktion extrazerebraler intrakranieller Gefäße bei Migräneattacke, v. a. Reduzierung der Aktivität des N. trigeminus über Hemmung der Freisetzung von vasodilatierenden Neuropeptiden
PK	rasche Resorption zu 64 %, BV 40 %, 75 % der C_{max} innerhalb 1 h, HWZ 2,5–3 h, Wi p. o. in ca. 20–30 min, hepatischer Metabolismus, Elimination zu 60 % renal + 30 % über Fäzes
Gr/La	strenge Indikation, Gr 6, Paracetamol ist Migränetherapeutikum der Wahl, Triptan der Wahl ist Sumatriptan / strenge Indikation, La 1
❶	**Hinweise:** Einnahme so früh wie möglich nach Beginn der ersten Migränesymptome

Zolpidem TTK: 0,66–0,75 € (5–10 mg) | Kinder > 15 Jahre | Rp.-Pflicht

HN
- Ⓓ *p.o.:* **Bikalm®**, **Stilnox®**, **Zolpidem** (**Generika**, **-CT®** 5 mg/Tbl., **-Neurax®** 5 mg/Tbl., **-Ratio®** 5 mg/Tbl., **-Stada®** 5 mg/Tbl.), **Zolpi** (**Generika**), **Zolpinox®**
  - *alle: 10 mg/Tbl.*
- Ⓐ **Ivadal®**, **Mondeal®**, **Zoldem®**
- ⒸⒽ **Dorlotil®**, **Sedovalin®**, **Stilnox®**, **Zoldorm®**

Dos
- ▶ *< 65 J.:* 5–10 mg zur Nacht p.o.
- ▶ *> 65 J.:* 5 mg zur Nacht p.o.
- ▶ *Dosisreduktion bei Leberinsuffizienz:* 5 mg/d
- ▶ *Maximaldosis:* 10 mg/d; *max. Therapiedauer* 4 Wo.

Ind kurz dauernde symptomatische Behandlung von Einschlafstörungen

KI Myasthenia gravis, respiratorische Insuffizienz, Schlaf-Apnoe-Syndrom, Vergiftung mit Neuroleptika und Antidepressiva, schwere Leberfunktionsstörung, Kinder < 15. Lj.

NW *> 1 %:* Schläfrigkeit am folgenden Tag, Verwirrtheit, Amnesie, Schwindel, KS, Übelkeit, Erbrechen, Diarrhoe, Doppeltsehen
0,1–1 %: Arthralgie, Muskelschwäche, Ataxie
< 0,1 %: Libido ↓, paradoxe Reaktionen

WW zentral wirksame Substanzen, Antihistaminika, Alkohol (Zolpidemtartrat-Wi ↑)

WI Z. gehört nicht zu den Benzodiazepinen, dennoch ähnliches Wirkungsprinzip: Verstärkung der inhibitorischen Effekte von GABA durch Bindung an GABA$_A$-Rezeptoren; Zolpidemtartrat ist kein Barbiturat, kein Rebound-Phänomen, verbesserte Hypnogramme (normalisierter REM-Schlaf)

PK BV 70 %, max. Plasmaspiegel nach 1–2 h, PEB 92 %, HWZ 1,5–5 h, hepatische Metabolisierung über Cyp 3A4, wird als inaktiver Metabolit sowohl renal (56 %) als auch über den Stuhl (37 %) ausgeschieden

Gr/La kontraindiziert, Gr 4, Mittel der Wahl sind bei sehr strenger Indikation Benzodiazepine / kontraindiziert, La 2

❗ Intoxikation:
- ▶ *Klinik:* Somnolenz bis Koma, Miosis, muskuläre Hypotonie, Hypotension, Atemdepression, Übelkeit und Erbrechen
- ▶ *Therapie:* **Antidot** Flumazenil (**Anexate®**), Volumensubstitution, ggf. Intubation und Beatmung

Hinweise:
- ▶ kaum Hangover-Effekte am Folgetag
- ▶ im Vgl. zu den Benzodiazepinen geringes Abhängigkeitsrisiko, die Ausbildung von Entzugsymptomen nach längerer und höher dosierter Anwendung wird jedoch beschrieben
- ▶ seit dem 01.03.2002 unterliegt der Wirkstoffe Zolpidem dem BtMG; ausgenommen sind Zubereitungen zur oralen Anwendung, die bis zu 8,5 mg Zolpidem als Base berechnet enthalten; **Bilkam®** und **Stilnox®** enthalten 10 mg Zolpidemtartrat, was dem Basenwert von 8,03 mg Zolpidem entspricht; eine Verordnung mittels BTM-Rezept ist somit nicht erforderlich

Zonisamid (ZNS) TTK: 6,30–10,70 € (300–500 mg) | Rp.-Pflicht

HN
- Ⓓ *p.o.:* **Zonegran®** 25|50|100 mg Kps.
- Ⓐ **Zonegran®**
- ⒸⒽ **Zonegran®**

Dos	▶ *p.o. (Erw.): initial* 2 × 25 mg/d, nach einer Wo. auf 2 × 50 mg/d, dann nach klin. Wi und NW; *Zieldosis:* 1 × 300–500 mg/d (Einmalgabe möglich) ▶ *Leber- und Niereninsuffizienz:* Dosissteigerung alle 2 Wo.
Ind	in der Monotherapie bei einfach/komplex fokalen epileptischen Anfällen mit oder ohne sekundäre Generalisierung bei Erw. (> 18. Lj.)
KI	bekannte Überempfindlichkeit
NW	*> 10 %:* Anorexie, Verwirrtheitszustände, Agitiertheit, Depressionen, Diplopie *1–10 %:* Bauchschmerzen, Diarrhoe, Übelkeit, Aufmerksamkeitsstörungen, Sprachstörungen, Fieber, Gewichtsabnahme *0,1–1 %:* Hypokaliämie, psychotische Störungen, Aggression, Suizidgedanken und -versuch, Harnsteine, Nepholithiasis, Cholezystitis, Cholelithiasis
WW	keine klin. relevanten WW zu Carbamazepin, Lamotrigin, Valproinsäure, Phenytoin
WI	Benzisoxazolderivat mit Sulfonamidgruppe: direkte Effekte auf spannungsabhängige Na^+-Kanäle und T-Typ-Ca^{2+}-Kanäle, modulatorische Wi auf GABA-vermittelte neuronale Inhibition, zahlreiche und z. T. noch nicht geklärte weitere Wi-Effekte
PK	BV 100 %, Steady-state nach ca. 13 d, PEB 40-50 %, renale Elimination zu 35 % unverändert, der Rest nach hepatischem Metabolismus
Gr/La	Gr 6, kontraindiziert / La 2, kontraindiziert

Zopiclon TTK: 0,66–0,76 € (3,75–7,5 mg) | Rp.-Pflicht

HN	Ⓓ *p.o.:* **Espa-Dorm®**, **Imovane®**, **Optidorm®** 3,75 mg/Tbl., **Somnosan®**, **Ximovan®**, **Zopiclon** (**Generika**, **-CT®** 3,75 mg/Tbl., **-Neurax®** 3,75 mg/Tbl., **-Ratio®** 3,75 mg/Tbl., **-Sandoz®** 3,75 mg/Tbl.), **Zopi-Puren®** *- alle:* 7,5 mg/Tbl. Ⓐ **Somnal®** Ⓒ︎Ⓗ **Imovane®**
Dos	▶ *Erw.:* 3,75 mg p.o. vor dem Schlafengehen, ggf. auf 7,5 mg steigern ▶ bei älteren Menschen können auch 1,875 mg ausreichen p.o. ▶ *Therapiedauer* max. 10 d
Ind	Kurzzeitbehandlung von Ein- und Durchschlafstörungen
KI	Myasthenia gravis, akute respiratorische Insuffizienz, schwere Leberfunktionsstörung, Schlaf-Apnoe-Syndrom, dekompensierte Herzinsuffizienz, Kinder und Jugendliche
NW	*1–10 %:* bitterer/metallischer Geschmack, Mundtrockenheit, Müdigkeit *< 1 %:* Übelkeit, Magenschmerzen, Albträume, Agitation, KS *< 0,01 %:* paradoxe Reaktionen mit Unruhe, Verwirrtheit, Halluzinationen *o.A.:* allerg. Hautreaktionen, Muskelschwäche, Ataxie mit Sturzgefahr, atemdepressive Wirkungen, depressive Verstimmungen, Überhangeffekte, Abhängigkeit, Gedächtnisstörungen
WW	zentral wirksame Substanzen, Alkohol (Zopiclon-Wi ↑); Makrolid-Antibiotika, Antimykotika (Zoplicon-Plasmakonzentration um 80 % ↑); Trimipramin (dessen Wi ↓); Ciclosporin, Coffein, Verapamil, Diltiazem, Amiodaron, Lidocain, Cimetidin, Terfenadin (Zoplicon-Wi evtl. ↑)
WI	Z. ist ein neuartiges Hypnotikum mit schnellem Wirkungseintritt: Wi ähnlich der der Benzodiazepine (Verstärkung der inhibitorischen Effekte von GABA

durch Bindung an GABA$_A$-Rezeptoren), sedative, hypnotische, anxiolytische, antikonvulsive und muskelrelaxierende Eigenschaften

PK	BV 70–80 %, max. Plasmaspiegel nach 0,5–2 h, PEB 45 %, HWZ 5 h, kaum aktive Metabolite, nach Metabolisierung Elimination zu 80 % renal
Gr/La	kontraindiziert, Gr 4+9, Mittel der Wahl bei sehr strenger Indikation sind Benzodiazepine / kontraindiziert, La 2+3

Hinweise:
- beschränkte Therapiedauer, kein Rebound-Phänomen
- im Vgl. zu den Benzodiazepinen geringes Abhängigkeitsrisiko, die Ausbildung von Entzugssymptomen nach längerer und höher dosierter Anwendung wird jedoch beschrieben

Zuclopenthixol

TTK: p.o.: 0,62-1,24 € (20-40 mg); i.m.: 24,36 € (50 mg Amp.), Depot: 15,97-26,05 € (200 mg Amp.) | Rp.-Pflicht

HN	Ⓓ *p.o.:* **Ciatyl-Z**® 2|10|25 mg/Tbl., Trpf. 20 mg/ml (= 20 Trpf.) *i. m.:* **Ciatyl-Z Acuphase**® 50 mg/Amp. à 1 ml, **Ciatyl-Z Depot**® 200 mg/Amp. à 1 ml Ⓐ **Cisordinol**® ㏇ **Clopixol**®/-**Acutard**®/- **Depot**
Dos	▶ *akut:* alle 2–3 d 50–150 mg **Ciatyl-Z Acuphase**® i. m. ▶ *p.o.:* einschleichend beginnen bis zu einer *Erhaltungsdosis* von 20–40 mg/d; Richtdosen der einzelnen Tablettenstärken: 2 mg Tbl.: 2–6 mg/d; 10 mg Tbl.: 10–70 mg/d; 25 mg Tbl.: 25–75 mg/d ▶ *Psychosen:* 10–75 mg/d p.o. ▶ *Unruhe:* 2–40 mg/d p.o. ▶ *Depot:* alle 2–4 Wo. 200–400 mg **Ciatyl-Z Depot**® i. m. ▶ *Maximaldosis:* stationär bis 150 mg/d
Ind	akute und chronische Schizophrenie, Manie, psychotische Symptomatik, Unruhe- und Verwirrtheitszustände bei seniler Demenz
KI	Intoxikationen mit zentral wirksamen Stoffen, Schock, Koma, Phäochromozytom, Einschränkung der hämatopoetischen Suffizienz
NW	*>10 %:* Parkinsonismus, Dystonien, Akathisien *1–10 %:* Tachykardien, Erregungsleitungsstörungen, Mundtrockenheit, Orthostasereaktionen, Miktionsstörungen, Augeninnendruck ↑, KS, Photosensibilität, Sedierung *0,1–1 %:* zerebrale Krampfanfälle *0,01–0,1 %:* Cholestase *<0,01 %:* malignes neuroleptisches Syndrom, BB-Veränderungen bis zur Agranulozytose
WW	Anticholinergika, Dopaminantagonisten, zentral wirksame Medikamente, Alkohol (deren Wi ↑); Dopaminagonisten (deren Wi ↓); Li (Neurotoxizität ↑); Metoclopramid, Piperazin (EPMS-Risiko ↑)
WI	Z. ist ein mittelstark potentes Neuroleptikum aus der Gruppe der Thioxanthene: Blockade der postsynaptischen Dopaminrezeptoren → erhöhter Dopamin-Umsatz → stark antipsychotische und hypnosedative Wi
PK	▶ *p.o.:* rasche Resorption, BV 49 %, max. Plasmaspiegel nach p.o. Gabe nach 3–4 h, Wirkungsdauer 2–3 h, HWZ 15–20 h, Steady-state nach 5–7 d ▶ *Akutphase:* Wirkbeginn nach 2 h, max. Plasmaspiegel nach 36 h, Eliminations-HWZ 32 h

- *Depot:* max. Plasmaspiegel am 4.–7. Tag, Freisetzungs-HWZ 19 d, Steady-state nach 3 Mo.
- *allen gemeinsam:* PEB 98 %, rasche Metabolisierung, Elimination hauptsächlich über die Fäzes (90 %), Zuclopenthixol (Ciatyl-Z) enthält zu 100 % das wirksame cis-Isomer, Clopenthixol (Ciatyl) zu 33 % das wirksame cis-Isomer und zu 67 % das unwirksame trans-Isomer

Gr/La strenge Indikation, Gr 1, Phenothiazine der Wahl sind Alimemazin, Fluphenazin, Levomepromazin, Thioridazin / kontraindiziert, La 2, bei zwingender Indikation Levomepromazin, Perphenazin, Triflupromazin anwendbar

Hinweise:
aufgrund anticholinerger Wi engmaschige Kontrolle bei Pat. mit Glaukom, Harnverhaltung und Prostatahypertrophie

Behandlungskontrollen:
regelmäßig BB überprüfen

Nützliche Zusatzinformationen

1 *Ausstellung von Rezepten, BtM-Rezept*
2 *Arzneimitteltherapie bei Niereninsuffizienz (Tabelle 2)*
3 *Giftinformationszentralen*
4 *Referenzen*

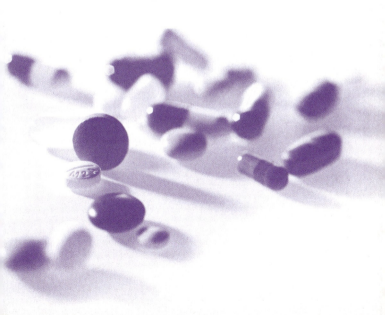

1 Ausstellung von Rezepten

1.1 Rezeptierung verschreibungspflichtiger Arzneimittel

Allgemeine Hinweise

- Nur Ärzte, Zahnärzte und Tierärzte dürfen verschreibungspflichtige Arzneimittel verordnen (Heilpraktiker nicht).

Kassenrezept

- Beispiel für ein ausgefülltes Kassenrezept siehe hintere Umschlaginnenseite.
- Das Kassenrezept (Muster 16) kann über Systemform MediaCard, Tel.: 08051 602-330 bezogen werden.
- **Gebühren frei/Gebührenpflichtig:** Das Feld „Gebühren frei" (zuzahlungsfrei) ist anzukreuzen:
  - bei Versicherten <18 J.
  - wenn Arznei- und Verbandmittel bei Schwangerschaftsbeschwerden oder im Zusammenhang mit der Entbindung verordnet werden
  - bei Verordnungen zulasten eines Unfallversicherungsträgers (BG-Fall)
  - bei Versicherten, die eine Befreiung von der Zuzahlungspflicht (z.B. Härtefallregelung) nachweisen
  - bei Bundeswehr- und Bundesfreiwilligendienstleistenden
  - bei BVG-Versicherten
  - *Hinweis:* Sind Versicherte zuzahlungsbefreit, müssen sie dennoch die Mehrkosten des Medikaments tragen, wenn der Preis über dem Festbetrag liegt.
- **noctu:** Arzneimittel, die gem. §6 Arzneimittelpreisverordnung (Nachtdienst/Notdienst) abgeholt werden, bedürfen einer Zuzahlung des Versicherten (2,50 €), wenn das Feld nicht angekreuzt ist.
- **Sonstige:** bei einer Verordnung zulasten eines sonstigen Kostenträgers wie z.B.: Postbeamtenkrankenkasse A, Freie Heilfürsorge der Polizei, Bundespolizei, Bundesamt für den Zivildienst, Bundeswehr u.a.
- **Unfall/Arbeitsunfall:**
  - *Unfall:* wenn die Verordnung Folge eine Unfalls (kein Arbeitsunfall) ist
  - *Arbeitsunfall:* ist anzukreuzen bei Verordnungen zulasten eines Unfallversicherungsträgers
- **aut idem:**
  - ist das Feld angekreuzt, muss die Apotheke das verordnete Medikament abgeben
  - ist das Feld nicht angekreuzt, dann kann der Apotheker eine Substitution vornehmen
- **BVG (Feld 6):** Bei Verordnungen für Anspruchsberechtigte nach dem Bundesentschädigungsgesetz (BEG) und bei Anspruchsberechtigten nach dem Bundesversorgungsgesetz (BVG) ist das Feld durch Eintragen der Ziffer 6 zu kennzeichnen.
- **Hilfsmittel (Feld 7):** Bei der Verordnung von Hilfsmitteln ist das Feld durch Eintragen der Ziffer 7 zu kennzeichnen; die Angabe der Diagnose ist bei Hilfsmitteln auf dem Rezept erforderlich.
- **Impfstoff (Feld 8):** Bei der Verordnung von Impfstoffen ist das Feld durch Eintragen der Ziffer 8 zu kennzeichnen.
- **Sprechstundenbedarf:** Wird dieses Feld markiert, so muss z.B. bei der KV-Nordrhein im Feld Krankenkasse bzw. Kostenträger die „KVNO-SSB" und „38999" und im Feld „Kassen-Nr." das Institutskennzeichen (IK) „2513583" eingetragen werden.
- **Begründungspflicht:** Das Feld ist derzeit nicht besetzt.

1.1 Rezeptierung verschreibungspflichtiger Arzneimittel

- **Personalienfeld:** Angaben des Versicherten mit Name, Vorname, Anschrift, Geburtsdatum und Versicherungsdaten.
- **Betriebsstätten-Nr. (BSNR bzw. NBSNR):** Zugewiesene Betriebs- (BSNR) bzw. Nebenbetriebsstättennummer (NBSNR) muss mit der in der Codierzeile eingedruckten BSNR oder NBSNR identisch sein.
- **Arzt-Nr.:** Lebenslange Arztnummer des verordnenden Arztes.
- **Datum:** Ausstellungsdatum eintragen.
- **Verordnungsfeld:**
  - bis zu maximal drei verschiedene Arznei- und/oder Verbandsmittel
  - der freie bleibende Raum sollte durchgestrichen werden
  - es darf nur eine Rezeptur pro Rezeptblatt aufgeschrieben werden
- **Vertragsstempel**.
- **Unterschrift des Arztes:** Der Arzt muss das Rezept eigenhändig unterschreiben, es darf dafür kein roter Stift verwendet werden.

Betäubungsmittel-Verschreibungsverordnung (BtMVV)

- Grundlage ist die Betäubungsmittel-Verschreibungsverordnung (BtMVV) vom 20. Januar 1998 (BGBl. I S. 74, 80), die zuletzt durch Artikel 2 der Verordnung vom 19. Oktober 2012 (BGBl. I S. 2192) geändert worden ist.
- **Allgemeine Hinweise:**
  - Jeder approbierte Arzt darf im Rahmen seiner ärztlichen Tätigkeit Betäubungsmittel für den Bedarf eines Patienten verschreiben. Dies gilt sowohl für die Praxis als auch für das Krankenhaus.
  - Die Betäubungsmittelrezepte (BtM-Rezepte) oder -Anforderungsscheine sind nach Vorlage der Approbationsurkunde oder der Erlaubnis zur Berufsausübung bei der ersten Anforderung bei der Bundesopiumstelle (BOPST, Kurt-Georg-Kiesinger-Allee 3, 53175 Bonn) zu beziehen.
  - Auf dem Rezept befindet sich eine individuelle BGA-Nummer des betreffenden Arztes (Übertragungen sind nur im Vertretungsfall unter Zusatz von „i. V." möglich).
  - In Gemeinschaftspraxen muss jeder Arzt eigene BtM-Rezepte beantragen und verwenden.
  - Der Arzt muss die Rezepte an einer sicheren Stelle (diebstahlsicher!) aufbewahren.
  - Das Rezept besteht aus drei Teilen (I-III):
    - Das Deckblatt (Teil II) und der Durchschlag (Teil I) sind zur Vorlage bei der Apotheke vorgesehen.
    - Der Durchschlag (Teil III) ist beim Arzt mindestens 3 Jahre lang aufzubewahren.
  - Nur im Notfall darf der Arzt auf einem „normalen Rezept" ein Betäubungsmittel mit dem Hinweis „**Notfall-Verschreibung**" ausstellen. Das Rezept hat jedoch nur für einen Tag Gültigkeit. In der Folge hat der Arzt die Pflicht, unverzüglich ein gültiges, mit dem Buchstaben „N" markiertes BtM-Rezept der Apotheke nachzureichen. Eine Notfall-Verschreibung für Substitutionsmittel ist nicht möglich.
  - **Korrekturen** sind vom Arzt durch Unterschrift zu bestätigen (Teil I-III), ein fehlerhaft ausgefülltes und nicht abgegebenes BtM-Rezept muss 3 Jahre aufbewahrt werden.
  - **Aut-idem-Regelung:** Ein Austausch von opiathaltigen Schmerzmitteln durch Generika entsprechend den rechtlichen Vorgaben der Betäubungsmittel-Verschreibungsverordnung (BtMVV) ist grundsätzlich möglich (identische Wirkstofffreisetzungsrate und -menge („Beladungsmenge") vorausgesetzt, z. B. bei BtM-haltigem Pflaster).
- **Ambulante und stationäre Verschreibungen:**
  - *ambulant:* BtM-Rezepte (personenbezogen auf Arzt und Patient)

1.1 Rezeptierung verschreibungspflichtiger Arzneimittel

- *stationär:* BtM-Anforderungsscheine. Die Weitergabe an Leiter von Teileinheiten ihres Organisationsbereiches (z. B. Stationen) ist möglich.

▶ *Hinweis:* Ab 01/2013 gibt es neue BtM-Rezepte (s.u.). Die alten BtM-Rezepte bleiben aber bis auf Weiteres gültig. Sie sollen nicht zurückgegeben, sondern aufgebraucht werden. Die Vorschriften für das Ausfüllen der BtM-Rezepte ändern sich aber nicht.

Notwendige Angaben auf dem Betäubungsmittelrezept (BtM-Rezept)

▶ Beispiel für ein ausgefülltes BtM-Rezept siehe hintere Umschlaginnenseite.
▶ Auf dem BtM-Rezept sind anzugeben:
  1. **Name, Vorname, Geburtsdatum** und **Anschrift** des Patienten.
     - Privatrezepte werden mit dem Vermerk „Privat" rechts in der Zeile neben „Gebührenfrei" entsprechend ausgefüllt.
     - Bei Rezepten für den Praxisbedarf anstelle der Patientendaten das Wort „**Praxisbedarf**" eintragen (Dosierungsangaben entfallen dann).
  2. **Ausstellungsdatum** (das Rezept darf nur bis zum 8. Tag eingelöst werden).
  3. **Eindeutige Arzneimittelbezeichnung** des Betäubungsmittels:
     - genaue Abgabenmenge des Betäubungsmittels in Gramm oder Milliliter oder Stückzahl (lediglich N1, N2 oder N3 sind nicht statthaft)
     - Angabe der Beladungsmenge
     - maximal zwei Betäubungsmittel dürfen gleichzeitig verordnet werden
     - pro Betäubungsmittel sind beliebig viele Darreichungsformen möglich
     - Verschreibungshöchstmengen (HVM) beachten (siehe Tab. 1 und entsprechende Wirkstoffprofile)
     - Unter Angabe „Menge ärztlich begründet" darf der Arzt bei einem in der Dauerbehandlung befindlichen Patienten das Zweifache der einfachen Höchstmenge für bis zu 7 Tage verschreiben.
     - Bei oral retardierten Morphintabletten kann die einfache Höchstmenge bis um das 5-Fache für bis zu 7 Tage gesteigert werden.
  4. **Genaue Dosierungsanweisung mit Einzel- und Tagesgaben** oder, falls sie dem Patienten schriftlich übergeben worden ist, die Angabe „gemäß schriftlicher Anweisung"
     - Eindeutig definiert ist z. B.: *3-mal täglich 10 Tropfen*, nicht eindeutig definiert ist z. B.: *bei Bedarf 1 Tbl.*
     - Bei Take-Home-Verordnungen zusätzlich die Reichdauer (i.d.R. max. 7 Tage, bei Auslandsaufenthalten bis zu 30 Tage)
  5. Weitere **Kennzeichnungen** mit Buchstaben:
     - „**A**" bei Überschreitung der Verschreibungshöchstmenge innerhalb von 30 d oder der Zahl der Betäubungsmittel.
     - „**N**" im Falle einer Notfallverschreibung (s.o. BtMVV).
     - „**S**" bei Substitutionsverordnungen (nur von Fachärzten mit der Zusatzbezeichnung „*Suchtmedizinische Grundversorgung*").
     - „**S Z**" für eine Zweitages-Verschreibung, die der Patient selbst in einer öffentlichen Apotheke einlöst, wenn sonst die Kontinuität der Substitutionsbehandlung nicht gewährleistet werden kann.
     - Unverzügliche Meldepflicht bei der Bundesopiumstelle gemäß §5a Abs. 2 BtMVV.
     - Buchstabe „**K**": bei Betäubungsmitteln für Schiffe.
  6. **Name, Anschrift, Telefonnummer** und **Berufs- oder Facharztbezeichnung** des verschreibenden **Arztes**.
  7. **Eigenhändige ungekürzte Unterschrift des verschreibenden Arztes.**
▶ Vermerk „i.V." im Vertretungsfall zusätzlich angeben.
▶ Sind in einer Praxis Ärzte als Angestellte tätig, so braucht jeder eigene BtM-Rezepte; die Vertretungsregelung greift dann nicht!

1.1 Rezeptierung verschreibungspflichtiger Arzneimittel

Tab. 1 • **Verschreibungshöchstmengen (HVM)**

Bis zu zwei der folgenden Betäubungsmittel unter Einhaltung der festgesetzten Höchstmengen	Höchstmenge
Amfetamin	600 mg
Buprenorphin	800 mg
Cannabisextrakt (bezogen auf den Δ^9-Tetrahydrocannabinol-Gehalt)	1000 mg
Codein als Substitutionsmittel	40 000 mg
Dexamfetamin	600 mg
Diamorphin	30 000 mg
Dihydrocodein als Substitutionsmittel	40 000 mg
Dronabinol	500 mg
Fenetyllin	2500 mg
Fentanyl	500 mg
Flunitrazepam	30 mg
Hydrocodon	1200 mg
Hydromorphon	5000 mg
Levacetylmethadol	2000 mg
Levomethadon	1500 mg
Methadon	3000 mg
Methylphenidat	2400 mg
Morphin	20 000 mg
Opium, eingestelltes	4000 mg
Opiumextrakt	2000 mg
Opiumtinktur	40 000 mg
Oxycodon	15 000 mg
Pentazocin	15 000 mg
Pethidin	10 000 mg
Piritramid	6000 mg,
Tapentadol	18 000 mg,
Tilidin	18 000 mg

In begründeten Einzelfällen und unter Wahrung der erforderlichen Sicherheit des Betäubungsmittelverkehrs darf der Arzt für einen Patienten, der in seiner Dauerbehandlung steht, von den Vorschriften des Absatzes 1 hinsichtlich der Zahl der verschriebenen Betäubungsmittel und der festgesetzten Höchstmengen abweichen. Eine solche Verschreibung ist mit dem Buchstaben „A" zu kennzeichnen.

1.1 Rezeptierung verschreibungspflichtiger Arzneimittel

Sicherheitsmerkmale der BtM-Rezepte ab 2013

- Seit 01/2013 gibt es neue BtM-Rezepte: siehe hintere Umschlaginnenseite (Teilabbildungen **a-g**).
- Siehe auch: www.bfarm.de/DE/Bundesopiumstelle/BtM/btm-rezept/btm-rezept-node.html.
- Wie gewohnt besteht der Rezeptvordruck aus drei Blättern. Das Blatt 1 (Teil II) ist mit einem neuen Sicherheitsdesign versehen. Teilabbildung **a** auf der hinteren Umschlaginnenseite zeigt, wie es unter UV-A-Licht zu sehen ist.
- Das Sicherheitsdesign besteht aus einem feinen Linienmuster (Guillochen-Design). Unter der Lupe betrachtet sind die Linien randscharf und bestehen nicht, wie vom Laser- oder Tintenstrahldruck gewohnt, aus vielen kleinen bunten Punkten (vgl. Teilabbildung **b**).
- Das Guillochen-Design ist in einem kontinuierlichen Farbverlauf (Irisverlauf) von orange zu gelb gedruckt. Diese zwei Farben sind Tagesleuchtfarben, die unter normalem Tageslicht eine leuchtende Wirkung haben und zusätzlich unter UV-A-Licht sichtbar sind (vgl. Teilabbildung **c**).
- Die Formularlinien werden an einigen Stellen durch positive und negative Mikroschrift ergänzt. Erst unter der Lupe betrachtet ist der Text lesbar und besteht nicht, wie vom Laser- oder Tintenstrahldruck gewohnt, aus vielen kleinen bunten Punkten (vgl. Teilabbildung **d**).
- Im neuen Rezeptvordruck kommen Reagenzstoffe zum Einsatz, die beim Verfälschen der Einträge durch Anlösen mit entsprechenden Chemikalien zum Reagieren (Verlaufen) der Druckfarben führt (vgl. Teilabbildung **e**).
- Jeder Rezeptvordruck bekommt eine einmalige Seriennummer. Diese Seriennummer wird mit einer schwarzen Farbe aufgedruckt, die unter UV-A-Licht grünlich fluoresziert (vgl. Teilabbildung **f**).
- Die Eintragungsfelder sind mit einer feinen, hellgrauen Linienstruktur bedruckt, die schwer zu scannen bzw. kopieren ist. Unter der Lupe sind diese Linien randscharf und bestehen nicht, wie vom Laser- oder Tintenstrahldruck gewohnt, aus vielen kleinen bunten Punkten (vgl. Teilabbildung **g**).

2 Arzneimitteltherapie bei Niereninsuffizienz

Tab. 2 • Dosisanpassung bei Niereninsuffizienz (modifiziert nach W. Bücherle)

Wirkstoff	Verlust bei HD [%]	PEB [%]	VV [L/65 kg KG]	renale E. [%]	Dosierungsangabe in % der ND bei einen GF von: > 50 ml/min	10–50 ml/min	< 10 ml/min
Acetyldioxin	< 10	30	k.A.	75	75–100	30–60	20–30
Acetylsalicylsäure	10–25	85	< 30	100	75–100	50	50
Aciclovir	25–50	15	30–100	90	100	30–50	15
Ajmalin	–	76	> 300	–	100	100	100
Allopurinol	25–50	2	30–100	90	100	50–75	10–30
Amikacin	k.A.	4–10	k.A.	60–80	1 g/24 h	500 mg/24 h	125 mg/24 h
Amiodaron	< 10	95	> 300	15	100	100	100
Amitriptylin	< 10	95	> 300	80	100	75	50–75
Amoxycillin	25–50	20	< 30	90	75	40–50	10–20
Amphotericin B	< 10	95	100–300	10	100	100	75
Ampicillin	25–50	15	< 30	70	75	40–50	10–20
Atenolol	25–50	3	30–100	100	100	50	25
Azathioprim	25–50	30	30–100	60	100	75	50
Benzylpenicillin	gering	50	20–26	100	8-stdl. 5 Mega	12-stdl. 5 Mega	12-stdl. 3 Mega
Bromhexin	k.A.	100	> 400	80	100	50	KI
Buprenorphin	< 10	95	100–300	20	100	100	100
Butylscobalamin	10–25	10	100–300	90	100	100	75
Captopril	25–50	25	30–100	100	75	50 KI bei < 30 ml/min	KI
Carbamazepin	10–25	75	30–100	75	100	100	75
Carboplatin	10–25	85	< 30	90	75–100	30–40	KI
Cefazolin	25–50	80	< 30	90	2 g/12 h	1 g/12 h	1 g/24 h
Cefotaxim	25–50	35	< 30	70	100	50	20–30
Cefotiam	> 50	40	< 30	70	2 g/8 h	2 g/12 h	1 g/12 h
Ceftizoxim	10–25	90	< 30	50	2 g/8 h	1 g/12 h	1 g/24 h
Cefuroxim	> 50	60	< 30	95	60–100	30	15
Chinidin	< 10	80	100–300	100	100	100	100
Cimetidin	10–25	20	30–100	90	100	75	50

Tab. 2 • Fortsetzung

Wirkstoff	Verlust bei HD [%]	PEB [%]	VV [L/65 kg KG]	renale E. [%]	Dosierungsangabe in % der ND bei einen GF von:		
					> 50 ml/min	10–50 ml/min	< 10 ml/min
Ciprofloxacin	10–25	30	100–300	75	100	50	50
Cisplatin	10–25	90	30–100	90	Kumulation	KI	KI
Clindamycin	< 10	90	30–100	60	100	100	100
Clonazepam	< 10	60–80	100–300	80	100	100	100
Clonidin	< 10	30	100–300	90	100	50–75	50
Cotrimoxazol	10–25	60	< 30	80	75	50	KI
Cyclophosphamid	25–50	13	30–100	99	75–100	75	50
Diazepam	10–25	90	< 30	90	100	100	100
Diazoxid	25–50	90	< 30	100	100	100	100
Diclofenac	< 10	99	< 30	65	100	100	100
Digitoxin	< 10	95	30–100	60	100	100	70–80
Digoxin	< 10	25	> 300	70	75–100	30–60	20–30
Dihydralazin	< 10	90	> 300	80	100	100	75–100
Diltiazem	< 10	80	30 100	95	100	100	100
Disopyramid	< 10	60	30–100	100	100	50	25
Domperidon	< 10	80	> 300	30	100	100	25
Doxycyclin	< 10	85	30–100	20–60	100	100	100
Enalapril	25–50	45	30–100	60	75	50	25
Erythromycin	< 10	54	30–100	10	100	100	75–100
Famotidin	10–25	20	30–100	70	100	50	25–50
Fenoterol	10–25	40	100–300	100	100	100	75–100
Fentanyl	< 10	80	100–300	90	100	100	100
Flecainid	< 10	52	> 300	100	100	100	50–75
Flucloxacillin	< 10	95	< 30	60–90	50–100	50	20–40
5-Fluorouracil	25–50	0	< 30	15	100	100	100
Furosemid	25–50	98	< 30	80	100	100	100
Gentamicin	> 50	10	< 30	90	30–70	15–30	10
Glibenclamid	< 10	98	< 30	50	75–100	50–75	Kumulation
Haloperidol	< 10	90	> 300	50	100	100	100
Hydrochlorothiazid	< 10	40	100–300	100	100	100	100

Dosisanpassung bei Niereninsuffizienz

Tab. 2 • Fortsetzung

Wirkstoff	Verlust bei HD [%]	PEB [%]	VV [L/65 kg KG]	renale E. [%]	Dosierungsangabe in % der ND bei einen GF von:		
					> 50 ml/min	10–50 ml/min	< 10 ml/min
Ibuprofen	< 10	99	< 30	90	100	100	100
Imipenem	> 50	20	< 30	90	100	50–75	30
Indometacin	< 10	95	30–100	60	100	100	100
Levodopa	25–50	5	30–100	80	70–100	50–75	50
Lisinopril	> 50	0	100–300	100	70–100	50 KI bei < 30 ml/min	KI
Melperon	< 10	50	> 300	70	75–100	50	< 50
Metamizol	10–25	20	< 30	95	75–100	75	50–75
Methotrexat	< 10	95	< 30	85	50–75	50	vermeiden
Methyldopa	> 50	20	< 30	80	100	75	50
Methylprednisolon	< 10	60–80	> 300	85	100	100	100
Metoclopramid	10–25	40	100–300	100	100	75	50
Metoprolol	10–25	12	> 300	100	100	100	100
Metronidazol	> 50	20	30–100	50	100	100	20–30
Mexiletin	< 10	55	> 300	100	100	100	50
Mezlocillin	25–50	30	< 30	60	75	40–50	10–20
Midazolam	–	96	> 300	100	100	100	100
Molsidomin	25–50	5	30–100	100	100	100	100
Morphin	25–50	25	100–300	90	100	100	100
Nifedipin	< 10	99	30–100	70	100	100	100
Nitrandipin	< 10	98	> 300	80	100	100	100
Ofloxacin	25–50	10	100–300	95	70–100	50–70	10–30
Omeprazol	< 10	95	< 30	85	1100	75	50
Oxacillin	< 10	92	< 30	50	100	100	50–75
Paclitaxel	< 10	90	100–300	13	Kumulation	Kumulation	vermeiden
Paracetamol	25–50	10	30–100	100	100	100	100
Penicillin G	10–25	40	30–100	85	100	75	15–50
Pentazozin	< 10	70	> 300	100	100	100	100
Pentoxifyllin	10–25	0	100–300	90	50–100	50	25
Phenobarbital	10–25	50	30–100	95	100	75–100	50–75

Tab. 2 • Fortsetzung

Wirkstoff	Verlust bei HD [%]	PEB [%]	VV [L/65 kg KG]	renale E. [%]	Dosierungsangabe in % der ND bei einen GF von:		
					> 50 ml/min	10–50 ml/min	< 10 ml/min
Phenoxybenzam	k.A.	k.A.	k.A.	k.A.	100	100	100
Phenprocoumon	–	98	> 300	15	100	100	100
Phenytoin	< 10	90	30–100	80	100	100	100
Pindolol	< 10	60	30–100	90	100	100	75
Piracetam	k.A.	15	39	100	50	25	KI
Piperacillin	25–50	20	< 30	80	75	40–50	10–20
Pirenzepin	10–25	12	100–300	50	100	75	50
Piritramid	k.A.	k.A.	k.A.	4	100	100	100
Prajmalin	< 10	60	> 300	50	100	100	100
Prazosin	< 10	95	30–100	15	100	100	100
Prometazin	< 10	90	> 300	70	100	75	50
Propafenon	< 10	95	> 300	40	100	75–100	50–75
Propranolol	< 10	93	30–100	100	100	100	100
Propylthiouracil	10–25	80	< 30	80	100	75–100	50 75
Ranitidin	10–25	15	100 300	70	100	75	50
Rifampicin	< 10	85	30–100	30	100	100	100
Salbutamol	25–50	5	100–300	80	100	75–100	50–75
Sotalol	25–50	0	100–300	95	100	30	15–30
Spironolacton	25–50	95	> 300	50	100	KI	KI
Tamoxifen	< 10	99	< 30	15	100	100	100
Terbutalin	25–50	20	30–100	90	100	50	KI
Theophyllin	25–50	40	30–100	90	100	100	100
Thiamazol	25–50	5	< 30	90	100	100	75
Thyroxin	0	100	30–100	< 10	100	100	100
Tilidin	–	40–50	k.A.	90	100	100	100
Tobramycin	> 50	5	< 30	90	1,5–2 mg/kg KG	80 mg/24 h	30 mg/24 h
Tramadol	25–50	4	> 300	85	100	75–100	50–75
Urapidil	< 10	80	30–100	60	100	75	50
Valproinsäure	10–25	90	< 30	90	75–100	75	vermeiden
Vancomycin	< 50	5	30–100	90	50	15	5–10

Dosisanpassung bei Niereninsuffizienz

Tab. 2 • Fortsetzung

Wirkstoff	Verlust bei HD [%]	PEB [%]	VV [L/65 kg KG]	renale E. [%]	Dosierungsangabe in % der ND bei einen GF von:		
					> 50 ml/min	10–50 ml/min	< 10 ml/min
Verapamil	< 10	90	> 300	90	100	75	50
Vincristin	< 10	75	> 300	15	100	100	100
Xipamid	< 10	98	< 30	100	100	50–100	vermeiden

HD = Hämodialyse; PEB = Plasmaeiweißbindung; VV = Verteilungsvolumen; E. = Elimination; ND = Normaldosis; GT = Glomerulumfiltrat

3 Giftinformationszentralen mit 24-Stunden-Dienst

Tab. 3 • Giftinformationszentralen mit 24-Stunden-Dienst

Ort	Erw./Kinder	Notruf/Telefon	Fax
Deutschland			
Berlin (Universitätsklinikum Rudolf Virchow)	E	0 30/450 553 555	0 30/450 539 09
Berlin (Giftnotruf)	E/K	0 30/1 92 40	0 30/30 686 721
Bonn (Zentrum für Kinderheilkunde)	K	02 28/1 92 40 oder 02 28/287 32 11	02 28/287 33 14
Erfurt (Gemeinsames Giftinformationszentrum)	E/K	03 61/730 730	03 61/730 73 17
Freiburg (Universitätskinderklinik)	K	07 61/1 92 40	07 61/270 44 57
Göttingen (Giftinformationszentrum Nord)	E/K	05 51/1 92 40	
Homburg/Saar (Informations- und Beratungszentrum für Vergiftungsfälle)	K	0 68 41/1 92 40	0 68 41/16 83 14
Mainz (Beratungsstelle bei Vergiftungen)	E	0 61 31/1 92 40 oder 0 61 31/23 24 66 oder 0 700 – GIFTINFO	0 61 31/23 24 68
München (Giftnotruf)	E	0 89/1 92 40	0 89/41 40 – 24 67
Nürnberg (Toxikologische Intensivstation)	E	09 11/3 98 24 51	09 11/3 98 29 99
Österreich			
Wien (Vergiftungsinformationszentrale)	E/K	00 43/(0)1/406 – 4343 normale Nr: 00 43/(0)1/406 – 6898	0043/(0)1/404–4225
Schweiz			
Zürich (Schweizerisches Toxikologisches Informationszentrum)	E/K	00 41/44 251 51 51 nur Schweiz: 145 normale Nr: 00 41/442 51 66 66	00 41/44 252 88 33

Informationen im Internet unter: http://www.giftnotruf.de

4 Referenzen

- Ifap Service-Institut für Ärzte und Apotheker GmbH, Bunsenstr. 7, 82152 Martiensried/München, Programm „ifap Praxis CENTER®", www.ifap.de
- Rote Liste® Service GmbH, Mainzer Landstraße 55, 60329 Frankfurt/Main, Arzneimittelkursbuch des A.V.I., Arzneimittel-Verlags-GmbH Berlin, www.rote-liste.de und www.fachinfo.de
- Arznei-telegramm, Institut für Arzneimittelinformation, Bergstr. 38 A, Wasserturm, 12169 Berlin, www.arznei-telegramm.de
- Bundesinstitut für Arzneimittel und Medizinprodukte (BfArM), Kurt-Georg-Kiesinger-Allee 3, 53175 Bonn, www.bfarm.de
- Arzneimittelkommission der deutschen Ärzteschaft (AkdÄ), Herbert-Lewin-Platz 1, 10623 Berlin, www.akdae.de
- Gemeinsamer Bundesausschuss (g-BA), Wegelystr. 8, 10623 Berlin, www.g-ba.de
- Arzneimittelwirkungen, Lehrbuch der Pharmakologie und Toxikologie, E. Mutschler et al, Wissenschaftliche Verlagsgesellschaft mBH, 9. Auflage
- Arzneimittelneben- und wechselwirkungen, H.P.T. Ammon et al., Wissenschaftliche Verlagsgesellschaft mBH, 4. Auflage
- Handbuch der Psychopharmakotherapie, G. Benkert et al., Springer-Verlag GmbH, 2. Auflage
- Akute Vergiftungen und Arzneimittelüberdosierungen, R. Ludewig und R. Regenthal, Wissenschaftliche Verlagsgesellschaft mBH, 10. Auflage
- Antibiotikatherapie – Klinik und Praxis der antiinfektiösen Behandlung, W. Stille et al., Schattauer-Verlag, 11. Auflage
- Arzneimittel in Schwangerschaft und Stillzeit, C. Schäfer, K. Vetter, H. Spielmann, C.-W. Weber-Schöndorfer, Elsevier-Verlag, 8. Auflage

4.1 Interessante Links

- **Gemeinsamer Bundesausschuss (gBA):** www.g-ba.de
- **Arzneimittel-Richtlinie des gBA:** www.g-ba.de/informationen/richtlinien/3
- **Bundesinstitut für Arzneimittel und Medizinprodukte (BfArM):** www.bfarm.de/DE/Home/home_node.html
- **Bundesvereinigung Deutsche Apothekenverbände (ABDA):** www.abda.de
- **U.S. Food and Drug Administration**: www.fda.gov
- **Arzneimittelkommission der deutschen Ärzteschaft** (AkdÄ): www.akdae.de
- **Paul-Ehrlich-Institut**: www.pei.de
- **Robert-Koch-Institut**: www.rki.de

Handelsnamenregister

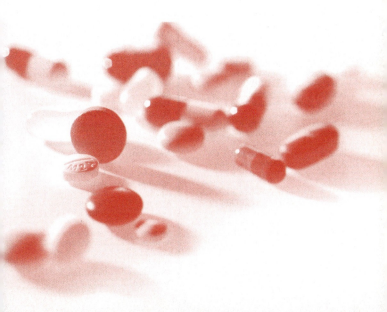

Aarane N

Handelsname	Wirkstoff
A	
Aarane N	Reproterol, S. 575
Abelcet	Amphotericin B, S. 58
Abilify	Aripiprazol, S. 66
Abraxane	Paclitaxel, S. 496
Abseamed	Erythropoetin = Epoetin (EPO), S. 247
Abstral	Fentanyl (unterliegt der BtMVV), S. 270
AbZ	Fentanyl (unterliegt der BtMVV), S. 270
Acarbose (Generika)	Acarbose, S. 18
ACC	Acetylcystein, S. 21
ACC eco	Acetylcystein, S. 21
ACC Hexal	Acetylcystein, S. 21
ACC inject	Acetylcystein, S. 21
Accupro	Quinapril, S. 566
ACE-Hemmer (Generika)	Captopril, S. 114
Acekapton	Acetylsalicylsäure (ASS), S. 24
Acemin	Lisinopril, S. 390
Acemit	Acetazolamid, S. 20
Acemuc	Acetylcystein, S. 21
Acemucol	Acetylcystein, S. 21
Acepril	Enalapril, S. 235
Acerbon	Lisinopril, S. 390
Acesal	Acetylsalicylsäure (ASS), S. 24
Acetabs	Acetylcystein, S. 21
Acetalgin	Paracetamol, S. 502
Acetan	Lisinopril, S. 390
Acetylcystein (Generika)	Acetylcystein, S. 21
Acetyst	Acetylcystein, S. 21
Acic	Aciclovir, S. 26
Aciclo	Aciclovir, S. 26
Aciclo Basics	Aciclovir, S. 26
Aciclobene	Aciclovir, S. 26
Aciclostad	Aciclovir, S. 26
Aciclovir (Generika)	Aciclovir, S. 26
Acimethin	Methionin (L-), S. 422
Acimol	Methionin (L-), S. 422
Acivir	Aciclovir, S. 26
Aclasta	Zoledronsäure, S. 697
Aclop	Clopidogrel, S. 164
Actelsar	Telmisartan, S. 628
Actilyse	rt-PA = Alteplase = Plasminogen-Aktivator, S. 595
Actiq	Fentanyl (unterliegt der BtMVV), S. 270
Actira	Moxifloxacin, S. 450
Activir	Aciclovir, S. 26
Actonel	Risedronsäure, S. 582
Actos	Pioglitazon, S. 527
Actosolv	rt-PA = Alteplase = Plasminogen-Aktivator, S. 595

Handelsname	Wirkstoff
Actraphane	Insulin (Intermediärinsuline/NPH-Insuline), S. 343
Actrapid	Insulin (normal) = Altinsulin, S. 345
Acutard	Zuclopenthixol, S. 701
Acuver	Betahistin, S. 83
Adalat	Nifedipin, S. 465
Adalat Inf.-Lsg.	Nifedipin, S. 465
Adamon	Tramadol, S. 661
Adartrel	Ropinirol, S. 590
Adcirca	Tadalafil, S. 623
Additiva	Ascorbinsäure (Vitamin C), S. 67
Adenoscan	Adenosin, S. 28
Adenosin Ebewe	Adenosin, S. 28
Adenosin Life Medical	Adenosin, S. 28
Adenuric	Febuxostat, S. 266
Adepend	Naltrexon, S. 455
Adiclair	Nystatin, S. 477
Adjuvin	Sertralin, S. 604
Adoxa	Doxazosin, S. 219
Adrekar	Adenosin, S. 28
Adrenalin	Adrenalin (Epinephrin), S. 29
Adria-Cept	Doxorubicin = Adriamycin, S. 221
Adriblastin	Doxorubicin = Adriamycin, S. 221
Adrimedac	Doxorubicin = Adriamycin, S. 221
Adrobas	Cyproteronacetat, S. 178
Adumbran	Oxazepam, S. 490
Advagraf	Tacrolimus, S. 621
Advantan	Methylprednisolon, S. 427
Adversuten	Prazosin, S. 545
Aequamen	Betahistin, S. 83
Aerius	Desloratadin, S. 191
AeroBec	Beclometason, S. 79
Aerocef	Cefixim, S. 126
Aerodur	Terbutalin, S. 634
Aeromuc	Acetylcystein, S. 21
Afluria	Influenza-Impfstoff (inaktiviert, epidemische Form), S. 342
Afonilum	Theophyllin, S. 641
Afpred Forte-Dexa	Dexamethason, S. 193
Aggrastat	Tirofiban, S. 652
Agilomed	Diclofenac, S. 198
Agiocur	Plantago-Samen, S. 538
Agiolax	Plantago-Samen, S. 538
Agit	Dihydroergotamin (DHE), S. 206
Agopton	Lansoprazol, S. 372
Airathon	Montelukast, S. 447
Akineton	Biperiden, S. 88
Ampullen	
Aknecolor	Clotrimazol, S. 167
Aknemycin	Erythromycin, S. 246

Amitriptylin-beta

Handelsname	Wirkstoff	Handelsname	Wirkstoff
Akne-mycin	Erythromycin, S. 246	Almirid	Dihydroergocryptin (α-), S. 205
Aknilox	Erythromycin, S. 246	Almogran	Almotriptan, S. 40
Aktren	Ibuprofen, S. 331	Alna	Tamsulosinhydrochlorid, S. 624
Alacetan NNA	Naproxen, S. 456		
Alapril	Enalapril, S. 235	Alna Ocas	Tamsulosinhydrochlorid, S. 624
Albiomin	Humanalbumin, S. 324		
Albunorm	Humanalbumin, S. 324	Alodan "Gerot"	Pethidin (unterliegt der BtMVV), S. 515
Alburex	Humanalbumin, S. 324		
Alcacyl	Acetylsalicylsäure (ASS), S. 24	Alopexy	Minoxidil, S. 439
		Alpha-Lipo-gamma	Liponsäure, S. 388
Aldactone	Spironolacton, S. 611		
Alemol	Alendronsäure, S. 34	Alpha-Lipon (Generika)	Liponsäure, S. 388
Alendro KSK	Alendronsäure, S. 34		
Alendromed	Alendronsäure, S. 34	Alpha-Lipon-säure (Generika)	Liponsäure, S. 388
Alendron (Generika)	Alendronsäure, S. 34		
Alendronat Acis	Alendronsäure, S. 34	Alpha-vibolex	Liponsäure, S. 388
Alendron-Mepha	Alendronsäure, S. 34	Alprastad	Alprazolam, S. 40
Alendronsäure (Generika)	Alendronsäure, S. 34	Alprazolam (Generika)	Alprazolam, S. 40
Alendronstad	Alendronsäure, S. 34	Alprostapint	Alprostadil, S. 41
Alendro-Q	Alendronsäure, S. 34	Aludrox	Aluminiumhydroxid, S. 43
Aleve	Naproxen, S. 456	Alupent	Orciprenalin, S. 486
Alexan	Cytarabin (CAR/Ara-C), S. 179	Alvesco	Ciclesonid, S. 146
		Amadol	Tramadol, S. 661
Alfentanil-Hameln	Alfentanil (unterliegt der BtMVV), S. 35	Amagesan	Amoxicillin, S. 55
		Amantadin (Generika)	Amantadinsulfat/-HCL, S. 44
Alfunar	Alfuzosin, S. 36		
Alfuzosin	Alfuzosin, S. 36	Amantagamma	Amantadinsulfat/-HCL, S. 44
Alfuzosin (Generika)	Alfuzosin, S. 36		
Algefit	Diclofenac, S. 198	Amaryl	Glimepirid, S. 313
Algifor	Ibuprofen, S. 331	Ambe	Cobalamin = Cyanocoba-lamin (Vitamin B12), S. 169
Alisma	Cyproteronacetat, S. 178		
Alkala T	Natriumhydrogencarbonat (NaHCO3), S. 460	Ambisome	Amphotericin B, S. 58
		AmBisome	Amphotericin B, S. 58
Alka-Seltzer	Acetylsalicylsäure (ASS), S. 24	Amboneural	Selegilin, S. 602
		Ambro	Ambroxol, S. 46
Alkeran	Melphalan (L-PAM), S. 413	Ambrobene	Ambroxol, S. 46
Allenopar	Paroxetin, S. 506	Ambrohexal	Ambroxol, S. 46
Allergo-COMOD	Cromoglicinsäure (Dina-triumcromoglykat, DNCG), S. 176	Ambroxol (Generika)	Ambroxol, S. 46
		Ambroxol-ratio-pharm	Ambroxol, S. 46
Allergocrom	Cromoglicinsäure (Dina-triumcromoglykat, DNCG), S. 176	Amiada	Terbinafin, S. 633
		Amias	Candesartan, S. 110
Allergodil	Azelastin, S. 74	Amikacin Fresenius	Amikacin, S. 47
Allergodrop	Azelastin, S. 74		
Allergospasmin N	Reproterol, S. 575	Amikin	Amikacin, S. 47
		Amineurin	Amitriptylin, S. 51
Allergospray	Azelastin, S. 74	Aminophyllin	Aminophyllin, S. 48
Allergoval	Cromoglicinsäure (Dina-triumcromoglykat, DNCG), S. 176	Aminophyllin Amino	Aminophyllin, S. 48
		Amioxid-neuraxpharm	Amitriptylinoxid, S. 53
Allernon	Loratadin, S. 396		
Alli	Orlistat, S. 486	Amisulprid (Generika)	Amisulprid, S. 50
Allopur	Allopurinol, S. 39		
Allostad	Allopurinol, S. 39	Amisulpridlich	Amisulprid, S. 50
Allsan	α-Tocopherolacetat (Vitamin E), S. 656	Amitriptylin	Amitriptylin, S. 51
		Amitriptylin-beta	Amitriptylin, S. 51

Amitriptylin-neuraxpharm

Handelsname	Wirkstoff	Handelsname	Wirkstoff
Amitriptylin-neuraxpharm	Amitriptylin, S. 51	Amoxi-Saar Plus	Amoxicillin + Clavulansäure, S. 56
Amitriptylin von ct	Amitriptylin, S. 51	Amoxistad	Amoxicillin, S. 55
Amixx	Amantadinsulfat/-HCL, S. 44	Amoxypen	Amoxicillin, S. 55
		Amparo	Amlodipin, S. 54
Amlo	Amlodipin, S. 54	Amphocil	Amphotericin B, S. 58
Amlo (Generika)	Amlodipin, S. 54	Ampho-Moronal	Amphotericin B, S. 58
Amloclair	Amlodipin, S. 54	Amphotericin B	Amphotericin B, S. 58
Amlodigamma Top	Amlodipin, S. 54	Ampicillin (Generika)	Ampicillin, S. 59
Amlodilan	Amlodipin, S. 54	Ampicillin-ratiopharm	Ampicillin, S. 59
Amlodinova	Amlodipin, S. 54	Amykal	Terbinafin, S. 633
Amlodipin (Generika)	Amlodipin, S. 54	Anaerobex	Metronidazol, S. 434
Amlohyp	Amlodipin, S. 54	Anafranil	Clomipramin, S. 160
Amlo Isis	Amlodipin, S. 54	Anafranil Dolorgiet	Clomipramin, S. 160
Amlolich	Amlodipin, S. 54	Analgin	Metamizol, S. 418
Amlopin	Amlodipin, S. 54	Analgin Akut	Ibuprofen, S. 331
Amlo-Q	Amlodipin, S. 54	Anapen	Adrenalin (Epinephrin), S. 29
Amlovasc	Amlodipin, S. 54		
Amoclan	Amoxicillin + Clavulansäure, S. 56	Anbinex	Antithrombin III, S. 61
		Anco	Ibuprofen, S. 331
Amoclav	Amoxicillin + Clavulansäure, S. 56	Andante	Bunazosin, S. 100
		Andolor	Tilidin + Naloxon (Trpf. unterliegen der BtMVV), S. 650
Amoxclav	Amoxicillin + Clavulansäure, S. 56		
Amoxclav Hexal	Amoxicillin + Clavulansäure, S. 56	Andreafol	Folsäure, S. 295
		Androcur	Cyproteronacetat, S. 178
Amoxclav Sandoz	Amoxicillin + Clavulansäure, S. 56	Androdiane	Cyproteronacetat, S. 178
		Aneurin AS	Thiamin (Vitamin B1), S. 643
Amoxi (Generika)	Amoxicillin, S. 55		
		Anexate	Flumazenil, S. 281
Amoxicillin (C, Pl, Rat com, ratio)	Amoxicillin + Clavulansäure, S. 56	Angiox	Bivalirudin, S. 91
		Anglandin	Tamsulosinhydrochlorid, S. 624
Amoxicillin (Generika)	Amoxicillin, S. 55	Antabus	Disulfiram, S. 214
		Antacidum Opt	Aluminiumhydroxid, S. 43
Amoxicillin Clavulansäure	Amoxicillin + Clavulansäure, S. 56	Antelepsin	Clonazepam (CZP), S. 162
		Anticholium	Physostigmin, S. 522
Amoxiclav (Generika)	Amoxicillin + Clavulansäure, S. 56	Antifungol	Clotrimazol, S. 167
		Antimigrin	Naratriptan, S. 457
Amoxiclav Hikma	Amoxicillin + Clavulansäure, S. 56	Antioxidans E-Hevert	α-Tocopherolacetat (Vitamin E), S. 656
Amoxi Clavulan	Amoxicillin + Clavulansäure, S. 56	Antiparkin	Selegilin, S. 602
		Antiphosphat	Aluminiumhydroxid, S. 43
Amoxi Clavulan (Generika)	Amoxicillin + Clavulansäure, S. 56	Antramups	Omeprazol, S. 482
		Antra Pro Infusione	Omeprazol, S. 482
Amoxidura	Amoxicillin + Clavulansäure, S. 56	Anxiolit	Oxazepam, S. 490
Amoxidura Plus	Amoxicillin + Clavulansäure, S. 56	Aphenylbarbit	Phenobarbital (PB), S. 516
		Apidra	Insulin (lang wirksame Formen [Glargin, Detemir, Glulisin]), S. 344
Amoxihexal	Amoxicillin, S. 55		
Amoxilan	Amoxicillin, S. 55		
Amoxi-Mepha	Amoxicillin, S. 55	Apocanda	Clotrimazol, S. 167
AmoxiPlus	Amoxicillin + Clavulansäure, S. 56	Apo-go	Apomorphin-Hydrochlorid, S. 63
Amoxiplus (Generika)	Amoxicillin + Clavulansäure, S. 56	APO-go	Apomorphin-Hydrochlorid, S. 63

Atrovent

Handelsname	Wirkstoff	Handelsname	Wirkstoff
APO-go Pen	Apomorphin-Hydrochlorid, S. 63	Ascorvit	Ascorbinsäure (Vitamin C), S. 67
Apomorphin (Generika)	Apomorphin-Hydrochlorid, S. 63	AscoTop	Zolmitriptan, S. 698
Aponal	Doxepin, S. 220	Asmanex	Mometason, S. 447
Apozema	α-Tocopherolacetat (Vitamin E), S. 656	Aspégic	Acetylsalicylsäure (ASS), S. 24
Apranax	Naproxen, S. 456	Asperivo	Acetylsalicylsäure (ASS), S. 24
Aprednislon	Prednisolon/Prednison, S. 546	Aspirin	Acetylsalicylsäure (ASS), S. 24
Aprical	Nifedipin, S. 465	Aspirin Cardio	Acetylsalicylsäure (ASS), S. 24
Aprovel	Irbesartan, S. 353		
Apsomol	Salbutamol, S. 598	Aspirin Direkt	Acetylsalicylsäure (ASS), S. 24
Apydan extent	Oxcarbazepin (OXC), S. 491		
Aquacort	Budesonid, S. 97	Aspirin i.v.	Acetylsalicylsäure (ASS), S. 24
Aquaphor	Xipamid, S. 692		
Aquaphoril	Xipamid, S. 692	Aspirin Migraene	Acetylsalicylsäure (ASS), S. 24
Ara-cell	Cytarabin (CAR/Ara-C), S. 179	Aspro	Acetylsalicylsäure (ASS), S. 24
Arava	Leflunomid (LEF), S. 373		
Arbid	Diphenhydramin, S. 212	Aspro Classic	Acetylsalicylsäure (ASS), S. 24
Arcasin	Penicillin V = Phenoxymethylpenicillin, S. 511	ASS (Generika)	Acetylsalicylsäure (ASS), S. 24
Arcoxia	Etoricoxib, S. 261		
Aredia	Pamidronsäure, S. 498	ASS Atid	Acetylsalicylsäure (ASS), S. 24
Arelix	Piretanid, S. 534		
Argatra	Argatroban, S. 65	ASS ct	Acetylsalicylsäure (ASS), S. 24
Argatra multidose	Argatroban, S. 65		
		Astonin-H	Fludrocortison, S. 280
Aricept	Donepezil, S. 217	Atacand	Candesartan, S. 110
Aricept Evess	Donepezil, S. 217	Atacand protect	Candesartan, S. 110
Ariclaim	Duloxetin, S. 225	Ate (Generika)	Atenolol, S. 69
Arigem	Gemcitabin, S. 306	Atehexal	Atenolol, S. 69
Arilin	Metronidazol, S. 434	Atenativ	Antithrombin III, S. 61
Ariline	Metronidazol, S. 434	Atenil	Atenolol, S. 69
Arilin Rapid	Metronidazol, S. 434	Atenogamma	Atenolol, S. 69
Aristocor	Flecainid, S. 277	Atenolan	Atenolol, S. 69
Arixtra	Fondaparinux, S. 296	Atenolol (Generika)	Atenolol, S. 69
Arlevert	Dimenhydrinat, S. 209		
Arminol	Sulpirid, S. 617	AT III thermoinaktivert Immuno	Antithrombin III, S. 61
Aromasin	Exemestan, S. 262		
Artamin	Penicillamin (D-), S. 508		
Artane	Trihexyphenidyl, S. 669	Atoris	Atorvastatin, S. 70
Arterenol	Noradrenalin = Norepinephrin, S. 475	Atorva-Q	Atorvastatin, S. 70
		Atorvastatin (Generika)	Atorvastatin, S. 70
Arthrex	Diclofenac, S. 198		
Artofen	Ibuprofen, S. 331	Atosil	Promethazin, S. 552
Arulatan	Latanoprost, S. 373	Atropin EDO	Atropin, S. 72
Arutimol	Timolol, S. 651	Atropinium sulfuricum Streuli	Atropin, S. 72
Asacol	Mesalazin = 5-Aminosalicylsäure (5-ASA-Träger), S. 416		
		Atropin POS	Atropin, S. 72
ASA-Tabs	Acetylsalicylsäure (ASS), S. 24	Atropinsulfat	Atropin, S. 72
		Atropinsulfat Braun	Atropin, S. 72
Asazine	Mesalazin = 5-Aminosalicylsäure (5-ASA-Träger), S. 416	Atropinum sulf	Atropin, S. 72
		Atropinum sulfuricum Nycomed	Atropin, S. 72
Ascalan	Doxazosin, S. 219		
Ascorell	Ascorbinsäure (Vitamin C), S. 67	Atrovent	Ipratropiumbromid, S. 352

Augmentan

Handelsname	Wirkstoff	Handelsname	Wirkstoff
Augmentan	Amoxicillin + Clavulansäure, S. 56	B12 Asmedic	Cobalamin = Cyanocobalamin (Vitamin B12), S. 169
Augmentan i.v. pro infantibus	Amoxicillin, S. 55	B6-Asmedic	Pyridoxin (Vitamin B6), S. 563
Augmentin	Amoxicillin + Clavulansäure, S. 56	B6-Vicotrat	Pyridoxin (Vitamin B6), S. 563
Augmentine	Amoxicillin + Clavulansäure, S. 56	Baclofen (Generika)	Baclofen, S. 77
Aureomycin	Chlortetracyclin, S. 146	Bactrim	Cotrimoxazol (Trimethoprim-Sulfamethoxazol = T/S), S. 173
Aurorix	Moclobemid, S. 444		
Ausbuettels Nasenspray	Xylometazolin, S. 693	Balkis	Xylometazolin, S. 693
Avalox	Moxifloxacin, S. 450	Barazan	Norfloxacin, S. 476
Avamys	Fluticason, S. 292	Baroprine	Enalapril, S. 235
Avastin	Bevacizumab, S. 86	Basocef	Cefazolin, S. 124
Avelox	Moxifloxacin, S. 450	Basocin	Clindamycin, S. 157
Aviral	Aciclovir, S. 26	Baymycard	Nisoldipin, S. 469
Avonex	Interferon β1a, S. 349	Baymycard RR	Nisoldipin, S. 469
AWD	Fentanyl (unterliegt der BtMVV), S. 270	Bayotensin	Nitrendipin, S. 471
		Bayotensin akut Phenol	Nitrendipin, S. 471
Axea Ibuprofen	Ibuprofen, S. 331	Baypen	Mezlocillin, S. 436
Axea Lax	Bisacodyl, S. 89	Baypress	Nitrendipin, S. 471
Axicarb	Carboplatin, S. 118	Bececo Easyhaler	Beclometason, S. 79
Axigem	Gemcitabin, S. 306	Becetamol	Paracetamol, S. 502
Axigran	Granisetron, S. 318	Beclo Hexal	Beclometason, S. 79
Axioplatin	Oxaliplatin, S. 489	Beclomet	Beclometason, S. 79
Axiplatin	Oxaliplatin, S. 489	Beclometason	Beclometason, S. 79
Axirubicin	Epirubicin, S. 239	Beclometason (Generika)	Beclometason, S. 79
Axisetron	Ondansetron, S. 484		
Axitaxel	Paclitaxel, S. 496	Beclometason-ratiopharm	Beclometason, S. 79
Axotide	Fluticason, S. 292		
Axotide Nebules	Fluticason, S. 292	Beclometason von ct	Beclometason, S. 79
Axura	Memantin, S. 414		
Axura Starter	Memantin, S. 414	Beclomet Nasal	Beclometason, S. 79
Azafalk	Azathioprin, S. 73	Beclonarin	Beclometason, S. 79
Azaimun	Azathioprin, S. 73	Beclorhinol Aquosum	Beclometason, S. 79
Azamedac	Azathioprin, S. 73		
Aza-Q	Azathioprin, S. 73	Beclosandoz	Beclometason, S. 79
Azarek	Azathioprin, S. 73	Becodisk	Beclometason, S. 79
Azathioprin (Generika)	Azathioprin, S. 73	Beconase	Beclometason, S. 79
		Beconase Aquosum	Beclometason, S. 79
Azibact	Azithromycin, S. 75		
Azilect	Rasagilin, S. 571	Beconasol	Beclometason, S. 79
Azillin	Amoxicillin, S. 55	Becotide	Beclometason, S. 79
Azi Teva	Azithromycin, S. 75	Befibrat	Bezafibrat, S. 87
Azithro (Generika)	Azithromycin, S. 75	Begripal	Influenza-Impfstoff (inaktiviert, epidemische Form), S. 342
Azithromycin (Generika)	Azithromycin, S. 75		
		Bekunis	Bisacodyl, S. 89
Azulfidine	Salazosulfapyridin = Sulfasalazin, S. 596	Bekunis Dragées Bisacodyl	Bisacodyl, S. 89
Azyter	Azithromycin, S. 75	Bellafit	Atropin, S. 72
Azzalure	Clostridium-botulinum-Toxin Typ A und B (BoNTA/BoN), S. 165	Bellgyn	Cyproteronacetat, S. 178
		Beloc	Metoprolol, S. 433
		Beloc zok	Metoprolol, S. 433
B		Beloczok Herz	Metoprolol, S. 433
		Bel Simvastatin	Simvastatin, S. 607
B12 (Generika)	Cobalamin = Cyanocobalamin (Vitamin B12), S. 169	Bemon	Betamethason, S. 84
B12 „Ankermann"	Cobalamin = Cyanocobalamin (Vitamin B12), S. 169	Benadon	Pyridoxin (Vitamin B6), S. 563

Handelsname	Wirkstoff	Handelsname	Wirkstoff
Benalapril	Enalapril, S. 235	Bezastad	Bezafibrat, S. 87
Benazepril (Generika)	Benazepril, S. 80	Biaxin HP	Clarithromycin, S. 154
Benda 5 Fu	Fluorouracil (5-FU), S. 284	bicaNorm	Natriumhydrogencarbonat (NaHCO3), S. 460
Bendacitabin	Gemcitabin, S. 306	Bifiteral	Lactulose, S. 369
Bendaepi	Epirubicin, S. 239	Bikalm	Zolpidem, S. 699
Bendaplatin	Oxaliplatin, S. 489	Biklin	Amikacin, S. 47
Bendatax	Paclitaxel, S. 496	Bilol	Bisoprolol, S. 90
Benerva	Thiamin (Vitamin B1), S. 643	Biltricide	Praziquantel, S. 544
Beneuran	Thiamin (Vitamin B1), S. 643	Binaldan	Loperamid, S. 394
Benocten	Diphenhydramin, S. 212	Binocrit	Erythropoetin = Epoetin (EPO), S. 247
Benperidol-neuraxpharm	Benperidol, S. 82	Biocef	Cefpodoxim, S. 128
Ben-u-ron	Paracetamol, S. 502	Biocos	Metformin, S. 419
Beriglobin	Immunglobulin (IgG, 7S, 5S), S. 338	Biodroxil	Cefadroxil, S. 122
Beriplex	PPSB-Konzentrat (Faktor II, VII, IX, X und Protein C + S), S. 540	Biofanal	Nystatin, S. 477
		Biogelat	Kaliumhydrogencarbonat (KHCO3), S. 362
		Biograstim	Filgrastim (G-CSF), S. 273
		Biomo-lipon	Liponsäure, S. 388
Berirab	Immunglobulin (IgG, 7S, 5S), S. 338	Biopoin	Erythropoetin = Epoetin (EPO), S. 247
Berlinsulin H	Insulin (Intermediärinsuline/NPH-Insuline), S. 343	Biperiden-neuraxpharm	Biperiden, S. 88
Berlinsulin H Normal	Insulin (normal) = Altinsulin, S. 345	Bisacodyl	Bisacodyl, S. 89
		Bisacodyl (Generika)	Bisacodyl, S. 89
Berlosin	Metamizol, S. 418	Bisco-Magaltrat	Magaldrat, S. 402
Berlthyrox	Levothyroxin (T4), S. 384	Bisco-Zitron	Bisacodyl, S. 89
Berotec	Fenoterol, S. 269	Biso (Generika)	Bisoprolol, S. 90
Bestin	Betahistin, S. 83	Bisocor	Bisoprolol, S. 90
Beta (Generika)	Betamethason, S. 84	Bisogamma	Bisoprolol, S. 90
Beta Acetyl Acis	Acetyldigoxin (β), S. 22	Biso Lich	Bisoprolol, S. 90
Beta-Acetyldig ratio	Acetyldigoxin (β), S. 22	Bisolvon	Bromhexin, S. 95
		Bisoprolol (Generika)	Bisoprolol, S. 90
Betadorm	Diphenhydramin, S. 212		
Betaferon	Interferon β1b, S. 351	Bisostad	Bisoprolol, S. 90
Betahistin (Generika)	Betahistin, S. 83	Blemaren N Brausetabl.	Kaliumhydrogencarbonat (KHCO3), S. 362
Betametason Hexal	Betamethason, S. 84	Blopress	Candesartan, S. 110
		Bocouture Vial	Clostridium-botulinum-Toxin Typ A und B (BoNTA/BoN), S. 165
Betamethason (Generika)	Betamethason, S. 84		
Betaserc	Betahistin, S. 83	Bonasanit	Pyridoxin (Vitamin B6), S. 563
Beta-Turfa	Triamteren, S. 667		
Betavert	Betahistin, S. 83	Bondenza	Ibandronsäure, S. 330
Betimol	Timolol, S. 651	Bondronat	Ibandronsäure, S. 330
Betnesol	Betamethason, S. 84	Bonefos	Clodronsäure, S. 158
Betnesol V	Betamethason, S. 84	Bonefos pro infusione	Clodronsäure, S. 158
Betnovate	Betamethason, S. 84		
Betnovate V	Betamethason, S. 84	Bonefurbit	Ibandronsäure, S. 330
Betolvex	Cobalamin = Cyanocobalamin (Vitamin B12), S. 169	Bonformin	Metformin, S. 419
		Bonidon	Indometacin, S. 340
Bevitol	Thiamin (Vitamin B1), S. 643	Bonviva	Ibandronsäure, S. 330
		Boostrix	Tetanus- + Diphtherie- + Pertussis-Toxoid (DTP-Impfstoff), S. 637
Bezacur	Bezafibrat, S. 87		
Bezafibrat (Generika)	Bezafibrat, S. 87	Botox	Clostridium-botulinum-Toxin Typ A und B (BoNTA/BoN), S. 165
Bezagamma	Bezafibrat, S. 87		
Bezalip	Bezafibrat, S. 87		

Boxogar

Handelsname	Wirkstoff	Handelsname	Wirkstoff
Boxogar	Ibandronsäure, S. 330	Buscopan-direkt	Butylscopolamin, S. 105
Bramitob	Tobramycin, S. 654	Busilvex	Busulfan, S. 104
Breakyl	Fentanyl (unterliegt der BtMVV), S. 270	Butylscopolamin-Rotexmedica	Butylscopolamin, S. 105
Bretaris	Aclidinium, S. 27	Buventol	Salbutamol, S. 598
Brevibloc	Esmolol, S. 250		
Brevimytal	Methohexital, S. 423	**C**	
Brexin	Piroxicam, S. 537	Cabaser	Cabergolin, S. 106
Bricanyl	Terbutalin, S. 634	Cabaseril	Cabergolin, S. 106
Bricanyl Duriles	Terbutalin, S. 634	Cabergolin (Generika)	Cabergolin, S. 106
Brietal	Methohexital, S. 423	Cabergo Teva	Cabergolin, S. 106
Brilique	Ticagrelor, S. 648	Caelyx	Doxorubicin = Adriamycin, S. 221
Brinavess	Vernakalant, S. 684		
Brivex	Brivudin, S. 93	Calci (generika)	Calciumcarbonat, S. 110
Bromazanil	Bromazepam, S. 94	CalciHexal	Calcitonin, S. 107
Bromazepam (Generika)	Bromazepam, S. 94	Calcijex	Calcitriol (Vitamin D3), S. 109
Bromazep von ct	Bromazepam, S. 94	Calcimagon	Calciumcarbonat, S. 110
Bromhexin BC	Bromhexin, S. 95	Calciparine	Heparin, S. 320
Bromhexin Krewel	Bromhexin, S. 95	Calcitonin (Generika)	Calcitonin, S. 107
Bromocriptin (Generika)	Bromocriptin, S. 96	Calcitridin	Calciumcarbonat, S. 110
Bronchicum Mono Codein	Codein – Codeinphosphat (unterliegt der BtMVV), S. 170	Calcitriol (Generika)	Calcitriol (Vitamin D3), S. 109
Bronchitol	Mannitol, S. 404	Calcitriol Gry	Calcitriol (Vitamin D3), S. 109
Bronchocort novo	Beclometason, S. 79	Calcitriol Kyramed	Calcitriol (Vitamin D3), S. 109
Bronchoparat	Theophyllin, S. 641	Calcitriol-Nefro	Calcitriol (Vitamin D3), S. 109
Bronchoretard	Theophyllin, S. 641		
Bronchospasmin	Reproterol, S. 575	Calcium (Generika)	Calciumcarbonat, S. 110
Broncho-Spray novo	Salbutamol, S. 598	Calcium-Carbonat Salmon	Calciumcarbonat, S. 110
Brufen	Ibuprofen, S. 331		
BS (Generika)	Butylscopolamin, S. 105	Calcium-Phosphatbinder „Bichsel"	Calciumcarbonat, S. 110
Bucain	Bupivacain, S. 101		
Buccolam	Midazolam (MDZ), S. 437	Calmaben	Diphenhydramin, S. 212
Buconif	Nifedipin, S. 465	Campral	Acamprosat, S. 18
Budapp Nasal	Budesonid, S. 97	Cancidas	Caspofungin, S. 121
Budecort	Budesonid, S. 97	CANCIDAS	Caspofungin, S. 121
Budenobronch	Budesonid, S. 97	Candesartan (Generika)	Candesartan, S. 110
Budenofalk	Budesonid, S. 97		
Budes	Budesonid, S. 97	Candibene	Clotrimazol, S. 167
Budesonid	Budesonid, S. 97	Candio-Hermal	Nystatin, S. 477
Budesonid (Generika)	Budesonid, S. 97	Canesten	Clotrimazol, S. 167
Budiair	Budesonid, S. 97	Canex	Fluconazol, S. 279
Budo-san	Budesonid, S. 97	Canifug	Clotrimazol, S. 167
Bulboid	Glycerol, S. 315	Cannabis sativa L.	Cannabis sativa L. (Tetrahydrocannabinol (THC) + C, S. 111
Bullrich Salz	Natriumhydrogencarbonat (NaHCO3), S. 460		
Bup-4 Lib	Buprenorphin (unterliegt der BtMVV), S. 102	Capozide	Captopril, S. 114
Bupivacain (Generika)	Bupivacain, S. 101	Capros	Morphin (unterliegt der BtMVV), S. 449
Buprenorphin (Generika)	Buprenorphin (unterliegt der BtMVV), S. 102	Captin	Paracetamol, S. 502
		Capto (Generika)	Captopril, S. 114
Buronil	Melperon, S. 412	Captogamma	Captopril, S. 114
Buscopan	Butylscopolamin, S. 105	Captopril	Captopril, S. 114

Handelsname	Wirkstoff	Handelsname	Wirkstoff
Captopril (Generika)	Captopril, S. 114	Cefadroxil (Generika)	Cefadroxil, S. 122
Captosol	Captopril, S. 114	Cefasel	Selen (Natriumselenit), S. 603
Carba (Generika)	Carbamazepin (CBZ), S. 116	Cefastad	Cefaclor, S. 121
Carbaflux	Carbamazepin (CBZ), S. 116	Cefazolin (Generika)	Cefazolin, S. 124
Carbagamma	Carbamazepin (CBZ), S. 116	Cefixdura	Cefixim, S. 126
Carbamazepin (Generika)	Carbamazepin (CBZ), S. 116	Cefixim (Generika)	Cefixim, S. 126
Carbasalat	Acetylsalicylsäure (ASS), S. 24	Cefotaxim (Generika)	Cefotaxim, S. 127
Carbimazol (Generika)	Carbimazol, S. 117	Cefotrix	Ceftriaxon, S. 132
Carbistad	Carbimazol, S. 117	Cefovet	Cefazolin, S. 124
Carbo-cell	Carboplatin, S. 118	Cefpo Basic	Cefpodoxim, S. 128
Carbomedac	Carboplatin, S. 118	Cefpodoxim (Generika)	Cefpodoxim, S. 128
Carboplatin (Generika)	Carboplatin, S. 118	Cefpodoxim Hexal	Cefpodoxim, S. 128
Carboplatin-Gry	Carboplatin, S. 118	Cefpodoxim Sandoz	Cefpodoxim, S. 128
Carboplatin Hexal	Carboplatin, S. 118	Ceftazidim (Generika)	Ceftazidim, S. 130
Carbostesin	Bupivacain, S. 101	Ceftriaxon (Generika)	Ceftriaxon, S. 132
Carbox	Carboplatin, S. 118	Cefudura	Cefuroximaxetil, S. 135
Cardaxen	Atenolol, S. 69	Cefuhexal	Cefuroximaxetil, S. 135
Carder	Clopidogrel, S. 164	Cefurax	Cefuroximaxetil, S. 135
Cardipin	Nifedipin, S. 465	Cefurim	Cefuroxim, S. 134
Cardular PP	Doxazosin, S. 219	Cefurox-Basics	Cefuroximaxetil, S. 135
Cardura CR	Doxazosin, S. 219	Cefuroxim (Generika)	Cefuroxim, S. 134
CarLich	Carvedilol, S. 120	Cefuroxim-ratiopharm	Cefuroximaxetil, S. 135
Carmen	Lercanidipin, S. 375	Cefuroxim von ct	Cefuroximaxetil, S. 135
Carsol	Carbamazepin (CBZ), S. 116	Celebrex	Celecoxib, S. 136
Carvedigamma	Carvedilol, S. 120	Celestamine	Betamethason, S. 84
Carvedilol (Generika)	Carvedilol, S. 120	Celestan	Betamethason, S. 84
Carve Q	Carvedilol, S. 120	Celestan Depot	Betamethason, S. 84
Carve TAD	Carvedilol, S. 120	Celestan Solub	Betamethason, S. 84
Cassadan	Alprazolam, S. 40	Celestan V	Betamethason, S. 84
Catapresan	Clonidin, S. 163	Celestone	Betamethason, S. 84
Caverject	Alprostadil, S. 41	Celestone chronodose	Betamethason, S. 84
Caverject DC	Alprostadil, S. 41		
Caverject Dual	Alprostadil, S. 41	Cellcristin	Vincristin (VCR), S. 687
Caverject Impuls	Alprostadil, S. 41	Cellidrin	Allopurinol, S. 39
CC Nephro	Calciumcarbonat, S. 110	Cellmustin	Estramustin, S. 253
Cebrotonin	Piracetam, S. 532	Cellondan	Ondansetron, S. 484
CEC	Cefaclor, S. 121	Celltaxel	Paclitaxel, S. 496
Cec Hexal	Cefaclor, S. 121	Cenipres	Enalapril, S. 235
Ceclor	Cefaclor, S. 121	Centidox	Doxycyclin, S. 223
Cedax	Ceftibuten, S. 131	Cephalex CT	Cefalexin, S. 123
Cedocard	Isosorbiddinitrat (ISDN), S. 355	Cephalexin (Generika)	Cefalexin, S. 123
Cedur	Bezafibrat, S. 87	Cephalexin Ratio	Cefalexin, S. 123
Cedur retard	Bezafibrat, S. 87	Cephazolin (Generika)	Cefazolin, S. 124
Cefaclor (Generika)	Cefaclor, S. 121	Cephazolin Fresenius	Cefazolin, S. 124
Cephoral	Cefixim, S. 126		
Cerebryl	Piracetam, S. 532		
Ceretard	Ascorbinsäure (Vitamin C), S. 67		

Cerucal

Handelsname	Wirkstoff	Handelsname	Wirkstoff
Cerucal	Metoclopramid, S. 431	Cisplatin (Generika)	Cisplatin (DDP), S. 151
Cesol	Praziquantel, S. 544	Cisplatin Medac	Cisplatin (DDP), S. 151
Cesradyston	Johanniskraut = Hypericum, S. 359	Cita (Generika)	Citalopram, S. 152
Cetebe	Ascorbinsäure (Vitamin C), S. 67	Citalon	Citalopram, S. 152
Cetebe Vit.C	Ascorbinsäure (Vitamin C), S. 67	Citalopram (Generika)	Citalopram, S. 152
Ceterifug	Cetirizin, S. 138	Citalo-Q	Citalopram, S. 152
Cetiderm	Cetirizin, S. 138	Citalostad	Citalopram, S. 152
Cetilich	Cetirizin, S. 138	Claforan	Cefotaxim, S. 127
Cetirizin (Generika)	Cetirizin, S. 138	Clamoxyl	Amoxicillin, S. 55
Cetirizindihydrochlorid	Cetirizin, S. 138	Clamycin	Clarithromycin, S. 154
		Clarilind	Clarithromycin, S. 154
		Clarinase	Loratadin, S. 396
Ceti TAD	Cetirizin, S. 138	Clarithrobeta	Clarithromycin, S. 154
Champix	Vareniclin, S. 680	Clarithromycin (Generika)	Clarithromycin, S. 154
Chibro-Timoptol	Timolol, S. 651		
Chloraldurat	Chloralhydrat (Chloralum hydratum), S. 139	Claritine	Loratadin, S. 396
		Clarityn	Loratadin, S. 396
Chloramphenicol (Generika)	Chloramphenicol, S. 141	Clarium	Piribedil, S. 536
		Claromycin	Clarithromycin, S. 154
Chlorochin	Chloroquinphosphat, S. 142	Claropram	Citalopram, S. 152
		Clarosip	Clarithromycin, S. 154
Chlorprothixen-Holsten	Chlorprothixen, S. 143	Claudicat	Pentoxifyllin, S. 512
		Claversal	Mesalazin = 5-Aminosalicylsäure (5-ASA-Träger), S. 416
Chlorprothixenneuraxpharm	Chlorprothixen, S. 143		
Cialis	Tadalafil, S. 623	Clearplan	Immunglobulin (IgG, 7S, 5S), S. 338
Ciatyl-Z	Zuclopenthixol, S. 701		
Ciatyl-Z Acuphase	Zuclopenthixol, S. 701	Clexane	Enoxaparin, S. 237
		Clexane multi-dose	Enoxaparin, S. 237
Ciatyl-Z Depot	Zuclopenthixol, S. 701		
Cibacen	Benazepril, S. 80	Climara	Estradiol, S. 252
Cicloral	Ciclosporin A, S. 147	Clinda (Generika)	Clindamycin, S. 157
CicloralHexal	Ciclosporin A, S. 147		
Ciclosporin (Generika)	Ciclosporin A, S. 147	Clindac	Clindamycin, S. 157
		Clindamycin (Generika)	Clindamycin, S. 157
Cil	Fenofibrat, S. 268		
Ciloxan	Ciprofloxacin, S. 149	Cloderm	Clotrimazol, S. 167
Cimetidin (Generika)	Cimetidin, S. 148	Clodron (Generika)	Clodronsäure, S. 158
CimLich	Cimetidin, S. 148	Clodron Hexal Pi	Clodronsäure, S. 158
Cip eco	Ciprofloxacin, S. 149	Clomipramin (Generika)	Clomipramin, S. 160
Cipralex	Escitalopram, S. 248		
Cipramil	Citalopram, S. 152	Clonidin (Generika)	Clonidin, S. 163
Cipro (Generika)	Ciprofloxacin, S. 149		
Ciprobay	Ciprofloxacin, S. 149	Clonidin-ratiopharm	Clonidin, S. 163
Ciprofat	Ciprofloxacin, S. 149		
Ciproflox (Generika)	Ciprofloxacin, S. 149	Clonid-Ophtal	Clonidin, S. 163
		Clonistada	Clonidin, S. 163
Ciprofloxacin (Generika)	Ciprofloxacin, S. 149	Clont	Metronidazol, S. 434
		Clopidogrel (Generika)	Clopidogrel, S. 164
CiproMed	Ciprofloxacin, S. 149		
Cipro Saar	Ciprofloxacin, S. 149	Clopidrax	Clopidogrel, S. 164
Ciprostad	Ciprofloxacin, S. 149	Clopin eco	Clozapin, S. 167
Ciproxin	Ciprofloxacin, S. 149	Clopixol	Zuclopenthixol, S. 701
Circadin	Melatonin, S. 411	Clorgel	Clopidogrel, S. 164
Cisday	Nifedipin, S. 465	Closin	Promethazin, S. 552
Cisordinol	Zuclopenthixol, S. 701	Clotri (Generika)	Clotrimazol, S. 167

Handelsname	Wirkstoff	Handelsname	Wirkstoff
Clotrimazol (Generika)	Clotrimazol, S. 167	Colo-Pleon	Salazosulfapyridin = Sulfasalazin, S. 596
Clozapin (Generika)	Clozapin, S. 167	Comafusin Hepar	Magnesium, S. 403
Cobantril	Pyrantel, S. 560	Comepril	Enalapril, S. 235
Cobantrin	Pyrantel, S. 560	Compensan	Morphin (unterliegt der BtMVV), S. 449
Cocaptopril	Captopril, S. 114	Comtan	Entacapon, S. 238
Codein Knoll	Codein – Codeinphosphat (unterliegt der BtMVV), S. 170	Comtess	Entacapon, S. 238
		Conbriza	Bazedoxifen, S. 78
Codeinsaft von ct	Codein – Codeinphosphat (unterliegt der BtMVV), S. 170	Concerta	Methylphenidat (unterliegt der BtMVV), S. 426
		Concor	Bisoprolol, S. 90
Codeintropfen Hexal	Codein – Codeinphosphat (unterliegt der BtMVV), S. 170	Confit	Triamteren, S. 667
		Contiphyllin	Theophyllin, S. 641
		Contra-Schmerz	Paracetamol, S. 502
Codeintropfen von ct	Codein – Codeinphosphat (unterliegt der BtMVV), S. 170	Convulex	Valproinsäure (VPA), S. 676
		Copaxone	Glatirameracetat (Copolymer I), S. 310
Codeinum phosphoricum Compretten	Codein – Codeinphosphat (unterliegt der BtMVV), S. 170	Copegus	Ribavirin, S. 576
		Corangin	Isosorbidmononitrat (ISMN), S. 356
Codicaps Mono	Codein – Codeinphosphat (unterliegt der BtMVV), S. 170	Corangin Nitro	Nitroglycerin = Glyceroltrinitrat, S. 473
		Cordarone	Amiodaron, S. 49
Codicompren ret.	Codein – Codeinphosphat (unterliegt der BtMVV), S. 170	Cordes beta	Betamethason, S. 84
		Cordes Estriol	Estriol, S. 254
		Cordinate	Valsartan, S. 677
Codicontin	Dihydrocodein, S. 204	Corenistad	Enalapril, S. 235
Codidol retard	Dihydrocodein, S. 204	Corenitec	Enalapril, S. 235
Codilatrend	Carvedilol, S. 120	Coridil	Diltiazem, S. 208
Codi Opt	Codein – Codeinphosphat (unterliegt der BtMVV), S. 170	Corifeo	Lercanidipin, S. 375
		Corinfar	Nifedipin, S. 465
		Corisol	Clotrimazol, S. 167
Codipertussin	Codein – Codeinphosphat (unterliegt der BtMVV), S. 170	Cormagnesin	Magnesium, S. 403
		Corotal	Acetyldigoxin (β), S. 22
Coenac	Enalapril, S. 235	Corotrend	Nifedipin, S. 465
Coenalapri	Enalapril, S. 235	Corsotalol	Sotalol, S. 610
Cofact	PPSB-Konzentrat (Faktor II, VII, IX und X), S. 539	Cortidexason	Dexamethason, S. 193
		Cortinasal	Budesonid, S. 97
Cognitiv	Selegilin, S. 602	Corvaton	Molsidomin, S. 446
Colchicin „Agepha"	Colchizin, S. 171	Corvo	Enalapril, S. 235
		Cosaar	Losartan, S. 399
Colchicum dispert	Colchizin, S. 171	Cotazym	Pankreatin, S. 500
		Cotribene	Cotrimoxazol (Trimethoprim-Sulfamethoxazol = T/S), S. 173
Colchysat Bürger	Colchizin, S. 171		
Coldistan	Diphenhydramin, S. 212		
Coleb Duriles	Isosorbidmononitrat (ISMN), S. 356	Cotrim	Cotrimoxazol (Trimethoprim-Sulfamethoxazol = T/S), S. 173
Colestyramin (Generika)	Colestyramin, S. 173	Cotrim (Generika)	Cotrimoxazol (Trimethoprim-Sulfamethoxazol = T/S), S. 173
Colestyr-CT	Colestyramin, S. 173		
Colifoam	Hydrocortison, S. 326	Cotrimazol AL	Cotrimoxazol (Trimethoprim-Sulfamethoxazol = T/S), S. 173
Colimune	Cromoglicinsäure (Dinatriumcromoglykat, DNCG), S. 176		
Colinsan	Azathioprin, S. 73	Co Trimoxazol	Cotrimoxazol (Trimethoprim-Sulfamethoxazol = T/S), S. 173
Cololyt	Macrogol, S. 401		

Cotrim-ratiopharm

Handelsname	Wirkstoff
Cotrim-ratiopharm	Cotrimoxazol (Trimethoprim-Sulfamethoxazol = T/S), S. 173
Coumadin	Warfarin-Na, S. 691
Covaxis	Tetanus- + Diphtherie- + Pertussis-Toxoid (DTP-Impfstoff), S. 637
Cras	Buprenorphin (unterliegt der BtMVV), S. 102
Crestor	Rosuvastatin, S. 592
Cripar	Dihydroergocryptin (α-), S. 205
Crixivan	Indinavir (IDV), S. 339
Croloxat	Oxaliplatin, S. 489
Cromabak	Cromoglicinsäure (Dinatriumcromoglykat, DNCG), S. 176
Cromatodol	Tramadol, S. 661
Cromo (Generika)	Cromoglicinsäure (Dinatriumcromoglykat, DNCG), S. 176
Cromo-CT	Cromoglicinsäure (Dinatriumcromoglykat, DNCG), S. 176
Cromodyn	Cromoglicinsäure (Dinatriumcromoglykat, DNCG), S. 176
Cromoglicin Heumann	Cromoglicinsäure (Dinatriumcromoglykat, DNCG), S. 176
Cromoglin	Cromoglicinsäure (Dinatriumcromoglykat, DNCG), S. 176
Crom Ophtal	Cromoglicinsäure (Dinatriumcromoglykat, DNCG), S. 176
Cromosol	Cromoglicinsäure (Dinatriumcromoglykat, DNCG), S. 176
Cromycin	Tobramycin, S. 654
Cubicin	Daptomycin, S. 186
Curocef	Cefuroxim, S. 134
Cutason	Prednisolon/Prednison, S. 546
Cutistad	Clotrimazol, S. 167
Cutivate	Fluticason, S. 292
Cuxanorm	Atenolol, S. 69
Cyclocaps	Budesonid, S. 97
Cyclocaps Beclometason	Beclometason, S. 79
Cyclocaps Salbutamol	Salbutamol, S. 598
Cyclo-Progynova	Estradiol, S. 252
Cylind	Clarithromycin, S. 154
Cymbalta	Duloxetin, S. 225
Cymevene	Ganciclovir, S. 304
Cynt	Moxonidin, S. 451
Cyprostol	Misoprostol, S. 441
Cyproteronacetat dura	Cyproteronacetat, S. 178
Cyproteronacetat Generika	Cyproteronacetat, S. 178
Cyral	Primidon (PR), S. 550
Cystonorm	Oxybutynin, S. 492
Cytarabin (Generika)	Cytarabin (CAR/Ara-C), S. 179
Cyticide	Praziquantel, S. 544
Cytosar	Cytarabin (CAR/Ara-C), S. 179
Cytotec	Misoprostol, S. 441

D

Handelsname	Wirkstoff
D3-Vicotrat	Colecalciferol (Vitamin D3), S. 172
Dafalgan	Paracetamol, S. 502
Dalacin	Clindamycin, S. 157
Daliresp	Roflumilast, S. 589
Dalmadorm	Flurazepam, S. 290
Dantamacrin	Dantrolen, S. 184
Dantrolen	Dantrolen, S. 184
Daonil	Glibenclamid, S. 311
Dapotum	Fluphenazin, S. 288
Dapotum D	Fluphenazin, S. 288
Daraprim	Pyrimethamin, S. 564
Daxas	Roflumilast, S. 589
Decan	Eisen-II-Glukonat, S. 228
Decortin	Prednisolon/Prednison, S. 546
Decortin H	Prednisolon/Prednison, S. 546
Decostriol	Calcitriol (Vitamin D3), S. 109
Dedolor	Diclofenac, S. 198
Dedrei	Colecalciferol (Vitamin D3), S. 172
Deflamat	Diclofenac, S. 198
Deflamm	Diclofenac, S. 198
Dehace retard	Dihydrocodein, S. 204
Dehydro sanol tri	Triamteren, S. 667
Dehydro sanol tri mite	Triamteren, S. 667
Dekristol	Colecalciferol (Vitamin D3), S. 172
Delcoprep Trinklösung	Macrogol, S. 401
Delgesic	Acetylsalicylsäure (ASS), S. 24
Delix	Ramipril, S. 569
Delphicort	Triamcinolon/Triamcinolonacetonid, S. 665
Delpral	Tiaprid, S. 647
Deltamannit	Mannitol, S. 404
Deltaran	Dexibuprofen, S. 194
Demolaxin	Bisacodyl, S. 89
DemoLibral	Acetylcystein, S. 21
Demovarin	Heparin, S. 320
Dentocaps	Ibuprofen, S. 331
Depakine	Valproinsäure (VPA), S. 676
Depo-Medrol	Methylprednisolon, S. 427

Dilti-CT

Handelsname	Wirkstoff
Deponit	Nitroglycerin = Glyceroltrinitrat, S. 473
Depot	Zuclopenthixol, S. 701
DepotCyte	Cytarabin (CAR/Ara-C), S. 179
Depot-H-Insulin	Insulin (Intermediärinsuline/NPH-Insuline), S. 343
Dermatin	Terbinafin, S. 633
Dermestril	Estradiol, S. 252
Dermodrin	Diphenhydramin, S. 212
Dermosolon	Prednisolon/Prednison, S. 546
Deroxat	Paroxetin, S. 506
Desloratadin (Generika)	Desloratadin, S. 191
Desmogalen	Desmopressin (DDAVP), S. 192
Desmopressin	Desmopressin (DDAVP), S. 192
Desmopressin (Generika)	Desmopressin (DDAVP), S. 192
Desmopressin TAD	Desmopressin (DDAVP), S. 192
Desmospray	Desmopressin (DDAVP), S. 192
Desmotabs	Desmopressin (DDAVP), S. 192
Destara	Ibandronsäure, S. 330
DET MS	Dihydroergotamin (DHE), S. 206
Detrusan	Oxybutynin, S. 492
De-ursil	Ursodeoxycholsäure, S. 674
Dexa (Generika)	Dexamethason, S. 193
Dexa (Jenapharm)	Dexamethason, S. 193
Dexabene	Dexamethason, S. 193
Dexa-Clinit	Dexamethason, S. 193
Dexa Edo	Dexamethason, S. 193
Dexa Effekton	Dexamethason, S. 193
Dexaflam inject	Dexamethason, S. 193
Dexafort	Dexamethason, S. 193
Dexafree	Dexamethason, S. 193
Dexagel	Dexamethason, S. 193
Dexagenta	Dexamethason, S. 193
Dexa Loscon	Dexamethason, S. 193
Dexamethason (Generika)	Dexamethason, S. 193
Dexamethason Augensalbe Jena	Dexamethason, S. 193
Dexamethasoncreme	Dexamethason, S. 193
Dexamethasonsalbe	Dexamethason, S. 193
Dexapos	Dexamethason, S. 193
Dexa-ratiopharm	Dexamethason, S. 193
Dexa-sine	Dexamethason, S. 193
Dexatat	Dexamethason, S. 193
Dexa von ct	Dexamethason, S. 193
Dexibuprofen (Generika)	Dexibuprofen, S. 194
Deximune	Ciclosporin A, S. 147
DexOptifen	Dexibuprofen, S. 194
DHC Mundipharm	Dihydrocodein, S. 204
DHE (Generika)	Dihydroergotamin (DHE), S. 206
Diabesin	Metformin, S. 419
Diabetase	Metformin, S. 419
Diabetex	Metformin, S. 419
Diabrezide	Gliclazid, S. 312
Dialax B	Bisacodyl, S. 89
Diamicron	Gliclazid, S. 312
Diamicron Uno	Gliclazid, S. 312
Diamox	Acetazolamid, S. 20
Diamox ret.	Acetazolamid, S. 20
Diazep (Generika)	Diazepam (DZP), S. 195
Diazepam (Generika)	Diazepam (DZP), S. 195
Diazepam-ratiopharm	Diazepam (DZP), S. 195
Diblocin	Doxazosin, S. 219
Dibondrin	Diphenhydramin, S. 212
Diclac	Diclofenac, S. 198
Diclac Dispers	Diclofenac, S. 198
Diclo (Generika)	Diclofenac, S. 198
Diclobene	Diclofenac, S. 198
Diclo Divodo	Diclofenac, S. 198
Diclofenac (Generika)	Diclofenac, S. 198
Diclofenbeta	Diclofenac, S. 198
Diclomelan	Diclofenac, S. 198
Diclo Puren	Diclofenac, S. 198
Diclostad	Diclofenac, S. 198
Diclosyl	Diclofenac, S. 198
Difen Ud	Diclofenac, S. 198
Dificlir	Fidaxomicin, S. 273
Diflucan	Fluconazol, S. 279
Diflucan Derm	Fluconazol, S. 279
Digimed	Digitoxin, S. 200
Digimerck	Digitoxin, S. 200
Digitoxin (Generika)	Digitoxin, S. 200
Digitoxin Philo	Digitoxin, S. 200
Digostada	Acetyldigoxin (β), S. 22
Digoxin (Generika)	Digoxin, S. 202
Digox von ct	Acetyldigoxin (β), S. 22
Dihydergot	Dihydroergotamin (DHE), S. 206
Dilatrend	Carvedilol, S. 120
Dilta (Generika)	Diltiazem, S. 208
Dilti (Generika)	Diltiazem, S. 208
Diltiagamma	Diltiazem, S. 208
Diltiastad	Diltiazem, S. 208
Diltiazem (Generika)	Diltiazem, S. 208
Dilti-CT	Diltiazem, S. 208

Diltiuc

Handelsname	Wirkstoff	Handelsname	Wirkstoff
Diltiuc	Diltiazem, S. 208	Dolocyl	Ibuprofen, S. 331
Dilzem	Diltiazem, S. 208	Dolofort	Ibuprofen, S. 331
Dimane	Cyproteronacetat, S. 178	Dolomagon	Dexibuprofen, S. 194
Dimenhydrinat	Dimenhydrinat, S. 209	Dolo-Puren	Ibuprofen, S. 331
Dimetil	Carvedilol, S. 120	Dolormin	Ibuprofen, S. 331
Dinotres	Telmisartan, S. 628	Dolorsan Femina	Naproxen, S. 456
Diovan	Valsartan, S. 677	Dolortriptan	Almotriptan, S. 40
Diphenhydramin-Hevert	Diphenhydramin, S. 212	Dolo Sanol	Ibuprofen, S. 331
		Dolo-Spedifen	Ibuprofen, S. 331
Dipidolor	Piritramid (unterliegt der BtMVV), S. 536	Dolotramin	Tramadol, S. 661
		Dolpasse	Diclofenac, S. 198
Dipiperon	Pipamperon, S. 529	Dolprone	Paracetamol, S. 502
Diprivan	Propofol, S. 554	Domperidon (Generika)	Domperidon, S. 216
Diproderm	Betamethason, S. 84		
Diproforte	Betamethason, S. 84	Donepezil (Generika)	Donepezil, S. 217
Diprogenta	Betamethason, S. 84		
Diprolen	Betamethason, S. 84	Donesol	Donepezil, S. 217
Diprophos	Betamethason, S. 84	Doneurin	Doxepin, S. 220
Diprosalic	Betamethason, S. 84	Dopadura	Levodopa (mit Benserazid/Carbidopa), S. 379
Diprosis	Betamethason, S. 84		
Diprosone	Betamethason, S. 84	Dopamin (Generika)	Dopamin, S. 218
Disalunil	Hydrochlorothiazid, S. 325		
Disflatyl	Simeticon, S. 606	Dopamin Cari	Dopamin, S. 218
Dismenol	Ibuprofen, S. 331	Dopamin Fresenius	Dopamin, S. 218
Disoprivan	Propofol, S. 554		
Dispacromil	Cromoglicinsäure (Dinatriumcromoglykat, DNCG), S. 176	Dopamin-ratiopharm	Dopamin, S. 218
		Dopergin	Lisurid, S. 391
Dispatim	Timolol, S. 651	Dorlotil	Zolpidem, S. 699
Distraneurin	Clomethiazol, S. 159	Dorm	Diphenhydramin, S. 212
Ditropan	Oxybutynin, S. 492	Dormicum	Midazolam (MDZ), S. 437
diucomb	Triamteren, S. 667	Dormicum V	Midazolam (MDZ), S. 437
diucomb mild	Triamteren, S. 667	Dormocaps	Diphenhydramin, S. 212
Diurapid	Furosemid, S. 301	Dormo Puren	Nitrazepam (NZP), S. 470
Diuretikum Verla	Triamteren, S. 667	Dormutil	Diphenhydramin, S. 212
Diu Venostasin	Triamteren, S. 667	Dostinex	Cabergolin, S. 106
Divigel	Estradiol, S. 252	Dotur	Doxycyclin, S. 223
DNCG (Generika)	Cromoglicinsäure (Dinatriumcromoglykat, DNCG), S. 176	Doxacor	Doxazosin, S. 219
		Doxacyclin (Generika)	Doxycyclin, S. 223
DNCG oral Pädia	Cromoglicinsäure (Dinatriumcromoglykat, DNCG), S. 176	Doxagamma	Doxazosin, S. 219
		Doxakne	Doxycyclin, S. 223
		Doxapress	Doxazosin, S. 219
Dobedipil	Donepezil, S. 217	Doxa Puren	Doxazosin, S. 219
Dobutamin (Generika)	Dobutamin, S. 215	Doxazoflo	Doxazosin, S. 219
		Doxazosin (Generika)	Doxazosin, S. 219
Dobutrex	Dobutamin, S. 215		
Dociteren	Triamteren, S. 667	Doxazosin AL	Doxazosin, S. 219
Dociton	Propranolol, S. 556	Doxazosin Sandoz	Doxazosin, S. 219
Docmorris Cetirizin Allerg	Cetirizin, S. 138		
		Doxazosin STADA	Doxazosin, S. 219
Dogmatil	Sulpirid, S. 617		
Dolanaest	Bupivacain, S. 101	Doxepia	Doxepin, S. 220
Dolantin	Pethidin (unterliegt der BtMVV), S. 515	Doxepin (Generika)	Doxepin, S. 220
		Doxepin Neurax	Doxepin, S. 220
Dolcontral	Pethidin (unterliegt der BtMVV), S. 515	Doxe Tad	Doxepin, S. 220
		Doxo-cell	Doxorubicin = Adriamycin, S. 221
Dolestan	Diphenhydramin, S. 212		
Dolgit	Ibuprofen, S. 331		
Dolgit Diclo	Diclofenac, S. 198		

Emestar mono

Handelsname	Wirkstoff
Doxorubicin (Generika)	Doxorubicin = Adriamycin, S. 221
Doxy (Generika)	Doxycyclin, S. 223
Doxycyclin (Generika)	Doxycyclin, S. 223
Doxycyclin-ratiopharm SF	Doxycyclin, S. 223
Doxyderma	Doxycyclin, S. 223
Doxyhexal SF	Doxycyclin, S. 223
Doxylag	Doxycyclin, S. 223
Doxymono	Doxycyclin, S. 223
Doxysol	Doxycyclin, S. 223
Dreisacarb	Calciumcarbonat, S. 110
Dreisafer	Eisen-II-Sulfat, S. 232
DreisaFol	Folsäure, S. 295
Dridase	Oxybutynin, S. 492
Drix	Bisacodyl, S. 89
Drossafol	Folsäure, S. 295
Duac Akne Gel	Clindamycin, S. 157
Dulcolax	Bisacodyl, S. 89
Dulcoloax	Bisacodyl, S. 89
Dumozol	Metronidazol, S. 434
Duocover	Clopidogrel, S. 164
Duodopa	Levodopa (mit Benserazid/Carbidopa), S. 379
Duokliman	Estradiol, S. 252
Duoplavin	Clopidogrel, S. 164
duradiuret	Triamteren, S. 667
durafenat	Fenofibrat, S. 268
Duranifin	Nifedipin, S. 465
Durapath	Natriumfluorid, S. 459
Durapental	Pentoxifyllin, S. 512
Durapindol	Pindolol, S. 526
Duratenol	Atenolol, S. 69
Durazepam	Oxazepam, S. 490
Durogesic	Fentanyl (unterliegt der BtMVV), S. 270
Durogesic Matrix	Fentanyl (unterliegt der BtMVV), S. 270
Durogesic SMAT	Fentanyl (unterliegt der BtMVV), S. 270
Dusodril	Naftidrofurylhydrogenoxalat, S. 453
Dusodril forte	Naftidrofurylhydrogenoxalat, S. 453
Dyazide	Triamteren, S. 667
Dynacil	Fosinopril, S. 300
Dynamucil	Acetylcystein, S. 21
Dynastat	Parecoxib, S. 505
Dynexan	Aciclovir, S. 26
Dynovas	Epoprostenol, S. 241
Dyrenium	Triamteren, S. 667
Dysmenalgit	Naproxen, S. 456
Dysport	Clostridium-botulinum-Toxin Typ A und B (BoNTA/BoN), S. 165
Dysurgal N	Atropin, S. 72
Dytide H	Triamteren, S. 667

Handelsname	Wirkstoff
E	
Eatan N	Nitrazepam (NZP), S. 470
Ebastel	Ebastin, S. 226
Ebastin (Generika)	Ebastin, S. 226
Ebefen	Tamoxifen, S. 624
Ebegemcit	Gemcitabin, S. 306
Ebeoxal	Oxaliplatin, S. 489
Ebetaxel	Paclitaxel, S. 496
Ebetrexat	Methotrexat (MTX), S. 424
Ebexantron	Mitoxantron (MITX), S. 442
Ebixa	Memantin, S. 414
Ebixa Starter	Memantin, S. 414
Ebrantil	Urapidil, S. 672
ecobiosan	α-Tocopherolacetat (Vitamin E), S. 656
Ecodipin	Nifedipin, S. 465
Ecodolor	Tramadol, S. 661
Ecofenac	Diclofenac, S. 198
Ecomucyl	Acetylcystein, S. 21
Ecoprofen	Ibuprofen, S. 331
Ecovent	Salbutamol, S. 598
Ecural	Mometason, S. 447
Edarbi	Azilsartanmedoxomil, S. 75
Edronat	Pamidronsäure, S. 498
Edronax	Reboxetin, S. 572
Edurant	Rilpivirin, S. 580
Efectin	Venlafaxin, S. 682
Eferox	Levothyroxin (T4), S. 384
Efexor	Venlafaxin, S. 682
Effekton	Diclofenac, S. 198
Effentora	Fentanyl (unterliegt der BtMVV), S. 270
Effigel	Diclofenac, S. 198
Effortil	Etilefrin, S. 257
Efient	Prasugrel, S. 542
Efudix	Fluorouracil (5-FU), S. 284
Eisen-Sandoz	Eisen-II-Glukonat, S. 228
Eisensulfat Lomapharm	Eisen-II-Sulfat, S. 232
Eklira	Aclidinium, S. 27
Elantan	Isosorbidmononitrat (ISMN), S. 356
Elcrit	Clozapin, S. 167
Eliquis	Apixaban, S. 62
Elmetacin	Indometacin, S. 340
Elobact	Cefuroximaxetil, S. 135
Elocom	Mometason, S. 447
Elocon	Mometason, S. 447
Elontril	Bupropion, S. 103
Eloxatin	Oxaliplatin, S. 489
Elpradil	Enalapril, S. 235
Eltroxin	Levothyroxin (T4), S. 384
Elugan	Simeticon, S. 606
Elyzol	Metronidazol, S. 434
EMB-Fatol	Ethambutol (EMB), S. 255
Emedyl	Dimenhydrinat, S. 209
Emend	Aprepitant, S. 64
Emesan	Diphenhydramin, S. 212
Emestar mono	Eprosartan, S. 243

Emgecard

Handelsname	Wirkstoff
Emgecard	Magnesium, S. 403
Emselex	Darifenacin, S. 187
Ena (Generika)	Enalapril, S. 235
Enac	Enalapril, S. 235
Enahexal	Enalapril, S. 235
Enalagamma	Enalapril, S. 235
Enalapril (Generika)	Enalapril, S. 235
Enalapril Sandoz	Enalapril, S. 235
Enalich	Enalapril, S. 235
Enapril	Enalapril, S. 235
Ena Puren	Enalapril, S. 235
Enatec	Enalapril, S. 235
Enbrel	Etanercept, S. 254
Endobulin	Immunglobulin (IgG, 7S, 5S), S. 338
Endofalk	Macrogol, S. 401
Endoxan	Cyclophosphamid, S. 177
Enelfa	Paracetamol, S. 502
Engerix-B	Hepatitis B Impfstoff, S. 323
Entacapon (Generika)	Entacapon, S. 238
Enterobene	Loperamid, S. 394
Entocort	Budesonid, S. 97
Enyglid	Repaglinid, S. 574
Eostar	Citalopram, S. 152
Epanutin	Phenytoin (PHT), S. 520
Ephynal	α-Tocopherolacetat (Vitamin E), S. 656
Epi (Generika)	Epirubicin, S. 239
Epilan-D-Gerot	Phenytoin (PHT), S. 520
EpiPen	Adrenalin (Epinephrin), S. 29
Epirubicin (Generika)	Epirubicin, S. 239
Episachs	Epirubicin, S. 239
Epivir	Lamivudin (3TC), S. 370
Epoetin	Erythropoetin = Epoetin (EPO), S. 247
Epoetin Alfa Hexal	Erythropoetin = Epoetin (EPO), S. 247
Epoprostenolrotexmedica	Epoprostenol, S. 241
Eporatio	Erythropoetin = Epoetin (EPO), S. 247
Eprex	Erythropoetin = Epoetin (EPO), S. 247
Epril	Enalapril, S. 235
Eprosartan (Generika)	Eprosartan, S. 243
Eqap	Salbutamol, S. 598
Equilibrin	Amitriptylinoxid, S. 53
Eracin	Epirubicin, S. 239
Eremfat	Rifampicin (RMP), S. 579
Ergenyl	Valproinsäure (VPA), S. 676
Ergenyl chrono	Valproinsäure (VPA), S. 676
Ergenyl vial + intravenös	Valproinsäure (VPA), S. 676
Ergocalm	Lormetazepam, S. 398

Handelsname	Wirkstoff
Ergont	Dihydroergotamin (DHE), S. 206
Ergotam von ct	Dihydroergotamin (DHE), S. 206
Ergovasan	Dihydroergotamin (DHE), S. 206
Ernsdolor	Fentanyl (unterliegt der BtMVV), S. 270
Eryaknen	Erythromycin, S. 246
Erycinum	Erythromycin, S. 246
Eryfer	Eisen-II-Sulfat, S. 232
Eryhexal	Erythromycin, S. 246
Erypo	Erythropoetin = Epoetin (EPO), S. 247
Erythrocin	Erythromycin, S. 246
Erythro-CT	Erythromycin, S. 246
Erythromycin (Generika)	Erythromycin, S. 246
Esbericum	Johanniskraut = Hypericum, S. 359
Esbriet	Pirfenidon, S. 535
Escamox	Amoxicillin, S. 55
Escodaron	Amiodaron, S. 49
Escoprim	Cotrimoxazol (Trimethoprim-Sulfamethoxazol = T/S), S. 173
Esidrex	Hydrochlorothiazid, S. 325
Esidrix	Hydrochlorothiazid, S. 325
Eskazole	Albendazol, S. 33
Esmocard	Esmolol, S. 250
Esmolol OrPha	Esmolol, S. 250
Esomep	Esomeprazol, S. 251
Esomeprazol (Generika)	Esomeprazol, S. 251
Espa-Dorm	Zopiclon, S. 700
Espadox	Doxepin, S. 220
Espa-formin	Metformin, S. 419
Espa-lepsin	Carbamazepin (CBZ), S. 116
espa-lipon	Liponsäure, S. 388
Espa Trigin	Lamotrigin (LTG), S. 371
Esprenit	Ibuprofen, S. 331
Espumisan	Simeticon, S. 606
Estrabeta	Estradiol, S. 252
Estracept	Estramustin, S. 253
Estracyt	Estramustin, S. 253
Estradiol (Generika)	Estradiol, S. 252
Estradot	Estradiol, S. 252
Estralis	Estradiol, S. 252
Estramon	Estradiol, S. 252
Estramustin (Generika)	Estramustin, S. 253
Estramustin Hexal	Estramustin, S. 253
Estreva	Estradiol, S. 252
Estrifam	Estradiol, S. 252
Estriol Jenapharm	Estriol, S. 254

Handelsname	Wirkstoff	Handelsname	Wirkstoff
Estriol ovulum Jenapharm	Estriol, S. 254	Famohexal	Famotidin, S. 264
Estrofem	Estradiol, S. 252	Famosin	Famotidin, S. 264
Estromon	Estradiol, S. 252	Famotidin (Generika)	Famotidin, S. 264
Etanorlin	Ibandronsäure, S. 330	Fampyra	Fampridin, S. 265
Ethopophos	Etoposid, S. 260	Famvir	Famciclovir = Penciclovir, S. 264
Etibi	Ethambutol (EMB), S. 255		
Etilefrin (Generika)	Etilefrin, S. 257	Famvir Zoster	Famciclovir = Penciclovir, S. 264
ETO (Generika)	Etoposid, S. 260	Farmorubicin	Epirubicin, S. 239
Etocovit	α-Tocopherolacetat (Vitamin E), S. 656	Fastjekt	Adrenalin (Epinephrin), S. 29
Etomedac	Etoposid, S. 260	Faustan	Diazepam (DZP), S. 195
Etomidat-Lipuro	Etomidat, S. 259	Favistan	Thiamazol (Methimazol), S. 642
Etopophos	Etoposid, S. 260		
Etoposid (Generika)	Etoposid, S. 260	Faxiprol	Venlafaxin, S. 682
		Febrisan ASS	Acetylsalicylsäure (ASS), S. 24
Etrozin	Letrozol, S. 376		
Eudorlin	Ibuprofen, S. 331	Fedip	Nifedipin, S. 465
Euglucon	Glibenclamid, S. 311	Felden	Piroxicam, S. 537
Eu-Med	Dexibuprofen, S. 194	Felicium	Fluoxetin, S. 285
Euphyllin	Theophyllin, S. 641	Felis	Johanniskraut = Hypericum, S. 359
Euphylong	Theophyllin, S. 641		
Euphylong ret.	Theophyllin, S. 641	Felodipin (Generika)	Felodipin, S. 267
Eurocarboplatin	Carboplatin, S. 118		
Eurofluor	Fluorouracil (5-FU), S. 284	Felodistad	Felodipin, S. 267
Eurorubicin	Epirubicin, S. 239	Fem7	Estradiol, S. 252
Eurotaxel	Paclitaxel, S. 496	Femara	Letrozol, S. 376
Eusaprim	Cotrimoxazol (Trimethoprim-Sulfamethoxazol = T/S), S. 173	Femogyn	Cyproteronacetat, S. 178
		Femoston	Estradiol, S. 252
		Femsept	Estradiol, S. 252
Eusovit	α-Tocopherolacetat (Vitamin E), S. 656	Fenaren	Diclofenac, S. 198
		Fendrix	Hepatitis B Impfstoff, S. 323
Euthyrox	Levothyroxin (T4), S. 384		
Evista	Raloxifen, S. 568	Fenistil	Dimetinden, S. 211
Evit	α-Tocopherolacetat (Vitamin E), S. 656	Fenistil Hydrocort	Hydrocortison, S. 326
E Vitamin ratiopharm	α-Tocopherolacetat (Vitamin E), S. 656	Fenistil Pencivir	Famciclovir = Penciclovir, S. 264
Exelon	Rivastigmin, S. 587	Fenobeta	Fenofibrat, S. 268
Exelon-Pflaster	Rivastigmin, S. 587	Fenofanton	Fenofibrat, S. 268
Exemestan (Generika)	Exemestan, S. 262	Fenofibrat (Generika)	Fenofibrat, S. 268
Exestan	Exemestan, S. 262	Fenolip	Fenofibrat, S. 268
Exhirud Heparin	Heparin, S. 320	Fentadolon Matrixpflaster	Fentanyl (unterliegt der BtMVV), S. 270
Expit	Ambroxol, S. 46		
Extavia	Interferon β1b, S. 351	Fentadolor	Fentanyl (unterliegt der BtMVV), S. 270
Exubera	Insulin (normal) = Altinsulin, S. 345		
		Fentamed	Fentanyl (unterliegt der BtMVV), S. 270
Ezetimib MSD-Spe	Ezetimib, S. 263	Fentanyl (Generika)	Fentanyl (unterliegt der BtMVV), S. 270
Ezetrol	Ezetimib, S. 263		
E-Z-Gas II	Natriumhydrogencarbonat (NaHCO3), S. 460	Fentanyl AbZ	Fentanyl (unterliegt der BtMVV), S. 270
		Fentanyl AWD	Fentanyl (unterliegt der BtMVV), S. 270
F			
Fadul	Famotidin, S. 264	Fentanyl CT	Fentanyl (unterliegt der BtMVV), S. 270
Falicard	Verapamil, S. 683		
Falithrom	Phenprocoumon, S. 518	Fentanyl Sandoz	Fentanyl (unterliegt der BtMVV), S. 270
Famciclovir (Generika)	Famciclovir = Penciclovir, S. 264		

Fentoron

Handelsname	Wirkstoff	Handelsname	Wirkstoff
Fentoron	Fentanyl (unterliegt der BtMVV), S. 270	Fluarix	Influenza-Impfstoff (inaktiviert, epidemische Form), S. 342
Fermed	Eisen-III-Natrium D-Glukonat-Sucrose Komplex = Eisen-III-Ion, S. 229	Flucazol	Fluconazol, S. 279
		FlucHexal	Fluconazol, S. 279
Ferrlecit	Eisen-III-Natrium D-Glukonat-Sucrose Komplex = Eisen-III-Ion, S. 229	Fluclox (Generika)	Flucloxacillin, S. 278
		Flucloxacillin-curasan	Flucloxacillin, S. 278
Ferrlecit 2	Eisen-II-Succinat, S. 231	Fluco (Generika)	Fluconazol, S. 279
Ferrogamma	Eisen-II-Sulfat, S. 232	Fluconax	Fluconazol, S. 279
Ferro-Gradumet	Eisen-II-Sulfat, S. 232	Fluconazol (Generika)	Fluconazol, S. 279
Ferro Sanol	Eisen-II-Glukonat, S. 228		
Ferrum Hausmann	Eisen-II-Sulfat, S. 232	Flucosept	Fluconazol, S. 279
		Fluctin	Fluoxetin, S. 285
Ferrum Verla	Eisen-II-Glukonat, S. 228	Fluctine	Fluoxetin, S. 285
Fevarin	Fluvoxamin, S. 294	Fluenz	Influenza-Impfstoff (inaktiviert, epidemische Form), S. 342
Fexofenandin (Generika)	Fexofenadin, S. 272		
Fexofenandine (Generika)	Fexofenadin, S. 272	Fluesco	Fluoxetin, S. 285
		Flui-Amoxicillin	Amoxicillin, S. 55
Fibraflex	Ibuprofen, S. 331	Fluimucil	Acetylcystein, S. 21
Ficortil	Hydrocortison, S. 326	Fluimucil 10%	Acetylcystein, S. 21
Filgrastim	Filgrastim (G-CSF), S. 273	Flumazenil (Deltaselect)	Flumazenil, S. 281
Finahair	Finasterid, S. 274		
Finamed	Finasterid, S. 274	Flumazenil (Hameln)	Flumazenil, S. 281
Finapil	Finasterid, S. 274		
Finascar	Finasterid, S. 274	Flumazenil (Hexal)	Flumazenil, S. 281
Finasterid (Generika)	Finasterid, S. 274		
Finelpsin	Carbamazepin (CBZ), S. 116	Flumazenil (Kabi)	Flumazenil, S. 281
		Flunarium	Flunarizin, S. 282
Finural	Finasterid, S. 274	Flunarizin (Generika)	Flunarizin, S. 282
Flagyl	Metronidazol, S. 434		
Flamon	Verapamil, S. 683	Flunavert	Flunarizin, S. 282
Flatulex	Simeticon, S. 606	Flunazul	Fluconazol, S. 279
Flebogamma	Immunglobulin (IgG, 7S, 5S), S. 338	Fluninoc	Flunitrazepam (unterliegt der BtMVV [1 mg]), S. 283
Flecadura	Flecainid, S. 277		
Flecainid (Generika)	Flecainid, S. 277	Flunitrazepam (Generika)	Flunitrazepam (unterliegt der BtMVV [1 mg]), S. 283
Flector	Diclofenac, S. 198	Fluodont	Natriumfluorid, S. 459
Flector EP	Diclofenac, S. 198	Fluoretten	Natriumfluorid, S. 459
Flexbumin	Humanalbumin, S. 324	Fluorosachs	Fluorouracil (5-FU), S. 284
Flixonase	Fluticason, S. 292	Fluorouracil (Generika)	Fluorouracil (5-FU), S. 284
Flixotide	Fluticason, S. 292		
Floccin	Fluoxetin, S. 285	Fluox (Generika)	Fluoxetin, S. 285
Flolan	Epoprostenol, S. 241	Fluoxetin (Generika)	Fluoxetin, S. 285
Florinef	Fludrocortison, S. 280		
Florisan N	Bisacodyl, S. 89	Fluoxibene	Fluoxetin, S. 285
Flotiran	Betamethason, S. 84	Fluoxifar	Fluoxetin, S. 285
Flotrin	Terazosin, S. 632	Flupendura	Flupentixol, S. 287
Floxacin	Norfloxacin, S. 476	Flupentixol-neuraxpharm	Flupentixol, S. 287
Floxal	Ofloxacin, S. 478		
Floxapen	Flucloxacillin, S. 278	Fluphenacin-neuraxpharm D	Fluphenazin, S. 288
Flox-ex	Fluvoxamin, S. 294		
Floxyfral	Fluvoxamin, S. 294	Flupirtinmaleat	Flupirtin, S. 289
Fluad	Influenza-Impfstoff (inaktiviert, epidemische Form), S. 342	Flurazepam	Flurazepam, S. 290
		Fluspi	Fluspirilen, S. 291
		Fluspirilin beta	Fluspirilen, S. 291
Fluanxol	Flupentixol, S. 287	Flutica	Fluticason, S. 292

Galvus

Handelsname	Wirkstoff	Handelsname	Wirkstoff
Flutide	Fluticason, S. 292	Fragmin P forte	Dalteparin (anti-Faktor Xa), S. 182
Flutide Nasal Susp.	Fluticason, S. 292	Fraxiforte	Nadroparin-Calcium (Axa), S. 452
Flutide Nasetten	Fluticason, S. 292	Fraxiparin	Nadroparin-Calcium (Axa), S. 452
Flutinase	Fluticason, S. 292	Fraxiparina	Nadroparin-Calcium (Axa), S. 452
Fluvastatin (Generika)	Fluvastatin, S. 293	Fraxiparine	Nadroparin-Calcium (Axa), S. 452
Fluvoxamin (Generika)	Fluvoxamin, S. 294	Fraxodi	Nadroparin-Calcium (Axa), S. 452
Flux	Fluoxetin, S. 285	Frenopect	Ambroxol, S. 46
Fluxet	Fluoxetin, S. 285	Frisium	Clobazam (CLB), S. 158
Fluxil	Fluoxetin, S. 285	5-FU (Generika)	Fluorouracil (5-FU), S. 284
FluxoMed	Fluoxetin, S. 285	Fucicort	Betamethason, S. 84
Folarell	Folsäure, S. 295	Fumaderm	Dimethylfumarat (BG-12), S. 210
Folcur	Folsäure, S. 295	Fungata	Fluconazol, S. 279
Folgamma	Folsäure, S. 295	Fungiderm	Clotrimazol, S. 167
Folinjekt-Lichtenstein	Folsäure, S. 295	Fungidexan	Clotrimazol, S. 167
Fol Lichtenstein	Folsäure, S. 295	Fungizid-ratiopharm	Clotrimazol, S. 167
Folsan	Folsäure, S. 295	Fungizid ratiopharm Extra	Terbinafin, S. 633
Folsäure (Generika)	Folsäure, S. 295	Fungizone	Amphotericin B, S. 58
Folsäure Hevert	Folsäure, S. 295	Fungoral	Ketoconazol, S. 364
Folsäure-Injektopas	Folsäure, S. 295	Fungotox	Clotrimazol, S. 167
Folverlan	Folsäure, S. 295	Furadantin	Nitrofurantoin, S. 471
Folvite	Folsäure, S. 295	Furadantin RP	Nitrofurantoin, S. 471
Foradil	Formoterol, S. 297	Furanthril	Furosemid, S. 301
Foradil P	Formoterol, S. 297	Furesis comp.	Triamteren, S. 667
Forair	Formoterol, S. 297	Furo (Generika)	Furosemid, S. 301
Fordtran Streuli	Macrogol, S. 401	Furo beta	Furosemid, S. 301
Formatris	Formoterol, S. 297	Furodrix	Furosemid, S. 301
Formigran	Naratriptan, S. 457	Furogamma	Furosemid, S. 301
FormoLich	Formoterol, S. 297	Furohexal	Furosemid, S. 301
Formoterol (Generika)	Formoterol, S. 297	Furon	Furosemid, S. 301
		Furo Puren	Furosemid, S. 301
Formotop	Formoterol, S. 297	Furorese	Furosemid, S. 301
Fortam	Ceftazidim, S. 130	Furosemid (Generika)	Furosemid, S. 301
Fortecortin	Dexamethason, S. 193		
Fortecortin Inject	Dexamethason, S. 193	Furosemid-ratiopharm	Furosemid, S. 301
Fortekor	Benazepril, S. 80	Furostad	Furosemid, S. 301
Fortenac	Diclofenac, S. 198	Furo von ct	Furosemid, S. 301
Fortum	Ceftazidim, S. 130	Fursol	Furosemid, S. 301
Forum C	Ascorbinsäure (Vitamin C), S. 67	Fusid	Furosemid, S. 301
Forxiga	Dapagliflozin, S. 185	Fuzeon	Enfuvirtid (T20), S. 236
Fosamax	Alendronsäure, S. 34		
Fosinorm	Fosinopril, S. 300	**G**	
Fosino Teva	Fosinopril, S. 300	Gabagamma	Gabapentin (GBP), S. 302
Fositens	Fosinopril, S. 300	GabaLich	Gabapentin (GBP), S. 302
Fotil	Pilocarpin, S. 524	Gabapentin (Generika)	Gabapentin (GBP), S. 302
Fragmin	Dalteparin (anti-Faktor Xa), S. 182	Gabatal	Gabapentin (GBP), S. 302
Fragmin-D	Dalteparin (anti-Faktor Xa), S. 182	Gabax	Gabapentin (GBP), S. 302
Fragmin Multidose	Dalteparin (anti-Faktor Xa), S. 182	Galantamin (Generika)	Galantamin, S. 303
Fragmin P	Dalteparin (anti-Faktor Xa), S. 182	Galvus	Vildagliptin, S. 686

Gammacard

Handelsname	Wirkstoff	Handelsname	Wirkstoff
Gammacard	Immunglobulin (IgG, 7S, 5S), S. 338	Gib Dimenhydrinat	Dimenhydrinat, S. 209
Gammagard	Immunglobulin (IgG, 7S, 5S), S. 338	Gib Diphenhydramin	Diphenhydramin, S. 212
Gammanorm	Immunglobulin (IgG, 7S, 5S), S. 338	Gib Loratadin	Loratadin, S. 396
		Gib Nasenspray	Xylometazolin, S. 693
Gamunex	Immunglobulin (IgG, 7S, 5S), S. 338	Gib Paracetamol	Paracetamol, S. 502
		Gichtex	Allopurinol, S. 39
Garamycin	Gentamycin = Gentamicin, S. 308	Gilenya	Fingolimod, S. 275
		Gilt	Clotrimazol, S. 167
Gastripan	Magaldrat, S. 402	Gilurytmal	Ajmalin, S. 32
Gastroloc Hexal	Pantoprazol, S. 501	Ginkgo Stada	Ginkgo-biloba-Blätter-Extrakt, S. 309
Gastronerton	Metoclopramid, S. 431		
Gastroplex	Omeprazol, S. 482	Ginkobil ratiopharm	Ginkgo-biloba-Blätter-Extrakt, S. 309
Gastroprazol	Omeprazol, S. 482		
Gastrosil	Metoclopramid, S. 431	Giona	Budesonid, S. 97
Gastrozepin	Pirenzepin, S. 533	Gityl	Bromazepam, S. 94
Gastrozol	Pantoprazol, S. 501	Gladem	Sertralin, S. 604
Gatinar	Lactulose, S. 369	Glandomed	Macrogol, S. 401
Gelofusin	Gelatine = Polygelin, S. 305	Glaupax	Acetazolamid, S. 20
Gelonasal	Xylometazolin, S. 693	Glianimon	Benperidol, S. 82
Gelparin	Heparin, S. 320	Gliben (Generika)	Glibenclamid, S. 311
Gelusil	Magnesium, S. 403		
Gemalata	Gemcitabin, S. 306	Glibenclamid (Generika)	Glibenclamid, S. 311
Gemci (Generika)	Gemcitabin, S. 306		
		Glibenorm	Glibenclamid, S. 311
Gemci Cell Pharm	Gemcitabin, S. 306	Glibesifar	Glibenclamid, S. 311
		Glib ratio S	Glibenclamid, S. 311
Gemcinovine	Gemcitabin, S. 306	Gliclazid (Generika)	Gliclazid, S. 312
Gemcitabin (Generika)	Gemcitabin, S. 306		
		Glime (Generika)	Glimepirid, S. 313
Gemcitan	Gemcitabin, S. 306	Glimen	Cyproteronacetat, S. 178
Gemedac	Gemcitabin, S. 306	Glimepirid (Generika)	Glimepirid, S. 313
Gemfi 1 A Pharma	Gemfibrozil, S. 307		
		Glimerax	Glimepirid, S. 313
Gemliquid	Gemcitabin, S. 306	Glimeryl-Mepha	Glimepirid, S. 313
Gemsol	Gemcitabin, S. 306	Glimestad	Glimepirid, S. 313
Gemzar	Gemcitabin, S. 306	Glivec	Imatinib, S. 333
Gencin	Gemcitabin, S. 306	Glucobay	Acarbose, S. 18
		Glucobene	Glibenclamid, S. 311
Gentamicin (Generika)	Gentamycin = Gentamicin, S. 308	Glucobon	Metformin, S. 419
		Glucophage	Metformin, S. 419
Gentamicin-POS	Gentamycin = Gentamicin, S. 308	Glucose (Generika)	Glucose (G5, G10, G20, G40, G70), S. 314
Gentanit	Gentamycin = Gentamicin, S. 308	Glucostad	Glibenclamid, S. 311
		Glycerinsaft	Glycerol, S. 315
Genta von ct	Gentamycin = Gentamicin, S. 308	Glycerosteril	Glycerol, S. 315
		Glycilax	Glycerol, S. 315
Gentax	Gentamycin = Gentamicin, S. 308	Glydium	Gliclazid, S. 312
		Godamed	Acetylsalicylsäure (ASS), S. 24
Gent-Ophtal	Gentamycin = Gentamicin, S. 308		
		Goryral	Oxaliplatin, S. 489
Gernebcin	Tobramycin, S. 654	Granisetron (Generika)	Granisetron, S. 318
Gerolamic	Lamotrigin (LTG), S. 371		
Gerosim	Simvastatin, S. 607	Granisetron Actavis	Granisetron, S. 318
Gerousia	Ibandronsäure, S. 330		
Gevilon	Gemfibrozil, S. 307	Granisetron Hexal	Granisetron, S. 318
Gewacalm	Diazepam (DZP), S. 195		
Gewapurol	Allopurinol, S. 39	Granisetron Ratiopharm	Granisetron, S. 318

Handelsname	Wirkstoff	Handelsname	Wirkstoff
Granulokine	Filgrastim (G-CSF), S. 273	Heparin-Calcium-ratiopharm	Heparin, S. 320
GRAVI-FOL	Folsäure, S. 295		
Grefen	Ibuprofen, S. 331		
Grelidohex	Clopidogrel, S. 164	Heparin-Natrium	Heparin, S. 320
Grepid	Clopidogrel, S. 164	Hepasol	Heparin, S. 320
Grippeimpfstoff (Generika)	Influenza-Impfstoff (inaktiviert, epidemische Form), S. 342	Hepathrombin	Heparin, S. 320
		Heptadon	Methadon/Levomethadon (unterliegt der BtMVV), S. 421
Gromazol	Clotrimazol, S. 167		
Grüncef	Cefadroxil, S. 122	Herceptin	Trastuzumab, S. 663
Gutron	Midodrin, S. 439	Herphonal	Trimipramin, S. 669
Guttanotte	Flunitrazepam (unterliegt der BtMVV [1 mg]), S. 283	HerpoMed	Aciclovir, S. 26
		Herz ASS	Acetylsalicylsäure (ASS), S. 24
Gyno-Canesten	Clotrimazol, S. 167		
Gynodian	Estradiol, S. 252	Herz-ASS-ratiopharm	Acetylsalicylsäure (ASS), S. 24
Gynoflor	Estriol, S. 254		
Gynokadin	Estradiol, S. 252	Herzschutz ASS-ratiopharm	Acetylsalicylsäure (ASS), S. 24
Gyracip	Ciprofloxacin, S. 149		
		Hevert-Dorm	Diphenhydramin, S. 212
H		Heweneural 1%	Lidocain, S. 385
H2-Blocker-ratiopharm	Cimetidin, S. 148	Hexacorton	Prednisolon/Prednison, S. 546
Haemato Carb	Carboplatin, S. 118	Hexanitrat	Isosorbiddinitrat (ISDN), S. 355
Haemiton	Clonidin, 163		
Haemodyn	Pentoxifyllin, S. 512	Hibadren	Doxazosin, S. 219
Haemoprotect	Eisen-II-Sulfat, S. 232	Histaxin	Diphenhydramin, S. 212
HAES-Steril	Hydroxyethylstärke, S. 329	Hofcomant	Amantadinsulfat/-HCL, S. 44
Halbmond	Diphenhydramin, S. 212		
Halcion	Triazolam, S. 668	Humalog	Insulin (schnell wirkende Analoginsuline), S. 346
Haldol	Haloperidol, S. 318		
Haldol-Jansen	Haloperidol, S. 318	Human Albumin (Generika)	Humanalbumin, S. 324
Haldol-Janssen Decanoat	Haloperidol, S. 318		
		Huminsulin	Insulin (normal) = Altinsulin, S. 345
Haloper	Haloperidol, S. 318		
Haloperidol (Generika)	Haloperidol, S. 318	Huminsulin Basal	Insulin (Intermediärinsuline/NPH-Insuline), S. 343
Haloperidol-neuraxpharm	Haloperidol, S. 318	Huminsulin Normal	Insulin (normal) = Altinsulin, S. 345
Haloperidol-ratiopharm	Haloperidol, S. 318	Huminsulin Profil	Insulin (Intermediärinsuline/NPH-Insuline), S. 343
Hämatopan	Eisen-II-Sulfat, S. 232		
Harmomed	Diazepam (DZP), S. 195	Humira	Adalimumab, S. 27
Havrix	Hepatitis A Impfstoff, S. 322	Hydal	Hydromorphon (unterliegt der BtMVV), S. 327
Hbvaxpro	Hepatitis B Impfstoff, S. 323	Hydrocortison (Generika)	Hydrocortison, S. 326
HCT (Generika)	Hydrochlorothiazid, S. 325	Hydrocortison Hexal	Hydrocortison, S. 326
Hefasolon	Prednisolon/Prednison, S. 546		
		Hydrocortison POS	Hydrocortison, S. 326
Heitrin	Terazosin, S. 632		
Helmex	Pyrantel, S. 560	Hydrocortone	Hydrocortison, S. 326
Helopan	Pankreatin, S. 500	Hydrocutan	Hydrocortison, S. 326
Helvevir	Aciclovir, S. 26	Hydroderm	Hydrocortison, S. 326
Hemodorm	Diphenhydramin, S. 212	Hydroftal	Hydrocortison, S. 326
Hemohes	Hydroxyethylstärke, S. 329	Hydromorphon (Generika)	Hydromorphon (unterliegt der BtMVV), S. 327
Hemolax	Bisacodyl, S. 89		
HepaGel	Heparin, S. 320	Hydromorphoni hydrochloridium Streuli Tropfen	Hydromorphon (unterliegt der BtMVV), S. 327
Heparin (Generika)	Heparin, S. 320		
		Hydrosan	Chlortalidon, S. 144
		Hygroton	Chlortalidon, S. 144

Hyperforat

Handelsname	Wirkstoff	Handelsname	Wirkstoff
Hyperforat	Johanniskraut = Hypericum, S. 359	Indobene	Indometacin, S. 340
		Indocid	Indometacin, S. 340
HyperHAES	Hydroxyethylstärke, S. 329	Indoclir	Indometacin, S. 340
Hypericum STADA	Johanniskraut = Hypericum, S. 359	Indocollyre	Indometacin, S. 340
		Indo-Ct	Indometacin, S. 340
Hyperiforce	Johanniskraut = Hypericum, S. 359	Indo Edo	Indometacin, S. 340
		Indomelan	Indometacin, S. 340
HyperiMed	Johanniskraut = Hypericum, S. 359	Indometacin AL	Indometacin, S. 340
		Indometacin Bc	Indometacin, S. 340
Hyperiplant	Johanniskraut = Hypericum, S. 359	Indomet ratio	Indometacin, S. 340
		Indo-paed	Indometacin, S. 340
Hyperval	Johanniskraut = Hypericum, S. 359	Indophtal	Indometacin, S. 340
		Infanrix	Tetanus- + Diphtherie- + Pertussis-Toxoid (DTP-Impfstoff), S. 637
Hypnomidate	Etomidat, S. 259		
Hypnorex	Lithium, S. 392	Infectocef	Cefaclor, S. 121
Hypo Tears	Macrogol, S. 401	Infectocillin	Penicillin V = Phenoxymethylpenicillin, S. 511
Hypotrit	Urapidil, S. 672		
Hypren	Ramipril, S. 569	Infectocillin parenteral	Penicillin G = Benzylpenicillin, S. 509
Hysan Schnupfenspray	Xylometazolin, S. 693		
		Infectocortikrupp	Prednisolon/Prednison, S. 546
Hytrin BPH	Terazosin, S. 632		
		Infectofos	Fosfomycin, S. 299
I		Infectokrupp Inhal	Adrenalin (Epinephrin), S. 29
Iasibon	Ibandronsäure, S. 330		
Ibandronsäure (Generika)	Ibandronsäure, S. 330	Infectomox	Amoxicillin, S. 55
		Infectomycin	Erythromycin, S. 246
Ibu (Generika)	Ibuprofen, S. 331	Infectoopticef	Cefixim, S. 126
Ibudolor	Ibuprofen, S. 331	Infectosupramox Saft	Amoxicillin + Clavulansäure, S. 56
Ibu eco	Ibuprofen, S. 331		
Ibuflam	Ibuprofen, S. 331	Infectozidim	Ceftazidim, S. 130
Ibuhexal	Ibuprofen, S. 331	InfektoStaph	Oxacillin, S. 488
Ibumetin	Ibuprofen, S. 331	Inflam	Indometacin, S. 340
Ibuprofen (Generika)	Ibuprofen, S. 331	Inflamac	Diclofenac, S. 198
		Inflanefran	Prednisolon/Prednison, S. 546
Ibuprofen STADA	Ibuprofen, S. 331		
Ibuprof von ct	Ibuprofen, S. 331	Inflexal	Influenza-Impfstoff (inaktiviert, epidemische Form), S. 342
Ibusifar	Ibuprofen, S. 331		
IbuTAD	Ibuprofen, S. 331		
Ibutop	Ibuprofen, S. 331	Influ	Influenza-Impfstoff (inaktiviert, epidemische Form), S. 342
Igvena	Immunglobulin (IgG, 7S, 5S), S. 338		
		Influbene	Paracetamol, S. 502
Ilomedin	Iloprost, S. 332	Influsplit	Influenza-Impfstoff (inaktiviert, epidemische Form), S. 342
Imap	Fluspirilen, S. 291		
Imazol	Clotrimazol, S. 167		
Imbun	Ibuprofen, S. 331	Influvac	Influenza-Impfstoff (inaktiviert, epidemische Form), S. 342
Imeson	Nitrazepam (NZP), S. 470		
Imidin N	Xylometazolin, S. 693		
Imigran	Sumatriptan, S. 619	Infukoll HES	Hydroxyethylstärke, S. 329
Imipenem (Generika)	Imipenem + Cilastatin, S. 335	INH (Generika)	Isoniazid (INH), S. 353
		Inkontan	Trospiumchlorid, S. 671
Imipraminneuraxpharm	Imipramin, S. 336	Insidon	Opipramol, S. 484
		Inspra	Eplerenon, S. 240
Immunosporin	Ciclosporin A, S. 147	Instanyl	Fentanyl (unterliegt der BtMVV), S. 270
Imodium	Loperamid, S. 394		
Imodium akut	Loperamid, S. 394	Insuman	Insulin (normal) = Altinsulin, S. 345
Imogas	Simeticon, S. 606		
Imovane	Zopiclon, S. 700	Insuman Basal	Insulin (Intermediärinsuline/NPH-Insuline), S. 343
Imurek	Azathioprin, S. 73		
Imurel	Azathioprin, S. 73		
Inderal	Propranolol, S. 556		
Indo Agepha	Indometacin, S. 340		

Handelsname	Wirkstoff	Handelsname	Wirkstoff
Insuman Comb	Insulin (Intermediärinsuline/NPH-Insuline), S. 343	Isopto-Carbachol	Carbachol, S. 115
Insuman Infusomat	Insulin (normal) = Altinsulin, S. 345	Isopto Dex	Dexamethason, S. 193
Insuman Rapid	Insulin (normal) = Altinsulin, S. 345	Isotrexin	Erythromycin, S. 246
		Isozid	Isoniazid (INH), S. 353
Intal	Cromoglicinsäure (Dinatriumcromoglykat, DNCG), S. 176	Isozid N	Isoniazid (INH), S. 353
		Ispenoral	Penicillin V = Phenoxymethylpenicillin, S. 511
Intanza	Influenza-Impfstoff (inaktiviert, epidemische Form), S. 342	Ispra	Eplerenon, S. 240
		Itrabene	Itraconazol, S. 357
Intraconbeta	Itraconazol, S. 357	Itracol Hexal	Itraconazol, S. 357
Intraderm	Itraconazol, S. 357	Itraconazol (Generika)	Itraconazol, S. 357
Intraglobin	Immunglobulin (IgG, 7S, 5S), S. 338	Itrop	Ipratropiumbromid, S. 352
Intralipid	Glycerol, S. 315	Ivadal	Zolpidem, S. 699
Intratect	Immunglobulin (IgG, 7S, 5S), S. 338	**J**	
IntronA	Interferon α2b, S. 348	Jacutin N	Allethrin I, S. 38
Invanz	Ertapenem, S. 244	Jalra	Vildagliptin, S. 686
Invega	Paliperidon, S. 498	Januvia	Sitagliptin, S. 608
Invirase	Saquinavir (INV-SQV-HGC), S. 600	Jarsin	Johanniskraut = Hypericum, S. 359
Ipocol	Colestyramin, S. 173	Jenacard	Isosorbiddinitrat (ISDN), S. 355
Iproben	Ibuprofen, S. 331		
Irbesartan (Generika)	Irbesartan, S. 353	Jenapirox	Piroxicam, S. 537
		Jenaprofen	Ibuprofen, S. 331
Irenat	Natriumperchlorat, S. 461	Jenaspiron	Spironolacton, S. 611
Irfen	Ibuprofen, S. 331	Jenatenol	Atenolol, S. 69
IS 5 Mono- ratiopharm	Isosorbidmononitrat (ISMN), S. 356	Jeprolol	Metoprolol, S. 433
		Jod (Generika)	Jodid = Kaliumjodid, S. 358
Iscover	Clopidogrel, S. 164	Jodetten	Jodid = Kaliumjodid, S. 358
ISDN (Generika)	Isosorbiddinitrat (ISDN), S. 355	Jodgamma	Jodid = Kaliumjodid, S. 358
		Jodid (Generika)	Jodid = Kaliumjodid, S. 358
Isentress	Raltegravir, S. 569	Johanicum	Johanniskraut = Hypericum, S. 359
Isicom	Levodopa (mit Benserazid/Carbidopa), S. 379		
		Johanniskraut (Generika)	Johanniskraut = Hypericum, S. 359
ISMN (Generika)	Isosorbidmononitrat (ISMN), S. 356		
		Juformin	Metformin, S. 419
Ismo	Isosorbidmononitrat (ISMN), S. 356	Julphar Dol	Paracetamol, S. 502
		Jumex	Selegilin, S. 602
Isocillin	Penicillin V = Phenoxymethylpenicillin, S. 511	Jumexal	Selegilin, S. 602
		Junik	Beclometason, S. 79
Isoclan	Macrogol, S. 401	Junik junior	Beclometason, S. 79
Isoglaucon	Clonidin, S. 163	Junizac	Ranitidin, S. 570
Isoket	Isosorbiddinitrat (ISDN), S. 355	Jurnista	Hydromorphon (unterliegt der BtMVV), S. 327
Isomack	Isosorbiddinitrat (ISDN), S. 355	Jutabis	Bisoprolol, S. 90
		Jutabloc	Metoprolol, S. 433
Iso Mack	Isosorbiddinitrat (ISDN), S. 355	Jutadilat	Nifedipin, S. 465
		Jutafenac	Diclofenac, S. 198
Isomol	Macrogol, S. 401	Jutalar	Doxazosin, S. 219
Isomonat	Isosorbidmononitrat (ISMN), S. 356	Jutalex	Sotalol, S. 610
		Jutamox	Amoxicillin, S. 55
Isomonit	Isosorbidmononitrat (ISMN), S. 356	Jutapress	Nitrendipin, S. 471
		Jutaxan	Enalapril, S. 235
Isoniazid USP	Isoniazid (INH), S. 353	Juvental	Atenolol, S. 69
Isoptin	Verapamil, S. 683	**K**	
		Kadefungin	Clotrimazol, S. 167
		Kafa	Paracetamol, S. 502
		Kalax	Bisacodyl, S. 89

Kaletra

Handelsname	Wirkstoff	Handelsname	Wirkstoff
Kaletra	Lopinavir + Ritonavir (RTV), S. 394	Ketamin-ratiopharm	Ketamin / Esketamin, S. 362
Kalinor-Brausetabletten	Kaliumhydrogencarbonat (KHCO3), S. 362	Ketanest S	Ketamin / Esketamin, S. 362
Kalinor ret. P	Kaliumchlorid, S. 360	Ketek	Telithromycin, S. 627
Kalioral	Kaliumhydrogencarbonat (KHCO3), S. 362	Ketof	Ketotifen, S. 366
		Ketofex	Ketotifen, S. 366
Kalitrans	Kaliumhydrogencarbonat (KHCO3), S. 362	Keto-med	Ketoconazol, S. 364
		Ketotifen STADA	Ketotifen, S. 366
Kaliumchlorid 7,45%/14,90% Braun	Kaliumchlorid, S. 360	Ketotisan	Ketotifen, S. 366
		Ketozol	Ketoconazol, S. 364
		Kevatril	Granisetron, S. 318
Kaliumchlorid-Köhler 7,45	Kaliumchlorid, S. 360	Kinzal	Telmisartan, S. 628
		Kinzalmono	Telmisartan, S. 628
Kaliumchlorid-Lsg.	Kaliumchlorid, S. 360	Kiovig	Immunglobulin (IgG, 7S, 5S), S. 338
Kaliumiodid Lannacher	Jodid = Kaliumjodid, S. 358	Kira	Johanniskraut = Hypericum, S. 359
Kalymin	Pyridostigmin, S. 562	Kirim	Bromocriptin, S. 96
Kalymin-forte	Pyridostigmin, S. 562	Kivexa	Abacavir (ABC) + Lamivudin (3TC), S. 15
Kapanol	Morphin (unterliegt der BtMVV), S. 449	Klacid	Clarithromycin, S. 154
Kardégic	Acetylsalicylsäure (ASS), S. 24	Klaciped	Clarithromycin, S. 154
		Klean-Prep	Macrogol, S. 401
Karil	Calcitonin, S. 107	Klimacort	Prednisolon/Prednison, S. 546
Karvea	Irbesartan, S. 353		
Katadolon	Flupirtin, S. 289	Klimapur	Estradiol, S. 252
Katadolon inject	Flupirtin, S. 289	Klinonorm	Estradiol, S. 252
Katadolon S long	Flupirtin, S. 289	Kliogest	Estradiol, S. 252
Kaveri	Ginkgo-biloba-Blätter-Extrakt, S. 309	Kohle-Compretten	Kohle ([medizinisch] = Carbo medicinalis), S. 367
KaVit	Phytomenadion (Vitamin K1), S. 523	Kohle-Hevert	Kohle ([medizinisch] = Carbo medicinalis), S. 367
KCL ACS Dobfar Info 2	Kaliumchlorid, S. 360	Kohle-Pulvis	Kohle ([medizinisch] = Carbo medicinalis), S. 367
KCL-retard Zyma	Kaliumchlorid, S. 360	Kohle-Tabletten	Kohle ([medizinisch] = Carbo medicinalis), S. 367
Keciflox	Ciprofloxacin, S. 149		
Kefazim	Ceftazidim, S. 130	Konakion	Phytomenadion (Vitamin K1), S. 523
Kefort	Ibandronsäure, S. 330		
Kefzol	Cefazolin, S. 124	Kortikoid ratiopharm	Triamcinolon/Triamcinolonacetonid, S. 665
Keimax	Ceftibuten, S. 131		
Kenacort	Triamcinolon/Triamcinolonacetonid, S. 665	Kratalgin	Ibuprofen, S. 331
		Kreon	Pankreatin, S. 500
Kenergon	Lidocain, S. 385	Kühlprednon	Prednisolon/Prednison, S. 546
Kentera	Oxybutynin, S. 492		
Kepinol T/S	Cotrimoxazol (Trimethoprim-Sulfamethoxazol = T/S), S. 173	Kybernin P	Antithrombin III, S. 61
		Kytril	Granisetron, S. 318
Keppra	Levetiracetam (LEV), S. 377	**L**	
Kernosin	Adenosin, S. 28	Lacrisic	Glycerol, S. 315
Ketalar	Ketamin / Esketamin, S. 362	Lactuflor	Lactulose, S. 369
		Lactugel	Lactulose, S. 369
Ketalgin	Methadon/Levomethadon (unterliegt der BtMVV), S. 421	Lactulade	Lactulose, S. 369
		Lactulose (Generika)	Lactulose, S. 369
Ketamin Actavis	Ketamin / Esketamin, S. 362	Lafene	Fentanyl (unterliegt der BtMVV), S. 270
Ketamin Inresa	Ketamin / Esketamin, S. 362	Lafluor	Fluorouracil (5-FU), S. 284
		Lafol	Folsäure, S. 295

Handelsname	Wirkstoff	Handelsname	Wirkstoff
Lagatrim	Cotrimoxazol (Trimethoprim-Sulfamethoxazol = T/S), S. 173	Lercanidipin (Generika)	Lercanidipin, S. 375
		Lescol	Fluvastatin, S. 293
Laif	Johanniskraut = Hypericum, S. 359	Letregio	Letrozol, S. 376
		Letro (Generika)	Letrozol, S. 376
Lamictal	Lamotrigin (LTG), S. 371	Letroarom	Letrozol, S. 376
Lamisil	Terbinafin, S. 633	Letroblock	Letrozol, S. 376
Lamo-Q	Lamotrigin (LTG), S. 371	Letrozol (Generika)	Letrozol, S. 376
Lamo TAD	Lamotrigin (LTG), S. 371		
Lamotrigin (Generika)	Lamotrigin (LTG), S. 371	Leukeran	Chlorambucil, S. 140
		Levact	Bendamustin, S. 81
Lamotrig-ISIS	Lamotrigin (LTG), S. 371	Lev Desitin	Levetiracetam (LEV), S. 377
Lamotrin	Lamotrigin (LTG), S. 371	Levemir	Insulin (lang wirksame Formen [Glargin, Detemir, Glulisin]), S. 344
Lanacine	Clindamycin, S. 157		
Lanatilin	Acetyldigoxin (β), S. 22		
Landsobene	Lansoprazol, S. 372	Levetiracetam Desitin	Levetiracetam (LEV), S. 377
Lanitop	Metildigoxin, S. 429		
Lanitop mite	Metildigoxin, S. 429	Levetriacetam (Generika)	Levetiracetam (LEV), S. 377
Lannapril	Ramipril, S. 569		
Lanoc	Metoprolol, S. 433	Levitra	Vardenafil, S. 680
Lanolept	Clozapin, S. 167	Levium	Levomepromazin, S. 383
Lansogamma	Lansoprazol, S. 372	Levobens TEVA	Levodopa (mit Benserazid/Carbidopa), S. 379
Lansohexal	Lansoprazol, S. 372		
Lansoprazol (Generika)	Lansoprazol, S. 372	Levobeta C	Levodopa (mit Benserazid/Carbidopa), S. 379
Lansosiga	Lansoprazol, S. 372	Levo C	Levodopa (mit Benserazid/Carbidopa), S. 379
Lanso Tad	Lansoprazol, S. 372		
Lansoyl	Paraffin, S. 504	LevoCar	Levodopa (mit Benserazid/Carbidopa), S. 379
Lantarel	Methotrexat (MTX), S. 424		
Lantus	Insulin (lang wirksame Formen [Glargin, Detemir, Glulisin]), S. 344	Levocarb	Levodopa (mit Benserazid/Carbidopa), S. 379
		Levocetirizin (Generika)	Levocetirizin, S. 378
Lariam	Mefloquin, S. 410		
Lasar	α-Tocopherolacetat (Vitamin E), S. 656	Levocomp	Levodopa (mit Benserazid/Carbidopa), S. 379
Lasix	Furosemid, S. 301	Levodopa (Generika)	Levodopa (mit Benserazid/Carbidopa), S. 379
Lastet	Etoposid, S. 260		
Latanoprost (Generika)	Latanoprost, S. 373	Levodopa comp. B STADA	Levodopa (mit Benserazid/Carbidopa), S. 379
Laxagetten	Bisacodyl, S. 89	Levodop-Neurax	Levodopa (mit Benserazid/Carbidopa), S. 379
Laxans (Generika)	Bisacodyl, S. 89		
		Levofloxacin (Generika)	Levofloxacin, S. 382
Laxans-ratiopharm	Bisacodyl, S. 89		
		Levoflox-CT	Levofloxacin, S. 382
Laxbene	Bisacodyl, S. 89	Levomepromazin-neuraxpharm	Levomepromazin, S. 383
Laxofalk	Macrogol, S. 401		
Lebic	Baclofen, S. 77		
Lederlind	Nystatin, S. 477	Levopar	Levodopa (mit Benserazid/Carbidopa), S. 379
Lefax	Simeticon, S. 606		
Lefax Extra	Simeticon, S. 606	Lexostad	Bromazepam, S. 94
Lefaxin	Simeticon, S. 606	Lexotanil	Bromazepam, S. 94
Lefax-liquid	Simeticon, S. 606	Libertek	Roflumilast, S. 589
Leflunomid (Generika)	Leflunomid (LEF), S. 373	Librium	Chlordiazepoxid, S. 141
		Licain	Lidocain, S. 385
Leganto	Rotigotin, S. 593	Licobondrat	Ibandronsäure, S. 330
Legendal	Lactulose, S. 369	Lidocain (Generika)	Lidocain, S. 385
Lendorm	Brotizolam, S. 97		
Lendormin	Brotizolam, S. 97	Lidocorit	Lidocain, S. 385
Leponex	Clozapin, S. 167	Lidoject	Lidocain, S. 385
Leptilan	Valproinsäure (VPA), S. 676	Limbitrol	Chlordiazepoxid, S. 141

Linalo-H N-Fett

Handelsname	Wirkstoff	Handelsname	Wirkstoff
Linalo-H N-Fett	Prednisolon/Prednison, S. 546	Lodronat	Clodronsäure, S. 158
Lindalex	Venlafaxin, S. 682	Lomir SRO	Isradipin, S. 356
Lindopharm	Thiamazol (Methimazol), S. 642	Lomudal	Cromoglicinsäure (Dinatriumcromoglykat, DNCG), S. 176
Lindoxyl K	Ambroxol, S. 46	Lomupren	Cromoglicinsäure (Dinatriumcromoglykat, DNCG), S. 176
Linolacort beta	Betamethason, S. 84		
Linolacort Hydro	Hydrocortison, S. 326		
Linolacort Triam	Triamcinolon/Triamcinolonacetonid, S. 665	Lomusol	Cromoglicinsäure (Dinatriumcromoglykat, DNCG), S. 176
Linoladiol	Estradiol, S. 252		
Linoladiol N	Estradiol, S. 252	Loniten	Minoxidil, S. 439
Linola-H N	Prednisolon/Prednison, S. 546	Lonolox	Minoxidil, S. 439
		Lonoten	Minoxidil, S. 439
Lioresal	Baclofen, S. 77	Lopalind	Loperamid, S. 394
Lioresal intrathekal	Baclofen, S. 77	Lop-Dia	Loperamid, S. 394
		Lopedium	Loperamid, S. 394
Lioton	Heparin, S. 320	Loperamid (Generika)	Loperamid, S. 394
Lipanthyl	Fenofibrat, S. 268		
Lipazym	Pankreatin, S. 500	Lophakomp B12	Cobalamin = Cyanocobalamin (Vitamin B12), S. 169
Lipcor	Fenofibrat, S. 268		
Lipidil	Fenofibrat, S. 268	Lopimed	Loperamid, S. 394
Lipidil-Ter	Fenofibrat, S. 268	Lopresor	Metoprolol, S. 433
Lipifacil	Pravastatin, S. 543	Lora- (Generika)	Loratadin, S. 396
Lipitor	Atorvastatin, S. 70	Loraderm	Loratadin, S. 396
Lipocol-Merz Kautbl.	Colestyramin, S. 173	Lorado	Loratadin, S. 396
		Lora Lich	Loratadin, S. 396
Lipo-Merz ret.	Etofibrat, S. 258	Loramet	Lormetazepam, S. 398
Liponsäure-ratiopharm	Liponsäure, S. 388	Lorano	Loratadin, S. 396
		Lorasifar	Lorazepam (LZP), S. 397
Lipotalon	Dexamethason, S. 193	Loratadin (Generika)	Loratadin, S. 396
Liprolog	Insulin (schnell wirkende Analoginsuline), S. 346		
		Lorazepam (Generika)	Lorazepam (LZP), S. 397
Lipsin	Fenofibrat, S. 268		
Liquemin	Heparin, S. 320	Loretam	Lormetazepam, S. 398
liquidum	Metildigoxin, S. 429	Lormetazepam (Generika)	Lormetazepam, S. 398
Lisi (Generika)	Lisinopril, S. 390		
Lisidigal	Lisinopril, S. 390	Lormetazepam Acis	Lormetazepam, S. 398
Lisigamma	Lisinopril, S. 390		
Lisihexal	Lisinopril, S. 390	Lormetazepam Ratio	Lormetazepam, S. 398
Lisi Lich	Lisinopril, S. 390		
Lisino	Loratadin, S. 396	Lorzaar	Losartan, S. 399
Lisinopril (Generika)	Lisinopril, S. 390	Lorzaar Protect	Losartan, S. 399
		Lorzaar Start	Losartan, S. 399
Lisinopril-Q	Lisinopril, S. 390	Losar Denk	Losartan, S. 399
Lisinopril Sandoz	Lisinopril, S. 390	Losargamma	Losartan, S. 399
Lisinostad	Lisinopril, S. 390	Losar-Q	Losartan, S. 399
Lisitril	Lisinopril, S. 390	Losartan (Generika)	Losartan, S. 399
Liskantin	Primidon (PR), S. 550		
Lisodura	Lisinopril, S. 390	Losartan Generika	Losartan, S. 399
Lisopril	Lisinopril, S. 390		
Litarex	Lithium, S. 392	Losartan Hexal	Losartan, S. 399
Lithiofor	Lithium, S. 392	Losartan-Mepha	Losartan, S. 399
Lithium Apogepha	Lithium, S. 392	Losec	Omeprazol, S. 482
		Löferron	Eisen-II-Glukonat, S. 228
Lithium-Aspartat	Lithium, S. 392	Lova (Generika)	Lovastatin, S. 400
Livocab Direkt	Beclometason, S. 79	Lovastatin (Generika)	Lovastatin, S. 400
Locol	Fluvastatin, S. 293		
Lodotra	Prednisolon/Prednison, S. 546	Lovenox	Enoxaparin, S. 237

Handelsname	Wirkstoff	Handelsname	Wirkstoff
L-Polamidon	Methadon/Levomethadon (unterliegt der BtMVV), S. 421	Makatussin	Codein – Codeinphosphat (unterliegt der BtMVV), S. 170
L-Thyrox Henning	Levothyroxin (T4), S. 384	Malton E	α-Tocopherolacetat (Vitamin E), S. 656
L-Thyrox Hexal	Levothyroxin (T4), S. 384	Mandal	Johanniskraut = Hypericum, S. 359
L-Thyroxin	Levothyroxin (T4), S. 384	Maninil	Glibenclamid, S. 311
L-Thyroxin (Generika)	Levothyroxin (T4), S. 384	Mannit	Mannitol, S. 404
L-Thyroxin Henning Test	Levothyroxin (T4), S. 384	Mannite Saprochi	Mannitol, S. 404
Lucilium	Johanniskraut = Hypericum, S. 359	Mannitol	Mannitol, S. 404
Ludiomil	Maprotilin, S. 406	Mapox	Aciclovir, S. 26
Luiflex	Indometacin, S. 340	Maprotilin (Generika)	Maprotilin, S. 406
Lukamyl	Montelukast, S. 447	Maprotilin neuraxpharm	Maprotilin, S. 406
Luminal	Phenobarbital (PB), S. 516	Marax	Magaldrat, S. 402
Luminaletten	Phenobarbital (PB), S. 516	Marcoumar	Phenprocoumon, S. 518
Lur	Ketoconazol, S. 364	Marcumar	Phenprocoumon, S. 518
Lyman	Heparin, S. 320	Marcuphen von ct	Phenprocoumon, S. 518
Lyogen	Fluphenazin, S. 288	Mareen	Doxepin, S. 220
Lyogen D	Fluphenazin, S. 288	Matrifen	Fentanyl (unterliegt der BtMVV), S. 270
Lyrica	Pregabalin (PGN), S.	Mavid	Clarithromycin, S. 154
Lyrinel	Oxybutynin, S. 492	Maxalt	Rizatriptan, S. 588
Lysthenon	Suxamethonium = Succinylbicholin, S. 621	Maxalt-lingua	Rizatriptan, S. 588
		Maxidex	Dexamethason, S. 193
M		Maxipime	Cefepim, S. 125
Maalox 70	Magnesium, S. 403	M-beta	Morphin (unterliegt der BtMVV), S. 449
Maaloxan	Aluminiumhydroxid, S. 43	MCP (Generika)	Metoclopramid, S. 431
MabThera	Rituximab, S. 585	MCP AL	Metoclopramid, S. 431
Maclar	Clarithromycin, S. 154	MCP CT	Metoclopramid, S. 431
Macrogol (Generika)	Macrogol, S. 401	MCP-ratiopharm	Metoclopramid, S. 431
Macrosalb Draximage	Humanalbumin, S. 324	M-Dolor	Morphin (unterliegt der BtMVV), S. 449
Madopar	Levodopa (mit Benserazid/Carbidopa), S. 379	Meaverin	Mepivacain, S. 414
Madopar LT	Levodopa (mit Benserazid/Carbidopa), S. 379	Mecain	Mepivacain, S. 414
Mag 2	Magnesium, S. 403	Medactin	Estramustin, S. 253
Magaldrat (Generika)	Magaldrat, S. 402	Mediabet	Metformin, S. 419
Magastron	Magaldrat, S. 402	Medibudget Schmerztabletten ASS	Acetylsalicylsäure (ASS), S. 24
Magium	Magnesium, S. 403		
MagMin 40	Magnesium, S. 403	Medibuget Abführdragées Bisacodyl	Bisacodyl, S. 89
Magna	Glimepirid, S. 313		
Magnaspart	Magnesium, S. 403		
Magnegon	Magnesium, S. 403	Medikid	Methylphenidat (unterliegt der BtMVV), S. 426
Magnesiocard	Magnesium, S. 403		
Magnesium 100 Jenapharm	Magnesium, S. 403	Medikinet	Methylphenidat (unterliegt der BtMVV), S. 426
Magnesium beta	Magnesium, S. 403	Medikinet Adult	Methylphenidat (unterliegt der BtMVV), S. 426
Magnesium-Diasporal	Magnesium, S. 403		
Magnesium Verla	Magnesium, S. 403	Mediolax	Bisacodyl, S. 89
		Medivitan N Neuro	Vitamin B-Komplex, S. 688
Magnofit	Magnesium, S. 403	Medoxa	Oxaliplatin, S. 489
Magnonorm	Magnesium, S. 403	Medrol	Methylprednisolon, S. 427
Magvital	Magnesium, S. 403		

Megacillin

Handelsname	Wirkstoff	Handelsname	Wirkstoff
Megacillin	Penicillin V = Phenoxymethylpenicillin, S. 511	Methizol SD	Thiamazol (Methimazol), S. 642
Meglucon	Metformin, S. 419	Methotrexat (Generika)	Methotrexat (MTX), S. 424
Melix	Glibenclamid, S. 311	Methotrexat Hexal	Methotrexat (MTX), S. 424
Melleril	Thioridazin, S. 646	Methylphenidat (Generika)	Methylphenidat (unterliegt der BtMVV), S. 426
Melneurin	Melperon, S. 412	Methylpheni TAD	Methylphenidat (unterliegt der BtMVV), S. 426
Melperon (Generika)	Melperon, S. 412	Methylprednisolon (Generika)	Methylprednisolon, S. 427
Mel-Puren	Melperon, S. 412	Methypred Galen	Methylprednisolon, S. 427
Memac	Donepezil, S. 217	Methysolon	Methylprednisolon, S. 427
Memantin (Generika)	Memantin, S. 414	Meto (Generika)	Metoprolol, S. 433
Mencord	Olmesartan, S. 481	Metogastron	Metoclopramid, S. 431
Mephameson	Dexamethason, S. 193	Metohexal	Metoprolol, S. 433
Mephanol	Allopurinol, S. 39	Meto Isis	Metoprolol, S. 433
Mephaquin	Mefloquin, S. 410	Metoject	Methotrexat (MTX), S. 424
Mepihexal	Mepivacain, S. 414	Metojekt	Methotrexat (MTX), S. 424
Mepinaest	Mepivacain, S. 414	MetoMed	Metoprolol, S. 433
Mepivastesin	Mepivacain, S. 414	Metopress	Metoprolol, S. 433
Mepril	Enalapril, S. 235	Metoprogamma	Metoprolol, S. 433
Meprolol	Metoprolol, S. 433	Metoprolol (Generika)	Metoprolol, S. 433
Mercaptyl	Penicillamin (D-), S. 508	Meto Zerok	Metoprolol, S. 433
Meresa	Sulpirid, S. 617	Metrolag	Metronidazol, S. 434
Meresasul	Sulpirid, S. 617	Metronidazol (Generika)	Metronidazol, S. 434
Mericomb	Estradiol, S. 252	Mevacor	Lovastatin, S. 400
Merigest	Estradiol, S. 252	Mevalotin	Pravastatin, S. 543
Merimono	Estradiol, S. 252	Mevalotin protect	Pravastatin, S. 543
Merlit	Lorazepam (LZP), S. 397	Mevinacor	Lovastatin, S. 400
Meromycin	Erythromycin, S. 246	Mevir	Brivudin, S. 93
Meronem	Meropenem, S. 415	Mexalen	Paracetamol, S. 502
Meropenem (Generika)	Meropenem, S. 415	Mezlocillin Carino	Mezlocillin, S. 436
Mesagran	Mesalazin = 5-Aminosalicylsäure (5-ASA-Träger), S. 416	Mezym	Pankreatin, S. 500
		Mg5	Magnesium, S. 403
		Mg 5-Longoral	Magnesium, S. 403
Mesazin	Mesalazin = 5-Aminosalicylsäure (5-ASA-Träger), S. 416	Mg 5-Sulfat	Magnesium, S. 403
		Mg-Verla-Inf.-Lösung	Magnesium, S. 403
Mescorit	Metformin, S. 419	Miacalcic	Calcitonin, S. 107
Mestinon	Pyridostigmin, S. 562	Mianserin (Generika)	Mianserin, S. 437
Metalcaptase	Penicillamin (D-), S. 508		
Metalyse	Tenecteplase, S. 631	Mianserin-neuraxpharm	Mianserin, S. 437
Metamizol-Hexal	Metamizol, S. 418	Micardis	Telmisartan, S. 628
Metamucil	Plantago-Samen, S. 538	Micro-Kalium retard	Kaliumchlorid, S. 360
Metex	Methotrexat (MTX), S. 424		
Metfin	Metformin, S. 419	Midane	Cyproteronacetat, S. 178
Metfo (Generika)	Metformin, S. 419	Midarine	Suxamethonium = Succinylbicholin, S. 621
Metformdoc	Metformin, S. 419		
Metformin	Metformin, S. 419	Midazolam (Generika)	Midazolam (MDZ), S. 437
Metfor Teva	Metformin, S. 419		
Methaddict	Methadon/Levomethadon (unterliegt der BtMVV), S. 421	Midazolam Actavis	Midazolam (MDZ), S. 437
Methadon (Generika)	Methadon/Levomethadon (unterliegt der BtMVV), S. 421		
Methergin	Methylergometrin, S. 425		
Methionin (Generika)	Methionin (L-), S. 422		

Morphin (Generika)

Handelsname	Wirkstoff	Handelsname	Wirkstoff
Midazolam Braun	Midazolam (MDZ), S. 437	Mogadon	Nitrazepam (NZP), S. 470
Midazolam Hameln	Midazolam (MDZ), S. 437	Molgeom	Molsidomin, S. 446
		Molsi (Generika)	Molsidomin, S. 446
Midazolam Hexal	Midazolam (MDZ), S. 437	Molsidolat	Molsidomin, S. 446
		Molsidomin (Generika)	Molsidomin, S. 446
Midazolam-ratiopharm	Midazolam (MDZ), S. 437	Molsihexal	Molsidomin, S. 446
Miflonide	Budesonid, S. 97	Molsiket	Molsidomin, S. 446
Migranal	Dihydroergotamin (DHE), S. 206	Molsi Puren	Molsidomin, S. 446
		Momegalen	Mometason, S. 447
Milflonide	Budesonid, S. 97	Momento	Ibuprofen, S. 331
milgamma	Vitamin B-Komplex, S. 688	Momentum	Paracetamol, S. 502
Minalgin	Metamizol, S. 418	Mometason	Mometason, S. 447
Minerva	Cyproteronacetat, S. 178	Mometason (Generika)	Mometason, S. 447
Minims	Atropin, S. 72		
Minipress	Prazosin, S. 545	Mometasonfuroat	Mometason, S. 447
Miniprog	Alprostadil, S. 41		
Minirin	Desmopressin (DDAVP), S. 192	Mondeal	Zolpidem, S. 699
		Moni Sanorania	Isosorbidmononitrat (ISMN), S. 356
Minitran	Nitroglycerin = Glyceroltrinitrat, S. 473		
		Monit Puren	Isosorbidmononitrat (ISMN), S. 356
Minitrans	Nitroglycerin = Glyceroltrinitrat, S. 473		
		Monlucare	Montelukast, S. 447
		Mono (Generika)	Isosorbidmononitrat (ISMN), S. 356
Minprog	Alprostadil, S. 41		
Miostat	Carbachol, S. 115	Monobeta	Isosorbidmononitrat (ISMN), S. 356
Miranax	Naproxen, S. 456		
Mirapexin	Pramipexol, S. 541	Monoclair	Isosorbidmononitrat (ISMN), S. 356
Mircera	Erythropoetin = Epoetin (EPO), S. 247		
		Mono Corex	Isosorbidmononitrat (ISMN), S. 356
Mirpresoc	Telmisartan, S. 628		
Mirta (Generika)	Mirtazapin, S. 441	Mono-Embolex multi	Certoparin-Natrium, S. 137
Mirtabene	Mirtazapin, S. 441		
Mirtaron	Mirtazapin, S. 441	Mono-Embolex NM Fertigspritze NM	Certoparin-Natrium, S. 137
Mirtazapin (Generika)	Mirtazapin, S. 441		
Mirtazelon	Mirtazapin, S. 441	Mono-Embolex Therapie	Certoparin-Natrium, S. 137
Mitoxantron (Generika)	Mitoxantron (MITX), S. 442		
		Monoflam	Diclofenac, S. 198
Mixtard Human	Insulin (Intermediärinsuline/NPH-Insuline), S. 343	Mono-Jod	Jodid = Kaliumjodid, S. 358
		Monoket	Isosorbidmononitrat (ISMN), S. 356
Mizollen	Mizolastin, S. 443		
M-long	Morphin (unterliegt der BtMVV), S. 449	Mono Mack	Isosorbidmononitrat (ISMN), S. 356
MMR Vaxpro	Masern-Mumps-Röteln-Impfstoff, S. 407	Monovo	Mometason, S. 447
		Montelair	Montelukast, S. 447
M-M-RvaxPro	Masern-Mumps-Röteln-Impfstoff, S. 407	Montelubronch	Montelukast, S. 447
		Montelukast (Generika)	Montelukast, S. 447
Moclo (Generika)	Moclobemid, S. 444		
Moclo A	Moclobemid, S. 444	Montemyl	Montelukast, S. 447
Moclobemid (Generika)	Moclobemid, S. 444	Monuril	Fosfomycin, S. 299
		Monuril 3000	Fosfomycin, S. 299
		Moradorm	Diphenhydramin, S. 212
Modafinil (Generika)	Modafinil, S. 445	Morapid	Morphin (unterliegt der BtMVV), S. 449
Modafinil-Neurax	Modafinil, S. 445		
		Moronal	Nystatin, S. 477
Modasomil	Modafinil, S. 445	Morphanton	Morphin (unterliegt der BtMVV), S. 449
Modip	Felodipin, S. 267		
Mogadan	Nitrazepam (NZP), S. 470	Morphin (Generika)	Morphin (unterliegt der BtMVV), S. 449

Morphin Merck

Handelsname	Wirkstoff	Handelsname	Wirkstoff
Morphin Merck	Morphin (unterliegt der BtMVV), S. 449	Myconormin	Terbinafin, S. 633
Morphinsulfat (Generika)	Morphin (unterliegt der BtMVV), S. 449	Mycostatin	Nystatin, S. 477
Morphinsulfat-GRY	Morphin (unterliegt der BtMVV), S. 449	Mydocalm	Tolperison, S. 659
Morph Sandoz	Morphin (unterliegt der BtMVV), S. 449	Mydrophostad	Hydromorphon (unterliegt der BtMVV), S. 327
Motens	Lacidipin, S. 367	Myko Cordes	Clotrimazol, S. 167
Motilium	Domperidon, S. 216	Mykofug	Clotrimazol, S. 167
Movergan	Selegilin, S. 602	Mykofungin	Clotrimazol, S. 167
Movicol	Macrogol, S. 401	Mykundex	Nystatin, S. 477
Movone	Dexibuprofen, S. 194	Mylan dura	Riluzol, S. 581
Moxo (Generika)	Moxonidin, S. 451	Mylepsinum	Primidon (PR), S. 550
Moxonibene	Moxonidin, S. 451	Myleran	Busulfan, S. 104
Moxonidin (Generika)	Moxonidin, S. 451	Myobutin	Rifabutin, S. 578
M-Prednihexal	Methylprednisolon, S. 427	Myocardon mono	Isosorbidmononitrat (ISMN), S. 356
M-retard Helvepharm	Morphin (unterliegt der BtMVV), S. 449	Myocet	Doxorubicin = Adriamycin, S. 221
MSI Mundipharma	Morphin (unterliegt der BtMVV), S. 449	Myolastan	Tetrazepam, S. 640
MSR Mundipharma	Morphin (unterliegt der BtMVV), S. 449	Mysoline	Primidon (PR), S. 550
M-STADA	Morphin (unterliegt der BtMVV), S. 449	Mysteclin	Amphotericin B, S. 58
MST Continus	Morphin (unterliegt der BtMVV), S. 449	Myxofat	Acetylcystein, S. 21
MST Mundipharma	Morphin (unterliegt der BtMVV), S. 449	**N**	
MSTW	Morphin (unterliegt der BtMVV), S. 449	NAC (Generika)	Acetylcystein, S. 21
Mtefel	Piroxicam, S. 537	Nacom	Levodopa (mit Benserazid/Carbidopa), S. 379
MTX (Generika)	Methotrexat (MTX), S. 424	NAC-ratiopharm	Acetylcystein, S. 21
MTX Hexal	Methotrexat (MTX), S. 424	Nafti (Generika)	Naftidrofurylhydrogenoxalat, S. 453
Mucabrox	Ambroxol, S. 46	Naftilong	Naftidrofurylhydrogenoxalat, S. 453
Mucoangin	Ambroxol, S. 46	Nalcrom	Cromoglicinsäure (Dinatriumcromoglykat, DNCG), S. 176
Mucobene	Acetylcystein, S. 21		
Mucofalk	Plantago-Samen, S. 538		
Mucofluid	Acetylcystein, S. 21	Nalorex	Naltrexon, S. 455
Muco-Mepha	Acetylcystein, S. 21	Naloxon (Generika)	Naloxon, S. 454
Mucosolvan	Ambroxol, S. 46	Naltrexin	Naltrexon, S. 455
Mucosolvon	Ambroxol, S. 46	Naltrexon (Generika)	Naltrexon, S. 455
Mucospas	Clenbuterol, S. 156	Naprobene	Naproxen, S. 456
Mucostop	Acetylcystein, S. 21	Naproxen (Generika)	Naproxen, S. 456
Multaq	Dronedaron, S. 224	Naramig	Naratriptan, S. 457
Multilind	Nystatin, S. 477	Nardyl	Diphenhydramin, S. 212
Multosin	Estramustin, S. 253	Naropin	Ropivacain, S. 591
Mundidol	Morphin (unterliegt der BtMVV), S. 449	Narutis	Clopidogrel, S. 164
		Nasacort	Triamcinolon/Triamcinolonacetonid, S. 665
Munobal	Felodipin, S. 267	Nasben	Xylometazolin, S. 693
Musaril	Tetrazepam, S. 640	Nasengel (Generika)	Xylometazolin, S. 693
MUSE	Alprostadil, S. 41		
Mutagrip	Influenza-Impfstoff (inaktiviert, epidemische Form), S. 342	Nasenspray (Generika)	Xylometazolin, S. 693
		Nasentropfen (Generika)	Xylometazolin, S. 693
Mutan	Fluoxetin, S. 285	Nasodex	Mometason, S. 447
Muxol	Bisacodyl, S. 89	Nasonex	Mometason, S. 447
Myambutol	Ethambutol (EMB), S. 255	Natil-N	Flunarizin, S. 282
Myconafin	Terbinafin, S. 633	Natriumfluorid 25 Baer	Natriumfluorid, S. 459

Nitro Pohl

Handelsname	Wirkstoff	Handelsname	Wirkstoff
Natriumhydrogencarbonat (Generika)	Natriumhydrogencarbonat (NaHCO3), S. 460	Neutromed	Cimetidin, S. 148
		Nexadol	Naloxon, S. 454
		Nexium	Esomeprazol, S. 251
Natupur	Plantago-Samen, S. 538	Nexium mups	Esomeprazol, S. 251
Nebilet	Nebivolol, S. 461	Nidazea	Metronidazol, S. 434
Nebivolol (Generika)	Nebivolol, S. 461	Nife (Generika)	Nifedipin, S. 465
		Nifebene	Nifedipin, S. 465
Nemexin	Naltrexon, S. 455	Nifeclair	Nifedipin, S. 465
Nene-Lax	Glycerol, S. 315	Nifecor	Nifedipin, S. 465
Neoastig	Neostigmin, S. 463	Nifedicor	Nifedipin, S. 465
Neocapil	Minoxidil, S. 439	Nifedipin (Generika)	Nifedipin, S. 465
Neocarbo	Carboplatin, S. 118		
NeoCitran	Acetylcystein, S. 21	NifeHexal	Nifedipin, S. 465
Neoemedyl	Dimenhydrinat, S. 209	Nifical	Nifedipin, S. 465
Neofluor	Fluorouracil (5-FU), S. 284	Nifurantin	Nitrofurantoin, S. 471
Neogama	Sulpirid, S. 617	Nifuretten	Nitrofurantoin, S. 471
Neoimmun	Ciclosporin A, S. 147	Nimbex	Cisatracurium, S. 151
Néo-Mercazole	Carbimazol, S. 117	Nimodipin 10 mg i.v. Carino	Nimodipin, S. 468
Neo OPT	Bromazepam, S. 94		
Neoposid	Etoposid, S. 260	Nimodipin Hexal	Nimodipin, S. 468
NeoRecormon	Erythropoetin = Epoetin (EPO), S. 247	Nimotop	Nimodipin, S. 468
		Nimotop S	Nimodipin, S. 468
Neostigmin (Generika)	Neostigmin, S. 463	Nipruss	Nitroprussid-Natrium, S. 474
Neotaxan	Paclitaxel, S. 496	Nirason N	Pentaerythrityltetranitrat, S. 512
Neotri	Triamteren, S. 667		
Nephral	Triamteren, S. 667	Nitoman	Tetrabenazin, S. 639
Nephrotrans	Natriumhydrogencarbonat (NaHCO3), S. 460	Nitrangin liquidum	Nitroglycerin = Glyceroltrinitrat, S. 473
Nepresol	Dihydralazin, S. 203	Nitrazepam (Generika)	Nitrazepam (NZP), S. 470
Nervifene	Chloralhydrat (Chloralum hydratum), S. 139		
		Nitrazepam AL	Nitrazepam (NZP), S. 470
Nervo OPT	Diphenhydramin, S. 212	Nitrazepam Neurax	Nitrazepam (NZP), S. 470
Neupogen	Filgrastim (G-CSF), S. 273		
Neupro	Rotigotin, S. 593	Nitregamma	Nitrendipin, S. 471
Neurium	Liponsäure, S. 388	Nitren (Generika)	Nitrendipin, S. 471
Neuro (- Lichtenstein N, - ratiopharm N, STADA)	Vitamin B-Komplex, S. 688		
		Nitrendipin (Generika)	Nitrendipin, S. 471
		Nitrend KSK	Nitrendipin, S. 471
Neuro AS	Vitamin B-Komplex, S. 688	Nitrepress	Nitrendipin, S. 471
neuro-B forte biomo	Vitamin B-Komplex, S. 688	Nitre-Puren	Nitrendipin, S. 471
		Nitro Carino	Nitroglycerin = Glyceroltrinitrat, S. 473
Neurobion	Vitamin B-Komplex, S. 688		
Neurobloc	Clostridium-botulinum-Toxin Typ A und B (BoNTA/BoN), S. 165	Nitroderm	Nitroglycerin = Glyceroltrinitrat, S. 473
		Nitro-Dur	Nitroglycerin = Glyceroltrinitrat, S. 473
Neurocil	Levomepromazin, S. 383		
Neurodol	Lidocain, S. 385	Nitrofurantoin retard-ratiopharm	Nitrofurantoin, S. 471
Neuro-Effekton B	Vitamin B-Komplex, S. 688		
Neurolepsin	Lithium, S. 392	Nitrolingual	Nitroglycerin = Glyceroltrinitrat, S. 473
Neurontin	Gabapentin (GBP), S. 302		
Neuroplant	Johanniskraut = Hypericum, S. 359	Nitro Mack	Nitroglycerin = Glyceroltrinitrat, S. 473
Neurotop	Carbamazepin (CBZ), S. 116	Nitronal	Nitroglycerin = Glyceroltrinitrat, S. 473
Neurovegetalin	Johanniskraut = Hypericum, S. 359	Nitro Pohl	Nitroglycerin = Glyceroltrinitrat, S. 473
neuro-vibolex	Vitamin B-Komplex, S. 688		

Nitroquick Spray Pharmapol

Handelsname	Wirkstoff	Handelsname	Wirkstoff
Nitroquick Spray Pharmapol	Nitroglycerin = Glyceroltrinitrat, S. 473	Novolizer	Budesonid, S. 97
Nivaquine	Chloroquinphosphat, S. 142	Novo mix 30	Insulin (schnell wirkende Analoginsuline), S. 346
Nivastid	Rivastigmin, S. 587	Novonorm	Repaglinid, S. 574
Nivestim	Filgrastim (G-CSF), S. 273	NovoNorm	Repaglinid, S. 574
Nizoral	Ketoconazol, S. 364	Novopulmon	Budesonid, S. 97
Noctamid	Lormetazepam, S. 398	Novorapid	Insulin (schnell wirkende Analoginsuline), S. 346
Noctor	Diphenhydramin, S. 212	NovoRapid	Insulin (schnell wirkende Analoginsuline), S. 346
Nocturin	Desmopressin (DDAVP), S. 192	NovoSeven	Eptacog alfa (Faktor VIIa), S. 243
Nocutil	Desmopressin (DDAVP), S. 192	Novotax	Paclitaxel, S. 496
Nolvadex	Tamoxifen, S. 624	Nozinan	Levomepromazin, S. 383
Nomexor	Nebivolol, S. 461	Nureflex	Ibuprofen, S. 331
Nootrop	Piracetam, S. 532	Nurofen	Ibuprofen, S. 331
Nootropil	Piracetam, S. 532	Nurofen junior	Ibuprofen, S. 331
Nopil	Cotrimoxazol (Trimethoprim-Sulfamethoxazol = T/S), S. 173	Nycovir	Aciclovir, S. 26
Noradrenalin	Noradrenalin = Norepinephrin, S. 475	Nylol	Timolol, S. 651
		Nyogel	Timolol, S. 651
Noradrenaline	Noradrenalin = Norepinephrin, S. 475	Nystaderm	Nystatin, S. 477
		Nystatin (Generika)	Nystatin, S. 477
Norcuron	Vecuronium, S. 681	Nystatin Lederle	Nystatin, S. 477
Norflocin-Mepha	Norfloxacin, S. 476	Nystatin Plan	Nystatin, S. 477
Norflohexal	Norfloxacin, S. 476	Nyzoc	Simvastatin, S. 607
Norflosal	Norfloxacin, S. 476		
Norflox	Norfloxacin, S. 476	**O**	
Norfloxacin (Generika)	Norfloxacin, S. 476	Obracin	Tobramycin, S. 654
		Obsidan	Propranolol, S. 556
Norfluxx	Norfloxacin, S. 476	Obstinol M	Paraffin, S. 504
Norkortal Tema	Temazepam, S. 629	Octagam	Immunglobulin (IgG, 7S, 5S), S. 338
Normakut	Loperamid, S. 394		
Normalip	Fenofibrat, S. 268	Octaplex	PPSB-Konzentrat (Faktor II, VII, IX, X und Protein C + S), S. 540
Normalip pro	Fenofibrat, S. 268		
Normastigmin	Neostigmin, S. 463		
Normison	Temazepam, S. 629	Octostim	Desmopressin (DDAVP), S. 192
Normoc	Bromazepam, S. 94		
Normoglucon	Glibenclamid, S. 311	Oecotrim	Cotrimoxazol (Trimethoprim-Sulfamethoxazol = T/S), S. 173
Normohex	Moxonidin, S. 451		
Noroxin	Norfloxacin, S. 476		
Norsol	Norfloxacin, S. 476	Oedemex	Furosemid, S. 301
Norspan	Buprenorphin (unterliegt der BtMVV), S. 102	OeKolp	Estriol, S. 254
		Oestrogel	Estradiol, S. 252
Norvasc	Amlodipin, S. 54	Oestro-Gynaedron	Estriol, S. 254
Norvir	Ritonavir (RTV), S. 584		
Novalgin	Metamizol, S. 418	Oflo (Generika)	Ofloxacin, S. 478
Novaminsulfon (Generika)	Metamizol, S. 418	Oflox	Ofloxacin, S. 478
		Oflox (Generika)	Ofloxacin, S. 478
Novaminsulfon Licht	Metamizol, S. 418	Ofloxacin (Generika)	Ofloxacin, S. 478
		Oftaquix sine	Levofloxacin, S. 382
Novanox	Nitrazepam (NZP), S. 470	Olanzapin (Generika)	Olanzapin, S. 479
Novantron	Mitoxantron (MITX), S. 442		
Novirell B6	Pyridoxin (Vitamin B6), S. 563	Oleovit D3	Colecalciferol (Vitamin D3), S. 172
Novirell B Mono	Cobalamin = Cyanocobalamin (Vitamin B12), S. 169	Olfen	Diclofenac, S. 198
		Olicardin	Isosorbidmononitrat (ISMN), S. 356
Novocephal	Piracetam, S. 532	Oligosol	Magnesium, S. 403
Novodigal	Acetyldigoxin (β), S. 22	Olmetec	Olmesartan, S. 481

Handelsname	Wirkstoff	Handelsname	Wirkstoff
Olynth	Xylometazolin, S. 693	Orelox	Cefpodoxim, S. 128
Ome (Generika)	Omeprazol, S. 482	Orelox junior Granulat	Cefpodoxim, S. 128
Omec	Omeprazol, S. 482	Orencia	Abatacept, S. 16
Omed	Omeprazol, S. 482	Orfiril	Valproinsäure (VPA), S. 676
Omegaven	Glycerol, S. 315	Orfiril long	Valproinsäure (VPA), S. 676
Omelich	Omeprazol, S. 482	Orgaran	Danaparoid, S. 183
Omeloxan	Omeprazol, S. 482	Orlistat	Orlistat, S. 486
Ome Nerton	Omeprazol, S. 482	Oroperidys	Domperidon, S. 216
Omep	Omeprazol, S. 482	Ortho-Gynest	Estriol, S. 254
Omeprax	Omeprazol, S. 482	Osmofundin	Mannitol, S. 404
Omeprazol (Generika)	Omeprazol, S. 482	Osmosteril	Mannitol, S. 404
		Ospamox	Amoxicillin, S. 55
Omeprazol Normon	Omeprazol, S. 482	Ospen	Penicillin V = Phenoxymethylpenicillin, S. 511
Omezol-Mepha	Omeprazol, S. 482	Ospocard	Nifedipin, S. 465
Omix	Tamsulosinhydrochlorid, S. 624	Ospur D3	Colecalciferol (Vitamin D3), S. 172
Omix Ocas	Tamsulosinhydrochlorid, S. 624	Osteotriol	Calcitriol (Vitamin D3), S. 109
Omnic	Tamsulosinhydrochlorid, S. 624	Osteo Vital	Calciumcarbonat, S. 110
Oncovin	Vincristin (VCR), S. 687	Osyrol	Spironolacton, S. 611
Ondansan	Ondansetron, S. 484	Otelus	Montelukast, S. 447
Ondansetron (Generika)	Ondansetron, S. 484	Otreon	Cefpodoxim, S. 128
		Otriven Allergie Aktiv	Beclometason, S. 79
Onglyza	Saxagliptin, S. 601	Otriven Lösung	Xylometazolin, S. 693
Onkotrone	Mitoxantron (MITX), S. 442	Otrivin	Azelastin, S. 74
Ontronovo	Ondansetron, S. 484	Ovestin	Estriol, S. 254
Onymax	Terbinafin, S. 633	Oxaliplatin (Generika)	Oxaliplatin, S. 489
Ophel	Opipramol, S. 484		
Ophtagram	Gentamycin = Gentamicin, S. 308	Oxa von ct	Oxazepam, S. 490
		Oxazepam (Generika)	Oxazepam, S. 490
Opipram	Opipramol, S. 484		
Opipramol (Generika)	Opipramol, S. 484	Oxazepam-neuraxpharm	Oxazepam, S. 490
Opipramol-neuraxpharm	Opipramol, S. 484	Oxazepam-ratiopharm	Oxazepam, S. 490
Oprazol	Omeprazol, S. 482	Oxcarbazepin (Generika)	Oxcarbazepin (OXC), S. 491
Oprymea	Pramipexol, S. 541		
Optaflu	Influenza-Impfstoff (inaktiviert, epidemische Form), S. 342	Oxcarbazepin Hexal	Oxcarbazepin (OXC), S. 491
		Oxis	Formoterol, S. 297
Optalidon	Ibuprofen, S. 331	Oxybugamma	Oxybutynin, S. 492
Opticrom	Cromoglicinsäure (Dinatriumcromoglykat, DNCG), S. 176	Oxybutin	Oxybutynin, S. 492
		Oxybutynin (Generika)	Oxybutynin, S. 492
Optidorm	Zopiclon, S. 700		
Optifen	Ibuprofen, S. 331	Oxybutynin Hexal	Oxybutynin, S. 492
Optinem	Meropenem, S. 415	Oxybutynin ratiopharm	Oxybutynin, S. 492
Optipect Kodein forte	Codein – Codeinphosphat (unterliegt der BtMVV), S. 170	Oxybutynin von ct	Oxybutynin, S. 492
Optovit	α-Tocopherolacetat (Vitamin E), S. 656	Oxycodon (Generika)	Oxycodon (unterliegt der BtMVV), S. 493
Optruma	Raloxifen, S. 568	Oxycontin	Oxycodon (unterliegt der BtMVV), S. 493
Oralav	Macrogol, S. 401		
Oramorph	Morphin (unterliegt der BtMVV), S. 449	Oxygesic	Oxycodon (unterliegt der BtMVV), S. 493
Orap	Pimozid, S. 526		
Orap forte	Pimozid, S. 526		

Oxygesic akut

Handelsname	Wirkstoff	Handelsname	Wirkstoff
Oxygesic akut	Oxycodon (unterliegt der BtMVV), S. 493	Pantoprem	Pantoprazol, S. 501
		Pantorc	Pantoprazol, S. 501
Oxygesic Dispersa	Oxycodon (unterliegt der BtMVV), S. 493	Pantozol	Pantoprazol, S. 501
		Panzynorm forte	Pankreatin, S. 500
Oxygesic Injekt	Oxycodon (unterliegt der BtMVV), S. 493	Panzytrat	Pankreatin, S. 500
		Paracefan	Clonidin, S. 163
Oxynorm	Oxycodon (unterliegt der BtMVV), S. 493	Paracetamol (Generika)	Paracetamol, S. 502
Oxytocin (Generika)	Oxytocin, S. 495	Paracetamol Ratio	Paracetamol, S. 502
Ozurdex	Dexamethason, S. 193	Paracodin	Dihydrocodein, S. 204
ozym	Pankreatin, S. 500	Paragol	Paraffin, S. 504
		Parakapton	Paracetamol, S. 502
P		Paraplatin	Carboplatin, S. 118
Paceum	Diazepam (DZP), S. 195	Parexat	Paroxetin, S. 506
Pacli Oc	Paclitaxel, S. 496	Pariet	Rabeprazol, S. 567
Paclisachs	Paclitaxel, S. 496	Parkinsan	Budipin, S. 99
Paclit	Paclitaxel, S. 496	Parkopan	Trihexyphenidyl, S. 669
Paclitaxel (Generika)	Paclitaxel, S. 496	Parkotil	Pergolidmesilat, S. 514
		Parlodel	Bromocriptin, S. 96
Paclixyz	Paclitaxel, S. 496	Parocetan	Paroxetin, S. 506
Paediacrom	Cromoglicinsäure (Dinatriumcromoglykat, DNCG), S. 176	Paro Fluor Gelee	Natriumfluorid, S. 459
		Paronex	Paroxetin, S. 506
		Paroxalon	Paroxetin, S. 506
Paediamuc	Ambroxol, S. 46	Paroxat	Paroxetin, S. 506
Paediathrocin	Erythromycin, S. 246	Paroxedura	Paroxetin, S. 506
Palexia	Tapentadol (unterliegt der BtMVV), S. 625	Paroxetin (Generika)	Paroxetin, S. 506
Palladon	Hydromorphon (unterliegt der BtMVV), S. 327	Paroxetop	Paroxetin, S. 506
		Partusisten	Fenoterol, S. 269
Palladon Injekt	Hydromorphon (unterliegt der BtMVV), S. 327	Partusisten intrapartal	Fenoterol, S. 269
Paludrine	Proguanil, S. 552	Pascorbin	Ascorbinsäure (Vitamin C), S. 67
Pamidro-cell	Pamidronsäure, S. 498		
Pamidron (Generika)	Pamidronsäure, S. 498	Paspertin	Metoclopramid, S. 431
		Pavulon	Pancuroniumbromid, S. 499
Pamidronat (Generika)	Pamidronsäure, S. 498		
		PecFent	Fentanyl (unterliegt der BtMVV), S. 270
Pamidron Hexal	Pamidronsäure, S. 498		
Pamidronsäure (Generika)	Pamidronsäure, S. 498	Pedea	Ibuprofen, S. 331
		Pedikurol	Clotrimazol, S. 167
Pamifos	Pamidronsäure, S. 498	Pegasys	Peginterferon α2a, S. 507
Pamitor	Pamidronsäure, S. 498	Pegintron	Interferon α2b, S. 348
Panadol	Paracetamol, S. 502	PegIntron	Peginterferon α2a, S. 507
Panchol	Pravastatin, S. 543	Pen (Generika)	Penicillin V = Phenoxymethylpenicillin, S. 511
Pancuronium (Generika)	Pancuroniumbromid, S. 499		
		Penbene	Penicillin V = Phenoxymethylpenicillin, S. 511
Pancuronium Actavis	Pancuroniumbromid, S. 499		
		Pendysin	Penicillin G = Benzylpenicillin, S. 509
Pangrol	Pankreatin, S. 500		
Pankreatan	Pankreatin, S. 500	Penicillin STADA	Penicillin V = Phenoxymethylpenicillin, S. 511
Panoral	Cefaclor, S. 121		
Panotile Cipro	Ciprofloxacin, S. 149	Penicillin V (Generika)	Penicillin V = Phenoxymethylpenicillin, S. 511
Panpur	Pankreatin, S. 500		
Pantelmin	Mebendazol, S. 408	Penstad	Penicillin V = Phenoxymethylpenicillin, S. 511
Pantolax-Actavis	Suxamethonium = Succinylbicholin, S. 621		
		Pentaglobulin	Immunglobulin (IgG, 7S, 5S), S. 338
Pantoloc	Pantoprazol, S. 501		
Pantopra-Q	Pantoprazol, S. 501	Pentalong	Pentaerythrityltetranitrat, S. 512
Pantoprazol (Generika)	Pantoprazol, S. 501		

Handelsname	Wirkstoff	Handelsname	Wirkstoff
Pentamol	Salbutamol, S. 598	Phenytoin AWD	Phenytoin (PHT), S. 520
Pentasa	Mesalazin = 5-Aminosalicylsäure (5-ASA-Träger), S. 416	Physiotens	Moxonidin, S. 451
		Pilocarpin (Generika)	Pilocarpin, S. 524
Pentatop	Cromoglicinsäure (Dinatriumcromoglykat, DNCG), S. 176	Pilomann	Pilocarpin, S. 524
		Pilopos	Pilocarpin, S. 524
Pentohexal	Pentoxifyllin, S. 512	Pipamperon (Generika)	Pipamperon, S. 529
Pentomer	Pentoxifyllin, S. 512		
Pentox-CT	Pentoxifyllin, S. 512	Pipamperon Hexal	Pipamperon, S. 529
Pentoxi „Genericon"	Pentoxifyllin, S. 512		
		Pipamperon-neuraxpharm	Pipamperon, S. 529
Pentoxifyllin (Generika)	Pentoxifyllin, S. 512		
		Piperacillin/Tazobactam (Generika)	Piperacillin + Tazobactam, S. 531
Pentoxifyllin Ratio	Pentoxifyllin, S. 512		
		Piperacillin (Generika)	Piperacillin, S. 530
PentoxiMed	Pentoxifyllin, S. 512		
Pentoxi-Mepha	Pentoxifyllin, S. 512	Piperacillin Hexal	Piperacillin, S. 530
Pen-V „Genericon"	Penicillin V = Phenoxymethylpenicillin, S. 511	Piperatazobene	Piperacillin + Tazobactam, S. 531
Pepdul	Famotidin, S. 264	Pipitaz	Piperacillin + Tazobactam, S. 531
Perazin-neuraxpharm	Perazin, S. 513		
		Pirabene	Piracetam, S. 532
Perfalgan	Paracetamol, S. 502	Piracetam (Generika)	Piracetam, S. 532
Pergolid (Generika)	Pergolidmesilat, S. 514		
		Piracetam Neurax	Piracetam, S. 532
Pergolid beta	Pergolidmesilat, S. 514		
Pergolid-Neurax	Pergolidmesilat, S. 514	Pirax	Piracetam, S. 532
Periactin	Cyproteronacetat, S. 178	Piretanid (Generika)	Piretanid, S. 534
Perikan	Johanniskraut = Hypericum, S. 359		
		Piritramid-Hameln	Piritramid (unterliegt der BtMVV), S. 536
Perikliman	Estradiol, S. 252		
Perilox	Metronidazol, S. 434	Pirobeta	Piroxicam, S. 537
Perlinganit	Nitroglycerin = Glyceroltrinitrat, S. 473	Pirocam	Piroxicam, S. 537
		Pirocutan	Piroxicam, S. 537
Permax	Pergolidmesilat, S. 514	Pirorheum	Piroxicam, S. 537
Perskindol	Ibuprofen, S. 331	Pirosol	Piroxicam, S. 537
Peteha	Protionamid, S. 559	Piroxicam (Generika)	Piroxicam, S. 537
Pethidin (Generika)	Pethidin (unterliegt der BtMVV), S. 515		
		Piroxicam AL	Piroxicam, S. 537
Pethidin-Hameln	Pethidin (unterliegt der BtMVV), S. 515	Piroxistad	Piroxicam, S. 537
		Pirox von ct	Piroxicam, S. 537
Petinimid	Ethosuximid (ESX), S. 257	PK-Merz	Amantadinsulfat/-HCL, S. 44
Petinutin	Mesuximid = Methsuximid (MSM), S. 417		
		PK-Merz Inf.-Fl.	Amantadinsulfat/-HCL, S. 44
Petnidan	Ethosuximid (ESX), S. 257		
Pevisone	Triamcinolon/Triamcinolonacetonid, S. 665	PK-Merz-Schoeller	Amantadinsulfat/-HCL, S. 44
		Planum	Temazepam, S. 629
Phenhydan	Phenytoin (PHT), S. 520	Plastufer	Eisen-II-Sulfat, S. 232
Phenhydan Infusionskonzentrat	Phenytoin-Infusions-Konzentrat, S. 522	Plavix	Clopidogrel, S. 164
		Plegrin	Clopidogrel, S. 164
Phenobarbital-Neurax	Phenobarbital (PB), S. 516	Plenadren	Hydrocortison, S. 326
		Plendil	Felodipin, S. 267
Phenocillin	Penicillin V = Phenoxymethylpenicillin, S. 511	Pleomix-Alpha	Liponsäure, S. 388
		Pleon RA	Salazosulfapyridin = Sulfasalazin, S. 596
Phenpro.-ratiopharm	Phenprocoumon, S. 518		
		Plus Kalium retard	Kaliumchlorid, S. 360
Phenprocoumon (Generika)	Phenprocoumon, S. 518		
		Podomexef	Cefpodoxim, S. 128
Phenprogamma	Phenprocoumon, S. 518		

Posifenicol

Handelsname	Wirkstoff	Handelsname	Wirkstoff
Posifenicol	Chloramphenicol, S. 141	Premandol	Prednisolon/Prednison, S. 546
Positivum	Fluoxetin, S. 285	Prent	Acebutolol, S. 19
Posterisan Akut	Lidocain, S. 385	Prezista	Darunavir, S. 188
PPSB Human SD/ Nano	PPSB-Konzentrat (Faktor II, VII, IX, X und Protein C + S), S. 540	Priadel	Lithium, S. 392
		Pridax	Alprostadil, S. 41
Practomil	Glycerol, S. 315	Prilocaine Sintetica	Prilocain, S. 549
Pradaxa	Dabigatran, S. 180	Primacton	Spironolacton, S. 611
Pradif	Tamsulosinhydrochlorid, S. 624	Primidon Holsten	Primidon (PR), S. 550
Pram	Citalopram, S. 152	Primofenac	Diclofenac, S. 198
Pramip	Pramipexol, S. 541	Prinil	Lisinopril, S. 390
Pramipexol (Generika)	Pramipexol, S. 541	Priorix MMR	Masern-Mumps-Röteln-Impfstoff, S. 407
Prandin	Repaglinid, S. 574	Priorix Trockensub c Solv	Masern-Mumps-Röteln-Impfstoff, S. 407
Prava (Generika)	Pravastatin, S. 543		
Pravachol	Pravastatin, S. 543		
Pravalich	Pravastatin, S. 543	Pritor	Telmisartan, S. 628
Pravalip	Pravastatin, S. 543	Probenecid	Probenecid, S. 551
Pravalotin	Pravastatin, S. 543	Progastrit	Aluminiumhydroxid, S. 43
Prava-Q	Pravastatin, S. 543	Proglicem	Diazoxid, S. 197
Pravasin protect	Pravastatin, S. 543	Prograf	Tacrolimus, S. 621
Pravasta eco	Pravastatin, S. 543	Progynova	Estradiol, S. 252
Pravastatin (Generika)	Pravastatin, S. 543	Progynova 21	Estradiol, S. 252
Pravastax	Pravastatin, S. 543	Prolia	Denosumab, S. 189
Pravidel	Bromocriptin, S. 96	Promethazin-neuraxpharm	Promethazin, S. 552
Praxilene	Naftidrofurylhydrogenoxalat, S. 453	Proneurin	Promethazin, S. 552
Praxiten	Oxazepam, S. 490	Prontolax	Bisacodyl, S. 89
Pred Forte	Prednisolon/Prednison, S. 546	Propafenon (Generika)	Propafenon, S. 553
PredMild	Prednisolon/Prednison, S. 546	Propecia	Finasterid, S. 274
		Prophylux	Probenecid, S. 551
Predni (Generika)	Prednisolon/Prednison, S. 546	Propofol (Generika)	Propofol, S. 554
PredniHexal	Prednisolon/Prednison, S. 546	Propra comp.-ratiopharm	Triamteren, S. 667
Predni H Injekt	Prednisolon/Prednison, S. 546	Propranolol (Generika)	Propranolol, S. 556
Predni-H-Tablinen	Prednisolon/Prednison, S. 546	Propranolol-GRY	Propranolol, S. 556
Predni M Tablinen	Methylprednisolon, S. 427	Propra-ratiopharm	Propranolol, S. 556
Predni-Ophal	Prednisolon/Prednison, S. 546	Propycil	Propylthiouracil, S. 557
		Proscar	Finasterid, S. 274
		Prosmin	Finasterid, S. 274
Predni-POS	Prednisolon/Prednison, S. 546	Prostacure	Tamsulosinhydrochlorid, S. 624
Prednisolon (Generika)	Prednisolon/Prednison, S. 546	Prostadil	Tamsulosinhydrochlorid, S. 624
Prednisolon-Augensalbe	Prednisolon/Prednison, S. 546	Prostadilat	Doxazosin, S. 219
Prednisolon LAW	Prednisolon/Prednison, S. 546	Prostavasin	Alprostadil, S. 41
		Prostazid	Tamsulosinhydrochlorid, S. 624
Prednison (Generika)	Prednisolon/Prednison, S. 546	Prostigmin	Neostigmin, S. 463
Predni Tablinen	Prednisolon/Prednison, S. 546	Prostin VR	Alprostadil, S. 41
		Protamin Me	Protamin-HCl, S. 558
		Protaphane HM	Insulin (Intermediärinsuline)/NPH-Insuline), S. 343
Prelis	Metoprolol, S. 433	Prothazin	Promethazin, S. 552

Handelsname	Wirkstoff	Handelsname	Wirkstoff
Prothiucil	Propylthiouracil, S. 557	Ratacand-protect	Candesartan, S. 110
Protopic	Tacrolimus, S. 621	Ratioallerg	Beclometason, S. 79
Provas	Valsartan, S. 677	ratioDolor	Ibuprofen, S. 331
Proxen	Naproxen, S. 456	Ratiograstim	Filgrastim (G-CSF), S. 273
Proxen S	Naproxen, S. 456	RatioSoft	Xylometazolin, S. 693
Psychopax	Diazepam (DZP), S. 195	ReBalance	Johanniskraut = Hypericum, S. 359
Psychotonin	Johanniskraut = Hypericum, S. 359	Rebetol	Ribavirin, S. 576
Pulmicort	Budesonid, S. 97	RebiDose	Interferon β1a, S. 349
Purinol	Allopurinol, S. 39	Rebif	Interferon β1a, S. 349
Pyrafat	Pyrazinamid (PZA), S. 561	Rebif-Starterpackung	Interferon β1a, S. 349
Pyrazinamid (Generika)	Pyrazinamid (PZA), S. 561	Recofol	Propofol, S. 554
Pyrilax	Bisacodyl, S. 89	Recormon	Erythropoetin = Epoetin (EPO), S. 247
Q		Rectodelt	Prednisolon/Prednison, S. 546
Qlaira	Estradiol, S. 252	Rectogesic	Nitroglycerin = Glyceroltrinitrat, S. 473
Quantalan	Colestyramin, S. 173	Rectopred	Prednisolon/Prednison, S. 546
Querto	Carvedilol, S. 120	Redimune	Immunglobulin (IgG, 7S, 5S), S. 338
Questran	Colestyramin, S. 173		
Quetiapin (Generika)	Quetiapin, S. 565	Redoxon	Ascorbinsäure (Vitamin C), S. 67
Quilonorm	Lithium, S. 392	Refludan	Lepirudin, S. 374
Quilonum	Lithium, S. 392	Refobacin	Gentamycin = Gentamicin, S. 308
Quinapril (Generika)	Quinapril, S. 566	Regaine	Minoxidil, S. 439
Quiril	Quinapril, S. 566	Regaine Frauen	Minoxidil, S. 439
Quodixor	Ibandronsäure, S. 330	Regaine Männer	Minoxidil, S. 439
		Reisefit Hennig	Dimenhydrinat, S. 209
R		Reisetabletten (Generika)	Dimenhydrinat, S. 209
Rabipur	Tollwut Impfstoff, S. 658		
Radedorm	Nitrazepam (NZP), S. 470	Rekawan	Kaliumchlorid, S. 360
Radepur	Chlordiazepoxid, S. 141	Relenza	Zanamivir, S. 694
Ralenova	Mitoxantron (MITX), S. 442	Relpax	Eletriptan, S. 233
Ralnea	Ropinirol, S. 590	Remergil Soltab	Mirtazapin, S. 441
Raloxifen (Generika)	Raloxifen, S. 568	Remeron	Mirtazapin, S. 441
Rami (Generika)	Ramipril, S. 569	Remestan	Temazepam, S. 629
Ramipharm	Ramipril, S. 569	Remicade	Infliximab, S. 341
Ramipril (Generika)	Ramipril, S. 569	Remifentanil (Generika)	Remifentanil (unterliegt der BtMVV), S. 573
Ramipril Hexal	Ramipril, S. 569	Reminyl	Galantamin, S. 303
Ramipril Sandoz	Ramipril, S. 569	Remotiv	Johanniskraut = Hypericum, S. 359
Rani (Generika)	Ranitidin, S. 570		
Ranic	Ranitidin, S. 570	Renatriol	Calcitriol (Vitamin D3), S. 109
Ranicux	Ranitidin, S. 570		
Ranimed	Ranitidin, S. 570	Renistad	Enalapril, S. 235
Rani Nerton	Ranitidin, S. 570	Renitec	Enalapril, S. 235
Raninorm	Ranitidin, S. 570	Reniten	Enalapril, S. 235
Raniprotect	Ranitidin, S. 570	Rennie	Magnesium, S. 403
Ranitic	Ranitidin, S. 570	RENNIE Duo	Magnesium, S. 403
Ranitidin (Generika)	Ranitidin, S. 570	Rentibloc	Sotalol, S. 610
		Rentylin	Pentoxifyllin, S. 512
Ranitidin-ratiopharm	Ranitidin, S. 570	ReoPro	Abciximab, S. 17
		Repaglinid (Generika)	Repaglinid, S. 574
Ran Lich	Ranitidin, S. 570		
Rapako	Xylometazolin, S. 693	Requip	Ropinirol, S. 590
Rapidocain	Lidocain, S. 385		
Rapifen	Alfentanil (unterliegt der BtMVV), S. 35		
Rasilez	Aliskiren, S. 36		

Requip Modutab

Handelsname	Wirkstoff	Handelsname	Wirkstoff
Requip Modutab	Ropinirol, S. 590	Risedronsäure Ratio	Risedronsäure, S. 582
Resochin	Chloroquinphosphat, S. 142	Risocon	Risperidon, S. 583
Respicur	Theophyllin, S. 641	Rispe-Q	Risperidon, S. 583
Restex	Levodopa (mit Benserazid/Carbidopa), S. 379	Risperdal	Risperidon, S. 583
Resyl	Codein – Codeinphosphat (unterliegt der BtMVV), S. 170	Risperdal (Generika)	Risperidon, S. 583
		Risperdal Consta	Risperidon, S. 583
Retacillin compositum	Penicillin G = Benzylpenicillin, S. 509	Risperdal CONSTA	Risperidon, S. 583
Retacrit	Erythropoetin = Epoetin (EPO), S. 247	Risperdal Janssen	Risperidon, S. 583
Retarpen	Penicillin G = Benzylpenicillin, S. 509	Risperdoc	Risperidon, S. 583
		Risperidon (Generika)	Risperidon, S. 583
Retipon	Liponsäure, S. 388	Risperigamma	Risperidon, S. 583
Retrovir	Zidovudin (AZT), S. 695	Ritalin	Methylphenidat (unterliegt der BtMVV), S. 426
Revasc	Desirudin, S. 190		
Revatio	Sildenafil, S. 605	Ritalin La	Methylphenidat (unterliegt der BtMVV), S. 426
Rewodina	Diclofenac, S. 198		
Reyataz	Atazanavir (AZV), S. 68	Rivacor	Bisoprolol, S. 90
Rheotromb	Urokinase, S. 673	Rivastigmin (Generika)	Rivastigmin, S. 587
Rheumesser	Dexamethason, S. 193		
Rhinisan	Triamcinolon/Triamcinolonacetonid, S. 665	Rivotril	Clonazepam (CZP), S. 162
		RoActemra	Tocilizumab, S. 655
Rhinivic	Beclometason, S. 79	Robinul	Glycopyrroniumbromid, S. 317
Rhinocort	Budesonid, S. 97		
Rhinostop	Xylometazolin, S. 693	Rocaltrol	Calcitriol (Vitamin D3), S. 109
Rhinovent	Ipratropiumbromid, S. 352		
Ribobandron	Ibandronsäure, S. 330	Rocephin	Ceftriaxon, S. 132
Ribocarbo-L	Carboplatin, S. 118	Rocornal	Trapidil, S. 662
Ribodox	Doxorubicin = Adriamycin, S. 221	Rodavan S	Dimenhydrinat, S. 209
		Roferon-A	Interferon α2a, S. 347
Ribodronat	Pamidronsäure, S. 498	Rogaine	Minoxidil, S. 439
Riboepi	Epirubicin, S. 239	Rohypnol	Flunitrazepam (unterliegt der BtMVV [1 mg]), S. 283
Riboflour	Fluorouracil (5-FU), S. 284		
Riboposid	Etoposid, S. 260	Rökan	Ginkgo-biloba-Blätter-Extrakt, S. 309
Ribosetron	Granisetron, S. 318		
Ribostan	Exemestan, S. 262	Romyk	Roxithromycin, S. 594
Ribotax	Paclitaxel, S. 496	Ropinirol (Generika)	Ropinirol, S. 590
Riboxatin	Oxaliplatin, S. 489		
Ribozar	Gemcitabin, S. 306	Ropivacain (Generika)	Ropivacain, S. 591
Rifa	Rifampicin (RMP), S. 579		
Rifampicin-Hefa	Rifampicin (RMP), S. 579	Rosalox	Metronidazol, S. 434
Rifoldin	Rifampicin (RMP), S. 579	Rosuvastatin (Generika)	Rosuvastatin, S. 592
Rifun	Pantoprazol, S. 501		
Rilutek	Riluzol, S. 581	Rotpunkt Apotheke Reisedragrées	Dimenhydrinat, S. 209
Riluzol (Generika)	Riluzol, S. 581		
Rimactan	Rifampicin (RMP), S. 579	Roxi (Generika)	Roxithromycin, S. 594
Rimifon	Isoniazid (INH), S. 353	Roxithromycin (Generika)	Roxithromycin, S. 594
Rinosedin	Xylometazolin, S. 693		
Riopan	Magaldrat, S. 402	Roxithrostad	Roxithromycin, S. 594
Riprazo	Aliskiren, S. 36	Rozex	Metronidazol, S. 434
Risedronat (Generika)	Risedronsäure, S. 582	RubieFol	Folsäure, S. 295
		Rubiemen	Dimenhydrinat, S. 209
Risedron Hexal	Risedronsäure, S. 582	Rubiemol	Paracetamol, S. 502
Risedronsäure (Generika)	Risedronsäure, S. 582	Rudocyclin	Doxycyclin, S. 223
		Rudotel	Medazepam, S. 409
		Rulid	Roxithromycin, S. 594

Simagel

Handelsname	Wirkstoff
Rulide	Roxithromycin, S. 594
Rusedal	Medazepam, S. 409
Rytmonorm	Propafenon, S. 553
Rytmonorma	Propafenon, S. 553
S	
Sabril	Vigabatrin (VGB), S. 685
Sab simplex	Simeticon, S. 606
Salagen	Pilocarpin, S. 524
Salazopyrin	Salazosulfapyridin = Sulfasalazin, S. 596
Salazopyrine	Salazosulfapyridin = Sulfasalazin, S. 596
Salbubronch	Salbutamol, S. 598
Salbubronch forte	Salbutamol, S. 598
Salbuhexal	Salbutamol, S. 598
Salbulair	Salbutamol, S. 598
Salbu Novolizer	Salbutamol, S. 598
Salbutamol (Generika)	Salbutamol, S. 598
Salofalk	Mesalazin = 5-Aminosalicylsäure (5-ASA-Träger), S. 416
Sanadermil	Hydrocortison, S. 326
Sanasepton	Erythromycin, S. 246
Sanasthmax	Beclometason, S. 79
Sandimmun	Ciclosporin A, S. 147
Sandimmun Neoral	Ciclosporin A, S. 147
Sandimmun Optoral	Ciclosporin A, S. 147
Sandoglobin	Immunglobulin (IgG, 7S, 5S), S. 338
Sandoglobulin	Immunglobulin (IgG, 7S, 5S), S. 338
Sandoparin	Certoparin-Natrium, S. 137
Sandoparin Fertigspritze	Certoparin-Natrium, S. 137
Sandrena	Estradiol, S. 252
Santuril	Probenecid, S. 551
Sanvita	Johanniskraut = Hypericum, S. 359
Saridon	Ibuprofen, S. 331
Saroten	Amitriptylin, S. 51
Saroten Retard	Amitriptylin, S. 51
Sativex Spray	Cannabis sativa L. (Tetrahydrocannabinol (THC) + C, S. 111
Scandicain	Mepivacain, S. 414
Scandonest	Mepivacain, S. 414
Schnupfen Endrine	Xylometazolin, S. 693
Secresol	Acetylcystein, S. 21
Sedacoron	Amiodaron, S. 49
Sedagul	Lidocain, S. 385
Sedalam	Lormetazepam, S. 398
Sedazin	Lorazepam (LZP), S. 397
Sediat	Diphenhydramin, S. 212
Sedopretten	Diphenhydramin, S. 212
Sedovalin	Zolpidem, S. 699

Handelsname	Wirkstoff
Seebri	Glycopyrronium, S. 316
Selecturon	Chlortalidon, S. 144
Selegilin (Generika)	Selegilin, S. 602
Selenase	Selen (Natriumselenit), S. 603
Selenase peroral	Selen (Natriumselenit), S. 603
Selenase T pro injectione	Selen (Natriumselenit), S. 603
Selen Loges	Selen (Natriumselenit), S. 603
Selipran	Pravastatin, S. 543
Selobloc	Atenolol, S. 69
Seloken	Metoprolol, S. 433
Semi-Daonil	Glibenclamid, S. 311
Sempera	Itraconazol, S. 357
Sensodyne	Natriumfluorid, S. 459
Septopal	Gentamycin = Gentamicin, S. 308
Sequase	Quetiapin, S. 565
Sequidot	Estradiol, S. 252
Seractil	Dexibuprofen, S. 194
Seralin-Mepha	Sertralin, S. 604
Seresta	Oxazepam, S. 490
Serevent	Salmeterol, S. 599
Seropram	Citalopram, S. 152
Seroquel	Quetiapin, S. 565
Seroquel Prolong	Quetiapin, S. 565
Seroxat	Paroxetin, S. 506
Sertra (Generika)	Sertralin, S. 604
Sertragen	Sertralin, S. 604
Sertra Isis	Sertralin, S. 604
Sertralin (Generika)	Sertralin, S. 604
Sertralon	Sertralin, S. 604
Sertral Spirig	Sertralin, S. 604
Sertrin	Sertralin, S. 604
Servazolin	Cefazolin, S. 124
Setofilm	Ondansetron, S. 484
Sevredol	Morphin (unterliegt der BtMVV), S. 449
Sevre-Long	Morphin (unterliegt der BtMVV), S. 449
Sibelium	Flunarizin, S. 282
Sifrol	Pramipexol, S. 541
Sigabroxol	Ambroxol, S. 46
Sigacalm	Oxazepam, S. 490
Sigafenac	Diclofenac, S. 198
Sigamucil	Acetylcystein, S. 21
Sigaprim	Cotrimoxazol (Trimethoprim-Sulfamethoxazol = T/S), S. 173
Sigondan	Ondansetron, S. 484
Silapo	Erythropoietin = Epoetin (EPO), S. 247
Silkis	Calcitriol (Vitamin D3), S. 109
Simagel	Magaldrat, S. 402

755

Simcora

Handelsname	Wirkstoff
Simcora	Simvastatin, S. 607
Simethicon-ratiopharm	Simeticon, S. 606
Simva (Generika)	Simvastatin, S. 607
Simvadoc	Simvastatin, S. 607
Simvasin	Simvastatin, S. 607
Simvast	Simvastatin, S. 607
Simvastad	Simvastatin, S. 607
Simvastatin (Generika)	Simvastatin, S. 607
Simvastin-Mepha	Simvastatin, S. 607
Simvatin	Simvastatin, S. 607
Sinemet	Levodopa (mit Benserazid/Carbidopa), S. 379
Singulair	Montelukast, S. 447
Singulair junior	Montelukast, S. 447
Singulair Mini	Montelukast, S. 447
Singumyl	Montelukast, S. 447
Sinquan	Doxepin, S. 220
Sintenyl	Fentanyl (unterliegt der BtMVV), S. 270
Siofor	Metformin, S. 419
Siozwo	Xylometazolin, S. 693
Siozwo Allerg Nasenspray	Cromoglicinsäure (Dinatriumcromoglykat, DNCG), S. 176
Sirdalud	Tizanidin, S. 653
Siros	Itraconazol, S. 357
Sisare	Estradiol, S. 252
Sleepia	Diphenhydramin, S. 212
snup	Xylometazolin, S. 693
Sobelin	Clindamycin, S. 157
Soderm	Betamethason, S. 84
Sodexx	Famotidin, S. 264
Sodormwell	Diphenhydramin, S. 212
Solaraze	Diclofenac, S. 198
Solarcaine	Lidocain, S. 385
Solevita	Johanniskraut = Hypericum, S. 359
Solian	Amisulprid, S. 50
SolMAG	Magnesium, S. 403
Solmucol	Acetylcystein, S. 21
Solosin	Theophyllin, S. 641
Solu-Cortef / -SAB	Hydrocortison, S. 326
Solu-Decortin	Prednisolon/Prednison, S. 546
Solu-Decortin H	Prednisolon/Prednison, S. 546
Solumedrol	Methylprednisolon, S. 427
Solu-Medrol	Methylprednisolon, S. 427
Solutiocordes Dexa	Dexamethason, S. 193
Soluvolon A	Triamcinolon/Triamcinolonacetonid, S. 665
Solvex	Reboxetin, S. 572
Solvolin	Bromhexin, S. 95
Somatin	Somatostatin, S. 609
Somatostatin (Generika)	Somatostatin, S. 609
Somnal	Zopiclon, S. 700
Somnosan	Zopiclon, S. 700
Somnubene	Flunitrazepam (unterliegt der BtMVV [1 mg]), S. 283
Sorbidilat	Isosorbiddinitrat (ISDN), S. 355
Sormodren	Bornaprin, S. 92
Sortis	Atorvastatin, S. 70
Sota (Generika)	Sotalol, S. 610
Sotacor	Sotalol, S. 610
Sotahexal	Sotalol, S. 610
Sotalex	Sotalol, S. 610
Sotalol (Generika)	Sotalol, S. 610
Sotalol Carino	Sotalol, S. 610
Sotalol Ratio	Sotalol, S. 610
Sotamed	Sotalol, S. 610
Sota Puren	Sotalol, S. 610
Sotastad	Sotalol, S. 610
Sotritabs	Dimenhydrinat, S. 209
Spalt	Ibuprofen, S. 331
Spasman	Butylscopolamin, S. 105
Spasmex	Trospiumchlorid, S. 671
Spasmolyt	Trospiumchlorid, S. 671
Spasmorelax	Tetrazepam, S. 640
Spasmo-Urgenin	Trospiumchlorid, S. 671
Spasmo-Urgenin Neo	Trospiumchlorid, S. 671
Spasyt	Oxybutynin, S. 492
Spectroxyl	Amoxicillin, S. 55
Spedifen	Ibuprofen, S. 331
Spersacarpin	Pilocarpin, S. 524
Spersacarpine	Pilocarpin, S. 524
Spersadex	Dexamethason, S. 193
Spilan	Johanniskraut = Hypericum, S. 359
Spiricort	Prednisolon/Prednison, S. 546
Spiriva	Tiotropiumbromid, S. 651
Spiriva Respimat	Tiotropiumbromid, S. 651
Spiro (Generika)	Spironolacton, S. 611
Spirobene	Spironolacton, S. 611
Spirohexal	Spironolacton, S. 611
Spirono	Spironolacton, S. 611
Spironolacton (Generika)	Spironolacton, S. 611
Spiropent	Clenbuterol, S. 156
Spondyvit	α-Tocopherolacetat (Vitamin E), S. 656
Sporanox	Itraconazol, S. 357
Sportium	Heparin, S. 320
Sprimeo	Aliskiren, S. 36
Stabicilline	Penicillin V = Phenoxymethylpenicillin, S. 511
Stadalax	Bisacodyl, S. 89
Stalevo	Levodopa + Carbidopa + Entacapon, S. 381
Stangyl	Trimipramin, S. 669

Handelsname	Wirkstoff	Handelsname	Wirkstoff
Staphylex	Flucloxacillin, S. 278	Syntocinon	Oxytocin, S. 495
Star-Pen	Penicillin V = Phenoxymethylpenicillin, S. 511	Syscor	Nisoldipin, S. 469
		Systen	Estradiol, S. 252
Staurodorm Neu	Flurazepam, S. 290		
Stesolid	Diazepam (DZP), S. 195	**T**	
Stiemycine	Erythromycin, S. 246	Tacni	Tacrolimus, S. 621
Stilamin	Somatostatin, S. 609	Tacpan	Tacrolimus, S. 621
Stilnox	Zolpidem, S. 699	Tacro Cell	Tacrolimus, S. 621
Stocrin	Efavirenz (EFV), S. 227	Tacrolimus (Generika)	Tacrolimus, S. 621
Streptase	Streptokinase, S. 613		
Strepto-Fatol	Streptomycin, S. 614	Tadin	Tamsulosinhydrochlorid, S. 624
Subarcan	Clopidogrel, S. 164		
Substitol	Morphin (unterliegt der BtMVV), S. 449	Tafil	Alprazolam, S. 40
		Tagamet	Cimetidin, S. 148
Subutex	Buprenorphin (unterliegt der BtMVV), S. 102	Takipril	Prilocain, S. 549
		Talcid	Magnesium, S. 403
Succinolin	Suxamethonium = Succinylbicholin, S. 621	Tambocor	Flecainid, S. 277
		Tamec	Tamoxifen, S. 624
Sucrabest	Sucralfat, S. 616	Tamiflu	Oseltamivir, S. 487
Sucralan	Sucralfat, S. 616	Tamox	Tamoxifen, S. 624
Sucralbene	Sucralfat, S. 616	Tamoxifen (Generika)	Tamoxifen, S. 624
Sucramed	Sucralfat, S. 616		
Sufenta	Sufentanil (unterliegt der BtMVV), S. 616	Tamoxifen CT	Tamoxifen, S. 624
		Tamoxifen Hexal	Tamoxifen, S. 624
Sufentanil (Generika)	Sufentanil (unterliegt der BtMVV), S. 616	Tamoxifen Ratio	Tamoxifen, S. 624
		Tamoxistad	Tamoxifen, S. 624
Sulfasalazin (Generika)	Salazosulfapyridin = Sulfasalazin, S. 596	Tamsu	Tamsulosinhydrochlorid, S. 624
		Tamsu-Astellas	Tamsulosinhydrochlorid, S. 624
Sulmycin	Gentamycin = Gentamicin, S. 308		
		Tamsublock	Tamsulosinhydrochlorid, S. 624
Sulpirid (Generika)	Sulpirid, S. 617		
		Tamsulo Isis	Tamsulosinhydrochlorid, S. 624
Sulpivert	Sulpirid, S. 617		
Sultamicillin	Sultamicillin (Ampicillin + Sulbactam), S. 618	Tamsulosin (Generika)	Tamsulosinhydrochlorid, S. 624
Sultamicillin (Generika)	Sultamicillin (Ampicillin + Sulbactam), S. 618	Tamsunar	Tamsulosinhydrochlorid, S. 624
Sultanol	Salbutamol, S. 598	Tamsu-Q	Tamsulosinhydrochlorid, S. 624
Sumatriptan (Generika)	Sumatriptan, S. 619		
		Tardocillin	Penicillin G = Benzylpenicillin, S. 509
Sumatriptan Hormosan	Sumatriptan, S. 619		
		Tardyferon	Eisen-II-Sulfat, S. 232
Sumavel DosePro	Sumatriptan, S. 619	Targin	Oxycodon + Naloxon (unterliegt der BtMVV), S. 494
Superpep	Dimenhydrinat, S. 209		
Supracycline	Doxycyclin, S. 223	Targocid	Teicoplanin, S. 626
Supradyn	Jodid = Kaliumjodid, S. 358	Tarivid	Ofloxacin, S. 478
Supramox	Amoxicillin, S. 55	Tasigna	Nilotinib, S. 467
Suprarenin	Adrenalin (Epinephrin), S. 29	Tasmacyclin Akne	Doxycyclin, S. 223
Supraviran	Aciclovir, S. 26	Tasmar	Tolcapon, S. 657
Suprax	Cefixim, S. 126	Taurolock-U	Urokinase, S. 673
Supressin	Doxazosin, S. 219	Tavanic	Levofloxacin, S. 382
Surfont	Mebendazol, S. 408	Tavegil	Clemastin, S. 155
Surmontil	Trimipramin, S. 669	Tavegyl	Clemastin, S. 155
Sustiva	Efavirenz (EFV), S. 227	Tavolax	Bisacodyl, S. 89
Suxilep	Ethosuximid (ESX), S. 257	Tavor	Lorazepam (LZP), S. 397
Symmetrel	Amantadinsulfat/-HCL, S. 44	Tavor Expidet	Lorazepam (LZP), S. 397
		Taxilan	Perazin, S. 513
Syneudon	Amitriptylin, S. 51	Taxol	Paclitaxel, S. 496

Taxomedac

Handelsname	Wirkstoff	Handelsname	Wirkstoff
Taxomedac	Paclitaxel, S. 496	Terbinafin Sandoz	Terbinafin, S. 633
Tazip	Piperacillin + Tazobactam, S. 531	Terbinafin Stada	Terbinafin, S. 633
Tazobac	Piperacillin + Tazobactam, S. 531	Terbinax	Terbinafin, S. 633
		Terbutalin AL	Terbutalin, S. 634
Tazobac EF	Piperacillin + Tazobactam, S. 531	Terbutalin Ratiopharm	Terbutalin, S. 634
Tazonam	Piperacillin + Tazobactam, S. 531	Tercefon	Ceftriaxon, S. 132
		Terfenadin AL	Terfenadin, S. 635
3TC	Lamivudin (3TC), S. 370	Terizidon	Terizidon, S. 636
Te Anatoxal	Tetanus-Toxoid Impfstoff, S. 638	Terzolin	Ketoconazol, S. 364
		Tetagam	Tetanus Impfstoff = Humanes Anti-IG, S. 638
tebesium-s	Isoniazid (INH), S. 353		
Tebonin	Ginkgo-biloba-Blätter-Extrakt, S. 309	Tetagam N	Tetanus Impfstoff = Humanes Anti-IG, S. 638
Tegretal	Carbamazepin (CBZ), S. 116	Tetagam P	Tetanus Impfstoff = Humanes Anti-IG, S. 638
Tegretol	Carbamazepin (CBZ), S. 116	Tetanobulin Immuno	Tetanus Impfstoff = Humanes Anti-IG, S. 638
Telfast	Fexofenadin, S. 272	Tetanol	Tetanus-Toxoid Impfstoff, S. 638
Telfastin Allegro	Fexofenadin, S. 272		
Telmisartan (Generika)	Telmisartan, S. 628	Tetanol pur	Tetanus-Toxoid Impfstoff, S. 638
Telzir	Fosamprenavir (FPV) = Amprenavir, S. 298	Tetanus-Impfstoff Merieux	Tetanus-Toxoid Impfstoff, S. 638
Temagin	Acetylsalicylsäure (ASS), S. 24	Tetmodis	Tetrabenazin, S. 639
		Tetralex	Tetrazepam, S. 640
Temazep von ct	Temazepam, S. 629	Tetramdura	Tetrazepam, S. 640
Temesta	Lorazepam (LZP), S. 397	Tetra Saar	Tetrazepam, S. 640
Temgesic	Buprenorphin (unterliegt der BtMVV), S. 102	Tetrazepam (Generika)	Tetrazepam, S. 640
Temodal	Temozolomid, S. 630	Tetrazepam Neurax	Tetrazepam, S. 640
Temomedac	Temozolomid, S. 630		
Temozo Cell	Temozolomid, S. 630	Tetrazep-CT	Tetrazepam, S. 640
Temozolomid (Generika)	Temozolomid, S. 630	Tevanate	Alendronsäure, S. 34
		Teveten	Eprosartan, S. 243
Temozolomide Sun	Temozolomid, S. 630	Teveten mono	Eprosartan, S. 243
		Texx	Johanniskraut = Hypericum, S. 359
Tempolax forte	Bisacodyl, S. 89	Theolair	Theophyllin, S. 641
Tenoretic	Chlortalidon, S. 144	Theophyllin (Generika)	Theophyllin, S. 641
Tenormin	Atenolol, S. 69		
Tensobon	Captopril, S. 114	Theospirex	Theophyllin, S. 641
Tepilta	Aluminiumhydroxid, S. 43	Theo von CT	Theophyllin, S. 641
Terabloc	Terazosin, S. 632	Thevier	Levothyroxin (T4), S. 384
Teranar	Terazosin, S. 632	Thiabet	Metformin, S. 419
Tera TAD	Terazosin, S. 632	Thiamazol (Generika)	Thiamazol (Methimazol), S. 642
Terazid	Terazosin, S. 632		
Terazoflo	Terazosin, S. 632	Thiamazol Henning	Thiamazol (Methimazol), S. 642
Terazosin (Generika)	Terazosin, S. 632	Thiamazol Hexal	Thiamazol (Methimazol), S. 642
Terbiderm	Terbinafin, S. 633		
Terbifil	Terbinafin, S. 633	Thioctacid	Liponsäure, S. 388
Terbigalen	Terbinafin, S. 633	Thioctacid HR	Liponsäure, S. 388
Terbinac	Terbinafin, S. 633	Thioctacid T	Liponsäure, S. 388
Terbinafin (Generika)	Terbinafin, S. 633	Thiogamma	Liponsäure, S. 388
		Thiopental	Thiopental, S. 644
Terbinafin Hexal	Terbinafin, S. 633	Thiopental (Generika)	Thiopental, S. 644
Terbinafinhyd	Terbinafin, S. 633		
Terbinafinhydro	Terbinafin, S. 633		

Handelsname	Wirkstoff	Handelsname	Wirkstoff
Thiopental Sandoz	Thiopental, S. 644	T-long	Tramadol, S. 661
		Tobi	Tobramycin, S. 654
Thioridazin-neuraxpharm	Thioridazin, S. 646	TOBRA-cell	Tobramycin, S. 654
		Tobradex	Dexamethason, S. 193
Thomasin	Etilefrin, S. 257	Tobramaxin	Tobramycin, S. 654
Thrombace	Acetylsalicylsäure (ASS), S. 24	Tobrasix	Tobramycin, S. 654
		Tobrex	Tobramycin, S. 654
Thrombareduct	Heparin, S. 320	Tofranil	Imipramin, S. 336
Thrombo ASS	Acetylsalicylsäure (ASS), S. 24	Togal ASS	Acetylsalicylsäure (ASS), S. 24
Thrombocutan	Heparin, S. 320	Togal Ibuprofen	Ibuprofen, S. 331
Thrombophob	Heparin, S. 320	Togal Mono	Acetylsalicylsäure (ASS), S. 24
Thrombostad	Acetylsalicylsäure (ASS), S. 24		
		Tolflex	Tolperison, S. 659
Thymanax	Agomelatin, S. 31	Tolid	Lorazepam (LZP), S. 397
Thyrex	Levothyroxin (T4), S. 384	Tollwutimpfstoff (HDC) inaktiviert	Tollwut Impfstoff, S. 658
Thyrozol	Thiamazol (Methimazol), S. 642		
		Tolperison Generika	Tolperison, S. 659
Tial	Tramadol, S. 661		
Tiamon Mono	Dihydrocodein, S. 204	Tolura	Telmisartan, S. 628
Tiaprid (Generika)	Tiaprid, S. 647	Tolvon	Mianserin, S. 437
		Tonopan	Diclofenac, S. 198
Tiapridal	Tiaprid, S. 647	Topamax	Topiramat (TPM), S. 659
Tiapridex	Tiaprid, S. 647	Topamax Migräne	Topiramat (TPM), S. 659
Tiatral	Acetylsalicylsäure (ASS), S. 24		
		Topiragamma	Topiramat (TPM), S. 659
Tienam	Imipenem + Cilastatin, S. 335	Topiramat -CT	Topiramat (TPM), S. 659
		Topiramat Generika	Topiramat (TPM), S. 659
Tildiem	Diltiazem, S. 208		
Tili (Generika)	Tilidin + Naloxon (Trpf. unterliegen der BtMVV), S. 650	Topiramat Hexal	Topiramat (TPM), S. 659
		Topiramed	Topiramat (TPM), S. 659
		Toragamma	Torasemid, S. 660
Tilidin (Generika)	Tilidin + Naloxon (Trpf. unterliegen der BtMVV), S. 650	Toramid	Torasemid, S. 660
		Torasemid	Torasemid, S. 660
		Torasemid Hexal	Torasemid, S. 660
Tilidura	Tilidin + Naloxon (Trpf. unterliegen der BtMVV), S. 650	Torasemid Ratio	Torasemid, S. 660
		Torasemid Sandoz	Torasemid, S. 660
Timisol SDU	Timolol, S. 651		
Timo (Generika)	Timolol, S. 651	Torasem-Mepha	Torasemid, S. 660
Timoftal	Timolol, S. 651	Torasis	Torasemid, S. 660
Timogel	Timolol, S. 651	Torem	Torasemid, S. 660
Timolol (Generika)	Timolol, S. 651	Tracleer	Bosentan, S. 92
		Tradelia	Estradiol, S. 252
Timomann	Timolol, S. 651	Tradolan	Tramadol, S. 661
Timonil	Carbamazepin (CBZ), S. 116	Tradonal	Tramadol, S. 661
		Tramabene	Tramadol, S. 661
Timophtal	Timolol, S. 651	Tramabeta	Tramadol, S. 661
Tim-Ophtal	Timolol, S. 651	Tramadol (Generika)	Tramadol, S. 661
Timoptic	Timolol, S. 651		
Timox	Oxcarbazepin (OXC), S. 491	Tramadolor	Tramadol, S. 661
Tineafin	Terbinafin, S. 633	Tramadura	Tramadol, S. 661
Tinitrin Simplex Laleuf	Nitroglycerin = Glyceroltrinitrat, S. 473	Tramagit	Tramadol, S. 661
		Tramal	Tramadol, S. 661
		Tramal long	Tramadol, S. 661
Tioctan	Liponsäure, S. 388	Tramastad	Tramadol, S. 661
Tirgon	Bisacodyl, S. 89	Tramundal	Tramadol, S. 661
Tirizin	Cetirizin, S. 138	Tramundin	Tramadol, S. 661
Tirosint	Levothyroxin (T4), S. 384	Tramundin ret.	Tramadol, S. 661
Tirotax	Cefotaxim, S. 127	Trancolong Einmal täglich	Flupirtin, S. 289
Tizanidin TEVA	Tizanidin, S. 653		

Trancopal Dolo

Handelsname	Wirkstoff	Handelsname	Wirkstoff
Trancopal Dolo	Flupirtin, S. 289	Trimipramin (Generika)	Trimipramin, S. 669
Transipeg	Macrogol, S. 401	Trimipramin- neuraxpharm	Trimipramin, S. 669
Transipeg Forte	Macrogol, S. 401	Trisequens	Estradiol, S. 252
Transtec	Buprenorphin (unterliegt der BtMVV), S. 102	Trisif	Trimipramin, S. 669
Transtec PRO	Buprenorphin (unterliegt der BtMVV), S. 102	Tritace	Ramipril, S. 569
Tranxilium	Dikaliumclorazepat, S. 207	Trittico	Trazodon, S. 664
Tranxilium injizierbar	Dikaliumclorazepat, S. 207	Trivastal	Piribedil, S. 536
Tratul	Diclofenac, S. 198	Tromphyllin	Theophyllin, S. 641
Trauma-Dolgit	Ibuprofen, S. 331	Trospi	Trospiumchlorid, S. 671
Travelgum	Dimenhydrinat, S. 209	Trospium	Trospiumchlorid, S. 671
Travex One	Tramadol, S. 661	Truvada	Emtricitabin (FTC) + Tenofovir (TDF), S. 234
Trawell	Dimenhydrinat, S. 209	Truxal	Chlorprothixen, S. 143
Trazodon (Generika)	Trazodon, S. 664	Truxaletten	Chlorprothixen, S. 143
Tregor	Amantadinsulfat/-HCL, S. 44	Tryasol	Codein – Codeinphosphat (unterliegt der BtMVV), S. 170
Tremarit	Metixenhydrochlorid, S. 430	Tryptizol	Amitriptylin, S. 51
Trental	Pentoxifyllin, S. 512	Turfa	Triamteren, S. 667
Tresleen	Sertralin, S. 604	Turimonit	Isosorbidmononitrat (ISMN), S. 356
Treupel	Ibuprofen, S. 331	Tussamag	Xylometazolin, S. 693
Treuphadol	Paracetamol, S. 502	Tussoret	Codein – Codeinphosphat (unterliegt der BtMVV), S. 170
Trevilor	Venlafaxin, S. 682		
Tri.-Thiazid STADA	Triamteren, S. 667	Tuttozem	Dexamethason, S. 193
Triam (Generika)	Triamcinolon/Triamcinolonacetonid, S. 665	Twinrix Erwachsene	Hepatitis A und B Impfstoff, S. 323
Triamcinolon	Triamcinolon/Triamcinolonacetonid, S. 665	Twinrix Kinder	Hepatitis A und B Impfstoff, S. 323
Triamcort	Triamcinolon/Triamcinolonacetonid, S. 665	Tygacil	Tigecyclin, S. 649
Triam Galen	Triamcinolon/Triamcinolonacetonid, S. 665	Tylenol	Paracetamol, S. 502
		Tysabri	Natalizumab, S. 458
Triam Injekt	Triamcinolon/Triamcinolonacetonid, S. 665	**U**	
Triampur compositum	Triamteren, S. 667	Ubretid	Distigminbromid, S. 213
		Ucecal	Calcitonin, S. 107
Triamteren comp. (Generika)	Triamteren, S. 667	UDC (Generika)	Ursodeoxycholsäure, S. 674
		Ulcidin	Ranitidin, S. 570
		Ulcogant	Sucralfat, S. 616
Triamteren HCT (Generika)	Triamteren, S. 667	Ulcostad	Cimetidin, S. 148
		Ulcozol	Omeprazol, S. 482
Triarese	Triamteren, S. 667	Ulcusan	Famotidin, S. 264
Triastad	Triamteren, S. 667	Ulnor	Omeprazol, S. 482
Triatec	Ramipril, S. 569	Ulsal	Ranitidin, S. 570
Triblet	Trimipramin, S. 669	Ultiva	Remifentanil (unterliegt der BtMVV), S. 573
Tricef	Cefixim, S. 126		
Trichex	Metronidazol, S. 434	Ultracarbon	Kohle ([medizinisch] = Carbo medicinalis), S. 367
Trigastril	Magnesium, S. 403		
Trileptal	Oxcarbazepin (OXC), S. 491	Ultracortenol	Prednisolon/Prednison, S. 546
Trimant	Trimipramin, S. 669		
Trimethoprim: Infectotrimet	Cotrimoxazol (Trimethoprim-Sulfamethoxazol = T/S), S. 173	Ultralan	Fluocortolon, S. 284
		Ultralan oral	Fluocortolon, S. 284
		Ultreon	Azithromycin, S. 75
Trimidura	Trimipramin, S. 669	Ulxit	Nizatidin, S. 475
Trimin	Trimipramin, S. 669	Umprel	Bromocriptin, S. 96
Trimineurin	Trimipramin, S. 669	Unacid	Ampicillin + Sulbactam, S. 60

Veramex

Handelsname	Wirkstoff	Handelsname	Wirkstoff
Unacid PD oral	Ampicillin + Sulbactam, S. 60	Valocordin	Diazepam (DZP), S. 195
Unasyn	Ampicillin + Sulbactam, S. 60	Valoron	Tilidin + Naloxon (Trpf. unterliegen der BtMVV), S. 650
Unat	Torasemid, S. 660	Valoron N	Tilidin + Naloxon (Trpf. unterliegen der BtMVV), S. 650
Undex	Clotrimazol, S. 167		
Unexym Mono	Pankreatin, S. 500		
Unifyl	Theophyllin, S. 641	Valpro (Generika)	Valproinsäure (VPA), S. 676
Unifyl Continus	Theophyllin, S. 641		
Uniphyllin	Theophyllin, S. 641	Valproat (Generika)	Valproinsäure (VPA), S. 676
Uniselen	Selen (Natriumselenit), S. 603		
Urapidil i.v. Carino	Urapidil, S. 672	Valproinsäure Ratio	Valproinsäure (VPA), S. 676
Urapidil Pharmore IV	Urapidil, S. 672	Valsacor	Valsartan, S. 677
		Valsargamma	Valsartan, S. 677
Urbanyl	Clobazam (CLB), S. 158	Valsartan (Generika)	Valsartan, S. 677
Urbason	Methylprednisolon, S. 427		
Urbason solubile	Methylprednisolon, S. 427	Valsartanzentiva	Valsartan, S. 677
Urem	Ibuprofen, S. 331	Valtrex	Valaciclovir, S. 675
Uriconorm	Allopurinol, S. 39	Vanco (Generika)	Vancomycin, S. 678
Uriduct	Doxazosin, S. 219		
Urion	Alfuzosin, S. 36	Vancomycin (Generika)	Vancomycin, S. 678
Urion uno	Alfuzosin, S. 36		
Urivesc	Trospiumchlorid, S. 671	Vaqta	Hepatitis A Impfstoff, S. 322
Urocard	Terazosin, S. 632		
Uro-Cephoral	Cefixim, S. 126	Vascal uno	Isradipin, S. 356
Urodin	Nitrofurantoin, S. 471	Vasomotal	Betahistin, S. 83
Uroflo	Terazosin, S. 632	Vasonit	Pentoxifyllin, S. 512
Urokinase	Urokinase, S. 673	Vasosan P/S Granulat	Colestyramin, S. 173
Urokinase Torrex	rt-PA = Alteplase = Plasminogen-Aktivator, S. 595		
Urokit Doxo Cell	Doxorubicin = Adriamycin, S. 221	Vecuronium (Generika)	Vecuronium, S. 681
Urol Methin	Methionin (L-), S. 422	Velosulin	Insulin (normal) = Altinsulin, S. 345
Uromykol	Clotrimazol, S. 167		
Urosin	Allopurinol, S. 39	Venaxibene	Venlafaxin, S. 682
Uro-Tablinen	Nitrofurantoin, S. 471	Vendal	Morphin (unterliegt der BtMVV), S. 449
Uro-Tarivid	Ofloxacin, S. 478		
Uroxatral	Alfuzosin, S. 36	Venla (Generika)	Venlafaxin, S. 682
Uroxatral Uno	Alfuzosin, S. 36	Venlafab	Venlafaxin, S. 682
Urozosin	Terazosin, S. 632	Venlafaxin (Generika)	Venlafaxin, S. 682
Urso	Ursodeoxycholsäure, S. 674		
Ursochol	Ursodeoxycholsäure, S. 674	Venla-Q	Venlafaxin, S. 682
Ursofalk	Ursodeoxycholsäure, S. 674	Venlasan	Venlafaxin, S. 682
Utiminx	Ciprofloxacin, S. 149	Venlax ER	Venlafaxin, S. 682
Uvamin	Nitrofurantoin, S. 471	Venofer	Eisen-III-Natrium D-Glukonat-Sucrose Komplex = Eisen-III-Ion, S. 229
V			
Vagifem	Estradiol, S. 252		
Vagi Metro	Metronidazol, S. 434	Venofundin	Hydroxyethylstärke, S. 329
Vagimid	Metronidazol, S. 434	Venoruton	Heparin, S. 320
Valaciclovir (Generika)	Valaciclovir, S. 675	Ventavis	Iloprost, S. 332
		Ventilastin	Salbutamol, S. 598
Valaciclovir Hexal	Valaciclovir, S. 675	Ventodisk	Salbutamol, S. 598
		Ventolair	Beclometason, S. 79
Valacir	Valaciclovir, S. 675	Ventolair mite	Beclometason, S. 79
Valberg Pr	Valproinsäure (VPA), S. 676	Ventolin	Salbutamol, S. 598
Valdoxan	Agomelatin, S. 31	Vepesid	Etoposid, S. 260
Valiquid	Diazepam (DZP), S. 195	Vera (Generika)	Verapamil, S. 683
Valium	Diazepam (DZP), S. 195	Veracapt	Captopril, S. 114
		Verahexal	Verapamil, S. 683
		Veramex	Verapamil, S. 683

Verapabene

Handelsname	Wirkstoff
Verapabene	Verapamil, S. 683
Verapam	Verapamil, S. 683
Verapamil (Generika)	Verapamil, S. 683
Verapamil-ratiopharm	Verapamil, S. 683
Verastad	Verapamil, S. 683
Veratide	Triamteren, S. 667
Vergentan	Alizaprid, S. 37
Verladyn	Dihydroergotamin (DHE), S. 206
Vermox	Mebendazol, S. 408
Veroptinstada	Verapamil, S. 683
Verospiron	Spironolacton, S. 611
Versatis	Lidocain, S. 385
Vertigo-Meresa	Sulpirid, S. 617
Vertigo-neogamma	Sulpirid, S. 617
Vertigo-Vomex S	Dimenhydrinat, S. 209
Vertigo-Vomex SR ret.	Dimenhydrinat, S. 209
Vertimen	Betahistin, S. 83
Vertirosan	Dimenhydrinat, S. 209
Vesdil	Ramipril, S. 569
Vetren	Heparin, S. 320
Vfend	Voriconazol, S. 689
Viagra	Sildenafil, S. 605
Viatromb	Heparin, S. 320
Vibramycin	Doxycyclin, S. 223
Vibravenös	Doxycyclin, S. 223
Vicard	Terazosin, S. 632
Victoza	Liraglutid, S. 389
Vidapart	Clopidogrel, S. 164
Vi-De 3	Colecalciferol (Vitamin D3), S. 172
Videx	Didanosin (DDI), S. 199
Viemm	Ezetimib, S. 263
Vifenac	Diclofenac, S. 198
Vigamox	Moxifloxacin, S. 450
Vigantol	Colecalciferol (Vitamin D3), S. 172
Vigantoletten	Colecalciferol (Vitamin D3), S. 172
Vigil	Modafinil, S. 445
Vimpat	Lacosamid (LCM), S. 368
Vincristin (Generika)	Vincristin (VCR), S. 687
Vincristin liquid L	Vincristin (VCR), S. 687
Vincristinsulfat (Generika)	Vincristin (VCR), S. 687
Vincristinsulfat Hexal	Vincristin (VCR), S. 687
Vinristine	Vincristin (VCR), S. 687
Viracept	Nelfinavir (NFV), S. 463
Viramune	Nevirapin (NVP), S. 464
Virazole	Ribavirin, S. 576
Virgan	Ganciclovir, S. 304
Viridal	Alprostadil, S. 41
ViroMed	Aciclovir, S. 26

Handelsname	Wirkstoff
Virucalm	Aciclovir, S. 26
Virupos	Aciclovir, S. 26
Virzin	Aciclovir, S. 26
Visken	Pindolol, S. 526
Vistabel	Clostridium-botulinum-Toxin Typ A und B (BoNTA/BoN), S. 165
Vit. B6 „Agepha"	Pyridoxin (Vitamin B6), S. 563
Vitaferro	Eisen-II-Glukonat, S. 228
Vitamin B1 (Generika)	Thiamin (Vitamin B1), S. 643
Vitamin B12 (Generika, –Hevert)	Cobalamin = Cyanocobalamin (Vitamin B12), S. 169
Vitamin B12 (Generika)	Cobalamin = Cyanocobalamin (Vitamin B12), S. 169
Vitamin B12 „Lannacher"	Cobalamin = Cyanocobalamin (Vitamin B12), S. 169
Vitamin B12-ratiopharm	Cobalamin = Cyanocobalamin (Vitamin B12), S. 169
Vitamin B1 Asmedic	Thiamin (Vitamin B1), S. 643
Vitamin B1 Hevert	Thiamin (Vitamin B1), S. 643
Vitamin B1 Injektop	Thiamin (Vitamin B1), S. 643
Vitamin B1 Kattwiga	Thiamin (Vitamin B1), S. 643
Vitamin B1 ratiopharm	Thiamin (Vitamin B1), S. 643
Vitamin-B6 Hevert	Pyridoxin (Vitamin B6), S. 563
Vitamin B6 Injektopas	Pyridoxin (Vitamin B6), S. 563
Vitamin-B6 Jenapharm	Pyridoxin (Vitamin B6), S. 563
Vitamin-B6 ratiopharm	Pyridoxin (Vitamin B6), S. 563
Vitamin B Duo	Vitamin B-Komplex, S. 688
Vitamin C (Generika)	Ascorbinsäure (Vitamin C), S. 67
Vitamin C-Injektotop	Ascorbinsäure (Vitamin C), S. 67
Vitamin C-loges	Ascorbinsäure (Vitamin C), S. 67
Vitamin C-Rotexmadica	Ascorbinsäure (Vitamin C), S. 67
Vitamin C von Wörwag	Ascorbinsäure (Vitamin C), S. 67
Vitamin D3 (Generika)	Colecalciferol (Vitamin D3), S. 172
Vitamin D3-Hevert	Colecalciferol (Vitamin D3), S. 172
Vitamin E (Generika)	α-Tocopherolacetat (Vitamin E), S. 656
Vitarubin	Cobalamin = Cyanocobalamin (Vitamin B12), S. 169
Vitreal	Triamcinolon/Triamcinolonacetonid, S. 665

Handelsname	Wirkstoff	Handelsname	Wirkstoff
Vivadex	Tacrolimus, S. 621	Xipagamma	Xipamid, S. 692
Vivaglobin	Immunglobulin (IgG, 7S, 5S), S. 338	Xipa Isis	Xipamid, S. 692
Vivaglobulin	Immunglobulin (IgG, 7S, 5S), S. 338	Xipamid (Generika)	Xipamid, S. 692
Viveo	Tolperison, S. 659	Xolair	Omalizumab, S. 482
Vividrin	Cromoglicinsäure (Dinatriumcromoglykat, DNCG), S. 176	Xorox	Aciclovir, S. 26
		Xoval	Clopidogrel, S. 164
		Xusal	Levocetirizin, S. 378
Vividrin akut	Azelastin, S. 74	Xusal akut	Levocetirizin, S. 378
Vivimed N	Paracetamol, S. 502	Xylanaest	Lidocain, S. 385
Vivinox Sleep	Diphenhydramin, S. 212	Xylesin	Lidocain, S. 385
Volibris	Ambrisentan, S. 45	Xylia	Cyproteronacetat, S. 178
Volmac	Salbutamol, S. 598	Xylocain	Lidocain, S. 385
Volmax	Salbutamol, S. 598	Xylocard	Lidocain, S. 385
Volon	Triamcinolon/Triamcinolonacetonid, S. 665	Xylocitin	Lidocain, S. 385
		Xylo-Mepha	Xylometazolin, S. 693
Volon A	Triamcinolon/Triamcinolonacetonid, S. 665	Xylonest	Prilocain, S. 549
		Xyloneural	Lidocain, S. 385
Volonimat	Triamcinolon/Triamcinolonacetonid, S. 665	Xylonor	Lidocain, S. 385
		Xyzal	Levocetirizin, S. 378
		Xyzall	Levocetirizin, S. 378
Voltaren	Diclofenac, S. 198		
Voltaren dispers	Diclofenac, S. 198	**Y**	
Voltaren Dolo Liquid	Diclofenac, S. 198	Yasnal	Donepezil, S. 217
		Yentreve	Duloxetin, S. 225
Voltaren Injekt	Diclofenac, S. 198		
Voltaren Ophtha	Diclofenac, S. 198	**Z**	
Voltaren Ophtha Sine Edp	Diclofenac, S. 198	Zaditen	Ketotifen, S. 366
		Zadorin	Doxycyclin, S. 223
		Zanacodar	Telmisartan, S. 628
Voltaren resinat	Diclofenac, S. 198	Zanidip	Lercanidipin, S. 375
Voluven	Hydroxyethylstärke, S. 329	Zanipril	Lercanidipin, S. 375
Vomacur A	Dimenhydrinat, S. 209	Zantac	Ranitidin, S. 570
Vomex A	Dimenhydrinat, S. 209	Zantic	Ranitidin, S. 570
Votum	Olmesartan, S. 481	Zaredrop	Venlafaxin, S. 682
		Zebinix	Eslicarbamazepinacetat (ESL), S. 230
W			
Wellbutrin XR	Bupropion, S. 103	Zeffix	Lamivudin (3TC), S. 370
		Zeldox	Ziprasidon, S. 696
X		Zentel	Albendazol, S. 33
Xalatan	Latanoprost, S. 373	Zentropil	Phenytoin (PHT), S. 520
Xanaflu	Influenza-Impfstoff (inaktiviert, epidemische Form), S. 342	Zerit	Stavudin (D4T), S. 612
		Zestril	Lisinopril, S. 390
		Ziagen	Abacavir (ABC), S. 15
Xanax	Alprazolam, S. 40	Zienam	Imipenem + Cilastatin, S. 335
Xanef	Enalapril, S. 235		
Xanor	Alprazolam, S. 40	Zient	Ezetimib, S. 263
Xapro	Estriol, S. 254	Zinacef	Cefuroxim, S. 134
Xarelto	Rivaroxaban, S. 586	Zinat	Cefuroxim, S. 134
Xatral	Alfuzosin, S. 36	Zindaclin	Clindamycin, S. 157
Xelevia	Sitagliptin, S. 608	Zinforo	Ceftarolinfosamil, S. 129
Xeloda	Capecitabin, S. 113	Zinnat	Cefuroxim, S. 134
Xenalon	Spironolacton, S. 611	Zithromax	Azithromycin, S. 75
Xenazine	Tetrabenazin, S. 639	Zmertan	Telmisartan, S. 628
Xenical	Orlistat, S. 486	Zocor	Simvastatin, S. 607
Xeomin	Clostridium-botulinum-Toxin Typ A und B (BoNTA/BoN), S. 165	Zocord	Simvastatin, S. 607
		Zofran	Ondansetron, S. 484
		Zofran Zydis	Ondansetron, S. 484
Xeristar	Duloxetin, S. 225	Zolben	Paracetamol, S. 502
Xgeva	Denosumab, S. 189	Zoldem	Zolpidem, S. 699
Xilopar	Selegilin, S. 602	Zoldorm	Zolpidem, S. 699
Ximovan	Zopiclon, S. 700		

Zolim

Handelsname	Wirkstoff	Handelsname	Wirkstoff
Zolim	Mizolastin, S. 443	Zopiclon Ratio	Zopiclon, S. 700
Zolmitriptan Hexal	Zolmitriptan, S. 698	Zopiclon Sandoz	Zopiclon, S. 700
		Zopi-Puren	Zopiclon, S. 700
Zoloft	Sertralin, S. 604	Zopya	Clopidogrel, S. 164
Zolpi (Generika)	Zolpidem, S. 699	Zoroxin	Norfloxacin, S. 476
Zolpidem (Generika)	Zolpidem, S. 699	Zostex	Brivudin, S. 93
		Zovirax	Aciclovir, S. 26
Zolpidem CT	Zolpidem, S. 699	Zurcal	Pantoprazol, S. 501
Zolpidem Neurax	Zolpidem, S. 699	Zyban	Bupropion, S. 103
		Zylagren	Clopidogrel, S. 164
Zolpidem Ratio	Zolpidem, S. 699	Zyloric	Allopurinol, S. 39
Zolpidem Stada	Zolpidem, S. 699	Zylt	Clopidogrel, S. 164
Zolpinox	Zolpidem, S. 699	Zymafluor	Natriumfluorid, S. 459
Zometa	Zoledronsäure, S. 697	Zypadhera	Olanzapin, S. 479
Zomig	Zolmitriptan, S. 698	Zyprexa	Olanzapin, S. 479
Zonegran	Zonisamid (ZNS), S. 699	Zyprexa Velotab	Olanzapin, S. 479
Zopiclon (Generika)	Zopiclon, S. 700	Zyrtec	Cetirizin, S. 138
		Zyrtex	Cetirizin, S. 138
Zopiclon CT	Zopiclon, S. 700	Zytrim	Azathioprin, S. 73
Zopiclon Neurax	Zopiclon, S. 700	Zyvoxid	Linezolid, S. 387

Nomogramm zur Bestimmung der Körperoberfläche

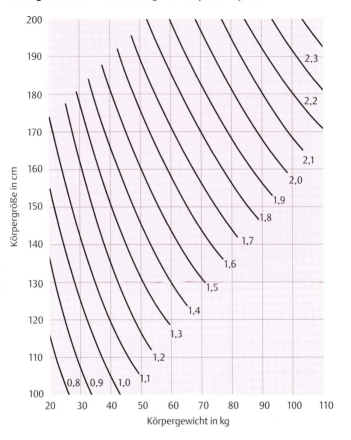

Nomogramm zur Bestimmung der Körperoberfläche (m^2) aus Körpergröße und Gewicht nach DuBois ($O = G^{0,425} \times H^{0,725} \times 71,81$) (DuBois and DuBois: Arch. Intern. Med. 17 [1916] 863–871)

Kassenrezept

Quelle: Graefe K.-H., Lutz W., Bönisch H.: Duale Reihe Pharmakologie und Toxikologie. Thieme; 2011

Weitere Informationen siehe S. 705.

Betäubungsmittelrezept (BtM-Rezept)

Quelle: Bundesinstitut für Arzneimittel und Medizinprodukte (BfArM)

XYZ hinter dem Wirkstoff steht für eine bestimmte Herstellerfirma.
Weitere Informationen siehe S. 707.